全国普通高等医学院校五年制临床医学专业"十三五"规划教材

（供五年制临床医学专业用）

内 科 学

U0196513

主 审 樊代明 蔡映云

主 编 吴开春 金美玲

副主编 陈协群 韩清华 屠惠明 李东升 聂勇战

编 者（以姓氏笔画为序）

王 彦（山西医科大学第一医院）	王 睿（山西医科大学第一医院）
王晓彦（南通大学附属无锡第三人民医院）	牛晓红（长治医学院附属和济医院）
方 峻（华中科技大学同济医学院附属协和医院）	朱凤英（山西医科大学汾阳学院）
孙世仁（第四军医大学西京医院）	李 洋（哈尔滨医科大学附属第二医院）
李 锐（苏州大学附属第一医院）	李东升（承德医学院附属266医院）
李圣青（复旦大学附属华山医院）	李秀军（贵阳中医学院）
李晓丽（山西医科大学第一医院）	杨 春（长治医学院附属和济医院）
杨 静（山西医科大学第一医院）	杨柳竹（承德医学院附属266医院）
吴开春（第四军医大学西京医院）	吴振彪（第四军医大学西京医院）
沈 瑶（复旦大学附属浦东医院）	张南雁（第四军医大学西京医院）
张 岩（第四军医大学唐都医院）	张 艰（第四军医大学西京医院）
陈协群（第四军医大学西京医院）	金美玲（复旦大学附属中山医院）
郑泽琪（南昌大学第一附属医院）	胡桂才（承德医学院附属医院）
洪群英（复旦大学附属中山医院）	聂勇战（第四军医大学西京医院）
徐 立（第四军医大学西京医院）	徐 健（昆明医科大学第一附属医院）
陶 凌（第四军医大学西京医院）	姬秋和（第四军医大学西京医院）
黄晓颖（温州医科大学附属第一医院）	屠惠明（江南大学附属医院）
彭 艾（同济大学附属第十人民医院）	彭 军（山东大学齐鲁医院）
韩清华（山西医科大学第一医院）	靳春荣（山西医科大学第一医院）
廖 涌（武警重庆总队医院）	薛育政（南通大学第三附属医院）

中国医药科技出版社

内 容 提 要

　　本教材为全国普通高等医学院校五年制临床医学专业"十三五"规划教材之一。系根据全国普通高等医学院校五年制临床医学专业"十三五"规划教材编写总体原则、要求和内科学课程教学大纲的基本要求及课程特点编写而成，其章节主要包括绪论、呼吸、循环、消化、泌尿、血液和造血、风湿和免疫及内分泌系统疾病等，并在各章设有"学习要求""知识链接""案例讨论""本章小结"及"思考题"等模块。同时配套有"爱慕课"在线学习平台，从而使教材内容立体化、生动化，易教易学。

　　本教材主要供全国普通高等医学院校五年制临床医学专业师生教学使用。

图书在版编目（CIP）数据

内科学／吴开春，金美玲主编 . —北京：中国医药科技出版社，2017.6

全国普通高等医学院校五年制临床医学专业"十三五"规划教材

ISBN 978 - 7 - 5067 - 8231 - 9

Ⅰ.①内…　Ⅱ.①吴…　②金…　Ⅲ.①内科学 - 医学院校 - 教材　Ⅳ.①R5

中国版本图书馆 CIP 数据核字（2016）第 270043 号

美术编辑　陈君杞
版式设计　张　璐

出版　中国医药科技出版社
地址　北京市海淀区文慧园北路甲 22 号
邮编　100082
电话　发行：010 - 62227427　邮购：010 - 62236938
网址　www.cmstp.com
规格　889×1194mm ¹⁄₁₆
印张　57 ¼
字数　1404 千字
版次　2017 年 6 月第 1 版
印次　2017 年 6 月第 1 次印刷
印刷　北京九天众诚印刷有限公司
经销　全国各地新华书店
书号　ISBN 978 - 7 - 5067 - 8231 - 9
定价　95.00 元

全国普通高等医学院校五年制临床医学专业"十三五"规划教材

出 版 说 明

为面向全国省属院校五年制临床医学专业教学实际编写出版一套切实满足培养应用型、复合型、技能型临床医学人才需求和"老师好教、学生好学及学后好用"的五年制临床医学专业教材，在教育部、国家卫生和计划生育委员会、国家食品药品监督管理总局的支持下，根据以"5+3"为主体的临床医学教育综合改革和国家医药卫生体制改革新精神，依据"强化医学生职业道德、医学人文素养教育""提升临床胜任力""培养学生临床思维能力和临床实践操作能力"等人才培养要求，在中国工程院副院长、第四军医大学原校长、中华医学会消化病学分会原主任委员樊代明院士等专家的悉心指导下，中国医药科技出版社组织全国近100所以省属高等医学院校为主体的具有丰富教学经验和较高学术水平的550余位专家教授历时1年余的编撰，全国普通高等医学院校五年制临床医学专业"十三五"规划教材即将付梓出版。

本套教材包括五年制临床医学专业理论课程主干教材共计40门。将于2016年8月由中国医药科技出版社出版发行。主要供全国普通高等医学院校五年制临床医学专业教学使用，基础课程教材也可供基础医学、预防医学、口腔医学等专业教学使用。

本套教材定位清晰、特色鲜明，主要体现在以下方面：

1. 切合院校教学实际，突显教材针对性和适应性

在编写本套教材过程中，编者们始终坚持从全国省属医学院校五年制临床医学专业教学实际出发，并根据培养应用型临床医学人才的需求和基层医疗机构对医学生临床实践操作能力等要求，结合国家执业医师资格考试和住院医师规范化培训新要求，同时适当吸收行业发展的新知识、新技术、新方法，从而保证教材内容具有针对性、适应性和权威性。

2. 提升临床胜任能力，满足应用型人才培养需求

本套教材的内容和体系构建以强化医学生职业道德、医学人文素养教育和临床实践能力培养为核心，以提升临床胜任力为导向，体现"早临床、多临床、反复临床"，推进医学基础课程与临床课程相结合，转变重理论而轻临床实践、重医学而轻职业道德、人文素养的传统观念，注重培养学生临床思维能力和临床实践操作能力，满足培养应用型、复合型、技能型临床医学人才的要求。

3. 体现整合医学理念，强化医德与人文情感教育

本套教材基础课程与临床课程教材通过临床问题或者典型的案例来实现双向渗透与重组，

各临床课程教材之间考虑了各专科之间的联系和融通，逐步形成立体式模块课程知识体系。基础课程注重临床实践环节的设置，以体现医学特色，医学专业课程注重体现人文关怀，强化学生的人文情感和人际沟通能力的培养。

4. 创新教材编写模式，增强内容的可读性实用性

在遵循教材"三基、五性、三特定"的建设规律基础上，创新编写模式，引入"临床讨论"（或"案例讨论"）内容，同时设计"学习要求""知识链接""本章小结"及"练习题"或"思考题"模块，以增强教材内容的可读性和实用性，更好地培养学生学习的自觉性和主动性以及理论联系实践的能力、创新思维能力和综合分析能力。

5. 搭建在线学习平台，立体化资源促进数字教学

在编写出版整套纸质教材的同时，编者与出版社为师生均免费搭建了与每门纸质教材相配套的"爱慕课"在线学习平台（含电子教材、教学课件、图片、微课、视频、动画及练习题等教学资源），使教学内容资源更加丰富和多样化、立体化，更好地满足在线教学信息发布、师生答疑互动及学生在线测试等教学需求，促进学生自主学习，为提高教育教学水平和质量，实现教学形成性评价等、提升教学管理手段和水平提供支撑。

编写出版本套高质量教材，得到了全国知名专家的精心指导和各有关院校领导与编者的大力支持，同时本套教材专门成立了评审委员会，十余位院士和专家教授对教材内容进行了认真审定并提出了宝贵意见，在此一并表示衷心感谢。出版发行本套教材，希望受到广大师生欢迎，并在教学中积极使用本套教材和提出宝贵意见，以便修订完善，共同打造精品教材，为促进我国五年制临床医学专业教育教学改革和人才培养作出积极贡献。

中国医药科技出版社

2016 年 7 月

全国普通高等医学院校五年制临床医学专业"十三五"规划教材

教材建设指导委员会

罗晓红（成都中医药大学）　　　金子兵（温州医科大学）

金美玲（复旦大学附属中山医院）　郑　多（深圳大学医学院）

赵小菲（成都中医药大学）　　　赵幸福（江南大学无锡医学院）

郝岗平（泰山医学院）　　　　　柳雅玲（泰山医学院）

段　斐（河北大学医学院）　　　费　舟（第四军医大学）

姚应水（皖南医学院）　　　　　夏　寅（首都医科大学附属北京天坛医院）

夏超明（苏州大学医学部）　　　钱睿哲（复旦大学基础医学院）

高凤敏（牡丹江医学院）　　　　郭子健（江南大学无锡医学院）

郭艳芹（牡丹江医学院）　　　　郭晓玲（承德医学院）

郭崇政（长治医学院）　　　　　郭嘉泰（长治医学院）

席　彪（河北医科大学）　　　　黄利华（江南大学无锡医学院）

曹颖平（福建医科大学）　　　　彭鸿娟（南方医科大学）

韩光亮（新乡医学院）　　　　　游言文（河南中医药大学）

强　华（福建医科大学）　　　　路孝琴（首都医科大学）

窦晓兵（浙江中医药大学）

全国普通高等医学院校五年制临床医学专业"十三五"规划教材

教材评审委员会

全国普通高等医学院校五年制临床医学专业"十三五"规划教材

书　目

序号	教材名称	主编	ISBN
1	医用高等数学	吕 丹　张福良	978 – 7 – 5067 – 8193 – 0
2	医学统计学	吴学森	978 – 7 – 5067 – 8200 – 5
3	医用物理学	张 燕　郭嘉泰	978 – 7 – 5067 – 8195 – 4
4	有机化学	林友文　石秀梅	978 – 7 – 5067 – 8196 – 1
5	生物化学与分子生物学	郝岗平	978 – 7 – 5067 – 8194 – 7
6	系统解剖学	付升旗　游言文　汪永峰	978 – 7 – 5067 – 8198 – 5
7	局部解剖学	李建华　刘学敏	978 – 7 – 5067 – 8199 – 2
8	组织学与胚胎学	段 斐　任明姬	978 – 7 – 5067 – 8217 – 3
9	医学微生物学	王桂琴　强 华	978 – 7 – 5067 – 8219 – 7
10	医学免疫学	张荣波　邹义洲	978 – 7 – 5067 – 8221 – 0
11	医学生物学	张 闻　郑 多	978 – 7 – 5067 – 8197 – 8
12	医学细胞生物学	丰慧根　窦晓兵	978 – 7 – 5067 – 8201 – 2
13	人体寄生虫学	夏超明　彭鸿娟	978 – 7 – 5067 – 8220 – 3
14	生理学	叶本兰　明海霞	978 – 7 – 5067 – 8218 – 0
15	病理学	柳雅玲　王金胜	978 – 7 – 5067 – 8222 – 7
16	病理生理学	钱睿哲　何志巍	978 – 7 – 5067 – 8223 – 4
17	药理学	邱丽颖　张轩萍	978 – 7 – 5067 – 8224 – 1
18	临床医学导论	郑建中	978 – 7 – 5067 – 8215 – 9
19	诊断学	高凤敏　曹颖平	978 – 7 – 5067 – 8226 – 5
20	内科学	吴开春　金美玲	978 – 7 – 5067 – 8231 – 9
21	外科学	郭子健　费 舟	978 – 7 – 5067 – 8229 – 6
22	妇产科学	吕杰强　罗晓红	978 – 7 – 5067 – 8230 – 2
23	儿科学	孙钰玮　赵小菲	978 – 7 – 5067 – 8227 – 2
24	中医学	杨 柱	978 – 7 – 5067 – 8212 – 8
25	口腔科学	王旭霞　杨 征	978 – 7 – 5067 – 8205 – 0
26	耳鼻咽喉头颈外科学	夏 寅　林 昶	978 – 7 – 5067 – 8204 – 3
27	眼科学	卢 海　金子兵	978 – 7 – 5067 – 8203 – 6
28	神经病学	郭艳芹　郭晓玲	978 – 7 – 5067 – 8202 – 9
29	精神病学	赵幸福　张丽芳	978 – 7 – 5067 – 8207 – 4
30	传染病学	王勤英　黄利华	978 – 7 – 5067 – 8208 – 1
31	医学心理学	朱金富　林贤浩	978 – 7 – 5067 – 8225 – 8
32	医学影像学	邢 健　刘挨师	978 – 7 – 5067 – 8228 – 9
33	医学遗传学	李永芳	978 – 7 – 5067 – 8206 – 7
34	核医学	王雪梅	978 – 7 – 5067 – 8209 – 8
35	全科医学概论	路孝琴　席 彪	978 – 7 – 5067 – 8192 – 3
36	临床循证医学	韩光亮　郭崇政	978 – 7 – 5067 – 8213 – 5
37	流行病学	冯向先	978 – 7 – 5067 – 8210 – 4
38	预防医学	姚应水　夏结来	978 – 7 – 5067 – 8211 – 1
39	康复医学	杨少华　张秀花	978 – 7 – 5067 – 8214 – 4
40	医学文献检索	孙思琴	978 – 7 – 5067 – 8216 – 6

注:40 门主干教材均配套有中国医药科技出版社"爱慕课"在线学习平台。

前 言

内科学作为临床医学中各科的基础学科，在临床医学中占有极其重要的位置，其所阐述的内容在临床医学的理论和实践中有其普遍意义，它涉及全身各个组织系统，包括呼吸、循环、消化、泌尿、造血系统、内分泌及代谢、风湿等常见疾病以及理化因素所致的疾病，与外科学一起并称为临床医学的两大支柱学科，是临床各科从医者必须精读的学科。

本次编写的《内科学》是全国普通高等医学院校五年制临床医学专业"十三五"规划教材之一。教材编写始终坚持以"5＋3"为主体的临床医学教育综合改革为引领，体现"三基、五性、三特定"的编写原则，适应当今医学科学发展对医学生的要求和对临床教学改革的需要，强调素质教育和创新能力的培养，突出基础知识与临床实践的结合，注重对学生临床思维能力及实践能力的培养，满足培养应用型、复合型、技能型临床医学人才的要求。

本书与以往教材有所不同，严格把握内容的深浅度和篇幅，在保证编写内容为我国临床最常见和最多发的内科疾病基础上，力求体现"新""精""实"的特点，使教材真正适合大多数院校的教学需求，达到便教易学的目的。同时本书注重内容体系的整体优化，贯穿了整合医学的理念，也吸收了系统生物学、转化医学、循证医学等的精髓，尽量做到理论和临床紧密结合。一方面引入国际上最新公认的概念、分类或分期及诊治指南，另一方面整合基础课程与临床课程的知识，通过"案例讨论"带动两者渗透与重组，帮助学生理解和认识临床实际问题，提高分析问题和解决问题的能力。同时还整合人文知识与临床专业课程知识，强化人文精神教育，重视医德教育。

本书的编写紧跟信息化教学的需求，搭建与纸质教材配套的"在线学习平台"，将数字教材、教学课件、图片、视频、动画及题库等教学资源立体化，实现教学信息发布、师生答疑交流、学生在线测试、教学资源拓展等目的，是本教材的一大亮点。本教材主要适用于全国普通高等医学院校五年制临床医学专业师生教学使用，也可供医学相关其他专业选用。

本书编者秉承了严谨求实的作风和高度负责的精神，为教材编写花费了大量心血，尤其是各篇章负责人金美玲、韩清华、屠惠明、李东升、陈协群、吴开春、聂勇战等教授还不辞辛劳承担了繁重的审稿工作。樊代明院士、蔡映云教授等对本书进行了审定并提了许多宝贵的意见。学术秘书张琴和沈瑶在整个编写过程中认真负责、联络协调、一丝不苟，保证了本书的顺利编写。在此一并表示深深的谢意！

鉴于本书编写时间短促，加之编者水平有限，难免出现不足和缺漏，敬请广大师生批评指正，以便修订提高。

编　者
2016 年 12 月

目 录

CONTENTS

第一篇　呼吸系统疾病

第二篇　循环系统疾病

第三篇　消化系统疾病

第五篇　血液和造血系统疾病

第六篇 风湿免疫疾病

第七篇 内分泌代谢性疾病

第一篇

呼吸系统疾病

第一章 总 论

呼吸系统疾病是常见病、多发病，严重危害人民的健康，并给国民经济带来极大的负担，已经成为影响公共健康的重大问题。随着全球空气污染的日益严峻，细颗粒物（PM2.5）对人类健康造成极大危害，呼吸系统疾病的发病率明显上升。2008 年公布的我国人口死因调查显示，呼吸系统疾病（不包括肺癌）居第 3 位，仅次于恶性肿瘤和脑血管疾病。而传染性非典型肺炎（严重急性呼吸综合征，SARS）和人禽流感的流行极大地加重了社会经济负担，凸显呼吸系统疾病防治的重要性和迫切性。

一、呼吸系统疾病的特点

1. 呼吸系统的结构与功能特点 呼吸系统与外环境相通，成人静息状态下每天约有10000L 气体进出呼吸道。肺具有广泛的呼吸面积，成人总呼吸面积为 $100m^2$，在呼吸过程中，外界环境中的有害气体、病原微生物、各种粉尘容易进入肺部导致各种肺部疾病，故呼吸系统的防御功能至关重要。

呼吸系统的防御功能包括物理防御、吞噬细胞防御及免疫防御三道屏障，物理防御功能包括鼻部加温过滤、打喷嚏、咳嗽、黏液纤毛运输，空气中含有大量气溶胶颗粒，气溶胶颗粒（如 PM10、PM2.5）是环境空气中各种微生物、有害有毒气体、过敏原等的载体，呼吸道的物理防御功能是有效阻止颗粒物进入体内的重要机制。突破呼吸道物理防御后进入下呼吸道和肺泡的有害颗粒将由吞噬细胞吞噬和灭活，肺泡巨噬细胞、多核粒细胞等具有吞噬功能，正常情况下发挥强大的吞噬功能，能有效防止这些有害颗粒对呼吸道的损害。当细胞吞噬功能异常，或大量有害物质进入呼吸道内，这些物质沉积在呼吸道或肺泡即会对呼吸系统造成损害。呼吸系统的免疫防御功能是个错综复杂的过程，包括细胞免疫（抗原递呈细胞、T 淋巴细胞、B 淋巴细胞等）、体液免疫（IgA、IgG、IgM）以及细胞因子和炎症介质的参与，调控着免疫炎症反应。一旦损伤超过了防御，机体即出现各种疾病，包括感染、炎症损伤等。

与体循环相比，肺循环具有低压、低阻和高容的特点，当左心功能不全时，肺毛细血管压可升高，容易出现肺水肿；当低蛋白血症时，容易发生胸膜腔积液。全身免疫系统性疾病及淋巴瘤亦可累及肺脏。

2. 呼吸系统疾病谱及其演变 呼吸系统疾病主要有肺部感染性疾病、气道疾病（慢性支气管炎、慢性阻塞性肺疾病、支气管哮喘等）、肺间质性疾病、肺部肿瘤、肺血管性疾病（肺栓塞）等，随着抗生素广泛应用以及滥用、空气环境污染（特别是 PM2.5）的日益严重等情况，其疾病谱也发生了明显改变，哮喘、慢阻肺仍为常见病，肺部恶性肿瘤的发病率明显上升，肺栓塞、肺间质性疾病也明显增多，而感染性疾病则出现耐药菌感染、真菌感染等复杂感染。这种现况给呼吸系统疾病的诊治带来严峻的挑战。

二、呼吸系统疾病的诊断方法

疾病的诊断基于对患者进行详尽的病史采集、体格检查，并进行相应的实验室和器械检查，通过对这些资料综合分析和逻辑思维而得出结论。疾病的诊断也是临床思维过程，要在临床实践中不断培养。

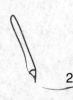

1. 病史采集 病史采集应包括患者主诉、现病史中的症状体征、症状特点及伴随症状。呼吸系统疾病还应特别关注有无结核、流感等传染病史、是否有粉尘接触等职业接触史、是否有特殊用药史；是否有哮喘、过敏性疾病等家族史，有无吸烟史等。

2. 症状体征 呼吸系统疾病常见的症状有咳嗽、咳痰、咯血、胸痛、呼吸困难等，这些症状及其特点为诊断提供有价值的线索，也是疗效、不良反应和预后评估的依据。

（1）咳嗽 大多数呼吸系统疾病会出现咳嗽，如咳嗽急性发生，伴发热、咽痛等，应考虑急性气管炎；如常年咳嗽，伴咳痰、活动后气喘者，应考虑慢性支气管炎、慢阻肺等；如刺激性咳嗽，或伴痰血者，要考虑中央型肺癌；急性咳嗽，伴发热、胸痛者，要考虑肺炎；慢性干咳，夜间明显者，要怀疑咳嗽变异性哮喘。慢性咳嗽还可能与胃食管反流、嗜酸性粒细胞性支气管炎等有关；慢性咳嗽伴有局限性干啰音者要怀疑存在局部支气管占位、阻塞等病变。

（2）咳痰 痰的性状、量、气味对诊断有一定帮助。黄脓痰要考虑细菌感染；咳大量黄脓痰者，要怀疑支气管扩张、肺脓肿。

（3）咯血 咯血的病因很多，主要为呼吸系统疾病，也可涉及心血管、血液系统疾病及其他全身疾病。常见咯血的病因主要有肺癌、肺结核、支气管扩张、肺栓塞、肺脓肿、支气管动脉畸形等，急性左心衰、血小板减少也会出现咯血。咯血伴咳黄脓痰者要怀疑肺脓肿、支气管扩张；突发大量咯血者，如胸部CT无异常，要怀疑支气管动脉破裂出血。

（4）胸痛 胸痛的病因复杂，肺、胸膜疾病、肌肉神经、心脏疾病均会出现胸痛。胸痛伴呼吸或咳嗽时加重，要考虑肺、胸膜病变；左心前区疼痛，劳累后发生，与呼吸无关，要怀疑心绞痛。

（5）呼吸困难 很多呼吸系统疾病会出现呼吸困难，反复发作性呼吸困难要考虑哮喘；活动后呼吸困难伴慢性咳嗽要考虑慢阻肺、肺间质性纤维化；突发呼吸困难伴胸痛要考虑气胸、肺栓塞。

（6）体征 由于疾病病变部位、严重程度及病情分期不同，可以出现明显的异常体征，或完全没有异常体征。常见的体征：缺氧可见发绀；严重吸气型呼吸困难可见三凹征；支气管炎、肺炎等肺部感染可闻及湿啰音；哮喘发作可闻及两肺哮鸣音；肺间质纤维化者可见杵状指、两肺底可闻及吸气相高音调爆裂音（Velcro啰音）；慢阻肺可见桶状胸、叩诊过清音、听诊呼吸音低，可闻及干湿啰音；气胸者气管向健侧移位，患侧叩诊鼓音、听诊呼吸音明显减弱或消失；大量胸腔积液者气管向健侧移位，患侧叩诊实音、呼吸音减弱或消失。哮喘在非急性发作期可无异常体征。

3. 实验室和器械检查 常用的检查项目有以下几种，可以根据疾病的需要选择相应的检查。

（1）血液检查 血常规、血沉、D-二聚体、C反应蛋白、病原体抗体、血清总IgE、变应原特异性IgE、自身免疫抗体、肿瘤标记物、血液细菌培养等血液检查为呼吸系统疾病常用的指标。感染性疾病血常规常可见白细胞总数及中性粒细胞升高；怀疑肺栓塞要检测D-二聚体；怀疑病毒感染要检测相应的病毒抗体；怀疑真菌感染要检测G试验、GM试验、隐球菌乳胶凝集试验；过敏性哮喘可见血嗜酸性粒细胞升高，血清总IgE升高；弥漫性肺间质疾病要检测自身免疫抗体以了解是否为自身免疫相关性肺间质疾病；肺癌者癌胚抗原（CEA）等肿瘤标记物会升高；高热者要做血液细菌培养。

（2）痰液检查 肺部感染性疾病痰液病原学检查非常重要，痰涂片找抗酸杆菌、找真菌，痰细菌培养、真菌培养、结核杆菌培养对明确肺部感染的病原菌意义重大。检测要送合格的痰标本，痰涂片在每个低倍镜视野里上皮细胞＜10个，白细胞＞25个或白细胞/上皮细胞＞2.5为合格的痰标本。痰找脱落细胞有助于肺癌的诊断。

（3）胸腔积液检查 胸腔积液检查包括颜色、性状、常规细胞计数及细胞分类、生化

（蛋白、乳酸脱氢酶）、腺苷脱氨酶（ADA）、癌胚抗原、胸水找脱落细胞、胸水病原体培养等，可明确胸腔积液为渗出液或漏出液，并进一步明确胸腔积液的原因。

（4）影像学检查　是呼吸系统疾病非常重要的检查手段，胸部 X 摄片及 CT 对明确肺部病变部位、性质有重要价值，胸部 X 摄片简单、方便、患者接受的射线量少，为常规检测，但不能发现肺内微小病变及被心脏、骨骼、膈肌遮挡的部位；胸部 CT 较 X 摄片敏感，能发现肺部微小病变，对诊断早期肺癌有重要意义，目前已逐渐成为常规筛查早期肺癌的项目。胸部 CT 肺动脉造影对诊断肺栓塞有重要意义。

（5）放射性核素扫描　正电子发射计算机断层显像（PET－CT）对肺癌的诊断、鉴别诊断及分期有重要意义；应用放射性核素作肺通气/灌注显像对诊断肺栓塞及血管病变有一定价值。

（6）纤支镜和胸腔镜检查　纤支镜能深入到亚段支气管，能直视气管、支气管的病变，可以直视下支气管病变部位活检（TBB）或经支气管镜 X 线透视下肺部病灶活检（TBLB）；通过纤支镜吸取肺泡灌洗液（BALF）作细胞分类计数、病原学培养、脱落细胞检查等；肺部感染者由于痰液堵塞造成肺不张、引流不畅者还可以经纤支镜吸取痰液，有利于气道通畅、控制感染。纤支镜对肺部疾病的诊断及鉴别诊断意义重大，已成为肺部疾病的常规检查项目。现今发展的超声支气管镜引导的经支气管纵隔淋巴结针吸活检术（EBUS－TBNA）、电磁导航及支气管径向超声引导技术进一步提高纤支镜的应用价值，提高经纤支镜活检的阳性率。胸腔镜检查对原因不明的胸腔积液有助于明确胸液的原因。

（7）肺组织活体检查　经皮 B 超或 CT 定位下肺部病灶活检可以明确肺部病灶的病理诊断。对于疑难病例，经其他方法无法确诊，外科胸腔镜下行肺活检也是一种选择。

（8）分子生物学检测　病原学 PCR 检测技术能快速诊断肺部感染性疾病；肺癌的基因检测指导肺癌患者的靶向治疗，明显延长晚期非小细胞肺癌的生存期。

（9）肺功能检查　肺功能检查在呼吸系统疾病的诊断、指导治疗、慢病管理及外科手术安全性的评估中意义重大，应用广泛，通过对通气功能、弥散功能及动脉血气的检查可以了解疾病对肺功能损害的类型、程度，可以早期发现慢阻肺，有助于诊断及鉴别诊断哮喘、慢阻肺及肺间质纤维化等疾病。肺功能检查指标有容量指标（潮气量 VT、补吸气量 IRV、补呼气量 ERV、残气量 RV、深吸气量 IC、肺活量 VC、功能残气量 FRC、肺总量 TLC）、通气功能指标（最大通气量 MVV、用力肺活量 FVC、一秒钟用力呼气容积 FEV_1、FEV_1/FVC、最大呼气中段流速 MMEF）及弥散量（DLCO），肺功能的损害分阻塞性、限制性及混合性通气功能障碍，哮喘、慢阻肺表现为阻塞性通气功能障碍，肺间质纤维化、胸膜疾病、胸廓畸形表现为限制性通气功能障碍。动脉血气（pH、PO_2、PCO_2）可以判断酸碱失衡、呼吸衰竭及呼吸衰竭的类型。

三、呼吸系统疾病的防治

1. 呼吸系统疾病的预防　"上医治未病"，疾病的预防重于治疗。呼吸系统疾病中吸烟、空气污染是重要的致病因素，吸烟导致慢性阻塞性肺疾病、肺癌的发病率明显上升，呼吸科医师要承担起全民控烟的责任。综合治理大气污染，减少雾霾，降低大气中细颗粒物（PM2.5），改善空气质量更是当务之重，关系民生，是降低呼吸系统疾病的重要举措。增强全民体质，提高呼吸道免疫力是预防呼吸道感染的重要措施。

2. 呼吸系统感染的抗菌药物治疗　目前，感染性疾病仍是威胁人类健康的主要疾病，其中，呼吸系统感染占首位，治疗呼吸系统感染一直是临床医师面临的重要问题及难题。要重视病原学的诊断；了解抗生素的特点、适应证及不良反应；了解感染病原菌的演变趋势、细菌的耐药情况；掌握合理使用抗生素的原则。

3. 糖皮质激素的应用 糖皮质激素是强效抗炎药物，在呼吸系统疾病的药物治疗中占重要地位。在哮喘急性发作、慢阻肺急性加重、外源性过敏性肺泡炎、隐源性机化性肺炎、结缔组织相关性肺间质性疾病、急性间质性肺炎等疾病的治疗中应用糖皮质激素可以迅速改善炎症，发挥很好的治疗效果。糖皮质激素是"双刃剑"，应用恰当，可以挽救患者生命，但是，糖皮质激素有诸多不良反应，要严格掌握适应证，注意不良反应的预防，使用适当的剂量和疗程。吸入糖皮质激素是目前治疗慢性气道炎症性疾病（如哮喘、慢阻肺）的主要抗炎药物，在长期治疗中发挥重要作用，能有效控制气道炎症，预防急性发作，改善预后。

4. 吸入治疗 吸入治疗指药物通过特殊装置（如雾化器、定量气雾剂、干粉吸入剂）直接吸入气道，可以提高呼吸道的药物浓度，起效快、用量少、全身不良反应低，目前已成为治疗慢性气道疾病（如哮喘、慢阻肺）的主要给药途径，吸入药物主要有吸入糖皮质激素和支气管扩张剂，可以长期给药，有效控制慢性气道疾病的症状，预防急性发作。某些抗生素如庆大霉素、两性霉素 B 也可以通过雾化吸入给药。吸入治疗中，掌握正确的吸药技术至关重要。

5. 呼吸支持治疗

（1）氧疗 氧疗是迅速纠正低氧血症的方法。氧疗有鼻导管给氧、面罩给氧，氧疗的目标是使 PO_2 提高到 60mmHg 以上。

（2）机械通气 包括无创面罩机械通气和建立人工气道机械通气，是呼吸衰竭抢救的重要措施。随着呼吸与重症监护医学的捆绑式发展，呼吸重症监护及机械通气的技术是呼吸科医师必须掌握的基本技能。

6. 慢病管理 呼吸系统疾病中哮喘、慢阻肺是最常见的慢性疾病之一，对人类健康造成极大危害，严重影响患者生活质量，其反复急性发作会直接导致患者死亡，加重疾病经济负担。现代医学强调，对慢性疾病给予长期规范化治疗，加强慢病管理，要和患者建立医患伙伴关系，对患者进行健康教育，预防急性发作，提高生活质量，减少致残率，改善预后。

7. 精准医学下的个体化治疗 分子生物学的发展，全基因检测、蛋白质谱检测技术使现代医学走向精准，给疾病的个体化治疗带来可能。目前，肺癌患者通过对病理组织的基因检测，根据其结果进行靶向治疗，已经明显提高非小细胞肺癌的生存期，改善预后。难治性哮喘患者，根据其不同的表型给予个体化治疗也使治疗效果有明显提高。而一些肺部罕见病、遗传学疾病，通过基因检测也有望对其有进一步了解，从而找到治疗途径。

（金美玲）

第二章　急性上呼吸道感染和急性气管－支气管炎

学习要求

1. **掌握**　急性上呼吸道感染和急性气管－支气管炎的主要表现、诊断和治疗原则。
2. **熟悉**　急性上呼吸道感染和急性气管－支气管炎的并发症、鉴别诊断。
3. **了解**　急性上呼吸道感染和急性气管－支气管的病因和发病机制。

第一节　急性上呼吸道感染

急性上呼吸道感染（acute upper respiratory tract infection，AURTI）简称上感，一种常见的自限性疾病，是鼻腔、咽或喉部急性炎症的总称。常见病原体为病毒，仅少数由细菌引起。本病患者不分年龄、性别、职业和地区，免疫功能低下者易感，某些病种具有传染性。

一、流行病学

本病全年均可发病，但冬春季节好发。主要通过呼吸道传播，也可通过被污染的手和用具传染。多数为散发性，在气候突然变化时可引起小规模流行。

二、病因和发病机制

病原体主要为病毒，包括流感病毒（甲、乙、丙）、副流感病毒、呼吸道合胞病毒、腺病毒、鼻病毒、埃可病毒、柯萨奇病毒等。当机体或呼吸道局部防御功能减低时，原先存在于上呼吸道或从外界侵入的病毒和细菌迅速繁殖，引起本病。年老体弱者、免疫功能低下和儿童易患本病。细菌感染占 20%～30%，以溶血性链球菌最为多见，其次为流感嗜血杆菌、肺炎链球菌和葡萄球菌等。

三、病理

表现为鼻腔、咽或喉部充血水肿，上皮细胞破坏和少量单核细胞浸润，有较多量浆液性及黏液性炎性渗出。

四、临床表现

1. 普通感冒（common cold）　俗称"伤风"，以鼻咽部卡他症状为主要临床表现。成人多由鼻病毒引起，也可由副流感病毒、呼吸道合胞病毒、埃可病毒、柯萨奇病毒等引起。一般起病较急，初期有咽部干、痒或烧灼感，可有喷嚏、鼻塞、流清水样鼻涕等症状。2～3天后，鼻涕变稠，常伴咽痛、流泪、味觉迟钝、咳嗽、声音嘶哑和呼吸不畅等上呼吸道症状。有时由于咽鼓管炎致听力减退。通常无全身症状和发热，有时可出现低热、轻度畏寒和头痛。体检时可见鼻黏膜充血、水肿，有分泌物，咽部轻度充血等。

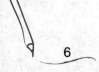

2. 急性病毒性咽炎 多数由鼻病毒、腺病毒、流感病毒、副流感病毒、肠病毒或呼吸道合胞病毒等引起。临床主要表现为咽部发痒和灼热感，咳嗽少见。流感病毒和腺病毒感染时可有发热和乏力，咽部明显充血、水肿，颌下淋巴结肿痛；腺病毒感染时常常合并眼结膜炎。

3. 急性病毒性喉炎 常由鼻病毒、甲型流感病毒、副流感病毒或腺病毒等引起。临床特征为声音嘶哑，说话困难、咳嗽伴咽喉疼痛及发热等。体检时可见喉部水肿、充血、局部淋巴结轻度肿大伴触痛，有时可闻及喘鸣音。

4. 急性疱疹性咽峡炎 主要由柯萨奇病毒引起。临床表现为明显咽痛、发热，体检时可见咽部充血，软腭、悬雍垂、咽部和扁桃体表面有灰白色疱疹和浅表溃疡，周围有红晕。病程为 1 周左右。夏季好发，儿童多见，偶见于成人。

5. 急性咽结膜热 主要由腺病毒、柯萨奇病毒等引起，临床表现为发热、咽痛、畏光、流泪等；体检时可见咽部和结膜充血明显。病程为 4~6 天。夏季好发，儿童多见，游泳者中易于传播。

6. 急性细菌性咽–扁桃体炎 主要由溶血性链球菌引起，也可由流感嗜血杆菌、肺炎链球菌、葡萄球菌等致病菌引起。起病急、咽痛明显、畏寒、发热等。体检时可见咽部充血明显，扁桃体肿大、充血、表面有脓性分泌物，颌下淋巴结肿大、压痛，肺部检查无异常发现。

五、实验室和辅助检查

1. 血液检查 病毒性感染时白细胞计数正常或偏低，淋巴细胞比例升高；细菌性感染时，白细胞总数和中性粒细胞比例增多，出现核左移现象。

2. 病原学检查 临床上一般不开展普通感冒的病毒学检查，主要用于流行病学研究。必要时可用免疫荧光法、酶联免疫吸附检测法、血清学诊断法或病毒分离和鉴定方法确定病毒的类型。

六、并发症

少数患者可并发急性鼻窦炎、中耳炎、气管–支气管炎、肺炎。部分患者可继发溶血性链球菌引起风湿病、肾小球肾炎和病毒性心肌炎等。

七、诊断和鉴别诊断

根据患者症状以及体征，结合外周血象和胸部 X 线检查结果等，可作出本病的临床诊断。一般无需病因学诊断，特殊情况下借助病毒分离、细菌培养或病毒血清学检查等确定病原体。

本病应与下列疾病相鉴别。

1. 过敏性鼻炎（allergic rhinitis） 临床症状与本病相似，易于混淆。过敏性鼻炎的特点有：发作与气温突变或接触周围环境中的变应原有关；起病急骤，可在数分钟内突然发生，亦可在数分钟至 2 小时内症状消失。鼻腔发痒、频繁喷嚏，流出大量清水样鼻涕；鼻腔黏膜苍白、水肿、鼻分泌物涂片可见多量嗜酸性粒细胞。

2. 流行性感冒 传染性强，常有较大范围的流行，起病急骤，全身症状较重，有高热、全身酸痛和眼结膜炎；以全身症状为主，鼻咽部炎症症状和体征较轻。患者鼻洗液中黏膜上皮细胞的涂片标本，经过荧光标记的流感病毒免疫血清染色检查、核酸或病毒分离等可明确诊断。

八、治疗

对于呼吸道病毒感染目前尚无特效抗病毒药物，故本病的治疗以对症处理为主。注意休息，多饮水，保持室内空气流通。

（一）对症治疗

发热、头痛、全身酸痛时可酌情选用解热镇痛药物对乙酰氨基酚等。有鼻塞、鼻黏膜充血、水肿、咽痛等症状者可用1%的麻黄碱滴鼻。有频繁喷嚏、多量流涕等症状的患者，可选用马来酸氯苯那敏或苯海拉明等抗过敏药物。为了减轻这类药物引起的头晕、嗜睡等不良反应，宜在临睡前服用。对于咳嗽症状较为明显者，可给予右美沙芬、喷托维林等镇咳药。

（二）病因治疗

1. 抗病毒感染　有一定的疗效。奥司他韦（oseltamivir）和利巴韦林对流感病毒、副流感病毒和呼吸道合胞病毒有较强的抑制作用，早期使用（48小时内）可缩短病程。

2. 抗细菌感染　普通感冒无需使用抗菌药物。如有细菌感染如白细胞升高、咽部脓苔等，可酌情选用适当的抗感染药物。

（三）中医治疗

根据中医辨证施治的原则，给予清热解毒或辛温解表治疗本病有一定疗效。

九、预后和预防

1. 预后　多数上呼吸道感染的患者预后良好，但极少数年老体弱、有严重并发症的患者预后不良。

2. 预防　隔离传染源包括避免与感冒患者的接触；有适应证者可注射呼吸道多价菌苗。

【附】流行性感冒

流行性感冒（influenza）简称流感，是一种由流行性感冒病毒引起的急性呼吸系统传染性疾病。流感主要通过飞沫传染，潜伏期短、传染性强，冬季为高发期。可累及上呼吸道或（和）下呼吸道，高热、乏力、头痛、全身酸痛等全身中毒症状重而呼吸道症状较轻，由于流感病毒类型之间无交叉免疫力，同时不断发生变异，故可引起反复发病。老年人、有基础疾病如慢性心肺疾病、糖尿病患者病死率高。

一、病原学

流感病毒为RNA病毒，表面有脂质包膜，膜上有糖蛋白突起，有血凝素和神经氨酸酶、基质蛋白M2（仅在甲型流感中存在）构成。根据核蛋白抗原性不同，可将流感病毒分为甲、乙、丙三型，再根据血凝素和神经氨酸酶抗原性的差异，甲型流感病毒又可分为不同的亚型，H有15种，N有9种。

流感患者和隐性感染者为主要传染源。病后一周内为传染期，以病初2~3日传染性最强。空气飞沫或气溶胶经呼吸道传播为主。人群普遍易感，感染后对同一抗原型可获不同程度的免疫力。各型之间以及各亚型之间无交叉免疫性，可反复发病。甲型流感常引起暴发流行，甚至是世界大流行，哺乳动物或鸟类等可被广泛感染。乙型流感呈局部流行或散发，亦可大流行。丙型以散发为主。

二、发病机制与病理

病毒主要侵袭呼吸道的纤毛柱状上皮细胞，并在此细胞内复制繁殖。新增殖的病毒颗粒释放到细胞外，再次侵入其他上皮细胞。受病毒感染的上皮细胞发生变性、坏死与脱落，露出基底细胞层，从而引起局部炎症及全身中毒反应。

三、临床表现

起病急，潜伏期一般为 1～3 天。高热、头痛、乏力等全身中毒症状重，而呼吸道症状轻微。

1. 单纯型　最为常见。急性病面容，体温可达 39～40℃，畏寒或寒战、乏力、头晕头痛、全身酸痛等症状明显，咳嗽、流涕、鼻塞、咽痛等呼吸道症状较轻。少数可有恶心、食欲减退、腹泻、腹痛等消化道症状。眼结膜、咽部充血红肿。

2. 肺炎型　少见，多发生于高龄、儿童、原有慢性疾病基础的人群，症状、体征重，在发病数日内即可引起呼吸、循环衰竭，病死率高。表现为高热持续不退，剧烈咳嗽、咳血性痰、呼吸急促、发绀，肺部可闻及干、湿啰音等。影像学有肺部阴影等肺炎表现。亦有病例症状较轻者，预后较好。

3. 其他类型　较少见，如脑炎型流感以中枢神经系统损害为特征，表现为谵妄、惊厥、意识障碍、脑膜刺激征等脑膜炎症状。胃肠型流感以恶心、呕吐、腹痛、腹泻为主要临床表现；中毒型流感主要表现为循环功能障碍、血压下降、休克及 DIC 等。

四、实验室检查

血常规白细胞总数正常或降低，分类正常或淋巴细胞相对增高，重者可有乳酸脱氢酶（LDH）、肌酸磷酸激酶（CK）等增高。患者口咽分泌液分离出病毒，早期和恢复期抗体滴度 4 倍及或以上为阳性，快速 PCR 有助于早期诊断。影像学等检查对重症肺炎患者的诊断有一定辅助作用。

五、诊断与鉴别诊断

1. 诊断　根据流行病史流行期间本地或邻近地区短期内出现相似症状者明显增多，临床表现起病急，有发热、头痛、乏力、全身酸痛等全身中毒症状，而呼吸道表现较轻，结合实验室病原学检查可做诊断。

2. 鉴别诊断　普通感冒多为散发，起病较慢，上呼吸道症状明显，全身症状较轻。如鼻病毒、副流感病毒、腺病毒、呼吸道合胞病毒、埃可病毒、柯萨奇病毒等。轻型流感与普通感冒往往很难鉴别。

六、治疗

1. 一般对症治疗　对疑似和确诊患者尽可能行呼吸道隔离，注意休息，适当应用解热药。

2. 早期抗病毒治疗　发病 48 小时内使用可抑制病毒复制，减轻临床症状，缩短病程，并有利于防止肺炎等并发症的发生。

（1）金刚烷胺（amantadine）和甲基金刚烷胺（rimantadine）　为离子通道 M_2 阻滞剂，仅对甲型流感有效。近十多年流感病毒对此类药物的耐药性已普遍存在。

（2）奥司他韦（oseltamivir）　是神经氨酸酶抑制剂，不易引起耐药性且耐受性好，成人 75mg，每日二次，连用 5 天。

（3）扎那米韦（zanamivir）　是对金刚烷胺、金刚乙胺耐药的病毒株也有作用，用于流感的预防和治疗。适用于成年患者和 12 岁以上的青少年患者，治疗由 A 型和 B 型流感病毒引起的流感，20mg/d，分两次吸入，间隔约 12 小时，连用 5 日，不推荐用于有气道疾病的患者。

七、预防

早发现，早报告，早隔离，早治疗及呼吸道隔离。疫苗接种是预防流感的基本措施。

第二节 急性气管–支气管炎

急性气管–支气管炎（acute tracheobronchitis）是气管–支气管黏膜炎症，常呈自限性，发病率高，多为散发。临床症状主要为咳嗽、咳痰，冬秋季节较春夏季节发病率高，也可由急性上呼吸道感染迁延不愈所致。

一、病因和发病机制

1. 感染 主要是病毒感染，腺病毒、流感病毒、副流感病毒、呼吸道合胞病毒、鼻病毒、柯萨奇病毒等是常见的病原体，细菌不是主要致病原。近年来支原体和衣原体引起的急性气管–支气管炎明显增加，在病毒感染的基础上继发细菌感染较多见。

2. 物理、化学刺激 冷空气、粉尘、刺激性气体或烟雾（如二氧化硫、二氧化氮、氨气、氯气、臭氧等）的吸入，均可见气管–支气管黏膜的急性炎症。

3. 过敏反应 多种过敏原均可引起气管和支气管的变应性炎症，常见的有花粉、有机粉尘、真菌孢子等的吸入，钩虫、蛔虫的幼虫在肺内移行及细菌蛋白质引起机体的过敏等。

二、病理

气管、支气管黏膜充血、水肿，有淋巴细胞、中性粒细胞浸润，纤毛上皮细胞损伤、脱落，黏液腺体增生、肥大，分泌物增加。炎症消退后，气管、支气管黏膜的结构和功能可恢复正常。

三、临床表现

1. 症状 起病较急，常先有上呼吸道感染症状，如鼻塞、流清涕、咽痛，继之出现干咳或伴少量黏痰，痰量逐渐增多、咳嗽症状加剧，偶可痰中带血，患者在晨起或夜间咳嗽常常较为显著，吸入冷空气或刺激气体会使咳嗽加剧。如果伴有支气管痉挛，可出现程度不同的胸闷、气喘。

全身症状一般较轻，可有低到中度发热，多在 3～5 天后降至正常，咳嗽和咳痰可延续 2～3 周才消失。

2. 体征 体检时两肺呼吸音多粗糙，部分患者可闻及散在干、湿性啰音，啰音部位常常不固定，咳嗽后可减少或消失。

四、实验室和辅助检查

1. 血液检查 多数病例外周血白细胞计数和分类无明显改变，细菌感染时白细胞总数和中性粒细胞可增多。

2. 痰液检查 痰涂片和培养可发现致病菌。

3. 胸部 X 线 可表现为肺纹理增粗。

4. 其他 部分患者肺功能可出现 FEV_1 下降，短期内通常可恢复正常。

五、诊断和鉴别诊断

急性气管–支气管炎的诊断主要依靠病史和临床表现，X 线检查无异常或仅有肺纹理增粗。病毒感染时白细胞计数并不增高，淋巴细胞相对轻度增加，细菌感染时白细胞总数和中性粒细胞比例均升高，痰涂片和痰培养、血清学检查等有助于病因诊断。

需与本病鉴别的疾病如下。

1. 流行性感冒 常有流行病史，起病急骤，全身中毒症状重，可出现高热、全身肌肉酸痛、头痛、乏力等症状，呼吸道症状较轻，根据流行病史、病毒分离和血清学检查结果有助于诊断。

2. 急性上呼吸道感染 鼻咽部症状明显，一般无显著的咳嗽、咳痰，肺部无异常体征，胸部X线正常。

3. 其他疾病 支气管肺炎、肺结核、支气管哮喘（包括咳嗽变异性哮喘）、支气管扩张、肺脓肿、麻疹、百日咳等多种疾病，均可能出现类似急性气管－支气管炎的临床症状，应根据这些疾病的临床特点逐一加以鉴别。

六、治疗

1. 对症治疗 咳嗽无痰或少痰，可用右美沙芬、喷托维林等镇咳药。对于有痰的患者不宜给予可待因等强力镇咳药，以免影响痰液排除。咳嗽有痰不易咳出，可选用盐酸氨溴索、溴己新、桃金娘油等常用祛痰药。发生支气管痉挛的患者，可给予解痉平喘和抗过敏药物，如氨茶碱、沙丁胺醇和马来酸氯苯那敏等。

2. 抗菌药物治疗 有细菌感染证据时及时使用。可以选用大环内酯内（红霉素、罗红霉素、阿奇霉素）、青霉素类，亦可选用呼吸喹诺酮类。

3. 一般治疗 避免劳累，适当休息，注意保暖、多饮水。

七、预后和预防

1. 预后 多数患者的预后良好，体质弱者迁延不愈。

2. 预防 避免受凉、劳累、防治上呼吸道感染，避免吸入环境中的过敏原，净化环境，防止空气污染，可预防本病的发生。参加适当的体育锻炼，增强体质，提高呼吸道的抵抗力，也可减少本病的发生。

 本章小结

急性上呼吸道感染是鼻腔、咽或喉部急性炎症的总称。常见病原体为病毒，仅少数有由细菌引起。鼻咽部症状明显，一般无显著的咳嗽、咳痰，肺部无异常体征，胸部X线正常。治疗以对症治疗为主，部分可给予抗病毒治疗。

急性气管－支气管炎常见病原体主要为病毒，少数由细菌引起，主要症状为咳嗽、咳痰，X线检查无异常或仅有肺纹理增粗。治疗以对症为主，有细菌感染证据时给予抗生素治疗。

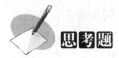 **思考题**

简述急性气管－支气管炎的临床表现及处理原则。

（沈　瑶）

第三章 肺部感染性疾病

学习要求

1. **掌握**　肺炎、肺脓肿的诊断要点、病情评估要点；抗生素治疗原则。
2. **熟悉**　不同病原体肺炎的临床特征。
3. **了解**　肺炎、肺脓肿的定义、病因、发病机制及分类方法。

第一节　肺炎概述

肺炎（pneumonia）是指终末气道，肺泡和肺间质的炎症，可由细菌、病毒、真菌、支原体、衣原体、寄生虫等致病微生物，以及放射线、吸入性异物等理化因素引起。细菌性肺炎是最常见的肺炎，也是最常见的感染性疾病之一。临床表现主要有发热、咳嗽、咳痰、呼吸困难，肺部 X 线可见炎性浸润阴影。

一、流行病学

社区获得性肺炎（community‐acquired pneumonia，CAP）是最常见的感染性疾病之一。根据 2010 年全球疾病负担调查报告，以 CAP 为代表的下呼吸道感染是全球范围内病死率第四位的疾病，位列缺血性心脏病、卒中和慢性阻塞性肺疾病之后。有报道称我国患病数为 250 万人/年，死亡数为 12.5 万人/年。我国医院获得性肺炎（hospital acquired neumonia，HAP）的发病率 1.3%～3.4%，病死率在 30%～70% 之间，HAP 是导致基础疾病治疗失败，加重医疗经济负担的重要原因。

肺炎发病率和病死率高的原因与社会人口老龄化、吸烟、伴有基础疾病和免疫功能低下有关，如慢性阻塞性肺病、心力衰竭、肿瘤、糖尿病、尿毒症、神经疾病、药瘾、嗜酒、艾滋病、久病体衰、大型手术、应用免疫抑制剂和器官移植等。此外，亦与病原体变迁、医院获得性肺炎发病率增加、病原学诊断困难、不合理使用抗菌药物导致细菌耐药性增加等有关。

二、病因、发病机制和病理

肺炎的病因有很多，其中以感染性病因最为常见。引起肺炎的感染性病原微生物包括细菌、真菌、衣原体、支原体、病毒、寄生虫等等，在这些病原微生物所致的肺炎中，细菌性肺炎仍是最常见的。门诊社区获得性肺炎（CAP）患者最常见的病原学如下（从高到低）：肺炎链球菌，肺炎支原体，流感嗜血杆菌，肺炎衣原体和呼吸道病毒。非 ICU 住院 CAP 患者最常见病原学如下（从高到低）：肺炎链球菌，肺炎支原体，肺炎衣原体，流感嗜血杆菌，军团菌和呼吸道病毒。ICU 住院 CAP 患者最常见的病原学如下（从高到低）：肺炎链球菌，金黄色葡萄球菌，军团菌和革兰阴性菌。

正常的呼吸道免疫防御机制（支气管内黏液‐纤毛运载系统、肺泡巨噬细胞等细胞防御的完整性等）使气管隆凸以下的呼吸道保持无菌。是否发生肺炎决定于两个因素：病原体和宿主因素。如果病原体数量多，毒力强和（或）宿主呼吸道局部和全身免疫防御系统损害，即可发生肺炎。病原体可通过下列途径引起肺炎：①空气吸入；②血行播散；③邻近感染部位蔓延；④上呼吸道定植菌的误吸。肺炎还可通过误吸胃肠道的定植菌（胃食管反流）和通过人工气道吸入环境中的致病菌引起。病原体直接抵达下呼吸道后，孳生繁殖，引起肺泡毛细血管充血、水肿，肺泡内纤维蛋白渗出及细胞浸润。除了金黄色葡萄球菌、铜绿假单胞菌和肺炎克雷伯杆菌等可引起肺组织的坏死性病变易形成空洞外，肺炎治愈后多不遗留瘢痕，肺的结构与功能均可恢复。

三、分类

肺炎可按解剖、病因或患病环境加以分类。

（一）解剖分类

1. 大叶性（肺泡性） 肺炎病原体先在肺泡引起炎症，经肺泡间孔（Cohn 孔）向其他肺泡扩散，致使部分肺段或整个肺段、肺叶发生炎症改变。典型者表现为肺实质炎症，通常并不累及支气管。致病菌多为肺炎链球菌。X 线胸片及 CT 显示肺叶或肺段的实变阴影（图 1-3-1、图 1-3-2）。

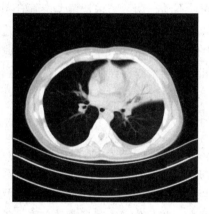
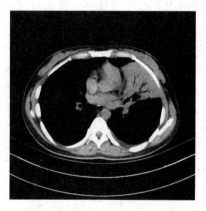

图 1-3-1 胸部 CT 示左上叶实变（肺窗）　　图 1-3-2 胸部 CT 示左上肺实变（纵隔窗）

2. 小叶性（支气管性） 肺炎病原体经支气管入侵，引起细支气管、终末细支气管及肺泡的炎症，常继发于其他疾病，如支气管炎、支气管扩张、上呼吸道病毒感染以及长期卧床的危重患者。其病原体有肺炎链球菌、葡萄球菌、病毒、肺炎支原体以及军团菌等。支气管腔内有分泌物，故常可闻及湿性啰音，无实变的体征。X 线显示为沿肺纹理分布的不规则斑片状阴影，边缘密度浅而模糊，无实变征象，肺下叶常受累。

3. 间质性肺炎 以肺间质为主的炎症，可由细菌、支原体、衣原体、病毒或肺孢子菌等引起。累及支气管壁以及支气管周围，有肺泡壁增生及间质水肿，因病变在肺间质，如累及范围小，呼吸道症状较轻，如病变广泛则出现严重呼吸困难。X 线通常表现为一侧或双侧肺下部的不规则条索状阴影，从肺门向外伸展，可呈网状，其间可有小片肺不张阴影。

（二）病因分类

1. 细菌性肺炎 如肺炎链球菌、流感嗜血杆菌、金黄色葡萄球菌、肺炎克雷伯杆菌、铜绿假单胞菌肺炎等。

2. 非典型病原体所致肺炎 如支原体肺炎、军团菌肺炎和衣原体肺炎等。

3. 病毒性肺炎 如流感病毒、冠状病毒、腺病毒、呼吸道合胞病毒、巨细胞病毒、单纯疱疹病毒等。

4. 肺真菌病 如白假丝酵母菌、曲霉菌、隐球菌、肺孢子菌等。

5. 其他病原体所致肺炎 如立克次体（如 Q 热立克次体）、弓形虫（如鼠弓形虫）、寄生虫（如肺包虫、肺吸虫、肺血吸虫）等。

6. 理化因素所致的肺炎 如放射性肺炎，化学性肺炎，类脂性肺炎等。

（三）患病环境分类

由于病原学检查结果滞后，且阳性率低，因此临床上难以应用病因学分类，目前多按肺炎的获得环境分成两类，有利于指导经验治疗。

1. 社区获得性肺炎（CAP） 是指在医院外罹患的感染性肺实质（含肺泡壁）炎症，包括具有明确潜伏期的病原体感染而在入院后潜伏期内发病的肺炎。临床主要表现为新近出现的咳嗽、咳痰或原有呼吸道疾病症状加重，并出现脓性痰，伴或不伴胸痛、发热；肺实变体征和（或）闻及湿性啰音；白细胞异常；胸部 X 线检查显示片状、斑片状浸润性阴影或间质性改变，伴或不伴胸腔积液。

2. 医院获得性肺炎（HAP） 是指患者入院时不存在，也不处于潜伏期，而于入院 48 小时后在医院（包括老年护理院、康复院等）内发生的肺炎。根据发生 HAP 的时间不同，分为早发 HAP 和晚发 HAP。早发 HAP 指住院 4 天内发生的肺炎，通常由肺炎链球菌、流感嗜血杆菌、甲氧西林敏感的金黄色葡萄球菌、肠杆菌科细菌等引起，预后好；晚发 HAP 是指住院 5 天或 5 天以后发生的肺炎，致病菌以铜绿假单胞菌、不动杆菌、阴沟杆菌、产气杆菌以及耐甲氧西林的金黄色葡萄球菌等为主，病死率高。其临床诊断依据是肺内出现新的或进展的浸润影，且同时存在以下两种以上症状：发热、中性粒细胞增多（ $> 10 \times 10^9/L$ ）或减少（ $< 5 \times 10^9/L$ ）、脓性痰。HAP 的临床表现、实验室和影像学检查特异性低。

 案例讨论

临床案例 患者，男性，68 岁。因间断咳嗽 2 周，发热 3 天入院。2 周前受凉后出现咳嗽，咳痰、痰为白色黏痰，量少，无发热、胸痛、气短、盗汗等不适。入院 3 天前开始出现发热，体温达 38℃，伴畏寒，无咯血、痰中带血、盗汗、胸痛。胸部 CT 提示两肺多发性病变。为进一步诊治收住入院。既往史：既往体健，无药物过敏史，无糖尿病、肺结核等病史。无手术及输血史。体格检查：T: 37.9℃，P: 80 次/分，R: 19 次/分，BP: 120/76mmHg。双肺呼吸音粗，双肺底可闻及少许湿性啰音。余查体未见明显异常。血常规：WBC（ $\times 10^9/L$ ）: 11.3，中性粒细胞比值：77.9%。胸部 CT 示右肺中叶及双肺下叶基底段胸膜下多发实变，边缘模糊。

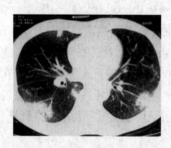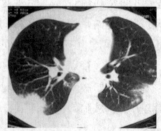

问题 1. 患者首先考虑什么诊断？诊断依据是什么？

2. 社区获得性肺炎的诊断标准？

3. 重症肺炎的诊断需要符合哪些诊断标准？

4. 针对病原体的抗感染治疗是肺炎治疗的关键，应该如何获取病原学依据？

5. 社区获得性肺炎的治疗原则。

四、临床表现

肺炎的症状可轻可重，决定于病原体和宿主的状态。大多数患者有发热，常见症状为咳嗽、咳痰，或原有呼吸道症状加重，并出现脓性痰或血痰，伴或不伴胸痛。其中痰的性状随感染的病原体不同而有所改变，如铜绿假单胞菌感染时可呈黄绿色脓性痰，厌氧菌感染时可呈脓臭痰，而真菌感染时痰液可呈非常黏稠的白色黏液状。肺炎病变范围大者可有呼吸困难，呼吸窘迫。早期肺部体征无明显异常，重症者可有呼吸频率增快，鼻翼扇动，发绀。肺实变时有典型的体征，如叩诊浊音、语颤增强和支气管呼吸音等，也可闻及湿性啰音。并发胸腔积液者，患侧胸部叩诊浊音，语颤减弱，呼吸音减弱。

五、诊断

（一）确定肺炎诊断

依照相关的指南，很容易得出肺炎的诊断。但需与上、下呼吸道感染以及其他类似肺炎的疾病区别开来。肺炎的临床诊断标准如下。

1. 肺炎相关临床表现 包括以下 4 项：①新近出现的咳嗽、咳痰或原有呼吸道疾病的加重，伴或不伴脓痰、胸痛、呼吸困难及咯血；②发热；③肺实变体征和（或）闻及湿性啰音；④外周血白细胞 $>10 \times 10^9/L$，伴或不伴细胞核左移。

2. 胸部影像学检查 显示新出现的斑片状浸润影、叶或段实变影、磨玻璃影或间质性改变，伴或不伴胸腔积液。

符合以上任何一项，并除外肺结核、肺部肿瘤、非感染性肺间质性疾病、肺水肿、肺不张、肺栓塞、肺嗜酸性粒细胞浸润症及肺血管炎等后，可建立临床诊断。

（二）评估严重程度

如果肺炎的诊断成立，评价病情的严重程度对于决定在门诊或入院治疗甚或 ICU 治疗至关重要。我国 CAP、HAP/VAP 指南对患者的严重程度进行分级，分级标准包括如下 7 项参数：①意识障碍；②呼吸频率 ≥ 30 次/分；③$PaO_2 < 60mmHg$，$PaO_2/FiO_2 < 300$，需行机械通气治疗；④动脉收缩压 $<90mmHg$；⑤并发脓毒性休克；⑥X 线胸片显示双侧或多肺叶受累，或入院 48h 内病变扩大 $\geq 50\%$；⑦少尿：尿量 $<20ml/h$，或 $<80ml/4h$，或并发急性肾衰竭需要透析治疗。具有任意一项及以上者可诊断为重症肺炎，有条件时可收住 ICU 治疗。

（三）确定病原体

明确感染病原体有利于针对性抗感染药物治疗，由于应用抗菌药物后可影响细菌培养结果，因此采集呼吸道标本行细菌培养时尽可能在抗菌药物应用前采集，避免污染，及时送检，其结果才能起到指导治疗的作用。目前常用的方法如下。

1. 痰 痰是临床上最常用的标本。由于痰液受口咽部细菌污染的机会多，因此在进行培养前应先做涂片分析，只有合格的标本（即：每低倍视野鳞状上皮细胞 <10 个，白细胞 >25 个，或鳞状上皮细胞:白细胞 $<1:2.5$）方可行细菌培养。采集后在室温下 2 小时内送检；延迟送检或待处理标本应置于 4℃保存（疑为肺炎链球菌感染不在此列），但不应超过 24 小时。痰定量培养分离的致病菌或条件致病菌浓度 $\geq 10^7 cfu/ml$，可以认为是肺部感染的致病菌；$\leq 10^4 cfu/ml$，则为污染菌；介于两者之间，建议重复痰培养；如连续分离到相同细菌，浓度 $10^5 \sim 10^6 cfu/ml$ 连续两次以上，也可认为是致病菌。

2. 经支气管镜或人工气道吸引 受口咽部细菌污染的机会少。细菌定量培养浓度 $\geq 10^5 cfu/ml$ 可认为是致病菌，低于此浓度者则多为污染菌。

3. 防污染样本毛刷 防污染样本毛刷（protected specimen brush, PSB）细菌定量培养浓度≥10^3 cfu/ml，可认为是致病菌。

4. 支气管肺泡灌洗 支气管肺泡灌洗（bronchial alveolar lavage，BAL）细菌浓度≥10^4 cfu/ml，防污染 BAL 标本细菌浓度≥10^3 cfu/ml，可认为是致病菌。

5. 血和胸腔积液培养 血和痰培养分离到相同细菌，可确定为肺炎的病原菌。如仅血培养阳性，还需除外其他原因如腹腔感染、静脉导管相关性感染，方可认为是致病菌。胸腔积液培养到的细菌则基本可认为是肺炎的致病菌。在标本的采集过程中应避免皮肤细菌的污染。

6. 尿抗原试验 尿抗原试验（urinary antigen test）包括军团菌尿抗原和肺炎链球菌尿抗原。

7. 经皮细针吸检 经皮细针吸检（percutaneous fine - needle aspiration，PFNA）所取标本检测的敏感性和特异性好，因其为有创伤性检查，且易引起气胸、出血等并发症，因此临床一般用于经验性治疗无效或其他检查不能确定者。

虽然病原学检测的方法较多，但仍有40%～50%的CAP不能明确病原体。此外，由于检测手段的局限以及标本污染等因素的影响，目前多数肺部感染的抗菌治疗以经验性治疗为主。对于HAP，免疫抑制宿主肺炎和对抗感染治疗无反应的重症肺炎，仍应积极采查找病原体，指导临床抗菌药物治疗。

六、鉴别诊断

1. 呼吸道感染 虽然有咳嗽、咳痰和发热等症状，但呼吸道感染无肺实质浸润，胸部X线检查可鉴别。

2. 肺结核 肺结核多有全身中毒症状，如午后低热、盗汗、疲乏无力、体重减轻、失眠、心悸，女性患者可有月经失调或闭经等。X线胸片见病变多在肺尖或锁骨上下，密度不匀，消散缓慢，且可形成空洞或肺内播散。痰中可找到结核分枝杆菌。一般抗菌治疗无效。

3. 肺癌 多无急性感染中毒症状，有时痰中带血丝。血白细胞计数不高，若痰中发现癌细胞可以确诊。肺癌可伴发阻塞性肺炎，经抗菌药物治疗后炎症消退，肿瘤阴影渐趋明显，或可见肺门淋巴结肿大，有时出现肺不张。若经过抗菌药物治疗后肺部炎症不消散，或暂时消散后于同一部位再出现肺炎，应密切随访，对有吸烟史及年龄较大的患者，必要时进一步作 CT、MRI、纤维支气管镜和痰脱落细胞等检查，以免贻误诊断。

4. 急性肺脓肿 早期临床表现与肺炎链球菌肺炎相似。但随病程进展，咳出大量脓臭痰为肺脓肿的特征。X线显示脓腔及气液平面，易与肺炎鉴别。

5. 肺血栓栓塞症 多有静脉血栓的危险因素，如血栓性静脉炎、心肺疾病、创伤、手术和肿瘤等病史，可发生咯血、晕厥，呼吸困难较明显，颈静脉充盈。X线胸片示区域性肺血管纹理减少，有时可见尖端指向肺门的楔形阴影，动脉血气分析常见低氧血症及低碳酸血症。D-二聚体、CT肺动脉造影（CTPA）、放射性核素肺通气/灌注扫描和MRI等检查可帮助鉴别。

6. 非感染性肺部浸润 还需排除非感染性肺部疾病，如肺间质纤维化、肺水肿、肺不张、肺嗜酸性粒细胞增多症和肺血管炎、原发性肺淋巴瘤等。

七、治疗

肺炎治疗的最主要环节是抗感染治疗。细菌性肺炎的抗感染治疗包括经验性治疗和针对病原体治疗。经验性治疗指依据当地病原体流行病学资料，选择抗菌药物；针对病原体治疗则根据病原体及药敏结果，选择体外药敏试验敏感的抗菌药物。此外，还应该根据患者的年龄、有无基础疾病、是否有误吸、住普通病房或是重症监护病房、住院时间长短和肺炎的严重程度等，选择抗菌药物和给药途径（表1-3-1、表1-3-2）。

表 1 - 3 - 1 CAP 指南关于抗生素初始治疗的建议

青壮年，无基础疾病患者：①青霉素类（青霉素、阿莫西林等）；②多西环素；③大环内酯类；④第一代或第二代头孢菌素；⑤呼吸喹诺酮类

老年人或有基础疾病的门诊患者：①第二代头孢菌素单用或联合大环内酯类；②β－内酰胺类/β－内酰胺酶抑制剂单用或联合大环内酯类；③呼吸喹诺酮类

住院非 ICU 患者：①呼吸氟喹诺酮类；②二代头孢菌素联合大环内酯类；③β－内酰胺类/β－内酰胺酶抑制剂单用或联合大环内酯类

需入住 ICU 的重症患者：无铜绿假单胞菌感染因素，推荐 β－内酰胺类药物联合阿奇霉素或氟喹诺酮类药物，对青霉素过敏患者，氨曲南可作为 β－内酰胺类的替代选择，并联用呼吸氟喹诺酮

有铜绿假单胞菌感染因素者：应使用对肺炎链球菌和假胞菌都有活性的 β－内酰胺类药物联合环丙沙星或左氧氟沙星，或者上述 β－内酰胺类药物同时联合氨基糖苷类和阿奇霉素，或者上述 β－内酰胺类药物同时联合氨基糖苷类和抗肺炎球菌的氟喹诺酮类（对青霉素过敏患者，用氨曲南替代上述 β－内酰胺类药物）

表 1 - 3 - 2 我国对 HAP/VAP 初始经验性治疗的建议

指南	类型	建议
HAP 指南	轻中症	二代或三代头孢菌素（不必包括抗假单胞菌活性者）、β－内酰胺类/β－内酰胺酶抑制剂、氟喹诺酮类，或大环内酯类联合克林霉素
	重症	氟喹诺酮类或氨基糖苷类联合抗假单胞菌 β－内酰胺类，或 β－内酰胺类/β－内酰胺酶抑制剂（哌拉西林/他唑巴坦），或碳青霉烯类，MRSA 感染加用万古霉素

　　肺炎的抗菌药物治疗应尽早进行，一旦怀疑为肺炎即给予首剂抗菌药物。病情稳定后可从静脉途径转为口服治疗。肺炎抗菌药物疗程至少 5 天，大多数患者需要 7～10 天或更长疗程，如体温正常 48～72 小时，无肺炎任何一项临床不稳定征象可停用抗菌药物。肺炎临床稳定标准为：①T≤37.8℃；②心率≤100 次/分；③呼吸频率≤24 次/分；④收缩压≥90mmHg；⑤呼吸室内空气条件下动脉血氧饱和度≥90% 或 PaO_2≥60mmHg；⑥能够口服进食；⑦精神状态正常。

　　抗菌药物治疗后 48～72 小时应对病情进行评价，治疗有效表现为体温下降、症状改善、临床状态稳定、白细胞逐渐降低或恢复正常，而 X 线胸片病灶吸收较迟。如 72 小时后症状无改善，其原因可能有：①药物未能覆盖致病菌，或细菌耐药；②特殊病原体感染如结核分枝杆菌、真菌、病毒等；③出现并发症或存在影响疗效的宿主因素（如免疫抑制）；④非感染性疾病误诊为肺炎；⑤药物热。需仔细分析，作必要的检查，进行相应处理。

第二节　细菌性肺炎

　　细菌性肺炎（bacterial pneumonia）是感染性肺炎中最常见的类型，是 20 世纪初人类主要的死亡原因之一。随着抗生素的问世，细菌性肺炎的预后有了显著改善。近 20 年来，细菌性肺炎的临床表现显示出多样化，病原谱多元化，致病菌中耐药菌株逐渐增多，但新型抗生素的开发与临床应用严重不足，其死亡率已出现逐渐回升的趋势。因此，提高细菌性肺炎病原学的诊断水平，早期选择对致病菌敏感的抗生素是临床治疗细菌性肺炎迫切需要解决的问题。

一、肺炎链球菌肺炎

　　肺炎链球菌肺炎是由肺炎链球菌（*streptococcus pneumoniae*）引起的肺部炎症。肺炎链球菌是社区获得性肺炎的主要致病原，约占社区获得性肺炎的半数。肺炎链球菌肺炎通常起病急骤，以高热、寒战、咳铁锈色痰及胸痛为特征，在 X 线胸片或胸部 CT 中呈肺段或肺叶急性炎性实变。近年来，随着抗生素的广泛应用，肺炎链球菌的耐药性发生了变化，使本病的起病方式、临床表现和影像学改变均变得不典型，治疗方案也发生变化。

（一）病因和发病机制

肺炎链球菌属链球菌属，革兰染色阳性，多成双排列或短链排列，兼性厌氧。其细胞外壁的荚膜含多糖抗原，与肺炎链球菌的毒力大小有关。肺炎链球菌可寄居在口腔及鼻咽部，当机体免疫功能受损时，有毒力的肺炎链球菌入侵人体而致病。病变部位可累及几个肺段或整个肺叶，表现为肺实质的炎症，故典型的肺炎链球菌肺炎多为大叶性肺炎。

（二）病理

病理改变可分为充血期、红肝变期、灰肝变期及消散期。表现为肺组织充血水肿，肺泡内浆液渗出及红、白细胞浸润，白细胞吞噬细菌，继而纤维蛋白渗出物溶解、吸收、肺泡重新充气。病变消散后肺组织结构多无损坏，不留纤维瘢痕。极个别患者肺泡内纤维蛋白吸收不完全，甚至有成纤维细胞形成，形成机化性肺炎。

（三）临床表现

本病冬、春季多见，常与呼吸道病毒感染相伴行。男性较多。吸烟者、慢性支气管炎、支气管扩张、充血性心力衰竭以及免疫抑制宿主均易感染肺炎链球菌。

1. 症状 发病前常有受凉、淋雨、疲劳、醉酒、上呼吸道病毒感染史。典型临床表现多为急性起病，高热、寒战、咳嗽、咳痰、呼吸急促及胸痛。体温通常在数小时内升至 39 ~ 40℃，高峰在下午或傍晚，或呈稽留热，脉率随之增速，可伴有头痛、衰弱、全身肌肉酸痛。咳嗽开始为干咳，后出现脓痰，典型铁锈色痰少见，有时痰中带血丝。呼吸急促与病变范围较大、高热及基础肺功能减退有关。可有患侧胸部疼痛，咳嗽或深呼吸时加重，下叶肺炎刺激膈胸膜，疼痛放射到肩部或下腹部，后者易误诊为急腹症。偶有恶心、呕吐、腹泻等。

2. 体征 患者呈急性热病容，气急，鼻翼扇动，口角及鼻周可见疱疹；病变广泛时可出现发绀。早期肺部常无明显异常体征，仅有胸廓呼吸运动幅度减小。肺大叶实变时，叩诊呈浊音，触觉语颤增强，并可闻及支气管呼吸音。消散期可闻及湿啰音。病变累及胸膜可闻及胸膜摩擦音。心率增快，有时心律不齐。老年患者病情常较隐匿，呼吸道症状少。重症感染时可伴休克、急性呼吸窘迫综合征及神经精神症状。

本病自然病程大致 1 ~ 2 周。抗菌治疗有效者，体温可在 1 ~ 3 天内恢复正常。其他症状与体征亦随之逐渐减轻或消失。

（四）并发症

随着有效抗生素的应用，肺炎链球菌肺炎的并发症近年来已很少见。出现严重脓毒症或毒血症患者易发生感染性休克，可出现血压降低、四肢厥冷、多汗、发绀、心动过速、心律失常等。其他并发症可见胸膜炎、脓胸、心包炎、脑膜炎和关节炎等。

（五）实验室检查

血白细胞计数升高，多在 （10 ~ 20）× 10^9/L，中性粒细胞多在 80% 以上，并有核左移。年老体弱、酗酒、免疫功能低下者的白细胞计数可不增高，但中性粒细胞的百分比仍增高。痰直接涂片作革兰染色及荚膜染色镜检，如发现典型的革兰染色阳性、带荚膜的双球菌或链球菌，即可初步作出病原诊断。痰培养 24 ~ 48 小时可以确定病原体。聚合酶链反应（PCR）检测及荧光标记抗体检测可提高病原学诊断率。尿肺炎链球菌抗原可阳性，其检测的敏感性为 50% ~ 80%，特异性 > 90%。约 10% ~ 20% 患者合并菌血症，故重症肺炎应做血培养。如合并胸腔积液，应积极抽取积液进行细菌培养。

（六）影像学表现

早期可仅见肺纹理增粗，或受累的肺叶、段透光度减低，出现边缘模糊的云雾状影。随着病情进展，可见大片均匀致密影或实变影，病变边缘被胸膜所局限且平直，其内可见支气管充气征。肋膈角可有少量胸腔积液。在消散期，炎性浸润逐渐吸收，呈散在斑片状影，可有片状区域吸收较快，呈现"假空洞"征。病变多于两周内逐渐被吸收。少数患者可延迟至 1～2 个月吸收，偶可机化，演变为机化性肺炎。

（七）诊断

根据典型症状、体征，结合胸部 X 线、血常规等检查，可作出临床诊断。年老体衰、继发于其他疾病或呈灶性肺炎改变者，临床表现常不典型，需认真加以鉴别。血液、胸腔积液或防污染下呼吸道标本培养分离到肺炎链球菌是确诊本病的主要依据。

（八）治疗

1. 一般治疗 卧床休息，保持室内空气流通。给予足量的蛋白质、热量及维生素。多饮水，少食多餐。密切监测病情变化，注意防止休克。剧烈胸痛者，可酌用少量镇痛药。保持呼吸道通畅，中等或重症患者（$PaO_2 < 60mmHg$ 或有发绀）应给氧。酌情给予其他对症治疗。

2. 抗生素治疗 首选青霉素 G，用药途径及剂量视病情轻重及有无并发症而定。对青霉素过敏者，或耐青霉素或多重耐药菌株感染者，可用呼吸氟喹诺酮类、头孢噻肟或头孢曲松等药物。多重耐药菌株感染者可用万古霉素、替考拉宁、利奈唑胺等。

3. 并发症的处理 经抗生素治疗后，高热多在数日内下降。约 10%～20% 肺炎链球菌肺炎并发胸腔积液，需抽取胸液检查，并做细菌培养以确定其性质及致病菌。约 5% 胸腔积液治疗效果不好，可发展为脓胸，应积极引流。

二、葡萄球菌肺炎

葡萄球菌肺炎（staphylococcal pneumonia）是由葡萄球菌引起的急性肺化脓性炎症。多急骤起病，高热、寒战、胸痛，痰脓性，可早期出现循环衰竭。X 线表现为坏死性肺炎，如肺脓肿、肺气囊肿和脓胸。若治疗不及时或不当，病死率甚高。

（一）病因和发病机制

葡萄球菌为革兰染色阳性球菌，呈葡萄串状排列，可分为凝固酶阳性的葡萄球菌（主要为金黄色葡萄球菌，简称金葡菌）及凝固酶阴性的葡萄球菌（如表皮葡萄球菌和腐生葡萄球菌等）。葡萄球菌的致病力可用血浆凝固酶来测定，阳性者致病力较强。金葡菌凝固酶为阳性，是化脓性感染的主要原因，但其他凝固酶阴性的葡萄球菌亦可引起感染。

（二）病理

当机体免疫防御机制受损时，大量吸入定植于鼻咽部和口咽部的葡萄球菌，可引起葡萄球菌在支气管－肺部繁殖，形成大叶性分布或呈广泛的、融合性的支气管肺炎。支气管及肺泡破溃可使气体进入肺间质，并与支气管相通。当坏死组织或脓液阻塞细支气管，形成单向活瓣作用，产生张力性肺气囊肿。浅表的肺气囊肿若张力过高，可溃破形成气胸或脓气胸，并可形成支气管胸膜瘘。

血源播散引起的葡萄球菌肺炎常由皮肤感染灶中的葡萄球菌经血循环抵达肺部，引起多处肺实变、化脓及组织破坏，形成单个或多发性肺脓肿。

（三）临床表现

1. 症状 葡萄球菌肺炎起病多急骤，病情发展迅速。寒战、高热，体温多高达 39～40℃，呈稽留热，大汗淋漓。病初咳嗽多轻微，后出现咳黄脓痰，量多，带血丝或呈脓血状。常有呼吸困难、胸痛、发绀。毒血症状明显，包括全身肌肉、关节酸痛、神志模糊、体质衰弱、脉搏增快，病情严重者可出现周围循环衰竭。并发脓胸、脓气胸时胸痛、呼吸困难加重。

老年人症状可不典型。院内感染者通常起病较隐袭，体温逐渐上升。血源性葡萄球菌肺炎多见于青壮年，常有皮肤伤口、疖痈、中心静脉导管置入或静脉吸毒史等。

2. 体征 早期胸部可无体征，常与严重的中毒症状和呼吸道症状不平行。随着病情进展可出现两肺散在湿啰音，病变范围大或融合时可有肺实变体征。合并气胸或脓气胸则有相应体征。

（四）实验室及其他检查

外周血白细胞计数多有明显升高，中性粒细胞比例增加，核左移。胸部 X 线征象因感染途径不同而有不同显示。支气管源性葡萄球菌肺炎早期仅有肺纹理增多或小片状浸润影，随着病情的进展可出现叶段性浸润或实变，随后出现病灶内坏死，可形成单个或多发的液气囊腔。此外，X 线阴影的易变性是葡萄球菌肺炎的另一特点，即一处炎性浸润消失而在另一处出现新的病灶，或很小的单一病灶发展为大片阴影。血源性葡萄球菌肺炎常可见两肺周边多发大小不等的斑片状、团块样阴影，后可出现肺气囊肿。气道来源和血行来源葡萄球菌影像学在 CT 表现有所差别：气道来源表现为迅速进展的实变，实变内逐渐形成伴有气液平面的空洞，空洞内壁光整，多个空洞靠近可以融合，少有胸膜受累；血行来源葡萄球菌表现为双肺多发结节，倾向中下肺野外带分布，边界清楚，结节内迅速进展为伴有气液平面的空洞，空洞内外壁光整，病变靠近胸膜下时可以合并脓胸或脓气胸。此外，葡萄球菌常有肺气囊改变。由于葡萄球菌的组织破坏力极强，肺炎极易合并脓胸或脓气胸。肺浸润、肺脓肿、肺气囊肿和脓（气）胸是葡萄球菌尤其是金葡菌肺炎的四大影像学典型特征，在疾病的不同时期常以不同的组合出现。

（五）诊断

根据全身毒血症状，咳嗽、脓血痰、白细胞计数增高、中性粒细胞比例增加、核左移并有中毒颗粒和 X 线典型特征，可作出初步诊断。合格痰标本、胸腔积液、血和肺穿刺物培养出葡萄球菌是确诊的依据。

（六）治疗

金黄色葡萄球菌对青霉素 G 高达有 90% 的耐药率，因此，如分离出甲氧西林敏感金葡菌（MSSA），可选用甲氧西林、苯唑西林、氯唑西林或双氯西林、一代头孢菌素等。甲氧西林耐药金葡菌（MRSA）感染则应选用万古霉素、去甲万古霉素、替考拉宁等，必要时可联合利福平或夫西地酸。近年来，利奈唑胺由于其穿透力强，肺组织浓度高，被推荐用于 MRSA 所致的 HAP/VAP 的治疗。临床选择抗生素时可参考细菌培养的药物敏感试验结果。

三、肺炎克雷伯杆菌肺炎

肺炎克雷伯杆菌肺炎（Klebsiella pneumoniae）是由肺炎克雷伯杆菌引起的肺部炎症。近二三十年来，随着抗生素的广泛应用与耐药菌的变迁以及各种微生物检测技术的提高与普及，肺炎克雷伯杆菌肺炎的发病率逐渐增高，在社区获得性肺炎及医院获得性肺炎中均很常见，且病死率居高不下。

（一）病因和发病机制

肺炎克雷伯杆菌对各种抗生素易产生耐药性。其耐药机制主要是由于细菌易产生超广谱 β - 内酰胺酶（ESBLs）和头孢菌素酶（AmpC 酶）以及氨基糖苷类修饰酶（AMEs）等，导致对常用药物包括第三代头孢菌素和氨基糖苷类呈现出耐药性。

肺炎克雷伯杆菌肺炎多见于中老年，凡导致机体免疫功能受损的情况都可成为引起感染的诱因。咽部是肺炎克雷伯杆菌最常见的寄殖部位，也是肺炎直接的病菌来源。研究发现，ICU 中院内感染的肺炎克雷伯杆菌肺炎患者中，80% 以上患者在发现肺炎前咽部检测到了肺炎克雷伯杆菌。

（二）病理

原发性肺炎克雷伯杆菌肺炎多以大叶分布，常见于肺上叶，尤其是右上叶；继发性肺炎多以小叶分布，为双肺斑片样支气管肺炎表现。半数患者病变累及多个肺叶。早期可见组织渗出明显，内有大量单核细胞及细菌，后期可见肺泡壁破坏，有大量多形核中性粒细胞，纤维组织增生活跃，易发生机化改变。病程发展较快，组织破坏迅速，数天内可形成多发性脓肿或单一大脓肿，肺泡壁破坏，致肺泡萎缩，肺容积减小，主要肺血管可发生栓塞，引起继发性肺坏疽、坏死。常侵犯胸膜，发生胸膜纤维素性渗出，粘连，甚至合并心包积液。部分可发展为慢性肺炎克雷伯杆菌肺炎。

（三）临床表现

1. 症状 起病突然，寒战、高热、咳嗽、脓痰，砖红色胶冻样痰具有特征性。80% 患者有胸痛，主要为炎症侵犯壁层胸膜所致。部分患者有消化道症状，如恶心、呕吐、腹泻、黄疸等。全身衰弱，部分患者见有上呼吸道感染症状。极少数患者表现为慢性病程，也可由急性病程迁延而来。表现为低热、咳嗽、体重减轻。

2. 体征 急性病容、呼吸困难、发绀，少数患者可发生黄疸、休克。肺部可闻及湿啰音。合并脓胸、气胸、心包炎、脑膜炎及多发性关节炎等可有相应体征。

（四）实验室及其他检查

大多数患者血白细胞增高，范围平均在（15～20）×10⁹/L，其中有中毒颗粒及核左移现象，部分患者白细胞总数正常或减少，白细胞减少常提示预后不良。痰或支气管吸引物涂片和（或）培养可查到肺炎克雷伯杆菌。

X 线表现常见大叶实变、小叶浸润以及脓肿形成。大叶实变若位于右上叶，由于炎性渗出物量多，黏稠且重，故叶间裂呈弧形下坠。炎症浸润病灶中常可见脓肿，并有胸腔积液，少数呈支气管肺炎改变。CT 表现多位于上叶，可以有叶间裂下坠或者后缀，病变表现为大片实变，其内可见多发虫蚀样空洞。

（五）诊断

中老年男性，长期嗜酒，有慢性支气管炎或其他肺部疾病、糖尿病、恶性肿瘤、器官移植或粒细胞减少症等，或人工气道机械通气的患者，出现发热、咳嗽、咳痰、呼吸困难及肺部湿性啰音，血中性粒细胞增加，X 线有肺部炎性浸润表现，应考虑到肺炎杆菌肺炎的可能。

肺炎克雷伯杆菌肺炎的临床表现、实验室和 X 线检查多不具特征性。咳砖红色痰虽为其典型表现，但临床上并不多见。微生物学检查是确诊肺炎杆菌肺炎的唯一依据，也是与其他细菌性肺炎相鉴别的重要方法。

（六）治疗

通常建议应用 β - 内酰胺类抗生素，也可用氨基糖苷类抗生素，如庆大霉素、卡那霉素、妥布霉素、丁胺卡那霉素，可肌内注射或静脉滴注。也可根据药敏结果选用敏感抗生素。重症患者可应用 β - 内酰胺类抗生素联合氨基糖苷类或喹诺酮类抗生素，如哌拉西林钠、头孢噻肟钠或头孢他啶静脉滴注联合阿米卡星或妥布霉素肌内注射或静脉滴注。在抗生素使用频度较低、耐药不严重的地区，也可选用第一、二、三代头孢菌素或广谱青霉素。第三代头孢菌素广泛使用地区，肺炎克雷伯杆菌产 ESBLs 株流行，常呈多药耐药，需应用碳青霉烯类抗生素。部分病例使用氯霉素、四环素及 SMZ - TMP 亦有效。慢性病例有时需行肺叶切除。

第三节　病毒性肺炎

病毒性肺炎是由病毒侵犯肺实质而造成的肺部炎症，其病因多为上呼吸道病毒感染向下蔓延，也可由体内潜伏病毒或各种原因如输血、器官移植等引起病毒血症进而导致肺部病毒感染。临床表现主要为发热、干咳、头痛及全身酸痛等，重者出现胸闷、呼吸困难，甚至呼吸衰竭导致死亡。病毒性肺炎好发于冬春季节，呈暴发或散在流行趋势，免疫低下患者全年均可发病。在社区获得性肺炎中占 5%～15%，占非细菌肺炎的 25%～50%。患者多为儿童，成人相对少见。近年来，由于免疫抑制剂药物的广泛应用，以及艾滋病发病率逐渐增高，单纯疱疹病毒、水痘－带状疱疹病毒，尤其是巨细胞病毒（CMV）引起的重症肺炎有所增加。

一、病因和传播途径

引起肺炎的病毒包括：流感病毒、副流感病毒、腺病毒、呼吸道合胞病毒、巨细胞病毒、麻疹病毒、水痘－带状疱疹病毒等。病毒性肺炎好发于幼儿、年龄大于 65 岁以上的老年人、孕妇以及原有心肺疾患及慢性消耗性疾病者。但亦可发生于正常人。随着器官移植技术的日趋增多以及免疫抑制剂的广泛使用，巨细胞病毒性肺炎发生率逐年增高。近年来，新型变异病毒不断出现，产生暴发流行，如 SARS 冠状病毒，H5N1、H1N1 病毒等。细菌感染常继发于病毒感染后，免疫抑制患者同时易伴发真菌感染。呼吸道病毒可通过飞沫与直接接触传播，或通过污染的餐具及用具等传播。肠道病毒可经粪－口传播，流感病毒可通过输血、器官移植途径、母婴间的垂直传播。其是否发病既取决于病毒的数量及致病力，还取决于宿主的免疫抵抗能力。

二、病理

病毒侵犯肺实质后，破坏细支气管上皮细胞，黏膜发生溃疡，纤毛摆动能力受损，气道黏液分泌显著增多。病毒性肺炎多为间质性肺炎，肺泡间隔内可见大量单核细胞浸润。肺泡水肿，肺泡透明膜形成，呼吸膜厚度增加，气体弥散距离增大。肺泡细胞和吞噬细胞内可见病毒包涵体。肺炎病灶可为局灶性或弥漫性，部分病变吸收后会残留肺纤维化。

三、临床表现

不同病毒肺炎症状各异。多数起病较急，早期出现发热、伴头痛、全身酸痛、疲乏等症状，病变进一步进展后出现咳嗽、咳痰，痰多为白色黏痰。婴幼儿、老年人与免疫缺陷患者，肺炎进展迅速，常发展至重症肺炎，出现持续高热，呼吸困难，神志异常等表现，严重者伴休克、心力衰竭、血清尿素氮水平明显增高。肺泡内及肺泡间隔水肿明显，出现急性呼吸窘迫综合征。约半数腺病毒肺炎患者会出现呕吐、腹胀、腹泻等消化道症状。呼吸道合胞病毒肺炎患者多发于儿童，部分患者有一过性的高热，阵发性的剧烈咳嗽以及憋喘症状。麻疹病毒肺炎有口腔黏膜 Koplik 斑和全身性特征性皮疹表现，持续高热不退，肺部可闻及干湿性啰音。水痘－带状疱疹病毒性肺炎多发于成年人，典型皮疹在躯干及四肢快速出现。肺炎症状多于皮疹产生后的 2～6 天出现，也可出现于出疹前、后 10 天。

病毒性肺炎体征常不明显，部分患者有心率增快、呼吸浅快、发绀，双下肺可闻及小水泡音。病情严重的患者可见三凹征和鼻翼扇动。

四、实验室和影像学检查

血常规中白细胞总数大多数正常，也可稍偏低或偏高。当病毒继发细菌感染后白细胞总数和中性粒细胞百分比均增高。痰培养多无致病菌生长。

胸部 X 线检查结果常与症状不相符，部分患者症状严重而无明显 X 线表现。多表现为间质性改变，肺纹理增多，或多肺叶散在斑片状密度增高磨玻璃影，病变严重者显示双肺弥漫性结节性浸润，但大叶性肺实变和胸腔积液少见。不同的病毒引起的影像学特征各异：腺病毒肺炎在局部有点状、不规则阴影，可融合成片，病变严重者在双肺呈弥漫性浸润阴影改变。呼吸道合胞病毒肺炎常表现为肺门增大，肺纹理增多，在支气管周围有小片状阴影，或有间质病变，肺气肿明显。巨细胞病毒肺炎常表现为双侧支气管血管周围肺间质和肺泡浸润性表现，主要累及肺下叶。

五、诊断

诊断依据为急性呼吸系统感染的症状，胸部影像学表现为弥漫性间质性改变或渗出性病灶，并排除细菌性或其他病原体感染的可能。病毒性肺炎的确诊依赖于病原学检查，包括气道分泌物的病毒分离，血清学检测以及病毒和病毒抗原、病毒 DNA 的检测等，痰液中细胞核内查见病毒包涵体提示病毒感染，但这些痰液标本不一定来源于肺部，需发病早期进一步收集下呼吸道分泌物或肺活检标本进行病毒分离培养。也可通过免疫荧光和酶联免疫吸附试验检测下呼吸道分泌物中病毒抗原，阳性率达 85% 以上。血清中病毒特异性 IgG、IgM 有助于诊断病毒性肺炎，其检查方法包括补体结合试验、血凝抑制试验、中和试验或免疫荧光试验、酶联免疫吸附试验等。IgG 检查常需抽取急性期和恢复期双份血清，相比较滴度帮助诊断。急性感染期 IgM 抗体检测可用于早期诊断，但早期 IgM 升高不适宜于婴幼儿呼吸道合胞病毒的早期诊断。鼻咽部分泌物特异性 IgA 也可帮助早期诊断。

检测下呼吸道分泌物及肺活检标本中 CMV 包涵体、抗原、DNA 等特异性较高。通过免疫荧光技术可检测外周血粒细胞中病毒抗原结构，该结果可预测 CMV 肺炎的预后。原位分子杂交，聚合酶链式反应等检测敏感性、特异性均较高。

六、治疗

目前缺乏特异性治疗，以对症为主，注意休息、保暖。保持室内空气流通，预防交叉感染。注意补充足够的热量、蛋白质及维生素，多饮水。低氧血症时吸氧，保持呼吸道通畅，积极纠正呼吸功能衰竭和心功能衰竭，必要时机械通气辅助呼吸。

目前常用的抗病毒药物包括利巴韦林、阿昔洛韦、奥司他韦等。①利巴韦林虽然已被证实具有广谱抗病毒作用，但其在临床中实际疗效缺乏广泛流行病学评价。现用于治疗呼吸道合胞病毒、腺病毒、副流感病毒和流感病毒。②阿昔洛韦，用于疱疹病毒、水痘病毒感染，尤其对免疫缺陷或应用免疫抑制剂者应尽早应用。③更昔洛韦对巨细胞病毒肺炎具有可靠疗效，但对于不同宿主使用剂量不同。④奥司他韦属神经氨酸酶抑制剂，对甲、乙型流感病毒具有较好的治疗作用。⑤金刚烷胺具有抑制病毒穿入呼吸道上皮细胞，剥除病毒外膜以及减少病毒核酸进入宿主细胞等作用，同时可影响已进入胞内的病毒的初期复制。除以上抗病毒药物外，免疫制剂如干扰素、聚肌胞（Poly I∶C）、白介素 - 2、α - 胸腺肽等均可应用病毒性肺炎的试验性治疗。原则上早期单纯病毒感染不宜应用抗生素预防继发型细菌感染，如后期明确合并细菌或真菌感染时应及时使用抗生素及抗真菌药物。

糖皮质激素对病毒性肺炎的疗效目前尚存在争论，国内学者曾报道大剂量糖皮质激素对传染性非典型肺炎（SARS）治疗有效；但新近文献报道糖皮质激素对甲型流感病毒 H1N1 肺炎治疗无效，且易伴发二重感染，进而导致机械通气比率增高、住院时间延长、死亡率增高等不良效应。基于以上原因，临床医生应根据患者的个体情况、酌情使用。

第四节 非典型病原体肺炎

非典型病原体肺炎（atypical pneumonias）是指与典型肺炎（typical pneumonias）有所不同的一类肺炎，通常指由肺炎支原体（mycoplasma pneumoniae）、肺炎衣原体（chlamydia pneumoniae）和军团菌（legionella pneumophila）等引起的肺炎，其临床表现为隐匿性起病，多为干性咳嗽，伴头痛、乏力、恶心呕吐、腹泻等；临床检验提示白细胞轻度上升（某些军团菌肺炎白细胞明显上升）、痰中通常找不到致病菌，胸部影像呈间质或实质性肺浸润。因此，非典型病原体肺炎是一个具有一定特点但又较为泛指的诊断。现在普遍认为，非典型肺炎的致病原主要为肺炎支原体、肺炎衣原体及嗜肺军团菌等。

非典型病原体实验室分离培养困难，常规检查通常无法发现，所以确定病原体多是回顾性的。过去由于对之认识不足和检测手段的限制，其发病率往往被低估。近年来，非典型病原体在下呼吸道感染中的地位逐渐受到人们的重视，其检测手段也相应有了提高。以下重点介绍肺炎支原体肺炎。

肺炎支原体（mycoplasma pneumoniae）属于柔膜体纲中的支原体目、支原体科、支原体属，最初曾被称为 Eaton 媒介（Eaton Agent），直至 20 世纪 60 年代才被确认为支原体属的一个种。肺炎支原体肺炎是由肺炎支原体引起的以间质病变为主的急性肺部感染，此类肺炎在临床表现上与肺炎链球菌等常见细菌引起的肺炎有明显区别，β - 内酰胺类抗生素和磺胺类药物等治疗无效。因此临床上又将其与嗜肺军团菌、肺炎衣原体及立克次体等其他非典型病原体引起的肺炎统称为"原发性非典型肺炎"。

一、流行状况

肺炎支原体肺炎广泛存在于全球范围内，多为散发病例，约 3 ~ 6 年发生一次地区性流行，流行时间可长达 1 年，流行年份的发病率可以达到非流行年份的数倍，容易在学校、幼儿园及军队等人员比较密集的环境中集中发病。有调查显示肺炎支原体已经超过了肺炎链球菌，成为成人 CAP 的首要致病原。肺炎支原体肺炎可发生于任何年龄，但在青壮年、无基础疾病的 CAP 患者中所占比例更高。

二、临床表现及实验室检查

潜伏期为 1 ~ 3 周。发病形式多样，多数患者仅以低热、疲乏为主，部分患者可出现突发高热并伴有明显的头痛、肌痛及恶心等全身中毒症状。

呼吸道症状以干咳最为突出，常持续 4 周以上，多伴有明显的咽痛，偶有胸痛、痰中带血。呼吸道以外的症状中，以耳痛、麻疹样或猩红热样皮疹较多见，极少数患者可伴发胃肠炎、心包炎、心肌炎、脑膜脑炎、脊髓炎、溶血性贫血、弥漫性血管内凝血、关节炎及肝炎等。

阳性体征以显著的咽部充血和耳鼓膜充血较多见，少数患者可有颈部淋巴结肿大。肺部常无阳性体征，少数患者可闻及干湿性啰音。

外周血白细胞总数和中性粒细胞比例一般正常，少数患者可升高。

三、肺部影像学表现

肺部阳性体征少而影像学表现明显是支原体肺炎的一个重要特点。病变多为边缘模糊、密度较低的云雾样片状浸润影，从肺门向外周肺野放射，肺实质受累时也可呈大片实变影。部分病例表现为段性分布或双肺弥漫分布的网状及结节状间质浸润影。胸腔积液少见。与普通细菌性肺炎通常表现为下肺单一的实变影或片状浸润影相比，支原体肺炎累及上肺者或同时累及双肺者更多，且吸收较慢，即使经过有效治疗，也需要 2～3 周才能吸收，部分患者甚至延迟至 4～6 周才能完全吸收。

四、病原学诊断

血清特异性抗体检测仍然是目前诊断肺炎支原体肺炎的主要手段。酶免疫测定试验（enzyme immunoassays，EIA）或免疫荧光法（immunofluorescent assay，IFA）可以分别检测肺炎支原体特异性 IgG 和 IgM，其中特异性 IgM 在感染后第 1 周即可出现，在感染后 3 周达到高峰，对早期诊断更有价值，但肺炎支原体特异性 IgM 阴性者，也不能排除肺炎支原体急性感染。无论采用何种检测方法，急性期及恢复期的双份血清标本中，肺炎支原体特异性抗体滴度呈 4 倍或 4 倍以上增高或减低时，均可确诊为肺炎支原体感染，这是目前国际上公认的标准。此外，颗粒凝集试验特异性抗体滴度 ≥1：160，或补体结合试验特异性抗体滴度 ≥1：64，或特异性 IgM 阳性，也可作为诊断肺炎支原体近期感染或急性感染的依据。

肺炎支原体生长缓慢，体外培养困难，近年来人们利用肺炎支原体生长过程中分解葡萄糖并产酸的特点设计了快速培养鉴定方法，通过观察培养基颜色的变化来早期发现肺炎支原体的生长，不仅缩短了培养时间，也提高了阳性率，其临床应用价值尚待进一步研究。

五、治疗

大环内酯类抗生素、氟喹诺酮类药物、多西环素及米诺环素等四环素类抗生素是治疗肺炎支原体的常用药物。抗感染治疗的疗程通常需要 10～14 天，部分难治性病例的疗程可延长至 3 周左右，但不宜将肺部阴影完全吸收作为停用抗菌药物的指征。大环内酯类抗生素可作为治疗儿童肺炎支原体肺炎的首选药物。

近年来，肺炎支原体对大环内酯类抗生素的耐药越来越多，故对于大环内酯类抗生素治疗 72 小时仍无明显改善的成人肺炎支原体肺炎患者，应考虑大环内酯类抗生素耐药菌株感染的可能，若无明确禁忌证，可换用呼吸喹诺酮类药物或四环素类抗生素。

第五节　肺部真菌感染

肺部真菌感染是由真菌感染引起的支气管 – 肺部疾病，包括原发性和继发性肺部真菌感染。真菌孢子等被吸入人体肺部而致病称为原发性肺部真菌感染。体内其他部位真菌感染经淋巴或血液到肺部而致病，称为继发性肺部真菌感染。

一、病因

肺部真菌感染是由不同病原体引起的过敏、化脓性炎症反应或形成慢性肉芽肿。引起下呼吸道真菌感染的致病菌分致病性真菌与条件致病性真菌：①致病性真菌属原发性病原菌，常导致原发性真菌感染，可侵袭免疫功能正常的宿主，免疫功能缺陷的患者易致全身播散。病原性真菌主要有组织胞质菌、球孢子菌、副球孢子菌、皮炎芽生菌、足癣菌和孢子丝菌病等；②条件致病性真菌或称机会性真菌，如念珠菌属、曲霉属、隐球菌属、毛霉和青霉属、根霉属、犁头霉属、镰刀霉及肺孢子菌等。这些真菌多为腐生菌，对人体的病原性弱，但宿主存在易患因素时，会导致深部真菌感染，但临床上也可见到无明确宿主因素的病例。临床常见真菌病原体包括念珠菌、隐球菌、组织胞质菌等。近年来，随着人口老龄化、器官移植、肿瘤放化疗、造血干细胞移植、超广谱抗生素应用、皮质类固醇激素应用以及各种导管介入治疗等，肺部真菌感染的发病率逐年上升。

二、临床表现

肺部真菌感染常继发于严重的原发病，症状、体征常无特异性，可有以下临床表现。

1. 隐匿性感染　无明显的症状和体征，可自愈。

2. 流感样症状　表现为发热、畏寒、头痛、流涕、关节痛、肌痛等。

3. 肺部表现

（1）肺炎或支气管炎　最常见，与一般细菌性肺炎难以鉴别。可有发热、咳嗽、咯白色黏稠痰或脓痰、咳血、胸闷、气喘等呼吸道症状，肺部可闻及干湿性啰音，可伴有少至中量胸腔积液。

（2）肺结核样表现　组织胞质菌病、皮炎芽生菌病的临床表现有时酷似肺结核，可有干咳、咯血、胸痛等呼吸道症状及午后低热、盗汗等"结核中毒症状"。

（3）肺脓肿和脓胸　常急性起病，可有寒战、高热（多呈弛张热）、咳嗽、咯黏液脓性痰，有时痰中臭味明显，咯血多为痰中带血。

（4）肿瘤样表现　如肺隐球菌瘤、组织胞质菌瘤、球孢子菌瘤等，酷似周围型肺癌。皮炎芽生菌病、曲霉感染等可破坏肋骨与椎骨，似转移癌之骨质破坏。

（5）肺栓塞和肺梗死　如嗜血管性的毛霉，易侵犯血管，肺部感染时常导致肺栓塞甚至肺梗死，似肺血栓栓塞症。

（6）其他　可引起弥漫性肺间质性病变，或类似结节病表现。

三、诊断

肺部真菌感染临床表现无特异性，诊断根据侵袭性肺真菌病分级（3级）诊断标准，分为确诊、临床诊断、拟诊。确诊只需具备组织学或无菌体液检测确定的微生物学证据（涂片和培养），不涉及宿主因素。临床诊断需综合考虑宿主因素、临床特征、微生物学证据3部分。拟诊是符合宿主因素、临床特征，缺乏微生物学证据者。免疫学检测血清中细胞壁成分（1，3）$-\beta-D-$葡聚糖抗原检测（G试验）、半乳甘露聚糖抗原检测（GM试验）阳性有重要的辅助诊断价值。以下介绍几种常见肺部真菌感染的诊断。

1. 肺念珠菌病　肺念珠菌以血源性播散性念珠菌病常见，多见于免疫力低下人群，如粒细胞缺乏、应用糖皮质激素、糖尿病、器官移植等，此外还可见于中心静脉留置导管、腹部大手术、抗生素治疗、肾功能不全等人群。临床症状有不能解释的持续发热、呼吸道症状，但体征轻微。咳嗽，甚至剧咳，咳少量白色黏液痰或脓痰。血型播散型常出现迅速进展的循环和呼吸衰竭。X线呈支气管肺炎改变或片状浸润或融合，可有空洞形成。CT表现不特异，可以是多发形态不规则结节，也可是多发斑片状实变伴空洞。下呼吸道分泌物、肺组织、胸水、血直接涂片或培养出念珠菌即可确诊。痰液直接涂片或培养出念珠菌并不能诊断为真菌病，因有10%～20%的正常人痰中可找到白色念珠菌，若3%双氧水含漱3次从深部咳出的痰（合格痰）连续≥2次培养出同一菌种的念珠菌则有诊断参考价值。血培养念珠菌阳性是念珠菌菌血症可靠的诊断证据。部分患者G试验阳性（需除外假阳性），可为临床诊断提供参考。

2. 肺曲霉病　临床表现复杂，常见3种类型：过敏性支气管肺曲霉病（多见过敏体质）、曲霉球（最常见症状是咯血）和侵袭性肺曲霉病（为粒细胞缺乏或接受广谱抗生素、激素、免疫抑制剂治疗过程中出现不能解释的发热、干咳、胸痛、咯血等）。变态反应性支气管肺曲霉病（ABPA）诊断标准包括：①反复哮喘样发作；②外周血嗜酸粒细胞增高≥1×10^9/L；③X线一过性或游走性肺部浸润；④血清总IgE浓度≥1000mg/ml；⑤曲霉抗原皮试阳性；⑥血清沉淀素抗体阳性；⑦特异性抗曲霉IgE和IgG滴度升高；⑧中央囊状支气管扩张。

肺曲霉球根据影像学特征可作出临床诊断，但需与其他真菌球、错构瘤、肺癌、棘球蚴囊肿、肺脓肿相鉴别。确诊需病原学和组织病理学。肺曲霉球CT特征为肺空洞或胸膜腔内圆形致密阴影，其边缘有透光晕影。若空腔较大，尚可见球形阴影有蒂与洞壁相连，形如钟摆，球形阴影可随体位变化而改变形态。如果空洞较小，球形病灶填充了大部分空腔，其晕影很小，仅呈一狭长的半月形透亮带。侵袭性肺曲霉病CT特征：早期为炎症阴影，周围呈现薄雾状渗出（"晕轮征"），随后炎症病灶出现气腔实变，可见支气管充气征，再后可见病灶呈现半月形透光区（"空气半月征"），进一步可变为完整的坏死空洞。其诊断采用上述提到的3级诊断标准。GM试验阳性提供重要参考。

3. 肺隐球菌病 隐球菌中具有致病性的主要是新生隐球菌及其变种（目前至少有9种）。临床症状和体征：从无症状到急性肺炎表现，差异甚大，无特异性，合并脑膜炎者可有头痛、头晕、呕吐等脑膜刺激征。

影像学表现：结节或团块状阴影较为常见，占40%~60%，单发或多发，见于一侧或双侧肺野，常位于胸膜下，大小不一，直径1~10cm，边缘光整，也可表现为模糊或有小毛刺。常有空洞形，成洞壁比较光滑，早期可在呈现结节性密度影中有均匀一致、非常规整的低密度区。结节或团块伴光整的低密度坏死或空洞对肺隐球菌肺病有重要的参考价值，特别是呈多发性时，此种征象多见于免疫机制健全的患者；肺实质浸润占20%~40%，单侧或双侧，与其他病原体肺炎难以区别，多见于免疫功能低下患者；弥漫性粟粒状阴影或肺间质性病变比较少见，可发生在AIDS患者；胸腔积液较少见，一旦出现，抽取积液进行病原体检查有重要诊断意义。

病原学和组织病理学检查：①痰和下呼吸道采样培养阳性率不高，特异性低，但在AIDS或其他免疫抑制患者仍有参考价值；②抗原检测：多糖抗原检测隐球菌荚膜特异性高；③组织病理学检查：凡有条件者应采用经皮或经支气管肺活检，进行病理组织学检查。在肉芽肿或胶冻样病灶见到典型的有荚膜、窄颈、芽生但无菌丝的酵母型菌，有确诊意义。在无宿主因素而影像学提示本病可能时尽可能通过经皮或经支气管肺活检确诊，以避免不必要的手术。

四、治疗

1. 肺念珠菌病 肺念珠菌病的治疗应根据病情严重度、病原体及药敏结果、患者脏器功能、抗真菌药物暴露史、流行病学资料等选择合理的抗真菌药物。目前氟康唑仍可作为病情稳定且近期未接受唑类药物患者的首选药，卡泊芬净可作为中重度感染以及近期接受过三唑类药物患者的首选。此外，依据实际情况还可选择两性霉素B或两性霉素脂质体、伏立康唑、米卡芬净等药物。

2. 肺曲霉病

（1）寄生型肺曲霉球 频繁或大量咯血时推荐手术切除，不能耐受手术者可采用支气管动脉栓塞止血；抗曲霉药物全身应用疗效不肯定，口服伊曲康唑可能有益。

（2）变态反应性支气管肺曲霉病 首选激素治疗，疗程3~6个月；其后1年内必须密切随访，若出现血清总IgE升高或X线胸片出现浸润，即使没有症状，也需按急性期方案给予再次治疗。激素联合伊曲康唑治疗，可以减少激素用量，并可以减少复发。吸入用激素制剂可以改善哮喘症状，但不影响肺部浸润的吸收。

（3）侵袭型 可选用伏立康唑，伊曲康唑，卡泊芬净或米卡芬净，含脂质两性霉素B。现在一般认为轻、中症肺曲霉病或作为经验性用药可选择伊曲康唑，病情较重者则应当选择伏立康唑，当患者不能耐受其他药物或其他药物无效时应改用棘白菌素类，极危重患者抢救可考虑联合用药。

3. 肺隐球菌病

（1）免疫功能正常者的肺隐球菌病 ①无症状者：医学观察或口服氟康唑，疗程3~6个月。②轻、中症状患者：口服氟康唑或伊曲康唑，疗程 6 ~ 12 个月；不能口服者应用两性霉素 B。③重症患者：两性毒素 B（或相当剂量含脂制剂）+ 5 - 氟胞嘧啶，退热或培养转阴（约 6 周）后，改用氟康唑口服持续 24 个月。④合并隐球菌脑膜炎患者：首选两性霉素 B + 5 - 氟胞嘧啶连续 2 周，然后改用氟康唑维持治疗至少 10 周；也可采用两性霉素 B + 5 - 氟胞嘧啶连续治疗 6 ~ 10 周。

（2）HIV/AIDS 或其他免疫抑制剂的肺隐球菌病 ①轻中症患者：氟康唑或伊曲康唑，剂量同免疫功能健全者，终生使用。②重症患者：诱导期两性霉素 B 联合 5 - 氟胞嘧啶使用 2 周，巩固期氟康唑连用 10 周，以后加强期氟康唑终生应用。③合并隐球菌脑膜炎患者：强化期治疗首选两性霉素 B + 5 - 氟胞嘧啶连续 2 周，然后改用氟康唑至少 10 周。强化期治疗结束后应继续终生维持治疗，维持治疗可选的药物为氟康唑、伊曲康唑。

（3）肺隐球菌病的手术治疗指征 肺隐球菌病通常很少需要手术治疗，但对于抗真菌治疗后仍持续存在的局限性病变或复发性局限性病变可以考虑手术治疗。

第六节 肺脓肿

肺脓肿（lung abscess）是由多种病原菌引起的肺部化脓性炎症，肺组织坏死形成脓腔，临床上主要表现为高热、咳嗽、咳大量脓臭痰，影像上可表现为肺部单个或多个空洞伴有气液平。肺脓肿多发生于存在误吸危险因素或免疫状况低下的患者，自抗生素广泛使用以来，发病率已明显下降。

一、病因和发病机制

肺脓肿的致病菌常为口腔及上呼吸道的定植菌，包括需氧、厌氧和兼性厌氧菌。90% 肺脓肿患者合并有厌氧菌感染，如消化球菌、消化链球菌、脆弱类杆菌、产黑色素类杆菌、坏死梭状杆菌等。其他的病原体包括金黄色葡萄球菌、化脓性链球菌、肺炎克雷伯菌、大肠埃希菌、变形杆菌和铜绿假单胞菌等。按感染途径，肺脓肿可分为以下类型。

1. 吸入性肺脓肿 大约 60% 的肺脓肿由于吸入口腔或上呼吸道分泌物、呕吐物或异物所致。正常情况下，吸入物经气道黏膜 - 纤毛运载系统、咳嗽反射和肺巨噬细胞可迅速清除。当有意识障碍如在麻醉、醉酒、药物过量、癫痫、脑血管意外时，或由于受寒、极度疲劳等诱因，全身免疫力与气道防御清除功能降低，吸入的病原菌可致病。此外，还可由于鼻窦炎、牙槽脓肿等脓性分泌物被吸入致病。脓肿常为单发，其部位与支气管解剖和体位有关。由于右主支气管较陡直，且管径较粗大，吸入物易进入右肺。仰卧位时，好发于上叶后段或下叶背段；坐位时好发于下叶后基底段，右侧卧位时，则好发于右上叶前段或后段。病原体多为厌氧菌。

2. 继发性肺脓肿 多继发于其他肺部疾病，如细菌性肺炎、支气管扩张、支气管囊肿、支气管肺癌、肺结核空洞等。肺部邻近器官化脓性病变，如膈下脓肿、肾周围脓肿、脊柱脓肿或食管穿孔等波及到肺也可引起肺脓肿。

支气管异物阻塞，也是导致肺脓肿特别是小儿肺脓肿的重要因素。

3. 血源性肺脓肿 身体其他部位的感染灶如皮肤创伤、疖痈、中耳炎、骨髓炎、心内膜炎、腹腔感染、盆腔感染等引起脓毒症，菌栓经血行播散到肺，导致小血管栓塞，肺组织化脓、坏死终致肺脓肿形成。致病菌以金黄色葡萄球菌最常见。

二、病理

感染物阻塞细支气管，小血管炎性栓塞，致病菌繁殖引起肺组织化脓性炎症、坏死，形成肺脓肿。脓肿破溃后液化的脓液顺着支气管引流排出，患者即会咳出大量脓痰。脓液部分排出后，形成有气液平的脓腔，空洞壁表面常见残留坏死组织。若脓肿靠近胸膜，可发生局限性纤维蛋白性胸膜炎，发生胸膜粘连；如为张力性脓肿，破溃到胸膜腔，则可形成脓胸、脓气胸或支气管胸膜瘘。肺脓肿如治疗及时有效可完全吸收或仅剩少量纤维瘢痕，如治疗不彻底或支气管引流不畅，导致大量坏死组织残留脓腔，病程迁延3个月以上不能好转吸收则转为慢性肺脓肿。病理表现为大量坏死组织残留脓腔，脓腔壁成纤维细胞增生，肉芽组织使脓腔壁增厚，并可累及周围细支气管，致其变形或扩张。

三、临床表现

1. 症状　急性肺脓肿多起病急骤，患者可出现畏寒、高热，体温达39~40℃，伴有咳嗽、咳痰、乏力、纳差等症状。如感染不能及时控制，可于发病的10~14天，突然咳出大量脓臭痰及坏死组织，每日可达300~500ml，静置后可分成3层。一般在咳出大量脓痰后，体温明显下降，全身毒性症状随之减轻，数周内一般情况逐渐恢复正常。约有1/3患者有不同程度的咯血，偶有中、大量咯血而突然窒息致死。如炎症累及壁层胸膜可引起胸痛，且与呼吸有关。病变范围大时可出现气促。肺脓肿破溃到胸膜腔，可出现突发性胸痛、气急，出现脓气胸。部分患者缓慢发病，仅有一般的呼吸道感染症状。

慢性肺脓肿患者常有咳嗽、咳脓痰、反复发热和咯血，持续数周到数月。可有贫血、消瘦等慢性中毒症状。

血源性肺脓肿多先有原发病灶引起的畏寒、高热等全身脓毒症的表现，经数日或数周后才出现咳嗽、咳痰，痰量不多，极少咯血。

2. 体征　肺部体征与肺脓肿的大小和部位有关。初起时肺部可无阳性体征，或患侧可闻及湿啰音；病变继续发展，可出现肺实变体征，可闻及支气管呼吸音；肺脓腔增大时，可出现空瓮音；病变累及胸膜可闻及胸膜摩擦音或呈现胸腔积液体征。慢性肺脓肿常有杵状指（趾）。血源性肺脓肿大多无阳性体征。

四、辅助检查

1. 血液学检查　急性肺脓肿患者的血常规检查中白细胞及中性粒细胞计数均明显升高。白细胞总数可达（20~30）×10^9/L，中性粒细胞在90%以上，伴核左移，常有中毒颗粒。慢性患者的白细胞可稍增高或正常，红细胞和血红蛋白减少。另外，炎症相关指标如血沉、C-反应蛋白、白介素-6等均有不同程度增高。

2. 影像学检查　肺脓肿早期X线表现为大片浓密模糊的浸润阴影，边缘不清，或为团片状浓密阴影，分布在一个或数个肺段。在肺脓肿形成后，脓液经支气管排出，脓腔出现圆形透亮区及气液平面，其四周被浓密炎症浸润所环绕。脓腔内壁光整或略有不规则。经脓液引流和抗菌药物治疗后，肺脓肿周围炎症先吸收，逐渐缩小至脓腔消失，最后仅残留纤维条索阴影。慢性肺脓肿脓腔壁增厚，内壁不规则，有时呈多房性，周围有纤维组织增生及邻近胸膜增厚，肺叶收缩，纵隔可向患侧移位。并发脓胸时，患侧胸部呈大片浓密阴影。若伴发气胸可见气液平面。血源性肺脓肿，病灶分布在一侧或两侧，呈散在局限炎症，或边缘整齐的球形病灶，中央有小脓腔和气液平。炎症吸收后，亦可能有局灶性纤维化或小气囊后遗阴影。

CT表现为浓密的球形病灶，其中有液化，或呈类圆形厚壁空洞，空洞内可见液平面，空洞内壁常不规则，周围有炎性渗出影。

3. 病原学检查　进行病原学检查在肺脓肿病因诊断中是非常重要的。可通过痰培养、血培养、胸水培养等无创检查来协助寻找病原菌，也可通过支气管镜或穿刺引流等有创检查来获取肺泡灌洗液、痰液标本进行细菌培养。

4. 其他检查 如有气道内异物，可通过气管镜取出异物使气道通畅，也可经气管镜吸引脓液，冲洗支气管及注入抗生素，以提高疗效与缩短病程。

五、诊断和鉴别诊断

（一）诊断

根据昏迷呕吐、异物吸入或口腔手术后出现急性发作的畏寒、高热、咳嗽、咳大量脓性痰等病史，结合血白细胞计数及中性粒细胞比例明显增高，胸部 X 线显示肺野内大片阴影伴有脓腔、气液平面，可作出急性肺脓肿的诊断。有皮肤或软组织创伤感染，出现发热不退、咳嗽、咳痰等症状，胸部 X 线示双肺多发脓肿，可诊断为血源性肺脓肿。血、痰、胸水培养出致病菌及药物敏感试验对确定病因和抗生素的选用有重要的价值。

（二）鉴别诊断

1. 细菌性肺炎 早期肺脓肿与细菌性肺炎在症状和 X 线胸片表现很相似。细菌性肺炎中肺炎链球菌肺炎最常见，多伴有口唇疱疹、铁锈色痰而无大量脓臭痰，X 线胸片示肺叶或段性实变或呈片状淡薄炎症病变，边缘模糊不清，没有空洞形成。其他有化脓性倾向的葡萄球菌、肺炎克雷伯菌等，借助病原学检查可作出鉴别。

2. 空洞型肺结核 是一种慢性病，起病缓慢，病程长，可有长期咳嗽、午后低热、乏力、盗汗、纳差或有反复咯血。X 线胸片显示空洞壁较厚，一般无气液平面，空洞周围炎性病变较少，常伴有条索、斑点及结节状卫星病灶，痰中可找到结核分枝杆菌。当空洞型肺结核合并肺部感染时，可出现急性感染症状和咳大量脓臭痰，且由于化脓性细菌大量繁殖，痰中难以找到结核杆菌，此时要详细询问病史。如一时不能鉴别，可按急性肺脓肿治疗，控制急性感染后，胸片可显示纤维空洞及周围多形性的结核病变，痰结核分枝杆菌可阳转。

3. 支气管肺癌 支气管肺癌阻塞支气管常引起远端肺化脓性感染，但形成肺脓肿的病程相对较长，因有一个逐渐阻塞的过程，毒性症状多不明显，脓痰量亦较少。X 线胸片示空洞壁较厚，多呈偏心空洞，残留的肿瘤组织使内壁凹凸不平，空洞周围有少许炎症浸润，肺门淋巴结可有肿大，故不难与肺脓肿区分。肺癌引起的阻塞性感染由于支气管引流不畅，抗菌药物效果不佳。因此，对 40 岁以上出现肺同一部位反复感染，且抗菌药物疗效差的患者，要考虑支气管肺癌引起阻塞性肺炎的可能，可送痰液找癌细胞和纤维支气管镜检查，以明确诊断。

4. 肺囊肿继发感染 肺囊肿呈圆形，腔壁薄而光滑，继发感染时，囊肿内可见气液平，周围炎症反应轻，无明显中毒症状和脓痰。如有以往的 X 线胸片作对照，更容易鉴别。

六、治疗

肺脓肿的治疗原则是选择有效的抗菌药物治疗和采取适当的方法进行脓液引流。

1. 抗菌药物治疗 吸入性肺脓肿多为厌氧菌感染，一般均对青霉素敏感，仅脆弱拟杆菌对青霉素不敏感，但对林可霉素、克林霉素和甲硝唑敏感，可根据病情严重程度决定青霉素剂量。体温一般在治疗 3～10 天内降至正常，如青霉素疗效不佳，可用林可霉素、克林霉素或甲硝唑。早期经验性治疗应针对多种口腔菌群，可选择静脉应用青霉素、头孢菌素或第三代头孢菌素与克林霉素或甲硝唑联合，或 β－内酰胺类/β－内酰胺酶抑制剂等。酗酒、医院获得性肺脓肿者应使用有抗假单胞菌活性的第三、四代头孢菌素如头孢他啶和头孢吡肟联合克林霉素或甲硝唑。或 β－内酰胺类/β－内酰胺酶抑制剂、碳青霉烯类、氟喹诺酮类之一联合克林霉素或甲硝唑。

血源性肺脓肿多为葡萄球菌和链球菌感染，可选用耐 β－内酰胺酶的青霉素或头孢菌素。

如为耐甲氧西林的葡萄球菌，应选用万古霉素或替考拉宁。

如为阿米巴原虫感染，则用甲硝唑治疗。如为革兰阴性杆菌，则可选用第二代或第三代头孢菌素、氟喹诺酮类，可联用氨基糖苷类抗菌药物。

抗菌药物疗程6~10周，直至X线胸片脓腔和炎症消失，或仅有少量的残留纤维化。

2. 脓液引流 是提高疗效的有效措施。身体状况较好者可采取体位引流排痰，引流的体位应使脓肿处于最高位，每日2~3次，每次1~15分钟。但对脓液较多且身体虚弱者，体位引流应慎重，以免大量脓液涌出，不及咳出而造成窒息。痰液稠不易咳出者可用祛痰药或雾化吸入生理盐水、祛痰药或支气管舒张剂以利痰液引流。经纤维支气管镜冲洗及吸引也是引流的有效方法。贴近胸壁的巨大脓腔，可留置导管引流和冲洗。合并脓胸时应尽早胸腔抽液、引流。

3. 手术治疗 急性肺脓肿经有效的抗生素治疗，绝大多数可以治愈。少数患者疗效不佳，在全身状况和肺功能允许的情况下可考虑外科手术。手术指征：①肺脓肿病程超过3个月，经内科治疗脓腔不缩小，或脓腔过大（5cm以上）估计不易闭合者；②大咯血经内科治疗无效或危及生命者；③伴有支气管胸膜瘘或脓胸经抽吸、引流和冲洗疗效不佳者；④支气管阻塞限制了气道引流，如肺癌。对病情重不能耐受手术者，可经胸壁插入导管到脓腔进行引流。

 本章小结

肺部感染性疾病属常见病、多发病，并严重危害人类健康。应注重区分CAP/HAP的临床特点与诊断要点。在CAP的诊治中，准确判断病情的严重程度、正确选择处治地点、合理安排病原学检查以及根据临床风险和局部致病菌耐药状况有针对的进行经验性抗感染治疗，是成功诊治的关键。HAP是医院内常见的重症感染性疾病，临床发病率和病死率较高。在HAP的诊治中，危险因素的判定、病情严重程度的评估、病原学检查及其结果的判读、合理的抗生素治疗，以及营养支持等非抗感染治疗的策略，都与临床疗效密切相关。

 思考题

1. 简述肺炎抗生素治疗的原则。
2. 试述肺脓肿的诊断要点。

（张 艰 赵 峰 欧阳海峰）

第四章 肺结核

肺结核（pulmonary tuberculosis）是结核分枝杆菌（简称结核杆菌）引起的肺部感染性疾病，根据机体的免疫状态不同，临床可表现为急性、亚急性或慢性。传染源主要是痰菌阳性的肺结核患者。及时诊断和彻底治愈肺结核患者能有效降低肺结核的发病率。肺结核临床表现常呈慢性过程，有咳嗽、咯血等呼吸系统表现和（或）低热、乏力等全身症状。健康人感染结核菌并不一定发病，在机体免疫力下降时易发病。随着人免疫缺陷病毒（HIV）感染的流行、糖尿病、器官移植患者增多、多重耐药（至少耐异烟肼和利福平）等因素，肺结核的诊断和治疗日趋复杂。

一、流行现状

结核病是全球主要传染病之一，对人类健康造成极大威胁。WHO 的数据显示 2014 年全球发生结核病 960 万，因结核病死亡的人数 150 万，多重耐药肺结核病例约 48 万。其中大部分结核病患者在发展中国家，我国是全球结核疫情最严重的国家之一。2010 年全国流行病学调查显示，15 岁及以上人群活动性肺结核的患病率为 459/10 万，涂阳肺结核患病率为 66/10 万，虽然疫情较以往有所下降，但是结核病特别是耐药结核病负担仍很严重，耐多药率为 6.8%（19/280）。肺结核患病率男性高于女性，且随着年龄增加逐步增高，75 ~ 79 岁组达到高峰。存在地区患病率差异：西部地区活动性和涂阳肺结核患病率明显高于中部和东部地区，乡村患病率高于城镇。

二、病原学

结核分枝杆菌属于放线菌目、分枝杆菌科、分枝杆菌属，分为人型、牛型、非洲型和鼠型 4 类，人型结核分枝杆菌是人肺结核的主要致病菌。结核分枝杆菌是细长稍弯曲两端圆形的杆菌，无荚膜、无鞭毛、无芽孢，抗酸染色呈红色，可抵抗盐酸酒精的脱色作用，故称抗酸杆菌。专性需氧菌，生长缓慢，周期长，培养需 2 ~ 8 周才能形成明显菌落。结核分枝杆菌对于干燥、冷、酸、碱等抵抗力强，干燥的痰中可存活半年，但对紫外线较敏感，太阳光直射下痰中结核分枝杆菌经 2 ~ 7 小时可被杀死，因此实验室或病房常用紫外线灯消毒。

结核分枝杆菌菌体成分包括类脂质、蛋白质和多糖类。类脂质占总量的 50% ~ 60%，其中蜡质约占 50%，其作用与结核病的组织坏死、干酪液化、空洞发生以及结核变态反应有关。菌体蛋白以结合形式存在，是结核菌素的主要成分，诱发皮肤变态反应。多糖类与血清反应等免疫应答有关。

三、肺结核的传播途径

1. 传染源 主要传染源为痰涂片或痰培养阳性的肺结核患者，传染性的大小取决于痰内菌量的多少。

2. 传播途径 主要通过呼吸道传染，活动性肺结核患者咳嗽、喷嚏或大声说话时，其含菌飞沫核悬浮于空气中，从而感染新的宿主。经消化道、泌尿生殖系统、皮肤的传播极少见。

3. 易感人群 影响机体对结核分枝杆菌自然抵抗力的因素和经济情况如生活贫困、居住拥挤、营养不良等社会因素有关。易感人群为老年人、HIV 感染者、免疫抑制剂使用者、慢性疾病等免疫力低下者。

四、发病机制

结核菌感染和发病的生物学过程多数表现为起始期、T 细胞反应期、共生期和细胞外繁殖传播期。①起始期：入侵呼吸道的结核菌被肺泡巨噬细胞吞噬。若细菌在肺泡巨噬细胞内存活和复制，扩散至邻近非活化的肺泡巨噬细胞形成早期感染灶。若被杀灭，则不留任何局部证据。②T 细胞反应期：结核菌在巨噬细胞内生长，形成局限性结核灶，它能限制结核菌继续复制。由 T 细胞介导的细胞免疫（cell-mediated immunity, CMI）和迟发性变态反应（delaed type hypersensitivity, DTH）在此形成，从而对结核病发病、演变及转归产生决定性影响。少数发生原发性结核病，大多数感染者发展至 T 细胞反应期结核病发病过程中，CD 4$^+$T 淋巴细胞起着主导作用，因此细胞免疫缺陷患者易患肺结核。③共生期：大部分感染者机体免疫正常时，细菌与宿主处于共生状态。纤维包裹的坏死灶干酪性中央部位被认为是结核菌持续存在的主要场所。低氧、低 pH 和抑制性脂肪酸的存在使细菌不能增殖。④细胞外繁殖传播期：机体免疫力低下时，结核菌重新活动和增殖，引起结核复发形成播散。

原发性肺结核和继发性肺结核临床表现不同，1980 年所观察的 Koch 现象可以解释原发性和继发性肺结核的区别。Koch 现象是健康豚鼠注射结核菌后 2～3 周，注射局部产生肿结，随后形成深溃疡，很难愈合，病情进展为肺门淋巴结肿大、全身播散而死亡。结核菌素试验呈阴性反应。但对 3～6 周前感染结核杆菌、结核菌素反应转阳的豚鼠注射同等量的结核菌，2～3 日后局部呈现剧烈反应，迅速形成浅表溃疡，以后很快趋于愈合，无淋巴结肿大和周身播散，动物亦无死亡。提示初次感染为机体无 T 细胞介导的细胞免疫和迟发性变态反应。后者由于事先致敏，出现剧烈的局部反应是迟发性变态反应的表现，是获得 T 细胞介导的细胞免疫。

五、病理

根据机体免疫力及变态反应性、结核菌入侵的数量及其毒力，病理可表现为渗出性、增生性和干酪性，可表现为一种，也可三种并存。

1. 渗出性病变 病变肺组织充血水肿明显，肺泡腔内有中性粒细胞、淋巴细胞和单核细胞浸润，纤维蛋白渗出较多，可有少量的类上皮细胞和多核巨细胞。抗酸染色可以发现结核杆菌。渗出性病变的转归可完全吸收或向增殖性病变转化，可继续恶化，发展为干酪化坏死。

2. 增生性病变 典型表现为结核结节，中央可见巨噬细胞衍生的多核巨细胞（Langerhans 巨细胞），周围是巨噬细胞转化来的上皮样细胞，最外周为散在分布的淋巴细胞和浆细胞。结核性肉芽肿由类上皮细胞、Langerhans 巨细胞和淋巴细胞浸润，其中央可有干酪样坏死，抗酸染色可见含有少量结核菌，为结核病较具特征性的病变。

3. 干酪样坏死 机体抵抗力降低、菌量过多时，常可见干酪样坏死，细胞肿胀、脂肪变性、细胞核碎裂、坏死。坏死组织呈黄色，似乳酪样的半固体或固体物质，故称干酪样坏死。干酪样坏死病变出现液化，经支气管排出后，即形成空洞。

案例讨论

　　临床案例　女性，51岁，咳嗽、咳痰2月，痰中带血1月。患者2月前无诱因出现咳嗽，咳少量白痰，能咳出，1月前痰中带有少量血丝，为鲜红色，无胸痛、发热、盗汗，无头昏、乏力，当地医院给予止血、头孢呋辛治疗后患者痰中带血减少，但仍有间断咳嗽、咳痰。有糖尿病史1年，长期口服二甲双胍。查体：口唇不绀，气管居中，双肺叩诊清音，听诊呼吸音清。胸部CT如下。

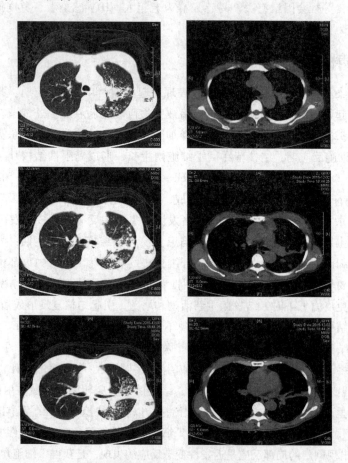

　　问题　1. 该患者需要作哪些实验室检查？
　　　　　　2. 该患者诊断首先考虑什么疾病？需要与什么疾病作鉴别？

六、临床表现

　　1. 症状　肺结核的临床表现复杂多样，轻重缓急不一，主要取决于机体免疫力和病灶的范围和性质。

　　（1）**呼吸系统症状**　咳嗽是肺结核最常见的症状，无痰或咳白色黏痰，合并感染、支气管扩张时为黄脓痰；支气管结核常有刺激性干咳；部分患者有不同程度的咯血，可出现痰中带血、咯血。病灶靠近胸膜可引起钝痛或刺痛。病变破坏严重、范围广泛时出现呼吸困难。

　　（2）**全身症状**　可有午后低热、盗汗、乏力、消瘦、食欲不振等症状。急性血行播散性肺结核、干酪性肺炎可表现为高热。女性患者可有月经失调甚至闭经等。

　　（3）**特殊表现**　少数青年女性可出现皮肤的结节性红斑、多发性关节痛、类白塞病和滤泡性结膜角膜炎等。

免疫抑制状态肺结核患者，临床表现很不典型，急性起病，表现高热、咳嗽、咳痰，易被原发疾病所掩盖而误诊。

2. 体征 取决于病变性质、部位和范围。病变范围较小时，可以没有任何体征；肺部病变范围较大或干酪样坏死时，则可以有肺实变体征，如触觉语颤增强、叩诊浊音、听诊闻及支气管呼吸音和细湿啰音。有支气管狭窄时可及局限性哮鸣音，结核性胸膜炎时有胸腔积液体征，支气管结核可有局限性哮鸣音。慢性纤维空洞性肺结核可有局部胸廓下陷。

七、实验室和辅助检查

（一）病原学检查

1. 痰涂片检查 痰直接涂片方法简单、快速，是常规检查方法。厚涂片阳性率高于直接涂片法，可收集患者深部的痰液或连续3次或以上的痰液检查。病变广泛、有空洞者阳性率较高。涂片染色阳性只能说明抗酸杆菌存在，区分是结核菌还是非结核分枝杆菌需进一步做培养。标本可来源于痰液、超声雾化导痰、下呼吸道采样、支气管冲洗液、支气管肺泡灌洗液、肺及支气管活检标本。

2. 结核杆菌培养 分离培养法灵敏度高于涂片镜检法，可直接获得菌落，便于与非结核分枝杆菌鉴别，是结核病诊断金标准，但耗时较长。未进行抗结核治疗或停药48～72小时的肺结核患者可获得比较高的分离率。分离培养法采用经典改良罗氏固体培养基和自动化结核杆菌培养仪，BACTEC系统较常规改良罗氏培养法提高初代分离率10%左右，又可鉴别非结核分枝杆菌，检测时间也明显缩短。

3. 结核菌素试验 我国是结核病高流行国家，儿童普种卡介苗，阳性对诊断结核病意义不大，但对未种卡介苗儿童则提示已受结核分枝杆菌（简称结核菌）感染或体内有活动性结核病。强阳性对于临床诊断结核病有一定的参考意义。结核菌素为纯蛋白衍化物（PPD）皮内注射48～72小时测量局部皮肤肿结，直径＜5mm为阴性，5～9mm为弱阳性，10～19mm为阳性，≥20mm或虽＜20mm但局部有水疱、坏死为强阳性。

结核菌素皮肤试验阴性提示未曾感染过结核菌、结核感染早期（4～8周内）或血行播散性肺结核等重症结核病患者，HIV（＋）/AIDS或恶性肿瘤或免疫抑制剂使用者以及老年人也可表现阴性。

4. 分子生物学检测 由于结核菌生长缓慢，分离培养阳性率不高，需要快速、灵敏和特异的病原学检查和鉴定技术。核酸探针和PCR为结核病细菌学基因诊断，有一定参考意义。

5. 结核菌抗原和抗体检测 特异性和敏感性较低，尚需进一步研究。

6. γ干扰素释放试验 基本原理是机体感染结核杆菌以后，存在于血液中的特异性淋巴细胞会在再次接触结核杆菌特异性抗原时，产生和分泌γ干扰素，通过定量检测释放的IFN－γ的水平或计数可以有效释放IFN－γ的细胞，可以对结核杆菌的感染情况作出判断。γ干扰素释放试验对于活动性肺结核、潜伏性肺结核的诊断均优于PPD试验。阳性意义在于代表结核感染，并不能区分是活动性结核病和潜伏结核感染，对感染率极低的国家或区域有重要意义。

（二）影像学检查

胸部X线检查是诊断肺结核的重要方法。原发性肺结核可见于一侧中下肺野片状浸润伴有同侧肺门、纵隔淋巴结肿大。继发性肺结核好发于肺尖、上叶后段或下叶背段，病变可呈渗出、空洞、支气管播散灶等多肺段分布的、多形态混合性病变。结核球直径多在3cm以内，周围可有卫星病灶，内侧端可有引流支气管征；病变吸收慢（一个月以内变化较小）。

胸部CT已经成为肺结核诊断中首选的检查手段，肺结核主要的CT表现包括：磨玻璃密度与实变、空洞、树芽征、随机分布的结节、钙化影、胸水、肺内球形结核、纵隔肺门淋巴结增大。当多种病灶同时出现，并以常见部位为主时有利于诊断。

较常规胸片相比，胸部 CT 分辨率高，能早期发现支气管播散灶及血行播散型肺结核等活动性病变。早期支气管播散病变表现为在小叶中心见到直径为 2～4mm 的结节或分支状线状结构；支气管管壁增厚；"树芽"征，直径 5～8mm、边缘模糊的结节；磨玻璃样阴影；开始于小叶中央的小空洞等，树芽征是判断结核活动性的重要 CT 征象。急性血行播散型肺结核表现为两肺弥漫分布的、大小均匀、直径为 1～3mm、肺内随机分布的与支气管无关的微结节，可同时伴有肺门、纵隔淋巴结肿大。胸部 CT 也有助于发现胸内隐匿部位病变如脊柱旁、心影后、胸膜缘等部位为普通 X 线检查的隐蔽部位，也包括气管、支气管内的病变，可以发现支气管狭窄。了解肺门、纵隔淋巴结肿大情况，容易发现少量胸腔积液、包裹积液和其他胸膜病变。肺部高分辨 CT 无论对钙化还是对其内部其他结节的显示均优于常规 CT。

（三）纤维支气管镜

我国痰菌阴性肺结核占很大一部分，纤维支气管镜对于肺结核的鉴别诊断有很大的价值。痰菌阴性或无痰、常规抗感染治疗效果差、考虑肺结核可能的患者，通过纤维支气管镜直接或 TBLB 从病灶处取材查结核杆菌或做病理学检查，大大提高肺结核的诊断敏感性和特异性。纤支镜对支气管结核的诊断有很大价值，支气管结核表现为黏膜充血、溃疡，有时可见干酪样坏死物，在病灶部位钳取活体组织进行病理学检查、结核分枝杆菌培养可明确诊断。

八、诊断和鉴别诊断

（一）诊断

肺结核的诊断主要依据病史、临床症状、痰结核菌检查及胸部影像学表现，痰菌检查是诊断的主要依据。

对于咳嗽咳痰两周以上，伴或不伴其他呼吸道症状如气短、胸痛、咳血和（或）全身症状如食欲不振、体重减轻、发热、盗汗患者应考虑肺结核可能。若进一步检查 X 线或胸部 CT 检查肺部发现有异常阴影者，可通过痰找抗酸杆菌、纤支镜活检等辅助方法协助诊断。痰涂片或培养阳性结核肯定是活动性肺结核。痰菌阴性，胸片或胸部 CT 出现新发边缘模糊不清的斑片状阴影，或出现播散病灶，临床有发热盗汗消瘦症状、除外其他因素的炎症因子升高，应考虑有活动性。

菌阴肺结核定义为三次痰涂片及一次培养阴性的肺结核，其诊断标准为：①典型肺结核临床症状和胸部 X 线表现；②抗结核治疗有效；③临床可排除其他非结核性肺部疾患；④PPD（5TU）强阳性；血清抗结核抗体阳性；⑤痰结核菌 PCR+探针检测呈阳性；⑥肺外组织病理证实结核病变；⑦BALF 检出抗酸分枝杆菌；⑧支气管或肺部组织病理证实结核病变。具备 1～6 条中 3 项或 7～8 条中任何 1 项可确诊。

目前结核病分类法分 5 型，分类如下。

（1）原发性肺结核　包括原发综合征及胸内淋巴结结核。

（2）血行播散型肺结核　包括急性血行播散型肺结核（急性粟粒性肺结核）及亚急性、慢性血行播散型肺结核。

（3）继发性肺结核　包括浸润型肺结核、空洞性肺结核、结核球、干酪样肺炎和纤维空洞性肺结核。

（4）结核性胸膜炎　包括结核性干性或渗出性胸膜炎、结核性脓胸。

（5）其他肺外结核　按部位及脏器命名，如骨关节结核、结核性脑膜炎、肾结核、肠结核等。

在诊断肺结核时，可按上述分类名称书写诊断，并应注明范围（左、右侧、双侧）、痰菌和初、复治情况。

（二）鉴别诊断

肺结核临床和 X 线表现很多没有特异性，必须对临床表现、实验室和辅助检查综合分析，必要时选择侵袭性诊断措施如纤维支气管镜采集微生物标本和活组织检查。

1. 肺癌　肺癌多见于 40 岁以上长期吸烟男性，临床表现为刺激性咳嗽、胸痛及进行性消瘦，X 线胸片或胸部 CT 可见肺癌病灶边缘常有切迹、毛刺，多无卫星病灶，而结核球周围常有卫星灶、钙化，直径多小于 3cm。痰找结核杆菌、脱落细胞检查及病灶活检等可协助诊断。

2. 肺炎　细菌性肺炎大多起病急骤，发热、咳嗽，多伴血白细胞升高，胸片或胸部 CT 表现片状或斑片状阴影，抗菌治疗后体温迅速下降，1～2 周左右阴影有明显吸收，痰培养检查等可协助诊断病原菌。

3. 肺脓肿　大多有高热、咳嗽、咳大量脓痰，血白细胞总数及中性粒细胞增多，胸片及胸部 CT 提示肺脓肿空洞，多见于右肺下叶，空洞内常有液平面，空洞周围炎性渗出多见，痰培养有助于确诊病原菌，抗生素治疗有效。肺结核空洞则多发生在肺上叶，空洞壁较薄，洞内很少有液平面或仅见浅液平，痰中可找到结核菌，一般抗感染治疗无效。

4. 支气管扩张　多见于中老年人，有慢性咳嗽、咳脓痰、反复咯血史，特别是晨起有大量脓痰，肺部高分辨 CT 有助确诊。

5. 慢性支气管炎　慢性咳嗽、咳痰的患者需注意和肺结核患者鉴别，胸部影像学和痰找抗酸杆菌可协助诊断。

6. 其他疾病　肺结核常有不同类型的发热，需与其他发热性疾病如伤寒、败血症、白血病等鉴别。

九、治疗

肺结核的化学治疗不仅治疗疾病，也能控制感染源从而降低发病率，使结核疫情得到控制。化学治疗原则为早期、规律、全程、适量、联合。整个化疗方案分为强化和巩固两个阶段。目前推行的在医务人员直接面视下督导化疗（directly observed treatment short - course，DOTS），确保肺结核患者在全疗程中规律、联合、足量和不间断地实施规范化疗，减少耐药性的产生，最终获得治愈。

（一）化学治疗的生物学机制

结核菌的代谢状态及其同药物的相互作用是影响化疗的重要因素。结核分枝杆菌根据其代谢状态分为 A、B、C、D 群，A 菌群：繁殖旺盛，致病力强，大量的 A 菌群多位于巨噬细胞外和肺空洞干酪液化部分，占结核分枝杆菌群的绝大部分。异烟肼治疗效果最好，但易产生耐药变异菌。B 菌群：繁殖缓慢，处于半静止状态，多位于巨噬细胞内酸性环境中和空洞壁坏死组织中，是复发的根源，吡嗪酰胺效果好。C 菌群：偶尔繁殖，干酪样坏死灶内，只对利福平敏感，也是复发的根源。D 菌群：处于休眠状态，不繁殖，数量很少，对人体无害，对所有药物不敏感。通常大多数结核药物可以作用于 A 菌群，异烟肼和利福平具有早期杀菌作用，即在治疗的 48 小时内迅速的杀菌作用，使菌群数量明显减少，传染性减少或消失，痰菌阴转。B 和 C 菌群由于处于半静止状态，使结核药物的作用相对较差，杀灭 B 和 C 菌群可以防止复发。

间歇化学治疗原理是结核分枝杆菌接触不同的抗结核药物后产生不同时间的延缓生长期。如接触异烟肼和利福平 24 小时后分别可有 6～9 日和 2～3 日的延缓生长期。药物使结核分枝杆菌产生延缓生长期，就有间歇用药的可能性，氨硫脲没有延缓生长期，不适合间歇应用。

（二）常用抗结核药物

1. 异烟肼　是单一抗结核菌药物中杀菌力特别是早期杀菌力最强者，抑制结核菌 DNA

与细胞壁的合成，对巨噬细胞内外的、持续繁殖或近乎静止的结核分枝杆菌均具有杀菌作用。口服后迅速吸收，容易通过血-脑脊液屏障，胸腔积液、干酪样病灶中药物浓度很高。成人剂量每日 300mg（4~8mg/kg）顿服。结核性脑膜炎和血行播散型肺结核的用药剂量可加大，肝功能异常者慎用。主要不良反应为周围神经炎、中枢神经系统中毒，如果发生周围神经炎可服用维生素 B_6。肝脏损害（血清 ALT 升高等），与药物的代谢毒性有关，如果 ALT 高于正常值上限 3 倍则需停药。每月随访一次肝功能。单一异烟肼，可增加痰菌耐药率。

2. 利福平　抑制菌体 RNA 聚合酶，阻碍 mRNA 合成，对胞内胞外代谢旺盛、偶尔繁殖的结核菌均有杀菌作用，特别是对 C 菌群有独特的杀菌作用。异烟肼和利福平联用可显著缩短疗程。利福平主要在肝脏代谢，胆汁排泄。仅有 30% 通过肾脏排泄，肾功能损害一般不需减量。在正常情况下不通过血-脑脊液屏障，而脑膜炎症可增加其渗透能力。利福平在组织浓度高。成人剂量空腹 450~600mg，每天 1 次。主要不良反应有胃肠道不适、肝功能损害、皮疹和发热等。

3. 吡嗪酰胺　能杀灭巨噬细胞内尤其酸性环境中的 B 菌群。胃肠道吸收好，全身各部位均可到达，包括中枢神经系统，由肾脏排泄，成人用药为 1.5g/d，每周 3 次用药为 1.5~2.0g/d，最常见的副反应为肝毒性反应、高尿酸血症。

4. 乙胺丁醇　通过抑制结核菌 RNA 合成发挥抗菌作用，与其他抗结核药物无交叉耐药性，且产生耐药性较为缓慢。成人剂量为 0.75~1.0g/d，每周 3 次用药为 1.0~1.25g/d。可与异烟肼、利福平同时一次顿服。常见不良反应有球后视神经炎、过敏反应、药物性皮疹等。球后视神经炎可用大剂量维生素 B_1 和血管扩张药物治疗，大多能在 6 个月后恢复。

5. 链霉素和其他氨基糖苷类　通过抑制蛋白质合成来杀灭结核菌。对巨噬细胞外碱性环境中的结核菌作用强。尽管链霉素具有很强的组织穿透力，而对于血-脑脊液屏障仅在脑膜炎时才能透入。主要不良反应为不可逆的第Ⅷ对颅神经损害，包括眩晕耳鸣、听力减退甚至耳聋，可引起肾脏毒性反应。成人每天 15~20mg/kg，或每天 0.75~1.0g（50 岁以上或肾功能减退者可用 0.5~0.75g），分 1~2 次肌内注射，目前已经少用，仅用于怀疑异烟肼初始耐药者。其他氨基苷类如阿米卡星、卡那霉素也有一定抗结核作用，但不用作一线药物。

6. 对氨基水杨酸　对结核菌抑菌作用较弱，仅作为辅助抗结核治疗药物。成人 8~12g/d，分 2~3 次口服。肾功能不全患者慎用。主要不良反应有胃肠道刺激，肝功能损害等。

7. 其他　氨硫脲、卷曲霉素，环丝霉素，乙硫异烟胺和丙硫异烟胺为二线抗结核药物，作用相对较弱，不良反应多，故目前仅用于耐药结核病（MDR-TB）。氟喹诺酮类抗菌药物对结核杆菌有良好的抑制作用。这些仅用于 MDR-TB 的治疗。

常用抗结核药物成人剂量和主要不良反应见表 1-4-1。

表 1-4-1　常用抗结核药物成人剂量和主要不良反应

药名	缩写	每日剂量（g）	制菌作用机制	主要不良反应
异烟肼	H，INH	0.3	DNA 合成	周围神经炎，偶有肝功能损害
利福平	R，RFP	0.45~0.6[1]	mRNA 合成	肝功能损害，过敏反应
乙胺丁醇	E，EMB	0.75~1.0[2]	RNA 合成	视神经炎
吡嗪酰胺	Z，PZA	1.5~2.0	吡嗪酸抑菌	胃肠不适，肝功能损害，高尿酸血症，关节痛
链霉素	S，SM	0.75~1.0[3]	蛋白合成	听力障碍，眩晕，肾功能损害

注：[1]体重 <50kg 用 0.45，>50kg 用 0.6；S 和 Z 用量亦按体重调节；[3]老年人每次 0.75g；[2]前 2 月 25mg/kg；其后减至 15mg/kg

（三）化学治疗方案

1. 初治肺结核（含涂阳和涂阴）的治疗方案

（1）每日用药方案　①强化期：异烟肼、利福平、吡嗪酰胺和乙胺丁醇，顿服，2 个月。

②巩固期：异烟肼、利福平，顿服，4个月。简写为2HRZE/4HR。

新肺结核患者最佳的用药频率是整个疗程每日用药方案。HIV阳性的结核病患者和艾滋病流行地区的所有结核病患者应至少在强化期内接受每日用药，巩固期最佳用药频率也是每日用药方案。

（2）间歇用药方案 ①异烟肼、利福平、吡嗪酰胺和乙胺丁醇，隔日一次或每周3次，2个月。②巩固期：异烟肼、利福平，隔日一次或每周3次，4个月。简写为$2H_3R_3Z_3E_3$/$4H_3R_3$。

2. 复治肺结核指以下情况之一 ①初治失败的患者。②规则用药满疗程后痰菌又复阳的患者。③不规则化疗超过1个月的患者。④慢性排菌患者。复治涂阳肺结核患者强烈推荐进行药物敏感性试验，敏感者按下列方案治疗，耐药者纳入耐药方案治疗。

（1）每日用药方案 ①强化期：异烟肼、利福平、吡嗪酰胺、链霉素和乙胺丁醇，顿服，2个月。②巩固期：异烟肼、利福平和乙胺丁醇，顿服，6~10个月。巩固期治疗4个月时，痰菌未阴转，可继续延长治疗期6~10个月。简写为2HRZSE/6~10HRE。

（2）间歇用药方案 ①异烟肼、利福平、吡嗪酰胺、链霉素和乙胺丁醇，隔日一次或每周3次，2个月。②巩固期：异烟肼、利福平和乙胺丁醇，隔日一次或每周3次，6个月。简写为$2H_3R_3Z_3S_3E_3$/$6~10H_3R_3E_3$。

3. 耐多药肺结核化疗方案 主张采用每日用药，疗程要延长至21个月为宜，WHO推荐一线和二线抗结核药物可以混合用于治疗MDR-TB，一线药物中除INH和RFP已耐药外，仍可根据敏感情况选用。

二线抗结核药物是耐多药肺结核治疗的主药。①氨基糖苷类阿米卡星和多肽类卷曲霉素等。②硫胺类：乙硫异烟胺（1314TH）、丙硫异烟胺。③氟喹诺酮类：氧氟沙星（OFLX）和左氧氟沙星，与PZA联用对杀灭巨噬细胞内结核菌有协同作用，长期应用安全性和肝耐受性也较好。④环丝氨酸：对神经系统毒性大。⑤对氨基水杨酸钠：为抑菌药，用于预防其他药物产生耐药性。利福布汀（RBT）：耐RFP菌株中部分对它仍敏感。异烟肼对氨基水杨酸盐（帕星肼，PSNZ）：是老药，但耐INH菌株中，部分对它敏感，国内常用于治疗MDR-TB。

WHO推荐的未获得（或缺乏）药敏试验结果但临床考虑MDR-TB时，可使用的化疗方案为强化期使用AMK（或CPM）+TH+PZA+OFLX联合，巩固期使用TH+OFLX联合。强化期至少3个月，巩固期至少18个月，总疗程21个月以上。

若化疗前或化疗中已获得了药敏试验结果，可在上述药物的基础上调整，保证敏感药物在3种以上。

对病变范围较局限，化疗4个月痰菌不阴转，或只对2~3种效果较差药物敏感，对其他抗结核药均已耐药，有手术适应证者可进行外科治疗。

（四）其他治疗

1. 咯血的治疗 多为渗出和空洞病变存在或支气管结核及局部结核病变引起支气管变形、扭曲和扩张。肺结核患者咯血可引起窒息、失血性休克等严重合并症。

一般少量咯血，多以安慰患者、卧床休息为主，可用氨基己酸、氨甲苯酸、卡巴克络等药物止血。中、大量咯血应积极止血、保持气道通畅、注意防止窒息和出血性休克发生。脑垂体后叶素仍是治疗肺结核大咯血最有效的止血药，可用5~10U加入25%葡萄糖40ml缓慢静注，持续10~15分钟。非紧急状态也可用10~20U加入5%葡萄糖500ml缓慢静滴。垂体后叶素收缩小动脉，使肺循环血量减少而达到较好止血效果，高血压、冠状动脉粥样硬化性心脏病、心力衰竭患者和孕妇禁用。对脑垂体后叶素有禁忌的患者可采用酚妥拉明治疗。近年支气管动脉栓塞术介入疗法治疗肺结核大咯血收到了近期良好的效果。

2. 肺结核外科手术治疗 主要的适应证是经过合理化学治疗后无效、多重耐药的厚壁空洞、结核性脓胸、支气管胸膜瘘和大咯血保守治疗无效者。

十、预防

1. 全程督导化学治疗　推行全程督导化学治疗，指肺结核患者在治疗过程中，每次用药都必须在医务人员或经培训的督导员的直接监督下进行，漏服时必须采用补救措施以保证按医嘱规律用药。督导可以提高依从性和治愈率，并减少多耐药病例的发生。

2. 卡介苗接种　卡介苗接种后使未感染机体产生一次轻微的无临床发病危险的原发感染，从而产生特异性免疫力，可以显著降低儿童结核性脑膜炎、血行播散性结核病的严重性。

3. 预防性化学治疗　潜伏性肺结核感染定义为存在结核分枝杆菌暴露史，无活动性结核病症状及影像学表现，PPD 阳性的患者。对于潜伏性肺结核感染可以进行化学预防。常用异烟肼 300mg/d，顿服 6~9 个月，或利福平和异烟肼 3 个月，每日顿服或每周 3 次。

 本章小结

肺结核是结核杆菌引起的肺部感染，其病理特点是结核结节和干酪样坏死。结核病分为 5 个类型：原发性肺结核、血行播散型肺结核、继发性肺结核、结核性胸膜炎、其他肺外结核。肺结核临床表现呈慢性过程，常见有低热、盗汗、乏力等全身症状和咳嗽、咯血等呼吸系统表现。肺结核的诊断是以细菌学实验室检查为主，结合胸部影像学、流行病学和临床表现、必要的辅助检查及鉴别诊断，进行综合分析。痰涂片显微镜检查是发现传染性肺结核患者最主要的方法。肺结核的治疗原则是早期、联合、规律、全程使用敏感化疗药物。常用的药物是异烟肼、利福平、吡嗪酰胺、乙胺丁醇等药物。

 思考题

1. 简述肺结核的临床表现。
2. 简述肺结核的诊断标准，需要与哪些主要疾病鉴别、鉴别的要点是什么？
3. 肺结核有哪些分类？
4. 治疗肺结核的主要药物及其不良反应、疗程？

（沈　瑶）

第五章　支气管扩张症

支气管扩张症（bronchiectasis）简称支扩，是指支气管异常持久的扩张与变形。大多由于支气管及其周围组织反复发生慢性炎症，致使支气管壁平滑肌和弹力支撑组织破坏，支气管阻塞、远端支气管扩张所引起。多见于儿童和青少年。主要临床表现为慢性咳嗽、咳大量脓痰和（或）反复咯血。近年来随着对呼吸道感染的合理治疗及疫苗的广泛应用，该病的发病率有明显下降。

一、病因和发病机制

支气管扩张症并非一种独立的疾病，其发病因素较多，其中最主要的病因是支气管－肺组织感染和支气管阻塞。两者相互影响，形成恶性循环，最终导致支气管管壁结构破坏而发生支气管扩张。另外，支气管外部纤维的牵拉、先天性发育缺陷及遗传因素等也可引起支气管扩张。

1. 支气管－肺组织感染 婴幼儿时期支气管－肺组织反复感染是支气管扩张最常见的原因。由于婴幼儿支气管管腔较细，管壁薄而且软，易遭受破坏和阻塞。病毒和细菌反复感染可导致支气管黏膜充血、水肿、分泌物增多潴留，引起或加重支气管阻塞，而阻塞又可以进一步加重感染。这种感染－阻塞－感染的过程反复进行，最终导致支气管壁的各层组织破坏，尤其是平滑肌纤维和弹力纤维遭到损害，管壁抵抗力削弱，每当吸气时，管腔由于胸腔内的负压而扩张，呼气时不能回缩，最终导致支气管扩张变形。另外，肺结核纤维组织增生、牵拉收缩，造成局部支气管扭曲、变形，引流不畅，分泌物不易被清除，亦可引起支气管扩张变形。

2. 支气管阻塞 支气管管腔内肿瘤、异物和感染或支气管周围肿大淋巴结或肿瘤的外压均可造成支气管狭窄或部分阻塞，使得支气管引流不畅，又可引起或加重感染而破坏管壁，导致支气管扩张的形成。同时阻塞还可导致肺不张，失去肺泡弹性组织缓冲，胸腔负压直接牵拉支气管壁而引起支扩。

3. 气道疾病 慢性阻塞性肺疾病长期慢性气道炎症可合并支扩；哮喘合并变应性支气管肺曲菌病亦可引起支扩。

4. 支气管先天发育障碍和遗传因素 支气管先天性发育障碍，由于软骨发育不全或弹性纤维不足，局部管壁薄弱或弹性较差导致的支气管扩张，常伴有鼻窦炎和内脏转位（右位心），称为 Kartagener 综合征。部分病例无明显病因，但通常弥漫性的支气管扩张常发生于存在遗传、免疫或解剖缺陷的患者，如囊性纤维化、纤毛运动障碍和严重的 α_1－抗胰蛋白酶（α_1－AT）缺乏。先天性低丙种球蛋白血症、免疫缺陷和罕见的气道结构异常也可引起弥漫性疾病，如巨大气管－支气管症（Mounier－Kuhn 综合征），软骨缺陷（Williams－Campbell 综合征）等。

5. 全身性疾病 目前已发现类风湿关节炎、克罗恩病、溃疡性结肠炎、系统性红斑狼疮、人免疫缺陷病毒（HIV）感染等疾病可同时伴有支气管扩张，可能与机体免疫功能失调有关。

二、病理

支气管扩张常发生于下叶基底段支气管及分支，以左下叶最多见，由于左下叶支气管较细长且位置低，受心脏血管压迫，感染时易发生引流不畅。另外，舌叶支气管开口接近下叶背段，易受下叶感染的影响，故左下叶与舌叶支气管常同时扩张。右中叶支气管较细长，周围有内、外、前三组淋巴结围绕，当发生感染时淋巴结可肿大，使右中叶支气管受挤压引流不畅，易引起阻塞性肺炎和肺不张，反复发作也可引起支扩。肺结核引起的支扩多位于肺上叶，以上叶尖段与后段支气管及其分支最多见。受累管壁的弹性组织、肌层以及软骨等均遭受破坏，被纤维组织替代，管腔逐渐扩张。扩张的支气管包括三种类型。①柱状扩张：是病变的早期阶段，管壁破坏较轻，支气管呈均一管形扩张且突然在一处变细，远处的小气道往往被分泌物阻塞。②囊状扩张：随着病情加重，管壁破坏严重，扩张的支气管管腔呈囊状改变，支气管末端的盲端也呈无法辨认的囊状结构。③不规则扩张：病变支气管管腔呈不规则改变或呈串珠样改变。常伴有毛细血管扩张，或支气管动脉和肺动脉终末支的扩张与吻合，形成血管瘤，其破裂可引起反复咯血。

 案例讨论

　　临床案例 男性，34 岁，幼年时患过麻疹，平素体质较弱，随着年龄增大，经常"感冒"，反复咳嗽、咳多量脓性痰及咯血。查体：轻度贫血貌，杵状指，消瘦，左下胸背部可闻及固定持久湿啰音。

　　问题 1. 患者考虑什么诊断？

　　　　　　 2. 需要做哪些检查进一步明确诊断？

　　　　　　 3. 如何治疗？

三、临床表现

本病多见于青少年，部分患者可追溯到童年时期曾有麻疹、百日咳或支气管肺炎的病史，此后常有反复发作的呼吸道感染。早期轻者可无症状，随着病情加重可出现典型的临床表现。

（一）症状

1. 慢性咳嗽、咳大量脓痰 常与体位改变有关，如晨起及就寝时咳痰量最多，这是由于改变体位时分泌物在气道内流动刺激支气管黏膜引起咳嗽和排痰。咳痰的量和性状取决于病情轻重及是否合并感染。合并感染时，咳嗽和咳痰量明显增多，咳黄绿色脓痰量每日可达数百毫升。伴有厌氧菌感染者则有臭味。感染时将痰液收集于玻璃瓶中静置后出现分层的特征：上层为泡沫，下悬脓性成分，中层为浑浊黏液，下层为坏死组织沉淀物。

2. 反复咯血 50%～70% 的患者有不同程度的咯血，从痰中带血至大量咯血，咯血量与病情严重程度、病变范围有时不一致。个别患者可因大量咯血致呼吸道阻塞危及生命。部分患者以反复咯血为唯一症状，临床上称为"干性支气管扩张"，其病变多位于引流良好的上叶支气管。

3. 反复肺部感染 其特点是同一肺段反复发生肺炎并迁延不愈。这是由于扩张的支气管清除分泌物的功能丧失，引流差，易于反复发生感染。

4. 慢性感染中毒症状 如反复感染可引起全身中毒症状，如出现发热、乏力、食欲减退、消瘦、贫血等，儿童可影响发育。

（二）体征

早期或干性支气管扩张可无异常体征，病变严重或继发感染时，病变部位常可闻及固定而持久的局限性湿啰音，有时可闻及哮鸣音，部分慢性患者伴有发绀、杵状指（趾）等体征，全身营养状况较差。出现肺纤维化、肺气肿、肺心病等并发症时有相应体征。

四、实验室及其他辅助检查

1. 影像学检查 胸部 X 线检查可见：肺纹理增粗紊乱，有多个不规则的环形透光阴影或蜂窝状、卷发状阴影，甚至有气液平面，常提示支气管囊状扩张。胸部高分辨 CT（HRCT）可见：柱状扩张管壁增厚，并延伸至肺的周边；囊状扩张表现为支气管显著扩张，成串或成簇囊样病变，可含有气液平面（图 1 - 5 - 1、图 1 - 5 - 2）。支气管造影曾是确诊支气管扩张的检查手段，但由于这一技术为创伤性检查，现已被 HRCT 取代，目前 HRCT 已成为支气管扩张的主要诊断方法。

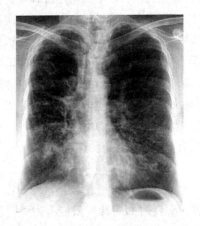 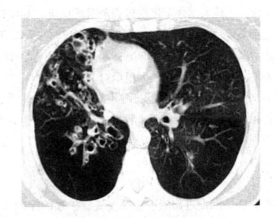

图 1 - 5 - 1 支气管扩张 X 线表现   图 1 - 5 - 2 支气管扩张 CT 表现

2. 纤维支气管镜检查 对诊断、鉴别诊断及治疗有重要价值。如对部分患者可发现出血部位及原因；对支扩的病因及定位诊断有一定帮助；可以吸出分泌物，清除阻塞，局部止血。也可经支气管镜获取局部标本做病原学、细胞学检查等。

3. 实验室检查 急性感染时白细胞总数及中性粒细胞比例可增高。贫血者血红蛋白减少，血沉可增快。痰涂片染色及痰细菌培养结果可指导临床用药。

4. 肺功能检查 支扩的肺功能改变与病变的严重程度密切相关。病变轻且局限者，肺功能可无明显改变。而病变严重者肺功能损害多表现为阻塞性通气功能障碍，随着病情进展，可出现通气与血流比例失调以及弥散功能的障碍等，导致动脉血氧分压和动脉血氧饱和度降低。

五、诊断和鉴别诊断

（一）诊断

根据患者典型临床表现为慢性咳嗽、咳大量脓痰、反复咯血及肺部可闻及固定而持久的局限性湿啰音；结合胸部 X 线片及 HRCT 显示支气管扩张的异常影像学改变，即可作出诊断。

对于明确诊断为支扩者尚需寻找发生支扩的基础疾病。

（二）鉴别诊断

1. 慢性支气管炎 多发生在中年以上的患者，在气候多变的冬、春季节咳嗽、咳痰明显，多为白色黏液痰，合并感染时可出现脓性痰，但无反复咯血史。听诊双肺可闻及散在干湿啰音。胸部 CT 有助于鉴别诊断。

2. 肺脓肿 起病急，有寒战、高热、咳嗽、咳大量脓臭痰；X 线检查可见局部浓密炎症阴影，伴有气液平面的空腔。急性肺脓肿经有效抗生素治疗后，炎症可完全吸收消退。若为慢性肺脓肿则以往多有急性肺脓肿的病史。胸部 CT 有助于鉴别诊断。

3. 肺结核 常有午后低热、盗汗、乏力、消瘦等结核中毒症状，痰量少，病变多位于肺上叶，痰结核菌检查和 X 线胸片或 CT 可作出诊断。

4. 先天性肺囊肿 自幼发病，咳嗽、咳痰、咯血。X 线检查可见多个边界纤细的圆形或椭圆阴影，壁较薄，周围组织无炎症浸润。胸部 CT 检查有助诊断。与支扩在治疗上无原则性差异。

5. 弥漫性泛细支气管炎 有慢性咳嗽、咳痰、活动时呼吸困难，常伴有慢性鼻窦炎，胸部 CT 显示弥漫分布的小结节影及树芽征，与支扩表现不同。大环内酯类抗生素治疗有效。

（三）病情评估

对支气管扩张患者进行病情评估的目的为明确诊断、查找病因、评估病情严重程度，指导临床治疗。当成人出现下述临床表现时均应进行临床评估以除外支气管扩张：①持续排痰性咳嗽，且年龄较轻，症状持续多年，无吸烟史，每天均有咳痰、咯血或痰中有铜绿假单胞菌定植；②无法解释的咯血或无痰性咳嗽；③"慢性阻塞性肺疾病"患者治疗反应不佳、下呼吸道感染不易恢复、反复急性加重或无吸烟史者。对于确诊支扩的患者应明确病变范围、记录痰的性状、评估 24 小时痰量、每年因感染导致的急性加重的次数，以及抗菌药物使用的情况，还应查找支气管扩张病因并评估疾病严重程度。研究表明喘息症状、第一秒用力呼气容积（FEV_1）、痰量及是否存在铜绿假单胞菌感染与患者生活质量相关，对所有患者也应进行相应评估。

六、治疗

控制感染和促进痰液引流是支气管扩张治疗的关键，必要时如病灶局限应考虑外科手术切除。

（一）内科治疗

1. 一般治疗 注意休息，加强营养，避免受凉，预防呼吸道感染。合并感染及咯血时要卧床休息。同时治疗基础疾病。

2. 控制感染 控制感染是治疗支扩的关键，出现急性感染征象时，如发热、咳脓性痰增多等，需经验性选用抗生素，然后可依据痰涂片染色和痰培养药敏试验指导抗生素的调整。病情轻者可口服，病情较重者需静脉用药，如喹诺酮类、头孢菌素类、氨基糖苷类等。怀疑有厌氧菌感染者可加用甲硝唑或替硝唑。对于慢性咳脓痰的患者，可考虑交替使用不同的抗生素。存在铜绿假单胞菌感染的患者，可选择喹诺酮类、第三代头孢菌素类或氨基糖苷类药物。

3. 清除气道分泌物

（1）**体位引流** 根据病变部位采取不同的体位。使病肺处于高位，引流支气管口朝下，以利于痰液排入大气道而咳出，可促进痰液排出，减轻中毒症状。对于痰量多、不易咳出者尤为重要。引流前可雾化吸入化痰药物，使痰液黏度降低，以及振动、轻拍病变部位等利于痰排出。

（2）**支气管扩张剂** 可扩张支气管，改善气流受限，并帮助清除气道内分泌物，伴有气道高反应性及可逆性气流受限的患者常有明显疗效。

（3）**祛痰剂** 氯化铵 0.3g，溴己新 16mg，盐酸氨溴索片 30mg，每日 3 次，可促进痰液排出。

（4）雾化吸入　可选用胰脱氧核糖核苷酸酶、α-糜蛋白酶、氨溴索等雾化吸入，稀释分泌物，使其易于排出，促进引流。

4. 咯血的治疗　少量咯血，以安慰患者、消除紧张、卧床休息为主，可口服卡巴克洛、云南白药等药物止血。大咯血者可引起窒息死亡，必须积极抢救。让患者头低脚高患侧卧位，应迅速清除口腔和呼吸道积血。同时用 5~10U 垂体后叶素加入 25% 葡萄糖液 40ml 中缓慢静脉注射，一般为 15~20 分钟，然后将垂体后叶素加入 5% 葡萄糖液中按 0.1U/（kg·h）速度静脉滴注。该药含有抗利尿激素和缩宫素，高血压、冠状动脉粥样硬化性心脏病、心力衰竭患者和孕妇禁用。若内科止血治疗无效者可采用支气管动脉栓塞术或手术治疗。

（二）外科治疗

随着抗感染药物的不断发展，外科手术已较少采用，适用于反复呼吸道感染、大量咯血、病变局限，心肺功能良好，且经充分的内科治疗无效者，可考虑外科手术切除病变肺组织。对于那些尽管采取了所有治疗仍致残的病例，合适者可考虑肺移植。

七、预防

积极防治呼吸道感染，尤其是婴幼儿时期麻疹、百日咳、支气管肺炎及肺结核等急慢性呼吸道疾病。可考虑应用肺炎球菌疫苗和流感病毒疫苗预防或减少急性发作，免疫调节剂对于减轻症状或减少发作有一定帮助。戒烟，避免有害气体和有害颗粒的吸入。适当锻炼，增强体质，提高机体免疫及抗病能力。

八、预后

取决于支气管扩张的范围和有无并发症。支气管扩张范围局限者，经积极治疗后对生命质量和寿命影响不大。支气管扩张范围广泛者易使肺功能受损，甚至引起呼吸衰竭而死亡。大咯血也可严重影响预后。

本章小结

支气管扩张症是由多种原因引起的支气管管壁破坏，导致支气管管腔持久异常扩张变形。大多由于婴幼儿时期反复发生的支气管-肺组织感染及支气管阻塞所致。临床主要表现为慢性咳嗽、咳大量脓痰及反复咯血。典型者可在下胸部、背部闻及固定、持久局限性的湿啰音。胸部 X 线检查可见粗乱的肺纹理中有多个不规则环形透光阴影或蜂窝状、卷发状阴影。HRCT 已取代支气管造影成为临床诊断支扩的"金标准"。抗感染及清除痰液是治疗支气管扩张的关键环节，大咯血时需要积极抢救。内科治疗效果不佳的少数局限性支扩患者可考虑外科手术治疗。预防的关键是积极防治呼吸道感染。

思考题

1. 简述支气管扩张的定义、典型的临床表现。
2. 简述支气管扩张的诊断依据，主要鉴别的疾病及鉴别要点。
3. 简述支气管扩张的治疗原则。

（朱凤英）

第六章　支气管哮喘

支气管哮喘（bronchial asthma）简称哮喘，是以气道慢性炎症为特征的异质性疾病，由多种细胞（包括嗜酸粒细胞、肥大细胞、T 淋巴细胞、中性粒细胞等）和细胞组分参与引起气道慢性炎症，导致气道高反应性，并出现可逆性气流受限，临床上表现为反复发生的喘息、呼吸困难、胸闷、咳嗽等症状，常在夜间或凌晨发生或加重，这种症状多数可自行缓解或经治疗后缓解。随着病程延长，可出现气道结构的改变，即气道重塑。哮喘的异质性表现在症状的多变性和气流受限的可变性。哮喘如治疗不规范，会出现反复急性发作，严重影响患者的生活质量，并带来疾病的沉重负担。因此，规范化防治和管理至关重要。经过规范化治疗和管理的哮喘患者，80% 可以达到哮喘的临床控制。由世界各国哮喘防治专家共同起草并不断更新的全球哮喘防治倡议（Global Initiative for Asthma，GINA）是哮喘防治的重要指南。

一、流行病学

哮喘是最常见的慢性疾病之一，全球大约有 3 亿、我国大约有 3000 万哮喘患者。各国哮喘患病率从 1%～30% 不等，且呈逐年上升趋势，据 2010 年我国调查数据显示，我国 14 岁以上人群患病率为 1.24%，14 岁以下人群为 3.02%。哮喘患病率发达国家大于发展中国家，城市大于农村。随着哮喘规范化防治的普及，近年全球哮喘死亡率有下降趋势，各国家及地区差别较大，为 1.6～36.7/10 万，我国为哮喘死亡率最高的国家之一。哮喘死亡大多由于长期治疗不规范，发作时救治不及时，其中大部分哮喘死亡是可以避免的。

二、病因和发病机制

（一）病因

哮喘是由遗传和环境因素共同作用下导致的复杂疾病，具有多基因遗传倾向，其发病具有家族集聚现象。近年来，采用全基因组关联研究（GWAS）技术鉴定了哮喘易感基因位点，如 5q12，22，23，17q12～17 等。具有易感基因的人群是否发病与环境因素密切相关。环境因素包括变应原性因素和非变应原性因素，变应原性因素如螨虫、蟑螂、花粉、霉菌、动物皮毛、职业接触、食物（鱼虾、坚果类、牛奶等）、药物（阿司匹林类、抗生素）等；非变应原因素如吸烟、大气污染、肥胖、感染等。

（二）发病机制

哮喘是多种细胞和细胞组分参与的慢性炎症性疾病，其发病机制是个免疫 - 炎症、神经反应相互作用的复杂过程（图 1 - 6 - 1）。

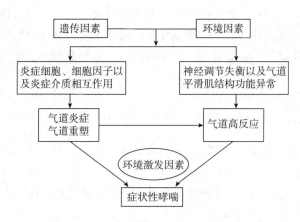

图 1-6-1　支气管哮喘发病机制示意图

1. 免疫-炎症机制

（1）气道炎症形成机制　抗原通过抗原递呈细胞激活 T 细胞，使辅助性 T 细胞（Th）转化为 Th_2 细胞，产生白介素（IL）-4、IL-5、IL-13 等，这些细胞因子进一步激活 B 淋巴细胞，促使 B 淋巴细胞合成特异性 IgE，并结合于肥大细胞和嗜碱粒细胞等细胞表面的 IgE 受体。当变应原再次进入体内，与结合在细胞表面的 IgE 交联，并使该细胞合成并释放炎症介质，导致黏液分泌增加、炎症细胞浸润、血管通透性增高、气道平滑肌收缩等。炎症细胞在介质的作用下又可分泌多种炎症介质，加重了炎症反应，从而产生哮喘的临床症状，这是一个经典的变态反应过程。

活化的 Th_2 细胞还可通过释放的多种细胞因子（IL-4、IL-13、IL-3、IL-5 等）直接引起各种炎症细胞的活化，并在气道的聚集和浸润。这些细胞相互作用分泌产生许多炎症介质和细胞因子，构成一个复杂的炎症细胞与炎症介质间相互作用的网络，产生气道收缩、黏液分泌增多、血管渗出增多的炎症反应。在这个免疫炎症反应过程中，参与作用的细胞包括嗜酸粒细胞、嗜碱粒细胞、肥大细胞、T 淋巴细胞等，T 淋巴细胞中除了 Th_2 反应增强外，目前发现 Th_{17} 细胞和调节性 T 细胞（Treg）亦起重要作用。细胞因子和炎症介质包括 IL-4、IL-13、IL-3、IL-5、白三烯（LT）、前列腺素（PG）、血小板活化因子（PAF）、乙酰甲胆碱、组胺、嗜酸粒细胞趋化因子（ECF）等。

（2）气道高反应性（airway hyper responsiveness）　表现为气道对各种刺激物出现过度的气道收缩反应，是支气管哮喘患者的共同病理生理特征。气道炎症是导致气道高反应性最重要的机制。

（3）气道重塑（airway remodeling）　气道上皮细胞正常修复机制受损，促纤维细胞生长因子-转化生长因子（TGF-β_1）与促上皮生长因子（EGF）分泌失衡，TGF-β_1 诱导上皮下成纤维细胞向肌纤维母细胞转化，后者被活化后使过量基质沉积，并可生成、释放大量炎性介质，包括：成纤维细胞生长因子、胰岛素样生长因子、血小板衍化生长因子等，导致气道重塑。

2. 神经调节机制　神经因素是哮喘发病的重要因素。支气管受自主神经支配，包括胆碱能神经、肾上腺能神经和非肾上腺非胆碱能（NANC）肺内感觉神经系统。哮喘与 β 肾上腺素能受体功能低下和迷走神经张力亢进有关。NANC 神经系统分为抑制性 NANC 神经系统（i-NANC）和兴奋性 NANC 神经系统（e-NANC）。哮喘与 i-NANC/e-NANC 失衡有关。

三、病理

基本病理改变为气道炎症和重塑。早期表现为支气管黏膜肿胀、充血，分泌物增多，气道内炎症细胞（包括肥大细胞、肺巨噬细胞、嗜酸粒细胞、淋巴细胞与中性粒细胞等）浸润，气道平滑肌痉挛等可逆性的病理改变。随着疾病进展，支气管呈现慢性炎症改变，表现为柱状上皮细胞纤毛倒伏、脱落，上皮细胞坏死，黏膜上皮层杯状细胞增多，黏液蛋白产生增多，支气管黏膜层大量炎症细胞浸润、黏液腺增生、基底膜增厚，支气管平滑肌增生，进入气道重塑阶段。

 案例讨论

　　临床案例　患者，男性，20岁，1年内反复出现咳嗽、胸闷伴喘息发作数次，因再次咳嗽、喘息发作1天就诊。既往春秋季易出现反复胸闷，运动后明显；经常鼻痒、眼睛痒，晨起打喷嚏，流清涕；幼年时有湿疹病史；对芒果过敏；其父亲有哮喘史。查体：两肺呼吸音粗，可闻及散在哮鸣音。

　　问题　1. 该患者需要作哪些实验室检查？

　　　　　　2. 该患者诊断首先考虑什么疾病？需要与什么疾病作鉴别？

　　　　　　3. 如何对该患者进行治疗？

四、临床表现

（一）症状

　　典型症状为反复发作的喘息、气急、胸闷或咳嗽，多与接触变应原、冷空气、物理、化学性刺激以及病毒性上呼吸道感染、运动等有关。症状可在数分钟内发生，可持续数小时至数天，经治疗或可自行缓解。症状多在夜间发作或加重。哮喘控制者可以没有任何症状。

　　不典型者表现为反复胸闷、慢性咳嗽等，临床上以咳嗽为唯一或主要症状者称为咳嗽变异型哮喘（cough variant asthma，CVA）；以胸闷为唯一或主要症状者称为胸闷变异型哮喘（chest tightness variant asthma，CTVA）。

（二）体征

　　发作时典型体征为两肺对称的以呼气相为主的散在或广泛哮鸣音，呼气相延长，有时吸气、呼气相均有干啰音。轻度发作可无哮鸣音。严重发作时可出现呼吸音低下，哮鸣音消失，临床上称为"静止肺"，预示着病情危重，随时会出现呼吸骤停。严重发作时还会有三凹征、奇脉、心率增快、胸腹矛盾运动、发绀等。非发作期可无异常体征。

（三）实验室和辅助检查

　　1. 血液检查　过敏性哮喘中血常规可见嗜酸粒细胞百分比和总数升高；血清总IgE升高。

　　2. 诱导痰检查　通过诱导痰细胞分类检查可以区别哮喘表型及炎症状态，正常人诱导痰中嗜酸粒细胞计数<3%，过敏性嗜酸粒细胞型哮喘表型者诱导痰中嗜酸粒细胞明显升高；中性粒细胞型哮喘表型者诱导痰中细胞分类以中性粒细胞为主；混合细胞型哮喘表型者可见嗜酸性粒细胞和中性粒细胞均增多；寡细胞型哮喘表型者诱导痰中细胞数很少。

　　3. 影像学检查　一般胸片或胸部CT缓解期无明显异常。急性发作期胸片可见肺透亮度增高，膈肌低平等肺过度充气表现。哮喘严重发作者应常规行胸部X线检查，注意有无肺部感染、肺不张、气胸、纵隔气肿等并发症的存在。晚期哮喘患者如出现并发症，影像学可见支气管扩张、肺气肿等表现。

　　4. 肺功能检查　是诊断哮喘和评估病情的重要手段。

　　（1）常规肺通气及容量检测　哮喘发作时呈阻塞性通气改变，呼气流速指标显著下降。第一秒用力呼气量（FEV_1）、FEV_1占用力肺活量比值（FEV_1/FVC）、最大呼气中段流速（MMEF）以及最大呼气流速（PEF）均下降。肺弥散功能正常。肺容量指标见残气量增高、

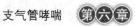

功能残气量和肺容量增高，残气占肺总量百分比增高。哮喘完全控制时上述指标可正常。

（2）支气管舒张试验　对于有气道阻塞的患者，可行支气管舒张试验。吸入支气管扩张药物，如用药后 FEV_1 较用药前增加 $\geq 12\%$，且绝对值增加 $\geq 200ml$，为支气管舒张试验阳性，对诊断哮喘及评估病情有重要作用。

（3）支气管激发试验　对于有哮喘症状但肺功能正常的患者，可行支气管激发试验，常用吸入激发剂为乙酰甲胆碱、组胺。吸入激发剂后其通气功能下降、气道阻力增加。在设定的激发剂量范围内，如 FEV_1 下降 $\geq 20\%$，为支气管激发试验阳性，使 FEV_1 下降 20% 的累积剂量（PD20 – FEV_1）或累积浓度（PC20 – FEV_1），表示气道高反应性的程度，可对气道反应性增高的程度作出定量判断，PD20 – FEV_1 或 PC20 – FEV_1 越低，表示气道反应性越高。支气管激发试验阳性对诊断哮喘有重要作用，如未治疗者支气管激发试验阴性，基本上可以排除哮喘。支气管激发试验是通过吸入激发剂诱导气道收缩，从而使 FEV_1 下降、气道阻力增加，容易诱发哮喘发作，故有一定的风险，现场应有急救措施，并要有经验的医师在场。激发试验有一定的禁忌证，FEV_1 <70% 预计值时不宜行激发试验。

（4）PEF 及 24 小时变异率　PEF 及其日变异率可反应通气功能的变化。哮喘发作时 PEF 下降。哮喘患者常有通气功能昼夜变化，如果 1～2 周内平均昼夜 PEF 变异率 $\geq 10\%$（儿童 $\geq$ 13%）有助于哮喘的诊断。

5. 呼出气一氧化氮检测（FeNO）　是气道炎症的重要生物标记物，检测方便，可评估过敏相关的气道炎症程度。正常值成人 5～25ppb，儿童 5～20ppb。过敏性哮喘、过敏性鼻炎、嗜酸粒细胞性支气管炎患者 FeNO 值会升高，FeNO 越高，过敏性气道炎症越严重。FeNO > 50ppb，预示对吸入激素治疗反应好，并对诊断过敏性哮喘有帮助。

6. 变应原检测　有体内的变应原皮肤点刺试验和体外的血清特异性 IgE 检测，可明确患者的过敏状态，指导患者尽量避免接触变应原及进行特异性免疫治疗。

五、诊断、鉴别诊断

（一）诊断标准

1. 可变的症状和体征　反复发作喘息、气急、胸闷或咳嗽，多与接触变应原、冷空气、物理、化学性刺激以及病毒性上呼吸道感染、运动等有关。发作时双肺可闻及散在或对称性、以呼气相为主的哮鸣音，呼气相延长。上述症状和体征可经治疗缓解或自行缓解。

2. 可变的气流受限的客观检查（只要符合以下其中 1 项者）

（1）支气管舒张试验阳性：FEV_1 增加 $\geq 12\%$，且 FEV_1 增加绝对值 $\geq 200ml$。

（2）支气管激发试验或运动激发试验阳性。

（3）最大呼气流量（PEF）昼夜变异率 $\geq 10\%$（1～2 周内平均值）。

（4）多次随访肺功能，肺功能值变化明显，FEV_1 变化 $\geq 12\%$，且绝对值变化 $\geq 200ml$（除外呼吸道感染）；或积极抗炎治疗后 FEV_1 增加 $\geq 12\%$，且 FEV_1 增加绝对值 $\geq 200ml$。

3. 除外其他疾病所引起的喘息、气急、胸闷和咳嗽。

符合 1～3 条者，可以诊断为支气管哮喘。

（二）鉴别诊断

需要与其他导致气喘、咳嗽、哮鸣音的疾病鉴别。

1. 各种原因所致的上气道阻塞性疾病　大气道肿瘤、喉水肿、声带功能障碍、复发性多软骨炎等，可以出现喘息，但主要表现为吸气性呼吸困难。胸部 CT、纤维喉镜或支气管镜检查可明确诊断。

2. 各种原因所致的支气管内占位　支气管内良恶性肿瘤、支气管结核、异物吸入等导致的固定的、局限性哮鸣音，需与哮喘鉴别，这些疾病也会有咳嗽、喘息，但其固定、局限的哮鸣音与哮喘反复发生的、对称性哮鸣音不同。胸部 CT 检查、纤维支气管检查可明确诊断。

3. 急性左心衰竭 急性左心衰发作时症状与哮喘相似，阵发性咳嗽、喘息，两肺可闻及广泛的湿啰音和哮鸣音，需与哮喘鉴别。但急性左心衰患者常有高心、风心、冠心等心脏疾病史，胸片可见心影增大、肺淤血征，有助于鉴别。

4. 变态反应性肺浸润 嗜酸粒细胞性肺炎、变态反应性支气管肺曲菌病、嗜酸粒细胞肉芽肿性血管炎、过敏性肺泡炎等，这类患者除有喘息外，胸部 X 线或 CT 检查提示肺内有浸润阴影，并可自行消失或复发。常有肺外的其他表现。哮喘患者亦可合并这些疾病。

5. 慢性阻塞性肺病（慢阻肺） 慢阻肺多见于老年人，多有长期吸烟或有害气体接触史及慢性咳嗽咳痰史，亦有呼吸困难。大部分慢阻肺患者对支气管扩张剂和抗炎药疗效不如哮喘，气道阻塞的可逆性差。中老年患者，有时候鉴别哮喘和慢阻肺往往很困难，对于同时具有哮喘和慢阻肺特征的患者，可以诊断为哮喘慢阻肺重叠综合征（ACOS）。

六、分期及评估

（一）分期和分级

根据临床表现可分为急性发作期、非急性发作期。

1. 急性发作期 指喘息、气促、咳嗽、胸闷等症状突然发生或加重，常因接触变应原、刺激物或呼吸道感染诱发。哮喘急性发作，程度轻重不一，病情危重者，甚至可危及生命。急性发作期病情严重程度的分级见表 1–6–1。

表 1–6–1　哮喘急性发作时病情严重程度的分级

临床特点	轻度	中度	重度	危重
气短	步行、上楼时	稍事活动	休息时	
体位	可平卧	喜坐位	端坐呼吸	
讲话方式	连续成句	单词	单字	不能讲话
精神状态	可有焦虑，尚安静	时有焦虑或烦躁	常有焦虑、烦躁	嗜睡或意识模糊
出汗	无	有	大汗淋漓	
呼吸频率	轻度增加	增加	常 >30 次/分	
辅助呼吸肌活动及三凹征	常无	可有	常有	胸腹矛盾运动
哮鸣音	散在，呼气末	响亮、弥漫	响亮、弥漫	减弱、乃至无
脉率（次/分）	<100	100～120	>120	脉率变慢或不规则
最初支气管扩张剂治疗后 PEF 占预计值或个人最佳值%	>80%	60%～80%	<60% 或 <100L/min 或作用持续时间 <2h	
PaO₂（吸空气，mmHg）	正常	≥60	<60	<60
PaCO₂（mmHg）	<45	≤45	>45	>45
SaO₂（吸空气,%）	>95	91～95	≤90	≤90
pH				降低

注：只要符合某一严重程度的某些指标，而不需满足全部指标，即可提示为该级别的急性发作

2. 非急性发作期 亦称慢性持续期，可有不同程度的症状（喘息、气急、胸闷、咳嗽等），亦可以完全无症状。

非急性发作期病情严重程度分级，可根据达到哮喘控制所采用的治疗级别来进行分级。轻度哮喘：经过第一级、第二级治疗能达到完全控制者；中度哮喘：经过第三级治疗能达到完全控制者；重度哮喘：需要第四级或第五级治疗才能达到完全控制，或者即使经过第四级

或第五级治疗仍不能达到控制者。

（二）评估

哮喘评估强调全面评估。

1. 评估哮喘控制 哮喘控制分 A 部分和 B 部分，A 部分为评估哮喘症状控制水平，B 部分为评估哮喘不良预后的危险因素，见表 1-6-2。哮喘控制要强调总体控制，既要达到 A 部分症状控制，又要使 B 部分的不良预后的危险因素降低到最低。

表 1-6-2 哮喘控制评估

A. 哮喘症状控制			哮喘症状控制水平		
在过去的 4 周，患者是否有：			控制	部分控制	未控制
日间哮喘症状超过 2 次/周	是□	否□	0 项	1~2 项	3~4 项
夜间因哮喘憋醒	是□	否□			
需要急救药物治疗超过 2 次/周	是□	否□			
任何活动因哮喘受限	是□	否□			

B. 评估哮喘不良预后的危险因素

急性发作的危险因素：曾因哮喘接受插管或 ICU 治疗、过去 12 个月 ≥1 次严重恶化、哮喘症状未控制、SABA 过度使用、ICS 不足、依从性差、FEV_1 低、严重的心理或社会经济问题、吸烟或过敏原暴露、合并症、妊娠、痰或血嗜酸粒细胞增多等

气流受限的危险因素：缺乏 ICS 治疗、吸烟、职业暴露、初始 FEV_1 低、慢性黏液高分泌、痰或血嗜酸粒细胞增多等

药物副作用的危险因素：全身：频繁口服激素；长期大剂量 ICS
　　　　　　　　　　　局部：大剂量 ICS；吸入技术不佳

2. 评估治疗问题 检查患者吸药技术，评估依从性及药物副作用，检查患者书面哮喘行动计划。

3. 评估合并症 评估是否存在鼻炎鼻窦炎、肥胖、胃食管反流、阻塞性睡眠呼吸暂停综合征、焦虑抑郁等问题，这些合并症易导致哮喘控制不佳。

七、并发症

重症急性发作时可合并气胸、纵隔气肿、肺不张等。长期反复发作控制不佳者可继发慢性感染、气道重塑，出现支气管扩张、慢阻肺、肺源性心脏病、呼吸衰竭。

八、治疗

（一）治疗目标及原则

哮喘是气道的慢性炎症性疾病，其气道炎症持续存在于疾病的整个过程，故治疗哮喘应该长期规范地应用抗炎药物，从而预防哮喘急性发作，减少并发症发生，改善肺功能，提高生活质量，以达到并维持哮喘控制。2014 年 GINA 提出哮喘治疗目标要达到哮喘总体控制，既要达到 A 部分的当前症状控制，又要降低 B 部分的不良预后的危险因素。哮喘虽然不能被根治，但经过规范治疗，大多数哮喘患者都可以得到很好的控制。

（二）治疗药物

哮喘的治疗药物根据其作用机制可分为具有抗炎作用和舒张支气管作用两大类，某些药物兼有舒张支气管和抗炎作用。

1. 抗炎药物

（1）糖皮质激素 糖皮质激素是最有效的抗变态反应性炎症的药物，是目前治疗哮喘的主要药物，作用于气道炎症形成过程中的各个环节，抑制嗜酸性粒细胞等炎症细胞在气道的

聚集、抑制细胞因子的形成、抑制炎症介质的释放；增强平滑肌细胞 β_2 受体的反应性，从而发挥强效抗炎作用。给药途径有吸入、口服和静脉给药。

1）吸入给药　吸入糖皮质激素（inhaled corticosteroid，ICS）是哮喘长期抗感染治疗的最根本用药，ICS 局部抗炎作用强，直接作用于呼吸道，全身不良反应少。ICS 可有效改善哮喘症状、提高生活质量、改善肺功能、降低气道高反应性、控制气道炎症，减少发作频率和减轻发作的严重程度，降低病死率。常用吸入药物有倍氯米松（beclomethasone，BDP）、布地奈德（budesonide）、氟替卡松（fluticasone）、莫米松（mometasone）等。ICS 主要有三种剂型：定量气雾剂（MDI）、干粉吸入剂和雾化溶液。干粉吸入装置比普通定量气雾剂使用方便，配合容易，吸入下呼吸道的药物量较多，局部不良反应较轻，是目前较好的剂型。雾化溶液经射流装置雾化吸入，起效快，适用于哮喘急性发作时的治疗，以及婴幼儿给药。ICS 的每日使用剂量从 100～1000μg 不等，一般根据哮喘的严重程度给予每日 ICS 的不同剂量。

ICS 的局部不良反应包括声音嘶哑、咽部不适和念珠菌感染。吸药后及时漱口并将漱口水排出体外，可减少局部不良反应及胃肠吸收所致的全身不良反应。ICS 全身不良反应与药物剂量、药物生物利用度、肝脏首过代谢及全身吸收药物的半衰期等有关。成人哮喘患者长期每天吸入低～中剂量激素，一般不会出现明显的全身不良反应。长期吸入高剂量糖皮质激素有潜在的全身不良反应。哮喘治疗中，ICS 与其他控制药物（如长效 β_2 受体激动剂、缓释茶碱、白三烯调节剂）联合使用，可减少 ICS 的使用量，从而避免由于大剂量 ICS 长期使用所导致的全身不良反应。

2）口服给药　适用于中度以上哮喘急性发作、慢性重度哮喘吸入大剂量 ICS 治疗无效的患者和作为静脉应用激素治疗后的序贯治疗。常用泼尼松或甲基泼尼松龙，剂量根据病情不等，起始剂量可 20～60mg/d，症状缓解后可短期内停药或逐渐减量，泼尼松的维持剂量推荐 ≤10mg/d。长期口服糖皮质激素可能会引起骨质疏松症、高血压、糖尿病、下丘脑－垂体－肾上腺轴的抑制、肥胖症、白内障、青光眼、皮肤菲薄导致皮纹和瘀斑、肌无力等全身不良反应。不主张长期口服激素用于维持哮喘控制的治疗。

3）静脉给药　哮喘重度急性发作时，应及时静脉激素，首选甲基泼尼松龙（80～160mg/d），或琥珀酸氢化可的松（100～400mg/d），剂量应个体化。症状控制后可改为口服给药，并逐步减少激素用量；无激素依赖倾向者亦可短期（3～5天）内停药。

（2）白三烯调节剂　包括半胱氨酰白三烯受体拮抗剂和 5－脂氧化酶抑制剂，半胱氨酰白三烯受体拮抗剂通过对气道平滑肌和其他细胞表面白三烯（CysLT1）受体的拮抗，抑制肥大细胞和嗜酸粒细胞释放的半胱氨酰白三烯的致喘和致炎作用，具有较强的抗炎作用，可减轻症状、改善肺功能、减少哮喘的恶化。其抗炎作用不如 ICS，与糖皮质激素联合应用，可减少中至重度哮喘患者每天吸入糖皮质激素的剂量。适用于阿司匹林哮喘、运动性哮喘和伴有过敏性鼻炎哮喘患者的治疗。口服给药，扎鲁司特 20mg，每天 2 次；孟鲁司特 10mg，每天 1 次。不良反应少，长期使用较安全。

（3）抗 IgE 单克隆抗体　抗 IgE 单克隆抗体（Omalizumab）是一种人源化的重组的抗 IgE 单克隆抗体，阻断 IgE 与 IgE 效应细胞（肥大细胞，嗜碱粒细胞）表面的 IgE 受体结合，从而减少炎症介质释放，发挥抗炎作用。多项临床研究结果表明，中重度过敏性哮喘患者经 Omalizumab 治疗后，可以显著改善哮喘症状，减少口服激素用量，减少哮喘急性发作和住院率。长期使用，有良好的安全性和耐受性。目前推荐用于经 ICS 联合长效吸入 β_2 受体激动剂治疗仍未控制的重度过敏性哮喘患者。使用方法：皮下注射，使用时根据患者治疗前 IgE 水平和体重确定注射剂量，每 2 周或 4 周给药，疗程一般不少于 6 个月。

2. 舒张支气管药物

（1）β_2 受体激动剂　通过兴奋呼吸道 β_2 受体，激活腺苷酸环化酶，使细胞内环磷酸腺苷

（cAMP）含量增加。游离 Ca^{2+} 减少，从而舒张气道平滑肌，缓解哮喘症状，是控制哮喘急性发作的主要药物。可分为短效（作用维持 4~6 小时）和长效（作用维持 12 小时）β_2 受体激动剂。后者又可分为速效（数分钟起效）和缓慢起效（30 分钟起效）两种。

1）短效 β_2 受体激动剂（short-acting β_2-agonist，SABA） 常用的如沙丁胺醇（salbutamol）和特布他林（terbutaline）等，可吸入、口服和注射给药，首选吸入给药。吸入剂有压力型定量手控气雾剂（pMDI）、干粉吸入剂和雾化溶液。SABA 是缓解哮喘急性症状的主要缓解药物。SABA 应按需间歇使用，不宜单一和过量应用。主要不良反应有骨骼肌震颤、心律紊乱、低钾血症等。

2）长效 β_2 受体激动剂（long-acting β_2-agonist，LABA） 舒张支气管平滑肌的作用可维持 12 小时以上。有吸入、口服和透皮给药等途径。我国临床使用的吸入型 LABA 主要有两种：沙美特罗（salmeterol）和福莫特罗（formoterol）。临床上 ICS 和 LABA 联合使用，是治疗哮喘的主要控制药物，把两者放在同一装置内复方制剂（如沙美特罗/替卡松、布地奈德福莫特罗），具有协同的抗炎和平喘作用，并可增加患者的依从性、减少大剂量 ICS 引起的不良反应，适合于中至重度持续哮喘患者的长期治疗。口服 LABA 有丙卡特罗、班布特罗，透皮吸收剂型有妥洛特罗（tulobuterol）贴剂。LABA 不推荐长期单独使用，应该在医生指导下与 ICS 联合使用。

（2）茶碱类 通过抑制磷酸二酯酶，提高平滑肌细胞内的环磷酸腺苷（cAMP）浓度，拮抗腺苷受体，增强呼吸肌的力量，从而起到舒张支气管平滑肌的作用，还具有强心、利尿、扩张冠状动脉、兴奋呼吸中枢等作用，低浓度茶碱还具有抗炎和免疫调节作用。

1）口服 短效氨茶碱用于轻至中度哮喘急性发作的治疗，缓释型茶碱口服后昼夜血药浓度平稳，可用于慢性哮喘的长期控制，尤其适用于夜间哮喘症状的控制。小剂量缓释茶碱与 ICS 联合是目前哮喘常用控制药物方案之一。

2）静脉给药 氨茶碱加入葡萄糖溶液中，缓慢静脉注射［注射速度不宜超过 0.25mg/（kg·min）］或静脉滴注，主要用于重度哮喘的急性发作。负荷剂量为 4~6mg/kg，维持剂量为每小时 0.6~0.8mg/kg。日注射量一般不超过 1.0g。

3）不良反应 主要包括胃肠道症状（恶心、呕吐等），心血管症状（心动过速、心律失常等），神经系统症状（烦躁、头疼、失眠等）。茶碱"治疗窗"窄，安全血药浓度范围为 6~15mg/L，建议监测其血药浓度，避免不良反应。对于长期口服茶碱的患者，应尽量避免静脉注射，防止茶碱中毒。茶碱与多种药物有相互作用，应注意尽量避免应用这些药物。必要时加强茶碱血药浓度监测，适当调整茶碱药物剂量。

（3）抗胆碱能药物 吸入型抗胆碱能药物如溴化异丙托品和噻托溴铵，为胆碱能受体拮抗剂，可阻断节后迷走神经传出支，通过降低迷走神经张力而舒张支气管，并有减少痰液分泌的作用。吸入给药，有气雾剂、干粉剂和雾化溶液三种剂型，经 pMDI 吸入溴化异丙托品气雾剂，可用于缓解哮喘症状；经雾化吸入溴化异丙托品溶液，与速效 β_2 受体激动剂联合使用，用于哮喘急性发作。噻托溴铵为新型长效抗胆碱能药物，对 M_1 和 M_3 受体具有选择性抑制作用，每天 1 次吸入给药，可用于重度哮喘的附加控制用药。与 β_2 受体激动剂联合应用具有协同、互补作用。不良反应较少，常见有口干等。对于青光眼、前列腺肥大者应慎用。

（三）哮喘的长期治疗

哮喘的治疗药物在非发作期根据其在哮喘长期治疗中的地位，又分为控制药物和缓解药物。

1. 控制药物 又称为维持治疗药物，是指需要长期每天使用的药物。这些药物主要通过抗炎作用使哮喘达到并维持临床控制，包括吸入糖皮质激素（ICS）、全身糖皮质激素、白三烯调节剂、长效 β_2 受体激动剂（须与 ICS 联合应用）、缓释茶碱、吸入型长效抗胆碱能药物（噻托溴胺）、抗 IgE 抗体等。

2. 缓解药物 又称为急救药物，是指按需使用的药物。这些药物通过迅速解除气道痉挛从而缓解哮喘症状，包括速效吸入 β_2 受体激动剂、全身用糖皮质激素、吸入性抗胆碱能药物、短效茶碱及短效口服 β_2 受体激动剂等。

3. 制定初始治疗及长期治疗计划 对初诊患者要评估其病情严重度，初诊患者要制定初始治疗方案、长期随访行动计划，定期随访、监测，以改善患者的依从性，并根据其病情变化及时修订治疗方案。哮喘患者长期治疗方案分为 5 级，见图 1-6-2。

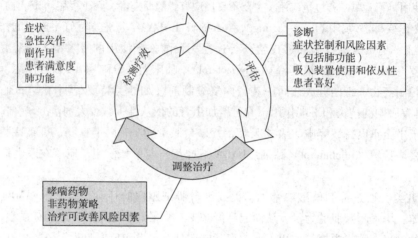

治疗级别	第1步	第2步	第3步	第4步	第5步
首选控制药物		低剂量ICS	低剂量ICS+长效 β_2 受体激动剂	中等剂量或高剂量ICS+长效 β_2 受体激动剂	增加治疗，例如抗IgE治疗
控制药物备选	低剂量ICS	白三烯受体拮抗剂 低剂量茶碱	中等剂量ICS 低剂量ICS+白三烯受体拮抗剂或+茶碱	高剂量ICS+白三烯受体拮抗剂或+茶碱	低剂量口服糖皮质激素
缓解药物		按需使用短效 β_2 受体激动剂		按需使用短效 β_2 受体激动剂或低剂量ICS/福莫特罗	

注：*ICS=吸入型糖皮质激素

图 1-6-2 哮喘管理模式及和分级治疗方案

对于以往未经规范治疗的初诊哮喘患者应根据病情严重度，选择相应的治疗级别，病情轻者，可用 2 级治疗开始，病情严重者可直接选择第 4 级治疗方案。从第 2 至第 5 级均需使用控制药物，控制药物的选择以吸入型糖皮质激素（ICS）为基础，在此基础上，根据治疗级别可增加吸入 ICS 的剂量或加用其他控制药物。在每一级中都应按需使用缓解药物，以迅速缓解哮喘症状。

整个治疗过程中要对患者进行病情评估、调整并审核对治疗的反应。当哮喘症状加重或使用的治疗方案不能使哮喘得到控制，应升级治疗以达到哮喘控制。当哮喘控制并维持至少 3 个月后，应降级治疗，要确立维持最佳控制的治疗最低级别和最小剂量，以降低费用，确保用药的安全性。哮喘治疗和管理应以哮喘总体控制为核心，评估哮喘症状控制，给予适级治疗，以达到哮喘控制，并尽量减少哮喘预后不良的危险因素。

4. 哮喘控制不佳原因的识别及处理 部分哮喘患者即使经过 ICS + LABA 的治疗，仍无法得到控制，其中少部分是真正难治性哮喘，而大部分是由于各种原因没有给予充分关注及处理，才导致哮喘难以控制。故识别这些因素并给予积极处理对于哮喘控制至关重要。长期暴露在过敏原、职业接触、吸烟等诱发因素、吸入药物使用不当、依从性不好、合并过敏性鼻炎、鼻窦炎、肥胖、胃食道反流、阻塞性睡眠呼吸暂停综合征、焦虑抑郁等因素是导致哮喘控制不佳的常见原因。故哮喘患者要避免接触过敏原、戒烟、积极处理合并症，要让患者掌握正确的吸药技术、提高患者的依从性。

（四）急性发作期的治疗

哮喘急性发作期治疗的目的在于尽快缓解症状、解除气流受限和低氧血症，预防进一步恶化或再次发作，防止并发症的发生。某些极危重的哮喘急性发作，如处理不及时，可导致哮喘死亡。

具有以下高危因素的患者，应引起高度重视，当有急性发作时应尽早到医院就诊。高危患者包括：①曾经有过气管插管和机械通气的重度哮喘发作病史；②过去一年中因为哮喘而住院或急诊就诊；③正在使用或最近刚停用口服糖皮质激素；④目前没有使用吸入性糖皮质激素；⑤过分依赖速效 β_2 受体激动剂，特别是每月使用沙丁胺醇（或等效药物）超过 1 支的患者；⑥有心理疾病或社会心理问题，包括使用镇静剂；⑦有对哮喘治疗计划不依从的历史。

哮喘急性发作一般根据病情的分度给药相应的处理措施。

1. 轻度和部分中度急性发作　可以在家或社区中治疗，主要治疗为反复吸入速效 β_2 受体激动剂，在第一小时每 20 分钟吸入 2～4 喷。随后根据治疗反应调整剂量。亦可口服氨茶碱或特布他林。如果治疗反应不好，应尽早口服糖皮质激素（泼尼松龙 0.5～1mg/kg 或等效剂量的其他激素），必要时及时到医院就诊。

2. 部分中度和重度急性发作　均应到急诊室或医院治疗。氧疗；重复使用速效 β_2 受体激动剂，通过射流雾化装置给药；可联合使用 β_2 受体激动剂和抗胆碱能药物；可静脉应用茶碱；尽早使用全身糖皮质激素，可口服或静脉给药，推荐用法：口服泼尼松龙 30～50mg/d 或等效的其他激素。如严重的急性发作，可静脉使用甲基泼尼松龙 80～160mg，或氢化可的松 400～1000mg 分次给药。全身糖皮质激素的疗程一般为 5～7 天。

3. 危重哮喘的处理　经过上述治疗，临床症状和肺功能无改善甚至继续恶化，应及时给予机械通气治疗，机械通气的指征主要包括：神志改变、呼吸肌疲劳、动脉血气提示呼吸性酸中毒，二氧化碳潴留。可先采用面罩无创机械通气，对于无创机械通气无效或不能配合或出现呼吸骤停的患者应及时气管插管机械通气。气管插管早期可短期应用镇静剂、肌松剂，以减少气道阻力，减少气压伤。症状改善后尽早拔管，必要时可用面罩通气过渡。

激素的使用要早期、足量、短程，可用甲基泼尼松龙 80～240mg/d，分次静脉给药。可静脉应用氨茶碱，雾化吸入 β_2 受体激动剂和抗胆碱能药物。对于重度发作性哮喘，硫酸镁和钙离子拮抗剂也可有一定疗效，危重哮喘容易出现严重酸中毒，应注意纠正酸中毒并维持水电解质平衡，加强对症、支持治疗，如合并感染，应给予积极抗感染治疗。

危重哮喘，要尽早入住 ICU，加强心肺功能监护，防止各种并发症的发生。

对于所有急性发作的哮喘患者都要寻找急性发作的诱因，处理各种诱发因素，制定个体化长期治疗方案以及哮喘行动计划，预防再次急性发作。

（五）其他治疗方法

1. 免疫疗法　主要指特异性免疫治疗，是指采用标准化的变应原疫苗作定期反复皮下注射或舌下含服，剂量由低到高，并维持治疗一段时间，以产生免疫耐受，使患者脱敏（或减敏）。治疗 1～2 年，如治疗反应好，可坚持 3～5 年。

2. 支气管热成型术　仅适用于少部分 ICS + LABA 仍控制不好的难治性哮喘。

3. 未来根据表型的个体化治疗　区分哮喘的不同表型，根据表型给予个体化治疗，如重症嗜酸粒细胞性哮喘，除了给予 ICS + LABA 治疗，还可以给予抗 IgE 单抗、抗 IL-4 单抗、抗 IL-5 单抗等；肥胖型哮喘要给予减重等。

九、患者教育和管理

哮喘的教育和管理是哮喘防治工作中重要的组成部分，是提高疗效，减少急性发作，提高患者生活质量的重要措施。在哮喘的管理中建立医患之间的合作伙伴关系，指导患者自我管理，对治疗目标达成共识，制定个体化的书面管理计划，包括自我监测、对治疗方案和哮喘控制水平周期性评估、在症状和（或）PEF提示哮喘控制水平变化的情况下，针对控制水平及时调整治疗以达到并维持哮喘控制。

通过对哮喘患者教育使患者掌握以下知识：①通过长期规范治疗能够有效控制哮喘；②避免触发、诱发因素的方法；③哮喘的本质、发病机制；④哮喘长期治疗方法；⑤哮喘先兆、哮喘发作征象和相应自我处理方法，如何、何时就医；⑥哮喘防治药物知识；⑦如何根据自我监测结果判定控制水平，选择治疗；⑧心理因素在哮喘发病中的作用。可以通过初诊教育、定期开办哮喘学校、健康讲座、患者经验交流会、移动网络平台教育等多种途径和方式对患者教育。哮喘教育是一个长期、持续过程，通过教育与患者建立医患伙伴关系，提高患者的依从性，使患者增加理解、增强自信心、增强自我管理能力，从而减少卫生保健资源。

十、预后

哮喘的预后与转归因人而异，与正确的治疗方案密切相关。通过规范化治疗，儿童哮喘临床控制率可达95%，成人可达80%。如治疗不规范导致反复急性发作，或少数难治性哮喘气道炎症持续控制不佳，可导致不可逆性气道重构，可并发肺源性心脏病。

本章小结

哮喘是以气道慢性炎症为特征的异质性疾病，临床表现为反复发作的咳嗽、胸闷、气喘、呼吸困难；肺功能检查可发现可变的气流受限。治疗哮喘的药物按照药理作用机制分为抗炎药物和扩张支气管药物两大类；吸入给药是哮喘的主要用药途径；吸入糖皮质激素（ICS）是治疗哮喘最基本的药物。哮喘在非发作期长期治疗用药分为控制药物和缓解药物，控制药物主要是吸入型糖皮质激素和吸入型长效 β_2 受体激动剂，缓解药物主要是速效 β_2 受体激动剂。哮喘需要长期规范化治疗；哮喘治疗目标是达到哮喘总体控制。哮喘的教育和管理是哮喘防治工作中重要组成部分。

思考题

1. 简述哮喘的定义、典型的临床表现。
2. 简述哮喘的诊断标准，需要与哪些主要疾病鉴别、鉴别的要点是什么？
3. 哮喘治疗药物根据药理作用机制如何分类？根据非发作期长期治疗中作用地位如何分类？请简述之。
4. 哮喘的治疗目标是什么？

（金美玲）

第七章　慢性支气管炎、慢性阻塞性肺疾病

学习要求

1. **掌握**　慢性支气管炎及慢性阻塞性肺疾病的临床表现、诊断标准。
2. **熟悉**　慢性支气管炎和慢性阻塞性肺疾病的治疗原则、鉴别诊断。
3. **了解**　慢性支气管炎和慢性阻塞性肺疾病的病因和发病机制。

第一节　慢性支气管炎

慢性支气管炎（chronic bronchitis）简称慢支，是气管、支气管黏膜及其周围组织的慢性非特异性炎症。临床上以反复发作的咳嗽、咳痰或伴有喘息为主要表现，每年发病持续3个月或更长，连续2年或2年以上。并排除具有咳嗽、咳痰、喘息症状的其他疾病。控制不当可进展为慢性阻塞性肺疾病，最终导致慢性肺源性心脏病。是一种严重危害人民健康和生活质量的常见病和多发病。

一、病因与发病机制

慢支的病因尚不完全清楚，可能是多种环境因素与机体自身因素长期相互作用的结果。

（一）环境因素

1. 吸烟　吸烟与慢支发病密切相关，吸烟者慢支的患病率比不吸烟者高2～8倍。烟草烟雾中含有煤焦油、尼古丁、氢氰酸和苯并芘等化学物质可直接损伤气道黏膜的上皮细胞，甚至引起支气管黏膜鳞状上皮化生；可使纤毛变短、粘连，甚至脱失，抑制纤毛运动；使杯状细胞和黏液腺增生肥大，黏液分泌增多；使肺泡巨噬细胞吞噬功能减弱；从而降低气道的免疫防御功能。还可刺激副交感神经使支气管平滑肌痉挛，气道狭窄。香烟烟雾还可使氧自由基产生增多，诱导中性粒细胞释放蛋白酶，抑制抗胰蛋白酶系统，破坏肺弹性纤维，引发肺气肿的形成。

2. 理化因素　污染大气中的有害气体（二氧化硫、二氧化氮、氯气、臭氧等）和悬浮颗粒物（粉尘、烟雾、PM10、PM2.5等）、室内污染物（甲醛、苯、氨、微生物、氡等）及寒冷干燥空气刺激均可损伤气道上皮细胞，使纤毛运动减弱，肺泡巨噬细胞吞噬功能降低，导致气道净化能力下降。同时刺激黏膜下感受器，使副交感神经功能兴奋性增高，引起支气管平滑肌收缩，气道阻力增加，使杯状细胞黏液腺增生肥大，黏液分泌旺盛，黏膜血管收缩，局部血循环障碍，均有利于继发细菌感染。

知识链接

PM2.5

PM为英文particulate matter的缩写，翻译成中文叫做颗粒物。PM2.5是指大气中直径

57

小于或等于2.5微米的颗粒物，有时也被称作入肺颗粒物。我们日常常见的雾霾天气大多数情况下就是由PM2.5造成的。虽然PM2.5在大气中的含量极少，但是，由于质量小、携带病毒及有害物质时间长、传输渠道多样、移动距离较远、对人体造成的危害较大，PM2.5的确是名副其实的隐形杀手。PM2.5产生的主要来源，是日常发电、工业生产、汽车尾气排放等过程中经过燃烧而排放的残留物，大多含有重金属等有毒物质。

一般而言，粒径2.5微米至10微米的粗颗粒物主要来自道路扬尘等；2.5微米以下的细颗粒物（PM2.5）则主要来自化石燃料的燃烧（如机动车尾气、燃煤）、挥发性有机物等。气象专家和医学专家认为，由细颗粒物造成的灰霾天气对人体健康的危害甚至要比沙尘暴更大。粒径10微米以上的颗粒物，会被挡在人的鼻子外面；粒径在2.5微米至10微米之间的颗粒物，能够进入上呼吸道，但部分可通过痰液等排出体外，另外也会被鼻腔内部的绒毛阻挡，对人体健康危害相对较小；而粒径在2.5微米以下的细颗粒物，直径不足人类头发丝的1/20大小，不易被阻挡。被吸入人体后会直接进入支气管，75%在肺泡内沉积，干扰肺部的气体交换，引发包括哮喘、支气管炎和心血管病等方面的疾病。

3. 感染因素 感染是慢支发生发展的重要因素之一，以病毒、细菌感染最为常见，引起气管支气管黏膜的损伤和慢性炎症。病毒感染使呼吸道黏膜损伤，破坏黏膜屏障，以流感病毒、鼻病毒、腺病毒和呼吸道合胞病毒为常见。细菌是致病的主要原因，常继发于病毒感染，常见病原体为肺炎链球菌、流感嗜血杆菌、卡他莫拉菌和葡萄球菌等。

4. 过敏因素 伴有喘息症状的慢支患者常常有过敏史。在患者痰液中嗜酸粒细胞数量与组胺含量都有增高。尘埃、尘螨、细菌、真菌、花粉以及化学气体等，都可引起过敏反应，使支气管收缩或痉挛、组织损害并出现炎症反应，继而发生慢支。

（二）机体因素

正常人呼吸道具有完善的免疫防御功能，保持隆突以下气道处于无菌状态。当呼吸道局部免疫防御功能［黏液纤毛运动、咳嗽反射、分泌型免疫球蛋白A（SIgA）、肺泡巨噬细胞的吞噬功能等］减低，或老年人肾上腺皮质功能减退，细胞免疫功能下降，溶菌酶活性降低等，容易造成呼吸道的反复感染，可为慢支发生发展提供条件。另外，自主神经功能失调、气道高反应性、年龄增大、营养因素等均与慢支的发生发展有关。

二、病理

在各种致病因子的作用下，支气管黏膜上皮细胞变性、坏死、脱落，纤毛变短、粘连、倒伏、脱失。后期出现鳞状上皮化生，黏膜和黏膜下充血水肿，杯状细胞和黏液腺增生肥大、分泌旺盛，大量黏液在气道内潴留。各级支气管壁均有炎症细胞浸润（如中性粒细胞、浆细胞、淋巴细胞等）及轻度纤维增生。病情继续发展，炎症由支气管壁向其周围组织扩散，黏膜下层平滑肌束可断裂萎缩，肺泡弹性纤维断裂，黏膜下和支气管周围纤维组织增生，支气管壁的损伤－修复过程反复发生，进而引起支气管壁结构发生改变，管壁增厚、僵硬、塌陷，管腔狭窄，导致通气功能障碍，进一步发展成慢性阻塞性肺气肿。

三、临床表现

（一）症状

缓慢起病，病程长，因呼吸道反复感染诱发急性发作，反复急性发作而病情加重。主要症状为咳嗽、咳痰，或伴有喘息。

1. 咳嗽　常于冬春季加重，夏季减轻。

2. 咳痰　一般为白色黏液或浆液泡沫性痰，晨起时排痰较多。

3. 喘息或气急　部分患者可伴有喘息，可能合并支气管哮喘。若发展为慢性阻塞性肺气肿可表现为活动后气急。

（二）体征

早期可无明显异常体征。急性发作时肺底部可闻及散在的干、湿啰音，咳嗽后可减少或消失。

（三）临床分期

1. 急性发作期　1周内咳、痰、喘症状明显加重，出现多量脓痰或黏液脓性痰，或伴有发热等炎症表现。

2. 慢性迁延期　不同程度的咳、痰、喘，其中一项症状迁延1个月以上者。

3. 临床缓解期　症状基本消失，或仅有轻微咳嗽、咳少许白痰，持续2个月以上者。

四、实验室和其他辅助检查

1. 胸部X线检查　早期可无异常。反复发作引起支气管壁增厚、扭曲、变形，表现为肺纹理增粗、增多、紊乱，呈网状或条索状、斑点状阴影，以双下肺野明显。

2. 肺功能检查　早期可无异常。典型的肺功能改变是通气功能障碍，表现为第一秒用力呼气容积（FEV_1）及第一秒用力呼气容积（FEV_1）占用力肺活量（FVC）的比值（FEV_1/FVC）减低，最大呼气流速－容量曲线在75%和50%肺容量时，流量明显降低。当吸入支气管舒张药后$FEV_1/FVC < 70\%$，提示已发展为慢性阻塞性肺疾病。

3. 血液检查　急性发作期可出现白细胞总数和（或）中性粒细胞比例增高。

4. 痰液检查　可培养出致病菌，同时做药物敏感试验，以指导临床针对性选用抗菌药物。

五、诊断

根据慢性咳嗽、咳痰，或伴有喘息；每年发病持续3个月或更长，连续2年或2年以上；并排除可引起上述症状的其他慢性疾病（如肺结核、肺脓肿、支气管扩张、支气管哮喘、间质性肺疾病等疾患）可作出诊断。

六、鉴别诊断

1. 支气管哮喘　哮喘起病年龄较小，以反复发作性喘息为主要症状，一般无慢性咳嗽、咳痰病史，发作时双肺可闻及哮鸣音。部分患者以刺激性咳嗽为特征，灰尘、油烟、冷空气等容易诱发咳嗽，常有家庭或个人过敏疾病史。对抗生素治疗无效，支气管舒张试验或激发试验阳性可鉴别。

2. 肺结核　常有发热、盗汗、乏力、纳差及消瘦等结核中毒症状。痰涂片抗酸染色找抗酸杆菌及胸部X线检查可以鉴别。

3. 支气管扩张　典型者表现为慢性咳嗽、咳大量脓痰，或反复咯血。胸部CT检查有助鉴别诊断。

4. 支气管肺癌　多数患者有长期大量吸烟史，常为无痰或少痰的刺激性干咳，多为持续性，或原有咳嗽史，近期咳嗽性质发生改变，常有痰中带血。有时表现为反复同一部位的阻塞性肺炎，经抗菌药物治疗未能完全消退。胸部CT及纤维支气管镜等检查，可明确诊断。

5. 肺间质纤维化　起病缓慢，开始仅有咳嗽、咳痰，偶有气短感。严重时在胸部后侧可闻及爆裂音（Velcro啰音）。肺功能检查为限制性通气功能障碍，胸部CT可见肺间质纤维化表现。

七、治疗

（一）急性加重期的治疗

1. 控制感染 感染是慢性支气管炎急性加重的主要诱因，因此积极有效控制感染至关重要。依据患者具体情况经验性选用抗菌药物，如头孢菌素类、喹诺酮类、大环内酯类、β内酰胺类或氨基糖苷类等药物，一般可以口服给药，病情严重时静脉给药。如果能培养出致病菌，可按药敏试验针对性选用抗菌药。

2. 镇咳祛痰 可用复方甘草合剂或复方氯化铵合剂；也可加用祛痰药溴己新、盐酸氨溴索、桃金娘油等。干咳为主者可用镇咳药物，如右美沙芬、那可丁或其合剂等。

3. 平喘 有喘息者可加用解痉平喘药，如氨茶碱或茶碱控释剂，长效 β_2 受体激动剂加糖皮质激素吸入等。

（二）缓解期治疗

戒烟，避免有害气体和其他有害颗粒的吸入。增强体质，预防感冒，也是防治慢性支气管炎的主要内容之一。反复呼吸道感染者，可试用免疫调节剂或中医中药，如细菌溶解产物、卡介菌多糖核酸、胸腺肽等，部分患者可见效。

八、预后

部分患者预后良好；部分患者可发展成阻塞性肺疾病甚至肺心病，预后不良。应监测慢性支气管炎的肺功能变化，以便及时选择有效的治疗方案，控制病情的发展。

第二节 慢性阻塞性肺疾病

慢性阻塞性肺疾病（chronic obstructive pulmonary disease，COPD）简称慢阻肺，是一种具有持续气流受限特征的可以预防和治疗的肺部疾病，气流受限呈进行性加重，与气道和肺部对有害气体或有害颗粒的慢性炎症反应有关。肺功能检查对确定气流受限有重要意义。在吸入支气管舒张剂后，第一秒用力呼气容积（FEV_1）/用力肺活量（FVC）的比值（FEV_1/FVC）<0.70 表明存在持续气流受限。慢阻肺主要累及肺部，但也可以引起肺外各器官的损害。

慢阻肺与慢支和肺气肿密切相关。多数患者是由慢支和肺气肿发展而来。慢支是指每年咳嗽、咳痰或伴有喘息持续 3 个月以上并连续 2 年或 2 年以上，且能除外其他疾病的患者。肺气肿则指肺部终末细支气管远端气腔过度充气，持久膨胀，弹性减退，肺容量增加，并伴有肺泡壁和细支气管壁的破坏，而无明显的肺纤维化。当慢支、肺气肿患者肺功能检查出现持续气流受限时，则能诊断慢阻肺。

慢阻肺是呼吸系统疾病中的常见病和多发病，患病率和病死率均居高不下。1992 年在我国北部和中部地区，对 102230 名农村成人进行了调查，慢阻肺的患病率为 3%。近年来对我国 7 个地区 20245 名成年人进行调查，慢阻肺的患病率占 40 岁以上人群的 8.2%。

因肺功能进行性减退，严重影响患者的劳动能力和生活质量。慢阻肺给患者、家庭及社会造成巨大的经济负担，根据世界银行/世界卫生组织发表的研究，至 2020 年慢阻肺将成为世界疾病经济负担的第五位。

一、病因

确切的病因尚不完全清楚。与慢支类似，可能是多种环境因素与机体自身因素长期互相作用的结果。具体见本章第一节。

二、发病机制

1. 炎症机制　慢阻肺以气道、肺实质及肺血管的慢性炎症为特征，表现为以中性粒细胞、肺巨噬细胞、淋巴细胞为主的炎症反应。这些炎症细胞释放多种介质，破坏肺的结构和（或）促进中性粒细胞炎症反应，中性粒细胞的活化和聚集是慢阻肺炎症过程的一个重要环节，通过释放弹性蛋白酶等多种生物活性物质引起慢性黏液高分泌状态并破坏肺实质。

2. 蛋白酶－抗蛋白酶失衡机制　弹性蛋白是肺实质结缔组织的主要成分。蛋白酶对其有损伤、破坏作用；抗蛋白酶对多种蛋白酶具有抑制功能，其中 α_1－抗胰蛋白酶（α_1－AT）是活性最强的一种。蛋白酶增多或抗蛋白酶不足均可导致肺组织结构破坏，是引起肺气肿的重要原因。吸入有害气体、有害颗粒可以导致蛋白酶产生增多或活性增强，而抗蛋白酶产生减少或灭活加快；同时氧化应激、吸烟等危险因素也可以降低抗蛋白酶的活性。先天性 α_1－抗胰蛋白酶缺乏，多见北欧血统的个体。

3. 氧化应激机制　慢阻肺患者的氧化应激增加。急性加重时氧应激会进一步增加，氧化应激是加重慢阻肺炎症的重要机制。香烟烟雾和其他有害颗粒吸入均能产生氧化物，由活化的炎症细胞如巨噬细胞和中性粒细胞释放，氧化物主要有超氧阴离子、羟根、次氯酸、过氧化氢和一氧化氮（NO）等。氧化物可直接作用并破坏许多生化大分子如蛋白质、脂质和核酸等，导致细胞功能障碍或细胞死亡，还可以破坏细胞外基质；引起蛋白酶－抗蛋白酶失衡；导致炎症基因的表达增加，如激活转录因子 NF－κB，参与多种炎症因子的转录；刺激黏液高分泌，并增加血浆渗出。

4. 其他机制　自主神经功能失调如胆碱能神经张力增高也在慢阻肺发病中起重要作用，此外，营养不良、气温变化等都有可能参与慢阻肺的发生、发展。

三、病理改变

慢阻肺的病理改变主要表现为慢支及肺气肿的病理变化。慢支的病理改变见本章第一节。肺气肿的病理改变可见肺过度膨胀，体积增大，弹性减退。外观灰白或苍白，表面可见多个大小不一的大疱。镜检见肺泡壁变薄，肺泡腔扩大、破裂或形成大疱，血液供应减少，弹力纤维网破坏。细支气管壁有炎症细胞浸润，管壁黏液腺及杯状细胞增生、肥大，纤毛上皮破坏，纤毛减少。按累及肺小叶的部位，可将阻塞性肺气肿分为小叶中央型（图1-7-1）、全小叶型（图1-7-2）及介于两者之间的混合型三类。其中以小叶中央型为多见。小叶中央型是由于终末细支气管或一级呼吸性细支气管炎症导致管腔狭窄，其远端的二级呼吸性细支气管呈囊状扩张，其特点是囊状扩张的呼吸性细支气管位于二级小叶的中央区。全小叶型是呼吸性细支气管狭窄，引起所属终末肺组织，即肺泡管、肺泡囊及肺泡的扩张，其特点是气肿囊腔较小，遍布于肺小叶内。有时两型同时存在一个肺内称混合型肺气肿。多在小叶中央

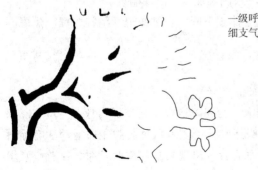

图1-7-1　小叶中央型

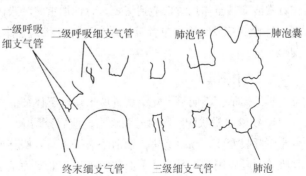

图1-7-2　全小叶型

一级呼吸细支气管　二级呼吸细支气管　肺泡管　肺泡囊
终末细支气管　三级细支气管　肺泡

型基础上，并发小叶周边区肺组织膨胀。

四、病理生理

慢支并发肺气肿时，视其严重程度可引起一系列病理生理改变。早期病变局限于细小气道，仅闭合容积增大，反映肺组织弹性阻力及小气道阻力的动态肺顺应性降低。病变累及大气道时，肺通气功能障碍，最大通气量降低。随着病情的发展，肺组织弹性日益减退，肺泡持续扩大，回缩障碍，则残气量及残气量占肺总量的百分比增加。肺气肿加重导致大量肺泡周围的毛细血管受膨胀肺泡的挤压而退化，致使肺毛细血管大量减少，肺泡间的血流量减少，此时肺泡虽有通气，但肺泡壁无血液灌流，导致生理无效腔气量增大；也有部分肺区虽有血液灌流，但肺泡通气不良，不能参与气体交换。如此，肺泡及毛细血管大量丧失，弥散面积减少，产生通气与血流比例失调，导致换气功能发生障碍。通气和换气功能障碍可引起缺氧和二氧化碳潴留，发生不同程度的低氧血症和高碳酸血症，最终出现呼吸功能衰竭。

 案例讨论

　　临床案例　患者，男性，68 岁，慢性咳嗽、咳痰、喘息 10 余年，每年冬春季加重，夏季减轻，每天晨起时咳嗽排痰，白天减少。近 2 年来上述症状明显加重，且出现活动后气短，呈进行性加重趋势，3 天前因受凉后，咳嗽加重、咳黄脓痰，胸闷、喘憋明显，不能平卧入睡。查体：神志清楚，唇舌发绀，桶状胸，双肺语颤减弱，叩诊呈过清音，心浊音界缩小，肺下界及肺肝浊音界下移，双肺呼吸音减弱，可闻及散在哮鸣音，双下肺野可闻及水泡音。

　　问题　1. 本病例最可能的诊断是什么？其诊断依据是什么？
　　　　　　2. 需要做哪些检查？该如何治疗？

五、临床表现

（一）症状

起病缓慢、病程较长。

1. 慢性咳嗽　通常为首发症状，初期咳嗽呈间歇性，晨间咳嗽明显，夜间有阵咳或排痰。以后早晚或整日均有咳嗽，随病程发展可终身不愈。

2. 咳痰　一般为白色黏液或浆液性泡沫痰，清晨排痰较多，白天少。合并感染时痰量增多，常有脓性痰。

3. 气短或呼吸困难　是慢阻肺的标志性症状。早期在劳力时出现，后进行性加重，以致在日常活动甚至休息时也感到气短。急性加重时呼吸困难加重，出现喘息。

4. 全身症状　晚期患者常出现全身性症状，有体重下降，食欲减退、精神萎靡、焦虑不安等。

（二）体征

早期体征可不明显，随疾病进展出现以下体征。

1. 视诊　桶状胸，胸廓过度膨胀，前后径增大，肋间隙增宽，剑突下胸骨下角增宽。部分患者呼吸变浅，频率增快，辅助呼吸肌参与呼吸运动，严重者可见胸腹矛盾运动和有缩唇呼吸等；呼吸困难加重时常采取前倾坐位；低氧血症者可出现黏膜与皮肤发绀，伴右心衰竭者可见颈静脉怒涨、下肢水肿等。

2. 触诊　双侧呼吸动度及语音震颤减弱。

3. 叩诊 肺部叩诊可呈过清音，心浊音界缩小，肺下界和肺肝浊音界下移。

4. 听诊 两肺呼吸音减弱，呼气延长，部分患者可闻及湿性啰音和（或）干性啰音；心音遥远，剑突下心音较心尖部增强。

六、实验室检查和其他辅助检查

（一）肺功能检查

1. 通气功能检查 是判断持续气流受限的客观指标，对慢阻肺诊断、严重程度评价、疾病进展、预后及治疗反应等均有重要意义。气流受限是以第一秒用力呼气容积（FEV_1）和 FEV_1 与用力肺活量（FVC）之比（FEV_1/FVC）降低来确定的。FEV_1/FVC 是评价气流受限的敏感指标，FEV_1 占预计值百分比（$FEV_1\%$ 预计值），是评估慢阻肺严重程度的良好指标，其变异性小，易于操作，应作为慢阻肺肺功能检查的基本项目。吸入支气管舒张药后 $FEV_1/FVC < 70\%$，可确定为持续气流受限。

2. 肺容量检查 肺总量（TLC）、功能残气量（FRC）和残气量（RV）增高，肺活量（VC）减低，表明肺过度充气，有参考价值。由于 TLC 增加不及 RV 增高程度明显，故 RV/TLC 增高。

3. 弥散功能 一氧化碳弥散量（DLco）及 DLco 与肺泡通气量（VA）比值（DLco/VA）下降，该项指标对诊断有参考价值。

（二）胸部 X 线检查

慢阻肺早期 X 线胸片可无明显变化，以后可出现肺纹理增粗、增多、紊乱等非特异性改变，也可出现肺气肿改变：肺容积增大，胸腔前后径增长，肋骨走向变平，肺野透亮度增高，横膈位置低平，心影狭长，肺门血管纹理呈残根状，肺野外周血管纹理纤细稀少等，有时可见肺大疱形成。

（三）胸部 CT 检查

CT 检查对有疑问病例的鉴别诊断有重要意义。

高分辨 CT（HRCT）对辨别小叶中央型或全小叶型肺气肿及确定肺大疱的大小和数量，有很高的敏感性和特异性，对预计肺大疱切除或外科减容手术等的效果有一定价值。

（四）动脉血气检查

当 $FEV_1 < 40\%$ 预计值时或具有呼吸衰竭或右心衰竭的慢阻肺患者，均应做动脉血气检查。对确定发生低氧血症、高碳酸血症、酸碱平衡失调以及判断呼吸衰竭的类型有重要价值。

（五）其他

慢阻肺患者可见血红蛋白及红细胞增高；合并细菌感染时，外周血白细胞及中性粒细胞比例增高，核左移；痰涂片可见大量中性粒细胞，痰培养可能查出各种病原菌；常见病原菌为肺炎链球菌、流感嗜血杆菌、卡他莫拉菌、肺炎克雷伯杆菌等。反复住院和行机械通气的患者可见不动杆菌和铜绿假单胞菌等。

七、慢阻肺的分期

分为急性加重期和稳定期，急性加重期（慢性阻塞性肺疾病急性加重）指患者呼吸道症状超过日常变异范围的持续恶化，并需改变药物治疗方案，在疾病过程中，患者常有短期内咳嗽、咳痰、气短和（或）喘息加重，痰量增多，呈脓性或黏液脓性，可伴发热等炎症明显加重的表现。稳定期则指患者咳嗽、咳痰和气短等症状稳定或症状较轻，病情恢复到急性加重前的状态。

八、慢阻肺的综合评估

目前多主张对稳定期慢阻肺采用综合指标体系进行病情严重程度评估。根据患者的临床症状、急性加重风险、肺功能异常的严重程度及并发症情况进行综合评估，其目的是确定疾病的严重程度，包括气流受限的严重程度，患者的健康状况和未来急性加重的风险程度，最终目的是指导治疗。

1. 症状评估 采用改良版英国医学研究委员会呼吸困难问卷（mMRC 问卷）对呼吸困难严重程度进行评估（表 1-7-1）。

表 1-7-1 mMRC 问卷

mMRc 分级	呼吸困难症状
0 级	剧烈活动时出现呼吸困难
1 级	平地快步行走或爬坡时出现呼吸困难
2 级	由于呼吸困难，平地行走时比同龄人慢或需停下来休息
3 级	平地行走 100m 左右或数分钟后即需停下来喘气
4 级	因严重呼吸困难不能离开家，或在穿衣脱衣时即出现呼吸困难

2. 肺功能评估 应用气流受限的程度进行肺功能评估，可使用 GOLD 分级：慢阻肺患者吸入支气管扩张剂后 $FEV_1/FVC < 70\%$；再根据其 FEV_1 占预计值百分比下降程度进行慢阻肺的严重程度分级（表 1-7-2）。

表 1-7-2 慢阻肺患者气流受限严重程度肺功能分级

肺功能分级	气流受限程度	FEV_1 占预计值百分比（$FEV_1\%$ pred）
GOLD1 级	轻度	$FEV_1\%$ pred $\geq 80\%$
GOLD2 级	中度	$50\% \leq FEV_1\%$ pred $< 80\%$
GOLD2 级	重度	$30\% \leq FEV_1\%$ pred $< 50\%$
GOLD4 级	极重度	$FEV_1\%$ pred $< 30\%$

3. 急性加重风险评估 上一年发生 2 次或以上急性加重者，或上一年因急性加重住院一次，均提示今后频繁发生急性加重的风险增加。

应综合症状评估、肺功能分级和急性加重的风险对稳定期慢阻肺患者的病情严重程度做出综合性评估，并依据该评估结果选择稳定期的主要治疗药物（表 1-7-3）。

表 1-7-3 稳定期慢阻肺患者病情严重程度综合性评估及其主要治疗药物

患者综合评估分组	特征	肺功能分级	上一年急性加重次数	mMRC 分级	首选治疗药物
A 组	低风险症状少	GOLD1~2 级	<2 次	<2 级	SAMA 或 SABA 必要时
B 组	低风险症状多	GOLD1~2 级	<2 次	≥2 级	LAMA 或 LABA
C 组	高风险症状少	GOLD3~4 级	≥2 次	<2 级	ICS 加 LABA 或 LAMA
D 组	高风险症状多	GOLD3~4 级	≥2 次	≥2 级	ICS 加 LABA 或 LAMA

九、诊断和鉴别诊断

（一）诊断

主要根据吸烟等高危因素接触史、临床症状、体征及肺功能检查等综合分析确定。持续气流受限是慢阻肺诊断的必备条件。吸入支气管舒张药后 $FEV_1/FVC < 70\%$ 及 $FEV_1 < 80\%$ 预计值可确定为持续气流受限。

有少数患者并无咳嗽、咳痰症状，仅在肺功能检查时 $FEV_1/FVC < 70\%$，而 $FEV_1 \geq 80\%$

预计值，在除外其他疾病后，亦可诊断为慢阻肺。

（二）鉴别诊断

1. 支气管哮喘 多在儿童或青少年期起病，以反复发作性喘息为特征，发作时两肺布满哮鸣音，常有家庭或个人过敏史，症状经治疗后可缓解或自行缓解。哮喘的气流受限多为可逆性，支气管舒张试验阳性。某些患者可能存在慢阻肺合并支气管哮喘，在这种情况下，表现为气流受限不完全可逆，从而使两种疾病重叠存在，称为哮喘慢阻肺重叠综合征（ACOS）。

2. 支气管扩张症 本病多见于青少年，反复发生呼吸道感染，表现为慢性咳嗽、咳痰、反复咯血。合并感染时咳大量脓性痰。查体常有下胸部背部固定持久的湿性啰音。胸部 X 片显示肺纹理粗乱或呈卷发状，高分辨 CT 可见支气管扩张改变。

3. 肺结核 除咳嗽、咯血等呼吸道症状外，可有午后低热、乏力、纳差、盗汗等结核中毒症状，痰检可发现抗酸杆菌，胸部 X 线片检查可发现病灶。

4. 弥漫性泛细支气管炎 大多数为男性非吸烟者，几乎所有患者均有慢性鼻窦炎；X 胸片和高分辨率 CT 显示弥漫性小叶中央结节影和过度充气征，红霉素治疗有效。

5. 支气管肺癌 刺激性咳嗽、咳痰，可有痰中带血，或原有慢性咳嗽、咳嗽性质发生改变，胸部 X 线片及 CT 可发现占位病变、阻塞性肺不张或阻塞性肺炎。痰细胞学检查、纤维支气管镜检查有助于明确诊断。

十、并发症

慢阻肺病情进展，可出现慢性呼吸衰竭、自发性气胸、慢性肺源性心脏病等严重并发症。

十一、治疗

（一）稳定期治疗

1. 治疗目标 控制症状，减少并发症，防止病情进展；改善呼吸功能和改善健康状况，提高生活质量；防止和治疗急性加重，降低死亡率。

2. 教育与管理 教育和劝导患者戒烟，可有效减慢肺功能损害；避免接触有害气体和有害颗粒。帮助患者了解慢阻肺的相关知识，学会自我控制病情和呼吸锻炼（腹式呼吸及缩唇呼吸等），更好的配合治疗和加强预防措施，减少反复加重，维持病情稳定，提高生活质量。

3. 药物治疗 药物治疗用于预防和控制症状，减少急性加重的频率和严重程度，提高运动耐力和生活质量。根据疾病的严重程度及患者对治疗的反应及时调整治疗方案。

（1）**支气管舒张药** 是控制慢阻肺症状的主要药物，可松弛支气管平滑肌，扩张支气管，缓解气流受限。短期按需应用以缓解气喘症状，长期规则应用以控制症状，减少急性加重的风险，提高运动耐力和生活质量。与口服药物相比，吸入剂的不良反应小，首选吸入治疗。

β_2肾上腺素受体激动剂：有短效的沙丁胺醇（salbutamol）及特布他林（terbutaline）等定量雾化吸入剂，每次 $100 \sim 200\mu g$（$1 \sim 2$ 喷），数分钟内开始起效，$15 \sim 30$ 分钟达到峰值，疗效持续 $4 \sim 5$ 小时，每 24 小时不超过 $8 \sim 12$ 喷。主要用于缓解症状，按需给药。沙美特罗（salmeterol）、福莫特罗（formoterol）等长效 β_2肾上腺素受体激动剂，作用持续 12 小时以上，较短效 β_2肾上腺素受体激动剂更有效，且使用方便。

抗胆碱能药：有短效制剂如异丙托溴铵（ipratropium）气雾剂，可阻断 M 胆碱受体，定量吸入，起效较沙丁胺醇慢，但持续时间长，$30 \sim 90$ 分钟达最大效果，持续 $6 \sim 8$ 小时，每次 $40 \sim 80\mu g$（每喷 $20\mu g$），每日 $3 \sim 4$ 次。该药副作用小，长期吸入可改善慢阻肺患者健康状况，尤其适合老年患者使用。长效抗胆碱能药有噻托溴铵，选择性作用于 M_1、M_3 受体，作用长达 24 小时以上，每次吸入 $18\mu g$，每日 1 次。可改善呼吸困难，提高运动耐力和生命质量，减少急性加重。

茶碱类药物：可解除气道平滑肌痉挛，在治疗慢阻肺中应用广泛。该药还有改善心搏出量、舒张全身和肺血管、增加水盐排出、兴奋中枢神经系统、改善呼吸肌功能及某些抗炎作用。茶碱缓释或控释片每日1次或2次口服可达稳定的血浆浓度，对治疗慢阻肺有一定效果。

（2）糖皮质激素　对重度和极重度（Ⅲ级和Ⅳ级）及反复加重的患者，有研究显示长期吸入糖皮质激素与长效 β_2 肾上腺素受体激动剂联合制剂，能持续控制慢阻肺的自然病程进展，增加运动耐量、减少急性加重发作频率、提高生活质量。目前常用剂型有沙美特罗加氟替卡松、福莫特罗加布地奈德。对慢阻肺患者，不推荐长期口服糖皮质激素。

（3）祛痰药　应用祛痰药可使痰液稀释容易排出，常用药物有盐酸氨溴索（ambroxol），30mg，每日3次，N-乙酰半胱氨酸（N-acetylcysteine）0.2g，每日3次，或羧甲司坦（carbo-cisteine）0.5g，每日3次。稀化黏素0.3g，每日3次。

4. 氧疗　长期家庭氧疗（LTOT）对慢阻肺慢性呼吸衰竭患者可提高生活质量和生存率。对血流动力学、运动能力、肺生理和精神状态均会产生有益的影响。LTOT指征：①$PaO_2 \leq$ 55mmHg 或 $SaO_2 \leq 88\%$，有或没有高碳酸血症。②PaO_2 55～60mmHg，或 $SaO_2 < 89\%$，并有肺动脉高压、心功能衰竭或红细胞增多症（血细胞比容>0.55）。一般用鼻导管吸氧，氧流量为 1.0～2.0L/min，吸氧时间>15h/d。目的是使者在海平面水平静息状态下，达到 $PaO_2 \geq$ 60mmHg 和（或）使 SaO_2 升至90%。这样才可维持重要器官的功能，保证周围组织的供氧。

5. 通气支持　无创通气已广泛用于极重度慢阻肺稳定期患者。无创通气联合长期氧疗对某些重症患者，尤其是在日间有明显高碳酸血症的患者或许有一定益处。

6. 康复治疗　是慢阻肺患者一项重要的治疗措施，对进行性加重的气流受限、严重呼吸困难而很少活动的慢阻肺患者，可以有效改善活动能力，提高生活质量。包括呼吸生理治疗，肌肉训练，营养支持，精神治疗及教育等多方面措施。

7. 外科治疗　包括肺大疱切除术、肺减容术和肺移植术。

（二）急性加重期治疗

慢阻肺急性加重是指在疾病过程中，短期内咳嗽、咳痰、气短和（或）喘息加重，痰量增多，呈脓性或黏液脓性，可伴发热等症状。

1. 确定急性加重的原因　引起慢阻肺加重的最常见原因是呼吸道感染，以细菌或病毒感染最多见。感染使支气管黏膜充血、水肿、分泌物增多，加重气流受限，患者症状明显加重，严重时出现呼吸衰竭和右心衰竭。

2. 评估病情严重程度　根据其严重程度决定门诊或住院治疗。

3. 持续低流量吸氧　氧疗是慢阻肺急性加重期患者的基础治疗，可采用鼻导管吸氧，或通过文丘里（Venturi）面罩吸氧。鼻导管给氧时，吸入的氧浓度与给氧流量有关，估算公式为吸入氧浓度（%）=21+4×氧流量（L/min）。一般吸入氧浓度为28%～30%，应避免吸入氧浓度过高引起二氧化碳潴留。保证88%～92%氧饱和度为目标，氧疗30分钟后应复查动脉血气，确认氧疗效果。

4. 支气管舒张药　药物同稳定期。

短效 β_2 受体激动剂较适用于慢阻肺急性加重期的治疗。若效果不佳，可加用抗胆碱能药物（异丙托溴铵、噻托溴铵等）。有严重喘息症状者可给予较大剂量雾化吸入治疗，如应用沙丁胺醇500μg或异丙托溴铵500μg，或沙丁胺醇1000μg加异丙托溴铵250～500μg，通过小型雾化器给患者吸入治疗以缓解症状。亦可考虑静脉滴注茶碱类药物。

5. 抗生素　细菌感染是诱发慢阻肺急性加重的主要诱因，故抗生素治疗至关重要。当患者呼吸困难加重，咳嗽伴痰量增加、有脓性痰时，应根据患者严重程度结合所在地常见病原菌类型及药物敏感情况尽早选用敏感抗生素治疗。病情较轻者可使用青霉素、阿莫西林/克拉维酸、大环内酯类、氟喹诺酮类、第一代或第二代头孢菌素类抗生素，一般可口服给药。病

情较重者可用 β 内酰胺类/β 内酰胺酶抑制剂；第二代头孢菌素、氟喹诺酮类和第三代头孢菌素类。住院患者应当根据疾病严重程度和预计的病原菌更积极的给予抗生素，一般多静脉滴注给药。如果找到确切的病原菌，根据药敏结果选用抗生素。

6. 糖皮质激素　对需住院治疗的急性加重期患者可考虑口服泼尼松龙 30mg～40mg/d，连续用 10～14 天后停药，对个别患者视情况逐渐减量停药；也可静脉给予甲泼尼龙 40mg～80mg 每日一次，连续 3～5 天。必要时改为口服并逐渐减量。

7. 祛痰剂　药物同稳定期。

8. 机械通气　包括无创通气和有创通气，是生命支持的一种手段，在此条件下，通过药物治疗消除慢阻肺急性加重的原因，使呼吸衰竭得到逆转。根据病情需要首选无创通气，但在积极的药物和无创通气治疗后，患者病情仍进行性恶化，出现危及生命的酸碱失衡和（或）意识改变时，宜用有创机械通气治疗，待病情好转后，可根据情况采用无创通气进行序贯治疗。

如患者有呼吸衰竭、肺源性心脏病、心力衰竭，具体治疗方法可参阅有关章节治疗内容。

十二、预防

慢阻肺的预防非常重要。确定和避免发病的危险因素、急性加重的诱发因素以及增强机体免疫力对于预防和治疗慢阻肺非常重要。鼓励所有吸烟者戒烟；控制职业性和环境污染，避免或防止有害气体或有害颗粒的吸入。积极防治婴幼儿和儿童期的呼吸系统感染。定期接种流感疫苗、肺炎链球菌疫苗、细菌溶解物、卡介菌多糖核酸等对防止慢阻肺患者反复感染可能有益。生活规律，适当运动，采用步行、太极拳或跑步等不同强度的运动，不仅可以增强肌肉的活动能力和增强呼吸功能，还可以增强体质。这也是预防和治疗慢阻肺最经济、有效的手段。肺康复训练有助于改善活动能力及健康状况。此外，对于有慢阻肺高危因素的人群，应定期进行肺功能监测以尽可能早期发现慢阻肺并及时予以干预。

本章小结

慢支是指环境因素（感染性因素及非感染性因素）长期反复作用引起气管、支气管黏膜及其周围组织的慢性非特异性炎症。临床主要表现为慢性咳嗽、咳痰或伴有喘息，每年发病持续 3 个月或更长时间，并连续 2 年或 2 年以上者。长期慢性炎症最终导致气道阻塞，引发阻塞性肺气肿。

慢阻肺是一种具有持续气流受限特征的可以预防和治疗的肺部疾病，气流受限呈进行性加重，与气道和肺组织对烟草烟雾等有害气体或颗粒的慢性炎症反应增强有关。多见于中老年人（＞40 岁）。起病缓慢，多在冬季、秋冬或季节转换时发作。慢阻肺的诊断应根据危险因素接触史、临床症状、体征及实验室检查等资料，综合分析确定。确诊需要进行肺功能检查，吸入支气管舒张剂后 $FEV_1/FVC < 70\%$ 即明确存在持续的气流受限，除外其他疾病后可确诊为慢阻肺。慢阻肺治疗原则以扩张气道，改善症状，预防或减少急性加重为主。

思考题

1. 简述慢支及慢阻肺的定义、临床表现。
2. 简述慢支及慢阻肺的诊断依据、主要鉴别的疾病及鉴别要点。
3. 简述慢支及慢阻肺的治疗原则。

（朱凤英）

第八章　原发性支气管肺癌

学习要求

1. **掌握**　肺癌的临床表现、诊断、鉴别诊断及治疗原则。
2. **熟悉**　肺癌的病理、实验室检查。
3. **了解**　肺癌的病因、治疗现状与预防措施。

原发性支气管肺癌（primary bronchogenic carcinoma），简称肺癌（lung cancer），是我国最常见的恶性肿瘤之一。其起源于支气管黏膜上皮或腺体，早期发病隐匿，随疾病进展，晚期常有淋巴结转移和血行播散，严重危害人类健康。

一、流行病学

肺癌是世界上发病率和病死率最高的恶性肿瘤。全世界每年新发肺癌病例数为 160 万，而肺癌导致的死亡病例数每年为 140 万。在我国，近年来肺癌的发病率有明显增长趋势，肺癌已成为恶性肿瘤死亡的首要原因。全国肿瘤登记中心 2014 年发布的数据显示，2010 年，我国新发肺癌病例 60.59 万，肺癌发病率为 35.23/10 万，同期肺癌死亡率为 27.93/10 万。

二、病因和发病机制

病因和发病机制尚未完全明确，通常认为与下列因素有关。

1. 吸烟　目前认为吸烟是肺癌的最重要的高危因素。纸烟的烟雾或烟油中可检出多链芳香烃类化合物（如苯并芘）和亚硝胺等多种化学物质，均有很强的致癌活性。已有研究表明，长期大量吸烟者患肺癌的概率是不吸烟者的 10～20 倍，吸烟量与肺癌之间存在着明显的量 - 效关系。此外，吸烟还导致被动吸烟者肺癌发病率明显增加。

2. 职业与环境接触　已被确认的致人类肺癌的职业因素包括石棉、无机砷化合物、二氯甲醚、铬及其他化合物、镍、氡及氡子体、芥子体、氯乙烯、多环芳烃（烟煤、焦油和石油中）、烟草的加热产物等。这些因素可使肺癌发生危险性增加 3～30 倍。另外，大剂量电离辐射可引起肺癌。

3. 空气污染　随着现代化和工业化进程的加快，大气污染与肺癌的关系日益得到重视。有资料统计，城市肺癌发病率明显高于农村，大城市又比中、小城市的发病率高，主要原因是由于工业和交通发达地区，能源消耗和工业废弃物增加，其中化学有毒物质如多环芳烃（PAHs）、氮氧化物（NOx）、硫氧化物等污染大气。另一方面，室内微小环境与肺癌的关系近年来受到国内外学者的关注。室内被动吸烟、燃料燃烧和烹调时加热所释放出的油烟雾均可能产生致癌物，与肺癌特别是女性肺癌发生密切相关。

4. 饮食与营养　有研究证明，大量食用新鲜蔬菜，水果、类胡萝卜素能够降低肺癌的危险性。维生素 A 作为抗氧化剂能直接抑制苯并芘、亚硝酸铵的致癌作用，而 β - 胡萝卜素及其他一些微量元素可调节细胞生长分化并抑制某些致癌物和 DNA 的结合，拮抗促癌物的作用。饱和脂肪的高摄入是肺癌高危险因素之一。高温条件下烹饪肉类会产生杂环胺，已经发现其摄入过多会增加肺癌危险度。

5. 遗传和基因改变 许多研究证明，遗传因素可能在对环境致癌物易感的人群和（或）个体中起重要作用。与肺癌关系密切的癌基因主要有 *ras* 和 *myc* 基因家族、*c - erbB - 2*、*Bcl -*
2 等。相关的抑癌基因包括 *p53*、*Rb*、*CDKN2*、*FHIT* 基因等。与肺癌发生、发展相关的分子改变还包括错配修复基因如 *hMSH2* 及 *hPMS1* 的异常、端粒酶的表达。

6. 其他 有研究表明，肺部慢性疾病如慢性阻塞性肺病，肺结核、弥漫性肺间质纤维化等患者肺癌发生率高于正常人群。

三、病理和分类

（一）按解剖学部位分类

1. 中央型肺癌 发生在段支气管以上至主支气管的肺癌称为中央型肺癌，约占 3/4，以鳞状上皮细胞癌和小细胞未分化癌较多见。

2. 周围型肺癌 发生在段支气管以下的肺癌称为周围型肺癌，约占 1/4，以腺癌较为多见。

（二）按组织病理学分类

肺癌的组织病理学分类现分为小细胞肺癌（small cell lung cancer，SCLC）和非小细胞肺癌（non small cell lung cancer，NSCLC）两大类。

1. 非小细胞肺癌

（1）鳞状上皮细胞癌 简称鳞癌，多见于老年男性，与吸烟相关。以中央型肺癌多见，并有向管腔内生长的倾向，早期常引起支气管狭窄导致肺不张或阻塞性肺炎。癌组织易变性、坏死，形成空洞或癌性肺脓肿。典型的鳞癌显示细胞角化、角化珠形成和（或）细胞间桥。对于分化较差的鳞癌，需要免疫组化方法辅助诊断。

（2）腺癌 典型的腺癌呈腺管或乳头状结构，细胞大小比较一致，圆形或椭圆形，胞质丰富，常含有黏液，核大，染色深，常有核仁，核膜比较清楚。腺癌倾向于管外生长，也可循肺泡壁蔓延，常在外周肺形成结节或肿块。腺癌早期即可侵犯血管、淋巴管从而发生转移。

2011 年国际肺癌研究学会、美国胸科学会和欧洲呼吸学会（IASLC、ATS、ERS）联合推出了肺腺癌的国际多学科分类新标准，首次提出了分别适用于手术切除标本、小活检及细胞学的分类方法，将腺癌分为：①浸润前病变，包括原位腺癌（adenocarcinoma in situ，AIS）与不典型腺瘤性增生（atypical adenomatous hyperplasia，AAH）；②微浸润性腺癌（minimally invasive adenocarcinoma，MIA）；③浸润性腺癌；④浸润性腺癌的变异型。

（3）大细胞癌 典型大细胞癌细胞核大，核仁明显，核分裂象常见，胞质丰富。多发生在肺门附近或肺边缘的支气管，转移较小细胞未分化癌晚，手术切除机会较大。

（4）其他 腺鳞癌、肉瘤样癌、唾液腺型癌（腺样囊性癌、黏液表皮样癌）、其他和未分类癌（淋巴上皮瘤样癌、NUT 癌）等。

2. 小细胞肺癌 是肺癌中恶性程度最高的一种，占原发性肺癌的 10% ~ 15%。典型小细胞癌细胞多为类圆形或圆形，细胞小，胞质少。核呈细颗粒状或深染，核仁不明显，分裂象常见。其中，燕麦细胞型和中间型可能起源于神经外胚层的 Kulchitsky 细胞或嗜银细胞。细胞质内含有神经内分泌颗粒，具有内分泌和化学受体功能，能分泌 5 - 羟色胺、儿茶酚胺、组胺、激肽等肽类物质，可引起类癌综合征（carcinoid syndrome）。小细胞癌多发生于肺门附近的大支气管，倾向于黏膜下层生长，常侵犯管外肺实质，易与肺门、纵隔淋巴结融合成团块。癌细胞生长快，侵袭力强，远处转移早。2015 版的 WHO 肺癌新分类方法根据细胞起源提出把类癌、小细胞肺癌和大细胞神经内分泌癌归入神经内分泌肿瘤，目前仍存有很大争议。

需要指出的是，对于形态学不典型的病例或晚期不能手术的患者病理诊断需结合免疫组化染色尽可能进行亚型分类。腺癌与鳞状细胞癌鉴别的免疫组化标记物宜选用 TTF‐1、Napsin‐A、p63、P40 和 CK5/6；神经内分泌肿瘤标记物宜选用 CD56、Syn、CgA、Ki‐67 和 TTF‐1。

对于腺癌或含腺癌成分的其他类型肺癌以及小标本鳞癌，建议在诊断的同时常规进行表皮生长因子受体（epidermal growth factor receptor，EGFR）基因突变和间变性淋巴瘤激酶（anaplastic lymphoma kinase，ALK）融合基因、ROS1 基因等检测，为肺癌的靶向治疗提供参考。

 案例讨论

> **临床案例** 男性，69 岁，咳嗽伴痰血 2 月入院。无发热、黄脓痰、盗汗等症状。既往吸烟史 30 年，每天 40 支。查体：右锁骨上可扪及一质硬淋巴结，活动度差，肺部听诊双肺呼吸音清，未闻及干湿啰音。胸片显示左肺门块状阴影。
>
> **问题** 1. 该患者的诊断首先考虑什么？
> 2. 为明确诊断，需要进一步检查的项目有哪些？
> 3. 应与哪些疾病进行鉴别诊断？
> 4. 治疗前应完善哪些评估？其治疗原则是什么？

四、临床表现

早期可无明显症状，当病情发展到一定程度时，常出现以下表现。

（一）原发肿瘤引起的局部症状和体征

1. 咳嗽 是最常见的症状，多为刺激性干咳。伴有继发感染时，咳痰增加且呈黏液脓性。肺癌所致的咳嗽可能与阻塞性肺炎、胸膜侵犯、肺不张及其他胸内合并症等有关。肿瘤生长在段以下较细小支气管黏膜时，咳嗽多不明显。对于吸烟或患慢性支气管炎的患者，如咳嗽程度加重，咳嗽性质改变如呈高音调金属音时，要高度警惕肺癌的可能性。

2. 痰中带血或咯血 亦是肺癌的常见症状。由于肿瘤组织血供丰富，质地脆，咳嗽时血管破裂而致出血，亦可能由肿瘤局部坏死引起。肿瘤向管腔内生长者可有间歇或持续性痰中带血。如果病变严重侵蚀大血管，则可引起大咯血。

3. 胸痛 常表现为胸部不规则的隐痛或钝痛。可由于肿瘤侵犯所致，也可由于阻塞性炎症波及部分胸膜或胸壁引起。肿瘤侵犯壁层胸膜或胸壁，可引起尖锐而断续的胸膜性疼痛，疼痛于呼吸、咳嗽时加重。肋骨、脊柱受侵犯时可有压痛点，而与呼吸、咳嗽无关。

4. 气急或胸闷 肿瘤向支气管内生长，引起部分气道阻塞或纵隔/肺门淋巴结转移，压迫气管、隆突或主支气管时，可出现气急、胸闷症状，偶尔表现为喘鸣，听诊时可发现局限或单侧哮鸣音。肺癌引起大量胸腔积液时压迫肺组织并使纵隔严重移位，或有心包积液时，也可出现胸闷、气急、呼吸困难，但抽液后症状可缓解。另外，肺癌广泛肺内转移，阻塞性肺炎或肺不张、癌性淋巴管炎等使呼吸面积减少，气体弥散功能障碍，导致严重的通气/血流比值失调，也可引起呼吸困难，常伴有发绀。

5. 声音嘶哑 肿瘤直接压迫或转移致纵隔淋巴结压迫喉返神经而致一侧声带麻痹，可发生声音嘶哑，通常伴随有咳嗽。

6. 胸水 胸水通常提示肿瘤转移累及胸膜或肺淋巴回流受阻。恶性胸水的特点为增长速度快，多呈血性。常见的症状有呼吸困难、咳嗽、胸闷与胸痛等。

7. 上腔静脉阻塞综合征 肿瘤直接侵犯或纵隔淋巴结转移压迫上腔静脉，以及腔静脉内癌栓阻塞静脉回流均可引起。表现为颜面部浮肿、颈胸部静脉曲张、颈部及右上肢肿胀、颈静脉扩张，患者常主诉呼吸困难、咳嗽、胸痛以及吞咽困难。

8. Horner 综合征　肺尖部肺癌又称肺上沟瘤（Pancoast 瘤），易压迫或侵犯颈交感神经，引起 Horner 综合征，表现为病侧眼睑下垂、瞳孔缩小、眼球内陷，同侧颜面部无汗等。也常有肿瘤压迫或侵犯臂丛神经，表现为同侧上肢烧灼样放射性疼痛、局部感觉异常。

（二）全身症状

1. 发热　中央型肺癌肿瘤生长时，常先阻塞段或叶支气管开口，引起相应的肺叶或肺段阻塞性肺炎或不张而出现发热，抗生素治疗可能有效，但因分泌物引流不畅，常反复发作。另外，肿瘤组织坏死亦可引起发热，抗生素治疗通常无效。

2. 体重下降　肺癌晚期由于肿瘤毒素和消耗的原因，并有感染、疼痛所致的食欲减退，可表现为消瘦或恶病质。

（三）肿瘤远处转移引起的症状和体征

1. 中枢神经系统转移　常见的症状为颅内压增高表现，如头痛、恶心、呕吐及精神状态异常。少见的症状为癫痫发作，偏瘫，小脑功能障碍，定向力和语言障碍。此外还可有脑病，小脑皮质变性，外周神经病变，肌无力及精神症状。

2. 骨转移　常见部位有肋骨、脊椎、髂骨、股骨等，可引起骨痛和病理性骨折。脊柱转移可压迫椎管导致阻塞或压迫症状。

3. 腹腔脏器转移　肝脏为常见转移部位，可表现为食欲减退、肝区疼痛，有时伴有恶心。部分小细胞肺癌可转移到胰腺，表现为胰腺炎症状或阻塞性黄疸。另外，肺癌也可转移到肾上腺和腹膜后淋巴结，多无临床症状。

4. 淋巴结转移　最常见的是纵隔淋巴结和锁骨上淋巴结，多固定且质硬，逐渐增大、增多，可以融合，多无痛感。气管旁或隆突下淋巴结肿大可压迫气道，出现胸闷、气急。压迫食管可出现吞咽困难。

5. 心包积液　肿瘤可通过直接侵犯心脏，亦可以淋巴管逆行播散，阻塞心脏的引流淋巴管引起心包积液，表现为气急、心悸、颈面部静脉怒张、心界扩大、心音低远等。

6. 皮下结节　皮下转移时可在皮下触及结节。

（四）副癌综合征

由于肺癌所产生的某些特殊活性物质（包括激素、抗原、酶等），患者可出现一种或多种肺外症状，称之为副癌综合征（paraneoplastic syndrome）。常可出现在其他症状之前，并且可随肿瘤的消长而消退。

1. 肥大性肺性骨关节病　临床上主要表现为杵状指（趾），长骨远端骨膜增生，新骨形成，受累关节肿胀、疼痛。

2. 异位促性腺激素分泌综合征　由于肿瘤自主性分泌促黄体生成素及绒毛膜促性腺激素而刺激性腺类固醇分泌所致。多表现为男性双侧或单侧乳腺发育。

3. 异位促肾上腺皮质激素（ACTH）分泌综合征　由于肿瘤分泌 ACTH 或类肾上腺皮质激素释放因子活性物质，使血浆皮质醇增高，临床症状与 Cushing 综合征相似。小细胞肺癌引起者，主要表现为明显的色素沉着、进行性肌无力、周围性水肿、高血压、糖尿病、低钾性碱中毒等。

4. 抗利尿激素（ADH）分泌异常综合征　癌组织分泌大量的 ADH 或具有抗利尿作用的多肽物质所致。其特征是低钠血症（血清钠 < 135mmol/L）伴有血清和细胞外液低渗透压（血浆渗透压 < 280mOsm/kg）。临床表现为厌食，恶心，呕吐等水中毒症状，还可伴有逐渐加重的神经并发症。

5. 神经肌肉综合征（Eaton – Lambert 综合征）　表现为随意肌力减退和极易疲劳。症状与肿瘤的部位和有无转移无关。

6. 高钙血症 是由肿瘤分泌甲状旁腺激素或一种溶骨物质（多肽）所致，常见于鳞癌。临床上以高血钙、低血磷为特点，患者表现为嗜睡，厌食，恶心，呕吐和体重减轻及精神变化。

7. 类癌综合征 是由于肿瘤分泌5-羟色胺、缓激肽，血管舒缓素和儿茶酚胺等物质所致。主要表现为支气管痉挛性哮喘、阵发性心动过速、水样腹泻和皮肤潮红等。多见于腺癌和燕麦细胞癌。

此外，还可有皮肤病变如黑色棘皮症及皮肌炎、掌跖皮肤过度角化症、硬皮病，以及栓塞性静脉炎、非细菌性栓塞性心内膜炎、共济失调等肺外表现。

五、影像学及其他检查

（一）影像学检查

包括：X线胸片、CT、磁共振成像（magnetic resonance imaging，MRI）、超声、核素显像、正电子发射计算机断层扫描（positron emission tomography/computed tomography，PET-CT）等方法，主要用于肺癌诊断、分期、再分期、疗效监测及预后评估等。在肺癌的诊治过程中，应根据不同的检查目的，合理、有效地选择一种或多种影像学检查方法。

1. 胸部X线 是发现肿瘤的最重要的一种方法。当对胸片基本影像有疑问，或需要了解病变的细节时应进一步检查。

2. 胸部CT 能够显示胸片上难以发现的影像信息，可以有效地检出早期周围型肺癌，进一步验证病变所在的部位和累及范围，也可帮助鉴别良、恶性，是目前肺癌诊断、分期、疗效评价及治疗后随诊中最重要和最常用的影像手段。

中央型肺癌多表现为单侧性不规则的肺门部肿块，可由于肿瘤生长或肿瘤与转移性肺门/纵隔淋巴结融合所致；由于肿瘤对气管、支气管完全阻塞或部分阻塞可引起肺不张、阻塞性肺炎、局限性肺气肿等间接征象。肺不张伴有肺门淋巴结肿大时，下缘可表现为倒S状影像，是中央型肺癌特别是右上叶中央型肺癌的典型征象（图1-8-1）。

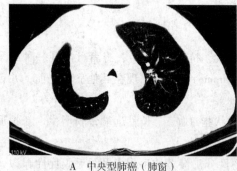
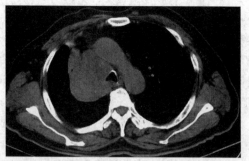

A 中央型肺癌（肺窗）　　　　　　　　B 中央型肺癌（纵隔窗）

图1-8-1 中央型肺癌

周围型肺癌早期多呈局限性小斑片状阴影（图1-8-2），边缘不清，密度较淡。如动态观察肿块增大呈圆形或类圆形时，密度增高，边缘常呈分叶状，可伴有脐凹或细毛刺、胸膜凹陷征、支气管充气征和空泡征（图1-8-3）。伴有癌性淋巴管炎时，可见其间引流淋巴管增粗形成条索状阴影伴肺门淋巴结增大。部分周围性肺癌组织液化坏死，继而表现为厚壁、偏心，内缘凹凸不平的癌性空洞。继发感染时，洞内可出现液平。部分腺癌肺内播散后，可表现为类似支气管肺炎的斑片状浸润阴影或双肺大小不等的结节影，边界清楚，密度较高，随病情发展逐渐增多，增大，表现颇似肺炎或肺结核，应予鉴别。另外，肺癌特别是腺癌多易侵犯胸膜，引起胸腔积液；也易侵犯肋骨，引起骨质破坏。

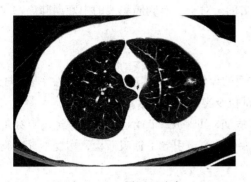
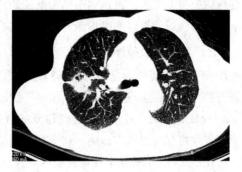

图 1 - 8 - 2　周围型肺癌　　　　　　　　图 1 - 8 - 3　周围型肺癌

胸部 CT 示左上肺局限性小斑片状阴影　　　胸部 CT 示右上肺肿块影，边缘呈分叶状，

　　　　　　　　　　　　　　　　　　　伴有细毛刺、胸膜凹陷征及空泡征

3. MRI MRI 适用于判定脑、脊髓有无转移，头颅增强 MRI 应作为肺癌术前常规分期检查。与 CT 相比，MRI 在明确肿瘤与大血管之间的关系上有优越性，而在发现小病灶（＜5mm）方面则不如 CT 敏感，可选择性地用于病灶部位检查。

4. 超声 主要用于发现腹部脏器以及腹腔、腹膜后淋巴结有无转移，也用于浅表淋巴结的检查；对于邻近胸壁的肺内病变或胸壁病变，可鉴别其囊、实性以及进行超声引导下穿刺活检；超声还常用于胸腔积液及心包积液抽取定位。

5. 放射性核素骨显像 简称骨扫描检查，是用于判断肺癌骨转移的常规筛查项目，骨显像阳性者需要作阳性区域骨的 X 线、CT、MRI 扫描以验证。目前，临床多应用单光子发射计算机断层显像（single - photon emission computed tomography，SPECT）/CT 融合显像，方法简便、无创，利用肿瘤细胞摄取放射性核素与正常细胞之间的差异，可进行肿瘤定位、定性和骨转移诊断。

6. PET - CT 与正常细胞相比，肺癌细胞的代谢及增殖加快，对葡萄糖的摄取增加，注入体内的 18 - 氟 - 2 - 脱氧 D - 葡萄糖（FDG）可相应地在肿瘤细胞内大量积聚，其相对摄入量可以反映肿瘤细胞的侵袭性及生长速度，故可用于肺癌及淋巴结转移的定性诊断。PET 扫描对肺癌的敏感性可达 95%，特异性可达 90%，是肺癌诊断、分期与再分期、疗效评价和预后评估的最佳方法。有条件者推荐使用。

（二）内窥镜检查

1. 支气管镜检查 是诊断肺癌最常用的方法，对诊断、确定病变范围、明确手术指征与方式有帮助。除直接检视支气管黏膜及管腔的病变情况外，其最重要应用价值在于可获取肿瘤组织供病理检查，或吸取支气管分泌物作细胞学检查。一般可视病变部位酌情选用支气管镜直视下活检及刷检、经支气管针吸活检术（transbronchial needle aspiration，TBNA）和超声支气管镜引导的经支气管针吸活检术（endobronchial ultrasound - guided transbronchial needle aspiration，EBUS - TBNA）、经支气管肺活检术（transbronchial lung biopsy，TBLB）。上述几种方法联合应用可以提高检出率。随着电磁导航及支气管径向超声引导技术的发展，经支气管肺活检阳性率有望明显提高，是诊断肺部结节的重要手段。由于 EBUS - TBNA 实时操作，可以穿刺气管或支气管旁的淋巴结和肿块，有助于肺癌诊断和淋巴结分期，且更具有安全性和可靠性，临床逐渐取代纵隔镜应用于肺癌淋巴结分期。

2. 纵隔镜检查 作为确诊肺癌和评估淋巴结分期的有效方法，是目前临床评价肺癌纵隔淋巴结状态的金标准。纵隔镜检查主要用于伴有纵隔淋巴结转移，不适合于外科手术治疗，而其他方法又不能获得病理诊断的患者。

3. 胸腔镜检查 对于其他检查方法无法取得病理标本的早期肺癌，尤其是肺部微小结节病变行胸腔镜下手术，可达到明确诊断及治疗目的。对于伴有胸腔积液的中晚期肺癌，胸腔镜下可以行胸膜活检以明确诊断并行胸膜粘连。

（三）其他检查技术

1. 痰细胞学检查　是目前诊断肺癌简单方便的无创伤性诊断方法之一。阳性率取决于标本是否符合要求、病理科医师技术水平、肿瘤部位及类型、送检次数等因素。

2. 经皮肺穿刺　对于难以定性诊断的胸部病变，可采用 CT 或超声引导下经皮肺穿刺活检来获取细胞学或组织学诊断。病变靠近胸壁者可在超声引导下针吸活检，病变不紧贴胸壁时，可在透视或 CT 引导下穿刺针吸或活检。

3. 浅表淋巴结及皮下转移结节活检术　对于伴有浅表淋巴结肿大及皮下转移结节者，可进行穿刺针吸或活检，以获得病理学诊断。

4. 胸腔穿刺术　胸腔穿刺术可以获取胸腔积液，进行细胞学检查。

5. 胸膜活检术　对于诊断不明的胸腔积液，胸膜活检可以提高阳性检出率。

6. 其他检查　在某些情况下，组织学诊断可对转移病灶施行活检而作出，如肝、骨骼或骨髓等。

7. 开胸肺活检　用于肺部肿块经多种检查和短期诊断性治疗仍未能明确病变性质，肺癌的可能性又不能除外者。但必须根据患者的年龄、肺功能等仔细权衡利弊后决定。

（四）实验室检查

1. 一般检测　为了解患者的一般状况以及是否适于采取相应的诊断治疗措施应行血常规及凝血功能、肝肾功能等生化检查。

2. 血清学肿瘤标志物检测　常用的 NSCLC 标志物有癌胚抗原（CEA）、细胞角蛋白片段 19（CYFRA21－1）、鳞状上皮细胞癌抗原（SCC）以及可溶性膜抗原如 CA－125、CA－199 等。而神经元特异性烯醇化酶（NSE）和胃泌素释放肽前体（ProGRP）则是诊断 SCLC 的常用指标。标志物检测对随访及疗效监测亦有一定参考价值。虽然血清学肿瘤标志物检测对肺癌的诊断有一定帮助，但缺乏特异性。

六、诊断

根据患者症状、体征及典型的影像学表现，多数患者可获得临床诊断。尽管如此，病理检查仍是肺癌治疗前诊断金标准，除明确组织病理学诊断外，须有选择地完善分子病理学诊断如 EGFR 基因突变和 ALK 融合基因等检测。在获得病理诊断的同时，应对病情严重程度进一步评估，完善肿瘤 TNM 分期。

近年来，针对肺癌高危人群的低剂量螺旋 CT 筛查已逐渐被人们所接受，有望提高肺癌的早期诊断率，从而提高生存率甚至治愈率。另一方面，对 40 岁以上长期重度吸烟者有下列情况：无明显诱因的刺激性咳嗽持续 2~3 周，治疗无效；原有慢性呼吸道疾病，咳嗽性质改变者；反复痰中带血而无其他原因可解释者；反复发作的同一部位的肺炎，特别是段性肺炎；原因不明的肺脓肿，无发热、脓痰，抗感染治疗效果不显著；原因不明的四肢关节疼痛及杵状指（趾）；影像学提示局限性肺气肿或段、叶性肺不张，孤立性圆形病灶和单侧性肺门阴影增大者；原有肺结核病灶已稳定，而形态或性质发生改变者；不明原因的胸腔积液，尤以血性、进行性增加者；应高度警惕肺癌可能。

七、肺癌临床分期

2009 年 7 月国际肺癌研究协会（International Association for the Study of Lung Cancer, IASLC）公布了第 7 版肺癌 TNM 分期系统（表 1－8－1、表 1－8－2）。对于 NSCLC 以及接受

外科手术的局限期 SCLC 患者均采用该 TNM 分期系统；而对于接受非手术治疗的 SCLC 患者则建议采用美国退伍军人肺癌协会的局限期和广泛期分期方法，局限期指病变局限于一侧胸腔内，或病变能被纳入一个安全的放疗野内；广泛期则指病变超出一侧胸腔。

表 1 - 8 - 1　肺癌的 TNM 分期

原发肿瘤（T）	
T_X:	原发肿瘤不能评价；或在痰、支气管冲洗液找到癌细胞，但影像学和支气管镜检查没有发现原发肿瘤
T_0:	没有原发肿瘤的证据
Tis:	原位癌
T_1:	肿瘤最大径≤3cm，局限于肺或脏层胸膜内，支气管镜检查可见肿瘤没有侵犯到叶支气管* （即没有累及主支气管） T1a 肿瘤最大径≤2cm T1b 肿瘤最大径 >2cm 但≤3cm
T_2:	肿瘤最大径 >3cm，但≤7cm；或肿瘤具有下列任一特征：肿瘤已经侵犯主支气管，但距隆突≥2cm、侵犯脏层胸膜、扩展到肺门的肺不张或阻塞性肺炎，但不累及全肺 T2a 肿瘤最大径 >3cm 但≤5cm T2b 肿瘤最大径 >5cm 但≤7cm
T_3:	肿瘤最大径 >7cm；或直接侵犯下述结构之一者，如胸壁（包括上沟瘤）、膈肌、膈神经、纵隔胸膜、心包壁层；或肿瘤位于左右主支气管，距隆突 <2cm，但未侵犯隆突；伴有全肺不张或阻塞性炎症；或原发肿瘤所在肺叶内出现单个或多个肿瘤结节。
T_4:	任何大小的肿瘤直接侵犯下述结构之一：纵隔、心脏、大血管、气管、喉返神经、食管、椎体、隆突；或同侧非原发肿瘤所在肺的其他肺叶内出现肿瘤结节
区域淋巴结（N）	
N_X:	不能确定局部淋巴结的转移
N_0:	没有局部淋巴结转移
N_1:	转移至同侧支气管旁淋巴结和（或）同侧肺门淋巴结和肺内淋巴结，包括肿瘤直接侵犯
N_2:	转移至同侧纵隔和（或）隆突下淋巴结
N_3:	转移至对侧纵隔、对侧肺门淋巴结，同侧或对侧斜角肌或锁骨上淋巴结
远处转移（M）	
M_0:	没有远处转移
M_1:	有远处转移 M1a 对侧肺叶单个或多个肿瘤结节；胸膜多个肿瘤结节或恶性胸腔积液或恶性心包积液▲ M1b 远处转移

注：* 任何大小的不常见的局限于支气管壁的表浅肿瘤，即使累及主支气管，也定义为 T_1。▲大部分肺癌患者的胸腔（心包）积液是由肿瘤所引起的，但在少部分患者中，如果多次显微镜下细胞学检查未能找到癌细胞，且积液为非血性和非渗出性的，临床判断该积液与肿瘤无关，不作为分期依据

表 1 - 8 - 2　　TNM 与临床分期的关系

隐性癌	T_X, N_0, M_0	ⅢA 期	$T_{1a,b}$, N_2, M_0
0 期	Tis, N_0, M_0		$T_{2a,b}$, N_2, M_0
ⅠA 期	$T_{1a,b}$, N_0, M_0		T_3, N_1, $N_2 M_0$
ⅠB 期	T_{2a}, N_0, M_0		T_4, N_0, N_1, M_0
ⅡA 期	T_{2b}, N_0, M_0	ⅢB 期	T_4, N_2, M_0
	$T_{1a,b}$, N_1, M_0		任何 T, N_3, M_0
	T_{2a}, N_1, M_0	Ⅳ期	任何 T, 任何 N, M_1
ⅡB 期	T_{2b}, N_1, M_0		
	T_3, N_0, M_0		

八、鉴别诊断

肺癌症状及影像学表现可与某些疾病相类似，易误诊或漏诊，必须及时进行鉴别。

1. 肺结核 典型患者多有发热，盗汗等结核中毒症状；病灶多见于结核好发部位，如肺上叶尖后段和下叶背段；结核菌素试验常阳性，抗结核治疗有效，可与肺癌相鉴别。但各型肺结核病变特点各异，有时难与肺癌相区分，须注意甄别。如肺结核球好发于年轻患者，一般无症状，病灶边界清，密度高，可有包膜，有时含钙化点，周围有纤维结节状病灶，随访多无明显改变；需与周围型肺癌相鉴别。急性粟粒型肺结核患者有发热、体重下降等全身毒性症状，X线表现为细小、分布均匀、密度较淡的粟粒样结节病灶；需与肺腺癌肺内转移相鉴别。另外，结核性渗出性胸膜炎也应与癌性胸水相鉴别。

2. 肺炎 一般发病较急，常有寒战、发热及呼吸道症状，抗菌药物治疗效果明显，病灶吸收迅速而完全。若同一部位反复发生肺炎或无毒性症状，抗生素治疗后肺部阴影吸收缓慢，应警惕肺癌可能。

3. 肺脓肿 起病急，中毒症状严重，常有寒战、高热、咳嗽、咳大量脓臭痰等症状。X线诊断胸片上空洞壁薄，内有液平，周围有炎症改变。血常规检查可发现白细胞和中性粒细胞增多。应与癌性空洞继发感染相鉴别。

4. 淋巴瘤 肺淋巴瘤可呈圆形、类圆形及不规则形结节及肿块，边缘较清晰，多位于肺门区或肺野中外带的胸膜下，常多发，也可以单发，密度均匀，可有浅分叶，部分病灶内可见支气管充气征或肿瘤组织中心坏死出现空洞，有时易与肺癌相混淆。

5. 肺部良性肿瘤 如错构瘤、纤维瘤等，较少见，病程较长，临床上大多无症状，X线摄片上常呈圆形块影，边缘整齐，没有毛刺，也不呈分叶状。

6. 转移性肺癌 晚期乳腺癌、胃肠道肿瘤等常易转移到肺及胸膜，影像学表现为单发或多发肺部结节或肿块、胸腔积液，须注意鉴别。

九、治疗

肺癌治疗应遵循多学科综合治疗与个体化治疗相结合的原则。根据患者肿瘤 TNM 分期、病理组织学类型和分子分型以及患者的机体状况采取多学科综合治疗的模式，有计划、合理地应用手术、化疗、放疗和分子靶向治疗等手段，以期达到最大程度地延长患者的生存时间、控制肿瘤进展和改善患者的生活质量。

（一）外科手术治疗

手术治疗是早期肺癌的主要治疗手段，也是目前临床治愈肺癌的重要方法。手术适应证包括：①Ⅰ、Ⅱ期和部分ⅢA期 NSCLC 和Ⅰ期 SCLC；②部分Ⅳ期 NSCLC，有单发对侧肺转移，单发脑或肾上腺转移者；③临床高度怀疑肺癌的肺内结节，经各种检查无法定性诊断，可手术探查。而全身状况不佳，心、肺、肝、肾等重要脏器功能不能耐受手术者为手术治疗的禁忌证。

电视辅助胸腔镜手术（video–assisted thoracic surgery，VATS）是近年来已经成熟的胸部微创手术技术。手术前，应充分评估决定手术切除的可能性并制订手术方案。

（二）放射治疗

肺癌放疗包括根治性放疗、姑息放疗、辅助放疗和预防性放疗等。

1. NSCLC 放射治疗 放疗可用于因身体原因不能手术治疗的早期 NSCLC 患者的根治性治疗；可手术患者的术前及术后辅助治疗；局部晚期病灶无法切除患者的局部治疗，对于有广泛转移的Ⅳ期 NSCLC 患者，部分患者可以接受原发灶和转移灶的放射治疗以达到姑息减症的目的。对不能手术的ⅢA及ⅢB期患者，建议同步放化疗，也可行序贯化放疗。

2. SCLC 放射治疗 放化疗综合治疗是局限期 SCLC 的标准治疗。局限期患者建议初始治疗就行同步化放疗。对于晚期患者，为了解决因原发灶或转移灶导致的局部压迫症状、骨转移导致的疼痛以及脑转移导致的神经症状等，可采用姑息放疗。

（三）化疗及靶向药物治疗

1. NSCLC　化疗分为姑息化疗、辅助化疗和新辅助化疗，应当严格掌握治疗的适应证。化疗的疗效评价按照 RECIST 标准进行。

对于完全切除的 Ⅱ～Ⅲ 期 NSCLC 患者，推荐含铂两药方案术后辅助化疗 4 个周期。具有高危险因素的 IB 期患者可以考虑选择性地进行辅助化疗。高危因素包括：分化差、神经内分泌癌（除外分化好的神经内分泌癌）、脉管受侵、楔形切除、肿瘤直径 >4cm、脏层胸膜受累和淋巴结清扫不充分等。辅助化疗一般在术后 3～4 周开始，患者术后体力状况需基本恢复正常。而对部分可切除的 Ⅲ 期 NSCLC 患者可行新辅助化疗后再行手术治疗。

晚期 NSCLC 患者体力状况（ECOG）评分 ≤2 分，且主要器官功能可耐受，可给予化疗。目前一线化疗推荐治疗方案为含铂两药联合化疗，如紫杉醇 + 顺铂/卡铂、多西紫杉醇 + 顺铂/卡铂或长春瑞滨 + 顺铂/卡铂，吉西他滨 + 顺铂/卡铂等；对于非鳞癌患者一线化疗还可选用培美曲塞 + 顺铂/卡铂，3 周一次，共 4～6 周期。EGFR 基因敏感突变或 ALK 融合基因阳性患者，可以有针对性地选择靶向药物表皮生长因子受体酪氨酸激酶抑制剂（epidermal growth factor receptor tyrosine kinase inhibitor，EGFR - TKI）如吉非替尼（gefitinib）、厄洛替尼（erlotinib）、国产埃克替尼（icotinib）或 ALK 抑制剂克唑替尼（crizotinib）等治疗。对部分一线治疗达到疾病控制（完全缓解、部分缓解和稳定）的患者，可选择维持治疗。而二线化疗方案，根据大型临床研究的结果，则推荐多西他赛或培美曲塞单药治疗。无论一线或二线治疗中，应给予适当的对症支持治疗。

此外，以肿瘤血管生成为靶点的靶向治疗，如贝伐单抗（bevacizumab）（重组人源化抗血管生长因子单克隆抗体，rhuMAb - VEGF）联合化疗亦被证实能明显提高化疗治疗晚期非鳞 NSCLC 的有效率、并延长肿瘤中位进展时间。近年来，免疫靶向药物治疗肺癌的临床试验取得了令人鼓舞的结果，针对 CTLA - 4 的抑制剂以及针对 PD - 1 受体的拮抗剂 PD - 1 单抗和 PDL - 1 单抗有望进一步提高肺癌患者的生存。

2. SCLC　推荐以化疗为主的综合治疗以延长患者生存期。局限期 SCLC 患者一线化疗方案推荐 EP 方案或 EC 方案（足叶乙苷 + 卡铂）。广泛期 SCLC 患者推荐化疗为主的综合治疗。

对于以下情况患者原则上不宜化疗：ECOG 评分 >2 分的患者；白细胞 <3.0×10^9/L，中性粒细胞 <1.5×10^9/L，血小板 <6×10^{10}/L，红细胞 <2×10^{12}/L，血红蛋白 <8.0g/dl 的患者；患者肝、肾功能异常，实验室指标超过正常值上限的 2 倍，或有严重并发症和感染、发热、出血倾向者。

（四）姑息治疗

推荐对所有肺癌患者进行全程姑息医学的症状筛查、评估和治疗。目的是缓解症状、减轻痛苦、改善生活质量。

（五）中医药治疗

祖国医学有许多单方及配方在肺癌的治疗中可与西药治疗起协同作用。

十、预防

戒烟、减少大气污染以及加强职业接触中的劳动保护等有助于减少肺癌发病危险。另一方面，对高危人群进行重点筛查，有助于早期发现、及时治疗。

十一、预后

由于早期诊断不足常致肺癌预后差，86% 的患者在确诊后 5 年内死亡。肺癌的预后取决于是否早期发现并给予及早治疗。

 本章小结

  原发性支气管肺癌早期发病隐匿，随疾病进展，晚期常有淋巴结转移和血行播散。当患者出现刺激性干咳、痰中带血、胸痛、气促等症状超过 2 周或原有的呼吸道症状加重，经对症治疗不能缓解时，应高度警惕肺癌存在的可能。根据患者症状、体征、血清学肿瘤标志物检测及典型的胸部影像学表现，及有选择地通过痰细胞学检查、支气管镜检查、经皮肺穿刺、浅表淋巴结及皮下转移结节活检术等以获取细胞学和组织学诊断，可以明确诊断，同时有选择地完善分子病理学诊断如 EGFR 基因突变和 ALK 融合基因等检测。应对病情严重程度进一步评估，完善肿瘤 TNM 分期。肺癌治疗应根据肿瘤 TNM 分期，病理组织学类型和分子分型以及患者的机体状况采取多学科综合治疗的模式，有计划、合理地应用手术、化疗、放疗和分子靶向治疗等手段，以期延长患者生存、改善患者生活质量。

 思考题

1. 肺癌的临床症状有哪些？
2. 肺癌的诊断方法有哪些？
3. 完整的肺癌诊断应包括哪些内容？
4. 肺癌的治疗原则是什么？

（洪群英）

第九章 肺动脉高压与肺源性心脏病

第一节 肺动脉高压概述

1973 年第一届世界肺动脉高压论坛（WSPH）将肺动脉高压（pulmonary hypertension，PH）分为原发性和继发性肺动脉高压。1998 年第二届 WSPH 将 PH 首次分为 5 大类。PH 临床分类和治疗策略在不断更新中。PH 的诊断需要多学科知识的综合应用，右心导管检查是确诊 PH 的金标准并可指导治疗策略。PH 的筛查与早期诊断可显著改善患者预后。

一、定义

肺动脉高压是一个血流动力学概念。诊断标准为在海平面静息状态下，右心导管检查肺动脉平均压（mean pulmonary artery pressure，PAPm）$\geqslant 25\text{mmHg}$。PAPm 的正常上限约为 20mmHg，对 PAPm 在 $21 \sim 24\text{mmHg}$ 的患者，需监测其发展为 PH 的风险。动脉性肺动脉高压（pulmonary arterial hypertension，PAH）是指孤立的肺动脉压力增高，而肺静脉压力正常。血流动力学特点为：$\text{PAPm} \geqslant 25\text{mmHg}$，肺动脉楔压（pulmonary artery wedge pressure，PAWP）$\leqslant 15\text{mmHg}$，并且肺血管阻力（pulmonary vascular resistance，PVR）$> 3\text{Wood}$ 单位，同时需要排除其他毛细血管前 PH 如肺部疾病相关 PH，慢性血栓栓塞性肺动脉高压（chronic thromboembolism pulmonary hypertension，CTEPH）或其他罕见疾病等。

二、分类

根据肺动脉高压的临床表现、病理特征、血流动力学特点和治疗策略，目前将肺动脉高压（PH）分为 5 大类。第 1 大类：动脉性肺动脉高压（PAH）。第 2 大类：左心疾病相关性肺动脉高压。第 3 大类：肺部疾病和（或）低氧相关性肺动脉高压。第 4 大类：慢性血栓栓塞性肺动脉高压和其他原因所致肺动脉阻塞。第 5 大类：原因不明和（或）多种因素所致肺动脉高压（表 1-9-1）。其中，第一大类肺动脉高压（PAH）还包括肺静脉闭塞病和肺毛细血管瘤（1′型）和新生儿持续性肺动脉高压（1″型）。

表1-9-1 肺动脉高压的分类（2015年ECS/ERS肺动脉高压分类）

1. 动脉性肺动脉高压（PAH）	**3. 肺部疾病和（或）低氧相关性肺动脉高压**
1.1 特发性（IPAH）	3.1 慢性阻塞性肺病
1.2 遗传性（HPAH）	3.2 间质性肺病
1.2.1 BMPR2突变	3.3 混合限制性和阻塞性通气功能障碍的其他肺部疾病
1.2.2 其他突变	3.4 睡眠呼吸障碍
1.3 药物和毒素导致	3.5 肺泡低通气
1.4 相关性肺动脉高压	3.6 慢性高原暴露
1.4.1 结缔组织病	3.7 发育性肺病
1.4.2 门脉高压	
1.4.3 先天性心脏病	
1.4.4 血吸虫病	
1′. 肺静脉闭塞病（PVOD）和（或）肺毛细血管瘤（PCH）	**4. 慢性血栓栓塞性肺动脉高压和其他原因所致肺动脉阻塞**
1′.1 特发性	4.1 慢性血栓栓塞性肺动脉高压（CTEPH）
1′.2 遗传性	4.2 其他原因肺动脉阻塞
1′.2.1 EIF2AK4突变	4.2.1 肺血管肉瘤
1′.2.2 其他突变	4.2.2 其他肺血管内肿瘤
1′.3 药物、毒物和放射性损害	4.2.3 动脉炎
1′.4 相关性	4.2.4 先天性肺动脉狭窄
1′.4.1 结缔组织病	4.2.5 寄生虫（包虫病）
1′.4.2 HIV感染	
1″. 新生儿持续性肺动脉高压	
2. 左心疾病相关性肺动脉高压	**5. 原因不明和（或）多种因素所致肺动脉高压**
2.1 左室收缩功能障碍	5.1 血液学疾病：慢性溶血性贫血，骨髓增殖异常，脾切除
2.2 左室舒张功能障碍	5.2 系统性疾病：结节病，肺组织细胞增多症，淋巴管肌瘤病
2.3 瓣膜病	5.3 代谢性疾病：糖原贮积症，戈谢病，甲状腺疾病
2.4 阻塞性和先天性心肌病	5.4 其他：肺肿瘤栓塞性微血管病，纤维性纵隔炎，慢性肾衰（有/无透析），节段性肺动脉高压
2.5 先天性/获得性肺静脉狭窄	

根据肺动脉高压的血流动力学特点，可分为毛细血管前（Pre-capillary PH）和毛细血管后（Post-capillary PH）肺动脉高压。同时，毛细血管后肺动脉高压还可根据血流动力学特点分为单纯性毛细血管后肺动脉高压（Ipc-PH）和混合性肺动脉高压（Cpc-PH）。

三、流行病学

我国成人PH的发病率为每年2~8/百万人口，而患病率为每年11~26/百万人口。中国PH患者以中青年和女性为主，先心病相关性肺动脉高压（CHD-PH）约占43.4%，其次是特发性肺动脉高压（IPAH）约占35.4%，第三位是结缔组织病相关性肺动脉高压（CTD-PH）约占18.8%，其他类型肺动脉高压约占2.4%。我国与欧美国家肺动脉高压WHO功能分级Ⅲ、Ⅳ级的患者均占50%以上。

四、诊断

肺动脉高压的诊断需要多学科参与，进行全面的诊断和功能评估。

（一）临床表现

1. 症状 PAH本身没有特异性临床表现。最常见的症状有活动后气短和乏力，部分会有胸痛、晕厥、咯血和心悸，其他症状还有下肢水肿、胸闷、干咳、心绞痛、腹胀及声音嘶哑等。气短往往标志PAH患者出现右心功能不全。而当发生晕厥或黑矇时，则标志患者心输出量（cardiac output，CO）已经明显下降。

2. 体征 右心扩大可导致心前区隆起，肺动脉压力升高可出现P₂亢进；肺动脉瓣开放突然受阻出现收缩早期喷射性咯喇音；三尖瓣关闭不全引起三尖瓣区的收缩期反流杂音；晚期右心功能不全时出现颈静脉充盈或怒张；下肢水肿；发绀；右室充盈压升高可出现颈静脉巨大"a"波；右室肥厚可导致剑突下出现抬举性搏动；出现 S_3 表示右心室舒张充盈压增高及右心功能不全，少数可闻及右室 S_4 奔马律。

3. 既往史 应重点询问有无先天性心脏病、结缔组织病、HIV 感染史、肝病、贫血和鼻出血等，可为 PAH 临床分类提供重要线索。

4. 个人史、婚育史及家族史 需要注意患者有无危险因素接触史，如印刷厂和加油站工人接触油类物品、减肥药服用史及吸毒史等。女性有无习惯性流产史，男性其母亲、姐妹等直系亲属有无习惯性流产等病史。家族中有无其他 PAH 患者。

（二）实验室检查和辅助检查

由于 PH 临床分类复杂，对疑诊患者应按照标准诊断流程进行评价，尤其 IPAH 需排除所有已知病因方可诊断。

1. 心电图 可提示右室肥厚，电轴右偏。晚期可出现房扑、房颤等房性心律失常。

2. 胸片 大部分首次就诊时胸片有各种异常表现。常见征象有：肺动脉段凸出及右下肺动脉扩张，伴外周肺血管稀疏的"截断现象"；右心房和右心室扩大。胸部 X 线检查还有助于发现原发性肺部疾病、胸膜疾病、心包钙化或者心内分流性畸形。

3. 肺功能和动脉血气分析 肺功能和动脉血气分析有助于发现第三大类肺部疾病相关性肺动脉高压。重度 PAH 动脉血气分析表现为低氧血症。

4. 超声心动图 是筛查 PAH 最重要的无创性检查方法，在 PAH 诊断中的重要价值有：①估测肺动脉收缩压；②评估病情严重程度和预后；③病因诊断：发现心内畸形、大血管畸形等，并可排除左心病变所致的毛细血管后肺动脉高压。超声心动图提示 PH 的其他征象有：右室/左室直径 >1，左室偏心指数 >1.1，右室流出加速时间 >105s，舒张早期肺动脉返流速度 >2.2m/s，肺动脉主干直径 >25mm，下腔静脉直径 >21mm 或右房面积（收缩末期）>18cm^2。根据三尖瓣返流速率，以及其他 PH 的超声表现，超声筛查肺动脉高压通常用肺动脉高压低度、中度和高度可能性来表示。

5. 肺通气/灌注扫描 是筛查 CTEPH 的首选检查项目。其诊断 CTEPH 的敏感性优于 CT 肺动脉造影。

6. 胸部 CT 及 CT 肺动脉造影（CTPA） 主要目的是了解有无肺实质和肺间质病变及其程度、肺动脉内有无占位病变、血管壁有无增厚、主肺动脉及左右肺动脉有无淋巴结挤压等。高分辨 CT（high resolution computer tomography，HRCT）还有助于发现间质性肺疾病和早期肺气肿，也是诊断肺静脉闭塞病（pulmonary venous occlusion disease，PVOD）的重要手段。CTPA 可使大多数慢性血栓栓塞性肺动脉高压患者确诊。

7. 睡眠监测 约有 15% 阻塞性睡眠呼吸障碍的患者合并 PH，故对于有可疑阻塞性睡眠呼吸障碍的疑诊 PH 患者应进行睡眠监测。

8. 心脏 MRI 是随访期间评价血流动力学参数的重要无创手段。可以直接评价右室大小、形状和功能等，还可以测量每搏量、CO、肺动脉扩张能力及右室厚度等参数。

9. 腹部超声 用于排除合并肝硬化和门脉高压患者。

10. 血液学和免疫学检查 对所有疑诊 PH 的患者均应常规进行血常规、血生化、甲状腺功能、自身免疫抗体检测、HIV 抗体及肝炎相关检查等，以便进行准确的诊断分类。

11. 右心导管检查（RHC） 右心导管检查不仅用于确诊 PAH，也用于指导制定治疗策略。右心导管检查可获得以下右心血流动力学参数：①心率、体循环血压和动脉血氧饱和度；②上下腔静脉压力、血氧饱和度和氧分压；③右心房、右心室压力和血氧饱和度；④肺动脉压力（PAP）和混合静脉血氧饱和度（SvO$_2$）；⑤PAWP；⑥CO、心指数（CI）；⑦全肺阻力、肺动脉阻力和体循环阻力。

12. 急性肺血管扩张试验 适用于特发性（IPAH）、遗传性（HPAH）和药物相关性 PAH

患者，以评估可否使用高剂量钙通道阻滞剂（calcium channel blocker，CCBs）治疗。目前国际上公认可用于急性肺血管扩张试验的药物有一氧化氮和依前列醇，也可选用腺苷或吸入伊洛前列素。急性肺血管扩张试验阳性标准：PAPm 下降幅度超过 10mmHg 且绝对值 ≤ 40mmHg；同时 CO 增加或不变。必须同时满足此三项标准，才可诊断为试验结果阳性。

13. 肺动脉造影检查 其主要价值在于：①筛查出适合外科手术的患者及进行术前评价；②肺血管炎的确诊及明确肺血管受累程度；③肺动静脉瘘的诊断；④提示肺动脉内肿瘤的诊断；⑤先天性肺动脉发育异常的诊断。

（三）诊断流程

当怀疑 PH 且超声心动图符合 PH 即可启动诊断流程，首先排查常见 PH 临床分类（第 2 大类和第 3 大类），之后排查第 4 大类，最后诊断并区分第 1 大类中的不同类型，以及第 5 大类中的罕见情况（图 1-9-1）。

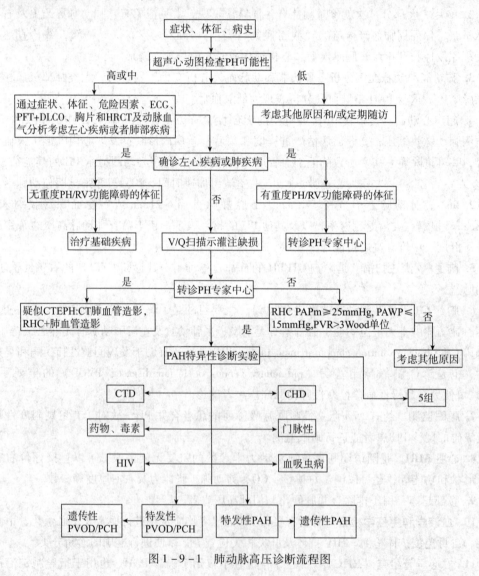

图 1-9-1 肺动脉高压诊断流程图

五、治疗

（一）一般治疗

建议 PH 患者避免妊娠，注射疫苗预防流感、肺炎球菌等感染，同时给予心理康复支持。

建议在专业指导下适当运动。避免过劳运动。

（二）对症支持治疗

有右心衰及液体潴留的患者使用利尿剂。动脉血氧分压 <60mmHg 的患者建议持续长期吸氧。特发性、遗传性和药物所致 PAH 患者，可使用口服抗凝药物治疗。

（三）选择性肺血管扩张药物

目前临床使用的肺血管扩张药物有：钙通道阻滞剂（CCBs）、前列环素及其结构类似物、内皮素受体拮抗剂、5 型磷酸二酯酶抑制剂、鸟苷酸环化酶激动剂和前列环素受体激动剂等。

1. CCBs　仅适用于急性肺血管反应试验阳性的患者。高剂量 CCBs 建议用于特发性、遗传性和药物相关性 WHO 功能分级为 Ⅱ 级和 Ⅲ 级的 PAH 患者，WHO 功能分级 Ⅳ 级患者不推荐使用。

2. 前列环素类药物　前列环素类药物通过作用于前列环素受体（IP），提高平滑肌细胞内 cAMP 浓度，从而使肺动脉平滑肌舒张。目前应用于临床的有静脉注射用依前列醇，雾化吸入或静脉注射伊洛前列素，皮下注射、静脉注射、雾化吸入和口服的曲前列尼尔以及口服的贝前列素钠等药物。前列环素类药物一般用于 WHO 功能分级 Ⅲ 级和 Ⅳ 级的患者，用于治疗重度右心功能不全和右心衰竭的患者。

3. IP 受体激动剂　西里帕格是目前唯一上市的 IP 受体激动剂。用于 WHO 功能分级 Ⅱ 级和 Ⅲ 级 PH 患者的治疗。

4. 内皮素受体拮抗剂　内皮素受体拮抗剂通过阻断内皮素与其受体的结合，从而抑制肺动脉平滑肌细胞的收缩与增殖。目前临床应用的内皮素受体拮抗剂包括双重内皮素受体（ERA/B）拮抗剂波生坦和马西替坦以及选择性内皮素 A 受体（ERA）拮抗剂安立生坦。内皮素受体拮抗剂可用于 WHO 功能分级 Ⅱ 级、Ⅲ 级和 Ⅳ 级的患者。

5. 5 型磷酸二酯酶抑制剂（PDE–5i）　PDE–5i 通过抑制 cGMP 的降解，提高肺动脉平滑肌内 cGMP 的浓度，从而抑制肺动脉平滑肌细胞的收缩与增殖。目前可用于治疗PH 的 PDE–5i 包括西地那非、他达那非和伐地那非。PDE–5i 可用于 WHO 功能分级 Ⅱ 级、Ⅲ 级和 Ⅳ 级的患者。

6. 鸟苷酸环化酶激动剂　可溶性鸟苷酸环化酶（soluble guanylyl cyclase，sGC）激动剂，能够直接激活 sGC，增强其对低水平一氧化氮（NO）的敏感性，提高平滑肌细胞内 cGMP 的浓度，从而抑制肺动脉平滑肌细胞的收缩与增殖。利奥西呱是目前唯一上市的 sGC 激动剂，适应证包括：①肺动脉高压 WHO 功能分级 Ⅱ 级、Ⅲ 级和 Ⅳ 级患者的治疗；②不能手术或手术后持续性、复发性 CETPH 的治疗。

（四）选择性肺血管扩张剂的用药模式

初发肺动脉高压 WHO 功能分级 Ⅱ 级和 Ⅲ 级患者，建议给予初始单药治疗或初始联合口服药物治疗，WHO 功能分级 Ⅳ 级患者给予包括静脉依前列醇的初始联合治疗。初始治疗临床疗效不满意时，可序贯两药联合或序贯三药联合治疗等。利奥西呱忌与 PDE–5i 联用。

（五）房间隔造瘘术

手术指征：WHO 心功能 Ⅳ 级合并难治性右心功能衰竭的 PAH 患者，经过充分的内科治疗仍然反复发生晕厥和（或）右心衰竭等待肺移植或心肺联合移植；静息状态下动脉血氧饱和度 >80%，血细胞比容 >35%，确保术后能维持足够的体循环血氧供应。禁忌证：超声心动图或者右心导管证实存在解剖上的房间交通；右房压 >20mmHg。

（六）肺移植

在国外，单肺移植、双肺移植和心肺移植均可用于治疗终末期 PAH。手术指征：经充分内科治疗无效的终末期PAH患者。终末期PAH患者行肺移植或心肺联合移植3年和5年的生存率分别为55%和45%，与其他疾病行肺移植的长期生存率类似。

（七）治疗策略

建议起始接受一般治疗，必要时启用支持治疗。急性肺血管反应阳性患者使用高剂量的CCBs（逐渐加量）。急性肺血管反应试验阴性的低/中危患者可初始单药治疗或初始联合口服治疗。高危患者要求初始联合治疗，需包括静脉前列环素类似物。如果临床疗效不满意，可序贯两药联合或三药联合治疗。当最大联合用药仍无法取得满意疗效时，可以考虑肺移植和（或）房间隔造瘘术（图1-9-2）。

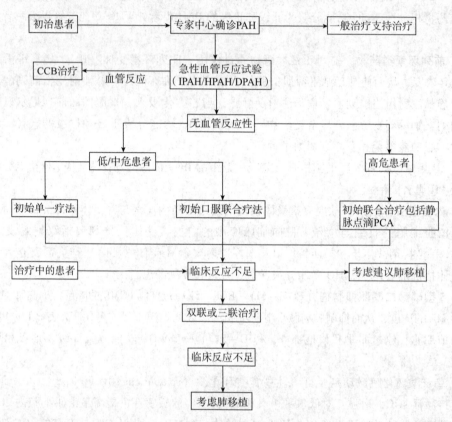

图1-9-2 肺动脉高压治疗策略图

六、随访

随访的目的是为了改善患者预后。随访时间为就诊时、每3~6个月、每6~12个月、治疗改变后3~6个月及临床情况恶化时。

第二节 特发性肺动脉高压

特发性肺动脉高压是不明原因所致的肺小动脉（直径<500mm）病变。特征性病理改变为肺小动脉中膜增厚，内膜增生和纤维化改变，血管周围炎性渗出引起外膜增厚，丛样损害以及原位血栓形成。而肺静脉多不受影响。

一、流行病学

目前我国尚无IPAH的发病率与患病率的统计数据，已有数据多来自西方国家。美国IPAH

的发病率为0.9例/百万人口；美国IPAH的平均发病年龄为50岁，83%为女性患者。中国IPAH的平均发病年龄为38岁，70%为女性患者，66%在确诊时WHO功能分级Ⅲ/Ⅳ级患者。

二、病因与发病机制

IPAH病因不明。肺血管阻力（PVR）增加是IPAH发病的根本原因。PVR升高的机制包括肺小动脉血管收缩、增生及阻塞性血管壁重构、炎症和原位血栓形成等，最终导致肺血管阻力升高和肺动脉高压，使得右心后负荷逐渐增加，导致右心室肥厚、扩大、功能不全直至右心衰竭，最终发展为慢性肺源性心脏病和多脏器功能损害。

 案例讨论

　　临床案例　患者，女性，25岁。渐进性胸闷、气短半年，加重伴咯血1周入院。病史中有活动后晕厥2次。既往体健。入院查体：体温36.5℃，血压：85/55mmHg，双肺呼吸音清晰，$P_2 > A_2$。双下肢轻度凹陷性水肿。心脏B超示三尖瓣返流峰流速4.2m/s，估测肺动脉收缩压98mmHg，肺动脉主干30mm，右房、右室大。

　　问题　1. 该患者的初步诊断是什么？

　　　　　2. 需进一步做哪些检查？

　　　　　3. 如何治疗？

三、临床表现

1. 症状　见本章第一节。

2. 体征　早期有典型的肺动脉高压体征，晚期出现右心衰竭的各项体征。

3. 辅助检查

（1）实验室检查　IPAH的正确诊断需做以下实验室检查：血、尿、便常规、肝肾功能、蛋白、血糖、血脂、肝炎病毒系列、艾滋病、血沉、C-反应蛋白、类风湿因子、甲状腺功能指标、自身抗体和ANCA等。上述检查用于排除继发于肝炎、艾滋病、结缔组织病、甲状腺疾病、代谢性疾病和肺小血管炎所致肺动脉高压。

（2）心电图　表现为右心肥厚和电轴右偏。

（3）胸部X线检查与胸部薄层CT扫描　提示肺动脉高压与右心肥厚。另外可用于排除第三大类肺部疾病所致肺动脉高压，也可用于排除纤维性纵隔炎、结节病、肺小血管炎等部分第五大类肺动脉高压。胸部薄层CT扫描还可用于排查PVOD。

（4）超声心动图检查　提示有肺动脉高压的征象。另外可用于排除先心病相关性肺动脉高压与第二大类肺动脉高压。

（5）腹部超声　用于筛查门静脉高压合并肺动脉高压的患者。

（6）肺功能测定　主要用于排除第三大类肺动脉高压。

（7）睡眠呼吸监测　用于除外阻塞性睡眠呼吸障碍的患者。

（8）血气分析　重度IPAH患者动脉血气分析通常表现为低氧血症，甚至是Ⅰ型呼吸衰竭，伴有过度通气所致的$PaCO_2$下降。Ⅱ型呼衰患者需要考虑第三大类肺动脉高压的可能。

（9）肺通气/灌注显像　主要用于筛查CTEPH患者。

（10）右心导管检查及急性肺血管反应试验　IPAH的血流动力学特点为PAPm≥25mmHg，PAWP≤15mmHg，是毛细血管前肺动脉高压。IPAH患者均要求做急性肺血管反应试验，阳性患者可口服最大耐受剂量的CCBs。

四、诊断与鉴别诊断

1. IPAH 的确诊　右心导管检查符合毛细血管前肺动脉高压的血流动力学特点，需做急性肺血管反应试验以判断能否口服 CCBs。

2. IPAH 的鉴别诊断　按照严格的诊断流程逐一筛查已知原因 PH，仍未找到病因者，才可诊断为 IPAH。

五、治疗

1. 一般治疗　IPAH 患者建议起始接受一般治疗，必要时采用支持疗法。

2. 急性肺血管反应试验阳性　使用高剂量的 CCBs（逐渐加量）。CCBs 疗效不明显的患者应用选择性肺血管扩张药物。

3. 急性肺血管反应试验阴性　使用选择性肺血管扩张药物。具体用药方案同前。

六、预后

在 1992 年之前，IPAH 的治疗仅有一般支持治疗。美国 NIH 的统计数据表明患者的 1 年、3 年和 5 年生存率仅为 68.2%、46.9% 和 35.6%。随着选择性肺血管扩张药物的临床应用，IPAH 患者的预后得到极大改善。美国 REVEAL 注册登记研究的数据表明 IPAH 患者的 1 年、3 年和 5 年生存率上升为 90.5%、74.5% 和 64.5%。随着人们对 IPAH 认识的提高，早期筛查与诊断发现更多 WHO 功能分级早期的患者以及新型药物的不断研发和临床应用，未来 IPAH 的预后还会得到极大改善。

第三节　慢性肺源性心脏病

肺源性心脏病（cor pulmonale）是由支气管 – 肺组织、肺血管或胸廓病变引起肺组织结构和功能异常，造成肺血管阻力增加，肺动脉压力增高，使右心扩大、肥厚、伴或不伴右心衰竭。肺源性心脏病最终发生右心衰竭，表现为心输出量下降 $[CI < 2.5L/(min \cdot m^2)]$ 和右室充盈压升高（右房压，right atrial pressure，RAP > 8mmHg）。临床表现为低血压或肝、肾、胃肠道等多脏器的功能障碍甚至衰竭。肺源性心脏病分急性和慢性两类，本节重点阐述慢性肺源性心脏病。

一、流行病学

慢性肺源性心脏病目前国内外均缺少流行病学数据。我国北方局部地区的流行病学数据表明肺心病在 COPD 患者中的发病率为 18.92%，男性占 89.2%，远远高于女性。

二、病因

慢性肺源性心脏病根据原发病的不同可分为以下四类。

1. 慢性气管 – 支气管、肺部疾病　COPD 是我国肺心病最主要的病因。其他如支气管哮喘、重症肺结核、支气管扩张、尘肺、间质性肺疾病、睡眠呼吸障碍和肥胖伴肺通气不足等，晚期也可继发慢性肺心病。

2. 胸廓、胸膜病变　严重的胸廓畸形，如严重的脊椎后、侧凸，脊椎结核，胸廓成形术等。严重的胸膜肥厚。

3. 肺血管病变　肺栓塞，肺动脉高压，先天性或继发性肺动脉狭窄和肺血管内外的肿瘤阻塞与压迫等。

4. 神经肌肉疾病　如脊髓灰质炎和肌营养不良等。

三、发病机制和病理生理改变

1. 肺血管阻力增高 肺血管阻力增高导致肺动脉高压和右心室后负荷增加是慢性肺源性心脏病的始发因素。多种原因可导致肺血管阻力升高：①肺小动脉病变；②慢性缺氧与肺血管床破坏；③肺动脉血栓形成与机化；④其他多种原因所致肺血管阻力升高。

2. 右心衰竭 右室肥厚和衰竭可显著影响左室功能，降低左室心输出量，从而导致氧输送的下降。

3. 其他脏器损害 主要表现为：①冠状动脉灌注不足；②内脏低灌注与淤血。

 案例讨论

临床案例 患者，男性，75 岁。慢性咳嗽、咳痰、气短10 余年，加重伴双下肢水肿1 周入院。长期吸烟史，>50 包/年。入院查体：体温 37.9℃，血压：120/85mmHg，双肺呼吸音减低，双下肺可闻及湿性啰音。$P_2 > A_2$。血气分析示 Ⅱ 型呼衰。肺功能示极重度阻塞性通气功能障碍，舒张试验阴性。胸部 CT 示双下肺散在斑片状阴影；肺动脉主干增宽，右房、右室扩大，双侧少量胸腔积液。

问题 1. 该患者的诊断是什么？

2. 需要进一步做哪些检查？

3. 如何治疗？

四、临床表现

1. 原发疾病的临床表现 由于慢性肺源性心脏病的病因多种多样，因此临床表现也各不相同。不同病因的临床表现见各相应章节。

2. 肺动脉高压的临床表现 见本章第一节。

3. 右心衰竭的临床表现 右心衰竭患者常见嗜睡，低血压，颈静脉怒张和周围性紫绀等。体循环淤血导致双下肢水肿、腹胀和腹腔积液等，查体可见肝浊音界下降，肝大伴压痛，肝颈静脉反流阳性。内脏低灌注导致尿量减少和肢端发冷等。气短往往标志慢性肺源性心脏病患者出现右心功能不全。而当发生晕厥或黑朦时，则往往标志患者心输出量已经明显下降。三尖瓣区出现收缩期杂音或剑突下示心脏搏动，提示有右心室肥大。

五、诊断

（一）相关检查

1. 血气分析 慢性肺源性心脏病合并右心衰通常有低氧血症，严重者出现呼吸衰竭。根据原发病的不同，可合并高碳酸血症。

2. 胸部 X 线 慢性肺心病患者常表现为：①右下肺动脉干扩张，其横径≥15mm；其横径与气管横径之比值≥1.07；②肺动脉段凸出，高度≥3mm；③中心肺动脉扩张与外周分支纤细两者形成鲜明对比，呈"残根状"；④右前斜位圆锥部凸出，高度≥7mm；⑤右心室增大（结合不同体位判断），正位片示心尖圆隆上翘（图 1-9-3）。以上 5 项标准，具有 1 项即可诊断肺心病。

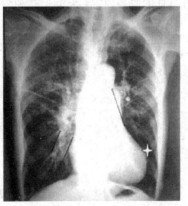

图 1-9-3 慢性肺源性心脏病胸部 X 线正位片

右下肺动脉干增宽伴残根征，肺动脉段凸出和心尖圆隆上翘

3. 心电图检查 慢性肺源性心脏病的判断标准：①额面平均电轴≥ + 90°；②$V_1R/S \geq 1$；③重度顺钟向转位 $V_5R/S \leq 1$；④$R_{V1} + S_{V5} > 1.05mV$；⑤aVRR/S 或 R/Q≥1；⑥$V_1 \sim V_3$ 呈现 QS、Qr、qr（需除外心肌梗死）；⑦肺型 P 波：P 波电压≥0.22mv；或电压≥0.2mv，呈尖峰型。以上 7 项标准，具有 1 项即可诊断。

4. 超声心动图检查 慢性肺源性心脏病超声心动图检查的判断标准：①右心室流出道内径≥30mm；②右心室内径≥20mm；③右心室前壁的厚度≥5.0mm，或者前壁搏动幅度增强；④左/右心室内径比值<2；⑤右肺动脉内径≥18mm 或肺动脉干≥20mm；⑥右心室流出道/左心房内径比值>1.4；⑦肺动脉瓣曲线出现肺动脉高压征象者（a 波低平或<2mm，有收缩中期关闭征等）。具有上述二项条件者即可诊断慢性肺源性心脏病。

5. 实验室检查 肾功能不全患者血清肌酐升高，低钠、低碳酸氢盐等；肝功受损时血清氨基转移酶和胆红素升高；心脏扩大和心肌受损时 BNP、NT – pro – BNP 和肌钙蛋白升高；组织低灌注时血清乳酸盐水平升高。

（二）诊断内容

1. 原发疾病的诊断 包括气管 – 支气管、肺组织、肺血管、胸膜和胸廓等各类疾病。

2. 右心损害的诊断 有肺动脉高压、右心室增大、右心功能不全甚至右心衰竭的表现，并有前述心电图、X 线、超声心动图等辅助检查的支持，即可作出诊断。

3. 诱发因素的诊断 识别慢性肺源性心脏病急性加重的多种诱发因素，如过度劳累、感染、贫血和心律失常等。

（三）鉴别诊断

慢性肺源性心脏病的病因主要是气管 – 支气管、肺组织、肺血管与胸膜和胸廓疾病。因此，慢性肺源性心脏病主要应与冠心病、多种左心系统疾病和先天性心脏病相鉴别。

六、治疗

本节重点阐述慢性肺源性心脏病合并右心衰竭患者的处理。积极治疗原发病和纠治导致右心衰的各种诱发因素，精确的液体管理，降低静脉充盈压及维持心输出量是改善此类患者右心功能的主要途径。密切监测动脉血压、尿量、右房压、$ScvO_2$（中心静脉血氧饱和度）或 SvO_2（混合静脉血氧饱和度），以指导治疗策略。

（一）重要脏器功能监测与评估

心脏功能以及终末脏器功能的评估在慢性肺源性心脏病右心衰竭患者的处理中至关重要。具体的监测内容、监测模式和临床治疗目标见表 1 – 9 – 2。

表 1 – 9 – 2 慢性肺源性心脏病重症患者监测内容

监测内容	监测模式	治疗目标
肾功能	导尿管、血清肌酐	维持肾功能和利尿，通常要求液体负平衡
肝功能	AST、ALT 和胆红素	减轻肝脏淤血；维持肝脏灌注
心功能	中心静脉置管（CVP、$ScvO_2$）	心输出量的增加和右房压的下降提示心功能的改善
	肺动脉导管（RAP、CI、PAPm、PVR、SvO_2）	$ScvO_2 > 70\%$；$SvO_2 > 65\%$
	心脏超声	左室充盈量增加
组织灌注/氧合	乳酸盐	< 2.0mmol/L
神经内分泌标志物	脑钠肽（BNP 或 NT – proBNP）	BNP 水平下降
心肌灌注	体循环血压（非侵入性或侵入性）	确保足够的体循环舒张压（>60mmHg）
	心电图	避免或治疗心动过速或快速性心律失常
	肌钙蛋白	改善心肌灌注（肌钙蛋白阴性）

注：ALT = 丙氨酸氨基转移酶；AST = 天冬氨酸氨基转移酶；BNP = 脑钠肽；RAP = 右房压；LV = 左室；PAPm = 平均肺动脉压；PVR = 肺血管阻力；$ScvO_2$ = 中心静脉氧饱和度；SvO_2 = 混合静脉氧饱和度

（二）原发疾病及诱发因素的纠治

积极治疗气管－支气管、肺组织病变，胸廓畸形或运动障碍，特发性肺动脉高压与血栓栓塞性肺动脉高压等原发疾病。积极寻找并治疗感染、贫血和心律失常等右心衰竭急性加重的诱发因素。注意排除急性肺栓塞，心肌梗死和其他疾病。

（三）右心衰竭的治疗

1. 精细的液体管理 大多数情况下右心衰竭与液体超负荷有关，因此维持液体负平衡是成功治疗的关键。然而，液体移除会使已经较低的心输出量更低，因此会进一步损害终末脏器的功能。因此需要寻找一个有利患者的最佳平衡点。

2. 降低右心室后负荷 除了肺部疾病等所致慢性肺源性心脏病以外，IPAH 和 CTEPH 患者应用选择性肺血管扩张药物降低右心室后负荷是逆转右心衰竭最重要的干预措施之一。静脉注射前列环素类似物（依前列醇、曲前列腺素、伊洛前列素）是初始治疗的首选。对于静脉用药导致低血压的患者，可使用吸入性血管扩张剂如一氧化氮或伊洛前列素。口服药物，通常不推荐作为初始治疗。非选择性血管扩张剂如钙通道阻滞剂可以导致严重的体循环低血压，故应避免用于右心衰竭患者。

3. 改善心输出量 右室收缩功能衰竭导致心输出量显著下降。β_1－受体激动剂多巴酚丁胺能增强心肌收缩力并降低右室及左室的后负荷，因此成为治疗右心衰竭的首选正性肌力药物。备选正性肌力药物包括左西孟旦或 PDE－3 抑制剂，需注意此类药物可进一步加重体循环低血压。改善心输出量的治疗目标为 $ScvO_2 > 70\%$，$SvO_2 > 65\%$，$CI > 2.0L/（min \cdot m^2）$。

4. 维持体循环血压 重度右心衰竭可导致严重而持久的低血压，尤其是感染导致体循环血管阻力降低的患者，可加用去甲肾上腺素。血管加压素是去甲肾上腺素的一个替代药物，它可以收缩体循环血管同时又舒张肺血管。治疗目标要求维持体循环血压不小于 90/60mmHg。

5. 肺移植与体外生命支持技术（ECLS） 尽管慢性肺心病的内科治疗取得了极大进步，但是肺或心肺移植（H/LTx）仍然是治疗进展性尤其是难治性右心衰竭患者的重要手段。ECLS 作为肺移植前的桥接治疗，其主要目标是维持心输出量和防止继发的脏器衰竭。ECLS 桥接治疗主要包括静脉－动脉体外膜肺氧合（V/A ECMO）和无泵肺辅助装置 PA－LA 植入术。

七、预后

慢性肺源性心脏病常反复急性加重，多数预后不良，病死率约在 10%～15% 左右，但经积极治疗可以延长寿命，提高患者生活质量。

八、预防

早期诊断与治疗可以引起慢性肺源性心脏病的气管－支气管、肺组织、肺血管、胸廓和胸膜等各类疾病是防止发生肺心病的关键。积极防治原发病的诱发因素，如戒烟以及避免呼吸道感染，有害气体的吸入，粉尘作业和有害药物、毒物的接触等。积极识别和治疗慢性肺心病的多种诱发因素。

 本章小结

PH 目前分为五大类，PH 的正确诊断和合理治疗需要多学科协作。右心导管是 PH 诊断的金标准。IPAH 的诊断需除外所有可导致 PH 的已知病因。合理使用选择性肺血管扩张药物可改善 WHO 功能分级，提高生活质量。部分控制不佳的 PH 患者会出现右心功能不全，甚至右心衰竭，最终发展为慢性肺源性心脏病。慢性肺心病的治疗主要包括原发疾病的治疗，识别和治疗潜在的可导致右心衰竭的诱发因素，严密监测，个体化的液体管理，减轻右心后负荷，必要时使用强心药/血管活性药物以维持心输出量和有效的体循环灌注压。有条件患者可考虑肺移植，肺移植患者的桥接治疗可采用 ECLS 技术。

思考题

1. 右心导管检查与急性肺血管反应试验的适应证与判断标准是什么？
2. PH 的诊断流程是什么？
3. PH 的选择性肺血管扩张药物治疗原则是什么？
4. 慢性肺源性心脏病右心衰竭的治疗原则是什么？

（李圣青）

第十章 肺血栓栓塞症

学习要求

1. **掌握** 肺血栓栓塞症的临床表现、诊断要点。
2. **熟悉** 肺血栓栓塞症的并发症、治疗原则。
3. **了解** 肺血栓栓塞症的病因、发病机制。

肺栓塞（pulmonary embolism，PE）是以各种栓子阻塞肺动脉系统为其发病原因的一组疾病或临床综合征的总称，包括肺血栓栓塞症（pulmonary thromboembolism，PTE）、脂肪栓塞综合征、羊水栓塞，空气栓塞和肿瘤栓塞等。PTE 为来自静脉系统或右心的血栓阻塞肺动脉或其分支所致疾病，以肺循环和呼吸功能障碍为其主要临床和病理生理特征。PTE 为 PE 的最常见类型，占 PE 中的绝大多数，通常所称 PE 即指 PTE。肺动脉发生栓塞后，若其支配区的肺组织因血流受阻或中断而发生坏死，称为肺梗死（pulmonary infarction，PI）。引起 PTE 的血栓主要来源于深静脉血栓栓塞（deep venous thrombosis，DVT）。PTE 常为 DVT 的并发症。PTE 与 DVT 共属于静脉血栓栓塞症（venous thromboembolism，VTE），为 VTE 的二种类别。

一、流行病学

欧美流行病学调查资料显示 VTE 是继缺血性心脏病和卒中之后位列第三的最常见心血管疾病。DVT 和 PTE 的年发病率分别为 1‰和 0.5‰。全美因 VTE 造成的相关死亡每年超过 29.6 万例。欧美国家住院患者 10%的院内死亡是由 PE 导致。我国 60 家大型医院的统计资料显示住院患者 PTE 的年发病率由 1997 年的 0.26‰升至 2008 年的 1.45‰。

二、VTE 危险因素

静脉血栓栓塞症的危险因素包括原发性危险因素和继发性危险因素。原发性危险因素由遗传变异引起（表 1 – 10 – 1），常以反复静脉血栓栓塞为主要临床表现。继发性危险因素是指后天获得的易发生 VTE 的多种病理生理异常。上述危险因素可以单独存在，也可同时存在，协同作用。

表 1 – 10 – 1 静脉血栓栓塞症的危险因素

原发性（遗传性）	继发性（获得性）	
抗凝血酶缺乏	创伤/骨折	血小板异常
先天性异常纤维蛋白原血症	下肢、髋部、腹部或骨盆手术	克罗恩病
因子 V 雷登突变	慢性静脉功能不全和静脉曲张	肥胖
血栓调节蛋白异常	长途航空或乘车旅行	真性红细胞增多症
血纤（维蛋白）溶酶原缺乏症	各种原因的制动/长期卧床	巨球蛋白血症
高同型半胱氨酸血症	冠脉搭桥术	恶性肿瘤
异常纤（维蛋白）溶酶原血症	急性心肌梗死	植入人工假体

续表

原发性（遗传性）	继发性（获得性）	
抗心磷脂抗体阳性	充血性心力衰竭	肾病综合征
蛋白质 S 缺乏	脓毒血症	深静脉置管
蛋白质 C 缺乏	房颤	肿瘤静脉内化疗
纤维蛋白溶酶原激活因子抑制物	妊娠/产褥期	脑卒中
因子XII缺乏	口服避孕药	血液黏滞度增高
凝血酶原 20210A 基因突变	高龄	吸烟

三、发病机制和病理生理

（一）发病机制

PTE 的血栓大多来自下肢深静脉血栓脱落，也可来自上肢静脉、内脏静脉和右心房与右心室的血栓脱落。血栓脱落后随着血液循环至下腔静脉或上腔静脉、右心房、右心室，通过三尖瓣流至肺动脉主干，栓塞至肺动脉主干及其远端。

（二）病理生理

1. 血流动力学改变 外周深静脉来源的血栓堵塞肺动脉主干或大的肺动脉分支，导致短时间内肺动脉压力迅速升高，右心后负荷急剧增加可导致急性右心衰竭。神经体液因素可进一步加剧肺循环阻力的升高和右心衰竭。肺循环血量的急剧下降导致左心回心血量下降和左心输出量的下降，使得重要脏器供血不足，严重时可引起体循环血压下降、晕厥、甚至休克。肺栓塞时主动脉压的下降和右心室压的升高使得冠状动脉供血不足，心肌血流减少，特别是右室内膜下心肌缺血，加之心肌耗氧量增加，容易诱发心绞痛。

2. 气体交换障碍 正常的肺泡通气量（V）与肺血流量（Q）的比例 V/Q 为 0.8，二者中任一变化均可影响肺泡气体交换。肺栓塞发生后，栓塞部分形成死腔样通气，即有通气但无血流灌注，V/Q 比例升高，使肺泡不能有效地进行气体交换。阻塞血管血量转流到未阻塞的肺血管，使未栓塞部分的肺血流相对增加，引起肺内分流，此部分虽然通气正常，但处于高血流灌注状态，V/Q 比例下降。因此，肺栓塞可致肺通气/灌注比（V/Q）严重失调，导致气体交换障碍可致低氧血症，严重时发生 I 型呼吸衰竭。低氧和神经体液的作用，可导致过度通气，使得 CO_2 排出量增加，发生呼吸性碱中毒。

3. 肺梗死 栓塞肺动脉灌注区域的肺组织因血流受阻或中断而发生坏死，称为肺梗死。正常生理情况下肺组织接受肺动脉和支气管动脉的血流供应以及肺泡的氧供，因此，不易发生肺梗死。只有当肺栓塞合并肺泡局部出血性改变、心力衰竭、休克或原有心肺疾病时，使栓塞区域的通气、肺动脉和支气管动脉血流受阻才会导致肺梗死。

 案例讨论

临床案例 患者，女性，45 岁。突发胸痛、气短 1 周入院。长途旅行后发病。既往体健。入院查体：体温 37.6℃，血压：100/65mmHg，两肺呼吸音粗，$P_2 > A_2$。胸部 CT 示左肺下叶、右肺中叶胸膜下楔形阴影；肺动脉主干增宽，右房、右室扩大，双侧少量胸腔积液。

问题 1. 该患者首先考虑什么诊断？

2. 简述需进一步检查的项目。

3. 应与哪些疾病进行鉴别诊断？

四、临床表现

1. 症状 PTE 的临床症状多种多样，但均缺乏特异性。不同病例所表现症状的严重程度亦有很大差别，可以从无症状到血流动力学不稳定，甚至发生猝死。最常见的症状有呼吸困难及气促、胸痛，亦可出现晕厥、烦躁不安、惊恐甚至濒死感、咯血、咳嗽、心悸等。需要注意的是临床上出现所谓"急性肺梗死三联征"（呼吸困难、胸痛及咯血）者不足 30%。

2. 体征 急性肺栓塞的体征不具有特异性，呼吸急促与心动过速是最常见的体征。其他体征有发绀、血压下降甚至休克等。

3. 下肢 DVT 的症状与体征 PTE 通常合并 DVT，特别是下肢 DVT。下肢 DVT 主要表现为患肢肿胀、周径增粗、疼痛或压痛、浅静脉扩张、皮肤色素沉着、行走后患肢易疲劳或肿胀加重。约半数或以上的下肢深静脉血栓患者无自觉临床症状和明显体征。

4. 上肢 DVT 的症状与体征 大约 5%～10% 的 VTE 累及上肢静脉。75% 的上肢 DVT 病例由中心静脉置管所致。上肢 DVT 可累及锁骨下、腋窝或肱静脉，也可延伸到头臂静脉、上腔静脉或颈内静脉。临床表现包括急性和慢性上肢疼痛、肿胀、颜色改变和双上肢、颈部和胸部扩张的侧枝血管。

5. 浅静脉血栓栓塞（SVT） 通常发生在下肢。往往合并静脉曲张，慢性静脉功能不全，恶性肿瘤，易栓症，怀孕或雌激素治疗史，肥胖，硬化治疗史，长途旅行或既往有 VTE 史等，也可以为原因不明。大约 2/3 的下肢 SVT 累及大隐静脉。SVT 通常合并 DVT，血栓脱落也易致肺栓塞。

6. 内脏静脉血栓栓塞症的症状与体征 内脏静脉血栓发病率较低，血栓脱落也可导致 PTE。在门静脉系统发生的血栓，包括肠系膜上静脉、肠系膜下静脉、脾静脉和门静脉统称为内脏静脉血栓形成。根据血栓发生的位置和范围、血栓再通的速度和范围、门静脉侧支循环情况和动脉血流灌注情况的不同，内脏静脉血栓可能导致肠梗死、脾梗死或慢性门静脉高压。肝静脉血栓形成，尤其是肝静脉主干阻塞引起的 Budd－Chiari 综合征（布－加综合征），可导致肝功能损害和凝血功能异常。肾静脉血栓形成，可导致肾功能损害。

五、诊断

（一）实验室检查与辅助检查

1. 血气分析 常表现为低氧血症，低碳酸血症，肺泡－动脉血氧分压差增大。

2. D－二聚体 D－二聚体是交联纤维蛋白在纤溶系统作用下产生的可溶性降解产物，为一个特异性的纤溶过程标记物。在血栓栓塞时因血栓纤维蛋白溶解使其血中浓度升高。D－二聚体对急性 PTE 诊断的敏感性达 92%～100%，但其特异性较低，仅为 4%～43% 左右。手术、肿瘤、炎症、感染、组织坏死等情况均可使 D－二聚体升高。在临床应用中 D－二聚体对急性 PTE 有较大的排除诊断价值，若其含量低于 $500\mu g/L$，可基本除外急性 PTE。

3. 胸片 多有异常表现，但缺乏特异性。可表现为：区域性肺血管纹理变细、稀疏或消失，肺野透亮度增加；肺野局部浸润性阴影；尖端指向肺门的楔形阴影（图 1－10－1A）；肺不张或膨胀不全；右下肺动脉干增宽或伴截断征（图 1－10－1B）；肺动脉段膨隆以及右心室扩大征等。

4. 心电图 大多数病例表现有非特异性的心电图异常。较为多见的表现包括 V_1～V_4 的 T 波改变和 ST 段异常；部分病例可出现 $S_IQ_{III}T_{III}$ 征（即 I 导 S 波加深，III 导出现 Q/q 波及 T 波倒置）；其他心电图改变包括完全或不完全右束支传导阻滞；肺型 P 波；电轴右偏，顺钟向转位等。观察到心电图的动态改变较之静态异常对于提示 PTE 有更大意义。

5. 肺动脉 CT 血管成像 能够发现段以上肺动脉内的栓子，是 PTE 的确诊手段之一。

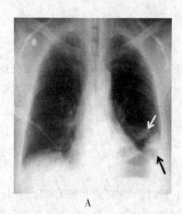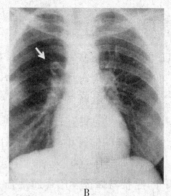

A

B

图 1 - 10 - 1　PTE 的胸片表现

A. 基底在胸膜，尖端指向肺门的实变影；B. 右上肺动脉呈截断征，远端肺纹理消失，右下肺动脉干增宽

　　PTE 的直接征象为肺动脉内的低密度充盈缺损，部分或完全包围在不透光的血流之间（轨道征），或者呈完全充盈缺损，远端血管不显影（图 1 - 10 - 2）；间接征象包括肺野楔形密度增高影，条带状的高密度区或盘状肺不张，中心肺动脉扩张及远端血管分支减少或消失等。肺动脉 CT 血管成像需注意肺动脉栓塞与肺动脉闭塞的区别；CT 扫描还可以同时显示肺及肺外的其他胸部疾患。因此，肺动脉 CT 血管成像逐渐取代了有创性肺动脉血管造影检查。CT 对亚段 PTE 的诊断价值有限，因此，阴性患者高度怀疑 PTE 时，仍需做肺通气/灌注扫描。

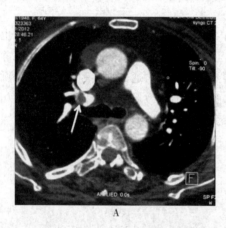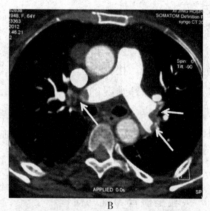

A

B

图 1 - 10 - 2　肺动脉 CT 成像

A. 肺动脉主干增宽，左、右肺动脉主干可见明显的充盈缺损，远端肺动脉分支显影明显减少

B. 右上叶肺动脉充盈缺损，远端肺动脉显影减少

　　6. 肺通气/灌注扫描　是 PTE 重要的诊断方法。典型征象是呈肺段分布的肺灌注缺损，并与通气显像不匹配。但是由于许多疾病可以同时影响患者的肺通气和血流状况，致使通气/灌注扫描在结果判定上较为复杂，需密切结合临床进行判读。

　　7. 肺动脉造影　为 PTE 诊断的金标准。PTE 的直接征象有肺血管内造影剂充盈缺损，伴或不伴轨道征的血流阻断（图 1 - 10 - 3）；间接征象有肺动脉造影剂流动缓慢，局部低灌注，静脉回流延迟等。如缺乏 PTE 的直接征象，不能诊断 PTE。

　　8. 磁共振（MRI）　对段以上肺动脉内栓子诊断的敏感性和特异性均较高，避免了注射碘造影剂的缺点，适用于碘造影剂过敏的患者。MRI 具有潜在的识别新旧血栓的能力。

　　（二）PTE 的临床分型

　　1. 高危（大面积）肺栓塞　急性肺栓塞合并持续性低血压、无脉或持续心动过缓（心律 <40 次/分，合并休克的症状与体征），收缩压 <90mmHg，持续至少 15 分钟，或需要升压药

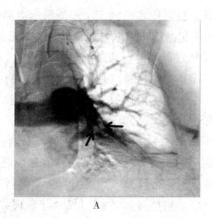
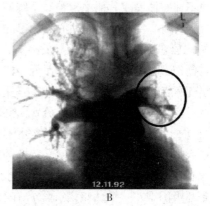

图 1 - 10 - 3 肺动脉造影

A. 左下肺动脉可见充盈缺损，远端肺动脉分支显影稀疏；B. 左肺动脉主干充盈缺损，远端肺动脉分支不显影

物维持。除外其他原因所致低血压，如心律失常、血容量不足、脓毒血症或左室功能不全。

2. 中危（次大面积）肺栓塞 急性肺栓塞不合并体循环低血压，但是合并右心功能障碍或心肌损伤。右心功能障碍至少具备以下 1 条：①超声心动图提示右室扩大（心尖 4 腔图右室直径/左室直径 >0.9）或右室收缩功能障碍；②CT 提示右室扩大（4 腔图右室直径/左室直径 >0.9）；③BNP >90pg/ml；④N 端 pro - BNP >500pg/ml；⑤心电图改变（新发完全或不完全右束支传导阻滞，胸前导联 ST 段抬高或降低，或胸前导联 T 波倒置）。心肌损害至少具备以下 1 条：①肌钙蛋白 I >0.4ng/ml；②肌钙蛋白 T >0.1ng/ml。

3. 低危（非大面积）肺栓塞 血流动力学稳定，无右心功能不全或心肌损伤。临床病死率 <1%。

（三）寻找血栓的来源

1. 静脉超声检查 通过直接观察血栓、探头压迫观察或挤压远侧肢体试验和多普勒血流探测等技术，可以发现 95% 以上的近端下肢静脉血栓。静脉不能被压陷或静脉腔内无血流信号为 DVT 的特定征象和诊断依据。超声技术也可用于上肢深静脉、肝静脉、浅静脉等部位的血栓检查。

2. MRI MRI 可用于检测无症状的下肢 DVT，以及盆腔和上肢深静脉血栓。

3. 下腔静脉 CT 血管显像 可显示下肢静脉系统、髂内、髂外静脉、下腔静脉、肾静脉、肠系膜静脉、脾静脉、肝静脉、门静脉系统的血栓形成。对下肢 DVT 合并腹痛、肝肾功能异常的患者，此项检查有助于血栓的精确定位。

4. 放射性核素静脉造影 属无创性 DVT 检查方法，常与肺灌注扫描联合进行。另适用于对造影剂过敏者。

5. 静脉造影 是诊断 DVT 的金标准，可显示静脉堵塞的部位、范围、程度及侧支循环和静脉功能状态，其诊断敏感性和特异性均接近 100%。

（四）PTE 危险因素筛查

PTE 的危险因素包括原发性和继发性危险因素两大类。首先，应尽可能筛查原发性危险因素。其次，应详尽询问病史，寻找导致肺栓塞的继发性危险因素。PTE 的发生是否存在危险因素以及危险因素的类型决定了患者下一步的治疗用药选择和疗程。

（五）鉴别诊断

1. 栓子类型 鉴别栓塞类型或栓子来源主要依靠病史、发病过程和相关的实验室检查结果进行分析判断。

（1）空气栓塞 多为输液、减压病和外科手术的并发症。典型症状是早期的神志丧失，可以伴有或不伴有抽搐或其他中枢神经系统症状。空气栓塞时测定中心静脉压升高，并可能抽吸到空气，行右心室腔穿刺时，心脏抽得的血液呈泡沫状，二者均具有确诊意义。

（2）羊水栓塞　是严重的妊娠并发症。其发病过程是羊水通过子宫颈内静脉、胎盘附着部位或子宫创伤部位而进入母体静脉系统。羊水栓塞的临床特点是产妇出现急性低血压或心脏停搏；出现急性呼吸困难、发绀或呼吸停止；凝血机制障碍或无法解释的严重出血；上述症状发生在子宫颈扩张、子宫收缩、分娩、剖宫产时或产后30分钟内。

（3）脂肪栓塞综合征　常在长骨、髋骨骨折后12~48小时发生。脂肪栓塞综合征是由于脂肪栓子进入血流阻塞小血管，尤其是阻塞肺内毛细血管而导致一系列的病理生理改变。常见临床表现有①皮下出血：伤后1~2天成批出现，迅速消失，且反复发生。②呼吸系统症状：主要是呼吸困难、咳嗽、咳痰（经常有血性）。典型肺部X线可见全肺出现"暴风雪"状阴影，并常有右心负荷量增加的影像。如无继发感染，可以很快消失。③脑症状：主要表现为头痛、不安、失眠、兴奋、谵妄等症状。因此，当有些骨折病例出现难以解释的脑症状时，应怀疑脂肪栓塞。脂肪栓塞综合征根据临床表现即可确诊。

2. 冠状动脉粥样硬化性心脏病　急性肺栓塞由于血流动力学改变可导致冠脉灌注减低、心肌缺血，表现为胸闷、心绞痛样胸痛，心电图有心肌缺血表现，易误诊为冠心病心绞痛或心肌梗死。心肌酶谱检查和冠脉造影有助于鉴别诊断。有时急性肺栓塞与冠心病可合并存在。

3. 肺炎　急性肺栓塞合并肺梗死时容易误诊为肺炎。部分肺梗死继发感染时可出现咳嗽、咳脓痰、胸痛、白细胞升高和发热等典型的肺炎临床表现。抗感染治疗可部分缓解症状，但是胸闷、气短无明显缓解，血气分析无明显改善，此时应排除急性肺栓塞可能。

4. 主动脉夹层　急性肺栓塞合并明显胸痛时需与主动脉夹层相鉴别。主动脉夹层患者通常有高血压病史，疼痛剧烈。胸片常显示纵隔增宽。心血管超声和主动脉系统CT显像可确定诊断。

5. 胸腔积液　急性肺栓塞患者由于肺循环系统毛细血管静水压的升高，合并肺梗死时毛细血管通透性增加等原因可导致胸腔积液。常表现为双侧胸腔积液，合并肺梗死时会出现胸痛。因此，临床上需与肺炎合并胸腔积液、结核性胸膜炎、恶性肿瘤、心力衰竭等所致胸腔积液相鉴别。

6. 晕厥　大面积肺栓塞患者通常有晕厥史，有些患者反复发生。需与迷走神经反射性、脑血管性晕厥和心律失常所致晕厥相鉴别。

7. 休克　急性肺栓塞所致休克属于心外梗阻性休克，表现为动脉压下降而静脉压升高。需与心源性、低血容量性和血容量重新分布性休克相鉴别。

8. 慢性血栓栓塞性肺动脉高压（CTEPH）　对于证实存在肺动脉内血栓栓塞的病例，尚不能立即确认其属于急性PTE，其中部分病例可能成为CTEPH或CTEPH的急性加重。此类患者经规范抗凝治疗3个月后胸闷、气促症状不能缓解，右心超声提示右心系统扩大，肺动脉高压，需进一步做右心导管检查确认是否存在肺动脉高压。如果平均肺动脉压≥25mmHg，可诊断为CTEPH。

六、治疗

（一）一般处理

对高度疑诊或确诊PTE的患者，应进行严密监护，监测呼吸、心率、血压、静脉压、心电图及血气的变化，对大面积PTE可收入重症监护治疗病房（ICU）。对于有焦虑和惊恐症状的患者应予安慰并可适当使用镇静剂；胸痛者可予止痛剂；对于发热、咳嗽等症状可给予相应的对症治疗。

（二）严格卧床

发病早期为防止栓子再次脱落，要求绝对卧床，保持大便通畅，避免用力；尽量减少双下肢的活动。经有效抗凝治疗,心率、血压和指脉氧基本恢复正常的患者要求早日下床活动。

(三)呼吸循环支持治疗

对有低氧血症的患者,采用经鼻导管或面罩吸氧。当合并严重的呼吸衰竭时,可使用经鼻(面)罩无创性机械通气或经气管插管行机械通气。应避免做气管切开,以免在抗凝或溶栓过程中局部大量出血。

(四)抗凝治疗

1. 急性肺栓塞的抗凝时机 临床高度怀疑急性 PTE 的患者,先胃肠外抗凝治疗而不是等相关的检查结果回报后治疗。

2. 急性肺栓塞抗凝禁忌证 抗凝治疗前须充分评估患者的抗凝获益和出血风险。如果患者的出血风险为低危或中危,抗凝治疗带来的获益大于出血风险,则在选择抗凝治疗的同时密切观察患者的出血表现;如果患者有高危致命性大出血的风险,则不适合全身抗凝治疗,应采用局部溶栓、取栓或外科取栓术。待患者的出血风险去除,才考虑全身性抗凝治疗。

3. 急性肺栓塞初始抗凝治疗原则与药物选择 对于急性 PTE 患者,推荐在胃肠外抗凝治疗的当天开始使用维生素 K 拮抗剂(VKA)。建议胃肠外连续抗凝治疗至少 5 天,直到 INR 达到 2.0 ~ 3.0 至少 24 小时才停用胃肠外抗凝。对于急性 PTE 患者,建议低分子肝素(LMWH)或磺达肝癸钠治疗,优于静脉注射或皮下注射普通肝素治疗。低危组 PTE 患者,建议早期出院或院外治疗。急性 PTE 常用抗凝药物见表 1 – 10 – 2。

表 1 – 10 – 2 急性肺栓塞常用抗凝药物

抗凝药物	用药方法
1. 低分子肝素(LMWH)	(1)达比肝素钠(200U/kg,每天一次皮下注射)
	(2)依诺肝素(0.1ml/10kg,每 12 小时一次)
	(3)亭扎肝素(175U/kg,皮下注射每天一次)
	(4)那屈肝素(0.1ml/10kg,每 12 小时一次)
2. 磺达肝癸钠	5mg(<50kg),7.5mg(50 ~ 100kg),10mg(>100kg)每天一次皮下注射
3. 普通肝素	静脉注射,80U/kg 负荷剂量,然后 18U/(kg·h),APTT 达到正常值的 2 ~ 2.5 倍或是根据医院的标准
4. 利伐沙班	15mg,口服,每天 2 次,共计 3 周,20mg,每天 1 次,持续口服
5. 华法林	2.5 ~ 5mg 起始量口服,每日一次,维持 INR 2.0 ~ 3.0

4. 急性肺栓塞抗凝疗程 急性 PTE 的抗凝疗程应充分权衡 VTE 的危险因素、抗凝所致出血风险和停止抗凝带来的 VTE 复发风险三方面因素,目的是将 VTE 复发和出血风险降至最低。对于由手术或其他暂时危险因素引起的急性 PTE 患者,抗凝治疗 3 个月。对于无诱因或合并易栓症的 PTE 患者,推荐抗凝治疗至少 3 个月,然后评估长期抗凝的获益风险比。出血风险为低度或中度,建议长期抗凝治疗;如果出血风险高,建议抗凝 3 个月后密切观察有无 PTE 复发。PTE 合并肿瘤的患者,有低度和中度出血风险,推荐长期抗凝治疗;有较高出血风险,建议长期抗凝治疗情况下密切观察出血情况。

5. 急性 PTE 长期抗凝药物选择 急性 PTE 长期抗凝建议使用维生素 K 拮抗剂(VKA,如华法林类药物)。治疗期间 INR 的范围维持在 2.0 ~ 3.0(目标 INR 为 2.5)。不合并肿瘤的 PTE 患者,建议长期抗凝使用 VKA,优于 LMWH。合并肿瘤的 PTE 患者,建议长期抗凝使用 LMWH,优于 VKA。

6. 溶栓治疗

(1)溶栓适应证 急性 PTE 合并低血压(收缩压 <90mmHg)的患者,如果出血风险低,建议全身性的溶栓治疗。次大面积肺栓塞溶栓治疗颅外大出血和颅内出血风险显著增加,因此不建议溶栓治疗。在大多数急性 PTE 不合并低血压的患者,不推荐全身性的溶栓治疗。

（2）溶栓禁忌证 急性 PTE 溶栓治疗应充分权衡 PTE 所致致命性血流动力学不稳定和溶栓所致出血风险（表 1-10-3）。有绝对禁忌证的患者严禁溶栓治疗；有相对禁忌证的患者应充分权衡溶栓带来的临床获益和大出血风险。如果患者的出血风险为低危或中危，溶栓治疗带来的获益大于出血风险，则选择溶栓治疗并密切观察患者的出血表现；如果患者溶栓治疗有致命性大出血风险，则应考虑非药物治疗方案。

表 1-10-3 溶栓出血的危险因素和溶栓治疗（全身或局部用药）的禁忌证

绝对禁忌证	相对禁忌证
结构性颅内疾病	收缩压 >180mmHg
既往颅内出血史	舒张压 >110mmHg
3 个月内缺血性脑卒中	近期出血史（非颅内出血）
活动性出血	近期手术史
近期颅脑或脊髓手术史	近期有创检查
近期头部骨折创伤或颅脑损伤	既往 3 个月以上的缺血性脑卒中
出血体质	抗凝（例如，VKA 治疗）
	创伤性心肺复苏
	心包炎或心包积液
	糖尿病视网膜病变
	低体重（例如，<60kg）
	女性

（3）溶栓药物 急性 PTE 患者使用溶栓药物时，建议通过外周静脉给药，短时间输注（如 2 小时输注）。rt-PA50mg/2h 溶栓与 100mg/2h 溶栓的有效性一致，安全性更高。常用溶栓方案：rt-PA50mg 或尿激酶 20000U/kg，溶栓 2 小时。当 APTT 降为正常值 2 倍以内时，采用那屈肝素或依诺肝素（0.1ml/10kg）抗凝 4~5 天，同一天口服华法林，维持 INR 2.0~3.0，持续抗凝。

7. 肺动脉导管血栓碎解和抽吸术 PTE 合并低血压的患者，存在以下情况：①溶栓禁忌证；②溶栓治疗失败；③在全身溶栓起效前很可能在数小时内发生致死性休克。如果具备一定的专业经验和从业人员，建议导管辅助血栓抽吸术。

8. 外科肺动脉血栓清除术 适用于经积极的保守治疗无效的紧急情况。急性 PTE 合并低血压的患者，如果有：①溶栓禁忌证；②溶栓治疗或导管辅助血栓抽吸术失败；③在全身溶栓起效前很可能在数小时内发生致死性休克。如果具备相当的专业经验和从业人员，建议行外科肺动脉血栓清除术。

9. 腔静脉滤器植入术 对于正在抗凝治疗的急性 PTE 患者，反对植入下腔静脉滤器（IVC）。急性 PTE 和 DVT 合并抗凝禁忌证的患者，推荐植入临时性 IVC，在患者恢复抗凝治疗后可将临时 IVC 取出。

（五）肺栓塞的治愈标准

当患者满足以下标准时，判断患者急性肺栓塞治愈。

（1）症状、体征基本消失。

（2）静脉血管超声检查无血栓形成。

（3）肺动脉 CT 显像未发现血栓形成。

（4）肺通气/灌注扫描结果正常或接近正常。

七、预防

静脉血栓栓塞症是一类可防可治的疾病。识别 VTE 的高危因素，给予恰当的预防措施，可显著降低急性肺栓塞的发病率和死亡率。

1. 内科患者的 VTE 预防　预防措施的制定须根据患者的 VTE 风险和出血风险来选择药物预防和（或）机械预防。对于内科重症患者建议使用低分子肝素进行 VTE 预防；有高出血风险的患者，建议使用机械预防措施：间歇充气压缩泵（IPC）或分级加压弹力袜（GCS）。出血风险降低后，建议用药物预防替代机械预防。

2. 外科患者的 VTE 预防　外科手术患者 VTE 预防措施的制定须根据患者的 VTE 风险分层和出血风险来选择药物预防和（或）机械预防。

八、预后

首次发生急性肺血栓栓塞的病死率取决于栓塞的范围和患者原来的心肺功能状态。有明显心肺功能障碍者严重肺栓塞后的死亡率高（约 > 25%）。原来心肺功能正常者大多不致死亡。首次发生的致命性肺栓塞常在 1～2 小时内死亡。未经治疗患者反复栓塞的机会约 50%；长期抗凝治疗可使复发率降至约 5%。首次发生急性肺血栓栓塞的患者 2 年内慢性血栓栓塞性肺动脉高压的发病率约为 2%～5%。

 本章小结

患者有 VTE 的危险因素，出现不明原因的呼吸困难、胸痛、血压下降等，应考虑急性 PTE 的可能。急性 PTE 的诊断包括临床确诊、诊断分型、寻找血栓来源和筛查危险因素四大部分。急性 PTE 的治疗包括溶栓治疗、抗凝治疗和非药物治疗。治疗方案的制定应综合考虑患者的出血风险、临床分型、危险因素和诊疗团队的技术水平。对于 VTE 的高危患者，应采用适当的药物预防和（或）机械预防措施。

 思考题

1. 急性肺栓塞的危险因素有哪些？
2. 急性肺栓塞的临床诊断分型。
3. 急性肺栓塞抗凝治疗的适应证和药物选择。
4. 急性肺栓塞溶栓治疗的适应证和药物选择。

（李圣青）

第十一章　间质性肺疾病与结节病

第一节　间质性肺疾病概述

间质性肺疾病（interstitial lung disease，ILD）是以肺泡壁为主并包括肺泡周围组织及其相邻支持结构病变的一组疾病群，又称弥漫性实质性肺疾病（diffuse parenchymal lung disease，DPLD）。临床主要表现为渐进性劳力性呼吸困难，限制性通气功能障碍伴气体交换障碍和双肺弥漫性病变。病程多为缓慢进展，最终发展为弥漫性肺纤维化和蜂窝肺，导致呼吸衰竭而死亡。

一、分类

间质性肺疾病病种甚多，包括200多种肺部疾病。2002年美国胸科学会（ATS）和欧洲呼吸学会（ERS）制定的多学科共识将ILD分类如下（图1-11-1）。①已知原因的ILD：如职业或环境因素相关（过敏性肺炎、石棉沉着病、硅沉着病等）；药物或治疗相关；胶原血管疾病。②特发性间质性肺炎（idiopathic interstitial pneumonia，IIP）：包括特发性肺纤维化（idiopathic interstitial fibrosis，IPF）；非特异性间质性肺炎（nonspecific interstitial pneumonia，NSIP）；隐源性机化性肺炎（cryptogenic organizing pneumonia，COP）；急性间质性肺炎（acute interstitial pneumonia，AIP）；脱屑性间质性肺炎（desquamative interstitial pneumonia，DIP）；呼吸性细支气管炎伴间质性肺疾病（respiratory bronchiolitis interstitial lung disease，RB-ILD）；淋巴细胞性间质性肺炎（lymphoid interstitial pneumonia，LIP）。③肉芽肿性ILD：如结节病等。④其他罕见ILD：如肺淋巴管平滑肌瘤病（lymphangioleiomyomatosis，LAM）、肺朗汉斯细胞组织细胞增生症（pulmonary Langerhans cell histiocytosis，PLCH）、肺泡蛋白沉积症（pulmonary alveolar proteinosis，PAP）、特发性肺含铁血黄素沉着症（idiopathic pulmonary hemosiderosis）等。

二、诊断

首先根据活动后气急及干咳等症状，结合影像学和肺功能的特征性改变作出ILD的诊断；然后进一步通过病史询问、临床症状与体征、血液检查、支气管肺泡灌洗液检查以及肺组织病理检查明确是哪一种间质性肺病，并尽可能作出病因诊断（图1-11-2）。必要时，ILD的诊断需临床、影像和病理科医生密切合作，通过多学科讨论而完成。

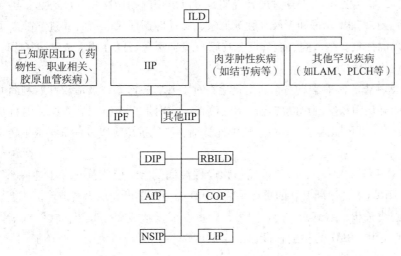

图 1-11-1 间质性肺疾病的分类

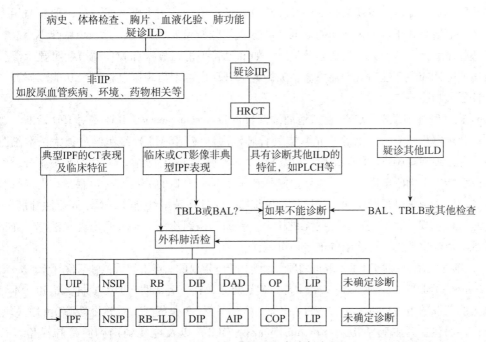

图 1-11-2 间质性肺疾病诊断流程

注：UIP：普通型间质性肺炎；RB：呼吸性细支气管炎；DAD：弥漫性肺泡损伤；OP：机化性肺炎

1. 病史询问 病史询问有助于病因诊断。如职业接触或环境暴露史；特殊药物应用史，尤其是一些可以诱发肺间质纤维化的药物如胺碘酮、化疗药物、肿瘤靶向治疗药物等；接受放射治疗；既往疾病史特别是结缔组织疾病以及其他心脏病、恶性肿瘤、器官移植等；家族史；吸烟史；宠物饲养史。

2. 临床症状和体征 ILD 大多起病隐匿，呈进行性加重。部分患者体检摄片时被发现。主要的症状是进行性加重的气急伴或不伴干咳，咯血可见于血管炎病变。如伴发热、肌肉关节肿胀疼痛、口干、眼干等，通常提示可能存在结缔组织疾病。晚期常发生以低氧血症为表现的呼吸衰竭。

年龄对鉴别诊断有帮助，IPF 多见于 50 岁以上，而有些疾病好发于 20～40 岁，如结节病、淋巴管平滑肌瘤病。结缔组织病相关的 ILD 以女性较男性为多。

两肺闻及吸气末细湿啰音或 Velcro 啰音，以两肺底为明显是 ILD 的常见体征。杵状指常见于晚期 ILD，多见于 IPF。ILD 进展到晚期，可以出现肺动脉高压和肺心病，进而表现为呼吸急促、口唇发绀、P_2 亢进和下肢水肿等征象，肺动脉瓣区第二心音亢进。晚期可有右心肥大或右心衰竭的征象。结节病、血管炎、胶原系统疾病等可能在眼、皮肤、关节、神经或肌肉出现相应的体征。

3. 实验室检查 血液常规检查和生化检查对于 ILD 的诊断以及活动性的判断并无重要意义。但为了明确病因和鉴别诊断应当作相应检查，特别是结缔组织疾病相关的自身抗体如抗核抗体（ANA）、类风湿因子（RF）、抗中性粒细胞胞质抗体等以及病毒、微生物及肿瘤细胞检测等。

4. 影像学评价 ILD 患者胸片可显示弥漫性浸润阴影，但胸片正常不能除外 ILD。胸部 CT，尤其是 HRCT，是诊断 ILD 的重要手段。ILD 的 HRCT 可表现为磨玻璃样改变、小叶间隔增厚、不规则线条状、结节状、网状阴影，严重者可显示蜂窝样改变，常伴有牵拉性支气管扩张。HRCT 除用于 ILD 的早期诊断，确定病变部位、性质和范围外，还能引导作肺活检，且可动态随访观察疗效。

5. 肺功能检查 早期病变肺功能可以正常。随病情进展，肺功能出现典型的限制性通气障碍和气体交换障碍。表现为肺活量和肺总量降低；第 1 秒用力呼气量减低，但其与用力肺活量之比值增高和正常。弥散功能减低。动脉血气分析示低氧血症，但 $PaCO_2$ 并不增高，肺泡 - 动脉血氧分压差增大。病变累及气道，如淋巴管平滑肌瘤病和晚期结节病可显示混合性通气功能障碍或阻塞性通气功能障碍，吸烟者患 ILD 也可不出现限制性通气功能障碍而显示混合性通气功能障碍。

6. 支气管肺泡灌洗 支气管肺泡灌洗（bronchoalveolar lavage，BAL）对 ILD 诊断、鉴别诊断以及观察疗效有一定意义。正常支气管肺泡灌洗液（BALF）细胞学分类为巨噬细胞 > 85%，淋巴细胞 ≤ 10% ~ 15%，中性粒细胞 ≤ 3%，嗜酸性粒细胞 ≤ 1%。BALF 细胞分类的特征性改变能够帮助临床医生缩小鉴别诊断的范围，对于 ILD 的分型有一定意义。支气管肺泡灌洗还可以发现感染性肺疾病的病原体、癌细胞、含铁血黄素细胞等。对于职业性肺病来说，BAL 也可以发现一些引起肺病变的无机粉尘，有助于病因诊断。BAL 吸出乳状液体，光镜检查发现嗜伊红颗粒体，可诊断肺泡蛋白沉积症。

7. 肺组织活检 对于 ILD，取得病理学诊断是十分重要的。经支气管镜肺活检（transbronchial lung biopsy，TBLB）操作简便，安全性高，对鉴别 ILD 有一定帮助。但受取材部位和标本量的限制，所获取的组织标本太小，难以评价间质病变的程度和范围，对弥漫性肺疾病的诊断价值有限。而包括开胸肺活检（open lung biopsy，OLB）以及电视辅助胸腔镜肺活检（video assisted thoracoscopy，VATS）在内的外科肺活检能准确评价炎症和纤维化程度，对于确定 ILD 尤其是 IIP 的病理类型价值更大，但由于创伤较大等原因不易广泛开展。是否进行肺活检以及选择何种方法肺活检应根据患者病情和全身情况斟酌进行。

第二节 特发性肺纤维化

特发性肺纤维化（idiopathic interstitial fibrosis，IPF）是一种原因不明的，局限于肺部的，慢性、进行性、纤维化性间质性肺疾病。组织学和（或）影像学表现为 UIP。

一、流行病学

由于多年来 IPF 诊断标准的不确定性，关于 IPF 的流行病学资料并不十分准确。有报道，美国 IPF 年发病率为 6.8 ~ 16.3/10 万。国内尚无该方面的流行病学资料，但近年来，IPF 患者较前有明显增高趋势。

二、病因和发病机制

病因未明。IPF 危险因素包括吸烟、环境暴露、微生物感染及胃食管返流。IPF 存在一定的遗传易感性。

三、病理

IPF 特征性的病理改变表现为寻常型间质性肺炎（UIP）。病变主要累及胸膜下和间隔旁的肺实质。低倍镜下，病变呈不均匀、分布多变的间质炎症、纤维化及蜂窝样改变，与正常肺组织之间呈交替分布，表现出"轻重不一，新老并存"，即病变时相不均一。UIP 的病理诊断标准为：①明显纤维化或结构变形，伴或不伴胸膜下蜂窝样改变；②肺实质呈现斑片状纤维化；③出现成纤维细胞灶。

 案例讨论

　　临床案例　男性，66 岁，反复干咳伴进行性活动后气促 2 年余入院。发病来无发热、咯血、盗汗等症状。既往体健，无粉尘接触史，无吸烟史，无长期药物应用史，无关节肿胀疼痛史。查体：肺部听诊双肺底可闻及少许 Velcro 啰音，轻度杵状指。胸部 CT 示双下肺为主弥漫分布的网格状阴影。

　　问题　1. 该患者的诊断首先考虑什么？
　　　　　　2. 简述需要进一步检查的项目。
　　　　　　3. 应与哪些疾病进行鉴别诊断？

四、临床表现

IPF 发病年龄多在 50 岁以后，男性多于女性，其发病率随年龄增加而增加。起病隐袭，主要表现为活动后呼吸困难，渐进性加重伴有咳嗽。可出现全身症状，如疲倦、体重下降，发热少见。25%~50% 患者出现杵状指（趾），多数患者双肺下部可闻及 Velcro 啰音。晚期出现发绀，偶有肺动脉高压、肺心病和右心功能不全等。

五、影像学及其他检查

1. 影像学检查　胸片显示分布于双肺外带、基底部和胸膜下的网状或网状结节影伴肺容积减少，随着病情进展，可出现多发直径 3~15mm 囊状透光区（蜂窝肺）。少数患者出现症状时胸片可无异常改变。

胸部 HRCT 是 IPF 诊断流程中的重要组成部分，可以显示 UIP 的特征性改变，表现为胸膜下和肺基底部的网格状阴影和蜂窝影，常伴有牵张性支气管扩张，尤其是蜂窝影对 IPF 的诊断有很重要的意义（图 1-11-3）。磨玻璃影常见，但病变范围少于网格状影。

2. 肺功能检查　IPF 典型的肺功能改变为限制性通气功能障碍、弥散量降低伴低氧血症。早期静息肺功能可正常或接近正常。

3. 血液检查　缺乏特异性。部分患者可见血沉增快，乳酸脱氢酶（LDH）水平升高。还

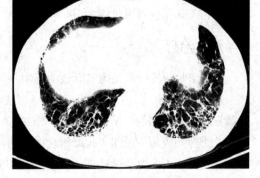

图 1-11-3　特发性肺纤维化的胸部 HRCT 改变
胸部 HRCT 显示以双侧胸膜下和肺底部
分布为主的网织、蜂窝影伴牵拉性支气管扩张

可出现某些抗体阳性或滴度增高，如抗核抗体、类风湿因子等可呈弱阳性反应。

4. 肺组织活检 对于疑诊 IPF 的病例，由于病变可能呈灶性分布，标本过小则不能反映病理学改变的全貌。TBLB 对 IPF 无诊断意义。因此，诊断 IPF 的最可靠标准为外科肺活检。对怀疑 IPF 特别是临床表现及影像学特征不典型的患者推荐外科肺活检。组织学检查的主要目的在于区别 UIP 及其他 IIP 组织学亚型，但并不是所有 IPF 患者诊断时都需要开胸肺活检。近年的一些研究表明，对具有典型临床表现和影像学特征的 IPF 患者，没有必要行外科肺活检。

六、诊断

诊断 IPF 需要符合：①排除其他已知病因的 ILD（例如家庭和职业环境暴露、结缔组织疾病和药物等）；②未行外科肺活检的患者，HRCT 呈现典型的 UIP 型表现；③不典型者（可能、疑似诊断者）需接受外科肺活检，组织病理类型符合 UIP。

IPF 患者在自然病程或治疗过程中可发生急性加重（acute exacerbation of IPF，AE－IPF），表现为进行性气急伴低氧血症加重，胸片和 HRCT 显示在弥漫性网状影背景上出现新的磨玻璃样影增加，进而可发生肺实变。病理显示在 UIP 基础上重叠弥漫性肺泡损伤（DAD）的组织学改变，预后不良。IPF 急性加重诊断标准如下：①既往或现在诊断 IPF；②一月内发生无法解释的呼吸困难加重；③低氧血症加重或气体交换功能严重受损；④新出现的肺泡浸润影；⑤排除肺感染、肺栓塞、气胸或心力衰竭等。

七、鉴别诊断

临床很多疾病如风湿性疾病、尘肺、慢性过敏性肺炎以及药物相关肺疾病等均可引起肺间质纤维化，IPF 需与其相鉴别。应翔实收集病史，包括环境接触史、职业史、治疗史和用药史及家族史。注意呼吸系统外症状及体征，如关节肌肉疼痛、关节畸形、皮疹等，以确定有无全身性疾病的肺脏受累。另外，可根据影像学检查特别是 HRCT、血清学检查以及经支气管镜肺泡灌洗和肺活检检查以进一步明确诊断。

1. 尘肺 应详细询问患者职业史，并明确接尘时间、接尘浓度、粉尘性质以及同工种其他从业人员的发病情况，此为鉴别诊断关键。在此基础上结合胸部影像学检查多能明确诊断。

2. 结缔组织疾病相关间质性肺疾病 类风湿性关节炎、干燥综合征、皮肌炎等结缔组织疾病累及肺脏时均可引起组织病理学 UIP 表现，胸部影像学表现可与 IPF 相似。但前者多见于女性，伴有风湿病临床表现且多有自身抗体阳性等血清学实验室检查异常。

3. 其他 IIP 由于 UIP 的临床特征和预后与其他 IIP 有显著的差异，治疗上也有差别，故临床上诊断 IPF，尤其应与其他 IIP 相鉴别。确切的鉴别诊断需要外科性肺活检的组织病理学资料，相关临床资料可供参考。

八、治疗

关于 IPF 的治疗尚无确实有效的药物。因此，应根据患者病情及意愿决定整体治疗策略。

1. 药物治疗 目前尚无循证医学证据证明糖皮质激素、糖皮质激素＋免疫抑制剂、糖皮质激素＋免疫抑制剂＋N－乙酰半胱氨酸（NAC）、华法林等药物治疗 IPF 有效，因此临床不推荐此类药物应用。近年来抗纤维化的新药研发已有了很大的进步，吡非尼酮以及尼达尼布可以在一定程度上减缓肺功能恶化，部分 IPF 患者可以考虑使用。对于 IPF 急性加重目前多主张采用大剂量糖皮质激素治疗。

2. 肺移植 是目前 IPF 最有效的治疗措施，然而仍面临诸多问题：如供体来源困难，移植后生存率不高，费用昂贵等。

3. 支持治疗 IPF 患者应尽可能进行肺康复锻炼。对已出现呼吸衰竭的患者给予呼吸支持，长期氧疗能提高患者生活质量、减少并发症的发生并期望延长寿命。晚期发生肺心病、心功能不全者应予相应治疗。

九、预后

IPF 疾病的预后依赖于炎症及纤维化的范围和严重程度，以及合并并发症与否。IPF 诊断后中位生存期为 2~3 年，但其自然病程及结局个体差异很大。呼吸衰竭是其最主要死亡原因。

第三节 其他弥漫性间质性肺疾病

一、嗜酸性粒细胞性肺炎

嗜酸性粒细胞性肺炎（eosinophilic pneumonia，EP）是一组病因明确或尚未明确，以肺嗜酸性粒细胞浸润为特点，伴或不伴周围血嗜酸性粒细胞增多的疾病。临床呈急性、亚急性或慢性起病，可有咳嗽、胸闷、气短、哮喘等症状。胸部影像学多表现为片状、云雾状浸润影。糖皮质激素治疗反应良好。

根据流行病学、发病缓急和临床症状等可分为六种类型。其中，慢性嗜酸性粒细胞性肺炎起病缓慢，最常发生于 30~40 岁女性，常见症状有低热、盗汗、体重减轻、干咳或少量黏痰等，后期常有进行性气急。听诊可以发现喘鸣音。2/3 以上伴血嗜酸性粒细胞增高，分类计数可达 20%~70%。支气管肺泡灌洗液中嗜酸性粒细胞比例可高达 30%~50%。血清总IgE 增高，血沉增快。典型的胸部 CT 表现为肺外周基底部进行性浸润影，多位于肺野的外2/3，而两肺门处透明，呈特征性的"肺水肿反转征"。糖皮质激素治疗后阴影迅速消失。

二、过敏性肺炎

过敏性肺炎（hypersensitivity pneumonitis，HP）是易感人群反复吸入真菌孢子、细菌产物、动物蛋白质或昆虫抗原等有机物尘埃微粒所引起的肺部炎症反应性疾病，也称外源性过敏性肺泡炎（extrinsic allergic alveolitis）。根据其发病时的生活环境以及病因抗原的不同可分为多种疾病，如农民肺、饲鸽者肺、蘑菇工肺、湿化器和空调肺等。发病机制主要涉及III型及IV型免疫反应。以肺泡及间质内明显的淋巴细胞/浆细胞浸润或非干酪性肉芽肿为主要病理特征。

急性起病者多由短期内吸入高浓度抗原所致，一般在接触致敏原后 4~8 小时出现发热、咳嗽、呼吸困难等症状，肺部听诊可闻及湿啰音，这些症状常在 12 小时至数天内自行消退。慢性型多由于反复少量或长期持续吸入抗原引起，典型表现为进行性加重的呼吸困难，疲倦、乏力和体重下降等，两肺闻及弥漫性细湿啰音伴或不伴杵状指。

胸部影像因病期和疾病程度不同而异。早期或轻症可无异常发现。通常在有症状时，可见到网状或结节状影。部分见磨玻璃影。慢性型患者肺部呈广泛分布的网织结节状阴影，肺容积缩小，常有蜂窝肺样改变。支气管肺泡灌洗液中淋巴细胞增多（>60%）伴 CD4+/CD8+<1.0是疾病的特征。外周血白细胞增加，血清特异性沉淀抗体增高，但 IgG 和血嗜酸性粒细胞一般不增加。经支气管镜肺活检等病理表现符合过敏性肺炎，可见到间质纤维化，但常轻微且无进行性改变。

治疗措施包括避免接触致病抗原及糖皮质激素治疗，推荐泼尼松每日 0.5mg/kg 口服然后逐渐减量。

三、肺泡蛋白沉积症

肺泡蛋白沉积症（pulmonary alveolar proteinosis，PAP）是一种原因不明的、以肺泡腔和细支气管腔沉积 PAS 染色阳性的不可溶性富磷脂蛋白质物质为特征的疾病。肺泡巨噬细胞功能缺陷及粒细胞 – 巨噬细胞集落刺激因子（GM – CSF）抗体产生可能与本病发病相关。起病隐匿，约 1/3 患者可无任何临床症状。最常见的临床表现为进行性劳力性呼吸困难伴轻、中度干咳或咳白黏痰。典型的胸部影像学表现为双肺边缘清晰的斑片状阴影，可见支气管充气征，病灶与周围正常肺组织形成鲜明的对照，形成一种"地图"状改变；有时呈毛玻璃样改变，小叶间隙和间隔不规则增厚，表现为多角形态的"铺路石"或"碎石路样"（crazy paving appearance，CPA）征象，该征象被认为是 PAP 的特征性改变。临床症状与胸部影像学表现不一致是本病的特征之一。诊断主要依据胸部影像学检查和支气管肺泡灌洗或经支气管镜肺活检（TBLB）。典型的 BALF 呈牛奶样或不透明，静置后可分层。BALF 细胞或 TBLB 活检组织过碘酸雪夫（periodic acid – Schiff，PAS）染色阳性。全肺灌洗被认为是缓解 PAP 症状的经典方法，常需要反复进行。经治疗后一般预后较好。近年来，有实验和临床研究证实部分患者可采用 GM – CSF 替代治疗或针对 GM – CSF 抗体的治疗。

四、肺淋巴管平滑肌瘤病

肺淋巴管平滑肌瘤病（pulmonary lymphangioleiomymatosis，PLAM）是一种罕见的弥漫性肺部疾病，是由于 TSC1/TSC2 基因异常而导致的疾病，可以散发，也可伴发于结节性硬化症（tuberous sclerosis complex，TSC）。绝大多数发生于育龄期妇女。病理以肺间质、支气管、血管及淋巴管周围平滑肌细胞异常增生，肺组织出现广泛的囊性气腔改变为特征；免疫组化显示 LAM 细胞 HMB45 阳性以及平滑肌细胞肌动蛋白（SMA）阳性。

临床主要表现为活动后呼吸困难、反复发生自发性气胸、咳嗽、痰血、胸痛和乳糜胸腹水等，晚期可合并肺心病、呼吸衰竭。典型胸部 HRCT 显示肺内弥漫性均匀分布的大小不一的薄壁囊性气腔，囊壁多 < 2mm，周围为正常肺组织，囊腔直径从几毫米到几厘米大小不等，随病情发展显示双肺弥漫性间质纤维化及蜂窝状改变。肺功能大多为阻塞性通气功能障碍及弥散障碍，低氧血症，少数为混合性通气功能障碍。

本病尚无特效疗法，预后差，肺移植被认为是最有希望的治疗方法。近年来研究显示 mTOR 抑制剂如西罗莫司对部分患者肺功能有稳定和改善作用，有一定治疗应用价值。

五、肺朗格汉斯细胞组织细胞增生症

肺朗格汉斯细胞组织细胞增生症（Langerhans'cell histiocytosis，LCH）是一类相对罕见的 ILD。病因未明，可能与吸烟相关。病理改变以细支气管为中心的朗格汉斯细胞增殖浸润形成肉芽肿、机化形成"星状"纤维化病灶伴囊腔形成，朗格汉斯细胞质 S – 100 和细胞表面 CD1a 抗原呈阳性为特征。起病隐匿，约 25% 的患者无临床症状，仅在体检时偶然发现，而有些患者则在发生气胸或呼吸道症状后行胸部影像学检查时发现。常见症状是咳嗽、活动后气短，有时气胸为就诊的主要原因。胸部 HRCT 特征性的表现为上、中肺野受累为主的多发的囊腔壁厚薄不一的不规则囊腔，早期多伴有细支气管周围结节，基底部及双肋膈角区域相对较少受累。主要治疗是戒烟，可使 1/3 的患者症状缓解。经验性使用糖皮质激素和细胞毒药物，其有效性尚未可知。肺移植联合戒烟有望成功治愈患者。

六、特发性肺含铁血黄素沉着症

特发性肺含铁血黄素沉着症（idiopathic pulmonary hemosiderosis，IPH）是一类病因未明的以反复发作的弥漫性肺泡出血为特征的弥漫性肺疾病。本病主要见于儿童及青少年，临床表现为反复发作的咯血、呼吸困难和缺铁性贫血。典型的胸部影像学表现为两肺中、下肺野弥漫分布的边缘不清的斑点状阴影。

临床根据反复的咯血、肺内弥漫分布的边缘不清的斑点状阴影，及继发的缺铁性贫血可作出初步诊断。支气管肺泡灌洗液中找到典型的含铁血黄素巨噬细胞，并排除免疫原性肺泡出血如 Goodpasture 综合征、继发性肺含铁血黄素沉着症等后可确诊。

本病缺乏特效的治疗方法。在急性期可使用糖皮质激素和免疫抑制剂硫唑嘌呤或环磷酰胺治疗，但疗效难以评价。治疗以对症支持治疗为主。本病病程长，反复发作，长期预后不良。

第四节　结节病

结节病（sarcoidosis）是一种病因不明、多系统多器官受累的肉芽肿性疾病。常侵犯肺、双侧肺门、纵隔淋巴结，表现为双侧肺门淋巴结肿大及肺部浸润，其次是皮肤和眼。以病变处非干酪样上皮细胞肉芽肿形成为特征。大多预后良好，也有少数病例的病情呈进行性进展，晚期呈现多器官受累和功能衰竭。

一、流行病学

任何年龄、性别及种族均可发病。但由于环境因素、流行病学调查方法不同以及人群遗传因素等，各地发病率差异较大，有报道为 1/10 万～40/10 万不等。本病多见于 40 岁以下成年人，女性发病略多于男性。

二、病因和发病机制

确切病因和发病机制尚不清楚。目前认为结节病可能源自某些环境致病因子作用于遗传易感宿主所致，结节病是未知抗原与机体细胞免疫和体液免疫功能相互抗衡的结果。环境因素、遗传因素及免疫机制的共同作用可能最终导致了结节病的发生。

三、病理

典型病理特征为非干酪性上皮样细胞肉芽肿，由高度分化的单核吞噬细胞（上皮样细胞、巨细胞）和淋巴细胞组成。上皮样细胞聚集成群，结节均匀分布，形态、大小相一致。结节内常见多核巨细胞（朗罕氏细胞和异物巨细胞常同时存在），周围有少数淋巴细胞，偶见小灶性纤维素性坏死，但不发生干酪样坏死。巨细胞内偶见舒曼小体或星状小体。肺泡炎和肉芽肿都可能自行消散。但在慢性阶段，肉芽肿周围出现纤维母细胞胶原化和玻璃样变，成为非特异性纤维化。

 案例讨论

临床案例　女性，34 岁，咳嗽 1 月余入院。咳嗽为刺激性干咳，无发热、咯血、盗汗等症状。既往体健，无关节肿胀疼痛史。查体：一般情况可，全身皮肤黏膜未扪及结节，无瘀点瘀斑及皮疹，浅表淋巴结未扪及肿大，肺部听诊双肺呼吸音清，未闻及干湿啰音。胸片示双侧肺门影增大。胸部增强 CT 示双肺门、纵隔淋巴结肿大。

　　问题　1. 该患者首先考虑什么诊断？

　　　　　　2. 简述需要进一步检查的项目。

　　　　　　3. 应与哪些疾病进行鉴别诊断？

四、临床表现

结节病的临床表现视其起病的缓急和所累及器官而不同。30%～60% 患者无任何症状，在胸部影像学检查时偶尔被发现。其全身症状缺乏特异性，常见乏力、发热、食欲减退、体重减轻、夜间盗汗等。

1. 胸内结节病 结节病肺受累常超过90%，以双侧肺门、纵隔淋巴结对称性肿大为特征。早期常无明显症状和体征。有时有咳嗽，咳少量痰液，胸痛；病变广泛时可出现胸闷、气急、甚至发绀。如结节病同时累及其他器官，可发生相应的症状和体征。

2. 胸外结节病 胸外病变作为首发症状的结节病较为少见，仅为7%，但有时可作为疾病的唯一临床表现。

（1）淋巴系统 全身淋巴结肿大占50%。受累的淋巴结以锁骨上淋巴结肿大最常见，其次为颈部，其他为前斜角肌、腋下、下颌下、腹股沟和滑车上淋巴结。多为孤立性，偶为多发，不融合，可活动、质韧、无痛。

（2）皮肤 大约30%的患者可出现皮肤损害，表现为皮肤结节性红斑、冻疮样狼疮和皮下结节。其中，结节性红斑最为常见，为结节病的急性表现，多发于女性。临床上将发热、急性结节病关节炎、双侧肺门淋巴结肿大与结节性红斑称为 Lofgren 综合征。

（3）眼部损害 眼部受损者约有15%的病例，主要表现为眼葡萄膜炎、虹膜睫状体炎、角膜-结膜炎等。

（4）心脏 约5%的病例累及心脏，可有心律失常，甚至心力衰竭表现，亦可出现心包积液。

（5）肾脏 可干扰钙的代谢，导致血钙、尿钙增高，引起肾钙盐沉积和肾结石，甚至肾衰竭。另外，亦可导致间质性肾炎，但罕见。

（6）神经系统 约有10%的病例有神经系统损害，症状多变。

（7）其他 肌肉骨骼系统、胃肠、肝脏、血液、生殖系统等均可受累。

五、辅助检查

1. 影像学检查 异常的胸部 X 线表现常是结节病的首要发现。约90%以上患者胸片异常，其典型表现为双侧肺门及纵隔对称性淋巴结肿大。肺部病变则表现为网状结节、肺泡炎病变以及纤维化性病变。

根据胸部 X 线的表现可对胸内结节病进行分期。0 期：胸部 X 线检查阴性，肺部清晰。Ⅰ期：双侧肺门和（或）纵隔淋巴结肿大伴或不伴气管旁淋巴结肿大，无肺内病变。Ⅱ期：双侧肺门和（或）纵隔淋巴结肿大伴肺实质浸润。Ⅲ期：仅有肺实质浸润，无肺门或纵隔淋巴结肿大。Ⅳ期：进行性肺间质纤维化为主的病变可伴有肺大泡或囊性支气管扩张。

与胸片相比，CT 可进一步提高结节病影像学诊断的准确性和可靠性。CT/HRCT 可见小的不规则的结节（1~5mm）沿支气管血管束排列并在胸膜下区域多见（图 1-11-4）。另可见支气管充气征及斑片状磨玻璃影，提示早期肺泡炎阶段。增强 CT 扫描示主动脉弓旁，上腔静脉后及支气管分叉上下间隙内淋巴结（图 1-11-5）。肿大的淋巴结边缘清楚，密度较均匀，同一区域内有多个肿大的淋巴结时，淋巴结之间没有融合，无浸润性改变。淋巴结可以发生钙化，以蛋壳状钙化较有特异性。

2. 肺功能检查 早期肺功能可正常，40%~70%的Ⅱ期或Ⅲ期结节病肺功能异常。典型变化为限制性通气功能障碍和弥散降低。呼气流速可以下降，提示呼吸道阻塞。疾病晚期，低氧血症伴或不伴高二氧化碳血症。

3. BALF 淋巴细胞增加，CD4/CD8 比值增加。

4. 组织学检查 对所有结节病患者应尽量取得病理学证据。结节病可以通过支气管黏膜活检、TBLB、TBNA 以及 EBUS-TBNA 获取病理诊断，是目前诊断结节病较为简便和安全的活检方法。另外，浅表淋巴结、皮疹、皮下结节等部位亦可采取活检。一般无需纵隔镜、胸

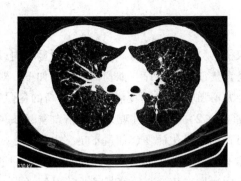

图 1 - 11 - 4　结节病的胸部 CT 改变
CT 显示以双上肺分布为主沿支气管血管束排列的微小结节

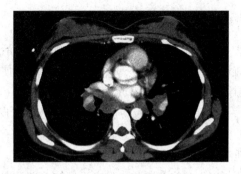

图 1 - 11 - 5　结节病的胸部 CT 改变
胸部增强 CT 显示双肺门及纵隔淋巴结肿大

腔镜组织学活检及开胸肺活检。

5. ^{67}镓（^{67}Ga）肺扫描检查　^{67}Ga 多聚集于炎性肉芽肿代谢活跃和增殖性强的区域，肺内结节病肉芽肿性病变和肺门淋巴结可被^{67}Ga 所显示，特征性表现为"熊猫脸"和肺门呈"λ字"影像，可协助诊断，同时亦是结节病活动性的指标，但该检查无特异性。近年来，一些研究报道 18 氟 - 氟代脱氧葡萄糖正电子断层扫描（^{18}FDG - PET）检查在病变无肺脏累及时有一定优势，可帮助确定病变累及范围并指导活检取材部位。

6. 血液检查　血清血管紧张素转化酶（serum angiotensin converting enzyme，sACE）活性在急性期增加对诊断有参考意义。活动期患者有 60% sACE 增高，晚期正常。由于缺乏足够的敏感性及特异性，不能作为诊断指标。另外，活动期患者约有 2% ~10% 合并高钙血症及高钙尿症。

7. 结核菌素试验　5U 结核菌素试验大多数为阴性或弱阳性。可用以鉴别结节病和结核，但在我国，由于结核病为常见病，将此项结果用于结节病的诊断时需要慎重。

六、诊断

根据临床及影像学表现，一个或多个器官组织学证实有非干酪样肉芽肿，并排除其他可引起类似影像学及组织学表现的疾病可明确结节病诊断。在临床诊断结节病时需考虑如下问题：①组织学证实结节病诊断；②评价器官受累的范围及严重度；③评价疾病是处于稳定期还是进展期；④确定治疗对患者的利弊。sACE 增高、BALF 中 T 淋巴细胞及其亚群的检查结果等可作为诊断结节病活动性参考。

七、鉴别诊断

应注意与以下疾病鉴别。

（1）纵隔淋巴结结核　患者多年轻，结核菌素试验阳性。纵隔淋巴结肿大多为单侧性，有时有钙化，CT 平扫淋巴结呈不均匀低密度，增强扫描可呈环状强化。

（2）淋巴瘤　多伴有发热等全身症状。肿大淋巴结位于前纵隔者最常见，大多为单侧或双侧不对称肿大，易融合成团。结合活组织检查可作鉴别。

（3）纵隔淋巴结癌性转移　肺癌和肺外肿瘤转移至肺门和纵隔淋巴结，可有相应的症状及体征，肿大的淋巴结可有融合，增强扫描淋巴结强化不明显。对可疑原发病灶进一步检查可作鉴别。

（4）其他肉芽肿性病变　真菌感染所致的肉芽肿如组织胞浆病、球孢子菌病等，组织学及微生物学检查多能相鉴别。铍肺、硅沉着病结合临床资料综合分析可作鉴别。

八、治疗

由于部分患者可自行缓解，结节病的治疗应权衡利弊。一般认为，仅在出现明显肺内或肺外症状，尤其心脏、神经系统受累时应使用全身糖皮质激素治疗。推荐治疗方案如下：对肺结节病而言，应用泼尼松 0.5mg/（kg·d），合并心脏或神经病变者需应用更高的剂量。1~3月后评价治疗反应。对糖皮质激素有反应者通常在 2~4 周即可观察到病情改善，如果4~6周后临床和 X 线影像无进步，需注意有无不可逆的纤维化病变、剂量不足、内源性糖皮质激素抵抗等因素，并考虑是否停用激素。对激素有效者，逐渐减量至 5~10mg/d，维持量一年以上。注意预防和观察治疗的不良反应。结节病复发率较高，所有患者不论其影像学分期如何，在终止治疗后应至少随访 3 年。对糖皮质激素不能耐受或治疗无效的患者，可考虑联合应用其他免疫抑制剂如甲氨蝶呤或硫唑嘌呤；对难治性结节病可考虑应用 TNF-α 单抗（英夫利昔单抗）。

九、预后

结节病大多预后良好。结节性红斑和急性炎症表现（如发热、多关节炎）提示预后良好。而慢性进行性多脏器功能受损者预后较差。病死率约 1%~5%。肺纤维化后慢性呼吸功能不全、心脏和中枢神经系统受累是主要原因。

本章小结

间质性肺疾病包含病种甚多。患者临床表现有渐进性劳力性呼吸困难及干咳等症状，双肺闻及吸气末细湿啰音或 Velcro 啰音，结合影像学检查胸部 HRCT 表现弥漫分布的磨玻璃样改变、不规则线条状、结节状、网状阴影或蜂窝样改变，肺功能示限制性通气功能障碍伴气体交换障碍的特征性改变可作出 ILD 的诊断。进一步可通过病史询问、临床症状与体征、血液检查、支气管肺泡灌洗液检查以及肺组织病理检查明确是哪一种间质性肺病，并尽可能作出病因诊断。IPF 是一种原因不明的，局限于肺部的，慢性、进行性、纤维化性间质性肺疾病。主要发生于老年人，组织学和（或）影像学表现为 UIP，预后差，无特效药物治疗。结节病是一种多系统多器官受累的肉芽肿性疾病。常侵犯肺及双侧肺门淋巴结，以病变处非干酪样上皮细胞肉芽肿形成为特征，大多预后良好。

思考题

1. 间质性肺疾病的诊断流程包括哪些？
2. IPF 的诊断标准是什么？
3. 什么是 IPF 急性加重，其诊断标准是什么？
4. 结节病特征性的病理表现及影像学特点是什么？

（洪群英）

第十二章　胸膜疾病

第一节　胸腔积液

正常的胸膜脏层和壁层之间有一潜在胸膜腔，内含少量稀薄的液体，在呼吸运动中起着润滑的作用，胸膜腔中积液并非一成不变，每 24 小时有 $500 \sim 1000ml$ 的液体形成与吸收，其生成与吸收处于相对恒定的动态平衡之间。当全身或局部病变破坏了这种平衡，致使胸膜腔液体生成过快和（或）吸收减慢，形成了胸腔积液（pleural effusion，简称胸水）。胸腔积液是临床上常见的病理状态，病因可为肺、胸膜疾病，还可由心脏、肝脏、结缔组织等其他组织器官疾病引起。

一、胸水循环机制

正常的胸膜腔只有少量液体存在，蛋白含量较低，且胸膜腔液体的压力低于大气压，胸水从壁层和脏层胸膜的体循环血管由于压力梯度通过有渗漏性的胸膜进入胸膜腔，通过壁层胸膜的淋巴管微孔经淋巴管回吸收入血液。当胸液过滤速度超过胸膜淋巴管最大的引流量时产生胸腔积液（图 1 - 12 - 1）。超过淋巴管引流的最大容量时，胸液的交换则取决于静脉水压和胶体渗透压之间的压力梯度。流体静水压差使液体从壁层胸膜的毛细血管向胸腔内移动，胶体渗透压梯度则相反。

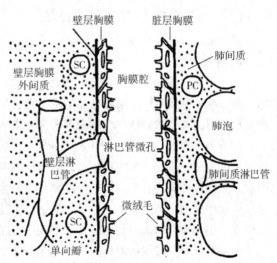

图 1 - 12 - 1　胸膜腔结构模拟图
SC：体循环毛细血管　PC：肺毛细血管

二、病因和发病机制

胸腔积液是常见的病理状态，可分为两大类：漏出液和渗出液。

1. 胸膜毛细血管内静水压增高　如充血性心力衰竭、缩窄性心包炎、上腔静脉或奇静脉受阻，为漏出液。

2. 胸膜毛细血管内胶体渗透压降低　各种原因如肾病综合征、肝硬化、胃肠道疾病等导致的低蛋白血症和黏液性水肿等疾病，为漏出液。

3. 胸膜通透性增加 如胸膜炎症（肺结核、肺炎累及胸膜）、结缔组织疾病（系统性红斑狼疮等）、胸膜肿瘤（恶性肿瘤转移、间皮瘤）、肺栓塞、膈下炎症（膈下脓肿、肝脓肿、急性胰腺炎）等，可使管壁通透性增高，较多蛋白质进入胸膜腔，使胸液渗透压增高。此类胸腔积液为渗出液。

4. 壁层胸膜淋巴引流障碍 肿瘤可压迫、阻断淋巴引流，致使胸液中蛋白质积累，导致胸腔积液。

5. 损伤 主动脉瘤破裂、食管破裂、胸导管破裂等，产生血胸、脓胸和乳糜胸，属渗出液。

三、临床表现

1. 症状 少量胸腔积液可无明显症状或仅有胸痛，胸痛多为单侧性锐痛，随呼吸或咳嗽加重，也可向肩部、颈部或腹部放射。胸腔积液少于 0.3L 时患者多无明显症状。大于 0.5L 以上时，渐感胸闷，随着胸腔积液增多呼吸困难逐渐加重。大量胸腔积液时，可出现呼吸困难和心悸。结核性胸膜炎多见于青年人，常有发热、干咳、胸痛，随着胸水量的增加胸痛可缓解，但可出现胸闷气促。恶性胸腔积液多见于中年以上患者，一般无发热，可有胸部隐痛，伴有消瘦和呼吸道或原发部位肿瘤的症状。心力衰竭所致胸腔积液为漏出液，有心功能不全的其他表现。

2. 体征 少量积液时可无明显体征，或可触及胸膜摩擦感及闻及胸膜摩擦音。中等以上胸腔积液时，患侧胸廓饱满，触觉语颤减弱，局部叩诊浊音，呼吸音减低或消失。大量胸腔积液可伴有气管向健侧移位。

四、实验室和特殊检查

（一）诊断性胸腔穿刺和胸水检查

对明确积液性质及病因诊断均至关重要。

1. 胸水常规

（1）外观 漏出液多为清亮淡黄色，比重 <1.016 ~ 1.018。渗出液比重 >1.018，可因病因不同，颜色有所不同，结核性多呈草黄色，癌性胸腔积液多为淡血性、洗肉水样，肺炎旁胸腔积液可为黄色或脓性，乳状胸水多为乳糜胸。厌氧菌感染所致的脓胸常有恶臭味。

（2）细胞计数与分类 漏出液细胞数常少于 $100 \times 10^6/L$，以淋巴细胞与间皮细胞为主。渗出液的白细胞常超过 $500 \times 10^6/L$。脓胸时白细胞多达 $10000 \times 10^6/L$ 以上。中性粒细胞增多时提示为细菌性炎症；淋巴细胞为主则多为结核性或肿瘤性；寄生虫感染时嗜酸粒细胞常增多。胸水中红细胞超过 $5 \times 10^9/L$ 时，可呈淡红色，多由恶性肿瘤或结核所致。胸腔穿刺损伤血管亦可引起血性胸水，临床中需慎重鉴别。红细胞超过 $100 \times 10^9/L$ 时应考虑创伤、肺梗死等。血细胞比容 >外周血血细胞比容 50% 以上时为血胸。

胸水中找到肿瘤细胞是诊断恶性胸腔积液的关键，反复多次检查可提高检出率。结核性胸水中间皮细胞常低于 5%，若有大量变性间皮细胞，应高度怀疑恶性肿瘤的可能。

2. pH 和葡萄糖 正常胸水 pH 接近 7.6。pH 降低可见于不同原因的胸腔积液，脓胸、食管破裂、结缔组织相关性积液 pH 常降低，如 pH <7.0 者见于脓胸以及食管破裂所致胸腔积液。结核性和恶性积液也可降低。漏出液与部分渗出液葡萄糖含量正常，脓胸、结缔组织相关性积液、恶性积液中葡萄糖含量可降低。

3. 蛋白质 漏出液蛋白含量较低（ <30g/L），渗出液的蛋白含量较高（ >30g/L），胸液蛋白和血清蛋白（同日）的比值，如大于 0.5 则为渗出液，小于 0.5 为漏出液。漏出液黏蛋白试验（Rivalta 试验）阴性。

4. 酶　渗出液乳酸脱氢酶（LDH）含量增高，大于200U/L，且胸水/血清LDH比值大于0.6。LDH是反映胸膜炎症程度的指标，有助于区别漏出液和渗出液，LDH在肺炎旁胸液（尤其脓胸）中最高，其次为恶性胸腔积液，在结核性胸腔积液中仅略高于正常血清水平。

腺苷脱氨酶（ADA）的升高是T淋巴细胞在血浆中对某些特殊病变局部刺激而产生的一种反应。ADA对于诊断结核性胸膜炎的敏感度较高，如果患者胸腔积液中淋巴细胞占优势，胸水中ADA高于45U/L，结核性胸膜炎可能性极大。HIV合并结核患者ADA可不升高。胸水淀粉酶升高可见于急性胰腺炎、恶性肿瘤等。

5. 肿瘤标志物　癌胚抗原（CEA）在恶性胸水中早期即可升高，且比血清更显著。若胸水CEA>20μg/L或胸水/血清CEA>1，常提示为恶性胸水，其敏感性40%~60%，特异性70%~88%。

6. 病原体　胸水涂片做革兰、抗酸涂片染色，同时做细菌及结核杆菌、真菌培养，有助于病原诊断。

渗出液和漏出液的区别见下表1-12-1。

表1-12-1　渗出液和漏出液的区别

鉴别要点	漏出液	渗出液
原因	非炎症所致	炎症、肿瘤、物理或化学刺激
外观	淡黄，浆液性	不定，黄色、脓性、血性等
透明度	透明或微浑	大多浑浊
比重	<1.018	>1.018
凝固性	不自凝	可自凝
黏蛋白定性	阴性	阳性
蛋白总量	<25g/L	>30g/L
葡萄糖定量	与血糖相近	常低于血糖水平
细胞计数	<100×10⁶/L	>100×10⁶/L
细胞分类	以淋巴细胞、间皮细胞为主	依病因不同而异，可以中性粒细胞或淋巴细胞为主
细胞学检测	阴性	恶性胸水者可找到病理细胞
积液/血清总蛋白	<0.5	>0.5
积液/血清LDH	<0.6	>0.6
LDH	<200U/L	>200U/L

（二）胸部影像学检查

少量胸腔积液量（0.3~0.5L）时，胸部X线立位显示肋膈角变钝。中等量积液时显示一凹面向上、外高内低的弧形积液影，平卧时积液散开，整个肺野透亮度降低。大量积液时患侧胸部致密影，气管和纵隔推向健侧。大量胸腔积液的患者如果纵隔未向对侧移位，提示纵隔固定、支气管主干被肿瘤堵塞而出现肺不张或胸膜广泛浸润（常见于恶性胸膜间皮瘤）。包裹性积液可发生于胸腔任何部位，呈梭形，不随体位改变而变动。肺底积液可仅有膈肌升高或形状的改变。液气胸时可见到液平面。

CT有助于发现恶性肿瘤患者少量胸腔积液，有助于判断是否伴有纵隔淋巴结转移，气管情况。如积液多，抽液后摄胸部CT可发现肺部是否存在病变。

（三）超声检查

B超检查胸腔积液简便，对于有无胸腔积液、部位、胸腔穿刺定位均有重要价值。包裹性和少量的胸腔积液可在B超引导下胸腔穿刺。

（四）胸膜活检

经皮闭式胸膜活检对胸腔积液病因诊断有重要意义，可发现肿瘤、结核和其他胸膜病变。

胸膜针刺活检具有简单、易行、损伤性较小的优点，但阳性率低。

（五）胸腔镜

采用胸腔穿刺术和闭式胸膜活检术仍然不能明确病因的胸腔积液患者，应行胸腔镜检查术，90% 以上的胸腔积液病因可得到明确诊断。

应用胸腔镜行胸膜活检进行胸腔积液的病因诊断，大大提高诊断的准确率。如为恶性胸腔积液，也可通过胸腔镜行胸膜固定术。

五、诊断与鉴别诊断

胸腔积液的诊断和鉴别诊断分 3 个步骤。

1. 确定有无胸腔积液　少量胸腔积液可无症状、体征，中量以上的胸腔积液有呼吸困难，体检患侧叩诊浊音、听诊呼吸音减弱，胸部影像学或胸水 B 超可确定有无胸腔积液及其积液量。

2. 区别漏出液和渗出液　确诊有胸腔积液后，若胸水量多应进一步行诊断性胸腔穿刺明确渗出液还是漏出液，胸水检查：①胸腔积液/血清蛋白比例 >0.5；②胸腔积液/血清 LDH 比例 >0.6；③胸腔积液 LDH 水平大于血清正常值高限的三分之二；如果满足①+②和（或）③为渗出液。

3. 寻找胸腔积液的病因　若胸腔积液是漏出液，考虑常见病因是充血性心力衰竭、肝硬化、肾病综合征等。心力衰竭患者胸腔积液常为双侧，伴有尿少、双下肢浮肿、心脏扩大体征。肝硬化患者右侧胸腔积液多见，伴有腹水、蜘蛛痣、脾肿大等症状。肾病综合征常伴眼睑浮肿、蛋白尿等症状。

胸腔积液若为渗出液，常见病因考虑结核性胸腔积液、肺炎旁胸腔积液、癌性胸腔积液。胸腔积液伴发热、咳嗽，血白细胞升高，胸部 CT 除有胸腔积液，还可看到肺实质的浸润影、肺脓肿或支气管扩张的表现，胸水黄色或脓性，考虑为肺炎旁胸腔积液或脓胸。年轻患者胸腔积液伴发热、干咳、潮热、盗汗、消瘦等结核中毒症状，胸水为草绿色，胸水检查 ADA 增高，沉渣找结核杆菌或培养阳性，诊断为结核性胸腔积液。中老年人胸腔积液无发热、有消瘦应考虑恶性胸腔积液，多次胸水找脱落细胞检查可提高阳性率，必要时胸腔镜检查可确诊。

六、治疗

胸腔积液首选应明确病因，根据不同的疾病进行全身和局部治疗。

（一）肺炎旁胸腔积液和脓胸

肺炎旁胸腔积液如果量较少，可密切随访胸部 B 超，经过有效的全身应用抗生素治疗后一般可自行吸收。若肺炎旁胸腔积液量较多或者经治疗后胸水吸收不佳，应行胸腔穿刺抽液或胸水闭式引流，同时胸水细菌培养，根据药敏调整抗生素。

脓胸治疗应早期、足量、选用肺部组织浓度高的抗生素，联合应用抗厌氧菌药物，同时及早进行胸腔穿刺引流，引流同时可局部胸腔内每日给予 2% 碳酸氢钠或生理盐水反复冲洗胸腔，然后注入适量抗生素及链激酶，使脓液变稀便于引流。脓胸时全身抗生素疗程要长，体温恢复正常后再持续用药 2 周以上，防止脓胸复发。对于支气管胸膜瘘者不宜冲洗胸腔，以免引起细菌播散。若脓胸内科治疗效果不佳转变为慢性脓胸，可胸外科行胸膜剥脱术。

（二）结核性胸膜炎

1. 一般处理　休息、补充营养和对症治疗。

2. 胸腔穿刺抽液治疗　一旦确诊为结核性胸膜炎，在应用抗结核药物的基础上，应尽早抽尽胸腔内积液以免后期胸膜粘连造成不可逆的肺功能损失。胸水可每周抽液 2~3 次或胸腔

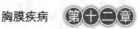

闭式引流每天放胸水，直至胸水完全消失，结核性胸腔积液不主张局部胸腔内注入抗结核药物。首次引流胸水量不宜过多，以免发生复张性肺水肿。复张性肺水肿是一种较少见的严重并发症，往往由于肺脏长期受压，首次引流胸水量过大、过快，或早期过度使用胸腔负压吸引使萎陷的肺脏快速复张所致。

3. 抗结核治疗 见肺结核章节相关内容。

4. 糖皮质激素 若患者全身毒性症状严重、大量胸水、发热，可考虑在抗结核药物治疗的同时加用泼尼松 30mg/d，短期内使用，以减轻全身毒性症状，待体温正常、一般情况好转，复查胸水量明显减少时，即应逐渐减量以至停用。停药速度不宜过快，否则易出现反跳现象，一般疗程约 4~6 周。

（三）恶性胸腔积液

肺癌是恶性胸腔积液最常见的病因，乳腺癌次之，淋巴瘤也是重要原因，少数为卵巢癌和胃肠道癌，5%~10% 找不到原发肿瘤病灶。治疗包括针对原发病的全身治疗和胸腔积液的局部治疗。某些肿瘤如小细胞肺癌胸膜转移所致的恶性胸腔积液可能对化疗有较好的反应，如无禁忌证可考虑全身治疗，同时联合胸腔穿刺或胸膜固定术。

恶性胸腔积液一般进展较快，常为中等量以上积液，呼吸困难症状明显，应行胸腔穿刺缓解症状，一般常用胸腔闭式引流，第一天不超过 700ml，以后每天不超过 1000ml。对预期寿命极短的患者一般不推荐反复行胸腔穿刺术，可于肋间置入小口径引流管引流胸腔积液，以缓解呼吸困难症状。如果肺无明显萎陷，胸水引流干净后一般胸腔内局部注入药物形成胸膜粘连，避免反复抽取胸水导致体内蛋白流失。胸腔内注入可博来霉素、顺铂、丝裂霉素等化疗药物。老年患者亦可选择胸腔内注入局部反应较小的生物免疫调节剂，如香菇多糖、干扰素、淋巴因子激活的杀伤细胞等，可局部增强淋巴细胞局部浸润及活性，并使胸膜粘连。一般恶性胸腔积液的预后不良。

第二节 气 胸

胸膜腔是不含气体的密闭的潜在腔隙，一旦有气体积聚，称为气胸（pneumothorax）。气胸分为三大类：自发性、创伤性和医源性气胸。自发性气胸又分为原发性和继发性，原发性气胸患者无肺部疾病基础，继发性气胸患者有肺部基础疾病如慢性阻塞性肺病等。外伤性气胸系胸壁的直接或间接损伤引起，医源性气胸是在诊断和治疗操作过程中发生的气胸。

根据气胸时胸腔内压力及病理生理改变，气胸可分为三型。①闭合性（单纯性）气胸：胸膜破口较小，随肺萎缩而闭合，不再有空气继续进入胸膜腔。胸膜腔内压接近或略超过大气压，抽气后压力下降而不复升。②交通性（开放性）气胸：胸膜裂口较大或胸膜间有粘连或牵拉，使破口持续开放，气体随呼吸自由进出胸膜腔。胸膜腔内压在大气压上下波动，抽气后压力无改变。③张力性（高压性）气胸：胸膜裂口形成单向活瓣，吸气时空气进入胸膜腔；呼气时裂口关闭，气体不能排出，导致胸膜腔积气增加，使胸膜腔内压迅速升高呈正压，抽气至负压后不久又变为正压。这一类型的气胸如果不及时处理减压，可导致猝死，必须紧急处理。

一、病因和发病机制

（一）病因

1. 原发性气胸（又称特发性气胸） 多见于瘦高体型的男性青壮年。无明确的基础肺疾病，常规 X 线检查肺部无显著病变，多数患者胸部 CT 可发现肺尖部局限性肺气肿或胸膜下小气疱。自发性气胸的发病因素与吸烟、男性患者的身高和小气道炎症、遗传可能有关。原发性气胸在 4 年内复发率为 54% 。

2. 继发性气胸　常见原因为慢性阻塞性肺疾病、肺结核，支气管哮喘、淋巴管平滑肌瘤病、肺癌、肺结核、囊性肺纤维化等，近年来艾滋病患者合并肺孢子菌感染导致的继发性气胸有增加的趋势。月经性气胸仅在月经来潮前后 24 ~ 72 小时内发生，可能跟激素变化有关。

（二）发病机制

正常情况下胸膜腔内没有气体，呼吸周期胸腔内均为负压，系胸廓向外扩张，肺向内弹性回缩对抗产生的。气胸时失去了负压对肺的牵引作用，甚至因正压对肺产生压迫，使肺失去膨胀能力，表现为肺容积缩小、肺活量减低、最大通气量降低的限制性通气功能障碍。大量气胸时，由于吸引静脉血回心的负压消失，甚至胸膜腔内正压对血管和心脏的压迫，使心脏充盈减少，心搏出量降低，引起心率增快、血压降低，甚至休克。张力性气胸可引起纵隔移位，循环障碍，甚至死亡。

二、临床表现

1. 症状　与发生气胸前患者肺基础疾病及肺功能状态、气胸发生的速度、气胸的类型有关。典型的症状为持重物或剧烈体力活动后突感一侧持续性胸痛、呼吸困难，可伴有刺激性干咳。也有发病缓慢，甚至无自觉症状。如积气量大、气喘发生速度快，或继发性气胸患者，呼吸困难明显。张力性气胸表现为呼吸增快、发绀、胸闷、烦躁不安、心律失常、奇脉、甚至意识不清、呼吸衰竭。

2. 体征　常见体征为患侧胸部饱满，呼吸运动减弱，触觉语颤减弱或消失，叩诊呈鼓音，听诊呼吸音减弱或消失。大量气胸时气管，心脏向健侧移位。局限性少量气胸者可无明显体征，听诊呼吸音减弱具有重要意义。右侧气胸时肝浊音界下降，左侧气胸时心浊音界消失，左侧气胸或纵隔气肿时在左胸骨缘处听到与心跳一致的气泡破裂音（Hamman 征）。血气胸失血量过多时，血压下降，发生失血性休克。COPD 患者肺气肿并发气胸患者虽然两侧呼吸音都减弱，但气胸侧减弱更明显，叩诊和听诊时应注意左右对比和上下对比。

COPD 患者少量气胸时，因本身有语音传导减低、叩诊过轻音，查体对诊断帮助不大。

3. 实验室检查　胸片上显示无肺纹理的均匀透亮的胸膜腔积气带，其内侧为呈弧形的线状肺压缩边缘。大量气胸或张力性气胸常显示纵隔及心脏向健侧移位。合并胸腔积液时则可见液平。胸部 CT 表现为胸腔内出现极低密度的气体影，伴有肺组织不同程度的萎缩改变。CT 对于少量气胸、局限性气胸及肺大疱的鉴别比 X 线胸片更敏感和准确。

气胸容量的大小可根据 X 线胸片判断。在肺门水平侧胸壁至肺边缘的距离为 1cm，约占单侧胸腔容量的 25% 左右，2cm 时约 50% 。故从侧胸壁与肺边缘的距离 ≥2cm 为大量气胸，<2cm 为少量气胸。如从肺尖气胸线至胸腔顶部估计气胸大小，距离气胸大小，距离 ≥3cm 为大量气胸，<3cm 为少量气胸。

三、诊断和鉴别诊断

根据临床症状、体征及胸部 X 线片发现胸膜线可确诊。COPD 患者出现气急加重特别合并胸痛症状时，应考虑气胸。X 线或 CT 显示气胸线是确诊依据。应与以下疾病鉴别。

（1）急性心肌梗死　有突发胸痛、胸闷、呼吸困难等临床表现，但患者常有冠心病、高血压病史，体检心音性质及节律改变，无气胸体征，心肌酶谱、心电图或胸部 X 线检查有助于鉴别。

（2）慢性阻塞性肺疾病和支气管哮喘　有气急、呼吸困难，但 COPD 呼吸困难是长期缓慢加重的，支气管哮喘患者有多年哮喘反复发作史，当 COPD 或哮喘患者呼吸困难突然加重且有胸痛时，应考虑并发气胸的可能，胸部X线检查可助鉴别。

（3）肺栓塞　有剧烈胸痛、呼吸困难的临床表现，可伴有发热、咯血、白细胞升高、有栓子来源的基础病，无气胸体征，D-二聚体、胸部X线或CT有助于鉴别。

（4）肺大疱　临床特点是起病缓慢，气急不剧烈，X线检查肺大泡为圆形或椭圆形透光区，其内仍有细小条状纹理，但无发线状气胸线。肺周边部位的肺大疱易误诊为气胸，在胸片上气胸线的凸面常朝向侧胸壁，而肺大疱线是凹面朝向侧胸壁，胸部CT有助于鉴别诊断。需注意肺大疱破裂时可形成自发性气胸。

四、治疗

治疗目的是去除胸膜腔内气体、减少复发。一般根据患者的临床表现、气胸类型、肺压缩程度、气胸原因选择治疗方案。卧床休息，可给予镇咳、止痛、保持大便通畅等对症治疗。氧疗有助于胸腔内气体的吸收，鼻导管或面罩吸入10L/min的氧，可达到比较满意的疗效。

（一）保守治疗

肺压缩小于20%、无基础肺部疾病、患者无呼吸困难的闭合性气胸，可以保守治疗，氧疗可促进吸收。保守治疗需密切监测病情变化。

（二）排气疗法

1. 胸腔穿刺抽气　肺压缩大于20%，或小于20%患者年龄偏大并有基础疾病如慢阻肺、呼吸困难明显者，给予胸腔穿刺抽气是迅速解决呼吸困难的首要措施。张力性气胸和开放性气胸均应积极抽气。气量较多时，可每日或隔日抽气一次，每日抽气一般不超过1L，直至肺大部分复张，余气自行吸收。如气胸数日仍未好转或加重，可予胸膜腔闭式水封瓶引流。通常选择患者胸部锁骨中线第2肋间为穿刺点，局限性气胸则要选择相应的穿刺部位。张力性气胸需紧急排气，可用粗注射针尾部扎上橡皮指套，指套末端剪一小裂缝，插入胸腔临时排气。

2. 胸腔闭式引流　是治疗自发性气胸的常用方法，适用于胸腔穿刺抽气效果不佳的交通性气胸、张力性气胸和部分心肺功能较差而症状较重的气胸患者。插管部位取患侧锁骨中线外侧第2肋间，或腋前线第4~5肋间。细导管适用于大多数患者，如有支气管胸膜瘘或机械通气的患者，应选择硅胶粗导管。对于合并胸腔积液较多的气胸，插管部位应选择在气液交界面，以利于排气同时排液。水封瓶侧导管于埋入水面下2~3cm，水封瓶应低于患者胸部，以免瓶内的水返流入胸腔。如果单纯水封瓶排气无效，可应用持续负压引流，负压范围维持在-8~-12cmH$_2$O。若水柱随呼吸上下移动和液面有气体逸出，提示引流通畅。如无气泡冒出，表示肺已复张，停止负压吸引，观察2~3天，经胸片证实气胸未再复发后，即可拔除引流管。水封瓶应放在低于患者胸部的地方（如患者床下），以免瓶内的水反流进入胸腔。

（三）手术治疗

外科手术仅适用于经内科治疗失败或复发性气胸、血气胸、双侧气胸和合并有巨大肺大疱者。外科手术治疗自发性气胸效果好，且能减低复发率。

（四）化学性胸膜固定术

对于复发性气胸可用胸膜粘连疗法。常用的硬化剂有多西环素、滑石粉等，先闭式引流使肺完全复张，注入适量利多卡因后转动体位，15~20分钟后注入粘连剂，转动体位，夹管观察24小时，吸出多余药物。2~3天后如胸片显示气胸已愈可拔管。

（五）并发症处理

1. 血气胸　气胸出血系胸膜粘连带内的血管破裂所致，肺复张后出血多能自行停止。处理原则是应尽快胸腔置管以观察出血量，如持续出血不止，应开胸手术止血。

2. 复张后肺水肿　当抽气过多或过快时，肺迅速复张可能发生复张后肺水肿。表现为抽气或排气后出现持续性咳嗽、胸闷，如不及时处理，可出现咳大量白色泡沫痰或泡沫样血痰，及时处理包括患者取半卧位，吸氧，应用利尿剂治疗，一般情况下效果较好。如处理不及时，24～48 小时症状持续加重，则病死率高达 20%。

3. 纵隔气肿和皮下气肿　表现为干咳、呼吸困难、呕吐、胸骨后疼痛向双肩及双臂放射，疼痛因呼吸运动及吞咽动作而加剧；一般在张力性气胸抽气或行闭式引流术后出现，查体口唇发绀、颈静脉怒张、脉快而速、低血压、心浊音界缩小或消失、心音遥远、心尖部可听到清晰的与心跳同步的"咔嗒"声（Hamman）。X 线胸片见皮下和纵隔或心缘旁（主要为左心缘）旁出现透明带。皮下气肿及纵隔气肿多能随胸膜腔内气体排出减压而自行吸收，如纵隔气肿张力过高而影响呼吸和循环时，可作胸骨上窝穿刺或切开排气。

本章小结

胸腔积液分为渗出液和漏出液。结核性胸膜炎和恶性胸腔积液是渗出性胸腔积液的常见病因。临床表现为呼吸困难、胸痛、咳嗽、咳痰等，少量积液时可无明显体征。积液量较多时，患侧胸廓饱满，气管向健侧移位，触觉语颤减弱，患侧局部浊音，呼吸音减弱或消失。B 超及胸片对胸腔积液的诊断有帮助，治疗以针对原发病为主，渗出性胸腔积液还要积极引流。气胸临床表现为突然发生一侧胸痛，继而有胸闷或呼吸困难，并可有刺激性干咳。症状轻重取决于起病急缓、肺萎缩程度、肺原发疾病及原有的心、肺功能状况等。X 线显示气胸线。治疗原则肺萎缩程度小于 20%，如不伴有呼吸困难者可以保守治疗。大于 20% 或伴有肺疾病的，穿刺抽气或置管引流，少部分病例需外科手术。

思考题

1. 简述胸腔积液、气胸的临床表现。
2. 如何鉴别胸腔积液渗出液和漏出液？
3. 气胸的处理原则有哪些？

（沈　瑶）

第十三章　睡眠呼吸暂停低通气综合征

学习要求

1. 掌握　SAHS 定义、分类、诊断方法、临床表现及治疗原则。

2. 熟悉　SAHS 治疗方法及诊断标准。

3. 了解　标准 PSG 监测项目、CPAP 治疗适应证及禁忌证。

睡眠呼吸暂停低通气综合征（sleep apnea hypopnea syndrome，SAHS）是指各种原因引起睡眠状态下反复出现呼吸暂停和（或）低通气，引起低氧血症、高碳酸血症、睡眠中断，以夜间反复间歇性低氧为病理基础，表现为夜间睡眠呼吸紊乱、打鼾、白天嗜睡，累及呼吸、循环、代谢、神经、精神等各系统的一组疾病。病情逐渐发展可出现肺动脉高压、肺心病、呼吸衰竭、高血压、心律失常、脑血管意外等严重并发症。

一、定义

1. 睡眠呼吸暂停　睡眠呼吸暂停是指睡眠时口鼻气流较基础水平下降≥90%并持续≥10秒。

2. 低通气　低通气是指睡眠过程中口鼻气流较基础水平下降≥30%持续≥10秒，并伴有血氧饱和度较基础水平下降≥3%或伴有相关性觉醒。

3. 睡眠呼吸暂停指数　睡眠呼吸暂停指数（apnea hypopnea index，AHI）是指每小时睡眠呼吸暂停和低通气发生的次数总和。

4. SAHS 的诊断　SAHS 的诊断主要依据 AHI，在保证夜间睡眠时间在 7 小时及以上情况下，睡眠过程中出现呼吸暂停次数和（或）低通气次数总和≥30 次，或 AHI≥5 次/小时并伴有白天嗜睡则可诊断为 SAHS。

二、分类

依据呼吸事件发生时是否伴有胸腹呼吸运动消失，睡眠呼吸暂停可分为中枢性睡眠呼吸暂停（central sleep apnea hypopnea，CSAH）、阻塞性睡眠呼吸暂停（obstructive sleep apnea hypopnea，OSAH）和混合性睡眠呼吸暂停（mixed sleep apnea hypopnea，MSAH）三种类型。其中以 OSAH 最常见，CSAH 发病率低。目前把阻塞型和混合型两种类型统称为阻塞型睡眠呼吸暂停低通气综合征（OSAHS）。区分不同类型的 SAHS，有助于指导临床治疗。

1. CSAH　CSAH 是指睡眠呼吸暂停时伴有胸腹呼吸运动消失。

2. OSAH　OSAH 是指睡眠呼吸暂停时胸腹呼吸运动仍存在。

3. MSAH　MSAH 是指睡眠呼吸暂停时，先出现胸腹呼吸运动消失，后胸腹呼吸运动又恢复。

三、流行病学

依据欧美国家文献报道，SAHA 的成人患病率为 2%~4%，男性多于女性，比例约（2~4）:1，进入更年期女性患病率呈上升趋势，老年人患病率更高，但 65 岁以上重度患者相对减少。

四、病因和发病机制

1. 睡眠结构紊乱 人们通过睡眠得以体力恢复，且不同睡眠时相机体会分泌不同的神经内分泌因子促进机体代谢及进行一系列精神活动。睡眠剥夺实验发现受试者变得易激惹。SAHS 患者夜间出现反复觉醒，伴有深度睡眠时间减少，正常睡眠进程中断，可出现日间疲乏、嗜睡，内分泌紊乱，注意力不集中及性格改变等。另快速眼动睡眠期（rapid eye movement，REM）上气道肌肉张力降低，导致上气道塌陷，引起呼吸暂停及低通气。

2. 呼吸肌松弛或瘫痪 甲状腺功能低下、低钙血症、麻醉药品、有机磷中毒等可致呼吸肌麻痹，从而引起上气道狭窄。

3. 上气道狭小 上气道狭小包括器质性和功能性两种类型。器质性气道狭窄即解剖结构异常，如巨舌症，舌骨后移，平卧位时出现舌根后缀，鼻中隔弯曲、扁桃体肥大、软腭过长、下颌弓狭窄、下颌后缩畸形，或肥胖者气道周围脂肪等软组织压迫气道等引起上气道狭窄；功能性气道狭窄主要指呼吸肌张力下降、呼吸肌松弛或瘫痪，如甲状腺功能低下、低钙血症、麻醉药品、有机磷中毒等引起神经肌接头功能障碍致呼吸肌麻痹；或肌肉本身疾患如膈肌的病变、肌强直性营养不良、肌病等引起上气道塌陷，从而引起气道狭窄。

4. 呼吸中枢神经调节因素障碍 神经系统病变如血管栓塞或变性疾病引起的脊髓病变、脊髓灰白质炎、脑炎、枕骨大孔发育畸形、家族性自主神经异常等中枢性病变可累及呼吸中枢；另睡眠呼吸暂停低通气引起的低氧血症及高碳酸血症可导致呼吸中枢功能障碍，使睡眠时呼吸中枢对各种不同刺激的反应性减低，或呼吸反馈调控的不稳定性及呼气与吸气转换机制异常等。

5. 低通气对血管内皮的影响 低通气导致间歇性低氧血症，引起血管内皮损伤，导致血管平滑肌细胞增生，内皮细胞释放内皮素、血小板生成因子等导致血管内膜增厚，凝血机制激活，血液黏稠，导致高血压、血栓形成、肾功能减退等。

6. 胸腹矛盾运动 膈肌运动异常，胸腹腔内压力升高，回心血量减少，引起心衰、肺动脉高压、高血压、心律失常等。

五、临床表现

睡眠呼吸暂停低通气综合征的临床表现分白天临床表现、夜间临床表现及全身靶器官损害的并发症表现三大类。

（一）白天临床表现

1. 嗜睡 嗜睡是最常见的症状，轻者表现为日间工作或学习时间困倦、瞌睡，严重时吃饭、与人谈话时或开车时即可入睡，可造成严重的后果，严重影响生活质量。

2. 头晕乏力 头晕乏力由于夜间反复呼吸暂停、低氧血症，使睡眠连续性中断，醒觉次数增多，睡眠质量下降，常有轻重不同的头晕、疲倦、乏力。

3. 精神行为异常 注意力不集中、记忆力下降，症状严重时不能胜任工作，老年人可表现为痴呆。

4. 头痛 头痛常在清晨或夜间出现，隐痛多见，不剧烈，可持续 1~2 小时，有时需服止痛药才能缓解。与血压升高、颅内压及脑血流的变化有关。

5. 口干 打鼾患者因夜间张口呼吸，水分蒸发明显，清晨起床时常有口干表现。

6. 个性变化 患者容易变得烦躁、易激动、焦虑等，家庭和社会生活均受一定影响，由于与家庭成员和朋友情感逐渐疏远，可以出现抑郁症。

7. 性功能减退 约有10%的患者可出现性欲减退，甚至阳痿。

（二）夜间临床表现

1. 打鼾 打鼾是主要症状，也是大多数患者就诊的主要原因，以中枢性睡眠呼吸暂停为主要表现患者可无打鼾表现。鼾声是由于气流通过狭小的气道导致气道游离组织震动引起的。睡眠呼吸暂停低通气患者因呼吸暂停或低通气的发生，鼾声不规则，高低不等，往往是鼾声－气流停止－喘气－鼾声交替出现，一般气流中断的时间为20~30秒，个别长达2分钟以上，此时患者可出现明显的发绀。

2. 呼吸暂停 大多数同室或同床睡眠者发现患者有呼吸暂停现象。部分患者可出现夜间憋醒情况，憋醒后常伴有翻身，四肢不自主运动甚至抽搐，或突然坐起，感觉心慌、胸闷或心前区不适等。呼吸暂停多伴随着喘气、憋醒或响亮的鼾声而终止。

3. 多动不安 因低氧血症，患者夜间翻身、转动较频繁。

4. 夜尿增多 部分患者诉夜间小便次数增多，个别出现遗尿，有研究表明主要与睡眠呼吸暂停造成早期肾功能损害有关。

5. 睡眠行为异常 表现为恐惧、惊叫、呓语、夜游、幻听等。

（三）全身靶器官损害的并发症表现

SAHS患者由于夜间反复发作的间歇性缺氧及睡眠结构破坏，可引起一系列靶器官（如心血管、脑血管、肾脏、肺脏等）功能受损，临床上表现为高血压病、冠心病、心律失常、肺动脉高压和肺源性心脏病、缺血性或出血性脑卒中、代谢综合征、心理异常和情绪障碍等症状和体征。此外OSAHS还可引起左心衰、哮喘夜间反复发作，若儿童患有OSAHS，可导致发育迟缓、智力低下。

（四）体征

1. 体型 SAHS患者一般较肥胖，脖子粗短，腹围增大。

2. 上气道特点 部分患者可见鼻中隔偏曲、鼻息肉、鼻甲肥大、腺样体肥大、扁桃体肿大、舌体肥厚等。

3. 并发症相关体征 缺氧严重者可见口唇发绀、杵状指等，合并慢性阻塞性肺疾病者可见桶状胸、两肺呼吸音偏低；合并高血压性心脏病者可见心界增大，心音增强等。

六、实验室和其他检查

睡眠呼吸暂停低通气综合征是一个系统性疾病，可累及全身各系统，故临床常用相关检查对诊断无特异性。

1. 血液检查 病程长，低氧血症严重者，血红细胞计数和血红蛋白可有不同程度的增加。

2. 血气分析 病情严重或已合并肺心病、呼吸衰竭者，可有低氧血症、高碳酸血症和呼吸性酸中毒。

3. 胸部 X 线检查 并发肺动脉高压、高血压、冠心病时，可有心影增大，肺动脉段突出等相应表现。

4. 肺功能检查 病情严重有肺心病、呼吸衰竭时，有不同程度的通气功能障碍。

5. 心电图 有高血压、冠心病时，出现心室肥厚、心肌缺血或心律失常等变化。

6. 上气道检查 经过耳鼻喉及口腔检查，可了解上气道是否存在明确梗阻因素。头颅、颈部 X 线、CT 和 MRI 可测定口咽横截面积。

7. 标准多导睡眠（polysomnography，PSG）监测 PSG 监测是睡眠呼吸暂停低通气综合征诊断金标准。标准 PSG 的监测项目如下。

（1）脑电图、眼电图、颏肌电图 脑电图、眼电图、颏肌电图主要用于睡眠时相、睡眠结构的分析。

（2）口鼻气流 口鼻气流主要用于判读呼吸暂停及低通气。

（3）胸腹壁呼吸运动 胸腹壁呼吸运动可用于不同类型 SAHS 的区分。

（4）末梢血氧饱和度 末梢血氧饱和度用于评估低氧程度。

（5）体位传感器 体位传感器可对患者进行睡眠体位分析，从而指导睡眠姿势调整。

（6）胫前肌电图、实时视频记录 胫前肌电图、实时视频记录主要用于分析夜间睡眠行为。

（7）心电图 心电图可发现夜间有无心律失常、心肌缺血等情况。

（8）鼾声监测 因患者在睡眠实验时存在首夜现象（是指睡眠监测对患者当晚的睡眠质量产生影响），且 PSG 监测导线过多会影响睡眠质量，故对于疑似患者，临床上常采用初筛装置，主要包括口鼻气流、血氧饱和度、胸腹呼吸运动和脑电图四个导联。

七、诊断标准

在保证夜间睡眠时间在 7 小时及以上情况下，睡眠过程中出现呼吸暂停次数和（或）低通气次数总和≥30 次，或 AHI≥5 次/小时并伴有白天嗜睡则可诊断为 SAHS（表 1 – 13 – 1、表 1 – 13 – 2）。

表 1 – 13 – 1 AASM 睡眠呼吸时间判定标准 2.0 版本

	鼻气流下降程度	血氧饱和度程度及相关微觉醒事件
呼吸暂停判定	较基线下降≥90%	无要求
低通气判定	较基线下降≥30%	血氧较基线下降≥3%或伴有相关觉醒

表 1 – 13 – 2 SAHS 病情程度分级

病情程度	AHI（次/小时）	夜间最低血氧（%）
轻度	5≤AHI≤15	85≤SaO$_2$≤90
中度	15<AHI≤30	80≤SaO$_2$<85
重度	AHI>30	SaO$_2$<80

临床上有些患者 AHI 升高与最低血氧饱和度并不平行，此时推荐以 AHI 为标准对睡眠暂停低通气综合征病情评判，同时注明低氧血症情况。如 AHI 为 25 次/小时，最低 SaO$_2$ 为 88%，则报告为"中度睡眠呼吸暂停低通气综合征合并轻度低氧血症"。

八、诊断流程

1. 记录受检者一般情况 年龄、性别、身高、体重、体重指数（body mass index，BMI）、颈围（cm）、腹围（cm），是否有高血压、糖尿病、心律失常、吸烟史、饮酒史、安眠药物服用等病史。

2. 进行上气道检查 进行耳鼻喉及口腔检查，了解有无局部解剖和发育异常、增生和肿瘤等。头颅、颈部 X 线、CT 和 MRI 可测定口咽横截面积，可作狭窄的定位判断。

3. 进行实验室检查 血常规、血脂、血糖、凝血功能、肾功能、内分泌系统（如甲状腺功能）的测定等。

4. 进行 Epworth 量表评分 Epworth 量表是目前临床上常用的白天嗜睡量表，评分 8 分及以上者建议监测（表 1 – 13 – 3）。

5. 做出诊断 依据 AASM 评分标准评判，依据 AHI 评估患者病情。

表 1 – 13 – 3 Epworth 嗜睡量表

在以下情况下有无嗜睡的可能性	从不（0）	很少（1）	有时（2）	经常（3）
坐着阅读时				
看电视时				
在公共场所坐着不动时（如在剧场或开会）				
长时间（超过 1 小时）坐车时中间不休息				
坐着与人谈话时				
饭后休息时（未饮酒时）				
开车等红绿灯时				
下午静卧休息时				

九、鉴别诊断

1. 单纯性鼾症 单纯鼾症有明显的鼾声，但鼾声规律均匀，PSG 检查呼吸暂停和低通气指数小于 5 次/小时，无明显低氧血症。

2. 上气道阻力综合征 上气道阻力综合征气道阻力增加，PSG 检查反复出现 α 醒觉波，夜间微醒觉 >10 次/小时，睡眠连续性中断，有疲倦及白天嗜睡，可有或无明显鼾声，无呼吸暂停和低氧血症。无创正压通气治疗有效。

3. 发作性睡病 发作性睡病以白天过度嗜睡，发作性猝倒为突出表现，可行多次小睡潜伏时间试验（MSLT）检测，典型患者常表现平均潜伏期 <8 分钟并伴有 ≥2 次的异常 REM 睡眠。该病常在青少年发病，少数有家族史。

十、治疗

以治疗原发病，去除诱因，依据不同类型采用相应治疗方法，预防及治疗并发症，提高患者生命及生活质量为原则。

（一）一般治疗

1. 减肥 包括饮食控制、药物，特别是肥胖、脖子粗短患者效果更明显。

2. 戒烟 长期抽烟可导致慢性气管炎，导致上气道慢性炎症，可使上气道组织增生、气道顺应性下降，从而导致上气道阻力增高。

3. 戒酒、避免服用镇静剂 酒精镇静剂等可使上气道组织张力下降，从而引起功能性上气道狭窄，亦可导致呼吸中枢调节障碍，故临床上多数患者诉饮酒后鼾声变响。

（二）原发病治疗

1. 中枢型睡眠呼吸暂停综合征 临床上较少见，治疗的研究不多，其原发病如神经系统疾病、充血性心力衰竭、甲状腺功能低下等的治疗等。

2. 阻塞性睡眠呼吸暂停综合征 部分患者可见鼻息肉、扁桃体肥大、悬雍垂过长、鼻中隔偏曲、舌体肥厚等，此类患者可行外科手术或口腔矫正器治疗，以纠正鼻咽部解剖狭窄、扩大口咽腔的面积从而达到解除上气道阻塞，降低上气道阻力作用。主要有佩戴口腔矫正器、手术及无创气道正压通气治疗。

（1）口腔矫正器 原理是通过下颌前移，使舌根部及舌骨前移从而扩大上气道面积。适用于单纯性鼾症、轻中度 OSAHS 患者及不能耐受其他治疗方法者。但有颞颌关节炎或功能障碍者不宜使用。

（2）手术 主要是通过切除梗阻部分达到增大气道面积的目的，主要包括鼻手术、腭垂软腭咽成形术（uvulopalatopharyngoplasty，UPPP）、正颌手术、扁桃体手术等，其中 UPPP 是临床上最常用的术式，对于上气道阻塞无法解除患者可行气管切开造瘘术。

（3）无创气道正压通气治疗　无创气道正压通气是目前临床上最常用的 OSAHS 治疗方法。主要是以正压气流维持气道开放达到气道重建作用。由于患者上气道阻力随患者夜间睡眠体位、睡眠时相、上气道结构、体重等因素影响，故患者夜间上气道阻力不断变化。因此在进行无创通气治疗前应先行压力滴定。

经鼻持续气道内正压通气（nasal – continuous positive airway pressure，nasal – CPAP）：是治疗中重度 OSAHS 患者的首选方法，采用气道内持续正压送气，可使患者的功能残气量增加，减低上气道阻力，特别是通过机械压力使上气道畅通，同时通过刺激气道感受器增加上呼吸道肌张力，从而防止睡眠时上气道塌陷。可以有效地消除夜间打鼾、改善睡眠结构、改善夜间呼吸暂停和低通气、纠正夜间低氧血症，也显著改善白天嗜睡、头痛及记忆力减退等症状。

双水平气道内正压（bi – level position airway pressure，BiPAP）治疗：适用于 CPAP 压力需求较高的患者，老年人有心、肺血管疾病（如合并 COPD），更符合呼吸生理过程，可增加治疗依从性。相较于 CPAP，BiPAP 增加了呼气末压，使肺泡始终处于膨胀状态，增强了肺弥散功能。

自动调压智能（auto – CPAP）呼吸机治疗：根据患者夜间气道阻塞程度的不同，呼吸机送气压力随时变化。疗效和耐受性可能优于 CPAP 治疗。

（三）特殊治疗

1. 中枢性睡眠呼吸暂停低通气

（1）呼吸兴奋药物　主要是增加呼吸中枢的驱动力，改善呼吸暂停和低氧血症。常用的药物有：阿米三嗪、乙酰唑胺、茶碱等。但是疗效不确定，临床上较少使用。

（2）氧疗　可以纠正低氧血症，对继发于充血性心力衰竭的患者，可降低呼吸暂停和低通气的次数，对神经肌肉疾病有可能加重高碳酸血症，但若合并 OSAHS 则可能加重阻塞性呼吸暂停。

2. 改变体位　研究发现，平卧位患者上气道阻力较侧卧位时高，因此 OSAHS 患者可通过体位改变减轻呼吸道阻塞情况从而减轻病情，一般建议侧位睡眠，抬高床头。

 本章小结

睡眠呼吸暂停低通气综合征是一种累及多系统的疾病，主要以夜间打鼾，白天嗜睡为主要表现，可导致高血压、冠心病、脑血管意外、肺动脉高压、糖尿病、高脂血症等多种。临床上标准多导睡眠监测可确诊。目前临床上多推荐 CPAP 治疗。

 思考题

1. 睡眠呼吸暂停低通气综合征的定义是什么？分成哪几类？
2. 睡眠呼吸暂停低通气综合征的诊断标准是什么？
3. 阻塞性睡眠呼吸暂停低通气综合征的治疗方法有哪些？

（黄晓颖）

第十四章 呼吸衰竭

一、定义

呼吸衰竭（respiratory failure）是指肺内外各种原因引起的肺通气和（或）换气功能严重障碍，以致在呼吸空气（海平面大气压、静息状态下）时不能维持足够的有效气体交换，从而导致低氧血症伴（或不伴）高碳酸血症，进而引起一系列病理生理改变和代谢紊乱的临床表现的综合征。它是一种功能障碍状态，而不是一种疾病，可因肺部疾病引起，也可能是各种疾病的并发症。其临床表现缺乏特异性，明确诊断有赖于动脉血气分析：在海平面、静息状态、呼吸空气情况下，动脉血氧分压（PaO_2）<60mmHg，伴或不伴二氧化碳分压（$PaCO_2$）>50mmHg，并且排除心内解剖分流和原发于心排出量降低等各种因素，可诊为呼吸衰竭。

二、病因

缺氧是呼吸衰竭最主要的病因。肺通气和肺换气的任何一个环节的严重病变，均可导致呼吸衰竭。

1. 呼吸道病变 气管－支气管的痉挛、炎症、异物、肿瘤、纤维化瘢痕等引起气道阻塞。

2. 肺组织病变 肺炎、肺气肿、严重肺结核、弥漫性肺纤维化、肺水肿、矽肺等累及肺部疾病。

3. 肺血管疾病 肺栓塞、肺血管炎、肺毛细血管瘤等。

4. 心脏疾病 各种缺血性心脏病、严重心瓣膜疾病、心肌病、心包疾病、严重心律失常等。

5. 胸廓与胸膜病变 胸部外伤造成的连枷胸、严重的自发性或外伤性气胸、严重的脊柱畸形、胸膜肥厚与粘连、强直性脊柱炎等胸廓、胸膜及膈肌疾患。

6. 神经中枢及其传导系统 脑血管疾病、脑炎、颅脑外伤以及镇静催眠剂中毒，可直接或间接抑制呼吸中枢。脊髓颈段或高位胸段损伤（肿瘤或外伤）、格林巴利综合征等均可累及呼吸中枢及呼吸传导系统，引起呼吸驱动及驱动信号传导损害，无法正常驱动呼吸效应器。

7. 呼吸辅助肌疾病 有机磷中毒、破伤风以及严重的钾代谢紊乱、膈肌麻痹等均可累及呼吸辅助肌，引起呼吸动力损害。严重营养障碍引起呼吸辅助肌乏力也可影响呼吸动力，导致慢性呼吸衰竭。

三、发病机制和病理生理

呼吸衰竭的主要变化是缺氧和（或）二氧化碳潴留。发生机制包括肺泡通气不足、弥散障碍、肺泡通气/血流比例失调、肺内动－静脉解剖分流增加和氧耗量增加五个主要方面，导致通气和（或）换气过程发生障碍，发展为呼吸衰竭。

1. 肺泡通气不足（alveolar hypoventilation） 正常成人在静息状态下，有效肺泡通气量不少于 4L/min。肺泡通气量减少会引起肺泡腔内氧气不足及二氧化碳排出障碍，导致 PaO_2 下降和 $PaCO_2$ 上升，从而引起机体缺氧和 CO_2 潴留。

2. 弥散功能障碍（diffusion abnormality） 弥散功能障碍指氧气等气体通过肺泡膜进行交换的物理弥散过程发生障碍。当呼吸交换膜面积减少，弥散距离增加，如肺纤维化、肺气肿导致的肺泡膜破坏均可影响弥散功能。由于 O_2 的弥散能力仅为 CO_2 的二十分之一，故在弥散障碍时，通常以低氧血症为主。

3. 通气/血流比例失调（ventilation－perfusion mismatch） 正常成人静息状态下，通气/血流比值约为 0.8。通气/血流比例失调通常仅导致低氧血症，而无 CO_2 潴留。其原因主要是：①动脉与混合静脉血的氧分压差为 59mmHg，比 CO_2 分压差 5.9mmHg 大 10 倍；②氧离曲线呈 S 形，正常肺泡毛细血管血氧饱和度已处于曲线的平台段，无法携带更多的氧以代偿低 PaO_2 区的血氧含量下降。而 CO_2 解离曲线在生理范围内呈直线，有利于通气良好区域对通气不足区的代偿，不至出现 CO_2 潴留。

4. 肺内动－静脉解剖分流 肺内动－静脉解剖分流增加是通气/血流比例失调的特例，常见于动－静脉瘘。在这种情况下，提高吸氧浓度并不能提高分流静脉血的血氧分压。分流量越大，吸氧后提高动脉血氧分压的效果越差，若分流量超过 30%，吸氧并不能明显提高 PaO_2。

5. 氧耗量增加 发热、寒战、呼吸困难和抽搐，以及机械通气过程中的人机对抗均增加氧耗量。

四、分类

呼吸衰竭可按动脉血气、发病急缓及发病机制分类如下。

（一）按照动脉血气分类

1. Ⅰ型呼吸衰竭 低氧性呼吸衰竭，血气分析特点：$PaO_2 < 60mmHg$，$PaCO_2$ 正常或减低。主要见于换气功能障碍。

2. Ⅱ型呼吸衰竭 高碳酸性呼吸衰竭，血气分析特点：$PaO_2 < 60mmHg$，同时伴有 $PaCO_2 > 50mmHg$。系肺泡通气不足所致。

（二）按发病急缓分类

1. 急性呼吸衰竭 突发因素导致的呼吸功能衰竭。因机体无法很快代偿，若不及时抢救，会危及生命。

2. 慢性呼吸衰竭 慢性肺部疾病导致呼吸功能逐渐损害，经过较长的时间发展为呼吸衰竭。由于过程较慢、较长，机体通过代偿适应，生理功能紊乱和代谢紊乱较轻。

（三）按发病机制分类

1. 通气型呼吸衰竭 由于气道阻塞以及驱动或调控呼吸运动的中枢神经系统、外周神经系统、神经肌肉组织、胸廓等病变导致的通气功能障碍，表现为Ⅱ型呼吸衰竭。

2. 换气型呼吸衰竭 由于肺实质和肺血管病变引起的换气功能障碍，表现为Ⅰ型呼吸衰竭。

3. 混合型呼吸衰竭 很多情况下既有通气功能障碍，又有换气功能障碍，导致混合型呼吸衰竭。如严重的慢阻肺既影响通气功能，又影响换气功能，表现为Ⅱ型呼吸衰竭。

第一节 急性呼吸衰竭

一、病因

急性呼吸系统疾病如严重呼吸系统感染、急性呼吸道阻塞性病变、危重哮喘以及各种原因引起的急性肺水肿、肺血管疾病、胸廓疾病、手术损伤和急剧增加的胸腔积液，导致肺通气或（和）换气障碍；急性颅脑病变等直接或者间接抑制呼吸中枢；脊髓灰质炎、重症肌无力、有机磷中毒等神经 - 肌肉传导系统病变，均可造成急性呼吸衰竭。

二、急性呼吸衰竭对机体的影响

急性呼吸衰竭主要的病理生理改变为短期内出现的低氧血症与高碳酸血症，上述改变对全身各系统器官的影响如下。

（一）对呼吸系统的影响

1. PaO_2减低 PaO_2轻度减低（＜60mmHg），低氧刺激作用于颈动脉体和主动脉体化学感受器，可反射性兴奋呼吸中枢，增强呼吸运动，使呼吸频率增快甚至出现呼吸窘迫。缺氧程度缓慢加重时，反射性兴奋呼吸中枢的作用会迟钝。但重度缺氧，即 PaO_2＜30mmHg 时，缺氧对呼吸中枢的直接作用是抑制性的，此作用可大于反射性兴奋作用而使呼吸抑制。

2. CO_2潴留 CO_2是强有力的呼吸中枢兴奋剂。$PaCO_2$急骤升高时，呼吸加深加快；但长时间严重的 CO_2潴留，中枢化学感受器对 CO_2的刺激作用会发生适应性改变；当 $PaCO_2$＞80mmHg 时，对呼吸中枢产生抑制和麻醉效应，此时呼吸运动则主要靠低 PaO_2对外周化学感受器的刺激作用得以维持。因此，对这种患者进行氧疗时，如吸入高浓度氧，由于迅速解除了低氧对呼吸的刺激作用，会造成呼吸抑制，应注意避免。

（二）对中枢神经系统的影响

1. PaO_2减低 低氧对中枢神经系统的影响与缺氧发生速度和程度有关。当 PaO_2降至60mmHg 时，可出现注意力不集中、智力和视力轻度减退；当 PaO_2低于20mmHg 时，只需数分钟即可造成神经细胞不可逆性损伤。

2. CO_2潴留 CO_2潴留使脑脊液 H^+浓度增加，影响脑细胞代谢，CO_2潴留的影响分成两个阶段：轻度的 CO_2增加，对皮质下层刺激加强，间接引起皮质兴奋；重度 CO_2潴留可引起头痛、头晕、烦躁不安、精神错乱、言语不清、扑翼样震颤、嗜睡、昏迷、抽搐和呼吸抑制，这种由缺氧和 CO_2潴留导致的神经精神障碍症候群称为肺性脑病（pulmonary encephalopathy），又称 CO_2麻醉（carbon dioxide narcosis）。

（三）对循环系统的影响

严重的缺氧和 CO_2潴留可直接抑制心血管中枢，导致心脏活动抑制、血管扩张、血压下降和心律失常等严重后果。心肌对缺氧十分敏感，急性严重缺氧可导致心室颤动或心脏骤停；长期慢性缺氧导致心肌纤维化、心肌硬化。在呼吸衰竭的发病过程中，缺氧、肺动脉高压以及心肌受损等多种病理变化导致肺源性心脏病（cor pulmonale）。轻度 PaO_2降低和 $PaCO_2$升高，导致心率反射性增快，心肌收缩力增强，心排出量增加；缺氧和 CO_2潴留可因交感神经兴奋引起皮肤和腹腔器官血管收缩，而冠状血管主要受局部代谢产物的影响而扩张，血流量增加。

（四）对肾功能的影响

低氧往往导致肾小动脉收缩，肾灌注不足，致肾功能不全，呼吸衰竭治疗后随着外呼吸功能的好转，低氧的纠正，肾灌注随之改善，肾功能也可得以恢复。

（五）对消化系统的影响

低氧往往导致消化道功能障碍，表现为消化不良、食欲不振，甚至出现胃肠黏膜糜烂、坏死、溃疡和出血。缺氧还可直接或者间接损害肝细胞使丙氨酸氨基转移酶上升，若缺氧能够得到及时得到纠正，肝功能可逐渐恢复正常。

（六）对酸碱平衡及电解质的影响

1. 代谢性酸中毒 Ⅰ型和Ⅱ型呼吸衰竭时均有低氧血症，因此均可引起代谢性酸中毒。严重缺氧时无氧代谢加强，乳酸等酸性产物增多，可引起代谢性酸中毒。此时血液电解质主要有以下改变。

（1）血清钾浓度增高 由于酸中毒可使细胞内 K^+ 外移及肾小管排 K^+ 减少，导致高血钾。

（2）血清氯浓度增高 代谢性酸中毒时由于 HCO_3^- 降低，可使肾排 Cl^- 减少，故血 Cl^- 增高。

2. 呼吸性酸中毒 Ⅱ型呼吸衰竭时，大量 CO_2 潴留可引起呼吸性酸中毒，此时可有高血钾和低血氯。由于 pH 取决于 HCO_3^- 与 H_2CO_3 的比值，前者靠肾脏调节（需要 1~3 天），而后者靠呼吸调节（仅需数小时），因此急性呼吸衰竭时 CO_2 潴留可使 pH 迅速下降。

3. 呼吸性酸中毒合并代谢性酸中毒 Ⅱ型呼吸衰竭时，大量 CO_2 潴留可引起呼吸性酸中毒；严重缺氧时无氧代谢加强，乳酸等酸性产物增多，可引起代谢性酸中毒，此种情况 pH 迅速下降，多为急性或急性加重，如短期内低氧及 CO_2 潴留不能纠正，及不能及时补碱纠正代谢性酸中毒，患者会迅速出现低血压、循环障碍。阴离子中的固定酸增多，HCO_3^- 相应减少，pH 下降。酸中毒使钾离子从细胞内向细胞外转移，血 K^+ 增加，HCO_3^- 减少，血 Cl^- 出现扩张性升高，Na^+ 向细胞内移动。患者电解质紊乱程度取决于代酸程度，及起病缓急（表 1-14-1）。

表 1-14-1 急性呼吸衰竭时出现的酸碱电解质平衡紊乱

	pH	CO_2	HCO_3^-	Cl^-	K^+
代酸	减低	不高	减低	升高	高 K^+
呼酸	减低	升高	减低	减低	高 K^+
呼酸合并代碱	减低	升高	减低	可正常	高 K^+

呼吸衰竭时对机体各个系统的影响，见图 1-14-1。

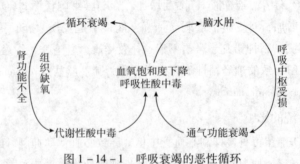

图 1-14-1 呼吸衰竭的恶性循环

三、临床表现

急性呼吸衰竭的临床表现主要是低氧血症所致的呼吸困难和多器官功能障碍。

1. 呼吸系统症状与体征

（1）呼吸困难（dyspnea） 呼吸困难是呼吸衰竭最早出现的症状。多数患者出现明显的呼吸困难，可表现为频率、节律与幅度的改变。较早表现为呼吸频率的加快，病情加重时可致呼吸困难，及辅助呼吸肌活动加强，如三凹征。中枢性疾病或中枢神经抑制性药物所致的呼吸衰竭，表现为呼吸节律改变，如潮式呼吸，比奥呼吸，叹气样、间隙或抽泣样呼吸等。

除呼吸频率和节律改变外，体检根据原发疾病不同可以出现不同体征，如基础疾病为肺炎还可能出现肺部干、湿啰音，基础疾病为哮喘可能闻及广泛哮鸣音，气胸或胸腔积液可出现患侧呼吸音减低及叩诊相应体征等。

（2）发绀　发绀是缺氧的典型表现。血氧饱和度低于90%时，可在口唇、指甲（趾甲）出现发绀。另应注意，发绀的程度与还原型血红蛋白含量相关，所以红细胞增多者发绀更加明显，贫血者则发绀不明显或不出现。

2. 中枢神经症状与体征　急性呼吸衰竭的精神症状较慢性更为明显，急性缺氧可出现精神错乱、昏迷、躁狂、抽搐等症状。如合并急性二氧化碳潴留的患者，可出现嗜睡、淡漠、扑翼样震颤，以至呼吸骤停。

查体可能出现反射减弱、定向障碍等，中枢疾病引起的呼吸衰竭可能出现相应的病理征阳性。

3. 循环系统症状与体征　多数患者发生心动过速；严重低氧血症、酸中毒者可发生心肌损害，亦可引起周围循环衰竭、血压下降、心律失常、心搏停止。

4. 消化系统症状与体征　严重呼吸衰竭可影响肝功能，部分病例亦可出现丙氨酸氨基转移酶升高；严重呼吸衰竭者常发生胃肠道黏膜充血水肿、糜烂渗血或应激性溃疡，进而发生上消化道出血。

5. 泌尿系统症状与体征　严重呼吸衰竭可影响肾功能，部分病例亦可出现血浆尿素氮升高；个别病例也可出现尿蛋白、尿红细胞和尿管型。较长时间严重缺氧可导致急性肾衰竭、少尿。

四、诊断

除原发疾病和低氧血症及 CO_2 潴留导致的临床表现外，呼吸衰竭的诊断主要依靠血气分析结果，同时结合肺功能、胸部影像学和纤维支气管镜等检查对于明确呼吸衰竭的原因至为重要。

1. 动脉血气分析　血气分析对于判断呼吸衰竭和酸碱失衡的严重程度及指导治疗具有重要意义。动脉血氧分压（PaO_2）＜60mmHg，伴或不伴二氧化碳分压（$PaCO_2$）＞50mmHg，pH 可反映机体的代偿状况，有助于急性或慢性呼吸衰竭的鉴别。

2. 肺功能检测　重症患者，肺功能检测会受到限制。如有条件进行肺功能的检测，能判断通气功能障碍的性质（阻塞性、限制性或混合性），判断是否合并有换气功能障碍，并对其严重程度做出判断。

3. 胸部影像学检查　包括普通 X 线胸片、胸部 CT，其表现根据原发疾病不同表现各异。少数情况需要放射性核素肺通气/灌注扫描明确通气/灌注情况，肺血管造影检查除外肺栓塞及肺血管疾病等。

4. 纤维支气管镜检查　对明确气道疾病，获取病理学证据具有重要的意义。

五、鉴别诊断

鉴别呼吸衰竭，主要是对产生缺氧和高碳酸血症的病理生理机制及病因的鉴别。应根据其基础疾病、症状、体征、影像学以及呼吸功能监测和疗效进行综合评价和判断。

六、治疗

呼吸衰竭总的治疗原则是：呼吸支持，保持呼吸道通畅、纠正缺氧和改善通气；病因和诱发因素的治疗；重要脏器功能的监测与对症支持治疗。

（一）保持呼吸道通畅

保持气道通畅是治疗的基础，主要方法：①患者昏迷时应采取仰卧位，头后仰，托起下颌打开口腔；②清除气道内的分泌物及异物；③必要时做（经口、鼻）气管插管或者气管切开，建立人工气道维持通气。若存在支气管痉挛，需积极使用支气管扩张药物，如β_2肾上腺素受体激动剂、抗胆碱药、糖皮质激素或者茶碱类药物等。

（二）氧疗

通过增加吸入氧浓度来纠正患者缺氧状态的治疗方法即为氧疗。

1. 氧疗　吸氧浓度的原则为保证PaO_2迅速提高到60mmHg或者脉搏容积血氧饱和度（SpO_2）达90%以上的前提下，尽量降低吸入氧气浓度。过高的氧分压会导致氧中毒等。Ⅰ型呼吸衰竭的主要问题为氧合功能障碍但是通气功能基本正常，较高给氧浓度（>35%）可以迅速缓解低氧血症而不会引起CO_2潴留。Ⅱ型呼吸衰竭不适合高浓度给氧，需持续低流量给氧。常见氧疗类型如下。

（1）鼻塞和鼻导管吸氧法　这种吸氧方法设备简单，使用方便。鼻塞法有单塞和双塞两种：单塞法选用适宜的型号塞于一侧鼻前庭内，并与鼻腔紧密接触（另一侧鼻孔开放），吸气时只进氧气，故吸氧浓度较稳定。双塞法为两个较细小的鼻塞同时置于双侧鼻孔，鼻塞周围尚留有空隙，能同时呼吸空气，患者较舒适，但吸氧浓度不够稳定。鼻导管法是将一导管经鼻孔插入鼻腔顶端软腭后部，吸氧浓度恒定，但时间长了会有不适感且易被分泌物堵塞。鼻塞、鼻导管吸氧法一般只适宜低流量供氧，若流量比较大就会因流速和冲击力很大让人无法耐受，同时容易导致气道黏膜干燥。

（2）面罩吸氧法　可分为开放式和密闭面罩法。开放式是将面罩置于距患者口鼻1~3cm处，适宜小儿，可无任何不适感。密闭面罩法是将面罩紧密罩于口鼻部并用松紧带固定，适宜较严重缺氧者，吸氧浓度可达40%~50%，感觉较舒适，无黏膜刺激及干吹感觉。但氧耗量较大，存在进食和排痰不便的缺点。

（3）经气管导管氧疗法　是用一较细导管经鼻腔插入气管内的供氧方法，也称气管内氧疗。主要适宜慢性阻塞性肺病及肺间质纤维化等所致慢性呼吸衰竭需长期吸氧而一般氧疗效果不佳者，由于用导管直接向气管内供氧，故可显著提高疗效，只需较低流量的供氧即可达到较高的效果，且耗氧量很小。

（4）机械通气给氧法　即用各种人工呼吸机进行机械通气时，利用呼吸机上的供氧装置进行氧疗。可根据病情需要调节供氧浓度（21%~100%）。

2. 吸氧装置

（1）鼻导管或鼻塞　简单、方便且不影响患者咳痰、进食。但氧浓度不恒定，易受患者呼吸的影响。高流量对局部黏膜有刺激，因此氧流量不大于7L/min。吸入氧浓度与氧流量的关系：吸入氧浓度（%）=21+4×氧流量（L/min）。

（2）面罩　主要包括简单面罩、带储气囊无重复呼吸面罩和文丘里（Venturi）面罩，吸氧浓度相对比较稳定，可按需进行调节，对鼻黏膜刺激小。但在一定程度上影响咳痰、进食。

（三）增加有效肺泡通气量、改善高碳酸血症

高碳酸血症为肺泡通气不足引起，只有增加通气量，才能有效排出二氧化碳。常采用的方法如下。

1. 呼吸兴奋剂　使用原则和前提是气道通畅，否则反而会促发呼吸肌疲劳，加重CO_2潴留；脑缺氧、水肿未纠正而出现频繁抽搐者慎用；呼吸肌功能基本正常。主要用于中枢抑制为主、通气量不足引起的呼吸衰竭，对于以肺换气功能障碍为主的呼吸衰竭者不宜使用。常用的药物有尼可刹米和洛贝林。

2. 机械通气　当机体出现严重的通气和（或）换气功能障碍时，以人工辅助通气装置（呼吸机）来改善通气和（或）换气功能，即为机械通气。应用机械通气能维持必要的肺泡通气量，降低 $PaCO_2$；改善气体交换效能；使呼吸肌得以休息，有利于呼吸肌功能恢复。

（四）病因治疗

急性呼吸衰竭的原发病多种多样，在解决呼吸衰竭本身产生危害的前提下，针对不同病因采取适当的治疗措施也是治疗呼吸衰竭的关键所在。

（五）内环境平衡和支持疗法

酸碱平衡失调和电解质紊乱可进一步加重呼吸系统及其他系统器官的功能障碍，并干扰呼吸衰竭治疗效果，因此应及时纠正。加强液体的管理，防止血容量不足和液体负荷过大，保证血细胞比容（Hct）维持在一定水平，对稳定氧输送能力和防止肺水过多具有重要意义。保证充足的营养与热量供给，维持基本生命体征是对支持的基本保证。

（六）其他重要脏器功能的监测与支持

呼吸衰竭会累及其他重要脏器，加强对重要脏器功能的监测与支持，预防和治疗肾功能不全、心功能不全、肺性脑病、消化道功能障碍和弥散性血管内凝血等。还需特别注意防治多器官功能障碍综合征（MODS）。

第二节　慢性呼吸衰竭

一、病因

慢性呼吸衰竭常因慢性支气管－肺疾病引起，如 COPD、严重肺结核、肺尘埃沉着症、肺间质纤维化，胸部手术、外伤、广泛胸膜增厚、胸廓畸形、脊髓侧索硬化症等胸廓及神经肌肉病变。

二、慢性呼吸衰竭对机体的影响

因低氧对呼吸系统、中枢神经系统、肾小管以及胃黏膜等的影响与缺氧发生速度和程度有关。慢性呼吸衰竭因低氧及高二氧化碳发生的速度较慢，机体对低氧及高二氧化碳可产生耐受，全身各系统对低氧及高二氧化碳的反应程度无急性呼吸衰竭严重，但低氧及高二氧化碳严重到一定程度，仍会出现急性呼吸衰竭的各系统影响及损害，对几个重要系统影响如下。

1. 对呼吸系统的影响　缺氧程度缓慢加重时，反射性兴奋呼吸中枢的作用会迟钝，重度缺氧即 $PaO_2 < 30mmHg$ 时，缺氧对呼吸中枢的直接作用是抑制性的。长时间严重的 CO_2 潴留，中枢化学感受器对 CO_2 的刺激作用会发生适应性改变；二氧化碳严重潴留对呼吸中枢产生抑制，会造成呼吸抑制。

2. 对中枢神经系统的影响　慢性 CO_2 潴留，中枢化学感受器对 CO_2 的刺激作用会发生适应性改变，高二氧化碳不再成为呼吸驱动的主要动力，$PaCO_2$ 过高时，对呼吸中枢产生抑制和麻醉效应。如 $>80mmHg$。此时呼吸运动则主要靠低 PaO_2 对外周化学感受器的刺激作用得以维持。因此对这种患者进行氧疗时，如吸入高浓度氧，由于迅速解除了低氧对呼吸的刺激作用，会造成呼吸抑制，应注意避免。

3. 对酸碱平衡及电解质的影响　慢性呼吸衰竭因 CO_2 潴留，导致呼吸性酸中毒，pH 下降。因 CO_2 潴留发展缓慢，肾脏可以通过减少 HCO_3^- 的排出来维持 pH 正常范围，所以，慢性呼吸衰竭可以 pH 正常，为代偿性呼吸性酸中毒。当 HCO_3^- 增加时血中 Cl^- 会相应降低，产生低氯血症。由于呼吸性酸中毒 pH 下降，可引起细胞内外离子交换，使细胞外 K^+ 浓度增高，即酸中毒性高钾。慢性呼吸衰竭还会由于缺氧、纳差、糖皮质激素应用、利尿剂应用等原因，可并发多种酸碱失衡和电解质紊乱。临床上常见的有呼吸性酸中毒合并代谢性碱中毒、呼吸性酸中毒合并代谢性酸中毒。

案例讨论

> **临床案例**　男性，58岁，慢性咳嗽、咳痰30余年，伴活动后呼吸困难5年，冬季咳嗽咳痰伴气喘明显加重。近一周来因受凉发热，体温38℃，咳嗽，咳黄脓痰伴气喘加重。查体：双肺下野可闻及干性啰音及中、小水泡音。辅检：血常规：白细胞总数 12×10^9/L，中性粒细胞80%；胸部X线：肺纹理增粗、增多。血气分析：pH 7.34，$PaCO_2$ 70mmHg，PaO_2 58mmHg，HCO_3^- 30mmol/L；肺功能：FEV_1：0.41L，占预计值：20.2%，FEV_1/FVC：45.85%，支气管舒张试验阴性。
>
> **问题**　本病的诊断是什么？治疗原则是什么？

三、临床表现

慢性呼吸衰竭的临床表现与急性呼吸衰竭基本相似。但以下几个方面有所不同。

1. 呼吸系统症状及体征　慢性呼吸衰竭，病情较轻时主要表现为呼吸费力伴呼气延长，严重者表现为浅快呼吸。若并发 CO_2 潴留，$PaCO_2$ 升高过快或显著升高可发生 CO_2 麻醉，患者呼吸由过速转为浅慢或表现为潮式呼吸。

除发绀及呼吸频率和节律改变外，体检根据原发疾病不同可出现不同体征，如基础疾病为慢阻肺可出现肺部干湿啰音等。

2. 神经精神症状及体征　慢性呼吸衰竭伴有 CO_2 潴留时，随 $PaCO_2$ 升高可先兴奋后抑制。兴奋症状包括昼夜颠倒（夜间失眠而白天嗜睡）、躁动、烦躁。后期抑制出现肺性脑病，表现为神志淡漠、肌肉震颤或扑翼样震颤、间歇抽搐、昏睡，甚至昏迷。亦可出现腱反射减弱或消失，锥体束征阳性等症状。此时应与合并脑部病变进行鉴别。

3. 循环系统表现　CO_2 潴留使外周体表静脉充盈、皮肤充血、温暖多汗、血压升高、心排出量增多而致脉搏洪大；多数患者有心率加快；CO_2 潴留可导致脑血管扩张产生搏动性头痛。

四、诊断

慢性呼吸衰竭的血气分析诊断标准同急性呼吸衰竭。

临床上Ⅱ型呼吸衰竭患者吸氧治疗后，$PaO_2 > 60$mmHg，但 $PaCO_2$ 仍高于正常水平。

五、治疗

治疗原则，与急性呼吸衰竭基本相同：治疗原发病、保持气道通畅、适当的氧疗等。

1. 氧疗　宜持续低流量给氧。慢阻肺是慢性呼吸衰竭的常见病因，常伴有 CO_2 潴留，氧疗时需持续低浓度吸氧，防止血氧浓度过高。慢性高碳酸血患者呼吸中枢的化学感受器对 CO_2 升高已经缓慢耐受，呼吸主要靠低氧血症对颈动脉体、主动脉体化学感受器的刺激来维持。若吸入氧浓度过高，血氧迅速上升，解除了低氧对外周化学感受器的刺激，会抑制呼吸，通气状况进一步减少，CO_2 进一步上升，严重时导致 CO_2 麻醉状态。

2. 机械通气　根据病情选用无创机械通气或有创机械通气。为了防止呼吸功能不全加重，缓解呼吸肌疲劳，减少后期气管插管率，改善预后，可在早期给予无创机械通气。如病情进一步恶化，应给予气管插管，进行有创机械通气。

3. 抗感染　感染是慢性呼吸衰竭急性加重的常见诱因，一些非感染因素诱发的呼吸衰竭也容易继发感染。抗感染治疗抗生素的选择参见相关章节。

4. 呼吸兴奋剂 慢性呼吸衰竭必要时可应用呼吸兴奋剂，前提是患者尚未出现呼吸肌疲劳，还要注意保持呼吸道通畅。呼吸兴奋剂主要适用于中枢抑制为主、通气不足引起的呼吸衰竭，对于肺炎、肺气肿、弥漫性肺纤维化等病变引起的以肺换气功能障碍为主所导致的呼吸衰竭不宜使用呼吸兴奋剂。

呼吸兴奋剂的使用原则：必须保持气道通畅，否则会促发呼吸肌疲劳，进而加重 CO_2 潴留，增加氧耗，对患者不利；脑缺氧、水肿未纠正而出现频繁抽搐者慎用；患者的呼吸肌功能基本正常；不可突然停药。

呼吸兴奋剂的使用需根据呼吸衰竭的轻重、意识障碍的深浅而定。若病情较轻，意识障碍不重，应用后多能收到改善通气的效果，对病情较重，支气管痉挛，痰液引流不畅的患者，在使用呼吸兴奋剂的同时，必须强调配合其他有效的改善呼吸功能措施。如建立人工气道，清除痰液并进行机械通气等，一旦有效改善通气功能的措施已经建立，呼吸兴奋剂则可停用。临床常用呼吸兴奋剂有尼可刹米（可拉明）、洛贝林、二甲弗林等。

5. 纠正酸碱电解质失衡 慢性呼吸衰竭导致的呼吸性酸中毒，多为慢性过程，机体通过肾脏代偿减少 HCO_3^- 的排出使 pH 尽量维持在正常范围。当以机械通气等方法迅速地纠正呼吸性酸中毒使体内 CO_2 排出过快时，原已增加的碱储备会使 pH 升高，对机体造成严重危害，故在纠正呼吸性酸中毒时不能纠正过快，并注意维持电解质平衡。

慢性呼吸衰竭的其他治疗方面与急性呼吸衰竭和 ARDS 相似之处，参照相关章节。

 本章小结

呼吸衰竭是由肺内外各种原因引起的肺通气和（或）换气功能严重障碍，以致在呼吸空气（海平面大气压、静息状态下）时不能维持足够的有效气体交换，从而导致低氧血症伴（或不伴）高碳酸血症，进而引起一系列病理生理改变和代谢紊乱的临床综合征。明确诊断有赖于动脉血气分析：在海平面、静息状态、呼吸空气情况下，动脉血氧分压（PaO_2）< 60mmHg，伴或不伴二氧化碳分压（$PaCO_2$）>50mmHg，且需排除心内解剖分流和原发于心排出量降低等各种因素。治疗上需呼吸支持，纠正缺氧和改善通气，去除病因和诱发因素，监测重要脏器功能与对症支持治疗。

 思考题

1. 呼吸衰竭的诊断标准是什么？
2. 呼吸衰竭分成几大类？分别是什么？
3. 急性呼吸衰竭常见的临床表现是什么？
4. 呼吸衰竭的治疗原则是什么？

（黄晓颖）

第十五章 急性呼吸窘迫综合征与机械通气

第一节 急性呼吸窘迫综合征

一、概念

急性呼吸窘迫综合征（acute respiratory distress syndrome，ARDS）是指由心源性以外的各种肺内、外因素导致的急性、进行性肺损伤，进而呼吸衰竭。其主要病理特征为由于肺微血管通透性增高，肺泡渗出富含蛋白质的液体，进而导致肺水肿及透明膜形成，可伴有肺间质纤维化。病理生理改变以肺容积减少、肺顺应性降低和严重通气/血流比例失调为主。临床表现为呼吸窘迫和顽固性低氧血症，肺部影像学表现为双肺非均一性的渗出性病变。

二、病因

（一）按照病变发生的部位分

1. 肺内因素 指对肺的直接损伤，包括：①物理性因素，如肺挫伤、放射性损伤等；②化学性因素，如吸入毒气、烟尘等；③生物性因素，如重症肺炎。

2. 肺外因素 包括非心源性休克、感染中毒症、尿毒症、酮症酸中毒、严重非胸部创伤、大面积烧伤、大量输血、急性胰腺炎、药物或麻醉品中毒、弥漫性血管内凝血、溺水、输血相关性急性肺损伤等。

（二）按照致病原分

1. 生物致病原 主要包括多种病原体，如细菌、病毒、真菌、非典型病原体和恶性肿瘤等。

2. 非生物致病原 主要包括酸性物质、药物、有毒气体吸入、机械通气相关损伤等。

三、发病机制及病理生理

发病机制尚未完全阐明。除有些致病因素对肺泡膜的直接损伤外，更重要的是多种炎症细胞及其释放的炎性介质和细胞因子介导的肺部炎症反应，最终引起肺泡膜损伤、毛细血管通透性增加和微血栓形成；并可造成肺泡上皮损伤，表面活性物质减少或消失，加重肺水肿和肺不张，从而引起肺的氧合功能障碍，导致顽固性低氧血症。

目前参与 ARDS 发病过程的具体细胞学与分子生物学机制，尚有待深入研究。中性粒细胞在肺内聚集、激活，并通过"呼吸爆发"释放氧自由基、蛋白酶和炎性介质，以及巨噬细胞、肺毛细血管内皮细胞的参与是 ARDS 发病的重要细胞学机制。肺内炎性介质和抗炎介质的平衡失调，是 ARDS 发生、发展的关键环节。除炎性介质增加外，还有 IL－4、IL－10、IL－13等抗炎介质释放不足也参与 ARDS 的发生发展。新近研究表明，体内一些神经肽/激素也在 ALI、ARDS 中具有一定的抗炎作用，如胆囊收缩素、血管活性肠肽和生长激素等。中性粒细胞、巨噬细胞及血管内皮细胞可分泌肿瘤坏死因子－α（TNF－α）、白细胞介素－1（IL－1）等炎性介质，对启动早期炎症反应与维持炎症反应起重要作用。

ARDS 由于肺毛细血管内皮细胞和肺泡上皮细胞损伤，肺泡膜通透性增加，引起肺间质和肺泡水肿；由于肺表面活性物质减少，导致小气道陷闭和肺泡萎陷不张。引起严重通气/血流比例失调、肺内分流和弥散障碍，造成顽固性低氧血症和呼吸窘迫。呼吸窘迫的发生机制主要有：①低氧血症刺激颈动脉体和主动脉体化学感受器，反射性刺激呼吸中枢，产生过度通气；②肺充血、水肿刺激毛细血管旁感受器，反射性使呼吸加深、加快，导致呼吸窘迫。由于呼吸的代偿，$PaCO_2$ 最初可以降低或正常。极端严重者，由于肺泡通气量减少及呼吸窘迫加重呼吸肌疲劳，可发生高碳酸血症。

四、病理

ARDS 的病理过程可分为渗出期、增生期和纤维化期三个阶段，常重叠存在。肺组织大体表现为暗红或紫红肝样变，可见水肿、出血，重量增加，切面有液体渗出，有"湿肺"之称。显微镜下可见肺微血管充血、出血、微血栓形成，肺间质和肺泡内有富含蛋白质的水肿液及炎症细胞浸润。约经 72 小时后，由凝结的血浆蛋白、细胞碎片、纤维素及残余的肺表面活性物质混合形成透明膜，伴灶性或大片肺泡萎陷。可见Ⅰ型肺泡上皮受损坏死。1～3 周后，逐渐过渡到增生期和纤维化期。可见Ⅱ型肺泡上皮、成纤维细胞增生和胶原沉积。

五、临床表现

1. 症状　急性呼吸窘迫综合征起病较急，可在 24～48 小时发病，也可长至 5～7 天。主要临床表现包括：呼吸急促、口唇及指（趾）端发绀、以及不能用常规氧疗方式缓解的呼吸窘迫（极度缺氧的表现），可伴有胸闷、咳嗽、血痰等症状。病情危重者可出现意识障碍，甚至短期内死亡等。

2. 体征　呼吸急促，鼻翼扇动，三凹征；听诊双肺早期可无啰音，偶闻及哮鸣音，后期可闻及细湿啰音。叩诊可及浊音；合并肺不张叩诊可及实音，合并气胸则出现皮下气肿、叩诊鼓音等。

六、实验室检查

1. 动脉血气分析　早期，由于过度通气而出现呼碱，pH 升高，$PaCO_2$ 减低。后期，如果出现呼吸肌疲劳或合并代酸，pH 可低于正常，甚至出现 $PaCO_2$ 高于正常。典型的改变为 PaO_2 降低，$PaCO_2$ 降低，pH 升高。根据动脉血气分析和吸入氧浓度可计算肺氧合功能指标，如肺泡－动脉氧分压差、肺内分流（Qs/Q_T）、呼吸指数、PaO_2/FiO_2 等指标，对建立诊断、严重性分级和疗效评价等均有重要意义。目前在临床上 PaO_2/FiO_2 最为常用，为 PaO_2 的 mmHg 值除以 FiO_2 吸入氧浓度，正常值为 400～500mmHg，≤300 是诊断 ARDS 的必要条件。

新的 ARDS 柏林定义对检测 PaO_2/FiO_2 时患者的呼吸支持形式进行了限定，规定检测血气分析时患者的呼气末正压（PEEP）/持续气道内正压（CPAP）不低于 5cmH_2O。研究发现应用 PEEP 前后患者氧合状况可发生显著变化。

2. 血常规　根据原发病的不同，血白细胞可出现增高、正常或者降低。

3. 致病原检测　考虑感染性疾病时，尽早查明致病原，根据病原种类及药物敏感检测结果选用抗菌药物是有效控制感染的关键所在。尽力争取在使用抗菌药之前送检相应部位各种临床标本，如血液、各种体液、分泌物、咽拭子等。检查方法包括培养、涂片镜检、特殊染色检查等。

4. 肺损伤标志物等其他实验室指标　脓毒症患者乳酸升高与发生 ARDS 相关，脓毒症患者乳酸≥2mmol/L 是发生 ARDS 的独立危险因素。还有其他相关指标考虑与 ARDS 的发生和发展有关，如：①肺泡蛋白的测定；②细胞特异性标志物，如内皮细胞产生的血管紧张肽转化酶（pulmonary capillary endothelium – bound ACE，PCEB – ACE）、内皮肽1、血管性假血友病（vW）因子抗原、E/P－选择蛋白、上皮细胞分泌的表面活性物质、肺泡上皮细胞抗原等。其他如乳酸脱氢酶（LDH）、C－反应蛋白（CRP）、降钙素原（PCT）等指标在 ARDS 患者检测中应用越来越广泛，LDH 持续升高代表预后不佳。

七、影像学检查

1. X 线胸片　早期可无异常，或呈轻度间质改变，表现为边缘模糊的肺纹理增多。继之出现斑片状以至融合成大片状的浸润阴影，大片阴影中可见支气管充气征。其演变过程符合肺水肿的特点，快速多变；后期可出现肺间质纤维化的改变。

2. 胸部 CT 检查　胸部 CT 检查是临床上 ARDS 诊断的重要辅助检查。早期表现为磨玻璃渗出影，继之出现两肺弥漫性斑片状以至融合成大片状的浸润阴影，大片阴影中可见支气管充气征。

3. 心脏超声和 Swan – Ganz 导管检查　有助于明确心脏情况和指导治疗。通过置入 Swan – Ganz 导管可测定肺动脉楔压（PAWP），这是反映左心房压较可靠的指标。PAWP 一般 <12mmHg，若 >18mmHg 则支持左心衰竭的诊断。但由于心源性肺水肿和 ARDS 可能合并存在，PAWP >18mmHg 不能作为 ARDS 的排除标准。

八、诊断及危重程度评估

（一）诊断

根据 ARDS 柏林定义，满足如下 4 项条件方可诊断为 ARDS（表 1 – 15 – 1）。

表 1 – 15 – 1　ARDS 柏林标准 ［2012 年柏林关于 ARDS 的定义（诊断标准）］

	ARDS		
	轻度	中度	重度
起病时间	1 周之内急性起病的已知损伤或者新发的呼吸系统症状		
低氧血症	P/F：201～300 且 PEEP≥5cmH$_2$O	P/F：101～200 且 PEEP≥5cmH$_2$O	P/F≤100 且 PEEP≥5cmH$_2$O
肺水肿来源	不能被心功能不全或液体过负荷解释的呼吸衰竭		
X 线胸片	双肺浸润影	双肺浸润影	至少累及 3 个肺野的浸润影
其他生理学紊乱	无	无	V$_{Ecorr}$ >10L/min，C$_{RS}$ <40ml/cmH$_2$O

注：校正分钟通气量（V$_{Ecorr}$ = 分钟通气量×PaCO$_2$/40mmHg）；C$_{RS}$ 为静息时呼吸系统顺应性

1. 急性起病　起病 1 周内具有明确的危险因素，或出现新的/突然加重的呼吸系统症状。

2. 胸部 X 线平片/胸部 CT　显示双肺浸润影，不能完全用胸腔积液、肺叶/全肺不张和结节影解释。

3. 呼吸衰竭　不能完全用心力衰竭和液体负荷过重解释。如果临床没有危险因素，需要用客观检查（如超声心动图）来评价心源性肺水肿。

4. 低氧血症　根据氧合指数 PaO$_2$/FiO$_2$ ≤300mmHg 确立 ARDS 诊断，并将其按严重程度分级。需要注意的是上述 PaO$_2$ 的监测都是在机械通气参数 PEEP/CPAP 不低于 5cmH$_2$O 的条件下测得；所在地海拔超过 1000 米时，需要 PaO$_2$/FiO$_2$ 进行校正，校正后的 PaO$_2$/FiO$_2$ =

（PaO$_2$/FiO$_2$）×（所在地大气压值/760）（单位：mmHg）。

（二）病情严重程度评估

轻度：200mmHg < PaO$_2$/FiO$_2$ ≤300mmHg。

中度：100mmHg < PaO$_2$/FiO$_2$ ≤200mmHg。

重度：PaO$_2$/FiO$_2$ ≤100mmHg。

（三）鉴别诊断

ARDS 建立诊断时须排除大片肺不张、自发性气胸、上气道阻塞、急性肺栓塞和心源性肺水肿等。通常能通过详细询问病史、体检和 X 线胸片等鉴别。需注意 ARDS 和左房压升高常并存；而脓毒血症患者常合并左心室功能不全。需要与 ARDS 鉴别的疾病见表 1 – 15 – 2。

表 1 – 15 – 2　ARDS 与其他两肺弥漫性渗出肺部改变的鉴别

疾病	发病时间	症状及体征	影像学表现	肺泡灌洗液表现
ARDS	7 天内	咳嗽、呼吸急促	磨玻璃影或肺泡实变影	中性粒细胞增多，尤其早期
心衰、肺水肿	数小时到数月	外周组织水肿、呼吸困难、端坐呼吸	间质或肺泡实变影，通常居中，可不对称	粉红色泡沫痰，无急慢性炎性细胞
特发性间质性肺炎	数周、数月或数年	干咳、细湿 Velcro 啰音、活动后呼吸困难	弥漫性间质改变、蜂窝样、胸膜下	巨噬细胞、中性粒细胞增多
弥漫性肺泡出血	数日到数周	咳嗽、咯血、呼吸困难及其他全身性疾病表现	弥漫性双侧肺泡浸润，可不对称，如为血管炎，可有结节空洞	多次灌洗均见血性液
急性过敏性肺泡炎	接触过敏原后数小时	咳嗽、呼吸困难、乏力	弥漫间质渗出、磨玻璃影	淋巴细胞增多
嗜酸性粒细胞性肺炎	通常 <10 天	咳嗽、呼吸困难、胸痛，听诊爆裂音	弥漫性间质渗出，磨玻璃影或肺泡实变影	嗜酸性粒细胞增多

九、治疗

治疗原则与一般急性呼吸衰竭相同。主要治疗措施包括：积极治疗原发病，氧疗，机械通气以及调节液体平衡及监测和维护重要脏器功能。

（一）原发病的治疗

原发病的治疗是治疗 ARDS 首要原则和基础，应积极寻找原发病予以积极治疗。感染是导致 ARDS 的常见原因，也是 ARDS 的首位高危因素；而 ARDS 又易并发感染，所以对于所有患者都应怀疑感染的可能，除非有明确的其他导致 ARDS 的原因存在。治疗上宜选择广谱抗生素。

（二）纠正缺氧

采取有效措施尽快提高 PaO$_2$。一般需高浓度给氧，使 PaO$_2$ ≥60mmHg 或 SaO$_2$ ≥90%。轻症者可使用面罩给氧，多数患者需使用机械通气。

（三）机械通气

ARDS 机械通气的关键在于：复张萎陷的肺泡并使其维持在开放状态，以增加肺容积和改善氧合，同时避免肺泡随呼吸周期反复开闭所造成的损伤。ARDS 机械通气尚无统一的标准，多数学者认为一旦诊断为 ARDS，应尽早进行机械通气。轻度 ARDS 患者可试用无创正压通气，无效或病情加重时尽快行有创机械通气。机械通气的目的是提供充分的通气和氧合，以支持器官功能。目前，ARDS 的机械通气推荐采用肺保护性通气策略，主要措施包括给予合适水平的呼气末正压（PEEP）和小潮气量。部分患者由于出现人机对抗，需要镇静、镇痛。

1. PEEP 的调节 适当水平的 PEEP 可使萎陷的小气道和肺泡再开放，防止肺泡随呼吸周期反复开闭，增加呼气末肺容量，减轻肺损伤和肺泡水肿，从而改善肺泡弥散功能和通气/血流比例，减少肺内分流，达到改善氧合和肺顺应性的目的。但过高的 PEEP 可增加胸内正压，减少回心血量，降低心排出量，并有加重肺损伤的潜在危险。一般 PEEP 水平为 8 ~ 18cmH$_2$O。

2. 小潮气量 ARDS 机械通气采用小潮气量，即 6 ~ 8ml/kg，旨在将吸气平台压控制在 30 ~ 35cmH$_2$O 以下，防止肺泡过度扩张。可允许一定程度的 CO$_2$ 储留和呼吸性酸中毒（pH 7.25 ~ 7.30）。合并代谢性酸中毒时需适当补碱。

ARDS 患者机械通气时如何选择通气模式尚无统一的标准，压力控制通气可以保证气道吸气压不超过预设水平，避免呼吸机相关肺损伤，因而较容量控制通气更常用。其他可选的通气模式包括双相气道正压通气、反比通气、压力释放通气等，并可联用肺复张法、俯卧位通气等以进一步改善氧合。

（四）液体管理、营养支持与监护

合理限制液体入量，以可允许的较低循环容量来维持有效循环，保持肺脏于相对干的状态。在血压稳定和保证组织器官灌注前提下，液体出入量宜轻度负平衡，可使用利尿药促进水肿的消退。由于毛细血管通透性增加，胶体物质可渗至肺间质，所以在 ARDS 早期，除非有低蛋白血症，不宜输注胶体液。对于创伤出血多者，最好输新鲜血。

ARDS 时机体处于高代谢状态，应补充足够的营养。提倡全胃肠营养，不仅可避免静脉营养的不足，而且能够保护胃肠黏膜，防止肠道菌群失调。ARDS 患者应动态监测呼吸、循环、水、电解质、酸碱平衡及其他重要脏器的功能，以便及时调整治疗方案。

（五）其他治疗

（1）糖皮质激素、表面活性物质、鱼油和一氧化氮等在 ALI/ARDS 中的治疗价值尚不确定。

（2）体外膜氧合技术（ECMO） 建立体外循环后可减轻肺负担、有利于肺功能恢复。目前有限临床资料显示 ECMO 并不改善 ARDS 患者预后。随着 ECMO 技术的改进，需要进一步的大规模研究结果来证实 ECMO 在 ARDS 治疗中的地位。

十、预后

ARDS 总体预后不佳，死亡率高达 30% ~ 40%，其预后与原发病和严重程度有关。

第二节 机械通气技术

一、概述

1. 定义 机械通气是在患者自然通气和（或）氧合功能出现障碍时，运用器械（主要是呼吸机）帮助患者恢复有效通气、改善氧合的技术方法。

2. 机械通气的目的

（1）维持适当的通气量，使肺泡通气量满足机体的需要。

（2）改善肺气体交换功能，维持有效的气体交换，纠正低氧血症及急性呼吸性酸中毒等。

（3）减少呼吸肌做功，减轻呼吸肌疲劳，降低呼吸氧耗，减轻呼吸窘迫。

（4）改变压力容积关系，防止或逆转肺不张，改善肺的顺应性，防止肺的进一步损伤。

3. 机械通气适应证　各种疾病导致的通气和换气功能障碍。

4. 机械通气禁忌证　无绝对禁忌证，相对禁忌证如下：①大咯血；②伴有肺大疱；③张力性气胸；及纵隔气肿未行引流者。

5. 常用通气模式　常用的通气模式包括控制通气（CMV）、辅助通气（AMV）、辅助 – 控制通气（A – CV）、同步间歇强制通气（SIMV）、压力支持通气（PSV）、双相气道正压（BIPAP）等。

6. 并发症　机械通气的并发症主要与正压通气和人工气道有关。

（1）呼吸机相关肺损伤（ventilator associated lung injury，VALI）　包括气压 – 容积伤、剪切伤和生物伤。

（2）胸腔内压力升高，心输出量减少，血压下降。

（3）呼吸机相关肺炎（ventilator associated pneumonia，VAP）。

（4）气囊压迫致气管 – 食管瘘。

二、分类

（一）无创机械通气

无创正压通气除传统的治疗阻塞型睡眠呼吸暂停低通气综合征外，在多种急、慢性呼吸衰竭，如在慢阻肺急性加重、慢阻肺有创 – 无创序贯通气、急性心源性肺水肿、术后预防呼吸衰竭以及家庭康复等的治疗方面均有良好效果。与传统的插管进行机械通气相比，无创通气具有许多优点，其应用范围也较为广泛，但在重症患者应用前仍需考虑其适应证及禁忌证。

1. 绝对禁忌证　呼吸骤停；循环不稳定；意识状态不好，难以配合；近期颌面、食道、胃手术；不能主动排痰有窒息可能，鼻咽部解剖狭窄。

2. 相对禁忌证　极度紧张；极度肥胖；分泌物极多。

3. 无创通气的压力设定　压力设备包括吸气压及呼气压的设定，可根据患者的情况进行初步设定，不必一步到位，例如 IPAP 5～10cmH$_2$O，EPAP 由最低水平开始，大多数患者可设定为 IPAP 10cmH$_2$O，EPAP 4cmH$_2$O。

（二）有创机械通气

1. 人工气道的建立与管理　建立人工气道的意义：在危重症急救治疗工作中维持呼吸道通畅，保持足够的通气和充分的气体交换，是实施呼吸支撑的根基。

建立人工气道的目的：①解除气道梗阻；②及时清除呼吸道内分泌物；③防止误吸；④严重低氧血症和高碳酸血症时施行正压通气治疗。

2. 有创机械通气适应证

（1）通气功能障碍为主的疾病　包括阻塞性通气功能障碍（如慢阻肺急性加重、哮喘急性发作等）和限制性通气功能障碍（如神经肌肉疾病、间质性肺疾病、胸廓畸形）等。

（2）换气功能障碍为主的疾病　如 ARDS、重症肺炎等。

3. 有创机械通气禁忌证　随着机械通气技术的进步，现代机械通气已无绝对禁忌证，相对禁忌证仅为气胸及纵隔气肿未行引流者。

4. 常用通气模式及参数　控制通气用于无自主呼吸或自主呼吸极微弱的患者，辅助通气模式用于有一定自主呼吸但尚不能满足需要的患者。常用的通气模式包括控制通气（CMV）、辅助通气（AMV）、辅助 – 控制通气（A – CV）、同步间歇强制通气（SIMV）、压力支持通气（PSV）、双相气道正压（BIPAP）等。

5. 有创机械通气并发症　机械通气的并发症主要与正压通气和人工气道有关。

（1）呼吸机相关肺损伤（ventilator associated lung injury，VALI）　包括气压 – 容积伤、

剪切伤和生物伤。

（2）血流动力学影响　胸腔内压力升高，心输出量减少，血压下降。

（3）呼吸机相关肺炎（ventilator associated pneumonia，VAP）。

（4）气囊压迫致气管－食管瘘。

 本章小结

ARDS 是指由心源性以外的各种肺内、外因素导致的急性、进行性肺损伤，进而发生呼吸衰竭；其病理生理改变为肺容积减少、肺顺应性降低和严重通气/血流比例失调；临床表现为呼吸窘迫和顽固性低氧血症；肺部影像学表现为双肺非均一性的渗出性病变。ARDS 的诊断标准治疗需满足以下 4 条：①急性起病；②胸部影像学显示双肺浸润影；③呼吸衰竭不能完全用心衰竭和液体负荷过重解释；④低氧血症，氧合指数 $PaO_2/FiO_2 \leqslant 300mmHg$。ARDS 的治疗原则：积极治疗原发病，氧疗，机械通气以及调节液体平衡及监测和维护重要脏器功能。

 思考题

1. ARDS 的概念是什么？
2. ARDS 的诊断标准是什么？
3. ARDS 的治疗原则有哪些？
4. 有创机械通气的适应证和禁忌证有哪些？

（黄晓颖）

第二篇

循环系统疾病

第一章 总 论

心血管疾病包括心脏与血管疾病，严重危害人类健康，是致死率及致残率较高的疾病，早在 20 世纪 30 年代心血管疾病在发达国家就成为死亡率最高的疾病。根据美国统计资料，1950 年心脏病死亡人数超过肿瘤、结核、腹泻和肺炎死亡总和人数。如何降低心血管疾病的发病率、致残率、死亡率早已成为社会热点问题。现已证实，通过适当干预如高血压、吸烟、高胆固醇血症、糖尿病等危险因素可降低心血管病的死亡。2014 年 ACC/AHA 指南指出：约有 2% 的美国人患有心血管疾病，2010 年归因于所有心血管疾病的年龄标化死亡率是 236.6/10 万，包括先天性心脏病；较 2007 年的 259.4/10 万下降了 8.8%。较 2000 年降低了 31%，2000 至 2010 年卒中死亡率降低了 35.8%，美国心脑血管病死亡率总体呈现下降趋势，但心脑血管疾病的患病率仍然较高，与肥胖和糖尿病控制不佳有直接的关系，造成的经济负担仍然较重。

根据我国心血管病中心 2014 年《中国心血管病报告》，估计我国心血管病患者 2.9 亿，其中高血压 2.7 亿，脑卒中至少 700 万，心肌梗死 250 万，心力衰竭 450 万，肺源性心脏病 500 万，风湿性心脏病 250 万，先天性心脏病 200 万。2013 年中国城市心血管病死亡率为 259.40/10 万，占城市所有死亡人口的 41.9%；农村心血管病死亡率为 293.69/10 万，占农村所有死亡人口的 44.8%。1990 至 2008 年城市心血管疾病死亡率均高于农村，随着城市医学知识的普及以及农村生活条件的改善，从 2006 年起农村心血管疾病死亡率逐年上升，至 2009 年死亡率反超城市。流行病学资料显示，高血压、吸烟、血脂异常、糖尿病、超重/肥胖、不合理膳食、代谢综合征是我国心血管病的主要危险因素。据 2002 年调查，中国 18 岁以上高血压患病率为 18.8%。近几年各地调查的高血压患病率都呈上升趋势。北方地区高于南方，部分北方地区甚至高达 30% 以上。城乡人群高血压患病率差别正在缩小。高血压的知晓率、治疗率、控制率分别为 42.6%、34.1% 和 9.3%，女性均高于男性，城市高于农村，较 2002 年有所提高。

随着我国经济飞速发展，日益提高的生活水平以及健康知识的普及度不高使得心血管疾病的发病率及死亡率逐年上升，这将给我们人民的健康造成严重的威胁以及严重的社会负担。如何降低我国心血管疾病发病率及死亡率是目前医学的重中之重，需要积极开展心血管疾病的预防和治疗。

第一节 心脏解剖及生理

一、心脏的解剖

（一）心脏结构

心脏是一个中空的肌性器官，分为左右心房、左右心室四个腔。全身的静脉血回流经上、下腔静脉流入右心房，而心壁本身的静脉血由冠状窦口回流入右心房。右心房的血液经三尖瓣口流入右心室。再将血液经肺动脉口流入肺动脉，在肺内进行气体交换后形成的氧合血液，再经左右各两个肺静脉口流入左心房。左心房的血液经二尖瓣流入左心室，再由左心室上方主动脉瓣口射入主动脉，由主动脉的冠状动脉窦发出心脏所需血流的冠状动脉。

（二）心脏血管

心脏本身所需血流是由冠状动脉供应，其分为左、右冠状动脉，了解冠脉结构对冠心病的诊断和治疗非常重要。

1. 左冠状动脉走行　左主干起源于主动脉根部的左冠状动脉窦，后分为左前降支及左回旋支，有时发出第三支血管即中间支，左前降支又称为前室间支，是左冠状动脉的直接延续，沿肺动脉前行至前室间沟，下行至心尖或绕过心尖。其主要分支包括间隔动脉和对角支。主要分布于左心室前壁、部分右心室前壁和室间隔前 2/3 部。而左回旋支绕向后于左心耳下到达左房室沟，主要支配左心房、左心室左侧面及膈面。其主要分支为钝缘支、左室后支、窦房结支。

2. 右冠状动脉走行　大多起源于主动脉根部的右冠状动脉窦。下行至右房室间沟，多延续至后室间沟。主要支配右心房、右心室、室间隔后 1/3 部、后壁。一般在房室交点附近分为后室间支和右旋支。后室间支又称为后降支，沿后室间沟下行，可与前室间支吻合。右旋支可与左旋支吻合。其余分支包括：圆锥支、窦房结支、右缘支（冠状动脉造影时确定心缘的标志）、右房支、房室间支（右冠状动脉的右旋支常为 U 型弯曲，房室间支起于弯曲顶点，是冠状动脉造影的重要辨认标志）。

（三）心脏传导系统

心脏之所以能昼夜不停、有节律性地跳动，是由于心脏本身含有一种特殊的心肌纤维，具有自动节律性兴奋的能力。心脏传导系统包括窦房结、结间束、房室交界区（又称为房室结）、房室束（又称为 His 束）、左右束支以及浦肯野纤维。窦房结是心脏正常的起搏点，位于上腔静脉与右心房交界处的界沟上，窦房结内的起搏细胞发生兴奋通过过渡细胞传至心房肌，使心心肌收缩。同时兴奋经结间束下传至房室结。再经由房室结发出房室束进入心室。进而引起心室收缩。房室束进入室间隔后分成左、右束支，分别沿心室内膜下行，最后以细小分支即浦肯野纤维分布于心室肌。了解心脏传导系统对心电图诊断以及心律失常的诊治有重要意义。

二、心脏的生理

（一）心脏泵血功能

心脏的泵血功能依靠心房与心室有序收缩和舒张，左右心室泵血过程相似。评定心脏泵血功能主要依靠心脏收缩功能与舒张功能，心脏收缩功能由前负荷、后负荷、心肌收缩力、心率以及心律决定，而心脏舒张功能主要取决于心室充盈、心室的顺应性、左心房功能、心室间相互作用、心包限制以及心室率的快慢等。举例如下。

1. 全心舒张期　主动脉瓣及肺动脉瓣关闭，房室瓣开放，血液从静脉经心房流入心室，心脏不断充盈，在此期间，回流入心室的血流占心室总充盈量的 70% 左右。

2. 心房收缩期　由于心房壁较薄，收缩力弱，由心房收缩推动的血流进入心室仅占 25%。

3. 心室收缩期

（1）等容收缩期　室内压大幅度升高，心室容积不变。

（2）快速射血期　由于大量血液很快射入主动脉，心室容积迅速缩小，由于心室肌强烈收缩，室内压仍继续上升至峰值，主动脉压相应增高。

（3）减慢射血期　心室内压和主动脉压都由峰值逐渐下降。

4. 心室舒张期

（1）等容舒张期　心室内压急剧下降，心室容积不变。

（2）快速充盈期　血液由心房快速流入心室，心室容积增大。

（3）减慢充盈期　房室间压力梯度逐渐缩小，血液充盈速度减慢，心室容积进一步增大。

（二）心肌电生理特性

心肌有四种基本生理特性，包括兴奋性、传导性、自律性、收缩性。其中收缩性为心肌的机械特性，其余均为电生理特性。兴奋性是指心肌具有接受刺激产生兴奋的特性。动作电位的产生是心肌兴奋的标志。

心肌动作电位分期如下。

（1）0期：去极相期　快钠通道开放、Na^+内流。

（2）1期：快速复极初期　钠通道的失活以及K^+外流。

（3）2期：平台期　主要由于内向电子流和外向电子流暂时处于相对平衡的结果。

（4）3期：快速复极末期　Ca^{2+}内流逐渐停止以及K^+快速外流。

（5）4期：静息期　钠离子外流，钙离子外流，钾离子内流。

心肌的传导性是指心肌具有传导兴奋的能力。传导性直接影响窦房结的起搏信号能否顺利传播到全部心肌。心脏有特殊的传导系统，能将窦房结产生的起搏信号迅速传至整个心脏。

心肌的自律性是指正常情况下，心脏特殊传导系统的心肌细胞在没有外来刺激的条件下能够自动发生节律性兴奋的特性。窦房结是心脏的主导起搏点，控制整个心脏兴奋的频率和节律。

第二节　心血管疾病诊断

心血管疾病的诊断需根据患者的病史、症状、体征、实验室检查以及其他辅助检查，综合分析患者的各类信息，对疾病做出全面评估，忽略任何一项均有可能造成误诊或漏诊。同时心血管疾病的完整诊断需要包括以下内容：①病因诊断如风湿性心脏病；②病理解剖诊断如二尖瓣狭窄、心肌梗死等；③病理生理方面诊断包括心功能分级以及是否合并有心律失常情况等。

一、病史及临床表现

（一）症状

心血管疾病的常见症状有：发绀、呼吸困难、胸痛、胸闷、心悸、水肿、晕厥，其他症状还包括咳嗽、头痛、头昏或眩晕、上腹胀痛、恶心、呕吐、声音嘶哑等。多数症状也可见于一些其他系统的疾病，因此分析时要仔细鉴别。

（二）体征

体征对诊断心血管疾病多数具有特异性，尤其有助于诊断心脏瓣膜病、先天性心脏病、心包炎、心力衰竭和心律失常等。

1. 视诊　主要观察一般情况、体位、呼吸状况、是否存在发绀、贫血、颈静脉怒张、水肿等。此外，环形红斑、皮下结节等有助于诊断风湿热，两颧呈紫红色有助于诊断二尖瓣狭窄和肺动脉高压，皮肤黏膜的瘀点、Osler结节、Janeway点等有助于诊断感染性心内膜炎，杵状指（趾）有助于诊断右向左分流的先天性心脏病。

2. 触诊　主要观察是否存在心尖搏动异常、毛细血管搏动、静脉充盈或异常搏动、脉搏的异常变化、肝颈静脉返流征、肝脾大、下肢水肿等。

3. 叩诊　主要观察是否存在心界增大等。

4. 听诊　主要观察是否存在心音的异常变化、额外心音、心脏杂音和心包摩擦音、肺部啰音、周围血管杂音和"枪击音"等。

二、实验室及辅助检查

（一）心电图检查

包括常规心电图、24 小时动态心电图、心电图运动负荷试验、遥测心电图、心室晚电位和心率变异性分析、T 波交替等。

1. 常规心电图　分析内容主要包括心率、节律、各传导时间、波形振幅、波形形态等，了解是否存在各种心律失常、心肌缺血或者心肌梗死、房室肥大或电解质紊乱等，但是很多心电图没有特异性，例如很多心血管疾病患者的心电图可能是正常的，而且少数正常人会有异常心电图如左室高电压可见于胸壁较薄的正常青少年男性，此时需结合病史体征诊断。

2. 心电图运动负荷试验　是让受检者接受适量运动，观察其症状、心率、血压、心电图及其他指标变化情况，是目前诊断冠心病最常用的一种辅助手段。通过运动增加心脏负荷而诱发心肌缺血，从而出现缺血性心电图改变的试验方法，常用活动平板运动试验。其优点是运动中即可观察心电图和血压的变化，运动量可按预计目标逐步增加。但也有一定假阳性率，同时是评价冠心病严重程度及预后的重要手段。

3. 动态心电图　又称 Holter 监测，可连续记录 24 ~ 72 小时心电信号，这样可以提高对非持续性心律失常，尤其是对一过性心律失常及短暂的心肌缺血发作的检出率。对于诊断各种心律失常及晕厥原因、了解起搏器工作情况和采取措施预防猝死有重要意义。

4. 心室晚电位　心室晚电位是出现于 QRS 波终末部的高频、低振幅碎裂电活动，常出现在心肌梗死、缺血、心肌疾病或严重心力衰竭时。在体表心电图基础上利用信号叠加技术和高辨性能记录器记录分析心室晚电位，常用时域分析法和频域分析法，阳性者易发生室性心动过速及心脏性猝死。

5. 心率变异性　心率快慢受交感神经、迷走神经张力影响。正常人 24 小时内窦性频率的快慢随时间变化有着一定程度的变化，即为心率变异性。临床上常采用动态心电图记录，以连续窦性心搏的 RR 间期为基础计算心率变异性，采取时域分析法和频域分析法，心肌梗死、慢性心力衰竭、糖尿病患者心率变异性减低。

6. T 波交替　T 波交替指规整心律情况下，T 波的形态、电压、极性随心搏变化而变化的特性，呈交替性改变。它反映了心肌复极过程中电活动的不均一性。这种不均一性使得不同区域心肌复极差异性增大，导致心律失常发生。冠心病、心肌病、心力衰竭患者，T 波交替幅度增大，因此可用于预测其室性心律失常、心源性猝死危险度。T 波交替作为无创心电指标之一，但由于其幅度较小，普通心电图无法监测，需加用特殊仪器和计算机分析。

（二）动态血压检查

能够监测患者 24 小时血压水平，对于阵发性高血压、假性高血压、隐匿性高血压的诊断有着重要价值，还可用于评价降压药物的疗效，对指导高血压患者服用降压药物有重要作用。

（三）实验室检查

主要包括血、尿常规、多种生化检查，包括提示动脉粥样硬化时血液中各种脂质检查；急性心肌梗死时血清肌钙蛋白、肌红蛋白和心肌酶的测定；心力衰竭时 B 型脑钠肽的测定（包括 BNP、NT - proBNP）等。此外微生物和免疫学检查有助于诊断如感染性心脏病时体液的微生物培养、血液细菌、病毒核酸及抗体等检查；风湿性心脏病时有关链球菌抗体和炎症反应（如抗链"O"、血沉、C 反应蛋白）的血液检查。

（四）心脏的影像学检查

1. 超声心动图

（1）M型超声心动图　它把心脏各层的解剖结构回声以运动曲线的形式予以显示，有助于深入分析心脏的活动。目前主要用于重点检测主动脉根部、二尖瓣和左室的功能活动。

（2）二维超声心动图　又称心脏超声断层显像法，是各种心脏超声检查技术中最重要和最基本的方法，也是临床上应用最广泛的检查。它具有良好的空间方位性，能直观显示心脏的结构和运动状态。常用的切面包括胸骨旁左室长轴切面、胸骨旁主动脉短轴切面、心尖四腔切面等。

（3）多普勒超声心动图　是一种将声波在传递过程中的多普勒效应用于检测心脏、大血管内的血流速度及方向的技术。包括彩色多普勒血流显像（color doppler flow imaging，CDFI）和频谱多普勒，后者又分为脉冲多普勒（pulsed wave doppler，PWD）和连续波多普勒（continuous wave doppler，CWD），可分析血流发生的时间、方向、流速以及血流性质。在二维超声基础上应用多普勒技术可很好地观察心脏各瓣膜的功能。另外，近年来组织多普勒超声心动图（tissue dropper imaging，TDI）技术快速进步，日益成为评价心脏收缩、舒张功能以及左心室充盈血流动力学的主要定量手段。

（4）经食管超声心动图　由于食管位置接近心脏，不受胸壁和肺脏的影响，因此对于观察后方心内结构，如房间隔、左侧心瓣膜及左侧心腔病变有极大的优势。此外，探头与心脏距离的缩短，允许使用更高频率的超声探头，进一步提高了图像分辨率。

（5）实时三维心脏超声（real - time three - dimensional echocardiography，RT - 3DE）　能从不同角度观察心内结构的立体形态，可以更好地对心脏大小、形状及功能进行定量，尤其是为手术计划中异常病变进行定位，为手术预后提供重要信息，还可指导某些心导管操作包括右心室心肌活检等。能较好的鉴别先天性心脏病、常见的心脏瓣膜病，评价心脏腔室容积以及检测心脏肿物等。

（6）心脏声学造影　经静脉注射含有或可产生微小气泡的声学造影剂后，心腔或心肌组织内出现云雾状造影剂回声。最初这些气泡在肺部时从血液中逸出，通过肺气体交换排出体外，仅能显示右心系统。现声学造影剂逐渐进步，目前主要使用的有过氧化氢造影剂、二氧化碳造影剂和声化白蛋白造影剂，此外尚有靛氰蓝绿造影剂等，其可通过主动脉进入冠状动脉，从而显影整个心脏。根据造影回声出现的解剖部位、时间，可获得具有诊断价值的信息，用于观察心房、心室和大血管水平的心内分流。

2. 胸部X线片　可以显示心脏大血管的大小、形态、位置和轮廓，能观察心脏与毗邻器官的关系和肺内血管的变化。左前斜位片显示主动脉的全貌和左右心室及右心房增大的情况。右前斜位片有助于观察左心房增大、肺动脉段突出和右心室漏斗部增大的变化。左侧位片能观察心、胸的前后径和胸廓畸形等情况，对主动脉瘤与纵隔肿物的鉴别及定位尤为重要。

3. 心脏CT　主要用于观察心脏结构、心肌、心包和大血管改变，主要使用多层螺旋CT技术，其具有较高的空间和时间分辨率。而多层螺旋技术也从最初的4层、8层、16层逐渐发展为现广泛使用的64层，以及在临床上初步使用的128层、256层、320层、宝石、双源CT，空间和时间分辨率在之前的基础上进一步增强，它可以非侵入性手段完成对冠状动脉的评估，是筛查和诊断冠心病的重要手段。

4. 心脏MRI　除了观察心脏结构、功能、心肌心包病变外，还可用于识别急性心肌梗死后冠状动脉再灌注后的微血管阻塞，采用延迟增强技术可定量测定心肌梗死范围，识别存活心肌。

5. 心脏核医学　正常或有功能的心肌细胞可选择性摄取某些显像药物，摄取量与该部位冠状动脉灌注血流量成正比，也与局部心肌细胞的功能或活性密切相关。正常或有功能的心肌显影，坏死和缺血的心肌不显影（缺损）或影像变淡（稀疏），由此可以定量分析心肌灌

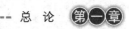

注、心肌存活和心脏功能。显像技术包括心血池显像、心肌灌注显像、心肌代谢显像等。通过运动或药物负荷可增加正常与病变冠状动脉供血区的放射性对比，提高诊断的敏感性。常用的成像技术包括单光子发射计算机断层显像（single-photon emission computed tomography，SPECT）和正电子发射计算机断层显像（positron emission tomography，PET）。与SPECT相比，PET特异性、敏感性更高。

（五）心脏的侵入性检查

1. 右心导管检查 将心导管经周围静脉进入上、下腔静脉、右心房、右心室、肺动脉及其分支，在腔静脉及右侧心腔进行血流动力学、血氧和心排血量测定，经导管内注射对比剂进行腔静脉、右心房、右心室或肺动脉显影，可以了解简单先天性心脏病（房间隔缺损、室间隔缺损、动脉导管未闭）和复杂先天性心脏病（法洛四联症、右心室双出口）的情况、判断手术适应证和评估心功能状态。临床上可应用漂浮导管在床旁经静脉（多为股静脉或颈内静脉）利用压力变化将气囊导管送至肺动脉的远端，可持续床旁血流动力学测定，主要用于急性心肌梗死、心力衰竭、休克等有明显血流动力学改变的危重患者的监测。因其为有创操作，目前已较少应用。

2. 左心导管检查

（1）左心导管检查 经周围动脉逆行至主动脉、左心室等处进行压力测定和心血管造影，可了解左心室功能、室壁运动及心腔大小、主动脉瓣和二尖瓣功能，并可发现主动脉、颈动脉、锁骨下动脉、肾动脉及髂总动脉的血管病变。

（2）选择性冠状动脉造影 是目前诊断冠心病最常用的方法。经周围动脉将造影导管送至冠状动脉开口处，注入少量造影剂在X线下显示冠状动脉情况，动态观察冠状动脉血流及解剖情况，了解冠状动脉病变的性质、部位、范围、程度等，观察冠状动脉有无畸形、钙化及有无侧支循环形成。

3. 心脏电生理检查 心脏电生理检查是以整体心脏或心脏的一部分为对象，记录心脏在各种特定电脉冲刺激下形成的特异心电图及标测心电图，进而诊断心律失常的一种方法。对于窦房结、房室结功能评价，预激综合征旁路定位，室上性心动过速和室性心动过速的机制研究以及筛选抗心律失常药物和拟定最佳治疗方案，均有实际重要意义。对埋藏式心脏起搏器、植入型自动心律转复除颤器（ICD）和抗心动过速起搏器适应证的选择和临床功能参数的选定也是必不可少的，对导管射频消融治疗心动过速更是必需的。

4. 腔内成像技术

（1）心腔内超声 将带超声探头的导管经周围静脉插入右心系统，显示的心脏结构图像清晰，对瓣膜介入及房间隔穿刺等有较大帮助。

（2）血管内超声（IVUS） 将小型超声换能器安装于心导管顶端，进入血管腔内，可显示血管的横截面图像，并进行三维重建，可评价冠状动脉病变的性质、定量测定最小管径、面积、斑块大小及血管狭窄百分比等，对评估冠脉病变严重程度、指导介入治疗有着重要价值。

（3）光学相干断层扫描（OCT） 利用红外光的成像导丝送入血管内，可显示血管的横截面图像，并进行三维重建，其成像分辨率较IVUS提高10倍左右。

5. 心内膜和心肌活检 一般多采用经静脉右心室途径，偶用经动脉左心室途径。对于心肌病、心内膜炎具有确诊意义。对心脏移植后排异反应的判断及疗效评价具有重要意义。

6. 心包穿刺 心包穿刺是借助穿刺针直接刺入心包腔的诊疗技术。其目的是：①引流心包腔内的积液，降低心包腔内的压力，是急性心脏压塞的急救措施；②通过穿刺抽取心包积液，做生化测定，涂片寻找细菌和病理细胞，做结核分枝杆菌或其他细菌培养，以鉴别诊断各种性质的心包疾病；③通过心包穿刺，注射抗生素等药物进行治疗。

第三节 心血管疾病的防治

一、预防

心血管疾病的预防包括一级预防和二级预防。一级预防是预防疾病的发生；二级预防是指在发病期所进行的阻止病程进展、防治蔓延或减缓发展的主要措施，即"早发现、早诊断、早治疗"。二级预防目前主要重点在已确诊的冠心病患者，通过适当干预措施来降低心肌梗死、心力衰竭、猝死等心血管事件的发生率及死亡率，从而达到改善患者长期预后和提高生活质量的目的。

危险因素是指与某一疾病发病率增高有关的因素。目前研究证实：冠心病的危险因素包括高血压、吸烟、高脂血症、肥胖、高同型半胱氨酸血症等。在冠心病的二级预防中，应加强对冠心病危险因素的干预。通过强化降脂、戒烟、减重等措施来降低冠心病的心血管事件发生率。现有研究证实，长期服用阿司匹林、血管紧张素转换酶抑制剂或血管紧张素 II 受体拮抗剂、β 受体阻滞剂和他汀类降脂药可改善冠心病的远期预后。

二、治疗

（一）心理和行为治疗

1628 年，William Harvey 在定义循环系统时就提出了情感和心脏的联系。但 300 年来，这种潜在的联系很少被人重视，直至 Frasure Smith 及其同事发现急性心肌梗死时伴随抑郁症状的患者较那些不抑郁的人死亡率明显升高，急性心肌梗死患者有抑郁表现者其死亡率明显高于无抑郁者。近 10 年来，越来越多的研究表明：抑郁是重要的心血管疾病危险因素，与临床转归密切相连；抑郁还是预测指标，意味着患者以往不健康的生活方式很难改变以及再发心脏缺血事件的可能性增加。目前研究表明行为、性格类型、精神紧张这些因素可能与高血压、冠心病的发病有一定关系。心血管疾病患者如精神过度紧张、兴奋、焦虑可能诱发其心律失常、心绞痛、心肌梗死、脑卒中发作，严重时可能导致猝死等严重后果。目前主张"双心治疗"即强调治疗患者躯体上存在的心血管疾病的同时，关注患者的精神心理问题。心理治疗的目的在于帮助患者正确了解疾病，减轻其心理负担，并积极配合治疗。强调治疗患者躯体上存在的心血管疾病的同时，关注患者的精神心理问题。

（二）药物治疗

药物治疗是心血管疾病治疗的基石，也是目前最为重要以及首选的治疗手段，其常用药物按照作用机制的不同分为：血管紧张素转换酶抑制剂（ACEI）、血管紧张素 II 受体拮抗剂（ARB）、α 受体拮抗剂、扩血管药、利尿剂、正性肌力药物、调脂类药物、抗心律失常药、钙通道阻滞剂等。也按具体疾病的治疗分为降血压药物、治疗冠心病药物、治疗心功能不全药物、抗凝抗栓药物等，不同药物的使用及配合使用需掌握其作用机制、适应证、禁忌证，同时在临床治疗上应以个体化治疗为原则，选用抗心律失常药物时，不但要考虑心律失常的类型，还应注意患者基础心脏病及心功能状态。联合用药时应注意药物相互作用，如某些降脂药和抗心律失常药合用可增加口服抗凝药的抗凝作用，导致出血并发症。

（三）介入治疗

介入治疗（interventional treatment）是一种介于内外科之间的新型治疗方法，包括血管内介入和非血管介入治疗，在心脏病学领域以血管内介入治疗为主。介入治疗是冠状动脉性心脏病及心律失常治疗的常用方法。

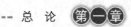

1. 经皮冠状动脉介入治疗　对于冠状动脉狭窄的患者，可在血管造影仪的引导下，通过特制的导管、导丝、球囊、支架等，对狭窄或阻塞的冠状动脉进行疏通。操作器械的改进，尤其是药物支架的出现极大地降低介入治疗后的血管再狭窄可能，大大改善了患者的预后和生活质量。目前冠脉支架植入术的适应证有所改变，不仅需了解冠脉狭窄程度，还需评估心肌存活情况，对于冠脉狭窄程度在 70% 以上同时该冠脉支配的心肌已坏死者，不再推荐支架植入术。

2. 射频消融术　将电极导管经静脉或动脉送入心腔特定部位，释放射频电流导致局部心内膜及心内膜下心肌凝固性坏死，达到阻断快速心律失常异常传导束和起源点的介入性技术。这种方法创伤小，成功率高，已成为根治快速性心律失常（房室旁道及房室结双径路引起的折返性心动过速、房性心动过速、心房扑动、心房颤动、室性心动过速）的首选方法，三维标测系统的出现提高了心房颤动射频消融术的成功率。

3. 埋藏式心脏起搏器植入术

（1）治疗缓慢型心律失常的埋藏式起搏器　心脏起搏器（pacemaker）在临床上已经成熟应用，成为心脏病学的重要治疗手段，主要用于病态窦房结和高度房室传导阻滞患者，目前分为单腔、双腔起搏器。以往的单腔起搏器在右室或右房内放置单根导线，但其起搏顺序非生理性起搏，长时间使用导致患者心脏代偿性扩大，而双腔起搏器在右心房及右心室内放置两根导线，使其按照正常起搏顺序起搏，使患者有更好的生活质量。

（2）心脏再同步化治疗（cardiac resynchronization therapy，CRT）　即三腔起搏器，需要将三根电极分别植入右心室、右心房和左心室（通过冠状窦进入靠近左室侧壁或者后壁的静脉，在心外膜起搏），主要通过双心室起搏纠正心室间或室内不同步，增加心室排血和充盈，减少二尖瓣反流，提高射血分数，从而改善患者心功能。

（3）埋藏式心脏复律除颤器（implantable cardioverter defibrillator，ICD）　心源性猝死（sudden cardiac death，SCD）的发病率较高，在所有心脏原因引起的死亡中约占 63%。发生心脏猝死的心律失常中，心动过缓所致仅占 17%，其余均为心室颤动或室性心动过速引起。ICD 能明显降低 SCD 高危患者的病死率，是目前防止 SCD 最有效的方法。近年来，ICD 的研究取得了迅速的发展，适应证不断扩大。

4. 先天性心脏病经皮封堵术　1997 年美国开始经皮应用封堵器进行房间隔缺损和动脉导管未闭的介入治疗，从而开创了不必开胸就可以治愈先天性心脏病的历史，并且创伤小、康复快，效果可以和外科修补手术相媲美。我国先天性心脏病的介入治疗水平处于世界领先地位。

5. 心脏瓣膜的介入治疗　从 20 世纪 80 年代开始的瓣膜病球囊扩张成形技术，到本世纪初的经皮瓣膜植入或修补技术，瓣膜病的介入治疗技术进展迅速。目前在临床上已经成熟的治疗方法有经皮肺动脉瓣球囊成形术、经导管二尖瓣成形术、主动脉瓣成形术、二尖瓣夹合术、经导管主动脉瓣置换术。目前发展最迅速的是针对高危主动脉瓣狭窄患者的经皮主动脉瓣植入术和二尖瓣关闭不全患者的经皮修补术。

（四）外科治疗

包括冠状动脉搭桥手术、心脏各瓣膜修补及置换手术、先天性心脏病矫治手术、心包剥离术、心脏移植、左室辅助装置等。

（五）其他治疗

筛选致病基因对于遗传性或家族倾向性心脏病的防治具有重要意义，目前干细胞移植和血管新生治疗在动物实验取得许多进展，有着良好的应用前景，是治疗心血管疾病的又一新途径。已发现多种心血管疾病的缺陷基因，如先天性长 QT 综合征（long QT syndrome，LQTS），目前发现最少有六种，每种基因缺陷临床表现各有不同。基因工程应用 DNA 重组技术研究药用蛋白质或多肽，用于治疗心血管疾病，目前溶栓时使用较多的重组组织纤溶酶原激活物（rt – PA）即为基因工程的产物。随着基因治疗的逐渐发展，基因治疗将会是心血管疾病未来重要的治疗手段。

第四节　心血管疾病防治进展与展望

近30年来心脏病学方面取得较多进展，很多疾病的发病机制及危险因素逐渐被阐明，新的诊断方法、药物、治疗手段被采用。介入技术的广泛应用，在心脏病学的治疗方面增添了新的手段。随着经济的发展、生活水平的提高以及环境的改变，心血管疾病的发病及预后也发生了巨大的变化。

一、急性冠脉综合征研究进展

急性冠脉综合征（acute coronary syndrome，ACS）这一概念体现了近年来对冠心病认识的进展。是一组由急性心肌缺血引起的临床综合征，动脉粥样硬化不稳定斑块破裂或糜烂导致冠状动脉内血栓形成是其主要原因。根据表现不同的心电图将ACS分为急性ST段抬高型ACS和非ST段抬高型ACS。随着介入技术及器械的发展，经皮冠状动脉介入术（PCI术）已成为ACS的重要治疗手段之一。

目前研究进展主要集中在治疗方面。对于ST段抬高型心肌梗死（ST – segment elevation myocardial infarction，STEMI）患者，其治疗的主要目的是使梗死相关冠状动脉实现快速、完全、持续性再通和尽快恢复心肌组织水平的再灌注。主要的再通手段有溶栓和急诊PCI两种：溶栓治疗具有快速、简便、经济、易操作的特点，新型溶栓药物正在不断研发，PCI术虽是STEMI最有效的治疗手段，但需要条件较高，故溶栓与PCI术应合理结合。急性心肌梗死（AMI）介入救治相关新技术不断发展，如血栓抽吸、新型药物洗脱支架的运用、新型抗凝药物的出现、AMI新型急救设备及模式的研发等。以往，经典的阿司匹林联合氯吡格雷是STEMI患者PCI术前应用最广泛的方案，近年来研发的新型抗凝剂替格瑞洛较氯吡格雷具有起效迅速、高效性及作用可逆的优点，逐渐在临床推广应用。

近年来，急性心肌梗死的人数越来越多，如何降低其发病率及死亡率是目前的热点问题，血管再通治疗只是AMI防治工作的一部分，因此，推动全社会重视心脏康复和二级预防，并从专业和社会层面强化一级预防，进一步提升AMI再灌注率及救治水平。目前干细胞技术已作为新的冠心病治疗手段受到广泛关注，但其疗效以及何时选择何种细胞治疗获得最大的临床益处仍未有确切结论。

二、高血压病研究进展

原发性高血压具有遗传倾向，是遗传与环境因素共同作用的结果。近年来发现少数单基因遗传性高血压。例如在Liddle综合征，16号染色体上编码肾小管上皮细胞钠通道的β亚单位基因发生突变，使得其合成的氨基酸减少了75个，改变了钠通道对调节物质的敏感性，导致水钠潴留、血压升高。除了上述少数的单基因遗传性高血压，大多数高血压都涉及多个基因，不同高血压家族基因网络也可能不同，其靶器官损害也受基因调控，目前发现有三类基因与之相关：第一类基因不影响血压，但参与靶器官损害过程的调控；第二类通过升高血压致靶器官损害；第三类既可以使血压升高，同时也直接参与靶器官损害的调控过程。目前高血压的基因治疗已取得较大进步，例如激肽释放酶基因疗法、肾上腺髓质素基因疗法等。随着生物科学的不断发展，更多高血压遗传问题将被解决。

《Nature Reviews Cardiology》杂志总结现有高血压研究指出：①低盐饮食可降低血压、卒中和死亡发生率；②中等及以下收入国家人群高血压患病率较高；③低氧诱导血压升高；

④去肾交感神经术（renal denervation, RDN）最初开始于 20 世纪 70 年代，在多种动物体内实行多种高血压模型的去肾交感神经术，证实了其可以显著降低血压。2007 年澳大利亚首先实行人体 RDN，该患者血压明显下降且连续随访 3 年中无不良反应。而在推广过程中美国 SIMPLICITY - HTN - 3 试验证实了其对于顽固性高血压患者无明显疗效；⑤基线心血管风险水平影响降压获益（在一项荟萃分析中，根据 10 年心血管死亡风险将高血压患者分为四个层次，这四个层次风险分别为 <5%，5% ~ 10%，10% ~ 20% 和 ≥20%，研究基线心血管危险水平对不良预后的影响。结果表明收缩压和舒张压分别降低 10mmHg 和 5mmHg，上述四个风险层次患者主要心血管事件分别减少 7‰、30‰、56‰和 87‰。不同危险分层患者降压治疗不良结局相对减少程度无差异，但随着 10 年心血管死亡风险增加，降压绝对获益也更明显。但是，剩余风险随着基线心血管风险增加而增加。

三、心力衰竭的研究进展

近几十年来，心力衰竭的病因及治疗手段发生了很大的变化，20 个世纪 50 年代，心力衰竭的主要病因是瓣膜性心脏病，现如今其主要病因转变为冠心病，其次是高血压。近年来高血压、冠心病的治疗率较前明显升高，但心力衰竭的发病率却在逐年上升，主要原因在于：①高血压、冠心病患者治疗率升高，使其脑出血、急性心肌梗死、猝死发生率减低，患者的生存率提高，进展至心力衰竭者也增多；②当今社会呈现老龄化状态，患者年龄普遍偏大，心肌活性减低，心力衰竭发病率升高。

传统的心力衰竭治疗主要以减轻心脏负荷、增加心肌收缩力为主，即休息、限制钠盐摄入、正性肌力药、利尿剂、血管扩张剂的使用，这些治疗可改善患者症状，对于远期预后无明显疗效。

目前心力衰竭治疗重点在于病因预防，减少冠心病的发生，从基础上减少心力衰竭的发病率；使用 ACEI 药物逆转左心室重构、β 受体阻滞剂减少心肌耗氧。《Nature Reviews Cardiology》杂志关于"心力衰竭进展"指出：①PARADIGM - HF 研究，血管紧张素 - 脑啡肽酶抑制剂 LCZ696 有望成为心衰治疗新基石；②TOPCAT 研究，螺内酯治疗射血分数保留的心力衰竭（HFpEF）无明显获益；③CONFIRM - HF 研究，长期补铁改善缺铁心衰患者症状。

近年来出现了很多治疗心力衰竭的新型药物，如伊伐布雷定、重组人脑利钠肽等，伊伐布雷定是窦房结内起搏电流 I_f 通道的抑制剂，可降低心率，同时不影响血压、左心室收缩功能，主要适用对象为慢性心力衰竭伴稳定型心绞痛患者，可明显改善其远期预后。重组人脑利钠肽主要用于治疗急性失代偿性心力衰竭，现有大量研究证实对于急性心力衰竭能够改善长期预后，但对于慢性心力衰竭的疗效尚需进一步证实。

心力衰竭以往主要依靠药物治疗为主，如今研发了机械辅助装置，例如迷走神经刺激器、心肌收缩调节器（CCM）等。迷走神经刺激器是一个可置入的起搏器大小的刺激器，其主要机制是增加迷走神经兴奋性，减弱心力衰竭患者过度的交感活性，降低心力衰竭、心肌梗死的死亡率。而 CCM 是在心肌绝对不应期给予电刺激，增加心肌受磷蛋白的磷酸化，进而增加心肌收缩力，其最大特点是在增加心肌收缩力的同时不增加心肌耗氧。

四、心律失常的研究进展

目前，心律失常仍是威胁人类健康的一大类心脏疾病，临床心脏电生理学自诞生以来已经有 40 多年的历史，成为了心脏病学的一个重要分支，这一学科的发展对心律失常的诊断和治疗具有重要的推动作用。心脏核医学在心血管领域有着广阔的应用前景，在心脏电生理方面的检查技术主要有门控 SPECT 心肌灌注显像和 PET/CT 代谢显像，可用于左心室同步性评价，有效地发现左心室室壁运动的不协调和心室传导异常，评价心肌活性，用于筛查 CRT 的左心衰患者，评估 CRT 置入后的疗效等。PET/CT 是目前评价心肌活性的金标准，对冠心病的诊断和治疗有重要的价值，$^{18}F-FDG$ PET/CT 代谢显像能够显示心肌瘢痕面积，在心脏电生理中有重要的应用价值。

心脏置入性器械包括普通起搏器、埋藏式心脏复律除颤器、心脏再同步治疗、心肌不应期刺激器（CCM）等。近年来心脏置入性器械领域有多项进展，如无导线起搏器、皮下 ICD 和远程监测系统的应用，明显弥补以往的空白，改善了治疗效果。目前临床上常用的起搏需通过静脉植入电极导线，使用这种传统的起搏器可能存在导线移位、断裂、血栓形成及起搏器皮下囊袋感染等风险，而无导线心脏起搏较少引发并发症，目前仅小规模应用证明其安全有效。

五、介入治疗技术的应用及发展

1977 年世界上第一例经皮冠状动脉腔内成形术（percutaneous transluminal coronary angioplasty，PTCA）于瑞士完成。之后，这项技术迅速发展，成为了冠心病血运重建的重要治疗手段，结束了外科手术在心脏病学的独占局面。1986 年金属支架首度使用，后逐渐发展为药物洗脱支架，减少了支架的再狭窄率。目前新型支架正在不断研发中，生物可降解支架（bioresorbable vascular scaffold，BVS）是近年来新发展和应用的一种新型支架，可以促进血管内皮、血管结构功能修复，减少晚期支架内血栓形成风险，并有利于血运重建。

介入治疗不仅仅用于冠心病的血运重建，还用于治疗二尖瓣、肺动脉瓣狭窄、房间隔缺损、室间隔缺损、动脉导管未闭、周围血管疾病等，极大地减轻了患者痛苦，促使患者尽早恢复。由于二尖瓣解剖结构的特殊性，经导管二尖瓣置换术（transcatheter mitral valve replacement，TMVR）发展较慢，现已研制了多种 TMVR 的新型器械，如 Tiara valve 瓣膜支架、Fortis 瓣膜支架等。经导管主动脉瓣置换术（transcatheter aortic calve replacement，TAVR）是目前新兴的主动脉瓣狭窄介入治疗技术，为无法行外科手术或手术风险高的主动脉瓣狭窄患者带来福音。目前接受 TAVR 的患者越来越多，但其脑卒中的风险也较高，这主要是因为在 TAVR 过程中脱落钙化瓣叶、血栓碎片的概率较外科手术增加 2～3 倍。为了弥补这一不足，现已研究出在 TAVR 术中通过机械性脑保护装置过滤碎片，可有效保护患者的神经和认知功能。

六、分子生物学技术的应用

现如今是分子生物学的时代，在心脏病学领域，分子生物学的主要研究方向有：①研究疾病与基因的关系，查明致病基因；②基因药理学，研究不同基因类型患者对药物反应的差异性；③基因治疗；④应用基因工程技术，获得所需的蛋白或多肽。

（韩清华）

第二章 心力衰竭

心力衰竭（heart failure，HF）简称心衰，是由于各种心脏结构或功能异常导致心室充盈和（或）射血能力受损的一组复杂临床综合征，其主要临床表现为呼吸困难和乏力（活动耐量受限），以及液体潴留（肺淤血和外周水肿）。心功能不全（cardiac insufficiency）是包括心脏泵血功能受损后由完全代偿直至失代偿的全过程，而心力衰竭则是指心功能不全的失代偿阶段，伴有临床症状的心功能不全称之为心力衰竭。

第一节 慢性心力衰竭

一、类型

（一）左心衰竭、右心衰竭和全心衰竭

左心衰竭由左心室代偿功能不全所致，主要表现为肺循环淤血，临床上较为常见。单纯的右心衰竭主要见于肺源性心脏病、某些先天性心脏病及右心室梗死，以体循环淤血为特征。全心衰竭同时存在左、右心衰，多见于左心衰竭后肺动脉压力增高，右心负荷加重致右心衰竭，最终导致全心衰竭。也可见于心肌炎、心肌病，其左、右心同时受损而出现全心衰竭。

单纯二尖瓣狭窄引起的是一种特殊类型的心衰，不涉及左心室的收缩功能，而直接因左心房压力升高而导致肺循环高压，有明显的肺淤血和相继出现的右心功能不全。

（二）急性和慢性心力衰竭

急性心衰是因急性的严重心肌损害、心律失常或突然加重的心脏负荷，使心功能正常或处于代偿期的心脏在短时间内发生衰竭或慢性心衰急剧恶化。临床上以急性左心衰常见，表现为急性肺水肿或心源性休克。

慢性心衰有一个缓慢的发展过程，一般均有代偿性心脏扩大或肥厚及其他代偿机制的参与。

（三）收缩性和舒张性心力衰竭

心脏以其收缩射血为主要功能。收缩功能障碍，心排血量下降并有循环淤血的表现即为收缩性心力衰竭，临床常见，又称为射血分数降低的心衰（heart failure with reduced left ventricular ejection fraction，HF-REF）。

心脏正常的舒张功能是为了保证收缩期的有效泵血。舒张性心力衰竭是指在心肌收缩功

能相对正常的情况下，心室主动舒张功能障碍或心室肌顺应性减退及心室充盈障碍，致左心室充盈压增高，肺循环甚或体循环淤血，又称为射血分数保留的心衰（heart failure with preserved left ventricular ejection fraction，HF - PEF）。常见于限制型心肌病、肥厚型心肌病等。射血分数保留或正常的情况下收缩功能仍可能是异常的，部分心衰患者收缩功能异常和舒张功能异常可以共存。

（四）心力衰竭的分期与分级

1. 心力衰竭分期 美国心脏病学院（American College of Cardiology，ACC）、美国心脏协会（American Heart Association，AHA）提出把心衰发生发展的过程分为 4 个阶段，旨在全面评价病情进展阶段，对不同阶段进行相应的治疗及预防，延缓病情进展（表 2 - 2 - 1）。

表 2 - 2 - 1 心力衰竭分期

分期	定义	患病人群
A 期 前心衰阶段（pre - heart failure）	患者存在心衰高危因素，但目前尚无心脏结构或功能异常，也无心衰的症状和（或）体征	高血压病、冠心病、糖尿病患者；肥胖、代谢综合征患者；应用心脏毒性药物史、酗酒史、风湿热史，或心肌病家族史等
B 期 前临床心衰阶段（pre - clinical heart failure）	患者无心衰的症状和（或）体征，但已发展为结构性心脏病	左心室肥厚、无症状瓣膜性心脏病、既往心肌梗死史等
C 期 临床心衰阶段（clinical heart failure）	患者已有基础结构性心脏病，既往或目前有心衰的症状和（或）体征	有结构性心脏病伴气短、乏力、运动耐力下降者
D 期 难治性终末期心衰阶段（refractory end - stage heart failure）	患者有进行性结构性心脏病，虽经积极的内科治疗，休息时仍有症状，且需特殊干预	因心衰需反复住院，且不能安全出院者；需长期静脉用药者；等待心脏移植者；应用心脏机械辅助装置者

2. 心力衰竭分级 心力衰竭的严重程度通常采用美国纽约心脏病学会（New York Heart Association，NYHA）的心功能分级方法（表 2 - 2 - 2）。

表 2 - 2 - 2 NYHA 心功能分级

分级	临床表现
I	活动不受限。日常体力活动不引起明显的气促、疲乏或心悸
II	活动轻度受限。休息时无症状，日常活动引起明显的气促、疲乏或心悸
III	活动明显受限。休息时可无症状，轻于日常活动引起明显的气促、疲乏或心悸
IV	休息时也有症状，稍有体力活动症状即加重。任何体力活动均会引起不适。如无需静脉给药，可在室内或床旁活动者IVa 级；不能下床并需静脉给药支持者为IVb 级

该分级方案优点是简便易行，缺点为仅凭患者主观感受和（或）医生主观评价进行分级，短时间内变化的可能性较大，患者个体间的差异也较大。

3. 6分钟步行试验 根据 US Carvedilol 研究设定标准，要求患者在平直走廊里尽快行走，测定 6 分钟的步行距离（表 2 - 2 - 3）。

表 2 - 2 - 3 6 分钟步行试验

心衰严重程度	6 分钟步行距离（m）
重度	<150
中度	150 ~ 450
轻度	>450

6 分钟步行试验简单易行、安全方便，通过评定慢性心衰患者的运动耐力，以评价心衰严重程度和疗效。

二、病因

（一）基本病因

1. 心肌病变

（1）原发性心肌损害　冠状动脉疾病导致缺血性心肌损害如心肌梗死、慢性心肌缺血；炎症和免疫性心肌损害如心肌炎、扩张型心肌病；遗传性心肌病如家族性扩张型心肌病、肥厚型心肌病、心室肌致密化不全。

（2）继发性心肌损害　内分泌代谢性疾病（如糖尿病、甲状腺疾病）、结缔组织病、心脏毒性药物和系统性浸润性疾病（如心肌淀粉样变性）等并发的心肌损害，酒精性心肌病和围产期心肌病也是常见的病因。

2. 心脏负荷过度

（1）压力负荷过度　又称后负荷过度，是心脏收缩时承受的阻力负荷增加。左心室压力负荷过度见于高血压、主动脉流出道受阻（主动脉瓣狭窄、主动脉缩窄）；右心室压力负荷过度见于肺动脉高压、肺动脉瓣狭窄肺阻塞性疾病和肺栓塞等。

（2）容量负荷过度　又称前负荷过度，是心脏舒张时承受的容量负荷过重。左心室容量负荷过度见于主动脉瓣、二尖瓣关闭不全，先天性心脏病右向左或左向右分流；右心室容量负荷过度见于房间隔缺损、肺动脉瓣或三尖瓣关闭不全等；双心室容量负荷过度见于严重贫血、甲状腺功能亢进症、动静脉瘘等。

（3）心脏舒张受限　常见于心室舒张期顺应性减低（如冠心病、高血压心肌肥厚、肥厚型心肌病）、限制性心肌病和缩窄性心包炎。二尖瓣狭窄和三尖瓣狭窄致心室充盈障碍，导致心房衰竭。

（二）诱因

1. 感染　呼吸道感染是最常见、最重要的诱因，感染性心内膜炎也不少见，常因其发病隐匿而漏诊。

2. 心律失常　尤其是快速型心律失常，如室上性心动过速、伴有快速心室率的心房颤动和心房扑动等可使心肌耗氧量增加，心排血量下降，诱发心力衰竭。严重缓慢型心律失常如高度房室传导也可诱发心力衰竭。

3. 劳累过度　过度体力消耗、情绪激动和气候突变或进食过度摄盐过多均可引发血流动力学变化，诱发心衰。

4. 妊娠及分娩　有基础心脏病或围生期心肌病患者，妊娠分娩加重心脏负荷，可诱发心衰。

5. 治疗不当　如不恰当停用利尿药物、降压药物或静脉液体输入过多、过快等。

6. 原有心脏病变加重或并发其他疾病　如冠心病发生心肌梗死，风湿性心瓣膜病出现风湿活动，合并电解质紊乱、甲状腺功能亢进或贫血等。

三、病理生理

心脏做功维持机体血液循环，生理状态下受到神经介质和内分泌因子的调节。心脏泵血功能受损时，心排血量减少，可通过多种途径，引起内源性神经 – 体液调节机制激活，这是心功能减退时介导代偿与适应反应的基本机制，也是导致心力衰竭发生与发展的关键途径。

（一）代偿机制

当心肌收缩力受损和（或）心室超负荷血流动力学因素存在时，机体通过多种机制进行代偿以维持其泵功能，然而，这些代偿机制的代偿能力有一定限度，长期维持时将出现失代偿。

1. Frank - Starling 机制　增加心脏前负荷，回心血量增多，心室舒张末期容积增加，从而增加心排血量及心脏做功量，但同时也导致心室舒张末压力增高，心房压、静脉压随之升高，达到一定程度时可出现肺循环和（或）体循环静脉淤血（图 2-2-1）。

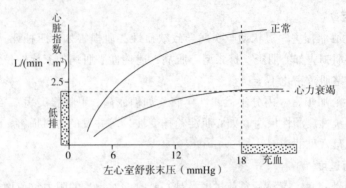

图 2-2-1　左心室功能曲线

表明在正常人和心力衰竭时左心室收缩功能（以心脏指数表示，为纵坐标）和左心室前负荷（以左心室舒张末压表示，为横坐标）的关系，在心力衰竭时，心功能曲线向右下偏移，当左心室舒张末压 >18mmHg 时，出现肺充血的症状和体征，若心脏指数 <2.2L/（min·m²）时，出现低心排血量的症状和体征。

2. 神经体液机制　当心脏排血量不足，心腔压力升高时，机体全面启动神经体液机制进行代偿。

（1）交感神经系统激活　心功能不全时，心排血量减少激活交感-肾上腺髓质系统，交感神经兴奋性增强，血浆儿茶酚胺浓度增高。短期内可使心肌收缩性增强、心率增快、心排血量增加，提高心脏本身的泵血功能，并且通过调节外周血管而维持血流动力学稳态。但同时周围血管收缩、心率加快，使心肌耗氧量增加。增加的去甲肾上腺素还对心肌细胞有直接毒性作用，促使心肌细胞凋亡，参与心室重塑的病理过程。此外，交感神经兴奋还可使心肌应激性增强而有促心律失常作用。

（2）肾素-血管紧张素-醛固酮系统（renin-angiotensin-aldosterone system，RAAS）激活　心排血量降低致肾血流量减低、交感神经系统兴奋和低钠血症，均可使 RAAS 激活，周围血管收缩维持血压，调节血液再分配，保证心、脑、肾等脏器的血供。醛固酮分泌引起水、钠潴留，维持循环血量以保持心排血量正常，也起一定代偿作用。但同时 RAAS 激活促进心脏和血管重塑，加重心脏前后负荷，导致心肌损伤和心功能恶化。

3. 心室重塑　心脏功能受损后，除外迅速启动的 Frank-Starling 机制和神经体液机制，还有一种慢性的综合性适应性反应，即心室重塑（ventricular remodeling），是心肌细胞肥大、心肌细胞数量减少、胞外基质过度纤维化或降解增加，导致心腔扩大、心肌肥厚等代偿性变化。心室重塑是心力衰竭发生发展的基本病理机制。

心脏后负荷增高时，心肌肥厚是主要的代偿机制，可伴或不伴心室扩张。心肌肥厚以心肌细胞肥大、心肌纤维化为主，但心肌细胞数量并不增多。细胞核及线粒体的增大、增多均落后于心肌的纤维化，致心肌功能不足，继续发展终至细胞死亡。心肌肥厚心肌收缩力增强，克服后负荷阻力，使心排血量在相当长时间内维持正常，但心肌顺应性差，舒张功能降低，心室舒张末压升高。

心室重塑初期是对血流动力学等因素改变的适应性机制，可维持心排血量。但长期作用下，这种心脏结构的改变最终导致失代偿性心衰。

（二）舒张功能不全

心脏舒张功能不全的机制，大体上可分为两大类：一是能量供应不足时钙离子回摄入肌浆网及泵出胞外的耗能过程受损，导致主动舒张功能障碍，如冠心病明显心肌缺血时，在出现收缩功能障碍前即可出现舒张功能障碍。二是心室肌顺应性减退及充盈障碍，主要见于心室肥厚如高血压及肥厚型心肌病，心室充盈压明显增高，当左心室舒张末压过高时，肺循环出现高压和淤血，即舒张性功能不全，此时心脏收缩功能尚可保持。但当容量负荷增加，心室顺应性增加，即使有心室肥厚也不致出现单纯的舒张性功能不全（图 2 - 2 - 2）。

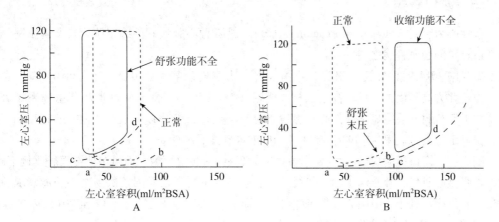

图 2 - 2 - 2　舒张与收缩功能不全的心腔压力与容量的变化

图 A 示单纯舒张功能不全时压力 - 容积环较正常左移，舒张末容积略减少而以舒张期压力增高为主；

图 B 示收缩功能不全时压力 - 容积环较正常右移，收缩及舒张期容量明显增加的同时舒张末压增高

（三）体液因子改变

心力衰竭可引起众多体液调节因子参与的心血管系统调节，在心肌和血管重塑中起重要作用。

1. 精氨酸加压素（arginine vasopressin，AVP）　由垂体分泌，具有抗利尿和促周围血管收缩作用，其释放受心房牵张感受器调控。心力衰竭时，心房牵张感受器敏感性下降，不能抑制 AVP 释放而使血浆 AVP 水平升高，AVP 通过 V_1 受体引起全身血管收缩，通过 V_2 受体减少游离水清除，致水潴留增加，同时增加心脏前、后负荷。心衰早期，AVP 效应有一定代偿作用，而长期的 AVP 增加将使心衰进一步恶化。

2. 利钠肽类　人类有三种利钠肽类：心钠肽（atrial natriuretic peptide，ANP）、脑钠肽（brain natriuretic peptide，BNP）及 C 型利钠肽（C - type natriuretic peptide，CNP）。ANP 主要由心房分泌，心室肌也有少量表达，心房压力增高时释放，其生理作用为扩张血管和利尿排钠，对抗肾上腺素、肾素 - 血管紧张素和 AVP 系统的水、钠潴留效应。BNP 主要由心室肌细胞分泌，生理作用与 ANP 相似但较弱，BNP 水平随心室壁张力而变化并对心室充盈压具有负反馈调节作用。CNP 主要位于血管系统内，生理作用尚不明确，可能参与或协同 RAAS 的调节作用。

心力衰竭时，心室壁张力增加，BNP 及 ANP 分泌明显增加，其增高的程度与心衰的严重程度呈正相关，可作为评定心衰进程和判断预后的指标。

3. 内皮素（endothelin）　是由循环系统内皮细胞释放的强效血管收缩肽。心力衰竭时，血管活性物质及细胞因子促进内皮素分泌，且血浆内皮素水平直接与肺动脉压特别是肺血管阻力与全身血管阻力的比值相关。除血流动力学效应外，内皮素还可导致细胞肥大增生，参与心脏重塑过程。临床应用内皮素受体拮抗剂初步显示其在心力衰竭的急、慢性治疗中具有一定疗效。

4. 细胞因子　心肌细胞和成纤维细胞等能表达肽类生长因子如转化生长因子 - β，在心力衰竭时能诱导心肌细胞、血管平滑肌细胞、内皮细胞、成纤维细胞的生长并调节基因的表

达，血流动力学超负荷和去甲肾上腺素能促进该类细胞因子的表达。它们在调节心力衰竭的心肌结构和功能改变中可能起到重要性作用。心力衰竭时，血液循环中的炎性细胞因子、肿瘤坏死因子 – α（tumor necrosis factor，TNF – α）水平升高，均可能参与慢性心力衰竭的病理生理过程。

四、流行病学

慢性心力衰竭（chronic heart failure，CHF）是各种心脏疾病的终末阶段，发病率高，是当今最重要的心血管病之一。

据我国 2014 年心血管病报告，我国人群心力衰竭患病率为 0.9%（男性 0.7%，女性 1.0%），北方高于南方，城市高于农村，现症患者约 450 万，随着年龄增高其患病率显著上升。欧美流行病学数据显示成人心衰患病率约 1%～2%，70 岁以上人群甚至超过 10%。美国的数据显示心衰患病率从 1994 至 2003 年 10 年间增长了 34%。

冠心病、高血压病现已成为我国慢性心力衰竭的最主要原因，而风湿性瓣膜病比例下降，此外扩张型心肌病、肺心病也不容忽视。心衰患者的主要死亡原因依次为左心功能衰竭、心律失常和猝死。近年，中国心衰患者注册登记研究（China – HF）对 2012 至 2014 年 88 家医院 8516 例心衰患者的分析显示住院心衰患者病死率为 5.3%。

 案例讨论

> **临床案例** 某男，73 岁，有高血压病史 20 年，最高血压 180/100mmHg，未规律口服药物治疗。3 年前劳累后出现呼吸困难，休息后可缓解，反复出现双下肢水肿。10 天前"感冒"后出现呼吸困难、大汗、咳泡沫样痰，夜间阵发呼吸困难。查体：端坐位，呼吸 30 次/分，血压 160/100mmHg，心率 125 次/分，双肺可闻及大量湿啰音，心律齐，舒张期奔马律，双下肢凹陷性水肿。
>
> **问题** 1. 首先考虑何种诊断及哪种发病诱因？
>
> 　　　　2. 需完善哪些检查？
>
> 　　　　3. 应给予哪些治疗？

五、临床表现

（一）左心衰竭

以肺循环淤血和心排血量降低为主要表现。

1. 症状

（1）不同程度的呼吸困难　①劳力性呼吸困难：是左心衰竭最早出现的症状。因运动使回心血量增加，左心房压力升高，加重肺淤血。引起呼吸困难的运动量随心衰程度加重而减少。②端坐呼吸：肺淤血达到一定程度时，患者不能平卧，因平卧时回心血量增多且横膈上抬，呼吸更为困难。高枕卧位、半卧位甚至端坐时方可好转。③夜间阵发性呼吸困难：患者入睡后突然因憋气而惊醒，被迫取坐位，重者可有哮鸣音，称为"心源性哮喘"。多于端坐休息后缓解。其发生机制除睡眠平卧位血液重新分配使肺血量增加外，夜间迷走神经张力增加、小支气管收缩、横膈抬高、肺活量减少等也是促发因素。④急性肺水肿：是"心源性哮喘"的进一步发展，是左心衰呼吸困难最严重的形式。

（2）咳嗽、咳痰、咯血　咳嗽、咳痰是肺泡和支气管黏膜淤血所致，开始常于夜间发生，坐位或立位时咳嗽可减轻，白色浆液性泡沫状痰为其特点，偶可见痰中带血丝。急性左心衰发作时可出现粉红色泡沫样痰。长期慢性肺淤血肺静脉压力升高，导致肺循环和支气管血液循环之间在支气管黏膜下形成侧支，此种血管一旦破裂可引起大略血。

（3）运动耐量降低 劳力或日常活动时气促乏力、活动受限，主要是由肺淤血及心排血量降低致器官、组织灌注不足所致。

（4）肾功能损害症状 心衰早期血流再分布可出现夜尿增多，随心衰加重，心输出量严重降低致少尿、血肌酐升高。长期慢性的肾血流量减少可出现肾功能不全的表现，即心肾综合征。

2. 体征

（1）肺部湿啰音 肺淤血时肺毛细血管压增高，液体渗出到肺泡或气道，出现湿性啰音。通常于双侧肺底闻及，随着病情的加重，啰音可至全肺，侧卧位时下垂一侧啰音较多。

（2）心脏体征 除基础心脏病体征外，心脏扩大见于大多数慢性收缩性心衰，还可出现相对性二尖瓣关闭不全的反流性杂音、肺动脉瓣区第二心音亢进、舒张期奔马律及交替脉等。

（3）一般情况 严重者可出现苍白或灰暗、发绀、四肢冰凉、脉压减少、动脉收缩压下降、心率加快等。心源性恶病质是心衰死亡率增高的独立因素。

（二）右心衰竭

以体循环淤血为主要表现。

1. 症状

（1）消化道症状 较常见。胃肠道淤血可引起腹胀、食欲不振、恶心、呕吐、餐后不适及便秘等症状。淤血性肝脏肿大可伴随上腹饱胀、腹部钝痛等，最终可致心源性肝硬化。

（2）劳力性呼吸困难 单纯右心衰可表现轻度气喘，分流性先天性心脏病或肺部疾患所致右心衰，可有明显的呼吸困难。

2. 体征

（1）水肿 特征为始于身体低垂部位的对称性凹陷性水肿。白天站立后下午水肿明显，经过夜间休息后，清晨可缓解。长期卧床者表现为骶尾部的水肿。随心衰进展，水肿加重向上蔓延及全身。合并营养不良或肝功能损害、低蛋白血症时，也可出现全身水肿。

（2）胸腔积液、腹水 胸腔积液以双侧多见，单侧者以右侧多见。因胸膜静脉回流经过体静脉和肺静脉两条通路，故胸腔积液更多见于全心衰竭。腹水反映了长期的体静脉高压，见于病程晚期。

（3）颈静脉征 颈静脉搏动增强、充盈、怒张是右心衰时的主要体征，肝颈静脉反流征阳性则更具特征性。

（4）肝脏肿大 肝淤血肿大常出现在水肿之前，近期内肝脏迅速增大，肝包膜被牵拉可出现触痛，长期心衰患者可无触痛。持续慢性右心衰可致心源性肝硬化。

（5）心脏体征 除基础心脏病的相应体征外，可因右心室显著扩大而出现三尖瓣关闭不全的反流性杂音。

（三）全心衰竭

全心衰竭同时具有左右心衰的临床表现。右心衰竭继发于左心衰竭而形成的全心衰竭，右心排血量减少，肺淤血症状反而有所减轻。扩张型心肌病等表现为全心衰竭者，肺淤血症状往往不严重，左心衰竭的表现主要为心排血量减少的相关症状和体征。

六、实验室及辅助检查

（一）实验室检查

1. 利钠肽 是心衰诊断、预后评估、严重程度判断、患者管理的重要指标，临床上测定

B 型利钠肽（BNP）或 N 末端 B 型利钠肽原（NT - proBNP）。BNP < 35ng/L 或 NT - proBNP < 125ng/L 时，不支持慢性心衰诊断，急性心衰时其敏感性和特异性较高。左心室肥厚、心动过速、心肌缺血、肺动脉栓塞、慢性阻塞性肺疾病等缺氧状态、肾功能不全、肝硬化、感染、败血症、高龄等均可引起利钠肽升高。

2. 肌钙蛋白 严重心衰或心衰失代偿期、败血症患者的肌钙蛋白可有轻微升高，但心衰患者检测肌钙蛋白更重要的目的是明确是否存在急性冠状动脉综合征。肌钙蛋白升高，特别是同时伴有利钠肽升高，也是心衰预后的强预测因子。

3. 常规检查 包括血常规、尿常规、肝肾功能、血糖、血脂、电解质等，对于老年及长期服用利尿剂、RAAS 抑制剂类药物的患者尤为重要，在接受药物治疗的心衰患者的随访中也需要适当检测。甲状腺功能检测也不容忽视。

（二）心电图

心衰时心电图一般无特异性表现。可提供既往心肌梗死、左心室肥厚、广泛心肌损害及心律失常等信息，判断是否存在心脏不同步。有心律失常或怀疑存在无症状性心肌缺血时，应作 24 小时动态心电图。

（三）影像学检查

1. X 线检查 提供心脏增大、肺淤血、肺水肿及原有肺部疾病的信息。心影大小及形态为心脏病的病因诊断提供了重要的参考资料，心脏扩大的程度和动态变化也间接反映了心脏的功能状态，但并非所有心衰患者均存在心影增大。

X 线胸片是确诊左心衰竭肺水肿的主要依据，并有助于心衰与肺部疾病的鉴别。早期肺静脉压增高，主要表现为肺门血管影增强，上肺血管影增多与下肺纹理密度相仿甚至多于下肺。肺动脉压力增高可见右下肺动脉增宽，进一步出现间质性肺水肿可使肺野模糊，Kerley B 线是在肺野外侧清晰可见的水平线状影，是肺小叶间隔内积液的表现，是慢性肺淤血的特征性表现。急性肺泡性肺水肿时肺门呈蝴蝶状，肺野可见大片融合的阴影。左心衰竭还可见胸腔积液和叶间胸膜增厚。

2. 超声心动图 评价各心腔大小变化及心瓣膜结构和功能，方便快捷地评估心功能和判断病因。

（1）**收缩功能** 以收缩末及舒张末的容量差计算 LVEF 作为收缩性心力衰竭的诊断指标，虽不够精确，但方便实用。正常 LVEF > 50%。

（2）**舒张功能** 超声多普勒是临床上最实用的判断舒张功能的方法。可导致舒张期功能不全的结构基础包括左心房肥大、左心室壁增厚等。心动周期中舒张早期心室充盈速度最大值为 E 峰，舒张晚期（心房收缩）心室充盈最大值为 A 峰，E/A 比值正常人不应小于 1.2，中青年更大。舒张功能不全时，E 峰下降，A 峰增高，E/A 比值降低。对于难以准确评价 A 峰的心房颤动患者，可利用组织多普勒评估二尖瓣环得 E/E' 比值，若比值 > 15，则提示存在舒张功能不全。

3. 放射性核素检查 核素心室造影可准确测定左心室容量、LVEF 及室壁运动，核素心肌灌注和（或）代谢显像可诊断心肌缺血和心肌存活情况，并对鉴别扩张性心肌病或缺血性心肌病有一定帮助。

4. 心脏磁共振（cardiac magnetic resonance，CMR） 能评价左右心室容积、心功能、室壁运动、心肌厚度、心脏肿瘤、瓣膜、先天性畸形及心包疾病等。因其精确度及可重复性成为评价心室容积、肿瘤、心肌质量和室壁运动的金标准，对复杂性先天性心脏病患者是首选检查。增强磁共振能为心肌梗死、心肌炎、心包炎、心肌病、浸润性疾病提供诊断依据，但费用昂贵，部分心律失常或起搏器植入的患者等不能接受 CMR，故具有一定的局限性。

（四）有创性血流动力学检查

急性重症心衰患者必要时采用床边右心漂浮导管（Swan-Ganz 导管）检查，经静脉将漂浮导管插入至肺小动脉，测定各部位的压力及血液含氧量，计算心脏指数（CI）及肺小动脉楔压（PCWP），直接反应左心功能，正常时 CI > 2.5L/（min·m²），PCPW < 12mmHg。

危重患者也可采用脉搏指示剂连续心排血量监测（pulse indicator continuous cardiac output, PiCCO）动态监测，经外周动、静脉置管，应用指示剂热稀释法估测血容量、外周血管阻力、全心排血量等指标，更好地指导容量管理，通常仅适用于具备条件的 CCU、ICU 等病房。

（五）心-肺运动试验

仅适用于慢性稳定性心衰患者，为评估心功能并判断心脏移植的可行性提供信息。运动时肌肉需氧量增高，心排血量相应增加。当患者的心排血量不能满足运动需求时，肌肉组织就从流经它的单位容积血中提取更多的氧，致动-静脉血氧差值增大。在氧供应绝对不足时，即出现无氧代谢，乳酸增加，呼气中 CO_2 含量增加。

1. 最大耗氧量 ［VO_2max，ml/（min·kg）］ 即运动量虽继续增加，耗氧量不再增加时的峰值，表明心排血量已不能按需要继续增加。心功能正常时，此值应 > 20，轻至中度心功能受损时为 16~20，中至重度受损时为 10~15，极重度受损时 < 10。

2. 无氧阈值 即呼气中 CO_2 的增长超过了氧耗量的增长，标志着无氧代谢的出现，以开始出现两者增加不成正比例时的氧耗量作为代表值，此值愈低说明心功能愈差。

七、诊断和鉴别诊断

（一）诊断

心力衰竭的诊断包括病因诊断、心功能评价及预后评估。

须综合病史、症状、体征及辅助检查作出诊断。主要诊断依据为原有基础心脏病的证据及呼吸困难、运动耐量下降或循环淤血的表现。症状、体征是早期发现心衰的关键，完整的病史采集及详尽的体格检查非常重要。左心衰竭的不同程度呼吸困难、肺部啰音，右心衰竭的颈静脉征、肝大、水肿，以及心衰的心脏奔马律、瓣膜区杂音等是诊断心衰的重要依据。但症状的严重程度与心功能不全程度无明确相关性，需行客观检查并评价心功能。BNP 测定也可作为诊断依据，并能帮助鉴别呼吸困难的病因。

应注意判断原发病，如瓣膜病能够治疗或逆转。同时也应明确是否存在可导致症状发生或加重的并发症。

准确的预后评估可为患者对未来生活规划提供必要的信息，也能判断心脏移植及机械辅助治疗的可行性。LVEF 降低、NYHA 分级恶化、低钠血症及其程度、VO_2max 降低、血细胞比容下降、心电图 QRS 波增宽、持续性低血压、静息心动过速、肾功能不全、不能耐受常规治疗、顽固性高容量负荷、BNP 明显升高或居高不降（或降幅 < 30%）等均为心衰高风险及再入院率、死亡率的预测因子。

（二）鉴别诊断

1. 支气管哮喘 左心衰竭患者夜间阵发性呼吸困难，常称之为"心源性哮喘"，应与支气管哮喘相鉴别。前者多见于器质性心脏病患者，发作时双肺可闻及典型哮鸣音，咳出白色黏痰后呼吸困难常可缓解。测定血浆 BNP 水平对鉴别心源性和支气管性哮喘有较大的参考价值。

2. 心包积液、缩窄性心包炎 由于腔静脉回流受阻同样可以引起颈静脉怒张、肝大、下肢水肿等表现，应根据病史、心脏及周围血管体征进行鉴别，超声心动图、CMR 可确诊。

3. 肝硬化腹水伴下肢水肿 应与慢性右心衰竭鉴别，除基础心脏病体征有助于鉴别外，非心源性肝硬化不会出现颈静脉怒张等上腔静脉回流受阻的体征。

八、治疗

治疗目标：防止和延缓心力衰竭的发生发展；缓解临床症状，提高生活质量；改善长期预后，降低病死率与住院率。

治疗原则：采取综合治疗措施，包括对各种可致心功能受损的疾病如冠心病、高血压、糖尿病的早期管理，调节心力衰竭的代偿机制，减少其负面效应，如拮抗神经体液因子的过度激活，阻止或延缓心室重塑的进展。

 知识链接

评估慢性心力衰竭治疗效果

临床上评估慢性心力衰竭治疗效果的主要指标包括：①心力衰竭的临床症状和体征；②反映心功能的指标，包括 LVEF、NYHA 分级、6 分钟步行试验等；③反映心室重构的指标，尤其是左心室的大小；④BNP/NT - proBNP 的变化。

前三项为心衰的临床状况。最新心衰指南推荐 BNP/NT - proBNP 治疗后较治疗前的基线水平降幅30%作为治疗有效的标准。若未达到该标准，即使其他临床指标有改善，仍认为疗效不满意，需继续随访和加强治疗。但仍需根据患者的临床状况作出综合评估。

（一）一般治疗

1. 病因治疗

（1）治疗基础心脏病和伴随疾病　对于所有可能导致心脏功能受损的常见疾病，在尚未造成心脏器质性改变前即应早期进行有效治疗。对少数病因未明的疾病如原发性扩张型心肌病等亦应早期积极干预，延缓疾病进展。

（2）消除诱因　常见诱因为呼吸道感染，应积极选用适当抗感染治疗。对于发热持续1周以上者应警惕感染性心内膜炎的可能。心律失常特别是心房颤动也是诱发心力衰竭的常见原因，快心室率心房颤动应尽快控制心室率，如有可能应及时复律。潜在的甲状腺功能亢进、贫血、电解质紊乱和酸碱失衡、肾功能损害等也可能是心力衰竭加重的原因，应注意排查并予以纠正。

2. 生活方式管理

（1）体重管理　日常体重检测能简便直观地反映患者体液潴留情况及利尿剂疗效，帮助指导治疗方案。体重改变往往出现在临床体液潴留症状和体征之前。如在 3 天内体重突然增加 2kg 以上，应考虑患者已有钠、水潴留，需要利尿或加大利尿剂的剂量。

（2）饮食管理　心衰急性发作伴有容量负荷过重的患者，要限制钠摄入 <2g/d，但应用强效排钠利尿剂时过分严格限盐可导致低钠血症；严重低钠血症（血钠 <130mmol/L）患者液体摄入量应 <2L/d，严重心衰患者液量限制在 1.5～2.0L/d；心源性恶液质患者应给予营养支持。

（3）休息与活动　急性期或病情不稳定者应限制体力活动，卧床休息，以降低心脏负荷，有利于心功能的恢复。但长期卧床易发生深静脉血栓形成甚至肺栓塞，同时也可能出现消化功能减低、肌肉萎缩、坠积性肺炎、压疮等。适宜的活动能提高骨骼肌功能，改善活动耐量。因此，应鼓励病情稳定的心衰患者主动运动，根据病情轻重不同，在不诱发症状的前提下从床边小坐开始逐步增加有氧运动。

（4）患者教育与心理治疗　相关疾病知识和管理的指导包括健康的生活方式、平稳的情绪、适当的诱因规避、规范的药物服用、合理的随访计划等。抑郁、焦虑和孤独也是心衰患者死亡的重要预后因素，心理疏导可改善心功能。

（二）药物治疗

1. 利尿剂 利尿剂是心力衰竭治疗中改善症状的基础，是心衰治疗中唯一能控制体液潴留的药物，但不能作为单一治疗。原则上在慢性心衰急性发作和明显体液潴留时应用。利尿剂的适量应用至关重要，剂量不足则体液潴留，将减低 RAAS 抑制剂的疗效并增加 β 受体拮抗剂的负性肌力作用；剂量过大则容量不足，将增加 RAAS 抑制剂及血管扩张剂的低血压、肾功能不全及电解质紊乱风险。应用时从小剂量开始，逐渐增加剂量直至尿量增加，一般控制体重每天下降 0.5 ~ 1.0kg，一旦症状缓解、病情稳定控制，即以最小有效剂量长期维持，并根据体重监测及液体潴留的情况随时调整剂量（表 2 - 2 - 4）。

（1）袢利尿剂 以呋塞米（速尿）为代表，作用于髓袢升支粗段，排钠排钾，为强效利尿剂。袢利尿剂为首选利尿剂，特别适用于有明显体液潴留或伴有肾功能受损的心衰患者。对轻度心衰患者一般小剂量（20mg 口服）起始，逐渐加量，其剂量与效应呈线性关系；重度慢性心力衰竭者可增至 100mg 每日 2 次，静脉注射效果优于口服。但须注意低血钾的副作用，应监测血钾。

（2）噻嗪类利尿剂 以氢氯噻嗪（双氢克尿噻）为代表，作用于肾远曲小管近端和髓袢升支远端，抑制钠的重吸收，并因 $Na^+ - K^+$ 交换同时降低钾的重吸收。GFR < 30ml/min 时作用明显受限。仅适用于有轻度液体潴留、伴有高血压而肾功能正常的心衰患者。每日 12.5 ~ 25mg 起始，逐渐加量，可增至每日 100mg，达最大效应。同时注意电解质平衡，常与保钾利尿剂合用。可抑制尿酸排泄而引起高尿酸血症，长期大剂量应用还可影响糖、脂代谢。

（3）保钾利尿剂 作用于肾远曲小管远端，通过拮抗醛固酮或直接抑制 $Na^+ - K^+$ 交换而具有保钾作用，利尿作用弱，多与上述两类利尿剂联用以加强利尿效果并预防低血钾。常用的有：螺内酯（安体舒通）、氨苯蝶啶、阿米洛利。

（4）血管加压素 V_2 受体拮抗剂 托伐普坦通过结合 V_2 受体减少水的重吸收，是一种具有仅排水不利钠作用的新型利尿剂，可用于治疗伴顽固性水肿或低钠血症的心力衰竭的患者。

表 2 - 2 - 4 常用利尿剂及其剂量

药物	起始剂量	每天最大剂量	每天常用剂量
袢利尿剂			
呋塞米	20 ~ 40mg，1 次/日	120 ~ 160mg	20 ~ 80mg
布美他尼	0.5 ~ 1.0mg，1 次/日	6 ~ 8mg	1 ~ 4mg
托拉塞米	10mg，1 次/日	100mg	10 ~ 40mg
噻嗪类利尿剂			
氢氯噻嗪	12.5 ~ 25.0mg，1 ~ 2 次/日	100mg	25 ~ 50mg
美托拉宗	2.5mg，1 次/日	20mg	2.5 ~ 10.0mg
吲达帕胺[a]	2.5mg，1 次/日	5mg	2.5 ~ 5.0mg
保钾利尿剂			
阿米洛利	2.5mg[b]/5.0mg[c]，1 次/日	20mg	5 ~ 10mg[b]/10 ~ 20mg[c]
氨苯蝶啶	25mg[b]/50mg[c]，1 次/日	200mg	100mg[b]/200mg[c]
血管加压素 V_2 受体拮抗剂			
托伐普坦	7.5 ~ 15.0mg，1 次/日	60mg	7.5 ~ 30.0mg

注：[a] 吲达帕胺是非噻嗪类磺胺类药物；[b] 与血管紧张素转换酶抑制剂（ACEI）或血管紧张素受体拮抗剂（ARB）合用的剂量；[c] 不与 ACEI 或 ARB 合用的剂量

电解质紊乱是长期使用利尿剂最常见的副作用，特别是低血钾或高血钾均可导致严重后果，应注意监测。利尿剂的使用可激活内源性神经内分泌系统，特别是 RAAS 系统和交感神经系统，故应与血管紧张素转换酶抑制剂/血管紧张素受体拮抗剂以及 β 受体阻滞剂联用。出现低血压和肾功能恶化，应区分是利尿剂不良反应还是心衰恶化或低血容量的表现。

2. RAAS 抑制剂

（1）血管紧张素转换酶抑制剂（angiotensin converting enzyme inhibitors，ACEI） 通过抑制 ACE 减少血管紧张素 II（angiotensin II，AT II）生成而抑制 RAAS；并通过抑制缓激肽降解而增强缓激肽活性及缓激肽介导的前列环素生成，发挥扩血管作用，改善血流动力学；通过降低心衰患者神经 - 体液代偿机制的不利影响，改善心室重塑。临床研究证实 ACEI 早期足量应用可缓解症状、延缓心衰进展，是可降低心衰患者病死率的第一类药物，是治疗心衰的基石和首选药物（表 2 - 2 - 5）。

表 2 - 2 - 5 常用 ACEI 及其剂量

药物	起初剂量	目标剂量
卡托普利	6.25mg，3 次/日	50mg，3 次/日
依那普利	2.5mg，2 次/日	10mg，2 次/日
福辛普利	5mg，1 次/日	20～30mg，1 次/日
赖诺普利	5mg，1 次/日	20～30mg，1 次/日
培哚普利	2mg，1 次/日	4～8mg，1 次/日
雷米普利	2.5mg，1 次/日	10mg，1 次/日
贝那普利	2.5mg，1 次/日	10～20mg，1 次/日

ACEI 适用于所有 LVEF 下降的心衰患者，除非有禁忌证或不能耐受。以小剂量起始，如能耐受则逐渐加量，开始用药后 1～2 周内监测血压、肾功能与血钾，后定期复查，长期维持终生用药，避免突然撤药。

ACEI 的副作用主要包括低血压、肾功能一过性恶化、高血钾、干咳和血管性水肿等。有威胁生命的不良反应（血管性水肿和无尿性肾衰竭）、妊娠期妇女及 ACEI 过敏者应禁用；低血压、双肾动脉狭窄、血肌酐明显升高（>265.2μmol/L）、高血钾（>5.5mmol/L）、左心室流出道梗阻（如主动脉瓣狭窄、肥厚型梗阻型心肌病）者慎用。非甾体类抗炎药（NSAIDs）会阻断 ACEI 的疗效并加重其副作用，应避免使用。

（2）血管紧张素受体拮抗剂（angiotension receptor blocker，ARB） ARB 可阻断经 ACE 和非 ACE 途径产生的 AT II 与 AT1 受体结合，阻断 RAAS 的效应，但无抑制缓激肽降解作用，因此干咳和血管性水肿的副作用较少见。心衰患者治疗首选 ACEI，ACEI 不能耐受者可改用 ARB。目前不主张心衰患者 ACEI 与 ARB 联合应用，不能得到更多获益，反而增加不良反应，特别是低血压、高血钾和肾功能损害的发生（表 2 - 2 - 6）。

表 2 - 2 - 6 常用 ARB 及其剂量

药物	起初剂量	目标剂量
氯沙坦	25mg，1 次/日	100～150mg，1 次/日
缬沙坦	20～40mg，1 次/日	80～160mg，2 次/日
厄贝沙坦	75mg，1 次/日	300mg，1 次/日
坎地沙坦	4mg，1 次/日	32mg，1 次/日
替米沙坦	40mg，1 次/日	80mg，1 次/日
奥美沙坦	10mg，1 次/日	20～40mg，1 次/日

（3）醛固酮受体拮抗剂 衰竭心脏心室醛固酮生成及活化增加，与心衰严重程度成正比，在心肌细胞外基质重塑中起重要作用。长期应用 ACEI/ARB 后，循环醛固酮水平常常并不能保持稳定持续的降低。因此，在 ACEI 基础上加用醛固酮受体拮抗剂，可进一步抑制醛

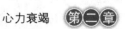

固酮的有害作用。研究证明醛固酮受体拮抗剂可明显改善心衰患者的预后，降低全因死亡率、心源性猝死率及心衰住院率。

醛固酮受体拮抗剂适用于 LVEF≤35%、NYHA 分级 Ⅱ～Ⅳ级的患者；已使用 ACEI/ARB 和 β 受体阻滞剂治疗，仍持续有症状的患者；急性心肌梗死后 LVEF≤40%，有心衰症状或既往有糖尿病史者。

应用时从小剂量起始，逐渐加量，尤其螺内酯不推荐用最大剂量。螺内酯，起始剂量 10～20mg、1 次/日，目标剂量 20mg、1 次/日；依普利酮，起始 12.5mg、1 次/日，目标剂量 25～50mg、1 次/日。

高钾血症及肾功能受损者不宜应用醛固酮受体拮抗剂，使用后定期监测血钾和肾功能。避免使用 NSAIDs 和环氧化酶－2 抑制剂，尤其是老年人。螺内酯可引起男性乳房增生，停药后消失。依普利酮不良反应少见。

（4）肾素抑制剂 血浆肾素活性是动脉粥样硬化、糖尿病和心力衰竭等患者发生心血管事件和预测死亡率的独立危险因素。阿利吉仑是新一代口服非肽类肾素抑制剂，能通过直接抑制肾素降低血浆肾素活性，并阻断噻嗪类利尿剂、ACEI/ARB 应用所致的肾素堆积，有效降压且对心率无明显影响。但有待进一步研究以获得更广泛的循证依据，目前不推荐用于 ACEI/ARB 的替代治疗。

3. β 受体拮抗剂 β 受体阻滞剂可抑制交感神经激活对心力衰竭代偿的不利作用。心力衰竭患者长期应用 β 受体阻滞剂能减轻症状、改善预后、降低死亡率、住院率及猝死率。β 受体阻滞剂与 ACEI 合用可产生相加或协同的有益效应，使死亡危险性进一步下降。

所有 NHYA Ⅱ～Ⅲ级、LVEF 下降且病情稳定的慢性心衰患者应尽早应用 β 受体阻滞剂，须终身应用，有禁忌证或不能耐受者除外。应用时以小剂量起始，逐渐递加剂量至最大耐受剂量并长期维持。目前临床常用药物及用法见表 2－2－7。

表 2－2－7 常用 β 受体阻滞剂及剂量

药物	起初剂量	目标剂量
选择性 β₁ 受体阻滞剂		
酒石酸美托洛尔	6.25mg，2～3 次/日	50mg，2～3 次/日
比索洛尔	1.25mg，1 次/日	10mg，1 次/日
琥珀酸美托洛尔	11.875～23.750mg，1 次/日	142.5～190.0mg，1 次/日
非选择性肾上腺素能 α₁、β₁ 和 β₂ 受体阻滞剂		
卡维地洛	3.125～6.250mg，2 次/日	25～50mg，2 次/日

β 受体阻滞剂的禁忌证为支气管痉挛性疾病、严重心动过缓、二度及二度以上房室传导阻滞、严重周围血管疾病（如雷诺病）和重度急性心衰。应用时须监测其副作用，包括低血压、液体潴留和心衰恶化、心动过缓和房室传导阻滞。应避免突然停用 β 受体阻滞剂。

4. 正性肌力药

（1）洋地黄类药物 研究证实地高辛可显著减轻轻中度心衰患者的临床症状，改善生活质量，提高运动耐量，减少住院率，但对生存率无明显改善。

1）洋地黄类药物的作用 ①正性肌力作用：通过抑制 Na^+-K^+-ATP 酶，促进心肌细胞 $Ca^{2+}-Na^+$ 交换，升高细胞内 Ca^{2+} 浓度而增强心肌收缩力。而细胞内 K^+ 浓度降低，成为洋地黄中毒的重要原因。②电生理作用：一般治疗剂量下，洋地黄可抑制心脏传导系统，对房室交界区的抑制最为明显。当血钾过低时，更易发生各种快速性心律失常。③迷走神经兴奋作用：作用于迷走神经传入纤维增加心脏压力感受器的敏感性，反馈抑制中枢神经系统的兴奋冲动，可对抗心衰时交感神经兴奋的不利影响，但尚不足以取代 β 受体阻滞剂的作用。④作用于肾小管细胞：减少钠的重吸收并抑制肾素分泌。

2）洋地黄制剂　地高辛常以每日 0.125 ~ 0.25mg 起始并维持，70 岁以上、肾功能损害或干重低的患者应予更小剂量（每日或隔日 0.125mg）起始。毛花苷丙（西地兰）、毒毛花苷 K 均为快速起效的静脉注射用制剂，适用于急性心力衰竭或慢性心衰加重时。

3）洋地黄的临床应用　伴有快速心室率的心房颤动/心房扑动的收缩性心力衰竭是应用洋地黄的最佳指征。在利尿剂、ACEI/ARB、β 受体阻滞剂和醛固酮受体拮抗剂治疗过程中仍持续有心衰症状的患者可考虑加用地高辛。但对代谢异常引起的高排量心衰如贫血性心脏病、甲状腺功能亢进以及心肌炎、心肌病等病因所致心衰，洋地黄治疗效果欠佳。肺源性心脏病伴低氧血症，与心肌梗死、缺血性心肌病均易发生洋地黄中毒，应慎用；应用其他可能抑制窦房结或房室结功能或可能影响地高辛血药浓度的药物（如胺碘酮或 β 受体阻滞剂）时须慎用或减量；肥厚型心肌病、风湿性心脏病单纯二尖瓣狭窄伴窦性心律的肺水肿患者禁用洋地黄；严重窦性心动过缓或房室传导阻滞患者在未植入起搏器前禁用。对于液体潴留或低血压等心衰症状急性加重的患者，应首选静脉制剂，待病情稳定后再应用地高辛作为长期治疗策略之一。已应用地高辛者不宜轻易停用。

4）洋地黄中毒及其处理　①洋地黄中毒表现：洋地黄中毒最重要的表现为各类心律失常，常见为室性期前收缩，多表现为二联律、非阵发性交界区心动过速、房性期前收缩、心房颤动及房室传导阻滞等。快速房性心律失常伴传导阻滞是洋地黄中毒的特征性表现。洋地黄可引起心电图 ST - T 改变称为"鱼钩"样改变，但不能据此诊断洋地黄中毒。洋地黄类药物中毒的胃肠道表现如恶心、呕吐，以及神经系统症状如视力模糊、黄视、绿视、定向力障碍等则较少见。②影响洋地黄中毒的因素：洋地黄中毒与地高辛血药浓度高于 2.0ng/ml 相关，但在心肌缺血、缺氧及低血钾、低血镁、甲状腺功能减退的情况下则中毒剂量更小。肾功能不全、低体重以及与其他药物的相互作用也是引起中毒的因素，心血管病常用药物如胺碘酮、维拉帕米及奎尼丁等均可降低地高辛的经肾排泄率而增加中毒的可能性。③洋地黄中毒的处理：发生洋地黄中毒应立即停药。单发性室性期前收缩、一度房室传导阻滞等停药后常自行消失；对快速性心律失常者，如血钾浓度低则可静脉补钾，如血钾不低可用利多卡因或苯妥英钠。电复律一般禁用，因易导致心室颤动。有传导阻滞及缓慢性心律失常者可予阿托品静脉注射，此时异丙肾上腺素易诱发室性心律失常，不宜应用。

（2）非洋地黄类正性肌力药

1）β 受体兴奋剂　多巴胺与多巴酚丁胺是常用的静脉制剂，较小剂量 [< 3μg/（kg·min）] 激动多巴胺受体，降低外周阻力，扩张肾血管、冠脉和脑血管；中等剂量 [3 ~ 5μg/（kg·min）] 激动 β 受体，表现为心肌收缩力增强，血管扩张，特别是肾小动脉扩张，心率加快不明显，能显著改善心力衰竭的血流动力学异常；大剂量 [5 ~ 10μg/（kg·min）] 则可兴奋 α 受体，收缩血管，用于维持低血压心衰患者的血压。多巴酚丁胺是多巴胺的衍生物，扩血管作用不如多巴胺明显，加快心率的效应也比多巴胺小。两者均只能短期静脉应用，在慢性心衰加重时起到帮助患者渡过难关的作用，连续用药超过 72 小时可能出现耐药，长期使用将增加死亡率。

2）磷酸二酯酶抑制剂　包括米力农、氨力农等，通过抑制磷酸二酯酶活性促进 Ca^{2+} 通道膜蛋白磷酸化，Ca^{2+} 内流增加从而增强心肌收缩力。磷酸二酯酶抑制剂短期应用可改善心衰症状，研究证明长期应用米力农可能增加不良反应事件及病死率。因此，仅对心脏术后急性收缩性心力衰竭、难治性心力衰竭及心脏移植前的终末期心力衰竭的患者短期应用。

3）左西孟旦　通过与心肌细胞上的肌钙蛋白 C 结合，增加肌丝对钙的敏感性而增强心肌收缩，并通过介导三磷酸腺苷（ATP）敏感的钾通道，扩张冠状动脉和外周血管，改善冠脉血流供应并纠正血流动力学紊乱。适用于低心排血量的急性失代偿性心力衰竭的短期治疗，须注意避免血压过低和心律失常的发生。心衰患者的心肌处于血液或能量供应不足的状态，过度或长期应用正性肌力药将扩大能量的供需矛盾，加重心肌损害，增加死亡率。为此，正性肌力药不能取代其他治疗用药。

5. 伊伐布雷定 为首个选择性特异性窦房结起搏电流（I_f）抑制剂，降低窦房结发放冲动的频率，从而减慢心率。窦性心律、LVEF 下降的慢性心衰患者，已使用 ACEI/ARB、β受体阻滞剂和醛固酮受体拮抗剂最大耐受剂量，心率仍≥70 次/分并持续有症状，可加用伊伐布雷定。

6. 扩血管药物 慢性心力衰竭的治疗并不推荐血管扩张药物的应用，仅在伴有心绞痛或高血压的患者可考虑联合治疗，对存在心脏流出道或瓣膜狭窄的患者禁用。

（三）非药物治疗

1. 心脏再同步化治疗（cardiac resynchronization therapy，CRT） 部分心力衰竭患者存在房室、室间和（或）室内收缩不同步，进一步导致心肌收缩力降低。CRT 可恢复正常的左右心室及心室内的同步激动，减轻二尖瓣反流，增加心输出量，改善心功能。研究证明 CRT 可改善生活质量和运动耐量，延缓心室重构和病情进展，降低全因死亡率和再住院率。慢性心力衰竭患者的 CRT 的 I 类适应证包括：窦性心律，已接受最佳药物治疗至少 3~6 个月仍持续存在心衰症状、生存状况良好，NYHA II 级患者 LVEF≤30% 或 NYHA III~IV 级患者 LVEF≤35%，伴左束支传导阻滞及 QRS 波时间≥150ms。

2. 植入式心脏转复除颤器（implantable cardioverter defibrillator，ICD） 中度心衰患者逾半数以上死于严重室性心律失常所致的心脏性猝死，研究显示 ICD 能降低猝死率，可用于心衰患者猝死的一级预防，也可降低由于持续性室性心动过速及（或）心室颤动导致的心脏停搏存活者的病死率，即用作心衰患者猝死的二级预防。

3. 左室辅助装置（left ventricular device，LVAD） 适用于严重心脏事件后或准备行心脏移植术患者的短期过渡治疗和急性心衰的辅助性治疗。但出血、血栓栓塞、感染风险、装置失效，以及费用昂贵使其应用受限。

4. 心脏移植 是治疗难治性终末期心衰的一种治疗方式。但因其供体来源及排异反应而难以广泛开展。

5. 细胞替代治疗 目前仍处于临床试验阶段，干细胞移植在修复受损心肌、改善心功能方面表现出有益的趋势，但仍存在移植细胞来源、致心律失常、疗效不稳定等诸多问题，尚须进一步解决。

（四）舒张性心力衰竭的治疗

单纯的 HF-PEF 可见于冠心病和高血压心脏病心功能不全早期，严重的舒张性心衰见于限制型心肌病、肥厚型心肌病等。HF-PEF 应综合其症状、并存疾病及危险因素进行治疗。

1. 积极控制血压 目标血压宜低于单纯高血压患者的标准，即血压 <130/80mmHg。

2. 纠正液体潴留 应用利尿剂可缓解外周水肿和肺淤血症状，改善心功能。但不宜过度利尿，以免前负荷过度降低而致低血压。

3. 控制和治疗其他基础疾病和合并症 控制慢性房颤的心室率，积极治疗糖尿病和控制血糖，伴左心室肥厚者应逆转左心室肥厚和改善左心室舒张功能。地高辛不能增加心肌的松弛性，不宜使用。

4. 血运重建治疗 由于心肌缺血可以损害心室的舒张功能，冠心病患者如有症状或证实存在心肌缺血，应作冠状动脉血运重建术。

（五）难治性终末期心衰的治疗

虽经优化内科治疗，休息时仍有症状、极度无力，常有心源性恶病质，且需反复长期住院，这一阶段称为难治性心衰的终末阶段。

对于难治性终末期心衰患者，应考虑是否有其他参与因素，是否已经恰当应用了各种治疗措施。控制液体潴留是关键；对 ACEI 和 β 受体阻滞剂耐受性差，宜从小剂量开始；短期静脉应用正性肌力药物和血管扩张剂可作为姑息疗法。

心脏移植主要适用于严重心功能损害或依赖静脉正性肌力药物，而无其他可选择治疗方法的重度心衰患者。LVAD 或双室辅助装置（BiVAD）可作为心脏移植的过渡或替代。

第二节　急性心力衰竭

急性心力衰竭（acute heart failure）指心衰症状和体征迅速发生恶化。由于心肌收缩力明显降低或心室负荷加重而导致急性心排血量明显、急剧的降低，出现体循环及肺循环压力突然增高，导致组织器官灌注不足或急性肺淤血的临床表现，需要紧急处理。临床上以急性左心衰最为常见。

一、病因与诱因

1. 病因

（1）心肌舒缩功能障碍　慢性心衰急性加重；急性心肌梗死；心肌炎、心肌病等。

（2）心脏负荷过重　容量负荷过重主要见于瓣膜关闭不全、严重贫血、甲亢；压力负荷过重主要见于急性进行高血压。

2. 诱因　急性心力衰竭基本都有诱因，尤其是慢性心衰急性加重。主要包括：感染、过度劳累、情绪激动、水电解质紊乱和酸碱失衡失调、心律失常、妊娠和分娩等。

二、临床表现

1. 症状　原来心功能正常的患者出现原因不明的疲乏或者活动耐力下降，或者心率增加 15～20 次/分，可能是心功能降低的早期表现。继而出现劳力性呼吸困难、夜间阵发性呼吸困难以及端坐呼吸。急性左心衰引起急性肺水肿时，可出现呼吸困难、端坐呼吸、喘息不止、烦躁不安，甚至濒死感，呼吸频率可达 30～40 次/分，频繁咳嗽，并咳出大量粉红色泡沫样痰。当出现心源性休克时，可出现意识不清、少尿、肾前性肾衰竭。

2. 体征　面色灰白、发绀、大汗、皮肤湿冷，心率增快，心尖部可闻及奔马律、P_2 亢进，双肺满布湿啰音及哮鸣音。当出现心源性休克时，可出现持续低血压（SBP ＜90mmHg）。右心衰可见双下肢水肿、淤血肝、肝颈静脉回流征阳性、颈静脉怒张。

三、实验室及辅助检查

1. 利钠肽　有助于急性心衰的快速诊断与鉴别。诊断标准为：年龄 ＜50 岁，NT-proBNP ＞450ng/L；年龄 50～75 岁，NT-proBNP ＞900ng/L；年龄 ＞75 岁，NT-proBNP ＞1800ng/L；肾功能不全（GFR ＜60ml/min）者 NT-proBNP ＞1200 ng/L。BNP ＜100ng/L，NT-proBNP ＜300ng/L，可排除急性心衰。

2. 心电图　发现心律失常、心肌缺血等。

3. 胸片　急性心衰患者可见肺门血管影模糊、蝶形肺门、以及大片肺内阴影。

4. 心脏彩超　有助于评价急性心肌梗死的并发症，了解心脏的结构与功能。

5. 心肌坏死标志物　旨在评价是否存在心肌损伤、坏死，及其严重程度。

四、诊断及严重程度分级

根据病史、临床表现及辅助检查结果，其诊断一般不难。临床常用的严重程度分级主要有三种（表 2-2-8、表 2-2-9、表 2-2-10）。

表 2 - 2 - 8　Killip 分级

分级	症状与体征
Ⅰ级	无心衰，无肺部湿啰音，无 S_3
Ⅱ级	有心衰，两肺中下野湿啰音，可闻及奔马律，X 片肺淤血
Ⅲ级	严重的心衰，有肺水肿，满布湿啰音（超越肺野下 1/2）
Ⅳ级	心源性休克、低血压（收缩压 <90mmHg）、少尿、发绀、出汗

表 2 - 2 - 9　Forrester 分级

分级	PCWP（mmHg）	心脏指数 L/（min·m²）	组织灌注状态
Ⅰ级	≤18	>2.2	无肺淤血及周围灌注不良
Ⅱ级	>18	>2.2	有肺淤血
Ⅲ级	<18	≤2.2	周围组织灌注不良
Ⅳ级	>18	≤2.2	有肺淤血及组织灌注不良

表 2 - 2 - 10　急性心衰的临床程度床边分级

分级	皮肤	肺部啰音
Ⅰ级	温暖	无
Ⅱ级	温暖	有
Ⅲ级	寒冷	无或者有
Ⅳ级	寒冷	有

五、治疗

治疗目标：改善心衰症状，纠正血流动力学异常，去除诱因、积极治疗病因。降低病死率，改善患者长期预后。

（一）一般处理

1. 体位　取坐位，双腿下垂，必要时轮流结扎下肢，减少回心血量，减轻心脏前负荷。

2. 吸氧　适用于低氧血症及呼吸困难明显者，一般使用鼻导管吸氧，以 1～2L/min 开始，根据动脉血气分析及血氧饱和度调整氧流量。有时采用乙醇湿化氧疗（乙醇湿化浓度不一，20%～95%），乙醇吸氧可使肺泡内泡沫表面张力降低而破裂，有利于改善通气。必要时应用面罩吸氧和机械通气。

3. 镇静　吗啡是治疗急性肺水肿极为有效的药物，可减轻患者的焦虑及呼吸困难，此外还可以扩张血管，降低前负荷，也可降低交感神经活性。用法：3～5mg，静脉注射，必要时每隔 15 分钟重复 1 次，共 2～3 次，或者 5～10mg 皮下注射。低血压或休克、COPD、支气管哮喘患者禁用。

4. 控制液体出入量　心衰患者需要严格控制液体出入量，无明显低血容量因素者，每天摄入液体量应小于 1500～2000ml。保持每天出入量负平衡约 500ml 左右。严重肺水肿者，负平衡约 1000～2000ml/d，甚至可达 3000～5000ml/d，以减轻症状，但同时需密切观察电解质、血压变化。

（二）药物治疗

1. 利尿剂　首选强效袢利尿剂，降低心脏负荷，改善心衰症状。主要用于急性心衰伴肺循环或体循环淤血者，尤其是容量负荷过重者。常用的袢利尿剂主要有呋塞米、托拉塞米、布美他尼。用法：呋塞米，首先 20～40mg 静脉推注，后 5～40mg/h 静脉维持，用药总量视病情变化而定，期间严格控制液体出入量，密切观察电解质变化。托伐普坦推荐用于充血性心衰、普通利尿剂治疗效果不佳、有低钠血症或者肾功能损害倾向者，可显著改善充血症状且无明显不良反应，建议以 7.5～15mg/d 开始，疗效欠佳者逐渐增加至 30mg/d。

2. 血管扩张药 可用于急性心衰的早期阶段，主要有硝酸甘油、硝普钠及重组人脑利钠肽（rh－BNP），通过扩张全身血管，降低心脏前后负荷，改善症状。用药前及使用过程中需密切观察血压，收缩压大于 110mmHg 可安全使用，90～110mmHg 谨慎使用，低于 90mmHg 禁用；使用过程中一旦血压低于 90mmHg 应立即停药。①硝酸甘油：适用于急性冠脉综合征伴心衰者，起始剂量 5～10μg/min，每 5～10min 递增 5～10μg，最大剂量为 200μg/min。②硝普钠：适用于严重心衰，以及原有后负荷增加及伴肺淤血肺水肿者，从小剂量 0.3μg/（kg·min）开始，缓慢增加至 1μg/（kg·min），再至 5μg/（kg·min），肾功能不全者慎用。③重组人脑利钠肽：主要作用是扩张动脉及静脉包括冠状动脉，降低前后负荷，还可一定程度上排钠利尿，抑制 RAAS 及交感活性作用。先以 1.5～2μg/kg 负荷剂量静脉推注，继 0.01μg/（kg·min）静脉滴注，也可直接静脉滴注，疗程一般为 3 天。

3. 正性肌力药 适用于低心排血量综合征，或心搏量降低伴肺循环淤血，可缓解低灌注所致症状，保证重要脏器血供。①多巴胺：见本章第一节慢性心力衰竭。②多巴酚丁胺：可短期应用，主要用于缓解症状，2～20μg/（kg·min）静脉滴注，使用时监测血压，主要不良反应有心律失常、心动过速，可触发冠心病患者的胸痛，加重心肌缺血。③磷酸二酯酶抑制剂：常用米力农，首剂 25～75μg/kg 稀释后 15～20 分钟静脉注射，继之以 0.375～0.75μg/（kg·min）维持静脉滴注。常见不良反应为低血压和心律失常，但可增加不良反应事件和病死率。④左西孟旦：首剂 12μg/kg 静脉注射，继以 0.1μg/（kg·min）静脉滴注。应用时需监测血压、心率，收缩压低于 100mmHg 时不需使用负荷剂量，防止低血压发生。⑤毛花苷丙：成人常用量：首剂 0.4mg，用 5% 葡萄糖注射液稀释后缓慢注射，之后每 2～4 小时可再给 0.2～0.4mg，24 小时总量 1～1.2mg。适应证：低心排血量心衰效果比高心排血量心衰好；房颤伴快速心室率的心衰。禁用：急性心肌梗死、急性心肌炎、低钾血症、房室传导阻滞、甲状腺功能低下者。

（三）机械辅助治疗

1. 主动脉内球囊反搏治疗 适用于心源性休克、血流动力学障碍的严重冠心病、顽固性肺水肿的患者。可有效改善心肌灌注，降低心肌耗氧量和增加心输出量。

2. 机械通气 指征为呼吸心搏骤停而进行心肺复苏合并 I 型或 II 型呼吸衰竭者。包括无创呼吸机辅助通气，气道插管和人工机械通气两种方式。

3. 血液净化治疗 高容量负荷且对利尿剂抵抗者，低钠血症且有相应临床症状者可考虑行超滤治疗，肾功能进行性减退，血肌酐 ＞500μmol/L 或符合急性血液透析指征的其他情况可行血液透析治疗。注意不良反应的监测。

4. 心室机械辅助装置 包括心室辅助泵（如可植入式电动左心辅助泵、全人工心脏）、体外模式人工肺氧合器（extracorporeal membrane oxygenation，ECMO）等。研究表明，ECMO 可部分或全部替代心肺功能，明显改善预后。急性心衰常规治疗无明显效果时，可应用心室辅助装置。积极处理基础心脏病的前提下，短期辅助心脏功能，作为心脏移植或心肺移植的过渡。

（四）病因治疗

应积极治疗原发病。

（五）后续处理

1. 病情稳定后 仍需继续监测心率、血压、血氧，密切观察病情变化，至少每天评估心衰相关症状，评估出入量。

2. 病情稳定后的治疗　①无基础疾病的急性心衰：在消除心衰症状后并不需要心衰的继续治疗，要积极预防诱因。②伴基础疾病的急性心衰：针对原发疾病进行积极有效的治疗。③原有慢性心衰急性加重：按慢性心衰处理。

本章小结

　　心力衰竭可出现不同程度的肺循环和（或）体循环淤血，主要表现为不同程度的呼吸困难、活动受限和水肿等，常见于严重的冠心病、高血压或心脏瓣膜病，多有呼吸道感染的诱因。心力衰竭发生发展的基本机制是心肌重塑，神经－体液系统的激活既有代偿意义，又是损伤因素。综合病史、临床表现和辅助检查可作出心力衰竭的诊断，应注意心衰的临床分类、临床评估及疗效预后评估。心力衰竭治疗包括消除病因和诱因、缓解症状、长期应用抗心室重构药物治疗，必要时采用非药物治疗。急性心力衰竭重在快速诊断，准确治疗，明确病因。

思考题

1. 简述慢性心力衰竭的常见诱因及临床表现。
2. 简述慢性心力衰竭的治疗原则及常用药物种类。
3. 简述慢性心力衰竭中 RAAS 抑制剂应用的适应证和禁忌证。
4. 简述急性心力衰竭的急救处理原则。

（靳春荣）

第三章　心律失常

1. **掌握**　各类心律失常的心电图及临床表现，临床危急心电图的识别及抢救方法。
2. **熟悉**　各类心律失常的病理生理及治疗方法。
3. **了解**　各类心律失常的病因。

第一节　概　述

一、心脏传导系统

心脏传导系统是特殊的心肌组织，正常心脏激动沿以下顺序传导（图2-3-1）。

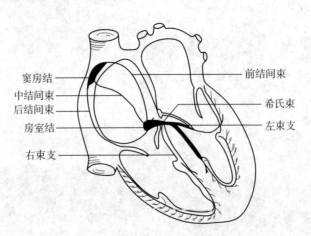

图2-3-1　心脏特殊传导系统

1. 窦房结　窦房结是窦性心律的起搏点，位于上腔静脉和右心耳之间的界沟上端外侧，长为10~20mm，宽和厚均为2~3mm。窦房结动脉在窦房结中央穿行，60%来自右冠状动脉，40%来自左冠状动脉回旋支。

2. 心房传导束与房室结　心房传导束包括结间束和房间束。结间束可分为前、中、后三个结间束。房室结长7mm，宽4mm，位于房室隔下部右侧心内膜深面，冠状窦口前上方，房室结在正常情况下接受窦房结传来的冲动，再往下传给希氏束。房室结存在延缓传导、双向传导、递减传导和双径路现象等电生理特性。房室结动脉一般主要来源于右冠状动脉。

3. 希氏束和左、右束支　希氏束主要由蒲肯野细胞构成，长约15mm，连接房室结和蒲肯野纤维，穿过中央纤维体后，走行于室间隔，然后分为左、右束支。右束支主要支配右室心尖部和前乳头肌基底部。左束支又分为左前分支和左后分支，分别支配前后两组乳头肌。

4. 蒲肯野纤维网　左右束支的最后分为多支，密布于心室内膜下，并垂直向心外膜延伸，与普通心室肌细胞连接，称为蒲肯野纤维网。

二、心律失常发生机制

（一）冲动形成异常

源于自律性细胞不适当发放冲动，如窦性心动过速或各种快速性心律失常；或原不具有自律性的心肌细胞出现异常自律性，如房性期前收缩或室性期前收缩。窦性节律过缓时，下位潜在起搏点发放冲动引发逸搏心律。

（二）冲动传导异常

1. 折返 快速性心律失常最主要的发生机制是折返。其形成的基本条件：①两个或多个相邻心肌组织的传导性和不应期不一致，形成一个冲动传导的闭合环路；②环路的一部分因不应期延长而发生单向阻滞；③环路的另一部分传导速度缓慢，所需传导时间延长。待冲动通过时，原先的单向阻滞区已脱离不应期，传导功能得到恢复，可再次被兴奋。若冲动在折返环路内循环往复，就形成折返性心动过速，如心房扑动、房室结折返性心动过速、房室折返性心动过速等。

2. 传导阻滞 包括生理性及病理性传导阻滞。

（三）触发活动

触发活动是依赖于先行动作电位，在其复极完成之前或复极完成之后出现的除极活动，因此为后除极。在一次后除极后再次触发另一次后除极，如此，就引起一串异位激动，即心动过速（图2-3-2）。

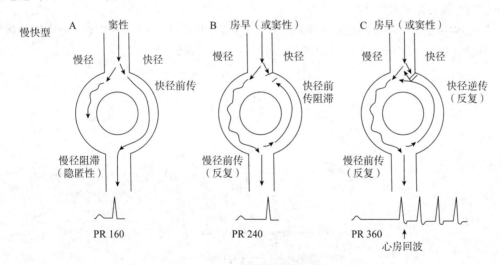

图2-3-2 房室结双径路慢快型折返机制

图示房室结内快径与慢径，慢径传导速度慢，不应期短；快径传导速度快，不应期长。A图中为正常窦性心律，冲动沿快径前传，部分冲动沿慢径下传遭遇不应期未能下传，PR间期正常；B图示房早或窦性心律心率改变时时，若此时，刚好慢径不应期结束，冲动沿慢径下传，经快径逆行遭遇部分沿快径下传的冲动，相互抵消，PR间期延长；C图示房早或窦性心律心率改变时，冲动沿慢径下传，此时，快径不应期结束，冲动沿快径逆传至心房，产生一个逆P波，即心房回波，心房回波再沿上述途径反复传导，即产生慢快型房室结折返性心动过速。此折返机制较为常见

三、心律失常的分类

根据心律失常发生原理，分为冲动形成异常和冲动传导异常。又可根据心律失常发生时心率的快慢，分为快速性心律失常与缓慢性心律失常两大类。

（一）冲动形成异常

1. 窦性心律失常 窦性心律失常分为：①窦性心动过速；②窦性心动过缓；③窦性心律不齐；④窦性停搏。

2. 异位心律

（1）被动性异位心律 包括逸搏及逸搏心律（房性、房室交界区性、室性）。

（2）主动性异位心律 ①期前收缩（房性、房室交界区性、室性）；②阵发性心动过速（房性、房室交界区性、房室折返性、室性）；③心房扑动、心房颤动；④心室扑动、心室颤动。

（二）冲动传导异常

1. 生理性 干扰及房室分离。

2. 病理性

（1）心脏传导阻滞。

（2）折返性心律 阵发性心动过速（常见房室结折返、房室折返和心室内折返）。

3. 房室间传导途径异常 预激综合征。

四、心律失常的诊断

1. 病史采集 病史采集时应注意详细询问患者：①心律失常产生的症状，次数及对患者的影响；②心律失常的诱发因素及终止方式；③患者是否存在服药史及其效果；④患者既往病史。

2. 体格检查 除检查心率与节律外，有些心脏体征如：心音强度、心音分裂、颈动脉巨大 a 波均有助心律失常的诊断。

3. 心电图检查 心电图是目前诊断心律失常最常用的一项无创伤性检查。心电图分析包括：节律、频率、各个间期、波形形态等（图 2-3-3，表 2-3-1）。

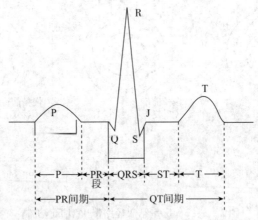

图 2-3-3 心电图图示

表 2-3-1 正常心电图各参数正常值

波形	代表的意义	临床正常值（波形；时限；振幅）
P 波	心房肌除极的电位变化	Ⅰ、Ⅱ、aVF、$V_{4\sim6}$ 向上，aVR 向下；≤0.11 秒；<0.25/0.20mV（肢/胸导联）
PR 间期	心房开始除极到心室开始除极	0.12~0.20 秒
QRS 波	心室肌除极全过程	电轴无偏移情况下，Ⅰ、Ⅱ、Ⅲ 主波向上；0.06~0.10 秒；6 个肢导≥0.5mV，6 个胸导≥0.8mV
J 点	QRS 的终末与 ST 段起始的交点	多位于等电位线

续表

波形	代表的意义	临床正常值（波形；时限；振幅）
ST 段	心室缓慢复极	任何导联下移≤0.05mV
T 波	心室快速复极	振幅≥同导联 R 波的 1/10
QT 间期	心室肌去极和复极全过程	0.32～0.44 秒
U 波	心室后继电位，产生机制不明	明显增高可见于低钾血症

4. 长时间心电图记录　动态心电图检查时患者日常工作与活动均不受限制，用一种小型便携式记录器，连续记录患者 24 小时的心电图。这项检查便于了解心悸与晕厥等症状的发生是否与心律失常有关、明确心律失常或心肌缺血发作与日常活动的关系以及昼夜分布特征、协助评价抗心律失常药物疗效、起搏器或埋藏式心脏复律除颤器的疗效以及是否出现功能障碍。

5. 运动试验　运动试验有利于诊断运动时出现心悸、胸闷等症状的患者，可明确心律失常或心肌缺血与运动的关系，但正常人在运动时亦可发生室性期前收缩，因此其敏感性较差。

6. 食管心电图　因食管位于左心房后面，因此将电极置于食管适当位置可记录到清晰的心房电位，并能对心房进行快速起搏或程序电刺激。食管心电图结合电刺激技术临床上常用于诱发、终止、诊断、鉴别心动过速。另外，食管心房刺激技术也可用于评价窦房结功能（图 2－3－4）。

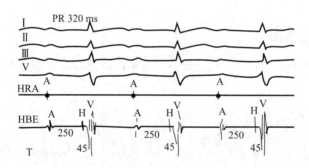

图 2－3－4　心内电图

HBE 导联上 A 示右心房起点，H 表示希氏束起点，V 表示心室最早激动点；HRA：高位右心房

7. 临床心电生理检查　将多根标测电极分别放置在心脏的不同部位，可收集心脏不同部位的电活动。同时，通过在心腔内不同部位给予程序或分级电刺激可测定心肌组织的电活动特性，诱发或终止心动过速。

五、心律失常的治疗

心律失常的具体治疗详见本章第七、八节。

第二节　窦性心律失常

正常窦性心律频率为 60～100 次/分。根据心电图及临床表现窦性心律失常可分为窦性心动过速、窦性心动过缓、窦性停搏以及病态窦房结综合征。

一、窦性心动过速

1. 概念　成人窦性心律超过 100 次/分，称为窦性心动过速（sinus tachycardia）。不适当窦性心动过速（Inappropriate sinus tachycardia，IST）是窦性心动过速的一种特殊类型，又称非阵发性窦性心动过速（图 2－3－5）。

2. 临床表现　患者的临床症状轻重不一，生理性窦性心动过速常无症状，病理性和药物

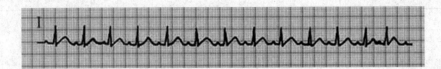

图 2 - 3 - 5　窦性心动过速 I 导联（P 波正向，PR 间期 0.12 秒，心率 130 次/分）

性者除病因和诱因症状外，可有心悸、胸痛、气短、乏力、轻度头痛等不适，严重者可诱发心绞痛、心功能不全等。

3. 心电图检查　心电图表现为窦性心律，频率大多在 100～150 次/分之间，偶有高达 200 次/分，窦性心动过速通常逐渐开始和终止。迷走神经刺激可使其频率逐渐减慢，停止后又可加速至原先水平。

4. 临床意义与治疗　窦性心动过速可见于健康人吸烟、饮茶或咖啡、饮酒、体力活动及情绪激动时。某些病理状态，如发热、甲状腺功能亢进、贫血、休克、心肌缺血、充血性心力衰竭以及应用肾上腺素、阿托品等药物也可引起窦性心动过速。

无症状性窦性心动过速一般无须治疗，有症状者应针对病因和诱因经行治疗。必要时 β 受体阻滞剂或非二氢吡啶类钙通道阻滞剂（如地尔硫䓬）可用于减慢心率。对于难治性的 IST 也可考虑导管消融治疗。

二、窦性心动过缓

1. 概念　成人窦性心律低于 60 次/分，称为窦性心动过缓（sinus bradycardia）（图 2 - 3 - 6）。

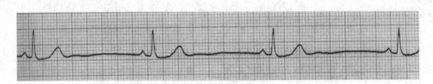

图 2 - 3 - 6　窦性心动过缓（窦性频率约 38 次/分）

2. 临床表现　生理性窦性心动过缓常无症状，病理性和药物性窦性心动过缓除病因和诱因症状外，可有心悸、头晕、乏力等不适，严重者可诱发晕厥、心功能不全、低血压、甚至休克等。

3. 心电图检查　心电图特征为窦性 P 波规律出现，PP 间距 >1.0 秒。心电图检查时若出现缓慢而规则的心率时，须与三度房室传导阻滞等鉴别。

4. 临床意义与治疗　可见于健康人、安静睡眠、重体力劳动者，常见于运动员和老年人。病理情况下，可见于颅内压增高、严重缺氧、低温、黏液性水肿、梗阻性黄疸、药物（β - 受体阻滞剂、维拉帕米、地尔硫䓬、洋地黄类等）作用、病态窦房结综合征等。急性下壁心肌梗死亦常见窦性心动过缓。

无症状窦缓临床上可不予以治疗，对于出现症状的患者，短期可应用阿托品、麻黄碱或异丙肾上腺素等药物，长期应考虑心脏起搏治疗。

三、窦性停搏

窦性停搏指窦房结不能正常发放冲动。心电图表现为在较正常 PP 间期显著长的期间内无 P 波发生，或 P 波与 QRS 波群均不出现，长的 PP 间期与基本的窦性 PP 间期无倍数关系。长时间的窦性停搏后，下位潜在起搏点，如房室交界处或心室，可发出单个逸搏或逸搏心律控制心室。过长时间的窦性停搏（大于 3 秒），并且无逸搏发生时，患者可出现黑矇、短暂意识障碍或晕厥,严重者可发生 Adams-Stokes 综合征（阿-斯综合征,即心源性脑缺血综合征,是指突然发作的严重的、致命性缓慢性或快速性心律失常,使心排出量在短时间内锐减,产生严重脑缺血、神志丧失和晕厥等症状）,甚至死亡。迷走神经张力增高或颈动脉窦过敏均可发生窦性停搏。另外,急性下壁心肌梗死、窦房结变性与纤维化、脑血管意外等病变、应用洋地黄类药物、乙酰胆碱等药物也能引起窦性停搏。治疗参照病态窦房结综合征。

四、病态窦房结综合征

（一）概念

病态窦房结综合征（sick sinus syndrome,SSS）简称病窦综合征,主要表现为窦性心动过缓,部分患者可同时合并房性心律失常,如频发房早、短阵房扑和阵发性房颤,主要是由于窦房结病变导致功能减退而产生的多种心律失常。SSS 可包括以下类型:①慢快综合征（bradycardia-tachycardia syndrome）,主要特征为窦性心动过缓,同时合并快速性心律失常反复发作;②快慢综合征:主要表现为各种主动性的房性快速性心律失常,主要是频发房早、短阵房扑和阵发性房颤,心律失常发生前为正常窦性心律,但在各种房性快速性心律失常终止后出现一过性的窦房结功能的明显抑制,从而出现头晕、胸闷、黑矇,可以出现晕厥症状。

（二）病因

病窦综合征的病因包括:淀粉样变性、甲状腺功能减退、感染、纤维化与脂肪浸润、退行性变等,引起窦房结起搏与窦房传导功能障碍。另外,窦房结周围神经和心房肌的病变、窦房结动脉供血减少也是 SSS 的原因,迷走神经张力增高、某些抗心律失常药物抑制窦房结功能,也可引起窦房结功能障碍。

（三）临床表现

临床表现轻重不一。主要表现为脑供血不足症状。轻者表现为头晕、心悸、乏力、记忆力减退等,重者可发生短暂晕厥或阿-斯综合征。部分患者并发短阵室上性快速心律失常发作,可出现心悸、心绞痛或心力衰竭。

（四）心电图检查

1. 常规心电图

（1）持续而显著的窦性心动过缓（<50 次/分）,排除药物引起。

（2）窦性停搏和（或）窦房结阻滞。

（3）窦房结传导阻滞与房室传导阻滞可并存。

（4）心动过缓、心动过速综合征。

（5）多伴有异位起搏点的逸搏或房室结病变（双结病变）。

2. 动态心电图

除出现上述心电图特征外,尚可出现如下情况。

（1）24 小时总窦性心率减少,24 小时窦性平均心率减慢（<50 次/分）。

（2）反复出现大于 2.0~2.5 秒的长间歇等。

（五）诊断

病窦综合征可根据:典型心电图表现或动态心电图特点、临床症状进行诊断,对于部分高度怀疑的患者可进行运动试验、阿托品试验、心内电生理检查进行鉴别诊断。

（六）治疗

若患者无心动过缓有关的症状,不必治疗,仅定期随诊观察。对于有症状的病窦综合征患者,应接受起搏器治疗。

心动过缓 - 心动过速综合征患者发作心动过速，单独应用抗心律失常药物治疗，可能加重心动过缓。应用起搏治疗后，患者仍有心动过速发作，可同时应用抗心律失常药物。

第三节　房性心律失常

一、房性期前收缩

1. 概念　房性期前收缩（atrial premature beats）是指起源于窦房结以外心房的任何部位的心房激动。房性期前收缩可见于正常人或器质性心脏病患者。

2. 临床表现　偶发患者一般多无症状，亦可有心悸或感到一次心跳突然加重或有心跳暂停感。频发者可有胸闷、乏力等症状。

3. 心电图检查　提早出现的 P 波，与窦性 P 波形态、方向、振幅不同。房性期前收缩产生的 P 波可出现于心房不应期之外的任何时相，部分发生很早的房性期前收缩的 P 波可重叠于之前的 T 波之上，不能下传心室，应与窦性停搏或窦房传导阻滞鉴别。此时应仔细检查长间歇前的 T 波形态，常可发现埋藏在内的 P 波。房性期前收缩多为不完全性代偿间歇（图 2 - 3 - 7）。

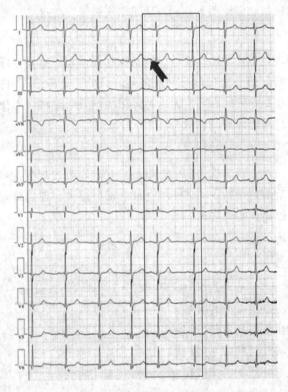

图 2 - 3 - 7　房性期前收缩

图中可见第 4 个 P 波（箭头示）为房性期前收缩，提早出现且形态与窦性 P 波不同，

PR 间期正常，QRS 波正常，其后有不完全代偿间歇

4. 治疗　对于无器质性心脏病的房早患者，一般不需治疗。对于有频发房性期前收缩者且症状明显者，可考虑使用 β - 受体阻滞剂、普罗帕酮、莫雷西嗪。

二、房性心动过速

房性心动过速（atrial tachycardia）简称房速，是起源于心房或肺静脉的心动过速（图 2 - 3 - 8）。根据发生机制与心电图表现的不同，可分为局灶性房性心动过速、折返性房性心动过速与紊乱性房性心动过速三种。

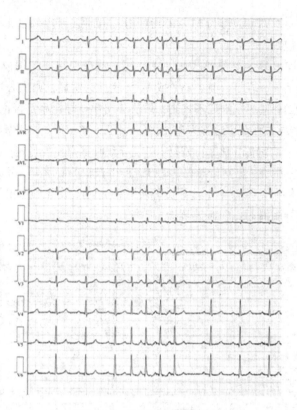

图 2 - 3 - 8 房性心动过速

图示第 4、5、6、7QRS 波前均有 P 波（融合于之前的 T 波中），频率约 150 次/分

1. 临床表现 发作呈短暂、间歇或持续发生。一般多自觉心悸、头晕、胸闷、气短等。合并心脏基础病变患者可出现心肌缺血、心力衰竭等。

2. 心电图与心电生理检查 心电图表现包括：①心房率通常为 100 ~ 250 次/分；②P 波形态与窦性者不同；③常出现二度 I 型或 II 型房室传导阻滞，或呈现 2:1 房室传导；④P 波之间存在等电线；⑤刺激迷走神经不能终止心动过速，仅加重房室传导阻滞。

3. 治疗 一般无需紧急处理，若临床上有严重充血性心力衰竭或休克征象，应进行如下紧急治疗：①寻找病因，针对病因治疗；②洋地黄、β 受体阻滞剂、非二氢吡啶类钙通道阻滞剂可用于减慢心室率；③如未能转复窦性心律，可加用 I A、I C 或 III 类抗心律失常药；④少数持续快速自律性房速药物治疗无效时，亦可考虑做射频消融。

三、心房扑动

1. 概念 心房扑动（atrial fluter）简称房扑，是室上性快速心律失常中少见的一种，亦可是房速发展成心房颤动的过渡阶段，阵发性心房扑动可发生于无器质性心脏病者；持续性心房扑动则通常伴随已有的心脏病出现。

2. 病因 大部分心脏器质性病变都可引起心房扑动，如：风湿性心脏病、先天性心脏病、冠心病、高血压性心脏病、心肌病、肺栓塞、慢性充血性心力衰竭等。其他病因尚有甲状腺功能亢进、酒精中毒等。部分患者可无明显病因。

3. 临床表现

（1）症状 有无症状取决于是否存在基础心脏病和心室率的变化。心室率接近正常值时，可仅有轻微的心悸、胸闷等；心室率超过 150 ~ 300 次/分，患者可出现心悸、胸闷、头晕、眩晕、精神不安、恐惧、呼吸困难等，并可诱发心绞痛或脑供血不足。

（2）体征 一般心室率快，如房室阻滞呈 2:1，则心室率为 150 次/分左右；但如房室阻滞为 4∶1 或 3∶1，则心室率可减慢为 75～100 次/分；有时阻滞比例呈 4∶3、3∶2 或阻滞比例不恒定，使心室律不规则。

4. 心电图检查 心电图有特征性表现：①心房活动呈现规律的锯齿状扑动波称为 F 波，扑动波之间的等电线消失，在 Ⅱ、Ⅲ、aVF 或 V₁ 导联最为明显，典型心房扑动的心房率通常为 250～350 次/分；②心室率规则或不规则，取决于房室传导比率是否恒定，当心房率为 300 次/分，以 4∶1 房室传导，心室率通常为 75 次/分（图 2-3-9）；使用奎尼丁等药物，心房率减慢至 200 次/分以下，房室传导比率可恢复 1∶1，导致心室率显著加速；预激综合征、甲状腺功能亢进等并发之心房扑动，房室传导可达 1∶1，产生极快的心室率；不规则的心室率系由于传导比率发生变化，例如 2∶1 与 4∶1 传导交替所致；③QRS 波群形态正常，当出现室内差异传导或原先有束支传导阻滞时，QRS 波群增宽。

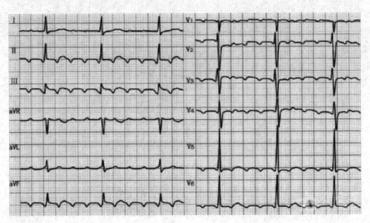

图 2-3-9 心房扑动

各导联均可见规律的锯齿样扑动，即 F 波，频率约 300 次/分，
QRS 波正常，RR 间期规律，房室传导比例为 4∶1 传导

5. 诊断 根据患者发作时症状及心电图可进行明确诊断。

6. 治疗

（1）病因治疗。

（2）控制心室率 房扑急性发作或持续发作心室率较快、症状明显者，宜选择维拉帕米、地尔硫䓬或 β 受体阻滞剂减缓心室率。应注意低血压的发生。

（3）转复窦性心律 分为药物复律和体外同步心脏电复律。房扑可根据具体情况选用抗心律失常药物如伊布利特、氟卡尼、普罗帕酮、胺碘酮等转复窦性心律。若患者心室率极快，药物控制不理想者需及时体外同步心脏电复律，所需能量往往较低（50J）。

（4）射频消融治疗 反复发作的阵发性房扑和持续性房扑，药物治疗无效或不能耐受且症状明显者，可选择射频消融治疗。

（5）预防血栓栓塞 房扑与心房颤动一样需要预防血栓栓塞，有关房颤的抗栓治疗指南也适用于预防房扑的血栓栓塞。

四、心房颤动

（一）概念

心房颤动（atrial fibrillation，AF）简称房颤，是成人最常见的心律失常之一，是指规则有序的心房电活动消失，代之以快速无序的颤动波，是最严重的心房电活动紊乱。

（二）分类

1. 阵发性房颤（paroxysmal AF） 发作后 7 天内能自行或干预后终止，发作频率不固定。

2. 持续性房颤（persistent AF） 持续时间大于 7 天，不能自行转复窦性心律。

3. 长程持续性房颤（long – standing persistent AF） 持续时间大于 1 年。

4. 永久性房颤（permanent AF） 医生和患者共同决定放弃恢复或维持窦性心律的一种房颤类型。

（三）病因

房颤可见于正常人，但绝大多数心房颤动见于器质性心脏病患者，其中以风湿性二尖瓣狭窄最常见，其次为冠心病、甲状腺功能亢进，亦可见于慢性缩窄性心包炎、心肌病、病毒性心肌炎等，低温麻醉、胸腔和心脏手术后、急性感染及脑血管意外也可引起心房颤动；部分长时间阵发或持久性心房颤动患者并无器质性心脏病的证据，称为特发性心房颤动；心房颤动的发生随年龄的增大而增多。心房颤动降低心输出量可达 25% 以上，故会加重基础心脏病，并可导致心动过速性心肌病，使心功能恶化。心房颤动也是缺血性脑卒中的原因之一，尤其在老年人，致残率和死亡率都相当高。

（四）临床表现

1. 症状 心悸、气急、焦虑、胸闷、自觉心跳不规则。心室率接近正常且无器质性心脏病的患者，可无明显症状。但发生在器质性心脏病的患者，尤其是心室率快而心功能较差时，可使心搏量明显降低、冠状动脉及脑部血供减少，导致急性心力衰竭、休克、昏厥或心绞痛发作。风心病二尖瓣狭窄患者如并发房扑或房颤后，劳动耐量明显降低，并发生发心力衰竭，严重者可引起肺水肿。房扑或房颤发生后还易引起房内血栓形成，部分血栓脱落可引起体循环动脉栓塞，临床上以脑栓塞最为常见，常导致死亡或病残。

2. 体征 心律很不规则，心率波动较大（60～180 次/分）；心音强度不等，有时第二心音消失；脉搏短绌。此外，可有原来心脏病的体征，如二尖瓣狭窄可在心尖部闻及舒张期隆隆样杂音伴有舒张期震颤，二尖瓣关闭不全心尖部可闻及收缩期吹风样杂音等。

（五）心电图检查

往往有下述的特征性表现：P 波消失，代之以一系列细小的、形态不同的 f 波，频率在 350～600 次/分，RR 间隔绝对不等（图 2 - 3 - 10）；QRS 波形态与窦性相同，当心室率过快发生室内差异性传导时，QRS 波群增宽变形；如合并三度房室传导阻滞则心室率缓慢且规则（30～60 次/分）；预激综合征伴心房颤动并旁路下传者心室率可快达 200 次/分以上，QRS 波群多数具有心室预激波。

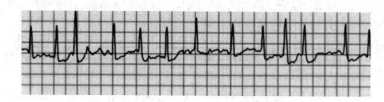

图 2 - 3 - 10　心房颤动

心房颤动，各导联未见 P 波，代之以大小不等、间距不一的 f 波，心室率完全不规则

（六）诊断

根据患者临床症状、心脏听诊、相关体征及心电图或 24 小时动态心电图可明确诊断。

（七）治疗

治疗原则为阵发性心房颤动和持续性心房颤动应恢复窦性心律，对永久性心房颤动则应适当控制心室率并采用华法林抗凝治疗。

1. 一般治疗 主要是治疗纠正可能的病因和发作诱因。

2. 控制心室率 适用于维持窦律失败的持续或慢性心房颤动、无症状老年患者、无转复适应证者。药物可使用包括洋地黄类、钙通道拮抗剂、β – 受体阻滞剂等药物，目标是使房颤心室率静息时≤80 次/分，24 小时平均心室率≤100 次/分。

3. 心房颤动转复为窦性心律和窦性心律的维持 心房颤动转复包括药物转复、电复律及射频消融转律。药物转复包括胺碘酮、普罗帕酮、伊布利特、奎尼丁、普鲁卡因胺等。心功能不全的患者首选胺碘酮；普罗帕酮可有低血压及负性肌力作用；伊布利特起效快，对近期发生的房颤效果较好；奎尼丁、普鲁卡因胺目前已很少应用。直流电转复心律用于血流动力学不稳定，或心功能明显降低，或心房颤动合并预激的患者。电转复时应注意抗凝治疗，通常是转复前先用 3 周，成功转为窦性后继续抗凝治疗 2～4 周。另一种抗凝方案为经食管超声指导复律可作为替代转律前 3 周抗凝的一种方法。对于房颤发作频繁、心室率很快、药物治疗无效者，可施行房室结阻断消融术，并同时安置心脏起搏器。

4. 抗凝治疗 风湿性心脏瓣膜病合并心房颤动，尤其是经过置换人工瓣膜的患者，应用抗凝剂预防血栓栓塞已无争议。对非瓣膜病心房颤动者，根据 2012 中国心房颤动抗凝治疗专家共识，推荐使用 CHADS2 评分（充血性心力衰竭 1 分、高血压 1 分、年龄≥75 岁 1 分、糖尿病 1 分、既往血栓栓塞或一过性脑缺血病史 2 分），≥2 分推荐口服抗凝药物如华法林（需监测 INR 值维持在 2.0～3.0），1 分推荐阿司匹林（75～100mg，qd）或口服抗凝药物，0 分无需抗凝治疗。近年出现新型口服抗凝药物，如：直接凝血酶抑制剂达比加群；直接 Xa 因子抑制剂利伐沙班和阿哌沙班等，在应用过程中不需常规监测凝血功能便于患者长期应用。

第四节　房室交界区心律失常

一、房室交界区性期前收缩

房室交界区性期前收缩（premature atrioventricular junctional beats）简称交界性期前收缩。冲动起源于房室交界区，可前向和逆向传导，分别产生提前发生的 QRS 波群与逆行 P 波。逆行 P 波可位于 QRS 波群之前（PR 间期 < 0.12 秒）、之中或之后（RP 间期 < 0.20 秒）。QRS 波群形态正常，当发生室内差异性传导，QRS 波群形态可异常。交界性期前收缩通常无需治疗（图 2 - 3 - 11）。

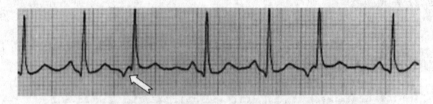

图 2 - 3 - 11　房室交界区期前收缩
可见提前发生的 QRS 波，形态正常，其前有逆行 P 波

二、房室交界区性逸搏与心律

下列情况时，潜在起搏点可成为主导起搏点：当窦房结发生病变，发放冲动频率减慢或传导阻滞时，房室交界区组织可表现出自律性，成为潜在起搏点，产生房室交界区性逸搏（AV junctional escape beats）。其频率通常为 40～60 次/分。心电图表现为在长于正常 PP 间期的间歇后出现一个正常的 QRS 波群，P 波缺失，或逆行 P 波位于 QRS 波之前或之后。

房室交界区性逸搏若连续发生可产生房室交界区性心律（AV junctional rhythm）。心电图显示正常下传的 QRS 波群，频率为 40～60 次/分。可有逆行 P 波或存在独立的缓慢的心房活动，从而形成房室分离。此时，心室率超过心房率。房室交界区性逸搏或心律的出现，与迷走神经张力增高、显著的窦性心动过缓或房室传导阻滞有关，并作为防止心室停搏的生理保护机制。

三、非阵发性房室交界区性心动多速

非阵发性房室交界区性心动过速（nonparoxysmal atrioventricular junctional tachycardia）发生机制主要为房室交界区组织自律性增高或触发活动。心动过速发作起始与终止时心率逐渐变化，有别于阵发性心动过速，故称为"非阵发性"。最常见的病因为洋地黄中毒，其他为下壁心肌梗死、心肌炎、急性风湿热或心瓣膜手术后，亦偶见于正常人。

治疗主要针对基本病因。已用洋地黄者应立即停药，亦不应施行电复律。洋地黄中毒引起者，可给予钾盐、利多卡因或β受体阻滞剂治疗。其他患者可选用ⅠA、ⅠC与Ⅲ类（胺碘酮）药物。

四、阵发性室上性心动过速

（一）概念

阵发性室上性心动过速这一名称，包含属于不同发病机制、解剖上并非局限于房室结及其以上部位不同类别的心动过速，在全部室上速病例中，房室结内折返性心动过速（atrioventricular nodal reentrant tachycardia，AVNRT）与利用隐匿性房室旁路的房室折返性心动过速占90%以上。

（二）临床表现

（1）心动过速发作时表现为突发突止，发作时心率达 150～250 次/分，心律规则。发作可持续数分钟或数日。

（2）发作时有心悸、胸闷、焦虑不安及头晕、衰竭，少见有心前区不适（或心绞痛）、晕厥、心力衰竭与休克者。

（3）压迫颈动脉窦或其他刺激迷走神经的方法，如有效，可使心率立即恢复正常；如无效，心率保持不变；极少数患者在恢复正常心律前可有心率轻度减慢。

（三）心电图检查

心电图可见：①QRS 波频率 150～250 次/分，节律规则；②QRS 波形态与时限均正常，但心室率过快发生室内差异传导，或原有束支传导阻滞时，QRS 波可宽大畸形；③可见逆行 P′波，常重叠于 QRS 波群内或位于终末部。电生理检查时心动过速能被期前刺激诱发和终止。

（四）诊断

根据发病时心电图一般都可快速做出诊断。不发病时心电图可能正常，有些患者不发病时心电图为预激综合征或短 PR 征，有助于诊断。

（五）治疗

1. 急性发作期的处理

（1）兴奋迷走神经的方法　如果患者心功能与血压正常，可先尝试刺激迷走神经的方法。如刺激咽部、压迫颈动脉窦、压迫眼球、屏气、也可用冷（冰）水浸面使发作终止。

（2）药物治疗　①维拉帕米首次 5mg，静脉注射，无效可隔 10 分钟再静脉滴注 5mg。②普罗帕酮 1～2mg/kg 静脉注射。③腺苷或三磷酸腺苷 6～12mg 快速静脉滴注，起效迅速，往往在 10～40 秒内能终止心动过速。副作用是胸部压迫感、呼吸困难、面部潮红、窦性心动

过缓、房室传导阻滞等。④地尔硫草或胺碘酮也可考虑使用但终止阵发性室上速有效率不高。⑤洋地黄与β受体阻滞剂较少应用，但对伴有心功能不全患者仍作首选洋地黄，β受体阻滞剂也能有效终止心动过速，但应避免用于失代偿的心力衰竭、支气管哮喘患者，并以选用超短效β－受体阻滞剂艾司洛尔，50~200μg/（kg·min）静脉滴注，作用短暂，可用于终止室上性心动过速发作的治疗。

（3）经食管快速心房起搏法及同步电复律　经食管快速心房起搏法常能有效终止室上速发作，当患者出现严重心绞痛、低血压、充血性心力衰竭表现，应立即电复律，急性发作以上药物治疗无效应施行电复律，但应注意，已应用洋地黄者不应接受电复律治疗。

（4）对于非发作期间心电图示明显预激波者在室上性心动过速发作时应谨慎并避免应用洋地黄、β－受体阻滞剂、维拉帕米及地尔硫草；有心房颤动发作史者尤须注意。对于隐匿性预激波者，治疗方法与一般室上性心动过速相同。

2. 预防复发　偶有发作者，无须应用药物长期预防。

发作频繁者，当发作控制后，可用下列药物之一维持：维拉帕米、洋地黄类、普罗帕酮、β－受体阻滞剂。

导管射频消融术可根治室上性心动过速，其有效率超过95%。与药物治疗相比，射频消融术不是暂时性预防或终止心动过速的发作，而是一次性根治，不再需要使用抗心律失常药物；与外科手术比，它不需要开胸，不需要全麻，患者无痛苦，操作方法简便。总之，它是一种安全有效、简便的方法。

五、预激综合征

（一）概念

预激综合征（preexcitation syndrome）又称 Wolf - Parkinson - White 综合征（WPW 综合征），是指心电图有预激表现，且临床上有心动过速发作。由于房室特殊传导组织以外，还存在一些由普通工作心肌组成的肌束，连接心房与心室之间者，表现在心电图的预激即指心房冲动提前激动心室的一部分或全体。连接心房与心室之间的肌束，称为房室旁路。

预激综合征患者大多无其他心脏异常征象。可于任何年龄经体检心电图或发作 PSVT 被发现，以男性居多。先天性心血管病如三尖瓣下移畸形、二尖瓣脱垂与心肌病等可并发预激综合征。

（二）临床表现

具有预激心电图表现者，当发生心动过速时会表现出相应症状，如心悸、胸闷、头晕或导致充血性心力衰竭、低血压等。频率过快时（特别是伴发心房颤动时），可恶化为心室颤动。

（三）心电图表现

典型预激表现为：①窦性心搏的 PR 间期短于 0.12 秒；②某些导联的 QRS 波群超过 0.12 秒，QRS 波群起始部分粗钝（称 σ 波），终末部分正常；③ST - T 波呈继发性改变，与 QRS 波群主波方向相反。根据心前区导联 QRS 波群的形态，以往将预激综合征分成两型，A 型 V_1~V_6 导联 QRS 主波均向上，呈 Rs 型或 R 型；B 型在 V_1 导联 QRS 波群主波向下，V_5、V_6 导联主波向上（图 2 - 3 - 12、图 2 - 3 - 13）。

预激综合征发作房室折返性心动过速，最常见的类型是通过房室结前向传导，经旁路作逆向传导，称正向房室折返性心动过速。此型心电图表现与利用"隐匿性"房室旁路逆行传导的房室折返性心动过速相同，QRS 波群形态与时限正常，但可伴有室内差异传导，而出现宽 QRS 波群。大约 5% 的患者，折返路径恰巧相反：经旁路前向传导、房室结逆向传导，产

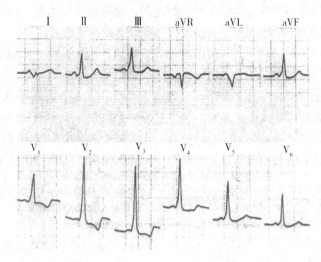

图 2 - 3 - 12 A 型预激综合征

A 型预激综合征，PR 间期缩短，QRS 波前可见 delta 波，胸导各导联 QRS 波主波方向向上

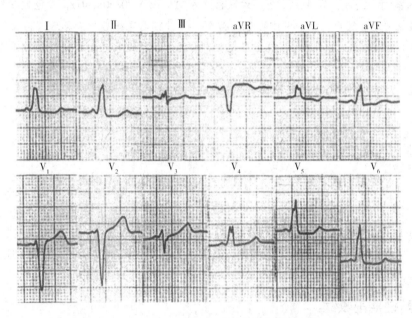

图 2 - 3 - 13 B 型预激综合征

B 型预激综合征，V₁ 导联 QRS 波主波向下，V₅、V₆ 导联 QRS 波主波向上

生逆向房室折返性心动过速。发生心动过速时，QRS 波群增宽、畸形，此型极易与室性心动过速混淆，应注意鉴别。预激综合征患者亦可发生心房颤动与心房扑动，若冲动沿旁路下传，由于其不应期短，会产生极快的心室率，甚至演变为心室颤动。

预激综合征患者遇下列情况应接受心电生理检查：①协助确定诊断；②确定旁路位置与数目；③确定旁路在心动过速发作时，直接参与构成折返回路的一部分或仅作为"旁观者"；④了解发作心房颤动或扑动时最高的心室率；⑤对药物、导管消融与外科手术等治疗效果作出评价。

（四）治疗及预防

若患者从无心动过速发作、或偶有发作但症状轻微者，无需给予治疗。如心动过速发作频繁伴有明显症状，应给予治疗。治疗方法包括药物和导管消融术。

预激综合征患者发作正向房室折返性心动过速，可先进行迷走神经刺激方法。如迷走神经刺激无效，首选药物为腺苷或维拉帕米静脉注射，也可选普罗帕酮。洋地黄缩短旁路不应期使心室率加快，因此不应单独用于曾经发作心房颤动或扑动的患者。

预激综合征患者发作心房扑动与颤动时伴有晕厥或低血压，应立即电复律。治疗药物宜选择延长房室旁路不应期的药物，如普鲁卡因胺或普罗帕酮。应当注意，静脉注射利多卡因与维拉帕米会加速预激综合征合并心房颤动患者的心室率。假如心房颤动的心室率已很快，静脉注射维拉帕米甚至会诱发心室颤动。经导管消融旁路作为根治预激综合征室上性心动过速发作应列为首选，其适应证是：①心动过速发作频繁者；②心房颤动或扑动经旁路快速前向传导，心室率极快，旁路的前向传导不应期短于 250ms 者；③药物治疗未能显著减慢心动过速时的心室率者。

当尚无条件行消融治疗者，为了有效预防心动过速的复发，可选用 β 受体阻滞剂或维拉帕米。普罗帕酮或胺碘酮也可预防心动过速复发。

 案例讨论

> **临床案例** 患者，男性，23 岁，晕厥急诊入院，血压 70/50mmHg，心电监护示：P 波消失，可见快速、宽阔、极不规律的 QRS 波群，行心脏电复律后患者苏醒。再次行心电监护示：窦性心律，PR 间期缩短，QRS 波起始部明显粗钝，追问患者诉间断性心悸 2 年，自觉心跳加快，伴随有出汗、胸憋、全身无力等，突发突止，与活动无关。既往体健。
>
> **问题** 初步诊断患者为何种疾病？如何进行治疗？

第五节 室性心律失常

室性心律失常是根据心电图上宽大畸形的 QRS 波形，并排除预激综合征、心室内传导阻滞或差异性传导后做出的诊断。近年来，已明确合并器质性心脏病的患者，特别是合并缺血性心脏病和心功能不全的患者，室性心律失常的发生具有预后意义，应作为确定临床治疗方案、并进行强化治疗和预防的依据。室性心律失常分为室性期前收缩、室性心动过速、心室扑动与心室颤动。

一、室性期前收缩

（一）概念

室性期前收缩（ventricular premature beats，VPBs）简称室性早搏，是指在窦性激动尚未到达之前，自心室中某一起搏点提前发生激动，引起心室除极，是最常见的心律失常之一。

（二）病因

1. 生理性室性早搏 室性早搏可见于正常人，正常人发生室性早搏的几率随着年龄增长而增加。

2. 功能性室性早搏 自主神经功能紊乱、过量的饮酒、茶、咖啡等的摄入、精神过度紧张、过度劳累等。

3. 病理性室性早搏 室性早搏也多见于器质性因素，例如冠心病、肺心病、风湿性心脏瓣膜病、甲状腺功能亢进心脏病等。低血钾、低血镁等电解质平衡失调也可引起室早。许多药物及抗心律失常药物可致心律失常，最常见的是洋地黄。

（三）临床表现

患者可感到心悸不适，如电梯快速升降的失重感或代偿间歇后有力的心脏搏动。听诊时，室性期前收缩后出现较长的停歇，室性期前收缩之第二心音强度减弱，仅能听到第一心音。桡动脉搏动减弱或消失。颈静脉可见正常或巨大的 a 波。

（四）心电图检查

心电图的特征如下。

（1）提早发生的 QRS 波，时限常 >0.12 秒，宽大畸形，ST－T 方向与 QRS 波主波方向相反。

（2）室性期前收缩与其前窦性搏动的间期（配对间期）恒定，多为单源性室性期前收缩。配对间期不等，多见于多源性室性期前收缩。

（3）室性期前收缩后出现完全性代偿间期，即宽大畸形的 QRS 波群前后两个正常的 QRS 波群之间的时间间期恰好等于两个窦性周期。

（4）室性期前收缩的类型 每个窦性搏动后跟随一个室性期前收缩，称二联律，每两个窦性搏动之后出现一个早搏者称之为三联律。如此类推。连续发生两个室性期前收缩称成对室性期前收缩；连续 3 个或 3 个以上室性期前收缩称室性心动过速。同导联室性期前收缩形态相同者称单形性室性期前收缩，形态不同者称多形或多源性室性期前收缩。如果室性早搏刚好插入两个窦性搏动之间，其后无长间歇，称之为间位性室性早搏（图 2－3－14，图 2－3－15）。

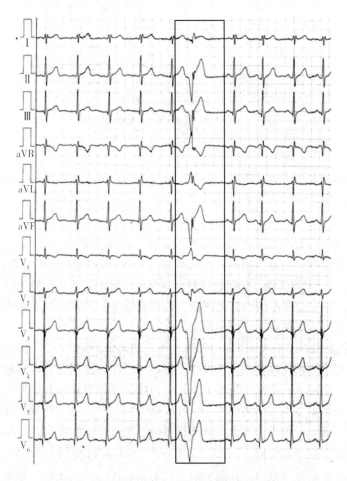

图 2－3－14 间位性室性早搏

第 6 个 QRS 波群提前发生，明显增宽畸形，其前无 P 波，其后可见完全性代偿间歇，T 波与 QRS 波主波方向相反

（5）室性并行心律（ventricular parasystole） 异位室性搏动与窦性搏动的配对间期不恒定，长的两个异位搏动之间距，是最短的两个异位搏动间期的整数倍，当主导心律的冲动下传与心室异位起搏点的冲动几乎同时抵达心室，可产生室性融合波，其形态介于以上两种 QRS 波形之间。

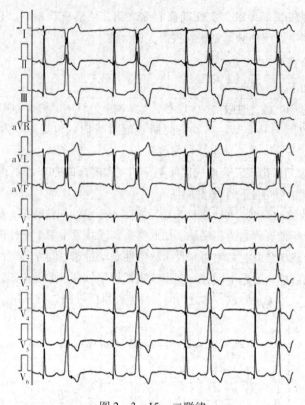

图 2 - 3 - 15 二联律

可见每个窦性搏动后跟随一个室性前期收缩

（五）诊断

通常根据患者的临床表现、体征、心电图特征明确诊断多无困难。心电图表现为提前出现的宽大畸形的 QRS 波群，其后出现完全的代偿间期。

（六）治疗

治疗原则：首先应对患者室性期前收缩的类型、症状及其原有心脏病变作全面的了解。然后对不同的临床症状决定是否用药，采取何种方法治疗及确定治疗的特点。

（1）药物治疗　无器质性心脏病患者伴有室早时，可不必使用药物治疗，主要是对因治疗。必要时可使用 β - 受体阻滞剂、美西律、普罗帕酮等。有器质性心脏病患者主要是治疗原发病、去除诱因，在此基础上可使用药物治疗。

（2）射频导管消融术（radio frequency catheter ablation，RFCA）　近年来，RFCA 治疗室性期前收缩越来越多应用于临床，不仅可改善症状，还在一定程度上消除触发物及改善潜在的心功能不全等。适应证：①病史超过 1 年；②药物及其他治疗无效或不能耐受；③频发室性早搏，动态心电图示室性过早搏动大于 1 万次/24 小时；④未能找到器质性心脏病的证据。随着先进电生理标测系统的不断改进，越来越多的心律失常患者将得益于 RFCA 的治疗。

（七）预后

室性早搏的预后取决于早搏出现的类型、是否触发快速性心律失常及患者器质性心脏病的严重程度，在不同的人群其预后是不一样的。绝大多数正常健康人群的室性早搏不增加猝死的发生率，其预后是良好的。

二、室性心动过速

（一）概念

室性心动过速（ventricular tachycardia，VT）简称室速，是起源于希氏束分支以下的特殊传导系统，或者心室肌的连续 3 个或 3 个以上的异位心搏，频率＞100 次/分，心电程序刺激至少连续 6 个室性搏动（图 2 - 3 - 16）。

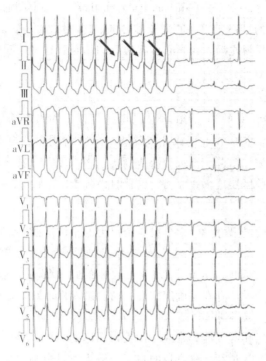

图 2 - 3 - 16 室性心动过速

图中可见一系列快速、增宽的 QRS 波群，频率约 150～170 次/分，RR 间期略不规整，期间可见独立的 P 波存在

（二）病因

1. 无器质性心脏病 根据目前所有的临床检查都不能发现明确的器质性心脏病，包括左室与右室特发性室速、短阵室速与极短联律间距的多形性室速。这些室速表现的心脏电生理异常，可能仍有局部心肌细胞的异常，而心脏的大体检查对此无法发现。

2. 器质性心脏病 最常见为冠心病，特别是以急性心肌梗死及陈旧性心肌梗死伴有室壁瘤或心功能不全最多见；其次是心肌病，特别是扩张型心肌病发生室性心动过速较常见，另外还可见于急性心肌炎、心力衰竭、高血压性心脏病、心瓣膜病、先天性心脏病、致心律失常性右心室发育不良。

3. 其他因素 如药物中毒（Ⅰa、Ⅰc 抗心律失常药物以及洋地黄、氨茶碱、三环类抗抑郁药等）；长 Q - T 综合征、麻醉、心脏手术如心导管操作、起搏器安装等亦可引起室性心动过速。

（三）分类

1. 根据室性心动过速持续发生时间以及血流动力学影响分为 ①持续性室性心动过速，即每次发作持续时间＞30 秒或虽然未达到 30 秒但患者已发生意识丧失，须立即复律者。②非持续性室性心动过速，发作持续时间＜30 秒的室性心动过速，常能自行终止。

2. 根据室性心动过速发作时心电图 QRS 波形特征分为 ①单形性室性心动过速，即 QRS 波行一致的室性心动过速。②多形性室性心动过速，即 QRS 具有多种不同形态的室性心动过速。

3. 特殊类型的室速 ①QT 间期延长的多形性室性心动过速，即尖端扭转型室性心动过速（torsades de pointes），阵发性发作，可自行终止，心室率一般为 200～250 次/分，RR 间隔不齐，QRS 波的极性每经过数个心动周期沿轴线发生一次扭转，常伴有 QT 间期延长。②双向性室性心动过速（bidirectional ventricular tachycardia），室性心动过速发作时交替出现电轴明显左偏和右偏的 QRS 波，心电图表现为在肢导联上 QRS 正向波与负向波交替性出现。也可将尖端扭转型室性心动过速和双向型室性心动过速归为多形性室性心动过速中的特殊类型。③加速性室性自主心律（accelerated idioventricular rhythm），心电图通常表现为连续 3 个或以上发生的、起源于心室的 QRS 波群，心率通常为 60～100 次/分。心动过速的开始与终止呈渐进性，跟随于一个室性早搏之后，或当心室起搏点加速至超过窦性频率时发生。可见心室夺获及室性融合波。

（四）临床表现

非持续性室速（发作时间短于 30 秒，能自行终止）的患者通常无症状，持续性室速（发作时间大于 30 秒，需药物或电复律才能终止）常伴有明显的血流动力学障碍与心肌缺血，可出现低血压、少尿、晕厥、气促、心绞痛等。多数患者在发作时出现心慌、头晕、面色苍白、神态紧张、心前区压迫感或疼痛，也有的感到恶心、呕吐、尿频。

（五）辅助检查

1. 室性心动过速的心电图表现　3 个或 3 个以上的室性期前收缩连续出现；QRS 波群宽大畸形，时限超过 0.12 秒，ST‐T 波方向与 QRS 波群主波方向相反；频率 > 100 次/分；P 波与 QRS 波群无固定关系形成房室分离，偶尔个别的心房激动、夺获心室或出现室性融合波。室房分离与室性融合波的存在是确定室性心动过速诊断的最重要依据。

2. 动态心电图检查　对某些非持续性心律失常患者，做动态心电图检查是十分必要的，特别对那些怀疑由于心脏传导功能异常或心律失常引起的晕厥，但在常规心电图未能捕捉到异常表现者，此项检查尤为适用，检查目的在于了解患者昼夜心律变化的情况，了解在有限的时间内有无发生心律失常以及心律失常与生活状态的关系，了解出现心律失常与临床症状的关系，评价治疗效果。

3. 心电生理检查　心电生理对确立室速的诊断有重要价值。若能在心动过速发作时记录到希氏束波（H），通过分析希氏束波开始至心室波（V）开始的间期（HV 间期），有助于室上速与室速的鉴别。由于导管位置不当或希氏束波被心室波掩盖，则无法测定 HV 间期。心动过速发作期间，施行心房超速起搏，如果随着刺激频率的增加，QRS 波的频率相应增加，且形态变为正常，说明原有的心动过速为室速。

（六）诊断

室性心动过速的诊断主要靠心电图，心电图诊断室性心动过速具有高度特异性，临床表现及体征缺乏特异性。心电图诊断有困难者，可借助电生理检查明确诊断。

（七）治疗

1. 治疗原则　为治疗基础心脏病，预防心脏性猝死。无器质性心脏病时与室性期前收缩处理相同；有器质性心脏病时，主要针对病因和诱因，即治疗器质性心脏病和心力衰竭、电解质紊乱（尤其是低血钾、低血镁）。

（1）伴有非持续性心动过速的患者　应用 β‐受体阻滞剂有助于改善症状和预后，但心功能Ⅳ级的患者、明显心动过缓、高度房室传导阻滞和心源性休克者禁忌 β‐受体阻滞剂。室性心动过速发生较多者可用胺碘酮。

（2）伴有持续性心动过速的患者　①药物复律需静脉给药，胺碘酮静脉用药安全有效，尤其伴有心功能不全的患者应首选胺碘酮。利多卡因也常用，但效果欠佳，剂量大时易出现消化道和神经系统不良反应，也会加重心功能不全，优点是半衰期短，数分钟药物作用即可消失，便于继续使用其他药物，目前临床作为二线用药。②预防复发，排除急性心肌梗死、电解质紊乱或药物等可逆性或一过性因素所导致的持续性室速是安装埋藏式心脏复律除颤器的明确适应证。

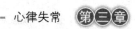

有血流动力学障碍者不要考虑药物终止室性心动过速,应立即同步电复律,能量一般选择在200J;如不成功可再次选择200~300J;如仍不成功可选择360J。如果情况紧急如发生晕厥、多形性室速或恶化为室颤者,也可非同步转复。

(3)射频消融术 对于无器质性心脏病的特发性、单源性室速,导管射频消融根除发作疗效甚佳。也可用于心肌梗死后室速,发作次数多、药物预防发作效果不好,愿意根治者。

2. 特殊类型室性心动过速的治疗

(1)尖端扭转型室性心动过速 发作时紧急处理(包括先天性和获得性QT延长综合征)为首先寻找并处理引起QT延长的原因,如低血钾、低血镁及致QT延长的药物等。采用药物终止心动过速时首选硫酸镁,首剂2~5g,静脉注射(3~5分钟),然后以每分钟2~20mg的速度静脉滴注,不良反应为可致低血压及呼吸麻痹;疗效不佳者行心脏起搏,可以缩短QT间期,消除心动过缓,预防心律失常进一步加重;异丙肾上腺素能增加心率,缩短心室复极时间,有助于控制扭转型室性心动过速,但可能使部分室性心动过速恶化为心室颤动,使用时应小心。

(2)加速性室性自主心律 这是一种良性异位心律,多为一过性。由于频率不快,通常可耐受。除治疗基础疾病外,对心律失常本身一般不需处理。由于丧失了心房同步收缩功能,原有心功能不全的患者,症状可能加重。阿托品通过提高窦性心率、夺获心室可终止这种异位室性心律。

(3)宽QRS心动过速的处理 宽QRS心动过速有室上性、室性等多种可能,而以室性心动过速最常见,血流动力学不稳定的宽QRS心动过速,即使不能立即明确心动过速的类型,也应尽早行电转复心律,血流动力学稳定者首先行鉴别诊断,明确发作机制再制订不同的治疗方案;静脉用药可选择胺碘酮,有器质性心脏病及心功能不全的患者只可用胺碘酮,不宜用普罗帕酮。

(八)预防

室性心动过速是十分严重的心律失常,必须进行预防。应努力寻找及治疗诱发与维持室性心动过速的各种可逆性病变,例如缺血、低血压与低血钾等。治疗心衰有助减少室速发作的次数,窦性心动过缓或房室阻滞时,心室率慢,易发生室性心动过速,可给予阿托品治疗,或应用人工心脏起搏。

三、心室扑动与心室颤动

(一)概念

心室扑动(ventricular flutter),简称室扑,由于异位节律点的自律性异常迅速增高,是心室肌产生规则折返激动的结果。是一种严重的室性异位心律,心室扑动与心率较快的室性心动过速难以区别,室扑通常为室颤的前奏。

心室颤动(ventricular fibrillation),简称室颤,由于异位节律点的自律性异常迅速增高,使心室内多个折返中心形成不协调的冲动,心室失去排血功能,故心室颤动是一种严重的快速性心律失常,直接危及生命,猝死的发生率极高。

(二)常见病因

常见于各种器质性心脏病:急性冠脉综合征如不稳定型心绞痛、急性心肌梗死、心功能不全,扩张型和肥厚型心肌病,房颤伴预激综合征,长QT综合征、Brugada综合征等心脏离子通道病,病窦综合征或完全性房室传导阻滞所致严重心动过缓。还可见于电击或雷击,继发于低温,药物毒物副作用:洋地黄、肾上腺素类及抗心律失常等药物。

(三)临床表现

心室扑动或室颤和心室停搏均可因心脏泵血功能中止而导致意识丧失、抽搐、呼吸暂停及死亡。体检时，检测不到血压、听不到心音。最终心脏电活动停止。

（四）心电图表现

室扑心电图表现为：QRS 波群和 T 波难以辨认，代之以较为规则、振幅高大的正弦波群，每分钟 150 ~ 300 次（平均约 200 次）（图 2 - 3 - 17）。

室颤心电图表现为：正弦波形低小不整齐，每分钟 200 ~ 500 次（图 2 - 3 - 18）。

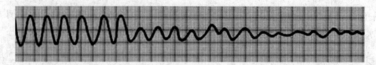

图 2 - 3 - 17　室扑与室颤

A 图可见连续的波动，波幅大，略规则，频率约 300 次/分，为心室扑动；

B 图波形、振幅及频率均极不规则，约 280 次/分，为心室颤动

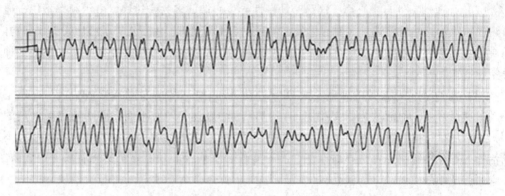

图 2 - 3 - 18　心室颤动

可见形态、振幅各异的不规则搏动，频率约为 300 次/分

（五）诊断

根据患者的临床表现、体征、心电图表现不难作出诊断。

（六）治疗

室扑、室颤很难自行终止，除非采取相应措施。处理原则遵循心脏骤停与心脏性猝死相关章节。

第六节　房室传导阻滞

（一）概念

房室传导阻滞（atrial ventricular block，AVB）指房室交界区脱离了生理不应期后，心房冲动传导延迟或不能传导至心室。按程度分为一度、二度、三度，阻滞部位可发生在房室结、希氏束及束支等不同的部位。

（二）病因

该类心律失常病因广泛，包括急性心肌梗死、病毒性心肌炎、急性风湿热、心肌病、先天性心脏病、洋地黄等药物过量、传导系统的退行性病变和迷走神经张力增高等。

（三）临床表现

（1）一度房室传导阻滞无自觉症状，需依赖心电图诊断。

（2）二度房室传导阻滞心室率较慢时，可有心悸、头晕、乏力等症状。如仅偶有下传脱

落，患者可无症状。二度房室传导阻滞可进一步按心电图区分为Ⅰ型及Ⅱ型。Ⅰ型常可逆且预后通常较好；Ⅱ型大多数不可逆，且预后险恶，可骤然进展为高度阻滞，发生阿-斯综合征，甚至猝死。二度Ⅰ型AVB者，听诊可发现第一心音逐渐减弱并有心搏脱漏；二度Ⅱ型AVB听诊时，亦有间隙性心搏脱漏，但第一心音强度恒定。

（3）三度或完全性房室传导阻滞　①常有心悸，自觉心脏跳动缓慢，眩晕，乏力，易致晕厥，有时有心力衰竭或阿-斯综合征。②心搏慢而规则，20～40次/分。第一心音轻重不等，有心房音、"大炮音"。收缩压增高，舒张压减低，脉压增大，运动或注射阿托品后，心室率不加速或加速甚少。另外，因心室率慢，心脏每搏量增加，主动脉瓣区可闻及收缩期杂音，收缩期血压也常代偿性升高。

（四）辅助检查

1. 常规心电图

（1）一度AVB　PR间期延长＞0.2秒，每个心房冲动都能传导到心室（图2-3-19）。

（2）二度AVB　分为二度Ⅰ型和二度Ⅱ型。二度Ⅰ型表现为PR间期进行性延长，直至一个P波受阻不能下传心室；相邻的RR间期进行性缩短，直至一个P波不能下传心室；包括受阻P波在内的RR间期小于正常窦性PP间期的两倍。二度Ⅱ型表现为PR间期不变，心房冲动传导突然阻滞，下传的PR间期正常或延长，但有周期性P波受阻不能下传心室；包括受阻P波在内的RR间期等于正常窦性RR间期的两倍或整倍数（图2-3-20，图2-3-21）。

（3）三度AVB　心房冲动均不能传导到心室，心房与心室活动各自独立；心房率快于心室率；心室起搏点通常在阻滞部位稍下方，如位于希氏束及其近邻，心室率在40～60次/分，QRS波群正常，心律较稳定，如位于室内传导系统的远端，心室率可低至40次/分以下，QRS波群增宽，心室率亦常稳定（图2-3-22）。

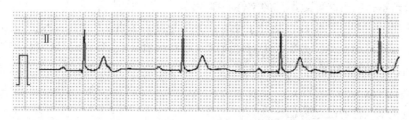

图2-3-19　一度房室传导阻滞

可见PR间期延长，每个P波后跟随有QRS波，且QRS波形态正常

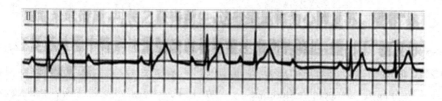

图2-3-20　二度Ⅰ型房室传导阻滞

可见PR间期逐渐延长，直至第2、6个P波后脱漏一个QRS波，出现长间歇，形成4:3传导

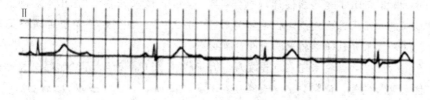

图2-3-21　二度Ⅱ型房室传导阻滞

可见P波规律出现，P波与QRS波群数目之比为2:1

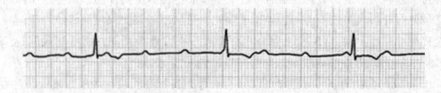

图 2 - 3 - 22　三度房室传导阻滞

可见窦性 P 波与逸搏 QRS 波，窦性 P 波规律，频率约 120 次/分，QRS 波频率约 38 次/分，P 波与 QRS 波互不相关

2. 动态心电图　能较长时间观察房室传导的变化，可发现在不同时间不同的房室传导阻滞，故对间歇房室传导阻滞者有诊断意义。

3. 心脏电生理检查　可对房室传导阻滞定位，A－H 延长为心房房室结或房室结阻滞；H 波增宽或 HH 为希氏束阻滞，H－V 延长为房室结希氏束及束支水平阻滞。阻滞点位于希氏束上部，QRS 波形态多为正常；阻滞部位低，则 QRS 波形态畸形增宽，心率仅 30 次/分左右，且不稳定，常可出现长间歇。

（五）诊断

心电图及动态心电图检查确诊。

（六）治疗

一度和二度 I 型可能与迷走神经张力增高有关，不需特殊治疗；主要采用针对病因的治疗。二度 II 型和三度房室传导阻滞心室率过慢，应给予药物或起搏治疗稳定病情。

（1）**药物治疗**　二度 II 型和三度房室传导阻滞心室率过慢（<40 次/分），或有血流动力学障碍，应积极治疗。阿托品及异丙肾上腺素均可运用，但异丙肾上腺素应用于急性心肌梗死时应十分慎重，因可能导致严重的室性心律失常。

（2）**起搏器治疗**　适应证包括：①伴有症状（包括心力衰竭）的心动过缓，或房室传导阻滞导致的室性心律失常，或临床治疗必须用药而导致有症状时；②清醒时窦性心律下无症状，记录到≥3 秒的心搏暂停，或 <40 次/分的逸搏心律，或房室结水平以下的逸搏心律；③伴有无症状的房颤和心动过缓时，至少有 1 次心脏停搏时间≥5 秒；④房室结消融后患者等情况必须植入永久性心脏起搏器。

 知识链接

起搏器发展史

1958 年 10 月 15 日，在瑞典的斯德哥尔摩的 Karolinska 医院植入了世界首例全埋藏式人工起搏器。这例永久全埋藏式起搏器的植入标志着心脏起搏器技术进入固率型时代。1964 年 Castellanos、Lemberg 和 Berkovits 等成功研制了心室按需型起搏器，使起搏技术进入起搏器第二代：按需型起搏器。1963 年，Nathan 率先应用 VAT 心房同步起搏；1975 年，Cammilli 提出感知呼吸的频率适应性起搏器，这是最早的频率适应性起搏器。1978 年，Funke 提出了 DDT 起搏器设计构想。同年，Funke 植入世界首例 DDD 起搏器。这些使起搏技术进入了第三代及生理性起搏的时代。1995 年，首例起搏阈值自动夺获型起搏器问世，这一技术开创了起搏器自动化的新时代。

至今，心脏起搏器技术还在迅速发展，每年都有很多新的功能、新的技术问世，使起搏器技术更加完善，使佩戴者更大程度获益。

（七）预防

积极治疗原发病，及时控制、消除原因和诱因是预防发生本病的关键。一度和二度Ⅰ型预后较好，二度Ⅱ型和三度的预后与心脏的基本病变有关。先天性完全性房室传导阻滞的预后通常较好。

第七节　室内传导阻滞

心室内传导阻滞（intraventricular conductional block）是发生在希氏束以下的传导障碍。按阻滞部位可分为右束支传导阻滞（right bundle branch block，RBBB）、左束支传导阻滞（left bundle branch block，LBBB）、左前分支阻滞（left anterior division block）、左后分支阻滞（left posterior division block）的束支传导阻滞。按阻滞的支数分为单支阻滞、双支阻滞和三支阻滞。

（一）病因

可发生于健康人，也可见于冠心病、心肌梗死、风湿性心脏病、高血压心脏病、心肌病、先天性心血管病等疾病。

（二）临床表现

右束支传导阻滞本身不产生明显的血流动力学异常，故临床上常无症状。如出现症状则多为原发疾病的症状。听诊可闻及第一、二心音宽分裂。

左束支传导阻滞一般无症状，听诊可有第二心音反常分裂（即吸气时分裂减轻，而呼气时分裂明显），有时可闻及收缩期前奔马律，诊断依靠心电图。

（三）心电图

1. 右束支传导阻滞　V_1 导联的 QRS 波为 rSR′ 型，V_5、V_6 则为 Rs 或 qRs 型，V_5、V_6 的 S 波增宽、粗钝，但不加深。QRS 波时限≥0.12 秒。V_1、V_2 导联 S－T 段下移，T 波倒置，V_5、V_6 导联 S－T 段抬高，T 波直立。Ⅰ、Ⅱ、aVL 与 V_5、V_6 导联相似，Ⅲ、aVR 与 V_1 导联相似。不完全性右束支传导阻滞与完全性右束支传导阻滞的图形相似，但 QRS 波时限 <0.12 秒（图 2－3－23）。

间歇性右束支传导阻滞：可分为与心率无关的右束支传导阻滞；快频率依赖型，即 3 位相右束支传导阻滞；慢频率依赖型，即 4 位相右束支传导阻滞；以及 3 位相与 4 位相并存的右束支传导阻滞。

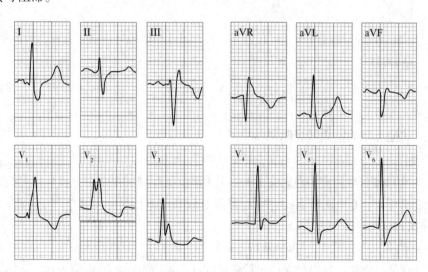

图 2－3－23　完全性右束支传导阻滞

V_1 导联呈 rSR 型，Ⅰ、Ⅱ、$V_{4~6}$ 导联 S 波增宽粗钝，avR 导联 R 波粗钝

2. 左束支传导阻滞

（1）完全性左束支传导阻滞　特征为：①QRS 波时限≥0.12 秒；②V_1、V_2 导联呈 rS 或 QS 波形，Ⅰ、V_5、V_6 无 q 波及 S 波，呈宽大的 R 波，波群有切迹或顿挫；③V_1、V_2 导联 S－T 段抬高，T 波直立，Ⅰ、V_5、V_6 导联 ST 段下移，T 波倒置；④Ⅰ、Ⅱ、aVL 与 V_5、V_6 导联图形相似，Ⅲ、aVR 与 V_1 导联的图形相似。

（2）不完全性左束支传导阻滞　特征为：①QRS 波形态及 ST－T 改变均同完全性左束支传导阻滞；②QRS 波时限＜0.12 秒（图 2－3－24）。

3. 左前分支传导阻滞

（1）完全性左前分支传导阻滞　特征为：①电轴显著左偏，在 －45°～ －90°之间；②Ⅱ、Ⅲ、aVF 为 rS 型，Ⅰ、aVL 为 qR 型；③$R_{aVL} > R_I$，$S_{Ⅲ} > S_{Ⅱ}$；④QRS 时限在 0.10～0.11 秒之间。

（2）不完全性左前分支传导阻滞　特征为：①电轴左偏在 －30°～ －45°之间；②QRS 波形改变同完全性左前分支传导阻滞。

4. 左后束支传导阻滞

电轴右偏 ＋90°～ ＋120°，Ⅰ、aVL 呈 rS 型，Ⅱ、Ⅲ、aVF 呈 qR 型。QRS 波时限＜0.12 秒。需除外肺气肿、肺心病、右室肥厚、垂位心和心肌梗死。

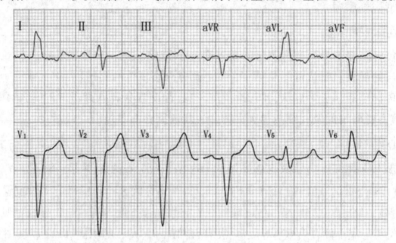

图 2－3－24　完全性左束支传导阻滞

V_6、Ⅰ、aVL 导联 R 波宽阔，顶部粗钝或有切迹，无 q 波及 S 波，V_1 导联呈 QS 型

（四）诊断

心电图检查对诊断室内传导阻滞的意义较大，还可根据病史、临床表现辅助诊断。

（五）治疗

单侧室内束支阻滞的患者如无症状，无需接受治疗。主要针对病因治疗，去除诱因，对改善室内束支阻滞有一定帮助。

（六）其他类型的室内传导阻滞

1. 分类

（1）左中隔支传导阻滞　左束支主干分出中隔支支配室间隔部分，但临床上少用到中隔支，临床意义不大。心电图特点：$V_1 \sim V_2$ 导联有较高的 R 波，且高于 V_6 的 R 波，R/S＞1，$V_5 \sim V_6$ 导联的 q 波消失。

（2）双侧束支传导阻滞（bilateral bundle branch block）　室内传导系统三分支中的任何两支同时发生阻滞。不同的室内束支传导阻滞结合可表现出不同的心电图表现。需结合临床表现，冠脉造影等辅助检查协助诊断，最常见于右束支合并左前束支阻滞，右束支合并左后束支阻滞。

（3）三分支传导阻滞（trifascicular block） 指三分支同时发生阻滞。不完全性三束支阻滞可能进展为完全性房室传导阻滞，但是否一定发生以及何时发生均难以预料。

（4）不定型室内传导阻滞 当QRS波群≥0.12秒，其形态不能归于左、右束支及其分支传导阻滞类型的统称为不定型室内传导阻滞，主要是阻滞在束支的细小分支以下，范围较广泛。

2. 治疗原则

（1）原发病的治疗 冠心病急性心肌缺血应尽快改善心肌供血状态。药物所致者停用可能加重传导阻滞的一切药物。

（2）心肌营养药物治疗 如补充肌苷、维生素C等。

（3）双束支Ⅱ度及Ⅲ度以上传导阻滞及三分支阻滞均应植入永久性人工心脏起搏器，室内二支传导阻滞有症状者也应植入永久性人工心脏起搏器。

第八节 抗心律失常药物的合理应用

抗心律失常药物仍然是目前治疗心律失常最常用和最主要的手段，具体应用多根据患者全身情况、心律失常类型、药物特性和药代动力学特点及临床经验进行。即使在电生理检查或射频消融术中，也常常使用抗心律失常药。然而，几乎每种抗心律失常药同时也具有致心律失常作用，在应用中必须注意。药物致心律失常作用是指药物诱发或加重心律失常的作用。药物剂量要因人而异，通常推荐的方案仅供开始治疗时参考，要根据患者治疗反应不断调整，力求在达到满意疗效的同时，又能尽可能避免药物副反应。

一、抗心律失常药物分类

抗心律失常药物的分类现在广泛使用的是改良的Vaughan Williams分类，根据药物不同的电生理作用分为四类，简而言之即Ⅰ类：快钠通道阻滞剂；Ⅱ类：β肾上腺素受体阻滞剂；Ⅲ类：钾通道阻滞剂；Ⅳ类：钙通道阻滞剂。

由于Vaughan Williams分类显得过于简单，同时还有一些其他抗心律失常药物未能包括在内。因此，在1991年国外心律失常专家在意大利西西里岛制定了一个新的分类，称为"西西里岛分类"（Sicilian gambit）。该分类突破传统分类，纳入对心律失常药物作用与心律失常机制相关的新概念。"西西里岛分类"根据药物作用的靶点，表述了每个药物作用的通道、受体和离子泵，根据心律失常不同的离子流基础、形成的易损环节，便于选用相应的药物。在此分类中，对一些未能归类的药物也找到了相应的位置。该分类有助于理解抗心律失常药物作用的机制，但由于心律失常机制的复杂性，因此西西里岛分类难于在实际中应用，临床上仍习惯地使用Vaughan Williams分类。

表2-3-2为中华医学会心血管病学分会根据不同的电生理机制在2008年提出的抗心律失常药物分类。

表2-3-2 抗心律失常药物分类

类别	作用通道和受体	APD或Q-T间期	常用代表药物
Ⅰa	阻滞 I_{Na}（++）	延长（+）	奎尼丁、丙吡胺、普鲁卡因胺
Ⅰb	阻滞 I_{Na}	缩短（+）	利多卡因、苯妥英、美西律、妥卡尼
Ⅰc	阻滞 I_{Na}（+++）	不变	氟卡尼、普罗帕酮、莫雷西嗪
Ⅱ	阻滞 β_1	不变	阿替洛尔、美托洛尔、艾司洛尔
	阻滞 β_1、β_2	不变	纳多洛尔、普萘洛尔、索他洛尔
Ⅲ	阻滞 I_{Kr}	延长（+++）	多非利特、索他洛尔、司美利特、阿莫兰特

续表

类别		作用通道和受体	APD 或 QT 间期	常用代表药物
		阻滞 I_{Kr}、I_{to}	延长（＋＋＋）	替地沙米、氨巴利特
		阻滞 I_{Kr}激活 I_{Na-S}	延长（＋＋＋）	伊布利特
		阻滞 I_{Kr}、I_{Ks}	延长（＋＋＋）	胺碘酮、阿齐利特
		阻滞 I_K，交感末梢	延长（＋＋＋）	溴苄胺
			排空去甲肾上腺素	
Ⅳ		阻滞 I_{Ca-L}	不变	维拉帕米、地尔硫䓬
其他		开放 I_K	缩短（＋＋）	腺苷
		阻滞 M_2	缩短（＋＋）	阿托品
		阻滞 Na-K 泵	缩短（＋＋）	地高辛

注：①离子流简称：I_{Na}：快钠内流；I_{Na-S}：慢钠内流；I_K：延迟整流性外向钾流；I_{Kr}、I_{Ks} 分别代表快速、缓慢延迟整流性钾流；I_{to}：瞬间外向钾流；I_{Ca-L}：L 型钙电流；β、M_2 分别代表肾上腺素能 β 受体和毒蕈碱受体。②有人将莫雷西嗪列入 I b 类。③表内＋表示作用强度

二、常用抗心律失常药物的使用特点

1. 紧急处理时（静脉）常用药物及用法 见下表 2-3-3。

表 2-3-3　紧急处理时（静脉）常用药物及用法

药物	适应证	用法及剂量	注意事项	不良反应
利多卡因	血液动力学稳定的室速（不作首选）	负荷量 1～1.5mg/kg（一般用 50～100mg），2～3 分钟内静脉注射，必要时间隔 5～10 分钟可重复。但最大量不超过 3mg/kg。负荷量后继以 4mg/min 静脉滴注维持	老年人、心衰、心源性休克、肝或肾功能障碍时应减少用量。连续应用 24～48 小时后半衰期延长，应减少维持量	①语言不清；②意识改变；③肌肉抽动、眩晕；④心动过缓；⑤低血压；⑥舌麻木
	室颤或无脉室速（不作首选）	1～1.5mg/kg 静脉推注。若持续，每隔 5～10 分钟后可再用 0.5～0.75mg/kg 静脉推注，直到最大量为 3mg/kg		
普罗帕酮	室上速	1～2mg/kg（一般可用 70mg），10 分钟内缓慢静脉注射。单次最大剂量不超过 140mg。无效者 10～15 分钟后可重复一次，总量不宜超过 210mg。室上速终止后即停止注射	中重度器质性心脏病、心功能不全、心肌缺血、低血压、缓慢性心律失常、室内传导障碍、肝肾功能不全者相对禁忌	①室内传导障碍加重，QRS 波增宽；②诱发或使原有心衰加重；③口干、舌唇麻木；④头痛、头晕、恶心
	房颤/房扑	2mg/kg 稀释后静脉推注 >10 分钟，无效可在 15 分钟后重复，最大量 280mg		
美托洛尔	①窄 QRS 心动过速；②控制房颤/房扑心室率；③多形性室速、反复发作单形性室速	首剂 5mg、5 分钟内缓慢静脉注射。若需要，间隔 5～15 分钟可再给 5mg，直至取得满意效果，总剂量不超过 10～15mg（0.2mg/kg）	避免用于支气管哮喘、COPD、失代偿性心衰、低血压、预激综合征伴房颤/房扑	①低血压；②心动过缓；③诱发或加重心衰
胺碘酮	①室性心律失常（血液动力学稳定的单形性室速、不伴 QT 间期延长的多形性室速）；②房颤/房扑、房速	负荷量 150mg，稀释后 10 分钟静脉注射，继之以 1mg/min 静脉注射维持，若需要，间隔 10～15 分钟可重复负荷量 150mg 稀释后静脉注射。静脉维持量根据心律失常情况酌情调整。24 小时最大静脉用量不超过 2.2g。或负荷量 5mg/kg，0.5～1 小时静脉注射，继之 50mg/h 静脉注射	①不能用于 QT 间期延长的尖端扭转型室速；②低血钾、严重心动过缓时易出现促心律失常作用	①低血压；②心动过缓；③静脉炎；④肝功能损害；⑤甲状腺功能改变；⑥肺纤维化；⑦日光敏感性皮炎；⑧角膜色素沉着

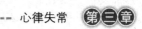

药物	适应证	用法及剂量	注意事项	不良反应
	心肺复苏	300mg 或 5mg/kg 稀释后快速静脉注射，后再次以最大电量除颤，若循环未恢复，可再追加一次胺碘酮（150mg 或 2.5mg/kg 稀释后快速静脉注射）。若循环恢复，为预防心律失常复发，可按上述治疗室性心律失常的方法给予维持量		
伊布利特	近期发作的房颤/房扑	体重≥60kg 者，1mg 稀释后静脉推注 >10 分钟，无效者 10 分钟后重复相同剂量，最大累积剂量 2mg；体重 <60kg 者，0.01mg/kg，按上法应用。房颤终止则立即停用	①肝肾功能不全无需调整剂量；②用药前 QT 间期延长者（QTc>0.04s）不宜应用；③用药结束后至少心电监测 4 小时或到 QTc 间期回到基线，如出现心律不齐，则延长监测时间；④注意避免低血钾	室性心律失常，特别是致 QT 间期延长的尖端扭转型室速
维拉帕米	①控制房颤/房扑心室率；②室上速；③特发性室速	2.5~5mg 稀释后 >2 分钟缓慢静脉注射。无效者每隔 15~30 分钟后可再注射 5~10mg。累及剂量可用至 20~30mg	不能用于预激综合征伴房颤/房扑、收缩功能不全性心衰、伴有器质性心脏病的室速	①低血压；②心动过缓；③诱发或加重心衰
地尔硫䓬	①控制房颤/房扑心室率；②室上速	15~20mg（0.25mg/kg）稀释后 >2 分钟缓慢静脉注射。无效者 10~15 分钟后可再给 20~25mg（0.35mg/kg）缓慢静脉注射。继之根据需要 1~5μg/（kg·min）静脉注射	①仅建议用于窄 QRS 心动过速；②不能用于预激综合征伴房颤/房扑、收缩功能不全性心衰、伴有器质性心脏病的室速	①低血压；②心动过缓；③诱发或加重心衰
腺苷	①室上速；②稳定的单形性宽 QRS 心动过速的鉴别诊断及治疗	6~12mg 快速静脉注射	①支气管哮喘、预激综合征、冠心病者禁用；②有可能导致房颤，应做好电复律准备；③心脏移植术后、服用双嘧达莫、卡马西平、经中心静脉用药者应减量；④有严重窦房结及/或房室传导功能障碍者不适用	①颜面潮红、头痛、恶心、呕吐、咳嗽、胸闷、胸部不适等，但均可在数分钟内消失。由于作用时间短，不影响反复用药；②窦性停搏、房室传导阻滞；③支气管痉挛
西地兰	①控制房颤心室率；②终止室上速	未口服地高辛者：首剂 0.4~0.6mg 稀释后缓慢静脉注射。无效者可在 20~30 分钟后再给予 0.2~0.4mg，最大 1.2mg。已口服地高辛者：首剂 0.2mg，以后酌情追加	起效缓慢，控制心室率的作用相对较弱	心动过缓。过量者可发生洋地黄中毒
硫酸镁	伴 QT 间期延长的多形性室速	1~2g 稀释后 15~20 分钟静脉注射。0.5~1g/h 持续静脉注射维持	反复或延长应用要注意血镁水平，尤其肾功不全者	①低血压；②中枢神经系统毒性；③呼吸抑制
阿托品	窦缓、窦停、房室结水平的传导阻滞（二度Ⅰ型房室传导阻滞）	首剂 0.5mg 静脉注射，必要时重复，最大不超过 3mg	青光眼、前列腺肥大、高热者禁用	①口干、视物模糊；②排尿困难
多巴胺	①阿托品无效或不适用的症状性心动过缓；②起搏前的过渡	2~10μg/（kg·min）静脉注射	①注意避免药液外渗；②注意观察血压	①胸痛、呼吸困难；②外周血管收缩出现手足疼痛或手足发凉、严重者局部组织坏死；③血压升高

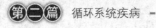
续表

药物	适应证	用法及剂量	注意事项	不良反应
肾上腺素	心肺复苏	1mg 快速静注，必要时 3～5 分钟内可重复 1mg	高血压、冠心病慎用	①心悸、胸痛、血压升高；②心律失常
	①阿托品无效或不适用的症状性心动过缓；②起搏前的过渡	2～10μg/min 静注，根据反应调整剂量		
异丙肾上腺素	①阿托品无效或不适用的症状性心动过缓；②起搏前的过渡	2～10μg/min 静注，根据反应调整剂量	①心肌缺血、高血压慎用；②避免高剂量、快速静脉应用	①恶心、呕吐；②心律失常

2. 常规治疗时（口服）常用药物及用法　见下表 2－3－4。

表 2－3－4　常规治疗时（口服）常用药物及用法

药物	适应证	用法及剂量	禁忌证	不良反应
普罗帕酮	室性心律失常（主要）、室上性心律失常（其次）	450～900mg/d，6～8 小时一次分服	①严重窦房结功能障碍；②二或三度房室传导阻滞；③双分支阻滞；④心源性休克；⑤心衰室内阻滞 QRS>0.12s	①窦性停搏或传导阻滞；②加重室性心律失常，低血压及心衰；③头晕，抽搐，定向障碍，乏力；④轻度恶心、便秘，口干；⑤肝氨基转移酶升高及胆汁淤积性肝炎
美托洛尔	室上性快速心律失常、室性心律失常、洋地黄类及儿茶酚胺引起的快速心律失常，对高血压、冠心病、儿茶酚胺增多所致的快速心律失常更有效。能拮抗儿茶酚胺效应，可治疗甲状腺功能亢进引起的心律失常	12.5～25mg，日 2 次，可增加剂量至 50mg，日 2 次	①二度或三度房室传导阻滞，失代偿心衰（肺水肿，低灌注或低血压）；②有临床意义的窦性心动过缓，病窦综合征，心源性休克；③末梢循环灌注不良、严重心血管疾病	①心血管系统：心率减慢、传导阻滞、血压降低、心力衰竭加重、外周血管痉挛导致的四肢冰冷或脉搏不能触及、雷诺症；②疲乏、眩晕、抑郁；③消化系统（恶心、胃痛）
胺碘酮	治疗及防止各种快速性心律失常发作，尤其是预激综合征合并的各种心律失常	室上性心律失常可用 400mg～600mg/d，分 2～3 次服，1～2 周后改为 200～400mg/d 维持；室性心律失常可用 800～1200mg/d，分 3 次服，1～2 周后改为 200～600mg/d 维持	①有甲状腺功能异常史或已功能异常，碘过敏；②二或三度房室传导阻滞，双分支阻滞，长 QT 综合征，病窦综合征均禁用；③肝、肺功能不全者口服亦应慎重	①严重窦性心动过缓，窦性停搏或窦房传导阻滞，房室传导阻滞，多形性室速伴长 QT 延长；②甲状腺功能亢进或低下；③恶心、呕吐、便秘；④角膜下色素沉着，影响视力，周围神经病；⑤肺间质或肺泡纤维性肺炎，临床有气短，干咳，胸痛，红细胞沉降率快，血细胞增多，严重者致死；⑥低血钙及血清肌酐升高；⑦可使地高辛、阿普林定（安博律定）、奎尼丁、普鲁卡因胺及乙酰卡尼（N－乙酰普鲁卡因胺）血药浓度增高，并加重不良反应

药物	适应证	用法及剂量	禁忌证	不良反应
索他洛尔	各种危及生命的室性快速型心律失常	80～120mg/次，日2～3次，剂量可增加至0.24～0.32g/d	①支气管哮喘；②窦性心动过缓、二或三度房室传导阻滞（除非安放了有效的心脏起搏器），先天性或获得性QT间期延长综合征；③心源性休克、未控制的充血性心力衰竭；④过敏者	①心血管：心动过缓、呼吸困难、胸痛、心悸、水肿、心电图异常、低血压、致心律失常、晕厥、心衰；②消化：恶心、呕吐、腹泻、消化不良、腹痛、胃肠胀气。③肌肉：痉挛；④神经、精神：疲劳、眩晕、虚弱、头痛、睡眠障碍、抑郁、感觉异常、情绪改变、焦虑；⑤生殖系统：性功能紊乱
地尔硫草	控制心房颤动、心房扑动的心室率；治疗房性期前收缩	口服15～30mg，日3～4次	①房室传导阻滞、病窦综合征、低血压及孕妇禁用；②明显心功能减退者、哺乳期妇女慎用	①眩晕、头痛、面红、失眠；②胃肠道症状；③房室传导阻滞；④低血压；⑤偶见肝损害

第九节　心律失常的介入治疗和手术治疗

一、心脏电复律

心脏电复律指在严重快速型心律失常时，利用外源性高能量脉冲电流，经胸壁或直接通过心脏，使全部或大部分心肌细胞在瞬间同时除极，抑制异位兴奋性，消除折返途径，造成心脏短暂的电活动停止，然后由最高自律性的起搏点（通常为窦房结）重新主导心脏节律的治疗。根据电极放置的部位，电复律可分体外电复律和体内电复律。电极板放置在胸壁为体外电复律。特殊情况下电极可置于体内者称为体内电复律。

（一）体外电复律（胸外电复律）

应用高压脉冲电流，在瞬间使全部心肌同时除极，消除异位兴奋灶，打断心律失常折返环路，待自律性最高的窦房结最先恢复兴奋，发放冲动控制心脏，维持窦性心律。实行R波同步放电，使电脉冲落入R波降支或R波起始后30ms，即心室肌绝对不应期，称同步电复律，用于除室颤、室扑外的各种快速性心律失常的电复律。在心动周期的任何时间随机放电称非同步电复律（即电除颤），只用于室颤和室扑的电复律。

室颤、室扑及有明显血流动力学障碍的室速首选电复律；血流动力学稳定的室速可首选药物或导管消融，必要时考虑实施电复律。电生理检查过程中发生房颤，可等待其自行转复，必要时实施电复律。房扑、房颤或室上速伴快速心室率，药物治疗无效，不能急诊实施导管消融治疗者，可选电复律。

1. 同步电复律

适应证：适用于房颤、阵发性室上速、阵发性室速，尤其适用于伴心绞痛、心力衰竭、血压下降等血液动力学障碍及药物治疗无效者。

操作过程如下。

（1）患者仰卧、吸氧、持续心电监护。建立静脉通道。做好气管插管等复苏抢救准备。将复律方式调为同步。观察心电图示波，检查除颤器同步性能。经静脉缓慢注入镇静剂（如地西泮、咪唑安定等），直至神志朦胧状态，停止用药。

（2）将电极板涂以导电糊，并分别放置于患者右锁骨中线第2肋下方及左腋中线第4肋间，电极板与皮肤紧密接触。根据不同心律失常选择复律电量并充电。关闭氧气。充电完毕，周围人员离开床边。持续按住放电按钮，直至放电。观察并记录心电图。如无效，可重复电转复（最多3次）。再次复律应增加电量，最大可用到双相波200J，单相波360J。

（3）转复过程中与转复成功后，均须严密监测心律、心率、呼吸、血压、神志等变化。

（4）安置起搏器患者电复律时，电极板宜分别放于心尖部和左肩胛下区，尽可能选择较小能量。

单相波能量选择：室上速或房扑首选50～100J，房颤首选150～200J，单形性室速首选100J，多形性室速首选200J。若无效则递增50J重复放电，一般不宜＞360J。

2. 非同步电复律（电除颤）

适应证：适用于室颤、室扑、无脉性室速的抢救和某些无法同步的室速。

操作过程：与同步方式相似，需注意选择非同步方式。

（二）心内电复律

1. 心脏直接电复律（胸内电复律） 临床实践证明，只要有足够的电流（至少1～3A）通过心脏，胸外与胸内电复律效果相同，故目前多采用胸外电复律，既可避免创伤，又不致因开胸而延误抢救时机。

2. 埋藏式心脏电复律除颤器（ICD） 大量临床试验证实ICD可有效终止室性心律失常，是防止心脏性猝死最有效的方式之一。详见后述。

3. 自动体外除颤器（AED） 具有自动识别、分析心电节律、自动充放电及自检功能。具有操作简单的优点。

二、埋藏式心脏复律除颤器（ICD）

多中心研究表明埋藏式心脏复律除颤器（ICD）在预防致命性室性心律失常（室速、室颤）导致的心脏性猝死中有明显效果，疗效优于抗心律失常药物。

三、心脏起搏治疗

人工心脏起搏是由起搏器（脉冲发生器）发放一定形式的脉冲电流，通过起搏电极传到心肌，局部心肌被兴奋并向周围传导，最终使整个心室或心脏兴奋收缩，从而代替心脏自身起搏点，维持有效心搏。若心肌已丧失兴奋-收缩特性，则起搏无效。人工心脏起搏系统由起搏器、导管电极和电池组成，具有起搏和感知两项基本功能。

起搏器主要用于治疗缓慢性心律失常，也用于抑制快速性心律失常，还用于治疗与左、右心室收缩不同步相关的心力衰竭。

人工心脏起搏有临时起搏和永久起搏之分，前者使用体外起搏器，后者使用埋藏式起搏器。

目前起搏器的发展方向：①长寿命：目前一般可达10年；②小体积：目前一般重20～30g；③生理性：保证完善的房室同步、心室的正常收缩顺序和频率应答。

起搏器有各种不同的工作方式和功能内容，用完备、全面的文字描述显得复杂、烦琐。设置起搏器编码的目的在于用简单的字码注释起搏器具有某些功能设计和工作方式。1985年北美心脏起搏与电生理学会（NASPE）和英国心脏起搏与电生理工作组（BPEG）共同编制了NBG编码。

常用起搏方式如下。

1. 单腔起搏

（1）VVI 工作方式为心室起搏、心室感知，感知自身心室活动后抑制心室脉冲的发放，又称 R 波抑制型心室起搏或心室按需型起搏。适用于慢心室率的持续性房颤或心房静止。

（2）AAI 工作方式为心房起搏、心房感知，感知自身心房活动后抑制心房脉冲的发放。适用于病窦综合征而房室传导功能正常，心房应激功能正常者。

2. 双腔起搏 DDD 又称房室全能型起搏，具有房室双腔顺序性起搏，心房心室双重感知、触发和抑制双重反应的生理性起搏方式。适用于病窦综合征和（或）房室传导阻滞者。

3. 三腔起搏

（1）CRT 即心脏再同步治疗。指在心房感知、心房起搏后，刺激左室或同步刺激左、右心室使其同时起搏的治疗。适用于 NYHA Ⅲ/Ⅳ 级、QRS 间期延长、左束支传导阻滞的心衰患者（左室射血分数≤35%）。

（2）CRT-D 又称 CRT 转复除颤器，即双心室同步起搏＋埋藏式除颤器治疗。同时适用于 CRT 及 ICD 适应证患者。

4. 频率自适应（R）

（1）机制 起搏器可通过感知体动、每分通气量、QT 间期、心肌阻抗而自动调节起搏频率，以提高机体运动耐量。

（2）适应证 患有变时功能不良的年轻人和需要锻炼的老年人。

（3）优点 敏感性、特异性更好，更符合生理。

（4）禁忌证 心率加快后心悸症状加重者；诱发或加重心衰或心绞痛者。

四、导管消融治疗快速性心律失常

随着对心律失常机制的深入认识，一些有效的治疗方法得以产生并发展，包括外科手术和导管消融治疗。目前随着导管消融技术的不断发展，外科手术治疗在临床应用越来越少，目前已被导管消融治疗基本取代。正如美国著名心电生理学家 Gouglas Pzipes 指出，导管消融心律失常是所有心脏病学中唯一真正的根治性治疗技术。

适应证：导管消融主要可用于治疗房早、房扑、房颤、室上速、室早、室速等快速心律失常。

优点：导管消融通过外周血管在心腔内准确定位消融，具有操作简便、仅需局部麻醉、创伤小、并发症少、患者恢复快的优点。

并发症：可引起心脏穿孔、血栓栓塞、医源性心律失常、膈神经损伤等并发症，不同心律失常行导管消融引起并发症的发生率不尽相同，相差 5~8 倍不等。

消融能源：目前已用于临床或正在临床试验的导管消融能源包括：直流电消融、化学消融、微波消融、激光消融、射频消融、冷凝消融和超声消融等。其中射频消融及冷凝消融应用较广。导管消融成功的关键在于病灶部位的定位。X 线作为定位手段被应用多年。但 X 线对手术人员及患者均可造成多种伤害，如何避免这种伤害便成了介入专家们不断探索的方向。经过多年的研究及实践，三维标测系统已被成功应用于导管消融的病灶定位中，真正实现了零射线、绿色电生理的目标。

五、快速性心律失常外科治疗

外科手术治疗快速性心律失常不是一线治疗。导管消融难以成功的顽固性房室折返性心动过速且怀疑心外膜旁道者，可考虑外科手术。风湿性心脏病伴永久性房颤，在接受外科换瓣手术时，可同时做左房迷宫手术或肺静脉隔离术，以求去除房颤。陈旧性心肌梗死合并室壁瘤及多源恶性心律失常，可切除室壁瘤以消除心律失常的病理基础。

本章小结

心脏正常激动源自窦房结，沿着房室结、房室束、左右束支及浦肯野纤维在一定时间内下传。若冲动起源异常或（和）冲动传导异常，就会出现心律失常。心律失常可以按照发生机制、产生部位、临床特征及心电图表现进行分类。心律失常的治疗包括药物治疗及非药物治疗。作为一名临床医生，此章主要要掌握心律失常的心电图识别及临床治疗，尤其是危重急心律失常等识别及治疗。

思考题

1. 心律失常的发生机制是什么？
2. 房室传导阻滞分为几度，各自的心电图表现是什么？
3. 房颤的治疗包括哪些内容？
4. 室速的心电图特征是什么？

（王　睿）

第四章 冠状动脉粥样硬化性心脏病

学习要求

1. **掌握** 冠状动脉粥样硬化性心脏病的分型；稳定型心绞痛，UA/NSTEMI 和 STEMI 的病因和发病机制、临床表现、诊断和鉴别诊断以及治疗原则。
2. **熟悉** 稳定型心绞痛，UA/NSTEMI 和 STEMI 的药物及血运重建治疗。
3. **了解** 冠状动脉疾病的其他表现形式。

第一节 概　述

冠状动脉性心脏病是临床致死的重要病因之一，可分为狭义和广义两大类，前者指冠状动脉因粥样硬化使血管腔狭窄或阻塞，或（和）因冠状动脉功能性改变（痉挛）导致心肌缺血缺氧或坏死而引起的心脏病，亦称缺血性心脏病（ischemic heart disease）；而后者还包括冠状动脉畸形以及继发于其他疾病的冠脉病变等。如无特殊说明，本章均指狭义的冠心病，即冠状动脉粥样硬化性心脏病（coronary atherosclerotic heart disease）。

一、流行病学

冠状动脉粥样硬化性心脏病是动脉粥样硬化导致器官病变的最常见类型，也是严重危害人类健康的常见病。本病多发生在 40 岁以后，男性多于女性。本病在欧美发达国家常见，美国每年约 50 万人死于本病，占人口死亡数的 1/3 ~ 1/2，占心脏病死亡数的 50% ~ 75%。在我国，本病不如欧美多见，但近年来呈增长趋势，根据《中国卫生和计划生育统计年鉴》数据，2002 ~ 2014 年冠心病死亡率呈上升态势，2002 年中国冠心病死亡率城市为 39.66/10 万，农村为 27.57/10 万，2014 年中国冠心病死亡率城市为 107.5/10 万，农村为 105.37/10 万。

二、病因及发病机制

本病病因尚未完全确定，目前的研究表明是由多种因素作用于机体不同环节所致，这些因素称为危险因素（risk factor）。动脉粥样硬化的主要危险因素包括：①血脂异常：为最重要的危险因素；②高血压：高血压患者患本病较血压正常者高 3 ~ 4 倍；③吸烟：吸烟者患本病的发病率和病死率增高 2 ~ 6 倍；④肥胖、糖尿病：糖尿病患者 60% ~ 80% 最终死于心血管病，糖尿病患者中不仅本病发病率较非糖尿病者高 2 倍，且病变进展迅速；⑤年龄、性别：本病多见于 50 岁以上的人群，且发病率女性低于男性，但女更年期后发病率增加。近年来发病年龄有年轻化趋势；⑥家族史：与无心血管病家族史相比，双亲中有早发心血管病史发病率增加。

动脉粥样硬化病变的形成是动脉对内膜损伤做出的炎症 - 纤维增生性反应的结果，始动因素为内膜的损伤，而损伤的因素主要是修饰的脂蛋白。动脉粥样硬化主要经历了三个基本生物学过程：①平滑肌细胞、各种炎症细胞，包括巨噬细胞及 T 淋巴细胞的局部迁移、堆积和增殖；②堆积的平滑肌细胞在各种生长调节因子的作用下合成细胞外基质，包括弹力蛋白、胶原、蛋白聚糖等；③脂质在巨噬细胞，平滑肌细胞以及细胞外基质中堆积，最终导致内膜增厚、脂质沉积形成动脉粥样硬化病变。如果粥样斑块表面内皮损伤、斑块破裂，可导致血小板聚集、黏附，从而促发凝血形成血栓，加重甚至完全阻塞冠状动脉血管腔。另外，由于冠状动脉的独特解剖学特点决定其容易发生粥样硬化：①冠状动脉内膜及部分中膜的营养血液由管腔内的营养物质直接通过渗透作用提供，这导致有害的脂质容易进入内膜下；②冠状动脉的分支多呈垂直的角度从主支分出，造成分支血管处受到的剪切力增加，内膜损伤增加。

二、病理解剖

冠状动脉分为左、右冠状动脉，分别开口于左、右主动脉窦，左冠状动脉又分为前降支和回旋支。前降支主要向左室游离壁、室间隔前 2/3 及心尖部供血。回旋支主要向左室侧壁、后壁供血。右冠状动脉主要向右心室、室间隔后 1/3 和心脏膈面部分或全部供血。粥样硬化最常累及前降支，且病变也最重要，斑块多分布在血管分支的开口，偏于血管的一侧，血管切面上呈新月形。

三、分型

由于病理解剖和病理生理变化的不同，本病有不同的临床表型。1979 年世界卫生组织曾将之分为 5 型：①无症状型冠心病（或称隐匿型冠心病）；②心绞痛型冠心病；③心肌梗死型冠心病；④缺血性心肌病；⑤猝死型冠心病。近年临床医学家根据冠心病诊断、治疗的研究成果，为了进一步优化冠心病诊治的流程，趋于将本病分为急性冠脉综合征（acute coronary syndrome，ACS）和慢性冠脉病 [（chronic coronary artery disease，CAD）或称慢性缺血综合征（chronic ischemic syndrome，CIS）] 两大类。前者包括不稳定型心绞痛（unstable angina，UA）、非 ST 段抬高型心肌梗死（non‐ST‐segment elevation myocardial infarction，NSTEMI）和 ST 段抬高型心肌梗死（ST‐segment elevation myocardial infarction，STEMI），也有将冠心病猝死也包括在内；后者包括稳定型心绞痛、冠脉正常的心绞痛（如 X 综合征）、无症状性心肌缺血和缺血性心肌病。

本章将重点讨论"稳定型心绞痛心"和"急性冠脉综合征"，其他类型仅作简略介绍。

第二节　稳定型心绞痛

稳定型心绞痛（stable angina pectoris）亦称劳力性心绞痛，是最常见的心绞痛类型。指心绞痛的发作，包括诱发原因、性质、部位、时间、程度，在一段时期内（1~3 个月内）相对稳定的患者。

一、发病机制

其机制主要是心肌需氧增加最终超过固定狭窄的冠状动脉最大供血能力所引起的心肌缺血。心脏是高耗能器官，不但氧需求量大，且对缺血、缺氧高度敏感。由于心肌在静息状态下氧摄取率基本达到最大值，不能通过增加从血液中的氧摄取来增加氧供，因此只能通过增加冠状动脉的血流量来提供。冠状循环储备力量相当强大，在剧烈体力活动时，冠状动脉可通过血管扩张增加 6~7 倍的血液供应量。当冠状动脉狭窄大于 50% 时，在静息状态尚可通过小血管扩张维持供血；一旦心脏负荷突然增加（如劳累、激动、左心衰竭等）导致心肌耗氧增加超过小冠状动脉扩张储备能力时，则发生相对心肌供血不足，产生心绞痛。

二、病理解剖和病理生理

冠状动脉造影显示稳定型心绞痛患者的冠状动脉存在不同程度的狭窄，其狭窄程度一般大于70%。但是仍然有少数患者冠脉无显著狭窄，这些没有显著狭窄的患者可能存在心肌桥、冠状动脉痉挛、微循环及心肌代谢异常等。患者在心绞痛发作之前常有血压增高、心率增快；发作时可出现左心室收缩力下降，射血时间缩短，心搏量和心排出量降低。

三、临床表现

（一）症状

发作性胸痛是其最主要的表现：①发作的部位主要在胸骨体之后，伴放射痛，可放射至肩、左臂内侧达无名指和小指，甚至是颈、咽或下颌；②发作性质为压榨样或紧缩样，但有的患者可仅有胸闷不适；③发作诱因为体力劳动或情绪激动；④持续时间3~5分钟，一般不超过10分钟；⑤停止活动或舌下含用硝酸甘油可在几分钟内疼痛缓解。

加拿大心血管病学会（CCS）将心绞痛严重程度分为四级。

Ⅰ级：一般日常活动不引起心绞痛，费力、速度快、长时间的体力活动引起发作。

Ⅱ级：日常体力活动稍受限制，在饭后、情绪激动、寒冷时受限制更明显；平地步行200m以上或登楼一层以上受限。

Ⅲ级：日常体力活动明显受限制，以一般速度在一般条件下平地步行200m内或上一层楼即可引起心绞痛发作。

Ⅳ级：轻微活动即可引起心绞痛，甚至休息时也可发作。

（二）体征

心绞痛发作时可见心率增快、血压升高、皮肤冷或出汗，有时出现第四或第三心音奔马律。可有暂时性心尖部收缩期杂音，可能是乳头肌缺血以致功能失调引起二尖瓣关闭不全所致。

（三）实验室和辅助检查

1. 血液检查 血糖、血脂检查可评估冠心病危险因素；胸痛明显或持续时间常时需查血清心肌损伤标志物，如肌钙蛋白I或T、肌酸激酶（CK）及同工酶（CK-MB），可与急性冠脉综合征鉴别。

2. 心电图检查

（1）静息时心电图 约半数患者在正常范围或非特异性ST段和T波异常（图2-4-1）。

（2）心绞痛发作时心电图 绝大多数患者可出现暂时性心肌缺血引起的ST段移位。有的表现为心内膜心肌缺血，比如ST段压低（≥0.1mV）；有的出现T波变化，比如T波倒置，在平时T波倒置者可变为正常（T波"假性正常化"）。需要注意的是，T波改变在反应心肌缺血方面不如ST段压低特异性强（图2-4-1）。

（3）心电图负荷试验 由于稳定型心绞痛患者在静息状态时心电图多正常，需要运动来诱发。常采用平板运动试验。目前国内外常用的是以达到按年龄预计可达到的最大心率（HRmax）或亚极量心率（85%~90%的最大心率）为负荷目标，前者称为极量运动试验，后者称为亚极量运动试验。其阳性标准为心电图ST段水平型或下斜型压低≥0.1mV（J点后60~80ms）且持续2分钟以上。运动中出现典型心绞痛、室性心动过速或血压下降时，应立即停止运动。需要注意的是，心肌梗死急性期、不稳定型心绞痛、严重心力衰竭、严重心律失常患者为平板运动试验的禁忌证（图2-4-2）。

（4）心电图连续动态监测 可记录24小时心电图，从中发现心电图ST-T改变和各种心律失常。如果记录疼痛发作与心电图缺血表现在时间上吻合将有助于确定心绞痛的诊断。

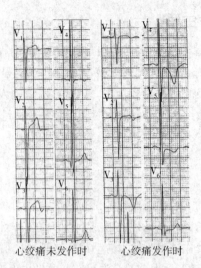

心绞痛未发作时　　心绞痛发作时

图 2 - 4 - 1　心绞痛未发作（左）及发作时心电图（右）

与未发作时心电图相比，心绞痛发作时 $V_1 \sim V_5$ 导联 T 波倒置

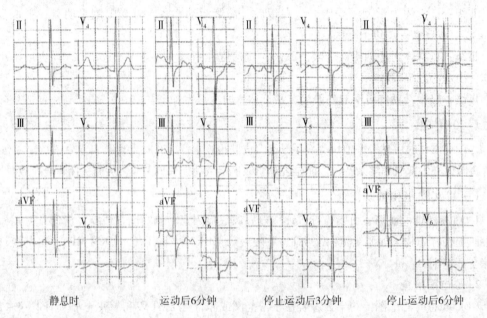

静息时　　　　运动后6分钟　　　停止运动后3分钟　　停止运动后6分钟

图 2 - 4 - 2　心电图平板试验

静息时 Ⅱ、Ⅲ、aVF 导联 ST 段压低 < 0.05mm，V_4、V_5、V_6 导联 ST 段正常；运动过后 6 分钟 Ⅱ、Ⅲ、aVF、V_4、V_5、V_6 导联水平型压低接近 2 ~ 3mm；运动后 6 分钟未恢复，出现 T 波倒置

3. 放射性核素检查

（1）核素心肌显像及负荷试验　采用 ^{201} 铊或 ^{99} 锝标记，运动或药物（双嘧达莫或腺苷）负荷下出现缺血区域灌注缺损。

（2）正电子发射断层心肌显像（PET）　除了判断心肌的血流灌注情况外，最重要的是能够评估心肌的活力。

4. 多层螺旋 CT 冠状动脉成像（CTA）　通过冠脉二维或三维重建判断冠脉管腔狭窄程度和钙化情况。具有较高的阴性预测价值。需要注意的是，当存在钙化病变时会影响对其狭窄程度的判断。

5. 超声心动图　多数患者静息状态下无异常表现，在运动或药物负荷时可出现缺血区域心室壁的运动异常。此外还可以计算左心室功能及其他心脏结构性异常，有助于心绞痛的鉴别。

6. 冠状动脉造影 冠脉造影是显示冠状动脉粥样硬化病变最有价值的有创性检测手段。被称为冠心病诊断的"金标准"。冠脉造影可以显示直径在 $100\mu m$ 以上的血管，可判断狭窄病变的部位并估计严重程度。一般认为，管腔直径狭窄大于 70% 以上会影响冠脉的供血。

7. 其他检查 由于冠状动脉造影通过造影剂充填的管腔轮廓反应冠脉病变，因此在定性和定量判断冠脉管壁横截面上的病变方面存在局限性。近年来一些更为先进的影像学及功能学检查弥补了上述不足：血管内超声（IVUS）可以从管腔内显示血管横截面的逐层结构，有助于更为精确计算管腔狭窄程度及分析病变的性质；光学相干断层成像（OCT）较 IVUS 分辨率更高，对于识别斑块性质更为精确，尤其对于血栓病变有较好的诊断价值，但是其穿透力弱，在血管较大的部位（左主干的病变）应用受到限制；血流储备分数（FFR）可以通过测定血管病变远端/近端压力阶差来计算冠状动脉血流储备，是较为准确的功能学评价指标，尤其是在冠状动脉临界病变的治疗策略方面有重要指导价值。

四、诊断和鉴别诊断

（一）诊断依据

根据典型心绞痛的发作特点，结合冠心病危险因素、发作时心电图或心电图负荷运动试验特征表现可拟诊。对于高度怀疑此病的患者可以考虑行冠脉 CTA 或冠脉造影明确诊断。

（二）鉴别诊断

1. 不稳定型心绞痛 疼痛程度更重、持续时间更长，可在休息时发作。

2. 心肌梗死 疼痛性质更剧烈，持续时间多超过 30 分钟，可长达数小时。最主要的是心电图有典型的动态演变过程。实验室检查示心肌坏死标记物增高。

3. X 综合征 多见于女性，疼痛诱发因素不定，可在劳累和休息时出现，心电图负荷试验常阳性。冠状动脉造影血管无狭窄且无冠状动脉痉挛证据。目前认为其病因可能是冠状动脉微循环障碍。治疗反应不稳定，但预后良好。

4. 肋间神经痛和肋软骨炎 前者疼痛常沿肋间分布，累及 1~2 个肋间，疼痛性质为刺痛或灼痛，多为持续性，咳嗽、用力呼吸和身体转动可使疼痛加剧，沿神经行径处有压痛，手臂上举活动时局部有牵拉疼痛；后者则在肋软骨处有压痛。

5. 心脏神经症 患者常诉胸痛，但为短暂（几秒钟）的刺痛或持久（几小时）的隐痛，患者常喜欢不时地吸一大口气或作叹息性呼吸。胸痛部位多在左胸乳房下心尖部附近，或经常变动。症状多在疲劳之后出现，而非疲劳当时，作轻度体力活动反觉舒适，有时可耐受较重的体力活动而不发生胸痛或胸闷。含用硝酸甘油无效或在 10 多分钟后才"见效"，常伴有心悸、疲乏、头昏、失眠及其他神经症。

6. 其他疾病引起的心绞痛 严重的主动脉瓣狭窄或关闭不全、肥厚型心肌病可以影响冠脉供血引起心绞痛；另外心肌桥、心肌代谢性疾病也可以影响心肌供血发生心绞痛。

五、临床评估

可综合患者的临床表现、辅助检查来综合判断：心绞痛发作诱因、性质、时间、频率与冠状动脉病变程度相关；平板运动试验中患者运动时间越短、心电图 ST 段压低越明显、心绞痛症状越严重提示冠状动脉病变越严重；心脏超声显示左室功能减低（尤其是左室射血分数小于 35%）的患者远期预后差；冠状动脉造影显示左主干病变、三支血管病变患者预后不良。

六、治疗

积极、足量、长期药物治疗是稳定型心绞痛患者治疗的基石。有证据表明，强化药物治疗能减少心绞痛发作从而改善生活质量，最重要的是还可以预防心肌梗死的发生，降低患者死亡率。

（一）发作时的治疗

停止活动，即刻休息一般可以缓解疼痛。另外口服硝酸酯类药物也可以缓解疼痛。硝酸酯类药物一方面通过扩张冠状动脉增加冠状动脉血流量，另一方面通过扩张周围血管降低心脏前后负荷和心肌需氧，从而缓解心绞痛。可以选择硝酸甘油 0.5mg 舌下含化，反复应用可以产生耐药性，副作用包括头晕、头胀痛、头部跳动感、面红、心悸等，偶有血压下降。

（二）缓解期治疗

主要目的是减少心绞痛发作次数从而改善症状；预防心肌梗死改善患者的长期预后。

1. 改善缺血、减轻症状的药物

（1）β受体阻滞剂　通过减慢心率、减低心肌收缩力，从而降低心肌耗氧量耗量，最终达到减少心绞痛的发作和增加运动耐量的目的。β受体阻滞剂用药需要强调个体化原则，从小剂量起始，逐渐增加剂量。目标心率为静息状态下 55~60 次/分。临床常用药物包括美托洛尔普通片（25~100mg，2 次/日）及其缓释片（47.5~190mg，1 次/日）以及比索洛尔（5~10mg，1 次/日）。需要注意的是，严重窦房结功能紊乱、高度房室传导阻滞、支气管哮喘患者禁用β受体阻滞剂。

（2）硝酸酯类药　可以选择的药物包括二硝酸异山梨酯（普通片 5~20mg，每日 3~4 次，缓释片 20~40mg，每日 1~2 次）和单硝酸异山梨酯（普通片 20mg，每日 2 次，缓释片 40~60mg，每日 1 次）等。需要注意的是，长期给药会产生硝酸酯类药物的耐药性，间隙给药或偏心给药方式可减少耐药性的发生。

（3）钙通道阻滞剂　通过增加冠状动脉血流和减少心肌耗氧减少心绞痛发作，尤其对以冠状动脉痉挛为主的心绞痛，钙拮抗剂是一线药物。常用钙通道阻滞剂包括：维拉帕米（普通片 40~80mg，每日 3 次，缓释片 240mg，每日 1 次）；硝苯地平（缓释片 30mg，每日 1 次）；氨氯地平（5~10mg，每日 1 次）；地尔硫䓬（普通片 30~60mg，每日 3 次，缓释片 90mg，每日 1 次）。副作用包括外周水肿、便秘、心悸、面部潮红等。需要注意的是，维拉帕米和地尔硫䓬可影响心脏传导系统，因此，严重心动过缓、房室传导阻滞和病态窦房结综合征患者禁用。

（4）其他　曲美他嗪抑制耗氧多的游离脂肪酸氧化，促进耗氧较少的葡萄糖氧化从而优化线粒体能量代谢、降低心肌耗氧，最终缓解心绞痛，常用剂量为 20mg，每日 3 次；尼可地尔是一种钾通道开放剂，与硝酸酯类制剂具有相似的药理特性，对稳定型心绞痛治疗可能有效，常用剂量为 2mg，每日 3 次；伊伐布雷定通过抑制心脏去极化期 If 离子通道，从而降低窦房结的节律，达到降低心率的目的，目前主要应用于β受体阻滞剂不耐受或禁忌的患者，或者使用足量β受体阻滞剂后静息心率仍大于 60 次/分的患者，常用剂量为 5mg，每日 2 次，3~4 周后改为 7.5mg，每日 2 次。

2. 预防心肌梗死、改善预后药物

（1）抗血小板药物　阿司匹林通过抑制环氧化酶和血栓烷 A_2 合成发挥抗血小板凝集的作用，如没有禁忌证都应服用。推荐剂量 100mg，每日 1 次。主要不良反应是消化道出血。氯吡格雷可通过不可逆的、选择性的抑制二磷酸腺苷（ADP）与其血小板受体的结合，从而进一步抑制 ADP 介导的 GP Ⅱb/Ⅲa 复合物的活化，最终发挥抗血小板的作用。由于氯吡格雷在

稳定型心绞痛患者中应用缺乏循证医学证据，因此主要用于支架植入后及阿司匹林有禁忌的患者。氯吡格雷用法 75mg，每日 1 次。

（2）ACEI 或 ARB　对于合并有高血压、糖尿病、心力衰竭或左心室收缩功能不全的高危患者建议使用。常用药物包括卡托普利（12.5～50mg，每日 3 次）、依那普利（5～10mg，每日 2 次）、贝那普利（10～20mg，每日 1 次）等。需要注意的是，对于妊娠妇女、双侧肾动脉狭窄、严重肾功能不全及高钾血症患者禁用或慎用。最常见的副作用是咳嗽，不能耐受者可使用 ARB 类药物。

（3）他汀类药物　通过竞争性抑制羟甲基戊二酰辅酶 A（HMG－CoA）还原酶从而降低 TC 和 LDL－C，另外还具有抗炎、延缓斑块进展、稳定斑块等多效性作用。因此，无论血脂水平如何，在没有禁忌证的冠心病患者均应给予他汀类药物。药物的剂量可根据目标 LDL－C 水平调整。临床常用的他汀类药物包括：阿托伐他汀（10～20mg，每晚 1 次）、瑞舒伐他汀钙（5～20mg，每晚 1 次）等。肝损伤及肌肉损伤是他汀类药物的主要副作用，应用时应注意监测氨基转移酶和肌酸激酶等指标。

（4）β 受体阻滞剂　用法及用量同上。

3. 血管重建治疗

血运重建包括经皮冠状动脉介入治疗（percutaneous coronary intervention，PCI）和冠状动脉旁路移植术（coronary artery bypass graft，CABG）。稳定型心绞痛是否需要血运重建主要根据患者病变的解剖位置、管腔狭窄程度、心肌缺血范围及心绞痛症状。血运重建的主要目的是为了改善患者长期生存率及症状。对于管腔直径狭窄大于 50% 的左主干病变、多支非左主干病变狭窄程度大于 70% 等严重血管病变患者，在优化药物治疗的基础上血运重建可改善患者的长期生存率；对于非左主干病变以及非多支血管病变患者，如果冠状动脉血管直径狭窄大于 70% 或存在心肌缺血证据（比如 FFR＜0.8），在优化药物治疗的基础上仍反复发作心绞痛的患者，血运重建可以改善心绞痛症状。以前认为对合并左主干和多支血管病变等严重冠状动脉病变的患者，CABG 优于 PCI。近年来，随着围手术期抗血小板药物治疗的优化以及新一代药物洗脱支架（drug－eluting stent，DES）的广泛应用，PCI 在稳定型心绞痛患者中的适应证逐渐拓宽，对于某些复杂冠心病患者，如左主干、多支血管病变的患者，PCI 术的长期预后不亚于 CABG。

七、患者教育与管理

稳定型心绞痛患者治疗的首要目标是降低死亡率，其次是减少心绞痛发作，改善生活质量。对于所有的稳定型心绞痛患者均应进行长期、定期的随访。随访内容包括：体重、血糖、血压、血脂等危险因素的控制情况如何；药物应用是否合理、患者依从性如何；患者病变进展如何、是否需要进一步介入或手术干预。这些长期随访的实施是建立在患者对治疗期良好依从性基础之上；因此对患者的教育尤为重要，在解除患者焦虑及担心的基础之上要让患者了解疾病的过程、治疗方案以便改正自己不良的生活习惯并坚持服药。另外，尤其需要让患者了解冠心病恶化信号，以便患者能够及时就医，避免延误病情。

八、预后

大多数患者经过积极、强化的药物治疗后症状可缓解或消失，充分的侧支循环建立以后可长时间不发作心绞痛。

第三节　急性冠脉综合征

急性冠脉综合征（acute coronary syndrome，ACS）是一组由急性心肌缺血引起的临床综合征，是冠心病中急性发作的临床类型，是根据患者的临床表现、ECG 改变、生化检查结果和冠状动脉病变的病理学特征综合分析得出的临床诊断。其包括不稳定型心绞痛（unstable angina，UA），非 ST 段抬高型心肌梗死（non – ST segment elevation myocardial infarction，NSTEMI）和 ST 段抬高型心肌梗死（ST segment elevation myocardial infarction，STEMI）。

一、不稳定型心绞痛和非 ST 段抬高型心肌梗死

不稳定型心绞痛和非 ST 段抬高型心肌梗死合称为非 ST 段抬高型急性冠状动脉综合征（non – ST segment elevation acute coronary syndrome，NSTE – ACS），常由动脉粥样硬化斑块破裂引起。两者在病理生理学机制、临床表现和治疗方法上都相似，两者的主要差别在于缺血是否严重到使得心肌损伤所产生的心肌损害标志物足以被检测到。

（一）病因和发病机制

UA 或 NSTEM 是由不稳定的动脉粥样硬化斑块破裂或糜烂，诱导血小板聚集、血栓形成，导致病变血管完全或非完全性闭塞造成不同程度的心肌缺血、缺氧。如果缺血、缺氧时间较短或存在侧支循环未引起心肌坏死，不引起心肌坏死标志物升高，则为不稳定型心绞痛；反之则为 NSTEM。

（二）临床表现

1. 症状 与稳定型心绞痛相比，非 ST 段抬高型急性冠状动脉综合征胸痛表现为诱发疼痛活动阈值更低、程度更重，持续时间更长。表现为：①静息型心绞痛，休息时发作，持续时间 20 分钟；②初发型心绞痛，轻微体力活动可诱发，至少达到加拿大心血管学会分级（CCS）Ⅲ级；③恶化型心绞痛，稳定的劳力性心绞痛基础上，出现逐渐加重的心绞痛，如疼痛更剧烈、时间更长或更加频繁，程度至少 CCS Ⅲ级。

2. 体征 可有一过性第三心音、第四心音或二尖瓣收缩期杂音，但均非特异体征。

（三）实验室和辅助检查

1. 心电图及心电图运动负荷试验 应该在患者首次医疗接触（first medical contact，FMC）10 分钟内行心电图检查，并进行连续心电图监测。大多数患者有一过性 ST 段抬高或压低和 T 波低平或倒置。如果症状发作心电图 ST 段改变（抬高或压低）超过 0.05mV 或胸前导联对称性 T 波倒置大于等于 0.2mV 提示冠脉病变严重。如果患者静息心电图和心脏标志物正常，需要在出院 72 小时内行心电图运动负荷试验进一步评估缺血情况。

2. 冠状动脉 CT 多数急诊胸痛患者并非 ACS，对于静息心电图和心脏标志物正常者诊断困难，冠状动脉 CT 有助于进一步确诊，缩短住院时间。冠状动脉 CT 还可以排除引起胸痛的其他原因，比如主动脉夹层等。

3. 冠状动脉造影和其他侵入性检查 冠状动脉造影可提供详细的血管相关信息，帮助指导治疗及评价预后。根据 UN/NSTEM 患者风险评估模型，对于中高危患者应该早期行冠状动脉造影检查。血管内超声显影（IVUS）和光学相干断层显影（OCT）可进一步提供斑块分布、性质、大小和是否斑块破溃及血栓形成等信息。

4. 心脏标志物 心肌坏死标志物是区分 UA 和 NSTEM 的主要指标，心肌坏死标志物包括肌钙蛋白 T 及 I 和 CK 及 CK – MB，且肌钙蛋白 T 及 I 比 CK 及 CK – MB 更为敏感可靠。因此，肌钙蛋白检测对于危险分层及对进一步治疗策略的制定至关重要。对于怀疑 UA 或 NSTEM 患者在入院和症状发作后 3~6 小时内监测肌钙蛋白水平，如果初始肌钙蛋白水平正常，应该在 6 小时后再次检测。另外，B 型钠尿肽（BNP）和 N 端 BNP 前体（NT – pro – BNP）浓度可反应左心室压力。有研究表明，其血浆水平是 NSTEM 患者长期及短期死亡率的强预测因子，因此 BNP 检测可提供额外的预后信息。

（四）诊断和鉴别诊断

根据典型的心绞痛症状、缺血性心电图改变（新发的或一过性 ST 段压低 $\geqslant 0.05$mV，或 T 波倒置 $\geqslant 0.2$mV）以及心肌损伤标记物（cTnT、cTnI）测定，可作出 UA/NSTEMI 诊断。冠脉造影是诊断冠心病的重要方法，对决定治疗策略具有重要意义。对于个别患者需要行 IVUS 或 OCT 检查。需要与急性心包炎、急性肺动脉栓塞、急腹症、主动脉夹层等疾病鉴别。

（五）危险分层

UA/NSTEMI 患者是内科急重症，由于其临床表现严重程度不一，因此必须尽早进行危险分层，制定个体化治疗方案，以免延误治疗。患者入院时病史、体格检查、心电图及心脏标志物均能用于评估患者死亡和缺血事件。近年来，在大型临床研究基础上开发出多类风险预测模型，用于对 ACS 患者的危险分层，比如心肌梗死溶栓治疗临床试验（TIMI）评分及全球急性冠脉综合征注册（GRACE）评分。TIMI 危险评分纳入如下 7 个变量：①年龄 >65 岁；②3 个或 3 个以上冠心病危险因素（冠心病家族史、高血压、高胆固醇血症、糖尿病或吸烟）；③冠状动脉狭窄程度 $\geqslant 50\%$；④心电图 ST 段改变 >0.05mV；⑤近 24 小时内有 $\geqslant 2$ 次以上心绞痛发作；⑥近 1 周内有口服阿司匹林病史；⑦心肌损伤标志物升高。存在 1 个变量时计 1 分，然后累计其变量的数量和，评分范围为 0~7 分。根据患者的危险评分值，将其分成低分（0~2 分）组、中分（3~4 分）组与高分（5~7 分）组。GRACE 风险评分是对急性冠脉综合征患者进行风险评估的另外一个重要模型。在此模型中能够预测死亡的危险因素包括年龄、心率、收缩压、Killip 分级、是否有已知心脏事件、初始心肌标志物、初始血清肌酐水平以及 ST 段偏离程度等。GRACE 评分大于 140 分被认为是高危患者，能够从早期血管重建术中获益。

（六）治疗

UA/NSTEMI 是内科危重症，主要治疗目的是即刻缓解缺血和预防缺血事件进一步进展，发展为 ST 段抬高型心肌梗死（STEMI）。对疑似 UA/NSTEMI 者的第一步关键性治疗就是尽早作出恰当的评估，进行危险分层，根据轻重缓急制定治疗策略。

1. 一般治疗 卧床休息，疼痛明显及紧张患者可给予小剂量镇静和抗焦虑药物。伴有低氧血症时（$SaO_2 < 90\%$）时给予吸氧。

2. 药物治疗

（1）抗心肌缺血药物 通过扩张冠脉血管或降低心率、血压增加冠脉血流量及减少心肌耗氧量。包括①硝酸酯类药物：口服无效时可静脉给药，硝酸甘油起始剂为 5~10μg/min，每 5~10 分钟增加 10μg/min，最大剂量为 200μg/min。当出现头痛或低血压（收缩压低于 90mmHg 或降低大于 30mmHg）时减量或停用。由于长时间应用会出现耐药，因此症状消失 12~24 小时后改用口服制剂。②β 受体阻滞剂：所有无禁忌证的 UA/NSTEMI 的患者均应尽早使用。③钙通道阻滞剂：是血管痉挛性心绞痛的首选。对于足量 β 受体阻滞剂与硝酸酯类药物治疗后仍不能控制缺血症状的患者可口服长效制剂。但是对于心功能不全的患者，应用 β 受体阻滞剂的同时应谨慎使用钙通道阻滞剂。维拉帕米和 β 受体阻滞剂均有负性传导作用，不宜联合使用。

（2）抗血小板药物

1）阿司匹林 所有无禁忌证的 UA/NSTEMI 的患者均应尽早使用，首次口服非肠溶制剂或直接嚼服肠溶制剂 300mg，随后 100mg，每日 1 次，长期维持。

2）ADP 受体拮抗剂 干扰二磷酸腺苷（ADP）介导的血小板活化，包括氯吡格雷、替格瑞洛及普拉格雷。氯吡格雷为前体药物，需肝脏细胞色素 P450 酶代谢形成活性代谢物，因此药效受到细胞色素 P450 酶基因多态性的影响，且与 ADP 受体不可逆结合，停药后血小板功能恢复时间长。新一代 ADP 受体拮抗剂替格瑞洛及普拉格雷更强和更快速抑制血小板的作用，且不受基因多态性的影响。目前越来越多循证医学证据表明，新一代 ADP 受体抗剂替格瑞洛和普拉格雷在改善患者长期预后方面优于氯吡格雷。氯比格雷首剂可用 300mg 或 600mg 的负荷量，随后 75mg，1 次/日；替格瑞洛 180mg 负荷剂量，随后 90mg，2 次/日；普拉格雷 60mg 负荷剂量，随后 10mg，1 次/日。无论选择上述 3 种药物的任何一种均需与阿司匹林联用至少 12 个月。特别要注意的是，普拉格雷因其高出血风险而禁用于高出血风险患者，包括既往有卒中或短暂脑缺血发作病史、年龄 >75 岁及体重低于 60kg 的患者。

3）血小板糖蛋白 Ⅱb/Ⅲa（GPⅡb/Ⅲa）受体拮抗剂 通过与血小板膜上 GPⅡb/Ⅲa 受体结合来阻止纤维蛋白原与该受体的结合，达到最直接、最完全地抑制血小板聚集的目的。主要用于拟行 PCI 术的 UA/NSTEMI 的高危患者。可以选择的药物包括替罗非班和依替非巴肽。

（3）抗凝治疗 常规应用于中危和高危的 UA/NSTEMI 患者。

1）普通肝素 负荷剂量为 60~70IU/kg，最大剂量不超 5000IU，随后以 12~15IU/(kg·h) 的速度静脉滴注，最大剂量不超过 1000IU/h。开始用药或调整剂量后 6 小时需监测激活部分凝血酶时间（APTT），理想值为 50~75 秒。用药时间为 48 小时或者持续到行介入手术。由于存在发生肝素诱导的血小板减少症的可能，在使用期间应监测血小板。

2）低分子肝素 与普通肝素相比，抗 Xa 因子及 Ⅱa 因子活性更强。在降低心脏事件发生率方面更优或不劣于普通肝素。经过皮下注射，使用方便，不用监测凝血功能，同时发生肝素诱导的血小板减少症的可能性更低。推荐药物为依诺肝素，1mg/kg，皮下注射，2 次/日。肾功能不全 [eGFR < 15ml/(min·1.73m^2)] 禁用。

3）磺达肝葵钠 为选择性 Xa 因子间接抑制剂。与普通肝素相比，不仅能有效减少 UA/NSTEMI 患者心血管事件，而且显著降低出血风险。对于保守策略治疗的患者，尤其是出血风险高的患者为首选抗凝药物。但是，对需行 PCI 的患者，术中需追加普通肝素抗凝。皮下注射 2.5mg，每日一次。

4）比伐卢定 为直接抗凝血酶制剂，可特异性的抑制 Ⅱa 因子活性，作用可逆而短暂，出血事件发生率低。主要用于 UA/NSTEMI 患者 PCI 术中抗凝，与普通肝素相比出血风险明显降低。静脉推注 0.75mg/kg，再静脉滴注 1.75mg/(kg·h)，一般不超过 4 小时。

（4）调脂治疗 他汀类药物具有调脂、抗炎、稳定斑块等多效性作用，众多循证医学研究表明，早期他汀强化治疗能降低 UA/NSTEMI 患者死亡率和心肌梗死发生率。因此，无论患者基线血脂水平如何，UA/NSTEMI 患者均应在 24 小时内开始启动他汀治疗。根据目标值（LDL-C < 70mg/dl）调整他汀类药物的剂量。注意监测肝酶及肌酶，及时发现肝脏及肌损伤等副作用。

（5）ACEI 或 ARB 对于 UA/NSTEMI 患者，如果没有低血压（收缩压低于 100mmHg）、肾衰竭、双侧肾动脉狭窄等禁忌，均应该应在 24 小时内启动治疗，不能耐受 ACEI 者可用 ARB 替代。

3. 冠状动脉血运重建

（1）经皮冠状动脉介入治疗 根据患者危险分层来确定介入治疗的紧迫性。

1）需要行急诊（<2 小时）介入治疗的患者包括：难治性心绞痛；有心衰症状及体征、新发或加重的二尖瓣返流；持续性室速或室颤以及血流动力学不稳定的患者；接受强化药物治疗后仍有静息或反复发作的心绞痛。

2）需要行早期（<24 小时）介入治疗的患者包括：无以上临床特点，但是 GRACE 评分大于 140 分；肌钙蛋白水平有动态变化；新发现或可能的 ST 段压低。

3）可以延迟（25~72 小时）介入治疗的患者包括：无以上临床特点，但是有糖尿病；肾脏功能不全；左室收缩功能不全；早期梗死后心绞痛；6 个月内曾接受 PCI 治疗；曾经接受过 CABG 手术；GRACE 评分为 109~140 分，TIMI 评分大于等于 2 分。

4）对于低危患者（TIMI 评分 0 或 1 分，GRACE 评分小于 109 分，肌钙蛋白阴性的女性）不建议常规行侵入性诊断和治疗，可根据负荷试验的结果选择治疗方案。

（2）冠状动脉旁路搭桥术　对于糖尿病患者、多支血管病变、左主干病变、左心室功能不全患者获益较大。

（七）患者的教育及管理

UA/NSTEMI 患者的治疗是个长期的过程，最终目的是降低患者的死亡率，提高生活质量。首先，要加强患者教育，通过简单易懂的方式让患者理解疾病原因、治疗方案等，提高其随访的依从性及对疾病加重临床表现的认识。其次，制定长期的慢性病管理方案，包括生活方式的改变，积极控制危险因素，长期药物治疗以及合理适度的运动锻炼。总的来说可以遵循 ABCDE 的方案：A，抗血小板及 ACEI；B，β 受体拮抗剂及血压控制；C，戒烟及调脂；D，合理膳食及控制糖尿病；E，健康教育及运动。

（八）预后

UA/NSTEMI 患者的长期预后与患者的合并症，病变血管的严重程度、是否接受早期、合理的药物及介入治疗有关。总的来说其住院期间死亡率低于 STEMI，但远期的心血管事件发生率与 STEMI 近似。

二、急性 ST 段抬高型心肌梗死

急性 ST 段抬高型心肌梗死（ST‑segment elevation myocardial infarction，STEMI）是指心肌的急性缺血性坏死，大多是在冠状动脉病变的基础上，发生冠状动脉血供急剧减少或中断，造成相应的心肌严重而持久地缺血所致。冠状动脉血管持续、完全闭塞通常是在冠状动脉粥样硬化不稳定斑块病变的基础上继发血栓形成所致。

（一）流行病学

本病在欧美国家常见，美国 35~84 岁人群中年发病率男性为 71‰，女性为 22‰；我国发病率低于欧美国家，但近年来有逐渐上升的趋势。我国 STEMI 年住院例数已从 2001 年的 4.53 万例增加至 2011 年的 20.79 万例。

（二）病因和发病机制

STEMI 的基本病因是粥样硬化，由于不稳定的粥样斑块溃破或粥样硬化斑块内出血或血管持续痉挛，造成管腔内血栓形成，导致冠状动脉发生急性持久闭塞。在无有效的侧支循环情况下，如果供血完全中断时间达 20~30 分钟即可发生心肌梗死。促使斑块破裂的因素包括交感神经活性增加、饱餐后、重体力活动、情绪过分激动等。STEMI 可发生在既往有频发心绞痛的患者，也可发生既往无任何症状的患者。发生 STEMI 后可出现严重心律失常、休克或心力衰竭，均可使冠状动脉灌流量降低，心肌坏死范围扩大。

（三）病理解剖

由于冠状动脉完全闭塞，造成供血区域心肌发生透壁性梗死，在心电图上表现为典型的 ST 段抬高及 Q 波形成，也就是以往所说的 Q 波性心肌梗死。当冠状动脉完全闭塞 20~30 分钟后，受其供血的心肌开始出现坏死，1~2 小时后绝大部分心肌呈现凝固性坏死，心肌间质充血、水肿，伴炎症细胞浸润。如果病变波及心包则出现反应性心包炎。如果坏死面积大，在心腔内压力的作用下，坏死的心壁可发生破裂，破裂可发生在心室游离壁、乳头肌或心室间隔。约在 1~2 周后坏死组织开始吸收，逐渐纤维化。在 6~8 周后逐渐形成慢性瘢痕而愈合，称为陈旧性心肌梗死。如果瘢痕组织太大，瘢痕组织在心室压力的作用下向外突出形成室壁瘤。由于侧支循环的建立，梗死区域附近的心肌血液供应得以恢复。

（四）病理生理

主要是由于心肌坏死后左心室舒张和收缩功能障碍后导致的血流动力学改变，其严重程度和持续时间取决于梗死的部位、程度和范围。心室收缩功能异常可表现为非同步收缩运动、收缩减弱，无收缩和反常运动。反常运动是由于坏死心肌完全丧失收缩功能，在坏死周围有功能心肌收缩时外突，故又称为矛盾性运动。舒张功能障碍表现为左心室舒张末期压增高。左心室舒张和收缩功能障碍最终导致射血分数减低，心搏量和心排血量下降，外周血压下降。急性大面积心肌梗死者，收缩功能严重障碍，可发生泵衰竭，即心源性休克或急性肺水肿。心肌梗死后由于心脏收缩及舒张功能障碍，为维持心脏供血，机体启动交感神经系统、肾素－血管紧张素－醛固酮系统以及 Frank－Starling 等代偿机制，导致非梗死代偿性肥厚，而梗死区域瘢痕组织继续变薄，最终导致左心室体积增大及形状改变。

（五）临床表现

与梗死的面积大小、部位、冠状动脉侧支血管情况密切有关。本病在发作之前常有诱发因素，包括剧烈运动、创伤、情绪激动、精神紧张等。本病还与气候变化及季节有关，春、冬季发病较多见。另外，反复发作的冠状动脉痉挛也可以诱发心肌梗死。多数患者会出现发病前的先兆，比如心绞痛发作频繁、性质的改变、对硝酸甘油反应性变差；心电图会出现一过性明显抬高（变异型心绞痛）或压低及 T 波"假性正常化"等。

1. 症状

（1）疼痛　最先出现的症状，对于原有心绞痛的患者，疼痛部位及性质与心绞痛相似，但较剧烈、持久、硝酸甘油疗效差，常有伴随症状，如大汗、恶心、呕吐等。老年人或糖尿病患者可能无明显疼痛，以休克或急性心力衰竭起病。部分患者心绞痛症状不典型，有的表现为上腹部疼痛，被误认为胃穿孔或急性胰腺炎等急腹症；有的患者表现为下颌、背部上方疼痛，被误认为牙痛或关节痛。

（2）全身症状　由于坏死物质吸收可出现发热、心动过速、白细胞增高和血沉增快。一般在疼痛发生后 24～48 小时出现，其严重程度与梗死范围常呈正相关。体温一般在 38℃ 左右，很少超过 39℃，持续约一周。

（3）胃肠道症状　由于迷走神经和膈肌受到坏死心肌刺激，可出现频繁的恶心、呕吐和上腹胀痛。另外，恶心、呕吐还可能与心排血量降低、组织灌注不足有关。

（4）心律失常　75%～95% 的患者可出现心律失常，多发生在病程的 1～2 周，以 24 小时内最多见。室性心律失常最常见，如果出现频发、成对、多源性室早或 RonT 现象（室早落在前一心搏的易损期）提示有发生室颤的可能。室颤是心肌梗死早期，尤其是院前死亡的主要原因。也可见房室传导阻滞及束支传导阻滞，完全性房室传导阻滞多见于下壁心肌梗死，如果前壁心肌梗死发生房室或（和）室内传导阻滞表明梗死范围广泛。室上性心律失常少见，常发生于心衰患者。

（5）心力衰竭　发生在 32%～48% STEMI 患者，主要表现为急性左心衰竭，由于心肌梗死后心脏舒缩力显著减弱所致。表现为呼吸困难、咳嗽、发绀、烦躁等症状，严重者可发生肺水肿，随后出现右心衰竭表现。右心室心肌梗死者可一开始即出现右心衰竭伴血压下降。根据有无心力衰竭表现及其相应的血流动力学改变严重程度，按 Killip 分级法将急性心肌梗死的心功能分为四级。

Ⅰ级：尚无明显心力衰竭。

Ⅱ级：有左心衰竭，肺部啰音 <50% 肺野。

Ⅲ级：有急性肺水肿，全肺大、小、干、湿啰音。

Ⅳ级：有心源性休克等不同程度或阶段的血流动力学变化。

（6）低血压和休克　主要由于大面积心肌梗死导致心肌收缩功能障碍所致，见于20%的患者，多在起病后数小时至1周内发生。表现为收缩压降低（低于80mmHg），伴有皮肤湿冷、大汗淋漓、尿量减少（<20ml/h）等。右心室及下壁心肌梗死也常发生低血压。

2. 体征

（1）心脏体征　心界可正常也可有轻至中度增大。心率可增快，也可减慢。心尖区第一心音减弱，可出现第三或第四心音奔马律。约10%~20%的患者在起病第2~3天出现心包摩擦音，为反应性纤维蛋白性心包炎所致，多在1~2天内消失。乳头肌功能障碍引起二尖瓣关闭不全时可出现心尖区收缩期粗糙杂音。发生心室间隔穿孔时胸骨左下缘出现响亮的收缩期杂音，常伴有震颤。右室梗死较重者可出现颈静脉怒张。

（2）血压　除发病极早期可出现一过性血压增高外，几乎所有患者在病程中都会出现血压降低，且不能恢复到起病之前的水平。

（3）其他　包括心律失常、休克或心力衰竭相关的其他体征。

（六）实验室和辅助检查

1. 心电图　心电图是早期诊断STEMI最主要的无创性检查（图2-4-3）。STEMI特征性心电图的动态演变对MI的诊断、定位、范围估计、病情演变以及预后均有帮助。STEMI心电图的特征性改变包括：①在面向坏死区周围心肌损伤区的导联上出现ST段弓背向上抬高、病理性Q波（宽而深的Q波）以及T波倒置。在背向MI区的导联则出现相反的表现，即R波增高、ST段压低、T波直立并增高。上述特征性的心电图表现顺序或同时出现在心肌梗死病程的不同阶段，称为动态演变。②在病程的超急性期（数小时内）：出现高大、两肢不对称的T波。③病程的急性期（数小时至2天）：数小时内现ST段弓背向上抬高，与直立的T波连接，形成单相曲线；数小时到2天内出现病理性Q波，同时R波减低，病理性Q在绝大部分患者将终身存。④亚急性期（数日至2周左右）：在不进行干预治疗的情况下，ST段可抬高持续数日至2周，然后逐渐回到基线水平，T波则变为平坦或倒置。⑤慢性期（数周至数月以后）：T波呈V形倒置，两肢对称，波谷尖锐，T波倒置可能终身存在，也可能可在数月到数年内逐渐恢复正常。根据特征性改变的心电图出现的导联数可以大致对心肌梗死进行定位并判断梗死面积的大小（表2-4-1）。

表2-4-1　ST段抬高性心肌梗死心电图定位诊断

导联	前间壁	局限前壁	前侧壁	广泛前壁	下壁	下间壁	下侧壁	高侧壁	正后壁
V_1	+			+		+			
V_2	+			+		+			
V_3	+	+		+		+			
V_4		+		+					
V_5		+	+	+					
V_6			+						
V_7			+				+		+
V_8									+
aVR									
aVL		±	+	±	−	−	−	+	
aVF					+	+	+		
I		±	+	±				+	
II					+	+	+		
III					+	+	+		

注："+"为正面改变，表示典型Q波，ST段抬高及T波倒置等变化；"−"为反面改变，表示QRS波主向上，ST段压低及与"+"部位的T波方向相反的T波；"±"为可能有正面改变

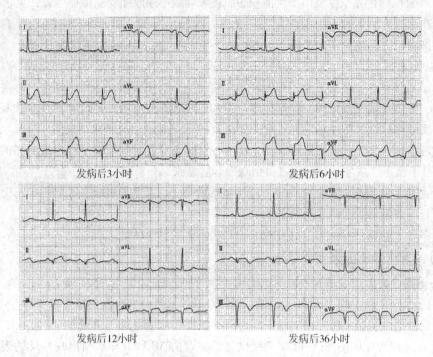

发病后3小时   发病后6小时

发病后12小时   发病后36小时

图2-4-3 急性下壁心肌梗死动态演变心电图

2. 放射性核素检查 正电子发射计算机断层扫描（PET）可观察心肌代谢变化，判断心肌是否存活，是目前唯一能直接评价心肌活性的影像技术。一些核素示踪剂包括^{201}Tl、^{99m}Tc - MIBI和18F - FDG可用于直接显像存活心肌。ECG门控的心血池显像可评估室壁运动、室壁厚度和整体功能。

3. 超声心动图 超声心动图上所见的室壁运动异常提示心肌缺血。在评价有胸痛而无特征性心电图变化时，超声心动图可以帮助进行鉴别诊断，比如除外主动脉夹层。此外，床旁超声心动图还可以发现机械性并发症，如乳头肌功能不全和（或）断裂以及室间隔穿孔。负荷超声心动图检查还可用于评价心肌活力。

4. 选择性冠脉造影 一旦诊断尽可能早期行冠状动脉造影，制定下一步介入治疗策略。

5. 实验室检查

（1）在起病24~48小时后，白细胞可增增高，很少超过20×10^9/L，中性粒细胞增多，嗜酸性粒细胞减少或消失；血沉加快；C反应蛋白（CRP）增高，可持续1~3周。另外，在起病数小时至2日，血中游离脂肪酸可增高。

（2）血清心肌坏死标记物

1）肌红蛋白 出现最早，起病2小时内即升高，12小时达到峰值，24~48小时恢复正常。缺点是特异性差。

2）肌钙蛋白（cTn）T或I 诊断急性心肌梗死的特异性及敏感性均佳。两者在起病3~4小时后升高，cTnI于11~24小时达到峰值，7~10天恢复正常；cTnT在24~48小时达到峰值，10~14天恢复正常。其缺点是出现时间稍晚，因此，在症状出现后6小时内测定为阴性者需要在6小时后再复查。其次，由于持续时间长不利于诊断新发生的心肌梗死。

3）肌酸激酶同工酶（CK - MB） 诊断心肌梗死的特异性及敏感均佳。在起病4小时内增高，16~24小时达高峰，3~4天恢复正常。由于出现时间较早，可以用于心肌梗死的早期诊断。另外，其增高的程度还能反映心肌梗死的范围。其高峰出现时间是否提前还是判断溶栓治疗是否成功的主要指标。

（七）诊断和鉴别诊断

根据典型胸痛，特征性的心电图动态演变过程以及心肌坏死标志物均可以诊断。对于临床症状不典型的老年患者，如果突然出现不明原因的心力衰竭、心律失常、上腹部疼痛、呕吐、牙痛及下颌疼痛均要考虑到本病的可能，一定要进行动态的心电图及心肌坏死标志物的监测，以免漏诊。鉴别诊断需要考虑如下疾病。

1. 心绞痛 尤其是不稳定型心绞痛。鉴别要点见表 2 - 4 - 2。

表 2 - 4 - 2　心绞痛与急性心肌梗死的鉴别

鉴别诊断项目	心绞痛	急性心肌梗死
疼痛		
1. 部位	中下段胸骨后	相同，但可在较低位置或上腹部
2. 性质	压榨性或窒息性	相似，但程度更剧烈
3. 诱因	劳力、情绪激动、受寒、饱餐等	不常有
4. 时限	短，1～5 分钟或 15 分钟内	长，数小时或 1～2 天
5. 频率	频繁	发作不频繁
6. 硝酸甘油疗效	显著缓解	作用较差或无效
气喘或肺水肿	极少	可有
血压	升高或无显著变化	可降低，甚至发生休克
心包摩擦音	无	可有
坏死物质吸收表现		
1. 发热	无	常有
2. 血白细胞增加（嗜酸性粒细胞减少）	无	常有
3. 血沉增快	无	常有
4. 血清坏死标志物升高	无	有
心电图变化	无变化或暂时性 ST 段和 T 波变化	有特征性和动态性变化

2. 急性肺动脉栓塞 可发生胸痛、咯血、呼吸困难和休克。早期即出现低氧血症及急性右心衰的表现，如发绀、颈静脉充盈、肝大、下肢水肿等。无心肌梗死特征性心电图改变及动态演变，主要表现为 I 导联 S 波加深，III 导联 Q 波显著、T 波倒置，胸导联过渡区左移，右胸导联 T 波倒置等改变。核素肺通气 - 灌注扫描异常。超声心动图检查可发现右心负荷增加的表现，比如肺动脉高压、右心室扩大；CTA 检查可发现较大分支肺动脉血栓栓塞。

3. 主动脉夹层 胸痛一开始即达高峰，常放射到背、肋、腹、腰和下肢。两上肢的血压和脉搏可有明显差别，可伴有下肢暂时性瘫痪、偏瘫和主动脉瓣关闭不全的表现。超声心动图、主动脉 CTA 或 MRA 有助于诊断。

4. 急性心包炎 心包炎早期可有较剧烈而持久的心前区疼痛，但心包炎的疼痛与发热同时出现，呼吸和咳嗽时加重；心电图有重要鉴别意义，急性心包炎心电图除 aVR 外，其余导联均有 ST 段弓背向下的抬高，T 波倒置，但无异常 Q 波出现。

5. 急腹症 急性胰腺炎、消化性溃疡穿孔、急性胆囊炎、胆石症等，均有上腹部疼痛。可以通过病史、体格检查、心电图以及血清心脏标志物测定来鉴别。

（八）并发症

1. 乳头肌功能失调或断裂 总发生率可达 50%。由于缺血或坏死导致二尖瓣乳头肌功能障碍，造成二尖瓣脱垂或关闭不全，心尖区出现收缩中晚期喀喇音和吹风样收缩期杂音。轻症者随着乳头肌功能的恢复，杂音可以消失。重症者可发生乳头肌断裂，迅速出现心力衰竭及肺水肿，较为少见，多发生于二尖瓣后乳头肌，且多见于下壁心肌梗死。

2. 心脏破裂 多在起病一周内出现，多为心室游离壁破裂，引起急性心包填塞而猝死。

也可发生心室间隔破裂造成室间隔穿孔，在胸骨左缘第3~4肋间出现响亮的收缩期杂音，常伴有震颤，可引起心力衰竭和休克，在数日内死亡。心脏破裂也可为亚急性，患者能存活数月。

3. 心室壁瘤（cardiac aneurysm）　主要见于左心室，发生率5%~20%。体格检查可见左侧心界扩大，心脏搏动较广泛，可有收缩期杂音。心电图表现为ST段持续抬高。超声心动图、放射性核素心脏血池显像以及左心室造影可见局部心缘突出，搏动减弱或有反常搏动。很少发生破裂，但易出现室壁血栓导致体循环栓塞。另外，还可发生室性心律失常及心力衰竭。

4. 栓塞　发生率1%~6%，见于起病后1~2周。左心室附壁血栓脱落可引起脑、肾、脾、或四肢等动脉栓塞。下肢静脉血栓部分脱落，可导致肺动脉栓塞，猝死。

5. 心肌梗死后综合征（post infarction syndrome）　发生率约10%，于心肌梗死后数周至数月内出现，可反复发生，表现为心包炎、胸膜炎或肺炎，有发热、胸痛、白细胞增多和血沉增快等症状，可能为机体对坏死物质的过敏反应。

（九）治疗

治疗原则是尽早开通闭塞梗死相关动脉，恢复心肌的血液灌注以挽救濒死心肌，防止梗死面积的扩大。及时处理各种危及生命的并发症，如恶性心律失常、泵衰竭，防止猝死。最终目的是使患者不但能平稳度过心肌梗死的急性期，而且还能保持尽可能多的有功能的心肌，保存心功能。

1. 院前急救　其目的是尽可能缩短患者发病至到达医院的时间。首先要通过健康教育使公众了解急性心肌梗死的早期症状，并尽早呼叫"120"及时就医，缩短症状发作至首次医疗接触（FMC）的时间。在FMC后10分钟内完成首份心电图记录，确诊后迅速分诊，优先将发病12小时内的STEMI患者送至可行急诊PCI的医院，从而缩短FMC至到达医院的时间。到医院后尽可能绕过急诊室和冠心病监护病房或普通心脏病房直接将患者送入心导管室行直接PCI。需要注意的是，在心脏标志物检查结果出来之前，可根据典型临床表现和心电图ST段抬高即可启动再灌注治疗程序。

2. 住院治疗

（1）**监护和一般治疗**　参见NSTEMI部分。

（2）**解除疼痛**　心肌梗死引起的剧烈疼痛可引起交感神经过度兴奋，从而导致心动过速、血压升高及心肌收缩力增强，最终导致心肌耗氧量增加，形成恶性循环。因此应迅速给予有效的镇痛剂。

1）**吗啡或哌替啶**　静脉注射吗啡3mg，必要时间隔5分钟重复1次，总量不宜超过15mg，可减轻患者交感神经过度兴奋和濒死感。注意低血压和呼吸功能抑制的副作用。也可使用哌替啶50~100mg肌内注射。

2）**硝酸酯类药物**　用法及用量参见NSTEMI部分。需要注意的是，在下壁心肌梗死、可疑右室梗死或明显低血压的患者（收缩压低于90mmHg）不适合应用。

3）**β受体阻滞剂**　如果患者伴有高血压或心绞痛症状进行性加重也可以静脉使用β受体阻滞剂，比如：美托洛尔每次5mg，间隔5分钟可再给予1~2次，总量不超过15mg，如果心率低于60次/分或收缩压低于100mmHg，则停止给药；也可给予艾司洛尔（esmolol）50~250μg/（kg·min），末次静脉给药后应予以口服制剂维持。口服制剂用法用量及禁忌证参见前文。

（3）**抗血小板治疗**

1）**双联抗血小板治疗**　用法与用量与NSTEMI相同，见前文。

2）**血小板GPⅡb/Ⅲa受体拮抗剂**　在有效的双联抗血小板及抗凝治疗情况下，不推荐

STEMI 患者造影前常规应用 GP Ⅱb/Ⅲa 受体拮抗剂。在某些高危患者，比如造影提示冠脉内血栓负荷重、未给予足够负荷量 ADP 受体抑制剂，可考虑应用。另外，直接 PCI 时冠状动脉脉内注射 GP Ⅱb/Ⅲa 受体拮抗剂有助于减少无复流的发生及改善心肌微循环灌注。目前临床常用的血小板 GPIIb/IIIa 受体拮抗剂包括依替巴肽和替罗非班。

（4）抗凝治疗　凝血酶使纤维蛋白原转变为纤维蛋白，是最终形成血栓的关键环节，因此抑制凝血酶至关重要。药物的选择根据患者再灌注治疗策略而定。

1）直接 PCI 患者　静脉推注普通肝素 70～100U/kg，维持活化凝血时间（ACT）在 250～300 秒，当联合使用 GP Ⅱb/Ⅲa 受体拮抗剂时，降低普通肝素用量至 50～70U/kg，同时维持 ACT 200～250 秒；应用静脉比伐卢定 0.75mg/kg，继而 1.75mg/（kg·h）静脉滴注，持续应用至 PCI 后 3～4 小时。应用肝素有发生肝素诱导的血小板减少症的可能，因此需要监测血小板计数。

2）静脉溶栓患者　应至少接受 48 小时抗凝治疗，最长不超过 8 天或应用至血运重建。①普通肝素：静脉推注 4000U，继以 1000U/h 滴注，需要监测 APTT。②依诺肝素：年龄＜75 岁的患者，静脉推注 30mg，继以每 12 小时皮下注射 1mg/kg；年龄≥75 岁的患者仅需每 12 小时皮下注射 0.75mg/kg。如 CrCl＜30ml/min，不论年龄大小，每 24 小时皮下注射 1mg/kg。③磺达肝癸钠：静脉推注 2.5mg，继以每天皮下注射 2.5mg。如果 CrCl＜30ml/min 禁用。

3）溶栓后 PCI 患者　对已使用适当剂量依诺肝素而需 PCI 的患者，若最后一次皮下注射在 8 小时之内，PCI 前可不追加剂量；若最后一次皮下注射在 8～12 小时之间，需静脉额外注射依诺肝素 0.3mg/kg。

4）发病 12 小时内未行再灌注治疗或发病＞12 小时的患者：须尽快给予抗凝治疗，可以选择普通肝素或低分子量肝素。

（5）再灌注心肌治疗　在起病 3～6 小时，最多 12 小时内，使闭塞的冠状动脉再通，可以挽救坏死心肌周围濒临坏死的心肌，防止心梗面积进一步扩大。因此，对所有 12 小时内发病并且有症状的 STEMI 都应该实施再灌注治疗。直接 PCI 是再灌注治疗的首选方法。

1）经皮冠状动脉介入治疗　实施 PCI 医院及术者需要满足以下条件才能开展急诊 PCI：心导管室每年 PCI 量≥100 例，主要操作者具备介入治疗资质且每年独立完成 PCI≥50 例。开展急诊直接 PCI 的医院应能够保持 24 小时应诊，且 STEMI 患者首诊至直接 PCI 时间≤90 分钟。

直接 PCI：适应证包括为发病 12 小时内 STEMI 患者；如果发病时间为 12～24 小时，但是伴有血流动力学不稳定或具有临床和（或）心电图进行性缺血证据仍考虑行直接 PCI。对于发病超过 24 小时、无心肌缺血、血液动力学和心电稳定的患者不宜行直接 PCI。与单纯球囊扩张相比，直接 PCI 时优先考虑支架植入术，且优先选择药物洗脱支架。如果患者有高出血风险或不能坚持双联抗血小板治疗 1 年则考虑植入裸金属支架。直接 PCI 时原则上只处理本次梗死相关动脉，当患者存在心源性休克或梗死相关动脉 PCI 后仍有持续性缺血可考虑行非梗死血管的 PCI。在选择介入治疗通路时优先选择经桡动脉入路。

溶栓后 PCI：溶栓后尽早将患者转运到有 PCI 条件的医院，在溶栓成功后 3～24 小时内进行冠状动脉造影和血运重建治疗；溶栓失败者尽早实施挽救性 PCI。

未接受早期再灌注治疗 STEMI 患者的 PCI（症状发病＞24 小时）：有心肌缺血证据或心源性休克或血液动力学不稳定的患者也可行 PCI 治疗。对梗死相关动脉完全闭塞、无症状的 1～2 支血管病变，无心肌缺血表现，血液动力学和心电稳定患者，不推荐发病 24 小时后常规行 PCI。

2）溶栓疗法　如果预计 FMC 至 PCI 的时间延迟＞120 分钟，则应于 30 分钟内给予溶栓治疗。对发病 3 小时内的患者，溶栓治疗的即刻疗效与直接 PCI 基本相似；有条件时可在救护车上开始溶栓治疗。

适应证：发病12小时以内，两个或两个以上相邻导联ST段抬高（胸前导联大于等于0.2mV，肢体导连大于等于0.1mV），或病史提示AMI伴有新发左束支传导阻滞，年龄小于75岁，预期FMC至PCI时间延迟大于120分钟，无溶栓禁忌；发病12~24小时仍有进行性缺血性胸痛和广泛导联ST段抬高，或血液动力学不稳定的患者，也可以溶栓治疗。

绝对禁忌证：既往脑出血史或不明原因的卒中；已知脑血管结构异常；颅内恶性肿瘤；3个月内缺血性卒中（不包括4.5小时内急性缺血性卒中）；可疑主动脉夹层；活动性出血或出血素质（不包括月经来潮）；3个月内严重头部闭合伤或面部创伤；2个月内颅内或脊柱内外科手术；严重未控制的高血压［收缩压>180mmHg和（或）舒张压>110mmHg］，对紧急治疗无反应。

相对禁忌证：年龄≥75岁；3个月前有缺血性卒中；创伤（3周内）或持续>10分钟心肺复苏；3周内接受过大手术；4周内有内脏出血；近期（2周内）不能压迫止血部位的大血管穿刺；妊娠；不符合绝对禁忌证的已知其他颅内病变；活动性消化性溃疡；正在使用抗凝药物［国际标准化比值（INR）水平越高，出血风险越大］。

溶栓药物：①非特异性溶栓药物，包括尿激酶和链激酶，对血栓部位或体循环中纤溶系统均有作用。尿激酶建议剂量为150万单位于30分钟内静脉滴注，链激酶建议剂量为150万单位60分钟内静脉滴注，上述两种药物具有抗原性，可能发生过敏反应，在溶栓后需配合肝素/低分子肝素7500~10000单位皮下注射，1次/12小时；②重组组织型纤维蛋白溶酶原激活剂（rt-PA），为选择性作用于血栓部位纤维蛋白的药物，建议剂量及用法为100mg在90分钟内静脉给予：先静脉注射15mg，继而30分钟内静脉滴注50mg，其后60分钟内再给予35mg。用rt-PA前需先静脉推注普通肝素5000U，用药后继续以肝素每小时700~1000U持续静脉滴注48小时，以后改为皮下注射7500U，1次/12小时，连用3~5天（也可用低分子肝素），须注意出血倾向，尤其是颅内出血。新型选择性纤溶酶原激活剂包括替奈普酶、阿替普酶和来替普酶等。与非选择性纤溶酶原激活剂比较，建议优选选择性纤溶酶原激活剂。

溶栓再通的判断指标：血管再通的直接判定指标：冠状动脉造影显示TIMI血流2或3级血流表示血管再通，TIMI3级为完全性再通，TIMI血流0~1级表示溶栓失败。血管再通的间接判定指标包括：①60~90分钟内心电图抬高的ST段至少回落50%。②CK-MB峰值提前到14小时内。③2小时内胸痛症状明显缓解。④2~3小时内出现再灌注心律失常，包括短暂的加速性室性自主节律，房室或束支传导阻滞突然消失，或下后壁心肌梗死的患者出现一过性窦性心动过缓、窦房传导阻滞或低血压状态。上述4项中，心电图变化①和心肌损伤标志物峰值前移最重要。

溶栓后处理：对于溶栓后患者，无论临床判断是否再通，均应在溶栓后3~24小时内进行冠状动脉造影，决定下一步的处理方案。无冠状动脉造影和（或）PCI条件的医院，在溶栓治疗后应将患者转运到有PCI条件的医院。

3）紧急冠状动脉旁路搭桥术 当STEMI患者出现持续或反复缺血、心源性休克、严重心力衰竭，而冠状动脉解剖特点不适合行PCI或出现心肌梗死机械并发症需外科手术修复时可选择急诊CABG。争取6~8小时内施行紧急CABG术，但死亡率明显高于择期CABG术。

（6）血管紧张素转化酶抑制剂或血管紧张素受体拮抗剂 ACEI通过减少心肌的重构降低心肌梗死后患者病死率和心力衰竭的发生率，因此，对于没有禁忌证的STEMI患者均应该早期且长期给予ACEI治疗，尤其是对于前壁心肌梗死伴左室功能降低患者获益更明显。ACEI的应用应该从小剂量开始，逐步增加到最大耐受剂量。ACEI副作用主要是咳嗽，对于不能耐受ACEI的患者可用ARB替代，但是不建议两种药物常规联合使用。需要注意的是，ACEI的禁忌证包括：低血压（收缩压<90mmHg）、严重肾功能障碍（血肌酐>265μmol/L）、双侧肾动脉狭窄、孤立肾伴肾功能不全、对ACEI过敏以及妊娠及哺乳期妇女等。

（7）醛固酮受体拮抗剂　对于左心功能降低（LVEF≤0.40）又无明显肾功能不全的患者，应在ACEI的基础上加用醛固酮受体拮抗剂。

（8）调脂治疗　他汀类药物除调脂作用外，还具有抗炎、稳定斑块、抑制血小板聚集等多效性。因此，如果没有禁忌证，不管胆固醇水平，所有STEMI患者入院时应尽早启动强化他汀类药物治疗。

（9）抗心律失常和传导障碍治疗　心律失常是急性心肌梗死早期，尤其是24小时内主要的死亡原因。因此对于严重的室性心律失常必须早期识别、及时处理。

1）室性心律失常　积极寻找并及时处理心律失常的病因，比如早期再灌注治疗、早期应用β受体阻滞剂、纠正电解质紊乱。对于无症状的室性期前收缩、小于30秒的非持续性室速、加速性自主心率以及心率快的室性逸搏心律可暂时不予以处理。如果单形性室速伴血液动力学不稳定或药物疗效不满意时，应尽早采用同步直流电复律。对于影响血流动力学稳定的室颤或持续多形性室速应立即予以非同步直流电除颤。在心肌梗死急性期后需要进一步评估心律失常及心功能，如果仍存在非持续性室速等复杂心律失常伴有左室功能降低者需要安装植入式心脏复律除颤器（ICD）。

2）房颤和室上性快速心律失常　由于STEMI可导致心脏舒缩功能障碍、心房压力增高，因此，STEMI患者常出现房颤，房颤反过来又可以诱发及加重心力衰竭。因此，需要尽快恢复窦性心律或控制心室率。如果血流动力学稳定，可采用药物复律，需要注意的是，此时禁用ⅠC类抗心律失常，如普罗帕酮。如果伴有血流动力学不稳定，可采用同步电复律。房颤的转复过程中应充分抗凝治疗。

3）房室传导阻滞和缓慢性心律失常　如果心动过缓伴有低血压可给予阿托品（静脉注射0.5～1mg），药物无效时可给予临时起搏，由于异丙肾上腺素可以增加心肌耗氧量，要慎用。下壁心肌梗死引起的房室传导阻滞，其逸搏位点较高，心室率的频率往往＞40次/分，表现为窄QRS波逸搏心律，且通常为一过性，多数情况下不需要处理。前壁心肌梗死引起房室传导阻滞通常由于大面积心肌梗死所致，其逸搏位点较低，逸搏频率低且不稳，心电图上呈现较宽的QRS波群，往往预后较差，不容易恢复。需要注意的是，只要STEMI患者房室传导阻滞或缓慢性心律失常影响血流动力学稳定需要立即行临时起搏术。如果患者心肌梗死后2～3周房室传导阻滞进行性加重，发展为三度房室传导阻滞或阻滞部位较低（希氏束以下）需要考虑行永久起搏器植入术。

（10）抗休克治疗　STEMI患者发生休克多由于大面积心肌梗死或出现机械性的并发症，比如室间隔穿孔、游离壁破裂、乳头肌断裂，因此病情危重。如果休克不伴机械性并发症，需要立即行再灌注治疗，急诊PCI是首选；如果无PCI条件也可选择静脉溶栓。血运重建治疗术前置入IABP有助于稳定血液动力学状态。如果休克合并机械性并发症，可选择急诊CABG和相应心脏手术。另外，静脉滴注正性肌力药物有助于稳定患者的血液动力学，可以选择多巴胺或多巴胺联合多巴酚丁胺，根据血压调整剂量。大剂量多巴胺无效时可以考虑静脉滴注去甲肾上腺素。

（11）心力衰竭的治疗　STEMI患者出现心力衰竭主要是由于大面积心肌缺血或坏死导致心脏泵功能衰竭，可在发病数小时至数天内发生。因此，早期进行血运重建是预防心力衰竭的关键。

对于轻度心力衰竭（KillipⅡ级）：对利尿剂反应较好，如呋塞米20～40mg缓慢静脉注射，必要时1～4小时重复1次。如果患者不伴有低血压可考虑静脉应用硝酸酯类药物。如果无ACEI禁忌，应在24小时内开始应用，不能耐受时可改用ARB。

对于严重心力衰竭（KillipⅢ级）或急性肺水肿：早期血运重建是治疗的关键，同时尽早使用无创机械辅助通气。如果不伴有低血压，适量应用利尿剂，静脉滴注硝酸酯类；如果急性肺水肿合并高血压者适宜硝普钠静脉滴注，根据血压调整剂量；如果当血压明显降低时，可静脉合用多巴胺和（或）多巴酚丁胺，必要时植入球囊反搏（IABP）。

需要注意的是，在急性心肌梗死早期，尤其是 24 小时内使用洋地黄制剂可增加心肌收缩力及心肌耗氧量，从而增加室性心律失常、心脏破裂的风险，应避免应用。当合并快速房颤时可选用胺碘酮治疗，禁用普罗帕酮等 I C 类抗心律失常药物。

（12）右心室梗死的处理　右心室梗死常伴有低血压和休克，而无左心衰竭的表现。处理原则是静脉扩容，维持右心室前负荷，最好在血流动力学监测下静脉滴注输液，PCWP 达 15 ~ 18mmHg 停止补液。如果补液 1 ~ 2L 低血压未能纠正，可用正性肌力药物，如多巴酚丁胺。避免应用血管扩张剂（ACEI 或硝酸酯类药物）和利尿剂。如伴有高度房室传导阻滞，可予临时起搏。

（13）机械性并发症的处理　左心室游离壁破裂常在数分钟内死亡，很少有救治的机会；室间隔穿孔如无心源性休克，血管扩张剂（例如静脉滴注硝酸甘油）可能改善症状；如果伴有休克，IABP 辅助循环有助于维持血流动力学稳定。待急性期后可通过外科手术行室间隔修补术，对某些选择性患者也可行经皮导管室间隔缺损封堵术；乳头肌功能不全或断裂宜在血管扩张剂（例如静脉滴注硝酸甘油）联合 IABP 辅助循环下尽早外科手术治疗。由于急性心肌梗死急性期坏死组织脆软，使心外科手术难度增大，患者死亡风险增加。

（十）患者教育和管理

STEMI 患者远期预后与危险因素的控制、二级预防以及心脏康复治疗有关。因此，在出院前要制定详细、清晰的随访计划，同时要对患者及家属进行随访相关知识的教育，告知其按时随访的重要性，提高其随访的依从性。出院后的管理包括：①戒烟，血压、血糖控制，合理膳食，控制体重，在心肌梗死后 40 天或 90 天进行猝死风险评估确定是否需要行植入式心脏除颤器（ICD）的植入；②规律的药物治疗，包括抗血小板药物、β 受体阻滞剂、ACEI、醛固酮拮抗剂治疗以及他汀类药物；③对于病情稳定的患者需要进行以运动为主的康复治疗。

（十一）预后

与梗死血管支配心肌面积、梗死前是否形成侧支循环以及是否及时再灌注治疗相关。患者死亡多发生在心肌梗死 1 周以内，尤其是 24 小时以内，死亡原因主要是恶性心律失常。虽然再灌注治疗（包括溶栓及介入治疗）大大降低了急性期 STEMI 患者的死亡率，但总住院死亡率仍在 10% 左右。因此，仍需要进一步加强对 STEMI 患者的管理，尤其是早期再灌注治疗的管理。

第四节　冠状动脉疾病的其他表现形式

一、血管痉挛性心绞痛

血管痉挛性心绞痛（coronary spastic angina，CSA）由于冠状动脉发生一过性痉挛造成心肌缺血，临床表现为心绞痛症状，心电图相应导联出现 ST 段抬高或压低。如果痉挛持续存在则发生管腔闭塞，导致所支配区域心肌发生急性坏死。此病最大的特点是静息状态下发作的心绞痛，而非导致心肌耗氧增加的因素所诱发。血管痉挛性心绞痛的定义是从变异型心绞痛演变而来。变异型心绞痛是由 Prinzmetal 在 1959 年首先提出，指"静息性胸痛发作时伴一过性 ST 段抬高"的一类心绞痛，后被证实是由冠状动脉痉挛所致。冠脉造影和药物激发试验发现，冠状动脉痉挛时出现 ST 段压低比 ST 段抬高更常见。因此，变异型心绞痛是血管痉挛性心绞痛的一种少见类型。日本有研究发现，心绞痛患者冠脉痉挛检出率为 40.9%，可见其发病率并不低。冠脉痉挛的机制尚未完全阐明，一般认为与血管内皮功能障碍、血管平滑肌细胞内 Ca^{2+} 浓度升高、交感及副交感功能失调等因素等有关。冠状动脉痉挛不仅促进粥样斑块的形成还能诱发不稳定斑块破裂，参与不稳定型心绞痛、心肌梗死和心脏性猝死等多种类型急性冠脉综合征的发生。药物激发试验是诊断血管痉挛性心绞痛的主要手段，可选用乙酰胆碱或麦角新碱作为诱发痉挛药物，但乙酰胆碱较麦角新碱安全。有时候在进行冠脉造影未行药物激发试验的情况下也会出现严重的冠脉痉挛，导致冠脉严重狭窄，甚至闭塞。因此，在行冠状动脉造影前应该常规冠脉内推注硝酸甘油；而且在发现冠脉存在严重狭窄时应该推注硝酸甘油排除冠脉痉挛的可能。在治疗方面，消除吸烟等诱因是治疗的前提，以钙通道阻滞剂和硝酸酯类为主的解痉药物是治疗的基石。在充分的药物治疗下，仍有少部分患者心绞痛症状不缓解，甚至发生猝死，对于这部分患者是否采用支架植入术以及埋藏式心脏转复除颤器（ICD）等治疗仍有争议。

二、心肌桥

冠状动脉心肌桥（myocardial bridging，心肌桥）是一种先天性的冠状动脉发育异常，正常冠状动脉走形于心外膜下的结缔组织，当一段冠脉走形于心肌内，这段心肌纤维称为冠状动脉心肌桥，而这段走行于心肌中的冠状动脉则被称为壁内冠状动脉。心肌桥尸检的检出率为 40% ~ 80%，而冠状动脉造影的检出率为 0.5% ~ 16%，且 67% ~ 98% 发生于前降支血管。在心动周期中的收缩期，心肌收缩使壁内冠状动脉受压，导致远端心肌缺血，从而出现临床上心绞痛的症状，血管受压严重者可出现心律失常、心肌梗死甚至猝死。另外，心肌桥会导致壁内冠状动脉血流动力学紊乱，损伤血管内膜，促进粥样硬化斑块的形成及进展。冠脉造影是目前临床上诊断心肌桥最常用的手段，从影像学上可见冠状动脉血流收缩期受压，而舒张期正常，即所谓的"挤奶效应"。血管内超声检查（IVUS）也可以发现典型的"半月征"。β受体阻断剂及钙通道阻滞剂等降低心肌收缩力的药物可以缓解心绞痛症状，但避免使用硝酸酯类扩血管药物。支架植入后冠脉穿孔、支架断裂等并发症发生率高，应避免使用。对于严重患者可考虑心肌桥的心肌纤维切开术和冠脉搭桥术，但是手术风险及并发症发生率高，需要慎重选择。

三、冠状动脉造影正常的胸痛-X 综合征

X 综合征是指具有劳力性心绞痛或心绞痛样不适的症状，发病时心电图或运动平板试验有 ST 段压低等心肌缺血的证据，但冠状动脉造影无异常表现，且排除冠脉痉挛的一组临床综合征。本病预后多良好。多见于绝经前女性，主要表现为发作性胸骨后疼痛，诱发原因及疼痛时间均不定，多影响日常生活及工作。其发病机制可能与冠状动脉微血管内皮细胞功能障碍、自主心脏功能紊乱以及心脏疼痛感知异常等因素有关。对有心绞痛症状、有心肌缺血客观证据（包括发作心电图、平板运动试验、同位素心肌显像）、冠状动脉造影示冠脉正常且药物激发试验阴性的患者可确诊为 X 综合征。β受体阻滞剂以及钙离子拮抗剂可以减少胸痛发作的次数，硝酸酯类药物仅对部分患者有效。此外，有报道显示，尼可地尔及曲美他嗪也能降低心绞痛发作。

 本章小结

冠心病是动脉粥样硬化导致器官病变的最常见类型，也是严重危害人类健康的常见疾病。本病病因尚未完全确定，目前认为是由于修饰的脂蛋白损伤动脉内膜导致其炎症-纤维增生性反应的结果。近年来将冠心病分为急性冠脉综合征和慢性缺血综合征两大类。前者主要包

括不稳定型心绞痛（UA）、非 ST 段抬高型心肌梗死（NSTEMI）和 ST 段抬高型心肌梗死（STEMI）；后者主要包括稳定型心绞痛。稳定型心绞痛是最常见的心绞痛类型，活动后胸痛是其典型临床表现，冠状动脉造影是诊断的"金标准"，优化的药物治疗是治疗的基石。对于严重冠状动脉血管狭窄患者可以行血运重建术（包括 PCI 或 CABG）；UA 和 NSTEMI 合称为非 ST 段抬高型急性冠状动脉综合征，心肌坏死标志物是否升高是两者最主要的区别。UA/NSTEMI 患者是内科急重症，由于其临床表现严重程度不一，因此必须尽早进行危险分层为，制定个体化治疗方案。患者一旦诊断成立，立即启动抗血小板、抗凝治疗，高危患者必须尽早进行血运重建；STEMI 是冠状动脉血管持续、完全闭塞造成心肌缺血、坏死。根据典型的胸痛症状、特征性心电图改变及动态演变过程、心肌坏死标志物升高可以诊断。尽早开通闭塞梗死相关动脉，恢复心肌的血液灌注以挽救濒死心肌是治疗的关键。直接 PCI 是首选的血运重建方法，如果没有直接 PCI 条件可以选择静脉溶栓。

思考题

1. 简述冠心病的分型，病因及病理解剖。
2. 简述稳定型心绞痛的诊断、鉴别诊断及治疗原则。
3. 简述 UA/NSTEMI 的诊断、鉴别诊断及治疗原则。
4. 简述 STEMI 的诊断、鉴别诊断及治疗原则。

（陶 凌 刘 毅）

第五章 高血压

学习要求

1. **掌握** 高血压病病理改变、临床表现、危险因素、分级和分组、临床类型、诊断和鉴别诊断及基本防治方法。
2. **熟悉** 高血压危象等高血压急重症的诊断和治疗特点、发病因素和发病原理。
3. **了解** 高血压病的流行病学和发病原理。

第一节 原发性高血压

原发性高血压（primary hypertension）是一种以体循环动脉收缩期和（或）舒张期血压持续性升高为主要临床表现的全身性疾病，通常简称为高血压。高血压是重要的心脑血管疾病危险因素，可造成心、脑、肾等重要脏器的结构和功能的损伤，并最终导致这些器官的功能衰竭。

一、血压的分类和定义

目前我国采用正常血压（收缩压＜120mmHg 和舒张压＜80mmHg）、正常高值［收缩压120～139mmHg 和（或）舒张压80～89mmHg］和高血压［收缩压≥140mmHg 和（或）舒张压≥90mmHg］进行血压水平分类。高血压定义为：在未使用降压药物的情况下，非同日3次测量血压，收缩压≥140mmHg 和（或）舒张压≥90mmHg。收缩压≥140mmHg 和舒张压≥90mmHg 为单纯性收缩期高血压。患者既往有高血压史，目前正在使用降压药物，血压虽然低于140/90mmHg，也诊断为高血压。根据血压升高水平，又进一步将高血压分为1级、2级和3级（表2-5-1）。

表2-5-1 血压水平分类和定义

分类	收缩压（mmHg）		舒张压（mmHg）
正常血压	＜120	和	＜80
正常高值血压	120～139	和（或）	80～89
高血压	≥140	和（或）	≥90
1级高血压（轻度）	140～159	和（或）	90～99
2级高血压（中度）	160～179	和（或）	100～109
3级高血压（重度）	180	和（或）	≥110
单纯收缩期高血压	≥140	和	＜90

注：当收缩压和舒张压分属于不同级别时，以较高的分级为准

二、流行病学

过去50年，我国曾进行四次大规模高血压患病率的人群抽样调查。1959年、1979年、

1991 年和 2002 年的调查结果表明，15 岁以上人群高血压患病率分别为 5.11%、7.73%、13.58%、17.65%，呈明显上升趋势。其中，2002 年的调查结果显示，我国 18 岁以上人群高血压患病率已达 18.80%。据此估算，我国目前大约有 2 亿高血压患者，约占全球高血压总人数的 1/5。

然而，2002 年我国高血压患者知晓率、治疗率和控制率分别为 30.2%、24.7% 和 6.1%，虽然较 1991 年有明显提高，但仍十分不理想。随着年龄增加，治疗率和控制率均有所提高，且城市高于农村，经济发达地区高于欠发达地区。

另外，我国人群高血压有两个比较显著的特点：从南方到北方，高血压患病率递增；不同民族患病率存在一些差异。男、女性高血压总体患病率差别不大，青年期男性略高于女性，中年后女性稍高于男性。

三、病因及发病机制

（一）病因

1. 遗传因素　流行病学研究提示高血压发病具有明显的家族聚集性。父母均为高血压、一方为高血压和双方均无高血压，其子女高血压的发病几率分别为 46%、28% 和 3%。近年来，有关高血压的基因研究报道很多，在全世界进行的二十多个高血压全基因组扫描研究中，共有三十多个可能有关的染色体片段，但目前尚无一个被确定为本病的易感基因。其发病可能有众多微效基因参与，并涉及基因 – 基因和基因 – 环境的相关作用。

2. 环境因素

（1）饮食　高钠、低钾膳食是我国大多数高血压患者发病最主要的危险因素。我国大部分地区人群中，钠盐（氯化钠）摄入量与血压水平和高血压患病率呈正相关，而钾盐摄入量与血压水平呈负相关。膳食钠/钾比值与血压的相关性甚至更强。高蛋白质摄入属于升压因素。过量饮酒是高血压发病的危险因素，人群高血压患病率随饮酒量增加而升高。我国人群叶酸普遍缺乏，导致血浆同型半胱氨酸增高，与高血压发病正相关，尤其增加高血压引起脑卒中的风险。

（2）精神紧张　长期精神过度紧张也是高血压发病的危险因素，长期从事高度精神紧张工作的人群高血压患病率增加。

（3）超重和肥胖　身体脂肪含量与血压水平呈正相关，身体脂肪的分布与高血压发生也有关。腹部脂肪聚集越多，血压水平就越高。人群中体重指数（BMI）与血压水平呈正相关。随着我国社会经济发展和生活水平提高，人群中超重和肥胖的比例与人数均明显增加，超重和肥胖将成为我国高血压患病率增长的又一重要危险因素。

3. 其他危险因素　高血压发病的其他危险因素包括缺乏体力活动、吸烟、血脂异常、糖尿病、药物、睡眠呼吸暂停综合征等。

（二）发病机制

1. 交感神经活性亢进　在高血压的形成和维持过程中，交感神经活动亢进起了极其重要的作用。长期的精神紧张、焦虑、压抑等所致的反复应激状态以及对应激的反应增强，使大脑皮质下神经中枢功能发生变化，各种神经递质浓度与活性异常，交感神经和副交感神经之间的平衡失调，交感神经兴奋性增加，血浆儿茶酚胺浓度升高，阻力小动脉收缩增强，心排出量增加，从而导致血压增高。

2. 肾性水钠潴留　各种原因引起肾性水、钠潴留，增加心排血量，通过全身血流自身调节使外周血管阻力和血压升高，启动压力 – 利尿钠（pressure – natriuresis）机制再将潴留的水、钠排泄出去，也可能通过排钠激素分泌释放增加。这个学说的理论意义在于将血压升高作为维持体内水、钠平衡的一种代偿方式。现代高盐饮食的生活方式加上遗传性或获得性肾脏排钠能力下降是许多高血压患者的基本病理生理异常改变。

3. 肾素－血管紧张素－醛固酮系统（RAAS）激活 人体内存在两种 RAAS，即循环 RAAS 和局部 RAAS。肾小球入球动脉的球旁细胞分泌肾素，激活从肝脏产生的血管紧张素原（AGT），生成血管紧张素 I（Ang I），然后在肺血管内皮细胞中被血管紧张素转换酶（ACE）转换成血管紧张素 II（Ang II）。Ang II 是 RASS 的最主要成分，作用于心脏和血管的 Ang II 亚型受体 1（AT_1），使小动脉平滑肌收缩，或通过刺激肾上腺皮质球状带分泌醛固酮而扩大血容量，或通过交感神经末梢突触前膜的正反馈使去甲肾上腺素分泌增加，均可使血压升高。不过此种升高血压的作用是一种短期作用。局部组织中的 Ang II 则发挥长期效应，即与高血压的持续和进展、高血压所致的心脏和血管的重构、心脑肾的靶器官损害的病理生理机制密切相关。

4. 血管结构及功能改变 大动脉和小动脉结构和功能的变化在高血压发病中发挥着重要作用。血管壁具有感受和整合急慢性刺激并作出反应能力，其结构处于持续的变化状态。高血压伴发的血管结构改变包括血管壁增厚、血管壁腔比增加、小动脉稀少。另外，覆盖在血管壁内表面的内皮细胞能生成、激活和释放各种血管活性物质，如一氧化氮（NO）、前列环素（PGI2）、内皮素（ET－1）等，调节心血管功能。年龄增长及各种心血管危险因素，如血脂异常、吸烟、高同型半胱氨酸血症等，导致血管内皮功能异常，使氧自由基产生增加，NO 灭活增强，氧化应激反应等影响动脉弹性和结构。由于大动脉弹性减退，脉搏波传导速度增快，反射波抵达中心大动脉的时相从舒张期提前到收缩期，出现收缩期延迟压力波峰，可以导致收缩压升高，舒张压降低，脉压增大。

5. 胰岛素抵抗 胰岛素抵抗（insulin resistance，IR）是指必须以高于正常的血胰岛素释放水平来维持正常的糖耐量，表示机体组织对胰岛素处理葡萄糖的能力减退。约 50% 原发性高血压患者存在不同程度的 IR。其结果是胰岛素在促进葡萄糖摄取和利用方面的作用明显受损，导致代偿性胰岛分泌增加，发生继发性高胰岛素血症，可使电解质代谢发生障碍，通过 $Na^+ - K^+$ 交换 $Na^+ - K^+ - ATP$ 酶激活，使细胞内钠增加，Ang II 刺激导致醛固酮产生及其作用加强，导致钠滞留；还使血管对体内升压物质反应增强，血中儿茶酚胺水平增加，并增加内皮素释放，减少扩血管的前列腺素合成，从而影响血管舒张功能。上述改变均能引起血压升高，并诱发动脉粥样硬化。

6. 免疫因子 在高血压患者体内目前已发现的自身抗体主要有 AT_1 自身抗体和抗 α_1 肾上腺素受体自身抗体。这些抗体具有受体生理激动剂相似的生物活性，可通过激动相应受体和一系列信号转导机制而引起血管收缩、器官损害等，从而在高血压的发生发展中发挥作用。此外，还可通过增加细胞黏附因子、趋化因子、生长因子、心脏休克蛋白、内皮素－1 和 Ang II 等炎症因子的表达，引起心脏和血管的重构，参与高血压疾病的进展。

四、病理

高血压早期无明显病理改变。心脏和血管是高血压病理生理作用的主要靶器官。长期高血压引起的心脏改变主要是左心室肥厚和扩大，全身小动脉病变，导致重要靶器官如心、脑、肾组织缺血。现在认为血管内皮功能障碍是高血压早期和最重要的血管损害。

1. 心脏 长期压力负荷增高，儿茶酚胺与 Ang II 等生长因子都可刺激细胞肥大和间质纤维化。高血压主要引起左心室肥厚和扩张，根据左心室肥厚和扩张程度，可以分为对称性肥厚、不对称性室间隔肥厚和扩张性肥厚。长期高血压发生心脏肥厚或扩大时，称为高血压心脏病。高血压心脏病常合并冠状动脉粥样硬化和微血管病变，最终可导致心力衰竭或严重心律失常，甚至猝死。

2. 脑 脑小动脉尤其颅底动脉环是高血压动脉粥样硬化的好发部位，可造成脑缺血和脑血管意外；颈动脉粥样硬化亦可导致同样的后果。近半数高血压患者脑内小动脉有许多微小动脉瘤，这是导致脑出血的重要原因。微小动脉瘤的病理改变与粥样硬化不同，其形成与高血压及年龄密切相关。

3. 肾脏　高血压病导致肾小动脉粥样硬化，肾功能减退使血压进一步升高，形成恶性循环，最终发展至终末期肾病。肾小动脉还可发生脂肪玻璃样变性，系由于血压升高所致，亦可造成肾单位萎缩，严重者引起肾衰竭。

4. 视网膜　视网膜小动脉早期发生痉挛，随着病程进展出现硬化。血压急骤升高可引起视网膜渗出和出血。眼底检查有助于对高血压严重程度的了解，目前采用Keith – Wagener眼底分级法：Ⅰ级：视网膜动脉变细、反光增强；Ⅱ级：视网膜动脉狭窄、动静脉交叉压迫；Ⅲ级：在上述病变基础上有眼底出血及棉絮状渗出；Ⅳ级：上述基础上又出现视盘水肿。

 案例讨论

> **临床案例**　患者，女性，57岁，体检发现血压升高1月余入院。患者1月前体检发现血压升高，达170/100mmHg。入院查体：T 36.8℃，P 74次/分，R 20次/分，BP 164/100mmHg，双肺呼吸音清，未闻及干湿性啰音，心律齐，无杂音，腹软，无压痛及反跳痛，四肢肌张力正常，双下肢无水肿。实验室检查：血糖8.0mmol/L，Hb_1AC 8.8%，尿蛋白＋＋，肌酐135.2μmol/L。
>
> **问题**　1. 患者属于高血压几级？心血管的危险分层中属于哪一层？
> 　　　　2. 为进一步明确患者的诊断及病情评估，需进一步做哪些检查？
> 　　　　3. 患者的降压药物该如何选择？

五、临床表现及并发症

1. 症状　大多数患者起病隐匿，症状缺如或不明显，仅在体检或发生心、脑、肾等并发症时才被发现。常见的症状有头晕、头痛、心悸、后颈部疼痛、后枕部或颞部搏动感，也可出现视物模糊、鼻出血等较重症状，还有患者症状表现为神经症状。病程后期有心、脑、肾等靶器官受损或并发症时，可出现相应的症状。

2. 体征　高血压体征较少，仔细的体格检查有助于发现继发性高血压线索和靶器官损害情况，体格检查包括：正确测量血压和心率，必要时测定立卧位血压和四肢血压；测量体重指数（BMI）、腰围及臀围；观察有无库欣（Cushing）面容、神经纤维瘤性皮肤斑、甲状腺功能亢进性突眼征或下肢水肿；听诊颈动脉、胸主动脉、腹部动脉和股动脉区域有无杂音；触诊甲状腺；全面的心肺检查；检查腹部有无肾脏增大（多囊肾）或肿块，检查四肢动脉搏动和神经系统体征。

3. 并发症　①脑血管病：包括脑出血、脑血栓形成、腔隙性脑梗死、短暂性脑缺血发作。②心力衰竭和冠心病。③慢性肾衰竭。④主动脉夹层。

六、实验室检查

1. 基本项目　血生化（钾、空腹血糖、血清总胆固醇、甘油三酯、高密度脂蛋白胆固醇、低密度脂蛋白胆固醇和尿酸、肌酐、同型半胱氨酸）、全血细胞计数、血红蛋白和血细胞比容、尿液分析（尿蛋白、尿糖和尿沉渣镜检）、心电图。

2. 推荐项目　24小时动态血压监测（ABPM）、超声心动图、颈动脉超声、餐后2小时血糖（当空腹血糖≥6.1mmol 时测定）、尿白蛋白定量（用于尿常规检查蛋白阳性者）、眼底检查、胸片、脉搏波传导速度（PWV）以及踝臂血压指数（ABI）等。

3. 选择项目 对怀疑继发性高血压患者，根据需要可以分别选择以下检查项目：血浆肾素活性、血和尿醛固酮、血和尿皮质醇、血游离甲氧基肾上腺素（MN）及甲氧基去甲肾上腺素（NMN）、血和尿儿茶酚胺、动脉造影、肾和肾上腺超声、CT 或 MRI、睡眠呼吸监测等。对有合并症的高血压患者，进行相应的脑功能、心功能和肾功能检查。

七、诊断和鉴别诊断

1. 诊断 高血压的诊断主要根据诊室测量的血压值，由于诊室血压测量的次数较少，血压又具有明显波动性，在不能进行 24 小时动态血压监测时，需要数周内多次测量来判断血压升高情况，尤其对于轻、中度血压升高。如有条件，应进行 24 小时动态血压监测或家庭血压监测。

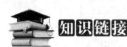 **知识链接**

血压测量的要点

1. 要求受试者安静休息 5 分钟后开始测量，测量血压前避免喝茶、咖啡及饮酒。

2. 选择定期校准的水银柱血压计，或者经过验证的电子血压计，使用气囊长 22～26cm、宽 12cm 的标准规格袖带。

3. 测量坐位时的上臂血压，上臂应置于心脏水平。

4. 以 Korotkoff 第 I 音和第 V 音（消失音）确定收缩压和舒张压水平。至少间隔 1～2 分钟测量 2 次，若 2 次结果相差较大（5mmHg 以上），应再次测量。

5. 首诊时要测量两上臂血压，以后通常测量较高读数一侧的上臂血压。

6. 对疑似有体位性低血压，应测量直立位后血压。

7. 在测量血压同时，应测定脉率。

2. 鉴别诊断 一旦诊断高血压，必须鉴别是原发性还是继发性。继发性高血压的诊断与治疗参见本章相关内容。

八、预后

高血压患者的预后不仅与血压水平有关，而且与是否合并其他心血管危险因素以及靶器官损害程度有关。因此，从指导治疗和判断预后的角度，应对高血压患者进行心血管危险分层，将高血压患者分为低危、中危、高危和很高危。具体危险分层标准根据血压升高水平（1、2、3 级）、其他心血管危险因素、糖尿病、靶器官损害以及并发症情况，见表 2－5－2。用于分层的其他心血管危险因素、靶器官损害和并发症见表 2－5－3。

表 2－5－2　高血压患者心血管危险分层标准

其他危险因素和病史	高血压		
	1 级	2 级	3 级
无	低危	中危	高危
1～2 个其他危险因素	中危	中危	很高危
≥3 个其他危险因素或靶器官损害	高危	高危	很高危
临床并发症或合并糖尿病	很高危	很高危	很高危

表 2 - 5 - 3　影响高血压患者心血管预后的重要因素

心血管危险因素	靶器官损害	伴随临床疾患
· 高血压（1～3级） · 男性 > 55 岁；女性 > 65 岁 · 吸烟 · 糖耐量受损（餐后 2 小时血糖 7.8～11.0mmol/L）和（或）空腹血糖异常（6.1～6.9mmol/L） · 血脂异常 TC ≥ 5.7mmol/L（220mg/dl）或 LDL - C > 3.3mmol/L（130mg/dl）或 HDL - C < 1.0mmol/L（40mg/dl） · 早发心血管病家族史（一级亲属发病年龄 < 50 岁） · 腹型肥胖（腰围：男性 ≥ 90cm，女性 ≥ 85cm）或肥胖（BMI ≥ 28kg/m²） · 血同型半胱氨酸升高（≥10μmol/L）	· 左心室肥厚 心电图：Sokolow - Lyons > 38mm 或 cornell > 2440mm · ms · 超声心动图 LVMI：男性 ≥ 125g/m²，女性 ≥ 120g/m² · 颈动脉超声 IMT ≥ 0.9mm 或动脉硬化斑块 · 颈股动脉 PWV ≥ 12m/s · 踝/臂血压指数 < 0.9 · eGFR < 60ml/（min · 1.73m²）或血肌酐轻度升高：115～133μmol/L（1.3～1.5mg/dl，男性），107～124μmol/L（1.2～1.4mg/dl，女性） · 尿微量白蛋白 30～300mg/24h 或白蛋白/肌酐 ≥ 30mg/g	· 脑血管病 脑出血，缺血性脑卒中，短暂性脑缺血发作 · 心脏疾病 心肌梗死，心绞痛，冠状动脉血运重建，慢性心力衰竭 · 肾脏疾病 糖尿病肾病，肾功能受损，肌酐 ≥ 133μmol/L（1.5mg/dl，男性），≥ 124μmol/L（1.4mg/dl，女性） 尿蛋白 ≥ 300mg/24h · 周围血管病 · 视网膜病变出血或渗出，视盘水肿 · 糖尿病 空腹血糖 ≥ 7.0mmol/L（126mg/dl） 餐后 2 小时血糖 ≥ 11.1mmol/L（200mg/dl） · 糖化血红蛋白：HbA1c ≥ 6.5%

注：TC：总胆固醇；LDL - C：低密度脂蛋白胆固醇；HDL - C：高密度脂蛋白胆固醇；LVMI：左心室质量指数；IMT：颈动脉内膜中层厚度；BMI：体质量指数；PWV：脉搏波传导速度；eGFR：估测的肾小球滤过率

九、治疗

（一）治疗的原则、目的和目标

1. 基本原则

（1）高血压是一种以动脉血压持续升高为特征的进行性"心血管综合征"，常伴有其他危险因素、靶器官损害或临床疾患，需要进行综合干预。

（2）抗高血压治疗包括非药物和药物两种方法，大多数患者需长期、甚至终身坚持治疗。

（3）定期测量血压。规范治疗，改善治疗依从性，尽可能实现降压达标，坚持长期平稳有效地控制血压。

2. 主要目的　治疗高血压的主要目的是最大程度地降低心脑血管并发症发生和死亡的总体危险度，因此，应在治疗高血压的同时，干预所有其他的心血管危险因素，如吸烟、高胆固醇血症或糖尿病等，并适当处理同时存在的各种临床情况。危险因素越多，临床疾患越多，则心血管病的绝对危险度就越高，对这些危险因素的干预力度也应越大。

3. 治疗目标　不同国家对不同目标人群的降压目标不同，具体参见表 2 - 5 - 4。我国高血压患者的降压目标：一般高血压患者，应将血压降至 140/90mmHg 以下；65 岁及以上的老年人的收缩压应控制在 150mmHg 以下，如能耐受还可进一步降低；伴有慢性肾脏疾病、糖尿病，或病情稳定的冠心病或脑血管病的高血压患者治疗更宜个体化，一般可以将血压降至 130/80mmHg 以下。伴有严重肾脏疾病或糖尿病，或处于急性期的冠心病或脑血管病患者，应按照相关指南进行血压管理。舒张压低于 60mmHg 的冠心病患者，应在密切监测血压的情况下逐渐实现降压达标。

表 2 - 5 - 4　不同指南推荐的降压目标值

指南	人群	目标血压 mmHg	起始药物选择
2014 美国高血压指南（JNC8）	≥60 岁的一般人群	< 150/90	非黑人：噻嗪类利尿剂、ACEI、ARB 或 CCB
	< 60 岁的一般人群	< 140/90	黑人：噻嗪类利尿剂或 CCB
	糖尿病	< 140/90	噻嗪类利尿剂、ACEI、ARB 或 CCB
	慢性肾脏病（CKD）	< 140/90	ACEI 或 ARB
	一般非老年人群	< 140/90	
	< 80 岁的一般老年人群	< 150/90	

续表

指南	人群	目标血压 mmHg	起始药物选择
ESH/ESC 2013	≥80 岁的一般老年人群	<150/90	
	糖尿病	<140/85	ACEI 或 ARB
	CKD（无蛋白尿）	<140/90	ACEI 或 ARB
	CKD（有蛋白尿）	<130/90	
	<80 岁的一般老年人群	<140/90	
	≥80 岁的一般老年人群	<150/90	
CHEP2013	糖尿病	<130/80	合并额外的 CVD 风险者：ACEI 或 ARB 不合并额外的 CVD 风险者：ACEI、ARB、噻嗪类利尿剂或二氢吡啶类 CCB
	慢性肾脏病（CKD）	<140/90	ACEI 或 ARB
ADA2013	糖尿病	<140/90	ACEI 或 ARB
KDIGO	CKD（无蛋白尿）	<140/90	ACEI 或 ARB
2012	CKD（有蛋白尿）	<140/90	
NICE2011	<80 岁的一般老年人群	<140/90	<55 岁：ACEI 或 ARB
	≥80 岁的一般老年人群	<150/90	≥55 岁或黑人：CCB
ISHIB2019	黑人，低危人群	<135/85	利尿剂或 CCB
	靶器官损害或 CVD 风险	<130/80	

注：ACEI：血管紧张素转换酶抑制剂；ARB：血管紧张素受体阻滞剂；CCB：钙通道阻滞剂

（二）非药物治疗

健康的生活方式，在任何时候，对任何高血压患者（包括正常高值血压），都是有效的治疗方法，可降低血压、控制其他危险因素和临床情况。

1. 减少钠盐摄入 钠盐可显著升高血压以及高血压的发病风险。我国各地居民的钠盐摄入量均显著高于目前世界卫生组织每日应少于 6 克的推荐，因此，所有高血压患者均应采取各种措施，尽可能减少钠盐的摄入量。

2. 补充钾盐 钾盐可对抗钠盐的升高血压作用，应尽量增加蔬菜和水果的摄入量补充钾盐，肾功能良好者，可使用含钾的烹调用盐。

3. 控制体重 超重和肥胖是导致血压升高的重要原因之一，而以腹部脂肪堆积为典型特征的中心性肥胖还会进一步增加高血压等心血管与代谢性疾病的风险，适当降低升高的体重，减少体内脂肪含量，可显著降低血压。

4. 禁烟限酒 吸烟可导致血管内皮损害，显著增加高血压患者发生动脉粥样硬化性疾病的风险。长期大量饮酒可导致血压升高，限制饮酒量则可显著降低高血压的发病风险。

5. 体育运动 一般的体力活动可增加能量消耗，对健康十分有益。而定期的体育锻炼则可产生重要的治疗作用，可降低血压、改善糖代谢等。因此，建议每天应进行适当的 30 分钟左右的体力活动；运动的形式和运动量均应根据个人的兴趣、身体状况而定。

6. 减轻精神压力，保持心理平衡 长期、过度的心理反应，尤其是负性的心理反应会显著增加心血管风险。应采取各种措施，帮助患者预防和缓解精神压力以及纠正和治疗病态心理。

（三）药物治疗

1. 降压药物应用基本原则 降压治疗药物应用应遵循以下 4 项原则，即小剂量开始，优先选择长效制剂，联合应用及个体化。

（1）小剂量 初始治疗时通常应采用较小的有效治疗剂量，并根据需要，逐步增加剂量。

（2）尽量应用长效制剂 尽可能使用一天一次给药而有持续 24 小时降压作用的长效药物，以有效控制夜间血压与晨峰血压，更有效预防心脑血管并发症发生。如使用中、短效制剂，则需每天 2～3 次用药，以达到平稳控制血压。

（3）**联合用药**　以增加降压效果又不增加不良反应，在低剂量单药治疗疗效不满意时，可以采用两种或多种降压药物联合治疗。对血压≥160/100mmHg或中危及以上患者，或起始血压高于靶目标20/10mmHg者，起始即可采用小剂量两种药联合治疗，或用小剂量固定复方制剂。

（4）**个体化**　根据患者血压及临床伴随疾患、耐受性以及长期经济承受能力，选择适合患者的降压药物。

2. 常用降压药物的种类及作用特点　常用降压药物包括钙通道阻滞剂（CCB）、血管紧张素转换酶抑制剂（ACEI）、血管紧张素受体阻滞剂（ARB）、利尿剂和β受体阻滞剂五类（表2-5-5）。此外，α受体阻滞剂或其他种类降压药有时亦可应用于某些高血压人群。

（1）**钙通道阻滞剂（CCB）**　包括二氢吡啶类钙拮抗剂和非二氢吡啶类钙拮抗剂。前者如硝苯地平、尼群地平、拉西地平、氨氯地平和非洛地平等，后者有维拉帕米和地尔硫草。降压作用主要通过组织电压依赖L型钙通道减少细胞外钙离子进入血管平滑肌细胞内，减弱兴奋-收缩耦联，降低阻力血管的收缩反应。钙通道阻滞剂还能减轻AngⅡ和α_1肾上腺素能受体的缩血管效应，减少肾小管钠重吸收。钙通道阻滞剂对降压起效迅速，降压疗效和幅度相对较强，疗效的个体差异小。我国以往完成的较大样本的降压治疗临床试验多以二氢吡啶类钙拮抗剂为研究用药，并证实以二氢吡啶类钙拮抗剂为基础的降压治疗方案可显著降低高血压患者脑卒中风险。此类药物可与其他4类药联合应用，尤其适用于老年高血压、单纯收缩期高血压、伴稳定性心绞痛、冠状动脉或颈动脉粥样硬化及周围血管病患者，对血脂、血糖等无明显影响，服药依从性较好。常见副作用包括反射性交感神经激活导致心跳加快、面部潮红、脚踝部水肿、牙龈增生等。二氢吡啶类CCB没有绝对禁忌证，但心动过速与心力衰竭患者应慎用，如必须使用，则应慎重选择特定制剂，如氨氯地平等长效药物。急性冠脉综合征患者一般不推荐使用短效硝苯地平。

临床上常用的非二氢吡啶类钙拮抗剂主要包括维拉帕米和地尔硫草两种药物，也可用于降压治疗，常见副作用包括抑制心脏收缩功能和传导功能，有时也会出现牙龈增生。窦房结功能低下、二度或三度房室传导阻滞、心力衰竭患者，禁止使用。

表2-5-5　常用降压药物名称、剂量、用法及不良反应

口服降压药物	每天剂量（mg）	分服次数	主要不良反应
钙拮抗剂			
二氢吡啶类：			踝部水肿，头痛，潮红
氨氯地平	2.5～10	1	
硝苯地平片	10～30	2～3	
缓释片	10～20	2	
控释片	30～60	1	
左旋氨氯地平	1.25～5	1	
非洛地平缓释片	2.5～10	1	
拉西地平	4～8	1	
尼卡地平	40～80	2	
尼群地平	20～60	2～3	
贝尼地平	4～8	1	
乐卡地平	10～20	1	
非二氢吡啶类：			房室传导阻滞，心功能抑制
维拉帕米缓释片	120～240	1	
地尔硫草缓释片	90～360	1～2	
利尿药			
噻嗪类利尿药			血钾减低，血钠减低，血尿酸增高
氢氯噻嗪	6.25～25	1	

续表

口服降压药物	每天剂量（mg）	分服次数	主要不良反应
氯噻酮	12.5~25	1	
吲达帕胺	1.25~2.5	1	
袢利尿药			血钾减低
呋塞米	20~80	2	
保钾利尿药			血钾增高
阿米洛利	5~10	1~2	
氨苯蝶啶	25~100	1~2	
醛固酮拮抗剂			血钾增高，男性乳房发育
螺内酯	20~40		支气管痉挛，心脏传导抑制，心功能抑制
β受体阻滞剂			
比索洛尔	2.5~10	1	
美托洛尔平片	50~100	2	
美托洛尔缓释片	47.5~190	1	
阿替洛尔	50~100	1	
普萘洛尔	30~90	2~3	
倍他洛尔	5~20	1	
α、β受体阻滞剂			体位性低血压，支气管痉挛
拉贝洛尔	200~600	2	
卡维地洛	12.5~50	2	
阿罗洛尔	10~20	1~2	
血管紧张素转化酶抑制剂			咳嗽，血钾升高，血管神经性水肿
卡托普利	25~300	2~3	
依那普利	2.5~40	2	
贝那普利	5~40	1~2	
赖诺普利	2.5~40	1	
雷米普利	1.25~20	1	
福辛普利	10~40	1	
培哚普利	4~8	1	
血管紧张素Ⅱ受体阻滞剂			血钾升高，血管性神经水肿（罕见）
氯沙坦	25~100	1	
缬沙坦	80~160	1	
厄贝沙坦	150~300	1	
替米沙坦	20~80	1	
坎地沙坦	4~32	1	
奥美沙坦	20~40	1	

注：具体使用剂量及注意事项请参照药物使用说明书

（2）利尿剂　通过利钠排水、减少细胞外容量、降低外周血管阻力发挥降压作用。主要包括噻嗪类利尿剂、袢利尿剂、保钾利尿剂与醛固酮受体拮抗剂等几类。用于控制血压的利尿剂主要是噻嗪类利尿剂。在我国，常用的噻嗪类利尿剂主要是氢氯噻嗪和吲达帕胺。小剂量噻嗪类利尿剂，如氢氯噻嗪6.25~25mg，对代谢影响很小，与其他降压药，尤其ACEI或ARB合用可显著增加后者的降压作用。此类药物尤其适用于老年和高龄老年高血压、单独收缩期高血压或伴心力衰竭患者，也是难治性高血压的基础药物之一。其不良反应与剂量密切相关，故通常应采用小剂量。噻嗪类利尿剂可引起低血钾，长期应用者应定期监测血钾，并适量补钾。痛风者禁用；保钾利尿剂可引起高血钾，不宜与ACEI、ARB合用，肾功能不全者慎用；对高尿酸血症，以及明显肾功能不全者如需使用利尿剂，应使用袢利尿剂，如呋塞米等。

（3）β受体阻滞剂　主要通过抑制过度激活的交感神经活性、抑制心肌收缩力、减慢心率发挥降压作用。有选择性（β_1）、非选择性（β_1与β_2）和兼有α受体阻滞三类。常用药物包括美托洛尔、比索洛尔、阿替洛尔和卡维地洛等。美托洛尔、比索洛尔对β_1受体有较高选择性，因阻断β_2受体而产生的不良反应较少，既可降低血压，也可保护靶器官、降低心血管事件风险。β受体阻滞剂尤其适用于伴快速性心律失常、冠状动脉粥样硬化性心脏病、心绞痛、慢性心力衰竭、交感神经活性增高以及高动力状态的高血压患者。常见的不良反应有疲乏、肢体冷感、激动不安、胃肠不适等，还可能影响糖、脂代谢。病态窦房结综合征、高度心脏传导阻滞、哮喘患者为禁忌证。慢性阻塞型肺病、运动员、周围血管病或糖耐量异常者慎用；必要时也可慎重选用高选择性β受体阻滞剂。β受体阻滞剂长期应用者突然停药可发生反跳现象，即原有的症状加重或出现新的表现，较常见有血压反跳性升高，伴头痛、焦虑等，称之为撤药综合征。

（4）血管紧张素转换酶抑制剂（ACEI）　降压作用主要通过抑制循环和组织ACE，使AngⅡ生成减少，同时抑制激肽酶使激肽降解减少。常用药包括卡托普利、依那普利、贝那普利、雷米普利、培哚普利等，在欧美国家人群中进行了大量的大规模临床试验，结果显示此类药物对于高血压患者具有良好的靶器官保护和心血管终点事件预防作用。ACEI单用降压作用明确，降压起效缓慢，3～4周时达最大作用。对糖、脂代谢无不良影响。限盐或加用利尿剂可增加ACEI的降压效应。另外，ACEI具有改善胰岛素抵抗和减少尿蛋白作用，尤其适用于伴慢性心力衰竭、心肌梗死后伴心功能不全、糖尿病肾病、非糖尿病肾病、代谢综合征、蛋白尿或微量白蛋白尿患者。最常见不良反应为持续性干咳，多见于用药初期，症状较轻者可坚持服药，不能耐受者可改用ARB。其他不良反应有低血压、皮疹，偶见血管神经性水肿及味觉障碍。长期应用有可能导致血钾升高，应定期监测血钾和血肌酐水平。禁忌证为双侧肾动脉狭窄、高钾血症及妊娠妇女。

（5）血管紧张素Ⅱ受体阻滞剂　降压作用主要通过阻滞组织AngⅡ受体亚型AT_1，更充分有效地阻断AngⅡ的血管收缩、水钠潴留与重构作用。常用药包括氯沙坦、缬沙坦、厄贝沙坦、替米沙坦等，也在欧美国家进行了大量较大规模的临床试验研究，结果显示，ARB可降低高血压患者心血管事件危险；降低糖尿病或肾病患者的蛋白尿及微量白蛋白尿。尤其适用于伴左室肥厚、心力衰竭、心房颤动预防、糖尿病肾病、代谢综合征、微量白蛋白尿或蛋白尿患者，以及不能耐受ACEI的患者。不良反应少见，偶有腹泻，长期应用可升高血钾，应注意监测血钾及肌酐水平变化。双侧肾动脉狭窄、妊娠妇女、高钾血症者禁用。

除上述五大类主要的降压药物外，还有一些药物，包括交感神经抑制剂，如利舍平、可乐定；直接血管扩张药，如肼屈嗪；α受体阻滞剂，如多沙唑嗪、哌唑嗪、特拉唑嗪。这些药物曾多年用于临床并有一定的降压疗效，但因副作用较多，目前不主张单独使用，但可用于复方制剂或联合治疗。

3. 降压药的联合应用　目前，联合应用降压药物已成为降压治疗的基本方法。许多高血压患者，为了达到目标血压水平需要应用2种以上降压药物。Ⅱ级高血压和（或）伴有多种危险因素、靶器官损害或临床疾患的高危人群，往往初始治疗即需要应用两种小剂量降压药物，如仍不能达到目标水平，可在原药基础上加量或可能需要3种，甚至4种以上降压药物。两药联合时，降压作用机制应具有互补性，因此，具有相加的降压，并可互相抵消或减轻不良反应。

我国临床主要推荐应用的优化联合治疗方案是：D-CCB（二氢吡啶类钙通道阻滞剂）加ARB；D-CCB加ACEI；ARB加噻嗪类利尿剂；ACEI加噻嗪类利尿剂；D-CCB加噻嗪类利尿剂；D-CCB加β受体阻滞剂。次要推荐使用的可接受联合治疗方案是：利尿剂加β受体阻滞剂；β受体阻滞剂加α受体阻滞剂；D-CCB加保钾利尿剂；噻嗪类利尿剂加保钾利尿剂。不常规推荐的方案是：ACEI加β受体阻滞剂；ARB加β受体阻滞剂；中枢作用药加

β受体阻滞剂。在上述各种两药联合方式中加上另一种降压药物便构成三药联合方案，其中二氢吡啶类钙通道阻滞剂＋ACEI（或ARB）＋噻嗪类利尿剂组成的联合方案最为常用。联合治疗方案详见表2－5－6。

表2－5－6　联合治疗方案

优先推荐	一般推荐	不常规推荐
D－CCB＋ARB	利尿剂＋β受体阻滞剂	ACEI＋β受体阻滞剂
D－CCB＋ACEI	α受体阻滞剂＋β受体阻滞剂	ARB＋β受体阻滞剂
ARB＋噻嗪类利尿剂	D－CCB＋保钾利尿剂	ACEI＋ARB
ACEI＋噻嗪类利尿剂	噻嗪类利尿剂＋保钾利尿剂	中枢作用药＋β受体阻滞剂
D－CCB＋噻嗪类利尿剂		
D－CCB＋β受体阻滞剂		

注：D－CCB：二氢吡啶类钙通道阻滞剂；ACEI：血管紧张素转换酶抑制剂；ARB：血管紧张素受体阻滞剂

十、特殊人群高血压的处理

（一）老年高血压

据2002年卫生部组织的全国居民27万人营养与健康状况调查资料显示，我国60岁及以上人群高血压的患病率为49%。即约每2位60岁以上人中就有1人患高血压。老年高血压常与多种疾病并存，常并发冠心病、心力衰竭、脑血管疾病、肾功能不全、糖尿病、慢性阻塞性肺病等。老年高血压的临床特点包括：收缩压增高、舒张压下降，脉压增大；血压波动性大，容易出现体位性低血压及餐后低血压；血压昼夜节律异常、白大衣高血压和隐匿性高血压相对多见。这些高血压的临床特点与老年动脉硬化、血管壁僵硬度增加及血压调节中枢功能减退有关。老年高血压患者的血压应降至150/90mmHg以下，如能耐受可降至140/90mmHg以下。对于80岁以上的高龄老年人的降压的目标值＜150/90mmHg。老年患者降压治疗应强调收缩压达标，同时应避免过度降低血压；在能耐受降压治疗前提下，逐步降压达标，应避免过快降压；对于降压耐受性良好的患者应积极进行降压治疗。CCB、ACEI、ARB、利尿剂或β受体阻滞剂都可以考虑选用。

（二）儿童青少年高血压

儿童高血压以原发性高血压为主，表现为轻、中度血压升高，通常没有自我感知，没有明显的临床症状，除非定期体检，否则不易被发现。与肥胖密切相关，50%以上的儿童高血压伴有肥胖。儿童中血压明显升高者多为继发性高血压，肾性高血压是继发性高血压的首位病因，占继发性高血压的80%左右。目前国际上统一采用90、95、99百分位数作为诊断"正常高值血压（high normal）""高血压（hypertension）"和"严重高血压（severe hypertension）"标准。对个体而言，只有经过3次及以上不同时机测量的血压水平≥95百分位数方可诊断为高血压。原发性高血压或未合并靶器官损害的高血压儿童应将血压降至95百分位数以下；合并肾脏疾病、糖尿病或出现高血压靶器官损害时，应将血压降至90百分位数以下，以减少对靶器官的损害，降低远期心血管病发病率。绝大多数高血压儿童通过非药物治疗即可达到血压控制目标，非药物治疗是指建立健康的生活方式。高血压儿童如果合并下述1种及以上情况，则需要开始药物治疗：出现高血压临床症状，继发性高血压，出现高血压靶器官的损害，糖尿病，非药物治疗6个月后无效者。儿童高血压药物治疗的原则是从单一用药、小剂量开始。ACEI或ARB和钙通道阻滞剂（CCB）在标准剂量下较少发生副作用，通常作为首选的儿科抗高血压药物；利尿剂通常作为二线抗高血压药物或与其他类型药物联合使用，解决水钠潴留及用于肾脏疾病引起的继发性高血压；其他种类药物如α受体阻滞剂和β受体阻滞剂，因为副作用的限制多用于严重高血压和联合用药。

（三）妊娠高血压

参见妇产科相关教材。

（四）高血压合并其他临床情况

高血压可以合并脑血管病、冠心病、心力衰竭、慢性肾功能不全和糖尿病等。急性脑卒中的血压处理尚未完全达成共识。对于稳定期患者，降压治疗目的是减少脑卒中再发。对老年患者、双侧或颅内动脉严重狭窄者及严重体位性低血压患者应该慎重进行降压治疗，降压过程应该缓慢、平稳，最好不减少脑血流量。对于心肌梗死和心力衰竭患者合并高血压，首先考虑选择 ACEI 或 ARB 和 β 受体阻滞剂，降压目标值为 <130/80mmHg。慢性肾功能不全合并高血压者，降压治疗的目的主要是延缓肾功能恶化，预防心、脑血管病发生。ACEI 或 ARB 在早、中期能延缓肾功能恶化，但要注意在低血容量或病情晚期（肌酐清除率 <30ml/min 或血肌酐超过 265μmol/L，即 3.0mg/dl）有可能反而使肾功能恶化。1 型糖尿病出现蛋白尿或肾功能减退前通常血压正常，高血压是肾病的一种表现；2 型糖尿病往往较早就与高血压并存。多数糖尿病合并高血压患者往往同时有肥胖、血脂代谢紊乱和较严重的靶器官损害，属于心血管疾病高危群体。因此应该积极降压治疗，为达到目标水平，通常在改善生活方式的基础上需要 2 种以上降压药物联合治疗。ACEI 或 ARB 能有效减轻和延缓糖尿病肾病的进展，降压目标值为 <130/80mmHg。

（五）难治性高血压

在改善生活方式基础上，应用了足够剂量且合理的 3 种降压药物（包括利尿剂）后，血压仍在目标水平之上，或至少需要 4 种药物才能使血压达标时，称为难治性高血压或顽固性高血压。

1. 对于难治性高血压，应对其原因进行筛查 ①判断是否为假性难治性高血压：常见为测压方法不当（如测量时姿势不正确、上臂较粗者未使用较大的袖带）；单纯性诊室（白大衣）高血压。结合家庭自测血压、动态血压监测可使血压测定结果更接近真实。②寻找影响血压的原因和并存的疾病因素；包括与药物应用相关的原因，如患者顺从性差（未坚持服药）、降压药物选择使用不当（剂量偏低、联合用药不够合理），以及仍在应用拮抗降压的药物（如口服避孕药，肾上腺类固醇类、可卡因、甘草、麻黄等）；未改变不良生活方式或改变失败（体重增加或肥胖、吸烟、重度饮酒）；容量负荷过重（利尿剂治疗不充分、高盐摄入、进展性肾功能不全）；以及伴慢性疼痛和长期焦虑等。患者可能存在 1 种以上可纠正或难以纠正的原因。③排除上述因素后，应启动继发性高血压的筛查。

2. 处理原则 ①此类患者最好转高血压专科治疗。②多与患者沟通，提高长期用药的依从性，并严格限制钠盐摄入。③选用适当的联合方案：先采用 3 种药的方案例如：ACEI 或 ARB + CCB + 噻嗪类利尿剂，或由扩血管药、减慢心率药和利尿剂组成的三药联合方案，能够针对血压升高的多种机制，体现平衡的高效降压的特点，往往可以奏效。效果仍不理想者可再加用一种降压药如螺内酯、β 受体阻滞剂、α 受体阻滞剂或交感神经抑制剂（可乐定）。④调整联合用药方案：在上述努力失败后，可在严密观察下停用现有降压药，重启另一种治疗方案。

（六）高血压急症和亚急症

1. 定义 高血压急症和高血压亚急症曾被称为高血压危象。高血压急症（hypertensive emergencies）是指原发性或继发性高血压患者，在某些诱因作用下，血压突然和显著升高（一般超过 180/120mmHg），同时伴有进行性心、脑、肾等重要靶器官功能不全的表现。高血压急症包括高血压脑病、颅内出血（脑出血和蛛网膜下隙出血）、脑梗死、急性心力衰竭、肺水肿、急性冠状动脉综合征（不稳定型心绞痛、急性非 ST 段抬高和 ST 段抬高心肌梗死）、主动脉夹层、子痫等，应注意血压水平的高低与急性靶器官损害的程度并非成正比。一部分高血压急症并不伴有特别高的血压值，如并发于妊娠期或某些急性肾小球肾炎的患者，但如血压不及时控制在合理范围内会对脏器功能产生严重影响，甚至危及生命，处理过程中需要高度重视。并发急性肺水肿、主动脉夹层、心肌梗死者，即使血压仅为中度升高，也应视为高血压急症。高血压亚急症（hypertensive urgencies）是指血压显著升高但不伴靶器官损害。相当多数的患者有服药顺从性不好或治疗不足。

血压升高的程度不是区别高血压急症与高血压亚急症的标准，区别两者的唯一标准是有无新近发生的急性进行性的严重靶器官损害。

2. 治疗原则 高血压危象可危及患者生命，其发生又与血压骤然升高有关，主要措施应该是积极降低血压，使之降至较安全水平，以防止严重并发症的发生。

（1）设定正确的目标水平 一般应将平均动脉压较治疗前降低 20%～30%；对于高血压急症再将舒张压降至 100～110mmHg。

（2）把握适度的降压速度 高血压急症应在 1～3 小时内将血压降至目标值，而高血压亚急症因对生命威胁较小，可在 24～48 小时内逐渐降低血压。

（3）个体化的治疗 降压时需充分考虑患者的年龄、病程、血压升高的程度、靶器官损害和合并的临床情况，因人而异的制订具体方案。

3. 治疗方法 高血压急症需立即进行降压治疗以阻止靶器官进一步损害。在治疗前要明确用药种类、用药途径、血压目标水平和降压速度等。在临床应用时需考虑到药物的药理学和药代动力学作用，对心排出量、全身血管阻力和靶器官灌注等血流动力学的影响，以及可能发生的不良反应。理想的药物应能预期降压的强度和速度，作用强度可随时调节。常用药物详见表 2-5-7。

表 2-5-7 高血压急症常用的静脉治疗药物

降压药	起效时间	持续时间	不良反应	适应证	禁忌证
血管扩张剂					
硝普钠	立即	1～2分钟	恶心、呕吐、肌肉颤动、出汗、心动过速、硫氰化物中毒	大多数高血压急症	颅内压增高或肾功能不全者慎用
硝酸甘油	2～5分钟	5～10分钟	心悸、轻度头痛、呕吐、心动过速	大多数高血压急症，尤其急性冠脉综合征	颅内高压，青光眼
α受体阻滞剂					
酚妥拉明	1～2分钟	10～30分钟	心动过速、头痛、潮红等	嗜铬细胞瘤、儿茶酚胺过剩	
乌拉地尔	3～15分钟	2～8小时	头晕、头痛、恶心、疲倦等	大多数高血压急症、围手术期高血压	
钙通道阻滞剂					
地尔硫草	<5分钟	30分钟	低血压、心动过速、房室传导阻滞、窦性停搏	大多数高血压急症	急性左心衰、不稳定性心绞痛
尼卡地平	立即	60分钟	心动过速、头痛、潮红、局部静脉炎等	大多数高血压急症	主动脉瓣狭窄、颅内压增高、急性冠脉综合征
艾司洛尔	2～5分钟	10～30分钟	恶心、呕吐、心脏传导阻滞、直立性低血压等	高血压伴主动脉夹层，围手术期高血压	
拉贝洛尔	5～10分钟	3～6小时	恶心、呕吐、心脏传导阻滞、直立性低血压等	大多数高血压急症，妊娠期高血压	急性左心衰、严重支气管哮喘、肝功能异常

注：具体使用剂量及注意事项请参照药物使用说明书

第二节 继发性高血压

继发性高血压是指由某些确定的疾病或病因引起的血压升高，当查出病因并有效去除或控制病因后，作为继发症状的高血压可被治愈或明显缓解；继发性高血压在高血压人群中约占 5% ~10%；常见病因为肾实质性、内分泌性、肾血管性高血压和睡眠呼吸暂停综合征，以及由于药物引起的高血压。继发性高血压患者发生心血管病、脑卒中、蛋白尿及肾功能不全的危险性往往更高，而病因又常被忽略以致延误诊断。提高对继发性高血压的认识，及时明确病因并积极针对病因治疗将会大大降低因高血压及其并发症造成的高致死及致残率。

一、肾实质性高血压

原发或继发性肾脏实质病变，是最常见的继发性高血压，其血压升高常为难治性，是青少年患高血压急症的主要病因；常见的肾脏实质性疾病包括急、慢性肾小球肾炎、多囊肾；慢性肾小管–间质病变（慢性肾盂肾炎、梗阻性肾病）；代谢性疾病肾损害（痛风性肾病、糖尿病肾病）；系统性或结缔组织疾病肾损害（狼疮性肾炎、硬皮病）；也少见于遗传性肾脏疾病（Liddle 综合征）、肾脏肿瘤（肾素瘤）等。肾实质性高血压的发生主要是由于肾单位大量丢失，导致水、钠潴留和细胞外容量增加，以及肾脏 RAAS 激活与排钠减少。高血压又进一步升高肾小球内囊压力，形成恶性循环，加重肾脏病变。

临床上有时难以将肾实质性高血压与原发性高血压伴肾脏损害完全区别开来。一般而言，原发性高血压很少出现明显蛋白尿，血尿不明显，肾功能减退首先从肾小管浓缩功能开始，肾小球滤过功能仍可长期保持正常或增强，直到最后阶段才有肾小球滤过率降低，血肌酐升高；肾实质性高血压往往发现血压升高时已有蛋白尿、血尿和贫血、肾小球滤过功能减退、肌酐清除率下降。如果条件允许，肾穿刺组织学检查有助于确立诊断。

肾实质性高血压应低盐饮食（每日 <6g）；大量蛋白尿及肾功能不全者，宜选择摄入高生物价蛋白，并限制在 0.3 ~0.6g/（kg·d）；在针对原发病进行有效的治疗同时，积极控制血压在 <130/80mmHg，有蛋白尿的患者应首选 ACEI 或 ARB 作为降压药物；长效钙通道阻滞剂、利尿剂、β受体阻滞剂、α受体阻滞剂均可作为联合治疗的药物；如肾小球滤过率 <30ml/min 或有大量蛋白尿时，噻嗪类利尿剂无效，应选用袢利尿剂治疗。

二、肾动脉狭窄

肾动脉狭窄的根本特征是肾动脉主干或分支狭窄，导致患肾缺血，肾素血管紧张素系统活性明显增高，引起高血压及患肾功能减退。目前，动脉粥样硬化是引起我国肾动脉狭窄的最常见病因，据估计约为70%，其次为大动脉炎（约25%）及纤维肌性发育不良（约5%）。早期解除狭窄，可使血压恢复正常；长期或高血压基础上的肾动脉狭窄，解除狭窄后血压一般也不能完全恢复正常，持久严重的肾动脉狭窄会导致患侧甚至整体肾功能的损害。

凡进展迅速或突然加重的高血压，均应怀疑本症。体检时在上腹部或背部肋脊角处可闻及血管杂音。肾动脉彩超，放射性核素肾图、肾动脉 CT 及 MRI 检查有助于诊断，肾动脉造影可明确诊断和狭窄部位。

治疗方法可根据病情和条件选择经皮肾动脉成形术，手术和药物治疗。治疗的目的不仅是降低血压，还在于保护肾功能。手术治疗包括血运重建，肾移植术和肾切除术，适用于不宜经皮肾动脉成形术者。不适宜上述治疗的患者，可采用降压药物联合治疗。需要注意，双侧肾动脉狭窄，肾功能已受损或非狭窄侧肾功能较差患者禁忌使用 ACEI 或 ARB，因为这类药物解除了缺血肾脏出球小动脉的收缩作用，使肾小球内囊压力下降，肾功能恶化。

三、内分泌性高血压

内分泌组织增生或肿瘤所致的多种内分泌疾病，由于其相应激素如醛固酮、儿茶酚胺、皮质醇等分泌过度增多，导致机体血流动力学改变而使血压升高。这种由内分泌激素分泌增多而致的高血压称为内分泌性高血压，也是较常见的继发性高血压，如能去除病因，高血压可被治愈或缓解。

1. 原发性醛固酮增多症 原醛症是由于肾上腺自主分泌过多醛固酮，而导致水钠潴留、高血压、低血钾和血浆肾素活性受抑制的临床综合征，常见原因是肾上腺腺瘤、单侧或双侧肾上腺增生，少见原因为腺癌和糖皮质激素可调节性醛固酮增多症（GRA）。临床上以长期高血压伴低血钾为特征，亦有部分患者血钾正常，临床上常因此忽视了对本症的进一步检查。由于电解质代谢障碍，本症可有肌无力、周期性瘫痪、烦渴、多尿等症状。血压大多为轻、中度升高，约1/3为顽固性高血压。实验室检查有低血钾、高血钠、代谢性碱中毒、血浆肾素活性降低、血浆和尿醛固酮增多。血浆醛固酮/血浆肾素活性比值增大有较高诊断敏感性和特异性。超声、放射性核素、CT、MRI可确立病变性质和部位。选择性双侧肾上腺静脉血激素测定，对诊断确有困难者，有较高的诊断价值。

如果本症是肾上腺皮质腺瘤或癌肿所致，手术切除是最好的治疗方法。如果是肾上腺皮质增生，也可作肾上腺大部分切除术，但效果相对较差，一般仍需使用降压药物治疗，选择醛固酮拮抗剂螺内酯和长效钙通道阻滞剂。

2. 嗜铬细胞瘤 嗜铬细胞瘤是一种起源于肾上腺嗜铬细胞的过度分泌儿茶酚胺，引起持续性或阵发性高血压和多个器官功能及代谢紊乱的肿瘤。嗜铬细胞瘤可起源于肾上腺髓质、交感神经节或其他部位的嗜铬组织。嗜铬细胞瘤间断或持续的释放儿茶酚胺激素作用于肾上腺素能受体后，可引起持续性或阵发性高血压，伴典型的嗜铬细胞瘤三联征，即阵发性"头痛、多汗、心悸"，同样可造成严重的心、脑、肾血管损害；肿瘤释放的大量儿茶酚胺入血可导致剧烈的临床症候如高血压危象、低血压休克及严重心律失常等称为嗜铬细胞瘤危象。在发作期间可测定血或尿儿茶酚胺或其代谢产物3－甲氧基－4－羟基苦杏仁酸（VMA），如有显著增高，提示嗜铬细胞瘤。超声、放射性核素、CT或MRI可做定位诊断。

嗜铬细胞瘤大多为良性，约10%嗜铬细胞瘤为恶性，手术切除效果好。手术前或恶性病变已有多处转移无法手术者，选择α和β受体阻滞剂联合降压治疗。

 案例讨论

> **临床案例** 患者，男性，36岁，阵发性心悸、头痛2月入院。患者2个月前开始突然出现头痛、大汗、心悸、面色苍白等症状，测血压220/130mmHg，持续1~2小时消失，反复发作，本次入院检查，一般情况可，血压130/80mmHg，发育正常，双肺呼吸音清晰，心音有力，心界不大，心率72次/分，双肾区未闻及杂音。
>
> **问题** 1. 患者可能的诊断是什么？
>
> 2. 为明确诊断，需进一步做哪些检查？
>
> 3. 如何对患者进行治疗？

3. 库欣综合征（Cushing syndrome） 库欣综合征即皮质醇增多症，其主要病因分为ACTH依赖性和非依赖性库欣综合征两大类，前者包括垂体ACTH瘤或ACTH细胞增生（即库欣病）、分泌ACTH的垂体外肿瘤（即异位ACTH综合征）；后者包括自主分泌皮质醇的肾上腺腺瘤、腺癌或大结节样增生。

建议伴有下述临床症状与体征的肥胖高血压患者进行库欣综合征临床评估及确诊检查：

①向心性肥胖、水牛背、锁骨上脂肪垫；满月脸、多血质；皮肤菲薄、淤斑、宽大紫纹、肌肉萎缩；②高血压、低血钾、碱中毒；③糖耐量减退或糖尿病；④骨质疏松或有病理性骨折、泌尿系结石；⑤性功能减退、男性阳痿，女性月经紊乱、多毛、不育等；⑥儿童生长、发育迟缓；⑦神经、精神症状；⑧易感染、机体抵抗力下降。

治疗主要采用手术、放射和药物方法根治病变本身，降压治疗可采用利尿剂或与其他降压药物联合应用。

四、主动脉狭窄

主动脉狭窄系少见病，包括先天性主动脉缩窄及获得性主动脉狭窄。先天性主动脉缩窄表现为主动脉的局限性狭窄或闭锁，发病部位常在主动脉峡部原动脉导管开口处附近，个别可发生于主动脉的其他位置；获得性主动脉狭窄主要包括大动脉炎、动脉粥样硬化及主动脉夹层剥离等所致的主动脉狭窄。本病的基本病理生理改变为狭窄所致血流再分布和肾组织缺血引发的水钠潴留和 RAAS 激活，结果引起左心室肥厚、心力衰竭、脑出血及其他重要脏器损害。由于主动脉狭窄远端血压明显下降和血液供应减少，可导致肾动脉灌注不足。因此，这类高血压的发生虽然主要因机械阻力增加所致，但与肾脏缺血后释放肾素增多也有关。

主动脉缩窄主要表现上肢高血压，而下肢脉弱或无脉，双下肢血压明显低于上肢，听诊狭窄血管周围有明显血管杂音。无创检查如：腹部多普勒超声、磁共振血管造影、计算机断层血管造影可明确狭窄的部位和程度。一般认为如果病变的直径狭窄≥50%，且病变远近端收缩压差≥20mmHg，则有血流动力学的功能意义。治疗主要采用介入扩张支架植入或血管手术方法。

五、阻塞性睡眠呼吸暂停低通气综合征

睡眠呼吸暂停低通气综合征是指由于睡眠期间咽部肌肉塌陷堵塞气道，反复出现呼吸暂停或口鼻气流量明显降低，临床上主要表现为睡眠打鼾，频繁发生呼吸暂停的现象，可分为阻塞性、中枢性和混合性三型，以阻塞性睡眠呼吸暂停低通气综合征（OSAHS）最为常见，约占睡眠呼吸暂停低通气综合征的80%~90%，是顽固性高血压的重要原因之一。

多导睡眠监测是诊断 OSAHS 的"金标准"；呼吸暂停低通气指数（AHI）是指平均每小时呼吸暂停低通气次数，依据 AHI 和夜间 SaO_2 值，分为轻、中、重度。轻度：AHI 5~20，最低 SaO_2≥86%；中度：AHI 21~60，最低 SaO_2 80%~85%；重度：AHI >60，最低 SaO_2 <79%。

减轻体重和生活模式改良对 OSAHS 很重要，口腔矫治器对轻、中度 OSAHS 有效；而中、重度 OSAHS 往往需用持续正压通气（continuous positive airway pressure，CPAP）；注意选择合适的降压药物；对有鼻、咽、腭、颌解剖异常的患者可考虑相应的外科手术治疗。

六、药物性高血压

药物性高血压是常规剂量的药物本身或该药物与其他药物之间发生相互作用而引起血压升高，当血压 >140/90mmHg 时即考虑药物性高血压。主要包括：①激素类药物；②中枢神经类药物；③非类固醇类抗炎药物；④中草药类；⑤其他。原则上，一旦确诊高血压与用药有关，应该停用这类药物，换用其他药物或者采取降压药物治疗。

 本章小结

高血压定义为未使用降压药物的情况下诊室收缩压≥140mmHg 和（或）舒张压≥90mmHg。根据血压水平，进一步将高血压分为 1~3 级。心脏和血管是高血压病理生理作用

的主要靶器官，早期可无明显病理改变。长期高血压会引起心脏、脑、肾脏、视网膜等发生病变。目前认为血管内皮功能障碍是高血压最早期和最重要的血管损害。大多数高血压患者起病缓慢，导致诊断延迟，仅在测量血压时或发生心、脑、肾等并发症时才被发现。诊断时需与继发性高血压相鉴别。心血管危险分层根据血压水平、心血管危险因素、靶器官损害、临床并发症和糖尿病，分为低位、中危、高危和很高危。常用降压药物包括钙通道阻滞剂、血管紧张素转换酶抑制剂（ACEI）、血管紧张素受体阻滞剂（ARB）、利尿剂和β受体阻滞剂五类。高血压急症和高血压亚急症曾被称为高血压危象。高血压急症是指原发性或继发性高血压患者，在某些诱因作用下，血压突然和显著升高（一般超过180/120mmHg），同时伴有进行性心、脑、肾等重要靶器官功能不全的表现。继发性高血压主要包括肾实质性高血压、原发性醛固酮增多症、嗜铬细胞瘤、库欣综合征、肾动脉狭窄、主动脉缩窄、阻塞性睡眠呼吸暂停综合征、药物性高血压等。

 思考题

1. 简述原发性高血压的定义及分级。
2. 治疗原发性高血压的药物有哪些？其药物作用机制如何？
3. 简述高血压危象的定义及其治疗原则。
4. 继发性高血压病因有哪些？

（郑泽琪）

第六章 心肌疾病

 案例讨论

临床案例 某男，33岁。平时体健，但快速步行上楼时有时感气短，未予注意。3天前因受凉感冒后出现咳嗽、发热、呼吸困难，以"感冒"在社区卫生所输液治疗发热咳嗽减轻，但输液过程中突然发生严重呼吸困难来诊。查体：T37.1℃，P118次/分，R32次/分，BP115/80mmhg，端坐呼吸，双肺中下野闻及细小湿啰音。心界向左下扩大，心尖搏动位于左锁骨中线第六肋间外1cm，心率118次/分，律齐，心音低钝，可闻及舒张早期奔马律，心尖部可闻及3/6级收缩期吹风样杂音。肝脏肋下2cm，轻触痛，腹部移动性浊音阴性。双足踝轻度凹陷性水肿。

问题 1. 该患者的诊断是什么？
2. 简述需要进一步检查的项目。
3. 应与哪些疾病进行鉴别诊断。
4. 简述治疗原则和用药方案。

心肌疾病是指除心脏瓣膜病、冠状动脉粥样硬化性心脏病、高血压性心脏病、肺源性心脏病、先天性心血管病和甲状腺功能亢进性心脏病等以外的以心肌病变为主要表现的一组疾病。本病可分为两类：一类为病因不明的原发性（特发性）心肌病，简称心肌病，包括扩张型心肌病、肥厚型心肌病、限制性心肌病、致心律失常型右室心肌病及未分化类心肌病等。另一类为病因明确的继发性（特异性）心肌疾病，包括酒精性心肌病、围生期心肌病、心动过速性心肌病、心脏气球样变、药物性心肌病、克山病、心肌炎等心肌疾病。

第一节 心肌病（原发性）

有人统计，住院患者中，心肌病可占心血管病的0.6%~4.3%，近年心肌病有增加趋势。在因心血管病死亡的尸体解剖中，心肌病占0.11%。

一、扩张型心肌病

扩张型心肌病（dilated cardiomyopathy，DCM）是以左室或双心室扩张，伴收缩功能障碍为特征的心肌病。本病多发生于青壮年，常伴有心律失常，病死率较高，男性多于女性（2.5∶1），在我国发病率为13/10万～84/10万不等。

（一）病因

病因至今尚未明确，目前认为病毒感染是导致扩张型心肌病的主要原因之一。持续病毒感染对心肌组织的损伤、自身免疫包括细胞、自身抗体或细胞因子介导的心肌损伤等可导致或诱发扩张型心肌病。此外尚有围生期、酒精中毒、抗癌药物、心肌能量代谢紊乱和神经激素受体异常等多因素也可引起本病。

（二）病理解剖和病理生理

以心腔扩张为主，肉眼可见心室扩张，室壁多变薄，纤维瘢痕形成，且常伴有附壁血栓。瓣膜、冠状动脉多无改变。组织学为非特异性心肌细胞肥大、变性，特别是程度不同的纤维化等病变混合存在。病变的心肌收缩力减弱，射血速度减慢，心搏出量减少，代偿性心率加快，这一代偿机制使病变心肌雪上加霜，导致更多心肌损害，最终进入失代偿。

（三）临床表现

起病隐匿，进展缓慢，无症状期可达数月至数年，部分患者尽管无症状，实际已有心脏的扩大。临床主要表现为气促、呼吸困难、乏力、心悸、头晕等心力衰竭症状。体征为心脏扩大，常可听到第三或第四心音，心率快时呈奔马律，可有二尖瓣或三尖瓣相对关闭不全所致的收缩期吹风样杂音，双肺底可闻及湿啰音，晚期可出现右心衰的体征，如颈静脉怒张、水肿和肝大等。常合并各种类型的心律失常。部分患者可发生栓塞或猝死。

（四）辅助检查

1. 胸部 X 线检查 心影常明显增大，呈球形扩张，心胸比 >50%，肺淤血，有时可见胸腔积液。

2. 心电图 可见多种心电异常如心房颤动，传导阻滞等各种心律失常。其他尚有 ST－T 改变，低电压，R 波减低，少数可见病理性 Q 波，类似心肌梗死。

3. 超声心动图 是诊断本病的主要依据。早期即可有心腔轻度扩大，后期各心腔均扩大，以左心室扩大早而显著，室壁运动普遍减弱，提示心肌收缩力下降，左室射血分数明显降低。二尖瓣开放幅度降低，形成大腔小口的特征。二尖瓣、三尖瓣本身虽无病变，但在收缩期不能退至瓣环水平而致关闭不全，彩色血流多普勒显示二、三尖瓣反流。

4. 心脏磁共振（CMR） CMR 对于心肌病诊断、鉴别诊断及预后评估均有很高价值。有助于鉴别浸润性心肌病、致心律失常型右心室心肌病、心肌致密化不全、心肌炎、结节病等疾病。CMR 显示心肌纤维化常提示心电不稳定。

5. 心脏核素检查 核素血池扫描可见舒张末期和收缩末期左心室容积增大，左室射血分数降低；核素心肌显影表现为灶性散在性放射性减低。

6. 冠状动脉 CT 检查（CTA） 通过静脉输入造影剂时进行 CTA，可以发现明显的冠状动脉狭窄等病变，有助于除外因冠状动脉狭窄造成心肌缺血、坏死的缺血性心肌病。

7. 血液检查 DCM 可出现脑钠肽（BNP）或 N 末端脑钠肽（NT－proBNP）升高，此有助于鉴别呼吸困难的原因。部分患者也可出现心肌肌钙蛋白 I 轻度升高，但缺乏诊断特异性。

8. 冠状动脉造影和心导管检查 冠状动脉造影多无异常，有助于与冠状动脉性心脏病的鉴别。心导管检查，早期近乎正常。有心力衰竭时可见左、右心室舒张末期压、左心房压和肺毛细血管楔压增高、心搏量、心脏指数减少。心室造影可见心腔扩大，室壁运动减弱，心室射血分数低下。

9. 心内膜心肌活检　可见心肌细胞肥大、变性、间质纤维化等。活检标本除发现组织学改变外，尚可进行病毒学检查。

（五）诊断与鉴别诊断

本病缺乏特异性诊断指标，如果临床符合慢性心力衰竭的表现，超声心动图检查证实有心腔扩大与室壁运动普遍减弱，尤其是青壮年患者，即应考虑本病的可能。鉴别诊断应除外各种病因明确的器质性心脏病，如心脏瓣膜病、高血压性心脏病、冠心病、先天性心血管病、肺心病及各种继发性心肌病等方可确立诊断。

（六）治疗

因本病原因未明，因此尚无有针对病因的治疗方法。目前治疗原则是针对心力衰竭和心律失常进行治疗，以提高生活质量和延长寿命。

1. 一般治疗　主要包括适当限制体力活动、低盐饮食、预防感染、戒烟、严格限酒等。

2. 药物治疗　主要是针对心力衰竭、心律失常进行治疗，并注意预防血栓栓塞的发生。主要包括利尿剂、血管紧张素转换酶抑制剂、β受体阻滞剂或血管紧张素Ⅱ受体阻滞剂等治疗心力衰竭的药物。如心功能Ⅳ级，可加用醛固酮受体拮抗剂（如螺内酯）能抑制心肌纤维化和心室重构，降低Ⅳ级心功能者的病死率。必要时可应用正性肌力药物，首选洋地黄制剂，如地高辛 0.125mg/d 口服，也可静脉用药，如毛花苷 C 0.2～0.6mg/d 静脉注射。

对发生心律失常者，可针对性选择抗心律失常药物治疗（如胺碘酮等）。如发生频发期前收缩、动态心电图显示短阵室性心动过速，使用胺碘酮（200mg/d）能有效控制心律失常，对预防猝死有一定作用。

该病患者易发生心脏附壁血栓导致栓塞，对于低栓塞风险患者可口服阿司匹林 75～100mg/d，预防附壁血栓形成。对于高栓塞风险患者或已经有附壁血栓形成及曾经发生栓塞的患者必须长期抗凝治疗，口服华法林，调节剂量使国际标准化标准比值（INR）保持在 2～2.5 之间。

其他药物如血管扩张剂、改善心肌代谢的药物及中医中药治疗（生脉、参麦、黄芪、参附注射液等），其效果难以肯定，一般作为标准治疗的补充辅助治疗。由于上述治疗药物的采用，目前扩张型心肌病的存活率已明显提高。

3. 心力衰竭的心脏再同步化治疗（CRT）　CRT 是通过置入带有左心室电极的起搏器，同步起搏左、右心室使心室的收缩同步化。这一治疗对部分心力衰竭患者有显著疗效。患者需要在药物治疗的基础上选用。

对于经充分药物治疗后纽约 NYHA 心功能分级Ⅲ或非卧床Ⅳ级的患者，CRT 治疗的适应证为：左室射血分数（LVEF）≤35%；左束支阻滞 QRS 波≥120ms，非左束支阻滞的患者 QRS 波≥150ms；预期有质量的寿命在 1 年以上。本治疗可缓解症状，改善心功能，降低死亡率。

对于经充分药物治疗后 NYHA 心功能分级为Ⅱ级的患者，CRT 治疗的适应证为：LVEF≤35%；左束支阻滞 QRS 波≥130 ms，非左束支阻滞的患者 QRS 波≥150ms；预期有质量的寿命在 1 年以上。

4. 外科治疗　严重心力衰竭内科治疗无效的病例可考虑心脏移植。在等待期如有条件可行左心机械辅助循环，以改善循环。也有试行左心室成形术者，通过切除部分扩大的左心室同时置换二尖瓣，以减轻反流、改善心功能，但疗效尚不确定。

5. 心律失常和心脏性猝死的防治　对于房颤的治疗可参考心律失常相关章节。置入心脏电复律器（ICD）预防心脏猝死的适应证包括：①有持续性室速史；②有室速、室颤导致的心跳骤停史；③LVEF＜35％，NYHA 心功能分级为Ⅱ～Ⅲ级，预期生存时间＞1 年，且有一定生活质量。

本病的病程长短不等，充血性心力衰竭的出现频率较高，预后不良。死亡原因多为心力衰竭和严重心律失常，不少患者猝死。以往认为症状出现后 5 年的存活率在 40％ 左右。近年来，由于上述治疗手段的采用存活率已明显提高。

二、肥厚型心肌病

肥厚型心肌病（hypertrophic cardiomyopathy，HCM）是一种遗传性、以心室心肌非对称性肥厚为特征的心肌病。常累及室间隔，左心室血液充盈受阻、舒张期顺应性下降，晚期出现心脏扩大及心力衰竭。根据左心室流出道有无梗阻又可分为梗阻性肥厚型和非梗阻性肥厚型心肌病。本病常为青年猝死的原因。后期可出现心力衰竭。国内资料调查人群患病率为 180/10 万，世界 HCM 的人群患病率 200/10 万。我国的患病率与全球相近。

（一）病因和发病机制

本病病因目前仍未完全明确，但常有明显家族史（约占 1/3），目前认为是常染色体显性遗传疾病，肌节收缩蛋白基因（sarcomeric contractile protein genes）如心脏肌球蛋白重链及心脏肌钙蛋白 T 基因突变是主要的致病因素。有人认为与儿茶酚胺代谢异常、细胞内钙调节异常、高血压、高强度运动等因素有关。

（二）病理改变

解剖形态主要为心室肥厚，尤其室间隔肥厚。亦有心肌均匀肥厚（或）心尖部肥厚（apical hypertrophy，APH）的类型。组织学特征为心肌细胞肥大、排列紊乱、小血管病变、疤痕形成。

（三）病理生理

梗阻性 HCM 患者，左室收缩时血流通过狭窄的流出道产生负压引起二尖瓣前叶前向运动，梗阻加重。这种作用在收缩中、后期较明显。部分患者静息时梗阻不明显，运动时变明显。静息或运动负荷超声显示左室流出道压力阶差 ≥30mmHg 者，属梗阻性 HCM，约占 70％。HCM 患者胸闷气短的原因与左室流出道梗阻、左室舒张功能下降、小血管病变引起心肌缺血等因素有关。

（四）临床表现

1. 症状　部分患者可无自觉症状，而因猝死或在体检中被发现。最常见的症状有劳力性呼吸困难、心悸、胸痛、乏力，伴有流出道梗阻的患者可在起立或运动时出现眩晕，甚至神志丧失等，晚期可出现各种心力衰竭的表现。

2. 体征　心脏轻度增大，能听到第四心音。流出道有梗阻的患者可在胸骨左缘第 3～4 肋间听到较粗糙的喷射性收缩期杂音。心尖部也常可听到收缩期杂音，杂音产生与二尖瓣前叶前向运动移向室间隔导致二尖瓣关闭不全有关。凡增加心肌收缩力或减轻心脏后负荷的措施，如含服硝酸甘油片、应用正性肌力药物、作 Valsalva 动作或取站立位等均可使杂音增强；相反减弱心肌收缩力或增加心脏后负荷的因素如使用 β 受体阻滞剂、取下蹲位等均可使杂音减弱。

（五）辅助检查

1. 胸部 X 线检查　心影正常或增大，如有心力衰竭则呈现心影明显增大。

2. 心电图　因心肌肥厚的类型不同而有不同的表现。最常见的表现为左心室肥大，ST－T 改变，常在胸前导联出现深而倒置 T 波，类似冠状 T，部分患者可有深而不宽的病理性 Q

波，在 Ⅰ、aVL 或 Ⅱ、Ⅲ、aVF、V$_5$、V$_4$ 上出现，有时在 V$_1$ 可见 R 波增高，R/S 比增大。此外，室内传导阻滞和期前收缩也常见。

3. 超声心动图 是临床上主要诊断手段。主要表现为心肌非对称性肥厚而无心室腔增大，如舒张期室间隔的厚度与后壁之比≥1.3，具有诊断价值。流出道有梗阻的患者，可见室间隔流出道部分向左心室内突出、二尖瓣前叶在收缩期前移（systolic anterior motion，SAM 征）、左心室顺应性降低致舒张功能障碍等。超声心动图无论对梗阻性或非梗阻性的诊断都有帮助。

4. 心脏磁共振 能测定左室壁厚度，对本病亦具有确诊价值，尤其是对非典型部位心肌肥厚的诊断更有价值。

5. 心导管检查和心血管造影 左心室舒张末期压上升。有梗阻者在左心室腔与流出道间有收缩期压差，心室造影显示左心室腔变形，呈香蕉状、犬舌状、纺锤状（心尖部肥厚时）。冠状动脉造影多无异常，可排除冠心病。

6. 心内膜心肌活检 心肌细胞畸形肥大，排列紊乱有助于诊断。

（六）诊断和鉴别诊断

对临床或心电图表现类似冠心病的患者，如患者较年轻，诊断冠心病依据不充分又不能用其他心脏病来解释，则应想到本病的可能。心电图 T 波持续性倒置的患者，应高度怀疑本病的可能性。结合超声心动图常可明确诊断。如有阳性家族史（猝死、心脏增大等）更有助于诊断。

本病主要与引起类似心脏杂音的疾病及其他原因导致的心肌肥厚相鉴别，包括高血压心脏病、冠心病、先天性心血管病、主动脉瓣狭窄等。一般通过超声心动图、心血管造影等检查可鉴别。

（七）治疗

1. 一般治疗 适当休息，防止重体力活动，尤其避免突然用力的动作，防止加重梗阻，预防猝死发生。避免应用降低后负荷的扩血管药物，如硝酸酯类、二氢吡啶类钙离子拮抗剂及硝普钠、肼屈嗪等，也应避免使用增强心肌收缩力的药物如洋地黄类药物。

2. 药物治疗 药物治疗应是肥厚型心肌病的主要手段，治疗原则为控制心率、改善心肌顺应性及控制心律失常。常用的药物包括 β 受体阻滞剂或非二氢吡啶类钙离子拮抗剂，如美托洛尔、地尔硫䓬、维拉帕米，缓释或控释片更好，但上述药物治疗是否能延缓症状出现、改善临床病程或预防猝死的发生目前仍不明确。对流出道梗阻的肥厚型心肌病患者建议用丙吡胺。

3. 非药物治疗 对于心肌肥厚显著、临床症状明显而药物治疗效果差者，可行外科手术切除肥厚部分心肌。近年来采用酒精消融消除肥厚的心肌也可达到一定效果。对肥厚型心肌病猝死高危患者，尤其青少年和竞赛运动员，应置入埋藏式心脏复律除颤器（ICD），能有效预防恶性室性心律失常导致的猝死，挽救患者生命。终末期患者可考虑心脏移植。

（八）预后

本病的预后因人而异，可从无症状到心力衰竭、猝死。一般成人病例 10 年存活率为80%，小儿病例为 50%。成人死亡多为猝死，而小儿则多为心力衰竭，其次为猝死。猝死在有阳性家族史的青少年中尤其多发。猝死原因多为室性心律失常，特别是室颤。

三、限制型心肌病

限制型心肌病（restrictive cardiomyopathy，RCM）是以心室壁僵硬增加、心室充盈受限和舒张功能下降为特征，但收缩功能和室壁厚度正常或接近正常。病理改变以心脏间质纤维化增生（increased interstitial fibrosis）为主，即心内膜及心内膜下有数毫米的纤维性增厚，心室内膜硬化，舒张明显受限。本病可特发或与其他疾病如淀粉样变性，嗜酸性粒细胞增多症的心内膜心肌疾病并存。常见于热带和温带地区，我国仅有散发病例。临床表现以发热、全身倦怠为初始症状，白细胞增多，特别是嗜酸性粒细胞增多明显，逐渐出现心悸、呼吸困难、水肿、肝大、颈静脉怒张、腹水等心力衰竭症状。其表现酷似缩窄性心包炎，有缩窄性心内膜炎之称。

心电图常呈窦性心动过速、低电压、心房或心室肥大、T波低平或倒置。可出现各种类型心律失常，以心房颤动较多见。超声心动图显示双心房扩大和心室肥厚。左心室造影可见心内膜肥厚及心室腔缩小，心尖部钝角化。心导管检查提示舒张期心室压力曲线呈现早期下陷，晚期呈高原波（呈平方根样），需与缩窄性心包炎鉴别。活检可见心内膜增厚和心内膜下心肌纤维化，与一些有心脏广泛纤维化的疾病如系统性硬化症、糖尿病、酒精中毒等特异性心肌病鉴别。

本病无特异性治疗手段。主要避免劳累、呼吸道感染等心力衰竭的诱因。心力衰竭发生后对常规治疗反应不佳，往往成为难治性心力衰竭，预后不良，心力衰竭为最常见死因。

四、致心律失常型右室心肌病

致心律失常型右室心肌病（arrhythmogenic right ventricular cardiomyopathy，ARVC）又称为致心律失常右室发育不良（arrhythmogenic right ventricular dysplasia，ARVD），是一种遗传性心肌病，其特征为右室心肌被进行性纤维脂肪组织所替代，早期呈典型的区域性，逐渐可累及整个右心室甚至部分左心室，而室间隔相对很少受累。常为家族性发病，系常染色体显性遗传，不完全外显、隐性型也有报道。青少年发病，临床常表现为心律失常（多为室性心律失常）、右心扩大、右心衰竭、反复晕厥和猝死。

根据反复发作的来源于右室的室性心律失常、右心扩大，MRI检查提示右室心肌组织变薄，即可确立诊断。鉴于室壁心肌菲薄，不宜做心内膜心肌活检和消融治疗。治疗目标为控制心律失常，防止猝死。恰当的药物控制室性心律失常，植入埋藏式自动复律除颤（ICD）装置，或心脏移植可提高患者生存率。

五、未分类心肌病

未分类心肌病（unclassified cardiomyopathies，UCM）是指不适合归类于上述任何类型的心肌病［如弹力纤维增生症、左室致密化不全（LVNC）、线粒体肌病等］。

目前认为某些心律失常如Brugada综合征、长Q-T综合征、短Q-T综合征、儿茶酚胺敏感性多形性室性心动过速等，属离子通道病，也属于遗传性心肌病范畴。

第二节　特异性心肌病

特异性心肌病（specific cardiomyopathies）是指病因明确或与系统性疾病相关的心肌疾病，也叫继发性心肌疾病。

本病临床特点独特，类似扩张型心肌病。我国北方曾经流行的、与食物中缺硒有关的克山病几乎绝迹，不再赘述。本节重点介绍酒精性心肌病、围生期心肌病、心动过速性心肌病、心脏气球样变及药物性心肌病。

1. 酒精性心肌病　长期大量饮酒，出现酒精依赖症者，可呈现酷似扩张型心肌病的表现，称为酒精性心肌病（alcoholic cardiomyopathy）。目前认为乙醇可引起心肌病变。病理改变为心肌细胞及间质水肿和纤维化，线粒体变性等。临床表现与扩张型心肌病相似。X线示心影扩大，心胸比 >50%。心电图左心室肥大较多见，可伴有各型心律失常。超声心动图或左心室造影示心室腔扩大，射血分数降低。如能排除其他心脏病，且有长期大量饮酒史（WHO标准女性 >40g/d，男性 >80g/d，饮酒 5 年以上），即应考虑本病。本病一经诊断，戒酒和治疗即可奏效。但不能长期持续戒酒者预后不良。同时应注意常合并的肝、脑酒精中毒病的诊治。

2. 围生期心肌病　围生期心肌病可以在围生期首次出现，可能是一组多因素疾病。既往无心脏病的女性，妊娠最后 1 个月至产后 6 个月内发生心力衰竭，如呼吸困难、血痰、肝大、水肿等症状，类似扩张型心肌病者称为围生期心肌病（peripartum cardiomyopathy）。可有心室扩大，附壁血栓。本病的特点之一是体循环或肺循环栓塞的发生率较高。本病发生率约为1/1300 ~ 1/4000。高龄和营养不良、出现妊娠高血压疾病、双胎妊娠及宫缩抑制剂治疗与本病有关。如能早期诊断、及时治疗，通常预后良好。安静、增加营养、补充维生素类药物十分重要。针对心力衰竭，可使用利尿药、ACE 抑制剂和血管扩张剂、洋地黄等。对有栓塞的病例应使用抗凝剂。应采取避孕或绝育措施预防复发。

3. 心动过速性心肌病　心动过速性心肌病（tachycardia induced cardiomyopathy）多见于房颤或室上性心动过速。临床表现符合扩张型心肌病特点。有效控制心室率是关键。同时需要采用阻断神经 – 体液激活的药物包括 ACE 抑制剂、β 受体阻滞剂和盐皮质激素受体拮抗剂（MRA）等。

4. 药物性心肌病　多种药物的使用，如阿霉素等蒽环类抗癌药物、锂制剂、依米丁等，引发心肌损伤，导致药物性心肌病（drug – induced cardiomyopathy）者日益增加。其临床表现为心律失常，ST – T 改变，慢性心功能不全等，类似扩张型心肌病或非梗阻性肥厚型心肌病的症状和体征。这类心肌病的发生，应在用药期间定期体检或用维生素 C、黄芪、生脉散（人参、麦冬、五味子）等预防发病，做到早期诊治。

5. 应激性心肌病　也叫心脏气球样变或 Takotsubo 心肌病。本病少见，发生与情绪急剧激动或精神刺激等因素有关，如亲人过世、地震等。故又称"伤心综合征"。临床表现为突发胸骨后疼痛，伴心电图 ST 段抬高和或 T 波倒置。心电图类似心肌梗死，但冠状动脉造影除外狭窄、闭塞。左心室功能受损，心室造影或超声心动图显示心室中部和心尖部膨出，收缩期左室形状像"章鱼罐"，狭窄的颈部和宽阔基底部。临床过程短暂、可逆。支持和安慰是主要的治疗。β 受体阻滞剂治疗可望减少心脏破裂的发生。

第三节　心肌炎

心肌炎（myocarditis）指心肌的炎症疾病。有局灶性或弥漫性炎症，根据病程分为急性、亚急性或慢性，根据病因分为感染性和非感染性两大类。感染性可有细菌、病毒、螺旋体、立克次体、真菌、原虫、蠕虫等所引起。非感染性包括变态反应、化学、物理、药物等。其中病毒感染性心肌炎最常见，本节重点介绍病毒性心肌炎。

一、病因与发病机制

很多病毒都可能引起心肌炎，其中以引起肠道和上呼吸道感染病毒最常见，包括柯萨奇病毒、孤儿（ECHO）病毒、脊髓灰质炎病毒、流感病毒、副流感病毒、呼吸道合胞病毒等。此外，人类腺病毒、麻疹、风疹、单纯疱疹、脑炎、肝炎病毒及 HIV 病毒等也可引起心肌炎。

病毒性心肌炎的发病机制为：①病毒的直接作用，包括急性病毒感染及持续病毒感染对心肌的损害；②病毒介导的免疫损伤作用，主要是 T 细胞免疫介导的心肌损害和微血管损伤。这些作用均可导致心脏结构和功能改变。

二、病理改变

轻者常以局灶性病变为主，而重者则多呈弥漫性病变。局灶性病变的心肌外观正常，而弥漫性者则心肌苍白、松软，心脏呈不同程度的扩大、增重。镜检可见病变的心肌纤维变性或断裂，心肌细胞溶解、水肿坏死，间质有不同程度水肿以及淋巴细胞、单核细胞和少数多核细胞浸润。

三、临床表现

1. 症状　病毒性心肌炎患者临床表现常取决于病变的广泛程度与部位，轻者可完全没有症状，重者可以出现心源性休克和猝死。多数患者于发病前 1~3 周有病毒感染前驱症状，如发热，全身倦怠感，即所谓"感冒"样症状或恶心、呕吐等消化道症状。然后出现心悸、胸痛、呼吸困难、水肿，甚至 Adams – Stokes 综合征。

2. 体征　可见与发热程度不平行的心动过速，各种心律失常，可听到第三心音或杂音。或有颈静脉怒张、肺部啰音、肝大等心力衰竭体征。重症可出现血压下降、四肢湿冷等心源性休克的表现。

四、辅助检查

1. 胸部 X 线　可见心影扩大或正常。有心包积液时呈烧瓶样改变。

2. 心电图　可见 ST – T 改变和各种心律失常，特别是室性心律失常和房室传导阻滞等。如合并有心包炎可有 ST 段广泛抬高，部分患者可出现病理性 Q 波，需与心肌梗死鉴别。

3. 超声心动图　可正常，也可左心室舒张功能减退，节段性或弥漫性室壁运动减弱，左心室增大或附壁血栓等。合并心包炎时可有心包积液。

4. 心肌损伤标志物　对心肌炎诊断价值较大。可有肌钙蛋白（T 或 I）、心肌肌酸激酶（CK – MB）增高，血沉加快，高敏 C 反应蛋白增加等。

5. 心内膜心肌活检　导管法心内膜心肌活检有助于本病的诊断。对于轻症患者一般不作常规检查。

五、诊断与鉴别诊断

1. 诊断　主要根据典型的前驱感染史、相应的临床症状及体征、心电图、心肌标志物检查等，作为诊断病毒性心肌炎的依据。确诊有赖于心肌活检。

2. 鉴别诊断　应注意排除 β 受体功能亢进、甲状腺功能亢进症、二尖瓣脱垂综合征及影响心肌的其他疾病如中毒性心肌炎、结缔组织病、代谢性疾病等。

六、治疗

病毒性心肌炎无特异性治疗，一般采用对症和支持疗法。患者应卧床休息，当心力衰竭时使用利尿剂、血管扩张剂、血管紧张素转换酶（ACE）抑制剂等。出现期前收缩频发或有快速心律失常者，采用抗心律失常药物。高度房室传导阻滞或窦房结功能障碍，而出现晕厥或明显低血压时可考虑使用临时性心脏起搏器。目前不主张常规使用糖皮质激素，但对有房室传导阻滞、难治性心力衰竭、重症患者或考虑有自身免疫的情况下则可考虑使用。此外，采用辅酶 Q10、肌酐、三磷酸腺苷、黄芪、参麦、牛磺酸等中西医结合治疗病毒性心肌炎有抗病毒、调节免疫、促进心肌细胞代谢和改善心脏功能等作用，具一定疗效。

七、预后

大多数患者经过适当治疗后能痊愈，不遗留任何症状和体征，少数患者在急性期因心律失常、急性心力衰竭和心源性休克而死亡。部分患者经数周或数月病情趋于稳定，少数患者，经久不愈，形成慢性心肌炎，事实上，临床上很难与扩张型心肌病鉴别。

本章小结

心肌疾病主要包括原发性心肌病、继发性心肌病、心肌炎。扩张型心肌病以心力衰竭和心律失常为主要表现。肥厚型心肌病以心绞痛和昏厥为主要表现。致心律失常型右心室心肌病与昏厥、室性心动过速为主要表现。UCG 对心肌病的诊断具有重要价值。药物治疗是治疗原发性心肌病的主要手段，对于心肌肥厚显著、临床症状明显而药物治疗效果差者，可行外科手术切除肥厚部分心肌或采用酒精消融消除肥厚的心肌也可达到一定效果，安装起搏器是治疗心肌病的一种新方法。对心肌病引起的终末期心力衰竭，心脏移植是唯一有效的治疗方法。鉴于我国的国情，供体来源是开展心脏移植的主要障碍。目前已开发和应用的各种心脏辅助泵有一定的作用，而人工心脏的诞生是我们梦寐以求的追求。

思考题

1. 心肌疾病的概念及分类。
2. 病毒性心肌炎的诊断。

（李东升）

第七章 先天性心脏血管病

学习要求

1. **掌握** 成人常见的先天性心脏病的诊断和鉴别诊断。
2. **熟悉** 常见心脏病的介入治疗方法和手术适应证。
3. **了解** 常见心脏病超声心动图、X 线等表现。

先天性心脏血管病（congenital cardiovascular disease）简称先心病，是指心脏及大血管在胎儿期发育异常引起的、出生时即已存在的疾病。在我国先天性心血管病的发病率为 0.7% ~ 0.8%，我国每年新出生的先天性心血管病患儿约为 12 万 ~ 15 万。随着外科手术和经导管介入治疗技术的发展，能存活至成年期的患者显著增加，先天性心脏病主要在儿科学中讲述，本章主要介绍成人先天性心脏病临床特点和治疗原则。

本病约 90% 属多因素遗传性疾病，仅 5% ~ 10% 纯属遗传因素所致，包括染色体异常和单基因突变。许多遗传性疾病伴有先心病，如染色体异常的 13 三体综合征和 18 三体综合征患者中 90% 伴室间隔缺损，21 三体综合征患者中 50% 伴心内膜垫缺损；单基因突变的 Holt - Oram 综合征、Noonan 综合征和 Leopard 综合征等都常伴有先心病。妊娠初 3 个月内风疹病毒感染（可能也包括巨细胞病毒、柯萨奇病毒、疱疹病毒等的感染）影响胎儿心血管发育，宫内缺氧、服致畸形的药物，高原地区氧分压低的环境，早产使胎儿无足够时间完成发育等是引起先心病的环境因素。其他如孕妇高龄（35 岁以上）、糖尿病、红斑狼疮、营养不良、酗酒、早期先兆流产，接触放射线等也可能是致病因素。

第一节 房间隔缺损

房间隔缺损（atrial septal defect，ASD）是成人中最常见的先天性心脏病，女性较多见，男女比例约为 1:2 ~ 1:4，且有家族遗传倾向。

一、病理解剖

房间隔缺损有不同的解剖类型，包括卵圆孔未闭、第一孔（原发孔）（primum atrial septal defect）未闭、第二孔（继发孔）（secundum atrial septal defect）未闭。前者常合并二尖瓣、三尖瓣发育不良，属于部分心内膜垫缺损；后者为单纯房间隔缺损，又分为中央型缺损、下腔型缺损、上腔型缺损和混合型缺损，以中央型缺损最多见，也可多个缺损同时存在。

二、病理生理

左心房的压力通常高于右心房，故心房间隔缺损时左心房的血液分流入右心房。分流量的大小随缺损和体、肺循环阻力的大小、左、右心室的相对顺应性以及两侧心房的压力差而不同。影响左室顺应性的疾病（如高血压、冠心病）可增加左向右的分流幅度。此时右心室不但接受由上下腔静脉流入右心房的血液，同时还接受由左心房流入右心房的血液，故右心室的工作负担增加，排血量增大。但大量血液在从右心房到右心室、肺血管、左心房，最后又回到右心房这一途径中进行的循环是无效循环。肺循环的血流量增加，常达到体循环的2～4倍，体循环的血流量则正常或略降低。长期的肺血流量增加，肺血管顺应性下降，肺小动脉内膜增生，管腔狭窄，肺动脉阻力增高，从功能性肺动脉高压发展为器质性肺动脉高压，右心系统的压力继续增高直至超过左心系统的压力，使原来的左向右分流逆转为右向左分流而出现青紫。

三、临床表现

（一）症状

本病症状轻重不一，轻者可全无症状，仅在检查时被发现。重者可表现为劳累后心悸、气喘、乏力、咳嗽和咯血。小儿则可能有进食困难，频发呼吸道感染，甚至发育障碍。本病可发生阵发性室上性心动过速、心房扑动、颤动等心律失常，以30岁后多见。由于扩大的肺动脉压迫喉返神经而引起声音嘶哑。并发感染性心内膜炎者少见。后期可因右室容量负荷过重出现右心衰竭。晚期15%的患者因重度肺动脉高压出现右向左分流而有青紫，形成艾森门格综合征（Eisenmenger syndrome）。

（二）体征

缺损较小的患者可能无明显的体征，而缺损较大的患者可能发育较差，体格瘦小，左前胸隆起，甚至胸脊柱后凸。

（1）心脏浊音界增大，心前区近胸骨左缘处有抬举性搏动，提示右心室增大。

（2）胸骨左缘第二肋间可听到2～3级有时达4级的收缩期喷射性杂音，为肺循环血流量增多及相对性肺动脉瓣狭窄所致，多数不伴有震颤。

（3）肺动脉瓣区第二心音明显分裂并增强，此种分裂在呼吸周期和Valsalva动作时无明显改变（固定分裂）。

（4）肺动脉瓣区可能听到第一心音之后的短促而高亢收缩期喷射性杂音。肺动脉压显著增高时亦可听到由于相对性肺动脉瓣关闭不全而引起的舒张期吹风样杂音，但少见。

四、实验室检查

1. X线检查 右心房和右心室增大，肺动脉段凸出及肺血管影增加。

2. 心电图检查 不全性/完全性右束支传导阻滞、右心室肥大，而以前者为最多见。心电轴可右偏、一度房室传导阻滞。

3. 超声心动图检查 可见右心室内径增大，肺动脉增宽，由于此时心室间隔的活动从属于右心室的收缩，因而心室喷血期中心室间隔可呈现平缓的向前运动，可能见二尖瓣脱垂。二维超声心动图显示房间隔缺损处超声反射的失落，超声造影可进一步证实缺损的存在。彩色多普勒血流显像可显示分流的部位。经食管超声可准确测量房间隔缺损大小和部位。

4. 心导管检查 右心房血氧饱和度显著高于上腔静脉，可以计算左向右分流量、肺循环阻力。结合血管扩张试验评价肺动脉高压是动力型还是阻力型，鉴别是否合并其他畸形。

五、诊断和鉴别诊断

根据典型的体征和实验室检查结果，诊断本病不太困难，超声心动图可以确诊。要注意与肺静脉畸形引流、肺动脉瓣狭窄及小型室间隔缺损等鉴别。

六、治疗

凡X线、心电图和超声心动图有明确的变化，右心导管检查等证实在心房部有左至右分流，右室容量负荷增加，就应尽早关闭缺损。房间隔缺损的治疗方法包括介入治疗和外科开胸手术。

介入治疗：主要在数字减影血管造影（DSA）及超声心动图下完成。

手术治疗：在开展介入手术治疗前是手术修补，以应用低温麻醉或人工心肺装置进行体外循环，暂时中断心脏的血流，切开心房在直视下进行缺损修补的方法。临床上有明显症状者、肺血增多征象、房室增大、心电图相应表现者均手术治疗，手术在学龄前儿童期即可施行。第二孔未闭缺损的修补较易，小者可直接缝合，大者缝补人工组织片，手术危险性小，手术死亡率在1%以下；第一孔未闭型缺损的修补较难，手术危险性较大。有肺动脉显著高压的患者，尤其是已有右至左分流者，不宜手术治疗。

在手术后的10～20年内，部分患者（5%）可出现心律失常，依次是心房扑动、心房颤动、频发房早和阵发性室上性心动过速，较少见的有病窦综合征、房室传导阻滞和交接处心动过速等。

七、预后

本病预后一般较好，一般随年龄增长病情逐渐恶化，死亡原因常为心力衰竭和肺动脉高压，其次为肺部感染、肺动脉血栓形成或栓塞，第一孔未闭型缺损预后更差。

 案例讨论

临床案例 患者，男性，22岁，学生，因左侧肢体无力十天就诊。家长诉患者自幼易感冒在当地医院就诊。十天前出现左侧肢体乏力，在神经内科诊断为右侧基底节区脑梗死，查体时发现胸骨左缘杂音。心电图：窦性心律，不完全性右束支传导阻滞，电轴右偏。在神经内科治疗2周后出院。3个月后心内科进一步治疗。入院查体：T、P、R、BP正常范围，发育正常，面容正常，唇无发绀，两肺呼吸音清，心界不大，心率90次/分，律齐，胸骨左缘2～3肋间收缩期吹风样杂音，肺动脉瓣区第二心音亢进呈固定分裂，闻及Ⅱ级收缩期杂音，腹部（-），四肢肌力肌张力正常。

问题 1. 入院后进一步行哪些检查明确诊断？如何进一步治疗？

2. 如果接受介入封堵治疗，需要做哪些术前准备？

第二节 室间隔缺损

室间隔缺损（ventricular septal defect，VSD）可单独存在，亦可作为法洛四联症或艾森门格综合征的一部分而存在，约占成人先天性心血管疾病的10%，其中又以膜部间隔周围的缺损最为常见。本病在男性略多见。

一、病理解剖

室间隔由膜部、漏斗部和肌部三部分组成。根据缺损的解剖位置，室间隔缺损可分为①膜部缺损，最常见。②漏斗部缺损，又可以分为干下型和嵴内型。③肌部缺损。

二、病理生理

在心室收缩期左心室压力高于右心室，故室间隔缺损必然导致自左至右分流，引起的血流动力学改变是肺循环血量增多，左室容量负荷增大，体循环血量下降。分流量主要取决于缺损的大小和肺循环的阻力。通过肺循环回到左侧心腔的血流相应地增多，因此缺损大者可显著地增加左心室负担，右心室负担亦加重，故左心室和右心室均可增大。肺循环血流量大又可使肺动脉压增高，并逐渐促使肺循环阻力增高而产生肺动脉显著高压，待肺动脉血压增高到等于或高于体循环血压时，则出现双向或右至左的分流而出现发绀，即形成所谓艾森门格综合征。

三、临床表现

1. 症状 缺损小，分流量小的患者可无症状，生长发育不受影响。缺损大者可有发育不良、劳累后心悸、气喘、咳嗽、乏力、肺部感染等症状。后期可有心力衰竭。当肺动脉压显著增高而有右至左分流时可有发绀。本病易于发生感染性心内膜炎，个别患者伴有心脏传导阻滞。

2. 体征

（1）典型的体征是位于胸骨左缘第3、第4肋间的响亮而粗糙的全收缩期吹风样返流性杂音，其响度常可达4/6级，伴有震颤。此杂音在心前区广泛传播。

（2）缺损大的患者，发育较差，可有心脏增大，心尖搏动增强，肺动脉瓣区第二心音亢进与分裂，心尖区有舒张期隆隆样杂音（相对性二尖瓣狭窄）。

（3）肺动脉显著高压的患者，胸骨左缘第3、4肋间的收缩期杂音减轻，但在肺动脉瓣区可能有舒张期吹风样杂音（相对性肺动脉瓣关闭不全），第二心音亢进，有右至左分流时有发绀和杵状指。

四、实验室检查

1. X线检查 缺损小的可无异常发现，缺损大的有肺充血，肺血管影增粗，肺动脉总干弧凸出及左、右心室增大。肺动脉显著高压时，有显著的右心室增大。

2. 心电图 缺损小的心电图正常，缺损大的可示左心室肥大，左、右心室肥大，右束支阻滞等变化。肺动脉显著高压时，心电图示右心室肥大伴有劳损。

3. 超声心动图检查 用以确定诊断，同时可以测定缺损大小和部位，判断心室肥厚和心腔大小：左心室内径增大，有时尚有左房增大，右室流出道和肺动脉增宽。超声造影可进一步证实缺损的存在。彩色多普勒血流显像对探测小的缺损和对缺损的定位和分型很有价值（图2-7-3）。

4. 磁共振电脑断层显像 横面磁共振电脑断层显像可从心室间隔的肌肉部显示到膜部，有助于缺损的定位和定量。

5. 心脏导管检查 右心导管检查可以测量心室水平的分流量以及肺循环阻力。从右心室开始至肺动脉，血液氧含量较高，即显示在右心室水平有左至右分流。肺动脉和右心室压可增高。缺损小的患者作血液氧含量检查也许不能发现分流的存在。

6. 选择性心血管造影 选择性左心室造影可见左心室显影时右心室也显影。

五、诊断和鉴别诊断

根据典型的杂音、超声心动图即可确诊。鉴别诊断要考虑下列各病：房间隔缺损、肥厚型心肌病、肺动脉瓣狭窄。大的室间隔缺损合并肺动脉高压者应与原发性肺动脉高压及法洛四联症鉴别。

六、治疗

介入治疗：参见本章第十一节。

手术治疗：在未开展介入治疗前，成人小室间隔缺损一般不考虑手术治疗，但应随访观察；中度室间隔缺损考虑手术，此类患者在成人中少见；大室间隔缺损伴有明显肺动脉高压者，肺血管阻力 >7Wood 单位者不宜手术。

七、预后

成人室间隔缺损自然闭合者为极少数。缺损不大者预后良好，其自然寿命甚至可达 70 岁以上；小的则有可能在 10 岁以前自行关闭。缺损大者 1~2 岁时即可发生心力衰竭，有肺动脉高压者预后差。

第三节 动脉导管未闭

动脉导管未闭（patent ductus arteriosus，PDA）是常见的先天性心脏病之一，其发病率占先天性心脏病的 10%~21%，多见于女性，男女比例约为 1∶3。

一、病理解剖

动脉导管连接肺动脉总干（或左肺动脉）与降主动脉，位于左锁骨下动脉开口处之下；胎儿期肺尚无呼吸作用，故大部分血液不进入肺内，由肺动脉经动脉导管转入主动脉，因此是胎儿期血液循环的主要渠道。出生后随肺部呼吸功能的发展和肺血管的扩张，肺动脉阻力和压力迅速下降，动脉导管失去作用，出生后一般在数月内废用而闭塞，如一岁后仍未闭塞即为动脉导管未闭。

未闭的动脉导管按形态分为管型、窗型和漏斗型三种类型，其长度从 2~30mm 不等，直径 5~10mm 不等，窗型者则几乎没有长度，漏斗型者肺动脉端较窄。本病可与其他先天性心脏血管病合并存在。

二、病理生理

分流量大小与导管粗细及主、肺动脉压差有关，在无并发症的动脉导管未闭，由于主动脉压高于肺动脉压，故不论在心脏收缩期或舒张期中，血液的分流均由左至右，即由主动脉连续地流入肺动脉。于是肺循环接受右室和主动脉两处的血流，使肺血流量增多，并常达体循环血流量的 2~4 倍，肺动脉及其分支扩大，回流至左心房和左心室的血液亦相应增加，使左心室的负荷加重，左心室增大。由于在心脏舒张期中，主动脉血液仍分流入肺动脉，故使周围动脉舒张压下降，脉压增宽。

未闭的动脉导管较粗，分流至肺动脉血流量大者可引起肺动脉压力轻度增高。开始时为动力性高压，久之肺小动脉管壁增厚、硬化，出现梗阻性肺动脉高压。此时肺动脉压显著增高，甚至压力超过主动脉而发生右至左分流，出现发绀，因分流部位在降主动脉左锁骨下动脉远侧，故发绀仅见于下半身，称差异发绀。

三、临床表现

1. 症状 随病变严重程度而不同。轻型者无症状，重型者有乏力、劳累后心悸、气喘、胸闷、咳嗽、咯血等。少数有发育不良。未经治疗的患者晚期可出现心力衰竭、肺动脉显著高压而有发绀、肺动脉或未闭的动脉导管破裂出血等。

2. 体征 最突出的体征是在胸骨左缘第 2 肋间、左锁骨下有响亮的连续性机器声样杂音，在收缩末期最响并伴有震颤，向左上胸及背部传播。在婴儿期、伴有肺动脉高压或并发充血性心力衰竭者，由于主动脉与肺动脉之间压力阶差发生变化，只有收缩期杂音或无显著杂音。

分流量较大的患者可有心脏浊音界增大，心尖搏动增强，心尖区有舒张期杂音（相对性二尖瓣狭窄），肺动脉瓣区第二心音增强或分裂（但多被杂音所淹没而不易听到），类似主动脉瓣关闭不全的周围循环体征，包括脉压增宽、水冲脉、毛细血管搏动和周围动脉枪击声等。

四、实验室检查

1. X 线检查 分流量小的患者可无异常发现。透视下可见肺门舞蹈征是本病的特征性变化。胸片上可见肺动脉段凸出，肺充血、肺动脉影增粗和搏动增强、肺动脉总干弧凸起、主动脉弓影明显、左心房和左心室增大。严重病例晚期出现右向左分流时，心影反而缩小，并出现右心室肥大的表现，肺野外带肺血减少（图2-7-1）。

2. 心电图检查 可正常，左心室肥大、左心房大，右心房和右心室肥大，后两者均伴有相应程度的肺动脉高压。

3. 起声心动图检查 可见左心室内径增大、二尖瓣活动幅度及速度增加。二维超声心动图可能显示出未闭的动脉导管。彩色多普勒血流显像可探测到从降主动脉经未闭动脉导管进入肺动脉的血流。

4. 心脏导管检查 为了解肺血管阻力、分流情况及除外其他复杂畸形，有时需要做右心导管检查及逆行升主动脉造影。

5. 选择性心血管造影 选择性主动脉造影可见主动脉弓显影的同时肺动脉也显影，有时还可显出未闭的动脉导管和动脉导管附着处的主动脉局部漏斗状膨出，有时也可见近端的升主动脉和主动脉弓扩张而远端的主动脉管径较细。

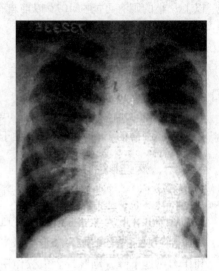

图2-7-1 动脉导管未闭的X线征位片
（示左心室增大，主动脉增宽，肺动脉总干弧膨隆，肺门血管影增粗，肺充血）

五、诊断和鉴别诊断

根据典型的杂音、X线、心电图和超声心动图改变，一般可作出明确诊断。动脉导管未闭需与主动脉窦瘤（Valsalva）破裂、主动脉瓣关闭不全合并室间隔缺损等可引起连续性或双期杂音的疾病鉴别。

六、治疗

目前认为动脉导管未闭一经确诊就必须进行治疗。主要经过介入方法治愈。

介入治疗：通过经皮导管封堵术将封堵器送到未闭动脉导管处并使之闭塞，能封堵绝大多数患者的未闭动脉导管，目前已成为首要的治疗措施。参见本章第十一节。

它的主要禁忌证为：①合并须行手术矫正的其他心血管畸形；②严重肺动脉高压并已导致右向左分流；③封堵术前1个月内患有严重感染；④超声心动图证实右心腔内血栓形成；⑤下腔静脉或/和盆腔静脉血栓形成导致完全梗阻；⑥患儿的体重≤4kg。

手术治疗：外科手术采用结扎或切断缝合术。

七、预后

视分流量大小而定，分流量小者预后好。但分流量大者可发生心力衰竭、肺动脉高压而发生右至左分流者预后均差。本病易合并感染性心内膜炎。

第四节 肺动脉瓣狭窄

先天性肺动脉瓣狭窄（isolated pulmonic valve stenosis）指肺动脉瓣、瓣上、瓣下有狭窄，此种先天性畸形常单独出现，发病率高，在成人先天性心脏病中可达25%。

一、病理解剖

本病主要病理变化在肺动脉瓣膜及其上下，可分为三型。瓣膜型表现在瓣膜肥厚，瓣口狭窄，重者瓣叶可融合成圆锥状，中心留有小孔，直径常只有2～4mm，整个肺动脉瓣环可能亦变狭窄，肺动脉壁常较薄并扩张，称为狭窄后扩张。年长者瓣膜可发生纤维化和钙化；瓣下型为右心室流出道漏斗部肌肉肥厚造成梗阻，形成长而狭窄的通道；瓣上型指肺动脉主干或主要分支有单发或多发性狭窄，常有狭窄后扩张。

二、病理生理

肺动脉口狭窄使右心室排血受阻，因而右心室的压力增高发生代偿性肥厚，最终右心室扩大以致衰竭。在高度狭窄、右心室内压力显著升高的患者，右心房压力亦相应地增高并超过左心房压力，如同时有心房间隔缺损或未闭卵圆孔，则可引起右至左分流从而出现发绀。一般根据右心室压力高低判断病情轻重，如右心室收缩压＜50mmHg为轻型；＞50mmHg但未超过左室收缩压为中型，超过左室收缩压者为重型。右心室压力越高，说明肺动脉瓣狭窄越重，而狭窄上下的压力价差也必然越大。

三、临床表现

1. 症状 轻度狭窄可无症状，重度狭窄在劳累后可引起呼吸困难、心悸、乏力、胸闷、咳嗽，偶有胸痛或晕厥。本病患者较易患肺部感染，如肺结核。后期可有右心衰竭症状。偶可并发感染性心内膜炎。

2. 体征 最主要的是在胸骨左缘第二肋间有响亮（Ⅱ～Ⅴ级之间）而粗糙的收缩期吹风样杂音，呈喷射性，多数伴有震颤，向左锁骨下区传导，背部亦常可听到。肺动脉瓣区第二心音减轻而分裂。

四、实验室检查

1. 心电图 可出现正常、不完全性右束支传导阻滞、右心室肥大伴劳损（心前区广泛性T波倒置）。心电轴有不同程度的右偏。部分患者有P波增高，显示右心房肥大（图2－7－2）。

2. X线检查 可见肺动脉段凸出，此为狭窄后扩张所致，肺血管影细小，肺野异常清晰，心尖左移上翘为右心室肥大表现，如已有右心衰竭则心影可明显增大。

3. 超声心动图检查 瓣膜型狭窄者，二维超声（包括经食管探测）示瓣膜增厚向肺动脉内呈圆顶状凸出，可定量测定瓣口面积，肺动脉总干扩张；漏斗部型狭窄者，在收缩期中可见瓣膜扑动。脉冲多普勒超声和多普勒彩色血流显像示肺动脉内有收缩期湍流，连续多普勒超声可探测右心室与肺动脉间的压力阶差。

4. 心脏导管检查 右心导管检查可发现右心室压力增高，肺动脉压力正常或降低。右心室与肺动脉的收缩压力阶差可反映狭窄的程度，一般认为＜40mmHg为轻度狭窄，40～100mmHg为中度狭窄，而＞100mmHg为重度狭窄。将心导管从肺动脉撤至右心室进行连续测压记录，可从压力曲线的形态变化判别狭窄的类型（瓣上狭窄、瓣膜狭窄、漏斗部狭窄）（图2－7－3）。

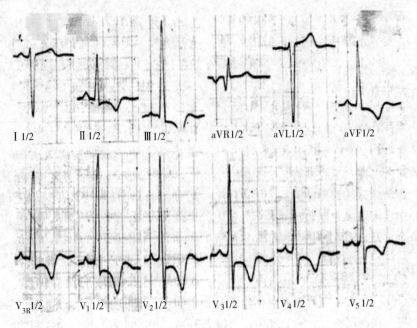

图 2 - 7 - 2　肺动脉瓣狭窄心电图

不完全性右束支传导阻滞、右心室肥大伴劳损（心前区广泛性 T 波倒置）。心电轴有不同程度的右偏

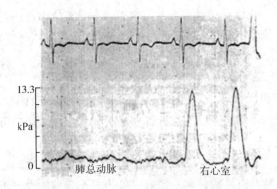

图 2 - 7 - 3　右心室间连续测压记录

图示肺总动脉压力低，收缩压 20mmHg，曲线有多个细小波动。右心室收缩压高达 100mmHg，两者差达 80mmHg。
右心室压力曲线上升支上升至顶点时间较长，峰顶尖锐，形成等腰三角形（记录片速 25mm/s）

五、诊断和鉴别诊断

本病的体征、X 线、心电图和超声心动图检查可以确诊。鉴别诊断要考虑到下列各病：
原发性肺动脉扩张、房室间隔缺损、法洛四联症及 Ebstein 畸形等。

六、治疗

介入治疗：首选方法，见本章第十一节。

手术治疗：球囊扩张不成功或不宜行球囊扩张者，如狭窄上下压力阶差 >40mmHg 应采
取手术治疗。

七、预后

轻度狭窄一般可不予治疗，随访观察即可。如患者有症状，跨瓣压差 >30mmHg 者，介
入治疗或者手术治疗效果均良好。重度狭窄的患者如不予处理，可发生右心衰竭而死亡。

第五节 二叶式主动脉瓣

先天性二叶式主动脉瓣（congenital bicuspid valve）是成人先天性心脏病中较常见的类型之一，超声心动图的发展使其检出率增加。二叶式主动脉瓣一方面造成主动脉瓣功能异常，即瓣口狭窄或关闭不全或兼而有之，另一方面造成主动脉瓣的损伤或发生感染。

一、病理解剖

二叶式主动脉瓣在出生时瓣膜功能一般均与正常三叶瓣无差别，因而可无任何症状体征，可健康存活至成年。随着年龄增长二叶瓣常有渐进性钙化增厚而导致主动脉瓣狭窄，另外，二叶瓣也可由于瓣叶和瓣环发育不匹配而出现主动脉瓣关闭不全。二叶主动脉瓣畸形和主动脉根部病变中层囊性坏死有着内在的联系，可以合并存在。后者可出现主动脉夹层或者主动脉根部动脉瘤，常见于年轻患者，前者见于老年患者。

二、病理生理

当二叶瓣功能正常时无血流动力学异常，当出现瓣膜狭窄或关闭不全则可出现相应的血流动力学变化。前者以左心室压力负荷增加及心排血量减少为特征；后者以主动脉瓣关闭不全、左室容量负荷增加为主要病理生理改变。

三、临床表现

瓣膜功能正常时可无任何症状和体征。当瓣膜功能障碍出现狭窄及关闭不全时出现相应的症状和体征，以瓣膜狭窄多见。体征有：脉搏迟滞而较弱，血压及脉压偏低，心浊音界向左增大，心尖区可见抬举性搏动。主动脉瓣区有响亮的收缩期吹风样喷射性杂音（Ⅲ～Ⅴ级），多伴有震颤，杂音向颈动脉和心尖部传导，主动脉瓣区第二心音减弱或兼有分裂（逆分裂），有主动脉收缩期喷射音，少数患者还可听到由主动脉瓣关闭不全引起的舒张期吹风样杂音。

四、辅助检查

1. X线片 左心室增大。在瓣膜狭窄型可见升主动脉扩张或主动脉瓣瓣叶钙化阴影。

2. 心电图 可正常，或有左心室肥大或兼劳损的表现，可有左心房肥大。

3. 超声心动图 可显示左心室和流出道肥厚。瓣膜狭窄型患者，二维超声心动图显示圆锥形结构的瓣膜在收缩期突入主动脉；M型超声心动图显示在心脏收缩期间，主动脉瓣的方盒形曲线距离变小，在舒张期间，其合并的曲线增宽，主动脉根部有线状回声。多普勒超声心动图可在主动脉内测到收缩期湍流和左心室与主动脉间的压力阶差。

4. 左心导管检查 可发现左心室压力增高，主动脉压力减低，左心室收缩压与主动脉收缩压间出现压力阶差。左心室与主动脉间的连续压力测定，可见在瓣膜狭窄型中只记录到左心室和主动脉两种类型的压力曲线。选择性左心室造影，可显示左心室壁肥厚。在瓣膜狭窄型中，可见增厚呈圆顶形的瓣膜，和造影剂通过狭窄瓣口向主动脉喷射的征象以及升主动脉的梭形扩张。

五、诊断与鉴别诊断

临床上表现为孤立的主动脉瓣狭窄和关闭不全的成年患者应考虑本病的可能，根据超声心动图所见诊断并不困难。对于已确定为二叶式主动脉瓣畸形的患者无论有无瓣膜功能不全，突发剧烈胸痛时应考虑主动脉夹层可能。主要应与风湿性瓣膜病和梗阻性肥厚型心肌病鉴别。

六、治疗

治疗主要是外科手术，对于瓣膜狭窄且有症状者，跨瓣压差≥50mmHg，是手术治疗的指征。可行瓣膜修补成形术或施行人工瓣膜替换术。对于瓣膜关闭不全心脏进行性增大者，应考虑手术换瓣治疗。

七、预后

轻型患者预后较好，本病易患感染性心内膜炎，重型者可突然死亡或死于心力衰竭。

第六节　三尖瓣下移畸形

先天性三尖瓣下移畸形又称之为埃勃斯坦畸形（Ebstein anomaly），虽然先天性心脏病中属少见，男女患病率相近。但因为大多可活至成年，故在成人先天性心血管病中并不少见。

一、病理解剖

本病的主要病变为三尖瓣叶及其附着部位的异常，前瓣叶大多附着于瓣环的正常部位，但增大延长，而隔瓣叶和后瓣叶发育不良且附着部位不在瓣环位置而下移至右心室，部分右室房化，右心房扩大。合并房间隔缺损或卵圆孔未闭多见，部分患者存在右侧房室旁路。

二、病理生理

主要为三尖瓣关闭不全的病理生理变化，右心房压增高。如同时有房间隔缺损，可能导致右向左分流而有青紫。

三、临床表现

症状：患者自觉症状轻重不一，根据三尖瓣返流程度不一，右心室负荷能力的差别及有无右至左分流等，可有心悸、气促、乏力、头昏、发绀等。20%～30%的患者合并预激综合征，反复发作阵发性室上性心动过速。

体征：心界向左侧明显增大，心前区搏动微弱。胸骨左下缘端可闻及三尖瓣关闭不全的全收缩期杂音，颈动脉扩张性搏动及肝大均可出现。心脏听诊可闻及第四心音，第一、二心音分裂。

四、实验室检查

1. 心电图　常有一度房室传导阻滞，P波高尖，右束支传导阻滞，约25%有预激综合征（右侧房室旁路）图形。

2. X线检查　球形巨大心影为其特征，以右心房增大为主，有青紫的患者肺血管影减少。

3. 超声心动图　具有重大诊断价值，可见到三尖瓣附着位置下移，右房扩大，三尖瓣返流。右心导管检查发现右心房压力增高。

五、诊断及鉴别诊断

临床表现及超声心动图检查可确诊。有青紫者应与其他青紫型先天性心脏病鉴别，无发绀者应与扩张型心肌病和心包积液鉴别。

六、治疗

症状轻微者可暂时不手术，随访观察；心脏明显增大、症状较重者，心脏进行性增大，发绀和充血性心力衰竭及反复发作室上性心动过速应行手术治疗，包括三尖瓣成形或置换、房化的心室折叠、关闭房间隔缺损及切断房室旁路。一般选择在 15 岁之后尽早施行。

第七节　先天性主动脉缩窄

先天性主动脉缩窄（congenital coarctation of the aorta）是一种较为少见的先天畸形，指局限性主动脉管腔狭窄，95% 以上患者缩窄部位在左锁骨下动脉开口的远端，多见于男性，男女比例为 4∶1～5∶1。

一、病理解剖

主动脉发生局限性狭窄（缩窄），缩窄部位绝大多数是在主动脉弓左锁骨下动脉开口的远端。少数患者缩窄可发生在左锁骨下动脉与动脉导管之间，此型合并其他复杂先天性畸形而难以长期存活。不少患者伴有二叶式主动脉瓣、动脉导管未闭、心房或心室间隔缺损等畸形。缩窄段后的主动脉常扩大或形成动脉瘤（图 2-7-4）。主动脉狭窄导致左心室收缩压增高而引起左心室肥大。严重的缩窄可使主动脉腔完全闭塞不通，形成"主动脉弓离断"。

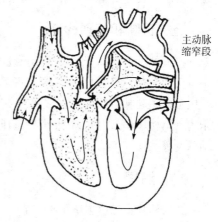

主动脉缩窄段

图 2-7-4　主动脉缩窄解剖生理示意
主动脉缩窄段在弓部左锁骨下动脉开口的远端

二、病理生理

缩窄段的存在引起了血流动力障碍：缩窄段以上（近端）血压升高，头部及上半身的血液供应正常或增加；缩窄段以下（远端）血压降低，下半身血液供应减少，肾脏供血减少而刺激肾素活性增高也是使血压增高的原因之一；在缩窄段上下动脉分支之间发展广泛的侧支循环，藉以维持狭窄以下器官的血液供应。左心室逐渐肥大。

三、临床表现

在 5 岁之前，往往无明显的自觉症状；30 岁以后症状趋于明显。有由高血压引起的头痛、头胀、耳鸣、失眠等；下肢血供不足引起的下肢无力、冷感、酸痛、麻木等；以及由粗大的侧支循环动脉压迫脊髓而引起的下肢瘫痪，压迫臂神经丛而引起的上肢麻木与瘫痪等。本病可发生感染性动脉内膜炎、心力衰竭、脑血管意外、主动脉破裂等而危及生命。主要体征如下。

（1）上肢血压高，而下肢血压显著地低于上肢，肱动脉血压较腘动脉血压高 20～40mmHg。颈动脉、锁骨上动脉搏动增强。腹主动脉、股动脉、腘动脉和足背动脉脉搏微弱或不能触及。上肢血压增高常在 10 岁以后才明显。缩窄部位在左锁骨下动脉开口的近端者，左上肢血压可低于右上肢。

（2）侧支循环动脉曲张、搏动显著和伴震颤，较常见于肩胛间区、腋部、胸骨旁和中上腹部。

（3）心脏体征示心脏浊音界向左下扩大。沿胸骨左缘、中上腹、左侧背部有收缩中后期吹风样杂音（Ⅱ～Ⅳ级）；肩胛骨附近、腋部可听到侧支循环的收缩期或连续性血管杂音。

伴有二叶式主动脉瓣者，主动脉瓣区可有收缩期杂音或兼有舒张期杂音。

（4）成年患者体格多较魁梧。个别患者有 Turner 综合征表现。

四、实验室检查

1. X 线检查 ①左心室增大。②升主动脉增宽，且搏动明显；缩窄上下血管扩张而使主动脉弓呈 3 字征。③后肋下缘近心端可见曲张肋间动脉侵蚀所形成的切迹改变，是侧支循环形成的间接征象，在儿童常不明显。

2. 心电图 可正常或有左心室肥大或兼有心肌劳损。

3. 超声心动图 二维 UCG 左心室内径增大，向心性肥厚；在胸骨上窝主动脉长轴可示主动脉缩窄环所在处及其上下扩张。超声多普勒可测定缩窄上下的压力阶差。

4. 磁共振检查 可满意地显示整个主动脉的解剖构型及侧支循环情况。

5. 心导管检查和主动脉造影 进行血氧饱和度和压力测定。主动脉造影显示狭窄的部位、长度以及侧支循环的情况、是否存在动脉导管未闭等。

五、诊断和鉴别诊断

典型的上下肢血压显著差别及胸部杂音可提示本病的诊断，超声心动图检查可确诊。鉴别诊断应考虑主动脉瓣狭窄（图 2－7－5），动脉导管未闭、高血压病或其他症状性高血压及多发性大动脉炎等。

六、治疗

介入治疗：见第本章第十一节。

外科手术：手术在 10～26 岁施行较好；30 岁以上者由于主动脉的弹性减弱，可能影响对端的吻合；10 岁以下者因主动脉尚在发育中，移植的血管可能以后因两端的主动脉逐渐长大而显得狭窄。将主动脉的缩窄部切除，然后作端端吻合或补片吻合；缩窄段较长切除后不能作对端吻合时，可行同种异体血管或人造血管移植；不能切除时也可行旁路移植术。但如症状明显，则在婴儿或儿童期即应施行手术治疗。未施行手术的患者，治疗主要针对高血压和心力衰竭。

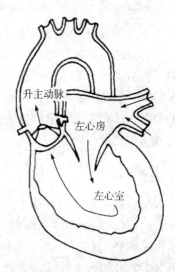

图 2－7－5 瓣膜型主动脉狭窄解剖生理示意
主动脉瓣融合成圆锥形结构，
顶部留小孔，升主动脉呈狭窄后扩张

七、预后

视病变轻重不同，成年患者平均自然寿命 40 岁左右，可发生心力衰竭、脑血管意外、主动脉破裂等而死亡。外科手术后再狭窄可行球囊扩张或支架植入术。术后长期随访应注意血压及磁共振随访观察主动脉形态。

第八节　主动脉窦动脉瘤

先天性主动脉窦动脉瘤（congenital aortic sinus aneurysm）是一种少见的先天性畸形，但在我国则并不太少。患者男性多于女性。在动脉瘤瘤体未破裂前，一般无临床症状或体征。破裂多发生在 20～67 岁，出现严重症状，故一般在成人才发现。

一、病理解剖

在主动脉窦部包括右主动脉窦、后主动脉窦或左主动脉窦（极少）处形成动脉瘤，随着年龄增长瘤体常逐渐增大而突入心脏内，当瘤体继续增大至一定程度，瘤壁逐渐变薄而破裂。可破入右心房、右心室、肺动脉、左心室或心包腔，一部分患者合并有心室间隔缺损。

二、病理生理

根据窦瘤的部位及破入不同的腔室而有不同的病理生理变化，如破入心包腔则因急骤发生的心脏压塞而迅速导致死亡。临床上以右冠状动脉瘤破入右心室更为常见（图2-7-6），并具有典型的心室水平急性左向右的分流特征。

三、临床表现

瘤体未破裂时没有临床症状和体征。

一般于劳力负荷或者运动时发生，破裂的当时患者可突觉心悸、胸痛或胸部不适、气喘、咳嗽，并觉左胸出现震颤，随后逐渐出现右心衰竭的表现。但有些患者只有右心衰竭逐渐加重而无突然起病的感觉。

体征主要是在胸骨左缘第3、4肋间听到连续性响亮的机器声样杂音，在舒张期更响，伴有震颤；肺动脉瓣区第二心音亢进，心脏浊音界增大；舒张压降低，脉压增宽，有水冲脉和毛细血管搏动；继之出现肝脏肿大，下肢常有水肿等右心衰竭表现。

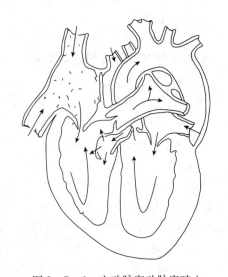

图2-7-6 主动脉窦动脉瘤破入
右心室的解剖生理示意
主动脉的动脉血（无黑点）经过破裂入右心室的
主动脉窦动脉瘤的裂口，流入右心室与静脉血
（密集黑点）混合进入肺动脉（稀疏黑点）

四、辅助检查

1. **心电图** 可正常，窦瘤破裂后出现左室增大表现。

2. **X线检查** 肺充血、左心室和右心室增大。

3. **二维超声心动图** 窦瘤未破裂前即可见到相应的窦体增大，有囊状物膨出。瘤体破裂后囊底有裂口。彩色多普勒血流显像可显示流经裂口的血液分流。

4. **磁共振显像** 可更清晰显示窦瘤部位大小和与周围血管腔室的关系。

5. **心导管检查** 可发现在右心房、右心室或肺动脉水平有左至右分流，同时该心腔压力增高。经动脉的逆行选择性升主动脉造影可显示出窦瘤相关的解剖学变化及瘤囊（当窦瘤未破裂时），破裂后见造影剂从升主动脉进入右心房、右心室或肺动脉，从而可判定主动脉-心脏瘘的部位所在。

五、诊断与鉴别诊断

由于心脏超声等影响检查技术的发展和普及，临床上发现未破裂主动脉窦瘤的几率增加。事先未发现主动脉窦瘤者，出现急性症状体征时应与急性心肌梗死、动脉导管未闭、主动脉-肺动脉间隔缺损、室上嵴上型心室间隔缺损伴有主动脉瓣关闭不全等相鉴别。

六、治疗

窦瘤未破裂者不予处理，随访观察。一旦破裂应该及早治疗。以往采用开胸在体外循环的条件下，施行心脏直视手术治疗，切除破裂的瘤体，并予以修补缝合。虽然技术已经成熟，手术疗效佳，但创伤大，术后并发症多。随着介入技术的发展，介入治疗已经成为主动脉窦瘤破裂治疗的另一种选择。但目前还没有公认的介入治疗的禁忌证和适应证。文献报道较为理想的适应证为主动脉右窦瘤破入右室水平的左向右分流，瘤体未累及主动脉瓣或瓣环。

七、预后

瘤体一旦破裂预后不佳，如不能手术治疗，多在数周或数月内因心力衰竭而死亡。

第九节 法洛四联症

先天性法洛四联症（congenital tetralogy of Fallot）是联合的先天性心脏血管畸形，包括肺动脉狭窄、室间隔缺损、主动脉右位（骑跨于缺损的心室间隔上）和右心室肥大四种情况，其中主要的是室间隔缺损和肺动脉狭窄。本病是最常见的发绀型先天性心脏血管病。只有心室间隔缺损、肺动脉口狭窄和右心室肥大而无主动脉骑跨的患者，被称为非典型的法洛四联症。

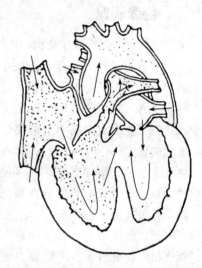

图2-7-7　法洛四联症解剖生理示意
图示肺动脉口狭窄主要为漏斗部型，同时肺动脉也狭小，主动脉骑跨在有室间隔缺损的两心室之上。右心室的血（密集黑点）排入肺动脉受阻，乃大量排入左心室和主动脉，使主动脉和左心室混入静脉血（稀疏黑点）

一、病理解剖

本病的心室间隔缺损位于右心室间隔的膜部。肺动脉狭窄可能为瓣膜、右心室漏斗部或肺动脉型，而以右心室漏斗部型居多。主动脉根部右移，骑跨在有缺损的心室间隔之上，故与左、右心室均多少直接相连（图2-7-7）。右心室壁显著肥厚为血流动力学的继发性改变，可合并有其他畸形，如同时有卵圆孔未闭或房间隔缺损则称为法洛五联症，其临床表现与法洛四联症相仿。

二、病理生理

由于室间隔大缺损，左右心室压力几乎相等，相当于一个心室向体循环和肺循环排血，右心室压力增高，肺动脉口狭窄造成血流入肺的障碍，右心室排出的血液大部分经由心室间隔缺损进入骑跨的主动脉，肺部血流减少，而动静脉血在主动脉处混合被送达身体各部，造成动脉血氧饱和度显著降低，出现发绀并继发红细胞增多症。

三、临床表现

主要是自幼出现进行性发绀和呼吸困难，哭闹时更甚，伴有杵状指（趾）和红细胞增多。病孩易感乏力，劳累后的呼吸困难与乏力常使病孩采取下蹲位休息，部分病孩由于严重的缺氧而引起晕厥发作，甚至有癫痫抽搐。其他并发症尚有心力衰竭、脑血管意外、感染性心内膜炎、肺部感染等。如不治疗，体力活动大受限制，且不易成长。

可见发育较差，胸前部可能隆起，有发绀与杵状指（趾）。肺动脉瓣区第二心音减弱以至消失，胸骨左缘第2、3肋间有收缩期吹风样喷射性杂音，可伴有震颤。

四、辅助检查

1. 心电图检查 心电图示右心室肥大和劳损，右侧心前区各导联的R波明显增高，T波倒置。部分患者标准导联和右侧心前区导联中P波高而尖，示右心房肥大。心电轴右偏（图2-7-8）。

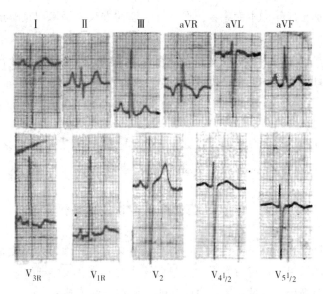

图2-7-8 法洛四联症的心电图

电轴右偏，V_{3R}和V_{1R}导联R'波极高，V_4、V_5导联S波深，有显著的右心室肥大及不全性右束支传导阻滞。Ⅱ及aVF导联P波高而尖，aVR导联P波倒置深，示有右心房肥大。

注意V_4、V_5导联均用减半电压记录

2. X线检查 肺野异常清晰，肺动脉总干弧不明显或凹陷，右心室增大，心尖向上翘起，在后前位片上心脏阴影呈木靴状外影（图2-7-9）。

3. 超声心动图检查 主动脉根部扩大，其位置前移并骑跨在心室间隔上，主动脉前壁与心室间隔间的连续性中断，该处室间隔回声失落，而主动脉后壁与二尖瓣则保持连续，右心室肥厚，其流出道、肺动脉瓣或肺动脉内径狭窄。超声造影法还可显示右心室到主动脉的右至左分流。

4. 磁共振断层显像 扩大的升主动脉骑跨于心室间隔之上，而室间隔有缺损，肺动脉总干小，右心室漏斗部狭窄，肺动脉瓣环亦可见狭窄。

5. 心脏导管检查 对于拟行手术治疗的患者行心导管检查，根据血流动力学改变、血氧饱和度及分流情况进一步确定畸形的性质和程度以及有无合并其他畸形，为制订手术方案提供依据。

6. 血常规检查 红细胞计数、血红蛋白含量和血细胞比容均显著增高。

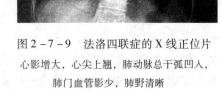

图2-7-9 法洛四联症的X线正位片

心影增大，心尖上翘，肺动脉总干弧凹入，肺门血管影少，肺野清晰

五、诊断和鉴别诊断

本病临床表现较具特征性，一般不难诊断，超声心动图可明确诊断。但需与其他有发绀的先天性心脏血管病相鉴别：大动脉错位合并肺动脉瓣狭窄、右心室双出口及艾森门格综合征、法洛三联症、埃勃斯坦畸形等鉴别。

六、治疗

未经手术而存活至成年的本症患者，唯一可治疗的方法为手术纠正畸形，手术危险性较儿童期手术为大，但仍应争取手术治疗。今年来随着先天性心血管病介入治疗技术的迅速发展，目前介入治疗已成为先天性心血管病治疗的重要手段，导管介入与外科手术相结合的方法大大提高了法洛四联症患者的救治机会。

七、预后

儿童未经手术纠正的患者预后差，多数患者在 20 岁以前死亡。死亡原因包括心力衰竭、脑血管意外、感染性心内膜炎、脑脓肿、肺部感染等。

第十节　艾森门格综合征

艾森门格综合征（Eisenmenger syndrome）严格意义上不能称为先天性心脏病，而是一组先天性心脏病发展的后果。通过对先天性心脏血管病的血流动力学研究，如先天性室间隔缺损持续存在，肺动脉高压进行性进展，由原来的左向右分流变成右至左分流，从无青紫发展至有青紫时，即称之为艾森门格综合征。推而广之，其他如房间隔缺损、动脉导管未闭、主动脉－肺动脉间隔缺损等发生肺动脉显著高压而有右至左分流时，都可有类似的临床表现，亦可以归入本综合征的范畴。因此，本综合征可以称为肺动脉高压性右至左分流综合征。在先天性心脏病手术未普及时临床上本征较多见，近年来已逐渐减少。

一、病理解剖

除原发的室间隔缺损、房间隔缺损、主动脉－肺动脉间隔缺损或未闭的动脉导管原有的畸形，可见右心房和右心室增大，肺动脉总干和主要分支扩大，而肺小动脉壁增厚，内腔狭小甚至闭塞。

二、病理生理

本综合征原有的左至右分流流量均颇大，导致肺动脉压逐渐增高，开始为功能性肺血管收缩，持续存在的血流动力学变化，使右心室和右心房压也逐渐增高，肺动脉逐渐发生器质性狭窄或闭塞病变，达到一定程度时，就使原来的左至右分流转变为右至左分流而出现发绀。均有继发性相对性肺动脉瓣和三尖瓣关闭不全，此种情况发生在心室间隔缺损时多在 20 岁以后，发生在心房间隔缺损、动脉导管未闭时也多在青年期后。

三、临床表现

轻至中度发绀，于劳累后加重，原有动脉导管未闭者下半身发绀较上半身明显，逐渐出现杵状指（趾）。气急、乏力、头晕，以后可发生右心衰竭。

体征示心脏浊音界增大，心前区有抬举性搏动，原有左至右分流时的杂音消失（动脉导管未闭连续性杂音的舒张期部分消失）或减轻（心室间隔缺损的收缩期杂音减轻），肺动脉瓣区出现收缩期喷射音和收缩期吹风样喷射性杂音；第二心音亢进并可分裂，以后可有叹气样舒张期杂音（相对性肺动脉瓣关闭不全），胸骨左下缘可有收缩期吹风样反流性杂音（相对性三尖瓣关闭不全）。

四、辅助检查

1. X 线片 右心室、右心房增大，肺动脉总干弧及左、右肺动脉均扩大，肺野轻度充血或不充血而血管纹理变细，原有动脉导管未闭或主动脉 – 肺动脉间隔缺损者左心室增大，原有室间隔缺损者左心室可增大。

2. 心电图 右心室肥大及劳损，右心房肥大。

3. 超声心动图检查和磁共振断层显像 可发现缺损所在部位。肺动脉扩张或相对性肺动脉瓣及三尖瓣关闭不全支持本诊断。

4. 右心导管检查 确定肺动脉压力、动脉血氧饱和度、肺血管阻力、右至左分流或双向分流，通过血管扩张试验，评价肺血管反应性。

五、诊断与鉴别诊断

根据病史及临床上晚发青紫，结合 X 线和超声心动图检查，诊断一般无困难。

需与其他有发绀的先天性心脏血管病，特别是法洛四联症相鉴别。

六、治疗

唯一有效的方法是进行心肺联合移植或肺移植的同时修补心脏缺损。

七、预后

本综合征一般不宜行手术治疗，预后不良。治疗主要是针对肺动脉高压引起的心力衰竭和防治肺部感染。原为动脉导管未闭的患者，如发绀不太重，可先试行阻断未闭动脉导管，观察肺动脉压，如肺动脉压下降，还可考虑施行未闭动脉导管的切断缝合术。原为心室间隔缺损的患者，有人主张施行间隔缺损处活瓣手术。原为房间隔缺损的患者则不宜手术。

第十一节　成人先天性心脏病的介入治疗

近年来随着影像学、各种导管技术以及使用的介入器材的不断改进和发展，先天性心血管病介入治疗在一定范围内已经取代了外科手术治疗，目前，国内每年约有 2 万先天性心血管病患者采用介入治疗方法得到治疗。先天性心血管病的介入治疗大致分为两大类：一类使用球囊扩张或支架的方法解除瓣膜或血管狭窄，另一类使用各种封堵装置堵闭缺损或异常通道。

一、球囊瓣膜成形术

经皮球囊导管瓣膜成形术（percutaneous catheter balloon valvuloplasty，PCBV）是用介入手段对狭窄的瓣膜进行扩张解除狭窄以治疗瓣膜狭窄病变的方法。能部分代替开胸手术，具有创伤小，相对安全，术后恢复快等优点。目前应用最广的是二尖瓣成形术。我国于 1985 年开始此项技术，目前主要用于二尖瓣和肺动脉瓣狭窄的病例，三尖瓣狭窄者相当少见；主动脉瓣成形术使主动脉瓣狭窄的瓣口面积增加有限，严重并发症多，死亡率高，再狭窄的发生早，术后血流动力学、左心室功能和生存率均不如外科瓣膜置换术。高龄不宜于施行换瓣手术的主动脉瓣狭窄患者，可考虑经皮主动脉瓣置换术（transcatheter aortic valve implantation，

TAVI）。

通过扩大球囊内压力以辐射力形式传递到狭窄的瓣膜组织上，使瓣叶间粘连的结合部向瓣环方向部分或完全地撕开，从而解除瓣口梗阻，而不是瓣口的暂时性扩大。

（一）经皮球囊肺动脉瓣成形术（percutaneous balloon pulmonary valvuloplasty，PBPV）

经皮穿刺股静脉，行右心导管检查测定右心室压力和跨肺动脉瓣压力阶差，沿导引钢丝将球囊导管送至狭窄处，快速手推（相当于 3~4 个大气压的压力）1:10 稀释造影剂入球囊，使其扩张，5~10 秒后迅速回抽，5 分钟后可重复，直至球囊扩张时的腰征消失。术后复测右心室和跨肺动脉瓣压力阶差。疗效评估：术后跨瓣压差 <25mmHg 为优，<50mmHg 为良，>50mmHg 为差。

PBPV 适应证：①跨肺动脉瓣压差 ≥40mmHg 的单纯肺动脉瓣狭窄；②青少年及成人患者，跨肺动脉瓣压差 ≥30mmHg，同时合并劳力性呼吸困难、心绞痛、晕厥或先兆晕厥等症状。禁忌证：①肺动脉瓣下漏斗部狭窄、肺动脉瓣狭窄伴先天性瓣下狭窄、肺动脉瓣狭窄伴瓣上狭窄；②肺动脉瓣狭窄伴需要外科处理的三尖瓣重度反流。

PBPV 并发症有：主要并发症为穿刺部位血管并发症、术中心律失常、三尖瓣受损及继发性肺动脉瓣关闭不全，此类并发症多与术者经验、操作的技术水平有关。

疗效及预后：PBPV 治疗如适应证选择适当，近期及远期疗效与手术治疗相同，术后压力阶差明显下降者达 75%，但并发症及死亡率明显低于手术治疗，并发症 <6%，总死亡率 <0.5%。

（二）经皮球囊二尖瓣成形术（percutaneous balloon mitral valvuloplasty，PBMV）

经皮穿刺股静脉，置入右心导管和房间隔穿刺针，行房间隔穿刺，送球囊导管入左心房，至左心室中部。将稀释造影剂注入球囊前部、后部和腰部，依次扩张球囊。在球囊前部扩张时将球囊后撤，使其卡在二尖瓣的狭窄处，用力快速推注造影剂，使球囊全部扩张，腰征消失，迅速回抽球囊内造影剂（时间约 3~5 秒），球囊撤回左心房。

术前可预防性用洋地黄或 β 受体阻滞剂，控制心室率 <120 次/分。停用利尿剂（心力衰竭者除外）以免影响心室的充盈。术后用抗生素 3 天，阿司匹林 100mg/d，共 1~2 周。

房间隔穿刺是 PBMV 的关键步骤，但也是 PBMV 发生并发症或失败的主要原因。穿刺部位宜选卵圆窝处，它位于房间隔中点稍偏下，为膜性组织，较薄易于穿刺，穿刺部位过高进入主动脉或左室，过低进入冠状动脉窦或损伤房室交界处组织，或将下腔静脉进入右房处误认为房间隔而穿破下腔静脉，因此，房间隔穿刺是 PBMV 的关键。

疗效评定：心尖部舒张期杂音减轻或消失，左房平均压差 11mmHg。跨瓣压差 <8mmHg 为成功，<6mmHg 为优。瓣口面积达到 1.5cm² 为成功，超过 2.0cm² 为优。

适应证为：①中至重度单纯瓣膜狭窄，瓣膜柔软，无钙化和瓣下结构异常。听诊闻及开瓣音提示瓣膜柔软度较好；②窦性心律，无体循环栓塞史；③有明确的临床症状，无风湿活动。相对适应证：①瓣叶硬化，钙化不严重；②心房颤动患者食管超声心动图证实左心房内无血栓（但需要抗凝治疗 2~4 周）；③曾作分离手术后再狭窄而无禁忌者；④严重二尖瓣狭窄合并重度肺动脉高压，或心、肝、肾功能不全，不适于外科手术者；⑤伴中度二尖瓣关闭不全或主动脉瓣关闭不全。

PBMV 的禁忌证：①二尖瓣狭窄伴中至重度二尖瓣或主动脉反流、主动脉瓣狭窄；②瓣下结构病变严重；③左心房或左心耳有血栓者，可予华法林抗凝 4~6 周或更长后复查超声心动图，血栓消失者或左心耳处血栓未见增大或缩小时，也可进行 PBMV。房间隔、二尖瓣口或肺静脉开口处有附壁血栓者为绝对禁忌证；④体循环有栓塞史者（若左房无血栓）抗凝 6 周后可考虑；⑤合并其他心内畸形；⑥高龄患者，应除外冠心病。

PBMV 的并发症包括心脏压塞、重度二尖瓣关闭不全、体循环栓塞（脑栓塞多见）、医源性房水平分流、急性肺水肿。PBMV 因并发症需紧急手术者发生率约 1.5%。死亡率 0～1%。

（三）经皮主动脉瓣成形术（percutaneous balloon aortic valvuloplasty，PBAV）

PBAV 用于治疗儿童与青少年主动脉瓣狭窄始于 1983 年。目前虽已成功应用于初生婴儿的主动脉瓣狭窄，但从总的来说，由于球囊导管须由股动脉逆行通过狭窄的主动脉瓣口，操作上难度较大，且由于术中并发症多，远期疗效也不十分理想，再狭窄的发生率也较高。总的推广应用和疗效评价低于 PBPV，PBAV 在国内报道较少，需规范慎重应用该技术。

适应证：典型主动脉瓣狭窄不伴主动脉严重钙化，心输出量正常时经导管检查跨主动脉瓣压差≥60mmHg，无或轻度主动脉瓣反流；对于青少年及成人患者，若跨主动脉瓣压差≥50mmHg，同时合并有劳力性呼吸困难、心绞痛、晕厥或先兆晕厥等症状，或者体表心电图（安静或运动状态下）左胸前导联出现 T 波或 ST 段变化，亦推荐球囊扩张术。

禁忌证：①先天性主动脉瓣狭窄伴有主动脉及瓣膜发育不良者；②合并中重度主动脉瓣反流者。

并发症：术中球囊扩张阻断主动脉血流引起血流动力学障碍及（或）心律失常，特别在婴幼儿死亡率较高；血管损伤；主动脉瓣关闭不全或残余狭窄。

疗效及预后：球囊扩张术后，即刻压力阶差可明显降低，但术后发生关闭不全比例较高，约 45%，有 14% 的患者在两年内要行瓣膜置换术。

二、经导管封堵术

（一）动脉导管未闭封堵术

1966 年 Porstmann 首先应用导管塑料栓子闭合 PDA 获得成功，开创了先天性心脏病介入治疗的先河。1983 年国内开展 PDA 的介入治疗。随着介入治疗技术的不断提高及封堵器的不断改进，动脉导管未闭封堵术已成为 PDA 的主要治疗方法。与传统的外科治疗相比，介入治疗具有方法简单、创伤小、手术并发症少和恢复快等优点。蘑菇伞型封堵器（Amplatzer PDA 封堵器及国产类似形状封堵器）目前应用最为广泛。

1. 适应证　绝大多数的 PDA 均可经介入封堵，可根据不同年龄，不同未闭导管的类型选择不同的封堵器械。

2. 禁忌证　感染性心内膜炎、心脏瓣膜和导管内有赘生物；严重肺动脉高压出现右向左分流，肺总阻力 >14Woods；合并需要外科手术矫治的心内畸形；依赖 PDA 存活的患者；合并其他不宜手术和介入治疗疾病的患者。

3. 并发症　介入治疗 PDA 的并发症发生率极低，至今未见死亡病例报道，主要并发症如下。

（1）封堵器的脱落　发生率约 0.3%。

（2）溶血　发生率 <0.8%，主要与术后残余分流过大或封堵器过多突入主动脉腔内有关。

（3）残余分流和封堵器移位。

（4）血管并发症及术后心律失常等。

4. 疗效及预后　临床资料表明，动脉导管未闭封堵术成功率高达 98%，仅有极少数病例失效。

（二）房间隔缺损封堵术

1976 年有学者报道应用双伞状堵塞器封闭 ASD 成功。此后几经改进至 20 世纪 90 年代以后，Amplatzer 研制开发了镍钛合金编织新一代双盘状封堵器并用于临床，简化了操作，手术更为安全有效，尤其是在二维及三维经食管超声心动图技术的引导下，此技术已日臻成熟。

1. 适应证

（1）继发孔型 ASD 直径≥5mm 伴右心室容量负荷增加，≤36mm 的左向右分流 ASD。

（2）缺损边缘至冠状静脉窦，上、下腔静脉及肺静脉的距离≥5mm，至房室瓣≥7mm。

（3）房间隔的直径＞所选用封堵伞左房侧的直径。

（4）不符合并须外科手术的其他心脏畸形。

2. 禁忌证

（1）原发孔型 ASD 及静脉窦型 ASD。

（2）已有右向左分流者。

（3）近期有感染性疾病、出血性疾病以及左心房和左心耳血栓。

3. 并发症

（1）残余分流　即补片未能完全覆盖缺损口，即残余分流发生率为 6%～40%，术后 72 小时为 4%～12%，而三个月之后残余分流发生率仅为 0.1%～5%。

（2）血栓或气体栓塞。

（3）血管并发症及感染。

（4）心律失常。

4. 疗效及预后　在我国 ASD 封堵术已经全面推广，经验趋于成熟，对于条件和大小合适的 ASD，成功率可达 100%。

（三）室间隔缺损封堵术

传统外科手术治疗 VSD 创伤大，并发症发生率高。1988 年 Lock 等首次应用双面伞经导管成功封堵 VSD。近年来，Amplatzer 发明了新型的封堵器和输送装置，简化了操作步骤，提高了手术安全性。国内予 2001 年研制出对称型镍钛合金膜周部 VSD 封堵器。与进口封堵器相比，国产封堵器术后房室传导阻滞和三尖瓣反流等并发症发生率明显降低。

1. 适应证

（1）有血流动力学异常的单纯性 VSD，直径＞3mm、＜14mm；VSD 上缘距主动脉右冠瓣≥2mm，无主动脉右冠瓣脱入 VSD 及主动脉瓣反流；超声心动图大血管短轴切面 9～12 点位置（膜部 VSD）。

（2）肌部 VSD＞3mm。

（3）外科手术后残余分流。

2. 禁忌证

（1）巨大 VSD、缺损解剖位置不良，封堵器放置后可能影响主动脉瓣或房室瓣功能。

（2）重度肺动脉高压伴双向分流。

（3）合并出血性疾病、感染性疾病或存在心、肝、肾功能异常以及栓塞风险等。

3. 并发症　与 ASD 介入封闭术相似。

4. 疗效及预后　符合适应证条件的膜周部 VSD 基本上可全部获得成功，相对适应证的患者成功率低一点，总体成功率在 95% 以上。严重并发症发生率为 2.61%，死亡率 0.05%，迟发严重并发症包括三度房室传导阻滞、左室进行性增大及三尖瓣反流等，少数迟发并发症的发生机制尚不十分清楚，有待进一步研究。

三、先天性心脏病的其他介入治疗术

对于某些先天性心脏病不能手术纠正或者暂时不宜手术者，有些介入手段可作为缓解症状的处理，争取今后手术时机或姑息治疗以减轻症状。

1. 经皮球囊动脉扩张术及支架置入术　可用于：①先天性主动脉缩窄；②肺动脉瓣远端

单纯肺动脉主干或分支狭窄；③法洛四联症，外科手术无法纠治的肺动脉分支狭窄。

2. 人工房间隔造口术　可用于：①新生儿或婴儿严重发绀性心脏病，室间隔完整者；②先天性二尖瓣严重狭窄或闭锁；③完全性肺静脉异位引流。

3. 异常血管弹簧圈封堵术　用于：①先天性肺动静脉瘘；②先天性冠状动静脉瘘；③先天性心脏病姑息手术后的血管间异常通道。

本章小结

先天性心脏病是心脏大血管在胎儿期发育异常引起的，在出生已存在，自然存活至成人的先天性畸形。熟悉各种不同种类的先天性心脏病的病理生理、临床表现。临床表现由于畸形程度、年龄、不同疾病等各不相同。对于体格检查了解各种不同类型的先天性心脏病的心脏听诊杂音特点，了解特殊检查如 X 线片、心电图、超声心动图的主要表现。先天性心脏病的主要治疗方法是介入治疗瓣膜球囊成形术和经导管缺损封堵术和手术根治方法。

思考题

1. 简述房间隔缺损、室间隔缺损、动脉导管未闭、法洛四联症的病理生理和临床表现。
2. 先天性心脏病的介入治疗方法有哪些？

（王晓彦）

第八章 心脏瓣膜病

心脏瓣膜病是指由于各种原因，包括炎症、缺血坏死、粘连、黏液瘤样变性、纤维化、钙化或先天发育畸形，引起的心脏瓣膜（瓣叶、腱索或乳头肌）解剖结构、功能上的异常，造成一个或多个瓣膜狭窄和（或）关闭不全，导致心脏血流动力学变化引起的临床症候群。我国心脏瓣膜病常见的主要是风湿性心脏瓣膜病，但随着风湿热的逐渐减少，目前风湿性心脏病发病率明显降低，而非风湿性瓣膜病在升高，黏液样变性及老年瓣膜钙化退行性改变所致的心脏瓣膜病日益增多。不同病因易累及的瓣膜也不一样，风湿性心脏病中二尖瓣最常受累，其次为主动脉瓣；而老年退行性瓣膜病变以主动脉瓣病变最为常见，其次是二尖瓣病变。

第一节 二尖瓣狭窄

一、病因

1. 风湿热 风湿热是二尖瓣狭窄（mitral stenosis）的主要病因，是 A 组 β 溶血性链球菌咽峡炎导致的一种反复发作的全身性结缔组织炎症。其产生机制是由于该细菌荚膜与人体关节、滑膜之间有共同抗原，细胞壁外层中 M 蛋白及 M 相关蛋白、中层多糖中 N – 乙酰葡糖胺等与人体心肌和心瓣膜有共同抗原，细胞膜的脂蛋白和人体心肌肌膜和丘脑下核、尾状核之间有共同抗原。链球菌感染后体内产生的抗链球菌抗体与这些共同抗原形成循环免疫复合物，沉积于人体关节滑膜、心肌、心瓣膜，激活补体成分产生炎性病变。临床表现以心脏炎和关节炎为主，可伴有发热、毒血症、皮疹、皮下小结、舞蹈病等。急性发作时通常以关节炎较为明显，但在此阶段风湿性心脏炎可造成患者死亡；急性发作后常遗留轻重不等的心脏损害，尤以瓣膜病变最为显著，形成慢性风湿性心脏病。

1992 年美国心脏病协会根据 Jones 标准修订的风湿热诊断标准为：如有前驱链球菌感染的证据，包括咽拭子或快速链球菌抗原阳性、链球菌抗体效价升高，同时有 2 项主要表现或 1 项主要表现加 2 项次要表现者，高度提示为急性风湿热。主要表现包括：①心脏炎；②多发性关节炎；③舞蹈病；④环形红斑。次要表现包括：①关节痛；②发热；③急性反应物（ESR，CRP）增高；④P – R 间期延长。有下列 3 种情况可不必严格执行该诊断标准。即①舞蹈病者；②隐匿发病或缓慢发展的心脏炎；③有风湿病史或现患风湿性心脏病，当再感染 A 组乙型溶血性链球菌时，有风湿热复发的高度危险者。

急性风湿热后形成二尖瓣狭窄估计至少需要 2 年，通常需 5 年以上的时间，多数患者无症状期为 10 年以上，故风湿性二尖瓣狭窄一般在 40 ~ 50 岁发病，且以女性患者居多，约占 2/3。风心病患者中约 25% 为单纯性二尖瓣狭窄，40% 合并有二尖瓣关闭不全。病变主要由于瓣叶和腱索炎症、水肿，纤维化导致瓣叶交界面粘连增厚，腱索融合缩短，瓣口变形、狭窄，显著时呈裂隙样小孔。病变分为：①隔膜型，病变较轻，活动度可以。②漏斗型，腱索和乳头肌明显粘连和缩短，瓣叶明显增厚和纤维化、钙化，整个瓣膜变硬呈漏斗状，活动明显受限。

2. 其他　少见病因中，主要为老年性二尖瓣环或环下钙化以及婴儿或儿童的先天性发育畸形。罕见的为类癌瘤及结缔组织疾病。有人认为病毒（特别是 Coxsackie 病毒）也可引起包括二尖瓣狭窄在内的慢性心瓣膜病。

二、病理生理

正常二尖瓣柔软，瓣口面积 4 ~ 6cm^2。当瓣口面积 1.5 ~ 2cm^2 为轻度狭窄，1.0 ~ 1.5cm^2 为中度狭窄，< 1.00cm^2 为重度狭窄。正常在心室舒张期，左心房、左心室之间出现压力阶差，即跨瓣压差，早期充盈后，左心房、左心室内压力趋于相等。二尖瓣狭窄使左心房压力增高，使血流通过狭窄瓣口进入左心室并维持正常的左室排出量。左心房压升高导致肺静脉和肺毛细血管压升高，继而肺毛细血管扩张和淤血，产生肺间质水肿。当心率增快时（如房颤、妊娠、感染或者贫血时），心脏舒张期缩短，左心房压更高，进一步增加肺毛细血管压力。当超过 4.0kPa（30mmHg）时发生肺泡水肿，出现呼吸困难、咳嗽、发绀等临床表现。肺静脉的压力增高导致肺动脉的压力被动升高，而长期肺动脉高压引起肺小动脉痉挛，最终导致肺小动脉硬化，加重肺动脉高压。肺动脉高压增加右心室后负荷，引起右心室肥厚扩张，右心室衰竭。此时肺动脉压力有所降低，肺循环血液有所减少，肺淤血一定程度缓解。

三、临床表现

1. 症状　一般二尖瓣中度狭窄（瓣口面积 < 1.5cm^2）始有临床症状。①呼吸困难：劳力性呼吸困难为早期的症状，以后日常活动即出现呼吸困难，可发展为夜间阵发性呼吸困难、端坐呼吸，呼吸道感染、性交、劳累、情绪激动、妊娠、输液过多过快等可诱发急性肺水肿。②咳嗽：夜间睡眠及劳动后出现，多为干咳无痰或者泡沫痰，并发感染时咳黏液样或脓痰。可能与支气管黏膜水肿引起慢性支气管炎，或左房增大压迫左主支气管有关。③咯血：痰中带血或血痰，与支气管炎、肺部感染、肺充血及肺毛细血管破裂有关，常伴夜间阵发性呼吸困难；大量咯血，由左心房压力突然增高，致支气管静脉破裂造成，多见于早期仅有轻度或中度肺动脉压增高的患者，当持续性肺静脉压增高时，导致肺静脉壁增厚及右心功能不全，可使咯血减轻或消失；咳粉红色泡沫样痰是肺充血或毛细血管破裂，急性肺水肿的特征性表现；肺梗死时咳胶冻状暗红色痰是二尖瓣狭窄伴心衰的晚期并发症。④血栓栓塞：为二尖瓣狭窄的严重并发症，约 20% 的患者在病程中发生血栓栓塞，其中约 15% ~ 20% 由此导致死亡。发生栓塞者约 80% 有心房颤动，故合并房颤的患者需要予以预防性抗凝治疗。⑤其他症状：左心房扩大、左肺动脉扩张可压迫左喉返神经导致声音嘶哑；压迫食管引起吞咽困难；右心衰竭时可出现食欲减退、腹胀、恶心等消化道淤血症状；部分患者有胸痛表现。

2. 体征

（1）二尖瓣面容　即两颧呈绀红色，见于中、重度二尖瓣狭窄。心尖搏动正常或不明显，右心室扩大时剑突下可触及收缩期抬举样搏动。右心衰竭时可出现颈静脉怒张、肝颈回流征阳性、肝大、双下肢水肿等。

（2）杂音　①局限于心尖区的舒张中晚期低调、递增型的隆隆样杂音，左侧卧位杂音明显，运动或用力呼气可使其增强，常伴舒张期震颤。房颤时杂音可不典型。当胸壁增厚、肺气肿、低心排血量状态、右心室明显扩大、二尖瓣重度狭窄时此杂音可被掩盖，称哑性二尖瓣狭窄。②肺动脉高压，右心室扩大的心脏体征：Graham-Steel 杂音，严重肺动脉高压时，于胸骨左上缘第 2 肋间闻及递减型高调叹气样舒张早期杂音。沿胸骨左缘向三尖瓣区传导，吸气时增强，为肺动脉及其瓣环扩张，造成相对性肺动脉瓣关闭不全所致。③右心室扩大伴三尖瓣关闭不全时，胸骨左缘第 4、5 肋间有全收缩期吹风性杂音，于吸气时明显。

（3）心音 ①二尖瓣狭窄时，如瓣叶柔顺有弹性，在心尖区可闻及 S_1 亢进，呈拍击样，并可闻及开瓣音，即胸骨左缘第 3 ~ 4 肋间或心尖区内侧闻及紧跟第二心音后，高调，短促而响亮的二尖瓣开瓣音（opening snap），呼气时明显。当瓣膜增厚、粘连严重，发生纤维化或钙化僵硬则该体征减弱或消失。②出现肺动脉高压时，P_2 亢进和分裂。

四、辅助检查

1. 心电图 轻度二尖瓣狭窄者可正常。左心房扩大，可出现二尖瓣 P 波（P 增宽大于 0.12 秒且呈双峰形）。合并肺动脉高压时，显示右心室增大，电轴右偏，晚期常有心房颤动。

2. X 线检查 轻度二尖瓣狭窄时心影可正常或仅见肺动脉主干突出，左心缘变直，左心耳饱满。中重度二尖瓣狭窄左房显著扩大时，心影呈梨形，称二尖瓣心，它是肺动脉总干、左心耳和右心室扩大所致。后前位和右前斜位钡剂透视可见食管受扩张的左心房压迫向右后移位。左前斜位可见左主支气管上抬。重者可见右心缘呈双心房影，中重度肺淤血时，双侧肺门阴影加深，肺血管缘自下而上再分布，上叶血管明显扩张。当左心房压力达 20mmHg 时，肺淋巴管扩张，小叶间液体聚集在底部产生条纹，在后前位和左前斜位可见右肺外下野及肋膈角附近有水平走向的线状影称 Kerley B 线。长期肺淤血可在肺野内出现含铁血黄素沉积的点状阴影。

3. 超声心动图（UCG） 明确和定量二尖瓣狭窄可靠的方法。M 型 UCG 典型表现是二尖瓣前叶活动曲线 EF 斜率降低，双峰消失，前、后叶的同向运动，瓣叶回声增强，即所谓"城墙样"改变。二维 UCG 上可见二尖瓣前后叶反射增强、钙化、变厚，活动幅度减小以及是否合并其他瓣膜的病变，舒张期前叶体部向前呈圆拱状，后叶活动度减少，瓣尖处前后叶距离明显缩短，瓣口面积的测量，有助于确定二尖瓣狭窄患者是否适宜行球囊成形术。经食管 UCG 显示二尖瓣图像更佳，也可鉴别左房、心耳附壁血栓。本检查对确定房室大小、室壁运动和厚度、心脏功能、肺动脉压，判断病变的程度、决定手术方法以及评价手术的疗效均有很大价值。

彩色多普勒可以实时观察二尖瓣狭窄的射流，有助于连续多普勒测定的正确定向，连续多普勒或脉冲多普勒能较为准确地测定舒张期跨二尖瓣压差和二尖瓣口面积，判定狭窄严重程度。其结果与心导管法测定结果有良好的相关性，可较准确地判定狭窄严重程度。轻度：平均压力阶差 <5mmHg，肺动脉压 <30mmHg，瓣口面积 >1.5cm^2；中度：平均压力阶差 5 ~ 10mmHg，肺动脉压 30 ~ 50mmHg，瓣口面积 1.0 ~ 1.5cm^2；重度：平均压力阶差 >10mmHg，肺动脉压 >50mmHg，瓣口面积 <1.0cm^2。

4. 心导管检查 详细的 UCG 检查可获得充分的二尖瓣狭窄定量资料制定治疗方案，无需行右心导管检查。对合并冠状动脉病变的患者，确定是否行旁路移植术时方进行冠状动脉造影。

五、诊断和鉴别诊断

（一）诊断

发现心尖区隆隆样舒张期杂音并有 X 线或心电图示左心房扩大，即可诊断二尖瓣狭窄。超声心动图检查可明确诊断。

（二）鉴别诊断

心尖部舒张期杂音需与如下疾病鉴别。

1. 相对性二尖瓣狭窄 见于重度贫血、重症心肌炎、扩张型心肌病、甲状腺功能亢进、左向右分流的先天性心脏病及严重二尖瓣反流，由于左心室扩大二尖瓣环未能相应扩张而导致相对性二尖瓣狭窄。

2. Austin Flint 杂音 见于严重主动脉瓣关闭不全，常于心尖部闻及舒张中期柔和低调隆隆样杂音。

3. 左房黏液瘤 阻塞二尖瓣时产生随体位改变的舒张期杂音，其前可闻及肿瘤扑落音。此外二尖瓣狭窄伴肺动脉高压引起的肺动脉瓣关闭不全引起的 Graham Steell 杂音应与主动脉瓣关闭不全相鉴别。

六、并发症

1. 心房颤动 为二尖瓣狭窄最常见的心律失常，也是相对早期的并发症，可能是患者就诊的首发症状。左心房压力增高致左心房扩大及房壁纤维化是房颤持续存在的病理基础。心房颤动时心排血量降低20%～30%，当突然发生快速心房颤动时，可诱发加重心衰，突然出现严重的呼吸困难，甚至急性肺水肿。房颤发生率随左房增大和年龄增长而增加。

2. 充血性心力衰竭 临床表现为右心衰竭的症状和体征，为二尖瓣狭窄的主要并发症和晚期死亡原因。

3. 急性肺水肿 为重度二尖瓣狭窄的严重并发症，表现为突然出现的重度呼吸困难和发绀，不能平卧，咳粉红色泡沫痰，双肺满布干、湿啰音，常因剧烈体力活动或情绪激动、感染、心律失常等诱发，如不及时抢救可以导致死亡。

4. 血栓栓塞 脑栓塞最常见，其次周围的脾、肾和肠系膜动脉栓塞，80%有心房颤动。栓子来自扩大的左心房。右心房来源的栓子可导致肺栓塞。

5. 感染性心内膜炎 较少见，在瓣叶钙化合并房颤时更少发生。对窦性心律伴有体循环栓塞的二尖瓣瓣膜病患者，病情加重又没有其他原因可以解释，应考虑感染性心内膜炎可能。

6. 肺部感染 常见，可诱发和加重心功能不全。

七、治疗

（一）内科治疗

1. 预防链球菌感染和风湿热复发 长期甚至终身给予长效青霉素 120 万 U 肌注，每月 1 次，预防感染性心内膜炎，及时积极治疗贫血和感染。轻度二尖瓣狭窄无症状者，无需特殊治疗，但应避免剧烈体力活动。对于窦性心律者，呼吸困难发生在心率增快时，可使用负性心率药物，如 β 受体阻滞剂或非二氢吡啶类拮抗剂。窦性心律的二尖瓣狭窄者，不宜使用地高辛。

2. 劳逸结合 避免从事紧张和劳动强度大的工作。有呼吸困难的患者应当减少活动，限制钠盐和口服利尿剂来减轻心脏前负荷、肺淤血的症状。

3. 心律失常 频发房性期前收缩是心房颤动的先兆，给予普罗帕酮和胺碘酮对预防心房颤动有一定疗效。急性快速房颤因心室率快，使舒张期充盈时间短，导致左房压力急剧增加，同时心排血量降低，因而应立即控制心室率，可先静脉注射用洋地黄类药如去乙酰毛花苷类控制心室率，如效果不满意可予小剂量 β 受体阻滞剂和非二氢吡啶类钙离子拮抗剂，当血流动力学不稳定时，如出现肺水肿、休克、心绞痛或晕厥者，应立即电复律。慢性房颤者应争取介入或者手术解决狭窄，在此基础上对于房颤史 <1 年，左房内径 <60cm，且无窦房结和

房室结功能障碍者可考虑电复律或者药物复律、射频消融治疗，复律之前 3 周及复律之后 4 周需口服抗凝药（华法林）预防栓塞。复律后需适当口服抗心律失常药物，以预防复发。如不宜复律、复律后复发，则可口服 β 受体阻滞剂、地高辛或非二氢吡啶类钙离子拮抗剂控制心室率。

4. 大咯血 降低肺静脉压力，如镇静剂和利尿剂，取坐位。

5. 急性肺水肿 治疗原则和急性左心衰竭大致相同，但需注意两点：①避免使用以扩张小动脉为主、减轻心脏后负荷的血管扩张药物，应选用扩张静脉系统、减轻心脏前负荷为主的硝酸酯类药物；②正性肌力药物对二尖瓣狭窄的肺水肿无益，仅在房颤伴快速心室率时可静脉注射毛花苷，以减慢心室率。

6. 预防栓塞 慢性心房颤动，有栓塞史或超声检查有左房血栓者，长期口服华法林抗凝治疗达到国际标准化比值（2~3），以预防血栓形成及栓塞发生。

7. 右心衰竭 限制钠盐，利尿剂和硝酸酯类药物等。

（二）经皮球囊二尖瓣成形术

能使二尖瓣口面积扩大至 $2.0cm^2$ 以上，明显降低二尖瓣跨瓣压力阶差和左心房压力，有效地改善临床症状。将球囊导管从股静脉经房间隔穿刺跨越二尖瓣，用生理盐水和造影剂各半的混合液体充盈球囊，分离瓣膜交界处的粘连融合而扩大瓣口。术后症状改善明显，严重并发症少见。适于中、重度二尖瓣狭窄，瓣叶特别是前叶活动度较好，无明显钙化和瓣下结构增厚，心功能 Ⅱ、Ⅲ 级，心腔内无血栓，左心室舒张内径正常者。禁忌证包括近期（3 个月内）有血栓栓塞史，伴中重度二尖瓣关闭不全、右心房明显扩大及脊柱畸形等。

（三）手术治疗

有中、重度二尖瓣狭窄症状，心功能 Ⅱ 级或者以上，二尖瓣口面积 $<1.0cm^2$、肺动脉高压者体循环栓塞者，即使无症状，也需要考虑外科手术治疗。

1. 二尖瓣分离术 有闭式和直视式两种。①闭式的适应证和 PBMV 相同，开胸后扩张器由左心室心尖部插入二尖瓣口分离瓣膜交界处的粘连融合，对隔膜型疗效最好。手术适应证为患者年龄不超过 55 岁，心功能在 Ⅱ、Ⅲ 级，近半年内无风湿活动或感染性心内膜炎，术前检查心房内无血栓，不伴有或仅有轻度二尖瓣关闭不全或主动脉瓣病变且左心室不大。合并妊娠而需手术者宜在孕期 6 个月以内进行。本法目前已少用，为 PBMV 所取代。②直视式分离术或瓣膜修复术适于心房内疑有血栓形成、瓣膜重度钙化、病变累及腱索和乳头肌，可使二尖瓣形态更大程度上得到修复，瓣口面积增加更明显，分开融合的腱索和乳头肌，清除瓣叶钙质，因而血流动力学改善更好，手术死亡率 $<2\%$。

2. 人工瓣膜置换术 适用于：①二尖瓣狭窄合并二尖瓣关闭不全；②瓣膜严重钙化，纤维化及瓣下融合，不适合行 PBMV、分离术者，或者既往做过瓣膜分离术，心功能在 Ⅲ~Ⅳ 级，瓣口面积 $<1.5cm^2$ 者。常用机械瓣或生物瓣。机械瓣经久耐用，须终身抗凝治疗；伴有溃疡病或出血性疾病者忌用。生物瓣不需抗凝治疗，但可因感染性心内膜炎或数年后钙化而失效。手术应在有症状而无严重肺动脉高压时考虑。严重肺动脉高压增加手术风险，但非手术禁忌，术后多有肺动脉压力降低。人工瓣膜置换手术死亡率（3%~8%）和术后并发症均高于分离术。术后存活者，心功能恢复较好。

八、预后

未开展手术的年代，本病被确诊而无症状的患者 10 年存活率为 84%，症状轻者为 42%，重者为 15%。当严重肺动脉高压发生后其平均生存时间为 3 年。死亡原因为慢性心力衰竭伴心脏扩大、血栓栓塞、感染性心内膜炎。抗凝治疗后，栓塞发生减少。手术治疗显著提高患者的生活质量和存活率。一旦发生持续性心房颤动应即考虑手术治疗。预防风湿活动，减少并发症和及时外科治疗，可改善预后。

第二节 二尖瓣关闭不全

一、病因

二尖瓣关闭不全（mitral incompetence，MI）可由瓣叶、瓣环、腱索、乳头肌和左室的任一结构异常和功能失调所致，当左心室收缩时，血液反向流入左心房。

慢性患者中，由于风湿热造成的瓣叶损害所引起者最多见，占全部二尖瓣关闭不全患者的三分之一，且多见于男性。病理变化主要是炎症和纤维化使瓣叶变硬、缩短、变形、粘连融合、腱索融合、缩短。约有50%患者合并二尖瓣狭窄。二尖瓣关闭不全还可见于如下情况。①冠心病：心肌梗死后以及慢性心肌缺血累及乳头肌，引起乳头肌纤维化伴功能障碍。②二尖瓣黏液样变性和感染性心内膜炎。③先天性畸形：二尖瓣裂缺，最常见于心内膜垫缺损或纠正型心脏转位；心内膜弹力纤维增生症；降落伞型二尖瓣畸形。④二尖瓣环钙化：为特发性退行性病变，多见于老年女性患者。此外，高血压病、糖尿病、马方综合征、慢性肾衰竭和继发性甲状腺功能亢进的患者，亦易发生二尖瓣环钙化。⑤左心室扩大：任何病因引起的明显左心室扩大，引起瓣环扩张导致二尖瓣关闭不全。⑥二尖瓣脱垂综合征：指各种原因使二尖瓣叶在心脏收缩时向左心房脱垂，导致二尖瓣关闭不全的一系列临床表现。曾被称为收缩期喀喇音杂音综合征、Bar－low综合征、瓣膜松弛综合征等。⑦其他少见病因：结缔组织病如系统性红斑狼疮、类风湿性关节炎；肥厚性梗阻型心肌病；强直性脊椎炎。

急性患者多因腱索断裂，瓣膜毁损或破裂，乳头肌坏死或断裂以及人工瓣膜替换术后开裂而引起，可见于感染性心内膜炎，急性心肌梗死，穿通性或闭合性胸外伤及自发性腱索断裂。

二、病理生理

主要变化是左心室收缩时，血流由左心室同时流入主动脉和阻力较小的左心房，流入左心房的反流量可达左心室排出量的50%以上，前向血流减少。左心房除接受肺静脉回流的血液外，还接受左心室反流的血液，因此左心房负荷增加，导致左心房压力增高，内径扩大。左心房压力的升高可引起肺静脉和肺毛细血管压力的升高，导致肺淤血和急性肺水肿。且左心室总的心搏量来不及代偿，前向心搏量及心排血量明显减少。反流入左心房的血液和肺静脉至左心房的血流汇合，在舒张期充盈左心室，致使左房和左室的容量负荷骤增，左心室来不及代偿，其急性扩张能力有限，左心室舒张末压急剧上升，引起急性肺水肿。

慢性者早期通过Frank－Starling机制使左室心每搏量增加，心搏量明显增加，射血分数维持在正常范围。因此，代偿早期，左心室舒张期末容量和压力可不增加，故此时可无临床症状（即无症状期）。若不合并二尖瓣狭窄，舒张期左心房血液可迅速充盈左心室，左心房压力随之降低，心力衰竭、左心扩大发生较晚，无症状期持续时间较长；如果合并二尖瓣狭窄，则心力衰竭、左心扩大发生较早，无症状期持续时间较短。

随着病程的延长，左心房接受左心室反流血液，持续严重的过度容量负荷终致左心房压和左心室舒张末期压明显上升，内径扩大。当失代偿时，心搏量和射血分数下降，左心室舒张期末容量和压力明显增加，肺静脉压和肺毛细血管楔压增高，继而发生肺淤血、左心衰竭。晚期可出现肺动脉高压，导致右心室肥厚、右心衰竭终致全心衰竭。

三、临床表现

（一）症状

从初次风湿性心脏炎到出现明显二尖瓣关闭不全的症状可长达 20 年；一旦发生心力衰竭，则进展迅速。轻度关闭不全者可无明显症状或仅有轻度不适感。严重关闭不全时常见症状有：可表现为疲乏无力、活动耐力下降，同时肺静脉淤血导致程度不同的呼吸困难，包括劳力性呼吸困难、静息性呼吸困难、夜间阵发性呼吸困难、端坐呼吸等。咯血和栓塞较少见。晚期右心衰竭时可出现肝脏淤血肿大，有触痛、踝部水肿、胸水或腹水。右心衰竭出现后左心衰竭的症状反而减轻，另外合并冠状动脉疾病的患者因心排血量减少出现心绞痛的临床症状。

急性二尖瓣关闭不全轻者仅有轻微劳力性呼吸困难，重者可很快发生急性左心衰竭甚至急性肺水肿或心源性休克。

（二）体征

1. 急性二尖瓣关闭不全　心界向左下扩大，心尖搏动明显，可触及局限性收缩期抬举样搏动，心尖区第一心音减弱，由于左心室射血期缩短，主动脉瓣关闭提前，导致肺动脉瓣区第二心音分裂，左心房强有力收缩可致心尖区第四心音出现。心尖区可闻及 3/6 级以上全收缩期粗糙吹风样杂音，累及腱索和乳头肌、瓣叶呈连枷样，杂音似海鸥鸣或呈乐鸣音。反流量小时音调高，持续时间短，于第二心音前终止。出现急性肺水肿时两肺出现干、湿啰音。

2. 慢性二尖瓣关闭不全　心界向左下扩大，心尖搏动向左向下移位，收缩期可触及高动力性心尖搏动；右心衰竭可出现颈静脉怒张、肝静脉回流征阳性、肝大及双下肢水肿等。

（1）心音　二尖瓣关闭不全时，心室舒张期过度充盈，使二尖瓣漂浮，第一心音减弱；由于心室射血期缩短，主动脉瓣关闭提前，导致第二心音分裂；严重反流可出现第三心音，但它未必提示心衰，而可能是左心房存留的大量血液迅速充盈左心室所致。

（2）杂音　二尖瓣关闭不全典型杂音为心尖区可闻及 3/6 级以上全收缩期粗糙吹风样杂音，可伴有收缩期震颤。前叶损害为主者，杂音向左腋下或左肩胛下传导；后叶损害为主者，杂音向心底部传导。风湿性二尖瓣关闭不全以后叶损害为主，杂音多向胸骨旁和主动脉根部传导，二尖瓣脱垂时收缩中晚期杂音出现在喀喇音之后。累及腱索和乳头肌、瓣叶呈连枷样，杂音似海鸥鸣或呈乐鸣音。严重二尖瓣关闭不全由于舒张期大量血液通过二尖瓣口，导致相对性二尖瓣狭窄，故心尖区可闻及 S_3 后低调、短促的舒张中期隆隆样杂音。相对性二尖瓣关闭不全的杂音与心功能状况成呈正相关，心功能改善和左室缩小时杂音减轻，而器质性二尖瓣关闭不全产生的收缩期杂音，心功能不全时杂音减轻，心功能改善时杂音增强；闻及亢进的肺动脉瓣区第二心音者提示肺动脉高压。

四、实验室检查

1. X 线　轻者可无明显异常发现。严重者示左心房和左心室明显增大，前者可推移和压迫食管。肺动脉高压或右心衰竭时，右心室增大。左心衰竭者可见肺静脉充血、肺间质水肿和 Kerley B 线、二尖瓣叶和瓣环钙化在左侧位和右前斜位可见。急性者心影大小正常或左心房轻度增大，伴肺淤血甚至肺水肿。

2. 心电图检查　轻者心电图可正常。慢性关闭不全严重者可有左房扩大、左心室肥大和劳损；心房颤动常见，如为窦性心律者可见 P 波增宽且呈双峰状（二尖瓣 P 波）。少数肺动脉高压时可出现右心室肥大。急性二尖瓣关闭不全者出现窦性心动过速。

3. 超声心动图检查　M 型 UCG 不能确定二尖瓣关闭不全，可见舒张期二尖瓣前叶 EF 斜率增大，瓣叶活动幅度增大；常用于测量左室容量超负荷改变如左房、左室扩大及室间隔活动过度，二维 UCG 能清楚确定左室容量负荷，显示二尖瓣装置的形态特征，如二尖瓣瓣叶、瓣下结构的增厚、缩短、钙化，瓣环扩大或钙化、赘生物、左心室扩大、室壁矛盾运动，瓣口在收缩期关闭对合不佳；腱索断裂时，二尖瓣可呈连枷样改变，在左心室长轴面上可见瓣叶在收缩期呈鹅颈样钩向左心房，舒张期呈挥鞭样漂向左心室。可确定二尖瓣关闭不全的病因。多普勒超声显示左心房收缩期反流，且可对二尖瓣反流进行半定量和定量诊断。急性二尖瓣关闭不全由于左房 - 左室压力阶差小，彩色多普勒可能探测不到反流信号。

半定量诊断标准：若反流局限于二尖瓣附近，为轻度，达到左房中部为中度，直达心房顶部为重度。定量诊断标准：轻度指射流面积 $<4cm^2$，每次搏动的反流量 $<30ml$、反流分数 $<30\%$；中度是指射流面积为 $4 \sim 8cm^2$，每次搏动的反流量 $30 \sim 59ml$，反流分数为 $30\% \sim 49\%$；重度是指射流面积 $>8cm^2$，每次搏动的反流量 $>60ml$，反流分数 $>50\%$。

五、诊断和鉴别诊断

诊断主要是根据心尖区典型的吹风样收缩期杂音并有左心房和左心室扩大，超声心动图检查可明确诊断。二尖瓣关闭不全的杂音应与下列情况的心尖区收缩期杂音鉴别。

1. 相对性二尖瓣关闭不全 可发生于高血压性心脏病，各种原因引起的主动脉瓣关闭不全或心肌炎，扩张型心肌病，贫血性心脏病等。由于左心室或二尖瓣环明显扩大，造成二尖瓣相对关闭不全而出现心尖区收缩期杂音。

2. 室间隔缺损 在胸骨左缘第 3～4 肋间闻及粗糙的全收缩期杂音，粗糙而响亮，常伴有收缩期震颤，杂音向心尖区和胸骨处传导，心尖搏动呈抬举样。

3. 三尖瓣关闭不全 在胸骨左下缘第 4～5 肋间最明显，闻及局限性吹风样全收缩期杂音，几乎不传导，少有收缩期震颤，吸气时回心血量增加可使杂音增强，伴颈静脉收缩期明显搏动（颈静脉 V 波增大），可触及肝脏搏动和肿大，肺动脉高压时，肺动脉瓣区第二心音亢进。心电图和 X 线检查可见右心室肥大。

4. 主动脉瓣狭窄 心底部喷射性收缩期杂音，偶伴有收缩期震颤，呈递增 - 递减型，杂音向颈部传导。

5. 其他 梗阻性肥厚型心肌病位于胸骨左缘第 3、4 肋间，肺动脉瓣狭窄的杂音位于胸骨左缘第 2 肋间。

以上情况超声心动图可明确诊断。

六、并发症

心力衰竭急性出现较早，慢性者出现较晚。感染性心内膜炎较二尖瓣狭窄患者多见，栓塞较二尖瓣狭窄少见。急性患者和慢性患者发生腱索断裂时，短期内发生急性左心衰竭甚至急性肺水肿，预后较差。

七、治疗

慢性二尖瓣关闭不全在相当长的时间内没有症状，但一旦出现症状，则预后差。

（一）药物治疗

1. 急性 急性二尖瓣重度反流时，患者常有心衰症状，甚至发生休克。内科治疗的目的是减少反流量，增加心排出量。动脉扩张剂可减低体循环血流阻力，故能提高主动脉输出量，同时减少二尖瓣反流量和左心房压力。如已发生低血压，则不宜使用，而可行主动脉内球囊反搏（intra - aortic ballon counterpulsation），在提高体循环舒张压的同时，减低心室后负荷，从而提高前向性心排出量。

2. 慢性 在相当长时间可无症状，此时无需治疗，但应定期随访，重点是预防风湿热及感染性心内膜炎的发生。无症状且为窦性节律的二尖瓣关闭不全者，如无左心房、左心室扩大及肺动脉高压证据，其运动没有限制。如左心室明显扩大（左心室舒张末内径 > 60mm）、静息时存在左心室收缩功能不全或肺动脉高压，则应避免竞技性运动。已有症状的二尖瓣反流，限制钠盐摄入，保护心功能；对风心病应积极预防链球菌感染与风湿活动；对于有症状的二尖瓣反流，血管紧张素转换酶抑制剂（ACEI）已证明能减低左心室容积，缓解症状，血管扩张剂对于慢性二尖瓣关闭不全作用不大。洋地黄类药物宜用于心力衰竭的患者，对伴有快速心房颤动者更有效。如合并房颤，亦应长期抗凝治疗，INR 控制于 2～3。

（二）手术治疗

手术治疗后二尖瓣关闭不全患者心功能改善，即使并发了心力衰竭或心房颤动，患者的疗效都明显优于药物治疗。瓣膜修复术比人工瓣膜置换术的病死率低，长期存活率较高，血栓栓塞发生率较低。

1. 术前准备 手术前应行超声心动图特别是经食管超声心动图检查，了解瓣膜及其相关结构的病变情况，判断瓣膜反流的机制和严重程度。必要时作左、右心导管检查和左心室造影。为手术方案的制定提供参考。年长或疑有冠心病者冠状动脉造影可确定患者是否需要同时行冠脉旁路移植术。

2. 手术指征 ①急性二尖瓣关闭不全应在药物控制症状的基础上，采取紧急或择期手术。②慢性：重度二尖瓣关闭不全，心功能 Ⅲ～Ⅳ级，经内科积极治疗后。③无明显症状或心功能在Ⅱ级或Ⅱ级以下，但检查表明心脏进行性增大，左心室射血分数（EF）下降时，应尽早手术治疗。

3. 手术种类 ①瓣膜修复术：能最大限度地保存天然瓣膜，术后心功能改善较好，不需要终生抗凝治疗，手术死亡率低。适用于二尖瓣损害较轻，瓣叶无钙化，瓣环扩大，但瓣下腱索无明显增厚挛缩者。②人工瓣膜置换术：适用于瓣膜损坏严重者。置换的瓣膜有机械瓣和生物瓣。机械瓣耐磨损性强，但血栓栓塞的发生率高，需终身抗凝。生物瓣不需终身抗凝，但不如机械瓣牢固。3～5 年后可发生退行性钙化性变而破损，10 年后约50%需再次换瓣。年轻患者和有心房颤动或血栓栓塞高危需抗凝治疗者，宜用机械瓣；年轻女性换瓣术后拟妊娠生育者，宜用生物瓣。

八、预后

急性严重反流伴血流动力学不稳定者，如不及时手术干预，死亡率极高。对于慢性二尖瓣关闭不全患者，可在相当长一段时间内无症状，然而一旦出现症状则预后差。单纯二尖瓣脱垂无明显反流及无收缩期杂音，大多预后良好；年龄 > 50 岁、有明显收缩期杂音和二尖瓣反流、瓣叶冗长增厚、左心房、左心室增大者预后较差。大多数患者术后症状和生活质量改善，较内科治疗存活率明显提高。

第三节　主动脉瓣狭窄

一、病因和病理

主动脉瓣狭窄（aortic stenosis）的病因有三种：即炎性、先天性和退行性病变。单纯主动脉瓣狭窄，多为先天性或退行性病变，极少数为炎症性，且男性多见。

1. 风湿性主动脉瓣狭窄 炎症性病变导致主动脉瓣狭窄的原因主要为风湿热（其他少见为结缔组织疾病）。单纯风湿性主动脉瓣狭窄罕见，常与主动脉瓣关闭不全及二尖瓣病变合并存在。病理变化为瓣膜交界处粘连和融合，瓣叶纤维化、钙化、瓣膜环的小叶血管增生，进而导致瓣膜游离缘的回缩和硬化，以致瓣口呈小的圆形和三角形开口。

2. 先天性主动脉瓣狭窄 可为单叶式、二叶式或三叶式。单叶式出生时即已存在狭窄，以后瓣口纤维化和钙化进行性加重，引起严重的左心室流出道梗阻，患儿多在一年内死亡。多数儿童期出现症状，青春期前需矫治。50%的先天性主动脉瓣狭窄为二叶式，群体中1%的个体出生时呈二叶瓣畸形，男性多发，其本身不引起狭窄，随着年龄的增长，结构异常的瓣膜由于涡流冲击发生退行性变，损伤瓣叶，进而纤维化、钙化、僵硬、瓣叶增厚、瓣膜活动度逐渐降低，最后造成瓣口狭窄。约1/3发生瓣膜狭窄，1/3发生瓣膜关闭不全，其余可能只会造成轻微的血流动力学异常，通常在40岁后发病。先天性二叶瓣畸形为成人孤立性主动脉瓣狭窄的常见原因，易并发感染性心内膜炎。30%为三叶式，表现为三个半月瓣大小不等，部分瓣叶交界融合。多数人主动脉瓣功能可终生保持正常，少数患者可出现主动脉瓣狭窄。

3. 退行性主动脉瓣狭窄 目前，与年龄相关的退行性主动脉瓣狭窄已成为成人最常见的主动脉瓣狭窄的原因。约有2%的65岁以上的老年人患有此病；超过85岁者则达4%。退行性病变过程包括增生性炎症、脂类聚集、血管紧张素转换酶激活、巨噬细胞和T淋巴细胞浸润，最后钙化。由于钙质沉积于瓣膜基底而使瓣尖、瓣叶活动受限，引起主动脉口狭窄。主动脉瓣钙化与冠心病相似，并与冠状动脉钙化相关性极高，高血压、血脂异常、糖尿病及吸烟是其发生的危险因素，他汀类药物可延缓退行性钙化性主动脉瓣狭窄的进展。

二、病理生理

正常主动脉瓣口面积超过 $3.0 \sim 4.0 cm^2$。当瓣口面积 $<1.0 cm^2$ 时为重度狭窄，左心室和主动脉之间的压力阶差明显，射血阻力增加，迫使左心室收缩力增强以提高跨瓣压力阶差，维持静息时正常的心排血量，致使左心室壁向心性肥厚，左心室游离壁和室间隔厚度增加，其舒张期顺应性下降，左心室壁松弛速度减慢，舒张期末压力进行性升高。左室的收缩负荷和容量负荷增加，继而发生左心房扩大，左心房压力增高、肺动脉压、肺毛细血管楔压和右心室压均可上升，心排血量减少，临床上出现左心衰竭症状。

另外，主动脉瓣狭窄导致的左心室收缩压升高，引起左心室肥厚、左心室射血时间延长，使心肌耗氧量增加；主动脉瓣狭窄时常因主动脉根部舒张压减低、左心室舒张末压增高压迫心内膜下血管使冠状动脉灌注减少及脑供血不足。上述机制导致心肌缺血和心绞痛发作，进一步损害左心功能，并可因脑供血不足导致头昏、黑矇、晕厥等症状。左心室肥大、收缩力加强，明显增加心肌氧耗，进一步加重心肌缺血。

三、临床表现

（一）症状

由于左心室代偿能力较强，即使有较明显的主动脉瓣狭窄，在相当长时间内患者可无明显症状，直至瓣口面积小于 $1 cm^2$ 才出现症状，心绞痛、晕厥、呼吸困难是典型主动脉瓣狭窄的常见三联征。①呼吸困难：疲乏、无力、头晕为早期症状。劳力性呼吸困难为晚期肺淤血引起的首发症状，为左心室顺应性降低和左心室扩大，左心室舒张期末压力和左心房压力上升，引起肺毛细血管楔压增高和肺动脉高压所致。随病程发展，甚至出现阵发性夜间呼吸困难、端坐呼吸、急性肺水肿。②心绞痛：常由运动诱发，休息或含服硝酸甘油可缓解，反映了需氧和供氧的不平衡。左心室壁肥厚、心室收缩压升高和射血时间延长，增加心肌耗氧量；左心室肥厚，导致心肌毛细血管密度相对减少；左心室舒张末压升高致舒张期主动脉 - 左心室压差降低，减少冠状动脉灌注压；瓣口严重狭窄，心排血量下降，平均动脉压降低，冠脉血流量减少等所致。③晕厥：从黑矇到晕厥，可为首发症状。多在体力活动中或其后立即发作。可能为运动时外周血管扩张而心排血量不能相应增加；心肌缺血加重，导致心肌收缩力突然减弱，引起心排血量下降；运动停止后回心血量减少，左心室充盈量及心排血量减少；休息时晕厥多由于心律失常（如心室颤动、心房颤动、房室传导阻滞等），导致心排血量的突然减少等。造成脑供血明显不足所致。④猝死：约有 20%～25% 患者发生猝死，可为首发症状，可能与急性心肌缺血诱发致命性心律失常有关。

（二）体征

心界正常或轻度向左扩大，心尖区可触及收缩期抬举样搏动。收缩压降低，脉压减小、脉搏细弱。在严重的主动脉瓣狭窄患者，同时触诊心尖部和颈动脉可发现颈动脉搏动明显延迟。

1. 心音 S_1 正常，严重狭窄、钙化时左室射血时间明显延长，主动脉瓣第二心音成分减弱或消失。由于左心室射血时间延长，第二心音中主动脉瓣成分延迟，严重者可出现 S_2 反常分裂。瓣膜钙化增厚时 A_2 减弱甚至消失。S_3 出现预示左心功能不全。中、重度主动脉瓣狭窄患者，左心房强有力的收缩产生 S_4。主动脉瓣收缩期喷射音（主动脉瓣开瓣音）见于先天性主动脉瓣狭窄或瓣叶活动度良好者，瓣膜钙化僵硬后此音消失，在胸骨左缘第三肋间易听到，可向心尖区传导，为短促而响亮的单音，不随呼吸而改变。风湿性主动脉瓣狭窄一般不产生喷射音。心底部、锁骨上凹和颈动脉可触及收缩期震颤。

2. 杂音 在 S_1 稍后或仅随喷射音开始，终止于 S_2 之前，杂音呈吹风性，粗糙、响亮，Ⅲ～Ⅳ级以上，多伴有震颤，呈递增递减型，在胸骨右缘第 2 肋间和胸骨左缘第 3、4 肋间最响，向颈部传导，也可沿胸骨下及心尖区传导。吸入亚硝酸异戊酯后杂音可增强。老年人钙化性主动脉瓣狭窄者，杂音在心底部，粗糙，但其高频成分向心尖部传导，呈乐性，在心尖区最响，可被误认为二尖瓣反流的杂音。狭窄越重，杂音越长，越响。但合并心力衰竭和心排血量减少时，杂音变轻或可消失。杂音强度随每搏间心搏量不同而变化，长舒张期后（如早搏后或心房颤动的长间隙后）的心搏量增加而使杂音增强。

3. 其他 严重主动脉瓣狭窄后扩张可产生相对性主动脉瓣关闭不全，于胸骨左缘第 3、4 肋间可闻及轻度舒张早期吹风样递减型杂音。如左室增大，心尖区有抬举性搏动。

四、实验室检查

1. X 线检查 左心缘圆隆，心影不大。左心缘下 1/3 处稍向外膨出，心力衰竭时左心室明显扩大，还可见左心房增大，肺动脉主干突出，肺静脉增宽和肺淤血的征象。

2. 心电图检查 轻度狭窄者心电图可正常。严重者心电图示左心室肥厚与劳损。ST 段压低和 T 波倒置。瓣膜钙化严重时，可见左前分支阻滞和其他各种程度的房室或室内传导阻滞。

3. 超声心动图检查 UCG 为确定主动脉瓣狭窄的重要方法，还可提供心腔大小等多种信息。主动脉瓣开口的正常范围为 $1.6～2.6cm^2$。M 型 UCG 可见主动脉瓣变厚，活动幅度减小，开放幅度小，瓣叶反射光点增强提示瓣膜钙化。主动脉根部扩张，左心室后壁和室间隔对称性肥厚。二维 UCG 心动图上可见瓣膜钙化、瓣叶轮廓、大小、增厚、瓣环大小等，瓣叶收缩期开放幅度减少，开放速度减慢。左心室及室间隔对称性肥厚，左心房可增大。能明确先天性瓣膜畸形。多普勒 UCG 显示缓慢而渐减的血流通过主动脉瓣，并可计算左室 - 主动脉的压力阶差和瓣口面积，所得结果和心导管检查计算法有良好的相关性。彩色多普勒还有助于诊断和确定合并的各种主动脉瓣反流的严重程度。

五、诊断和鉴别诊断

有典型的主动脉瓣区喷射样收缩期杂音，即可诊断主动脉瓣狭窄，UCG 可明确诊断并对主动脉瓣狭窄作定量分析。主动脉瓣狭窄最常见的原因是风湿性改变，如合并关闭不全和二尖瓣损害，多为风心病。单叶型主动脉瓣狭窄多见于婴幼儿；先天性二叶式主动脉瓣膜钙化多见于儿童期后，或在 65 岁以前；而 >65 岁者，以退行性老年钙化多见。主动脉瓣狭窄的杂音传导至胸骨左下缘和心尖区时，应与二尖瓣关闭不全、三尖瓣关闭不全和室间隔缺损的全收缩期杂音相鉴别。还应与胸骨左缘的其他收缩期喷射性杂音相鉴别。

主动脉瓣狭窄与其他左室流出道梗阻疾病的鉴别如下。

（1）肥厚性梗阻型心肌病亦称特发性肥厚性主动脉瓣下狭窄（IHSS）。胸骨左缘第 4 肋间可有收缩期杂音，位置较低，不向锁骨下区和颈部传导，多无收缩期震颤和喷射音。

（2）先天性主动脉瓣上狭窄、主动脉瓣下狭窄均可闻及收缩期杂音，如杂音传导至胸骨左下缘或者心尖区时，应与二尖瓣关闭不全、三尖瓣关闭不全或室间隔缺损的全收缩期杂音区别。主动脉瓣区第二心音正常或亢进，无第二心音分裂。超声心动图可明确诊断。

六、并发症

（1）充血性心力衰竭　50%～70% 的患者死于充血性心力衰竭。

（2）心脏性猝死　约占 10%～20%，猝死前有晕厥、心绞痛或心力衰竭等，也可发生于无任何症状者。

（3）感染性心内膜炎和体循环栓塞。

（4）心律失常　心房颤动，室性心律失常、房室传导阻滞。

（5）胃肠道出血　部分有胃肠道血管发育不良，可合并胃肠道出血，多见于老年瓣膜钙化患者，人工瓣膜置换术后出血停止。

七、治疗

1. 药物治疗　无症状的轻度主动脉瓣狭窄可以不需要特殊处理，但中重度狭窄的患者应避免过度的体力劳动和剧烈运动，以防止晕厥、心绞痛和猝死发生。预防感染性心内膜炎和风湿病风湿热活动，定期随访和复查超声心动图。轻度狭窄者 2 年复查一次，严重狭窄者 6～12 个月复查一次，随访观察狭窄进展情况，为有手术指征的患者选择合适的手术时机。当发生频发房性早搏就应预防性应用抗心律失常药物，合并心房颤动易诱发心绞痛和心力衰竭，应及时转复为窦性心律。除非有房颤，宜避免使用 β 受体阻滞剂和 ACEI。硝酸酯类、钙拮抗剂可缓解心绞痛症状。左心衰竭可使用洋地黄类药物、利尿剂、血管扩张剂等，但应避免强力利尿和血管扩张，以免左室舒张末压过度下降、血容量不足，导致心排血量降低引起直立性低血压。

2. 手术治疗　人工瓣膜的置换术为治疗成人主动脉瓣狭窄的主要方法，特别是重度主动脉瓣狭窄者伴有心绞痛、晕厥、心力衰竭症状患者。无症状者，若伴有进行性心脏增大和（或）左心室功能减退，活动时血压下降，合并瓣膜关闭不全和二叶式主动脉瓣或冠心病需要搭桥手术或其他瓣膜需要置换的术后长期预后比二尖瓣病变和主动脉瓣关闭不全瓣膜置换术好。儿童、青少年的非钙化性先天性主动脉瓣严重狭窄，甚至包括无症状者可在直视下施行交界处分离术。

3. 经皮球囊主动脉瓣成形术　经皮球囊主动脉瓣成形术（percutaneous ballon aortic valvuloplasty PBAV）系单纯先天性非钙化主动脉瓣狭窄的婴儿、青少年患者首选治疗方法。最大跨瓣压力阶差超过 50mmHg，瓣口面积约 1.0cm^2 者，目前多采用介入治疗。因半年内再狭窄率达 50%，且不能降低死亡率，不适用于有钙化的老年患者，但可用于高龄、以往有心力衰竭、换瓣术风险大而需作主动脉瓣置换术的过渡治疗及妊娠、拒绝手术等情况。与经皮二尖瓣成形术相比，实际应用范围较局限。

4. 经皮主动脉瓣置换术 自 2002 年首例接受患者接受经皮主动脉瓣置换术以来，目前全球已有超过 1 万例患者获益。此术是有些不适合外科手术的高龄、高危主动脉瓣狭窄患者如肾衰竭、肿瘤、贫血、慢性肺部疾病的首选治疗。主要通过两种途径进行：一是经股动脉穿刺途径把人工瓣膜送到原来瓣膜位置后，扩张释放后取代原来瓣膜行使正常功能；二是经胸部小切口，通过心尖植入人工瓣膜，但风险高成功率低。

八、预后

无症状者存活率与正常群体相似，3%～5% 的患者可发生猝死，三联征出现提示预后不良，需尽早手术行瓣膜置换术。成功的经皮主动脉瓣置换术能使一年死亡率从 50% 降到 30%。

第四节 主动脉瓣关闭不全

一、病因和病理

主动脉瓣关闭不全可因主动脉瓣和瓣环，以及升主动脉的病变造成。男性患者多见，约占 75%；女性患者多同时伴有二尖瓣病变。慢性患者中，见于：①风心病：由风湿热造成的瓣叶损害引起者最多见，占全部患者的三分之二。病理变化主要是炎症和纤维化使瓣叶变硬、缩短、变形，导致瓣叶在收缩期开放和舒张期关闭异常。多数患者合并主动脉瓣狭窄和二尖瓣病变，主动脉瓣反流特别容易发生在缩短了的瓣尖处；②先天性畸形：二叶和三叶主动脉瓣缺陷和畸形常见，先天性单叶主动脉瓣膜极少发生单纯性主动脉关闭不全，多合并主动脉瓣狭窄；先天性主动脉瓣穿孔、室间隔缺损伴主动脉瓣脱垂等；③主动脉瓣脱垂：系主动脉瓣黏液样变性致使瓣叶舒张期脱垂入左室，偶尔合并主动脉根部囊性坏死，可能为先天性原因；④结缔组织病：如强直性脊柱炎、系统性红斑狼疮、类风湿性关节炎等，瓣叶基底部和远端边缘增厚伴瓣叶缩短；⑤升主动脉病变：可造成主动脉根部扩张，导致主动脉瓣环扩大，引起主动脉瓣反流。如升主动脉粥样硬化、主动脉窦动脉瘤、梅毒性主动脉炎、严重高血压、以及特发性主动脉扩张；⑥感染性心内膜炎：损伤瓣叶并引起穿孔，赘生物影响瓣尖的正常闭合，根据损伤进行的快慢不同，表现为急性、亚急性、慢性关闭不全，为单纯主动脉瓣关闭不全的主要原因；⑦退行性主动脉瓣病变：已成为老年性主动脉瓣关闭不全的主要原因之一。

急性主动脉瓣关闭不全多见于：①感染性心内膜炎，因感染毁损了瓣膜，造成瓣叶穿孔，或由于赘生物使瓣叶不能完全合拢，或炎症愈合后形成瘢痕和挛缩，或瓣叶变性和脱垂，均可导致主动脉瓣反流；②创伤：引起主动脉瓣关闭不全较少见，可发生于主动脉瓣狭窄分离术或瓣膜置换术后，亦可由外伤造成非穿通性升主动脉撕裂所致；③主动脉夹层：主动脉瓣环和瓣叶被夹层血肿撕裂；④瓣膜置换术后瓣周漏和瓣膜损伤。

二、病理生理

慢性主动脉瓣关闭不全主要改变是舒张期左心室内压力大大低于主动脉，故大量血液反流回左心室，使左心室舒张期负荷加重（正常左心房回流加异常主动脉反流），故早期收缩期左室心搏量增加和主动脉收缩压增加，左心室舒张期末压力可正常。左心房和肺静脉压也保持正常，故可多年不发生肺循环障碍。随着病情进展，反流量增多，可达心搏量的 80%，左心室舒张期末容积和压力显著增加，左心室重量增加，进而引起左心室收缩力下降和左心功能衰竭。由于主动脉瓣反流明显时，左室每搏容量增加和主动脉收缩压增加，但有效每搏容量减少，但左室射血时间延长，舒张时间（心肌灌注时间）减少，主动脉舒张压明显下降，冠脉灌注压降低。心肌氧供减少，左室心肌重量增加导致心肌氧耗增加，进而进一步加重了左心室功能衰竭，出现心绞痛症状。

急性主动脉瓣关闭不全时，左心室突然增加大量反流的血液，而心搏量不能相应增加，左室急性扩张以适应容量过度负荷的能力有限，左心室舒张期末压力迅速而显著上升，同时冠脉灌注压与左室腔内压之间的压力阶差降低，引起心内膜下心肌缺血，心肌收缩力减弱，可引起急性左心功能不全；上述因素可使心搏量急骤下降，左心室舒张期末压力急剧升高，左心房和肺静脉压力急剧上升，引起急性肺水肿左心衰竭。此时交感神经活性明显增加，使心率加快，代偿前向排出量减少，使左室收缩压和主动脉收缩压不致发生明显变化，外周血管阻力增加，舒张压降低可不显著，但主动脉瓣关闭不全的患者血压常明显降低，甚至发生心源性休克。

案例讨论

临床案例 患者，女性，19 岁，因反复发热三周余，胸闷气急三天入院。患者近三周每周出现畏寒、发热，体温最高 39℃，在当地诊所予抗生素治疗后热退至正常。三天前出现胸闷、气急和上腹胀痛收住心内科。平素体健，无特殊病史。入院查体：T: 38℃，P: 105 次/分，R: 20 次/分，BP: 120/48mmHg。神志清楚，呼吸稍促，无贫血貌，唇无明显发绀，两肺呼吸音粗，左肺闻及湿啰音，无哮鸣音。心界临界，主动脉瓣第二听诊区闻及中度 DM 及三音奔马律，腹软，肝肋下 4cm，压痛（+），质软，双下肢轻度水肿。无杵状指。

问题 1. 需要做哪些检查明确诊断？

2. 患者首先考虑诊断？与什么疾病鉴别？如何治疗？

三、临床表现

（一）症状

1. 慢性主动脉瓣关闭不全 患者可在较长时间内无症状，轻症者一般可维持 10～15 年以上。一旦发生心力衰竭，则进展迅速。①心悸：可能是最早的主诉，由于脉压显著增大，患者常感身体各部有强烈的动脉搏动感，尤以头颈部为甚。②呼吸困难：劳力性呼吸困难最早出现，表示心脏储备能力已经降低，随着病情的进展，可出现夜间阵发性呼吸困难和端坐呼吸。③胸痛：较主动脉瓣狭窄少见。胸痛可能是主动脉舒张压降低使冠状动脉灌注减少致心肌缺血，左室长期处于容量超负荷，心肌收缩力增强，心肌耗氧量增加与心肌血供不成比例有关。持续时间长，对硝酸甘油反应不佳。④猝死：可能与突然发生致命性心律失常有关。⑤晚期出现左心衰竭、右心衰竭，咯血和栓塞较少见。右心衰竭时可出现肝脏淤血、肿大，有触痛，踝部水肿，胸水或腹水。

2. 急性主动脉瓣关闭不全 主要与反流严重程度有关，轻者可无症状。由于突然的左心室容量负荷加大，室壁张力增加，左心室扩张，可很快发生急性左心衰竭或肺水肿。更重者出现烦躁不安、神志模糊甚至昏迷。

（二）体征

1. 慢性主动脉瓣关闭不全 头随心搏摆动，心尖搏动向左下移位，心界向左下扩大。主动脉瓣区可触到收缩期震颤，并向颈部传导；颈动脉搏动明显增强，并呈双重搏动。周围血管体征：收缩压正常或稍高，舒张压明显降低，脉压明显增大。水冲脉或陷落脉、双重脉

（肱动脉和股动脉易扪及）（Corrigan's pulse），毛细血管搏动征（Quincke's pulse），股动脉枪击音（Traube's sign），股动脉近端加压时闻及收缩期杂音和远端加压时闻及舒张期杂音（Duroziez's sign），以及头部随心搏频率的上下摆动（De Musset's sign），收缩期悬雍垂搏动（Muller）。肺动脉高压和右心衰竭时，可出现颈静脉怒张，肝脏肿大，下肢浮肿。

（1）心音 S_1 减弱，系由于收缩期前二尖瓣部分关闭引起。S_2 主动脉瓣成分减弱或缺如，或表现单心音，变狭，逆分裂。A_2 减弱或消失。心底部常可闻及收缩期喷射音，可能与心输出量增加引起主动脉突然扩张有关。心尖区可闻及 S_3 奔马律，与舒张早期左室快速充盈增加有关。左心房代偿性收缩增强时闻及 S_4。

（2）杂音 为与 S_2 同时开始的高调递减型哈气样全舒张期杂音，坐位前倾呼气末时明显。一般主动脉瓣关闭不全越严重，杂音的时间越长，越响。轻度关闭不全者，此杂音柔和、低调，仅出现于舒张早期，只在患者取坐位前倾、呼气末才能听到；重度关闭不全时，杂音可为全舒张期且粗糙；原发性主动脉瓣病变所致者，杂音最易在胸骨左缘第 3，4 肋间听到，可沿胸骨缘下传至心尖区。若反流系升主动脉扩张或主动脉瓣环高度扩张所致者，杂音最易沿胸骨右缘第 2 肋间闻及。明显主动脉瓣反流时，在心底部主动脉瓣区常可闻及收缩中期喷射样、较柔和、短促高调的杂音，常伴震颤，向颈部及胸骨上窝传导，为极大的心搏量通过主动脉瓣膜所致，并非由器质性主动脉瓣狭窄所致。

严重主动脉瓣反流时心尖区常可闻及一柔和、低调的隆隆样舒张中期和（或）晚期杂音，即 Austin-Flint 杂音。为主动脉瓣大量反流，冲击二尖瓣前叶，使其震动和移位，引起相对性二尖瓣狭窄，当血流快速前向流过二尖瓣口时产生。

2. 急性主动脉瓣关闭不全 重者可出现面色晦暗，唇甲发绀，血压下降等休克表现。舒张期杂音为低音调、柔和、短促，系由于左心室舒张压增高，主动脉和左心室的压力阶差急剧下降之故。若有 Austin-Flint 杂音常为短促，在舒张期左室压力超过左房压力时消失。S_1 减弱或消失，可有 P_2 亢进及出现 S_3、S_4 提示肺动脉高压；周围血管征不明显，心尖搏动多正常，脉压可近于正常。肺部可闻及哮鸣音，或者肺部闻及细小水泡音，严重者满肺均有水泡音。

四、实验室检查

1. X 线检查 慢性者左心室向左下明显增大，升主动脉和主动脉结扩张，呈"主动脉型心脏"，即靴形心。急性者心脏大小正常或左心房增大，常有肺静脉充血，肺间质水肿表现。心电图检查急性者窦性心动过速或非特异性 ST－T 改变。慢性轻者心电图可正常，严重者可有左心室肥大和劳损，电轴左偏。I、aVL、$V_5 \sim V_6$ 导联 Q 波加深，ST 段压低和 T 波倒置；晚期左心房增大。亦可见束支、心室内传导阻滞。

2. 超声心动图检查 M 型 UCG 表现舒张期二尖瓣前叶和（或）后叶出现高频率扑动、或室间隔左室面扑动为主动脉瓣关闭不全的可靠征象；急性者可见二尖瓣在左室收缩之前提前关闭。主动脉瓣舒张期快速扑动为瓣叶破裂的特征。二维 UCG 可更全面的观察主动脉瓣及其周围结构，主动脉瓣增厚，舒张期关闭对合不佳，可显示二叶式主动脉瓣，瓣膜脱垂、破裂，或赘生物形成，升主动脉夹层等。有助于主动脉瓣不同病因的鉴别。多普勒 UCG 于左室流出道内探及全舒张期的返流信号，为诊断主动脉瓣返流高敏感和准确的方法，并定量判断其严重程度。经食管超声有利于主动脉夹层和感染性心内膜炎的诊断。超声心动图对主动脉瓣关闭不全时左心室功能的评价亦很有价值。

五、诊断和鉴别诊断

诊断主要根据典型的舒张期杂音和周围血管征左心室扩大，可诊断为主动脉瓣关闭不全。

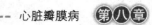

UCG 可明确诊断。慢性者并主动脉瓣狭窄或二尖瓣病变，支持风湿性心脏病诊断。

主动脉瓣关闭不全杂音位于胸骨左缘明显时，应与 Graham-Steel 杂音鉴别。Austin-Flint 杂音应与二尖瓣狭窄的心尖区舒张中晚期杂音鉴别。前者常紧随第三心音后，第一心音减弱；后者紧随开瓣音后，第一心音亢进。主动脉瓣关闭不全还应与下列疾病鉴别。

（1）肺动脉瓣关闭不全　颈动脉搏动正常，肺动脉瓣区第二心音亢进，胸骨左缘舒张期杂音吸气时增强，用力握拳时无变化。心电图示右心房和右心室肥大，X 线检查肺动脉主干突出。多见于二尖瓣狭窄，亦可见于房间隔缺损。

（2）主动脉窦瘤破裂　杂音与主动脉瓣关闭不全相似，但有突发性胸痛，进行性右心功能衰竭，超声心动图检查可确诊。

（3）冠状动静脉瘘　可闻及主动脉瓣区舒张期杂音，但心电图及 X 线检查多正常，主动脉造影可见主动脉与右心房、右心室之间有交通。

六、并发症

（1）充血性心力衰竭多见，急性者多于早期出现心力衰竭，慢性者晚期出现心力衰竭，并为本病的主要死亡原因。

（2）感染性心内膜炎，较常见而危险的并发症，常导致瓣膜穿孔和断裂而加重主动脉瓣反流，加速心力衰竭的发生。

（3）室性心律失常，较常见，但心脏性猝死较少见。

七、治疗

（一）慢性主动脉瓣关闭不全

1. 内科治疗　无症状且心功能正常者不需要治疗，但需随访，轻中度主动脉瓣关闭不全，每 1~2 年随访一次，重度者每半年随访一次。随访内容包括临床症状、心脏超声检查。避免过度的体力劳动及剧烈运动，限制钠盐摄入，使用洋地黄类药物、利尿剂以及血管扩张剂，特别是血管紧张素转换酶抑制剂，有助于防止心功能的恶化。洋地黄类药物亦可用于虽无心力衰竭症状，但主动脉瓣反流严重且左心室扩大明显的患者。有心绞痛者可使用硝酸酯类药物。应积极预防和治疗心律失常和感染。梅毒性主动脉炎应给予全疗程的青霉素治疗，风心病应积极预防链球菌感染与风湿活动以及感染性心内膜炎。

2. 手术治疗　瓣膜修复术较少用，通常不能完全消除主动脉瓣反流。仅适用于感染性心内膜炎主动脉瓣赘生物或穿孔；主动脉瓣与其瓣环撕裂。由升主动脉动脉瘤使瓣环扩张所致的主动脉瓣关闭不全，可行瓣环紧缩成形术。

人工瓣膜置换术适用于：①有症状、左室功能不全（EF < 50%）、左室明显扩大（舒张末内径 > 70mm，收缩末内径 > 50mm）者；②重度主动脉瓣关闭不全，有症状而无明显禁忌证和伴发病者也应施行本手术。因症状严重及左室功能不全（NYHA Ⅲ 或 Ⅳ 级，EF < 40%）者，术后生存率低，故应在心功能尚好（NYHA Ⅱ 级）时手术；③没有症状，密切监测左心功能，连续 3~6 个月多次无创检查（UCG、放射性核素显像等）显示心功能减退和运动耐量受损，如左室 EF 呈进行性降至 50%，左室收缩期末期内径超过 45~50mm 或左室收缩末期容量 > 50ml/m² 时则必须手术。主动脉根部病变所致主动脉瓣关闭不全者，主动脉根内径 > 50cm 时应行手术治疗。风湿性和绝大多数其他病因引起的主动脉瓣关闭不全均宜施行瓣膜置换术。机械瓣和生物瓣均可使用。手术危险性和后期死亡率取决于主动脉瓣关闭不全的发展阶段以及手术时的心功能状态。

（二）急性主动脉瓣关闭不全

严重的急性主动脉瓣关闭不全迅速发生急性左心衰竭、肺水肿和低血压，极易导致死亡，故应在积极内科治疗的同时，及早采用根本的治疗措施即手术治疗（人工瓣膜或主动脉瓣整复术），以挽救患者的生命。术前应静脉滴注正性肌力药物如多巴胺或多巴酚丁胺和血管扩张剂如硝普钠、呋塞米，以维持心功能和血压。人工瓣膜置换术或者修复术是治疗急性主动脉瓣关闭不全的根本措施。若为感染性心内膜炎者，轻症主动脉瓣反流，积极抗生素治疗，感染控制 3~6 个月后再行瓣膜置换术；若严重主动脉瓣反流病情危重者应争取在完成 7~10 天强有力抗生素治疗后手术，但不应为完成抗生素治疗而延误手术时机。

八、预后

急性重度主动脉瓣关闭不全如不及时手术治疗，常死于左心衰竭。慢性者无症状期长，一旦症状出现，病情迅速恶化，心绞痛者 5 年内死亡 50%，严重左心衰竭者 2 年内死亡 50%。术后大部分患者症状明显改善，心脏缩小，左心功能有所恢复，心功能改善程度不如主动脉瓣狭窄患者。心脏明显扩大，长期左心功能不全的患者，手术死亡率约 10%，后期死亡率约达每年 5%。尽管如此，由于药物治疗的预后较差，即使有左心功能衰竭亦应考虑手术治疗。

第五节 多瓣膜病变

一、病因

多瓣膜病（multivalvular heart failure）是指同时累及 2 个或者 2 个以上瓣膜的疾病，也称联合瓣膜病。

1. 同一疾病累及多个瓣膜 最常见病因为风湿热累及多个瓣膜，约 1/2 为多瓣膜受损；瓣膜黏液瘤样变性累及二尖瓣、主动脉瓣和三尖瓣多瓣膜脱垂；感染性心内膜炎的多瓣膜受损；偶尔 Marfan 综合征同时累及主动脉瓣和二尖瓣。

2. 一个瓣膜病变致血流动力学异常导致相对性狭窄或关闭不全 如风湿性二尖瓣狭窄伴肺动脉高压导致肺动脉瓣和三尖瓣相对性关闭不全；主动脉瓣关闭不全致左室容量负荷过度使左室和二尖瓣环扩大，产生相对性二尖瓣关闭不全；亦可继发性产生相对性主动脉瓣狭窄，即单一主动脉瓣病变导致多瓣膜功能障碍。

3. 多种病因累及不同瓣膜 如风湿性二尖瓣病变并感染性心内膜炎。

二、病理生理

多瓣膜病变血流动力学的异常和临床表现取决于损害瓣膜的组合形式和瓣膜的损害程度。多瓣膜病变总的血流动力学异常往往比单瓣膜病变更为严重。瓣膜损害程度相同时，近端瓣膜对血动力学和临床表现一般比远端大，即近端病变掩盖了远端病变的临床表现。如二尖瓣和主动脉瓣的联合病变中前者病变比较明显，各瓣膜损害程度不等时，严重者所致血流动力学异常和临床表现突出，常掩盖轻的损害，导致临床的漏诊。

三、多瓣膜病类型

1. 二尖瓣狭窄和主动脉瓣关闭不全 为风心病常见组合形式，约 2/3 严重二尖瓣狭窄患者伴主动脉瓣关闭不全，S_1 亢进和二尖瓣拍击音提示二尖瓣狭窄的可能，要注意与 Austin-Flint 杂音区别。二尖瓣狭窄可使左心室扩张延缓，周围血管征不明显，听诊二尖瓣舒张期杂音可减弱，甚至消失。

2. 二尖瓣狭窄和主动脉瓣狭窄 较少见。严重二尖瓣狭窄和主动脉瓣并存时，前者可掩盖后者的临床表现。二尖瓣狭窄致前向血流量减少，使跨主动脉瓣压力阶差和左室收缩压下降，从而延缓左室肥厚和减少心肌耗氧，心绞痛发生减少。由于心排血量明显减少，跨主动脉瓣压差降低，因而可低估主动脉瓣狭窄的严重程度。

3. 主动脉瓣狭窄和二尖瓣关闭不全 相对少见，为危险的联合瓣膜病。前者增加二尖瓣反流，而后者则减少了主动脉瓣狭窄维持左心室每搏量必须的前负荷。结果导致前向血量减少，引起左心房和肺静脉高压，致使肺淤血早期发生，短期内产生左心衰竭。

4. 主动脉瓣关闭不全和二尖瓣关闭不全 非常罕见。单纯二尖瓣、主动脉瓣关闭不全在 Marfan 综合征或瓣膜松软综合征中多见。左室承受双重容量过度负荷，使左心室舒张期压力明显上升，左房左室增大明显，后者进一步加重二尖瓣反流，较早发生左心衰竭。

5. 三个瓣膜病变 二尖瓣、主动脉瓣合并三尖瓣关闭不全。常见于晚期风心病二尖瓣狭窄伴三尖瓣和（或）肺动脉瓣关闭不全。

四、治疗

内科治疗与单瓣膜病相同。手术治疗是主要的治疗措施。双瓣膜置换较单瓣膜手术风险大和预后相对较差，应仔细分析各瓣膜病治疗的利弊。术前超声心动图对诊断及评价心功能具有重要价值，明确瓣膜损害程度，制定手术方案。若通过上述方法检查，仍有疑问，则应注意术中探查，如二尖瓣狭窄合并主动脉瓣狭窄和（或）关闭不全，手术仅纠正前者，则手术可突然增加左心室负荷发生急性肺水肿，增加手术死亡率。严重的主动脉瓣狭窄和二尖瓣关闭不全者两个瓣膜均需手术治疗。主动脉瓣反流致二尖瓣关闭不全，经主动脉瓣置换术后后者可望恢复，若后者严重时可同时做二尖瓣环成型术。在二尖瓣手术同时应探查三尖瓣。

本章小结

瓣膜病的常见原因是风湿活动，主要累及二尖瓣，其次是主动脉瓣。其他原因是老年退行性钙化病变和先天性畸形。主要是二尖瓣狭窄/关闭不全，主动脉瓣狭窄/关闭不全的病理和临床表现，治疗原则。上述四种瓣膜病变的心脏听诊杂音和超声心动图表现。

思考题

1. 简述二尖瓣狭窄、关闭不全，主动脉瓣狭窄、关闭不全的病因和临床表现。
2. 二尖瓣狭窄急性肺水肿和急性左室功能衰竭急性肺水肿处理的不同点。

（王晓彦）

第九章　心包疾病

学习要求

1. **掌握**　心包炎常见病因、病理生理、临床表现、诊断和鉴别诊断、治疗原则。
2. **熟悉**　心包炎的类型和病理。

心包分为脏层和壁层两层，内有心脏和大血管根部，脏层和壁层之间形成心包腔，内有少量（≤50ml）浆液，主要起润滑作用。心包疾病可为孤立性疾病，也可为全身性疾病的一部分，包括心包先天缺陷、心包炎、心包肿瘤、心包囊肿等，临床上以心包炎最为多见。

第一节　急性心包炎

急性心包炎是由于心包脏层及壁层急性炎症引起的，临床上以胸痛、心包摩擦音为主要特征，男性多于女性，成人多于儿童及青少年。

一、病因

心包疾病病因的多样性取决于流行病学背景、患病群体和临床情况。最常见病因为病毒感染。其他包括细菌感染、自身免疫性疾病、肿瘤侵犯心包、尿毒症、急性心肌梗死后心包炎、主动脉夹层、胸壁外伤及心脏手术后等。有些患者经检查仍无法明确病因，称为特发性急性心包炎或急性非特异性心包炎。约1/4心包炎患者可复发，复发的最常见原因为病毒感染及治疗不当，少数甚至反复发作。

二、分类

心包炎按病因分为感染性和非感染性，前者常见为结核性、病毒性，传统上我国将心包炎按病程分为急性心包炎、亚急性心包炎、慢性心包炎，急性心包炎分为纤维蛋白性与渗出性。而2015年ESC《心包疾病诊断与治疗指南》将心包炎按病程持续时间分为急性心包炎、持续性心包炎、复发性心包炎，持续性心包炎指的是心包炎持续4~6周，但<3个月没有缓解，而复发性心包炎指的是首次记录的急性心包炎复发，且无症状间隔为4~6周或更长时间。

三、病理生理

正常心包腔平均压力接近于零或低于大气压。心包内少量积液一般不影响血流动力学。急性纤维蛋白性心包炎时，渗液量不多，若渗液量增多时，转变为渗出性心包炎，当心包腔内渗出的液体迅速增多，心包将无法迅速伸展而使得心包内压力急剧上升，即可引起心脏受压，导致心室舒张期充盈受阻，周围静脉压升高，最终导致心排血量显著降低，血压下降，产生急性心脏压塞的临床表现，急性心脏压塞的典型临床体征为Beck三联征：低血压、心音低弱、颈静脉怒张。而慢性心包积液则由于心包逐渐伸展适应，而无明显症状，积液量甚至可达 2000ml。

四、临床表现

（一）症状

1. 呼吸困难　是心包积液最突出的症状，可能与支气管、肺、大血管受压引起肺淤血有关，严重时患者可出现端坐呼吸、面色苍白、发绀，也可因气管、支气管、食管受压导致干咳、声音嘶哑、吞咽困难。有时可能出现上腹部疼痛、肝大、全身水肿、胸腔或腹腔积液，严重者可出现休克。

2. 胸痛　是急性心包炎主要症状，多见于急性特发性心包炎及感染性心包炎的渗出阶段，疼痛部位与性质多变，常见于胸骨后或心前区，可放射至颈部、背部，有时可出现在腹部，类似于"急腹症"。疼痛多在卧位、咳嗽、深吸气时加重，前倾位减轻。

（二）体征

1. 心包摩擦音　是急性纤维蛋白性心包炎特异性体征，炎症使得壁层与脏层心包粗糙，心包摩擦音瞬息可变，其强度受呼吸、体位影响，深吸气或前倾位时增强。当心包内液体增多时，壁层与脏层心包分离，心包摩擦音消失。

2. 心包积液　可导致心尖搏动减弱，心脏浊音界向两侧增大，且为绝对浊音界，心音低而遥远，积液量较多时可出现左肩胛骨下叩诊清音转为浊音，听诊闻及支气管呼吸音，即为心包积液征（Ewart 征），此乃肺组织受压所致。短时间内大量心包积液可使收缩压降低，而舒张压变化不大，故脉压减小。依心脏压塞程度，脉搏可减弱或出现奇脉。短时间内出现大量心包积液可引起急性心脏压塞，表现为窦性心动过速、血压下降、脉压变小和静脉压明显升高。如果液体积聚较慢，则出现亚急性或慢性心脏压塞，产生体循环静脉淤血征象，表现为肝大、腹腔积液、下肢水肿及 Kussmaul 征（颈静脉怒张，吸气时更明显）等。

五、辅助检查

1. 心电图　急性心包炎时大多数患者可有心电图异常改变，主要表现为：①除 aVR、V_1 导联 ST 段弓背向下抬高，T 波高尖，数日后回归基线，T 波低平或倒置，数周后恢复正常；②心包积液时可见 QRS 低电压，大量积液时可见电交替；③窦性心动过速，无病理性 Q 波。

2. 超声心动图　是诊断心包积液首选的诊断方法，可观察有无心包粘连，指导心包穿刺，确定穿刺部位。一般认为液性暗区直径 >8mm 时提示液量约 500ml，直径 >25mm 时液量 >1000ml。

3. X 线检查　当心包积液 >250ml 时，胸部 X 线检查心影呈烧瓶样改变，随体位变化而变化，透视时可发现心脏搏动减弱或消失。

4. 磁共振显像　可辨别心包积液性质，非出血性通常为低信号，但结核性、外伤性、尿毒症性积液蛋白含量较高，为中高信号；可测定心包厚度，评价炎症程度，辨别心包是否发生纤维化、钙化等病变。

5. 心包穿刺和心包积液分析　心包穿刺目的：①明确病因，对心包积液行病因分析，如怀疑为恶性，应进行肿瘤标志物和细胞学检验，结核性的则应行抗酸染色、结核杆菌培养、ADA 测定等；②缓解症状（患者有大量心包积液并出现压塞）；③心包内给药（明确病因后心包内给药可提高药物疗效）。

6. 心包镜　凡有心包积液需引流者，可先行心包镜检查，在心包镜下观察心包病变部位，取心包活检，从而提高病因诊断的准确性。

7. 实验室检查 急性心包炎通常有非特异性炎性改变，包括白细胞增多，血沉增快，C反应蛋白（CRP）升高，心肌标志物通常正常，但肌钙蛋白－I、心肌同工酶可能升高，这与心包膜下心肌受损有关。

六、诊断及鉴别诊断

1. 诊断 急性心包炎诊断标准至少有两项：①与心包炎一致的胸痛；②心包摩擦音；③心电图上新出现的广泛ST段抬高或PR段压低；④心包积液（新出现或恶化）。附加证据：炎症标志物升高（如CRP、血沉、白细胞计数）；心包炎症成像技术（CT、CMR）的证据。血CRP可作为指导治疗持续时间和疗效的主要指标。

2. 鉴别诊断 急性心包炎需与急性心肌梗死鉴别，后者ST段弓背向上抬高，随时间演变，与其梗死血管支配区域相对应，范围较心包炎局限。有高血压病史的患者胸痛时需除外动脉瘤破裂、主动脉夹层，动脉瘤破裂及主动脉夹层疼痛剧烈，呈撕裂样，多位于胸骨后或背部，破裂位置可出现急性心包炎的心电图改变，超声心动图有助于诊断，CT或者MRI可明确诊断（表2-9-1）。

表2-9-1 急性心包炎的鉴别

	化脓性	结核性	肿瘤性	心脏损伤后综合征	特发性
病史	有原发感染灶或败血症表现	伴原发结核表现	转移性肿瘤多见	有手术、心梗等心脏损伤史	上感史，起病急，反复发作
发热	高热	常无，但有时伴午后低热	常无	常无	常有
胸痛	常有	常无	常无	常有	常剧烈
心包摩擦音	常有	有	少有	少有	明显，出现早
白细胞计数	明显升高	正常/轻度升高	正常/轻度升高	正常/轻度增高	正常/升高
血培养	阳性	阴性	阴性	阴性	阴性
心包积液量	较多	大量	大量	一般中量	较少
心包积液性质	脓性	多为血性	多为血性	常为浆液性	草黄色/血性
心包积液细胞学分析	中性粒细胞较多	淋巴细胞较多	淋巴细胞较多	淋巴细胞较多	淋巴细胞较多
心包积液病原体分析	化脓性细菌	有时可找到结核分枝杆菌	无	无	无
治疗	抗生素及心包切开	抗结核药	原发病治疗、心包穿刺	皮质类固醇	NSAIDS

七、治疗

急性心包炎的治疗包括病因治疗、解除心包压塞症状、对症治疗。

（一）一般治疗

依据流行病学背景和不良预后的表现将急性心包炎患者危险度分级，根据其危险程度不同所采取的治疗也不同。不良预后因素包括主要因素和次要因素。主要因素有：①体温>38℃；②亚急性起病；③大量心包积液；④心脏压塞；⑤经阿司匹林或其他非甾体抗炎药（NSAIDS）治疗至少1周不好转。次要因素有：①心肌心包炎；②免疫抑制；③创伤；④口服抗凝药。患者有心包炎表现并高度怀疑某种病因或至少有一种不良预后因素即可认定其具有高风险性。

低危患者于门诊治疗，1周后进行抗炎治疗评估，如治疗有效可门诊随访；中高危患者需住院治疗，卧床休息，胸痛时给予镇静剂、NSAIDS（如阿司匹林、布洛芬），必要时给予吗啡类药物。NSAIDS 和秋水仙碱是治疗急性心包炎的一线药物，阿司匹林常用剂量 750～1000mg/8h，治疗 1～2 周；秋水仙碱为每日 1 次每次 0.5mg（＜70kg）、0.5mg 每日 2 次（≥70kg），秋水仙碱为辅助治疗药物，同时应给予胃黏膜保护药。NSAIDS 和秋水仙碱禁忌或治疗失败的急性心包炎病例，排除感染或存在特殊适应证如自身免疫病，应考虑使用低剂量皮质类类固醇。使用糖皮质激素治疗的患者应每天补充钙剂，其治疗时间由 CRP 和症状而定。

对于复发患者，常用的药物除上述三种外，还有吲哚美辛。与首次发作相比，一线和二线治疗相同，若仍无效，可给予免疫球蛋白或咪唑硫嘌呤治疗，最后可选择心包切除术。非运动员急性心包炎应限制运动，直至症状缓解，CRP、心电图和超声心动图恢复正常。运动员则应按上述标准持续治疗至少 3 个月。治疗期间需监测 CRP，如 CRP 恢复正常，治疗药物需逐渐减量。

 知识链接

特殊人群心包疾病治疗

儿童心包疾病：儿童较成人有更为显著的临床炎症表现：发热、胸痛、升高的 CRP 等，主要依靠大剂量非甾体抗炎药治疗，对此，大部分专家达成共识：避免对儿童使用阿司匹林，使用秋水仙碱的患儿有较高的复发率，同时由于皮质类固醇的特殊性，在儿童身上有明显的限制。

发生于妊娠、哺乳妇女的心包疾病：妊娠妇女最常见的心包疾病为心包积液，常发生于妊娠晚期，表现为轻度心包积液。在妊娠早中期使用非甾体抗炎药治疗，妊娠 20 周后则禁止使用（而阿司匹林最多使用 100mg/d）。妊娠及哺乳期妇女可使用小剂量强的松治疗。

老年人心包疾病：吲哚美辛不被推荐使用，秋水仙碱剂量减半，使用需评估患者肾功能及药物间相互作用。

（二）病因治疗

急性心包炎根据其病因选择合适的治疗药物，如结核性心包炎应尽早抗结核治疗，足剂量使用异烟肼、利福平、吡嗪酰胺，直至血沉正常、心脏无异常表现、心电图稳定，一般 2～3 个月，改为异烟肼、利福平维持，抗结核药疗程为 6～9 个月。尿毒症性心包炎患者应考虑透析治疗，对于透析无效者可考虑心包穿刺引流。

（三）解除心包压塞

1. 心包穿刺抽液 可用于诊断性穿刺、心包积液量较多时应采取心包穿刺抽液治疗，必要时可心包内注射药物治疗。存在心包压塞时，心包穿刺治疗是解除压迫症状的急救措施。

2. 心包腔引流术 适用于穿刺排脓后心包症状无明显减轻，或脓液稠厚、排脓困难者。

3. 开放心包穿刺术 临界量的心包积液在手术室引流更为安全，包含活检术及开放心包穿刺术。

八、预后及预防

急性心包炎的自然病程取决于病因，病毒性心包炎、特发性心包炎、心肌梗死后综合征通常为自限性，若急性心包炎合并肿瘤、系统性红斑狼疮、尿毒症则预后较差，化脓性及结核性心包炎预后随着抗生素及抗结核药物的应用较前明显改善，部分患者可有心肌损害或发展为缩窄性心包炎。

第二节 慢性心包炎

慢性心包炎是指持续 3 个月以上的心包炎症，多由急性心包炎转变而来，心包可遗留瘢痕粘连或钙质沉着，一般不影响心脏的功能。但有时可进展为缩窄性心包炎。慢性心包炎主要分为慢性缩窄性心包炎与慢性渗出性心包炎。而缩窄性心包炎指的是心脏被致密纤维化心包所包围，使心脏舒张期充盈受限导致循环障碍的临床征象。这一节主要介绍缩窄性心包炎。

一、病因

缩窄性心包炎病因以结核性占首位，其次为化脓性和创伤性，近年来认为特发性、系统性红斑狼疮性心包炎也可引起缩窄性心包炎，肿瘤性、放射性、心脏直视手术也可引起缩窄性心包炎。

二、病理

缩窄性心包炎的心脏一般正常或略有缩小，心包病变常累及心外膜下心肌，严重时可导致心肌萎缩变性、脂肪浸润、钙化。心脏脏层与壁层广泛粘连，心包腔可被纤维组织完全填塞形成纤维组织外壳，常伴有钙化。

三、病理生理

典型的缩窄性心包炎，由于其形成大小固定的外壳压迫心脏，限制了心腔的舒张期充盈量而使静脉压升高，由于心包腔均匀缩小，心腔舒张压升高幅度相同，与此同时静脉压升高，心室舒张早期血流迅速流入心室，中晚期心室扩张受到无弹性的心包限制，充盈受限，心室腔压力迅速升高。呼吸时胸腔压力不能传递到心包腔和心腔内，因此，吸气时，与正常人或心包压塞患者不同，缩窄性心包炎患者外周静脉、右房压不下降，右房回心血量不增加，由于心室充盈异常，静脉压升高，心排量下降，心率代偿性加快，当活动明显增加时心率无法进一步代偿性增加，无法满足身体需要，进而产生呼吸困难、血压下降，与此同时水钠潴留，进一步静脉压升高，出现肝大、下肢水肿、胸腹水等。

四、临床表现

缩窄性心包炎大多起病隐匿，常继发于急性心包炎，判断心包缩窄时间及临床症状时间对于外科治疗及其预后判断有着重要意义。

1. 症状 劳累性呼吸困难是缩窄性心包炎最早的症状，系心排血量在活动时无法代偿性增加所致。后期大量胸腹水可导致膈肌上抬、肺淤血，休息时也产生呼吸困难，伴有咳嗽、咳痰甚至出现端坐呼吸、肝脾肿大，有时可能有软弱乏力、体重减轻、纳差、上腹膨隆等。

2. 体征 颈静脉怒张、Kussmaul 征是其主要体征，肝脾肿大、腹水、双下肢水肿是重要体征，多数患者有心尖负性搏动、心包叩击音，有时可合并有心律失常如心房颤动、心房扑动等，提示预后较差。

五、辅助检查

1. 实验室检查 可有轻度贫血，病程长者可合并有肝功能损害，血浆蛋白尤其是白蛋白减少，胸腹水通常为漏出液。

2. 心电图 QRS 波低电压、T 波低平或倒置，两者同时存在是诊断缩窄性心包炎的有力证据。心电图的改变通常可提示心肌受损范围。

3. X线 心包钙化是曾患过急性心包炎最可靠的X线征象，大多数缩窄性心包炎患者可见到钙化影，常呈不完整环状，心影大小多正常，部分患者心影呈三角形或球形，左右心缘变直，主动脉弓小或难以辨认，上腔静脉常扩张。

4. 超声心动图 缩窄性心包炎典型的超声表现为心包增厚；室壁活动减弱，室间隔的异常运动，即室间隔抖动征；下腔静脉增宽且不随呼吸变化。

5. CT/MRI CT检查对心包增厚特异性较高，对缩窄性心包炎有重要诊断价值。MRI能清楚显示缩窄性心包炎特征性改变，能准确测量其厚度及受累范围，同时还可显示心脏大血管形态及其内径因其舒张受限的异常改变。

6. 心导管检查 可通过左右心室测定其左右心室压力，同时记录其压力曲线。主要表现为"下降平台征"或"平方根征"，左右心室舒张压通常相等。

六、诊断及鉴别诊断

存在体循环淤血体征同时伴有心脏大小正常或缩小者，应考虑缩窄性心包炎；同时需结合X线检查、心脏超声、CT/MRI提示有钙化，心电图改变方可诊断，少数不典型病例需行心导管检查明确诊断。

缩窄性心包炎与限制型心肌病临床表现极为类似，鉴别较为困难（表2-9-2）。

表2-9-2 缩窄性心包炎与限制型心肌病鉴别要点

鉴别要点	缩窄性心包炎	限制型心肌病
呼吸困难	逐渐加重	从始至终
Kussmaul征	有	无
心尖搏动	常不明显	常扪及
奇脉	常有	无
心脏听诊	心包叩击音	奔马律
ECG	低电压，非特异性的ST-T段改变，心房颤动	低电压，假性心肌梗死表现，可能增宽的QRS波，电轴左偏，心房颤动
X线、CT、MRI示心包钙化	有	无
心导管检查	"下降平台征"或"平方根征"，左右心室舒张压通常相等	静息或运动状态下左室舒张末压>右室，至少相差5mmHg，且RVEDP<1/3RVSP
心肌活检	正常或非特异性心肌肥大及纤维化	心内膜增厚，间质纤维化

注：RVEDP=右心室舒张末期压力，RVSP=右心室收缩期压力

七、治疗

慢性缩窄性心包炎主要以外科治疗为主，即心包剥离术或心包切除术，在病程早期效果较好，内科治疗仅能作为术前准备或减轻患者痛苦。

八、预后及预防

缩窄性心包炎是进行性加重的慢性疾病，应在病程早期行手术治疗，以避免出现心肌萎缩、肝硬化等恶性并发症，预后较好。

本章小结

心包疾病主要以心包炎为主，分为急性心包炎与慢性心包炎，慢性心包炎主要指慢性缩

窄性心包炎。急性心包炎常见病因有病毒感染、结核菌感染及肿瘤等，临床症状主要为胸痛、心包摩擦音，心包积液等，心包积液急剧增多时可出现心包压塞，特征为 Beck 三联征（低血压、心音低弱、颈静脉怒张）。治疗包括病因治疗及对症治疗，大量心包积液存在心包压塞时主要急救措施是心包穿刺抽液。慢性缩窄性心包炎最早出现的症状为劳力性呼吸困难，主要体征为体循环淤血，术前给予药物及对症治疗以改善症状，治疗以外科手术（即心包剥离术或心包切除术）为主，手术在病程早期效果较好。

 思考题

1. 简述急性心包炎的常见病因、临床表现。
2. 简述急性心包炎的诊断标准以及与哪些疾病相鉴别。
3. 简述急性心包炎的治疗手段，心脏压塞患者首选的治疗手段是什么？

（韩清华）

第十章 感染性心内膜炎

感染性心内膜炎（infective endocarditis，IE）为心脏内膜表面的微生物感染，伴赘生物形成。器质性心脏病瓣膜为最常受累部位，其次先天性心脏病如室间隔缺损、动脉导管未闭等处也常受累。根据病程分为急性、亚急性感染性心内膜炎。根据感染部位及是否存在心内异物又可分为四类自体瓣膜 IE、人工瓣膜 IE、右心 IE 和器械相关性 IE。

第一节 自体瓣膜心内膜炎

一、病因

链球菌和葡萄球菌是 IE 的主要病原微生物。急性者，主要由金黄色葡萄球菌引起，少数由肺炎球菌、淋球菌、A 族链球菌和流感杆菌等所致。亚急性者，草绿色链球菌最常见，其次为 D 族链球菌（牛链球菌和肠球菌），表皮葡萄球菌，其他细菌较少见。真菌、立克次体和衣原体为自体瓣膜心内膜炎的少见致病微生物。

二、发病机制

患者存在的器质性心脏病如二尖瓣和主动脉瓣病变以及先天性心脏病造成高速射流易损伤心内膜，如果存在各种感染或皮肤黏膜的损伤（如手术、可能产生创伤的器械操作等）导致暂时性菌血症，微生物易定居于受损处繁殖发生心内膜感染。

三、病理改变

感染性心内膜炎的基本病理特点是心内膜炎症并细菌性赘生物形成，赘生物大小不等，由病原微生物、纤维蛋白、血小板及少量炎性渗出物所构成。感染可导致瓣膜损毁、破坏、瓣周围脓肿及栓塞等。持续性菌血症或微栓激活细胞和体液介导的免疫系统，引起：①脾大；②肾小球肾炎（循环中免疫复合物沉积于肾小球基底膜）；③关节炎、心包炎和微血管炎（可引起皮肤、黏膜瘀点、指甲下出血，Osler 结及 Janeway 损害等）。

四、临床表现

从短暂性菌血症的发生至症状出现之间的时间间隔长短不一，多在 2 周以内，但不少患者无明确的细菌进入途径可寻。

（一）全身感染的表现

发热是感染性心内膜炎最常见的症状，除有些老年或心、肾衰竭重症患者外，几乎均有发热。可有周身不适、乏力、食欲不振和体重减轻等非特异性症状。不规则性发热，一般37.5~39℃。头痛，背痛和肌肉关节痛常见。晚期可有杵状指。

（二）心脏表现

80%~85%的患者可闻及心脏杂音，可由基础心脏病和（或）心内膜炎导致瓣膜损害所致。杂音多变或出现新的杂音。可出现心律失常如期前收缩或房颤。

（三）周围体征

多为非特异性，包括：①瘀点，可出现于任何部位，以锁骨以上皮肤、口腔黏膜和睑结膜常见，病程长者较多见；②指和趾甲下线状出血；③Roth 斑，为视网膜的卵圆形出血斑，其中心呈白色，多见于亚急性感染；④Osler 结节，为指和趾垫出现的豌豆大的红或紫色痛性结节，较常见于亚急性者；⑤Janeway 损害，为手掌和足底处直径 1~4mm 无痛性出血红斑，主要见于急性患者。引起这些周围体征的原因可能是微血管炎或微栓塞。

（四）动脉栓塞

赘生物引起动脉栓塞占20%~40%，尸检检出的亚临床型栓塞更多。栓塞可发生在机体的任何部位。脑、心脏、脾、肾、肠系膜和四肢为临床所见的体循环动脉栓塞部位。脑栓塞的发生率为15%~20%。在有左向右分流的先天性心血管病或右心内膜炎时，肺循环栓塞常见。如三尖瓣赘生物脱落引起肺栓塞，可突然出现咳嗽、呼吸困难、咯血或胸痛。肺梗死可发展为肺坏死、空洞，甚至脓气胸。

（五）感染的非特异性症状

1. 脾大 占 15%~50%、病程 >6 周的患者，急性者少见。

2. 贫血 IE 时贫血较为常见，尤其多见于亚急性者，有苍白无力和多汗。主要由于感染抑制骨髓所致。多为轻、中度贫血，晚期患者有重度贫血。

五、并发症

1. 心脏 ①心力衰竭为最常见并发症，主要由瓣膜关闭不全所致，主动脉瓣受损者最常发生（75%），其次为二尖瓣（50%）和三尖瓣（19%）；瓣膜穿孔或腱索断裂导致急性瓣膜关闭不全时可诱发急性左心衰竭。②心肌脓肿常见于急性患者，可发生于心脏任何部位，以瓣周组织特别在主动脉瓣环多见，可致房室和室内传导阻滞，心肌脓肿偶可穿破导致化脓性心包炎。③急性心肌梗死大多由冠状动脉栓塞引起，以主动脉瓣感染时多见，少见原因为冠状动脉细菌性动脉瘤。④化脓性心包炎不多见，主要发生于急性患者。⑤心肌炎。

2. 细菌性动脉瘤 约占 3%~5%，多见于亚急性者。受累动脉依次为近端主动脉（包括主动脉窦）、脑、内脏和四肢，一般见于病程晚期，多无症状，为可扪及的搏动性肿块，发生于周围血管时易诊断，如发生在脑、肠系膜动脉或其他深部组织的动脉时，往往直至动脉瘤破裂出血时，方可确诊。

3. 迁移性脓肿 多见于急性患者，亚急性者少见，多发生于肝、脾、骨髓和神经系统。

4. 神经系统 约1/3患者有神经系统受累的表现：①脑栓塞占其中1/2，大脑中动脉及其分支最常受累；②脑细菌性动脉瘤，除非破裂出血，多无症状；③脑出血，由脑栓塞或细菌性动脉瘤破裂所致；④中毒性脑病，可有脑膜刺激征；⑤脑脓肿；⑥化脓性脑膜炎，不常见；后三种情况主要见于急性患者，尤其是金黄色葡萄球菌性心内膜炎。

5. 肾脏　大多数患者有肾损害，包括：①肾动脉栓塞和肾梗死，多见于急性患者；②免疫复合物所致局灶性和弥漫性肾小球肾炎（后者可致肾衰竭），常见于亚急性患者；③肾脓肿，不多见。

六、实验室及辅助检查

（一）常规检验

1. 尿液　常有显微镜下血尿和轻度蛋白尿。肉眼血尿提示肾梗死。红细胞管型和大量蛋白尿提示弥漫性肾小球肾炎。

2. 血液　亚急性者正常色素型正常细胞性贫血常见，白细胞计数正常或轻度升高，分类计数轻度核左移。急性者常有血白细胞计数增高和明显核左移。红细胞沉降率几乎均升高。

（二）免疫学检查

25%的患者有高丙种球蛋白血症。80%的患者出现循环免疫复合物。病程6周以上的亚急性患者中50%类风湿因子试验阳性。血清补体降低见于弥漫性肾小球肾炎。上述异常在感染治愈后消失。

（三）血培养

是诊断菌血症和感染性心内膜炎的最重要方法。在近期未接受过抗生素治疗的患者血培养阳性率可高达95%以上，其中90%以上患者的阳性结果获自入院后第一日采取的标本。对于未经治疗的亚急性患者，应在第一日间隔1小时采血1次，共3次。如次日未见细菌生长，重复采血3次后，开始抗生素治疗。已用过抗生素者，停药2~7天后采血。急性患者应在入院后3小时内，每隔1小时1次共取3个血标本后开始治疗。本病的菌血症为持续性，无需在体温升高时采血。每次取静脉血10~20ml作需氧和厌氧培养，至少应培养3周，并周期性作革兰染色涂片和次代培养。必要时培养基需补充特殊营养或采用特殊培养技术。血培养阴性率为2.5%~64%。念珠菌（约1/2病例）、曲霉菌、组织胞质菌、Q热柯克斯体、鹦鹉热衣原体等致病时，血培养阴性。2周内用过抗生素或采血、培养技术不当，常降低血培养的阳性率。

（四）X线检查

肺部多处小片状浸润阴影提示脓毒性肺栓塞所致肺炎。左心衰竭时有肺淤血或肺水肿征。主动脉细菌性动脉瘤可致主动脉增宽。细菌性动脉瘤有时需经血管造影诊断。CT扫描有助于脑梗死、脓肿和出血的诊断。

（五）心电图

偶可见急性心肌梗死或房室、室内传导阻滞，后者提示主动脉瓣环或室间隔脓肿。

（六）超声心动图

如果超声心动图发现赘生物、瓣周并发症等支持心内膜炎的证据，可帮助明确IE诊断。超声心动图和多普勒超声还可明确基础心脏病（如瓣膜病、先天性心脏病）和IE的心内并发症（如瓣膜关闭不全，瓣膜穿孔、腱索断裂、瓣周脓肿、心包积液等）。

七、诊断和鉴别诊断

临床表现缺乏特异性，超声心动图和血培养是诊断IE的两大基石。感染性心内膜炎的诊断一般参考Duke标准，包括主要标准和次要标准。

1. 主要标准　①两次不同时间的血培养阳性，而且病原菌完全一致，为典型的感染性心内膜炎致病菌；②超声心动图发现赘生物或出现新的瓣膜关闭不全。

2. 次要标准 ①易患因素：心脏本身存在易患因素，或静脉药物成瘾者。②发热：体温 ≥38℃。③血管征象：主要动脉栓塞，感染性肺梗死，细菌性动脉瘤，颅内出血，结膜出血，以及 Janeway 损害。④免疫性征象：肾小球肾炎，Osler 结节，Roth 斑以及类风湿因子阳性。⑤致病微生物感染证据：不符合主要标准的血培养阳性，或与 IE 一致的活动性致病微生物感染的血清学证据。⑥超声心动图表现：有感染性心内膜炎的表现但未达到上述标准。

确诊：满足 2 项主要标准，或 1 项主要标准 + 3 项次要标准，或 5 项次要标准可确诊感染性心内膜炎。

本病的临床表现涉及全身多脏器，既多样化，又缺乏特异性，需与之鉴别的疾病较多。亚急性者应与急性风湿热、系统性红斑狼疮、左房黏液瘤、淋巴瘤腹腔内感染、结核病等鉴别。急性者应与金黄色葡萄球菌、淋球菌、肺炎球菌和革兰阴性杆菌败血症鉴别。

八、治疗

1. 治疗原则 ①根据血培养结果选用杀菌类抗生素，早期、足量、长程静脉给药。疗程 4~6 周以上。②多需联合用药。③加强支持、对症治疗，注意水、电解质平衡。④并发急性主动脉瘤或二尖瓣关闭不全，导致严重血流动力学障碍而内科治疗无效者，应及时行外科治疗。

2. 抗菌药物治疗 抗菌药物治疗是 IE 的主要手段，在采用血培养后即应立即进行药物治疗。首先根据经验用药，一般溶血性链球菌对青霉素敏感，首先青霉素 20 万~30 万 U/（kg·d），最大剂量 200 万 U/（kg·d），分 4~6 次静脉注射，4~6 周为 1 疗程。若用药 3 日症状未改善，改用半合成青霉素或头孢菌素类药物，如头孢曲松 2~6g，每天 1 次，静脉注射，连续 4 周。为提高疗效，常联用氨基糖苷类静脉注射，也可联用氟喹诺酮类。对 β-内酰胺类过敏的患者，可选用大环内酯类药物，万古霉素亦是有效的替代药。

如果有血培养阳性结果，应根据药物敏感试验结果选择药物，也要求两种不同类抗菌药物联合应用以提高疗效。

3. 外科治疗 尽管有与日俱进的抗生素的治疗，各种类型 IE 的死亡率一直为 10%~50%，虽然其死亡率部分与患者的年龄的增长、基础心脏病有关，但 IE 的心内和神经系统并发症对死亡起了重要作用。有些威胁生命的心内并发症，对抗生素无反应，而手术治疗可改善患者的预后。因此，有严重心内并发症或抗生素治疗无效的患者应及时考虑手术治疗。

活动性自体瓣膜心内膜炎（native valve endocarditis，NVE）手术指征如下。

（1）急性主动脉瓣反流所致心衰者。

（2）急性二尖瓣反流所致心衰者。

（3）尽管积极抗生素治疗情况下，菌血症和发热持续 8 天以上。

（4）脓肿、假性动脉瘤以及 1 个（多个）瓣叶破裂或瘘引起异常交通的征象表明局部感染扩散（局部感染没有控制）时。

（5）不容易治愈（如真菌、布鲁菌和 Q 热病原体）或对心脏结构破坏力大的病原微生物感染时。

如果二尖瓣赘生物 >10mm 或抗生素治疗下赘生物体积增大或赘生物位于二尖瓣闭合的边缘时应考虑尽早手术治疗。

右心系统 IE 预后较好。复发的肺动脉栓塞后三尖瓣赘生物 >20mm 时，必须手术治疗。

九、预后

未治疗的急性患者几乎均在 4 周内死亡。亚急性者的自然史一般 ≥6 个月。预后不良因素中以心力衰竭最为严重，其他包括主动脉瓣损害、肾衰竭、革兰阴性杆菌或真菌致病、瓣环或心肌脓肿、老年等。死亡原因为心力衰竭、肾衰竭、栓塞、细菌性动脉瘤破裂和严重感染。除耐药的革兰阴性杆菌和真菌所致的心内膜炎者外，大多数患者可获细菌学治愈。但本病的近期和远期病死率仍较高，治愈后的 5 年存活率仅 60% ～70%。10% 在治疗后数月或数年内再次发病。

十、预防

有易患因素（人工瓣膜置换术后、感染性心内膜炎史、体－肺循环分流术后、心脏瓣膜病和先天性心脏病）的患者，接受可因出血或明显创伤而致短暂性菌血症的手术和器械操作时，应予预防感染性心内膜炎的措施。

1. 口腔、上呼吸道手术或操作 预防药物应针对草绿色链球菌：①阿莫西林 2.0g 术前 1 小时口服。②不能口服者氨苄西林 2.0g 术中 30 分钟内肌内注射或静脉注射。③对青霉素过敏者，克林霉素 600mg 术前 1 小时口服或术前 30 分钟静脉注射；或头孢氨苄 2.0g 术前 1 小时口服；或头孢唑林 1.0g 术前 30 分钟静脉注射或肌内注射；或头孢羟氨苄 2.0g 术前 1 小时口服；或甲基红霉素 500mg 术前 1 小时口服。高危患者（人工瓣、心内膜炎史、复杂发绀型先天性心脏病或体－肺循环分流术后）术后 6 小时需重复应用抗生素半量。

2. 泌尿、生殖和消化道手术或操作 预防用药针对肠球菌。①高危患者：氨苄西林 2.0g 加庆大霉素 1.5mg/kg 术中 30 分钟内静脉注射或肌内注射，术后 6 小时，氨苄西林 1.0g 静脉注射或肌内注射；或阿莫西林 1.0g 口服。青霉过敏者（万古霉素加庆大霉素）：万古霉素 1.0g 术前 30 分钟静脉滴注 1～2 小时加庆大霉素 1.5mg/kg 术前 30 分钟静脉注射或肌内注射。术后不必重复用药。②中危患者（瓣膜病和除外房间隔缺损的先天性心脏病）：阿莫西林 2.0g 术前 1 小时口服，或氨苄西林 2.0g 术前 30 分钟肌内注射或静脉注射。青霉素过敏者（万古霉素）：万古霉素 1.0g 术前 30 分钟静脉滴注 1～2 小时。术后不必重复。

第二节　人工瓣膜和静脉药瘾者心内膜炎

（一）人工瓣膜心内膜炎（prosthetic valve endocarditis）

发生于人工瓣膜置换术后 60 天以内者为早期人工瓣膜心内膜炎，60 天以后发生者为晚期人工瓣膜心内膜炎。早期者，约 1/2 致病菌为葡萄球菌，表皮葡萄球菌明显多于金黄色葡萄球菌，其次为革兰阴性杆菌和真菌。晚期者以链球菌最常见，其中以草绿色链球菌为主，其次为葡萄球菌，以表皮葡萄球菌多见，再次为革兰阴性杆菌和真菌。除赘生物形成外，病原微生物常致人工瓣膜部分破裂、瓣周漏，瓣环周围组织和心肌脓肿，最常累及主动脉瓣。早期者常为急性暴发性起病，晚期以亚急性表现常见。术后发热、出现新杂音、脾大或周围栓塞征，血培养同一种细菌阳性结果至少 2 次，可诊断本病。预后不良，早期与晚期者的病死率分别为 40% ～80% 和 20% ～40%。

本病难以治愈。应在自体瓣膜心内膜炎用药基础上，将疗程延长为 6～8 周。任意用药方案均应加庆大霉素。对耐甲氧西林的表皮葡萄球菌致病者，应用万古霉素 15mg/kg，每 12 小时 1 次，静脉点滴，加利福平 300mg，每 8 小时 1 次，口服，用药 6～8 周，开始的 2 周加庆大霉素。人工瓣术后早期（术后 <12 个月）发生感染性心内膜炎，应积极考虑手术。有瓣膜再置换术的适应证者，应早期手术。明确适应证为：①因瓣膜关闭不全致中至重度心力衰竭；②真菌感染；③充分抗生素治疗后持续有菌血症；④急性瓣膜阻塞；⑤X 线透视发现人工瓣膜不稳定；⑥新发生的心脏传导阻滞。

（二）静脉药瘾者心内膜炎（endocarditis in intravenous drug abusers）

多见于年轻男性。致病菌最常来源于皮肤，药物污染所致者较少见。主要致病菌为金黄色葡萄球菌，其次为链球菌、革兰阴性杆菌和真菌。大多累及正常心瓣膜，三尖瓣受累占50%以上，其次为主动脉瓣和二尖瓣。急性发病者多见，常伴有迁移性感染灶。X线可见肺部多处小片状浸润阴影，为三尖瓣或肺动脉瓣赘生物所致的脓毒性肺栓塞。一般三尖瓣受累时无心脏杂音。亚急性表现多见于曾有感染性心内膜炎病史者。

年轻伴右心金黄色葡萄球菌感染者病死率在5%以下。而左侧心瓣膜（尤其主动脉瓣）受累，革兰阴性杆菌或真菌感染者预后不良。对甲氧西林敏感的金黄色葡萄球菌所致右心感染，用萘夫西林或苯唑西林2g，每4小时1次，静脉注射或点滴，用药4周；加妥布霉素（tobramycin）1mg/kg，每8小时1次，静脉点滴，用药2周。其余用药选择与方案同自体瓣膜心内膜炎的治疗。

（三）器械相关性IE

心脏起搏器或除颤器导线上的IE，主张手术取出感染的电极导线。少数使用牵引的方法拔出，术前尽可能延长抗生素治疗时间。绝大多数右侧IE药物治疗可收到良效，同时由于右室对三尖瓣和肺动脉瓣的功能不全有较好的耐受性，一般不考虑手术治疗，如内科治疗无效，进行性心力衰竭，并伴有铜绿假单胞菌和真菌感染者常需外科手术，将三尖瓣切除或置换。

 本章小结

感染性心内膜炎（infective endocarditis, IE）为心脏内膜表面的微生物（细菌、真菌和其他微生物）直接感染而产生心瓣膜或心室内膜的炎症，容易累及心瓣膜，赘生物形成是其特征性病理损害。临床表现常不典型，但发热为绝大多数患者的第一症状，而听诊有心脏杂音为第一体征。由于IE可对心脏、动脉、神经系统、肾脏造成很多严重的并发症，如心力衰竭、心肌梗死、心肌脓肿、化脓性心包炎、心肌炎、细菌性动脉瘤、迁移性脓肿、肾动脉栓塞、肾脓肿等，因此必须及时治疗。抗生素治疗是首选，但对于抗生素无法控制的严重感染、或者感染造成心脏结构的损坏，应结合手术治疗。如果是体内有植入物的患者发生的感染性心内膜炎，则需要通过手术的方法将植入物取出或更换。

 思考题

1. 感染性心内膜炎的分类。
2. 感染性心内膜炎的治疗原则。

（李东升）

第十一章　主动脉和周围血管疾病

学习要求

1. **掌握** 主动脉夹层、闭塞性周围动脉粥样硬化及深静脉血栓形成的临床表现、诊断及治疗原则；主动脉夹层的分型和分期。
2. **熟悉** 主动脉夹层、闭塞性周围动脉粥样硬化及深静脉血栓形成病因、发病机制以及病理生理。
3. **了解** 主动脉夹层、闭塞性周围动脉粥样硬化及深静脉血栓形成的药物、介入及手术治疗。

主动脉病最主要的有主动脉夹层和主动脉瘤。周围血管病包括周围动脉闭塞病、血管炎、血管痉挛、静脉血栓、静脉功能不全和淋巴系统疾病。本章重点叙述主动脉夹层，闭塞性周围动脉粥样硬化和静脉血栓症。

第一节　主动脉夹层

主动脉夹层（aortic dissection，AD）是指血液通过主动脉内膜裂口，进入主动脉壁，并造成动脉壁的分离，形成真假腔的一种凶险疾病。如果不予以治疗，其早期死亡率高达每小时1%。发病率最高的年龄段为60~70岁，男女发病率约为2:1，年发病率为5/10万~10/10万。死亡率约1.5/10万，近年来发病率及死亡率有上升的趋势。

一、病因、病理与发病机制

主动脉中膜结构异常，比如中膜的纤维素样或囊性坏死，被认为是主动脉夹层发生的主要病理基础，导致中膜结构异常的疾病包括：①遗传性疾病或先天性心血管病畸形：导致中膜的纤维素样或囊性坏死，造成中膜层的缺损薄弱。马方综合征是目前较为公认的易患主动脉夹层的遗传病，75%的马方综合征患者可发生主动脉夹层，占所有夹层患者的6%~9%。另外，先天性主动脉瓣畸形及先天性主动脉缩窄均伴有主动脉中膜囊性坏死及退行性改变。②主动脉炎性疾病：巨细胞动脉炎通过免疫反应引起主动脉壁损害，梅毒性主动脉炎是否与主动脉夹层有关仍存在较大争议。③特发性主动脉中膜退行性改变：表现为中膜囊性坏死和平滑肌退行性变化，主要见于高龄患者。④妊娠：妊娠和夹层之间的关系尚未完全阐明，可能与激素水平变化和血流动力学变化均有关系。另外，外伤或医源性的主动脉创伤也可以导致夹层，比如动脉内导管术、主动脉内球囊反搏及主动脉内造影剂注射等。如果无中膜层的病变基础，外伤导致的主动脉损伤顶多形成局限性血肿或夹层，很少出现夹层广泛扩大。

高血压及年龄是主动脉夹层的重要促发因素，约80%的主动脉夹层患者合并有高血压，且与血压的变化率（dp/dtmax）关系最大，也就是血压变化越大，夹层越容易发生。随着年龄增大，主动脉发生退行性改变的概率越大，发病率最高的年龄组为60~70岁。

二、分型及分期

（一）主动脉夹层分型

主动脉夹层分型的根据是夹层内膜裂口的解剖位置和夹层累及的范围。其中使用最广泛和最著名的分型是 1965 年 DeBakey 等人提出的三型分类法。

Ⅰ型：主动脉夹层起源于升主动脉，累及范围自升主动脉到降主动脉甚至到腹主动脉，此型最常见。

Ⅱ型：主动脉夹层起源并仅限于升主动脉。

Ⅲ型：主动脉夹层起源于降主动脉左锁骨下动脉开口远端累及降主动脉，如向下未累及腹主动脉者为ⅢA型；向下累及腹主动脉者为ⅢB型。

由于主动脉夹层是否累及升主动脉是决定治疗策略的关键因素，因此，根据夹层是否累及升主动脉分为 Stanford A 型和 Stanford B 型。无论夹层起源于哪一部位，只要累及升主动脉者称为 Standford A 型。Stanford A 相当于 DeBakey Ⅰ 型和 Ⅱ 型，占所有夹层的 2/3，Stanford B 型相当于 DeBakey Ⅲ 型，占所有夹层的 1/3。

（二）主动脉夹层分期

主动脉夹层的死亡率及进展风险随着时间推移逐步降低，2 周以后患者死亡率曲线变平缓，趋于稳定。因此以 2 周为界，在 2 周以内为急性期，超过 2 周为慢性期。未经治疗的主动脉夹层有 1/3 能转为慢性期。

三、临床表现

1. 疼痛 急性主动脉夹层患者最常见的症状为剧痛，表现为突发的、无法忍受的、一开始即为从未有过的疼痛，而心肌梗死的疼痛是逐渐增加的。患者常形容为"撕裂样"或"刀刺样"。当夹层沿着主动脉撕裂时疼痛会向其他部位转移，因此疼痛的部位可以大致帮助判断夹层分离的部位。如果仅有前胸疼痛，则 90% 累及升主动脉；如果疼痛只在肩胛之间，则 90% 以上累及降胸主动脉。

2. 休克、虚脱及血压变化 与主动脉夹层分离的部位及累及心血管病变范围有关。远端主动脉夹层患者 80%～90% 会出现高血压；而近端夹层者由于急性心包填塞或急性主动脉瓣关闭不全常出现低血压。另外，两侧肢体血压及脉搏明显不对称也常见，且高度提示本病。

3. 其他系统损害 表现与主动脉夹层分离的部位、范围及压迫邻近组织有关。

（1）心血管系统 升主动脉夹层可导致瓣环扩大，出现急性主动脉瓣关闭不全及心力衰竭。极少数升主动脉夹层会累及冠状动脉窦（大多数为右窦），出现下壁心肌梗死，如果患者接受溶栓或抗凝治疗早期死亡率高达 71%。因此，急性下壁心肌梗死伴有主动脉夹层危险因素患者一定要排除夹层的可能。

（2）其他系统 当病变累及无名动脉或左颈总动脉时，3%～6% 患者会发生脑血管意外；当累及椎动脉时会发生下肢截瘫；夹层累及肾动脉可引起急性腰痛、血尿、急性肾衰或肾性高血压；夹层压迫喉返神经可引起声音嘶哑；夹层累及腹腔动脉或肠系膜动脉可致肠坏死急腹症；夹层破入胸、腹腔可致胸腹腔积血，破入气管、支气管或食管可导致大量咯血或呕血，这种情况异常凶险，患者常在数分钟内死亡。

四、辅助检查

1. X 线胸部平片与心电图检查 一般均无特异性诊断价值，心电图是与急性心肌梗死鉴别的主要手段。

2. 超声心动图检查 包括经胸主动脉彩超（TTE）和经食管主动脉彩超（TEE）。其优点是无创，无需造影剂，可定位内膜裂口，显示真、假腔的状态及血流情况，并可显示并发的主动脉瓣关闭不全、心包积液及主动脉弓分支动脉的阻塞。对于 A 型主动脉夹层，TTE 的敏感性为 70% ~ 100%，特异性可达 80% ~ 90%，而 TEE 的敏感性和特异性均可达到 95% 以上。对 B 型各区主动脉夹层，超声诊断的准确性只有 70% 左右，尤其在并存慢性阻塞性肺疾患、肥胖等情况下，其诊断的准确性更低。

3. CT 血管造影、螺旋 CT 及磁共振血管造影检查 均有很高的决定性诊断价值，其敏感性与特异性可达 98% 左右。

4. 数字减影血管造影（DSA） 对Ⅲ型主动脉夹层的诊断价值可与主动脉造影媲美，而对Ⅰ、Ⅱ型的分辨力较差。

5. 主动脉逆行造影 为术前确诊、判定破口部位及假腔血流方向，并制定介入或手术计划而必须进行的检查。

五、诊断与鉴别诊断

根据突发胸背部剧烈疼痛，有长期高血压病史或明显遗传病史（如马方综合征），伴有双侧肢体脉搏及血压明显不对称、突发心包填塞、主动脉瓣关闭不全、神经系统障碍或肾功能急剧减退等症状及体征时，应该考虑主动脉夹层的诊断。结合超声、CTA、MRA 等检测手段可以确诊。在诊断时需要与急性胸痛的常见情况如急性心肌梗死、急性肺栓塞相鉴别，另外还需要与其他继发性或原发的脑血管意外、急性主动脉瓣关闭不全、急腹症及急性肾功能不全鉴别。

六、治疗

治疗的目的主要是阻止夹层血肿的进展。

1. 即刻处理 严格卧床休息，严密监测血流动力学指标，包括血压、心率、尿量、意识状态等。对于有低血压及心力衰竭患者还需监测中心静脉压、肺毛细血管楔压和心排血量。

主动脉夹层的进展与主动脉内压力变化的速率有关，疼痛本身可以加重高血压和心动过速，对主动脉夹层患者极为不利，因此须及时静脉注射吗啡或哌替啶止痛，也可选择心血管副作用较少的镇静药，如地西泮、氟哌啶醇等。

2. 进一步治疗决策 ①对于所有患者均应该进行强化药物治疗，包括降压及止痛。②根据 Stanford 分型采用不同的策略。

3. 内科药物治疗 药物治疗的原则是降低左室射血速度和降低收缩压。治疗目标值是将收缩压降至 100 ~ 120mmHg、心率 60 ~ 80 次/分。最好使用能同时降低血管阻力和抑制心脏收缩的药物，如 β 受体阻滞剂。单用 β 受体阻滞剂降压效果不佳时，可加用硝普钠。需要注意的是，如果单独使用硝普钠，会升高 dP/dt，可能会促进夹层分离的扩展。对于有 β 受体阻滞剂禁忌患者可考虑钙通道阻滞剂。

4. 手术治疗

（1）介入手术治疗 采用经导管介入方式在主动脉内置入带膜支架，压闭撕裂口，扩大真腔。对于复杂的 B 型夹层，推荐采用介入治疗。

（2）外科手术治疗 修补撕裂口，排空假腔或人工血管移植术。手术死亡率及术后并发症发生率均很高。对于急性 A 型夹层患者均应该行紧急外科手术治疗；对于急性 A 型夹层合并器官缺血患者可考虑采用杂交手术，比如升主动脉和（或）弓置换术加经皮主动脉和分支支架植入术。

七、患者的教育和管理

有研究表明，无论住院期间采用药物或手术治疗，长期药物治疗以控制血压和 dP/dt 对所有主动脉夹层分离存活患者都实用。因此，对于所有患者均应该积极降压治疗，收缩压能够维持在 130～140mmHg 以下，理想的药物为 β 受体阻滞剂或其他同时具有负性肌力和抗高血压的药物，如钙通道阻滞剂。患者出院的两年以内危险性最高，因此需要定期复诊，复诊的内容包括体格检查和影像学评估比如 TEE，CT 及 MRI 等。

八、预后

本病死亡率高，未经治疗的患者 25% 在发病 24 小时内死亡，50% 以上在 1 周内死亡，75% 以上在 1 月内死亡，90% 以上在 1 年内死亡。预后主要与夹层发生的部位有关，与 I 及 II 型夹层相比，III 型夹层预后较好。诊断处理越及时预后越好。

第二节　闭塞性周围动脉粥样硬化

周围动脉病（peripheral arterial disease，PAD）是指由于动脉硬化造成的下肢或上肢供血动脉内膜增厚、管腔狭窄或闭塞，病变肢体血液供应不足导致的肢体缺血症状与体征的一类疾病。多数在 60 岁后发病，男性明显多于女性。

一、病因与发病机制

冠状动脉粥样硬化的危险因素通常也会引发本病。吸烟量与疾病严重程度呈正相关，糖尿病患者的糖化血红蛋白每增加 1%，患病风险增加 26%。糖尿病患者发生严重下肢动脉缺血的危险高于非糖尿病患者，截肢率也较之高 7～15 倍。另外，高血压、高脂血症、高半胱氨酸血症、慢性肾功能不全及炎性指标（如 C 反应蛋白）增加也与本病相关。

二、病理生理

肢体的缺血程度取决于病变侵犯的部位，狭窄处病变进展的快慢，血管的代偿性扩张能力以及是否已有侧支循环形成等因素。当肢体处于休息状态时，减少的血流尚能应付低耗氧需要；当肢体运动和承受负荷时，耗氧量增加，即出现氧的供需平衡失调，诱发缺血症状。

三、临床表现

好发于中老年人，下肢受累远多于上肢，又以累及股-腘动脉者最常见，其次为胫-腓动脉。

1. 症状　典型的症状是间歇性跛行（intermittent claudication）和静息痛。间歇性跛行是一种由运动诱发的症状，指下肢运动后产生的疲乏、疼痛或痉挛，常发生在小腿后方，导致行走受限，短时间休息后（常少于 10 分钟）疼痛和不适感可以缓解，再次运动后又出现。跛行距离可以提示缺血的程度。疼痛部位常提示病变的部位，比如臀部、髋部及大腿部疼痛提示主动脉和髂动脉病变；小腿部疼痛常提示为股、腘动脉病变。静息痛为在间歇性跛行基础上出现的休息时仍然持续存在的肢体缺血性疼痛，疼痛部位多位于肢端，通常发生于前足或足趾，因病变进一步加重以致血管闭塞。

2. 体征　①患侧肢体动脉变硬、搏动消失或减弱、出现血管杂音。②患肢温度较低及营养不良，严重时有水肿、坏疽与溃疡。

四、辅助检查

1. 踝肱指数（ankle - brachial index，ABI） 是最基本的无损伤血管检查方法，易操作、可重复，可初步评估动脉阻塞和肢体缺血程度。为踝动脉收缩压与肱动脉收缩压的比值，正常值≥1，<0.9 为异常，敏感性达95%；<0.5 为严重狭窄。严重狭窄伴侧支循环形成时可呈假阴性。

2. 超声检查二维超声图像 可以测量中膜厚度、斑块大小、明确斑块性质，结合彩色多普勒成像及频谱多普勒可以诊断动脉狭窄或闭塞的部位和程度，并提供收缩期峰值流速、病变部位与病变近心端的峰值流速比值、搏动指数等血流动力学参数。

3. 磁共振血管造影和 CT 血管造影 CTA 是术前常用的无创性诊断方式，在一定程度上可以替代 DSA；MRA 也是术前常用的无创性诊断方法，可显示病变的解剖部位和狭窄程度，但体内有铁磁性金属植入物时不适合行 MRA。

4. 动脉造影 DSA 可以准确显示病变部位、性质、范围、程度及侧支循环，目前仍然是诊断本病的金标准，为手术或经皮介入的治疗决策提供直接依据。但作为一种有创检查，有一定的并发症发生率。

五、诊断与鉴别诊断

下肢动脉硬化闭塞症的主要诊断标准：①年龄 >40 岁；②有吸烟、糖尿病、高血压、高脂血症等高危因素；③有下肢动脉硬化闭塞症的临床表现，比如间歇性跛行或静息痛；④缺血肢体远端动脉搏动减弱或消失；⑤ABI≤0.9；⑥彩色多普勒超声、CTA、MRA 和 DSA 等影像学检查显示相应动脉的狭窄或闭塞等病变。符合上述诊断标准前 4 条可以做出临床诊断。ABI 和彩色超声可以判断下肢的缺血程度。确诊和拟定外科手术或腔内治疗方案时，可根据需要进一步行 MRA、CTA、DSA 等检查。参考以下疾病鉴别。

1. 血栓闭塞性脉管炎 多发于 20 ~40 岁青壮年男性，有吸烟、寒冷和外伤史。多并发小腿部游走性脉管炎。临床表现疼痛更为剧烈，患肢皮肤、温度、营养障碍出现均较早。但进展缓慢，肢端坏死多位于肢体末端，范围较小。

2. 多发性大动脉炎 多见于女性，病变活动期常伴有低热，病变主要累及位于主动脉弓分叉处与腹主动脉下段。当病变侵犯腹主动脉及分支时可出现下肢缺血症状，但疼痛较轻微或没有疼痛。

3. 雷诺综合征 见于青年女性，男性较少见。为肢端阵发性痉挛性疾病。发病呈对称性间歇性，以手和手指最多见。因寒冷或情绪波动诱发，患肢脉搏搏动存在，极少发生溃疡或坏死。

六、治疗

1. 内科治疗 控制心血管危险因素，包括戒烟、控制高血压与糖尿病、调脂以及抗血小板治疗。

（1）运动锻炼 规律的有氧运动可改善最大平板步行距离、生活质量和生活能力，可促进侧支循环的建立，每次步行 30 ~45 分钟，每周至少 3 次，至少持续 12 周。

（2）抗血小板治疗 抗血小板治疗可以降低患者心肌梗死、脑卒中及血管源性死亡的风险。推荐使用的抗血小板药物包括阿司匹林，存在心血管高危因素可选择阿司匹林联合氯吡格雷。

（3）扩血管治疗 西洛他唑是一种强效磷酸二酯酶Ⅲ抑制剂，具有抗血小板活性和舒张血管特性，能够直接抑制血小板功能，改善内皮细胞功能而有效预防血栓性疾病，1999 年

FDA 批准用于治疗间歇性跛行。前列腺素类药物具有扩张血管、保护血管内皮、抗内膜增生、抗血小板等作用，可提高患肢 ABI，改善由下肢缺血引发的间歇性跛行、静息痛以及溃疡等症状。5-羟色胺受体选择性拮抗药选择性地拮抗 5-HT$_2$ 受体，抑制血小板聚集及血管收缩，可用于改善慢性动脉闭塞症引起的溃疡、疼痛等缺血症状。

2. 血运重建 经积极内科治疗后仍有静息痛、组织坏疽或严重生活质量降低致残者可选择血运重建治疗，包括导管介入治疗和外科手术治疗，介入治疗有经皮球囊扩张、支架植入与激光血管成形术，外科手术有人造血管与自体血管旁路移植术。

七、预后

下肢动脉闭塞患者多合并冠心病及脑血管疾病，大部分患者死于心肌梗死或脑血管意外，直接死于周围血管闭塞的甚少。缺血患肢的预后与受累血管的大小、侧支循环的建立情况以及再灌注时间有关，伴有糖尿病及吸烟患者预后差，约 5% 患者需行截肢术。

第三节　深静脉血栓形成

深静脉血栓形成（deep venous thrombosis，DVT）是血液在深静脉内不正常凝结引起的静脉回流障碍性疾病，多发生于下肢；血栓脱落可引起肺动脉栓塞（pulmonary embolism，PE），两者合称为静脉血栓栓塞症（venous thromboembolism，VTE）。

一、流行病学

西方国家深静脉血栓形成和肺血栓栓塞的发病率分别为 1‰ 和 0.5‰。美国静脉血栓栓塞症每年新发病例约 20 万，其中 1/3 合并肺栓塞，为美国第三位死亡原因。我国尚无准确的流行病学资料，近年来新发患者数有逐渐上升的趋势。

二、病因与发病机制

所有能造成静脉淤滞、静脉血管损伤和高凝状态的因素均为静脉血栓的危险因素。包括原发性和继发性因素。原发性因素包括 V 因子突变、蛋白 C 缺乏等。继发性因素包括骨折、手术、制动、口服避孕药、妊娠、产后、肾病综合征、糖尿病、心力衰竭、肿瘤化疗、中心静脉置管、长途航空旅行等。

三、病理生理

血栓容易脱落成为栓子而形成肺栓塞，同时深静脉血栓形成使血液回流受到明显的影响，导致远端组织水肿及缺氧，形成慢性静脉功能不全综合征。

四、临床表现

1. 症状 患肢肢体肿胀、疼痛，活动后加重，抬高患肢疼痛可减轻；严重者伴有体温升高和心率加快。

2. 体征 患肢肿胀，多发生在血栓远端，皮肤多正常。临床表现与静脉血栓发生的部位及范围有关，当血栓发生在小腿肌肉静脉丛时，被称为周围型深静脉血栓形成，可出现血栓部位压痛，偶有腓肠肌局部疼痛及压痛、发热、肿胀等。血栓发生在髂-股静脉时被称为中央型深静脉血栓形成，当发生在下肢深静脉血栓时被称为混合型深静脉血栓形成。中央型和混合型深静脉血栓形成临床表现严重，可出现股白肿甚至股青肿。股白肿为全下肢明显肿胀、剧痛，股三角区、腘窝、小腿后方均有压痛，皮肤苍白，伴有体温升高和心率加快。股青肿是下肢深静脉血栓形成最严重的情况，由于髂－股静脉及其侧支全部被血栓堵塞，静脉回流严重受阻，组织张力极高，导致下肢静脉痉挛，肢体缺血；皮肤发亮呈青紫色、皮温低伴有水疱，足背动脉搏动消失，全身反应强烈，体温升高。深静脉血栓形成后的后期血栓机化后会导致患肢出现静脉曲张、水肿、色素沉着、湿疹，严重者出现足靴区的脂性硬皮病和溃疡，被称为血栓栓塞后综合征（post－thrombosis syndrome，PTS）。

五、辅助检查

1. 血浆 D－二聚体　D－二聚体是反映凝血激活及继发性纤溶的特异性分子标志物，见于几乎所有血栓形成和溶解过程，因此，D－二聚体主要用于深静脉血栓形成的排除诊断。当 D－二聚体 <500ng/ml（ELISA 法）时，其阴性预测值达95%。

2. 多普勒超声检查　包括 B 型超声和彩色多普勒超声两种，腔内探测到低回声影、静脉不可压陷、远端静脉扩张及血流缓慢或淤滞为特征性表现。是深静脉血栓诊断的首选方法，适用于对患者的筛查和监测，但易受到检查者主观因素的影响。

3. 静脉造影　是目前诊断深静脉血栓形成的金标准。造影剂从足部浅静脉注入，近心端使用止血带压迫以使造影剂进入深静脉，腔内造影剂充盈缺损或突然中断是深静脉血栓形成特征性表现。

4. 其他检查　如阻抗容积描记法、静脉血流描记法、放射性核素检查等，目前已经不常用。磁共振静脉成像与静脉造影有类似的灵敏度和特异度，但费用较高。

六、诊断

深静脉血栓及肺栓塞缺乏特异性的临床表现，常与其他疾病伴随存在，因此容易漏诊及误诊。根据病史、症状及体征进行危险分层，根据血浆 D－二聚体检查，超声、血管造影等可以进一步明确诊断。

七、治疗

1. 抗凝　是深静脉血栓形成的基本治疗，可抑制血栓蔓延，有利于血栓自溶和管腔再通，从而减轻症状、降低肺栓塞的发生率和病死率。可用华法林联合低分子肝素或普通肝素，在 INR 达标（2.0～3.0）且稳定 24 小时后，停用低分子肝素或普通肝素；也可以单独应用直接 Xa 因子抑制剂，如利伐沙班，优点是无须监测凝血功能。急性近端深静脉血栓形成抗凝治疗至少持续 6～12 个月以防复发；对于反复发病的深静脉血栓患者需要长期抗凝，但需定期进行评估出血风险。

2. 溶栓　与抗凝治疗相比，虽然溶栓治疗能迅速改善患者影像学及血流动力学指标，但是不能改善患者的长期临床预后。因此，大多数患者不推荐常规应用静脉溶栓治疗，仅限于某些较为严重的急性期中央型或混合型深静脉血栓形成患者。

3. 腔静脉滤器　不推荐常规使用腔静脉滤器，对于有抗凝治疗禁忌证或在充分抗凝治疗的情况下仍发生肺动脉栓塞者，可考虑置入腔静脉滤器。

八、预防

深静脉血栓形成症状不典型，早期难以发现，如果发生肺栓塞后果严重，因此需要积极预防。对于股骨头骨折、较大的骨科或盆腔手术患者，老年患者伴有高凝危险因素，在接受超过 1 小时的手术前大多采用小剂量肝素预防。术前 2 小时皮下注射肝素 5000U，以后每 8～12 小时 1 次直至患者起床活动。急性心肌梗死用肝素治疗也同时对预防静脉血栓形成有利。阿司匹林等抗血小板药物无预防作用，对于有明显抗凝禁忌者，可采用保守预防方法，包括早期起床活动，穿弹力长袜等。

本章小结

　　主动脉夹层病情凶险，死亡率高，动脉中膜的纤维素样或囊性坏死是主动脉夹层发生的主要病理基础。是否累及升主动脉是决定治疗策略的关键因素。突发的、无法忍受的剧痛是主动脉夹层主要临床表现。药物治疗的原则是迅速降压、降心率、镇痛以阻止夹层血肿进一步扩大，可以选择 β - 受体阻滞剂和硝普钠。根据 Stanford 分型可以选择介入或外科手术治疗。闭塞性周围动脉粥样硬化患者一般有动脉粥样硬化危险因素，间歇性跛行是最主要的临床表现，随着病情的进展，会出现静息痛，伴有缺血肢体远端动脉搏动减弱或消失。控制危险因素，抗血小板及扩血管是主要的内科治疗措施，严重者可考虑血运重建。深静脉血栓形成近年发病率呈上升趋势，其主要危害是血栓脱落形成肺栓塞以及形成慢性静脉功能不全综合征。主要临床表现为患肢肢体肿胀、疼痛，活动后加重，抬高患肢疼痛可减轻，严重者可出现股白肿甚至股青肿。血浆 D - 二聚体测定可用于筛查，多普勒超声、静脉造影可进一步明确诊断。抗凝是深静脉血栓形成的基本治疗，对于某些患者可采用溶栓或手术取栓及下腔静脉滤器植入。深静脉血栓形成症状不典型，早期难以发现，如果发生肺栓塞后果严重，因此需要积极预防。

思考题

1. 简述主动脉夹层的分型和分期。
2. 简述主动脉夹层的诊断、鉴别诊断及治疗原则。
3. 简述深静脉血栓形成的临床表现及治疗原则。
4. 简述闭塞性周围动脉粥样硬化临床表现及治疗原则。

（陶　凌　刘　毅）

第十二章 晕 厥

晕厥（syncope），亦称昏厥，指一过性全脑血液低灌注导致的短暂意识丧失（transient loss of consciousness，T-LOC），特点是发生迅速、一过性、自限性并能够完全恢复。晕厥发作时，意识和肌张力突然丧失，短暂后行为与定向力可恢复，逆行性遗忘少见。晕厥是临床上常见的症状，具有致残甚至致死的危险，而且导致晕厥的病因很多、机制复杂、涉及多个学科，因此需进行详细检查以明确病因，进而采取相应的治疗方案。

一、流行病学

晕厥可发生于任何年龄，超过 1/3 的人一生中至少有过 1 次晕厥经历，占急诊科患者的 0.9%~1.7%，住院患者的 1%~3%，极少数晕厥患者寻求医疗诊治。晕厥发病率研究结果受研究工作年代、研究人群分布及年龄等因素的影响而异。国外报道，晕厥发生率为 18.1~39.7 例/（1000 人·年），15 岁与 65 岁以上人群发病率最高。

二、病理生理及分类

晕厥的发生机制是短暂脑缺血。脑血流灌注与系统血压密切相关，任何原因导致脑血流突然中断 6~8 秒或收缩压突然降至 60mmHg 以下，脑组织毛细血管内氧浓度降低 20% 以上，不能维持觉醒状态，即可发生晕厥。晕厥发作后，若引起脑血流灌注的因素通过某些代偿机制得以迅速纠正，脑组织恢复正常血流，则意识随之恢复。

根据病理生理机制，晕厥可分为 3 种类型（表 2-12-1）。血管迷走性晕厥最为常见（多见于年轻人），其次为心源性晕厥（多见于老年人），40 岁以下人群直立性低血压性晕厥较为少见。一些患者可能存在一种以上的病理生理机制。

1. 神经介导的反射性晕厥 反射性晕厥主要由于血管调节反射异常，引起血管扩张和（或）心脏抑制，导致动脉血压降低及全脑灌注减少。依据诱发因素不同又可分为 4 类（表 2-12-1），血管迷走性晕厥最常见。

2. 体位性低血压和直立性不耐受综合征 主要与原发性或继发性自主神经功能障碍和药物相关的自主神经系统代偿反射受损相关。自主神经功能障碍时交感神经反射通路传出活性慢性受损，血管收缩功能异常，不能在直立体位时增加外周血管阻力，加上重力的作用导致膈以下静脉血液淤滞，引起静脉回流减少，导致心输出量减低、血压下降、出现晕厥或晕厥先兆。直立不耐受是指直立位时血液循环异常导致的症状和体征。多见于老年人。

3. 心源性晕厥 心律失常是心源性晕厥的最常见病因。心律失常诱发血流动力学不稳定，导致心输出量及脑血流量明显下降。器质性心血管疾病患者当血液循环的需求超过心脏代偿能力，心输出量不能相应增加时，会出现器质性心血管疾病性晕厥，主要见于左室流出道梗阻性疾病。

表 2 – 12 – 1 晕厥分类

1. 神经介导的反射性晕厥

　血管迷走性晕厥

　　情绪引起：恐惧、疼痛、操作、恐血症

　　直立体位引起

　情境性晕厥

　　咳嗽、打喷嚏

　　胃肠道刺激（吞咽、排便、腹痛）

　　排尿（排尿性晕厥）

　　运动后

　　餐后

　　其他（如大笑、操作、举重）

　颈动脉窦性晕厥

　不典型晕厥［没有明显诱因和（或）表现不典型］

2. 体位性低血压性晕厥

　原发性自主神经功能衰竭

　　单纯自主神经功能衰竭、多系统萎缩、没有自主神经功能异常的帕金森病、路易体痴呆

　继发性自主神经功能衰竭

　　糖尿病、淀粉样变性、尿毒症、脊髓损伤

　药物引起的体位性低血压

　　酒精、血管扩张剂、利尿剂、吩噻嗪类、抗抑郁药

　血容量不足

　　出血、腹泻、呕吐等

3. 心源性晕厥

　心律失常性晕厥

　　心动过缓

　　　窦房结功能异常（包括快 – 慢综合征）

　　　房室交界区功能异常

　　　植入设备功能异常

　　心动过速

　　　室上性（包括心房颤动伴预激综合征）

　　　室性（特发性、继发于器质性心脏病）

　　　药物引起的心动过缓和心动过速

　　　遗传性心律失常综合征（如长 QT 综合征、Brugada 综合征、短 QT 综合征、儿茶酚胺敏感性室速等）

4. 器质性心血管疾病性晕厥

　　心脏：心脏瓣膜病、急性心肌梗死/缺血、梗阻性心肌病、心脏肿物（心房黏液瘤、肿瘤等）、心包疾病/心脏压塞、先天性冠状动脉异常、人工瓣膜异常

　　其他：肺栓塞、急性主动脉夹层、肺动脉高压、发绀性先天性心脏病

三、辅助检查

1. 颈动脉窦按摩（CSM）　适用于 40 岁以上不明原因的晕厥者。当按摩颈动脉窦导致心脏停搏时间 >3 秒和（或）收缩压下降 >50mmHg 时，诊断为颈动脉窦高敏感（CSH）；当伴有晕厥时，则诊断为颈动脉窦性晕厥（CSS）。检查时分别在卧位和立位顺次按摩右侧和左侧颈动脉窦，10 秒内诱发晕厥症状即可做出诊断，整个过程需持续心率和血压监测。颈动脉有斑块者不能做 CSM，以免引起脑栓塞。

2. 直立位评价　由仰卧变为直立位时，胸部血液流向下肢，导致回心血量降低，当缺乏代偿机制时，血压下降可导致晕厥。目前有以下两种检查方法。

（1）卧立位试验 用于诊断可疑直立性低血压者。分别测量平卧位和站立 3min 后的上臂血压，也可应用持续性无创血压监测。若出现症状性血压下降，与基线值相比收缩压下降≥20mmHg，或舒张压下降≥10mmHg，为阳性。出现无症状性血压下降，与基线值相比收缩压下降≥20mmHg，或舒张压下降≥10mmHg，或收缩压降至 90mmHg 以下，为可疑阳性。

（2）直立倾斜试验 怀疑反射性晕厥者建议进行直立倾斜试验。倾斜试验前，有输液者至少平卧 20 分钟，无输液者至少 5 分钟；倾斜角度 60°~70°；被动倾斜持续时间 20~45 分钟；若基础倾斜试验阴性，直立位应用激发药物：舌下含服硝酸甘油 300~400μg，或静脉给予异丙肾上腺素 1~3μg/min，逐渐增加，使平均心率增加 20%~25%；试验终点为出现低血压/心动过缓或迟发型体位性低血压，伴有晕厥或先兆晕厥。缺血性心脏病、未控制的高血压、左室流出道梗阻和重度主动脉瓣狭窄是异丙肾上腺素倾斜试验的禁忌证，对已知有心律失常的患者也要慎重。

3. 心电监测 心电监测可发现阵发性缓慢心律失常和快速心律失常。包括：院内心电监测、24 小时动态心电图、事件记录仪、体外或体内植入式循环记录仪和远程心电监测。

4. 心脏电生理检查 近年来无创方法的进步（如长时程监护）降低了电生理检查重要性。对诊断可疑间歇性心动过缓、房室传导阻滞及可疑心动过速患者的晕厥有一定价值。

5. 三磷酸腺苷（ATP）试验 试验需在心电监护下一次性、快速（<2 秒）注射 10~20mg ATP（或 6~12mg 腺苷），所诱发房室传导阻滞伴室性停搏时间持续 >6 秒，或可诱发的房室传导阻滞持续 >10s 为异常。一些不明原因的晕厥患者（特别是无器质性心脏病的老年女性）ATP 试验异常，表明阵发性房室传导阻滞可能是其病因。

6. 超声心动图和其他影像学技术 超声心动图对诊断结构性心脏病非常重要，可明确少见的晕厥原因（如主动脉瓣狭窄、心房黏液瘤、心脏压塞等）。某些患者（如主动脉夹层和血肿、肺栓塞、心脏肿瘤、心包和心肌疾病、冠状动脉先天畸形）可进行经食管超声心动图、CT 和 MRI 检查。

7. 运动试验 运动过程中或运动后即刻出现晕厥者应进行运动试验。运动中及恢复期密切监测心电图和血压，若出现晕厥伴心电图异常（如房室传导阻滞）或严重的低血压即可诊断。

8. 心脏导管检查 可疑心肌缺血或梗死者应行冠状动脉造影，除外心肌缺血导致的心律失常。

9. 精神心理评价 怀疑为心理性假性晕厥的一过性意识丧失者应进行心理评估。倾斜试验同时记录脑电图和录像监测可用于诊断假性晕厥或假性癫痫。

10. 神经评估 适用于短暂意识丧失的癫痫疑诊者，或可疑为自主神经功能衰竭所致的晕厥者，以便发现潜在疾病。不建议检查脑电图、颈动脉超声、头部 CT 或 MRI，除非怀疑短暂意识丧失为非晕厥性原因。

四、诊断

（一）初步评估

1. 明确是否是晕厥 晕厥应同时具备下 4 项：完全意识丧失，发作较快且时间短暂，完全自行恢复且无后遗症，有肌张力紧张消失。如果≥1 项不具备，应先排除其他原因。

2. 确定晕厥的病因 部分晕厥可通过病史和发作特点确定病因，不能确定或验证的需进一步完善相关检查。

3. 评估晕厥的风险 对患者的主要心血管事件及心源性猝死风险进行评估。

（二）诊断

1. 反射性晕厥 ①血管迷走性晕厥：晕厥由情绪紧张和长时间站立诱发，并有典型表现如伴有出汗、面色苍白、恶心及呕吐等。一般无心脏病史。②情境性晕厥：晕厥发生于特定触发因素之后。③颈动脉窦过敏综合征：晕厥伴随转头动作、颈动脉窦受压（如局部肿瘤、剃须、衣领过紧）。

2. 体位性低血压性晕厥 ①发生在起立动作后。②晕厥时记录到血压降低。③发生在开始应用或调整引起血压降低的药物剂量之后。④存在自主神经疾病或帕金森病。⑤出血（肠道出血、宫外孕）。

3. 心源性晕厥

（1）心律失常性晕厥 心电图有如下表现之一：①清醒状态下持续性窦性心动过缓＜40次/min，或反复性窦房传导阻滞或窦性停搏≥3秒；②莫氏二度Ⅱ型或三度房室传导阻滞；③交替性左束支和右束支传导阻滞；④室性心动过速或快速型阵发性室上性心动过速；⑤非持续性多形性室性心动过速、长 QT 或短 QT 间期综合征、Brugada 综合征等。

（2）器质性心血管疾病性晕厥 晕厥发生在伴有心房黏液瘤、重度主动脉狭窄、肺动脉高压、肺栓塞或急性主动脉夹层、急性心肌缺血或心肌梗死时。

（三）危险评估

初步评估尚无法明确晕厥原因时，应立即对患者的主要心血管事件及心源性猝死的风险进行评估。风险分层的流程，见图 2 - 12 - 1。

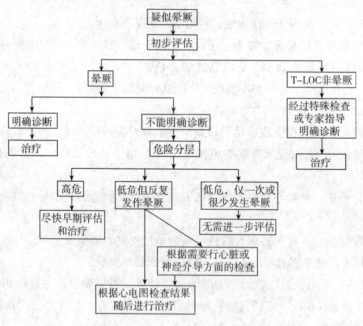

图 2 - 12 - 1 晕厥诊断与评估流程

加拿大心血管病学会提出的短期主要危险因素包括：①心电图异常：心动过缓、心动过速或传导系统疾病、新发生的心肌缺血或陈旧性心肌梗死；②心脏疾病史：心肌缺血、心律失常、心肌梗死、瓣膜疾病；③收缩压＜90mmHg；④既往或目前存在心力衰竭。

五、治疗

治疗原则是延长患者生命，防止躯体损伤，预防复发。评估晕厥病因和机制采取适合的治疗方案。

1. 反射性晕厥 应对患者进行健康教育，避免诱因，早期识别前驱症状，采取某些动作以终止发作（如仰卧位），避免引起血压降低的药物（包括 α 受体阻滞剂、利尿剂和乙醇）。非药物治疗方法安全有效，包括物理反压动作和倾斜训练。药物治疗效果不佳，包括 β 受体阻滞剂、丙吡胺、东莨菪碱、茶碱、麻黄碱、依替福林、米多君、可乐定和 5 - 羟色胺重吸收抑制剂等。

2. 体位性低血压和直立性不耐受综合征 健康教育和生活方式改变可显著改善症状。无高血压者可摄入 2 ~ 3L 液体和 10g 氯化钠。睡眠时床头抬高（10°）可预防夜间多尿，改善夜间血压。重力性静脉淤积的老年患者可用腹带或弹力袜治疗。鼓励有先兆症状者进行"物理反压动作"，如下肢交叉和蹲坐。α 受体激动剂米多君（5 ~ 20mg，每日 3 次）可升高卧位和直立位血压，减缓体位性低血压症状。氟氢可的松（0.1 ~ 0.3mg/d）可促进钠潴留和扩充液体容量。

3. 心源性晕厥 心律失常性晕厥主要是病因治疗。对于不同类型心律失常，选择相应药物治疗，或安装起搏器、ICD、射频消融等治疗。对于继发于器质性心脏病的晕厥患者，要防止晕厥再发，治疗基础疾病和减少心脏性猝死风险，采用药物、手术或 ICD 等治疗。

 本章小结

晕厥为短暂自限性意识丧失，常致晕倒。根据其病理生理过程分为神经介导的反射性晕厥、体位性低血压性晕厥及心源性晕厥，其中血管迷走性晕厥最常见，其次为心源性晕厥。根据晕厥发作特点、查体及辅助检查，评估其病因及风险，必要时可借助倾斜试验。反射性晕厥治疗包括：患者教育，避免诱因，物理反压动作。体位性低血压性晕厥可通过生活方式改善和药物治疗调整血压，缓解症状。心源性晕厥需积极治疗基础疾病，选择相应治疗措施。

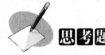 **思考题**

晕厥根据发病机制主要分为哪几个种类？

（靳春荣）

第十三章　心脏骤停与心脏性猝死

心脏骤停（cardiac arrest，CA）是指心脏射血功能的突然终止。心脏骤停发生后，由于脑血流突然中断，10秒左右患者即可出现意识丧失，经及时救治可获存活，否则将发生生物学死亡，罕见自发逆转者。心脏骤停常是心脏性猝死的直接原因。

心脏性猝死（sudden cardiac death，SCD）是指急性症状发作后1小时内发生的以意识突然丧失为特征的、由心脏原因引起的自然死亡。这定义强调及包含了"自然的"、"快速的"和"无法预料的"等关键因素。心脏性猝死以男性占大多数，因为在绝经期前的女性受到雌激素的保护可避免冠脉粥样硬化。发生心脏性猝死的患者成功复苏的概率很小，许多国家接近0%，因此，减少心脏性猝死对降低心血管病死亡率有重要意义。

心脏性猝死与心脏骤停有时被混淆为同义词，严格地说，这是不对的。因为从字面上的确切含义，死亡是不可扭转的，而心搏骤停通过紧急的治疗干预有扭转的可能。

一、病因

心脏的结构性异常是SCD的基础病因。其中，粥样硬化性冠状动脉疾病仍为最常见的原因（占75%～80%），其次为扩张型和肥厚型心肌病（10%～15%），心脏瓣膜病、先天性心脏病、原发性电生理异常等亦可引起SCD，此外，还包括心电异常，如长QT综合征，Brugada综合征等（表2-13-1）。

表 2-13-1　发生 SCD 的病因

冠心病	急性冠脉综合征，缺血性心肌病
心肌疾病	肥厚型心肌病，扩张型心肌病，左心室肥厚，心肌/包炎，高血压，致心律失常性右室心肌病，心脏瓣膜病，先天性心脏病
原发性心电异常	长QT综合征，Brugada综合征，预激综合征，特发性室速/室颤，电解质紊乱，药物尤其抗心律失常药物的致心律失常作用

二、病理

冠状动脉粥样硬化是SCD最常见的病理表现。心脏性猝死患者也可见左心室肥厚，左心室肥厚可与急性或慢性心肌缺血同时存在。

三、病理生理

导致心脏骤停的病理生理机制最常见或最主要为快速性室性心律失常（室颤和室速），

其次为缓慢性心律失常或心室停顿，较少见的为无脉性电活动（PEA）。致命性快速心律失常包括心室颤动和持续室速，两者均可导致心脏泵血不足，不能满足全身脏器血液供应。

四、临床表现

心脏性猝死的临床经过大致可由四个时期组成，即前驱期、终末事件期、心脏骤停与生物学死亡。根据患者具体情况，各期表现可出现明显差异。

1. 前驱期 在猝死前数天至数月，部分患者可出现胸痛、气促、疲乏、心悸等非特异性症状。较多患者可无前驱表现，瞬即发生心脏骤停。不幸的是，由于前驱症状既不典型亦无特异性，并不能引起患者及医务人员的足够重视。

2. 终末事件期 此期典型的表现包括：严重胸痛，急性呼吸困难，突发心悸或眩晕等，自瞬间至持续 1 小时不等。

3. 心脏骤停 心脏骤停后由于全身脏器血流量急剧减少，可出现：意识丧失，伴随有局部或全身性抽搐，初期可出现呈叹息样或短促痉挛性呼吸，随后呼吸停止。皮肤苍白或发绀，瞳孔散大，二便失禁。

4. 生物学死亡 心脏骤停发生后，大部分患者将在 4～6 分钟内开始发生不可逆脑损害，随后经数分钟过渡到生物学死亡。心脏骤停发生后即刻实施心肺复苏和尽早除颤，是避免发生生物学死亡的关键。

五、心脏骤停的处理

抢救成功的关键是尽早进行心肺复苏（CPR）和尽早进行复律治疗。心肺复苏分为初级心肺复苏和高级心肺复苏。《2015 年 AHA 心肺复苏及心血管急救指南》指出，成功的 CPR 需要一整套协调的措施，各个环节紧密衔接，即组成 5 环生存链：立即识别心搏骤停并启用急救系统；即时进行心肺复苏、着重于胸外按压；快速除颤；有效的高级生命支持；综合的心搏骤停后治疗。2015 年新颁布的指南将生存链分为两链：院内救治体系和院外救治体系（图 2－13－1）。其具体步骤如下。

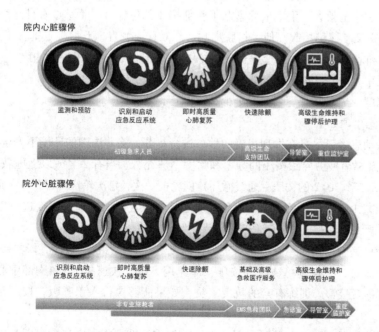

图 2－13－1　院内心脏骤停（IHCA）与院外心脏骤停（OHCA）生存链

（一）心脏骤停的识别

当患者意外发生意识丧失时，首先需要迅速判断患者的反应，观察皮肤颜色，有无呼吸运动或呼吸是否正常（是否只有喘息），可以拍打或摇动患者，并大声问"你还好吗"。新版指南不再强调检查脉搏是否正常，因为即使是受过培训的施救者单独检查脉搏也常不可靠，而且需要额外的时间。因此，假如患者无反应，意识丧失，没有呼吸或呼吸不正常（即只有喘息），应立即开始CPR。

（二）呼救

在不延缓实施心肺复苏的同时，应设法（打电话或呼叫他人打电话）通知急救医疗系统（EMS）。新版指南强调施救者可在不离开患者身边的情况下启动紧急反应（即调度员通过手机指导施救者进行施救）。

（三）初级心肺复苏

即基础生命活动的支持（BLS），一旦确立心脏骤停的诊断，应立即进行。其主要措施包括开通气道、人工呼吸和人工胸外按压，被简称为ABC（airway，breathing，circulation）三部曲。至2010年AHA指南强调先进行胸外按压（C），再行保持呼吸道通畅（A）和人工呼吸（B）的操作，即CPR的程序是C-A-B。首先应该保持正确的体位，将患者仰卧在坚固的平面上，施救者在患者的一侧进行复苏。

1. 胸外按压

（1）迅速将患者仰卧于硬板床或地上，解开衣领。如为软床，身下应垫一硬板，以保证按压有效，但不要为了寻找或放置硬板而延误抢救时间。

（2）抢救者体位　抢救者跪在患者身旁（在院外）或者站在患者床旁（在院内），根据患者所处位置的高低采用跪式或用脚凳等不同体位。

（3）按压部位　胸骨中下1/3交界处。具体定位方法是：抢救者以靠近患者足侧手的食指和中指沿肋弓向中间滑移至两侧肋弓交点处，即胸骨下切迹，然后将食指和中指横放在胸骨下切迹的上方，食指上方的胸骨正中部即为按压区。

（4）按压方法　抢救者一手掌根部紧贴于胸部按压部位，另一手掌放在此手背上，两手平行重叠且手指交叉互握稍抬起，使手指脱离胸壁。双臂应绷直，双肩中点垂直于按压部位，利用上半身体重和肩、臂部肌肉力量垂直向下按压。按压和放松的时间大致相等。

（5）按压频率　100-120次/分钟。按压与呼吸之比为30:2。

（6）按压幅度　成人胸骨下陷深度至少5cm，但不超过6cm。

胸外按压注意事项如下。

（1）不宜搬动患者，尽量在发现患者的地方进行复苏，除非周围的环境不安全。

（2）为避免施救者疲劳导致按压的频率和深度不够充分，当有2名或以上施救者在场时，应每2分钟（或每5个30:2的按压-通气循环）就轮换一次，每次轮换要在5秒内完成。

（3）尽可能减少胸外按压的中断及避免过度通气，以足够的速率及深度进行按压，允许每次按压间隙胸廓完全回弹。

（4）按压力度适宜　用力不宜过重、过猛，以免造成肋骨骨折；过轻，影响按压效果。

（5）非专业人员，只强调单纯胸外按压，即"用力按，快速按"，在胸部中心按压，直至患者被专业救护者接管。训练有素的救援人员，如果能够执行人工呼吸，按压和呼吸比例按照30:2进行。

（6）预防并发症的发生，如肋骨骨折、血胸、气胸、肺挫伤、心包积血或填塞、肝脾破裂或脂肪栓塞等。

心肺复苏注意事项如下表2-13-2。

表 2 - 13 - 2　心肺复苏注意事项

施救者应该	施救者不应该
以 100 至 120 次每分钟的速率实施胸外按压	以少于 100 次每分钟或大于 120 次每分钟的速率按压
按压深至少达到 2 英寸（5 厘米）	按压深度小于 2 英寸（5 厘米）或大于 2.4 英寸（6 厘米）
每次按压后让胸部完全回弹	在按压间隙倚靠在患者胸部
尽可能减少按压中的停顿	按压中断时间大于 10 秒
给予患者足够的通气（30 次按压后 2 次人工呼吸，每次呼吸超过 1 秒，每次须使胸部隆起）	给予过量通气（即呼吸次数太多，或呼吸用力过度）

2. 开通气道　心脏骤停后，患者意识丧失，会厌部肌张力下降，肌肉松弛，常可导致舌根后坠，气道阻塞。现场徒手开放气道的方法有：仰头抬颏法（此法适用于没有头或颈部创伤的患者），托下颌法。

开放气道之前，应先清除患者口腔内异物、呕吐物及分泌物，患者存在呕吐物时，应将患者头偏向一侧，避免呛咳或阻塞气道，保持呼吸道通畅，有假牙者应取出假牙。

3. 人工呼吸　开放气道后，尽快判断患者是否存在呼吸，若无呼吸或呼吸减弱，应立即实施人工通气，判断及评价时间不应超过 10 秒。

首先进行两次人工呼吸，每次持续吹气时间 1 秒以上，保证足够的潮气量使胸廓起伏。人工呼吸期间尽量避免停止胸外按压。心脏骤停最初，因体内存在暂存的氧气，胸外按压较人工呼吸更为重要。气管内插管是建立人工通气的最好方法。当时间或条件不允许时，可以采用口对口、口对鼻或口对通气防护装置呼吸。无论是单人还是双人进行心肺复苏时，按压和通气的比例为 30∶2，交替进行。人工呼吸中应避免过度通气。

（四）进一步生命支持

进一步生命支持（advanced cardiac life support，ACLS）主要是在 BLS 基础上应用辅助设备及特殊技术，建立和维持有效的通气和血液循环，识别及治疗心律失常，建立有效的静脉通路，改善并保持心肺功能及治疗原发疾病。也可称为是高级心肺复苏。包括气管插管、除颤、各种临床监测、药物治疗等。高级心肺复苏应与初级心肺复苏同时进行。

1. 呼吸支持

（1）吸氧　在 SCD 最初几分钟后，组织缺氧逐步加重，为提高动脉血氧分压，在复苏的开始阶段主张吸入纯氧，并逐步调整吸氧浓度至最低水平，以保持动脉血氧饱和度大于等于 94%，避免氧中毒的发生。吸氧可通过各种人工气道给予，必要时使用呼吸机辅助通气。高级气道建立后，应每 6 秒钟给予一次通气（8 ~ 10 次/分），不需暂停胸外按压。

（2）辅助呼吸　如患者无自主呼吸或呼吸减弱，条件允许的情况下，应尽快行气管插管。气管插管之前可使用通气的辅助设备包括面罩、气囊 - 活瓣装置、自动运送呼吸器、口咽及鼻咽导气管等。

2. 电除颤　心室颤动（VF）是目击的心脏骤停患者最常见的初始心律。不能得到及时有效的除颤治疗是 SCD 高病死率的主要原因，从心搏骤停到除颤的时间与存活率呈负相关，3 分钟得到除颤，有 74% 的患者存活，3 分钟后存活率下降至 49%。有研究表明，对目击的心脏骤停患者立即施行 CPR，多数人能够存活且无神经功能障碍，特别是发生心脏骤停后 5 ~ 10 分钟内除颤者。为了给患者最大的生存机会，发生心脏骤停的第一时间内必须进行以下三步：启动急救医疗服务系统（EMSS）、实施 CPR、进行电除颤。目睹发生院外心脏骤停且现场有自动体外除颤器（AED），施救者应从胸外按压开始心肺复苏，并尽快使用 AED。2015 年 AHA 指南建议在发生有目击者心搏骤停概率相对较高的公共区域（例如：机场、赌场、体育场馆）推广 AED 项目。对于院内心脏骤停并有心电监护的患者，从心室颤动到给予电击的时间不应超过3分钟，并且应在等待除颤器就绪时进行心肺复苏。

手动除颤器操作步骤：①接通电源，确定"非同步"放电。②电极板涂以导电糊或包上盐水纱布。③选择能量水平及充电：单相波除颤器首次除颤能量360J，双相波除颤器应首先使用120～200J，避免对心肌细胞造成损伤。④电极板位置放置：常采取前－侧位和前－后位。前－侧位是指前电极放在胸骨右缘右锁骨下方，侧电极放在左乳头外侧，电极的中心位于腋中线上。前－后位是指前电极放在胸骨左缘第3～4肋间，后电极放在左肩胛下角处。⑤确定所有人员离开病床后，同时按压两个电极板"放电"按钮。⑥放电后立即给予2分钟CPR（不需中断胸外按压检查心律和脉搏），然后观察心电波形，了解除颤效果。无效者，可准备再次除颤。

除颤时注意事项：①两电极间距离应大于10cm，电极之间的皮肤必须擦干，两电极间不应有导电糊相连，否则会导致电流短路，使电流通过皮肤而不流经心脏。②进行单次电击之后应立即进行5个周期CPR（约2分钟），而不是连续电击以除颤。③如果首次双相波电击没有成功消除心室颤动，则后续电击至少应使用相当的能量级别；如果可行，可以考虑使用更高能量级别。④对于使用植入式起搏器和除颤器的患者，应避免将植入装置纳入放电范围内，可采用前后位进行除颤，避免对其造成损伤。

3. 心电监测 在建立人工呼吸和人工循环后，为评估患者生命体征及监护心电活动情况，在患者转运及住院期间应进行连续的心电监测直至病情稳定。

4. 药物治疗 心脏骤停期间，药物治疗的主要目的是促进有灌注的自主心律的恢复和维持。心脏骤停患者在进行心肺复苏时应尽早开通静脉通路。若患者静脉通路建立相对困难，可采用中心静脉给药、骨通道给药、气管内给药等。应注意：卒中或急性冠脉综合征溶栓后是中心静脉置管的相对禁忌证。复苏药物治疗主要包括血管加压药及抗心律失常药物。

肾上腺素（血管加压药）是CPR的首选药物，可用于电击无效的室颤及无脉室速、心脏停搏或无脉性电生理活动。严重低血压时可以给予去甲肾上腺素、多巴胺、多巴酚丁胺。联合使用加压素和肾上腺素，相比使用标准剂量的肾上腺素在治疗心脏骤停时没有优势。而且，给予加压素相对仅使用肾上腺素也没有优势。因此，为了简化流程，已从成人心脏骤停流程中去除加压素。

胺碘酮（抗心律失常药物）是心脏骤停期间一线的抗心律失常药。有关ROSC后使用利多卡因的研究存在矛盾，不建议常规使用利多卡因。一项观察性研究表明，心脏骤停后施用β受体阻滞剂可能会比不用β受体阻滞剂效果更好。尽管这项观察性研究还不足以成为将其建议为常规疗法的有力证据，但因室颤/无脉性室性心动过速导致心脏骤停而入院后，可以考虑尽早开始或继续口服或静脉注射β受体阻滞剂。

缓慢性心律失常、心室停顿的处理不同于室颤，给予基础生命支持后，立即尝试识别和治疗引起心脏骤停的可逆性可治疗的原因。通常首先使用肾上腺素，接着可应用阿托品。建议可同时采用体外装置或可心内起搏导管起搏心脏。

尖端扭转型室速引起的心脏骤停采用静脉注射镁剂、起搏或异丙肾上腺素治疗并去除诱发药物。

另外，纳洛酮可有效的拮抗β－内啡肽介导的各种效应，提高平均动脉压和脑血流灌注压，促进苏醒。如果有疑似危及生命的、与阿片类药物相关的紧急情况，可以考虑给予纳洛酮。

（五）复苏后处理

心肺复苏后的处理原则和措施包括维持有效的循环和呼吸功能，特别是脑灌注，预防再次心脏骤停，维持水、电解质和酸碱平衡，防治脑水肿、急性肾衰竭和继发感染等，其中重点是脑复苏，开始有关提高长期生存和神经功能恢复治疗。

1. 维持有效循环 应进行全面的心血管系统及相关因素的评价，仔细寻找引起心脏骤停的原因，尤其是否有急性心肌梗死发生及电解质紊乱存在，并作及时处理。在复苏后，建议立即确认并矫正低血压症状。如果患者血流动力学状态不稳定，则需要评估全身循环血容量状况和心室功能。对危重患者常需放置肺动脉漂浮导管进行有创血流动力学监测。

2. 维持呼吸　自主循环恢复后，患者可有不同程度的呼吸系统功能障碍，一些患者可能仍然需要机械通气和吸氧治疗。呼气末正压通气（PEEP）对肺功能不全合并左心衰的患者可能很有帮助，但需注意此时血流动力学是否稳定。临床上可以依据动脉血气结果和（或）无创监测来调节吸氧浓度、PEEP值和每分钟通气量。持续性低碳酸血症（低PCO_2）可加重脑缺血，因此应避免常规使用高通气治疗。

3. 防治脑缺氧和脑水肿　亦称脑复苏。脑复苏是心肺复苏最后成功的关键。主要措施包括：①降温：体温以33℃～34℃为宜；②脱水：应用渗透性利尿剂配合降温处理，以减轻脑组织水肿和降低颅内压；③防治抽搐；④高压氧治疗：有条件者应早期应用；⑤促进早期脑血流灌注：抗凝以疏通微循环，用钙拮抗剂解除脑血管痉挛。

4. 防治急性肾衰竭　防治急性肾衰竭应注意维持有效的心脏和循环功能，避免使用对肾有损害的药物。

5. 其他　及时发现和纠正水电解质紊乱和酸碱失衡，防治继发感染。对于肠鸣音消失和机械通气伴有意识障碍患者，应该留置胃管，并尽早地应用胃肠道营养。

六、心脏骤停的预后

心脏复苏成功的预后与患者左心室功能及基础病因密切相关。患者左心室功能越好，基础病因越轻，病变面积越小，预后越好，死亡率越低。继发于急性大面积心肌梗死及血流动力学异常的心脏骤停，即时死亡率高达59%～89%，心脏复苏往往不易成功。即使复苏成功，亦难以维持稳定的血流动力学状态。

七、预防

SCD的预防仍然是医学界面临的最大难题。目前的预防策略分为两大范畴，即一级预防和二级预防。

一级预防的重点是潜在的、可能引起SCD的心律失常，目的在于降低猝死发生率。决定预防效果的关键是高危人群的识别。基础病因（如急性心肌缺血、扩张型心肌病等）、病史、临床症状、左室射血分数（EF值）、动态心电图、心率变异度、心内电生理检查均可用于高危人群的识别。

二级预防是针对既往发生过严重心脏事件（如心脏骤停、心肌梗死等）的幸存者。预防措施如下。

1. 抗心律失常药　β受体阻滞剂具有抗心律失常、抑制激活的交感神经、扭转心室重构等特性，已证实可降低急性心肌梗死及心力衰竭患者的总死亡率和SCD发生率；ACEI及ARB类药物主要机制为抑制血管紧张素系统，多项大型临床试验证明ACEI类药物可显著降低心力衰竭患者的病死率；醛固酮受体拮抗剂亦可降低心力衰竭患者的总死亡率；胺碘酮能降低心律失常性死亡，但不能改变总死亡率。一般认为胺碘酮是可靠和安全的，且与β受体阻滞剂疗效互补。

2. 植入式心脏复律除颤器（ICD）　ICD治疗是目前仅有的、以循证医学为基础的、适用于致命性心律失常幸存者的SCD防治方案。多项随机试验证实，在降低自发性、致命性心律失常患者死亡率方面，ICD优于Ⅲ类抗心律失常药或β受体阻滞剂，故目前倾向于首选ICD。

自1980年Michael Mirowski在巴尔的摩首次应用植入式心脏复律除颤器（ICD）以来，迄今为止，在世界范围内已植入ICD 200000台。在经历了多项重要临床试验之后，最近公布的多中心全自动除颤器植入试验Ⅱ（MADITⅡ）进一步评价了 ICD 对陈旧性心肌梗死、LVEF <30% 患者的有益作用。在平均 20 个月的随访期间，常规治疗组死亡率为 19.8%，ICD 组为 14.2%。MADITⅡ结果使美国心脏病学院修订了 ICD 植入指南，并将 ICD 列为一级预防措施。ICD 缺点主要为价格昂贵。

3. 其他措施 对原发性电生理异常者，可选择射频消融、β 受体阻滞剂或左侧交感神经切断术；LQTS、W－P－W 综合征和不同类型 VT 可经射频消融治愈。Brugada 综合征的最佳选择仍为 ICD 疗法。

 本章小结

现阶段，心源性猝死仍为国际面临的一个重大问题。心源性猝死的病因较为广泛，前驱症状不明显，因此早期心肺复苏就显得极为重要。一方面，一旦发现患者昏迷，无意识，呼吸暂停或急促应立即呼叫急救人员，实施初级心肺复苏，条件允许时可即刻实施高级心肺复苏。另一方面，心源性猝死的预防较为重要，包括药物预防、ICD 治疗及手术治疗，其中，ICD 治疗为首选治疗。

 思考题

1. 心脏骤停的病理生理机制是什么？
2. 心脏骤停的处理包括哪些内容？

（王 睿）

第十四章　心脏血管神经症

心脏血管神经症（cardiovascular neurosis）又称 Da Costa 综合征、心脏神经官能症、劳力综合征、自主神经功能紊乱、神经血循环衰竭。心脏血管神经症是指以心血管疾病的有关症状为主要表现的临床综合征。大多发生于中、青年，20～50 岁女性较多见，脑力劳动者多于体力劳动者，尤其多见于更年期妇女。随着社会的发展，人们生存竞争压力的增强以及生活节奏的加快，心脏血管神经症患者的发病率一直呈上升趋势。心脏血管神经症患者一般没有明显的器质性病变，心理方面对于心血管神经症患者的影响越来越明显。患者的常见心理障碍集中在抑郁、焦虑、恐惧、紧张、失眠等，其中抑郁、焦虑是缺血性心脏病发生的独立危险因素，由于患者发病后要承受着身心方面的双重痛苦，对其工作与生活均可产生较大的影响。

一、病因和发病机制

目前心血管神经症病因尚不清楚，可能与神经类型、环境因素和性格有关。常由于焦虑、紧张、情绪激动、精神创伤等因素的作用，中枢的兴奋和抑制过程发生障碍，受自主神经调节的心血管系统也随着发生紊乱，引起了一系列交感神经张力过高的症状。

精神心理问题可导致自主神经紊乱、内皮功能受损、异常增高的炎性反应，促进平滑肌细胞异常增殖及迁移、血栓形成，增加心源性猝死风险，促进动脉粥样硬化发展。

二、临床表现

心血管神经症的主要特征就是自主神经症状，涉及到循环、呼吸以及神经系统等方面，具体描述如下。

1. **呼吸及循环系统症状**　心悸、胸闷、呼吸不畅、胸痛。
2. **自主神经功能紊乱症状**　出汗、手抖、手足麻木、尿频、大便次数增多、便秘等。
3. **神经系统症状**　头晕乏力、失眠厌食、头痛、腰酸背痛、低热疲惫等一系列相关症状。
4. **精神系统症状**　焦虑、抑郁、情感冷漠、紧张恐惧、犹豫多疑等症状。

三、诊断和鉴别诊断

通常情况下，根据患者心血管功能失调的症状较多，同时又缺少阳性体征，可以考虑诊断为心血管神经症。但需要注意的是，必须尽可能将器质性心脏病进行排除。由于目前临床上针对心血管神经症还缺少量化诊断标准，一些误诊和漏诊的现象还是时有发生，下面阐述的辅助诊断方法可能帮助进一步诊断心血管神经症。

1. 精神学定式检查 心血管神经症属于神经症，主要表现：抑郁、疑症、神经衰弱等方面的精神障碍。同时，该病也是躯体障碍的一种，因此，可以根据精神学定式对患者进行辅助诊断。

2. 心率变异性检查 心率变异性（HRV）是公认的判断心脏自主神经活动的常用的定量指标。心脏血管神经症患者 HRV 改变以白天明显，夜间则与正常人无明显差异。

3. 心得安（普萘洛尔）运动试验 运动试验反应的是心血管功能的复合信息。运动试验阳性可见于心脏神经症（包括受体高敏综合征）、某些药物的影响或正常的年青人，尤以女性多见。

4. 心率减速力检查 心率减速力作为一种检测自主神经功能的新技术，通过测定 24 小时心率的整体趋向性以及减速能力，定量评估被检者的迷走神经张力的高低。

5. 倾斜试验 倾斜试验一般用于诊断血管迷走性晕厥，具有比较高的特异性。通常，血管迷走性晕厥的患者会有心脏收缩、血管扩张的症状，会伴有强烈的心前区不适感，甚至是心悸。对于心血管神经症患者可能是一个比较安全简便的辅助诊断方法。

四、治疗

治疗以心理治疗为主，药物治疗为辅。

症状较轻者，以心理治疗为主。心理暗示疗法及认知自助疗法等方法，引导患者正确认识疾病、消除患者的心理焦虑、树立战胜心理疾病的信心，鼓励适当活动与体育锻炼。

症状较严重者，伴有交感神经系统亢进者，予β-受体阻滞剂如美托洛尔、比索洛尔降低交感神经活性。伴有焦虑或睡眠障碍者，可使用抗焦虑药物，苯二氮草类如阿普唑仑、丁螺环酮等，此类药物对心电图、血压、心率等均无影响。伴有抑郁症状者，主张抗抑郁治疗，如三环类抗抑郁药物，长期使用可出现心律失常、传导阻滞、体位性低血压甚至猝死等副作用。

绝经期妇女可短阶段使用雌激素替代治疗，每月服尼尔雌醇 2～5mg。

心血管神经症的治疗可以采用"双心医学"方案，双心医学（psychocardiacology）是指通过控制精神心理疾患从而干预心血管系统疾病的转归。具体指在改善生活方式及予以抗焦虑或抗抑郁药物的基础上加用心理暗示疗法或认知自助疗法等。心理暗示疗法指：采用倾听、疏导、启发、劝解等方法提供心理同情和支持，让患者了解心脏病患者的特点；认知自助疗法是通过提高患者认知能力，教导患者通过自助技巧来减轻自身的心理紧张，从而摆脱应激事件的恐惧、消除患者的疑病心理、树立战胜心理疾病的信心。

本章小结

心脏血管神经症一般没有明显的器质性病变，但合并心血管疾病症状，治疗以心理治疗为主，药物治疗为辅。

思考题

1. 心脏血管神经症的定义。
2. 心脏血管神经症的症状有哪些？

（郑泽琪）

第三篇

消化系统疾病

第一章 总 论

消化系统疾病包括食管、胃、肠、肝、胆、胰以及腹膜、肠系膜、网膜等脏器的疾病。消化系统疾病属常见病。在我国，胃癌和肝癌的病死率在恶性肿瘤病死率排名中分别位于第二和第三位，近年大肠癌、胰腺癌患病率有明显上升趋势。消化性溃疡是最常见的消化系疾病之一，近年来可能由于根除幽门螺杆菌（Helicobacter pylori，H. pylori）治疗方法的普及而致复发率降低等原因，就诊人数有所减少。慢性乙型病毒性肝炎和肝炎后肝硬化在我国一直相当普遍。酒精性肝病和酒精性肝硬化在西方国家相当常见，而近年在我国亦渐见增多。随着社会发展，我国疾病谱也在发生变化。以往在我国关注不多的胃食管反流病和功能性胃肠病，近年来已引起我国消化病学界的高度重视。炎症性肠病以往属西方国家常见病，在我国少见，而近年来在我国发病不断增加。非酒精性脂肪性肝病业已成为我国常见慢性肝病之一。

第一节 消化系统疾病诊断与基本操作技能

尽管影像学检查在消化系统疾病的诊断中起着关键性的作用，但是，病史、症状、体征及常规实验室检查依然十分重要，在全面分析这些资料的基础上，才能有针对性地选择恰当的影像学及有关特殊检查，以求既能尽快作出正确的诊断，又能减少各种检查给患者带来的精神负担并节省医疗资源。

（一）病史与症状

病史采集在消化系统疾病诊断中占有相当重要的地位，不少消化系统疾病典型症状可以为诊断提供重要线索乃至作出临床诊断；也有不少疾病虽有明显症状却不伴有明显体征。病史采集要掌握消化系统疾病问诊的要领，务求细致，因为不少症状发生在大多数消化系统疾病中，但同一症状在不同疾病往往有其不同的特点，腹痛便是典型的例子。因此针对主要症状，要尽可能了解其诱因、起病情况、发病经过（急性还是慢性、间歇还是持续等）、用药的反应等，要详细了解其部位、性质、程度、时间、加剧和缓解的规律，以及所伴随的其他症状等。此外，患者的年龄、性别、籍贯、职业、经济状况、精神状态、饮食及生活习惯、烟酒嗜好、接触史以及家族史等对诊断亦有相当意义。

消化系统疾病的症状很多，包括吞咽困难、恶心、呕吐、嗳气、反酸、烧心感、食欲不振、早饱、腹胀、腹痛、腹泻、便秘、腹块、里急后重、黄疸、呕血、黑粪、便血等。各种症状的临床意义可参阅《诊断学》有关章节。不同消化系疾病有不同的主要症状及不同的症状组合，个别症状在不同疾病也有其不同的表现特点。

（二）体格检查

既要重视腹部检查，又要注意全身系统检查。如：观察面部表情可提示腹痛是否存在及其严重程度；口腔溃疡及关节炎可能与炎症性肠病有关；皮肤黏膜的表现如色素沉着、黄疸、瘀点、瘀斑、蜘蛛痣、肝掌等是诊断肝病的重要线索，左锁骨上淋巴结肿大见于胃肠道癌转移。重点进行腹部检查，要全面、细致。视诊常能提供重要线索，如腹部膨隆提示腹水或肠胀气，腹壁静脉曲张提示门脉高压（但要查血流方向以与下腔静脉阻塞鉴别），胃肠型和蠕

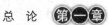

动波提示肠梗阻等。腹部触诊十分重要，医师要采用训练规范的手法并通过长期临床实践提高检查的技术及积累经验。腹壁紧张度、压痛和反跳痛对腹痛的鉴别诊断至关重要；腹腔脏器的触诊可能发现脏器的相关疾病；触到腹部包块时应详细检查其位置、大小、形状、表面情况、硬度、活动情况、触痛及搏动感等。叩诊发现移动性浊音提示已有中等量的腹水。听诊时注意肠鸣音的特点对急腹症的鉴别诊断及消化道活动性出血的诊断有帮助；腹部的血管杂音有时会有特殊的诊断价值。需强调肛门直肠指检在胃肠道疾病诊断中的重要性，尤其对便血、腹泻、便秘、下腹痛的患者更是必要，这能发现大多数的直肠肿瘤及胃肠道恶性肿瘤的盆腔转移。

（三）实验室和其他检查

1. 化验检查　血液常规检查可反映有无脾功能亢进、有无恶性贫血等。粪便常规检查是胃肠道疾病的一项重要常规检查，粪便的肉眼观、隐血试验、显微镜下检查可为诊断提供重要资料，对肠道感染、某些寄生虫病有确诊价值，必要时可作细菌培养以确定致病菌；隐血试验阳性是消化道出血的重要证据。血沉可作为炎症性肠病、肠或腹膜结核的活动性指标。包括血清酶学测定在内的肝功能试验可从某一侧面反映肝损害的情况。血、尿胆红素检查可初步鉴别黄疸的性质。血、尿淀粉酶测定对急性胰腺炎诊断有重要价值。各型肝炎病毒标志物检测可确定肝炎类型。甲胎蛋白对于原发性肝细胞癌有较特异的诊断价值，而癌胚抗原等肿瘤标志物对结肠癌和胰腺癌具有辅助诊断和估计疗效的价值。某些血清自身抗体测定对恶性贫血、原发性胆汁性肝硬化、自身免疫性肝炎等有重要的辅助诊断价值。消化道激素如胃泌素测定对某些胃肠内分泌细胞肿瘤引起的消化系疾病有诊断价值。腹水常规检查可大致判断出腹水系渗出性或漏出性，结合生化、细胞学及细菌培养对鉴别肝硬化合并原发性细菌性腹膜炎、结核性腹膜炎和腹腔恶性肿瘤很有价值。幽门螺杆菌的检测可采用血清学、胃黏膜活检标本作尿素酶试验、组织学检查、培养、涂片革兰染色镜下观察，以及 ^{13}C 或 ^{14}C 尿素呼气试验等。

2. 内镜检查　内镜检查是 20 世纪消化病学革命性的进展，现已成为消化系疾病诊断的一项极为重要的检查手段。应用内镜可直接观察消化道腔内的各类病变，并可取活组织作病理学检查，还可将之摄影、录像留存以备分析。根据不同部位检查的需要分为胃镜、十二指肠镜、小肠镜、结肠镜、腹腔镜、胆道镜、胰管镜等。其中，以胃镜和结肠镜最为常用，可检出大部分的常见胃肠道疾病。胃镜或结肠镜检查时镜下喷洒染色剂，即染色内镜，可判别轻微的病变，提高早期癌的诊断，如结合放大内镜，早期癌的诊断水平可进一步提高。应用十二指肠镜插至十二指肠降段可进行逆行胰胆管造影（ERCP），是胆系、胰管疾病的重要诊断手段并可同时进行内镜下治疗。经内镜导入超声探头，即超声内镜检查，可了解黏膜下病变的深度、性质、大小及周围情况，并可在超声引导下进行穿刺取样活检。新近发明了胶囊内镜，受检者吞服胶囊大小的内镜后，内镜在胃肠道进行拍摄并将图像通过无线电发送到体外接收器进行图像分析，该检查对以往不易发现的小肠病变诊断有特殊价值，如小肠出血、早期克罗恩病（crohn 病）等。小肠镜的发明大大改进了小肠镜插入深度，逐渐成为小肠疾病诊断的重要手段。

3. 影像学检查

（1）超声检查　B 型实时超声普遍用于腹腔内实体脏器检查，因为无创性且检查费用较低，在我国被用作首选的初筛检查。B 超可显示肝、脾、胆囊、胰腺等，从而发现这些脏器的肿瘤、囊肿、脓肿、结石等病变，并可了解腹水及腹水量，对腹腔内实质性肿块的定位、大小、性质等的判断也有一定价值。B 超对靠近腹壁的结构观察较理想，如胆囊结石诊断的敏感度可达 90% 以上，观察胆总管有无扩张可初步作出肝内、外梗阻的判断。但 B 超信号易受腹壁脂肪及胃肠气体影响，因此对肥胖者、胃肠胀气明显者检查准确性受影响，尤其对腹膜后结构如胰腺影响最大。此外，B超还能监视或引导各种经皮穿刺，进行诊断和治疗。彩色多普勒超声可观察肝静脉、门静脉、下腔静脉，有助于门静脉高压的诊断与鉴别诊断。

（2）X线检查　普通X线检查依然是诊断胃肠道疾病的常用手段。腹部平片可判断腹腔内有无游离气体、钙化的结石或组织以及肠曲内气体和液体的情况。通过胃肠钡剂造影、小肠钡灌造影、钡剂灌肠造影等X线检查，可观察全胃肠道；气-钡双重对比造影技术能更清楚地显示黏膜表面的细小结构，从而提高微小病变的发现率。通过这些检查可发现胃肠道的溃疡、肿瘤、炎症、静脉曲张、结构畸形以及运动异常等，对于膈疝和胃黏膜脱垂的诊断优于内镜检查。口服及静脉注射X线胆系造影剂可显示胆系结石和肿瘤、胆囊浓缩和排空功能障碍，以及其他胆道病变，但黄疸明显者显影不佳，因此应用受到限制。经皮肝穿刺胆管造影术，在肝外梗阻性黄疸时可鉴别胆管的梗阻部位和病因，尤其适用于黄疸较深者。近年，数字减影血管造影技术的应用提高了消化系疾病的诊断水平，如门静脉、下腔静脉造影有助于门静脉高压的诊断及鉴别诊断，选择性腹腔动脉造影有助于肝和胰腺肿瘤的诊断和鉴别诊断以及判断肿瘤范围，并可同时进行介入治疗，此外，对不明原因消化道出血的诊断也有相当重要的价值。

（3）电子计算机X线体层显像（CT）和磁共振显像（MRI）　该类检查因其敏感度和分辨力高，可反映轻微的密度改变，对病灶的定位和定性效果较佳，因此在消化系病的诊断上越来越重要。CT对腹腔内病变，尤其是肝、胰等实质脏器及胆系的病变如肿瘤、囊肿、脓肿、结石等有重要诊断价值；对弥漫性病变如脂肪肝、肝硬化、胰腺炎等也有较高诊断价值。对于空腔脏器的恶性肿瘤性病变，CT能发现其壁内病变与壁外病变并明确有无转移病灶，对肿瘤分期也有一定价值。MRI因所显示的图像反映组织的结构而不仅是密度的差异，因此对占位性病变的定性诊断尤佳。近年，应用螺旋CT图像后处理可获得类似内镜在管腔脏器观察到的三维和动态图像，称为仿真内镜；MRI图像后处理可进行磁共振胰胆管造影术（MRCP），用于胆、胰管病变的诊断；磁共振血管造影术（MRA）可显示门静脉及腹腔内动脉。上述CT或MRI图像后处理技术为非创伤性检查，具有诱人的应用前景，其中MRCP已成为一项成熟的技术，临床上可代替侵入性的逆行胰胆管造影（ERCP）用于胰胆管病变的诊断。

（4）正电子发射体层显像（PET）　PET反映生理功能而非解剖结构，根据示踪剂的摄取水平能将生理过程形象化和数量化，近年用于消化系统肿瘤的诊断、分级和鉴别诊断均有重要价值，可与CT和MRI互补提高诊断的准确性。

4. 活组织检查和脱落细胞检查

（1）活组织检查　取活组织作组织病理学检查具有确诊价值，对诊断有疑问者尤应尽可能做活检。消化系统的活组织检查主要是内镜窥视下直接取材，如胃镜或结肠镜下对食管、胃、结直肠黏膜病变组织，或腹腔镜下对病灶取材。超声或CT引导下细针穿刺取材也是常用的方法，如对肝、胰或腹腔肿块的穿刺。也可较盲目地穿刺取材，如采用1秒钟穿刺吸取法作肝穿刺活检，经口导入活检囊盲目钳取小肠黏膜等。手术标本的组织学检查也属此范畴。

（2）脱落细胞检查　在内镜直视下冲洗或擦刷胃肠道、胆道和胰管，检查所收集的脱落细胞，有利于发现该处的癌瘤。收集腹水找癌细胞也属此范畴。

5. 脏器功能试验　如胃液分泌功能检查、小肠吸收功能检查、胰腺外分泌功能检查、肝脏储备功能检查等分别用于有关疾病的辅助诊断。

6. 胃肠动力学检查　对胃肠道动力障碍性疾病的诊断有相当价值。目前临床上常做的有包括食管、胃、胆道、直肠等处的压力测定、食管24小时pH监测、胃排空时间及胃肠经过时间测定等。

7. 剖腹探查　对疑似重症器质性疾病而各项检查又不能肯定诊断者可考虑剖腹探查。

第二节 消化系统疾病治疗

消化系统包括消化道、肝、胆、胰、腹膜等器官组织，不同部位的不同疾病，病因、发病机制、病理生理过程有很大不同，治疗亦各异，但也有一些共同的特点。消化系统疾病的治疗一般分为一般治疗、药物治疗、手术或介入治疗三大方面。

（一）一般治疗

1. 饮食营养 消化系统是食物摄取、转运、消化、吸收及代谢的重要场所，消化系统病变影响上述生理功能，而不当的饮食又会加重疾病过程，因此饮食和营养在治疗中占相当重要地位。应视疾病部位、性质及严重程度决定限制饮食甚至禁食，有梗阻病变的还要给予胃肠减压。由疾病引起的食欲下降、呕吐、腹泻、消化吸收不良，再加上饮食限制，会导致营养障碍以及水、电解质、酸碱平衡紊乱，因此支持疗法相当重要，注意给予高营养而且易消化吸收的食物，必要时静脉补液及补充营养物质，甚至全胃肠外营养或全胃肠内营养（要素饮食）。烟、酒、某些刺激性食物、某些引起过敏的食物会诱发或加重病情，在一些疾病中应避免之。

2. 生活安排与精神心理治疗 一方面因为功能性胃肠病相当常见；另一方面不少器质性消化系统疾病在疾病过程中亦会引起功能性症状，而精神紧张或生活紊乱又会诱发或加重器质性疾病，因此，精神心理治疗相当重要。措施包括向患者耐心解释病情、消除紧张心理，必要时予心理治疗，适当使用镇静药等。还要教育患者注意劳逸结合、合理安排作息生活。

（二）药物治疗

1. 针对病因或发病环节的治疗 有明确病因的消化系统疾病多为感染性疾病，如细菌引起的胃肠道炎症、胆系炎症、幽门螺杆菌相关性慢性胃炎等，这类疾病予以抗菌药物治疗多可被彻底治愈。大多数消化系统疾病病因未明，治疗上主要针对发病的不同环节，打断病情发展的恶性循环，促进病情缓解、改善症状和预防并发症的发生。如抑酸药物或促胃肠动力药治疗胃食管反流病、抑酸药或黏膜保护剂治疗消化性溃疡、抑制炎症反应药物治疗炎症性肠病、抗纤维化药物治疗早期肝硬化、血管活性药物治疗门静脉高压引起的食管胃底静脉曲张出血等。这类治疗有两个要点应予注意，一是由于发病机制及病理生理涉及多方面，因此强调综合治疗及不同时期治疗措施的合理选择；二是由于病因未被根本去除，因此缓解期往往需要维持治疗以预防复发。

2. 对症治疗 许多消化系统疾病的症状如腹痛、呕吐、腹泻等不但令患者经受难以忍受的痛苦，而且会导致机体功能及代谢紊乱，从而进一步加剧病情发展，因此在基础治疗未发挥作用时往往要考虑予以对症治疗。镇痛药、止吐药、止泻药及抗胆碱能药物是常用的对症治疗药物。但应注意，药物使用应权衡利弊，酌情使用，否则会影响基础治疗，如过强的止泻药用于急性胃肠感染会影响肠道有毒物质的排泄，在治疗重症溃疡性结肠炎时会诱发中毒性巨结肠。还要注意对症治疗有时因掩盖疾病的主要临床表现而影响临床判断，甚至延误治疗，如急腹症病因诊断未明者用强力镇痛药、结肠癌用止泻药等可能导致漏诊。

（三）手术治疗或介入治疗

手术治疗是消化系统疾病治疗的重要手段。对经内科治疗无效、疗效不佳或出现严重并发症的疾病，手术切除病变部位常常是疾病治疗的根本办法或最终途径，如肿瘤应及早切除，合并穿孔、严重大出血不止、器质性梗阻的消化道疾病常需要手术治疗，各种晚期肝病可考虑肝移植等。手术指征的掌握，应从病情出发，结合患者手术耐受的能力，考虑手术可能引起并发症和术后复发的风险，权衡利弊，综合考虑。近年在消化内镜下进行的"治疗内镜"

技术发展迅速，涉及食管狭窄扩张术及食管支架放置、消化道息肉切除术、食管胃底静脉曲张止血（硬化剂注射及皮圈套扎术）以及非静脉曲张上消化道出血止血治疗（局部药物喷洒、局部药物注射、微波、激光、热探头止血、血管夹钳夹等）、早期胃癌和早期食管癌黏膜切除术、十二指肠乳头括约肌切开术、胆道碎石和取石术、胆管内、外引流术、经皮内镜下胃造瘘术、经口内镜下肌切开术（POEM）等。血管介入技术如经颈静脉肝内门体静脉分流术（TIPS）治疗门脉高压及狭窄血管支架置入术治疗 Budd – Chiari 综合征、肝动脉栓塞化疗（TAE）治疗肝癌等。B 超引导下穿刺进行引流术或注射术治疗囊肿、脓肿及肿瘤亦得到广泛应用。以往需外科手术的许多消化系统疾病可用创伤较少的介入治疗替代，或与外科手术互相配合，从而大大开拓了消化系统疾病治疗的领域。

（吴开春）

第二章 胃食管反流病

胃食管反流病（gastroesophageal reflux disease，GERD）可以定义为由于胃内容物逆流到食管、口咽和（或）呼吸道，造成损伤或并发症，足以危害个体生活质量，诊治棘手，属于主诉性症状性疾病。GERD 是一种全球性疾病，其发病率地区差异较大，以北美、澳大利亚、大洋洲、北欧患病率最高，而东亚的患病率低于 10%，但在亚洲呈上升趋势。超重和肥胖是引起发病率上升的主要原因。GERD 的高患病率，给患者的工作效率和生活质量的方方面面带来不利影响，严重影响患者生活质量，影响饮食，影响睡眠。GERD 症状包括食管症状与食管外症状，烧心和反流是胃食管反流病最常见的典型症状，而胸痛、上腹痛、上腹烧灼感、嗳气等为胃食管反流病的不典型症状。食管外表现复杂多样，往往涉及多个系统、器官，临床误诊率较高。

一、GERD 分类、分型

GERD 可以根据是否存在食管糜烂进行分类：通过内镜检查没有食管糜烂的构成非糜烂性反流病（nonerosive reflux disease，NERD），又称内镜阴性的胃食管反流病；而内镜检查存在食管糜烂的构成糜烂性食管炎（EE）又称反流性食管炎（RE）。另外，还有一种特殊的胃食管反流病，正常食管黏膜远端任何部位的鳞状上皮被柱状上皮所取代，称为 Barrett 食管。按照疾病严重程度，反流性食管炎 RE 按照洛杉矶分型分为 LA - A、LA - B、LA - C、LA - D 四型。轻症病例比例较高，内镜阴性的 NERD 和 LA - A、B 级患者比例在 90%，Barrett's 食管和狭窄病例很少见；40 ~ 60 岁为高发年龄，随年龄增加发病率增加。男女发病无差异；但反流性食管炎 RE 中，男性多于女性（2 ~ 3 : 1）。

1. 反流性食管炎（reflux esophagitis，RE） Hamperl（1934）和 Winkelstein（1935）首次描述 RE 的病因和临床表现。内镜下可表现为食管黏膜糜烂、溃疡等炎症病变，食管炎和咽、喉、气道等食管以外的组织损害，称反流性食管炎。是因胃内容物胃酸和胃蛋白酶，十二指肠液胆汁和胰液反流入食管而引起的食管黏膜糜烂、溃疡等炎症。目前内镜下对 RE 的分类超过 30 多种，但尚无统一满意的分类方法，国内多采用 Los Angeles 分类法，分为 A - D 四级。A：黏膜破损局限于食管黏膜皱襞，长径 <0.5cm；B：黏膜破损局限于食管黏膜皱襞，相互不融合，但长径 >0.5cm；C：破损病灶在黏膜顶部有融合，但范围小于食管环周的 75%；D：破损融合，且范围大于食管环周的 75%。RE 的基本病理改变是：①食管鳞状上皮增生，包括基底细胞增生超过 3 层和上皮延伸；②黏膜固有层乳头向表面延伸，达上皮层厚度的 2/3，浅层毛细血管扩张，充血及出血；③上皮层内中性白细胞和淋巴细胞浸润；④黏膜糜烂或溃疡形成，炎细胞浸润，肉芽组织形成和纤维化。并发症：糜烂、出血、狭窄。

2. 内镜阴性的胃食管反流病（nonerosive reflux disease，NERD） NERD 被特别定义为：一种通过传统内镜检查未发现食管黏膜糜烂，而且近期没有酸抑制治疗，以反流相关症状棘手为特征的 GERD 亚类。NERD 的反流症状和那些经内镜检查证实的黏膜损伤患者一样严重。目前来说，NERD 是全球 GERD 最常见类型。

3. Barrett 食管 Barrett 食管（BE）是指内镜下表现为正常的食管黏膜远端的鳞状上皮被柱状上皮所取代，组织学证实的柱状内膜食管病变距离胃食管交界的最小长度范围为 1cm。根据病史、临床表现、内镜及病理活检可以得出诊断。这是目前 GERD 唯一可识别并发症，是胃食管连接部腺癌的发病基础，有恶变潜能。由于胃食管连接（gastrooesophagealjunction，GOJ）以上内镜下清楚可见（＞1cm）交界线上移，并且被病理学证明的食管黏膜。GOJ 的最简单标记方法是送入最小量空气时，纵行胃皱襞起始端作为 GOJ，也是标记 GOJ 最基本的要求。内镜报告应该根据布拉格标准采用最精简的数据来记录内镜下可见的食管柱状黏膜的整个环状上移的长度（C）和上移最大长度（M）以及柱状黏膜的岛状改变。Barrett 食管与食管腺癌相关，对于 Barrett 食管伴低度异型增生，应每隔 6 个月行内镜复查。对于 Barrett 食管伴高度异型增生（high grade dysplasia，HGD）者应行高分辨率内镜复查，并进行病理学确诊，以便行内镜下切除术（endoscopic resection，ER）。

二、发病机制

胃食管反流病是由多种因素造成的消化道动力障碍性疾病。抗反流防御机制减弱和反流物对食管黏膜攻击作用的结果。抗反流防御机制包括：抗反流屏障、食管对反流物的清除和黏膜对反流攻击作用的抵抗力。

1. 抗反流屏障减弱，LES 压力下降 食管和胃交界的正常解剖结构包括：食管下括约肌（LES），胃斜行肌纤维，膈肌脚，膈食管韧带，食管胃黏膜连接部的皱襞，食管和胃之间的夹角（His 角）和胃泡，腹部食管的存在等。食管与胃底间夹角称 His 角。在正常成人，该角为锐角；该处组织较游离，犹如活瓣称之 His 瓣。胃内压增高时，His 瓣贴向食管壁，阻止胃内容物返向食管，而届时食团依然能进入胃囊。上述结构和功能上的缺陷可造成胃食管反流。LES 在抗反流作用上最为重要，位于贲门口约 3~4cm 的下端食管，形成生理性的高压带，正常人静息时 LES 压为 10~30mmHg，防止胃食管反流。

影响 LES 压的因素：贲门失弛缓症手术后、某些激素（缩胆囊素、胰升糖素、血管活性肠肽等），食物（高脂肪、巧克力等），药物（钙离子拮抗剂、地西泮）等。腹内压增高（妊娠、腹水、呕吐、负重劳动等）以及胃内压增高（胃扩张、胃排空延迟等）。

增加 LES 压的因素：胃肠激素：胃泌素、胃动素、P 物质等；神经因素：α 肾上腺素能兴奋剂、β 肾上腺素能拮抗剂、胆碱能兴奋剂；食物：蛋白餐；其他：组胺、抗酸剂、促动力药、PGF2α、咖啡、增加腹压等。

一过性 LES 松弛（transit LES relaxation，TLESR）：指非吞咽情况下自发性 LES 松弛，松弛时间明显长于吞咽时 LES 松弛的时间，而且 LES 压的下降速率更快，LES 的最低压更低。TLESR 既是正常人生理性胃食管反流的主要原因，又是 LES 静息压正常的胃食管反流病患者的主要发病机制。

2. 反流物的清除功能下降，反流物对食管黏膜有攻击作用 具有攻击因子的反流物主要有：胃酸、胃蛋白酶、非结合胆盐和胰酶。胃酸、胃蛋白酶损害食道黏膜最强，黏膜上皮蛋白变性，同时胃蛋白酶呈火花状态消化上皮蛋白。反流物对食管黏膜攻击作用：反流物刺激食管黏膜受损程度与反流物的质、量及与黏膜的接触时间、部位有关。

食管对反流物具有清除功能：食物重力作用；食管运动（自发性蠕动和继发性蠕动性收

缩），唾液中和。吞咽动作诱发自发性蠕动，反流物反流入食管引起食管扩张并刺激食管引起继发性蠕动。食管蠕动和唾液产生异常可引起胃食管反流病。食管裂孔疝引起胃食管反流病，使食管对酸的清除降低。

3. 食管黏膜组织抵抗力下降，胃排空功能下降 食管黏膜屏障：食管上皮表面黏液、不移动水层和表面、复层鳞状上皮、黏膜下血液供应等结构。长期吸烟、饮酒以及抑郁等导致食管黏膜屏障作用下降。食管黏膜屏障作用下降导致反流性食管炎，影响 LES 压。胃食管反流病中仅有 48% ~79% 的患者发生食管炎症。胃食管反流餐后发生最多。反流频率与内容物的含量，成分及胃排空情况有关。

 案例讨论

　　临床案例 患者，男性，65 岁，胸痛二月就诊。胸骨下段为主，较局限，无放射痛，无胸闷、气急、心悸，含服硝酸甘油片症状无缓解，否认冠心病、高血压、糖尿病病史。胃镜：浅表性胃炎，选择性冠状动脉造影：未达冠心病标准。常规剂量服用 PPI 疗效不明显。

　　问题 1. 该患者需要作哪些实验室检查？

　　　　　 2. 该患者诊断首先考虑什么疾病？需要与什么疾病作鉴别？

　　　　　 3. 如何对该患者进行治疗？

三、临床表现

　　GERD 的发病情况可以通过社区采用症状调查问卷方法，了解反流 – 诱导的症状，胃镜诊断糜烂性食管炎，长期反流相关性并发症的情况而获得。GERD 蒙特利尔定义发作频率为至少每周 1 天。棘手的反流症状定义为每周发生 ≥2 次。中等至重度反流可能会严重影响日常活动，工作效率，睡眠和生活质量。

　　1. 典型症状 烧心和反流是 GERD 最常见的典型症状。烧心和反流诊断食管炎的敏感度为 30% ~76%，特异度为 62% ~76%。烧心定义为胸骨后烧灼感，反流定义为胃内容物向咽部或口腔方向流动的感觉。

　　2. 不典型症状及食管外症状 GERD 患者可以表现为多种不典型症状，表现为胸痛、上腹痛、上腹烧灼感、吞咽困难、消化不良、嗳气和癔球症等。食管外 GERD 症状可以归类为已确定与 GERD 相关的疾病和可能相关性疾病二种。2006 年 GERD 蒙特利尔共识意见认为：反流性咳嗽综合征、反流性喉炎综合征、反流性哮喘综合征和反流性牙侵蚀综合征与 GERD 明确相关，而咽炎、鼻窦炎、特发性肺纤维化和复发性中耳炎与之可能相关。这类患者往往反流相关的症状出现频繁且严重，由于有其他专科症状，往往误诊率高。

四、诊断与鉴别诊断

　　胃食管反流病的可引起类似于缺血性胸痛的表现，但心源性胸痛并不伴典型的烧心和反流症状。在进行胃食管反流的评估前，特别需要先排除心脏因素引起的心源性胸痛，进行鉴别诊断。非心源性胸痛（NCCP）以胃食管反流为最常见的病因，其他食管动力障碍性疾病如胡桃夹食管也是可能的病因。可以使用 PPI 进行诊断性治疗进行鉴别。

　　1. 典型症状可建立 GERD 初步诊断 质子泵抑制剂试验：应用双倍剂量 PPI 7 天对怀疑 GERD 的患者进行诊断性治疗，症状好转视为阳性。PPI 试验简便、有效，可作为 GERD 的初步诊断方法。对拟诊患者或疑有反流相关食管外症状的患者，尤其是上消化道内镜检查阴性时，可采用诊断性治疗。PPI 试验的敏感度较高，可达 78%，但是特异度略低。

2. 不典型症状需进行食管反流监测为诊断 GERD 提供客观证据 食管反流监测的方法包括食管 pH 监测、食管阻抗－pH 监测和无线胶囊监测。食管阻抗－pH 监测可提高单纯 pH 监测的敏感度，使其增至 90%；且有利于鉴别功能性烧心的患者。食管阻抗－pH 监测可以监测包括弱酸及弱碱反流在内的所有非酸反流。

3. 内镜检查 由于我国是胃癌和食管癌的高发国家，对具有反流症状的初诊患者，为了防止漏诊上消化道肿瘤，建议行内镜检查。对于已经出现报警症状或症状频繁、严重的患者，更应及早进行内镜检查。报警症状包括：进行性吞咽困难、吞咽痛、不明原因体重减轻、近期贫血、呕血或黑便、食管癌胃癌家族史、长期应用非甾体抗炎药、胃癌高发地区年龄 >40 岁者等。

4. 食管功能检查 食管测压检查可了解食管动力状态，可以对下食管括约肌定位，有利于置放食管反流监测导管；而且在进行抗反流手术前可以排除其他食管动力障碍性疾病，如贲门失弛缓症及硬皮病引起的严重食管动力低下等。因此，食管测压在临床上有利于评估食管功能。

五、治疗

综合治疗的原则，治疗的目的：缓解控制症状、愈合食管炎、预防并发症。

1. 生活方式的改变 减轻体质量和抬高床头可改善 pH 监测结果及反流症状。戒烟、避免睡前进食、避免食用可能降低下食管括约肌压力的食物，如咖啡、巧克力、辛辣或酸性食物、高脂饮食。

2. 药物治疗 质子泵抑制剂 PPI 是控制症状和愈合食管炎最有效的措施，PPI 是 GERD 治疗的首选药物。PPI 治疗分为诊断性治疗、初始治疗、维持治疗。初始治疗单剂量 PPI 治疗无效可改用双倍剂量，一种 PPI 无效可尝试换用另一种 PPI。在食管炎愈合率、愈合速度和反流症状缓解率方面，PPI 均优于 H_2 受体拮抗剂，是治疗 GERD 的首选药物。胃内 pH 值维持在 4 以上的时间与 8 周后患者的治愈率之间呈线性关系。70%～80% 的反流性食管炎 RE 患者和 60% 的非糜烂性反流病 NERD 患者经过 8 周 PPI 治疗后可获得完全缓解。换用另一种 PPI 治疗或将原有 PPI 剂量加倍两种方法，发现两种方法均可改善症状，无显著差异。在使用双倍剂量 PPI 时，应分两次分别在早餐前和晚餐前服用。研究显示，这样的给药方式与早餐前 1 次服用双倍剂量 PPI 相比，能更好地控制胃内 pH。

3. 疗程 分层诊断需分级治疗，根据病情维持治疗可选择按需治疗、间歇治疗、长期治疗。为了达到更理想的症状控制和食管炎愈合状态，PPI 治疗的疗程全少应为 8 周。PPI 停药后症状复发、重度食管炎（LA－C 和 LA－D 级）患者通常需要 PPI 长程维持治疗。2/3 的患者停药后症状易复发或加重，内镜随访发现，原有的糜烂会再次出现，症状复发的患者需要 PPI 维持治疗。维持治疗：方法包括按需治疗和长期治疗。而 PPI 维持治疗能很好地控制患者的症状。长期维持治疗的反流性食管炎患者黏膜愈合率（85%）明显高于按需治疗的（44.4%）。

NERD 及轻度食管炎（LA－A 和 LA－B 级）患者可采用按需治疗和间歇治疗。PPI 为首选药物，抗酸剂也是可选药物，NERD 及轻度食管炎（LA－A 和 LA－B 级）患者可采用按需治疗，能很好地控制症状。NERD 及无严重并发症的 GERD 患者通过按需或者间歇治疗。就依从性而言，按需治疗更有优势。

4. 药物剂量 对于合并食管裂孔疝的 GERD 患者以及重度食管炎（LA－C 和 LA－D 级）患者，PPI 剂量通常需要加倍。但部分患者采用双倍剂量的 PPI 治疗 8～12 周后，烧心和（或）反流等症状无明显改善称为难治性 GERD。

5. 抗反流手术 对于 PPI 耐药的 GERD 以及 PPI 治疗无效的难治性 GERD，可在权衡利弊后行外科手术治疗。腹腔镜下胃底折叠术是常用术式，能有效改善酸和弱酸反流，术后有较高的症状缓解率。外科治疗组的健康相关生活质量评分和反流相关生活质量评分均优于药物治疗组。抗反流手术是一种安全、有效的方法，可作为 PPI 治疗有效但需长期服药患者的另一种治疗选择。

（1）PPI 耐药的 GERD　反流症状服用 PPI 有效，但停药即复发，需要长期应用 PPI，提高胃内 pH 值，可能促进肠道菌群增生，从而增加难辨梭状芽孢杆菌感染的概率。对 PPI 需要长期服药的患者，抗反流手术是另一种治疗选择。

（2）PPI 治疗无效的难治性 GERD　原因众多，首先需检查患者的依从性，优化 PPI 的使用，进行食管阻抗 – pH 监测及内镜检查等评估，患者仍存在与症状相关的酸反流，考虑选择抗反流手术。难治性 GERD 主要原因包括：①持续的酸反流，可能原因为不正确的用药时间、患者的用药依从性差、病理性酸反流、PPI 快代谢、高分泌状态、解剖异常如巨大食管裂孔疝等；②持续的胃或十二指肠非酸反流；③食管黏膜完整性持续被破坏；④对酸、弱酸和气体反流的食管高敏感性。

6. 内镜治疗　内镜治疗 GERD 的手段主要分为射频治疗、注射或植入技术和内镜腔内胃食管成形术 3 类。其中射频治疗和经口不切开胃底折叠术（transoral incisionless fundoplication，TIF）是近年来研究的热点，但其长期疗效仍需进一步的研究证实。内镜治疗 Barrett 食管异型增生和早期食管腺癌，与食管切除术相比有着更好的性价比。内镜下射频消融技术，适用于扁平型高级别瘤变 HGD 和内镜切除术（ER）治疗后残余的 Barrett 食管。对于 HGD 或可见病灶的黏膜内癌，扁平型 HGD 或黏膜内癌，选择内镜下 ER 或射频消融技术，安全性更好，不良反应更小。

 本章小结

　　胃食管反流病（GERD）是由胃内容物反流引起不适症状和（或）并发症的一种疾病。可导致食管炎和咽、喉、气道等食管以外的组织损害，镜下可表现为食管黏膜糜烂、溃疡等炎症病变，称反流性食管炎。包括：反流性食管炎（RE）和内镜阴性的胃食管反流病（NERD，又称非糜烂性反流病）。反流性食管炎是因胃内容物（胃酸和胃蛋白酶），甚至十二指肠液（胆汁和胰液）反流入食管而引起的食管黏膜糜烂、溃疡等炎症。非糜烂性反流病的定义为出现不适的反流相关症状但缺乏内镜下黏膜损害的依据。胃食管反流病是由多种因素造成的消化道动力障碍性疾病，包括抗反流屏障、食管对反流物的清除和黏膜对反流攻击作用的抵抗力减弱，导致下食管括约肌（LES）压力下降、反流物对食管黏膜攻击、消化道动力障碍。烧心和反流是 GERD 最常见的典型症状。PPI 试验简便、有效，可作为 GERD 的初步诊断方法。食管反流监测为诊断 GERD 提供了客观证据。症状注意与心源性胸痛进行鉴别。

 思考题

1. 简述胃食管反流病的定义、典型的临床表现。

2. 简述胃食管反流病的诊断标准，需要与哪些主要疾病鉴别、鉴别的要点是什么？

3. 简述胃食管反流病质子泵抑制剂试验。

4. 胃食管反流病的治疗原则是什么？

（屠惠明）

第三章　胃　炎

第一节　急性胃炎

一、定义

急性胃炎指各种内因和外因引起的急性胃黏膜非特异性炎症，又称急性胃黏膜病变（acute gastric mucosal lesion，AGML）。AGML 并不是一种独立的疾病，而是以胃肠损害为主要病理生理学特征的临床综合征。在应激状态下或非应激性因素如酒精、药物等理化因素直接刺激下，胃黏膜发生程度不一的病理变化，内镜下表现为胃糜烂、浅表多处溃疡、急性糜烂性胃炎、急性出血性胃炎、消化道溃疡，甚至消化道穿孔。根据病情轻重将 AGML 分为轻症型的急性糜烂出血性胃炎和重症型的应激性溃疡（stress ulcer，SU）。轻症型预后良好。应激性溃疡是指机体在各类严重创伤、危重疾病或严重心理疾病等应激状态下，发生的急性胃肠道黏膜糜烂、溃疡等病变，严重者可并发消化道出血、穿孔，可使原有疾病的程度加重及恶化，增加病死率。在临床上需要早期识别 AGML，早期处理，避免病情进展。

二、病因

病因分为应激因素和非应激因素两大类。

（一）应激性因素

应激性因素包括严重心理应激以及多种危重疾病，可引起机体应激反应，导致急性胃炎的发生。严重心理应激主要包括：精神创伤和过度紧张。多种危重疾病是最常见的应激源，包括：严重烧伤；严重创伤（特别是重型颅脑外伤及各种困难、复杂大手术术后）；机械通气；全身严重感染；多器官功能障碍综合征或多器官功能衰竭；休克；心、肺、脑复苏术后；心脑血管意外等。神经系统应激性溃疡称为 Cushing 溃疡，烧伤引起的应激性溃疡称为 Curling 溃疡。AGML 伴发出血的高危因素及风险分级可参考表 3-3-1。

表 3-3-1　危重患者 AGML 的高危因素

高危因素	风险等级
1. 呼吸衰竭：机械通气时间≥48h	极高风险
2. 止凝血功能障碍	

高危因素	风险等级
3. 急性重症颅脑损伤	
4. 误服或进食刺激性药品或食物	
1. 重症感染	
2. 休克或低血压	
3. 肾功能障碍	
4. 肝功能障碍	
5. 精神创伤或外科手术	
6. 多器官功能障碍	
7. 创伤	高风险
8. 吸入性肺炎	
9. 肠梗阻	
10. 重大手术及术后状态	
11. 烧伤面积 > 整个体表面积的 35%	
12. 器官移植	
13. 使用皮质类固醇类药物	
14. ICU 住院时间延长	

（二）非应激性因素

非应激因素包括药物、乙醇、吸烟、进食刺激性食物、创伤和物理因素、胆汁反流、感染等。

1. 药物　药物性损伤是胃黏膜损伤常见的因素之一，主要包括阿司匹林等非甾体抗炎类药（NSAIDs）、氯吡格雷等抗血小板类药物、皮质类固醇等激素类药物、抗肿瘤及抗生素类药物。其中 NSAIDs 和阿司匹林等抗血小板类药物，可通过局部和全身作用造成胃黏膜损伤，其机制可能为：①对局部黏膜表面直接的损害；②全身前列腺素合成的抑制；③抗血小板凝集效应；④可能与白细胞功能和淋巴细胞的免疫调节有关。当阿司匹林与氯吡格雷联合应用（双抗治疗）时，消化道出血发生率明显高于单用一种抗血小板药物，其风险增加 2 ~ 3 倍。

2. 乙醇　乙醇分子式 C_2H_6O，俗称酒精，具有亲脂性和脂溶性，尤其是空腹及大量饮酒的情况下对胃黏膜损伤更为明显，可导致胃黏膜糜烂和胃黏膜出血。

3. 吸烟　烟草中的尼古丁通过直接及间接的机制造成胃黏膜损伤而产生急性胃黏膜病变，可促使胃酸分泌增多，抑制前列腺素合成，从而使胃黏膜黏液分泌减少。作用于迷走神经系统，破坏正常的胃肠活动，使幽门括约肌松弛，胆囊收缩，使碱性的胆汁易于返流入胃，以致破坏胃黏膜。

4. 进食刺激性食物、创伤和物理因素　过量进食辛辣刺激性食物、过快进食过烫过硬、剧烈恶心干呕、胃内硬质带刺异物、食管裂孔疝、胃接受大剂量放射线照射均可导致胃黏膜糜烂，甚至溃疡。

5. 胆汁反流　在施行了下半胃切除等降低幽门功能的手术，以及各种原因引起的幽门括约肌功能失调，造成含有胆汁、胰液等十二指肠内容物反流入胃，引起胆汁反流性胃炎。其特征性表现为腹部饱胀不适，中上腹持续烧灼感，胸骨后痛，呕吐物含胆汁。由于胃排空障碍，呕吐一般发生在晚间或半夜，呕吐物除胆汁外可伴有少量食物或血液。

6. 感染　进食污染沙门氏菌或金黄色葡萄球菌及其毒素的不洁食物，数小时至 24 小时内发病，表现为急性胃肠炎，多伴腹泻、发热，严重伴脱水、酸中毒或休克。中性粒细胞比例增加。

三、发病机制

急性胃炎发病机制主要为：胃黏膜防御功能降低，胃黏膜损伤因子增强，神经内分泌失调。AGML 病理生理学机制（图3-3-1）与全身性的神经体液内分泌因素有关，即机体在应激状态下中枢促甲状腺素释放激素（thyrotropin releasing hormone，TRH）释放增加，通过副交感神经介导，促进胃酸与胃蛋白酶原分泌，使下丘脑调控垂体等内分泌腺体的功能出现障碍，造成胃黏膜微循环障碍，胃黏膜屏障受损，迷走神经异常兴奋，壁细胞激活，胃黏膜内脂质过氧化物含量升高和氧自由基产生增加等后果，从而导致胃黏膜病变。

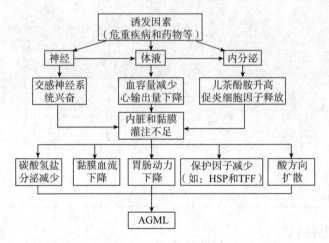

HSP：热休克蛋白；TFF：三叶因子家族肽［4，16］

图3-3-1　AGML 的病理生理学机制

 案例讨论

临床案例　患者王某，男性，70 岁。不慎被开水大面积烫伤。入院时 T：37.5℃，HR：125 次/分。Bp：135/80mmHg，WBC：1.5×10^9/L，N：0.90。GLU：10mmol/L（空腹血糖 3.9～6.0mmol/L 为正常）。2～3 日后出现上腹部不适，伴黑便两次。大便潜血阳性。

问题　1. 该患者为什么出现黑便，其发病机制如何？

2. 该患者诊断首先考虑什么疾病？需要与什么疾病作鉴别？

3. 该患者需要作哪些进一步检查？如何对该患者进行治疗？

四、临床表现

（一）临床特征

多数急性起病，症状轻重不一。

1. 急性糜烂出血性胃炎　起病急，病程短，症状较轻，上腹饱胀、隐痛、纳差、嗳气、恶心，患者常无明显的前驱症状，有的呈一过性改变，需要 24 小时内急诊胃镜检查确诊。预后良好。

2. 应激性溃疡 SU　存在明显的应激源或严重的原发病，应激源及原发病的程度越重，SU 的发生率也越高，病情越凶险，病死率越高。SU 发生大多集中在原发疾病发生的 3～5 天内，少数可发生在 2 周左右。主要表现为呕血或黑便与失血性休克的症状。SU 发生穿孔时，可出现急腹症的症状与体征，需要外科急诊处置。

（二）内镜特征

1. 糜烂出血性胃炎　内镜下病变表现较浅，为多发性出血点、出血斑或斑片状血痂，病变以胃底、胃体部最多，也可见于胃窦、食管、十二指肠及空肠。

2. 应激性溃疡 SU　内镜下病变较深，形态以多发性糜烂、溃疡为主，溃疡深度可至黏膜下层、固有肌层，甚至达浆膜层。

五、诊断

1. 临床诊断　①病史病因：有药物、激素、酒精及手术、烧伤、脑血管意外、精神创伤等危重应激因素；②临床症状：有上腹部疼痛、饱胀、反酸、食欲减退、恶心呕吐、呕血、便血或失血性休克症状。对于无显性出血的患者，胃液或粪便潜血试验阳性、不明原因血红蛋白浓度降低，应考虑有 AGML 伴出血的可能。有应激源相关病史及相关危险因素、在原发病后 2 周内出现上消化道出血症状、体征及实验室检查异常，即可拟诊 SU，突发性剧烈腹痛提示应激性溃疡穿孔。

2. 确定性诊断　内镜检查是诊断 AGML 和明确出血来源的金标准及最可靠的方法。在患者生命体征平稳的情况下，应尽早行床旁急诊内镜检查。内镜检查发现糜烂、溃疡等病变存在，病变以多发性黏膜糜烂、溃疡为主，深度可至黏膜下、肌层及浆膜层，并可能见到渗血或大出血，即可确诊。

3. 危险分层　根据患者病情严重程度和是否具有死亡风险，将患者分为危险性 AGML 患者和非危险性 AGML 患者，AGML 伴有高危基础疾病或严重消化道出血，甚至穿孔的患者，易导致多器官功能损害进一步加剧，增加死亡风险，为危险性 AGML 患者，其余为非危险性 AGML 患者。

六、治疗

（一）非危险性 AGML 的治疗

1. 去除病因，治疗原发病，对症处理　临床上多见于老年心血管疾病患者正在接受抗血小板治疗，应停用抗血小板药物的服用，去除应激性因素和治疗原发病是治疗 AGML 的关键，并进一步对症处理：①抗血小板药物主要包括阿司匹林及其他非甾体抗炎药，对环氧合酶的抑制作用持久且不可逆，停药后 7 天以上才能产生新的正常血小板，恢复血小板功能，对紧急患者首先推荐输注新鲜血小板。②抗凝药物主要是对华法林作用的纠正，华法林效果可以被维生素 K 完全阻断，维生素 K 给予 6 小时后开始发挥作用，一般需要 12 ~ 24 小时逆转止凝血功能障碍。维生素 K 可以口服、皮下注射、肌内注射或静脉注射，多国指南推荐 5mg 口服或 5 ~ 10mg 缓慢静脉推注（＞30 分钟）。③原发和继发纤维蛋白原减少的患者，替代疗法是此类患者治疗的关键。血浆来源的纤维蛋白原浓缩物为首选，在其无法获得紧急情况时，也可以考虑应用冷沉淀和新鲜冰冻血浆替代疗法。

2. 抑酸剂、抗酸药减少胃酸对胃黏膜的损害　抑酸治疗是治疗 AGML 出血的基础。主要是质子泵抑制剂 PPI 及 H_2 受体拮抗剂 H_2RA。轻症可以 qd 或 bid 口服治疗。抗酸药主要有氢氧化铝、铝碳酸镁、磷酸铝凝胶等，可口服或从胃管内注入。

3. 加强胃黏膜保护治疗　主要的胃黏膜保护剂有聚普瑞锌颗粒、铝碳酸镁咀嚼片、硫糖铝、前列腺素 E 等。硫糖铝对胃内酸度影响小，并可吸附胃蛋白酶和胆酸，改善胃黏液 – 黏膜屏障和黏膜血流，防治再灌注损伤和 AGML，用药时间不少于 2 周。

（二）危险性 AGML 的治疗

危险性 AGML 主要风险为消化道大出血及消化道穿孔。

1. 补液输血 AGML 患者一旦发生出血，应输血、补液，维持患者血流动力学稳定和生命体征的平稳。首选抑酸剂 PPI 针剂，迅速提高胃内 pH≥6，以促进血小板的聚集和血栓的溶解，创造胃内止血的必要条件。内镜检查前静脉使用 PPI，可降低内镜检查时出血征象高危患者的比例，以及接受内镜治疗患者的比例。在急诊胃镜检查的同时，发现活动性出血、裸露血管或黏附血凝块的患者，选择内镜下治疗止血，术后继续给予静脉 PPI 治疗。生长抑素及生长抑素类似物可以在减少局部出血位置血流的同时，通过抑制胃泌素而起到抑制胃酸的作用。常用的有生长抑素有 8 肽、14 肽及伐普肽等，可与 PPI 联合应用治疗严重的急性上消化道出血。出血停止后应继续应用抑酸药物，直至溃疡愈合。推荐使用药物有 PPI、H_2RA 等。

2. 内镜治疗 内镜不仅可以诊断急性胃黏膜病变，明确出血部位和病变性质，同时进行术中内镜下止血治疗。在患者生命体征平稳时，应及时进行急诊内镜，进行局部药物喷洒如凝血酶、肾上腺素、黏膜保护剂、孟氏液等，内镜下注射止血、钛夹夹闭、电热钳凝固，小动脉出血可选择蝴蝶夹 OTSC 止血等，实际应用中可选择多种方法联合止血，提高急诊止血效果。

3. 介入治疗或外科手术治疗 早期治疗的重点在于紧急器官功能评估和功能复苏及支持、多科协作、及时外科干预。消化道穿孔时伴有细菌移位进而导致病情进展，出现多器官功能障碍及衰竭。消化道大出血时失血量较大，可能出现内科难以控制的消化道出血、继发性失血性休克、多器官功能障碍及衰竭。经药物和内镜治疗仍不能有效止血者，可考虑进行介入治疗和外科手术治疗。

4. 应激性溃疡 SU 的预防 对于高危并发应激性溃疡患者，重视 SU 的预防。具高危情况者以及同时具有以下任意两项危险因素时也应考虑使用预防药物：①ICU 住院时间 > 1 周；②粪便隐血持续时间 > 3 天；③大剂量使用糖皮质激素（剂量 > 氢化可的松 250mg/d）；④合并使用非甾体类抗炎药。PPI 是预防 SU 的首选药物，推荐在原发病发生后以标准剂量 PPI 静脉滴注，每 12 小时 1 次，至少连续 3 天，当患者病情稳定、可耐受肠内营养或已进食、临床症状开始好转或转入普通病房后改为口服用药或逐渐停药。预防包括两方面：①术前预防：对拟做重大手术的患者，可在手术前开始应用口服质子泵抑制剂 PPI 或组胺 – 2 受体拮抗剂 H_2RA 以提高胃内 pH。②对严重创伤、高危人群的预防：PPI 比 H_2RA 更能持续稳定的升高胃内 pH，降低 SU 相关出血风险的效果明显优于 H_2RA。AGML 患者可伴有不同程度的消化道出血，应该重视对止凝血功能的调整，预防 AGML 非危险性转化为危险性。措施包括：停止使用影响止凝血功能的药物如阿司匹林、非甾体抗炎药华法林；补充相应缺乏的凝血因子。

七、预后

多数胃黏膜糜烂和出血可自行愈合及止血，少数患者黏膜糜烂可发展为溃疡，并发症增加，但通常对药物治疗反应良好。SU 关键在于预防，对合并有危险因素的危重症患者应作为预防的重点。积极处理基础疾病和危险因素，消除应激源，加强胃肠道监护，应尽早肠内营养。

第二节　慢性胃炎

慢性胃炎是各种病因所致的胃黏膜慢性炎性反应，主要是单个核细胞浸润，以淋巴细胞、浆细胞浸润为主时称为慢性胃炎。由于肠型胃癌的发生与慢性萎缩性胃炎、肠上皮化生、上皮内瘤变（intraepithelial neoplasia）相关。所以将慢性胃炎分为慢性萎缩性胃炎及慢性非萎缩性胃炎。我国慢性萎缩性胃炎的患病率较高，2011 年由中华医学会消化内镜学分会组织开展了一项横断面调查，纳入 10 个城市、30 个中心、共计 8907 例有上消化道症状、经胃镜证实的慢性胃炎患者。结果表明：慢性非萎缩性胃炎最常见（59.3%），其次是慢性非萎缩或萎缩性胃炎伴糜烂（49.4%），慢性萎缩性胃炎比例高达 23.2%。慢性胃炎特别是慢性萎缩性胃炎的患病率一般随年龄增加而上升，性别差异不大。

一、病因及发病机制

慢性胃炎的发生原因复杂，并且与多种内因外因相关，是由 Hp 感染、环境因素和遗传因素共同作用的结果。白细胞介素 –1B 等细胞因子基因多态性宿主因素，吸烟及高盐饮食等环境因素，毒力基因 Hp 因素的协同作用，决定了 Hp 感染相关性胃炎的类型以及萎缩和肠化的发生与发展。

1. Hp 感染　Hp 幽门螺杆菌感染或海尔曼螺杆菌（Helicobacter heilmannii）感染会引起慢性胃炎。Hp 感染是 Hp 相关性慢性胃炎的主要病因。Hp 感染几乎都会引起胃黏膜活动性炎性反应，长期感染后部分患者可发生胃黏膜萎缩和肠化。Hp 相关性慢性胃炎有 2 种常见类型：全胃炎胃窦为主胃炎和全胃炎胃体为主胃炎。前者胃酸分泌增加，发生十二指肠溃疡的危险性增加；后者胃酸分泌减少，发生胃癌的危险性增加。根除 Hpylori 可使部分患者的消化不良症状得到改善。根除 Hp 可消除 Hp 相关性慢性胃炎活动性，使慢性炎性反应程度减轻，防止胃黏膜萎缩和肠化进一步发展；可使部分患者的萎缩得到逆转。海尔曼螺杆菌感染也可引起胃黏膜相关淋巴样组织（mucosa – associated lymphoid tissue，MALT）淋巴瘤。结节状胃炎（nodular gastritis）的胃黏膜病理组织以大量淋巴滤泡为主，Hp 的感染率可接近 100%，多见于年轻女性。

2. 其他因素　除 Hp 感染外，胆汁反流、药物、自身免疫性等因素也可引起慢性胃炎。水土中含过多硝酸盐和亚硝酸盐、过多摄入食盐、微量元素比例失调、吸烟、长期饮酒、缺乏新鲜蔬菜与水果及所含的必要营养素，经常食用霉变、腌制、熏烤和油炸食品等快餐食物，有胃癌家族史，均可增加慢性萎缩性胃炎患病风险或加重慢性萎缩性胃炎甚至增加癌变可能。其中自身免疫性胃炎又称为 A 型胃炎，以胃体、胃底炎症为主，Hp 相关性慢性胃炎为 B 型胃炎，以胃窦炎症为主。A 型、B 型胃炎的鉴别见表 3 – 3 – 2。

表 3 – 3 – 2　A 型、B 型胃炎的鉴别

	B 型	A 型
发病率	常见	少见
病因	HP 感染为主	自身免疫反应
恶性贫血	–	+
胃酸	正常或增多	缺乏
血清促胃液素	↓	↑
抗壁细胞抗体	–	+
抗内因子抗体	–	+

 案例讨论

　　临床案例　张先生中上腹胀痛，嗳气 2 年余，有胃癌家族史，精神较为紧张，患者自服药物，症状反复。

　　问题　1. 该患者诊断首先考虑什么疾病？

　　　　　　2. 该患者需要作哪些进一步检查？

　　　　　　3. 需要与什么疾病作鉴别？如何对该患者进行治疗？

二、临床表现

多数慢性胃炎患者无任何症状。部分有症状者可出现上腹痛、饱胀等消化不良症状，但缺乏非特异性。消化不良症状的有无和严重程度与慢性胃炎无相关性，与内镜所见及胃黏膜的病理组织学分级无明显相关性。

三、诊断

（一）症状和体征

多数慢性胃炎患者无任何症状，即使有症状和体征，也缺乏特异性，因此症状体征均不作为诊断依据。

（二）胃镜及胃黏膜活检

慢性胃炎的确诊主要依赖胃镜检查和胃黏膜活检，尤其是病理活检的诊断价值更大。根据病变分布，内镜下慢性胃炎可分为胃窦炎、胃体炎、全胃炎胃窦为主或全胃炎胃体为主。

1. 内镜表现 内镜将慢性胃炎分为慢性非萎缩性胃炎即慢性浅表性胃炎及慢性萎缩性胃炎两大基本类型。如同时存在平坦或隆起糜烂、出血、黏膜皱襞粗大或胆汁反流等征象，则可依次诊断为慢性非萎缩性胃炎或慢性萎缩性胃炎伴糜烂、胆汁反流等。

（1）萎缩性胃炎 内镜下可见黏膜红白相间，以白相为主，皱襞变平甚至消失，部分黏膜血管显露；可伴有黏膜颗粒或结节状等表现。结合色素染色和特殊光放大内镜对内镜下胃炎病理分类有一定帮助。萎缩性胃体炎可由 Hp 感染或自身免疫所致。

（2）非萎缩性胃炎 内镜下可见黏膜红斑、以红相为主，黏膜出血点或斑块、黏膜粗糙伴或不伴水肿、充血渗出等基本表现。糜烂性胃炎有平坦型和隆起型 2 种，前者表现为胃黏膜有单个或多个糜烂灶，其大小从针尖样到最大径数厘米不等；后者可见单个或多个疣状、膨大皱襞状或丘疹样隆起，最大径 5 ~ 10mm，顶端可见黏膜缺损或脐样凹陷，中央有糜烂，又称疣状胃窦炎。

（3）特殊类型胃炎 特殊类型须结合病因和病理，称为化学性胃炎、放射性胃炎、淋巴细胞性胃炎、肉芽肿性胃炎、嗜酸细胞性胃炎及其他感染性疾病所致者等。胆汁反流也是一种特殊类型的胃炎。幽门括约肌功能不全导致胆汁反流入胃，后者削弱或破坏胃黏膜屏障功能，使胃黏膜遭到消化液作用，产生炎性反应、糜烂、出血和上皮化生等病变。

2. 活检病理 内镜应规范化操作并留取各部位四个象限的图片，用内镜进行筛查发现病灶，并进行活检。内镜所见的黏膜炎性变化，需结合病理诊断进行确诊。也可选择内镜检查对可疑病灶进行化学染色、电子染色及放大内镜检查并靶向活检。为判断萎缩性胃炎的部位和程度，活检重点部位应位于可疑病灶处及胃窦小弯、胃窦大弯、胃角、胃体小弯、胃体大弯。活检组织取出后尽快福尔马林固定。慢性胃炎观察内容包括 5 项组织学变化和 4 个分级。5 项组织学变化包括 Hp 感染、慢性炎性反应（单个核细胞浸润）、活动性（中性粒细胞浸润）、萎缩（固有腺体减少）、肠化（肠上皮化生）。4 个分级包括 0 提示无，＋提示轻度，＋＋提示中度，＋＋＋提示重度。参见图 3 - 3 - 2 "直观模拟评分法（visual analogue scale）"。

3. 监测、随访 由于萎缩性胃炎存在癌变的可能，因此监测随访有利于及时发现早期胃癌，提高早期胃癌的检出率。慢性萎缩性胃炎尤其是伴有中重度肠化或上皮内瘤变者，属于癌前状态，要定期进行内镜精查和病理组织学检查随访，中至重度萎缩并伴有肠化的慢性萎缩性胃炎 1 年左右随访 1 次，不伴有肠化或上皮内瘤变的慢性萎缩性胃炎可酌情内镜和病理随访。伴有低级别上皮内瘤变，根据内镜和临床情况缩短至 6 个月左右随访 1 次；而精查发现高级别上皮内瘤变，须进行内镜下黏膜剥离术 ESD 或手术治疗。

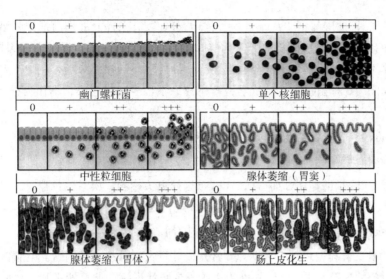

图 3 - 3 - 2　直观模拟评分图

（三）检测 Hp

慢性胃炎的诊断应力求明确是否存在 Hp 感染。检测幽门螺杆菌的方法分为侵入性和非侵入性两种，前者需通过胃镜取胃黏膜组织进行检测，主要包括快速尿素酶试验，Hp 细菌培养，组织学检查；后者包括^{13}C 或^{14}C 尿素呼气实验，血清 Hp 抗体测定，粪便 Hp 抗原检查。C^{13} - 呼气试验作为主要的检测方法，其原理是：幽门螺旋杆菌内的尿素酶，可将尿素分解为 CO_2。当胃内 Hp 遇到吞下的^{13}C 标记的尿素，就会把它分解成$^{13}CO_2$，$^{13}CO_2$ 经胃肠道吸收经血液循环到达肺后随呼气排出。因此只要收集呼出的气体，即可准确地判断有无 Hp 感染。侵入性检查需在胃镜下取胃黏膜，进行幽门螺杆菌检测。Hp 细菌培养及药敏试验结果将为个体化精准抗幽门螺杆菌提供依据。血清学抗体检测不代表现症感染。

（四）实验室检查

重度萎缩性胃炎胃体胃炎患者表现为胃酸明显减少。拟诊自身免疫性 A 型胃炎者建议检测血清胃泌素、维生素 B_{12} 以及壁细胞抗体、内因子抗体等。在慢性胃炎中，胃体萎缩者血清胃泌素 MG_{17} 水平显著升高，胃蛋白酶原 PG I 或胃蛋白酶原 PG I 和 PG II 的比值降低；胃窦萎缩者，前者降低，后者正常；全胃萎缩者则两者均降低。因此，血清胃泌素 MG_{17} 以及胃蛋白酶原 PG I 和 PG II 的检测有助于判断胃黏膜有无萎缩和萎缩的部位。

四、治疗

（一）治疗目的

慢性胃炎的治疗目的是缓解症状和改善胃黏膜炎性反应。治疗应尽可能针对病因，遵循个体化原则。无症状、Hp 阴性的慢性非萎缩性胃炎无需特殊治疗；但对慢性萎缩性胃炎，特别是严重的慢性萎缩性胃炎或伴有上皮内瘤变者应注意预防其恶变，应在胃镜筛查的基础上，进行胃镜精查，早期干预治疗。

（二）根除 Hp

Hp 相关性胃炎，根除 Hp 可能减缓癌变进程和降低胃癌发生率，但最佳的干预时间为胃癌前病变发生前：包括萎缩、肠化和上皮内瘤变。Hp 阳性的慢性胃炎有胃黏膜萎缩、糜烂或消化不良症状者，推荐根除 Hp 首选四联疗法。因克林霉素等耐药率高，标准三联疗法根除率显著降低，故在传统三联疗法的基础上加了铋剂，有助克服抗生素耐药。四联疗法即质子泵抑制剂 + 2 种抗菌药物 + 铋剂。推荐方案：埃索美拉唑 20mg bid、克拉霉素 250mg bid、甲硝唑 400mg bid，枸橼酸铋钾 480mg/d，疗程 10 ~ 14d。有条件开展幽门螺杆菌培养 + 药敏的医院，建议在药敏指导下选择精准个体化清除幽门螺杆菌的方案，提高幽门螺杆菌清除率，减少药物副作用，缩短病程，更符合卫生经济学的要求。治疗结束后停用 PPI 4 周检测幽门螺杆菌阴性为幽门螺杆菌根除。血清学检查抗体，不代表现症感染，不作为根除 Hp 的检测方法。

（三）抑酸剂、H₂受体拮抗剂或质子泵抑制剂 PPI

抗酸或抑酸治疗对愈合慢性胃炎糜烂和消除反酸和上腹痛症状有效。抑酸剂、H₂受体拮抗剂作用短暂，PPI 抑酸作用强而持久。PPI 可选择奥美拉唑、埃索美拉唑、兰索拉唑、雷贝拉唑和泮托拉唑等，可根据病情或症状严重程度进行选择。

（四）促动力药、消化酶制剂、胃黏膜保护剂

1. 促动力药　胃排空迟缓，胃动力异常是慢性胃炎不可忽视的因素。上腹饱胀、恶心或呕吐，促动力药可改善上述症状，并可防止或减少胆汁反流。如莫沙必利、盐酸伊托必利和多潘立酮等。存在胆汁反流者还可以联合应用有结合胆酸作用的铝碳酸镁制剂，可增强胃黏膜屏障并可结合胆酸，从而减轻或消除胆汁反流所致的胃黏膜损害。

2. 消化酶制剂　慢性胃炎伴腹胀、纳差等消化不良症状，可应用消化酶制剂如复方阿嗪米特、米曲菌胰酶、各种胰酶制剂等缓解相应症状。

3. 胃黏膜保护剂　硫糖铝、替普瑞酮、吉法酯、瑞巴派特、依卡倍特等可改善胃黏膜屏障，促进胃黏膜糜烂愈合。

（五）抗抑郁药或抗焦虑药

精神心理因素与慢性胃炎、消化不良症状发生相关，睡眠障碍或有明显精神因素者，常规治疗无效和疗效差者，应考虑综合治疗缓解症状，进行精神心理治疗、抗抑郁或抗焦虑治疗。

（六）中医中药及逆转治疗

胃复春等中成药具有行气活血、清热解毒作用，能改善胃黏膜病变部位血液循环状态，消除炎症，促进黏膜再生的作用。某些具有生物活性功能的维生素，如维生素 C 以及微量元素硒可能降低胃癌发生的危险度。对于部分体内低叶酸水平者，适量补充叶酸可改善慢性萎缩性胃炎病理组织状态而减少胃癌的发生。

（七）慢性萎缩性胃炎合并胃癌癌前状态的干预治疗

慢性萎缩性胃炎的胃癌癌前状态包括肠上皮化生和上皮内瘤变。肠上皮化生指胃黏膜被肠型黏膜所代替。肠化有小肠型和大肠型。大肠型又称不完全肠化。胃黏膜的肠上皮化生作为慢性萎缩性胃炎的主要病变组成，是否为癌前病变，尚难定论，但它与胃癌发生有密切关系，这已是共识。属于癌前状态的一些术语很多，如异型增生、不典型增生、上皮内非浸润性肿瘤等，2000 年出版的 WHO 肿瘤分类中已明确将胃黏膜的癌前病变根据细胞的异型和结构的紊乱程度分为低级别及高级别上皮内瘤变两级。在第二次的维也纳国际会议上取得了较为一致的意见，即把胃黏膜从反应性增生到浸润性癌的系列变化分为反应性增生、不能确定的上皮内瘤变（即难以区分是反应性增生还是异型增生）、低级别上皮内瘤变、高级别上皮内瘤变及浸润性癌五大类，将过去在诊断中最易出现分歧的重度异型增生、原位癌甚至可疑浸润性癌均明确地归属于高级别上皮内瘤变，统称高级别上皮内瘤变。目前，低级别上皮内瘤变的处理缺乏统一的指导原则，大多数学者建议对其进行密切的定期内镜随访而无须特殊处理。由于高级别上皮内瘤变与浸润性癌关系十分密切，因此一旦明确诊断最好进行手术切除。建议进行内镜切除术（黏膜切除术 EMR、黏膜剥离术 ESD）。

五、预后

慢性胃炎的转归包括逆转、持续稳定和病变加重、癌变。持续 Hp 感染可能导致慢性萎缩性胃炎。Hp 相关性胃窦炎易发生十二指肠溃疡，多灶萎缩者易发生胃溃疡。不伴有 Hp 持续感染者的多数慢性非萎缩性胃炎患者病情较稳定。慢性萎缩性胃炎多数稳定，但反复或持续 Hp 感染、不良饮食习惯等均为加重胃黏膜萎缩和肠化的潜在因素。低级别上皮内瘤变大部分可逆转，而较少恶变为胃癌。高级别瘤变有发生胃癌的危险。

 本章小结

急性胃炎是指患者在严重创伤、大型手术、危重疾病、严重心理障碍等应激状态下或酒精、药物等理化因素直接刺激下，胃黏膜发生程度不一的以糜烂、浅表多处溃疡和出血为标志的病理变化，是以胃肠损害为主要病理生理学特征的临床综合征。从临床角度出发，可以把 AGML 分为出血性胃炎和应激性溃疡。在各种应激源充足的情况下，胃黏膜防御机能降低，胃黏膜损伤因子增强，神经内分泌失调。治疗上应积极处理基础疾病和危险因素，消除应激源，加强胃肠道监护，应尽早肠内营养。抑酸药、抗酸药、胃黏膜保护剂，并发消化道出血时进行止血治疗。

慢性胃炎是各种病因所致的胃黏膜炎性反应，以慢性炎性细胞单个核细胞，主要是淋巴细胞、浆细胞浸润为主时称为慢性胃炎。慢性胃炎分为慢性萎缩性胃炎及慢性非萎缩性胃炎。肠型胃癌的发生与慢性萎缩性胃炎、肠上皮化生、上皮内瘤变及胃癌相关。宿主、环境和 Hp 因素的协同作用决定了 Hp 感染后相关性胃炎的类型和发展。胆汁反流、药物、自身免疫性、硝酸盐、微量元素比例失调吸烟、长期饮酒、食用霉变、腌制、熏烤和油炸食品等快餐食物，过多摄入食盐、胃癌家族史，均可增加慢性萎缩性胃炎患病风险或加重慢性萎缩性胃炎甚至增加癌变可能。慢性胃炎缺乏特异性症状体征，诊断依赖于胃镜下黏膜活检。中重度肠化或上皮内瘤变者，要定期进行内镜精查和病理组织学检查随访，目的是及时发现早期胃癌，提高早期胃癌的检出率。

 思考题

1. 简述急性胃炎的概念及其发病机制。
2. 简述急性胃炎的诊断标准、典型的临床表现。
3. 什么是应激性溃疡？如何预防？
4. 简述急性胃炎的治疗原则。
5. 简述慢性胃炎的概念及其发病机制。
6. 简述慢性胃炎的临床及病理诊断标准。
7. 什么是幽门螺杆菌相关性胃炎？如何治疗？
8. 简述萎缩性胃炎的监测与随访。

（屠惠明）

第四章　消化性溃疡

消化性溃疡（peptic ulcer，PU）主要是指发生在胃和十二指肠的慢性溃疡，包括胃溃疡（gastric ulcer，GU）和十二指肠溃疡（duodenal ulcer，DU）。也可发生于食管、小肠、胃肠吻合口以及异位胃黏膜如 Meckel 憩室。因溃疡的形成与胃酸胃蛋白酶的消化作用有关而得名。

一、流行病学

消化性溃疡是一种全球性常见疾病，发病率在不同的国家与地区有所差异，曾有统计约有 10% 的人一生中患过消化性溃疡，本病可发生于任何年龄，以中年多见，DU 多见于青壮年，GU 多见于中老年，男性发病率多于女性。临床中 DU 多发于 GU，二者之比约为 3:1。

二、病因和发病机制

在导致各类胃炎的病因持续作用下，黏膜糜烂可进展为溃疡。消化性溃疡的发病机制尚未完全阐明，一般认为是胃酸和胃蛋白酶的侵蚀作用与胃十二指肠黏膜的防御能力间失去平衡，损害因素大于保护因素，胃酸、胃蛋白酶侵蚀黏膜而导致溃疡形成。1983 年澳大利亚学者 Marshall 和 Warren 从人体胃黏膜标本中成功分离出幽门螺杆菌（helicobacter pylori，H. pylori）后，使人们对消化性溃疡的病因认识发生了根本性的改变。具体病因与以下因素有关：

1. 幽门螺杆菌（H. pylori，Hp）感染　Hp 感染是消化性溃疡的主要病因，多数研究证实，PU 与 Hp 密切相关，DU 者幽门螺杆菌检出率为 95%～100%，GU 为 70%～80%，根除幽门螺杆菌可以促进溃疡的愈合并显著降低其复发率。对于应用常规抗酸药物治疗效果不佳的难治性溃疡，根除 Hp 后溃疡可以得到愈合。

2. 药物　长期服用阿司匹林、吲哚美辛、对乙酰氨基酚等非甾体抗炎药（NSAIDs）以及糖皮质激素等可能发生消化性溃疡，以 GU 多见，若同时服用抗凝血药，将会导致上消化道出血发生率增高。NSAIDs 通过局部作用和系统反应两方面导致黏膜损伤。溃疡的形成与服用药物的种类、剂量、疗程有关。女性、Hp 感染、吸烟、饮酒以及心血管疾病是其可能的危险因素。有溃疡病史者服用 NSAIDs 可能会促进溃疡的发生并增加并发症发生的风险。

3. 胃酸和胃蛋白酶　PU 的最终形成是胃酸和胃蛋白酶对黏膜的自身消化所致。壁细胞分泌盐酸，主细胞分泌胃蛋白酶原，胃蛋白酶原经盐酸激活成为有活性的胃蛋白酶。胃蛋白酶的活性呈 pH 依赖性，当 pH > 4 时活性下降，胃酸和胃蛋白酶增高可引起 PU，抑制胃酸分泌可促进溃疡愈合，因此胃酸在溃疡形成过程中起决定作用，当胃黏膜防御和修复功能受到损伤时，在胃酸的损害作用下会导致溃疡的发生。

4. 其他因素

（1）吸烟　长期吸烟使 PU 发病率明显增高，吸烟可增加胃酸分泌、减少十二指肠碳酸氢盐分泌、影响胃十二指肠协调运动、使氧自由基增加等破坏胃黏膜屏障，从而影响溃疡的愈合并促进溃疡复发。

（2）遗传　消化性溃疡患者一级亲属中溃疡的发病率明显高于普通人群，O 型血者溃疡发生率高于其他血型，其原因经研究发现是 O 型血者胃黏膜细胞表面的黏附受体有利于 Hp 的定植，另外发现 Hp 感染呈家庭聚集现象。

（3）应激与心理因素　应激事件可引起应激性溃疡，严重时发生急性穿孔或消化道出血等并发症。心理因素如长期精神紧张、焦虑不安、情绪波动等亦可促发 PU，其原因在于急性应激时通过神经内分泌途径影响胃十二指肠分泌运动和黏膜血流调节。

（4）胃十二指肠运动异常　DU 者胃排空加快，使十二指肠酸负荷增大，黏膜易受损；GU 者胃排空延迟，增加十二指肠液反流入胃，增加胃黏膜侵袭因素的作用，从而损伤胃黏膜屏障。

三、病理

DU 多发于球部前壁；GU 多发于胃角和胃窦小弯，也可见于胃窦和高位胃体，溃疡多呈圆形或椭圆形，一般为单个，也可多个称多发性溃疡，直径多小于 10mm，有时可见到直径大于 20mm 的巨大溃疡。溃疡边缘光整，底部洁净，由肉芽组织构成，上面覆有灰白色或灰黄色纤维渗出物，活动性溃疡周围黏膜常有炎症水肿。溃疡浅者累及黏膜肌层，深者达肌层甚至浆膜层，溃破血管时引起出血，穿破浆膜层时引起穿孔。

 案例讨论

　　临床案例　患者，男，58 岁，农民，主因腹痛、呕吐一周在当地行胃镜检查示十二指肠球部溃疡并幽门梗阻，为进一步治疗入院。入院当天晚上出现腹痛加重，触诊腹肌紧张如板样。

　　问题　1. 该患者诊断应考虑发生什么并发症？需要做什么检查以确诊？

　　　　　　2. 写出该患者的完整诊断。

四、临床表现

本病主要表现为中上腹节律性反复性疼痛，少数患者症状轻或无症状，而以出血、穿孔等并发症为首发症状。

（一）症状

上腹痛或上腹不适是主要症状，腹痛可为胀痛、钝痛、剧痛、烧灼样痛，疼痛部位多位于中上腹部或剑突下，可偏左或偏右，发生穿透性溃疡时疼痛可放射至背部，疼痛有一定的节律性，可表现为饥饿痛、夜间痛，部分患者同时有反酸、嗳气、恶心、呕吐、胃灼热、上腹胀等症状。

（二）有以下临床特点

1. 慢性过程　病史可达数年或数十年。

2. 周期性发作　发作期与缓解期交替进行，有季节性，以秋冬或冬春之交多发，情绪不良或过度劳累可诱发。

3. 节律性疼痛　疼痛与饮食明显相关，DU 者疼痛好发于两餐之间，GU 者好发于餐后一小时，部分 DU 者表现为空腹痛或夜间痛，进食或服用抗酸药腹痛可缓解。

（三）体征

上腹部压痛，少数患者有贫血或营养不良的体征，部分病例无典型表现或无疼痛。

（四）特殊类型的消化性溃疡

1. 复合溃疡 胃和十二指肠同时发生的溃疡。

2. 幽门管溃疡 发生在幽门管的溃疡。上腹痛节律性不明显，对药物治疗的反应较差，易发生幽门梗阻、出血、穿孔等并发症。

3. 球后溃疡 发生在十二指肠降部、水平段的溃疡。占消化性溃疡的5%，多位于十二指肠乳头近端。具有 DU 的临床特点，但夜间痛及背部放射痛多见，易并发出血。

4. 巨大溃疡 直径大于20mm 的溃疡，常见于有 NSAIDs 服用史及老年患者，其特点是对药物治疗反应差，愈合慢，易发生穿孔。

5. 老年人溃疡 临床表现不典型，GU 多见，多位于胃体上部，溃疡常较大，应注意与胃癌相鉴别。

6. 无症状性溃疡 指无明显症状的消化性溃疡，占15%~30%，多以出血、穿孔等并发症为首发症状，以老年患者多见。在无症状性溃疡中 NSAIDs 溃疡较多见。

7. 儿童溃疡 主要发生于学龄期儿童，腹痛多位于脐周。

8. 难治性溃疡 经过正规治疗仍未愈合者。可能为穿透性溃疡或特殊部位溃疡，应与其他疾病如胃泌素瘤、克罗恩病、消化道淀粉样变等鉴别。其原因可能与溃疡部位特殊、病因未去除、原发疾病未治疗等有关。

9. 应激性溃疡 是指在严重烧伤、严重外伤、颅脑手术以及脓毒血症和严重疾病等应激状态下发生的胃或十二指肠、食管的急性黏膜糜烂和溃疡，主要表现为呕血、黑便等症状。

五、实验室和其他检查

1. 胃镜检查及胃黏膜活组织检查 胃镜检查是确诊 PU 的首选方法，可以在内镜下直接观察溃疡的部位、大小、形态、数目、取活检、行 Hp 检测以及鉴别良恶性溃疡。内镜下溃疡多呈圆形、椭圆形或线形，边缘光整，底部覆灰黄或灰白色渗出物，周围黏膜充血、水肿，可见皱襞集中。

内镜下可将溃疡分为三期：①活动期（A 期）：溃疡底部覆厚白苔或黄苔，边缘光滑，充血水肿，有红晕环绕。②愈合期（H 期）：溃疡缩小变浅，苔变薄，周围黏膜充血、水肿渐消退，可见皱襞集中。③瘢痕期（S 期）：苔消失，溃疡被红色或白色上皮覆盖，皱襞集中消失。

2. X 线钡餐检查 适用于对胃镜检查有禁忌或不愿接受胃镜检查者。溃疡的 X 线直接征象是龛影，对溃疡有确诊价值。间接征象是局部压痛、十二指肠球部激惹、球部畸形、胃大弯侧痉挛性切迹，提示可能有溃疡。

3. 幽门螺杆菌检测 幽门螺杆菌检测是消化性溃疡的常规检查，并决定治疗方案的选择。检测方法分为侵入性和非侵入性两大类（表3-4-1）。最常用的有快速尿素酶试验（特点：侵入性、首选、简便、费用低）和 ^{13}C 或 ^{14}C 尿素呼气试验（特点：快速、简便、敏感性和特异性高，均在95%）。

表3-4-1 幽门螺杆菌感染的检测方法

经内镜的检查方法	不经内镜的检查方法
快速尿素酶试验	$^{13}C-$ 或 $^{14}C-$ 尿素呼气试验
病理切片染色	Hp 粪便抗原试验
培养	Hp 血清抗体试验
经内镜的检查方法	不经内镜的检查方法
黏膜涂片革兰氏染色	
基因方法：PCR 等	

4. 胃液分析和血清胃泌素测定 GU 者胃酸分泌正常或低于正常，DU 者胃酸分泌增多，以基础酸排出量和最大酸排出量为明显，疑有胃泌素瘤时可用于鉴别诊断。

六、诊断与鉴别诊断

(一) 诊断

慢性病程、周期性发作、节律性上腹痛是消化性溃疡的临床特点，确诊有赖于胃镜检查。X 线钡餐发现龛影亦有确诊价值。

(二) 鉴别诊断

1. 胃癌 典型胃癌的溃疡内镜下特点：①形状不规则，较大，直径多大于 20mm，②溃疡底部凹凸不平、苔污秽；边缘呈结节状隆起；③溃疡周围皱襞中断、胃壁僵硬、蠕动减弱。

部分恶性胃溃疡与良性溃疡难以鉴别，应常规在溃疡边缘处取活检，在病灶边缘与正常交界处取 6 块以上。胃溃疡与溃疡型胃癌的鉴别见表 3 - 4 - 2。

表 3 - 4 - 2 胃溃疡与溃疡型胃癌的鉴别

项目	胃溃疡	胃癌
年龄	中青年多见	中年以上多见
全身表现	轻	明显，有消瘦
胃酸	正常或偏高	真性胃酸缺乏
溃疡大小	小	大
X 线	龛影壁光滑，位于胃腔轮廓之外，周围胃壁柔软，可呈星状集合	龛影边缘不整，位于胃腔轮廓之内，周围胃壁僵硬，结节状，皱襞集中中断
内镜	形状规则，底平滑、洁净，黄白苔	形状不规则，底凹凸不平，污秽苔
病理活检	溃疡改变	可见癌细胞
溃疡特点	小、平、净、光	大、不平、污秽、僵硬

2. Zollinger - Ellison 综合征 卓 - 艾综合征又称胃泌素瘤，是胰腺非 β 细胞瘤分泌大量胃泌素所致，肿瘤较小，小于 1cm，生长慢，半数为恶性。能刺激壁细胞增生，分泌大量胃酸，使上消化道处于高酸环境，导致胃、十二指肠球部和不典型部位（十二指肠降段、横段、空肠近端）发生多处溃疡。与普通消化性溃疡鉴别要点为：不典型部位、难治性、有高胃酸分泌（BAO 和 MAO 均升高，且 BAO/MAO > 60%）及高空腹血清胃泌素血症。

七、并发症

1. 出血 是消化性溃疡最常见的并发症，也是上消化道出血最常见的病因，发生率约 20% ~ 25%，DU 多于 GU，因溃疡侵蚀周围血管所致。主要表现为呕血和黑便，与出血的部位、速度和出血量有关。消化性溃疡出血在内镜下采用 Forrest 分级方法以初步评估溃疡的再出血风险（表 3 - 4 - 3）。

表 3 - 4 - 3 消化性溃疡出血的 Forrest 分型

分型	特征	再出血率（%）	治疗策略
I	活动性动脉出血	90	PPI + 胃镜治疗 + PPI
IIa	裸露血管明显渗血	50	PPI + 胃镜治疗 + PPI
IIb	血凝块	25 ~ 30	PPI，必要时胃镜治疗
IIIa	少量渗血	10	PPI
IIIb	仅有溃疡	3	PPI

2. 穿孔 溃疡向深部发展穿透浆膜层可发生穿孔，穿孔部位多位于十二指肠球部前壁或

胃前壁，急性穿孔后胃肠内容物漏入腹腔可引起急性弥漫性腹膜炎，主要表现为上腹部剧痛、难以忍受，可放散至后背或右肩，腹肌紧张如板状，腹部压痛、反跳痛明显，拒按。晚期有移动性浊音，肝浊音界消失，X 线 80% 膈下可见游离气体。化验血白细胞计数明显增高。当后壁溃疡发生穿孔时由于溃疡紧贴邻近器官，易受粘连限制，属于慢性穿孔，又称穿透性溃疡。穿透性溃疡改变了腹痛规律，变得顽固而持久，疼痛可放射至背部。

3. 幽门梗阻 多见于 DU 或幽门管溃疡，当溃疡位于幽门或幽门附近时易发生，由炎症水肿和幽门痉挛可致暂时性梗阻；瘢痕收缩可致持久性梗阻。

主要表现为腹胀、恶心、呕吐，呕吐物含发酵酸性宿食，疼痛于餐后加重，呕吐后症状可缓解，严重呕吐可致失水和低钾低氯性碱中毒，出现呼吸急促、烦躁不安、四肢无力甚至手足搐搦。如果清晨空腹胃内有震水音，插胃管抽液量 >200ml 应考虑幽门梗阻。

4. 癌变 少数 GU 可发生癌变，发生率约 1%～3%，癌变多发生于溃疡边缘，DU 一般不癌变。对于有长期慢性 GU 病史、45 岁以上、溃疡顽固不愈且疼痛节律性消失、体重减轻、粪便隐血试验持续阳性者应注意在胃镜下多点活检作病理检查，以除外癌变。治疗后应复查胃镜，直到溃疡完全愈合，必要时定期随访复查。

八、治疗

治疗原则：消除病因、缓解症状、促进溃疡愈合、预防复发和防治并发症。

（一）一般治疗

劳逸结合，注意饮食规律，戒烟、酒，避免浓茶、咖啡、辛辣刺激性食物，饮食不过饱，以免胃窦部过度扩张而增加胃泌素的分泌。服用 NSAIDs 者尽可能停用，并慎用。

（二）药物治疗

1. 抑制胃酸分泌的药物

（1）碱性抗酸剂 可中和胃酸，缓解疼痛，促进溃疡愈合。如碳酸氢钠、氢氧化铝、铝碳酸镁及其复方制剂，作用较弱，可作为辅助用药。

（2）H_2 受体拮抗剂（H_2RA） H_2RA 选择性与壁细胞膜上 H_2 受体结合，竞争性抑制组胺作用，可抑制基础胃酸分泌，提高胃内 pH，防治消化性溃疡，常用药物如西咪替丁、雷尼替丁、法莫替丁、尼扎替丁。其价格便宜、不良反应少、疗效好，是治疗 PU 应用较为广泛的药物。

（3）质子泵抑制剂（proton pump inhibitors，PPI） 与胃壁细胞的质子泵结合，作用于 H^+-K^+-ATP 酶，使其不可逆失活，从而抑制胃酸分泌的最后环节。其抑酸作用强而持久，还可增强抗生素的杀菌作用。

常用的 PPI 有奥美拉唑、兰索拉唑、泮托拉唑、雷贝拉唑、埃索美拉唑等。

PPI 具有一定的优势，其抑酸作用强、促溃疡愈合快、愈合率高，特别适用于难治性溃疡或不能停用 NSAIDs 药物时。

常用 H_2RA 及 PPI 药物的用法见表 3-4-4。

表 3-4-4 抑制胃酸分泌的药物

常用药物	常规剂量	维持剂量
奥美拉唑	20mg，bid	20mg，qd
兰索拉唑	30mg，bid	30mg，qd
泮托拉唑	40mg，qd	40mg，qd
埃索美拉唑	40mg，qd	20mg，qd
雷贝拉唑	20mg，qd	20mg，qd

2. 保护胃黏膜药物

（1）硫糖铝 覆盖在溃疡面上阻止胃酸/胃蛋白酶侵蚀溃疡面，促进内源性前列腺素合成、刺激表皮生长因子分泌，从而促进溃疡愈合。副作用轻，主要是口干、皮疹、便秘等。

（2）前列腺素类药物 米索前列醇：为前列腺素衍生物，直接作用于胃壁细胞，抑制胃酸分泌、增加胃十二指肠黏膜的黏液和碳酸氢盐分泌，并增加黏膜血流等，从而增强黏膜防御能力。副作用主要是腹泻，孕妇忌服。

（3）铋剂 枸橼酸铋钾或胶体果胶铋：除具有类似硫糖铝的作用机制外，还有较强的抑制幽门螺杆菌作用，可与PPI联合根除Hp，缺点是服药后会致舌苔发黑，长期服用铋剂会在体内积蓄引起神经毒性，不宜长期服用。

（4）其他 具有胃黏膜保护作用的药物还有瑞巴派特、替普瑞酮等。

3. 根除幽门螺杆菌治疗

原则：对于PU有Hp感染者无论溃疡初发或复发、活动或静止、是否有并发症都需行Hp根除治疗。

（1）根除幽门螺杆菌治疗方案 采取联合用药，一般是PPI、铋剂加两种抗生素的四联治疗方案。疗程7～14天，可用于选择的抗生素及其剂量和用法见表3-4-5，应用阿莫西林时要注意询问有无青霉素过敏史。

（2）根除幽门螺杆菌后的抗溃疡治疗 Hp相关性溃疡根除Hp后需继续应用PPI抗溃疡治疗，DU总疗程PPI 2～4周；GU总疗程PPI 4～6周。非Hp相关性溃疡应用PPI为DU 4～6周，GU 6～8周。

表3-4-5 新共识推荐的四联方案中抗生素剂量和用法

方案	抗生素1	抗生素2
1a	四环素750mg或1000mg bid	甲硝唑400mg bid
1b	四环素750mg或1000mg bid	呋喃唑酮100mg bid
2	阿莫西林1000mg bid	呋喃唑酮100mg bid
3	阿莫西林1000mg bid	克拉霉素500mg bid
4	阿莫西林1000mg bid	左氧氟沙星500mg qd或200mg bid

（3）根除幽门螺杆菌后复查 在根除治疗结束至少4周后进行，尤其是有并发症者。一般选用^{13}C或^{14}C尿素呼气试验、粪便Hp抗原检测。呼气试验复查前需停止使用抗酸药以免出现假阴性。

（4）维持治疗 对反复溃疡复发、Hp根除后溃疡仍复发者以及长期服用NSAIDs者需维持治疗。对于需长期服用NSAIDs者可选对黏膜损伤少的特异性COX-2抑制剂，减少胃肠道反应，提高患者耐受性和安全性；有幽门螺杆菌感染者同时予以根除，溃疡愈合后如不能停用NSAIDs，应用PPI长程维持治疗。维持治疗用药方法为：H_2RA，每日2次或每晚睡前1次；PPI，每日1次，根据病情维持用药3～6月，长者需1～2年，3个月后可半量维持。

4. 外科手术指征

（1）大量出血经内科治疗无效者。

（2）急性穿孔、慢性穿透性溃疡。

（3）瘢痕性幽门梗阻。

（4）胃溃疡发生癌变。

（5）顽固性或难治性溃疡。

九、预后

预后好，治愈率可达95%以上，高龄有并发症如大出血和急性穿孔者预后较差。

本章小结

消化性溃疡是指发生在胃和十二指肠的慢性溃疡。其病因包括幽门螺杆菌感染、药物如非甾体抗炎药和糖皮质激素、胃酸和胃蛋白酶以及吸烟、急性应激、胃十二指肠运动异常等。主要临床表现为上腹痛或上腹不适，并具有慢性过程、周期性发作、和节律性疼痛的临床特点。并发症包括出血、穿孔、幽门梗阻和癌变。胃镜检查是确诊的首选方法，幽门螺杆菌检测是消化性溃疡的一项常规检查。检测方法分为侵入性和非侵入性两大类。根除幽门螺杆菌不仅可促进溃疡的愈合，也可以显著降低其复发率，根除方案采取 PPI、铋剂加两种抗生素的四联治疗方案，疗程 7～14 天。

 思考题

1. 简述消化性溃疡的并发症。
2. 消化性溃疡的临床表现有哪些？
3. 幽门螺杆菌的检测方法有哪些？

（李晓丽）

第五章　消化道肿瘤

第一节　食管癌

食管癌（esophageal cancer，EC）是起源于食管黏膜上皮的恶性肿瘤，是临床常见的恶性肿瘤之一。早期食管癌（early esophageal cancer）指病灶局限于黏膜或黏膜下层，不伴有淋巴结转移的食管癌。

一、流行病学

据 2014 年世界癌症报告统计，食管癌发病率居恶性肿瘤的第 8 位，在 2012 年约有 45.6 万新发病例，占全球新发恶性肿瘤病例的 3%。《中国肿瘤登记年报》2014 年数据显示，食管癌是继胃癌和肝癌后最常见的消化道肿瘤，发病率为 21.88/10 万，同期死亡率为 15.85/10 万，发病率和死亡率分别居恶性肿瘤的第 5 位和第 4 位。我国食管癌以鳞癌为主，超过 90%；其中男性发病率与死亡率均高于女性。食管癌发病率在不同地区差异明显。高发省份为河北、河南、山西、福建。

二、病因与发病机制

食管癌的具体病因尚不明确，目前认为食管癌的发生、发展是以下因素协同作用的结果。

1. 饮食因素和生活方式　食用真菌污染、腌制食品、高温食物、辛辣和油炸食品可增加食管癌发生风险。同时吸烟、饮酒、口腔卫生条件差等不良生活方式也与食管癌发病相关。

2. 家族史和遗传易感性　我国食管癌高发地区存在明显的家族聚集现象。食管鳞癌的发生、发展可能与染色体、基因异常有关。最新研究发现了多个易感位点，可与饮酒协同影响食管鳞癌的发生。

3. 感染因素　人乳头瘤病毒感染者罹患食管鳞癌的风险比普通人群升高近 3 倍。

4. 其他因素　贲门失弛缓症、胃黏膜萎缩及胼胝症患者罹患食管鳞癌的风险均高于普通人群。头颈部及上呼吸道鳞癌可与食管鳞癌同时或异时发生。另外，1%~4% 的食管癌患者有食管腐蚀性损伤史。

5. 食管癌前疾病（precancerous diseases）和癌前病变（precancerous lesions） 癌前疾病指与食管癌相关并有一定癌变率的良性疾病，包括慢性食管炎、Barrett 食管、食管白斑症、食管憩室、贲门失弛缓症、反流性食管炎、各种原因导致的食管良性狭窄等。癌前病变指已证实与食管癌发生密切相关的病理变化，食管鳞状上皮异型增生是鳞状细胞癌的癌前病变，Barrett 食管相关异型增生则是腺癌的癌前病变。

三、病理

1. 早期食管癌病理学分型 常见病理组织学类型为鳞癌和腺癌，鳞癌包括基底细胞样鳞癌、疣状癌、梭形细胞鳞癌等；其他少见类型包括神经内分泌癌、腺鳞癌、涎腺型癌。鳞癌和腺癌根据其分化程度分为高分化、中分化和低分化。

2. 早期食管癌浸润深度分类 病变仅局限于上皮内（epithe－lium，EP），未突破基底膜者，为 M1（原位癌/重度异型增生；Tis）。早期食管癌分为黏膜内癌和黏膜下癌：黏膜内癌分为 M2 和 M3，M2 指病变突破基底膜，浸润黏膜固有层（lamina propria mucosa，LPM），M3 指病变浸润黏膜肌层（muscularis mucosa，MM）；黏膜下癌分为 SM1、SM2 和 SM3，SM1 指病变浸润黏膜下层上 1/3，SM2 指病变浸润黏膜下层中 1/3，SM3 指病变浸润黏膜下层下 1/3。

3. 上皮内瘤变和异型增生 低级别上皮内瘤变（low－grade intraepithelial neoplasia，LGIN）相当于轻、中度异型增生。高级别上皮内瘤变（high－grade intraepithelial neoplasia，HGIN）则相当于重度异型增生及原位癌。异型增生与不典型增生为同义词，处理原则相同。

 案例讨论

> **临床案例** 患者男性，66 岁，工人。因进行性吞咽困难 4 个月就诊。4 个月前，患者无明显诱因下出现吞咽困难，伴进食后胸骨后烧灼感，伴腹胀、呕吐，进食后明显，无呕血黑便、无腹痛，无发热畏寒，4 月来患者体重下降约 6kg。于当地医院就诊，查上消化道钡餐示：食管下端充盈缺损，管壁僵硬，病变上段管腔扩张。
>
> **问题** 1. 该患者诊断首先考虑什么疾病？需要与什么疾病作鉴别？
> 2. 为明确诊断，首选何种检查？
> 3. 如何对该患者进行治疗？

四、临床表现

早期食管癌症状多不典型，易被忽略。临床多有以下表现：胸骨后疼痛不适、进食通过缓慢并有滞留感或哽噎感、进行性吞咽困难、上腹部隐痛不适、消化道出血（呕血、黑便等）、消瘦等。但除吞咽困难外，其余症状多无特异性，而出现吞咽困难的患者大多数肿瘤已进展至中晚期，因此在我国，报警症状并不能作为上消化道内镜检查必要性的决定因素。考虑我国内镜检查费用低廉、普及率较高的国情，对有上消化道症状的患者建议及时行内镜检查以提高肿瘤诊断率。

五、诊断

（一）内镜检查技术

1. 普通白光内镜 许多早期食管癌在普通光观察下就能被发现，其黏膜改变可有以下几个特点：①颜色的改变：可出现红色或白色片状的区域。黏膜可稍呈粗糙及黏膜白斑，少数边界欠清，或呈隆起性改变。②形态的改变：食管黏膜表现为粗糙、糜烂、结节等改变，也可几种改变同时存在。③血管纹理的改变：当黏膜上皮发生癌变后，在内镜下无法清晰观察到黏膜下的血管纹理，放大观察可见病灶处毛细血管密集、扭曲，走行紊乱。食管黏膜的颜色、形态及血管纹理的改变使正常的黏膜结构消失，病灶处黏膜质地变硬，触碰后容易出血。

2. 色素内镜 将各种染料散布或喷洒在食管黏膜表面，使病灶与正常黏膜在颜色上形成鲜明对比，能更清晰地显示病灶范围，便于进行指示性活检。色素内镜常用染料有碘液、甲苯胺蓝等，可单一染色，也可联合使用。

3. 放大内镜 放大内镜是在普通内镜的前端配置有一个可调焦距的放大系统，可将食管黏膜放大几十甚至上百倍，有利于观察组织表面显微结构和黏膜微血管网形态特征的细微变化，尤其是在与电子染色内镜相结合时，对黏膜特征的显示更为清楚，可提高早期食管癌诊断的准确性，指导治疗方式的选择。

4. 其他 电子染色内镜：通过特殊的光学处理实现对食管黏膜的电子染色，较白光内镜能更清楚地显示黏膜表面结构、微血管形态和病变范围。共聚焦激光显微内镜：可将组织放大至 1000 倍，从微观角度显示细胞和亚细胞结构，可实时提供早期食管癌的组织学图像，且精确度较高，省去了病理活检步骤，大大缩短了诊断时间。

（二）早期食管癌及其癌前病变的内镜下分型和病变层次分类

1. 病变内镜下分型 依照 2005 年巴黎分型标准更新版（图 3 - 5 - 1），表浅型食管癌及其癌前病变（Type 0）分为隆起型病变（0 ~ Ⅰ）、平坦型病变（0 ~ Ⅱ）和凹陷型病变（0 ~ Ⅲ）。0 ~ Ⅰ型又分为有蒂型（0 ~ Ⅰp）和无蒂型（0 ~ Ⅰs）。0 ~ Ⅱ型根据病灶轻微隆起、平坦、轻微凹陷分为 0 ~ Ⅱa、0 ~ Ⅱb 和 0 ~ Ⅱc 三个亚型。0 ~ Ⅰ型与 0 ~ Ⅱa 型病变的界限为隆起高度达到 1.0mm，0 ~ Ⅲ型与 0 ~ Ⅱc 型界限为凹陷深度达到 0.5mm。

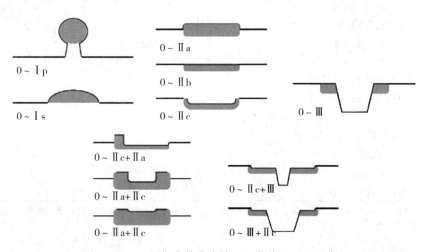

图 3 - 5 - 1 早期食管癌内镜下巴黎分型（2005 年）

2. 内镜下形态与病变层次 黏膜内癌通常表现为 0 ~ Ⅱb 型、0 ~ Ⅱa 型及 0 ~ Ⅱc 型，病灶表面光滑或呈规则的小颗粒状；而黏膜下癌通常为 0 ~ Ⅰ型及 0 ~ Ⅲ型，病灶表面呈不规则粗颗粒状或凹凸不平小结节状。

（三）病情评估

准确的病情评估是选择合理的治疗方式和评估预后的先决条件。判断肿瘤范围主要借助色素内镜和电子染色内镜，对病变层次的评估则主要依靠超声内镜、食管上皮乳头内毛细血管襻（intrapapillary capillary loops，IPCL）分型、病变内镜下形态等信息。

1. 超声内镜（endoscopic ultrasound） 超声内镜可清楚显示病变浸润深度及其与邻近脏器的关系，但对浸润深度的诊断易受病变大小及部位的影响。超声内镜诊断淋巴结转移的敏感度高于 CT，但由于超声波穿透力有限，所以难以用于远处转移的评估。

2. 食管病变微血管结构 NBI 联合放大内镜可清楚显示 IPCI 的形态变化。最常用的分型为井上晴洋分型，另有表浅型食管病变微细血管分型（micro vascular patterns，MVP）。

3. 影像学检查 CT 是术前评估最常用的影像学手段，常用于明确有无远处转移及转移部位，也可辅助超声内镜评估淋巴结转移状态。MRI 对食管癌 TNM 分期的诊断效能与 CT 相当，但扫描时间长，易受心脏、大血管搏动及呼吸运动影响产生伪影。

考虑到成本效益，推荐应用超声内镜等内镜技术联合增强 CT 获得病变层次、淋巴结转移及远处转移的信息，完善食管癌的术前分期。电子染色内镜联合放大内镜是较有潜力的术前评估方式，对其深入研究有待开展。

六、治疗

（一）治疗原则

参考胃肠道上皮性肿瘤维也纳分型（表 3-5-1）食管鳞状上皮细胞癌治疗策略的选择主要取决于病变侵及深度。重度不典型增生、M1 和 M2，无淋巴结转移或病变局部淋巴结转移率很低，可行内镜下微创治疗。病变浸润深达黏膜下层（SM2 和 SM3）患者，一般建议行外科手术。浸润达黏膜肌层（M3）或黏膜下层的上 1/3（SM1）可考虑行内镜手术治疗，是内镜下微创治疗的相对适应证。可见，精确判断病变侵及深度是制定临床治疗策略的关键。

表 3-5-1 胃肠道上皮性肿瘤维也纳分型（修订版）

分类	诊断	临床处理
1	无肿瘤/异型增生	随访
2	不确定有无肿瘤/异型增生	随访
3	低级别上皮内瘤变	随访或内镜下切除
	低级别腺瘤	
	低级别异型增生	
4	高级别上皮内瘤变	内镜下切除或外科手术局部切除[a]
	4.1 高级别腺瘤/异型增生	
	4.2 非浸润癌（原位癌）	
	4.3 可疑浸润癌	
	4.4 黏膜内癌	
5	黏膜下浸润癌	手术切除[a]

注：[a] 处理方式的选择应综合考虑病变大小、浸润深度（通过内镜、放射影像学或 EUS 等评估）以及患者年龄、伴随疾病等因素

（二）内镜下切除治疗

与传统外科手术相比，早期食管癌及其癌前病变的内镜下切除具有创伤小、并发症少、恢复快、费用低等优点，且两者疗效相当，5 年生存率可达 95% 以上。早期食管癌常用的内镜下切除技术包括内镜下黏膜切除术（endoscopic mucosal resection，EMR）、多环套扎黏膜切除术（multi-band mucosectomy，MBM）、内镜黏膜下剥离术（endoscopic submucosal section，ESD）等。

1. EMR 方法：常用技术包括传统的黏膜下注射~抬举~切除法及由此演变而来的透明帽法（EMR with transparent cap，EMRC）、套扎法（EMR with ligation，EMRL）、分片黏膜切除术（endoscopy piecemeal mucosal resection，EPMR）等。上述技术基本原理相同，多是先通过黏膜下注射将黏膜下层与固有肌层分离，然后采用不同方法切除局部隆起的黏膜病灶。EMRC 是利用内镜前端安置的透明帽对病变进行吸引，再行圈套切除，对操作技术要求不高，

并发症少，但可切除的病变大小受透明帽的限制。EMRL 是先对病变进行套扎以阻断血流并形成亚蒂，再行切除，出血较少，视野清晰。EPMR 用于传统 EMR 不能一次完整切除的较大病灶，将病灶分块切除，但难以评估根治效果，且易导致病变局部残留或复发。

2. MBM　MBM 是使用改良食管曲张静脉套扎器进行多块黏膜切除的新技术。与 EMR 相比，具有无需行黏膜下注射、耗时短、成本低、安全高效的优点，便于在基层推广，但应注意规范化操作，避免病变残留。

3. ESD　①操作步骤：标记；黏膜下注射；环周切开黏膜；黏膜下剥离，一次完整切除病灶；创面处理。②疗效：早期食管癌 ESD 治疗在日本开展较多，其整块切除率约 93% ~ 100%，完全切除率达 88% 以上。国内 ESD 整块切除率为 80% ~ 100%，完全切除率为 74% ~ 100%。

（三）内镜下非切除治疗

内镜下非切除治疗方法包括射频消融术（radio frequency ablation，RFA）、光动力疗法（photodynamic therapy，PDT）、氩离子凝固术（argon plasma coagulation，APC）、激光疗法、热探头治疗和冷冻疗法等。这些技术既可单独使用，也可与内镜切除术联合应用。RFA 在多发、病变较长或累及食管全周病变的治疗中具有明显优势，穿孔和术后狭窄发生率低。初步研究提示，RFA 可用于 IIb 型病变，且活检证实为中度和（或）重度异型增生或局限于 M2 层的中 - 高分化鳞癌。PDT 可用于处理大面积早期多灶病变，应注意光敏反应、穿孔、术后狭窄等不良事件。APC 是一种非接触性热凝固方法，可有效处理食管癌前病变，应用于早期癌需严格掌握适应证。非切除治疗不能获得组织标本进行病理学评估，无法明确肿瘤是否根除，因此治疗后需密切随访，长期疗效还有待进一步探索。

（四）内镜切除术后追加治疗

外科手术/放疗/化疗指征：黏膜下浸润深度 ≥200μm；淋巴管、血管浸润阳性；低分化或未分化癌；垂直切缘阳性。应结合患者一般情况和意愿综合考虑。

（五）术后随访

术后 3、6、12 个月各复查 1 次内镜，若无残留、复发，此后每年复查 1 次内镜。随访时应结合染色和（或）放大内镜检查，发现阳性或可疑病灶时行指示性活检和病理诊断。另外，肿瘤标志物和相关影像学检查亦不可忽视。

七、预防

肿瘤一级预防（病因学预防）包括改良饮水、防霉去毒，改变不良的生活习惯等。发病学预防（二级预防）是对食管癌高发地区进行普查。在食管癌高发区，食管癌筛查和早诊早治工作已初见成效。在非高发区，开展大规模人群普查并不符合我国国情，提高各级医疗机构肿瘤机会性筛查的检出率是现阶段较为可行的策略。

（一）筛查对象

符合下列 1 和 2 ~ 6 中任一项者应列为食管癌高危人群，建议作为筛查对象：①年龄 >40 岁；②来自食管癌高发区；③有上消化道症状；④有食管癌家族史；⑤患有食管癌前疾病或癌前病变；⑥具有其他食管癌高危因素（吸烟、重度饮酒、头颈部或呼吸道鳞癌等）。

（二）筛查方法

内镜和活检病理检查是目前诊断早期食管癌的金标准，内镜下食管黏膜碘染色加指示性活检的组合操作技术已成为我国现阶段最实用有效的筛查方法。

八、预后

目前，90% 以上的食管癌患者确诊时已进展至中晚期，生活质量低，总体 5 年生存率仅为 20% 左右。而早期食管癌通常经内镜下微创治疗即可根治，取得与外科手术相当的疗效，患者 5 年生存率可 >95%，提高早期食管癌的诊断率并给予早期治疗是改善食管癌总体预后的主要策略。

第二节　胃　癌

胃癌（Gastric cancer）是指发生于胃黏膜上皮的恶性肿瘤。在我国，胃癌是最常见的消化道肿瘤，发病率和死亡率在我国分别排第二和第三。在全世界范围内，胃癌的发病率地区差异明显，高发区如东北亚地区，低发区如美欧，发病率可相差数十倍。我国发病率也存在明显的地区差异。西北黄土高原、东北辽东半岛、胶东半岛以及江、浙、闽等地区为高发地区，而广东、广西等省份发病率很低。胃癌发病率男性约为女性的 2 倍。

一、流行病学、病因及发病机制

我国肿瘤流行病学最新数据表明，男性胃癌五年统计的患病率居首位（90/10 万），总体发病率是我国第二大恶性肿瘤，死亡率胃癌居第三，肝癌和肺癌居前。

胃癌发生的病因目前尚不明确。目前认为是环境因素、Hp 感染及遗传等多个因素相互作用的结果。

（一）环境因素

胃癌发生率的地域差异强烈提示这一疾病与环境因素相关。在对日本和中国移居美国的人群进行观察后发现，第三代移民的胃癌发生率与当地居民相当。这些移民虽然生活方式未改变，但却获得了移居区的低危效应。环境中土壤、水源中有机物和（或）微量元素的缺乏或过多与胃癌也有一定的关系。如泥炭土壤，煤矿和石棉区胃癌发生率高于黏土及沙土地带居民。少数报道胃癌患者血清锌降低，铜含量增高，表明某些微量元素可能参与了胃癌的发生。以上提示环境因素在胃癌发生中的重要作用。

食物的构成、加工方式及营养成分与胃癌发生也有一定的关系。流行病学研究提示，多食用新鲜水果蔬菜可降低胃癌风险，而多食用霉变、高盐、烟熏食品可增加胃癌的危险性。2015 年世界卫生组织（WHO）将烟熏类肉类标为 I 类致癌源，正是由于该类食物在制备加工过程中产生的硝酸盐类物质。长期食用硝酸盐类食物，硝酸盐会在胃内被细菌还原成亚硝酸盐，可与胺结合生成致癌物亚硝胺。食物中缺乏具有保护作用的抗氧化剂等因素与胃癌发生有关。吸烟、社会经济状况低下等因素也与胃癌发生相关。

（二）感染

Hp 感染与胃癌有共同流行病学特点。1994 年 WHO 将 Hp 列为引起胃癌的 I 类致癌源。胃癌高发人群 Hp 的感染率也高，前瞻性研究显示 Hp 感染可增加胃癌的风险约 2.8 ~ 6 倍。1998 年日本学者仅用 Hp 在蒙古沙鼠中诱导出胃癌。目前认为 Hp 感染时胃癌的重要因素，但单独感染不足以引发胃癌，根除 Hp 是否能减少胃癌风险目前还不很明确，通过胃癌的高发现场清除 Hp 的长期随访研究表明，Hp 清除组的胃癌发生明显低于对照组。但也有报道认为清除 Hp 的人群贲门胃底交界的胃癌发生率提高。高位人群（胃癌高发人群、早期胃癌内镜下切除者）干预性根除 Hp 可明显降低远端胃癌发生率。此外，EB 病毒及其他感染因素也可能参与胃癌发生。

（三）遗传因素

胃癌有家族聚集倾向，约 10%，胃癌患者的一级血亲中，胃癌发病率比常人高约 4 倍。A 型血个体胃癌的发生率较 O 型血较高，可能与其黏膜分泌与保护机制不同有关。另外，胃癌中 E - Cadherin 家族基因 （CDH1） 的突变也发现与胃癌发生相关。

（四）癌前相关变化

胃癌的癌前病变包括以下几个方面，通过内镜和病理检查动态监测这些病变的变化对早诊早治策略的建立特别重要。

1. 高度肠上皮化生、低级别和高级别类型上皮内瘤变、重度胃黏膜萎缩。

2. 胃息肉及胃溃疡 胃的炎性息肉约80%，癌变率低。腺瘤性息肉，特别 >2cm 的广基息肉，癌变率高。胃溃疡与胃癌的关系目前缺乏相关直接证据，但部分学者认为约 <1% 的胃溃疡可能会演变为胃癌。

3. 残胃炎 多与吻合口长期炎症刺激等相关。Billroth - Ⅱ 胃切除术后，癌变常在术后10 ~ 15 年发生。

二、病理

胃癌的好发部位依次为胃窦及胃角（58%）、贲门（20%）、胃体（15%）。根据胃癌浸润深度可分为早期胃癌和进展期胃癌。早期胃癌是指浸润深度未及黏膜下层，无论是否存在淋巴结转移。

（一）早期胃癌

癌灶局限在黏膜内或黏膜下层，称为早期胃癌。按照日本内镜学会的分型（图 3 - 5 - 2），分为隆起型（Ⅰ）、平坦型（Ⅱ）和凹陷型（Ⅲ）。其中Ⅱ型又分为浅表隆起（Ⅱa）、浅表平坦（Ⅱb）和浅表凹陷（Ⅱc）。

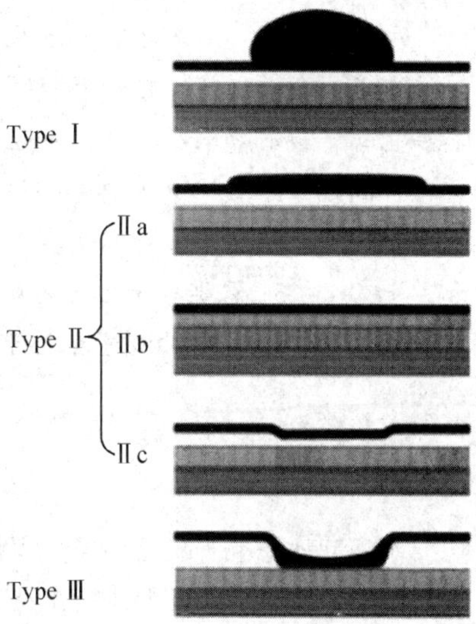

图 3 - 5 - 2 早期胃癌的分型

（二）进展期胃癌

侵犯肌层以深或有转移到胃以外区域者称为进展期胃癌。多采用 Borrmann 分型（图 3 - 5 - 3），分为隆起型（Ⅰ），局限溃疡型（Ⅱ），浸润溃疡（Ⅲ），弥漫浸润型（Ⅳ）。其中Ⅱ、Ⅲ型较为多见，Ⅳ型又称为皮革胃，预后极差。

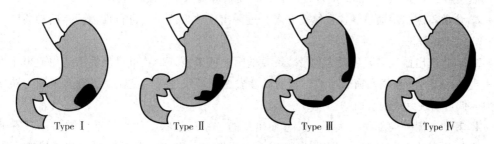

图 3 - 5 - 3 进展期胃癌的分型

（三）组织病理学

按照胃癌起源，Lauren 分型使用迄今已经半个多世纪，现有胃癌组织分型大多是基于 Lauren 分型的演变而来。Lauren 将胃癌分为肠型和弥漫型。肠型由肠化生黏膜演变而来，可见肠腺样结构，肿瘤边界清晰，预后较好。弥漫型起源胃固有上皮或来源不明，分化差，化学治疗效果差。

2010 年 WHO 将胃癌（第四版）分为：①腺癌，最多见，包括管状腺癌、乳头状腺癌、黏液腺癌、低黏附癌（包括印戒细胞癌）、混合型腺癌；②腺鳞癌；③髓样癌；④肝样腺癌；

⑤鳞状细胞癌；⑥未分化癌。

（四）转移途径

胃癌常见的转移方式有：①淋巴转移：此为最早、最多见的转移途径，最初多局限于胃大、小弯和胃周围的淋巴结，尔后可至远处转移如左锁骨上淋巴结（Virchow 淋巴结）等；②直接蔓延：病变可直接侵及邻近器官，和后腹膜、肝脏、胰、横结肠等脏器粘连从而影响手术切除；③血行转移：癌细胞经门静脉转移至肝脏，并经肝静脉转移至肺、脑、骨等；④腹腔种植转移：多见于女性患者，癌细胞脱落或经过血行种植于卵巢，称Krukenberg 瘤。

案例讨论

> **临床案例** 患者男性，45 岁，上腹疼痛、乏力、消瘦 3 月，3 月间患者反复上腹疼痛不适，食欲减退伴有乏力，体重下降。查体：贫血貌，腹平软，上腹压痛阳性，肠鸣音正常。白细胞 $4 \times 10^9/L$，血红蛋白 85g/L。大便潜血阳性。
>
> **问题** 1. 该患者需要做哪些实验室检查？
>
> 2. 该患者诊断需要考虑什么疾病？
>
> 3. 需要与什么疾病做鉴别？
>
> 4. 如何对该患者进行治疗？

三、临床表现

本病起病隐匿，缺乏特异性症状，早期胃癌可无症状，或只有轻微上腹部不适，症状多为非特异症状。局部可无体征，易误诊为胃部慢性疾病而被忽视，进而发展成为进展期胃癌，方相继出现下述表现：

（一）症状

1. 上腹部疼痛 多为隐痛，后逐渐加重至中至重度，多于餐后发生，无间歇性，服抑酸剂不能缓解。但位于幽门部的溃疡型癌肿，其症状可与消化性溃疡相似。

2. 食欲不振 特别是既往食欲良好者，近期出现食量锐减，进行性消瘦，精神萎靡、乏力，均为胃癌常见。

3. 消化道出血 多数患者为少量、反复的呕血或黑便，少数可以急性上消化道出血为最初表现，系癌肿溃烂累及血管所致。长期慢性失血，可致进行性贫血，患者多表现为缺铁性贫血，偶可出现巨细胞贫血。

4. 其他 因肿瘤部位、大小、转移而出现的一系列症状，如贲门部癌肿易出现吞咽困难；幽门部癌肿可出现幽门梗阻；肝转移可出现黄疸、肝痛；肺转移时可出现咳嗽、呼吸困难；累及胸膜可出现胸痛、胸腔积液；累及胰腺可出现背部放散痛；骨转移出现骨痛等。

（二）体征

早期或部分进展期胃癌无明显体征，晚期可有发热、衰竭、恶病质。局部表浅者可在上腹部摸到肿块，质硬、有压痛，多可移动。幽门部胃窦部肿瘤因为梗阻可出现震水音。肝脏转移可有肝大，表面不平、腹水；侵犯门静脉可出现脾大。颈部淋巴结转移可引起Virchow 淋巴结肿大、质硬，多不能移动。种植于卵巢时，下腹部可触及质硬包块，常伴血性腹水。

四、实验室检查及其他检查

（一）实验室检查

1. 常有缺铁性贫血，粪便隐血多阳性。部分患者在门诊以贫血原因待查确诊为胃癌。

2. 血清学检查 Pepsinogen I（PG I）<50ng/mL、PG I/PG II<3 对于筛查萎缩性胃炎及肠化生具有一定诊断价值。胃泌素17（Gastrin-17）可在胃癌患者中升高，但不能用于区分早期和进展期胃癌。CEA、CA7-24 及 CA19-9 升高对胃癌的诊断有很重要的参考价值，但灵敏度均较差。但一旦发现以上指标动态逐渐升高，大多患者已经进入进展期或晚期。另外对于手术前或化学治疗前，如果以上三个指标某个或多个阳性，检测值的变化可用于治疗后监测。

（二）胃镜检查

胃镜是胃癌诊断最可靠的诊断手段。

1. 早期胃癌 在内镜下多表现为小息肉样隆起或凹陷，也可为平坦性病变。放大内镜可见胃腺体及小凹排列紊乱；早期胃癌往往因为病变尺寸太小容易被漏诊，因此医生树立规范化的内镜操作意识对提高早癌的检出率极为重要。电子染色内镜如 NBI 及 FICE 技术可发现病变处黏膜及黏膜下血管纹理异常。病理活检可明确病变，具有确诊意义。

超声内镜（EUS）检查有助于判断病变浸润深度，还可了解淋巴结转移情况，可指导早期胃癌治疗，是 CT 检查的重要补充。但是由于早期胃癌形态学上缺乏特异性，病灶小，易被忽略。目前我国早期胃癌诊断率仍较美、日发达国家低，仅10%左右。

2. 进展期胃癌 胃镜下大多可诊断，病变部位呈现凹凸不平称菜花状隆起或不规则、边缘堤坝样隆起的大溃疡，表面污秽，组织质脆、触之易出血。病变处黏膜僵硬、蠕动消失。

（三）消化道钡餐

当患者不能作消化道内镜检查时，可作为首选方法。早期胃癌 X 线钡餐不易发现，进展期胃癌多表现为：胃壁强直、皱襞中断，龛影及充盈缺损。

（四）CT 检查

增强 CT 检查主要用于评估全身转移情况，如肝脏、肺脏及腹膜后淋巴结，对于指导治疗、制定治疗方案、判断预后具有意义。

五、诊断

胃癌早诊是胃癌根治的前提，也是胃癌防治的关键。为早期诊断胃癌，应对高危患者进行定期随访：①慢性萎缩性胃炎伴肠化或上皮内瘤变者；②胃溃疡经正规治疗无效；③胃切除术后10年以上者。

血清学诊断标志物：CEA、CA72-4 和 CA19-9 对早期胃癌的诊断灵敏度低于10%，不适合胃癌的筛查和早期诊断，但对手术或化疗、靶向药物治疗前以上指标阳性的患者，可以作为疗效判定的参考指标。胃蛋白酶原 I（PG I）、胃蛋白酶原 II（PG II）、幽门螺旋杆菌（Hp）严重感染对高危人群的筛查有一定参考意义。

六、并发症

1. 出血 约5%的患者可发生大出血，表现为呕血、黑便，偶为首发症状，癌肿侵及黏膜下血管造成慢性及急性出血。

2. 梗阻 癌肿造成贲门或幽门梗阻，可引起吞咽困难及腹胀、呕吐等症状。

3. 穿孔 较少见，多为幽门前区的溃疡型胃癌。

七、治疗

手术治疗时唯一可以治愈胃癌的方式，但仅有25%～30%的患者存在手术机会。手术效果取决于胃癌的浸润深度和扩散范围。早期胃癌没有淋巴结转移时可采取内镜手术治疗；进展期胃癌没有发生全身转移时可外科手术治疗。对远处已有转移者，一般不作胃切除，仅作姑息性手术，如胃造瘘术、胃－空肠吻合术，以保证消化道通畅和改善营养。

1. 内镜手术治疗 内镜治疗特别适合于早期胃癌的治疗，可先行 EUS 检查，判断肿瘤浸润深度。对于局限于黏膜及黏膜下层的病变，直径 <2cm 时可行内镜下黏膜下切除（EMR）；>2cm 时可行内镜下黏膜剥离术（EDS）。病变切除后要及时对切除组织进行病理学检查；如发现切缘残留癌组织或病变侵及黏膜下，则需追加手术。内镜治疗优点在于对患者创伤小，不改变消化道原有解剖结构，并发症少。近期研究表明 ESD 及 EMR 的远期生存率和复发率与手术相当。

2. 外科手术治疗 早期胃癌可采取胃部分切除术。进展期胃癌无远处转移尽可能行根治术；有梗阻症状的患者，也可行姑息性手术，缓解消化道梗阻症状。常用的手术方式有 Billroth－Ⅰ、Billroth－Ⅱ及 Roux－en－Y 术式。

3. 化学治疗 胃癌是为数不多对化疗有一定反应的消化道肿瘤。病理分期Ⅰ期胃癌或ⅡA期胃癌不伴有危险因素患者，切除术后可不化疗。化疗常作为手术后的辅助疗法，可在术前、术中及术后使用，用来抑制癌细胞的扩散和防止复发。对于可行手术的进展期患者，可在手术前行新辅助化疗，新辅助化疗（neoadjuvant or primary chemotherapy，NC 或 PcT）是指在恶性肿瘤局部实施手术或放疗前应用的全身性化疗，术后可行辅助治疗，辅助治疗是指对身体的肿瘤进行手术治疗和放疗后，应用化疗，使原发肿瘤缩小，同时可能消灭残存的微小转移病灶，减少了肿瘤复发和转移的机会，提高治愈率而进行的化学药物治疗。

对于不能实施手术的患者，化疗也起到姑息性疗法的作用。现多推荐2、3种药物联合方案，单一方案只适用于早期胃癌及多药物联合不耐受者。常见的化疗药物及方案有：铂类药物（如顺铂或奥沙利铂）是双功能烷化剂，可抑制 DNA 的复制过程；氟尿嘧啶类（注射用5－氟尿嘧啶、口服用卡培他滨或 S－1）是以抗代谢物而起作用，在细胞内转化为有效的氟尿嘧啶脱氧核苷酸后，通过阻断脱氧核糖尿苷酸受细胞内胸苷酸合成酶转化为胸苷酸，而干扰 DNA 的合成，同样可以干扰 RNA 的合成；多西他赛（Docetaxel 是加强微管蛋白聚合作用和抑制微管解聚作用，导致形成稳定的非功能性微管束，因而破坏肿瘤细胞的有丝分裂）。常用方案有 SOX 方案（奥沙利铂＋S－1）、EXLOX（奥沙利铂＋卡培他滨）、FOLFOX 方案（奥沙利铂＋亚叶酸钙＋氟尿嘧啶）或 DCF（多西他赛＋顺铂＋氟尿嘧啶）。方案的选择依据患者的一般状况、耐受能力和对药物的敏感性等。

4. 靶向治疗 抗人类表皮生长因子受体2（HER2）的单克隆抗体，它通过将自己附着在 HER2 上来阻止人体表皮生长因子在 HER2 上的附着，从而阻断癌细胞的生长，临床试验数据表明其联合化疗能延长 HER2 阳性胃癌患者的远期生存时间。但适合 HER2 强阳性的胃癌患者比例尚不到15%。另外我国原研的分子靶向药物甲磺酸阿帕替尼也已上市用于晚期胃癌的治疗。甲磺酸阿帕替尼为一种小分子血管内皮细胞生长因子受体2（VEGFR－2）酪氨酸激酶抑制剂，可抑制肿瘤血管生成。

5. 其他治疗 放射治疗单独使用多无效，一般用于姑息性改善患者出血、梗阻及疼痛等症状；对于胃癌切除术后淋巴结转移的患者，放疗可以发挥更为积极的作用。基因疗法、免疫疗法及细胞疗法目前仍在研究阶段，相信未来有可能成为胃癌治疗新途径。

八、预后

早期胃癌预后较好，五年生存率90%～95%；进展期胃癌的预后主要与肿瘤的浸润深度及转移情况有关，5 年生存率约7% ~ 34% 。

九、预防

1. 高危人群应定期胃镜检查。
2. 建立良好生活习惯，多食新鲜水果、蔬菜。
3. 癌前病变患者积极治疗原发病，Hp 根除对于患有癌前病变患者，可预防部分患者胃癌的发生。

第三节　结直肠癌

结直肠癌（Colorectal cancer）包括发生于结肠和直肠的恶性肿瘤，约96% ~ 98% 为腺癌，少见的有神经内分泌瘤、上皮样癌、淋巴瘤、肉瘤（包括 GISTs）。临床表现主要为多数患者以排便习惯与粪便性状改变为首要症状。可伴有腹痛、腹部包块等。

流行病学研究发现，在我国，近年来结直肠癌的发病率不断升高，2015 年中国肿瘤年报显示结直肠癌的发病率已升至我国第三位，仅次于肺癌和胃癌。在全世界范围内，结直肠癌发病率不同，北美、澳洲发病率较高，亚非地区较低。总体上，本病男女差别不大，但直肠癌男性居多，>50 岁老年人发病高于年轻人。

一、病因及发病机制

结直肠癌发生的病因目前尚不明确，环境及遗传因素可能参与这一过程。

（一）环境因素

流行病学调查显示高脂高卡路里、低纤维饮食、肥胖及胰岛素抵抗、吸烟等环境因素可能参与结直肠癌的发生。

（二）遗传因素

结直肠癌有明显的家族聚集现象，约25% 的结直肠癌患者有家族史。一级亲属中有结肠癌者，风险高于常人 2 ~ 4 倍。一些基因的突变被发现与结直肠癌相关，如 APC、TK11、MYH、PTEN、SMAD4、BMPR1 等。一个典型的例子是家族性腺瘤性息肉病（Familial adenomatous polyposis，FAP），本病属常染色体显性遗传病，APC 基因突变造成 APC 抑癌功能缺失是其分子基础。FAP 患者早期便会出现结肠息肉，随着年龄增长息肉可遍布全结肠。多数患者在 40 岁左右会发生结直肠癌。

（三）其他高危因素

1. 息肉　特别是腺瘤性息肉，其发生结直肠癌的风险较高，是结直肠癌最主要的癌前疾病。腺瘤的大小与异质性程度是影响腺瘤发展的重要因素：直径 <1cm 者，癌变风险约1% ~ 3% ；直径在 1 ~ 2cm 者风险为10% ，而直径 >2cm，风险可增至40% 。几乎所有腺瘤都有不同程度的异型，约有27% 的高级别上皮内瘤变的患者可最后发展为肿瘤。其他相关高危因素有：左半结肠息肉、广基、多发、直径 >2cm，绒毛状或锯齿状腺瘤。

2. 炎症性肠病　溃疡性结肠炎患者较克罗恩病患者多见，特别是病史在 10 年及以上，年轻并伴全结肠炎者。

二、病理

我国结直肠癌好发部位依次为直肠（50% ~ 70%），乙状结肠（25%），盲肠、升结肠、降结肠、横结肠。2010 年 WHO 组织学分型：①腺癌：黏液腺癌、微乳头状腺癌、印戒细胞癌、锯齿状腺癌、腺鳞癌、髓样癌、筛状粉刺型腺癌；②梭型细胞癌；③鳞状细胞癌；④未分化癌。根据结直肠癌浸润的深度，可分为早期结直肠癌及进展期结直肠癌。前者浸润深度未超过黏膜下层，后者则已经深入到固有肌层。进展期按照形态分为：肿块型、浸润型及溃疡型。目前结直肠癌的分期多采用美国癌症委员会及国际抗癌联盟的 TNM 分期（图 3 - 5 - 4）。转移途径包括：①直接蔓延；②淋巴转移；③血行播散。

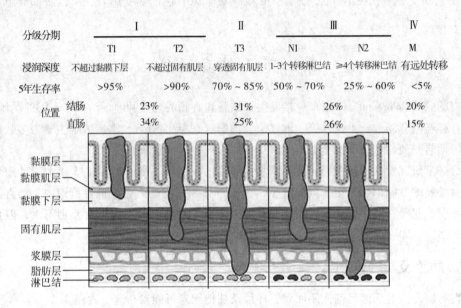

分级分期	I		II	III		IV
	T1	T2	T3	N1	N2	M
浸润深度	不超过黏膜下层	不超过固有肌层	穿透固有肌层	1~3个转移淋巴结	≥4个转移淋巴结	有远处转移
5年生存率	>95%	>90%	70%~85%	50%~70%	25%~60%	<5%
位置 结肠	23%		31%	26%		20%
直肠	34%		25%		26%	15%

黏膜层
黏膜肌层
黏膜下层
固有肌层
浆膜层
脂肪层
淋巴结

图 3 - 5 - 4 结肠癌分级分期

案例讨论

临床案例 男性，55 岁，下腹部阵发性胀痛、便血 2 天，近 2 个月来间断下腹胀痛，大便带黏液及血，查体，BP 120/70mmHg，P 89 次/分，腹胀，未见肠型，右下腹触及一斜行肿块，质韧、压痛，腹部透视见一个气液平面，白细胞 11×10^9/L，血红蛋白 87g/L。

问题 1. 该患者需要做哪些实验室检查？

2. 该患者诊断需要考虑什么疾病？

3. 需要与什么疾病做鉴别？

4. 如何对该患者进行治疗？

三、临床表现

本病起病隐匿，早期可无症状或仅见粪便隐血阳性。多数患者以排便习惯与粪便性状改变为首要症状。不同部位的结直肠癌症状可不同。

1. 盲肠及升结肠癌肿 由于该段肠管扩张性强，早期可没有症状，可不伴有大便性状的改变。右半结肠的癌肿多表现为溃疡型，因此慢性隐性失血较为常见，多有乏力、心悸甚至出现心绞痛症状，多表现为小细胞低色素性贫血。由于便血可呈间歇性出现，粪便隐血可为阴性。对于成人发生不能解释的缺铁性贫血，应考虑本病可能，行结肠镜和（或）影像学检查。

2. 横结肠及降结肠 由于粪便在进入横降结肠时多已成型，当此部位发生肿瘤时，将影响粪便的运输。患者主要表现为腹痛，肠梗阻，部分患者甚至可发展为穿孔。

3. 乙状结肠及直肠 该部位肿瘤患者便血常见，由于直肠刺激可出现里急后重症状。肠腔狭窄可伴有粪便变细，贫血少见。这部分患者极易被误诊为痔出血。因此，对于结直肠出血伴或不伴有大便性状改变者都要行结肠镜检查，以免误诊。

四、实验室检查及其他检查

1. 实验室检查 粪便隐血简单易行，可作为重要筛查的手段，但诊断阳性率和特异性均不高。由于结肠癌患者便血可间歇性出现，连续多次潜血检查有助于提高诊断率。血清 CEA、CA125、CA19 - 9 升高有提示作用，但不能作为确诊依据，可用来判断疗效。近年大规模的国际和国内临床研究发现血清检测甲基化基因 Septin9，其阳性率75%，特异性93.3%。特别是对 I 期结直肠患者的检出率也可在40%以上。因此 Septin9 在筛查或诊断结直肠癌中或可发挥重要作用。

2. 结肠镜检查 结肠镜检查是结直肠癌诊断最可靠的诊断手段，具有确诊价值（图3 - 5 - 5）。

结肠镜可对全结肠进行可视下观察，可对疾病位置、大小、肠腔狭窄程度进行判断，结合病理活检可明确病变，具有确诊意义。对于高度怀疑结直肠癌患者，在无禁忌证的条件下，结肠镜为首选检查。结合超声内镜（EUS）检查有助于判断病变浸润深度，还可了解淋巴结转移情况，可指导结直肠癌的分级分期及制定治疗方案，是 CT 检查的重要补充。

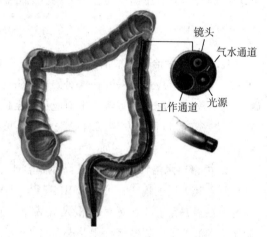

图3 - 5 - 5 结肠镜检查示意图

进展期结直肠癌内镜下大多可诊断，病变部位呈现凹凸不平称菜花状隆起或不规则、边缘隆起的大溃疡，表面污秽，组织质脆、触之易出血。病变处黏膜僵硬、蠕动消失。

3. 钡灌肠 钡灌肠气钡双重造影可用于结肠镜检查禁忌者，但其诊断价值不如内镜。结直肠癌可有充盈缺损、肠腔狭窄、黏膜破坏等征象，可显示肿瘤部位的范围（图3 - 5 - 6）。

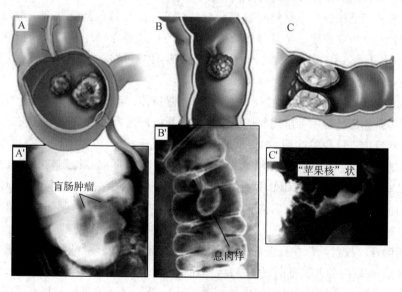

图3 - 5 - 6 几种典型结肠癌的钡灌肠表现

4. CT检查 CT检查主要用于评估全身转移情况，有助于分级、分期。对于指导治疗、制定治疗方案、判断预后具有意义。

5. 其他 肛门指检可判断直肠下段病变的大小和范围；腹平片可用于判断肠梗阻；PET检查有助判断转移、评估复发及疗效，但不作为常规检查。

五、诊断和鉴别诊断

结直肠癌的诊断多依靠肠镜检查及病理诊断。对于 >50 岁、有肠息肉病史及结肠癌家族史、近期出现排便习惯改变及大便潜血，高度怀疑结直肠癌患者，应尽早行结肠镜检查。需要特别强调的是我国结直肠癌以直肠癌为多见，对于出现便血症状的患者，强调结肠镜检查的重要性，切勿未经肠镜检查而误诊为痔。此外，右侧结肠癌应注意与肠阿米巴、肠结核、阑尾病变、克罗恩病及血吸虫病等相鉴别；左侧结肠癌应主要与功能性便秘、慢性菌痢、溃疡性结肠炎、克罗恩病、肠息肉、憩室炎等鉴别。

六、治疗

1. 外科手术治疗 根治性切除是本病的主要方法。对于有梗阻的患者可行造瘘等姑息性手术；可保肛者应尽量保肛，这对便利患者生活及减轻心理负担有重要作用。对于已发生全身转移、全身状况差的患者，术前应进行全面评估，以免给患者造成较大损伤。由于有3% ~ 5%结直肠患者可再次发生结直肠癌，15%可再次发生腺瘤，因此在术后应定期进行结肠镜检查。

2. 内镜手术治疗 内镜治疗特别适合于早期结直肠癌的治疗，对于无转移、病变局限于黏膜及黏膜下层的病变，可行 EMR 或 ESD。病变切除后要及时对切除组织进行病理学检查；如发现切缘残留癌组织或病变侵及黏膜下，则需追加手术。对于梗阻患者，可行支架治疗、激光、微波等治疗以减轻梗阻状况。

3. 化学治疗 化疗是结直肠癌重要方法。常以铂类药物（如奥沙利铂，通过产生水化衍生物作用于 DNA，形成链内和链间交联，从而抑制 DNA 的合成，产生细胞毒作用和抗肿瘤活性；顺铂，双功能烷化剂，可抑制 DNA 的复制过程）、5 - 氟尿嘧啶（5 - fluorouracil，是以抗代谢物而起作用，在细胞内转化为有效的氟尿嘧啶脱氧核苷酸后，通过阻断脱氧核糖尿苷酸受细胞内胸苷酸合成酶作用转化为胸苷酸，而干扰 DNA 的合成，同样可以干扰 RNA 的合成）组成的两药或者三药联合方案是结直肠癌化疗的核心，多与其他药物联合。卡培他滨（5 - FU 的口服剂型），伊立替康（拓扑异构酶 I 的抑制剂）是半合成喜树碱的衍生物，能特异性抑制 DNA 拓扑异构酶 I 亦有较好的疗效。术前新辅助化疗可缩小部分肿瘤，使其有利于手术切除。

4. 靶向治疗 西妥昔单抗是靶向 EGFR 的单克隆抗体，可改善 $k - ras$ 野生型的患者的预后。西妥昔单抗使用过程中可出现痤疮样皮疹，皮疹的严重程度与抗肿瘤效应成正相关，可用来评估治疗反应。贝伐单抗是一个针对 VEGF 的单克隆抗体，可结合 VEGF 并防止其与内皮细胞表面的受体结合，从而导致内皮细胞增殖和新生血管形成并抑制转移病灶进展。帕尼单抗是 IgG2 单克隆抗体，与 EGFR 具有高亲和性可与 EGFR 相结合，阻止其与 EGF 或 TGF - α 结合，从而阻断癌细胞生长。瑞格非尼是一种新型小分子多激酶抑制剂，能阻断多种促进肿瘤生长的激酶。

5. 放射治疗 放射治疗在直肠癌的综合治疗中有重要地位，而结肠癌患者通常不需要放疗。距肛门12cm 以内的Ⅱ、Ⅲ期直肠癌，新辅助放化疗后手术是标准治疗模式。新辅助放化疗可使肿瘤体积缩小，减少手术时癌细胞的播散，减少局部和盆腔种植，提高手术的 R0 切除率，降低复发率，提高保肛手术率。新辅助放化疗能使术后局部复发率降低 10% ~ 15%。术前未经新辅助放疗的Ⅱ、Ⅲ期直肠癌患者，可以考虑补充术后放疗，降低局部复发率。

七、预后

早期结直肠癌预后良好，5年生存率可达90%以上。进展期结肠癌的预后与肿瘤分级分期有关，伴远处转移者5年生存率仅为6%～8%。术后复发多见于术后4年内。

八、预防

1. 高危人群筛查，及早发现。高危因素：＞50岁，有结肠息肉、癌或结直肠癌家族史、吸烟、超重、胆囊手术史等。粪便隐血、肛门指检、肠镜检查对于提早发现结直肠病变非常重要。

2. 建立良好的生活习惯，改善饮食结构。高纤维、低脂饮食、戒烟、增强体育锻炼等。

 本章小结

食管癌是我国常见的恶性肿瘤，早期症状多不明显。目前随着内镜的发展，放大内镜、共聚焦内镜、色素内镜等的普及和使用，大大提高了食管早癌的发现率，目前手术仍是食管癌的主要治疗手段。上段食管癌和不宜手术的中下段食管癌可以积极放疗，早期无转移的原位癌可以行内镜下治疗。

胃癌是发生于胃黏膜上皮的恶性肿瘤。早期可无症状，或为非特异症状，易造成误诊及漏诊。胃镜检查是胃癌诊断的主要方法。早期胃癌没有淋巴结转移时可采取内镜手术治疗；进展期胃癌无全身转移时可外科手术治疗，对于不能手术的患者，一般采用姑息性化疗。对于高危人群的胃癌筛查是胃癌预防的重要组成方面。

结直肠癌是发生于结肠和直肠的恶性肿瘤，起病隐匿，早期可无症状或仅见粪便隐血阳性。排便习惯与粪便性状改变常为首要症状，不同部位的进展期结肠癌还可引起相应临床表现。结肠镜检查为结直肠癌最主要的检查方法。早期病变可考虑内镜下切除；对于未发生转移的结肠癌，根治性手术为治疗首选。少数结直肠患者术后可再次发生结直肠癌或腺瘤，因而术后应定期复查和监测。进展期肠癌的化疗方案多选择以铂类和5-氟尿嘧啶为基础的联合化疗方案。

 思考题

1. 简述早期食管癌分期。

2. 简述食管癌的治疗。

3. 食管癌钡餐表现有哪些？

4. 简述早期胃癌、进展期胃癌的定义及胃癌的典型临床表现。

5. 简述早期胃癌、进展期胃癌的分型、内镜下表现及诊断要点。

6. 简述早期胃癌的治疗原则、进展期胃癌的治疗原则。

7. 简述早期结直肠癌的定义、结肠癌的病理分型、分级分期及典型临床表现。

8. 简述结直肠癌的诊断要点、内镜下主要表现及治疗原则。

9. 结直肠癌的高危因素是什么？

（李　锐　聂勇战　胡　皓）

第六章　胃肠道功能性及动力性疾病

学习要求

1. 掌握 功能性胃肠病的临床表现与诊断；功能性消化不良的临床表现与诊断；肠易激综合征的临床表现与诊断。

2. 熟悉 功能性胃肠病的治疗；功能性消化不良的治疗；肠易激综合征的治疗。

3. 了解 功能性胃肠病的病因；功能性消化不良的病因；肠易激综合征的病因。

功能性胃肠病（functional gastrointestinal disorders，FGIDs）是一组具有消化道临床表现而无器质性改变的胃肠道功能性疾病。涉及部位包括食管、胃和十二指肠、肠道、胆道、肛门等。目前认为 FGIDs 是一组由生物、心理、社会因素共同作用而引起的胃肠道动力障碍性疾病。罗马Ⅲ标准将成人功能性胃肠病分为 6 类共 20 种疾病。常见疾病为功能性消化不良、肠易激综合征和功能性便秘。其分类如下：

1. 功能性食管病 ①功能性烧心；②功能性食管源性胸痛；③功能性吞咽困难；④癔球症。

2. 功能性胃十二指肠病 ①功能性消化不良；②功能性嗳气症；③功能性恶心和呕吐症；④成人反刍综合征。

3. 功能性肠病 ①肠易激综合征；②功能性腹胀；③功能性便秘；④功能性腹泻；⑤非特异性功能性肠病。

4. 功能性腹痛综合征。

5. 胆囊和 Oddi 括约肌功能障碍 ①胆囊功能障碍；②胆道 Oddi 括约肌功能障碍；③胰管 Oddi 括约肌功能障碍。

6. 功能性肛门直肠病 ①功能性大便失禁；②功能性肛门直肠疼痛；③功能性排便障碍。

第一节　功能性消化不良

功能性消化不良（Functional Dyspepsia，FD）是一组由胃和十二指肠功能紊乱引起的临床综合征，无器质性疾病证据，主要症状包括上腹痛、早饱、上腹部烧灼感等，是临床上最常见的一种功能性胃肠病。

一、流行病学

欧美的流行病学调查表明普通人群中 FD 发病率占 19% ~41%，我国调查显示，FD 占消化专科门诊患者的 50% 左右，FD 不仅影响患者的生活质量，而且造成相当高的医疗费用，必须引起高度重视。

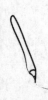

二、病因和发病机制

功能性消化不良的病因和发病机制尚未完全清楚，可能与以下因素有关：

1. 胃肠动力障碍 包括胃排空延迟、胃十二指肠运动协调失常、胃肠运动异常等。目前认为胃肠动力障碍是 FD 的主要病理生理学基础。

2. 内脏感觉异常 可能与外周感受器、传入神经、中枢整合等水平的异常有关。对生理刺激出现的不适感，也是 FD 的主要病理生理学基础之一。

3. 胃底容受性舒张功能下降 近端胃适应性舒张功能下降。

4. 精神和社会因素 FD 是一种公认的心身疾病，精神、心理因素的研究进展表明其可能是 FD 的重要原因，尤其是与童年期的应激事件有关。

5. 幽门螺杆菌（Hp）感染 有研究认为，根除 Hp 可使部分 FD 患者症状得到长期改善。症状的产生是宿主、Hp 和环境因素共同作用的结果。

6. 胃酸 FD 患者胃酸大多正常，但十二指肠对胃酸敏感性增加。抑酸治疗可使部分患者消化不良症状得到缓解。

三、临床表现

1. 主要症状是餐后饱胀、早饱、上腹痛、上腹烧灼感，常同时存在上腹胀、嗳气、食欲下降、恶心、呕吐等。起病缓慢，病程漫长，可历经数年、数十年，通常伴随有失眠、焦虑、抑郁、头痛、注意力不集中等精神症状。

2. 上腹痛为常见症状，常与进食有关，部分表现为餐后痛，也有表现为饥饿痛，进食可缓解，也有部分患者腹痛无明显规律。

3. 餐后饱胀和早饱也是常见症状，餐后饱胀是指正常餐量即出现饱胀感，早饱是指有饥饿感但进食后不久即有饱胀感，致食物摄入量明显减少。

4. 恶心、呕吐症状并不常见，多发生在胃排空明显延迟的患者。

FD 患者常以上述某一个或某一组症状为主，在病程中症状可发生变化。

四、诊断与鉴别诊断

（一）诊断标准

按罗马Ⅲ（2006）诊断标准。有餐后饱胀、早饱、上腹痛、上腹烧灼感症状至少一项；无可以解释上述症状的器质性疾病的证据；诊断前症状出现至少 6 个月，近 3 个月症状持续。

（二）诊断程序

先判断有无以下报警症状和体征。45 岁以上，近期出现消化不良症状；有消瘦、贫血、呕血、黑便、吞咽困难、腹部肿块、黄疸等；消化不良症状进行性加重。如有这些报警症状和体征，必须进行彻底检查直到找到病因；对无报警症状和体征者，可经验性治疗 2~4 周观察疗效，也可有针对性地选择基本的实验室检查和胃镜检查。

（三）诊断分型

罗马Ⅲ标准将功能性消化不良分为上腹疼痛综合征（epigastric pain syndrome，EPS）和餐后不适综合征（postprandial distress syndrome，PDS）两个亚型。

1. 上腹疼痛综合征（EPS）指具备以下条件：

（1）至少中等程度的上腹部疼痛或烧灼感，每周至少 1 次，疼痛为间断性。

（2）疼痛不放射或不在腹部其他区域/胸部出现。

（3）排便或排气后不缓解。

（4）不符合胆囊或 Oddi 括约肌功能障碍的诊断标准。

2. 餐后不适综合征（PDS） 指具备以下 1 条或 2 条：

（1）发生在进食平常餐量后的餐后饱胀不适，每周发作数次。

（2）早饱感使其不能完成平常餐量的进食，每周发作数次。

两种亚型症状可有重叠。

部分功能性消化不良患者可同时伴有胃食管反流病、肠易激综合征和其他功能性胃肠病的症状。临床上称之为症状重叠。

（四）鉴别诊断

食管、胃和十二指肠的器质性疾病、各种肝胆胰疾病、全身性疾病如糖尿病、肾病、风湿性疾病以及精神疾病等，药物引起的上消化道症状、其他功能性和动力障碍性胃肠病。

五、治疗

FD 的治疗目的：主要是缓解症状，提高患者生活质量；去除诱因，恢复正常生理功能，并预防复发。治疗宜进行整体调节，选择个体化的治疗方案（图 3-6-1）。

（一）一般治疗

建立良好的生活与饮食习惯，劳逸结合，戒烟酒、咖啡等可能诱发症状的食物，向患者解释病情，避免其紧张情绪，必要时进行适当的心理治疗。症状严重者可适当服用镇静和抗焦虑药物。

（二）药物治疗

1. 抑制胃酸分泌药 适用于以上腹痛、上腹烧灼感为主要表现的患者。

组胺 H_2 受体拮抗剂（H_2RA）：如西咪替丁、雷尼替丁、法莫替丁等；

质子泵抑制剂（PPI）：如奥美拉唑、雷贝拉唑、泮托拉唑、兰索拉唑、埃索美拉唑等。

2. 促胃肠动力药 适用于以餐后饱胀、早饱为主要症状的患者。常用的胃肠动力药及用法见表 3-6-1。

多巴胺受体拮抗剂：如甲氧氯普胺与多潘立酮。

5-羟色胺 4（5-HT_4）受体激动剂：如莫沙必利、依托必利等。

表 3-6-1 常用的胃肠动力药及其用法

常用的胃肠动力药	剂量和用法
甲氧氯普胺	10mg, tid
多潘立酮	10mg, tid
莫沙必利	5mg, tid
依托必利	50mg, tid

3. 助消化药 可选用消化酶制剂如多酶片、米曲菌胰酶片、达吉胶囊以及中成药保和丸、大山楂丸等。

4. 抗抑郁药 适用于有失眠、焦虑、抑郁等精神症状的患者。可选择用三环类抗抑郁药如阿米替林和选择性 5-羟色胺再摄取抑制剂如帕罗西汀、左洛复等。

5. 根除幽门螺杆菌 对于 Hp 阳性者可予以根除治疗。采用 PPI、胶体铋加两种抗生素的四联疗法方案。疗程 7~14 天。

6. 对于上腹疼痛综合征和餐后不适综合征症状重叠者可联合应用抑制胃酸分泌药和促胃肠动力药。

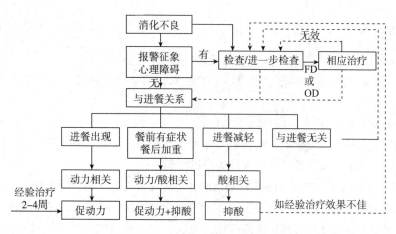

图 3 - 6 - 1 我国消化不良的诊治流程图

第二节 肠易激综合征

肠易激综合征（irritable bowel syndrome，IBS）是一种以腹痛或腹部不适伴排便习惯改变为特征的功能性肠病，无器质性疾病证据，主要症状是腹痛、腹胀、腹泻和便秘。是临床上最常见的一种胃肠道功能紊乱性疾病。

一、流行病学

肠易激综合征的人群发病率在欧美为 10% ~ 20%，我国平均 10% 左右，占胃肠病门诊的 30% ~ 50%，目前被认为是一种具有特殊病理生理的心身疾病，不仅造成巨大的医疗资源负担，也严重影响患者的生活质量。患者以中青年居多，20 ~ 50 岁，女性多发，男女比例为 1:2，IBS 有一定的的职业分布特点，学生和知识分子居多，工人和农民发病相对较少，且有家族聚集倾向。

二、病因和发病机制

本病病因和发病机制尚不清楚，目前认为是多种因素、多种机制共同作用所致。

1. 胃肠运动紊乱 胃肠运动紊乱是 IBS 症状发生的主要病理生理学基础，腹泻者口 - 盲肠食物通过时间缩短，便秘者延长。有些患者会出现胃结肠反射亢进的表现。

2. 内脏感觉功能异常 IBS 患者内脏呈高敏感性，以直肠为著，且疼痛阈降低，对肠道扩张性刺激与化学刺激呈高敏感。其病理生理学基础可能与黏膜及黏膜下内脏传入神经末梢刺激阈下降或中枢神经系统对传入神经冲动的感知异常等有关。

3. 肠道感染 10% ~ 30% IBS 患者有明确的肠道感染史。而且 IBS 发病与感染的严重程度及应用抗生素的时间有相关性。研究表明感染性疾病还会引起感觉功能障碍，使结肠对某些食物与药物敏感性增加。其病理生理学基础可能与中枢神经系统、自主神经系统、肠神经系统之间的相互作用以及某些胃肠激素的调节和炎症因子等因素的作用有关。

4. 精神心理因素 IBS 患者常伴有焦虑抑郁症状与睡眠障碍，焦虑、抑郁积分显著高于正常人，其应激事件发生频率亦高于正常人，对应激反应更敏感更强烈，有更多的精神异常与心理障碍。推测可能与脑 - 肠轴紊乱有关。

5. 食物因素 33% ~ 66% 的 IBS 患者存在对食物不耐受、食物过敏现象。

6. 家庭和遗传因素。

7. 自主神经功能异常 腹泻型者迷走神经活性升高；便秘型者迷走神经张力降低。

三、临床表现

本病起病隐匿，症状反复发作或慢性迁延，病程可达数年至数十年，而全身健康状况不受影响。可因精神因素、应激、饮食不当、劳累、感染或药物使用不当而使症状复发或加重。

主要临床表现如下：

1. 腹痛 是 IBS 的主要症状，疼痛程度不等，部位不定，以下腹部、左下腹部多见，部分患者进食后症状出现或加重，排便或排气后可缓解。

2. 腹胀 白天加重，夜间睡眠后减轻，部分患者尚有恶心、纳差等症状。

3. 腹泻和便秘 腹泻表现为大便每日 3~5 次，少数可达 10 余次，呈稀糊样，可有黏液，但无脓血。便秘表现为排便困难，粪便干结，量少，呈羊粪状或细杆状，可有排便不尽感或排便窘迫感。也有表现为腹泻和便秘交替出现。

部分患者可伴有失眠、焦虑、抑郁、头晕、头痛等症状。

4. 体征 下腹部或左下腹部可有轻压痛，部分患者可触及腊肠样肠管，直肠指检可感到肛门痉挛，且有触痛。也有部分患者无明显体征。

四、诊断与鉴别诊断

（一）诊断标准

按罗马Ⅲ诊断标准：

1. 反复发作腹痛或腹部不适，最近 3 个月内每月发作至少 3 天，且伴有以下两项或两项以上：①排便后症状改善；②发作时伴排便频率改变；③发作时伴排便性状（外观）的改变。

2. 诊断前症状出现至少 6 个月，近 3 个月符合以上标准。

3. 缺乏可解释症状的形态学改变和生化异常。

（二）以下症状支持 IBS 的诊断

1. 排便频率异常（>3 次/天或 <3 次/周）；

2. 粪便性状异常（块状、硬便或稀水样便）；

3. 粪便排出过程异常（费力、紧迫感、排便不尽感）；

4. 黏液便；

5. 胃肠胀气或腹部膨胀感。

（三）体征

下腹部或左下腹部有轻压痛，部分患者可触到腊肠样肠管，直肠指检：肛门痉挛、张力较高，可有触痛。

（四）分型

依据临床特点分为以下类型（表 3-6-2）：腹泻型（IBS-D）、便秘型（IBS-C）、混合型（IBS-M）和未定型（IBS-U）。

表 3-6-2 **IBS 按排便性状分类**

分型	粪便性状
IBS-C	块状/硬便 >25%，且稀/水样便 <25%
IBS-D	稀/水样便 >25%，且块状/硬便 <25%
IBS-M	稀/水样便 >25%，且块状/硬便 >25%
IBS-U	排便习惯改变未达到 IBS-C、D、M 型的要求

（五）鉴别诊断

腹痛为主者应与引起腹痛的疾病相鉴别，注意与肠道炎症性疾病鉴别。

腹泻为主者应与引起腹泻的疾病相鉴别，注意与功能性腹泻鉴别。

以便秘为主者应与引起便秘的疾病相鉴别，其中功能性便秘及药物不良反应引起者常见，应注意详细询问病史。

五、治疗

目的是改善症状，提高患者生活质量；积极寻找并去除诱因，采取综合治疗和个体化治疗的原则。主要是去除诱因，对症治疗（图 3 - 6 - 2）。

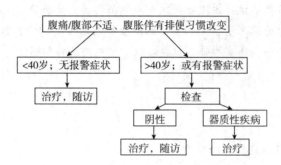

图 3 - 6 - 2 中国肠易激综合征诊治共识

（一）一般治疗

疾病认知，帮助患者消除精神顾虑和紧张情绪，提高治疗疾病的信心。找出可能的促发因素，尽可能避免这些诱因，避免敏感食物与产气食物，进食高纤维食物可改善便秘，有抑郁、焦虑症状及睡眠障碍者可适当应用镇静安眠药。

（二）对症治疗

1. 胃肠解痉药 抗胆碱能药物：缓解腹痛，如阿托品 0.5mg，im，必要时；颠茄 10mg/次，3 次/日，口服；山莨菪碱，10mg/次，3 次/日，口服，或 10mg，im，必要时。

平滑肌抑制剂：美贝维林、阿尔维林。

胃肠道选择性钙离子拮抗剂：匹维溴铵 50mg/次，3 次/日；奥替溴铵 40mg/次，3 次/日。

外周阿片受体拮抗剂：曲美布汀片，0.1g/次，3 次/日。

2. 止泻药 对于以腹泻为主要症状者，可应用洛哌丁胺 2 ~ 4mg/次，4 次/日；地芬诺酯 1 ~ 2 片/次，2 ~ 3 次/日；蒙脱石散剂 3.0g/次，3 次/日等。

3. 导泻药 适用于以便秘为主要症状者，可应用容积性泻剂如甲基纤维素 1.5 ~ 5.0mg/日；渗透性泻剂如聚乙二醇散剂 10g/次，1 ~ 2 次/日；乳果糖 10 ~ 15g/次，3 次/日等。

4. 动力感觉调节剂 5 - HT$_3$ 受体拮抗剂如阿洛司琼 1mg/次，1 ~ 2 次/日，应注意缺血性肠炎的发生。

5. 抗抑郁剂 三环类：阿米替林 25 ~ 50mg/次，2 ~ 3 次/日；选择性 5 - 羟色胺再摄取抑制剂：帕罗西汀 20mg/次，1 次/日等，适用于伴有抑郁、焦虑症状者。睡眠障碍者可用：地西泮，10mg，睡前口服；阿普唑仑 0.4 ~ 0.8mg，睡前口服。

6. 益生菌 肠道菌群调节药如双歧杆菌、乳酸杆菌、酪酸羧菌等制剂。

六、预后

预后良好，一般无严重并发症。若长期腹泻会导致水、电解质与代谢紊乱。

本章小结

　　功能性胃肠病是一组具有消化道临床表现而无器质性改变的胃肠道功能性疾病。通常伴随有失眠、焦虑、抑郁、头痛、注意力不集中等精神症状，主要包括功能性消化不良和肠易激综合征。功能性消化不良主要表现为餐后饱胀、早饱、上腹痛和上腹烧灼感，可能与胃肠动力障碍、内脏感觉过敏、胃底容受性舒张功能下降等有关，部分与幽门螺杆菌感染有关，诊断按照罗马Ⅲ标准，分为上腹疼痛综合征和餐后不适综合征两个亚型。治疗目的主要是缓解症状、去除诱因、预防复发。常用抑制胃酸分泌药、促胃肠动力药和抗抑郁药。肠易激综合征是一种以腹痛或腹部不适伴排便习惯改变为特征的功能性肠病，主要表现为腹痛、腹胀、腹泻和便秘。临床上分为腹泻型、便秘型、混合型和未定型共四型，根据症状可选用胃肠解痉药、止泻药、导泻药等。伴有抑郁、焦虑症状者可应用抗抑郁剂。

 思考题

1. 简述功能性消化不良的诊断标准。
2. 功能性消化不良的临床表现与分型有哪些？
3. 简述肠易激综合征的诊断标准。
4. 肠易激综合征的临床表现与分型如何？
5. 功能性消化不良的治疗目标是什么？
6. 简述报警症状和体征。

（李晓丽）

第七章 肠结核和结核性腹膜炎

第一节 肠结核

肠结核（intestinal tuberculosis）是结核分枝杆菌引起的肠道慢性特异性感染。主要由人型结核分枝杆菌引起。过去在我国较常见，随着生活及卫生条件的改善，结核患病率下降，本病也逐渐减少。但近20年来，全世界范围内由于人类免疫缺陷病毒（HIV）感染率增加、免疫抑制剂的广泛使用等原因，结核病会从潜伏性变成活动性，因此本病发病率有所增加。《2012年全球结核病报告》显示，在2011年有870万新发病例，140万人死于结核病。在我国的流行形势也很严重。国内每年新发活动性肺结核患者近100万，居高不下。发病多为中青年，女性多于男性，约1.85:1。

一、病因及发病机制

本病90%以上由人型结核分枝杆菌引起，侵犯肠道主要是经口感染，患者多有开放性肺结核或喉结核，因长期吞入含有结核分枝杆菌的痰液造成细菌直接定植，或者活动期肺结核血液播散所造成，见于粟粒性肺结核。此外，饮用未经严格消毒的乳制品可因牛型结核杆菌而致病。结核病的发病是人体免疫系统和结核菌相互作用的结果，经上述途径获得感染仅是致病的条件，只有当入侵的结核菌数量较多，毒力较大，在人体免疫功能减弱、肠功能紊乱引起局部抵抗力削弱时，才会发病。

二、病理

由于结核分枝杆菌为抗酸菌，胃酸不能影响该菌，故可顺利进入肠道。结核分枝杆菌多引起回盲部病变，少数患者可累及结肠、小肠及直肠。多累及回盲部的可能原因为：①食糜在回盲部停留时间长，增加结核分枝杆菌感染肠黏膜的机会；②回盲部存在大量淋巴组织，是结核分枝杆菌最易侵犯的组织。结核分枝杆菌的数量、毒力及人体对结核菌的免疫力和过敏反应程度不同可造成不同病理特点。

人体对结核分枝杆菌的免疫力与过敏反应程度影响本病的病理性质。在显微镜下，炎症反应强烈，病变以炎症渗出性为主；当感染菌量多、毒力大，可发生干酪样坏死，形成溃疡，称为溃疡型肠结核；感染较轻，则表现为肉芽组织增生和纤维化，称为增生型肠结核。兼有这两种病变者并不少见，称为混合型或溃疡增生型肠结核。

1. 溃疡型肠结核 结核杆菌侵入肠壁后，肠壁的集合淋巴组织和孤立淋巴滤泡首先受累，充血、水肿，进一步发展为干酪样坏死，并形成深浅不一、边缘不规则的溃疡。病灶有时可深达肌层或浆膜层，甚至累及周围腹膜或临近肠系膜淋巴结，引起局限性结核性腹膜炎或淋巴结核。由于易引起周围组织发生粘连，因此急性穿孔少见。溃疡基底部血管多半有闭塞性动脉内膜炎，因此大出血亦少见。病变后期由于组织修复、瘢痕形成可导致肠腔环形狭窄。

2. 增生型肠结核 病变多位于回盲部和升结肠，初期局部水肿、淋巴管扩张。慢性期多由黏膜下及浆膜层大量肉芽肿和增生的纤维组织造成，主要在黏膜下层，呈大小不等的结节，使得局部肠管壁增厚、僵硬，部分患者可见瘤样肿块突入肠腔。上述病变可致肠腔狭窄，引起梗阻。病变的肠段变窄增厚，或与周围组织粘连，形成肿块。回肠往往因盲肠慢性梗阻而扩大。

3. 混合型肠结核 兼有上述溃疡与增生两种病变。并不少见。

 案例讨论

临床案例 女性，37岁，腹胀、便秘、乏力4月余，近2周来症状加重伴发热。查体：38.5℃，右腹部可触及4cm×3cm大小包块，质中等，边界不清，轻度触痛，胸片：右侧胸膜肥厚，右上肺钙化灶。

问题 1. 该患者需要做哪些实验室检查？

2. 该患者诊断需要考虑什么疾病？

3. 需要与什么疾病做鉴别？

4. 如何对该患者进行治疗？

三、临床表现

1. 腹痛 为本病的主要症状。腹痛多位于右下腹及脐周，位置需要与阑尾炎造成的腹痛相鉴别。常为间歇性发作，疼痛多为隐痛或钝痛。进食后诱发，排便、排气后可缓解。可能与进食后引起的反射性胃肠运动，及肠内容物通过炎症、狭窄部位刺激肠管所致。并发肠梗阻时有腹绞痛，伴有腹胀、肠鸣音亢进、肠型与蠕动波多。体检常有腹部压痛，部位多在右下腹。

2. 腹泻与便秘 溃疡型肠结核常伴有腹泻，排便次数因病变严重程度和范围不同而异，轻者2～4次/日、重者每日达10余次、不伴里急后重。粪便呈糊样，一般不含黏液或脓血，重者含少量黏液、脓液，但便血少见。有时为腹泻和便秘相交替，系肠功能紊乱引起。增生型肠结核以便秘为主。

3. 腹部肿块 多位于右下腹，一般比较固定，中等质地，轻中度压痛、固定。多由于增生型肿块或溃疡型所致周围肠黏膜粘连所形成的腹块。或同时有肠系膜淋巴结结核。

4. 全身症状及并发症 多见于溃疡型肠结核，由于本病多继发于活动性肺结核，故出现全身症状，表现为不同热型的长期发热，伴有盗汗、厌食、消瘦、贫血及乏力。增生型肠结核病程较长，全身情况一般较好，无发热或有时低热，多不伴有肠外结核表现。

并发症：严重的患者多见肠梗阻合并结核性腹膜炎，少部分患者晚期可出现瘘管、腹腔脓肿，此类难与克罗恩病相鉴别。特别是直肠瘘管出现时，除克罗恩病外，应考虑本病可能。肠出血较少见，少有急性肠穿孔。可因合并结核性腹膜炎而出现相关的临床表现。

四、实验室检查及其他检查

1. 实验室检查 一般检测：溃疡型肠结核可有中度贫血，无并发症时白细胞计数一般正常。血沉 ESR 多明显加快。可作为估计结核病活动程度的指标之一。粪便常规为糊状，一般不含黏液脓血，镜检可见少量红细胞及脓细胞，潜血可阳性。粪便浓缩找结核杆菌，阳性者有助于诊断，但仅在痰液检查阴性才有意义。2011 年世界卫生组织（WHO）发出正式声明禁止将血清学检测方法（抗原、抗体、蛋白芯片等）用于肺结核和肺外结核的诊断。

结核菌素试验（PPD）：强阳性或有助于本病的判断，但敏感性差。

结核感染 T 细胞斑点试验（T-SPOT）：是近年在临床上较为广泛用于通过血液诊断结核的方法。列入包括我国、美英等 20 多个国家结核诊疗指南。结核感染者体内存在特异的效应 T 淋巴细胞，效应 T 淋巴细胞再次受到结核抗原（ESAT-6，CFP10）刺激时会分泌多种细胞因子（IFN-γ）。因此，检测效应 T 淋巴细胞可用于结核病或结核潜伏感染者的诊断。T-SPOT 灵敏度 80% 左右，特异性 85%~90%，此检测方法只针对结核分枝杆菌敏感，与绝大多数环境分枝杆菌和卡介苗（BCG）无交叉反应。

2. X 线钡灌肠 X 线钡灌肠对诊断有重要价值。并发肠梗阻时，钡餐检查要慎重，以免加重肠梗阻，必要时可用稀钡做检查。除进行钡餐检查外，宜常规加钡剂灌肠检查或结肠镜检查以寻找可能同时存在的结肠病变。溃疡型可见溃疡和边缘不整，可见肠激惹征象（跳跃征，Stierlin's Sign）：即病变上下端充盈良好，病变部位充盈不佳，排空快。增生型可见肠腔狭窄，结节状改变，肠段缩短变形，回盲肠正常角度消失。

3. CT 检查 采用双源 CT，可见肠壁环形，少数见盲肠内侧偏心增厚，回盲瓣增厚，淋巴结肿大明显，可伴有坏死。

4. 结肠镜检查 结肠镜可以对全结肠和回肠末段进行直接观察，如能发现病变，对本病诊断有重要价值。病变主要在回盲部，内镜下可见：回盲部充血水肿、回盲瓣僵硬，呈鱼口状。累及肠段可形成环形溃疡，边缘不规则，可融合；此外，可见肠腔狭窄及不规则炎症息肉及增生结节。结肠镜下病理活检，发现肉芽肿、干酪样坏死及抗酸杆菌有确诊意义，因此在怀疑肠结核时，内镜下多点深度取材对诊断或有帮助。

5. 小肠镜检查和胶囊内镜检查 当结肠镜检查和 X 线小肠钡剂造影未能明确诊断而需排除小肠结核者可做此类检查。双气囊小肠镜等新一代小肠镜的应用，不仅能窥视全部小肠还能进行小肠黏膜活检。

胶囊内镜为小肠检查提供了非侵入性方法，检查可以窥视全部小肠，怀疑有肠梗阻者属禁忌证。

五、诊断及鉴别诊断

（一）诊断

中青年患者，有肺结核病史伴右下腹痛，腹泻、便秘及肠梗阻等消化道症状及发热、盗汗等结核毒血症状；X 线发现跳跃征、充盈缺损或肠腔狭窄；结肠镜检查发现回盲部炎症、溃疡、息肉；PPD 或 T-SPOT 阳性时要考虑本病。结肠镜活检发现干酪样肉芽肿及抗酸杆菌有确诊意义。高度怀疑本病者可进行诊断性抗结核治疗（2~6 周），症状明显改善或好转者，可做肠结核临床诊断。

对诊断有困难而又有手术指征的病历进行剖腹探查，病变肠段和（或）肠系膜淋巴结病理组织学检查发现干酪性肉芽肿可确诊。

（二）鉴别诊断

1. 克罗恩病 当肠结核发生溃疡和瘘管时，与克罗恩病常难鉴别（表 3-7-1）。鉴别困难者可行诊断性抗结核治疗。

表 3 – 7 – 1　肠结核与克罗恩病的鉴别要点

	肠结核	克罗恩病
结核病史	有	无
伴随肠外结核	多见	少见
瘘管、脓肿、肛周病变	少见，晚期发生	多见
结核菌素实验	强阳性	可阳性、弱阳性
T – SPOT	阳性	阴性
病变分布	多局限在回盲部	可全消化道、呈现节段性
溃疡肠镜形态	环形、不规则浅溃疡、边缘充血呈鼠咬状	纵形、裂隙状、鹅卵石样改变
活检病理	干酪样肉芽肿，抗酸杆菌（＋）	非干酪肉芽肿，抗酸杆菌（－）
抗结核治疗	有效	无效

2. 右侧结肠癌　发病年龄大，无肠外结核证据，常在 40 岁以上。一般无发热、盗汗等结核毒血症表现。X 线检查主要见钡剂充盈缺损，病变局限在结肠。肠镜检查及活检易鉴别。

3. 阿米巴病或血吸虫病　既往寄生虫及疫区接触病史，脓血便常见，粪便常规及孵化可查见病原体。结肠镜检查多有助鉴别诊断。相应特效治疗有效。

4. 溃疡性结肠炎　本病以脓血便为主，肠结核少见。溃疡性结肠炎以乙状结肠、直肠为重。如果病变累及回肠，一般也会累及整个结肠。结肠镜检查并病理活检可鉴别。

5. 其他　应与慢性阑尾炎、回盲部淋巴瘤、肠套叠、耶尔森杆菌肠炎。另外一些少见的感染性肠病如非典型分枝杆菌（多见于艾滋病患者）、性病性淋巴肉芽肿、梅毒侵犯肠道、肠放线菌病等相鉴别。

六、并发症

1. 肠梗阻　本病最常见的并发症，主要发生于增生型肠结核。主要与肠壁环形狭窄、肠袢及其系膜粘连等相关。梗阻多为不完全梗阻，少数晚期患者可为完全梗阻。

2. 肠穿孔　主要为亚急性慢性穿孔，脓肿破溃后可形成肠瘘。急性穿孔少见、常发生在梗阻近端肠管。急性穿孔可并发腹膜炎及感染性休克而危及生命。

七、治疗

治疗目的是消除症状，改善全身情况、促进病变愈合，防止并发症。目前认为，肠结核早期病变可逆，因此强调早期治疗的重要性。

1. 抗结核治疗　为主要方法，疗程一般 6～12 个月。药物及疗程选择见呼吸系统肺结核章节。

2. 减轻全身症状　腹痛可使用解痉药，全身状况差者注意水电解质平衡，不完全肠梗阻者，可行胃肠减压。

3. 手术治疗　适应证：①完全性肠梗阻；②急性穿孔；③窦道、瘘管形成，内科治疗无效；④肠道大出血不能有效止血；⑤诊断困难需要剖腹探查。

八、预后

本病早期治疗可痊愈，预后良好。因此强调早期治疗、保证抗结核治疗充分剂量及足够疗程。

九、预防

做好预防工作是防治结核病的根本办法。并着重对肠外结核的发现，特别是肺结核的早期诊断与积极的抗结核治疗，尽快使痰菌转阴，以免吞入含菌的痰而造成肠感染。必须强调有关结核病的卫生宣传教育。要教育患者不要吞咽痰液，应保持排便通畅。要加强卫生监督，提倡用公筷进餐，牛奶应经过灭菌消毒。接种卡介苗可增强人体对结核菌的抵抗力，有利于预防结核病的发生。

第二节　结核性腹膜炎

结核性腹膜炎（Peritoneal Tuberculosis）是由结核分枝杆菌引起的慢性弥漫性腹膜炎症。本病在发达国家少见，在我国发病率也逐年减少，但仍不少见。本病可见于任何年龄，但中青年多见，女性多于男性，男女比例约1:2。

一、病因及发病机制

本病主要继发于肺结核及腹内结核，多系结核分枝杆菌由淋巴结及腹内感染脏器（如，输卵管结核、肠结核）直接蔓延而来。少数患者为血液种植。结核性腹水也可见于长期腹膜透析的肝硬化患者及慢性肾病患者。约1/3患者可伴有活动肺结核，约1/3患者肺部可无异常发现。

二、病理

结核性腹膜炎可分为渗出型、粘连型、干酪型三种，前两型多见，可混合存在。显微镜下的组织细胞学改变如下：

1. 渗出型　多为早期表现。腹膜充血、水肿、表面附有纤维蛋白渗出物，可伴有黄白色小结节，腹水中量以下，草黄色为主，可带血，偶为乳糜性。

2. 粘连型　大量纤维增生使腹膜及肠系膜增厚，肠袢间、肠系膜可发生粘连，形成粘连性肠梗阻。大网膜也增厚变硬，卷缩成团块。本型常由渗出型在腹水吸收后形成，但也可开始即为粘连型。

3. 干酪型　本型多由渗出型或粘连型演变而来，是本病的重型，并发症常见。以干酪样坏死为主，肠袢间，网膜、肠系膜相互粘连，可形成结核性脓肿。病变可向肠道、阴道、腹腔发展而形成窦道和瘘管。

三、临床表现

本病多数起病缓慢，主要症状为倦怠，发热、腹胀和腹痛。易被原发病病情掩盖，不易发现；少数患者表现为急性起病，腹痛及高热。

1. 全身症状　结核毒血症状，主要是发热及盗汗，也为最常见的表现，热型以低热和中等热居多，部分患者呈弛张热。渗出型、干酪型病例或合并有严重的腹外结核的患者可呈稽留热，盗汗严重，发热为低热，少数高热。疾病后期可有消瘦、贫血、营养不良等、水肿、维生素A缺乏。在育龄妇女中，停经不育者较常见。

2. 腹痛　腹痛多表现为脐周、下腹或全腹隐痛，疼痛可持续，触诊压痛不明显。急性穿孔、急性肠梗阻可表现为急腹症，压痛及反跳痛强烈，当患者出现急腹症时，应考虑腹腔结核病灶溃破后引起的急性腹膜炎，结核性腹膜炎少有穿孔。早期腹痛不明显，也可始终没有明显腹痛。

3. 腹部包块及腹壁揉面感　柔韧感是粘连型结核性腹膜炎的临床特征。多见于粘连型及干酪型患者，多表现为脐周大小不一，边缘不平的肿块，活动度小。肿块多为增厚的肠系膜、大网膜及淋巴结，粘连肠段等。腹部触诊常有揉面感，系腹膜增厚肌张力增高引起。是结核性腹膜炎的典型体征，但不常见（＜30％），缺乏特异性。腹部压痛一般轻微，少数压痛严重，且有反跳痛，常见于干酪型结核性腹膜炎。

4. 腹胀、腹水　常有腹胀，腹部膨隆，无明显腹水。多因腹膜炎所致肠功能紊乱及肠毒血症引起，少量腹水不易察觉，腹水量较多时可出现移动性浊音。渗出型腹水少量至中量多见。

5. 腹泻与便秘　腹泻常见，一般3～4次/日，多为糊状。腹泻主要由于腹膜炎刺激引起神经病理反射，造成肠功能运动失调及紊乱而引起，偶可由溃疡型肠结核及干酪样坏死形成内瘘等引起。便秘多为晚期粘连型患者，部分患者可有腹泻与便秘交替。少数患者可并发肠梗阻、肠瘘及腹腔脓肿。

四、实验室及辅助检查

1. 血象、红细胞沉降率与结核菌素试验　可有轻度至中度贫血，白细胞计数可增高。腹腔结核病灶急性扩散者、干酪型及继发感染者的白细胞计数可增高，病变活动时 ESR 增快。血沉也可作为病变活动的简易指标。结核菌素试验阳性有助于本病诊断，但粟粒型结核或重症患者反而可呈阴性，故阴性者不能排除本病。目前多采用 T–SPOT 试验，其敏感性高于结核菌素试验，呈强阳性有助本病诊断。

2. 腹水检查　腹水特点为渗出性，蛋白含量高及白细胞增多。多为草黄色渗出液，可带血，偶为乳糜性。静置后可自然凝固，少数淡血性，偶见乳糜性。比重一般≥1.018。蛋白质定性试验阳性。定量≥25g/L，白细胞计数超过 $500×10^6/L$，以淋巴细胞或单核细胞为主，中性偶可占主导。结核性腹膜炎的腹水腺苷脱氨酶（ADA）活性常增高（＞40U/L），这是因为 ADA 由活化的 T 细胞产生。腹水 ADA 活性增高诊断结核性腹膜炎的特异性和敏感性在80％～90％。ADA 同工酶（ADA2）升高，ADA2/ADA 增高，有助于区别恶性腹水。腹水普通细菌培养结果应为阴性，结核分枝杆菌培养的阳性率很低（＜5％）。腹水葡萄糖＜3.4mmol/L，pH＜7.35 时，指示细菌感染，腹水细胞学检查主要是为排除恶性腹水。

腹水 T–SPOT 检测：通过新鲜的腹水分离淋巴细胞进行类似于血液的检测，两个抗原的结果强度一般要高于血液 T–SPOT 检查的结果，而且诊断价值大。但值得注意的是肿瘤转移引起的恶性腹水，T–SPOT 有时也会升高，要结合病史和相应检查予以排除。

3. 影像学检查　超声、CT、磁共振可见增厚的腹膜、腹水、腹腔内包块、粘连肠管及瘘管。腹部 X 线平片可见到散在钙化影，为肠系膜淋巴结钙化。

4. 腹腔镜检查　适用于诊断有困难者。镜下可见腹膜、网膜、内脏表面有散在或集聚的灰白色结节，腹腔内条索状或幕状粘连。活组织检查病理检查有确诊价值。腹腔镜检查禁用于有广泛腹膜粘连者。

5. 腹膜病理活检　对于腹部超声发现腹膜或肠系膜增厚的患者，应积极采取超声引导下的腹膜穿刺活检。活检组织病理染色观察到典型的干酪样肉芽肿和慢性肉芽肿是诊断的金标准。

五、诊断和鉴别诊断

有以下情况时应考虑本病：①中青年患者，女性，有结核病史；②原因不明的发热，持续两周以上，伴有盗汗，经一般抗生素治疗无效。③腹痛、腹胀、腹水、腹壁柔韧感或腹部包块；④有结核密切接触史或本人有其他肠外结核者。⑤腹水为渗出液，比重一般≥1.018，蛋白定量≥25g/L，白细胞计数高，且以淋巴细胞为主。ADA>40U/L，尤其是ADA2明显增高；⑥结核菌素试验或T-SPOT试验呈强阳性。⑦X线胃肠钡餐检查发现肠粘连等征象者。

典型病例可作出临床诊断，予抗结核治疗（2~4周）如果有效即可确诊。不典型病例在排除禁忌证时，可行腹腔镜检查并作活检，符合结核改变者可确诊。

1. 恶性肿瘤腹水　腹水多为血性。包括腹膜转移癌、恶性淋巴瘤、腹膜间皮瘤等。临床上有时会见到肿瘤原发灶相当隐蔽但已有广泛腹膜转移的病例，此时与结核性腹水鉴别有一定困难。腹水细胞学查见癌细胞，腹膜转移癌可确诊。原发性肝癌或肝转移癌、恶性淋巴瘤在没有腹膜转移时，腹水细胞学检查为阴性。腹水中发现癌细胞，在不能判断组织来源时，主要靠腹部超声、CT、内镜等寻找原发灶，并同时提高离心或沉淀的富集细胞图片进行免疫组化染色判断区分来源。为了从腹水中获得最大化的细胞组分，尽可能留取大体积的腹水，如200~500ml送细胞病理检查，对于多次检测很难和恶性腹水鉴别的患者，更需要留取大体积的腹水送检，必要时提高离心富集。

如果和腹腔肿瘤鉴别有困难的患者，超声引导下腹膜穿刺活检或腹腔镜探查活检病理检查多可明确诊断。

2. 肝硬化腹水　多为漏出液，蛋白定量<25g/L，血清腹水白蛋白梯度（SAAG）≥11g/L，且伴失代偿期肝硬化典型表现。合并感染（原发性细菌性腹膜炎）时腹水可为渗出液性质，但腹水白细胞以多形核为主，腹水培养阳性。如腹水白细胞计数升高但以淋巴细胞为主，普通细菌培养阴性，而有结核病史、接触史或伴有其他器官结核病灶，应注意肝硬化合并结核性腹膜炎的可能。

3. 以急性腹痛为主要表现疾病　结核性腹膜炎可因干酪样坏死灶溃破而引起急性腹膜炎，或因肠梗阻而发生急性腹痛，此时需要与常见急腹症鉴别。注意询问结核病史，寻找腹膜外结核病灶、分析有否结核毒血症，尽可能避免误诊。

4. 其他　腹部包块需与腹部肿瘤（肝癌、结肠癌、卵巢癌）及克罗恩病鉴别；发热须与伤寒、败血症等鉴别。

六、治疗

1. 抗结核治疗　为主要治疗手段，药物及疗程选择见呼吸系统肺结核章节。治疗期间注意休息和营养，以调整全身情况和增强抗病能力。

治疗关键是早期，足够疗程抗结核治疗。疗程至少9~12个月，对病变比较广泛，粘连严重的结核性腹膜炎的患者可以结合临床表现、化验检查和影像学综合考虑延长抗结核药物的治疗周期。治疗过程必须注意抗结核药物的副作用，如听力的变化、视觉的变化和肝功能等，发生时应根据情况减量或停用。

由于腹水及症状消失常较快，部分患者经常自行停药，从而导致复发。因此需强调"全程规则、足疗程"的重要性。

需要强调的是：对于粘连型及干酪型患者，由于大量纤维组织增生，药物不易进入病灶，常需要联合用药及延长抗结核疗程。

2. 局部治疗　大量腹水，可放腹水减轻症状，可以加速腹水吸收并减少粘连。

3. 手术治疗　适应证：①完全性肠梗阻；②不完全肠梗阻保守治疗无效；③急性穿孔；④腹腔脓肿抗生素治疗无效；⑤瘘管内科治疗未闭合；⑥诊断困难需要剖腹探查。

七、预后

对原发病的积极治疗是预防本病的关键。合并肝硬化、艾滋病及长期激素治疗者预后较差。

本章小结

　　肠结核和结核性腹膜炎是结核分枝杆菌引起的特异性炎症，常常伴有肺结核或结核病史。肠结核与结核性腹膜炎常常伴有全身症状，如发热、消瘦、营养不良等。肠结核可有腹痛、腹泻与便秘交替及腹部肿块；结核性腹膜炎可有腹痛、腹部揉面感及腹块。肠镜活检或腹水中查见抗酸杆菌及干酪样坏死对两病有确诊意义，PPD 或 T–SPOT 阳性时可提示两病可能，诊断困难时，可行抗结核试验性治疗。肠结核应注意与克罗恩病、结肠癌、阿米巴及血吸虫病、溃疡性结肠炎相鉴别。结核性腹膜炎腹水应注意恶性肿瘤，肝硬化等相鉴别。两病治疗上强调早期，足够疗程抗结核治疗。

 思考题

1. 简述结核性腹膜炎的病理、临床表现，腹水检查要点。
2. 简述肠结核的病理分型、溃疡型肠结核临床表现、诊断及鉴别要点。
3. 肠结核和结核性腹膜炎的治疗原则是什么？

（聂勇战　李　莉）

第八章 炎症性肠病

炎症性肠病（inflammatory bowel disease，IBD）是一种病因尚不十分清楚的慢性非特异性肠道炎症性疾病，有终生复发倾向，包括溃疡性结肠炎（ulcerative colitis，UC）和克罗恩病（Crohn's disease，CD）。

一、流行病学

IBD 在北美和欧洲常见，最新统计，UC 与 CD 在欧洲的发病率分别为 12.7 和 24.3/10 万人年，患病率分别为 0.5% 和 1.0%。近 30 年来亚洲国家日本、韩国发病率呈逐步增高趋势，近十多年我国就诊人数亦明显增加。

二、病因与发病机制

IBD 的病因和发病机制尚未完全明确，已知肠道黏膜免疫系统异常反应所导致的炎症反应在 IBD 发病中起重要作用，目前认为这是由多因素相互作用所致，主要包括环境、遗传、感染和免疫因素。

1. 环境因素 近几十年来，全球 IBD 的发病率持续增高，这一现象首先出现在社会经济高度发达的北美、北欧，继而是西欧、南欧，最近才是日本、南美，以往该病在我国少见，现已逐渐成为常见病。这一现象反映了环境因素微妙但却重要的变化，如饮食、吸烟、卫生条件或暴露于其他尚不明确的因素，都是可能的环境因素。

2. 遗传因素 IBD 发病的另一个重要现象是其遗传倾向。IBD 患者一级亲属发病率显著高于普通人群，而患者配偶的发病率不增加。CD 发病率单卵双胞显著高于双卵双胞。全基因组扫描及候选基因的研究已发现不少可能与 IBD 相关的染色体上的易感区域及易感基因。*NOD2/CARDl5* 基因突变已被肯定与 CD 发病相关，该基因突变通过影响其编码的蛋白结构和功能而影响 NF-κB 的活化，进而影响免疫反应的信号传导通道。*NOD2/CARDl5* 基因突变普遍见于白种人，但在日本、中国等亚洲人并不存在，反映了不同种族、人群遗传背景的不同。目前认为，IBD 不仅是多基因病，而且也是遗传异质性疾病（不同人由不同基因引起）。

3. 感染因素 人体胃肠道蕴藏着巨大的微生物群落，宏基因组研究结果显示，多种微生物基因能够影响宿主基因表达。多种微生物参与 IBD 疾病的发生发展过程，但至今尚未确认某种微生物病原与 IBD 有恒定关系。临床证据表明，CD 复发发生于术后肠黏膜暴露于肠内容物后。微生物水平证据表明，IBD 患者存在肠道菌群数量和（或）种类紊乱。如 CD 患者肠道内拟杆菌和变形菌门数量增加，而厚壁菌门数量减少，同时菌群种类减少。UC 患者肠道菌群紊乱亦有报道，但少于 CD 患者。有证据表明，IBD 是针对自身正常肠道菌群的异常免疫反应所引起，因为：①来自 IBD 的动物模型，用转基因或敲除基因方法造成免疫缺陷的 IBD 动物模型，在肠道无菌环境下不会发生肠道炎症，但如重新恢复肠道正常菌群状态，则出现肠道炎症；②临床上观察到细菌滞留易促发 CD 发生，而粪便转流能防止 CD 复发；抗生素或微生态制剂对某些 IBD 患者有益。

4. 免疫因素 肠道黏膜免疫系统在 IBD 肠道炎症发生、发展、转归过程中始终发挥重要作用。研究证明 CD 患者的 Th1 细胞存在异常激活。除了特异性免疫细胞外，肠道的非特异性免疫细胞及非免疫细胞如上皮细胞、血管内皮细胞等，免疫反应中释放出各种导致肠道炎症反应的免疫因子和介质，包括免疫调节性细胞因子如 IL－2、IL－4、IFN－7，促炎症性细胞因子如 IL－1、IL－6、IL－8 和 TNF－α 等亦参与免疫炎症反应。此外，还有许多参与炎症损害过程的物质，如反应性氧代谢产物和 NO 可以损伤肠上皮。随着对 IBD 免疫炎症过程的信号传递网络研究的深入，近年不少旨在阻断这些反应通道的生物制剂正陆续进入治疗 IBD 的临床应用或研究领域，如英夫利昔单抗（一种抗 TNF－α 单抗）对 IBD 的疗效已被证实并在临床推广应用，反证了肠黏膜免疫因素在 IBD 中发挥重要作用。

目前 IBD 的发病机制可概括为：环境因素作用于遗传易感者，在肠道菌群的参与下，启动了肠道特异性免疫及非特异性免疫系统，最终导致免疫反应和炎症过程。可能由于抗原的持续刺激或（及）免疫调节紊乱，这种免疫炎症反应表现为过度亢进和难于自限。一般认为 UC 和 CD 是同一疾病的不同亚类，组织损伤的基本病理过程相似，但可能由于致病因素不同，发病的具体环节不同，最终导致组织损害的表现不同。

第一节 溃疡性结肠炎

溃疡性结肠炎（ulcerative colitis，UC）是一种病因尚不十分清楚的直肠和结肠慢性非特异性炎症性疾病。病变局限于大肠黏膜与黏膜下层。临床表现为持续或反复发作的腹泻、黏液脓血便伴腹痛、里急后重和不同程度的全身症状，病程多在 4～6 周以上。可有皮肤、黏膜、关节、眼和肝胆等的肠外表现。本病可发生在任何年龄，最常发生于青壮年期，根据我国统计资料，发病高峰年龄为 20～49 岁，男女性别差异不大（男：女约为 1.0～1.3：1）。我国 UC 近年患病率明显增加，虽然患者病情多较欧美国家的轻，但重症也较常见。

一、病理

病变主要位于直肠和乙状结肠，呈连续性弥漫性分布。病变范围多自肛端直肠开始，逆行向近段发展，甚至累及全结肠及回肠末段。

活动期黏膜呈弥漫性炎症反应。固有膜内弥漫性淋巴细胞、浆细胞、单核细胞等细胞浸润是 UC 的基本病变，活动期并有大量中性粒细胞和嗜酸性粒细胞浸润。大量中性粒细胞浸润发生在固有膜、隐窝上皮（隐窝炎）、隐窝内（隐窝脓肿）及表面上皮。当隐窝脓肿融合溃破，黏膜出现广泛的小溃疡，并可逐渐融合成大片溃疡。肉眼见黏膜弥漫性充血、水肿，表面呈细颗粒状，脆性增加、出血、糜烂及溃疡。由于结肠病变一般限于黏膜与黏膜下层，很少深入肌层，所以并发结肠穿孔、瘘管或周围脓肿少见。少数重症患者病变累及结肠全层，可发生中毒性巨结肠，肠壁重度充血、肠腔膨大、肠壁变薄，溃疡累及肌层至浆膜层，常并发急性穿孔。

结肠炎症在反复发作的慢性过程中，黏膜不断破坏和修复，致正常结构破坏。显微镜下见隐窝结构紊乱，表现为腺体变形、排列紊乱、数目减少等萎缩改变，伴杯状细胞减少和潘氏细胞化生。可形成炎性息肉。由于溃疡愈合、瘢痕形成、黏膜肌层及肌层肥厚，使结肠变形缩短、结肠袋消失，甚至肠腔缩窄。少数患者发生结肠癌变。

 案例讨论

> **临床案例**　患者，男性，22岁，8个月内反复出现黏液脓血便，因黏液脓血便再发1周就诊。既往史及家族史均无特殊。查体：左侧腹压痛，无反跳痛及肌紧张。腹部移动性浊音阴性。肠鸣音正常。
>
> **问题**　1. 该患者需要做哪些实验室检查？
>
> 　　　　2. 该患者诊断首先考虑什么疾病？需要与什么疾病作鉴别？
>
> 　　　　3. 如何对该患者进行治疗？

二、临床表现

起病多数缓慢，少数急骤，偶见急性暴发起病。病程呈慢性经过，多表现为发作期与缓解期交替，少数症状持续并逐渐加重。部分患者在发作间歇期可因饮食失调、劳累、精神刺激、感染等诱因诱发或加重症状。临床表现与病变范围、疾病分期及疾病活动严重程度等有关。

（一）消化系统表现

1. 腹泻和黏液脓血便　见于绝大多数患者。为最主要的症状，腹泻主要与炎症导致大肠黏膜对水钠吸收障碍以及结肠运动功能失常有关，粪便中的黏液脓血则为炎症渗出、黏膜糜烂及溃疡所致。黏液脓血便是本病活动期的重要表现。大便次数及便血的程度反映病情轻重，轻者每日排便2~4次，便血轻或无；重者每日可达10次以上，脓血显见，甚至大量便血。粪质亦与病情轻重有关，多数为糊状，重可至稀水样。病变限于直肠或累及乙状结肠患者，除可有便频、便血外，偶尔反有便秘，这是病变引起直肠排空功能障碍所致。

2. 腹痛　轻型患者可无腹痛或仅有腹部不适。一般诉有轻度至中度腹痛，多为左下腹或下腹的阵发痉挛性绞痛，亦可涉及全腹。疼痛后可有便意，便后可暂时缓解的规律，常有里急后重感。若并发中毒性巨结肠或炎症波及腹膜，有持续性剧烈腹痛。

3. 其他症状　可有腹胀，严重病例有食欲不振、恶心、呕吐等症状。

4. 体征　轻、中度患者仅有左下腹轻压痛，有时可触及痉挛的降结肠或乙状结肠。重度患者常有腹部明显压痛和鼓肠。若有腹肌紧张、反跳痛、肠鸣音减弱应注意中毒性巨结肠、肠穿孔等并发症。

（二）全身表现

一般出现在中、重度患者。中、重度患者活动期常有低度至中度发热，高热多提示合并症或见于急性暴发起病者。重度或病情持续活动可出现衰弱、消瘦、贫血、低蛋白血症、水与电解质平衡紊乱等表现。

（三）肠外表现

本病可伴有多种肠外表现，包括：皮肤黏膜表现（如口腔溃疡、结节性红斑和坏疽性脓皮病）、关节损害（如外周关节炎、脊柱关节炎等）、眼部病变（如虹膜炎、巩膜炎、葡萄膜炎等）、肝胆疾病（如脂肪肝、原发性硬化性胆管炎、胆石症等）、血栓栓塞性疾病等。这些肠外表现在结肠炎控制或结肠切除后可以缓解或恢复。有些肠外表现可与溃疡性结肠炎共存，但与溃疡性结肠炎本身的病情变化无关。国内报道肠外表现的发生率低于国外。

（四）临床分型

按本病的病程、程度、范围及病期进行综合分型。

1. 临床类型 ①初发型，指无既往病史而首次发作；②慢性复发型，指临床缓解期再次出现症状，临床最常见。

2. 病情分期 活动期和缓解期。

3. 疾病活动性的严重程度 UC 病情分为活动期和缓解期，活动期的疾病按严重程度分为轻、中、重度。改良的 Truelove 和 Witts 严重程度分型标准（表 3 – 8 – 1）易于掌握，临床上实用。

表 3 – 8 – 1 改良 Truelove 和 Witts 疾病严重程度分型

严重程度分型[a]	排便（次/d）	便血	脉搏（次/min）	体温（℃）	血红蛋白	ESR（mm/h）
轻度	<4	轻或无	正常	正常	正常	<20
重度	≥6	重	>90	>37.8	<75% 正常值	>30

注：[a]中度为介于轻、重度之间

4. 病变范围 推荐采用蒙特利尔分类（表 3 – 8 – 2）。该分型特别有助于癌变危险度的估计及监测策略的制定，亦有助于治疗方案选择。

表 3 – 8 – 2 溃疡性结肠炎病变范围的蒙特利尔分类

分类	分布	结肠镜下所见炎症病变累及的最大范围
E1	直肠	局限于直肠，未达乙状结肠
E2	左半结肠	累及左半结肠（脾曲以远）
E3	广泛结肠	广泛病变累及脾曲以近乃至全结肠

三、并发症

1. 中毒性巨结肠（toxic megacolon） 多发生在重度溃疡性结肠炎急性暴发型患者，病情极为凶险。国外报道发生率在重度患者中约有 5%。此时结肠病变广泛而严重，累及肌层与肠肌神经丛，肠壁张力减退，肠蠕动消失，肠内容物与气体大量积聚，引起急性结肠扩张，一般以横结肠最为严重。常因低钾、钡剂灌肠、使用抗胆碱能药物或阿片类制剂而诱发。临床表现为病情急剧恶化，毒血症明显，有脱水与电解质平衡紊乱，出现鼓肠、腹部压痛，肠鸣音消失。血常规白细胞计数显著升高。X 线腹部平片可见结肠明显扩张，结肠袋消失。本并发症预后差，易引起急性肠穿孔。

2. 结直肠癌变 多见于广泛性结肠炎、幼年起病而病程漫长者，是 UC 重要并发症之一。国外有报道起病 20 年和 30 年后癌变率分别为 7.2% 和 16.5%，在 UC 诊断 8～10 年后，结肠直肠癌的发病风险每年增加 0.5%～1.0%。

3. 其他并发症 下消化道大出血在本病发生率约 3%。肠穿孔多与中毒性巨结肠有关。肠梗阻少见，发生率远低于克罗恩病。

四、实验室和辅助检查

1. 血液检查 血红蛋白在轻度病例多正常或轻度下降，中、重度病例有轻或中度下降，甚至重度下降。白细胞计数在活动期可有增高。血沉加快和 C 反应蛋白增高是活动期的标志。严重病例血清白蛋白下降。

2. 粪便检查 粪便常规检查肉眼观常有黏液脓血，显微镜检见红细胞和脓细胞，急性发作期可见巨噬细胞。粪便病原学检查的目的是要排除感染性结肠炎，是本病诊断的一个重要步骤，需反复多次进行（至少连续3次），检查内容包括：①常规致病菌培养，排除痢疾杆菌和沙门菌等感染，可根据情况选择特殊细菌培养以排除空肠弯曲菌、艰难梭菌、耶尔森菌、真菌等感染；②取新鲜粪便，注意保温，找溶组织阿米巴滋养体及包囊；③有血吸虫疫水接触史者作粪便集卵和孵化以排除血吸虫病。

3. 自身抗体检测 近年来研究发现，血中外周型抗中性粒细胞胞质抗体（anti – neutrophil cytoplasmic antibody，p – ANCA）和抗酿酒酵母抗体（anti – sacchromyces cerevisia antibody，ASCA）分别为 UC 和 CD 的相对特异性抗体，同时检测这两种抗体有助于 UC 和 CD 的诊断和鉴别诊断，但其诊断的敏感性和特异性尚有待进一步评估。

4. 结肠镜检查 结肠镜检查并活检是 UC 诊断的主要依据。应作全结肠及回肠末段检查，直接观察肠黏膜变化，取活组织检查，并确定病变范围。本病病变呈连续性、弥漫性分布，从肛端直肠开始逆行向上扩展，呈倒灌性肠炎表现，内镜下所见重要改变有：①黏膜血管纹理模糊、紊乱或消失，黏膜充血、水肿、质脆、自发或接触出血和脓性分泌物附着，亦常见黏膜粗糙、呈细颗粒状；②病变明显处可见弥漫性、多发性糜烂或溃疡；③慢性病变可见结肠袋变浅、变钝或消失以及假息肉、桥黏膜等。

结肠镜下黏膜活检建议多段多点活检。组织学可见以下改变。活动期：①固有膜内弥漫性急慢性炎症细胞浸润，包括中性粒细胞、淋巴细胞、浆细胞和嗜酸性粒细胞等，尤其是上皮细胞间中性粒细胞浸润及隐窝炎，乃至形成隐窝脓肿；②隐窝结构改变：隐窝大小、形态不规则，排列紊乱，杯状细胞减少等；③可见黏膜表面糜烂，浅溃疡形成和肉芽组织增生。缓解期：①黏膜糜烂或溃疡愈合；②固有膜内中性粒细胞浸润减少或消失，慢性炎症细胞浸润减少；③隐窝结构改变：隐窝结构改变可加重，如隐窝减少、萎缩，可见潘氏细胞化生（结肠脾曲以远）。

5. X 线钡剂灌肠检查 所见 X 线征主要有：①黏膜粗乱和（或）颗粒样改变；②多发性浅溃疡，表现为管壁边缘毛糙呈毛刺状或锯齿状以及见小龛影，亦可有炎症性息肉而表现为多个小的圆或卵圆形充盈缺损；③肠管缩短，结肠袋消失，肠壁变硬，可呈铅管状。结肠镜检查比 X 线钡剂灌肠检查准确，有条件宜作全结肠镜检查，检查有困难时辅以钡剂灌肠检查。重度或暴发型病例不宜做钡剂灌肠检查，以免加重病情或诱发中毒性巨结肠。

五、诊断

在排除其他疾病（如急性感染性肠炎、阿米巴痢疾、慢性血吸虫病、肠结核等感染性结肠炎以及结肠克罗恩病、缺血性肠炎、放射性肠炎等非感染性结肠炎）基础上，可按下列要点诊断：①具有上述典型临床表现者为临床疑诊，安排进一步检查；②同时具备上述结肠镜和（或）放射影像特征者，可临床拟诊；③如再加上上述黏膜活检和（或）手术切除标本组织病理学特征者，可以确诊；④初发病例如临床表现、结肠镜及活检组织学改变不典型者，暂不确诊 UC，应予随访 3 ~6 个月，观察发作情况。

应强调，本病并无特异性改变，各种病因均可引起类似的肠道炎症改变，故只有在认真排除各种可能有关的病因后才能作出本病诊断。一个完整的诊断应包括其临床类型、病情分期、疾病活动严重程度、病变范围及并发症。

六、鉴别诊断

1. 急性感染性肠炎 各种细菌感染，如志贺菌、空肠弯曲菌、沙门菌、产气单胞菌、大肠埃希菌、耶尔森菌等，均可引起急性感染性肠炎。常有流行病学特点（如不洁食物史或疫区接触史），急性起病常伴发热和腹痛，具有自限性（病程一般数天至1周，不超过6周）；抗菌药物治疗有效；粪便检出病原体可确诊。

2. 阿米巴肠炎　有流行病学特征，果酱样大便。病变主要侵犯右侧结肠，也可累及左侧结肠，结肠镜下见溃疡较深、边缘潜行，间以外观正常黏膜，确诊有赖于粪便或组织中找到病原体，非流行区患者血清抗阿米巴抗体阳性有助诊断。高度疑诊病例抗阿米巴治疗有效。

3. 血吸虫病　有疫水接触史，常有肝脾肿大，血中嗜酸粒细胞增多等表现，确诊有赖粪便检查见血吸虫卵或孵化毛蚴阳性；急性期结肠镜下直肠乙状结肠见黏膜黄褐色颗粒，活检黏膜压片或组织病理见血吸虫卵。免疫学检查有助鉴别。

4. 克罗恩病　克罗恩病的腹泻一般无肉眼血便，结肠镜及 X 线检查病变主要在回肠末段和邻近结肠，且病变呈节段性、跳跃性分布并有其特征改变，与溃疡性结肠炎鉴别一般不难。但要注意，克罗恩病可表现为病变单纯累及结肠，此时与溃疡性结肠炎鉴别诊断十分重要（表 3 - 8 - 3）。对结肠 IBD 一时难以区分 UC 与 CD 者，即仅有结肠病变，但内镜及活检缺乏 UC 或 CD 的特征，临床可诊断为 IBD 类型待定（inflammatory bowel disease unclassified, IBDU）。而未定型结肠炎（indeterminate colitis, IC）指结肠切除术后病理检查仍然无法区分 UC 和 CD 者。

表 3 - 8 - 3　溃疡性结肠炎和克罗恩病的鉴别

项目	溃疡性结肠炎	克罗恩病
症状	脓血便多见	有腹泻但脓血便较少见
病变分布	病变连续	呈节段性
直肠受累	绝大多数受累	少见
肠腔狭窄	少见，中心性	多见，偏心性
内镜表现	溃疡浅，黏膜弥漫性充血水肿、颗粒状，脆性增加	纵行溃疡、卵石样外观，病变间黏膜外观正常（非弥漫性）
活检特征	固有膜全层弥漫性炎症、隐窝脓肿、隐窝结构明显异常、杯状细胞减少	裂隙状溃疡、非干酪样肉芽肿、黏膜下层淋巴细胞聚集

5. 大肠癌　多见于中年以后，结肠镜或 X 线钡剂灌肠检查对鉴别诊断有价值，活检可确诊。须注意溃疡性结肠炎也可发生结肠癌变。

6. 肠易激综合征　粪便可有黏液但无脓血，显微镜检查正常，隐血试验阴性。结肠镜检查无器质性病变证据。

7. 其他　肠结核、真菌性肠炎、抗生素相关性肠炎（包括伪膜性肠炎）、缺血性结肠炎、放射性肠炎、嗜酸粒细胞性肠炎、过敏性紫癜、胶原性结肠炎、白塞病、结肠息肉病、结肠憩室炎以及人类免疫缺陷病毒（HIV）感染合并的结肠病变亦应与本病鉴别。还要注意，结肠镜检查发现的直肠轻度炎症改变，如不符合 UC 的其他诊断要点，常为非特异性，应认真寻找病因，观察病情变化。

8. UC 合并艰难梭菌或巨细胞病毒（CMV）感染　重度 UC 或在免疫抑制剂维持治疗病情处于缓解期患者出现难以解释的症状恶化时，应考虑到合并艰难梭菌或 CMV 感染的可能。确诊艰难梭菌感染可行粪便艰难梭菌毒素试验（酶联免疫测定 ToxinA/B）。确诊 CMV 感染可行肠镜下活检 HE 染色找巨细胞包涵体及免疫组化染色，以及血 CMV - DNA 定量。

七、治疗

治疗目的是诱导并维持临床缓解及黏膜愈合，防治并发症，改善患者生存质量。

（一）对症治疗

强调休息、饮食和营养。重度患者应入院治疗，及时纠正水、电解质平衡紊乱，贫血者可输血，低蛋白血症者输注人血清白蛋白。病情严重者应禁食，并予完全胃肠外营养治疗。

对腹痛、腹泻的对症治疗，要权衡利弊，使用抗胆碱能药物或止泻药如地芬诺酯（苯乙哌啶）或洛哌丁胺宜慎重，在重度患者应禁用，因有诱发中毒性巨结肠的危险。

抗生素治疗对一般病例并无指征。但对重度有继发感染者，应积极抗感染治疗，给予广谱抗生素，静脉给药，合用甲硝唑对厌氧菌感染有效。

（二）药物治疗

1. 氨基水杨酸制剂 是治疗轻、中度 UC 的主要药物。包括传统的柳氮磺吡啶（SASP）和其他各种不同类型 5 - 氨基水杨酸（5 - ASA）制剂。

SASP 疗效与其他 5 - ASA 制剂相似，但不良反应远较这些 5 - ASA 制剂多见。SASP 口服后大部分到达结肠，经肠道微生物分解为 5 - ASA 与磺胺吡啶，前者是主要有效成分，其滞留在结肠内与肠上皮接触而发挥抗炎作用。该药适用于轻、中度患者或重度经糖皮质激素治疗已有缓解者。用药方法：4g/d，分 4 次口服。病情完全缓解后仍要继续用药长期维持治疗（详见后）。该药不良反应分为两类，一类是剂量相关的不良反应如恶心、呕吐、食欲减退、头痛、可逆性男性不育等，餐后服药可减轻消化道反应。另一类不良反应属于过敏，有皮疹、粒细胞减少、自身免疫性溶血、再生障碍性贫血等，因此服药期间必须定期复查血象，一旦出现此类不良反应，应改用其他药物。

口服 5 - ASA 新型制剂可避免在小肠近段被吸收，而在结肠内发挥药效，这类制剂有各种控释剂型的美沙拉嗪（mesalamine）、奥沙拉嗪（olsalazine）和巴柳氮（balsalazide）。口服 5 - ASA 新型制剂疗效与 SASP 相仿，优点是不良反应明显减少，缺点是价格昂贵，因此对 SASP 不能耐受者尤为适用。5 - ASA 的灌肠剂适用于病变局限在直肠乙状结肠者，栓剂适用于病变局限在直肠者。

2. 糖皮质激素 适用于对氨基水杨酸制剂疗效不佳的轻、中度 UC 患者，对重度 UC 患者静脉糖皮质激素为首选治疗药物。按泼尼松 0.75 ~ 1mg/（kg·d）（其他类型全身作用激素的剂量按相当于上述泼尼松剂量折算）给药。重度患者先予较大剂量静脉滴注，即甲泼尼龙 40 ~ 60mg/d，或氢化可的松 300 ~ 400mg/d，5 天（可适当提早至 3 天或延迟至 7 天）后评估病情，若明显好转改为口服泼尼松治疗，若仍然无效，应转换治疗方案（免疫抑制剂、生物制剂、外科手术等）。达到症状完全缓解开始逐步减量，每周减 5mg，减至 20mg/d 时每周减 2.5mg 至停用，快速减量会导致早期复发。注意药物相关不良反应并做相应处理，宜同时补充钙剂和维生素 D。减量期间加用氨基水杨酸制剂或免疫抑制剂逐渐接替激素治疗。

对病变局限在直肠或直肠乙状结肠者，强调局部用药（病变局限在直肠用栓剂、局限在直肠乙状结肠用灌肠剂），口服与局部用药联合应用疗效更佳。局部用药有美沙拉秦栓剂每次 0.5 ~ 1g、1 ~ 2 次/日；布地奈德泡沫剂每次 2mg、1 ~ 2 次/日，适用于病变局限在直肠者，该药激素的全身不良反应少；美沙拉秦灌肠剂每次 1 ~ 2g、1 ~ 2 次/日；琥珀酸钠氢化可的松（禁用酒石酸制剂）100mg 加生理盐水 100ml 保留灌肠，每晚 1 次。

3. 免疫抑制剂（硫唑嘌呤类药物） 硫唑嘌呤（AZA）或 6 - 巯基嘌呤（6 - MP）适用于激素无效或依赖患者。AZA 欧美推荐的目标剂量为 1.5 ~ 2.5mg/（kg·d）。近年国外报道，对严重溃疡性结肠炎急性发作静脉用糖皮质激素治疗无效的病例，应用环孢素（cyclosporine）2 ~ 4mg/（kg·d）静脉滴注，短期有效率可达 60% ~ 80%，可有效减少急诊手术率。

4. 生物制剂 当激素及上述免疫抑制剂治疗无效或激素依赖或不能耐受上述药物治疗时，可考虑生物制剂治疗。国外研究已肯定英夫利昔单抗（infliximab，IFX）对 UC 的疗效，我国亦已结束Ⅲ期临床试验。IFX 是一种抗 TNF - α 的人鼠嵌合体单克隆抗体，为促炎性细胞因子的拮抗剂。使用方法为 5mg/kg，静脉滴注，在第 0、2、6 周给予作为诱导缓解；随后每隔 8 周给予相同剂量作长程维持治疗。在使用 IFX 前正在接受激素治疗时应继续原来治疗，在取得临床完全缓解后将激素逐步减量至停用。对原先已使用免疫抑制剂无效者无必要继续合用免疫抑制剂；但对 IFX 治疗前未接受过免疫抑制剂治疗者，IFX 与 AZA 合用可提高撤离激素缓解率及黏膜愈合率。

（三）外科手术治疗

绝对手术指征包括：大出血、穿孔、癌变及高度疑为癌变。相对手术指征包括：（1）积极内科治疗无效的重度 UC，合并中毒性巨结肠内科治疗无效者宜更早行外科干预；（2）内科治疗疗效不佳和（或）药物不良反应已严重影响生存质量者，可考虑外科手术。一般采用全结肠切除加回肠造瘘/回肠肛门小袋吻合术。

（四）维持治疗

激素不能作为维持治疗药物。维持治疗药物选择视诱导缓解时用药情况而定。由氨基水杨酸制剂或激素诱导缓解后以氨基水杨酸制剂维持，用原诱导缓解剂量的全量或半量，如用 SASP 维持，剂量一般为 2~3g/d，并应补充叶酸。远段结肠炎以美沙拉秦局部用药为主，加上口服氨基水杨酸制剂更好。硫唑嘌呤类药物用于激素依赖、氨基水杨酸制剂不耐受者的维持治疗，剂量与诱导缓解时相同。以 IFX 诱导缓解后继续 IFX 维持。氨基水杨酸制剂维持治疗的疗程为 3~5 年或更长。对硫嘌呤类药物及 IFX 维持治疗的疗程未有共识，视患者具体情况而定。

（五）患者教育

1. 活动期患者应有充分休息，调节好情绪，避免心理压力过大。

2. 急性活动期可给予流质或半流质饮食，病情好转后改为富营养、易消化的少渣饮食，调味不宜过于辛辣。注重饮食卫生，避免肠道感染性疾病。不宜长期饮酒。

3. 按医嘱服药及定期医疗随访，不要擅自停药。反复病情活动者，应有终生服药的心理准备。

八、预后

本病呈慢性过程，大部分患者反复发作，轻度及长期缓解者预后较好。重度、有并发症及年龄超过 60 岁者预后不良，但近年由于治疗水平提高，病死率已明显下降。慢性持续活动或反复发作频繁，预后较差，但如能合理选择药物治疗，亦可望恢复。病程漫长者癌变危险性增加，应注意随访，推荐对起病 8~10 年的所有 UC 患者均应行 1 次肠镜检查，以确定当前病变的范围。如为 E3 型，则从此隔年肠镜复查，达 20 年后每年肠镜复查；如为 E2 型，则从起病 15 年开始隔年肠镜复查；如为 E1 型，无需肠镜监测。合并原发性硬化性胆管炎者，从该诊断确立开始每年肠镜复查。

第二节　克罗恩病

克罗恩病（Crohn's disease，CD）是一种病因尚不十分清楚的全消化道慢性炎性肉芽肿性疾病。病变多见于末段回肠和邻近结肠，但从口腔至肛门各段消化道均可受累，呈节段性或跳跃式分布。临床上以腹痛、腹泻、体重下降、腹块、瘘管形成和肠梗阻为特点，可伴有发热等全身表现以及关节、皮肤、眼、口腔黏膜等肠外损害。本病有终生复发倾向，重症患者迁延不愈，预后不良。CD 最常发生于青年期，根据我国统计资料，发病高峰年龄为 18~35 岁，男性略多于女性（男：女约为 1.5:1）。本病在欧美多见，且有增多趋势。近年来我国发病率亦有增多趋势。

一、病理

病变分布可有：同时累及回肠末段与邻近右侧结肠者，只涉及小肠者，局限在结肠者。

病变可涉及口腔、食管、胃、十二指肠，但少见。

大体形态上，克罗恩病特点为：①病变呈节段性或跳跃性，而不呈连续性；②黏膜溃疡的特点：早期呈鹅口疮样溃疡；随后溃疡增大、融合，形成纵行溃疡和裂隙溃疡，将黏膜分割呈鹅卵石样外观；③病变累及肠壁全层，肠壁增厚变硬，肠腔狭窄。

组织学上，克罗恩病的特点为：①非干酪性肉芽肿，由类上皮细胞和多核巨细胞构成，可发生在肠壁各层和局部淋巴结；②裂隙溃疡，呈缝隙状，可深达黏膜下层甚至肌层；③肠壁各层炎症，伴固有膜底部和黏膜下层淋巴细胞聚集、黏膜下层增宽、淋巴管扩张及神经节炎等。

肠壁全层病变致肠腔狭窄，可发生肠梗阻。溃疡穿孔引起局部脓肿，或穿透至其他肠段、器官、腹壁，形成内瘘或外瘘。肠壁浆膜纤维素渗出、慢性穿孔均可引起肠粘连。

二、临床表现

起病大多隐匿、缓渐，从发病早期症状出现（如腹部隐痛或间歇性腹泻）至确诊往往需数月至数年。病程呈慢性、长短不等的活动期与缓解期交替，有终生复发倾向。少数急性起病，可表现为急腹症，酷似急性阑尾炎或急性肠梗阻。腹痛、腹泻、体重减轻是 CD 的常见症状。但本病的临床表现复杂多变，这与临床类型、病变部位、病期及并发症有关。

（一）消化系统表现

1. 腹痛 为最常见症状。多位于右下腹或脐周，间歇性发作，常为痉挛性阵痛伴肠鸣。常于进餐后加重，排便或肛门排气后缓解。腹痛的发生可能与进餐引起胃肠反射或肠内容物通过炎症、狭窄肠段，引起局部肠痉挛有关。体检常有腹部压痛，部位多在右下腹。腹痛亦可由部分或完全性肠梗阻引起，此时伴有肠梗阻症状。出现持续性腹痛和明显压痛，提示炎症波及腹膜或腹腔内脓肿形成。全腹剧痛和腹肌紧张，提示病变肠段急性穿孔。

2. 腹泻 亦为本病常见症状，主要由病变肠段炎症渗出、蠕动增加及继发性吸收不良引起。腹泻先是间歇发作，病程后期可转为持续性。粪便多为糊状，一般无脓血和黏液。病变涉及下段结肠或肛门直肠者，可有黏液血便及里急后重感。

3. 腹部包块 约见于 10%～20% 患者，由于肠粘连、肠壁增厚、肠系膜淋巴结肿大、内瘘或局部脓肿形成所致。多位于右下腹与脐周。固定的腹块提示有粘连，多已有内瘘形成，易与腹腔结核和肿瘤混淆。

4. 瘘管形成 是克罗恩病的特征性临床表现，因透壁性炎性病变穿透肠壁全层至肠外组织或器官而成。瘘分内瘘和外瘘，前者可通向其他肠段、肠系膜、膀胱、输尿管、阴道、腹膜后等处，后者通向腹壁或肛周皮肤。肠段之间内瘘形成可致腹泻加重及营养不良。肠瘘通向的组织与器官因粪便污染可致继发性感染。外瘘或通向膀胱、阴道的内瘘均可见粪便与气体排出。

5. 肛门周围病变 包括肛门周围瘘管、脓肿形成及肛裂等病变，见于部分患者，有结肠受累者较多见。有时这些病变可为本病的首发或突出的临床表现。

（二）全身表现

本病全身表现较多且较明显，主要有：

1. 发热 为常见的全身表现之一，与肠道炎症活动及继发感染有关。间歇性低热或中度热常见，少数呈弛张高热伴毒血症。少数患者以发热为主要症状，甚至较长时间不明原因发热之后才出现消化道症状。

2. 营养障碍 由慢性腹泻、食欲减退及慢性消耗等因素所致。主要表现为体重下降，可有贫血、低蛋白血症和维生素缺乏等表现。青春期前患者常有生长发育迟缓。

（三）肠外表现

本病肠外表现与溃疡性结肠炎的肠外表现相似，但发生率较高，据我国大宗统计报道以口腔黏膜溃疡、皮肤结节性红斑、关节炎及眼病为常见。

（四）临床分型

区别本病不同临床情况，有助全面估计病情和预后，制订治疗方案。

1. 临床类型 推荐按蒙特利尔 CD 表型分类法进行分型（表3-8-4）。

表3-8-4 克罗恩病的蒙特利尔分型

确诊年龄（A）	A1	≤16 岁	
	A2	17~40 岁	
	A3	>40 岁	
病变部位（L）	L1	回肠末段	L1 + L4[b]
	L2	结肠	L2 + L4[b]
	L3	回结肠	L3 + L4[b]
	L4	上消化道	
疾病行为（B）	B1[a]	非狭窄非穿透	B1p[c]
	B2	狭窄	B2p[c]
	B3	穿透	B3p[c]

注：[a]随着时间推移 B1 可发展为 B2 或 B3；[b]L4 可与 L1、L2、L3 同时存在；[c]p 为肛周病变，可与 B1、B2、B3 同时存在

2. 疾病活动性的严重程度 临床上用克罗恩病活动指数（CDAI）评估疾病活动性的严重程度以及进行疗效评价。Harvey 和 Bradshow 的简化 CDAI 计算法（表3-8-5）较为简便。Best 的 CDAI 计算法（表3-8-6）广泛应用于临床和科研。

表3-8-5 简化 CDAI 计算法

项目	0 分	1 分	2 分	3 分	4 分
一般情况	良好	稍差	差	不良	极差
腹痛	无	轻	中	重	–
腹块	无	可疑	确定	伴触痛	–
腹泻			稀便每日 1 次记 1 分		
伴随疾病[a]			每种症状记 1 分		

注：≤4 分为缓解期；5~8 分为中度活动期；≥9 分为重度活动期；CDAI：克罗恩病活动指数；[a]伴随疾病包括：关节痛、虹膜炎、结节性红斑、坏疽性脓皮病、阿弗他溃疡、裂沟、新瘘管及脓肿等

表3-8-6 Best CDAI 计算法

变量	权重
稀便次数（1 周）	2
腹痛程度（1 周总评，0~3 分）	5
一般情况（1 周总评，0~4 分）	7
肠外表现与并发症（1 项 1 分）	20
阿片类止泻药（0、1 分）	30
腹部包块（可疑 2 分；肯定 5 分）	10
红细胞压积降低值（正常值[a]：男 0.40，女 0.37）	6
100 × （1 – 体重/标准体重）	1

注：CDAI：克罗恩病活动指数；[a]红细胞压积正常值按国人标准；总分 = 各项分值之和，CDAI < 150 分为缓解期；CDAI≥150 分为活动期，150~220 分为轻度，221~450 分为中度，>450 分为重度

三、并发症

肠梗阻最常见，其次是腹腔内脓肿，偶可并发急性穿孔或大量便血。直肠或结肠黏膜受累者可发生癌变。

四、实验室和辅助检查

1. 实验室检查 贫血常见且常与疾病严重程度平行；活动期血沉加快、C－反应蛋白升高；周围血白细胞轻度增高见于活动期，但明显增高常提示合并感染。粪便隐血试验常呈阳性。血清白蛋白常有降低。血液自身抗体检查参见本章第一节。

2. 影像学检查 小肠病变做胃肠钡剂造影，结肠病变做钡剂灌肠检查。X线表现为肠道炎性病变，可见黏膜皱襞粗乱、纵行性溃疡或裂沟、鹅卵石征、假息肉、多发性狭窄或肠壁僵硬、瘘管形成等X线征象，病变呈节段性分布。由于肠壁增厚，可见填充钡剂的肠袢分离。腹部超声可显示肠壁增厚、腹腔或盆腔脓肿、包块等。

CT或磁共振肠道显像（CT/MR enterography，CTE/MRE）：CTE或MRE是迄今评估小肠炎性病变的标准影像学检查，有条件的单位应将此检查列为CD诊断的常规检查。该检查可反映肠壁的炎症改变、病变分布的部位和范围、狭窄的存在及其可能的性质（炎症活动性或纤维性狭窄）、肠腔外并发症如瘘管形成、腹腔脓肿或蜂窝织炎等。活动期CD典型的CTE表现为肠壁明显增厚（>4mm）；肠黏膜明显强化伴有肠壁分层改变，黏膜内环和浆膜外环明显强化，呈"靶征"或"双晕征"；肠系膜血管增多、扩张、扭曲，呈"木梳征"；相应系膜脂肪密度增高、模糊；肠系膜淋巴结肿大等。

3. 内镜检查 结肠镜检查和活检应列为CD诊断的常规首选检查，镜检应达末段回肠。镜下一般表现为节段性、非对称性的各种黏膜炎症，其中具特征性的表现为非连续性病变、纵行溃疡和卵石样外观。必须强调，无论结肠镜检查结果如何（确诊CD或疑诊CD），均需选择有关检查明确小肠和上消化道的累及情况（如胶囊内镜、双气囊小肠镜、胃镜、CTE、MRE等），以便为诊断提供更多证据及进行疾病评估。

4. 黏膜活检病理组织学检查 对诊断和鉴别诊断有重要价值。本病的典型病理组织学改变是非干酪性肉芽肿，还可见裂隙状溃疡、固有膜底部和黏膜下层淋巴细胞聚集、黏膜下层增宽、淋巴管扩张及神经节炎等。

五、诊断

对慢性起病，反复发作性右下腹或脐周痛、腹泻、体重下降，特别是伴有肠梗阻、腹部压痛、腹块、肠瘘、肛周病变、发热等表现者，临床上应考虑本病。具体要点诊断为：①具备上述临床表现者可临床疑诊，安排进一步检查；②同时具备上述结肠镜或小肠镜（病变局限在小肠者）特征以及影像学（CTE或MRE，无条件者采用小肠钡剂造影）特征者，可临床拟诊；③如再加上活检提示CD的特征性改变且能排除肠结核，可作出临床诊断；④如有手术切除标本（包括切除肠段及病变附近淋巴结），可根据标准作出病理确诊；⑤对无病理确诊的初诊病例，随访6~12个月以上，根据对治疗的反应及病情变化判断，符合CD自然病程者，可作出临床确诊。如与肠结核混淆不清但倾向于肠结核者，应按肠结核进行诊断性治疗8~12周，再行鉴别。WHO提出的克罗恩病诊断要点可供参考（表3－8－7）。

表3-8-7 世界卫生组织推荐的克罗恩病诊断标准

项目	临床	放射影像	内镜	活检	手术标本
①非连续性或节段性改变		+	+		+
②卵石样外观或纵行溃疡		+	+		+
③全壁性炎症反应改变	+（腹块）	+（狭窄）[a]	+（狭窄）		+
④非干酪样肉芽肿				+	+
⑤裂沟、瘘管	+	+			+
⑥肛周病变	+				+

注：具有①、②、③者为疑诊；再加上④、⑤、⑥三者之一可确诊；具备第④项者，只要加上①、②、③三者之二亦可确诊；a 应用现代技术 CTE 或 MRE 检查多可清楚显示全壁炎而不必仅局限于发现狭窄

六、鉴别诊断

需与各种肠道感染性或非感染性炎症疾病及肠道肿瘤鉴别。应特别注意，急性发作时与阑尾炎；慢性发作时与肠结核及肠道淋巴瘤；病变单纯累及结肠者与溃疡性结肠炎进行鉴别。在我国，与肠结核的鉴别至关重要。现分述如下：

1. 肠结核 回结肠型 CD 与肠结核的鉴别常会相当困难，因为除活检发现干酪样坏死性肉芽肿为肠结核诊断的特异性指标外，两病在临床表现、结肠镜下所见及活检所见常无特征性区别，然干酪样坏死性肉芽肿在活检中的检出率却很低。因此强调，在活检未见干酪样坏死性肉芽肿情况下，鉴别依靠对临床表现、结肠镜下所见及活检进行综合分析。

下列表现倾向 CD 诊断：肛周病变（尤其是肛瘘、肛周脓肿），并发瘘管、腹腔脓肿，疑为 CD 的肠外表现如反复发作口腔溃疡、皮肤结节性红斑等；结肠镜下见典型的纵行溃疡、典型的卵石样外观、病变累及 ≥4 个肠段、病变累及直肠肛管。下列表现倾向肠结核诊断：伴活动性肺结核，结核菌素试验强阳性；结肠镜下见典型的环形溃疡、回盲瓣口固定开放；活检见肉芽肿分布在黏膜固有层且数目多、直径大（长径 >400μm）、特别是有融合，抗酸染色阳性。其他检查：活检组织结核杆菌 DNA 检测阳性有助肠结核诊断。IFNγ 释放试验（如 T－SPOT. TB）阴性有助排除肠结核。CT 检查见腹腔肿大淋巴结坏死有助于肠结核诊断。

鉴别仍有困难者，予诊断性抗结核治疗，治疗数周内（2～4 周）症状明显改善，并于2～3个月后肠镜复查病变痊愈或明显好转，支持肠结核，可继续完成正规抗结核疗程。有手术指征者行手术探查，绝大多数肠结核可在病变肠段和（或）肠系膜淋巴结病理组织学检查中发现干酪样坏死性肉芽肿而获病理确诊。

2. 小肠恶性淋巴瘤 原发性小肠恶性淋巴瘤可较长时间内局限在小肠，部分患者肿瘤可呈多灶性分布，此时与克罗恩病鉴别有一定困难。如 X 线胃肠钡剂造影见小肠结肠同时受累、节段性分布、裂隙状溃疡、鹅卵石征、瘘管形成等有利于克罗恩病诊断；如 X 线检查见一肠段内广泛侵蚀、呈较大的指压痕或充盈缺损，B 超或 CT 检查肠壁明显增厚、腹腔淋巴结肿大，有利于小肠恶性淋巴瘤诊断。小肠恶性淋巴瘤一般进展较快。双气囊小肠镜下活检或必要时手术探查可获病理确诊。

3. 溃疡性结肠炎 鉴别要点见本章第一节。

4. 急性阑尾炎 腹泻少见，常有转移性右下腹痛，压痛限于麦氏点，血常规检查白细胞计数增高更为显著，可资鉴别，但有时需剖腹探查才能明确诊断。

5. 其他 如血吸虫病、阿米巴肠炎、其他感染性肠炎（耶尔森菌、空肠弯曲菌、艰难梭菌等感染）、贝赫切特病、药物性肠病（如 NSAIDs）、嗜酸粒细胞性肠炎、缺血性肠炎、放射性肠炎、胶原性结肠炎、各种肠道恶性肿瘤以及各种原因引起的肠梗阻，在鉴别诊断中均需考虑。

七、治疗

克罗恩病的治疗原则及药物应用与溃疡性结肠炎相似，但具体实施有所不同。氨基水杨酸类药物应视病变部位选择，对克罗恩病的疗效逊于对溃疡性结肠炎。对糖皮质激素无效或依赖的患者在克罗恩病中多见，因此免疫抑制剂、抗生素和生物制剂在克罗恩病使用较为普遍。相当部分克罗恩病患者在疾病过程中最终因并发症而需手术治疗，但术后复发率高，至今尚无预防术后复发的有效措施。

（一）对症治疗

必须戒烟。强调营养支持，一般给高营养低渣饮食，适当给予叶酸、维生素 B_1 等多种维生素。重症患者酌用要素饮食或全胃肠外营养，除营养支持外还有助诱导缓解。

腹痛、腹泻必要时可酌情使用抗胆碱能药物或止泻药，合并感染者静脉途径给予广谱抗生素。

（二）药物治疗

1. 活动期

（1）氨基水杨酸制剂　柳氮磺胺吡啶仅适用于病变局限在结肠的轻、中度患者。美沙拉嗪能在回肠末段、结肠定位释放，适用于轻度回结肠型及轻、中度结肠型患者。

（2）糖皮质激素　对控制病情活动有较好疗效，适用于各型中、重度患者，以及对氨基水杨酸制剂无效的轻、中度患者。应注意，有相当部分患者表现为激素无效或依赖（减量或停药短期复发），对这类患者应考虑加用免疫抑制剂。布地奈德全身不良反应较少，疗效则略逊于系统作用糖皮质激素，有条件可用于轻、中度小肠型或回结肠型患者，口服剂量 3mg/次，3 次/日。

（3）免疫抑制剂　硫唑嘌呤或巯嘌呤适用于对激素治疗无效或对激素依赖的患者，加用这类药物后可逐渐减少激素用量乃至停用。剂量为硫唑嘌呤 1.5 ~ 2.5mg/（kg·d）或巯嘌呤 0.75 ~ 1.5mg/（kg·d），该类药显效时间约需 3 ~ 6 个月，维持用药可至 3 年或以上。现在认为上述剂量硫唑嘌呤或巯嘌呤的安全性是可以接受的，严重不良反应主要是白细胞减少等骨髓抑制表现，应用时应严密监测。对硫唑嘌呤或巯嘌呤不耐受者可试换用甲氨蝶呤。

（4）抗菌药物　某些抗菌药物如硝基咪唑类、喹诺酮类药物应用于本病有一定疗效。甲硝唑对肛周病变、环丙沙星对瘘有效。上述药物长期应用不良反应多，故临床上一般与其他药物联合短期应用，以增强疗效。

（5）生物制剂　临床试验证明英夫利昔单抗对传统治疗无效的活动性 CD 有效，重复治疗可取得长期缓解，近年已逐步在临床推广使用。其他一些新的生物制剂也已上市或在临床研究之中。

2. 缓解期　缓解期维持治疗与溃疡性结肠炎相似（详见本章第一节）。

（三）手术治疗

因手术后复发率高，故手术适应证主要是针对并发症，包括完全性肠梗阻、瘘管与腹腔脓肿、急性穿孔或不能控制的大量出血。应注意，对肠梗阻要区分炎症活动引起的功能性痉挛与纤维狭窄引起的机械梗阻，前者经禁食、积极内科治疗多可缓解而不需手术；对没有合并脓肿形成的瘘管，积极内科保守治疗有时亦可闭合，合并脓肿形成或内科治疗失败的瘘管才是手术指征。手术方式主要是病变肠段切除。术后复发的预防至今仍是难题。一般选用美沙拉嗪；甲硝唑可能有效，但长期使用不良反应多；硫唑嘌呤或巯嘌呤在易于复发的高危患者可考虑使用。预防用药推荐在术后 2 周开始，持续时间不少于 3 年。

八、预后

本病以慢性渐进型多见，可经治疗好转，也可自行缓解。但多数患者反复发作，迁延不愈，其中部分患者在其病程中因出现严重毒血症和并发症而手术治疗，预后较差。

 本章小结

炎症性肠病是一种病因尚不十分清楚的慢性非特异性肠道炎症性疾病，有终生复发倾向，包括溃疡性结肠炎和克罗恩病。溃疡性结肠炎临床表现为反复复发的黏液脓血便，结肠镜下可见连续性、弥漫性结直肠炎症表现；克罗恩病临床表现为腹痛、腹泻、体重减轻，结肠镜下可见非连续性病变、纵行溃疡和卵石样外观。治疗炎症性肠病的药物主要包括氨基水杨酸制剂、糖皮质激素、免疫抑制剂及生物制剂，出现严重并发症或内科治疗无效时可考虑行外科手术治疗。炎症性肠病需要长期规范化治疗；炎症性肠病治疗目标是诱导并维持临床缓解及黏膜愈合，防治并发症，改善患者生存质量。炎症性肠病的教育和管理是炎症性肠病防治工作中的重要组成部分。

 思考题

1. 简述炎症性肠病的定义、典型的临床表现。
2. 简述炎症性肠病的诊断标准，需要与哪些主要疾病鉴别、鉴别的要点是什么？
3. 炎症性肠病的治疗药物包括哪几类？根据疾病活动情况如何选择药物？请简述之。
4. 炎症性肠病的治疗目标是什么？

（吴开春）

第九章　胰腺炎

第一节　急性胰腺炎

急性胰腺炎（acute pancreatitis，AP）是指多种病因导致胰酶激活消化自身组织而引起的胰腺水肿、出血及坏死等炎性损伤，病情较重者可发生全身炎症反应综合征（systemic inflammatory response syndrome，SIRS）并可伴有器官功能障碍。临床上多以急性上腹部疼痛及血、尿淀粉酶或脂肪酶升高为特点。轻症者预后一般较好。

一、病因与发病机制

（一）病因

1. 胆道疾病　胆石症及胆道感染是急性胰腺炎的主要病因。由于 70%～80% 的胰管与胆总管汇合成共同开口于十二指肠壶腹部，一旦结石、蛔虫嵌顿在壶腹部，胆管内炎症或胆石移行时损伤 Oddi 括约肌等，将使胰管引流不畅，胰管内高压。

2. 酒精　酒精可促进胰液分泌，当胰管流出道不能充分引流大量胰液时，胰管内压升高，引起腺泡细胞损伤。此外，酒精在胰腺内氧化代谢时产生大量活性氧，也有助于激活炎症反应。引起急性胰腺炎的酒精量存在较大的个体差异。此外，应注意酒精常与胆道疾病共同导致急性胰腺炎。

3. 胰管阻塞　胰管结石、蛔虫、狭窄、肿瘤可引起胰管阻塞和胰管内压力升高，胰腺分裂是一种胰管先天性发育异常，即主、副胰管在发育过程中未能融合，大部分胰液经狭小的副乳头引流，容易发生引流不畅，导致胰管内高压。

4. 手术与创伤　腹腔手术、腹部钝挫伤等损伤胰腺组织、导致胰腺严重血液循环障碍，均可引起急性胰腺炎。内镜逆行胰导管造影术（ERCP）插管时导致的十二指肠乳头水肿或注射造影剂压力过高等也可引发本病。

5. 代谢障碍　高甘油三酯血症与急性胰腺炎有病因学关联，可能与脂球微栓影像微循环及胰酶分解甘油三酯致毒性脂肪酸损伤细胞有关。由于高甘油三酯血症也常出现于严重应激、炎症反应时，因此，在急性胰腺炎伴高甘油三酯血症时，应注意其因果关系。此外，各种原因引起的血钙过高可导致胰管钙化、促使胰酶提前活化而促发本病。

6. 药物　噻嗪类利尿药、硫唑嘌呤、糖皮质激素、磺胺类等药物可促发急性胰腺炎，多发生在服药最初的 2 个月，与剂量无明显关系。

7. 其他　各种自身免疫性的血管炎、胰腺主要血管栓塞等血管病变可影响胰腺供血，由于胰腺供血受阻超过 50% 才可能导致胰腺炎，因此这一病因在临床较少见。遗传性急性胰腺炎罕见，是一种有 80% 外显率的常染色体遗传病，其发病被认为是阳离子胰蛋白酶原基因突变所致。

（二）发病机制

早期提前激活的胰酶消化胰腺自身，损伤腺泡细胞，激活炎症反应的枢纽分子 NF－κB，它的下游系列炎症介质、活性氧等增加血管通透性，导致大量炎性渗出。炎症过程中参与的众多因素可以正反馈方式相互作用，使炎症逐级扩大。这是造成早期病理损害的主要机制，随后由肠源性细菌移位引起的严重感染、内毒素血症和细胞因子的诱生及弥漫性血管内凝血的发生造成了后期病理生理的恶性循环（图 3－9－1）。

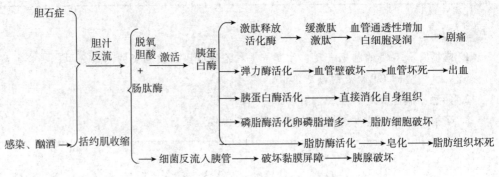

图 3－9－1　急性胰腺炎发病机制

二、急性胰腺炎分型

（一）病理分型

1. 间质水肿型胰腺炎　较多见，病变可累及部分或者整个胰腺，以尾部多见。胰腺肿大、充血、水肿和炎症细胞浸润，可有轻微的局部坏死。

2. 坏死型胰腺炎　相对少见，胰腺内有灰白或黄色斑块的脂肪组织坏死，出血严重者，胰腺呈棕黑色伴有新鲜出血，坏死灶外周有炎症细胞浸润。常见静脉炎和血栓。此外尚可有胰腺周围脓肿、假性囊肿等。

（二）病程分期

1. 早期　发病至 2 周，此期以 SIRS 和器官功能衰竭为主要表现，此期构成第一个死亡高峰，治疗的重点是加强重症监护、稳定内环境及器官功能保护治疗。

2. 中期　发病 2 周至 4 周，以胰周液体积聚或坏死后液体积聚为主要变现。此期坏死灶多为无菌性，也可能合并感染。此期治疗的重点是感染的综合防治。

3. 后期　发病 4 周以后，可发生胰腺及胰周坏死组织合并感染、全身细菌感染、深部真菌感染等，继而可引起感染性出血、消化道瘘等并发症。此期构成重症患者的第二个死亡高峰，治疗的重点是感染的控制及并发症的外科处理。

 案例讨论

临床案例　患者，女性，28 岁，农民。因突发持续性上腹痛伴恶心、呕吐 1 天就诊。1 天前患者大量饮酒后出现上腹部持续性疼痛，疼痛较剧烈，向后背部放射，伴恶心、呕吐，呕吐物为胃内容物，无咖啡色呕吐，无发热，无皮肤黄染，当地医院化验血淀粉酶升高明显，予抗感染治疗后症状好转不明显。

问题　1. 该患者诊断需考虑什么？
2. 为进一步明确诊断，该患者需进一步行哪些检查？
3. 如何对该患者进行治疗？

三、临床表现

（一）症状及体征

急性胰腺炎患者多以急性发作的持续性上腹部痛为主要表现，疼痛常向背部放射，可伴有腹胀及恶心呕吐。轻症者仅表现为轻压痛，重症者可出现腹膜刺激征、腹水，偶见腰两肋部皮下瘀斑征（Grey Turner 征）和脐周皮下瘀斑征（Cullen 征）。

根据患者症状的严重程度，急性胰腺炎可分为：

1. 轻症急性胰腺炎（mild acute pancreatitis，MAP） 占 AP 的多数，不伴有器官功能衰竭及局部或全身并发症，通常在 1~2 周内恢复，病死率极低。

2. 中重症急性胰腺炎（moderately severe acute pancreatitis，MSAP） 伴有一过性（<48h）的器官功能障碍。早期死亡率低，后期如坏死组织合并感染，死亡率增高。

3. 重症急性胰腺炎（severe acute pancreatitis，SAP） 约占 AP 的 5%~10%，腹痛持续不缓解、腹胀逐渐加重，伴有持续（>48 h）的器官功能衰竭。随疾病的进展，可出现发热、休克、呼吸困难、腹膨隆、少尿、上消化道出血、意识障碍等症状。SAP 早期病死率高，如后期合并感染则病死率更高。

（二）实验室和辅助检查

1. 诊断 AP 的重要标志物 淀粉酶：急性胰腺炎时，血清淀粉酶于起病后 2~12 小时开始升高，48 小时开始下降，持续 3~5 天。淀粉酶的高低不一定反应病情的轻重，出血坏死型胰腺炎淀粉酶可正常或低于正常。其他急腹症如消化溃疡性穿孔、胆石症、胆囊炎、肠梗阻等都可有血淀粉酶的升高，但多不超过两倍。尿淀粉酶升高较晚，发病 12~14 小时开始升高，持续 1~2 周。但尿淀粉酶值受尿量的影响。脂肪酶：血清脂肪酶于起病后 24~72 小时开始增高，持续 7~10 天，其敏感性和特异性均略优于血淀粉酶。

2. 其余反映病理生理变化的实验室指标（表 3-9-1）

表 3-9-1　急性胰腺炎相关实验室指标

检测指标	病理生理变化
WBC↑	炎症或感染
C 反应蛋白 >150mg/L	炎症
血糖（无糖尿病史）>11.2mmol/L	胰岛素分泌减少、胰腺破坏
TB、AST、ALT↑	胆道梗阻、肝损伤
白蛋白↓	大量炎性渗出、肝损伤
BUN、肌酐↑	休克、肾功能不全
血氧分压↓	成人呼吸窘迫综合征
血钙 <2mmol/L	Ca^{2+} 内流入腺泡细胞、胰腺坏死
电解质紊乱	肾功能受损、内环境紊乱

3. 影像检查

腹部 B 超：是急性胰腺炎的常规初筛影像学检查，其对胰腺肿大、脓肿及假性囊肿有诊断意义，亦可了解胆囊、胆道情况。当胰腺发生假性囊肿时，常用腹部超声诊断、随访及协助穿刺定位。

X 线：可排除其他急腹症，并发现麻痹性肠梗阻体征。

腹部 CT：CT 对于急性胰腺炎的严重程度及鉴别水肿型和出血坏死型胰腺炎有诊断价值，一般应在起病 1 周左右进行（表 3-9-2）。

表 3 - 9 - 2　CT 评分

积分	胰腺炎症反应	胰腺坏死	胰腺外并发症
0	胰腺形态正常	无坏死	
2	胰腺 + 周围炎症改变	坏死 <30%	胸腹腔积液，脾、门静脉血栓，胃流出道梗阻
4	单个或多个积液区或胰周脂肪坏死	坏死 >30%	
		评分 ≥4 分为 MSAP 或 SAP	

四、诊断与鉴别诊断

(一) 诊断标准

1. 确定急性胰腺炎作为急腹症之一　应在患者就诊 48 小时内明确诊断，临床上符合以下 3 项特征中的 2 项，即可诊断：①与 AP 相符合的腹痛；②血清淀粉酶或脂肪酶活性至少高于正常上限值 3 倍；③腹部影像学检查符合 AP 影像学改变。

2. 评估病情　确定 MAP、MSAP 及 SAP（表 3 - 9 - 3）

表 3 - 9 - 3　急性胰腺炎病情评估

	MAP	MSAP	SAP
脏器衰竭	无	<48 小时内回复	>48 小时
APACHE Ⅱ	<8	>8	>8
CT 评分	<4	>4	>4
局部并发症	无	有	有
死亡率（%）	0	1.9	36~50
ICU 监护需要率（%）	0	21	81
器官支持需要率（%）	0	35	89

3. 寻找病因　住院期间应努力使大部分患者病因得以明确，尽早解除病因有助于缩短病程、预防 SAP 及避免复发。在临床诊疗过程中应注意多个病因共同作用的可能。

表 3 - 9 - 4　急性胰腺炎诊断流程

Ⅰ	病史	酒精摄入史，发病前进食情况，药物史，家族史	当甘油三酯、血钙、肝功能 B 超及饮食、药物史均未见明显异常时
	初筛检查	腹部 B 超、血甘油三酯、血钙、肝功能	
Ⅱ	MRCP	无阳性发现，临床高度怀疑胆源性病因	
Ⅲ	ERCP/EUS	胆源性病因多可明确	

(二) 鉴别诊断

急性胰腺炎常需与胆石症、消化性溃疡、心肌梗死、急性肠梗阻等鉴别。

五、急性胰腺炎并发症

(一) 局部并发症

1. 胰瘘　急性胰腺炎致胰管破裂，胰液从胰管漏出 >7 天，即可称为胰瘘。胰腺内瘘包括胰腺假性囊肿、胰性胸腹水及胰管与其他脏器间的瘘。胰液经腹腔引流管或切口流出体表则称为胰外瘘。

胰腺假性囊肿（pancreatic pseudocyst）为完整非上皮性包膜包裹的液体积聚，多于 SAP 起病 4 周左右出现。假性囊肿大小不一，大者可有明显腹胀或肠道梗阻症状，<5cm 的假性

囊肿约半数可于6周内自行吸收。

2. 胰周脓肿 胰腺内、胰周积液或胰腺假性囊肿感染，可发展为脓肿。患者常有发热、腹痛、消瘦及营养不良等症状。

3. 腹腔间隔室综合征 MSAP 或 SAP 患者常合并腹腔间隔室综合征（abdominal compartment syndrome，ACS），当腹内压（intra – abdominal pressure，IAP）>20mmHg 时常伴有新发器官功能衰竭，因而成为 MSAP 或 SAP 死亡的重要原因之一。

（二）全身并发症

1. 低血压及休克 SAP 常伴有低血压及休克，患者烦躁不安、皮肤苍白、湿冷、脉搏细弱、血压下降，少数患者可在发病后短期内死亡。

2. 消化道出血 可表现为呕血或便血。呕血是应激性溃疡或胃黏膜糜烂，或胃黏膜下多发性脓肿引起；便血可由胰腺坏死穿透横结肠引起，便血者预后极差。

3. 细菌及真菌感染 SAP 患者的机体抵抗力低下，极易发生感染。感染一般出现在起病后2周至2月内。感染可引起胰周脓肿、腹腔脓肿，败血症及呼吸道、泌尿道、输液导管感染等。早期病原菌以革兰阴性菌为主，后期常为双重或多重细菌感染。大量使用光谱抗生素造成严重菌群失调，加上明显低下的机体抵抗力，极易引起真菌感染，常见病原菌有白色念珠菌和酵母菌。

4. 慢性胰腺炎和糖尿病 慢性胰腺炎与胰腺腺泡大量破坏及胰腺外分泌功能不全有关；糖尿病与胰腺 β 细胞破坏，胰岛素分泌减少有关。

5. 代谢异常 SAP 时可有下列代谢异常：①低钙血症：约30% ~60% 的患者出现本症，血钙 <2mmol/L。当血钙 <1.75mmol/L，且持续数天，预后不良。产生机制：磷脂酶A 和脂肪酶的激活，脂肪酸与血钙发生皂化作用；SAP 时白蛋白水平的降低可使总钙的测定数值降低；降钙素分泌增加使血钙降低；钙被转移至脂肪、肌肉和肝脏组织中。②高脂血症：约20% 的患者可发生，可出现血清脂质微粒的聚集，产生脂肪栓塞。③糖代谢异常：约50% 患者出现暂时性高血糖，30% 患者有糖尿，偶可发生糖尿病痛症酸中毒或高渗性昏迷。

6. 血液学异常 包括贫血、DIC、门脉及脾静脉栓塞。SAP 时，患者纤维蛋白原和凝血因子Ⅷ升高，引起高凝状态，出现血栓形成和局部微循环障碍，严重时发生 DIC。

7. 多器官功能衰竭 包括心、肾、肺、肝等。而 ARDS 是其发生的一个重要因素。胰腺炎、腹膜炎、脓毒血症等被称为全身性炎症反应综合征（systemic inflammatory reaction syndrome，SIRS），SIRS 时，体内有大量炎症细胞因子及中性粒细胞聚集而诱发 ARDS，如不及时识别并作相应处理，则易诱发多器官衰竭。

六、治疗

（一）病因治疗

1. 胆源性急性胰腺炎 胆石症是目前国内急性胰腺炎的主要致病因素，凡有胆道结石梗阻者需要及时解除梗阻，治疗方式包括经内镜或手术治疗。有胆囊结石的轻症急性胰腺炎患者，应在病情控制后尽早行胆囊切除术；而坏死性胰腺炎患者可在后期行坏死组织清除术时一并处理或病情控制后择期处理。

2. 高脂血症性急性胰腺炎 急性胰腺炎并静脉乳糜血或血甘油三酯 >11.3mmol/L 可明确诊断，需要短时间降低甘油三酯水平，尽量降至 5.65mmol/L 以下。这类患者要限用脂肪乳剂，避免应用可能升高血脂的药物。治疗上可以采用小剂量低分子肝素和胰岛素，或血脂吸附和血浆置换快速降脂。

3. 其他病因　高血钙性胰腺炎多与甲状旁腺功能亢进有关，需要行降钙治疗。胰腺解剖和生理异常、药物、胰腺肿瘤等原因引起者予以对症处理。

（二）非手术治疗

1. 监护　从炎症反应到器官功能衰竭，可经历时间不等的发展过程，病情多变，应予重症监护，根据患者症状、体征、实验室检查、影像学变化及时了解病情进展。

2. 一般治疗　包括禁食、胃肠减压，药物治疗包括解痉、止痛、抑酸和胰酶抑制治疗，如生长抑素及其类似物或蛋白酶抑制剂等。肠功能恢复前，可酌情选用肠外营养；一旦肠功能恢复，就要尽早进行肠内营养。采用鼻空肠管或鼻胃管输注法，注意营养制剂的配方、温度、浓度和输注速度，并依据耐受情况进行调整。

3. 液体复苏及重症监护治疗　液体复苏、维持水电解质平衡和加强监护治疗是早期治疗的重点，由于 SIRS 引起毛细血管渗漏综合征（capillary leak syndrome，CLS），导致血液成分大量渗出，造成血容量丢失与血液浓缩。复苏液首选乳酸林格液，对于需要快速复苏的患者可适量选用代血浆制剂。

4. 减少胰液分泌

（1）禁食　起病后短期禁食，降低胰液分泌，减轻自身消化。

（2）抑制胃酸　胃液可促进胰液分泌，适当抑制胃酸可减少胰液量。

（3）生长抑素及其类似物　天然生长抑素由胃肠黏膜 D 细胞合成，它可抑制胰泌素和缩胆囊素刺激的胰液分泌。

5. 镇痛　多数患者在予生长抑素治疗后腹痛可缓解。对严重腹痛患者，可予肌注哌替啶止痛。由于吗啡可增加 Oddi 括约肌压力，胆碱能受体拮抗剂如阿托品可诱发肠麻痹，故均不可使用。

6. 器官功能的维护治疗

（1）针对呼吸衰竭的治疗　给予鼻导管或面罩吸氧，维持氧饱和度在 95% 以上，动态监测血气分析结果，必要时应用机械通气。

（2）针对急性肾衰竭的治疗　早期预防急性肾衰竭主要是容量复苏等支持治疗，稳定血流动力学；治疗急性肾功衰主要是连续肾脏替代疗法（continuous renal replacement therapy，CRRT）。

（3）其他器官功能的支持　如出现肝功能异常时可予以保肝药物，急性胃黏膜损伤需应用质子泵抑制剂或 H_2 受体拮抗剂。

7. 抗生素应用　AP 患者不推荐静脉使用抗生素以预防感染。针对部分易感人群可能发生的肠源性细菌移位，可选择喹诺酮类、头孢菌素、碳青霉烯类及甲硝唑等行预防感染治疗。

（三）手术治疗

外科治疗主要针对胰腺局部并发症继发感染或产生压迫症状，如消化道梗阻、胆道梗阻等，以及胰瘘、消化道瘘、假性动脉瘤破裂出血等其他并发症。胰腺及胰周无菌性坏死积液无症状者无需手术治疗。

1. 胰腺、胰周感染性坏死的手术指征及时机　临床上出现脓毒血症，CT 检查出现气泡征，细针穿刺抽吸物涂片或培养找到细菌或真菌者，可诊断为感染性坏死，需考虑手术治疗。手术治疗应遵循延期原则，一旦判断坏死感染可立即行针对性抗生素治疗，严密观察抗感染的疗效，稳定者可延缓手术。B 超或 CT 导向下经皮穿刺引流术引流脓液，缓解中毒症状，可作为手术前的过渡治疗。

2. 胰腺、胰周感染性坏死的手术方式　胰腺感染性坏死的手术方式可分为内镜、微创手术和开放手术。

（四）胰腺局部并发症的治疗

1. 腹腔间隔室综合征的治疗　ACS 的治疗原则是及时采用有效的措施缓解腹内压，包括胃肠道减压及导泻、镇痛镇静、使用肌松剂及床边血滤减轻组织水肿，B 超或 CT 引导下腹腔内与腹膜后引流减轻腹腔压力。不建议 AP 早期将 ACS 作为开腹手术的指征。

2. 胰腺或胰周坏死组织继发感染　通常发生在急性胰腺炎发作 2 周后，少部分患者可存在发病后 1 周即出现明显的感染现象。继发感染的临床表现有：①体温 >38.5℃，WBC >1.6 × 10^9/L。②腹膜炎体征明显，腹膜刺激征范围超过腹部两个象限；若腹膜后间隙有感染，可表现为腰部明显压痛，甚至可出现腰部丰满、皮肤发红或凹陷性水肿。高度怀疑胰腺感染而证据不足时，可在 CT 引导下行胰腺或胰周穿刺，抽取物涂片查细菌或培养，若为阳性则有诊断价值。在充分抗生素治疗后，若脓肿不能吸收，可行腹腔引流或灌洗，如果仍不能控制感染，应施行坏死组织清除和引流手术。

3. 胰腺假性囊肿　<4cm 的囊肿几乎均可自行吸收。>6cm 或多发囊肿则自行吸收的几率较小，观察 4~6 周后，若无明显缩小和吸收趋势，需要引流。其方式包括：经皮穿刺引流、内镜引流、外科引流。

（五）患者教育

1. 在急性胰腺炎早期，应与患者共同分析存在 SAP 的高危因素，告知患者该病可能的不良预后。

2. 积极寻找及治疗急性胰腺炎病因，在病史采集、诊疗等方面取得患者配合。

3. 治疗性 ERCP 在急性胰腺炎诊疗中的作用。

4. 呼吸机或连续性血液净化的作用。

5. 肠内营养的重要性及实施要点。

6. 对有局部并发症者，请患者定期随访。

七、预后

轻症患者常在 1 周左右康复，不遗留后遗症。重症患者死亡率约 15%，其余患者也极易发生胰腺假性囊肿、脓肿和脾静脉栓塞等并发症，遗留不同程度的胰腺功能不全。未去除病因的部分患者经常复发急性胰腺炎，反复炎症及纤维化可演变为慢性胰腺炎。

八、预防

积极治疗胆、胰疾病，适度饮酒及进食，部分患者需严格戒酒。

第二节　慢性胰腺炎

慢性胰腺炎（chronic pancreatitis，CP）是指胰腺实质由于各种原因引起的局部或弥漫性的慢性炎症所导致的不可逆损害。表现为腺体部分或广泛纤维化或钙化，腺泡萎缩，胰管内结石形成，假性脓肿形成，常伴有不同程度的胰腺内、外分泌功能障碍。临床上表现为反复发作性或持续性腹痛、腹泻或脂肪泻、消瘦、黄疸、腹部包块和糖尿病等。

一、流行病学

该病在世界分布无规律。我国 1944~2001 年间多中心临床调查评估显示，慢性胰腺炎的患病率约 13/10 万，发病率虽低于西方国家，但呈逐年上升趋势；男女比例 1.86:1，平均年龄 48.9 岁；经济较发达地区的患病率较高。

二、病因与发病机制

慢性胰腺炎的发病通常有急性胰腺炎的前哨事件来启动炎症过程，此后在多种病因或危险因素维持炎症反应，致使胰腺进行性纤维化。此外，一些遗传变异可不需急性胰腺炎的启动而直接促使特发性和酒精性慢性胰腺炎的发生。慢性胰腺炎的许多致病因素既可独立致病，又可共同作用，推动其发生和发展。常见病因如下：

1. 饮酒 欧美国家的慢性胰腺炎中约 3/4 与长期酗酒有关。乙醇直接或间接引起胰液黏稠、蛋白质沉淀、胰管梗阻和结石形成，损伤胰腺实质，发生炎症和纤维化。

2. 胆道系统疾病 在我国以胆道疾病（结石、炎症、蛔虫）的长期存在为主要原因，炎症感染或结石引起胆总管开口或胰胆管交界处狭窄或梗阻，使胰管胰液流出受阻，胰管内压力增高，导致胰腺腺泡、胰腺小导管破裂，损伤胰腺组织及胰管系统。胆道疾病引起的慢性胰腺炎的病变主要在胰头部，胰头部增大、纤维化，引起胰腺钙化较少，但合并梗阻性黄疸的较多见，腹痛常在中上腹或右上腹。

3. 其他 急性胰腺炎、胰腺外伤和胰腺分裂症也与慢性胰腺炎有关；代谢障碍如高钙血症、高脂血症、遗传因素、免疫疾病也可发生慢性胰腺炎。其他少数原因不明的称为特发性慢性胰腺炎。

三、病理

慢性胰腺炎的病变程度轻重不一，炎症可局限于胰腺小叶，也可累及整个胰腺。病程早期的发作期，胰腺水肿、脂肪坏死和出血，但病理以纤维化为主，胰管扩张，胰管内偶见结石形成。静止期，覆盖胰腺的腹膜增厚、不透光，表面有结节状隆起的白点。慢性胰腺炎后期，胰腺变细、变硬，呈不规则结节样硬化，有弥漫性纤维组织增生和钙质沉着，可并有假性囊肿。

显微镜下可见不同程度的纤维化和炎症代替了腺泡和胰岛组织，偶有小脓肿。胰管可见鳞状上皮化生，并有不同程度的狭窄和扩张，管内有稠厚黏液与组织碎屑。自身免疫性胰腺炎组织学表现为非钙化性胰腺管的破坏和腺泡组织的萎缩，组织病理学显示有淋巴细胞、浆细胞的浸润，同时可见纤维化。

四、临床表现

临床表现轻重不一。轻度患者可无症状或有轻度消化不良，而中度以上患者可有腹痛、腹胀、黄疸等胰腺炎急性发作症状，胰腺内、外分泌功能不足表现，腹水、感染等。

（一）症状

1. 腹痛 约占 60% ~ 100% 疼痛可能是间歇性或慢性，部位常于上腹部，可放射至左、右季肋部，左肩部及背部。腹痛日趋频繁，持续时间增加。腹痛在仰卧位时加剧，前倾位、俯卧位时缓解；饮酒、进食油腻食物可诱发腹痛。由于患者害怕疼痛而减少进食，可出现体重可减轻。

2. 胰腺外分泌功能不全表现 轻度患者仅出现食欲缺乏、消化不良等表现。当脂肪酶的排出降低到正常值的 10% 以下时，患者才会出现脂肪泻；同样胰蛋白酶低于正常值的 10% 可出现粪便中蛋白丢失，低蛋白患者可出现全身水肿，皮肤皱褶增多等表现。

3. 胰腺内分泌功能不全表现 6% ~ 46% 患者有糖尿病或糖耐量异常。糖尿病常在出现临床症状后的 5 ~ 10 年内发生。

4. 黄疸 发生率为 1% ~ 28.2%，主要由于胰头部肿胀或假性囊肿压迫胆总管所致。

（二）体征

腹部压痛与腹痛不相称，多数患者仅有腹部压痛。当并发胰腺假性脓肿时，腹部可扪及表面光滑的包块。当胰头肿大、胰管结石及胰腺假性囊肿压迫胆总管时，可出现黄疸。

（三）并发症

1. 上消化道出血 ①胰腺假性囊肿壁的大血管或动脉瘤受胰腺分泌的消化酶的侵蚀而破裂出血；②胰腺分泌碳酸氢盐减少并发消化性溃疡及出血。

2. 胰腺假性脓肿形成 发生于约 10% 的慢性胰腺炎患者，形成机制：①胰管内压力增高导致破裂，胰液外渗；②活动性炎症合并脂肪坏死，胰液自小胰管外渗。

3. 胆道或十二指肠梗阻 发生率约 5%～10%。多见于有胰管扩张的患者，主要是由于胰头部炎症或纤维化、假性囊肿所致。

4. 胰源性胸、腹水 形成机制可能由于胰管破裂，与腹腔和胸腔形成瘘管，或假性囊肿破溃致胰液进入胸、腹腔。临床上，胰源性腹水可呈浆液性、血性或乳糜性，前者多见。胰源性胸腔积液左侧多见，具有慢性、进行性、反复性发作等特点。

5. 胰癌 约 4% 患者在 20 年内并发胰腺癌。

6. 胰瘘 包括胰内瘘和外瘘。外瘘常发生于胰腺活检、坏死、外科引流术后、手术中的胰腺损伤或腹部钝伤后。

五、诊断

慢性胰腺炎的诊断主要依据临床表现和影像学检查结果，胰腺内外分泌功能检测可以作为辅助诊断。病理学诊断是慢性胰腺炎诊断的金标准。对于反复发作的急性胰腺炎、胆道疾病及糖尿病患者，出现反复或持续上腹痛、慢性腹泻、消瘦者均应怀疑慢性胰腺炎可能。

（一）影像学检查

1. X 线腹部平片 部分患者可见胰腺区域钙化灶、结石影。

2. 腹部超声和超声内镜（EUS） 主要表现为胰腺实质回声增强、主胰管狭窄或不规则扩张、胰管结石、假性囊肿等。腹部超声具有无创、经济等优点，可同时显示胰腺周围组织器官。超声内镜可避免体表超声诊断胰腺疾病的不足，探头更接近胰腺组织，对慢性胰腺炎和胰腺癌均可提供较为准确的信息。

3. 腹部 CT 及 MRI CT 可显示胰腺增大或缩小、轮廓不规则、胰腺钙化、胰管不规则扩张或胰腺假性囊肿等改变。MRI 对慢性胰腺炎的诊断价值与 CT 相似，但对胰腺周围钙化的显示不如 CT 清楚。

4. ERCP 及 MRCP ERCP 是慢性胰腺炎形态学诊断和分期的重要依据。胰管侧支扩张是该疾病最早期的特征。其他表现有主胰管和侧支胰管的多灶性扩张、狭窄和形态不规则、结石造成的充盈缺损及黏液栓等，但作为有创性检查，目前多被 MRCP 和 EUS 替代，仅在诊断困难或需要治疗操作时选用。MRCP 可显示胰管扩张的程度和结石位置，并能明确部分 CP 的原因。

5. 胰管镜 直接观察胰管内病变，同时能收集胰液、细胞刷片及组织活检等检查，对慢性胰腺炎早期诊断及胰腺癌鉴别诊断有意义。

6. 胰腺内外分泌功能测定 胰腺外分泌功能检查：分为直接外分泌功能试验和间接外分泌功能试验，包括胰泌素试验、Lundh 试验、粪便弹力蛋白酶 I 测定、甘油三酯呼吸试验等。其灵敏度和特异度较低，目前临床应用较少。胰腺内分泌功能检查：继发于慢性胰腺炎的糖尿病现归类为 ⅢC 型，诊断标准为糖化血红蛋白（HbA1c）>6.5%，空腹血糖 ≥7mmol/L，其他指标包括血清胰岛素及 C 肽等。这些指标通常在胰腺内分泌功能损失 90% 以上时才出现变化，灵敏度低。

7. 免疫学检查 自身免疫性胰腺炎患者血 IgG4 常升高，抗核抗体及类风湿因子可阳性。

8. 组织活检 是慢性胰腺炎诊断的确定性标准，但其操作和临床开展受技术条件限制，不推荐常规使用。主要用于临床上与胰腺癌鉴别诊断。检查方法包括 CT 或超声引导下经皮胰腺穿刺活检；EUS 引导下胰腺活检，包括细针穿刺抽吸（EUS - FNA）及活检（EUS - FNB），较经皮穿刺安全，但取材组织量较少；手术或腹腔镜下胰腺活检，其中胰头部病变建议经十二指肠组织芯穿刺活检。

（二）诊断

诊断条件包括：①一种及一种以上影像学检查结果显示慢性胰腺炎特征性形态改变；②组织病理学检查结果显示慢性胰腺炎特征性改变；③患者有典型上腹部疼痛，或其他疾病不能解释的腹痛，伴或不伴体重减轻；④血清或尿胰酶水平异常；⑤胰腺外分泌功能异常（表 3 - 9 - 5）。①或②任何一项典型表现，或者①或②疑似表现加③、④和⑤中任何两项可以确诊。①或②任何一项疑似表现考虑为可疑患者，需要进一步临床观察和评估（图 3 - 9 - 2）。

表 3 - 9 - 5　慢性胰腺炎的诊断条件

①影像学特征性表现
　　典型表现（下列任何一项）：
　　a. 胰管结石
　　b. 分布于整个胰腺的多发性钙化
　　c. ERCP 显示主胰管不规则扩张和全胰腺散在的不同程度的分支胰管不规则扩张
　　d. ERCP 显示近侧主胰管完全或部分狭窄（胰管结石、蛋白栓或炎性狭窄），伴远端主胰管和分支胰管不规则扩张

　　不典型表现（下列任何一项）：
　　a. MRCP 显示主胰管不规则扩张和全胰腺散在的不同程度的分支胰管不规则扩张
　　b. ERCP 显示全胰腺散在不同程度的分支胰管扩张，或单纯主胰管不规则扩张或伴有蛋白栓
　　c. CT 显示主胰管全程不规则扩张伴胰腺形态不规则改变
　　d. 超声或超声内镜显示胰腺内高回声病变（结石或蛋白栓），或胰管不规则扩张伴胰腺形态不规则改变
②组织学特征性表现
　　典型表现：胰腺外分泌实质减少伴不规则纤维化；纤维化主要分布于小叶间隙形成"硬化"样小叶结节改变
　　不典型表现：胰腺外分泌实质减少伴小叶间纤维化或小叶内和小叶间纤维化
③典型上腹部疼痛或用其他疾病不能解释的上腹部疼痛，伴或不伴体重减轻
④血清和尿胰酶水平异常：任一 a 或 b
　　a. 连续多点观察血清胰酶高于或低于正常值
　　b. 连续多点观察尿胰酶高于正常值
⑤胰腺外分泌功能试验异常：任何胰腺外分泌功能试验在 6 个月内有 2 次以上结果异常

注：ERCP 为内镜逆行胰胆管造影；MRCP 为磁共振胰胆管造影

六、鉴别诊断

1. 胰腺癌 鉴别甚为困难。可用方法：①血清 CA19 - 9、CA125、CA50、CA242，在胰腺癌中阳性率较高；②实时超声及 EUS 导向下细针胰腺穿刺，如发现胰腺癌细胞，可确诊；③胰液检查：通过 ERCP 获取胰液，病理检查如发现癌细胞，则诊断肯定；④EUS、CT、PET 有助于鉴别。

2. 消化性溃疡 十二指肠球后壁穿透性溃疡可与胰腺粘连而形成顽固性疼痛。内镜检查可鉴别。

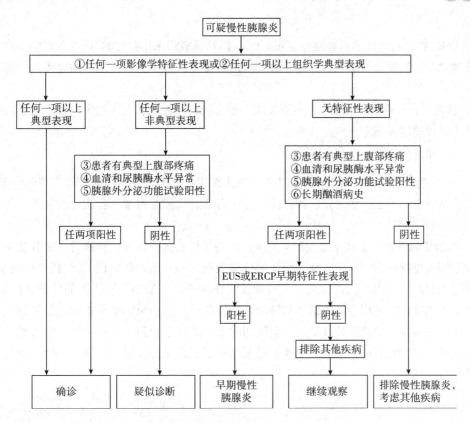

图 3-9-2　慢性胰腺炎的推荐诊断流程

3. 原发性胰腺萎缩　多见于 50 岁以上的患者。无腹痛、脂肪泻、体重减轻、食欲减退和全身水肿等表现。超声及 CT 检查等一般能鉴别。

七、治疗

慢性胰腺炎治疗目的在于去除病因，控制症状，纠正改善胰腺内外分泌功能不全、延缓病情进展及防治并发症。

（一）非手术治疗

1. 一般治疗　戒烟戒酒，调整饮食结构、避免高脂饮食，可补充脂溶性维生素及微量元素，营养不良可给予肠内或肠外营养支持。

2. 胰腺分泌功能的治疗　①外分泌功能不全：患者出现脂肪泻、体重下降及营养不良表现时，需要补充外源性胰酶制剂改善消化不良症状；②内分泌功能不全：根据糖尿病进展程度及并发症情况，一般首选二甲双胍控制血糖，必要时加用促胰岛素分泌药物。

3. 疼痛治疗　初始选择非甾体类抗炎药物，效果不佳可选择弱阿片类药物，仍不能缓解甚至加重时选用强阿片类镇痛药物。严重者可在 CT、内镜超声引导下行腹腔神经丛阻滞术以短期缓解疼痛；如存在胰头肿块、胰管梗阻等因素，应选择手术治疗。

4. 其他治疗　自身免疫性胰腺炎是一种特殊类型的慢性胰腺炎，首选糖皮质激素治疗。治疗期间通过监测血清 IgG、C4 及影像学复查评估疗效。

（二）内镜治疗

内镜下治疗简单、有效、微创、能重复应用，可作为大多数慢性胰腺炎的首选方法。内镜治疗主要用于慢性胰腺炎导致的 Oddi 括约肌狭窄、胆总管下段狭窄和胰管开口切开和胰管结石。

1. 胆总管狭窄　胆总管狭窄的发生率约 10%～30%，对于老年和体弱患者可考虑内镜支架治疗。

2. Oddi 括约肌功能不良和胰管结石 Oddi 括约肌成形术治疗 Oddi 括约肌功能不良，短期止疼效果好。胰管括约肌切开以利于胰管内结石排除。对于主胰管结石的患者，内镜网篮取石。

3. 其他 在假性囊肿和肠腔间放置支架，使囊肿内液流入肠腔。超声内镜下行腹腔神经丛阻滞术，以缓解疼痛。

（三）外科治疗

1. 手术指征 ①保守治疗不能缓解的顽固性疼痛；②胰管狭窄、胰管结石伴胰管梗阻；③并发胆道梗阻、十二指肠梗阻、胰源性门静脉高压、胰源性胸腹水及假性囊肿等；④不能排除的恶性病变。

2. 胰腺切除手术 ①胰十二指肠切除术：适用于胰头部炎性肿块伴胰管、胆管及十二指肠梗阻；不能排除的恶性病变；胰头分支胰管多发性结石；不能纠正的 Oddi 括约肌狭窄者；②胰体尾切除术：适用于炎性病变、主胰管狭窄或胰管结石集中于胰体尾部的慢性胰腺炎；③中段胰腺切除术：适用于胰腺颈体部局限性炎性包块，胰头组织基本正常，胰尾部病变系胰体部炎性病变导致的梗阻性改变；④全胰切除术：适用于全胰腺炎性改变、胰管扩张不明显或多发分支胰管结石；其他切除术式不能缓解症状者；遗传性慢性胰腺炎，因恶变发生率高，宜行全胰切除。

八、预后

慢性胰腺炎诊断后的 20～25 年内死亡率为 50%，15%～20% 患者死于并发症，如严重营养不良、糖尿病，约 4% 患者发展为胰腺癌。积极治疗胆管疾病，不饮含酒精饮料，补充营养，使用胰酶制剂，控制糖尿病对改善和提高患者生活质量和预后有一定帮助。

本章小结

胰腺炎是临床上常见的疾病，特别是重症急性胰腺炎，发生急剧，死亡率高。急性胰腺炎的病程经过及预后取决于病变程度及有无并发症。影响预后的因素：年龄大、低血压、低蛋白血症、低氧血症、低钙血症等。胰腺炎重在预防：胆道疾病、酗酒、暴饮暴食、手术及胆管狭窄、药物损害、自身免疫等少见病因都可引起，临床中应多想，多问，多追踪，尽可能查找病因。而慢性胰腺炎与胰腺癌较难区分，都可表现为腹痛、消化不良、黄疸及体重减轻，唯一有效方法是在 B 超或 CT 引导下穿刺活检。临床上不能放松警惕，应全面收集资料，综合分析，进行有效合理的诊断。

思考题

1. 简述急性胰腺炎的分型及临床表现。
2. 简述急性胰腺炎的治疗方法？
3. 急性胰腺炎、慢性胰腺炎与胰腺癌如何鉴别。
4. 慢性胰腺炎应如何防治？

（李 锐）

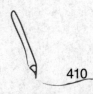

第十章 肝硬化

学习要求

1. **掌握** 肝硬化的临床表现、诊断要点及常见的并发症。
2. **熟悉** 肝硬化的治疗原则。
3. **了解** 肝硬化的病因、发病机制、病理分类。

肝硬化（hepatic cirrhosis）是由一种或多种病因引起的、具有特征性的病理表现的慢性进行性肝病，可出现一系列的临床表现及并发症，部分并发症为致命性的。根据有无肝功能损害与门静脉高压表现，将肝硬化分为代偿期及失代偿期肝硬化。代偿期一般无明显临床症状，失代偿期常并发上消化道出血、肝性脑病、继发感染及肝脏恶性肿瘤等严重并发症，最终导致死亡。

一、流行病学

肝硬化的发病高峰年龄在 35~48 岁，男女比例为 3.6∶1~8∶1。目前还缺乏我国人群肝硬化发生率的准确流行病学资料。研究表明，肝硬化一旦进展到肝功能失代偿期，如不进行肝移植则 5 年生存率仅 15%。

二、病因与发病机制

（一）病因

1. 病毒性肝炎　这一类型肝硬化多由慢性病毒性肝炎发展而来。常由乙型、丙型肝炎或乙型和丁型病毒性肝炎重叠感染经慢性病程发展所致。乙型肝炎病毒感染后，约 5% 发展成慢性乙型肝炎，在这些慢性乙型肝炎患者中，大概 20% 进展为肝硬化；而丙型肝炎病毒感染后，约 80% 左右发展成慢性丙型肝炎，在这些慢性丙型肝炎患者中，大概 20%~30% 历经 20~30 年左右发展成肝硬化。在我国，由于慢性乙肝患者数量众多，因此，肝硬化患者中有一半以上是由乙肝病毒感染引起。病毒持续存在、肝脏坏死炎症以及纤维化是演变为肝硬化的主要原因。

2. 慢性酒精中毒　长期大量饮酒可以导致几种不同类型的慢性肝脏疾病，包括酒精性脂肪肝、酒精性肝炎以及酒精性肝硬化等病程。酒精所致的肝损伤及肝硬化与饮酒量及饮酒持续时间有密切关系。

3. 非酒精性脂肪性肝病　是一组与胰岛素抵抗及遗传易感性相关的代谢应激性肝损害，疾病谱包括非酒精性脂肪肝、非酒精性脂肪性肝炎及肝硬化。临床流行病学调查结果显示，年龄 >50 岁、有 2 型糖尿病、体重指数明显增加及 ALT 异常的非酒精性脂肪性肝炎（NASH）易发展为肝硬化。

4. 胆汁淤积　包括原发性胆汁性肝硬化（primary biliary cirrhosis，PBC）和继发性胆汁性肝硬化。原发性胆汁淤积包括：原发性胆汁性肝硬化、原发性硬化性胆管炎以及自身免疫性毛细胆管炎，它们都是由自身免疫介导的慢性胆管损害引起的胆汁淤积，易进展至肝硬化。而继发性胆汁性肝硬化则由各种原因引起的肝外胆道长期梗阻所致，如慢性胆道结石、壶腹部肿瘤以及胆道蛔虫等。高浓度胆酸和胆红素对肝细胞的毒性作用可导致肝细胞变性、坏死、纤维化，进而发展为肝硬化。

5. 药物或毒物　短时间或长期服用对肝脏有损害的药物如双醋酚酊、甲基多巴等或长期反复接触某种化学毒物如砷、四氯化碳等，均可引起药物性或中毒性肝炎，最后演变为肝硬化。

6. 循环障碍　慢性右心功能不全的患者易导致慢性肝脏损害和循环障碍性肝硬化，其他循环障碍性肝硬化的病因包括缩窄性心包炎、肝静脉阻塞综合征（布－加综合征）及肝小静脉闭塞病。

7. 遗传代谢障碍性疾病　由遗传和代谢性疾病所致的肝脏病变可发展成肝硬化。常见有Wilson病、遗传性血色病、α_1 – 抗胰蛋白酶（α_1 – Antitrypsin，α_1 – AT）缺乏、糖代谢障碍、尿素循环缺陷、卟啉病、氨基酸代谢障碍等。

8. 自身免疫性肝炎　是机体免疫系统对自身肝细胞抗原失耐受，产生自身抗体及自身免疫性 T 细胞所致的一种急、慢性肝病。目前发病率逐年提高，女性多见，常伴有发热、关节痛、皮疹等肝外表现，以血清 γ – 球蛋白血症及多种自身循环抗体阳性为特征。

9. 血吸虫性肝纤维化　长期反复感染血吸虫者，其虫卵沉积于汇管区并刺激结缔组织增生，引起肝组织纤维化，致窦前区门静脉高压，但再生结节不明显，故称为血吸虫性肝纤维化。

10. 其他可能的病因　包括肉芽肿性肝损害、感染及营养不良等。但是仍有 5% ~ 10% 肝硬化的病因不明，称为隐源性肝硬化。

（二）发病机制

肝脏损害的过程经历了炎症、纤维化、肝硬化及终末期肝病四个阶段。在各种致病因素作用下，出现弥漫性肝损害，表现为肝实质细胞变性、坏死，肝小叶结构破坏，以及纤维结缔组织增生，形成纤维间隔，肝细胞结节再生，导致假小叶形成，最终形成硬化性结节。正常肝小叶功能单位是肝脏赖以发挥正常生理功能的基础，其受损程度决定肝硬化的严重度，也是肝硬化形成的关键过程。

三、病理和病理生理

（一）病理

1. 肝脏　肝硬化病理形态学特征，是弥漫性肝纤维化所形成的纤维间隔及肝小叶结构破坏后所形成的硬化性结节或假小叶。按结节大小分为三种类型。

（1）小结节性肝硬化　结节大小比较均匀，一般直径 <3mm，肝包膜增厚，表面高低不平，呈弥漫细颗粒状，颗粒大小相等，结节间有灰白色的纤维结缔组织间隔。光镜下可见正常肝小叶结构破坏，肝实质被纤维间隔分为圆形或类圆形的肝细胞集团，称为假小叶。中央静脉位置不在小叶中央，可缺如或增多。酒精性和淤血性肝硬化常属此型，肉眼见肝脏体积有不同程度缩小、重量减轻、硬度增加。

（2）大结节性肝硬化　结节粗大，大小不均，直径一般 >3mm，肝脏体积大多缩小变形，重量减轻，表面有大小不等结节和深浅不同塌陷区，结节直径有时可达 5cm 或更大，纤维间隔粗细不等，是在肝实质大量坏死基础上形成的。光镜下见纤维间隔不规则，再生结节多见。

慢性病毒性肝炎基础的肝硬化、血色病、Wilson病大多属此型。

（3）混合性肝硬化　小结节和大结节两种形态在同一肝脏中混合存在，两者比例基本相同。α1-AT缺乏症属于此型，酒精性肝硬化患者停止饮酒后，在其肝内可能会形成大的结节（直径>3mm），从而出现大小不等的混合硬化性结节。有些Wilson病和乙型肝炎引起的肝硬化也属此型。

2. 脾　常中等度肿大，由于门静脉压增高后，脾静脉回流障碍，引起脾慢性淤血性肿大。镜检可见脾窦扩张，窦内的网状细胞增生和吞噬红细胞现象。脾静脉因回流障碍致曲张，常并发静脉内膜炎。

3. 胃肠道　由于门静脉高压，食管、胃底和直肠黏膜下层静脉可发生曲张、淤血，如门静脉高压进行性增高，常继发相应的并发症如食管胃底静脉曲张、门脉高压性胃病、门脉高压性肠病及直肠下端静脉曲张，进而可发生曲张静脉处破裂而导致大量出血。

4. 肾脏　乙型肝炎肝硬化常因乙型肝炎病毒抗原抗体复合物沉积于肾小球引起免疫损伤、病毒直接感染肾脏细胞或乙型肝炎病毒感染导致自身免疫，可造成膜性、膜增殖性和系膜增殖性的乙型肝炎相关性肾小球肾炎及肾小球硬化。

5. 内分泌腺　睾丸、卵巢、肾上腺皮质、甲状腺等常有萎缩及退行性变，出现第二性征改变。

（二）病理生理

1. 门静脉高压症　门静脉高压症（portal hypertension）指门静脉压力持续升高（>10mmHg），临床上常用肝静脉楔入压与游离压之差即肝静脉压力梯度（hepatic vein pressure gradient, HVPG）来代表门静脉压力。HVPG 5~10mmHg，未出现临床症状，为门脉高压期；HVPG>10mmHg，即出现临床症状；当HVPG≥12mmHg时，极易造成曲张静脉破裂出血。门静脉压力取决于门静脉血流量和门静脉阻力。肝硬化时门静脉阻力增加是发生门静脉高压的始动因子；而门静脉血流的增加是维持和加剧门静脉高压的重要因素（图3-10-1）。

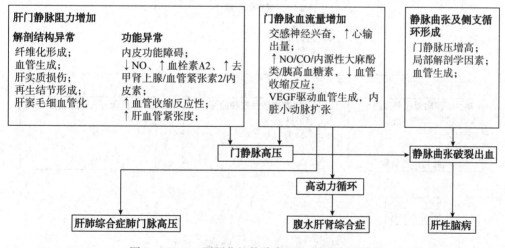

图3-10-1　肝硬化门静脉高压的病理生理机制

（1）门静脉阻力增加　70%由肝脏解剖结构异常所致，包括肝纤维化生成、血管生成、肝窦毛细血管化、胶原沉着致肝窦变窄、以及再生结节压迫肝窦和肝静脉系统导致流出道梗阻。30%归因于血管内皮功能障碍，主要为缩血管因子（内皮素、加压素、血管紧张素、肾上腺素、去甲肾上腺素等）增加和舒张因子（一氧化氮）减弱，导致肝脏血管紧张度增加。

（2）门静脉血流量增加　肝硬化时肝功能减退导致多种血管扩张因子和缩血管因子失

调，加之交感神经兴奋，导致外周血管阻力降低、心输出量增加，形成了肝硬化患者的内脏高动力循环。此外，新生血管的形成不仅增加了肝门静脉阻力，而且增加内脏血流量，也是导致门静脉高压的因素。

（3）门静脉高压后果

1）侧支循环形成：门静脉高压时门静脉系统和腔静脉之间形成许多交通支来降低门脉压力。交通支出现后导致血流方向改变、静脉扩张和迂曲（图3－10－2）。

主要的侧支循环有：①食管下段和胃底静脉曲张：门静脉血液通过胃左和胃短静脉、食管静脉回流到奇静脉。食管下段黏膜下静脉距门静脉主干最近，受门脉高压影响最直接，同时缺乏周围组织支持，易发生破裂出血。HVPG＜12mmHg 时不会形成静脉曲张；HVPG≥12mmHg 时，易形成静脉曲张。当 HVPG≥20mmHg 时则易发生早期再出血或不可控制的大出血，而且 1 年内病死率较高。对于出血最重要的预测因子是曲张静脉的大小，大的静脉曲张患者出血风险最高（每年 15％）。②腹壁静脉显露和曲张：门静脉高压时脐静脉重新开放，通过腹壁上、下静脉回流，形成脐周和腹壁静脉曲张。③直肠下端静脉丛：肠系膜下静脉分支痔上静脉与回流髂静脉的痔中、下静脉吻合，形成肛管直肠黏膜下静脉曲张，易破裂产生便血。

侧支循环建立后由于门静脉血不经肝脏而直接流入体循环，一方面导致肝细胞营养障碍，加重肝脏实质性肝细胞坏死；另一方面导致毒素清除减少，易产生内毒素血症和引起肝性脑病。门静脉高压导致门脉高压性胃病及门脉高压性肠病，不仅是引起消化道出血的重要原因，也是引起胃肠道功能紊乱如食欲减退、消化吸收不良、腹泻、营养不良等的重要因素。

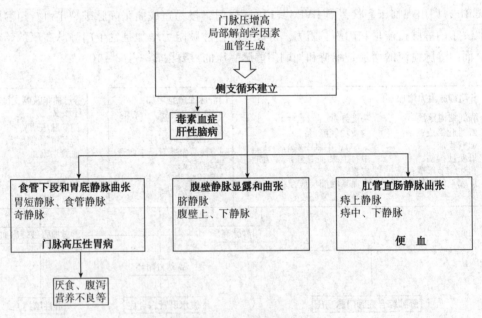

图 3－10－2 侧支循环发生机制

2）腹腔积液：见下文"腹腔积液"一节段。

3）脾肿大：门静脉高压时脾脏淤血肿大，引起脾功能亢进，导致外周血红细胞、白细胞和血小板降低。

2. 腹腔积液

（1）发生机制 腹腔积液（ascites）是多种因素综合作用的结果（图 3－10－3）。门静脉压力增高：门静脉高压是使水分潴留在腹腔的主要原因。血清白蛋白减少是引起腹腔积液的重要因素。内脏动脉扩张导致有效动脉循环血容量不足，激活肾素-血管紧张素系统（RAS），引起肾血流量减少，造成肾血管收缩和血流量减少，最终导致水和电解质失衡。肝硬化时雌激素灭活减少、前列腺素分泌减少导致肾脏灌注量减少，内毒素血症和炎症可引发毛细血管通透性增加，均与腹腔积液形成和持续存在相关。

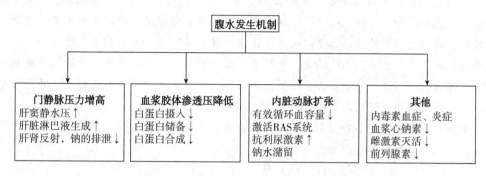

图 3-10-3　肝硬化腹腔积液的发生机制

（2）自发性细菌性腹膜炎形成机制　在腹腔内无感染的情况下，腹腔积液自发性感染导致自发性细菌性腹膜炎（spontaneous bacterial peritonitis，SBP）和内毒素血症。肝硬化患者肠道细菌过度生长和肠壁通透性增加，肠壁局部免疫防御功能下降，使肠腔内细菌发生易位，经过肠系膜淋巴结进入循环系统产生菌血症。

3. 内分泌系统　表现为性激素紊乱，一方面是肝功能减退和门体分流使雌激素灭活减少，另一方面外周组织如皮肤、脂肪组织、肌肉中雄激素转换为雌激素，使得患者出现肝掌、蜘蛛痣以及男性乳房发育。

4. 呼吸系统

（1）肝性胸水　腹腔积液患者常伴胸腔积液，其性质与腹腔积液相同，称为肝性胸水（hepatic hydrothorax）。其发生机制可能与下列因素有关：① 低蛋白血症引起胸膜毛细血管胶体渗透压降低，胸腔积液滤出增加；② 当腹压增高大于胸腔压力时，膈肌腱索变薄，形成小泡，小泡破裂，腹腔积液直接漏入；③ 肝淋巴回流增加，导致胸腔淋巴管扩张、淤积、破坏，淋巴液外溢。肝性胸水以右侧胸腔积液多见。

（2）肝肺综合征　肝肺综合征（hepatic pulmonary syndrome，HPS）是进展性肝病、肺内血管扩张、低氧血症/肺泡-动脉氧梯度增加（＞20mmHg）组成的三联征。肝脏对肺部扩血管活性物质灭活能力降低以及门静脉高压症，导致广泛的肺内血管扩张和动静脉交通支，导致气体交换障碍，引起低氧血症/肺泡-动脉氧梯度增加。

5. 泌尿系统　由于严重的肾血管收缩引发肾皮质灌注不足导致肾衰竭称肝肾综合征（hepatic renal syndrome，HRS），是终末期肝硬化最常见而严重的并发症。肝硬化时内脏动脉扩张，造成有效血容量不足，反射性引起交感-肾上腺髓质系统兴奋性增高，加之肾内扩血管因子如前列腺素合成减少，缩血管因子合成增加，造成肾内血流灌注不足，诱发肝肾综合征。肝肾综合征时，患者虽有肾功能不全，但是肾脏可无组织学上改变，是可逆的。

6. 血液系统　门静脉高压导致脾脏肿大、脾功能亢进致外周血全血细胞减少；肝脏合成功能障碍导致凝血因子合成减少，凝血酶原时间延长，因此，患者常有贫血及出血倾向。

7. 神经系统　由于首过效应降低，网状内皮系统作用下降，门体间侧支循环的开放使门静脉血可不经过肝脏，而是通过侧支经静脉直接回右心，最终使血氨上升，体内毒素累积，导致肝性脑病。

案例讨论

> **临床案例** 患者陈某，男性，45岁，主诉：乏力、食欲减退2年，加重伴腹胀半月。既往有"乙型病毒性肝炎"病史10年，无长期饮酒史。查体：肝病面容，四肢见色素沉着，前胸、面、颈部见数枚蜘蛛痣，双手见肝掌，全身皮肤黏膜巩膜黄染，腹壁静脉曲张，脐以上腹壁静脉血流方向向上，脐以下腹壁静脉血流方向向下，脐周静脉呈海蛇头样，剑突下轻压痛，无反跳痛，肝肋下3cm可触及，质硬，表面欠光滑，脾脏轻度肿大，莫菲氏征阴性，移动性浊音阳性，肝上界位于右侧锁骨中线第五肋间，肝区轻叩痛，双肾区无叩痛，肠鸣音3次/分。四肢轻度凹陷性水肿。
>
> **问题** 1. 最可能的诊断是什么？诊断依据是什么？
>
> 2. 诊疗方案是什么？

四、临床表现

起病常隐匿，病程发展缓慢，临床上将肝硬化分为代偿期和失代偿期。

代偿期肝硬化患者一般无特异性症状。常在肝活检或手术中发现。可有食欲减退、乏力、消化不良、腹泻等非特异性症状。肝功能实验检查正常或轻度异常。

进入失代偿期时，症状明显，主要分为肝功能减退和门静脉高压两类临床表现。

（一）症状

1. 肝功能减退

（1）消化道症状 常表现为消化吸收不良，如食欲减退、恶心、腹胀等，多与门静脉高压时胃肠道淤血水肿致消化吸收功能减退有关。

（2）乏力 乏力的程度常与肝功能损害程度基本一致，它与食欲减退、进食少、热量生成不足有关；此外，肝脏将乳酸转变为肝糖原的功能降低，导致乳酸蓄积于肌肉；或血清胆碱酯酶水平因肝功能损害而降低，致胆碱蓄积，影响神经肌肉生理功能，导致乏力。

（3）腹泻 与肠壁水肿，消化道吸收不良和肠腔菌群失调有关。

（4）体重减轻 因摄入量不足所致，晚期患者因液体潴留使体重减轻不明显。

（5）出血倾向 凝血功能障碍可出现牙龈、鼻腔出血、皮肤黏膜紫斑或出血点，女性常有月经过多，与肝合成凝血因子减少、脾功能亢进和毛细血管脆性增加有关。

（6）内分泌失调 男性有性功能减退，毛发脱落及乳房发育等，女性常有闭经及不孕。肝硬化患者的糖尿病发病率增加，表现为高血糖、糖耐量试验异常、高胰岛素血症和外周性胰岛素抵抗。进展性肝硬化伴严重肝细胞功能衰竭患者常发生低血糖。

2. 门静脉高压 门静脉高压常导致食管胃底静脉曲张破裂出血、腹腔积液、脾大、脾功能亢进、肝肾综合征、肝肺综合征等，是肝硬化的主要死因之一。

（二）体征

患者常呈慢性病容，面色黝黑，面部有毛细血管扩张等。皮肤表现常见蜘蛛痣、肝掌，可出现男性乳房发育，胸、腹壁皮下静脉可显露或曲张，甚至在脐周静脉突起形成水母头状。黄疸常提示病程已达到中期，1/3患者常有不规则发热，与病情活动及感染有关。肝脏在病程早期时常肿大，晚期则坚硬缩小、肋下常不易触及。35%~50%患者有脾肿大，常为中度，少数重度。

（三）并发症

（1）食管胃底静脉破裂出血（esophageal and gastric variceal bleeding） 患者出现呕血、黑

便，严重者休克，如未能得到积极有效治疗，则很快死亡，是肝硬化较为常见和严重的并发症。

（2）自发性细菌性腹膜炎　起病缓慢者多有低热、腹胀或腹腔积液持续不减，病情进展快者常表现为短期内腹腔积液迅速增加，对利尿剂无反应，尿量急剧减少，伴腹泻、腹痛、腹胀、发热，少数患者伴血压下降。

（3）原发性肝癌　进行性肝肿大，质地坚硬如石，表面结节状，甲胎蛋白（AFP）可进行性升高、腹部 B 超及 CT 可助诊。

（4）肝肾综合征　患者肾脏无实质性病变，由于门静脉高压，在顽固性腹腔积液基础上出现少尿、无尿以及恶心等氮质血症时的临床表现。

（5）肝肺综合征　患者可出现呼吸困难、杵状指、发绀。

（6）肝性脑病　患者可出现扑翼样震颤、谵妄进而昏迷。

（7）门静脉血栓形成　如血栓缓慢形成，可无明显临床症状。如突然发生急性完全性阻塞，可出现剧烈腹痛、腹胀、腹水、便血及休克。

（四）实验室和辅助检查

1. 实验室检查

（1）血常规检查　代偿期多在正常范围。失代偿期由于出血、营养不良、脾功能亢进可发生轻重不等的贫血。有感染时白细胞可升高，脾功能亢进者红细胞、白细胞和血小板均减少。

（2）尿液检查　尿常规一般在正常范围，乙型肝炎肝硬化合并乙肝相关性肾小球肾炎时尿蛋白阳性。胆汁淤积者尿胆红素阳性，尿胆原阴性。肝细胞损伤引起黄疸后，尿胆原亦增加。

（3）粪常规　消化道出血时出现肉眼可见的黑粪和血便，门脉高压性胃病引起的慢性出血时，粪隐血试验阳性。

（4）肝功能试验

1）血清胆红素：失代偿期可出现结合胆红素和总胆红素升高，黄疸持续加重是预后不良的重要指标。

2）蛋白质代谢：肝脏是合成白蛋白的唯一场所，在没有蛋白丢失的情况（如肾病综合征、烧伤）时，血清白蛋白含量常能反映肝脏储备功能。在肝功能明显减退时，白蛋白合成减少，白蛋白正常值为 35~55g/L。

3）凝血酶原时间：是反映肝脏储备功能的重要预后指标，肝细胞损害时凝血时间明显延长，系凝血因子合成减少及脾功能亢进时血小板减少所致。

4）血清酶学检查：肝细胞受损及坏死时，ALT、AST 往往升高。PBC 和酒精性肝硬化时，γ-GT 升高更明显。70% 的肝硬化患者 ALP 可升高，合并肝癌时常明显升高。

5）反映肝纤维化的血清学指标：Ⅲ型前胶原氨基末端肽（PⅢP）、Ⅳ型胶原、透明质酸及层粘连蛋白四个指标联合检测对肝纤维化有一定的参考价值。

6）脂肪代谢：代偿期患者血中胆固醇正常或偏低，失代偿期总胆固醇特别是胆固醇酯明显降低。

（5）血清免疫学检查

1）甲胎蛋白（AFP）：肝硬化活动时，AFP 可升高。合并原发性肝癌时明显升高，如氨基转移酶正常，AFP 持续或进行性升高，须怀疑原发性肝癌的发生。

2）病毒性肝炎标记的测定：疑肝硬化者须测定乙、丙、丁型肝炎标记以明确病因。肝硬化有活动时应做甲、乙、丙、丁、戊型标记及 CMV、EB 病毒抗体测定，以明确有无重叠感染。

3）血清抗线粒体抗体、抗平滑肌抗体、抗核抗体：前者在 PBC 患者阳性率 95%，后二者阳性提示有自身免疫性肝病存在。

2. 影像学检查

（1）超声检查 B 超检查可发现肝表面凹凸不平，呈锯齿状或波浪状：肝叶比例失调，右叶明显萎缩，而左叶、尾叶增大，此外，还有门脉高压症的声像图改变，表现为脾肿大、门静脉扩张和门腔侧支开放，部分患者还可探及腹腔积液。

（2）CT 肝硬化的影像学改变与 B 超检查所见相似，表现为肝叶比例失调、肝裂增宽，肝脏密度不均。此外，还可见脾肿大、门静脉扩张和腹腔积液等门脉高压症表现。

（3）胃镜 可明确食管胃底静脉曲张的程度、是否合并门脉高压性胃病并指导内镜下治疗，具有较高的诊断价值。

（4）上消化道钡餐 可发现食管、胃底静脉曲张征象，食管静脉曲张呈虫蚀状或蚯蚓状充盈缺损，胃底静脉曲张呈菊花样缺损。

五、诊断与鉴别诊断

（一）肝硬化的诊断和鉴别诊断

1. 肝硬化的诊断

主要依据：

（1）病史 应详细询问肝炎既往史，饮酒史、药物史、输血史、社交史、自身免疫性疾病史及家族遗传性疾病史。

（2）症状体征 根据上述临床表现逐条对患者进行检查，确定是否存在门脉高压和肝功能障碍表现。

（3）肝功能试验 血清白蛋白、前白蛋白降低，胆红素升高，凝血酶原时间延长提示肝功能失代偿。

（4）影像学检查 B 超、CT 有助于本病诊断。

2. 鉴别诊断

（1）肝、脾肿大 与血液病、代谢性疾病的肝脾肿大鉴别。

（2）腹腔积液鉴别诊断 肝硬化腹腔积液常为漏出液，血清－腹腔积液白蛋白梯度（SAAG）>11g/L；合并自发性腹膜炎为渗出液，以中性粒细胞增多为主，但 SAAG 仍大于 11g/L。结核性腹膜炎为渗出液伴 ADA 增高。肿瘤性腹腔积液比重介于渗出液和漏出液之间，腹腔积液 LDH/血 LDH>1，腹水中可找到肿瘤细胞。

3. 并发症的诊断和鉴别诊断

（1）食管胃底静脉曲张破裂出血 表现为呕血、黑便。在出血暂停，血压稳定后，急诊胃镜检查（一般在入院后 6h 内）可以明确出血部位和原因。

（2）感染 肝硬化患者如发热，需确定有无感染以及感染的部位和病原。应摄胸片、作痰培养、中段尿培养，血培养，有腹腔积液者抽取腹腔积液进行检查，以明确有无相关脏器感染。患者在短期内腹腔积液迅速增加，如能排除继发性感染、内脏破裂或脓肿，即可诊断 SBP。

（3）肝肾综合征 失代偿期肝硬化患者出现少尿、无尿、氮质血症、低血钠、低尿钠，考虑出现肝肾综合征。

（4）原发性肝癌 患者可出现肝肿大、肝区疼痛、有或无血性腹腔积液、无法解释的发热，血清甲胎蛋白持续升高或 B 超提示肝占位病变时应高度怀疑，CT 可确诊。

（5）肝性脑病 见有关章节。

（6）肝肺综合征 终末期肝病时因肺内血管扩张，立位呼吸室内空气时动脉氧分压 <70mmHg 或肺泡－动脉氧梯度 >20mmHg。

六、治疗

（一）治疗原则

肝硬化应针对病因进行综合性治疗，晚期主要针对并发症治疗。

（二）一般治疗

1. 休息　代偿期患者可参加一般体力工作，失代偿期尤其出现并发症患者应卧床休息。

2. 饮食　肝硬化系一种慢性消耗性疾病，相当一部分肝硬化患者存在营养不良。营养不良主要表现为低蛋白血症、腹腔积液、水电解质及酸碱平衡失常及血氨升高。

（三）药物治疗

目前尚无肯定有效的逆转肝硬化的药物，主要是针对病因治疗的药物，如抗病毒药物。2015 年中华医学会感染病学分会及肝病学分会发布《中国慢性乙型肝炎防治指南》，指出：对于病情已经进展至肝硬化的患者，需要长期抗病毒治疗。

（四）腹腔积液

腹腔积液患者的治疗目的是减少腹腔积液以及预防复发。应测定血清电解质、肾功能及 24h 尿钠、尿钾排出量，以指导治疗。

1. 控制水和钠盐的摄入　轻中度腹腔积液在限饮、限钠饮食和卧床休息后腹腔积液可自行消退。稀释性低钠血症（<130mmol/L）患者，应限制水的摄入。

2. 利尿剂的应用　由于肝硬化腹腔积液患者血浆醛固酮浓度升高，在增加肾小管钠的重吸收中起重要作用，因此利尿药首选醛固酮拮抗剂——螺内酯。根据利尿反应（称体重、24 小时计尿量）合理选用单用或联用利尿剂。利尿剂的副作用有水电解质紊乱、肾功能恶化、体重减轻过度、诱发肝性脑病及男性乳房发育等。如出现肝性脑病、低钠血症（血钠 <120mmol/L）及肌酐 >120mmol/L 应停用利尿剂。

3. 提高血浆胶体渗透压　对于低白蛋白血症患者，每周定期输注白蛋白、血浆可提高血浆胶体渗透压，促进腹腔积液消退。

（五）并发症的治疗

1. 食管胃底静脉破裂出血　食管胃底静脉破裂出血时系肝硬化严重并发症和死亡主要原因，应予以积极抢救，如药物及三腔二囊管压迫治疗无效，可进行内镜下曲张静脉圈套术（EVL）、硬化剂注射疗法及颈静脉肝内门腔静脉分流术（TIPS）。

2. 自发性细菌性腹膜炎　主要致病菌为革兰阴性菌，一旦诊断 SBP，应立即给予抗菌治疗，同时辅以人血白蛋白或新鲜血浆输注，可提高生存率。

3. 肝肾综合征　治疗原则是降低门静脉压力、扩张肾小动脉，增加动脉有效血容量。

4. 肝肺综合征　内科治疗无效，TIPS 可改善患者症状，为肝移植创造条件。

（六）肝移植

1. 适应证　各种原因引起的终末期肝硬化患者均可成为肝移植候选人。

2. 禁忌证　以下情况不宜作肝移植：①不能控制的全身感染如 HIV 阳性；②肝外恶性肿瘤及晚期肝恶性肿瘤；③吸毒、酗酒、不能依从术后免疫抑制剂者。

3. 预防原发性疾病的复发　我国大多数终末期肝硬化均由 HBV 引起，为预防复发，可在移植中或移植后给予乙型肝炎免疫球蛋白（HBIG），同时在移植前开始口服拉米夫定以降低病毒载量。

七、预防

早期预防干预，防止疾病进展，避免或推迟临床失代偿性并发症的出现是防治肝硬化的目标。

本章小结

肝硬化不是一个独立的疾病，而是各种慢性肝疾病的最后发展阶段。病理学上以肝组织弥漫性纤维化、假小叶和再生结节形成为特征，临床上主要表现为肝细胞功能障碍和门脉高压症。根据病史、临床表现、实验室及影像学检查可明确诊断，积极防治上消化道出血、肝性脑病、肝肾综合征等各种并发症，肝硬化须进行综合治疗。

思考题

1. 简述肝硬化腹水的形成机制，治疗原则是什么？
2. 简述肝硬化的诊断标准，需要与哪些疾病鉴别诊断？
3. 肝硬化的病因主要有哪些？有哪些常见并发症？

（薛育政）

第十一章 原发性肝癌

学习要求

1. **掌握** 原发性肝癌的临床表现、诊断要点。
2. **熟悉** 原发性肝癌鉴别诊断、并发症及治疗原则。
3. **了解** 原发性肝癌的病因、病理分级。

原发性肝癌（primary hepatic carcinoma，PHC）是指发生在肝细胞或肝内胆管细胞的恶性肿瘤，本病死亡率高，远期疗效取决于早期诊断及早期治疗。

一、病因和发病机制

原发性肝癌的病因尚不完全清楚，可能是多因素协同作用的结果。根据流行病学的调查，多认为与以下因素有关。

1. 病毒性肝炎 病毒性肝炎是原发性肝癌诸多致病因素中的最主要因素。我国肝癌患者中多有 HBV 感染的背景，而西方国家则以 HCV 感染常见。

2. 肝硬化 存在肝硬化是大多数肝细胞癌的共同特征，酒精性肝硬化患者可并发肝癌，如合并 HBV、HCV 感染，发生肝癌的可能性更大。

3. 肥胖和糖尿病 肥胖目前被认为是隐源性肝硬化并发肝癌的重要危险因素。糖尿病患者的高胰岛素血症及高水平的血清胰岛素样生长因子（insulin like growth factor，IGF）被认为在肝细胞癌发生发展的过程中起着重要作用。

4. 环境、化学及物理因素 受黄曲霉毒素 B_1（AFB_1）污染的粮油及食品、池塘中蓝绿藻产生的藻类毒素污染水源以及某些化学物质和药物如亚硝胺类、偶氮芥类、有机氯农药、雄激素、某些类固醇类药物等均是肝癌发生的危险因素。

5. 遗传 肝细胞癌的家庭聚集现象常见于慢性乙型肝炎患者，可能与乙型肝炎的传播、饮食习惯及生活环境有一定关系。

6. 其他因素 华支睾吸虫感染，各种微量元素代谢的异常如铁、低硒、钼、锰、锌以及高镍、砷等，被认为可能与肝癌的发生相关。

二、病理

（一）分型

根据大体病理形态可将原发性肝癌分为块状型、结节型、弥漫型、小癌型。

根据组织学特征可将原发性肝癌分为肝细胞型、胆管细胞型、混合型。

（二）肝癌的转移途径

1. 肝内转移 最早、最常见的转移途径，癌细胞易侵犯门静脉分支，形成门静脉癌栓，导致肝内播散。进一步发展时癌栓可波及门静脉的主干，引起门静脉高压，导致顽固性腹腔积液。

2. 肝外转移 肝癌细胞通过肝静脉进入体循环转移至全身各部，血行转移中最常见转移部位为肺，淋巴道转移中以肝门淋巴结最常见，肝癌也可直接浸润至邻近腹膜及器官组织。

 案例讨论

> **临床案例** 男性，45岁，纳差、乏力、不规则发热伴体重减轻3月。查体：右肋下胀痛，颈部可见蜘蛛痣，肝肋下4cm，质硬、触痛，肝表面闻及血管杂音，脾肋下1.5cm；WBC 4.8×10^9/L，中性60%，AFP 120μg/L，ALP 160U/L，HBsAg（＋）。
>
> **问题** 1. 最可能的诊断是什么？
> 　　　　2. 进一步要做的检查有哪些？
> 　　　　3. 应与哪些疾病相鉴别？

三、临床表现

起病隐匿，早期缺乏典型症状，出现典型症状和体征时一般已属中、晚期。

（一）症状

1. 肝区疼痛 多为肝癌的首发症状，最常见，表现为间歇性或持续性隐痛、钝痛。疼痛是由于癌肿迅速生长使肝包膜被牵拉所致。疼痛部位与肿瘤位置有关，肝右叶病变表现为右上腹疼痛，肝左叶病变表现为剑突下疼痛，如侵犯膈肌，可有右肩/背牵涉痛。当癌结节破裂出血可致剧烈腹痛和腹膜刺激征，出血量大时可导致休克、死亡。

2. 消化道症状 可有食欲减退、腹胀、恶心、呕吐、腹泻等消化道症状，多由肝功能损害、肿瘤压迫、腹腔积液及胃肠道淤血而引起。

3. 全身表现 常表现为进行性乏力、消瘦、发热、营养不良和恶病质等。

4. 伴癌综合征 伴癌综合征指机体在肝癌组织所产生的异位激素或某些活性物质影响下而出现的一组特殊症状，以自发性低血糖、红细胞增多症为常见，有时还可伴有高钙血症、高脂血症、血小板增多等。

5. 转移灶症状 如发生肺转移可引起咳嗽、咯血，骨骼或脊柱转移时可出现局部疼痛或神经受压症状，颅内转移可出现相应的定位症状和体征。

（二）体征

1. 肝肿大 进行性的肝肿大为最常见的特征性体征之一，多在肋缘下触及，呈局限性隆起，质地坚硬。如肿瘤位于肝实质内，肝表面可光滑，伴或不伴明显压痛。

2. 脾肿大 肿瘤压迫或门静脉、脾静脉内癌栓可引起淤血性脾肿大。

3. 腹腔积液 腹腔积液为草黄色或血性，肝硬化的基础上合并门静脉或肝静脉癌栓以及癌浸润腹膜是腹腔积液的常见原因。

4. 黄疸 癌肿广泛浸润可引起肝细胞性黄疸，当侵犯肝内胆管或肝门淋巴结肿大压迫胆管时，可出现梗阻性黄疸。

5. 其他 由于肿瘤本身血管丰富，再加上癌肿压迫大血管故可在肝区出现血管杂音。肝区摩擦音提示肿瘤侵及肝包膜。肝外转移时则有转移部位相应的体征。

四、并发症

1. 肝性脑病 常是肝癌终末期并发症，多提示预后不良，消化道出血、大量利尿、电解质紊乱或继发感染是常见诱因。

2. 消化道出血 因门静脉高压导致食管胃底静脉曲张破裂出血。门脉高压性胃病致胃黏膜缺血、糜烂或凝血功能障碍也是上消化道出血的常见原因。

3. 肝癌结节破裂出血 癌结节破裂如限于包膜下可有急骤疼痛，肝迅速增大，若破入腹腔可引起急性腹痛和腹膜刺激征，严重者可致出血性休克或死亡。

4. 继发感染 因癌肿消耗，尤其在放疗、化学治疗后白细胞减少的情况下，抵抗力减弱，易并发各种感染，如肺炎、肠道感染、真菌感染及自发性腹膜炎等。

五、实验室和辅助检查

（一）肝癌标志物检查

1. 甲胎蛋白 是最具诊断价值和特异性最强的肝癌标志物，但除原发性肝癌外，慢性活动性肝炎和肝硬化、少数来源于消化系统的肝转移癌、胚胎细胞癌以及孕妇、新生儿的 AFP 也可升高。

2. 其他肝癌标志物 γ－谷氨酰转肽酶同工酶Ⅱ、异常凝血酶原、α－L－岩藻糖苷酶（AFU）及碱性磷酸酶（ALP）对肝癌与良性肝病的鉴别也有一定的价值。

（二）影像学检查

1. 超声显像 能检出肝内直径为 2cm 以上肿瘤，并有助于判断肝静脉、门静脉有无癌栓等。结合 AFP 检查，有助于肝癌早期诊断，因此被广泛用于肝癌的早期普查。

2. 电子计算机 X 线断层显像（CT） CT 分辨率高，有助于肝癌的定位、定性、分期以及治疗后复查。CT 还能够进行多期动态增强扫描，是目前诊断小肝癌和微小肝癌的重要手段。

3. 磁共振显像（MRI） 与 CT 相比其优点是能获得横断面、冠状面、矢状面三种图像，对肿瘤与肝内血管的关系显示更佳，因此对血管瘤和囊性病灶的鉴别诊断有重要价值。

4. 肝动脉造影 是目前诊断小肝癌的最佳方法，但由于检查有一定创伤性，一般不列为首选，多在超声显像或 CT 检查不能明确时进行。

（三）肝穿刺活体组织学检查

若通过上述检查仍不能明确诊断时，可在超声或 CT 引导下用细针穿刺进行活体组织学检查，肝穿刺最常见的并发症为出血，偶有肝癌破裂和针道转移的风险。

六、诊断和鉴别诊断

（一）诊断标准

原发性肝癌诊断包括病理学诊断标准和临床诊断标准（图 3－11－1），对于无法手术患者的病理诊断建议超声引导下进行肝穿刺活检，是目前获得 2cm 直径以下小肝癌确诊的有效方法，可提高阳性诊断率。临床诊断标准：①AFP≥400μg/L，能排除妊娠、生殖系胚胎源性肿瘤、活动性肝病及转移性肝癌，CT/MRI 检查有肝癌特征的占位性病变者。②AFP≤400μg/L，能排除妊娠、生殖系胚胎源性肿瘤、活动性肝炎及转移性肝癌，并有两种影像学检查有肝癌特征的占位性病变或有病理确诊的肝外转移病灶（包括肉眼可见的血性腹水或在其中发现癌细胞）。

（二）鉴别诊断

原发性肝癌须与下述疾病相鉴别：

1. 肝硬化及活动性肝炎 肝硬化发展较慢，肝功能进行性损害，少数活动性肝炎也可有 AFP 升高，但通常为一过性，且往往伴有氨基转移酶显著升高。肝癌患者血清 AFP 持续上升，常超过 400μg/L，往往与氨基转移酶下降呈曲线分离现象。

2. 继发性肝癌 继发性肝癌（secondary carcinoma of liver）常有原发病肿瘤病史，以消化

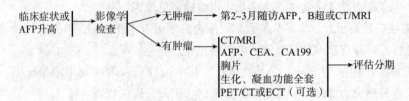

图 3 – 11 – 1　肝癌的诊断流程

道恶性肿瘤最常见。继发性肝癌病灶生长缓慢，症状较轻，AFP 一般为阴性，影像诊断多为成批、多个大小相仿的占位性病变。

3. 肝脏良性肿瘤　肝脏良性肿瘤鉴别须依赖影像学检查。肝血管瘤是肝脏最常见的良性肿瘤，CT 对其有重要诊断价值。

4. 肝脓肿　急性细菌性肝脓肿较易与肝癌鉴别，慢性肝脓肿吸收机化后有时不易鉴别，但多有感染病史，在超声引导下行诊断性穿刺有助于确诊。临床表现为发热，肝区疼痛、压痛明显，白细胞计数和中性粒细胞升高。

七、治疗

原发性肝癌治疗方案的选择应视肿瘤状况、肝功能代偿情况以及全身情况而定。治疗原则应强调综合治疗以提高疗效及防治复发，治疗中要注意保护肝脏功能并注意患者生活质量。

（一）手术治疗

1. 一期切除　即早期根治性切除，是改善肝癌预后的最关键因素。肿瘤越小，5 年生存率越高，其中小于 3cm 的单发小肝癌行根治术后效果最好。

2. 二期切除　对于经手术探查或影像学检查证实肿瘤巨大或贴近大血管难以行根治性切除者可先采用非切除性姑息性外科治疗（如肝动脉结扎加插管化疗、术中冷冻或微波等局部治疗）或非手术治疗（以肝动脉栓塞为首选），待肿瘤体积明显缩小后再行二期切除。

（二）肝移植

目前认为肝移植如用以治疗小肝癌特别是伴有肝硬化者，疗效较好，优于根治性切除术。

（三）非手术治疗

1. 肝动脉栓塞化疗　对于不能根治切除的肝癌，首选肝动脉化疗栓塞；介入术前应取得病理学依据，如难于取得病理诊断，须符合肝癌临床诊断标准。适应证包括：①不能手术切除的肝癌；②对手术切除有困难的肝癌，化疗栓塞可使瘤体缩小，创造二期手术切除机会；③肝癌手术不彻底或术后复发者；④控制肝肿瘤破裂出血和较大的动静脉短路。禁忌证：①肝功能 Child C 级；②肿瘤体积超过全肝 70%（若肝功能正常，可采用少量分次栓塞）；③广泛转移者；④门静脉主干癌栓完全阻塞应视侧支循环、肿瘤大小及食管静脉曲张程度酌定。

2. 经皮穿刺瘤内局部治疗　超声引导下经皮穿刺瘤内注射无水乙醇已在临床广泛应用。适用于肿瘤≤5cm，病灶一般未超过 3 处者。因肿瘤位于肝门部大血管附近、或全身状况差、或切除后复发而不能耐受手术者都可选择该治疗方法。

3. 化学药物治疗　通过肝动脉灌注将化疗药物与栓塞剂合并应用提高局部浓度，减少全身毒性的治疗方法已在临床推广应用。

4. 放射治疗　近年发展起来的离子束治疗可靶向聚焦肝癌组织，既提高肝癌细胞对照射的敏感性，又减少其对正常组织的损伤性，大大改善了以往放射治疗效果。

5. 药物治疗　HBV 感染患者在手术、局部治疗或肝移植后，均需口服抗病毒药物。肝移植患者则需要终生使用免疫抑制剂。

6. 中药治疗原则

①遵循辨证施治原则；②中药可配合肝动脉化疗栓塞、放射治疗等同时使用；③中药配合其他治疗期间以健脾理气法则为主，避免使用活血药物和有毒药物；④中成药推荐使用华蟾素、榄香烯等。

八、预后

预后取决于能否早期诊断及早期治疗。体积小、包膜完整、尚未形成癌栓及转移、手术切除彻底者预后较好。中晚期肝癌如经积极综合治疗也能明显延长其生存时间。

 本章小结

原发性肝癌是一种恶性程度较高的消化系统恶性肿瘤，诊断主要依赖于 AFP 及影像学检查。肝癌的治疗效果主要依赖于诊断水平的提高，特别是影像学技术的发展，使得部分病例能够在早期发现，得以根治。除了手术、放疗、介入等常规治疗外，肝癌的其他治疗手段还包括射频消融、瘤内无水酒精注射、聚焦超声热疗等局部治疗手段，这些新的治疗方法使部分患者获益。

 思考题

1. 简述原发性肝癌的病因。
2. 简述原发性肝癌的诊断标准，需要与哪些主要疾病鉴别？

（薛育政）

第十二章　消化道出血

消化道出血（Gastrointestinal Bleeding）是消化系统的常见病症，指从食管到肛门之间消化道的出血。消化道以屈氏韧带和回盲瓣为界，屈氏韧带以上的消化道出血称上消化道出血，包括食管、胃、十二指肠、胆和胰腺等病变引起的出血，以及毕Ⅱ氏胃肠吻合术吻合口上下10cm的出血，屈氏韧带至回盲瓣的消化道出血为中消化道出血，回盲瓣以远的消化道出血称下消化道出血。

消化道出血病因复杂，消化管道疾病及全身性疾病累及消化道均可引起，多数通过内镜检查可以发现病变部位和（或）出血原因。不明原因消化道出血（Obscure GastroIntestinal Bleeding，OGIB）约占消化道出血的3%～5%，是指通过全胃肠镜检［胃镜、结肠镜、胶囊内镜和（或）小肠镜、小肠影像学等检查］仍不能明确病因和（或）部位的、持续或反复发作的出血。胃肠道血管异常性病变是不明原因消化道出血的重要病因；根据出血是否肉眼可见分为显性和隐性出血，前者是指具有肉眼可见的出血症状，例如便血、褐色样便、黑便，后者是指肉眼看不见的隐匿型出血，仅有大便潜血阳性，可同时伴或不伴有缺铁性贫血。

消化道出血的临床表现取决于出血病变的性质、部位、失血量与速度，与患者的年龄、心肾功能等全身状况也密切相关。轻者可无症状，多数表现为呕血、黑便或血便等，可伴/不伴有贫血及血容量减少，病情严重者可出现休克，危及生命。其中，急性消化道大出血是指在数小时内失血量超出1000ml或循环血容量的20%，致血流动力学紊乱、器官功能障碍，表现为呕血、黑便和（或）血便，伴急性周围循环衰竭，严重者出现失血性休克而危及生命；其来势凶猛，是临床常见的急症。随着诊断及治疗水平的提高，急性消化道大出血的死亡率已低于10%，死亡大多由于救治不及时。

第一节　上消化道出血

一、流行病学

上消化道出血成年人年发病率为100/10万～180/10万，大多数急性上消化道出血患者，尤其是大出血患者首诊于急诊科，急性上消化道大出血约占全部消化道出血病例的15%～20%。

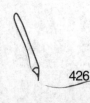

二、病因与发病机制

上消化道出血的病因很多，可见于消化道炎症、机械性损伤、血管病变、肿瘤等因素，也可由邻近器官病变和全身性疾病累及胃肠道所致，根据出血的病因分为非静脉曲张性出血和静脉曲张性出血两类，临床中大多数（60%~75%）急性上消化道出血是非静脉曲张性出血，有5%左右出血病灶不能确定，即使剖腹探查也未能找到出血部位和（或）原因。根据发病率，最常见的四大病因依次为：消化性溃疡（30%~50%）、食管胃底静脉曲张破裂（15%~25%）、上消化道肿瘤（10%~15%）和急性胃黏膜病变（8%~10%），其他原因有Dieulafoy病变、食管贲门黏膜撕裂等。

（一）上消化道疾病

1. 食管疾病 食管炎（反流性食管炎、食管憩室炎）、食管癌、食管贲门黏膜撕裂综合征（又称Mallory-Weiss综合征）、食管裂孔疝（严重的患者在膈肌裂孔附近会出现沿胃皱襞的线样糜烂，即Cameron糜烂）、食管损伤（物理损伤如器械检查、异物或放射性损伤；化学损伤：强酸、强碱或其他化学剂引起的损伤）、主动脉瘤破入食管、纵隔肿瘤或脓肿破入食管。

2. 胃、十二指肠疾病 消化性溃疡、胃泌素瘤（Zollinger-Ellison综合征）、急性糜烂出血性胃炎、胃癌、门静脉高压性胃病、胃血管异常〔血管瘤、动静脉畸形、胃窦血管扩张症、胃黏膜下恒径动脉破裂（Dieulafoy病变）等〕、其他肿瘤（平滑肌瘤、平滑肌肉瘤、息肉、淋巴瘤、神经纤维瘤、间质瘤、壶腹周围癌）、胃黏膜脱垂、急性胃扩张、胃扭转、膈裂孔疝、十二指肠憩室炎、急性糜烂性十二指肠炎、胃手术后病变（吻合口溃疡、吻合口或残胃黏膜糜烂、残胃癌）、其他病变（如重度钩虫病、胃血吸虫病、胃或十二指肠克罗恩病、胃或十二指肠结核、嗜酸性粒细胞性胃肠炎、胃或十二指肠异位胰腺组织等）、主动脉瘤破入胃或十二指肠。

3. 胆道出血 可见于胆管或胆囊结石、胆道蛔虫病、胆囊或胆管癌、术后胆总管引流管造成的胆道受压坏死；肝癌、肝脓肿或肝血管瘤破裂等可造成肝内或肝外血管与胆道之间病理性沟通，血液经胆道流入十二指肠而发生上消化道出血。

4. 胰腺疾病 胰腺癌、急性胰腺炎并发脓肿溃破累及十二指肠乳头。

5. 门静脉高压 引起的食管胃底静脉曲张破裂或门脉高压性胃病，可见于各种肝硬化失代偿期、血吸虫病性肝纤维化，因门静脉炎、门静脉血栓形成、门静脉受邻近肿块压迫所致的门静脉阻塞，肝静脉阻塞综合征等。

（二）全身性疾病

除上述上消化管道疾病外，全身性疾病累及上消化道时亦可引起上消化道出血，常见病因归纳列述如下。

1. 血管性疾病 过敏性紫癜、遗传性出血性毛细血管扩张（Osler-Weber-Rendu病）、弹性假黄瘤（Gröenblad-Strandberg综合征）、动脉粥样硬化、恶性萎缩性丘疹病（Degos病）等。

2. 血液病 血友病、原发性血小板减少性紫癜、白血病、淋巴瘤、弥漫性血管内凝血及其他凝血机制障碍。

3. 尿毒症 尿毒症性肠炎。

4. 结缔组织病 结节性多动脉炎、系统性红斑狼疮、Behcet病等。

5. 急性感染 流行性出血热、钩端螺旋体病等。

6. 应激相关胃黏膜损伤 各种严重疾病引起的应激状态下产生的急性糜烂出血性胃炎乃至溃疡形成统称为应激相关胃黏膜损伤，可发生出血。

案例讨论

> **临床案例** 患者，男性，30岁，司机。近两个月间断出现上腹部疼痛，可忍受，无他处放散，饥饿时加重，进餐后可缓解，有夜间痛，常于夜间1点左右痛醒，伴反酸、嗳气，间断有恶心及上腹部烧灼感，昨日饮白酒约6两，今晨起感头晕、乏力，解柏油样大便约300g，上午上厕所时突然晕倒在地，被家人立即送往医院。T37.5℃，P128次/分，R24次/分，BP80/50mmHg，神志清楚，精神差，面色苍白，皮肤、巩膜无黄染，未见肝掌、蜘蛛痣，双肺呼吸音清晰，心率128次/分，节律齐，未闻及杂音，心界不大，腹软，剑突下压痛，无反跳痛，肝脾肋下未扪及，肠鸣音18次/分，移动性浊音阴性。四肢冷，膝反射正常。辅助检查：血常规：Hb70g/L，WBC9.0×10^9/L，N70%，L30%。肝功能正常。大便潜血+++。腹部B超显示肝胆未见异常。
>
> **问题** 1. 该患者需要进一步作哪些实验室检查？
>
> 　　　2. 该患者诊断首先考虑什么疾病？需要与什么疾病作鉴别？
>
> 　　　3. 如何对该患者进行治疗？

三、临床表现

消化道出血的临床表现取决于出血病变的性质、部位、失血量与速度，与患者的年龄、心肾功能等全身情况也密切相关。

1. 呕血和（或）黑便 呕血和（或）黑便是上消化道出血的特征性表现。呕血与黑便的颜色、性质与出血量和速度有关。上消化道大出血之后，均有黑便。出血部位在幽门以上者常表现为呕血和黑便，在幽门以下者可仅表现为黑便，如出血量大、速度快，可因血反流入胃腔引起恶心、呕吐而表现为呕血。

呕血呈现鲜红或有血块提示出血量大且速度快，血液在胃内停留时间短，未经胃酸充分混合即呕出；如呕血呈棕褐色咖啡渣样，则表明血液在胃内停留时间长，经胃酸作用形成正铁血红素所致。

黑便系因血红蛋白中铁与肠内硫化物作用形成硫化铁所致，硫化铁促进肠道黏液分泌，因此排出黏稠而发亮的黑便，称为柏油样大便。当出血量大且速度快时，肠蠕动增快，血液在肠内运行较快，也可排出暗红色血便，应注意避免和中、下消化道出血混淆。

2. 失血性周围循环衰竭 一般患者出血量在循环血容量的5%以下时无明显临床症状，如出血量在5%以上可以出现眼花、口渴、眩晕等，短期内出血量在20%以上时为消化道大出血，因失血较快，循环血容量迅速减少，静脉回心血量不足，而导致心排血量明显降低，出现周围循环衰竭，多表现为头昏、心悸、出汗、乏力、口渴、黑蒙，突然起立发生晕厥、表情淡漠或烦躁不安，肢体湿冷等症状。严重心肌缺氧还可致心力衰竭。肾脏供血不足可致尿少、尿闭，甚至急性肾衰竭，组织灌注不足、细胞缺氧，可产生代谢性酸中毒及其一系列病理生理改变，进一步严重影响心、脑、肾的血液供应，此时患者脉搏细速，血压下降，收缩压在80mmHg以下，脉压差变窄25～30mmHg，心率加快＞120次/分，呈休克状态。若救治不及时，可导致死亡。

3. 贫血和血象变化 急性消化道大出血后均有失血性贫血，但在出血的早期，血红蛋白浓度、红细胞计数与血细胞比容可无明显变化。在出血后，组织液渗入血管内，使血液稀释，一般须经3～4小时以上才出现贫血，出血后24～72小时血液稀释到最大限度。贫血程度除取决于失血量外，还和出血前有无贫血、出血后液体平衡状况等因素有关。

急性出血患者为正细胞正色素性贫血，在出血后因骨髓的代偿性增生，可暂时出现大细胞性贫血，周围血片可见晚幼红细胞与嗜多染性红细胞。慢性失血则呈小细胞低色素性贫血。出血 24 小时内网织红细胞即见增高，至出血后 4～7 天可高达 5%～15%，以后逐渐降至正常。如出血未止，网织红细胞持续升高。

消化道大出血 2～5 小时，白细胞计数轻至中度升高，可高达（10～20）×10⁹/L，出血停止后 2～3 天逐渐恢复正常。但如同时有脾功能亢进，则白细胞计数可不增高。

4. 发热 消化道大出血后，多数患者在 24 小时内出现发热，体温多在 38.5℃ 以下，持续 3～5 天后降至正常。引起发热的原因尚不清楚，可能与周围循环衰竭，导致体温调节中枢的功能障碍等因素有关。

5. 氮质血症 从病因上可分为肠源性、肾前性和肾性氮质血症三种。消化道大出血后，由于大量血液蛋白质的消化产物在肠道被吸收，血中尿素氮浓度可暂时增高，称为肠源性氮质血症。血尿素氮一般于大出血后数小时开始上升，约 24～48 小时达高峰，一般不超出 14.3mmol/L，3～4 天后降至正常。由于失血性周围循环衰竭造成肾血流暂时性减少，肾小球滤过率和肾排泄功能降低，以致氮质贮留，称为肾前性氮质血症。此种情况所致的氮质血症在纠正低血压、休克后，血中尿素氮可迅速降至正常。如果由于严重而持久的休克造成肾小管坏死（急性肾衰竭），或失血更加重了原有肾病的肾脏损害，临床上可出现少尿或无尿，为肾性氮质血症。

四、诊断与鉴别诊断

（一）上消化道出血诊断的确立

根据呕血、黑便和失血性周围循环衰竭的临床表现，呕吐物或黑便隐血试验呈强阳性，血红蛋白浓度、红细胞计数及血细胞比容下降的实验室证据，可做出上消化道出血的诊断，但必须注意首先排除消化道以外的出血因素，如①排除来自呼吸道的出血：咯血与呕血的鉴别诊断可参阅《诊断学》有关章节；②排除口、鼻、咽喉部出血；③排除进食引起的黑便：如动物血、炭粉、铁剂或铋剂等药物，通过询问病史和局部检查一般不难鉴别。

值得注意的是，虽然呕血和黑便是上消化道出血的特征性表现，但是在急性消化道大出血时，外周循环衰竭的征象常先于呕血、黑便等症状，因此，出现头晕、心悸、出汗、黑蒙、晕厥、休克、不明原因的血红蛋白下降时，应考虑有上消化道出血的可能。另外，应注意排除其他病因所致中毒性休克、过敏性休克、心源性休克或急性出血坏死性胰腺炎，子宫异位妊娠破裂、自发性或创伤性脾破裂、动脉瘤破裂等。

（二）出血严重程度的估计和周围循环状态的判断

成人每日消化道出血 >5ml～10ml，粪便隐血试验即出现阳性，每日出血量 50ml～100ml 可出现黑便。胃内储积血量在 250ml～300ml 可引起呕血。一次出血量不超过 400ml～500ml 时，血容量的轻度减少可由组织液及脾脏储血所补充，一般不引起全身症状。出血量在 500ml～1000ml，可出现休克代偿期表现，如头晕、出汗、乏力、心悸、少尿等全身症状。短时间内出血量超过 1000ml 或为全身血量的 20% 以上时，即可出现周围循环衰竭、休克失代偿期表现，如烦躁不安或神志不清、面色苍白、四肢厥冷、口唇发绀、呼吸困难、血压下降（收缩压 <90mmHg，脉压差 <30mmHg），脉率 >120 次/分等。

对急性消化道大出血患者，周围循环状态的有关检查必须放在首位，并据此作出相应的紧急处理。血压和心率是关键指标，需进行动态观察，综合其他相关指标加以判断。如果患者由平卧位改为坐位时出现血压下降（下降幅度大于 15～20mmHg）、心率加快（上升幅度大于 10 次/分），已提示血容量明显不足，是紧急输血的指征。如收缩压低于 90mmHg、心率大于 120 次/分，伴有面色苍白、四肢湿冷、烦躁不安或神志不清则已进入休克状态，属严重大出血，需积极抢救。

虽然呕血与黑便的频度与量对出血量的估计有一定帮助，但由于出血大部分积存于胃肠道，且呕血与黑便分别混有胃内容物与粪便，不能据此对出血量作出精确的估计。此外，患者的血常规检验包括血红蛋白浓度、红细胞计数及血细胞比容虽可估计失血的程度，但并不能在急性失血后立即反映出来，还受到出血前有无基础贫血的影响，因此也只能为估计出血量提供参考。

（三）出血是否停止的判断

消化道出血经过恰当治疗，可于短时间内停止出血。由于肠道内积血需经数日（一般约3日）才能排尽，故不能以黑便作为继续出血的指标。临床上出现下列情况应考虑继续出血或再出血：①反复呕血，或黑便次数增多、粪质稀薄，伴有肠鸣音亢进；②周围循环衰竭的表现经充分补液输血而未见明显改善，或虽暂时好转而又恶化；③血红蛋白浓度、红细胞计数与血细胞比容继续下降，网织红细胞计数持续增高；④补液与尿量足够的情况下，血尿素氮持续或再次增高。

（四）出血的部位和病因的判断

出血的部位和（或）病因可以根据既往病史、症状与体征和实验室检查作出初步判断，但确诊需要通过器械检查。

1. 病史与症状 在上消化道出血中，如有慢性、周期性、节律性上腹部疼痛史，尤其是出血前疼痛加剧，出血后疼痛减轻或缓解者，多提示消化性溃疡；继发于饮酒、过度紧张和劳累、严重创伤、大手术后、严重感染和服用非甾体抗炎药后等的消化道出血多源于急性胃黏膜病变；患有慢性肝炎、血吸虫病、慢性酒精中毒、肝硬化或肝癌，并且有肝或脾肿大者，应考虑是食管胃底静脉曲张破裂所致；有胆道疾病史，出现右上腹绞痛伴呕血，可触及肿大和有压痛胆囊者要考虑胆道出血。对于慢性隐匿性消化道出血，伴有慢性失血性贫血，食欲减退和体重减轻者，应首先考虑胃肠道肿瘤的可能。在确诊为肝硬化的患者中，约有1/3患者的上消化道出血是由消化性溃疡、急性糜烂出血性胃炎或其他原因所致，不能主观判定为食管胃底静脉曲张破裂的出血，需进一步检查，以确定病因。

2. 体格检查

（1）注意生命体征、精神状态 大量出血首先表现心率快、烦躁、皮肤苍白、湿冷、肢体发凉及静脉塌陷。如血容量丢失20%以上，可发生低血压、呼吸急促、脉细弱、精神改变等休克症状。

（2）观察有无寒战、发热，有无黄疸、蜘蛛痣、瘀斑、出血点，唇部和口腔黏膜有无黑色素斑。要检查全身淋巴结有无肿大，锁骨上淋巴结肿大提示消化道肿瘤的可能。有皮肤黏膜色素沉着的便血患者，应首先考虑P-J综合征。发现皮肤黏膜毛细血管扩张者，应考虑遗传性出血性毛细血管扩张症。

（3）注意腹壁静脉曲张，肝、脾有无肿大，上腹部有无肿块，出血前后有无变化。腹部有无压痛及腹水征；肠鸣音亢进常提示继续出血的可能。

（4）神经系统注意腱反射、肌张力、踝阵挛、划跖试验以及扑翼样震颤。

3. 实验室检查 常规血、尿、粪便及生化检查，肝功能试验结果异常、血常规白细胞及血小板减少等有助于肝硬化诊断；疑似伤寒者作血培养及肥达试验；疑似结核者作结核菌素试验；疑似全身性疾病者作相应检查。

4. 内镜检查 内镜检查多主张在出血后24～48小时内进行检查，称急诊内镜检查（Emergency Endoscopy）。在体循环相对稳定的时机尽早进行内镜检查，有助于根据病变的特征判断是否继续出血或估计再出血的危险性，并同时行内镜下止血治疗，以便及时采取有针对性的救治措施，减少输血量及住院时间。

胃镜：是诊断上消化道出血病因、部位和出血情况以及定性诊断的首选方法，精确性大于90%；它不仅能直视病变、取活检，还可以对出血病灶进行及时准确的止血治疗。急诊胃镜检查可大大提高对出血病因诊断的准确性，因为急性糜烂出血性胃炎等病变可在短短几天内愈合而不留痕迹；有些病变如血管异常在活动性出血或近期出血期间才易于发现；对同时存在2个或多个病变者可尽早确定其出血部位。急诊胃镜检查前，需先纠正休克、补充血容量、改善贫血及使用止血药物。对于考虑因口服抗凝剂引起的胃肠道出血，经治疗纠正后INR在1.5～2.5之间，可进行内镜检查治疗。如有活动性上消化道大出血，可先置入胃管，抽吸胃内积血，并用生理盐水灌洗，以免积血影响观察。

5. 影像学检查

（1）X线钡剂造影　目前已多为胃镜检查所代替，故主要适用于有内镜检查禁忌证或不愿进行内镜检查者。检查一般在出血停止和病情稳定后进行。主要缺点是不能发现急性微小或浅表性病变。

（2）选择性腹腔动脉造影　血管造影是发现血管病变的唯一方法，如血管畸形、动脉瘤或一些多血管性肿瘤所致消化道出血，在动脉出血量≥0.5 ml/min时约90%的患者可显示造影剂自血管外溢现象，是出血部位的直接证据。主要适应证为：①急性消化道出血，急诊内镜检查未发现病变或出血灶者；②慢性复发性或隐匿性消化道出血，常系某些少见病如憩室炎、血管异常所致，此时采用动脉造影检查对揭示病变很有意义；③内镜尚不能到达病变部位者；④内镜发现有出血，但难以作出定性和定位诊断者；⑤因各种原因不能接受急诊内镜检查，而又需明确诊断者；⑥准备使用血管活性药或进行栓塞治疗者。主要禁忌证为：①心血管功能不稳定者；②难以纠正的凝血机制障碍；③可能引起栓塞并发症者。

（3）放射性核素检查　经内镜检查和选择性动脉造影后仍难于确定出血病灶，可应用^{99m}锝胶体–标记自身红细胞（^{99m}Tc–RBC）15～22 mCi静脉注射后用腹部γ照相闪烁扫描，检测出血部位。本法为非侵入性，创伤性小，可检出间歇性胃肠道出血的部位；敏感性高，在出血速度>0.1 ml/min时，标记红细胞在出血部位溢出形成浓染区，由此可判断出血部位。此检查因存在假阳性和定位错误，仅作为初步的出血定位，对出血病因的判断仍存在困难。

（4）超声、CT及MRI　腹部超声、CT及MRI有助于了解肝、胆、胰腺病变，对诊断胆道、胰腺出血和腹部包块具有重要意义。

（五）预后估计

早期识别再出血及死亡危险性高的患者，并予加强监护和积极治疗，是急性消化道大出血处理的重点。据临床资料统计，约80%～85%急性消化道大出血患者经对症治疗出血可在短期内自然停止，仅有15%～20%患者持续出血或反复出血。

提示预后不良、高危再出血的主要因素有：①高龄患者（>65岁）；②伴随有严重疾病（心、肺、肝、肾功能不全、脑血管意外等）；③本次出血量大或短期内反复出血；④特殊病因和部位的出血（如食管胃底静脉曲张破裂出血）；⑤消化性溃疡伴有内镜下活动性出血，或有近期出血征象如暴露血管或溃疡面上有血痂。另外，凝血功能障碍（国际标准化比值（International Normalized Ratio，INR）<1.5）已被认为是急性非静脉曲张性上消化道出血死亡的独立危险因素。对于门脉高压食管胃底静脉曲张破裂出血，最重要的预测因素是曲张静脉的直径，其他预测因素包括失代偿期肝硬化、曲张静脉红色征和肝静脉压力梯度（Hepatic Venous Pressure Gradient，HVPG）；若出血24h内HVPG≥20mmHg，提示易发生早期再出血（入院第一周复发出血）或不可控制的大出血，止血失败率可达83%，1年病死率为64%。

五、治疗

急性消化道大出血病情急、变化快，严重者可危及生命，应采取积极措施进行抢救，做到早发现，快止血，针对病因进行积极治疗。其中，抗休克、迅速补充血容量治疗必须放在一切医疗措施的首位。急性消化道出血的处理流程参见图3-12-1。

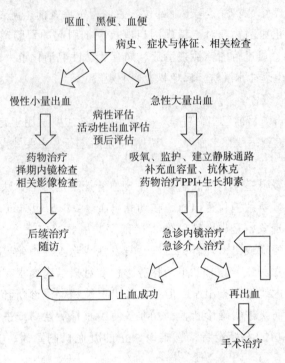

图3-12-1 消化道出血的处理流程

（一）一般急救措施

患者应卧位休息，避免不必要的搬动，保持呼吸道通畅，呕血时应立即将患者头偏向一侧，以免血液呛入气管而造成窒息。在呕血、恶心、呕吐和休克的情况下应禁食。多数患者在出血后常有发热，一般毋需使用抗生素。食管胃底静脉曲张破裂出血可预防性短期应用广谱抗菌药物，首选头孢三代，若过敏，则选择喹诺酮类抗菌药物。应给予精神安慰，解除患者恐惧心理。

对紧急评估中发现意识障碍或呼吸循环障碍的患者，应常规采取"OMI"，即：吸氧（oxygen，O）、监护（monitoring，M）和建立静脉通路（intravenous，I）的处理。严密监测患者生命体征，如心率、血压、呼吸、尿量及神志变化；观察呕血、黑便与血便情况；定期复查血红蛋白浓度、红细胞计数、血细胞比容与血尿素氮；必要时行中心静脉压测定；对老年患者根据情况进行心电监护。

（二）积极补充血容量、抗休克

急性消化道大出血时输血、补液疗法至关重要，应尽快建立有效的静脉输液通道，尽快补充血容量。输液量以维持组织灌注为目标，尿量是有价值的参考指标。应注意避免因输液过快、过多而引起肺水肿，原有心脏病或老年患者必要时可根据中心静脉压调节输入量。门脉高压食管胃底静脉曲张破裂出血患者需应用限制性液体复苏策略，过度输血或输液可能导致继续或再次出血；避免仅用氯化钠溶液补充血容量，以免加重或加速腹水或其他血管外液体的蓄积；必要时应及时补充血浆、血小板等。

改善急性失血性周围循环衰竭的关键是输血，一般输注浓缩红细胞，严重活动性大出血可考虑输全血。下列情况为紧急输血指征：①收缩压＜90mmHg，或较基础收缩压降低幅度＞30mmHg；②心率增快（＞120次／分）；③血红蛋白＜70g/L或血细胞比容＜25%。输血量视患者周围循环动力学及贫血改善而定，对于非静脉曲张性上消化道出血，应用限制性输血策略，维持血红蛋白在70～90g/L；当伴有严重疾病（如缺血性心血管疾病）时应放宽指征。

血容量已补足的指征：四肢末端由湿冷、青紫转为温暖、红润；脉搏由快、弱转为正常、有力；收缩压接近正常，脉压差大于4kPa（30mmHg）；肛温与皮温差从大于3℃转为小于1℃；尿量大于30ml/h；中心静脉压恢复正常（5～13cmH₂O）。

（三）止血措施

对病情危重，特别是初次发病、病因不详或既往病史不详的急性上消化道出血患者，在生命支持和容量复苏的同时，可以采取"经验型联合用药"策略，即静脉联合应用生长抑素和质子泵抑制剂。如果出血病因明确，可采取针对性救治措施，具体如下：

1. 食管、胃底静脉曲张破裂大出血　急性食管胃底静脉曲张破裂出血往往出血量大、再出血率高、死亡率高，治疗措施包括药物治疗、内镜治疗、三腔二囊管压迫止血、经颈静脉肝内门－体静脉分流术、外科手术等。药物治疗包括一般处理、补充血容量、早期应用降低门静脉压的药物（血管加压素及其类似物、生长抑素及其类似物）、应用抗菌药物、应用质子泵抑制剂等。内镜下套扎治疗、硬化治疗和组织粘合剂注射治疗均是治疗食管胃静脉曲张出血的一线疗法，其控制效果与生长抑素及其类似物相似。在活动性食管胃静脉曲张破裂大出血时，应首选药物治疗或药物联合内镜下治疗。

（1）降低门静脉压药物的应用　生长抑素及其类似物、特利加压素疗效相似，推荐作为一线治疗方法，疗程3～5天。①生长抑素及其类似物：可明显减少门脉及其侧支循环血流量，止血效果肯定，因不伴全身血流动力学改变，故短期使用几乎没有严重不良反应，成为近年治疗食管胃底静脉曲张出血的最常用药物。常用的制剂有两种，即14肽的天然生长抑素及8肽的生长抑素类似物奥曲肽。施他宁用法为首剂250μg静脉缓注，继以250μg/h持续静脉滴注。由于半衰期极短，应注意滴注过程中不能中断，若中断超过5分钟，应重新注射首剂量。善宁半衰期较长，常用量为首剂100μg静脉缓注，继以25～50μg/h持续静脉滴注。②血管加压素及其类似物联用或不联用硝酸酯类药物：包括垂体后叶素、血管加压素、特利加压素等。静脉使用血管加压素可明显控制曲张静脉出血，但死亡率未获降低，且不良反应较多（如：心脏及外周器官缺血、心律不齐、高血压、肠缺血）。加用硝酸酯类药物可改善其安全性及有效性，但联合用药的不良反应高于特利加压素、生长抑素及类似物。垂体后叶素和血管加压素的用法相同，0.2～0.4U/min连续静脉泵入，最高可加至0.8U/min；为减少不良反应，静脉持续使用最高剂量血管加压素的时间不应超过24小时；常联合静脉输入硝酸酯类药物，并保证收缩压大于90mmHg。特利加压素是合成的血管加压素类似物，可持久有效地减少门静脉血流量，且对全身血流动力学影响较小。特利加压素的推荐起始剂量为每4小时2mg，出血停止后可改为每日2次、每次1mg。一般维持5天，以预防早期再出血。

（2）质子泵抑制剂的应用　质子泵抑制剂能提高胃内pH，促进血小板聚集和纤维蛋白凝块的形成，避免血凝块过早溶解，有利于止血和预防再出血，临床使用同非曲张静脉上消化道大出血。

（3）内镜治疗　内镜治疗旨在有效地控制曲张静脉破裂出血，并尽可能使静脉曲张消失或减轻以预防其再出血。内镜直视下注射硬化剂或组织粘合剂至曲张的静脉（前者用于食管曲张静脉、后者用于胃底曲张静脉），或用皮圈套扎曲张静脉，不但能达到止血目的，而且可有效防止早期再出血，疗效可靠，是目前治疗食管胃底静脉曲张破裂出血的一线治疗手段。一般经药物治疗（必要时加气囊压迫）大出血基本控制，患者基本情况稳定，在进行急诊内镜检查的同时进行内镜下治疗。并发症主要有局部溃疡、出血、穿孔、瘢痕狭窄等，注意术中操作及术后处理可使这些并发症大为减少。

（4）经颈静脉肝内门体静脉分流术（TIPS） TIPS 为血管介入微创治疗，具有创伤小、恢复快、并发症少和疗效确切等特点，对急诊静脉曲张破裂大出血的即刻止血成功率可达 90%～99%，故国际共识认为，对于大出血和估计内镜治疗成功率低的患者应在 72 小时内行 TIPS。择期 TIPS 对食管胃底静脉曲张破裂再次出血有预防的意义，一般要求患者肝功能在 Child-Pugh 评分 B 级；急性大出血时，可放宽至 Child-Pugh 评分 C 级。

（5）气囊压迫止血 三腔二囊管压迫止血仍是严重出血的重要治疗方法，可有效地控制出血，但再出血率较高，需与药物、内镜治疗联合使用，非首选治疗方式，仅作为药物或内镜治疗失败或无条件进行内镜/TIPS 治疗的挽救治疗方法。应注意其并发症，包括吸入性肺炎、气管阻塞等。进行气囊压迫时，应根据病情 8 小时～24 小时放气 1 次，拔管时机应在血止后 24 小时，一般先放气观察 24 小时，若仍无出血即可拔管。

（6）局部药物止血 ①冰盐水洗胃法：用特制有两个口的胃管插入胃内（无特制管可用普通胃管，肝硬化患者用三腔管即可），用 50ml 注射器向胃管内缓慢注入 0～4℃ 生理盐水，而从另一开口吸引，反复进行持续灌洗，用水量根据病情而定，一般用水量为 1000ml 左右，30 分钟使胃内温度下降，起到止血作用。②在 100ml 生理盐水中，加去甲肾上腺素 8mg，经胃管缓慢滴入，如能口服者，可每 2 小时口服 50ml，以降低门静脉压，从而对食管胃底静脉曲张破裂出血产生止血效果，但对有动脉硬化者应慎用。其他的止血药如凝血酶、孟氏液等也均有效。

（7）外科手术 Child-PughA/B 级患者，药物或内镜治疗失败者，早期外科手术仍是控制急性食管胃静脉曲张破裂出血的有效方法，手术方式包括门体分流术、断流术和断流分流联合术。其他手术如门奇静脉断流术，H 形肠系膜上静脉下腔静脉分流术，脾腔静脉分流术等也在临床抢救应用。

2. 非曲张静脉上消化道大出血 非曲张静脉上消化道大出血特指除食管胃底静脉曲张破裂出血之外的其他病因引起的上消化道大出血，其中以消化性溃疡所致出血最为常见。止血措施主要有：

（1）抑制胃酸分泌的药物 胃酸和胃蛋白酶干扰内、外源凝血系统，抑制血小板因子Ⅲ的活性及血小板聚集，并可破坏血凝块。有效抑制胃酸分泌，提高胃内 pH 达到 6 以上，能部分恢复血小板功能，促进凝血反应的进行；并使胃蛋白酶失活，稳定已形成的血栓，是促进凝血的有力措施。在明确病因前，推荐静脉使用质子泵抑制剂（PPI）进行经验型治疗。在各类 PPI 类药物中，艾司奥美拉唑是起效较快的药物。首剂 80mg 艾司奥美拉唑静注后，予以每小时 8mg 维持，可降低再次出血率并减少内镜止血的需要。生长抑素及其类似物可抑制胃酸的分泌，也用于急性非静脉曲张出血的治疗，能显著降低消化性溃疡出血患者的手术率，预防早期再出血的发生。

（2）内镜治疗 约 80% 的消化性溃疡出血不经特殊处理可自行止血，其余部分患者则会持续出血或再出血。当溃疡为喷射性出血或渗血（Forrest 分级为Ⅰa 和Ⅰb）或可见裸露血管（Forrest 分级为Ⅱa）时，具有持续出血或再出血的高风险性，建议进行内镜止血治疗；溃疡有黑色基底（Forrest 分级为Ⅱc）或基底洁净（Forrest 分级为Ⅲ）时，再出血风险很低，不建议内镜止血治疗，可给予口服 PPI 标准治疗。消化性溃疡出血内镜下治疗的有效方法包括热探头、高频电灼、激光、微波、局部药物喷洒和局部药物注射、上止血夹等，不建议单独应用肾上腺素镜下注射治疗，如应用则应联合第二种内镜下止血措施。其他原因引起的出血，也可视情况选择上述方法进行内镜止血。内镜治疗后 24 小时内无需常规复查内镜，初次内镜止血治疗成功后再次出血患者建议第二次内镜检查及治疗，如第二次内镜治疗失败，可考虑介入或手术治疗。

（3）介入治疗　内镜治疗不成功时，可通过血管介入栓塞胃十二指肠动脉。上消化道各供血动脉之间侧支循环丰富，超选病变血管介入治疗，可减少组织坏死的危险。

（4）手术治疗　经内科积极治疗，如超过 24～48 小时未能止血者，应考虑手术治疗。手术指征包括经大量输血和其他内科积极治疗措施，休克仍未纠正者；既往有多次出血史及（或）近期内又反复出血；年龄在 50 岁以上伴有动脉硬化大出血者，经治疗 24 小时后仍出血不止者；合并幽门梗阻、穿孔或疑有癌变者；胆道出血合并严重胆道感染或梗阻者。对于胃、十二指肠溃疡大出血，现仍以胃大部切除术为主，既可控制出血、又可根治溃疡。对于出血性胃炎和应激性溃疡大出血，内科治疗效果不佳时，可选择的手术术式有迷走神经切断加幽门成形术、迷走神经干切断加胃次全切除术、胃次全切除术、全胃切除术。胃癌大出血手术切除病灶，有根治性切除术、姑息性切除术、胃血管缝扎术。对于原因不明的出血可根据探查结果选择不同的手术方式进行治疗。

第二节　中消化道出血

一、流行病学和病因

屈氏韧带至回盲瓣的消化道出血为中消化道出血，约占全部消化道出血病例的 5%～10%。随着胶囊内镜、小肠镜及放射影像等小肠检查成像技术的运用推广，大多数患者的出血原因可以被明确诊断。血管畸形是小肠出血的最常见原因，主要包括血管扩张症、血管发育不良、动静脉畸形等。其他病因还可见于克罗恩病、憩室病、钩虫病、各种良恶性肿瘤（小肠间质瘤、淋巴瘤、腺癌、神经内分泌肿瘤）、缺血性肠病、肠系膜动脉栓塞、各种感染性肠炎、坏死性小肠炎、肠套叠及放射性肠炎等。此外，全身性疾病累及小肠和腹腔邻近脏器恶性肿瘤浸润或脓肿破裂侵入小肠肠腔亦可引起中消化道出血。

二、临床表现

中消化道出血主要表现为血便或暗红色大便；高位小肠出血，如血在肠腔停留较久亦可呈柏油样便。其他出血后的全身临床表现同上消化道出血。

三、诊断和鉴别诊断

中消化道出血诊断的确立、出血严重程度的估计和周围循环状态的判断及预后等可结合既往病史、症状与体征、实验室检查做出判断，具体内容同上述上消化道出血部分。

确诊中消化道出血的部位与原因主要靠小肠镜、胶囊内镜及小肠 CT 或 MRI 等影像学检查。术中内镜检查仅适用于其他任何检查方法无法明确出血点，并且持续严重出血的患者。血管造影术适用于持续性的严重出血（需要输血）以及出血部位未明确的患者，并可以提供可能的治疗。对于年轻的（年龄 <50 岁）严重的显性不明原因消化道出血患者以及经过内镜检查包括胶囊内镜检查未能发现出血部位的患者均应进行 Meckel 憩室检查（通过静脉注射 [99m]Tc 同位素的高锝酸盐，它可以与胃黏膜结合，然后进行放射追踪，从而分辨出大部分 Meckel 憩室中胃黏膜异常的区域）。

1. 病史与症状　在中消化道出血中，出血病因大多随年龄不同而不同。年龄小于 40 岁的患者更易患有小肠肿瘤（消化道间质瘤、淋巴瘤、神经内分泌肿瘤）和炎症性肠病、杜氏病、以及 Meckel 憩室。年老患者更易发生血管损伤所致出血，包括血管性病变、药物所致糜烂（非甾体消炎药引起）。肿瘤也是老年患者出血的原因。便血患者体检发现皮肤紫癜，同时伴有腹痛者,要考虑过敏性紫癜,发现皮肤黏膜出血点、瘀斑而无腹痛者,多见于血液病、尿毒症、急性传染病。

（1）肿瘤和息肉:小肠肿瘤见于消化道间质瘤、淋巴瘤、神经内分泌肿瘤和小肠癌等,息肉可见于幼年性息肉病及 Peutz - Jeghers 综合征（又称黑斑息肉综合征）。

（2）炎症性病变:引起出血的感染性肠炎有肠结核、肠伤寒等;寄生虫感染有蓝氏贾第鞭毛虫所致的肠炎,非特异性肠炎有克罗恩病等。此外还有抗生素相关性肠炎、缺血性肠炎、放射性肠炎等。

（3）血管病变:如血管瘤、血管畸形。口唇或者口咽部出现毛细血管扩张多提示遗传性出血性毛细血管扩张症（例如 Osler - Weber - Rendu 综合征）。

知识链接

缺血性肠炎

缺血性肠炎的主要临床表现:腹痛、血便、腹泻被称为缺血性肠炎的三主征。70% ~ 100% 的患者有腹痛症状、腹痛的特点为突发的、弥漫性的中腹部绞痛,70% 病例首发症状为血便或腹泻,少数患者首发症状为呕吐、头晕或里急后重。

（4）肠壁结构性病变:如憩室（其中小肠 Meckel 憩室出血不少见）、肠重复畸形、肠套叠等。

2. 体格检查和实验室检查 检查内容和注意事项同上消化道出血。

3. 内镜检查 对于反复消化道出血患者,考虑行第二次胃镜/结肠镜检查,若两次检查均正常则行小肠检查。

（1）胶囊内镜 胶囊内镜是上、下消化道检查阴性、怀疑小肠出血患者的首选检查手段,且最好于出血后 14 天内进行以提高诊断率。患者吞服胶囊内镜后,内镜在胃肠道拍摄的图像通过无线电发送至体外接收器进行图像分析。该检查在出血活动期或静止期均可进行,对小肠病变诊断阳性率在 60% ~ 70% 左右;在此基础上发现的病变,可用推进式小肠镜从口侧或肛侧进入小肠,进行活检或进行内镜治疗。

（2）小肠镜 推进式小肠镜为二线检查方案,但当怀疑十二指肠或空肠近端病变时建议作为首选;如果临床证据提示小肠病变,推荐行对接小肠镜检查全小肠。小肠镜检查方式包括双气囊小肠镜、单气囊小肠镜以及螺旋小肠镜,不但可以在直视下清晰观察病变,且可进行活检和治疗。

4. 影像学检查 小肠 X 线钡剂造影是诊断小肠病变的重要方法,通过口服钡剂分段观察小肠,但该检查敏感性低、漏诊率相当高。小肠钡灌可一定程度提高诊断阳性率,但有一定难度,要求经口或鼻插管至近段小肠导入钡剂。X 线钡剂造影检查一般要求在大出血停止至少 3 天之后进行。

其他可行的放射学检查包括 CT 或磁共振胃肠道成像（可用于排除小肠肿瘤和小肠静脉曲张）,或双相或三相多探头 CT 扫描,这些检查可有助于发现并明确出血活跃的部位。

5. 手术探查 各种检查不能明确出血灶,持续大出血危及患者生命,必须手术探查。有些微小病变特别是血管病变手术探查亦不易发现,必要时需借助术中内镜检查帮助寻找出血灶。

四、治疗

全身治疗遵循上消化道出血中抗休克、迅速补充血容量等治疗措施。

局部治疗应直接针对出血部位治疗,因此,明确出血部位和病因十分重要。

(1)内镜治疗　对经胶囊内镜或小肠镜发现活动性出血灶,且同时存在进行性贫血加重或活动性出血的患者,应采取内镜下止血治疗。小肠黏膜下静脉和黏膜毛细血管发育不良者出血常可自行停止,但再出血率可高达50%。内镜下高频电凝或氩离子凝固器烧灼治疗可使黏膜下层小血管残端凝固,是肠血管发育不良的简便、经济和有效方法,适用于病灶较局限的患者。肠息肉多在内镜下切除。

(2)血管活性药物应用　血管加压素、生长抑素静脉滴注可能有一定作用。如作动脉造影,可在造影完成后动脉输注血管加压素0.1~0.4U/min,对右半结肠及小肠出血止血效果优于静脉给药。

(3)动脉栓塞治疗　对内镜不能止血的病灶,可行肠系膜上、下动脉血管介入栓塞治疗。由于中、下消化道栓塞容易导致肠坏死,需用微导管超选至出血灶,选用吸收性明胶海绵颗粒或弹簧圈栓塞。对于弥漫性出血、血管造影检查无明显异常征象者或无法超选择性插管的消化道出血患者,可经导管动脉内注入止血药物,使小动脉收缩,血流量减少,达到止血目的。

(4)紧急手术治疗　外科手术干预对于急性小肠大量出血可能有效,推荐手术干预过程中予术中小肠镜检查,以明确出血部位,必要时可直接进行内镜下止血治疗。

第三节　下消化道出血

一、病因和发病机制

回盲部以远的消化道出血称下消化道出血。痔和肛裂是下消化道出血最常见的原因,其次是结直肠癌和结肠息肉。不明原因出血虽然少见,但诊断困难,应予注意。引起下消化道出血的病因列举如下:

(1)肛门病变　痔和肛裂。

(2)肿瘤和息肉　恶性肿瘤有结直肠癌、神经内分泌癌、恶性淋巴瘤、平滑肌肉瘤、纤维肉瘤、神经纤维肉瘤等;良性肿瘤有平滑肌瘤、脂肪瘤、血管瘤、神经纤维瘤、囊性淋巴管瘤、黏液瘤等。这些肿瘤以癌最常见。息肉主要是腺瘤性息肉,还有幼年性息肉病及Peutz‐Jeghers综合征(又称黑斑息肉综合征)。

(3)炎症性病变　引起出血的感染性肠炎有菌痢及其他细菌性肠炎等;寄生虫感染有阿米巴、血吸虫所致的肠炎,非特异性肠炎有溃疡性结肠炎、克罗恩病、结肠非特异性孤立溃疡等。此外还有抗生素相关性肠炎、缺血性肠炎、放射性肠炎等。

(4)血管病变　如血管瘤、毛细血管扩张症、血管畸形(其中结肠血管扩张常见于老年人,为后天获得,常位于盲肠和右半结肠,可发生大出血)、静脉曲张(注意门脉高压所引起的罕见部位静脉曲张出血可位于直肠、结肠和回肠末段)。

(5)肠壁结构性病变　如肠重复畸形、肠气囊肿病(多见于高原居民)等。

(6)腹腔邻近脏器恶性肿瘤浸润或脓肿破裂侵入肠腔。

二、临床表现

下消化道出血多表现为血便或暗红色大便,不伴呕血。血色鲜红,附于粪便表面多为肛门、直肠、乙状结肠病变,便后滴血或喷血常为痔或肛裂。右半结肠出血多为暗红色或猪肝色,停留时间长可呈柏油样便。

其他出血后的全身临床表现同上消化道出血。

三、诊断和鉴别诊断

（一）下消化道出血诊断的确立

下消化道出血诊断的确立、出血严重程度的估计和周围循环状态的判断及预后等可结合既往病史、症状与体征、实验室检查做出判断，具体内容见上述上消化道出血部分。确诊下消化道出血的部位与原因主要靠结肠镜检查。

1. 病史与症状 在下消化道出血中，老年患者以结直肠癌、结肠毛细血管扩张、缺血性肠炎多见。儿童以幼年性息肉、感染性肠炎多见。结核病、血吸虫病、腹部放疗史可引起相应的肠道疾病；动脉硬化、口服避孕药可引起缺血性肠炎；伴不完全性肠梗阻症状常见于克罗恩病、肠结核、肠套叠、结直肠癌；暗红色果酱样脓血便多提示阿米巴痢疾。下消化道出血但不伴有明显腹痛的多见于息肉、未引起肠梗阻的肿瘤、无合并感染的憩室和血管病变。

上消化道还是中、下消化道出血的鉴别：呕血提示上消化道出血，黑便大多来自上消化道出血，而血便大多来自下消化道出血。但是，上消化道短时间内大量出血亦可表现为暗红色甚至鲜红色血便，此时如不伴呕血，常难与下消化道出血鉴别。高位小肠乃至右半结肠出血，如血在肠腔停留时间久亦可表现为黑便，这种情况应先经胃镜检查排除上消化道出血后，再行下消化道出血的有关检查。上消化道与中、下消化道出血的鉴别要点见表3-12-1。

2. 体格检查和实验室检查 检查内容和注意事项同上消化道出血。下消化道出血要强调肛门指诊检查。肛门指诊应注意直肠有无肿物，有无黑便或鲜血便痕迹，指套有否染血。多数直肠癌可由直肠指检发现，但应注意与粪块、前列腺肿大或女性盆腔内肿块区别。

3. 内镜检查 结肠镜：是诊断结肠及回肠末端病变的首选检查方法。其优点是诊断敏感性高、可发现活动性出血、结合活检病理检查可判断病变性质。对于出血病灶可进行及时准确的止血治疗。急诊结肠镜检查前，需先纠正休克、补充血容量、改善贫血等。

表3-12-1 上消化道出血与中、下消化道出血的鉴别

	上消化道出血	中、下消化道出血
出血方式	呕血伴有便血，提示有上消化道出血	单纯便血者，提示下消化道出血
血便颜色	颜色越深，出血部位越高。黑便、柏油样便及隐血便多提示上消化道出血	暗红特别是鲜红色血便多为下消化道出血
大便性状	血量多、粪质少、血与粪便均匀混合者，多为上消化道出血	血液附在粪便表面、或大便时滴血者为下消化道出血
伴随症状	便血伴有急性上腹痛或节律性上腹疼痛、烧心、反酸者，多为上消化道出血	便血伴有急性下腹痛、脐周痛或里急后重者，多为下消化道出血
病因病史	既往有溃疡病、胃炎、及肝病史者，提示上消化道出血	无上述病史者应考虑下消化道出血

4. 影像学检查 X线钡剂灌肠造影：用于诊断结肠、回盲部及阑尾病变，一般主张进行双重气钡造影。其优点是基层医院已普及，患者较易接受。缺点是对较平坦病变、广泛而较轻炎症性病变容易漏诊，有时无法确定病变性质。因此对X线钡剂灌肠检查阴性的下消化道出血患者仍需进行结肠镜检查，已作结肠镜全结肠检查患者一般不强调X线钡剂灌肠检查。

四、治疗

全身治疗遵循上消化道出血中抗休克、迅速补充血容量等治疗措施。

对于下消化道出血的局部治疗，可针对病因选择药物治疗、内镜治疗，必要时行外科手术治疗。

（1）内镜下止血 急诊内镜检查如能发现出血病灶，可试行内镜下止血。病灶较局限的

血管性病变可通过内镜下高频电凝或氩离子凝固器烧灼治疗。肠息肉多在内镜下切除，痔疮可通过局部药物治疗、注射硬化剂及结扎疗法止血。

（2）病因治疗　如炎性肠病和免疫性病变可采用激素治疗，左半结肠出血可使用凝血酶保留灌肠。

本章小结

急性消化道大出血是指数小时内的失血量超过 1000 ml 或循环血量的 20%，表现为呕血、黑便，常伴有急性周围循环衰竭，严重者导致失血性休克而危及生命，死亡率约 10%。经全胃肠镜检（包括胃镜、结肠镜、胶囊内镜、小肠镜和小肠影像学检查）不能明确病因的、持续或反复发作的出血称为不明原因消化道出血。上消化道出血常见病因为消化性溃疡、食管胃底静脉曲张破裂、急性胃黏膜病变和胃癌。消化道出血的临床表现包括呕血、黑便、便血；失血性周围循环衰竭；贫血；发热；氮质血症等。消化道出血的治疗原则包括一般补液治疗、抗休克治疗和针对病因的止血治疗（包括药物治疗、内镜下治疗、介入治疗、手术）。食管、胃底静脉曲张破裂大出血的治疗措施有药物联合内镜治疗、气囊压迫止血和外科手术或经静脉肝内门 - 体静脉分流术。

思考题

1. 简述消化道出血的定义、典型的临床表现。
2. 简述消化道出血的诊断要点。
3. 简述消化道大出血的治疗原则。
4. 简述食管胃底静脉曲张破裂大出血的治疗措施。
5. 简述非曲张静脉上消化道大出血的治疗措施。
6. 简述上消化道出血与下消化道出血的鉴别要点。

（徐　立）

第四篇

泌尿系统疾病

第一章 总 论

泌尿系统是由肾、输尿管、膀胱、尿道及其有关的血管、神经组成。主要功能是生成和排泄尿液、排泄机体代谢废物；作为泌尿系统的主要器官——肾脏，是维持机体内环境相对稳定的最重要的器官之一，也是一个重要的内分泌器官。本篇主要阐述内科范畴内常见的肾脏疾病。

一、肾的解剖及生理概要

（一）肾脏的解剖

肾脏位于腹膜后，背部脊柱两旁左右各一，为一对有包膜的实质性器官，形似蚕豆。左肾上极平第 11 胸椎，下极与第 2 腰椎下缘平齐，右肾上方与肝脏相邻，位置比左肾低 0.5 ~ 1 个椎体，右肾上极平第 12 胸椎，下极平第 3 腰椎。肾脏的体积各人略有不同，左肾较细长，右肾较宽短，一般正常成年人肾脏平均长 10 ~ 12cm，宽 5 ~ 6cm，厚 3 ~ 4cm。肾外覆纤维膜；肾由分界清晰的位于外层的肾皮质和内层的肾髓质构成。肾髓质又由肾椎体组成，肾椎体尖端称为肾乳头。（图 4 - 1 - 1）

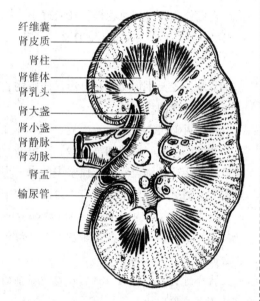

图 4 - 1 - 1 肾脏结构

（图中标注：纤维囊、肾皮质、肾柱、肾锥体、肾乳头、肾大盏、肾小盏、肾静脉、肾动脉、肾盂、输尿管）

1. 肾单位 肾单位（nephron）是肾结构和功能的基本单位。人体每个肾约有肾单位 100 万个。每个肾单位由一个肾小体和与之相连的肾小管构成。肾小体包括肾小球和肾小球囊两部分。

（1）肾小球 肾小球是位于入球小动脉和出球小动脉间的一团毛细血管网。入球小动脉反复分支形成毛细血管球，再汇集成出球小动脉，小动脉出入的一侧称肾小球血管极，肾小囊与近端肾小管相连接，此侧称肾小球尿极。入球小动脉进入血管极后即分为 5 ~ 8 支，以此为基础进而分成 5 ~ 8 团毛细血管小叶或毛细血管节段，毛细血管节段间基本无吻合支，独立行使功能，所以，当肾小球出现节段性病变时，其他毛细血管节段不受影响。之后，它们再依次汇合为出球小动脉并离开肾小球血管极。入球小动脉比出球小动脉粗，二者口径比约为 2 : 1，使入球与出球小动脉间的血压降低较显著，利于肾小球的滤过。肾小球毛细血管壁由有孔的内皮细胞、肾小球基底膜（glomerular basement membrane，GBM）和带有足突的上皮细胞三层构成，肾小球滤液必须经过这三层结构滤过形成原尿到肾小球囊中。因此肾小球毛细血管壁也称为肾小球滤过膜。

肾小球滤过膜的内皮细胞表面被覆有富含唾液酸蛋白的多阴离子糖蛋白，使其带有丰富的负电荷，因此，内皮细胞表面的负电荷构成了肾小球毛细血管壁的第一道屏障；上皮细胞即足细胞通过稀疏的足突附着于 GBM 上，足突间裂隙孔由一层裂隙膜所覆盖，足突具有收缩功能，以调节滤过间隙的大小，可阻止中、大分子量蛋白漏出，足突同时具有吞噬功能；

GBM 是由肾小球上皮细胞和内皮细胞产生的细胞外基质构成，Ⅳ型胶原形成 GBM 基本构架，其间填充着层连蛋白、纤连蛋白、巢蛋白、硫酸类肝素蛋白聚糖等，这些蛋白也带有阴离子形成负电荷屏障，成人肾小球毛细血管基底膜厚为 $270 \sim 300nm$，儿童约 $110nm$。所以，肾小球滤过膜既具有分子大小的选择性，能限制大分子物质通过外，也具有电荷选择性，能限制带负电荷物质滤过。

分布于毛细血管祥之间的系膜细胞和基质称为系膜组织。

（2）肾小囊　在肾小球毛细血管祥的外面，由脏层和壁层两层上皮细胞组成。两层之间的腔隙为肾小囊腔，形成的原尿存于肾小囊腔中。肾小囊的脏层上皮细胞即是肾小球滤过膜上皮细胞层，壁层由单层扁平上皮构成，壁层上皮与肾小管壁相连延续为近端肾小管。

（3）肾小管　肾小管是由单层上皮围成的小管。包括近端小管、细段和远端小管。远端小管与集合管相连。集合管伸入髓质末端，开口于肾乳头。

2. 肾间质　分布于肾单位和集合管之间的结缔组织为肾间质。间质分布不均，从皮质到乳头的间质成分逐渐增多。

3. 肾小球旁器　肾小球旁器也称球旁复合体，由球旁细胞、致密斑和球外系膜细胞组成。它们位于肾小体血管极，在入球小动脉、出球小动脉和远端肾小管形成的三角区。致密斑可感受小管液中 $NaCl$ 含量的变化，将信息传递至球旁细胞，调节肾素的释放。

（二）肾脏的生理功能

肾脏的主要生理功能是排泄代谢废物，调节水、电解质和酸碱平衡，分泌内分泌激素等以维持内环境的稳定。

1. 肾小球滤过功能　是代谢产物排泄的主要方式，其中含氮类废物如尿素、肌酐等由肾小球滤过，一些有机酸如马尿酸、苯甲酸，各种胺类及尿酸等部分经肾小球滤过。当循环血液流经肾小球毛细血管时，血浆中的水和小分子溶质及少量的分子量较小的血浆蛋白，以滤过的方式通过肾小球滤过膜进入肾小囊腔中形成原尿。

肾小球滤过率（glomerular filtration rate，GFR）指单位时间内（每分钟）经两肾滤过而生成的超滤液的量。GFR 主要取决于肾小球的有效滤过压、肾小球滤过膜面积（成人正常滤过膜总面积为 $1.5 \sim 2m^2$）。

肾小球有效滤过压 = （肾小球毛细血管血压 + 肾小囊内液胶体渗透压）- （血浆胶体渗透压 + 肾小囊内压）

正常情况下肾小囊滤液中蛋白浓度很低，其形成的胶体渗透压可以忽略不计。则上述公式简化为

肾小球有效滤过压 = 肾小球毛细血管血压 - （血浆胶体渗透压 + 肾小囊内压）

2. 肾小管及集合管的重吸收和分泌功能　正常人每分钟流经肾的血流量约 1200ml，相当于每搏输出量的 25%。经肾小球滤出的滤过液（也称原尿）每天约 180L，而终尿仅为 1500ml。原尿中的电解质成分与血浆基本相似，滤过液流经近端肾小管时，被选择性重吸收，滤过的葡萄糖、氨基酸 100% 被重吸收，67% 的 Na^+、Cl^-、K^+ 和水被重吸收，85% 的 HCO_3^- 也被重吸收，HCO_3^- 的重吸收与小管上皮细胞管腔膜上的 $Na^+ - H^+$ 交换有密切关系，并通过 $Na^+ - H^+$ 交换分泌 H^+。其余的 Na^+、K^+、HCO_3^- 及水在细段、远曲小管和集合管也被重吸收，同样通过 $Na^+ - H^+$ 交换分泌 H^+。NH_3 在远曲小管和集合管的上皮细胞代谢过程中不断生成，NH_3 的生成与 H^+ 的分泌密切相关。滤过液到集合管时，受到逆流倍增机制作用和血管升压素的调节，99% 的水被重吸收，故每日尿量仅为原尿的 1%（1500ml）。

3. 肾脏的内分泌功能　肾脏不仅是激素作用的靶器官，也是合成、调节和分泌激素的器官。肾脏产生许多内分泌激素，例如血管活性肽类：肾素、血管紧张素、前列腺素族、激肽

释放酶－激肽系统、内皮素、利钠肽；非血管活性激素：促红细胞生成素、1α－羟化酶。血管活性肽类对血压的调节起着重要的作用，促红细胞生成素可以促使骨髓红细胞集落形成单位分化成熟为红细胞，1α－羟化酶可将 25－羟维生素 D_3 转变为高度活性的 1,25－二羟维生素 D_3，其可以促进小肠钙吸收，骨钙沉积以及肾小管对钙、磷的重吸收等。

肾脏对许多肽类激素具有灭活作用，如促胃液素、胰岛素、甲状旁腺素等。

二、肾脏疾病的评估

（一）评估疾病病程

估计疾病是慢性还是急性对鉴别诊断、治疗及判断预后有很重要的意义。

（二）尿异常

1. 尿量异常　正常成人每日尿量在 1000～2000ml，如尿量超过 2500ml/d 为多尿；少于 400ml/d 为少尿；少于 100ml/d 为无尿。

多尿主要由肾小管浓缩功能受损所致，如慢性肾盂肾炎及肾小动脉的硬化，同时应注意肾外多尿如糖尿病、甲状腺功能亢进症及因过度饮水所致生理性多尿。

少尿、无尿原因如下：

（1）肾前性　各种原因引起的血容量及心排血量不足或肾血管阻塞，如失血、脱水、休克、心力衰竭和肾静脉或动脉血栓、栓塞等，使肾血灌注量减少，肾小球滤过率下降，导致少尿或无尿。

（2）肾性　肾脏实质性病变如肾小球病变，或肾小管间质病变，如肾间质疾病等。

（3）肾后性　各种原因引起肾以下尿路梗阻，如结石、肿瘤、前列腺增生及尿道狭窄等，出现梗阻性肾病，肾实质受压，肾小球滤过率下降产生少尿。

2. 尿液异常

（1）蛋白尿　蛋白尿是肾脏疾病进展、心血管病、糖尿病的一个独立危险因素。因此对减少蛋白尿的治疗已成为慢性肾脏病治疗的主要方法之一。当尿蛋白超过 150mg/d，尿蛋白定性阳性称为蛋白尿。若尿蛋白量大于 3.5g/d 则称为大量蛋白尿。24 小时尿白蛋白排泄在 30～300mg 称微量白蛋白尿。

产生蛋白尿的原因很多，一般分以下 4 类：

1）生理性蛋白尿　①为一过性蛋白尿，一般尿蛋白小于 1g/d，正常人在剧烈运动后出现，也常见于发热、充血性心衰者；②体位性蛋白尿：清晨起床后蛋白阴性，少动或前弓位后出现蛋白尿，平卧后又消失，多发生于瘦长体型的青年人，其发生机制不明，可能系前弓位时脊柱压迫肾静脉致暂时性肾淤血引起，随年龄增长常自行消失，但长期追踪约半数肾脏有问题。

2）肾小球性蛋白尿　肾小球滤过膜的分子屏障和（或）电荷屏障损害，通透性增加，使血浆中大量蛋白滤出到原尿中，滤出的蛋白超过了肾小管重吸收的能力引起的蛋白尿，尿蛋白量常在 3g/d 以上，其中白蛋白占 60%～90%。常见于肾小球疾病。

3）肾小管性蛋白尿　原尿中蛋白质滤过无改变，肾小管因吸收功能差故排出量增多，但常少于 2g/d，多为小分子蛋白质，如溶菌酶、核糖核酸酶等。多见于间质性肾炎。

4）溢出性蛋白尿　血中小分子蛋白质，如轻链蛋白、血红蛋白、肌红蛋白等，浓度过高时，经肾小球滤过而又不能被肾小管重吸收所致。见于多发性骨髓瘤，血管内溶血性疾病等。

（2）血尿　离心后尿沉渣镜检每高倍视野红细胞超过 3 个为血尿，1L 尿含 1ml 血即呈现肉眼血尿。肾小球源性血尿产生的主要原因是肾小球基底膜断裂，红细胞通过该裂缝时受血管内压力挤压受损，受损的红细胞其后通过肾小管各段又受到不同渗透压和 pH 作用，呈现变形红细胞尿，红细胞容积变小，甚至破裂。因此，新鲜尿沉渣相差显微镜检查，变形红细胞血尿为肾小球源性，而均一形态正常红细胞尿为非肾小球源性。肾小球疾病特别是肾小球肾炎，其血尿常为无痛性、全程性血尿。血尿可分为单纯性血尿，也可伴蛋白尿、管型尿。

（3）白细胞尿及菌尿　新鲜尿 pH < 6.8，尿比重 > 1.010 时，离心沉淀后白细胞数超过 5 个/高倍视野，称为白细胞尿。无菌技术下采集的中段尿标本，如涂片每个高倍镜视野均见到细菌，或培养细菌菌落计数 $\geq 10^5/ml$，为真性细菌尿，可诊断为尿路感染。

（4）管型尿　尿中管型是由于蛋白质在肾小管内凝固形成的，其形成与尿蛋白的性质、浓度、尿液酸碱度以及尿量有密切关系，宜采取清晨尿标本做检查。不同管型其临床意义各异，正常人尿中可见 0 ~ 1 个/HP 的透明管型，如增多或出现其他管型称为管型尿。红细胞管型来源于肾实质；白细胞管型多见于肾盂肾炎和间质性肾炎；颗粒管型见于各种肾小球肾炎；上皮细胞管型提示急性肾衰竭。蜡样管型见于慢性肾衰竭；脂肪管型见于肾病综合征。

（三）肾脏疾病相关检查

1. 肾小球滤过率（GFR）　GFR 不能直接测定，临床上只能用一些合适的内源性或外源性物质的清除率来间接反映 GFR。在临床上既往采取留血、尿标本测定肌酐，计算内生肌酐清除率的方法来评估 GFR，正常值平均在 $100 \pm 10ml/（min \cdot 1.73m^2）$。上述方法较繁琐，现多采用血清肌酐值代入公式，估计 GFR，优点是不用留 24 小时尿。人体血肌酐浓度相对稳定，肾功能正常时肌酐只通过肾小球滤过而不从肾小管分泌，当血肌酐浓度异常增高时，有少量的肌酐从肾小管排泌，尿中肌酐量相对增加，因而测得的结果较实际肾小球滤过率为高。

2. 血浆肌酐及尿素氮浓度　反映肾小球滤过功能，但尿素氮受饮食、血容量及体内代谢影响，血浆肌酐值受肌肉容量影响，在内生肌酐清除率下降 50% 时血浆肌酐及尿素氮才上升，故此两项检查不如内生肌酐清除率敏感。

3. 影像学检查　超声显像、肾血管造影、腹部 X 线平片、排泄性或逆行尿路造影、X 线断层摄片或计算机断层扫描、磁共振成像检查、放射性核素肾图等。

4. 肾活检　肾活检也称肾穿刺活检。由于肾脏疾病的种类繁多，病因及发病机制复杂，许多肾脏疾病的临床表现与肾脏的组织学改变并不完全一致，故应在无肾穿刺禁忌证时行肾活检，这对明确疾病的诊断、病理类型、指导治疗和判断预后有重要的意义。近年来，随着科学技术的发展，影像学设备的更新及操作技能的提高，经皮肾活检技术开展得较为广泛，目前常用的方法是在 B 超穿刺探头引导下行肾穿刺活检。

三、肾脏疾病常见综合征

肾脏及其他泌尿系统疾病经常会同时出现一组临床症候群，其临床表现可以相同，临床上称为综合征，识别患者属于哪一种综合征对疾病诊断很有帮助。

1. 肾病综合征　各种原因所致的大量蛋白尿（尿蛋白定量 > 3.5g/d），低白蛋白血症（血浆白蛋白 < 30g/L），明显水肿和（或）高脂血症的临床综合征。

2. 肾炎综合征　以血尿、蛋白尿、水肿和高血压为特点的综合征。按起病急缓和转归，可分为急性肾炎综合征、急进性肾炎综合征（肾功能急性进行性恶化，于数周至数月内发展为少尿或无尿的肾衰竭）和慢性肾炎综合征。

3. 无症状性尿检异常　无症状蛋白尿和（或）血尿，是指轻、中度蛋白尿和（或）血尿，不伴有水肿、高血压等明显症状。常见于多种原发性肾小球疾病（如肾小球轻微病变、IgA 肾病等）和肾小管 - 间质病变。

4. 急性肾衰竭综合征　各种原因引起的血肌酐在 48 小时内绝对值升高 $\geq 26.4\mu mol/L$，或较基础值升高 $\geq 50\%$ 或尿量 < 0.5ml/（kg · h）持续超过 6 小时，称为急性肾损伤（acute kidney injury，AKI）。急性肾衰竭是 AKI 的严重阶段，临床主要表现为少尿、无尿及体内含氮

代谢产物蓄积、水电解质及酸碱平衡紊乱等。

5. 慢性肾衰竭综合征 慢性肾衰竭（chronic renal failure，CRF）是指慢性肾脏病引起的肾小球滤过率下降及与此相关的代谢紊乱和临床症状组成的综合征。

四、肾脏疾病的防治及研究进展

（一）肾脏疾病的防治原则

肾脏疾病依据其病因、发病机制、病理类型、病变的部位及肾功能诊断的不同，对应选择不同的治疗方案。其治疗原则为去除诱因、一般对症治疗、针对病因和发病机制的治疗、合并症及并发症的治疗、延缓肾脏疾病进展和肾脏替代治疗。

1. 一般治疗 包括避免劳累，去除感染等诱因。避免接触肾毒性药物或毒物。采取健康的生活方式如戒烟、限制饮酒、适当的户外运动等。合理饮食，根据肾功能的情况合理的调整饮食、限制蛋白质的总量相应提高优质蛋白质的摄入比例。

2. 针对疾病病因和发病机制治疗 对于原发性肾小球疾病和一些继发性肾小球疾病其发病机制主要是免疫反应介导和参与的，所以治疗时常应用糖皮质激素及免疫抑制剂治疗，免疫抑制剂包括：环磷酰胺、硫唑嘌呤、环孢素 A、他克莫司和霉酚酸酯。对一些重症免疫性肾病也可应用血液净化治疗如血浆置换以有效清除体内自身抗体和抗原－抗体复合物。

3. 降压治疗 肾脏疾病常常伴有高血压，高血压又加速肾脏病变使肾功能减退，形成恶性循环，因此降压治疗在肾脏疾病中尤为重要。中国高血压基础管理指南（2014 年修订版）中有关高血压伴有肾脏疾病的治疗原则，血压应降至 130/80mmHg 以下，建议联合应用 2 ~ 3 种降压药物，其中应包括一种血管紧张素转换酶抑制剂（ACEI）或血管紧张素 Ⅱ 受体拮抗剂（ARB）类药物，其既有降压又有减少蛋白尿的作用，延缓肾衰进展；如血压不能达标可加用长效钙通道阻滞剂和利尿剂。

4. 减少蛋白尿治疗 由于蛋白尿是肾脏病进展加重的独立危险因素，因此减少蛋白尿的治疗也是减缓肾衰进展治疗的重要方法，应用 ACEI 或 ARB 类的药物，糖皮质激素的应用，免疫抑制剂的应用等。

5. 对症治疗 促红细胞生成素可治疗肾性贫血；活性维生素 D 制剂，治疗肾性骨病还具有抗炎作用，可改善透析患者的生存率；饮食治疗如优质低蛋白摄入可降低尿素氮的产生，减少尿毒症毒素，在保障能量摄入的前提下优质低蛋白饮食有独立减少蛋白尿的作用。中药制剂如大黄、雷公藤总苷、黄芪、冬虫夏草等对肾脏疾病的治疗有一定的作用，但有些中草药如关木通等也具有肾毒性。

6. 肾脏替代治疗 肾脏替代治疗是终末期肾衰竭患者唯一有效的治疗方法，其包括血液透析、血液滤过、腹膜透析、肾移植。成功的肾移植可以使患者恢复正常的肾功能（包括内分泌功能和代谢功能），而血液透析、血液滤过及腹膜透析只是部分代替肾脏功能。由于血液净化技术的进步也大大延长了尿毒症患者的寿命，新型免疫抑制剂的应用使肾移植的存活率明显改善。

7. 进展和展望 近年来随着细胞遗传学、分子生物学、表观遗传学、蛋白质组学、代谢组学和生物学信息及影像技术的发展，并广泛应用于肾脏病学领域，使肾脏疾病在病因、发病机制方面都取得了长足的进展。其中 IgA 肾病易感基因的深入研究及局灶阶段性肾小球硬化症致病因素的研究更深入地揭示了肾小球疾病发生的分子基础，表观遗传学在肾脏病领域的初步应用有助于更好地理解环境因素对于慢性肾脏病发生发展的影响；对免疫和非免疫机制介导的肾脏损伤新分子机制的认识也为肾脏疾病的治疗提供新的干预靶点；重要脏器局部肾素－血管紧张素系统激活的深入研究也为肾脏疾病并发症防治和靶器官保护奠定了理论基础。

在肾脏疾病诊断方面，分子病理技术的引入为揭示肾脏病的临床亚型、发生机制提供了有效方法。特发性膜性肾病与抗磷脂酶 A_2 受体抗体相关性的认识，为临床上膜性肾病的诊断和鉴别诊断，监测治疗效果，判断缓解和复发提供了有效的手段。MRI、CT 等影像学诊断技术的发展不仅提高了肾脏病相关血管性及囊肿性病变的诊断敏感性，而且为监测多囊肾病的进展提供了可量化参数。此外，急性肾损伤生物标志物的临床应用也为早期诊断 AKI 和判断预后提供了重要指标，并且很有希望成为 AKI 未来分期的重要依据。

新型免疫抑制剂如抗 CD20 单克隆抗体、补体抑制剂应用于难治性肾病的治疗明显提高了其控制率和缓解率；多囊肾病、Alport 综合征等遗传性肾病的药物治疗也出现曙光；重视循证医学证据，推广普及肾脏病诊治指南，也重视个体化治疗准则；慢性肾衰竭肾脏替代治疗不只是为延续生命，更重视提高患者的生存质量；现逐渐普及高通量透析、生物相容性好的透析器和腹透液，夜间长时透析、家庭透析、短时每日透析也会逐渐应用于临床，减少终末期肾病患者的并发症，提高生存率和生活质量；微型化血透和腹透装置、佩戴式人工肾（wearable artifical kidney，WAK）已从梦想成为现实；同时，再生医学的进步推动了异种肾脏移植的发展，有助于在未来解决供体器官来源不足的矛盾；床边血液净化与人工肝、膜肺等多脏器支持系统的联合应用大大提高危重症急性肾损伤患者的治疗成功率；干细胞治疗在急性肾损伤和肾脏纤维化领域开始了有益的尝试，其疗效和临床应用前景值得进一步探索。

（胡桂才）

第二章　原发性肾小球疾病

肾小球疾病（Glomerular diseases）是指一组有相似临床表现，如血尿和（或）蛋白尿，但病因、发病机制、病理改变、病程和预后不尽相同，病变主要累及双肾肾小球的疾病。可以分为原发性、继发性和遗传性；原发性肾小球疾病通常原因不明；继发性肾小球疾病是指系统性疾病全身性疾病中的肾小球损害，多见于系统性红斑狼疮、糖尿病等；遗传性肾小球疾病是指遗传基因变异导致的肾小球病，如 Alport 综合征等。肾小球疾病中原发性肾小球病占大多数，而且是我国引起慢性肾衰竭的最常见原因，因此本章着重介绍原发性肾小球病。

1. 原发性肾小球疾病的临床分型　按临床表现可分为以下几类：①急性肾小球肾炎；②急进性肾小球肾炎；③慢性肾小球肾炎；④无症状性血尿或（和）蛋白尿；⑤肾病综合征。

2. 原发性肾小球疾病的病理分型　依据世界卫生组织（WHO）1995 年制定的肾小球病病理学分类标准，分为以下几类：①轻微肾小球病变；②局灶性节段性肾小球病变；③弥漫性肾小球肾炎；④未分类肾小球肾炎。

其中，弥漫性肾小球肾炎可分为三类：①膜性肾病；②增生性肾炎；③硬化性肾小球肾炎。增生性肾炎可细分为四种：①系膜增生性肾小球肾炎；②毛细血管内增生性肾小球肾炎；③系膜毛细血管性肾小球肾炎；④新月体性和坏死性肾小球肾炎。

第一节　急性肾小球肾炎

急性肾小球肾炎（acute glomerulonephritis，AGN），简称急性肾炎，是以急性肾炎综合征为主要临床表现的一组疾病，临床上急性起病，表现为血尿、蛋白尿、水肿、高血压，可伴有一过性肾功能不全。多见于链球菌感染后，而其他细菌、病毒或寄生虫感染后也可引起。本节主要介绍链球菌感染后的急性肾小球肾炎。

一、病因和发病机制

现已明确，本病的前驱感染菌株为 β-溶血性链球菌"致肾炎菌株"（常见为 A 组 12 型和 49 型等）。多见于上呼吸道感染（多为扁桃体炎）、猩红热、皮肤感染（多为脓疱疮）等链球菌感染后。感染的严重程度与急性肾炎的发生和病变轻重并不完全一致。本病主要是由感染所诱发的免疫反应引起。目前认为链球菌的致病抗原成分系胞质成分（内链素）或分泌蛋白（外毒素 B 及其酶原前体），导致免疫反应后可通过循环免疫复合物沉积于肾小球致病，或者种植于肾小球的抗原与循环中的特异性抗体相结合形成原位免疫复合物而致病。此外，补体异常活化也参与了致病机制，导致肾小球内皮及系膜细胞增生，并可吸引中性粒细胞及单核细胞浸润，导致肾脏病变。

二、病理

病变类型为毛细血管内增生性肾小球肾炎。光镜下可见内皮细胞和系膜细胞弥漫性增生，急性期可伴有中性粒细胞浸润。病变严重时，增生和浸润的细胞可压迫毛细血管袢使管腔狭窄或闭塞。肾小管病变多不明显，肾间质可有水肿及灶状炎性细胞浸润。免疫病理检查可见 IgG 及 C3 呈粗颗粒状沿毛细血管壁和（或）系膜区沉积。电镜检查可见肾小球上皮细胞下有驼峰状大块电子致密物沉积。

 案例讨论

临床案例　患者，男性，13 岁，2 周前患上呼吸道感染伴发热，近 2 天出现双侧眼睑水肿，伴尿量减少。既往身体健康。查体：血压 140/90mmHg，双侧眼睑水肿。实验室检查：尿蛋白＋＋，尿隐血＋＋＋＋＋。尿相差镜检：尿红细胞 100～120 个/HP，异形红细胞占 90%。血补体 C3 0.35g/L。

问题　1. 该患者诊断首先考虑什么疾病？需要与什么疾病作鉴别？

2. 该病的肾脏病理表现怎样？

3. 如何对该患者进行治疗？

三、临床表现

本病多于 5～14 岁发病，男性多于女性。本病起病较急，病情轻重不一，轻者呈亚临床型（仅有尿常规异常及血清 C3 异常）；典型者呈急性肾炎综合征表现，重症者可发生急性肾衰竭。本病大多预后良好，常可在数月内临床自愈，但是部分患者也可遗留慢性肾脏病。

（一）潜伏期

大部分患者有前驱感染史，通常于前驱感染后 7～21 天（平均 10 天）起病，潜伏期相当于致病抗原初次免疫后诱导机体产生免疫复合物所需的时间，皮肤感染者较呼吸道感染的潜伏期较长，通常为 14～21 天，潜伏期超过 3～4 周者极少见。

（二）一般表现

1. 尿异常　几乎所有的患者均有肾小球源性血尿且多为起病的首发症状，30% 的患者表现为肉眼血尿。血尿可持续存在数月，大约一年内可以痊愈；大部分患者可表现为轻度蛋白尿，并且蛋白尿可于数日至数周内转阴，不到 20% 的患者尿蛋白定量超过 3.5g/d。尿沉渣除红细胞外，早期尚可见白细胞和上皮细胞增多，也可见红细胞管型。

2. 水肿　70%～90% 的患者起病早期可发生水肿，轻者表现为早起眼睑水肿，重者可蔓延至全身。大部分患者2周左右可自行利尿、消肿。

3. 高血压　约80%患者可出现一过性轻、中度高血压，血压升高与水、钠潴留有关，因此，高血压的程度通常与水肿的程度相一致，而且随着水肿的减轻血压也逐渐恢复正常。

4. 肾功能异常　部分患者起病时可出现少尿，尿量<400ml/d，肾功能可一过性受损，表现为血肌酐升高。多于1～2周后尿量逐渐增加，肾功能于利尿后数日逐渐恢复正常。仅少数患者可表现为急性肾衰竭，易与急进性肾小球肾炎相混淆，提示预后较差。

（三）并发症

1. 心力衰竭　常见于成年人及老年人，表现为左心衰竭，发生的主要原因是循环血容量急剧增加。

2. 脑病　常见于儿童，发生率约5%～10%。可表现为剧烈头痛、嗜睡、呕吐，重者伴有阵发性惊厥及昏迷。

四、实验室检查

1. 尿常规　检查除可见红细胞尿、蛋白尿之外，还可见到白细胞、红细胞管型。

2. 血液检查　因血液稀释，患者可出现轻度贫血；70%～90%的患者血清抗链球菌溶血素"O"滴度升高；多数患者血清总补体活性（CH_{50}）及C3明显下降，并于8周内恢复正常。

五、诊断和鉴别诊断

（一）诊断

链球菌感染后1～3周发生血尿、蛋白尿、水肿、高血压，甚至一过性氮质血症，伴有血清补体C3下降并于8周内恢复正常，病情于发病8周内逐渐恢复正常，临床上即可诊断为急性肾炎。如果肾小球滤过率进行性下降、尿蛋白定量持续在肾病综合征范围或者病情于2个月内无明显好转者，应及时行肾活检以明确诊断。

（二）鉴别诊断

1. 其他病原体感染后急性肾炎　以病毒引起者多见，通常于感染急性期或感染3～5天后发病，通常临床表现较轻，不伴有血清补体的下降，临床过程自限。

2. 系膜毛细血管性肾小球肾炎　临床上可表现为急性肾炎综合征，常伴有肾病综合征，血清补体C3水平持续下降8周内不恢复正常，病变无自愈倾向。

3. 系膜增生性肾小球肾炎　部分IgA肾病及非IgA系膜增生性肾小球肾炎患者通常有前驱感染病史，但潜伏期短，可表现为急性肾炎综合征，患者血清C3一般正常，病情无自愈倾向。

4. 急进性肾小球肾炎　临床上表现为急性肾炎综合征，但病情更重，早期即表现为少尿、无尿、肾功能进行性减退。当急性肾炎合并急性肾衰竭时与该病相似，难以鉴别，则需及时行肾活检。

5. 全身系统性疾病肾脏受累　系统性红斑狼疮、过敏性紫癜性肾炎等可表现为急性肾炎综合征，但多伴有其他系统受累的临床表现和实验室检查，因此鉴别不难。

六、治疗

本病为自限性疾病，治疗以休息和对症治疗为主。主要的治疗原则是减轻水钠潴留、控制循环血容量，从而减轻水肿、高血压等症状，以利肾脏恢复。

（一）一般治疗

本病急性期需卧床休息，直至肉眼血尿消失、水肿消退、血压恢复正常后方可逐步增加活动。饮食上，对于水肿及有高血压的患者，应给予低盐饮食，食盐量控制在 3g/d 以下；肾功能正常者不需限制蛋白质入量，但肾功能不全时应限制蛋白质的摄入量，并以优质蛋白质为主；水肿严重且伴有少尿的患者还应该限制水的摄入，每日水入量应相当于尿量加不显性失水量。

（二）对症治疗

1. 利尿 对于经过限制水、盐的摄入后，水肿仍明显者，可给予利尿剂，通常选用噻嗪类利尿剂，如氢氯噻嗪每次 25~50mg，每日 1~2 次口服；必要时可选用袢利尿剂，如呋塞米和布美他尼。

2. 降压药物 通常应用利尿剂利尿治疗 7~10 天后血压可逐渐下降，但如果血压仍高，可给予钙离子拮抗剂或 α 受体阻滞剂等扩血管以降低血压。

3. 控制心力衰竭 主要的措施是利尿和降压治疗，但当心衰严重，经上述治疗心衰仍不能控制者，可给予硝普钠或酚妥拉明静脉滴注以减轻心脏的前后负荷。必要时可给予血液滤过脱水治疗。

4. 急性肾衰竭的治疗 本病急性期可发生暂时性的少尿、肾功能减退，但经过利尿、降压及抗感染等治疗后，肾功能可逐渐恢复正常。有少数患者可发生少尿型急性肾衰竭，则可给予透析治疗。

（三）治疗感染灶

本病发生时已无感染灶的患者不建议应用抗生素治疗，但当感染灶细菌培养阳性时，可选用对链球菌敏感的抗生素抗感染治疗，通常选用青霉素 400 万单位每日 2 次，静脉滴注，疗程 10~14 天。如果本病的反复发作与慢性扁桃体炎有关，可待病情稳定（尿蛋白少于 +，尿红细胞少于 10 个/HP）、不伴急性扁桃体炎时行扁桃体切除术，术前和术后应用青霉素 2 周。

七、预后及预防

本病预后较好，可完全治愈。目前认为散发者较流行发病者预后差；老年患者，有严重而持续性高血压，大量蛋白尿及肾功能减退者预后差；肾脏病理伴有较多新月体者预后差；6%~18% 病例遗留尿异常和（或）高血压而转为"慢性"或"临床痊愈"多年后又出现肾小球肾炎表现。

预防链球菌感染能够使本病发病率明显下降，例如做好呼吸道隔离和保持皮肤清洁等。而对于已经有链球菌感染的患者，应于 2~3 周内密切监测尿常规的变化，以便及早发现本病，给予及时的治疗。

第二节 急进性肾小球肾炎

急进性肾小球肾炎（rapidly progressive glomerulonephritis, RPGN）是以急性肾炎综合征、肾功能急剧恶化、多在早期即可出现少尿性急性肾衰竭为临床特征，病理类型为新月体性肾小球肾炎的一组疾病。

一、病因和发病机制

由多种原因所致的一组疾病，包括：①原发性急进性肾小球肾炎，约半数以上患有上呼吸

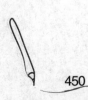

道感染病史，这提示其致病抗原与细菌或病毒有关；②继发于全身性疾病（如系统性红斑狼疮肾炎、肺出血－肾炎综合征）的急进性肾小球肾炎；③在原发性肾小球疾病（如系膜毛细血管性肾小球肾炎）的基础上形成广泛的新月体，即病理类型转化而来的新月体性肾小球肾炎。

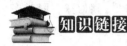

知识链接

肺出血－肾类综合征

肺出血－肾炎综合征是由于病毒感染和（或）吸入某些化学物质引起的原发性肺损害，因肺泡壁毛细血管基底膜和肾小球基底膜存在交叉反应抗原，因此可以引起继发性肾损害。临床上可表现为咯血、肺部浸润和肾小球肾炎，血液和累及的组织中可检测到抗基底膜抗体。

RPGN 依据免疫病理可分为三型：①Ⅰ型，即抗肾小球基底膜（GBM）型肾小球肾炎，是由于抗 GBM 抗体与 GBM 抗原相结合激活补体致病；②Ⅱ型，即免疫复合物型肾小球肾炎，是由于肾小球内循环免疫复合物沉积或原位免疫复合物形成，激活补体而致病；③Ⅲ型，即少免疫复合物型肾小球肾炎，肾小球内无或仅有微量的免疫球蛋白沉积，目前认为该型是系统性血管炎导致的肾损害，化验血清抗中性粒细胞胞质抗体（ANCA）常呈阳性。

RPGN 患者约半数以上有上呼吸道感染的前驱病史，其中少数为典型的链球菌感染，其他多为病毒感染，但感染与 RPGN 发病的关系尚未明确。有的Ⅰ型患者的发病同密切接触有机化学溶剂、碳氢化合物如汽油有关。Ⅲ型的致病因素同某些药物如肼屈嗪、丙硫氧嘧啶有关。RPGN 的诱发因素还包括吸烟、吸毒、接触碳氢化合物等。此外，遗传易感性在 RPGN 发病中也起一定的作用。

二、病理

病理类型为新月体性肾小球肾炎。光镜检查：绝大多数的肾小球（＞50%）有新月体形成，并且新月体占肾小球囊腔的 50% 以上，为大新月体。病变肾小球毛细血管袢严重破坏，早期可见节段性纤维素样坏死，后期也可见基底膜断裂。早期为细胞性新月体，约 1 周后转变为细胞纤维性新月体，再过 1 周形成纤维性新月体。免疫病理学检查是分型的主要依据：Ⅰ型 IgG 和 C3 呈光滑线条状沿肾小球毛细血管壁分布；Ⅱ型 IgG 和 C3 呈颗粒状沉积于系膜区及毛细血管壁；Ⅲ型肾小球内无或仅有微量免疫沉积物。

三、临床表现

本病男性多见，男女患病率为 2∶1，我国以Ⅱ型多见，Ⅰ型常见于青中年，Ⅱ型及Ⅲ型常见于中老年，男性略多。

Ⅰ型患者约 50% 左右发病前可有上呼吸道感染症状，主要表现为急进性肾炎综合征，患者表现为血尿、蛋白尿、水肿、高血压，短期内即可出现少尿、无尿，肾功能进行性恶化，数周或数月达到尿毒症水平；Ⅱ型患者临床上可表现为急进性肾炎综合征，也可隐匿起病，约半数患者伴有肾病综合征；Ⅲ型患者除肾脏受累外，通常伴有全身多系统受累的表现，如发热、咯血、关节痛等。

免疫学检查异常对于三种类型的鉴别有重要意义，Ⅰ型患者主要为抗 GBM 抗体阳性，Ⅲ型患者主要为 ANCA 阳性，Ⅱ型患者的血免疫复合物和冷球蛋白可呈阳性，并伴有血清 C3 水平降低。

B 型超声等影像学检查可显示双肾体积增大。

四、诊断与鉴别诊断

（一）诊断

急性起病，具有急性肾炎综合征的一般表现，如血尿、蛋白尿、水肿、高血压，同时伴有肾功能的急剧恶化，无论患者是否存在少尿，都应怀疑本病，并及时行肾活检，如果病理证实为新月体性肾小球肾炎可确诊，再根据各型病理学特点和免疫学检查具体分型。

（二）鉴别诊断

原发性急进性肾炎应与表现为血尿、蛋白尿和急性肾衰竭的其他肾小球疾病相鉴别。

1. 急性肾小管坏死 临床上不表现为急性肾炎综合征，通常有明确的肾毒性药物应用、肾缺血等诱因，一般不难鉴别。

2. 梗阻性肾病 患者无急性肾炎综合征表现，一般突然出现无尿，B 超、逆行尿路造影可证实尿路梗阻的存在。

3. 恶性高血压肾损害 患者可表现为蛋白尿、血尿，进行性少尿，肾功能急剧恶化，数周至数月可进入终末肾衰竭。本病舒张压≥130mmHg 和眼底Ⅲ期改变可鉴别。

4. 继发于全身性疾病 系统性红斑狼疮性肾炎、过敏性紫癜性肾炎、肺出血－肾炎综合征等也可引起新月体性肾炎，根据全身系统受累的表现及实验室检查，一般不难鉴别。

5. 原发性肾小球疾病 有些肾小球疾病临床上可表现为急进性肾炎综合征，临床上鉴别比较困难，做肾活检后可确诊。

五、治疗

包括针对急性免疫介导性炎症病变的强化治疗以及针对肾脏病变后果如：水钠潴留、高血压、电解质紊乱及尿毒症和感染的对症治疗。尤其强调在早期作出病因诊断和免疫病理分型的基础上尽快进行强化治疗。强化治疗主要包括强化血浆置换和甲泼尼龙冲击联合环磷酰胺治疗。

1. 强化血浆置换疗法 应用血浆置换机分离患者的血浆和血细胞，以等量正常人的血浆或血浆白蛋白和患者血细胞重新输入体内。一般每日或隔日 1 次，每次置换血浆 2～4L，直至血清中的抗体（如抗 GBM 抗体、ANCA）转阴或病情好转。一般需 10 次左右。该疗法适用于各型急进性肾炎，但主要适用于Ⅰ型和就诊时急性肾衰竭已经需要透析Ⅲ型。同时还应配合应用糖皮质激素 [口服泼尼松 1mg/（kg·d），约 2～3 个月后逐步减量] 及细胞毒药物 [环磷酰胺 2～3mg/（kg·d）口服，累积剂量一般不超过 8g]，以防止在机体大量丢失免疫球蛋白后有害抗体大量合成而造成"反跳"。

2. 甲泼尼龙冲击联合环磷酰胺治疗 给予甲泼尼龙 0.5～1.0g 溶于 5% 葡萄糖液 250～500ml 中静脉点滴，每日或隔日 1 次，3 次为一个疗程，根据病情必要时时间隔 5～7 天可进行下一疗程，一般不超过 3 个疗程。该治疗方法应同时配合糖皮质激素及免疫抑制剂口服治疗，方法同前。近年来有人推荐用环磷酰胺冲击疗法（0.6～1.0g 溶于 5% 葡萄糖液 250～500ml 中静脉点滴，每个月 1 次），替代常规口服，可减少环磷酰胺的毒副作用。该疗法主要适用Ⅱ、Ⅲ型，Ⅰ型疗效较差。用甲泼尼龙冲击时，应注意继发感染和水钠潴留等不良反应。

3. 肾脏替代治疗 凡急性肾衰竭已达到透析指征者，应及时透析。对强化治疗无效的晚期患者或肾功能已无法逆转者，则需接受长期维持透析或肾移植。肾移植应在病情静止半年，但Ⅰ型患者需要在血清抗 GBM 抗体转阴后半年方能考虑肾移植。

六、预后

本病如能尽早明确诊断，及时给予强化治疗，部分患者预后可以得到明显的改善，但如果确诊不及时，未能给予早期强化治疗，患者多于半年内进展至终末肾衰竭。总体预后Ⅰ型最差，Ⅲ型较好，Ⅱ型居中。

第三节　慢性肾小球肾炎

慢性肾小球肾炎（chronic glomerulonephritis，CGN）简称慢性肾炎，临床上主要表现为血尿、蛋白尿、水肿、高血压，病情缓慢进展，病程超过一年以上，最终发展为慢性肾衰竭的一组肾小球病。由于本组疾病的病理类型及病期不同，主要临床表现可各不相同，疾病表现呈多样化。

一、病因和发病机制

慢性肾炎的病因目前不明确，仅有少部分由急性肾炎发展所致。其发病机制主要是免疫介导的炎症反应，除此之外，非免疫性因素，如大量蛋白尿、高血压、高脂血症等也促进疾病的进展。

二、病理

慢性肾炎的病理类型多种多样，主要包括系膜增生性肾小球肾炎（包括 IgA 和非 IgA 系膜增生性肾小球肾炎）、膜性肾病、系膜毛细血管性肾小球肾炎及局灶性节段性肾小球硬化等，其中非 IgA 系膜增生性肾小球肾炎可由毛细血管内增生性肾小球肾炎转化而来。当病变进展至后期，所有的病理类型均转化为硬化性肾小球肾炎，表现为肾小球硬化，相应的肾小管萎缩和肾间质纤维化。肾脏体积缩小、肾皮质变薄。

 案例讨论

临床案例　患者，男性，38 岁，间断双下肢水肿 5 年住院。患者 5 年前发现双下肢指凹性水肿，化验常规尿蛋白＋＋、尿红细胞阳性，间断给予口服中药治疗，尿蛋白波动在＋～＋＋＋。查体：血压 160/90mmHg，双下肢轻度指凹性水肿。辅助检查：尿蛋白＋＋＋，尿红细胞20～30 个/HP，异形红细胞占80%。血尿素氮5.6mmol/L，血肌酐86μmol/L。B 型超声：双肾大小正常，肾实质回声稍增强。

问题　1. 该患者患了何病？
　　　　2. 本病的治疗原则是什么？

三、临床表现和实验室检查

慢性肾炎起病缓慢、隐匿，可发生于任何年龄，男性多见，主要表现为血尿、蛋白尿、水肿和高血压，可有不同程度的肾功能减退，病情迁延，最终发展成慢性肾衰竭。

1. 水肿　水肿的程度不同，可有可无，病情缓解期水肿可完全消失，水肿主要是由于肾小球滤过率下降致"球-管失衡"所致。

2. 高血压　血压可正常或轻度升高，有的患者除慢性肾炎的一般表现外，血压（特别是舒张压）持续性中等以上程度升高，严重者可有眼底出血、渗出，甚至视盘水肿。尤其是进展至终末肾衰竭期。如果血压控制不好，可加速肾小球硬化，促进肾功能恶化，预后较差。

3. 肾功能不全　疾病早期肾功能正常或仅有轻度受损，持续数年甚至数十年后，肾功能逐渐恶化，并出现相应的临床表现，如夜尿增多、贫血、疲乏、纳差、血压升高等，最终发展至尿毒症。肾脏病理类型是决定肾功能进展快慢的重要因素（如系膜毛细血管性肾小球肾炎进展较快，膜性肾病进展较慢），但也与治疗是否合理等相关。另外，部分患者可因感染、劳累呈急性发作，或用肾毒性药物后病情急剧恶化，经及时去除诱因和适当治疗后病情可一定程度缓解，但也可能由此而进入不可逆的慢性肾衰竭。

4. 尿检查异常　所有的患者均存在尿检异常，多为轻度尿异常，尿蛋白 1～3g/d，尿红细胞可增多，有时可见管型。

四、诊断和鉴别诊断

（一）诊断

凡是血尿、蛋白尿、水肿、高血压病史超过一年以上，无论是否合并肾功能损害，除外继发性肾小球肾炎和遗传型肾小球肾炎，临床上即可诊断为慢性肾炎。

（二）鉴别诊断

1. 继发性肾小球肾炎　系统性红斑狼疮、过敏性紫癜、糖尿病等可引起肾脏损害，依据全身系统表现及相应的实验室检查不难鉴别。

2. 原发性高血压肾损害　本病易与慢性肾炎引起的继发性高血压相混淆。本病通常发生于中老年患者，有数年的高血压病史，无肾炎病史，尿蛋白定量不超过 2g/d，不伴血尿，肾小管功能减退出现早（早期即可出现夜尿增多），通常伴有心、脑及眼底的病变。

3. 急性肾小球肾炎　本病潜伏期约 1～3 周，血清 C3 有动态变化，而有前驱感染并以急性肾炎综合征为表现的慢性肾炎通常潜伏期较短，数小时后即可发病，血清 C3 无动态变化。

4. 慢性肾盂肾炎　有反复发作的尿路感染病史，化验尿白细胞阳性，尿细菌学检查阳性可资鉴别。

五、治疗

慢性肾炎的治疗应以防止或延缓肾功能进行性恶化、改善或缓解临床症状及防治心脑血管并发症为主要目的，并不是以消除尿的红细胞、蛋白尿为目的。慢性肾炎的治疗是个综合性的治疗。

1. 一般治疗　当患者有水肿和高血压时，应限制水钠的摄入，给予低盐饮食（1～3g/d）。肾功能不全的患者饮食中应限制蛋白质和磷的摄入，给予低优质蛋白饮食。

2. 积极控制高血压和减少尿蛋白　高血压和蛋白尿是加速肾小球硬化、促进肾功能恶化的独立危险因素，因此积极控制高血压和减少尿蛋白是两个重要环节。高血压的控制目标：力争把血压控制在理想水平（<130/80mmHg）。尿蛋白的治疗目标：力争 24 小时尿蛋白定量 <1g。对于降压药物的选择，如果患者存在水钠潴留引起的容量依赖性高血压，可选用噻嗪类利尿剂，如氢氯噻嗪 12.5～25mg/d。当肌酐清除率 <30ml/min 时，噻嗪类利尿剂无效，可选用袢利尿剂，但不宜过久过多使用，注意电解质紊乱发生。

慢性肾炎降压药物的选择首选 ACEI 或 ARB 类的降压药物，因其具有肾脏保护作用。ACEI 与 ARB 用于治疗肾脏病的机制：①血流动力学作用：有效降低系统高血压，同时扩张出球小动脉 >扩张入球小动脉，降低球内高压；②Ang Ⅱ能改变肾小球滤过膜孔径屏障，增加大孔物质通透性，ACEI 与 ARB 阻断了 Ang Ⅱ的效应，故能减少尿蛋白的滤过；③ACEI 与 ARB 可抑制细胞增殖、肥大，减少肾小球细胞外基质（ECM）蓄积，延缓肾纤维化进展。其中②、③均属于非降压机制。但肾功能不全患者应用 ACEI 或 ARB 要防止高血钾，血肌酐 >264μmol/L时一定在严密监测下谨慎使用。少数患者应用 ACEI 有持续性干咳的副作用。掌握好适应证和应用方法、监测血肌酐、血钾，防止严重副作用尤为重要。

用药期间注意监测血肌酐和血钾水平，避免肾功能急剧恶化和高钾血症。另外，根据病情，钙离子拮抗剂、α受体拮抗剂和β受体拮抗剂也常常作联合用药。

3. 糖皮质激素和细胞毒药物　慢性肾炎为一临床综合征，其病因、病理类型及其程度、临床表现和肾功能等变异较大，因此是否应用此类药物应区别对待。一般不主张积极应用，但是如果患者肾功能正常或仅轻度受损、病理类型较轻（如轻度系膜增生性肾炎、早期膜性肾病等），并且尿蛋白较多，无应用糖皮质激素及细胞毒类药物的禁忌证者可试用。如无效应及时逐步停用。

4. 避免加重肾脏损害的因素　感染、劳累、妊娠及应用肾毒性药物均可损伤肾脏，促进肾功能恶化，故应尽量避免。

六、预后

慢性肾炎病情迁延、病变均为缓慢进展，最终进展至慢性肾衰竭。病变进展速度个体差异很大，病理类型是重要因素，也与患者是否重视肾脏的保护治疗及有无加重肾脏损害的危险因素存在有关。

第四节　肾病综合征

肾病综合征（nephrotic syndrome，NS）的诊断标准是：①大量蛋白尿（尿蛋白定量≥3.5g/d）；②低蛋白血症（血浆白蛋白≤30g/L）；③水肿；④高脂血症。其中①②两项是诊断的必需条件。

一、病因

肾病综合征可分为原发性和继发性两大类，本节主要讨论原发性肾病综合征。

1. 原发性肾病综合征　是指原发于肾脏本身的疾病，具体表现为病理学诊断中的微小病变型肾病、系膜增生性肾小球肾炎、系膜毛细血管性肾小球肾炎、膜性肾病、局灶性节段性肾小球硬化等。

2. 继发性肾病综合征　儿童及青少年多继发于过敏性紫癜性肾炎、乙型肝炎病毒相关性肾炎、系统性红斑狼疮肾炎；中老年多见继发于糖尿病肾病、肾淀粉样变性、骨髓瘤性肾病、淋巴瘤或实体肿瘤性肾病。

二、病理生理

1. 大量蛋白尿　肾小球的滤过膜有分子屏障和电荷屏障的作用，当任一屏障受损时，大量的血浆白蛋白被滤过至原尿中，当超过近曲小管的重吸收能力时，即形成了大量蛋白尿。

2. 血浆蛋白变化　肾病综合征时大量白蛋白从尿中流失，促进肝脏代偿性合成白蛋白增加，同时近端肾小管摄取滤过蛋白增多，也使肾小管分解蛋白增加。当肝脏合成的白蛋白不足以补偿丢失的白蛋白时，则出现低蛋白血症。另外，肾病综合征患者肠道黏膜水肿，食欲减退，蛋白质摄入不足、吸收不良，也加重了低蛋白血症。

除血浆白蛋白减少外，血浆的某些免疫球蛋白（如IgG）和补体成分、抗凝及纤溶因子、金属结合蛋白及内分泌激素结合蛋白也可减少，尤其是肾小球病理损伤严重，大量蛋白尿和非选择性蛋白尿时更为显著。患者易发生感染、高凝、微量元素缺乏、内分泌紊乱和免疫功能低下等并发症。

3. 水肿　由于低白蛋白血症，导致血浆胶体渗透压下降，水分由血管腔进入组织间隙，从而导致了水肿。近年来的研究发现，约有半数患者的血容量正常或增加，血浆肾素的水平正常或者下降，提示在肾病综合征水肿的发生机制中肾内钠水潴留的因素起到了一定的作用。

4. 高脂血症 由于肝脏合成脂蛋白增加以及脂蛋白分解减弱，导致血胆固醇、甘油三酯、血清中低密度脂蛋白和极低密度脂蛋白升高，常与低蛋白血症并存。病情缓解时血脂也恢复正常。

 案例讨论

> **临床案例** 患者，男性，35岁，主因双下肢水肿7天住院。患者7天前出现双下肢指凹性水肿，伴尿量减少，发现尿中泡沫增多，未予重视，且水肿逐渐加重蔓延至全身伴腹胀。查体：血压120/80mmHg，全身重度水肿，双下肢重度指凹性水肿。腹部移动性浊音阳性。实验室检查：血浆白蛋白17.8g/L，血尿素氮6.9mmol/L，血肌酐56μmol/L。尿蛋白（＋＋＋＋），尿红细胞8~10个/HP。24小时尿蛋白定量15.8g。
>
> **问题** 1. 该患者诊断首先考虑什么疾病？需要与哪些疾病进行鉴别？
> 2. 需要做哪些实验室检查？
> 3. 如何对该患者进行治疗？

三、病理类型和临床特征

引起原发性肾病综合征的肾小球疾病主要病理类型有微小病变型肾病、系膜增生性肾小球肾炎、系膜毛细血管性肾小球肾炎、膜性肾病、局灶性节段性肾小球硬化。它们的病理及临床特征如下。

（一）微小病变型肾病

光镜下肾小球基本正常，近曲小管上皮细胞可见空泡变性、脂肪变性，肾间质常见水肿。免疫病理检查阴性。电镜下可见肾小球脏层上皮细胞足突融合消失，这也是本病特征性改变和主要诊断依据。

微小病变型肾病约占儿童原发性肾病综合征的80%~90%，成人原发性肾病综合征的10%~20%。本病男性多于女性，儿童高发，成人发病率较低，但60岁后发病率又呈现一小高峰。典型临床表现为肾病综合征，无肉眼血尿，仅15%的患者可有镜下血尿。

本病约有30%~40%病例可能在发病后数月内自发缓解。90%的患者对糖皮质激素治疗敏感，治疗两周左右开始利尿，尿蛋白可在数周内迅速减少至转阴性，血清白蛋白逐渐恢复到正常水平，最终能达到临床完全缓解。但本病的复发率高达60%，对反复发作或长期大量蛋白尿未能得到控制的有可能病理转变为系膜增生性肾小球肾炎，进而转变为局灶性节段性肾小球硬化。一般认为成人的治疗缓解率和缓解后复发率均较儿童低。

（二）系膜增生性肾小球肾炎

光镜下可见肾小球系膜细胞弥漫增生，同时伴有系膜基质增多，根据增生的严重程度可以分为轻、中、重度。免疫病理检查可见肾小球系膜区呈现强弱不等的一种或数种免疫球蛋白或补体沉积，根据免疫病理是否有IgA沉积可将本病分为IgA肾病和非IgA系膜增生性肾小球肾炎。电镜下系膜区电子致密物沉积。

本病我国发病率高，约占原发性肾病综合征的30%，显著高于西方国家。好发于青少年，男性多于女性，约50%的患者有前驱感染，可于上呼吸道感染后急性起病，可表现为急性肾炎综合征，也可隐匿起病，30%的患者表现为肾病综合征，非IgA系膜增生性肾小球肾炎中约70%患者伴有血尿，而IgA肾病患者均有血尿，约15%出现肾病综合征。病变程度由轻至重，肾功能不全及高血压的发生率逐渐增加。本组疾病呈肾病综合征者对糖皮质激素和细胞毒药物的治疗反应与病理改变的轻重有关，轻者疗效好，重者疗效差。

（三）系膜毛细血管性肾小球肾炎

光镜下可见系膜细胞和基质弥漫重度增生，沿内皮细胞下向毛细血管壁广泛插入，导致毛细血管壁弥漫增厚，因插入的系膜基质与毛细血管基底膜染色特点相似，因此基底膜呈"双轨征"。免疫病理检查可见 IgG 和 C3 呈颗粒状在系膜区及毛细血管壁沉积。电镜下系膜区、内皮下可见电子致密物沉积。

本病好发于青壮年，男性多于女性，约30%的患者常在上呼吸道感染后发病，表现为急性肾炎综合征；约50%～60%的患者表现为肾病综合征，几乎所有的患者伴有镜下血尿，少数患者还可出现肉眼血尿。高血压、肾功能损害及贫血出现早，50%～70%的患者血清补体 C3 水平持续降低，对提示本病有重要意义。

本病所致肾病综合征治疗困难，糖皮质激素及细胞毒药物治疗可能仅对部分儿童病例有效，成人疗效差。病变多持续进展并进展快，于发病10年后约有50%的病例进展至慢性肾衰竭。

（四）膜性肾病

光镜下可见肾小球呈弥漫性病变，由于抗原抗体免疫复合物主要沉积于肾小球毛细血管壁，导致基底膜弥漫增厚。早期仅见肾小球基底膜上皮侧有少量散在分布的嗜复红小颗粒（Masson 染色）；进而有钉突形成（嗜银染色），基底膜逐渐增厚。免疫病理检查可见 IgG 和 C3 沿基底膜呈细颗粒状沉积。电镜下早期可见 GBM 上皮侧有排列整齐的电子致密物，并伴有广泛足突融合。

本病好发于中老年，男性多于女性，一般起病隐匿，约80%临床表现为肾病综合征，约30%的患者可伴有镜下血尿，一般无肉眼血尿。常在发病5～10年后逐渐出现肾功能损害。本病极易发生血栓栓塞的并发症，尤其是肾静脉血栓的发生率较高可达40%～50%。因此如膜性肾病患者突发腰痛或肋腹痛，出现血尿或蛋白尿加重、肾功能急性恶化者应高度怀疑肾静脉血栓形成。如有突发胸痛、呼吸困难者应怀疑肺栓塞。

膜性肾病约占我国原发性肾病综合征的20%。约有20%～35%患者的临床表现可自发缓解。60%～70%的早期膜性肾病经糖皮质激素联合细胞毒药物治疗后可达临床缓解。但随着病情进展，或者合并高血压、肾功能减退者，则治疗效果差。本病多呈缓慢进展，10年肾脏存活率为80%～90%。

（五）局灶性节段性肾小球硬化

光镜下可见局灶（50%以下的肾小球）分布的节段性（肾小球50%以下的毛细血管袢）硬化（系膜基质增多、毛细血管闭塞、球囊粘连等）的肾小球，通常发生在肾皮质与髓质交界处。免疫病理检查可见 IgM 伴或不伴 C3 在肾小球硬化部位呈高强度团块状沉积，未硬化的肾小球阴性。电镜下可见肾小球上皮细胞足突广泛融合。

 知识链接

局灶性节段性肾小球硬化

本病根据硬化部位的不同，可分为：①门部型，硬化部位位于肾小球血管极；②顶端型，硬化部位位于尿极；③细胞型，受累肾小球表现为内皮细胞和系膜细胞增生，足细胞增生肥大和空泡变性；④塌陷型，毛细血管塌陷、足细胞增生肥大；⑤非特殊型，不能归入上述亚型。

本病好发于青少年，男性多于女性，占我国原发性肾病综合征的 5% ~ 10%，多为隐匿起病，部分病例可由微小病变型肾病转变而来。大量蛋白尿和肾病综合征为其主要临床特点，约 75% 的患者伴有血尿，部分患者可伴有肉眼血尿。本病确诊时约半数患者有高血压，约 30% 有肾功能减退。本病顶端型对糖皮质激素治疗有效，预后较好。塌陷型治疗反应差，进展快，多于两年内进入终末期肾病。近年来研究表明 50% 患者治疗有效但起效较慢，平均缓解期为 4 个月，通常需联合细胞毒药物治疗；肾病综合征能否缓解与预后密切相关，缓解者预后好，不缓解者 6 ~ 10 年超过半数进入终末期肾病。

四、并发症

1. 感染 感染是肾病综合征的常见并发症，主要是由于蛋白质营养不良、免疫球蛋白丢失及应用糖皮质激素和细胞毒药物。感染以呼吸系统、泌尿系统和皮肤等为多见。感染也是导致肾病综合征复发和疗效不佳的主要原因之一，且感染后临床征象常不明显，应高度重视感染并发症的发生。

2. 血栓、栓塞形成 血栓、栓塞形成是肾病综合征严重的、致死性合并症之一。由于有效血容量减少、高脂血症造成血液黏稠度增加，再者由于大量尿蛋白的丢失，肝脏代偿性合成蛋白增加，引起机体凝血、抗凝和纤溶系统失衡；肾病综合征患者血小板功能亢进；加之应用利尿剂和糖皮质激素治疗可加重高凝状态；因此容易发生血栓、栓塞。其中肾静脉血栓、下肢静脉血栓及其脱落后形成的肺栓塞最为常见，而脑动脉、冠状动脉也可发生血栓、栓塞。血栓、栓塞并发症是直接影响肾病综合征治疗效果和预后的重要原因。

3. 急性肾衰竭 肾病综合征过程出现急性肾衰竭的主要原因有肾前性急性肾衰竭、特发性急性肾衰竭。肾前性急性肾衰竭发生于严重血容量下降时，通常经扩容、利尿后可恢复；特发性急性肾衰竭常见于微小病变型肾病患者，肾脏病理可见肾小管上皮细胞变性、坏死、脱落，肾间质弥漫性水肿，推测其发生原因可能与肾间质高度水肿压迫肾小管以及大量管型堵塞肾小管有关。

4. 蛋白质及脂肪代谢紊乱 长期低蛋白血症可导致营养不良、儿童生长发育迟缓，还可导致甲状腺激素水平低下，维生素 D 缺乏，金属结合蛋白丢失可使微量元素缺乏，如缺铁性贫血，锌缺乏，铜缺乏等；免疫球蛋白减少造成机体免疫力低下易致感染、伤口愈合不良等；高脂血症增加血液黏稠度，易促进血栓、栓塞并发症的发生，还将增加心血管系统并发症，并可促进肾小球硬化和肾小管 - 间质病变的发生，促进肾脏病变的慢性进展。

五、诊断和鉴别诊断

（一）诊断

有大量蛋白尿、低蛋白血症伴或不伴水肿、高脂血症者即可诊断为肾病综合征，排除继发性和遗传性因素后方可诊断为原发性肾病综合征，如有条件尽可能做肾活检明确病理类型，再判断有无并发症。

（二）鉴别诊断

临床上确诊原发性肾病综合征前，应与下列可引起肾病综合征的继发性疾病相鉴别：

1. 过敏性紫癜性肾炎 本病好发于青少年，有典型的皮肤紫癜，还可伴有关节痛、腹痛和黑便，患者多于皮疹出现 1 ~ 4 周左右出现血尿和（或）蛋白尿，典型皮疹有助于鉴别诊断。

2. 系统性红斑狼疮肾炎 本病好发于育龄期女性，除有肾病综合征的表现外，还有多系统损害的表现，如发热、关节痛、皮疹、光过敏等，免疫学检查可检出多种自身抗体，一般不难明确诊断。

3. 乙型肝炎病毒相关性肾炎　本病多见于儿童和青少年，以蛋白尿或肾病综合征为主要临床表现，常见的病理类型为膜性肾病，其次为系膜毛细血管性肾小球肾炎等。国内诊断本病需要满足以下三个条件：①血清 HBV 抗原阳性；②有肾小球肾炎临床表现，并除外狼疮性肾炎等继发性肾小球肾炎；③肾活检切片中找到 HBV 抗原。依据肾活检病理结果可鉴别。

4. 糖尿病肾病　本病好发于中老年，糖尿病 10 年以上可引起肾病综合征，早期为尿微量白蛋白排出增加，后逐渐发展为大量蛋白尿、甚至肾病综合征的表现。根据其糖尿病病史及眼底改变有助鉴别。

5. 肾淀粉样变性　好发于中老年，男性多于女性，依据病因可分为原发性和继发性肾淀粉样变性。原发性原因不明，可累及心、肾、消化道、皮肤和神经；继发性淀粉样变性常继发于慢性化脓性感染、结核、恶性肿瘤等。本病确诊需行肾活检明确。

6. 骨髓瘤性肾病　好发于中老年，男性多见，患者可有骨痛，血浆蛋白电泳 M 带阳性，尿本周氏蛋白阳性，骨髓象显示浆细胞异常增生（占有核细胞的 15% 以上）。多发性骨髓瘤累及肾小球时可出现肾病综合征。根据多发性骨髓瘤的特征性表现可鉴别。

六、治疗

本病的治疗包括对症治疗、合并症的防治及以阴转和减少尿蛋白、提高血浆白蛋白减缓肾损伤为目的主要治疗。

（一）对症治疗和合并症的防治

1. 休息与活动的安排　以卧床休息为主，但要保持适当的床上和床旁活动，预防血栓形成。肾病综合征缓解后可逐渐增加活动，但如果活动增加后尿蛋白量增加，则应再酌情减少活动。

2. 饮食治疗　因患者胃肠道黏膜水肿，影响其消化吸收，宜进易消化、清淡饮食，为减轻高脂血症，应少进富含饱和脂肪酸（动物油脂）的饮食，而多吃富含多聚不饱和脂肪酸（如植物油、鱼油）及富含可溶性纤维（如燕麦、米糠和豆类）的饮食。患者水肿时应低盐饮食，每日摄取食盐小于 3g/d。在保证热量充分的同时（热量摄取 30～35kcal）蛋白质应选择优质蛋白，以 0.8～1.0g/（kg·d）为宜。

3. 水肿的治疗　肾病综合征水肿的治疗应缓慢减轻水肿，除非发生急性肺水肿，否则切忌急骤利尿。轻中度的水肿可选用噻嗪类利尿剂，如果存在低钾血症还可选用保钾利尿剂，重度水肿者选用袢利尿剂。

利尿剂包括以下几种：①噻嗪类利尿剂：主要作用于髓袢升支厚壁段和远曲小管前段，通过抑制钠和氯的重吸收，增加钾的排泄而利尿，长期服用应防止低钾、低钠血症；②潴钾利尿剂：主要作用于远曲小管后段，排钠、排氯，但潴钾，适用于低钾血症的患者，单独使用时利尿作用不显著，可与噻嗪类利尿剂合用，常用氨苯蝶啶或醛固酮拮抗剂螺内酯，长期服用需防止高钾血症，肾功能不全患者应慎用；③袢利尿剂：主要作用于髓袢升支，对钠、氯和钾的重吸收具有强力的抑制作用。常用呋塞米（速尿）或布美他尼（丁尿胺）（同等剂量时作用较呋塞米强 40 倍），分次口服或静脉注射。在渗透性利尿药物应用后随即给药，效果更好。应用袢利尿剂时需谨防低钠血症及低钾、低氯血症性碱中毒发生。

渗透性利尿剂通过一过性提高血浆胶体渗透压，可使组织中水分回吸收入血。此外，它们又经过肾小球滤过，造成肾小管内液的高渗状态，减少水、钠的重吸收而利尿。常用不含钠的右旋糖酐 40（低分子右旋糖酐）或淀粉代血浆（706 代血浆）（分子量均为 2.5 万～4.5 万）静脉点滴。随后加用袢利尿剂可增强利尿效果。但对少尿（尿量 <400ml/d）患者应慎用此类药物，因其易与肾小管分泌的 Tamm - Horsfall 蛋白和肾小球滤过的白蛋白一起形成管型，阻塞肾小管，并由于其高渗作用导致肾小管上皮细胞变性、坏死，诱发"渗透性肾病"，导致急性肾衰竭。

血浆或血浆白蛋白等静脉输注均可提高血浆胶体渗透压，促进组织中水分回吸收并利尿，如再用呋塞米加于葡萄糖溶液中缓慢静脉滴注，有时能获得良好的利尿效果。但由于输入的蛋白均将于 24～48 小时内由尿中排出，可引起肾小球高滤过及肾小管高代谢，造成肾小球脏层及肾小管上皮细胞损伤、促进肾间质纤维化，轻者影响糖皮质激素疗效，延迟疾病缓解，重者可损害肾功能。故应严格掌握适应证，对严重低蛋白血症、高度水肿而又少尿（尿量 <400ml/d）的肾病综合征患者，在必须利尿的情况下方可考虑使用，但也要避免过频过多。心力衰竭患者应慎用。

当患者处于严重低血容量状态，过度应用利尿剂减轻水肿很困难而且较危险，可给予扩容利尿。对肾病综合征患者利尿治疗的原则是不宜过快过猛，以免造成血容量不足、加重血液高凝倾向，诱发血栓、栓塞并发症。

4. 减少尿蛋白 持续性大量蛋白尿本身可导致肾小球高滤过、加重肾小管－间质损伤、促进肾小球硬化，是影响肾小球病预后的重要因素。已证实减少尿蛋白可以有效延缓肾功能的恶化。

血管紧张素转换酶抑制剂（ACEI）或血管紧张素Ⅱ受体拮抗剂（ARB），除可有效控制高血压外，均可通过降低肾小球内压和直接影响肾小球基底膜对大分子的通透性，有不依赖于降低全身血压的减少尿蛋白作用。用 ACEI 或 ARB 降尿蛋白时，所用剂量一般应比常规降压剂量大，才能获得良好疗效。

5. 降脂治疗 常用他汀类降脂药控制血脂，可选择口服辛伐他汀 20mg，每日 1 次或洛伐他汀 20mg，每日 1 次。

6. 抗凝治疗 肾病综合征易发生血栓栓塞合并症，一般认为当血浆白蛋白低于 20g/L（特发性膜性肾病低于 25g/L），提示存在高凝状态，即应开始预防性抗凝治疗。可给予肝素钠 1875～3750U 皮下注射，每 6 小时 1 次；或选用低分子肝素 4000～5000U，皮下注射，每日 1～2 次，维持试管法凝血时间于正常一倍；也可口服华法林，维持凝血酶原时间国际标准化比值（INR）于 1.5～2.5。抗凝同时可辅以抗血小板药，如双嘧达莫 300mg～400mg/d，分 3～4 次口服，或阿司匹林 75～100mg/d，口服。对已发生血栓、栓塞者应尽早（6 小时内效果最佳，但 3 天内仍可望有效）给予尿激酶或链激酶全身或局部溶栓，同时配合抗凝治疗，抗凝药一般应持续应用半年以上。抗凝及溶栓治疗时均应避免药物过量导致出血。

（二）抑制免疫与炎症反应

1. 糖皮质激素 糖皮质激素（以下简称激素）是治疗本病的主要药物，糖皮质激素的作用机制是通过抑制炎症反应、抑制免疫反应、抑制醛固酮和抗利尿激素分泌的作用，也有影响肾小球基底膜通透性等的综合作用而发挥利尿、消除尿蛋白的疗效。

其应用原则和方案为：①起始足量，泼尼松 1mg/（kg·d），口服 8～12 周；②缓慢减药，足量治疗后每 2～3 周减原用量的 10%，当减至 20mg 左右时易复发，故减量应更慢；③长期维持，最后以 10mg/d 口服维持 6 个月。激素可采取全日量顿服或在维持用药期间两日量隔日一次顿服，以减轻激素的副作用。水肿严重、有肝功能损害或泼尼松疗效不佳时，可更换为泼尼松龙口服或静脉滴注。

根据患者对糖皮质激素的治疗反应，可将应用激素治疗 8～12 周的患者肾病综合征缓解者称为激素敏感型；如果激素减药到一定程度就复发者称为激素依赖型；如激素治疗无效，则称激素抵抗型。

长期应用激素患者可出现感染，血压升高，药物性糖尿病，骨质疏松，胃溃疡等副作用，少数病例还可能发生股骨头无菌性缺血性坏死，用药期间需加强监测，以便及时处理。

2. 免疫抑制剂 这类药物可用于激素依赖和激素抵抗型的患者，协同激素的作用。

（1）环磷酰胺 是目前国内外最常用的细胞毒药物，在体内被肝细胞微粒体羟化，代谢产物具有较强的免疫抑制作用。应用剂量 2mg/（kg·d），分 1～2 次口服，或者可以 200mg

隔日静脉注射或点滴，累积 6 ~ 8g 后停药。主要的不良反应包括骨髓抑制、肝损害、脱发、出血性膀胱炎、胃肠道反应、性腺抑制等。

（2）环孢素　对于应用激素和细胞毒药物无效的难治性肾病综合征，可选择环孢素治疗。属于钙调神经蛋白抑制剂，能选择性抑制 T 辅助细胞及 T 细胞毒效应细胞。常用剂量为 3 ~ 5mg/（kg·d），每日分 2 次空腹口服，8 ~ 12 周缓慢减量，疗程 6 ~ 12 个月，服药期间应监测其血药浓度。副作用主要为肝肾毒性、高尿酸血症、高血压、多毛及牙龈增生。

（3）麦考酚吗乙酯　在体内代谢为霉酚酸，后者为次黄嘌呤单核苷酸脱氢酶抑制剂，抑制鸟嘌呤核苷酸的经典合成途径。所以能选择性抑制 T、B 淋巴细胞增殖及抗体形成达到治疗目的。常用剂量为 1.5 ~ 2g/d，每日 2 次口服，3 ~ 6 个月后减量，再维持 6 个月。副作用相对较少，但价格昂贵，使得广泛应用受到了一定限制。该药对部分难治性肾病综合征有效。

应用糖皮质激素及免疫抑制剂（包括细胞毒药物）治疗 NS 可有多种方案，原则上应以增强疗效的同时最大限度地减少副作用为宜。对于是否应用激素治疗、疗程长短，以及是否使用和选择何种免疫抑制剂（细胞毒药物）等应结合患者肾小球病的病理类型、年龄、肾功能和有否相对禁忌证等情况不同而区别对待，依据免疫抑制剂的作用靶目标，制定个体化治疗方案。近年来根据循证医学的研究结果，针对不同的病理类型，提出相应治疗方案。

（三）中医药治疗

单纯中医、中药治疗肾病综合征疗效出现较缓慢 [如雷公藤多苷 1mg/（kg·d）口服]，一般主张与激素及细胞毒类药物联合应用。

（四）并发症治疗

NS 的并发症是影响患者长期预后的重要因素，应积极防治。

1. 感染　通常在激素治疗时无需应用抗生素预防感染，否则不但达不到预防目的，反而可能诱发真菌二重感染。一旦发现感染，应及时选用对致病菌敏感、强效且无肾毒性的抗生素积极治疗，有明确感染灶者应尽快去除。严重感染难控制时应考虑减少或停用激素，但需视患者具体情况决定。

2. 血栓及栓塞并发症　治疗同前抗凝治疗。

3. 急性肾衰竭　肾病综合征并发急性肾损伤处理不当可危及生命，若及时给予正确处理，大多数患者可望恢复。可采取以下措施：①袢利尿剂：对袢利尿剂有效者应予以较大剂量，以冲刷阻塞的肾小管管型；②血液透析：利尿无效，并已达到透析指征者，应给血液透析以维持生命，并在补充血浆制品后适当脱水，以减轻肾间质水肿；③原发病治疗：因其病理类型多为微小病变型肾病，应予以积极治疗；④碱化尿液：可口服碳酸氢钠碱化尿液，以减少管型形成。

4. 蛋白质及脂肪代谢紊乱　在肾病综合征缓解前常难以完全纠正代谢紊乱，但应调整饮食中蛋白和脂肪的量和结构，力争将代谢紊乱的影响减少到最低限度。目前，不少药物可用于治疗蛋白质及脂肪代谢紊乱。如：ACEI 及血管紧张素 II 受体拮抗剂均可减少尿蛋白；部分中药如黄芪可促进肝脏白蛋白合成，并可能兼有减轻高脂血症的作用。降脂药物可选择降胆固醇为主的羟甲戊二酸单酰辅酶 A（HMG-CoA）还原酶抑制剂，如洛伐他汀等他汀类药物；或降甘油三酯为主的氯贝丁酯类，如非诺贝特等。肾病综合征缓解后高脂血症可自然缓解，则无需继续药物治疗。

七、预后

影响本病预后的因素主要有：①病理类型：微小病变型肾病和轻度系膜增生性肾小球肾炎预后较好，微小病变型肾病部分患者可自发缓解，治疗缓解率高，但缓解后易复发。早期膜性肾病仍有较高的治疗缓解率，晚期虽难以达到治疗缓解，但病情多数进展缓慢，发生肾衰竭较晚。系膜毛细血管性肾小球肾炎、重度系膜增生性肾小球肾炎的预后差，较快进入慢性肾衰竭。影响局灶性节段性肾小球硬化预后最主要因素是尿蛋白程度和对治疗的反应，自然病程中非 NS 患者 10 年肾存活率为 90%，NS 患者为 50%；而 NS 对激素治疗缓解者 10 年肾存活率达 90% 以上，无效者仅为 40%。②临床因素：不易控制的大量蛋白尿、高血压、高血脂可以促进肾小球硬化，导致预后差。③反复感染及血栓形成影响预后。

第五节 IgA 肾病

IgA 肾病（IgA nephropathy，IgAN）是指肾小球系膜区以 IgA 或 IgA 沉积为主的原发性肾小球疾病，是肾小球源性血尿最常见的病因。为目前世界范围内最常见的原发性肾小球疾病。约占全部肾活检病例的 10%～40%、原发性肾小球疾病的 20%～50%。IgA 肾病有明显的地域性分布，亚洲地区为高发区，占肾活检病例的 30%～40%；欧洲地区占 20%；北美最低为 10%。也是我国最常见的肾小球疾病，已成为终末期肾病的重要病因之一。

一、病因和发病机制

部分 IgA 肾病患者常在呼吸道感染或胃肠道及泌尿系感染后数小时到 1～2 天发病或出现肉眼血尿，则以往强调黏膜免疫与 IgA 肾病发病机制相关。目前的研究证实：IgA 肾病患者血清中 IgA1 较正常人显著增高，肾小球系膜区沉积的 IgA 免疫复合物或多聚 IgA 为 IgA1，相似于血清型 IgA，提示为骨髓源性 IgA。研究发现 IgA 肾病患者血清中 IgA1 的铰链区存在糖基化缺陷，糖基化位点减少，不易被肝脏清除，导致其与肾小球系膜细胞膜上 IgA1Fc 受体结合力增强，提示缺陷的 IgA1 与肾小球系膜细胞 Fc 结合所产生的受体 - 配体效应在 IgA 肾病的发病机制中起着重要的作用，诱导系膜细胞分泌炎症因子、活化补体，导致 IgA 肾病的病理改变和临床症状。

二、病理

本病的特征是在肾小球系膜区可见以 IgA 为主的免疫复合物沉积，因此肾组织病理及免疫病理检查是本病确诊的必要条件。IgA 肾病病理变化多种多样，病变程度轻重不一，几乎涉及了增生性肾炎所有的病理类型：轻微病变性肾小球肾炎、局灶增生性肾小球肾炎、毛细血管内增生性肾小球肾炎、系膜毛细血管性肾小球肾炎、新月体性肾小球肾炎、局灶性节段性肾小球硬化和增生硬化性肾小球肾炎等。免疫荧光以 IgA 为主在肾小球系膜区或伴有毛细血管袢的高强度、粗大颗粒状或团块状沉积，常伴有 C3 沉积，一般无 C1q、C4 沉积，也可有 IgG、IgM 沉积，与 IgA 的分布相似，但强度较弱。电镜下可见肾小球系膜区高密度的电子致密物沉积。

三、临床表现

本病多见于青壮年，男性多于女性，可包含原发性肾小球疾病的各种临床表现，血尿最常见。

1. 发作性肉眼血尿 约 50% 的患者于上呼吸道感染，少数于消化道、泌尿道感染后出现一过性或者反复发作的肉眼血尿，肉眼血尿于感染后 24～48 小时后发生，有时可能更短。肉眼血尿的同时还伴有水肿、血压升高、血尿素氮及血肌酐的升高等肾炎综合征的表现。

2. 无症状镜下血尿伴或不伴蛋白尿 约 30%～40% 的患者体检时发现尿检异常，因疾病隐匿，患者发病时间很难确定，大部分患者预后较好，但是伴有蛋白尿者也可能预后欠佳，因此应尽早做肾活检以早期诊断，制定合理治疗方案。

3. 大量蛋白尿 约 10%～24% 的患者出现大量蛋白尿，甚至表现为肾病综合征。

4. 高血压 大部分患者起病时并无高血压，随着病程的进展高血压的发生率逐渐升高。

5. 急性肾损伤 IgA 肾病可因发生急进性肾炎综合征、急性肾炎综合征、大量肉眼血尿堵塞肾小管等引起急性肾损伤，肾活检呈弥漫性新月体形成或伴肾小球毛细血管袢坏死，或肾小管内有大量红细胞管型，肾功能进行性恶化，可伴高血压，血肌酐升高。

6. 慢性肾衰竭 大多数 IgA 肾病患者在确诊 10～20 年后逐渐进入慢性肾衰竭。

 知识链接

急性肾损伤

急性肾损伤（AKI）的定义：改善全球肾脏病预后组织（KDIGO）确立的 AKI 定义是指①48h 内 Scr 升高 ≥26.5μmol/L（0.3mg/dl）；②Scr 升高超过基础值的 1.5 倍及以上，且明确或经推断上述情况发生在 7d 之内；③尿量减少 <0.5ml/（kg·h），且时间持续 6h 以上。符合以上情况之一者即可诊断 AKI。

四、实验室检查

尿沉渣显示尿红细胞增多，相差显微镜下以变形红细胞为主，有时也可见到混合性血尿。尿蛋白可阴性或少量，少数患者呈大量蛋白尿。血清 IgA 升高者可达 30%～50%。

五、诊断和鉴别诊断

（一）诊断

本病的诊断依赖肾活检，免疫病理可见肾小球系膜区或伴有毛细血管壁的高强度、粗大颗粒状或团块状 IgA 沉积。诊断原发性 IgA 肾病时，必须排除过敏性紫癜、肝硬化等继发性 IgA 沉积的疾病后方可诊断。

（二）鉴别诊断

1. 急性链球菌感染后肾小球肾炎 应与表现为急性肾炎综合征的 IgA 肾病相鉴别，前者潜伏期长，血补体 C3 降低，大部分可自愈；后者潜伏期短，无血补体 C3 下降，病情反复。

2. 非 IgA 系膜增生性肾小球肾炎 本病大约 30% 的患者表现为肉眼血尿，临床表现与 IgA 肾病相似，鉴别有赖于肾活检免疫病理。

3. 薄基底膜肾病 本病表现为持续性镜下血尿，有阳性血尿家族史，肾活检免疫病理检查阴性，电镜下可见肾小球基底膜变薄，因此鉴别不难。

4. 过敏性紫癜肾炎 本病为继发性 IgA 肾病，其病理学特征与 IgA 肾病完全相同，但本病除了肾炎的表现外，还有肾外表现，如典型的皮肤紫癜、关节肿痛、腹痛和黑便等有助鉴别。

六、治疗

本病目前无特效的治疗方法。以急性肾炎综合征起病的患者应卧床休息，给予控制感染、利尿消肿、控制高血压等对症治疗；以急进性肾炎综合征肾脏病理为细胞性新月体性肾炎或伴毛细血管袢坏死导致的急性肾衰竭时，可给予甲泼尼龙冲击治疗，必要时可采取血液净化治疗；如因红细胞管型阻塞肾小管所引起的急性肾衰竭，给予支持治疗，必要时给予透析治疗，大多数能自行缓解。发作性肉眼血尿与慢性扁桃体炎反复发作有关者，应可行扁桃体切除术；表现为肾病综合征者，可给予糖皮质激素和（或）免疫抑制剂治疗。另外，建议 ACEI

或 ARB 治疗并逐渐增加至可耐受的剂量，以使尿蛋白 <1g/d，延缓肾功能进展。经过 3~6 个月优化支持治疗后，如尿蛋白仍持续 >1g/d 且 GFR >50ml/（min·1.73m²）的患者，使用糖皮质激素治疗，必要时加用其他免疫抑制剂。大量蛋白尿长期得不到控制者，易进展至慢性肾衰竭，预后较差。

本病的自然病程和预后差异较大。约 30% 临床表现和病理程度较轻的患者可达到临床缓解，20%~30% 的患者进展为终末期肾病。大量的研究表明，大量蛋白尿、肾功能损害、病理分级高者提示预后不良。

 本章小结

肾小球疾病中原发性肾小球病占大多数，而且是我国引起慢性肾衰竭的最常见原因。临床分为：急性肾小球肾炎、急进性肾小球肾炎、慢性肾小球肾炎、无症状性血尿或（和）蛋白尿及肾病综合征等五型。本章介绍了急性肾炎、急进性肾小球肾炎、慢性肾炎、肾病综合征及 IgA 肾病的病因、病理、临床表现、实验室检查、诊断和鉴别诊断、治疗及预防等内容。

 思考题

1. 急性肾炎典型的临床表现有哪些？
2. 简述急性肾炎的诊断标准，需要与哪些主要疾病鉴别、鉴别的要点是什么？
3. 急性肾炎的治疗原则有哪些？
4. 急进性肾小球肾炎的强化治疗主要包括有哪些？
5. 慢性肾炎的治疗原则是什么？
6. 肾病综合征的治疗原则有哪些？
7. IgA 肾病的临床表现有哪些？

（胡桂才）

第三章　继发性肾小球疾病

第一节　狼疮性肾炎

系统性红斑狼疮（SLE）是一种累及全身结缔组织的自身免疫性疾病，通过自身抗原、抗体相结合而形成免疫复合物的沉积，导致肾、关节、心、肺、肝、脑和皮肤等多部位、多系统和多器官的损伤。狼疮性肾炎是 SLE 较常见且严重的并发症之一，亦是其主要致死原因之一。狼疮性肾炎既可与 SLE 的其他临床表现同时出现，也可为首发表现。

一、病因与发病机制

免疫复合物（immune complex，IC）形成与沉积是引起 SLE 肾脏损害的主要机制。循环中抗 dsDNA 等抗体与相应抗原结合形成免疫复合物后，沉积于肾小球；或者循环中抗 dsDNA 抗体与 dsDNA 相结合后，介导核小体（nucleosome）通过电荷吸引种植于肾小球，或循环中抗 dsDNA 抗体与肾小球内在抗原发生交叉反应形成原位免疫复合物。无论是循环的免疫复合物沉积于肾小球或原位形成的免疫复合物，两者均能激活补体，引起炎性细胞浸润、凝血因子活化及炎症介质释放，导致肾脏损伤。

狼疮性肾炎的促发因素如下。

1. 遗传及体质　本病患者近亲发病率高达 5%～12%，同卵孪生发病 69%，而异卵孪生发病仅 3%。黑人与亚裔人群发病率明显高，均提示本病受遗传因素影响。本病的遗传易感性基因定位于第 6 对染色体。妇女发病率明显高，提示内分泌因素的作用。

2. 环境因素　遗传因素仅为易感倾向，环境因素在本病的促发中起重要作用。病毒感染如慢病毒－C 病毒感染；药物因素如青霉素、肼屈嗪、普鲁卡因胺、异烟肼、甲基多巴、氯普吗嗪及奎尼丁等，可能与药物中肼及胺、巯基团有关。药物与细胞核组蛋白结合后，与淋巴细胞作用形成自身免疫复合物。药物引起系统性红斑狼疮很少侵犯肾脏与中枢神经系统；日光（紫外线）照射加重本病，见于 40% 患者，紫外线可使 DNA 转化为胸腺嘧啶二聚体，而使抗原性增强，促发本病。

二、病理

狼疮性肾炎病理表现多种多样，2003 年国际肾脏病协会（ISN）及肾脏病理学会工作组（RPS）进行了狼疮性肾炎的病理分型（表 4 – 3 – 1）。

表 4 – 3 – 1 狼疮性肾炎病理分型及病理表现

病理分型	病理表现
Ⅰ型	系膜轻微病变性狼疮性肾炎 光镜下正常，免疫荧光可见系膜区免疫复合物沉积
Ⅱ型	系膜增生性狼疮性肾炎 单纯系膜细胞轻度增生或伴有系膜基质增生 光镜下可见系膜区增宽，系膜区免疫复合物沉积 荧光和电镜下可见少量的上皮下和内皮下免疫复合物沉积
Ⅲ型	局灶性狼疮性肾炎（累及 <50% 肾小球） 活动性和非活动性病变，呈局灶性、节段性或球性的肾小球内增生病变，或新月体形成，但受累肾小球少于全部的 50%，可见局灶性的内皮下免疫复合物沉积，伴有或无系膜增生
Ⅲ（A）型	活动性病变：局灶增生性
Ⅲ（A/C）型	活动性伴慢性病变：局灶增生硬化性
Ⅲ（C）型	慢性非活动性病变伴有肾小球硬化：局灶硬化性
Ⅳ型	弥漫性狼疮性肾炎（累及 ≥50% 肾小球） 活动性或非活动性病变，呈弥漫性节段性或球性的肾小球增生病变，或新月体性 GN，受累肾小球超过全部的 50%，可见弥漫性内皮下免疫复合物沉积，伴有或无系膜增生。轻度或无系膜增生的 LN，出现弥漫性白金耳样病变时，也归入Ⅳ型弥漫性 LN
	Ⅳ – S（A） 活动性病变：弥漫性节段增生性
	Ⅳ – G（A） 活动性病变：弥漫性球性增生性
	Ⅳ – S（A/C） 活动性和慢性病变：弥漫性节段增生和硬化性
	Ⅳ – G（A/C） 活动性和慢性病变：弥漫性球性增生和硬化性
	Ⅳ – S（C） 慢性非活动性病变伴有硬化：弥漫性节段硬化性
	Ⅳ – G（C） 活动性和慢性病变：弥漫性球性硬化性 应注明活动性和硬化性病变的肾小球比例 应注明肾小管萎缩、肾间质细胞浸润和纤维化、肾血管硬化和其他血管病变的严重程度（轻度、中度和重度）和比例
Ⅴ型	膜性狼疮性肾炎，可以合并发生Ⅲ型或者Ⅳ型，也可伴有终末期硬化性狼疮性肾炎 肾小球基底膜弥漫增厚，可见球性或节段性上皮下免疫复合物沉积，伴有或无系膜增生
Ⅵ型	终末期硬化性狼疮性肾炎，≥90% 肾小球呈球性硬化，不再有活动性病变

2003 年分类更强调了临床和病理的紧密联系：①仅凭病理形态，无临床的证据，不能确诊狼疮性肾炎；②光镜、荧光和电镜检查均正常的肾活检标本，不再诊断狼疮性肾炎；③Ⅲ型和Ⅳ型狼疮性肾炎，强调了活动性病变和非活动性病变；④Ⅴ型狼疮性肾炎，当混有Ⅲ型和Ⅳ型病变时，直接诊断为Ⅲ + Ⅴ和Ⅳ + Ⅴ；⑤Ⅵ型狼疮性肾炎应与Ⅳ – G（C）狼疮性肾炎区别，一旦超过 90% 的球性硬化，方可诊断为Ⅵ型，说明已经失去治疗价值。

狼疮性肾炎除累及肾小球外，肾小管 – 间质和血管也常受累。有间质或血管病变的患者肾脏受损往往较重，预后较差。狼疮性肾炎患者典型的肾小球免疫病理表现为 IgG、IgA、IgM、C3、C4、C1q 均阳性，称为"满堂亮（full house）"。狼疮性肾炎自身病变的进展或经适当治疗后可发生病理类型的改变。

案例讨论

临床案例 患者，女性，20岁，因发热伴关节疼痛1月就诊，近1周出现低热伴双手指间关节肿痛、晨僵，化验血常规：白细胞$3.2 \times 10^9/L$，血小板$60 \times 10^9/L$，尿蛋白：+ + +，24小时尿蛋白定量2.9g，血沉48mm/h。

问题 1. 该患者需要作哪些实验室检查？

2. 该患者诊断首先考虑什么疾病？需要与什么疾病作鉴别？

3. 如何对该患者进行治疗？

三、临床表现

本病多见于中、青年育龄女性，好发年龄为15～40岁。多数患者缓慢起病，隐袭发展。临床表现复杂，早期诊断困难。

（一）肾外表现

复杂多样，常见面部蝶形红斑、发热、关节红肿、皮疹、脱发、口腔溃疡等。重型病例病变常迅速累及浆膜、心、肺、肝、造血器官和其他脏器组织，并伴相应的临床表现，即表现为胸腹水、心脏杂音或心包积液、肝脾肿大、淋巴结肿大及贫血、白细胞和血小板减少等。

（二）肾脏表现

肾脏是SLE最常侵犯的器官之一，约1/4的患者以肾脏损害为首发表现。轻者为无症状蛋白尿（<2.5g/d）或血尿，无水肿、高血压。多数病例可有蛋白尿、红白细胞尿、管型尿或呈肾病综合征表现，伴有浮肿、高血压或肾功能减退，夜尿增多较常见，少数病例起病急剧，肾功能迅速恶化。

1. 蛋白尿 是狼疮性肾炎最常见的临床表现，轻重不一。亚临床型或"寂静"型：无肾受累表现，尿常规阴性，但病理学检查常有不同程度的病变；轻型：占30%～50%，无临床症状，仅有轻、中度蛋白尿；肾病综合征型：约占40%～60%，呈大量蛋白尿，低蛋白血症及水肿，间或有血胆固醇升高，疾病后期有高血压，肾功能损害，大部分患者发展至肾衰竭。除Ⅰ型外，其他病理类型均有蛋白尿，大量蛋白尿常见于重度增生性和（或）膜性狼疮性肾炎，少部分Ⅱ型和Ⅲ型狼疮性肾炎患者也可表现为肾病综合征。

2. 血尿 以镜下血尿为多，持续肉眼血尿或大量镜下血尿主要见于肾小球出现毛细血管袢坏死、有较多新月体形成的患者。

3. 管型尿 1/3患者尿液中出现管型，且主要为颗粒管型。红细胞管型常见于严重增生性狼疮性肾炎。

4. 高血压 部分狼疮性肾炎患者可出现高血压，且与肾脏病变程度有关，当存在肾内血管病变时，高血压更常见，甚至发生恶性高血压。

5. 肾衰竭 出现肾小球弥漫性新月体形成、毛细血管袢内广泛血栓、非炎症坏死性血管病变、急性间质性肾炎等病理改变的狼疮性肾炎患者，可并发急性肾衰竭，在短时期内出现少尿性急性肾衰竭，病理表现为急性肾小管坏死。血清抗磷脂抗体阳性患者易并发血栓，临床上主要表现为大、小动静脉血栓及栓塞、血小板减低及流产倾向，加剧肾功能恶化。患者病情未有效控制时，则可进入慢性肾衰竭，表现为不同程度的蛋白尿、血尿及水肿，有肾功能损害，多见于Ⅳ型、Ⅴ型＋Ⅲ型及Ⅴ型＋Ⅳ型狼疮性肾炎。

（三）实验室和辅助检查

1. 一般检查 大部分患者（80%）有中度贫血，血小板减少，1/4 患者全血细胞减少，90% 血沉加快。

2. 免疫学检查

（1）抗核抗体 抗核抗体检查敏感度达 90% 以上，但特异性较低，于混合性结缔组织病、类风湿性关节炎、干燥综合征等均可呈阳性结果。因此，本试验不能作为诊断唯一指标，可作为疾病活动参考指标，但其滴度与肾脏受累与否及严重程度无关。

（2）抗双链 DNA 抗体 是诊断 SLE 的标志性抗体之一，敏感性达 72%，其滴度变化与狼疮活动密切相关。仅偶于干燥综合征、类风湿性关节炎及活动肝炎呈阳性。

（3）抗 Sm 抗体及抗 RNP 抗体 抗 Sm 抗体阳性见于 25% ~ 40% 本病患者，抗 RNP 抗体见于 26% ~ 45% 本病患者。抗 Sm 抗体对诊断系统性红斑狼疮特异性极高。

（4）抗组蛋白抗体 见于 25% ~ 60% 患者，特异性也较好，偶可见于类风湿性关节炎及干燥综合征等。

（5）抗 SSA 及抗 SSB 抗体 前者见于 30% ~ 40% 本病患者，后者仅 0 ~ 15%。这两种抗体阳性主要见于干燥综合征。

（6）其他抗体 SLE 还有多种其他自身抗体，如溶血性贫血时抗红细胞抗体及坏死性血管炎时抗中性粒细胞胞质抗体（ANCA）等。近年来尤重视抗磷脂抗体，见于 34% 患者。

（7）补体 C3、C4、CH50 均可降低，尤其 C3 下降是判断狼疮活动性的一个敏感而可靠的指标。

（8）皮肤狼疮带 非皮损皮肤的表皮与真皮连结处，应用直接免疫荧光法可查得一条 IgG 和（或）C3 呈颗粒状沉着的黄绿色荧光带。见于本病 70% 以上患者。

（9）其他 类风湿因子（RF）及冷球蛋白试验可见于病变活动呈阳性者。

尿蛋白和尿红细胞的变化、补体水平、某些自身抗体滴度与狼疮性肾炎的活动和缓解密切相关。肾活检病理改变及活动性评价对狼疮性肾炎的诊断、治疗和判断预后有较大价值（表 4 - 3 - 2）。

表 4 - 3 - 2 狼疮性肾炎病理改变的活动性评价

	活动性病变	慢性化病变
肾小球病变	细胞增生	肾小球硬化
	纤维素样坏死	纤维性新月体
	多形核细胞浸润/核碎裂	陈旧性球囊粘连
	细胞性新月体	
	微血栓	
	白金耳样改变	
	苏木素小体	
肾小管 - 间质病变	单个核细胞浸润	间质纤维化
	肾小管坏死	肾小管萎缩
	水肿	
血管病变	纤维素样坏死	血管硬化

四、诊断与鉴别诊断

（一）诊断标准

本病诊断参照 1997 年美国风湿病学会制定的 SLE 分类诊断标准，符合其中 4 条即可诊断 SLE，在诊断 SLE 的基础上，有肾脏受累表现，如持续性蛋白尿（＞0.5g/d，或＞ + + + ）

或管型（可为红细胞、血红蛋白、颗粒等），则可诊断狼疮性肾炎（表 4 - 3 - 3）。

表 4 - 3 - 3 1997 年美国风湿病学学会修订的 SLE 分类诊断标准

标准	定义
1. 颊部红斑	遍及颊部的扁平或高出皮肤表面的固定性红斑，常不累及鼻唇沟附近皮肤
2. 盘状红斑	隆起的红斑上覆有角质性鳞屑和毛囊栓塞，旧病灶可有萎缩性瘢痕
3. 光过敏	患者自述或医生观察到日光照射引起的皮肤过敏
4. 口腔溃疡	医生检查到口腔或鼻咽部溃疡，通常为无痛性
5. 关节炎	非侵蚀性关节炎，常累及 2 个或 2 个以上的周围关节，以关节痛和渗液为特点
6. 浆膜炎	（1）胸膜炎：胸痛、胸膜摩擦音或胸膜渗液
	（2）心包炎：心电图异常，心包摩擦音或心包渗液
7. 肾脏病变	（1）持续性蛋白尿：大于 0.5g/d 或 > + + +
	（2）管型：可为红细胞、血红蛋白、颗粒管型或混合性管型
8. 神经系统异常	（1）抽搐：非药物或代谢紊乱，如尿毒症、酮症酸中毒或电解质紊乱所致
	（2）精神病：非药物或代谢紊乱，如尿毒症、酮症酸中毒或电解质紊乱所致
9. 血液系统异常	（1）溶血性贫血伴网织红细胞增多
	（2）白细胞减少：至少 2 次测定少于 4×10^9/L
	（3）淋巴细胞减少：至少 2 次测定少于 1.5×10^9/L
	（4）血小板减少：少于 100×10^9/L（除外药物影响）
10. 免疫学异常	（1）抗 dsDNA 抗体阳性
	（2）抗 Sm 抗体阳性
	（3）抗磷脂抗体阳性
	①抗心磷脂抗体 IgG 或 IgM 水平异常
	②标准方法测定狼疮抗凝物阳性
	③梅毒血清试验假阳性至少 6 个月，并经梅毒螺旋体固定试验或梅毒抗体吸收试验证实
11. 抗核抗体	免疫荧光抗核抗体滴度异常或相当于该法的其他试验滴度异常，排除了药物诱导的"狼疮综合征"

（二）鉴别诊断

狼疮性肾炎易误诊为原发性肾小球疾病，通过认真检查有无多系统、多器官受累表现、多次检查血清 ANA、抗 dsDNA 抗体、抗 Sm 抗体等可资鉴别。狼疮性肾炎需要与其他累及肾脏的系统性疾病相鉴别。

1. 紫癜性肾炎 除肾受累外，可伴皮肤紫癜、消化道出血、关节痛，但血 ANA 阴性，肾脏病理可见 IgA 沉积。

2. 原发性小血管炎相关肾损害 除肾受累外，亦有全身多系统改变，如上呼吸道、下呼吸道、眼、耳、关节和肌肉等，该病常见于中老年，无明显性别差异，血清 ANCA 阳性，肾脏病理为节段性坏死性改变，常伴有新月体形成。

3. 肾淀粉样变性 除肾受累外，可累及消化系统、心脏、关节及皮肤等，但血中 ANA 阴性，受累组织刚果红染色阳性，电镜下肾脏有淀粉样纤维丝。

五、治疗

狼疮性肾炎的治疗原则包括免疫抑制治疗和支持治疗。免疫抑制治疗的强度应根据临床表现、血清学检查和肾脏组织学检查的结果确定。支持治疗包括严格控制血压、纠正贫血及钙磷代谢紊乱等。

（一）去除诱因

避免日晒及能诱发和加重病情的药物（如青霉素、磺胺、保泰松、金制剂等）；在狼疮活动期避免妊娠；预防感染，一旦发生感染应及时治疗。

（二）一般治疗

包括休息、饮食、利尿、降血压和防治各种并发症等。非甾体类抗炎药常用于关节症状明显轻症 SLE 的治疗；羟氯喹主要用于控制全身症状、皮疹、肌肉和关节等症状明显者，2011 年改善全球肾脏病预后组织（KDIGO）指南建议在无特殊禁忌证情况下，所有 LN 患者均接受羟氯喹治疗。

（三）药物治疗

轻度肾脏损害：尿蛋白 < 1g/d，尿沉渣无活动性变化，血压、肾功能正常，病理表现为 I 型或 II 型者给予对症治疗，无需特殊处理，但要注意控制肾外狼疮病变活动。

局灶增生性狼疮性肾炎：无临床和严重组织学病变活动的 III 型患者，可继续给予对症治疗或小剂量糖皮质激素和（或）环磷酰胺，以控制狼疮性肾炎活动，阻止病理类型进展。如有弥漫性节段性肾损害、大量蛋白尿、活动性尿沉渣（主要指明显血尿）和血肌酐升高者，治疗同弥漫增殖性狼疮性肾炎。

膜性狼疮性肾炎（V型）：表现为无症状蛋白尿和肾功能稳定者可给予对症治疗，控制肾外表现；肾病综合征者则需要使用大剂量的糖皮质激素 1mg/（kg·d）联合免疫抑制剂如环磷酰胺或硫唑嘌呤治疗。环孢素 A [4～6mg/（kg·d）] 和他克莫司（3～4mg/d，分 2 次口服）也用于膜性狼疮性肾炎治疗，但应根据血药浓度调整剂量并注意其潜在的肾毒性。

弥漫增殖性（IV型）和严重局灶增殖性（III型）狼疮性肾炎：包括诱导缓解期治疗和维持性治疗。活动性 IV 型狼疮性肾炎伴近期肾功能显著恶化者，可使用甲泼尼松（MP）冲击治疗，每日 0.5～1.0g 静滴，每 3 天为一疗程，必要时 5～7 天后可重复一疗程，一般不超过 3 个疗程。冲击后常规激素治疗，泼尼松 1mg/（kg·d）×8 周，此后逐渐减量，直至 5～10mg/d 维持。目前认为，环磷酰胺（CTX）冲击联合静脉应用甲泼尼龙是治疗重症狼疮性肾炎，防止进展至终末期肾脏病的最佳治疗方案，采用 CTX 2～3mg/（kg·d），分 2 次口服；或应用 CTX 静脉冲击治疗，即 CTX 0.75g/m^2（一般为 0.6～1.0g/m^2），每月 1 次，连续 6 次后，改为每 3 个月 1 次，再用 6 次共 2 年。对大剂量激素及环磷酰胺治疗无效或不能耐受的患者，可用吗替麦考酚酯，常与中小剂量泼尼龙联合使用。吗替麦考酚酯（1.5～2.0g/d，分 2 次口服）诱导重症狼疮性肾炎缓解同样有效。6 个月诱导阶段后，维持治疗采用吗替麦考酚酯（0.5～1.0g/d，分 2 次口服）或硫唑嘌呤 [1～3mg/（kg·d）]，与持续静脉应用环磷酰胺药物相比毒性更小。由于狼疮性肾炎的免疫发病机制牵涉到 T 细胞、B 细胞、抗体和免疫复合物沉积等多个因素，所以有学者提出多靶点治疗方案：联合多种作用在不同靶点的药物，起到协同治疗作用，例如激素 + 霉酚酸酯 + 他克莫司。此外，近年来还有一些新型生物制剂用于狼疮性肾炎，包括免疫球蛋白、抗 CD20 单抗、抗 CD40 单抗及 CTLA－4Ig 等。

此型中临床表现较轻者是否给予免疫抑制剂治疗尚有争议，一般认为低剂量糖皮质激素和（或）细胞毒药物可防止肾功能进一步受损。

（四）血浆置换

当激素和免疫抑制药物抵抗、狼疮脑病、灾难性抗磷脂抗体综合征、血栓性微血管病时可进行血浆置换疗法。

（五）肾脏替代治疗

重症狼疮性肾炎合并急性肾衰竭者，需要做血液净化治疗（血液透析、连续性肾脏替代治疗或腹膜透析），终末期狼疮性肾炎可做透析或肾移植治疗。

（六）中医中药治疗

中医中药辨证施治可提高疗效、缓解症状和减轻西药的副作用。

六、预后

狼疮性肾炎治疗后虽能缓解，但易复发，且有病情逐渐加重的趋势。近年来由于对狼疮性肾炎诊断水平的不断提高，轻型病例的早期发现以及糖皮质激素和细胞毒药物的合理应用，预后有明显改善，狼疮性肾炎患者10年存活率已提高到80%~90%。

第二节　过敏性紫癜性肾炎

过敏性紫癜性肾炎（henoch – schonlein purpura glomerulonephritis，HSPN）是一种主要累及皮肤、关节、胃肠和肾脏毛细血管及小血管，伴 IgA 沉积的系统性小血管炎。临床以皮肤紫癜、胃肠道、关节和肾脏受累为特征。肾脏的受累程度与肾外表现的严重程度无关。多数肾脏临床主要表现为镜下血尿和蛋白尿。肾活检病理表现为系膜增生性病变，伴节段肾小球毛细血管袢坏死和（或）新月体形成。免疫荧光以 IgA 沉积为特征。绝大多数患者预后良好，但部分临床表现为大量蛋白尿或急进性肾炎综合征，肾脏病理肾小球有大量新月体形成者可进展至终末期肾脏病。

一、病因

过敏性紫癜的病因尚不明确，但大多数患者发病前有明确诱因，主要考虑与感染和变态反应相关：

1. 感染　细菌（以链球菌导致的上呼吸道感染最多见，此外金黄色葡萄球菌、肺炎球菌等）、病毒（流感、风疹等）及寄生虫。

2. 食物　蛋、奶、海鲜等食物异性蛋白。

3. 药物　抗生素如青霉素、磺胺类，解热镇痛、镇静剂、造影剂、重金属、疫苗等。

4. 其他　油漆、花粉、寒冷、外伤、蚊虫叮咬等。

二、发病机制

过敏性紫癜是一种由包含 IgA 循环免疫复合物介导的系统性小血管炎和毛细血管损害。免疫复合物沉积于血管壁，导致血管通透性增高、血液成分渗出，引起皮肤、黏膜、内脏器官等多部位病变。在紫癜性肾炎和 IgA 肾病中，肾小球系膜区和毛细血管袢均存在 IgA 为主的免疫复合物沉积。但过敏性紫癜的确切发病机制尚不明确，主要与体液免疫异常有关，也涉及细胞免疫异常，同时有多种细胞因子与炎性介质和遗传因素的参与。

三、病理

（一）光镜

1. 肾小球　肾小球病变与 IgA 肾病相似，病理改变多样，不同患者之间或同一患者的病程不同阶段，肾组织学改变均不一致，可从形态基本正常到弥漫增生性病变和新月体肾炎，绝大部分表现为系膜细胞增生伴基质增加。系膜增生大多数呈弥漫性也可呈局灶节段性增生，典型者伴节段毛细血管袢内增生或袢坏死，多伴有新月体，病变处毛细血管袢常与包曼囊壁粘连。增生的毛细血管袢腔内可见多形核中性粒细胞和单个核细胞浸润。根据肾小球病变的特征，对紫癜性肾炎患者病理进行分型或分级（表 4 – 3 – 4）具有重要临床意义，国际儿童肾脏病学会（ISKDC）制定的分级标准，是目前临床最常用的方法之一。

表 4 - 3 - 4 紫癜性肾炎病理分级（ISKDC）

分级	病理改变
I	肾小球轻微病变
II	单纯系膜增生，a 局灶分布，b 弥漫分布
III	新月体/节段性病变 < 50%，a 局灶分布，b 弥漫分布
IV	新月体/节段性病变 50% ~ 75%，a 局灶分布，b 弥漫分布
V	新月体/节段性病变 > 75%，a 局灶分布，b 弥漫分布
VI	假性系膜毛细血管性肾小球肾炎

2. 肾小管间质 肾小管间质病变轻重一般与肾小球病变相平行。肾小球 I、II 级病变时，肾小管间质病变轻，肾小管腔内可见少量红细胞或蛋白管型，间质少量细胞浸润，常见小灶性小管萎缩。肾小球毛细血管袢内严重增生，若伴有新月体肾炎形成时，间质可出现水肿，多灶性单核细胞浸润，近曲小管上皮细胞出现扁平，空泡变性，刷状缘脱落或灶性坏死，管腔内可见红细胞管型。

3. 间质血管 肾间质坏死性血管病变很少见。

（二）免疫荧光

本病的免疫荧光特征与 IgA 肾病基本相同，均以 IgA 呈颗粒状在肾脏系膜区较广泛沉积，也可有 IgG、IgM、C3 沉积为特征。大部分分布在系膜，亦可在内皮细胞下出现。除系膜区外，偶见毛细血管袢的沉积。

（三）电镜

肾脏病理改变为系膜增生，基质增加，有广泛的系膜区内皮细胞下不规则的电子致密物沉积，偶见上皮细胞下电子致密物沉积，伴基底膜断裂，管腔中性粒细胞浸润、血小板积聚及纤维素沉着等。

四、临床表现

本病好发于儿童，成人患者仅占 5%，多在 40 岁以下。2/3 患者有上呼吸道感染或应用药物、接触异常蛋白等病史。

（一）肾外表现

1. 皮肤紫癜 是最常见且是诊断紫癜性肾炎必备的症状，典型者表现为略高出于皮面的出血性斑点，呈对称性分布，主要见于踝部、四肢远端，也可见于臀部和躯干。

2. 关节炎/关节痛 约半数患者有一过性或游走性关节疼痛、肿胀和活动受限，以踝关节、膝关节受累最多见，偶发于手指关节。关节腔可以积液，但不留畸形。

3. 胃肠道症状 2/3 患者有胃肠道症状，以腹部游走性绞痛最为多见，轻者仅有恶心、呕吐、腹痛和一过性麻痹性肠梗阻；严重者可并发消化道出血（如呕血、黑便）、肠坏死、肠套叠、甚至肠穿孔。

4. 其他系统表现 部分儿童过敏性紫癜可累及神经系统、肺部、生殖系统等，可表现为头痛、烦躁不安、意识障碍、癫痫等。

（二）肾脏损害

肾脏受累的临床表现可发生在任何时间，但常在皮疹出现后的 4 ~ 8 周内。肾脏受累可表现为孤立性血尿或蛋白尿、血尿伴有不同程度蛋白尿、孤立性或反复发作性肉眼血尿、急性肾炎综合征、肾病综合征或急进性肾炎综合征等。成人紫癜性肾炎临床表现较儿童重，高血压、肉眼血尿和肾功能不全较多见。

五、实验室检查

1. 尿常规 可有不同程度的血尿、蛋白尿及管型尿。

2. 肾功能检查 多数患者正常，严重者可出现不同程度的肾功能损害，如血尿素氮、肌酐升高。

3. 毛细血管脆性试验 半数以上患者毛细血管脆性试验阳性。

4. 凝血功能检测 血小板计数、凝血指标多数正常。

5. 免疫学检查 紫癜性肾炎有 50% ~70% 的患者血清 IgA 水平升高，1/3 患者在紫癜性肾炎活动期或缓解期，血液中可检测到含 IgA 的循环免疫复合物或 IgA 类风湿因子。

六、诊断

过敏性紫癜性肾炎的诊断依靠典型的皮疹、胃肠道、关节及肾脏受累的表现和 IgA 沉着为主的系膜增生型病理改变。

七、鉴别诊断

（一）应与 IgA 肾病鉴别

单纯根据肾脏病理及免疫病理的改变很难与 IgA 肾病相区别，它们有相似的病理形态和免疫学特征，二者的鉴别取决于临床的表现，如典型的皮疹、肾外的表现等。

（二）急性链球菌感染后肾炎

部分过敏性紫癜性肾炎的患者可急性起病，先出现肾脏损害，后出现皮疹，在上呼吸道感染后出现蛋白尿、血尿、浮肿、血压升高等临床表现，容易误诊为急性链球菌感染后肾炎，但通过化验抗 "O"、补体等检测可以鉴别，也可通过肾活检进一步明确。

（三）其他出现皮疹的急性肾炎综合征的疾病

1. 原发性 ANCA 相关性血管炎的肾损害 ANCA 相关性血管炎发病年龄较大，肺出血发生率高，大多数血清 ANCA 阳性。肾脏损害更为严重，常伴严重血尿和肾功能不全。血管炎的病理常为寡免疫复合物沉积，而紫癜性肾炎免疫球蛋白沉积以 IgA 为主。

2. 狼疮性肾炎 狼疮性肾炎与紫癜性肾炎的临床表现相似，都会出现有不同程度的蛋白尿、血尿、肾功能受损、血压升高，并且可出现皮疹、关节痛、胃肠道等反应，此时应关注患者发病年龄、血清 ANA、抗 dsDNA、抗 Sm 抗体相鉴别，且肾活检表现也可进行鉴别。

3. 冷球蛋白血症肾损害 冷球蛋白血症性血管炎可在血清中发现冷球蛋白，大多存在其他疾病如丙型肝炎或乙型肝炎感染，或淋巴系统疾病等。肾脏病理检查电镜中可见冷球蛋白结晶。

八、治疗原则

应根据患者的年龄、临床表现和肾脏损害程度选择治疗方案。

1. 一般治疗 有明确感染灶时，应给予抗生素治疗，注意预防上呼吸道感染，清除慢性感染病灶；避免再次食用和接触致敏原的食物和药物，必要时可给予脱敏治疗；在疾病活动期或有水肿、大量蛋白尿者，应注意休息，给予低盐、限水、易消化食物。对合并有高血压者，可给予血管紧张素转换酶抑制剂（ACEI）、血管紧张素 II 受体拮抗剂（ARB）类降压药物。

2. 糖皮质激素 对于单纯性皮肤紫癜、一过性尿检轻微异常患者，大多无需糖皮质激素治疗，一般多能完全康复；对有明显血尿、蛋白尿或伴有关节炎、消化道出血患者，可选择

口服泼尼松 [儿童 1～2mg/（kg·d），成人 0.6～1mg/（kg·d）]，一般服用 4 周后减量。临床表现为急进性肾炎、肾病综合征或肾活检显示有大量新月体形成者，先给予甲泼尼龙（0.5g/d×3 天）静脉注射，然后口服激素治疗。

3. 环磷酰胺（CTX） 常与糖皮质激素联合用于治疗重型紫癜性肾炎，国内 CTX 多采用间断静脉注射方法，国外常采用口服 CTX。

4. 雷公藤多苷 持续性单纯性血尿、蛋白尿，血压不高，肾功能正常的患者，可试用雷公藤多苷片治疗，必要时口服双倍剂量雷公藤多苷片 [（2mg/（kg·d）] 或与糖皮质激素联用。

5. 其他药物 霉酚酸酯、硫唑嘌呤等也作为其他免疫抑制剂，用于紫癜性肾炎的治疗。此外，激酶、低分子肝素、双嘧达莫等也与激素及细胞毒类药物联用，用于治疗重型紫癜性肾炎。

6. 血浆置换 临床表现为急进性肾炎、肾活检显示有大量新月体形成者，采用血浆置换联合激素和细胞毒类药物，提高治疗反应性或延缓肾衰竭的进展速度。

7. 透析和肾移植 对于已经发生的终末期肾衰竭者可采用腹膜透析或血液透析治疗，或者可行肾移植。有报道肾移植后可出现本病复发，尤其是在皮肤及胃肠道呈活动性病变时更容易出现移植肾紫癜性肾炎，因此，应在活动性病变稳定 1 年后行肾移植治疗。

九、预后

大多数研究表明，儿童患者总体预后良好，预后好于成人。临床表现为肾病综合征或急进性肾炎综合征，起初血清肌酐升高并伴高血压者预后不佳。肾脏病理改变的程度是决定紫癜性肾炎预后的关键因素。肾活检显示有大量新月体，间质纤维化和肾小管萎缩严重者，远期预后差。以肾脏病作为首发症状或肾脏损害在皮肤紫癜 1 个月以后发生，或皮肤紫癜反复发作者，预后差。

第三节 糖尿病肾病

糖尿病肾病是糖尿病最常见的微血管并发症之一，也是糖尿病患者的主要死亡原因之一。糖尿病患者中约 30%～40% 可出现肾脏损害，而约 5% 的患者在确诊 2 型糖尿病的同时就已经存在糖尿病的肾脏损害。

一、定义

糖尿病肾病是由糖尿病引起的肾脏损伤。2007 年美国肾脏病基金会指南建议用 DKD（diabetic kidney disease）取代 DN（diabetic nephropathy）。DKD（diabetic kidney disease）是指由糖尿病引起的慢性肾病，主要包括肾小球滤过率（GFR）低于 60ml/（min·1.73m^2）或尿白蛋白/肌酐比值（ACR）高于 30mg/g 持续超过 3 个月。糖尿病性肾小球肾病（diabetic glomerulopathy）专指经肾脏活检证实的由糖尿病引起的肾小球病变。

二、发病机制

1. 肾脏血流动力学改变 高糖环境下肾脏血流动力学发生改变，尤其是肾小球高灌注、高压力和高滤过在糖尿病肾病的发生中起着关键作用。肾小球入球小动脉明显扩张，导致肾血浆流量增加，肾小球滤过压增高，出现肾小球内高灌注、高滤过现象。肾小球内的高压力、高滤过，导致肾小球毛细血管压力升高又促使血浆中一些大分子物质通过毛细血管壁渗出并沉积在系膜区、肾小球基底膜。高滤过、高压力同时启动肾脏局部肾素血管紧张素系统

（RAS）兴奋，导致细胞增生、肥大，足细胞脱落、凋亡，破坏肾小球滤过屏障，此外，蛋白激酶 C（PKC）、血管内皮生长因子（VEGF）等也进一步激活加重了糖尿病肾病的发展。

2. 糖代谢异常 在糖尿病状态下，肝脏、肌肉、脑等组织/器官出现严重糖代谢障碍。而肾脏、神经、眼等的糖代谢则明显增强，其中肾脏承担了约 50% 的葡萄糖代谢，从而加重了肾脏的糖负荷，导致肾组织糖代谢紊乱。其表现为：高糖可刺激肾组织细胞葡萄糖转运体 1（GluT1）表达致使葡萄糖进入细胞内增多；细胞内葡萄糖增多又可诱导各种损伤介质如胰岛素样生长因子 1（IGF－1）、转化生长因子 β1（TGF－β1）、血小板衍生性生长因子（PDGF）、血管紧张素 Ⅱ（Ang Ⅱ）等产生过多，这些损伤介质又促进 GluT1 的活性增强，使更多葡萄糖进入细胞内，形成恶性循环；高糖又使肾组织细胞膜上的胰岛素受体数目和亲和力增加，导致肾组织糖原储存和葡萄糖利用增加，蛋白质糖基化终末产物（AGEs）明显增加。AGEs 对肾脏及全身许多组织和器官产生损害。血糖持续升高可激活多元醇通路、二酰基甘油－蛋白激酶 C（DAG－PKC）途径，促使己糖胺代谢途径改变。这些途径共同参与了糖尿病肾病及其他微血管病变的进展。

3. 氧化应激 糖尿病状态下，一方面过多的葡萄糖自身氧化，导致细胞产生大量活性氧（ROS）；另一方面机体抗氧化能力下降，使 ROS 在体内过多积聚。ROS 具有细胞毒作用，在人体内过多聚集损害多种正常蛋白质、脂质、核酸等，促使细胞内 NF－κB 活化，诱导产生多种损伤介质如 ET－1、单核细胞化学趋化蛋白－1（MCP－1）、肿瘤坏死因子 α（TNFα）、IL－1，加重肾组织损伤。ROS 的高表达可促进肾小球细胞外基质合成增多、降解减少，导致小球纤维化；ROS 也可以促进间质的细胞外基质降解，造成上皮细胞黏附性消失，小管基底膜破坏和间质细胞浸润增加，导致小管间质纤维化。

4. 细胞因子的作用 细胞因子通过自分泌、旁分泌和内分泌途径而发挥作用，参与糖尿病肾病的发生发展。如转化生长因子 β1（TGFβ1）、结缔组织生长因子（CTGF）、血管紧张素 Ⅱ、VEGF、内皮素（ET）、前列腺素（PG）及一氧化氮（NO）等。由于这些因子同样参与了非糖尿病肾脏疾病的发病，因此它们并非糖尿病肾病所特有。

5. 遗传因素 目前认为糖尿病肾病是一个多基因病，男性发生糖尿病肾病的比例较女性为高。美国的一项研究发现：在相同的生活环境下，与白人相比，非洲及墨西哥裔易发生糖尿病肾病；同一种族中，某些家族易患糖尿病肾病。

6. 高血压 无论是 1 型糖尿病肾病还是 2 型糖尿病肾病，几乎均伴有高血压。在 1 型糖尿病肾病高血压与微量白蛋白尿平行出现，而在 2 型糖尿病中则常在糖尿病肾病发生前出现。血压控制情况与糖尿病肾病发展密切相关。

三、病理

光镜下，早期可见肾小球肥大，肾小球基底膜轻度增厚，系膜区轻度增宽。随着病情进展，肾小球基底膜弥漫增厚，基质增生，形成典型的 K－W 结节，称为结节性肾小球硬化症。部分患者无明显结节，称为弥漫性肾小球硬化症。并常可见内皮下纤维蛋白帽、球囊滴、小动脉透明样变，伴随肾小管萎缩、近端肾小管上皮细胞空泡变性、肾乳头坏死及间质炎症细胞浸润等。

免疫荧光下，可见 IgG 沿肾小球毛细血管袢、肾小管和肾小球基底膜线状沉积，还可伴有 IgM、补体 C3 等沉积。

电镜下，早期肾小球基底膜不规则增厚，系膜区扩大，基质增多，晚期则形成结节状，这与光镜下所见的 K－W 结节吻合。渗出性病灶可显示为微细颗粒状电子致密物，还可见足突融合等。

案例讨论

> **临床案例** 患者，男性，54岁，发现多饮、多尿15年，双下肢浮肿1年。15年前无诱因出现多饮、多尿，当地医院测空腹血糖18.0mmol/L，确诊为"2型糖尿病"，给予口服二甲双胍治疗，此后未规律服用降糖药物，未监测血糖。1年前出现双下肢浮肿，测血压最高180/100mmHg，尿常规：尿蛋白（++）。
>
> **问题** 1. 患者最可能的诊断是什么？
>
> 2. 诊断依据是什么？
>
> 3. 下一步还需要完善哪些检查？

四、临床表现及分期

糖尿病肾病的临床表现根据疾病所处的不同阶段有所差异，主要表现为不同程度蛋白尿及肾功能的进行性减退。1型糖尿病发病起始较明确，与2型糖尿病相比，高血压、动脉粥样硬化等的并发症较少。根据糖尿病肾病的病程和病理生理演变过程，1987年Mogensen建议，将1型糖尿病患者的糖尿病肾病分为5期。

Ⅰ期（肾小球高滤过和肾脏肥大期）：肾小球入球小动脉扩张，肾小球内压增加，GFR升高，伴或不伴肾体积增大。这种初期改变与高血糖水平一致，血糖控制后可以得到部分缓解。临床无肾病表现，仅有血流动力学改变，可有一过性微量蛋白尿，特别是在运动、应激、血糖控制不良等情况下出现。1型糖尿病可无高血压，而2型糖尿病则可出现高血压。

Ⅱ期（正常白蛋白尿期）：休息时尿白蛋白排泄率（UAE）正常（<20μg/min或<30mg/24h），或运动后、应激状态下呈间歇性微量白蛋白尿，GFR高出正常水平。肾脏病理表现为肾小球基底膜轻度增生，系膜区基质增多，若在此期血糖控制达标，患者可以长期稳定处于该期。

Ⅲ期（早期糖尿病肾病期）：以持续性微量白蛋白尿为标志，UAE 20~200μg/min或30~300mg/24h。肾脏病理检查肾小球基底膜增厚及系膜进一步增宽，出现肾小球结节样病变和小动脉玻璃样变。本期患者血压可升高。经ACEI或ARB类药物治疗，可减少尿白蛋白排出，延缓肾脏病进展。

Ⅳ期（临床糖尿病肾病期）：进展性显性白蛋白尿，部分可进展为肾病综合征。糖尿病肾病的肾病综合征与一般原发性肾小球疾病相比，其水肿程度常更明显，同时常伴有严重高血压。肾脏病理检查肾小球病变更重，如肾小球硬化、灶性肾小管萎缩及间质纤维化，出现典型的K-W结节。同时合并糖尿病其他微血管并发症，如视网膜病变、周围血管病变等。

Ⅴ期（终末期肾衰竭期）：尿蛋白量因肾小球硬化而有所减少。但由于本病肾小球内毛细血管跨膜压高，加之肾小球滤过膜蛋白屏障功能严重损害，因此部分终末期肾衰竭患者亦可有大量蛋白尿。肾小球滤过率<15ml/（min·1.73m²），尿毒症症状明显时，需要透析治疗。

以上分期主要基于1型糖尿病患者，2型糖尿病患者的糖尿病肾病可参考以上标准分期。2型糖尿病肾损害的过程与1型糖尿病基本相似，只是高血压出现早、发生率更高，其他并发症更多。

五、诊断与鉴别诊断

对于1型糖尿病患者在发病后5年，2型糖尿病患者在确诊的同时，出现持续的微量白蛋白尿，就应怀疑糖尿病肾病。如果病程更长，临床表现为蛋白尿，甚至出现大量蛋白尿或肾病综合征，同时合并有糖尿病的其他并发症，尤其是糖尿病眼底病变，就应考虑糖尿病肾病。

微量白蛋白尿是糖尿病肾病早期的临床表现，也是诊断糖尿病肾病的主要依据。微量白蛋白尿指 UAE 持续升高 20～200μg/min，或尿白蛋白 30～300mg/24h 或尿白蛋白：尿肌酐为 30～300μg/mg。

美国肾脏病与改善全球肾脏病预后组织（NFK-K/DIGO）推荐，当出现以下任何一条应考虑是由糖尿病引起的肾脏损伤：①大量白蛋白尿；②糖尿病视网膜病变伴有微量白蛋白尿；③在10年以上的糖尿病病程的1型糖尿病患者中出现微量白蛋白尿。

如果出现下列情况，虽然有明确的糖尿病史，也应考虑糖尿病合并其他慢性肾脏病的可能：①无糖尿病视网膜病变；②肾小球滤过率在短期内快速下降；③蛋白尿急剧增多或有肾病综合征；④顽固性高血压；⑤尿沉渣镜检可见红细胞（畸形红细胞、多形性细胞管型）；⑥其他系统性疾病的症状或体征；⑦ACEI 或 ARB 类药物开始治疗后 2～3 个月内 GFR 下降超过 30%。需行肾穿刺活检病理检查明确诊断。

六、防治

糖尿病肾病的防治分为三个阶段。第一阶段为糖尿病肾病的预防，对重点人群进行糖尿病、糖尿病肾病筛查，早期干预，预防糖尿病及糖尿病肾病的发生。第二阶段为糖尿病肾病早期治疗，出现微量白蛋白尿的糖尿病患者，强化血糖管理，减少或延缓大量蛋白尿的发生。第三阶段为预防或延缓肾功能不全的发生或进展，治疗并发症，终末期肾病的肾脏替代治疗。糖尿病肾病的治疗强调早期干预各种危险因素，控制血糖、控制血压、纠正脂质代谢紊乱、减少尿蛋白、保护肾功能及治疗肾功能不全的并发症、透析治疗等。

（一）生活方式指导

改变生活方式包括饮食治疗、运动等，有利于减缓糖尿病肾病进展。近期研究证明控制多种危险因素（降糖、降脂、降压并注意生活干预后）糖尿病肾病发展至肾衰竭的比例明显下降，生存率明显增加。糖尿病肾病患者应避免高蛋白饮食，严格控制蛋白质每日摄入量，不超过总热量的 15%，微量白蛋白尿者每千克体重应控制在 0.8～1.0g，显性蛋白尿者及肾功能损害者应控制在 0.6～0.8g。体力活动可诱导糖尿病肾病早期的尿蛋白暂时升高，长期规律的运动可通过提高胰岛素敏感性、改善糖耐量，减轻体重，改善脂质代谢，改善内皮功能，控制血糖、血压，减缓糖尿病及糖尿病肾病的发生发展。

（二）控制血糖

在 1 型糖尿病和 2 型糖尿病患者中，严格控制血糖可减少糖尿病肾病的发生或延缓其病程进展。

1. 血糖控制目标　糖尿病肾病患者的血糖控制应遵循个体化原则。血糖控制目标：糖化血红蛋白（HbA1c）不超过 7%。对中老年患者，HbA1c 控制目标适当放宽至不超过 7%～9%。由于慢性肾脏病患者的红细胞寿命缩短，HbA1c 可能被低估。

2. 降糖药物的选择　包括双胍类、磺脲类、格列奈类、噻唑烷二酮类、α-糖苷酶抑制剂、二肽基肽酶Ⅳ（DPP-4）抑制剂、胰高血糖素样肽1（GLP-1）类似物及胰岛素。对于肾功能正常的患者，降糖药的使用主要根据患者胰岛的功能、血糖增高的特点以及是否存在肥胖来选择。当出现肾功能异常时，避免使用磺脲类和双胍类药物，应选用较少经肾排泄的药物，如阿卡波糖、吡格列酮等，但磺脲类中的格比吡嗪、格列齐特和格列喹酮仍可使用。中晚期患者建议停用所有口服降糖药，使用胰岛素。

（三）控制血压

1. 血压控制目标　糖尿病患者的血压控制目标为 140/90mmHg，对年轻患者或合并肾病者的血压控制目标为 130/80mmHg。

2. 降压药物的选择 降压药物中以血管紧张素转换酶抑制剂（ACEI）、血管紧张素Ⅱ受体拮抗剂（ARB）作为首选药物。血压控制不佳的患者，可加用钙通道阻滞剂（CCB）、利尿剂、β－受体拮抗剂等。在应用 ACEI、ARB 过程中要注意监测患者肾功能，血清钾及血容量的变化，对伴有肾动脉狭窄的患者要慎用或禁用。

（四）纠正脂质代谢紊乱

1. 血脂控制目标值 血 LDL－C > 3.38mmol/L（130mg/dl），甘油三酯（TG）> 2.26mmol/L（200mg/dl）时需降脂治疗。治疗目标：LDL－C 水平降至 2.6mmol/L 以下（并发冠心病降至 1.86mmol/L 以下），TG 降至 1.5mmol/L 以下。

2. 降脂药物的选择 对于以血清总胆固醇增高为主的高脂血症，首选他汀类降脂药物。以甘油三酯增高为主的患者选用贝特类药物治疗。在药物治疗的基础上，应配合饮食治疗，少食动物脂肪，多食富含多聚不饱和脂肪酸的食物。

（五）肾脏替代治疗

糖尿病肾病患者本身的糖尿病并发症多见，尿毒症症状出现较早，应适当放宽肾脏替代治疗的指征。肾脏替代治疗包括血液透析、腹膜透析和肾脏移植或胰肾联合移植等。血液透析与腹膜透析的长期生存率相近，前者利于血糖控制、透析充分性较好，但动静脉内瘘难建立，透析过程中易发生心脑血管意外；后者常选用持续不卧床腹膜透析（CAPD），其优点在于利于保护残存肾功能，因不必应用抗凝剂故在已有心脑血管意外的患者也可施行，但以葡萄糖作为渗透溶质使部分患者的血糖水平难以控制。

（六）其他治疗药物

微循环扩张剂如胰激肽原酶肠溶片、羟苯磺酸钙；中成药如复方血栓通胶囊、金水宝；以及针对糖尿病肾病发病机制的药物：如抗 AGE 药物 Pyridorin、抗纤维化类药物舒洛地昔、内皮素受体拮抗剂阿曲生坦。

七、预后

影响糖尿病肾病预后的因素主要包括糖尿病类型、蛋白尿程度、肾功能、高血压、高血脂、动脉粥样硬化等病变的严重性。糖尿病肾病通常预后不佳。

第四节 乙型肝炎病毒相关性肾炎

乙型肝炎病毒相关性肾炎（hepatitis B virus－associated glomerulonephritis，HBV－GN），简称乙肝病毒相关性肾炎，是由慢性乙型肝炎病毒（hepatitis B virus，HBV）感染诱发的肾小球肾炎。HBV 感染后激发人体一系列免疫反应，产生免疫复合物沉积于肾脏，是导致肾小球损伤的主要致病机制。该病多见于儿童及青少年，临床表现轻重不一，可以表现为无症状尿检异常，也可表现为肾病范围的蛋白尿，可伴不同程度的血尿；肾脏损害病理类型多样，儿童以膜性肾病（membranous nephropathy，MN）常见，成人则可表现为膜增生性肾小球肾炎（membranopro－liferativeglomerulonephritis，MPGN）、膜性肾病和系膜增生性肾炎。

一、流行病学

全球约三分之一人口曾经或正在感染乙肝病毒，其中 3.5 亿人口是慢性乙肝病毒感染者，我国是 HBV 感染的高发区，人群 HBV 携带率高达 15%，慢性乙肝病毒感染疾病谱和自然病程差别较大，从轻微病毒携带到进展性肝炎，最终发展为肝硬化及肝细胞性肝癌。肾脏是肝外最常受累器官，乙肝病毒相关性肾炎的确切发病率不详，但远低于 HBV 感染率。儿童发病率高于成人，男性患者约为女性患者的 1.5~2 倍。

二、发病机制

乙型肝炎病毒相关性肾炎的具体发病机制目前尚未完全清楚。可能与乙型肝炎病毒抗原抗体复合物沉积于肾小球引起免疫损伤、病毒直接感染肾脏细胞、乙型肝炎病毒感染导致自身免疫致病有关。目前已知的机制如下：

（1）HBV 循环免疫复合物沉积。HBV 感染人体后，HBsAg、HBeAg、HBcAg 和相应的抗体结合，形成的循环免疫复合物沉积于肾小球毛细血管袢，激活补体造成免疫损伤，最终引起肾脏病变。专家们在研究 HBV-GN 时发现，肾组织上的 HBV 抗原的分布与免疫球蛋白和补体相同，免疫电镜亦证实了这种现象，提示 HBV-GN 为免疫复合物致病。

（2）HBV 直接感染肾脏的细胞。HBV 具有细胞泛嗜性，除了感染肝细胞，淋巴结、脾、骨髓、肾、胰、皮肤，甚至孕妇胎盘中，也发现有 HBV-DNA 存在。有学者在电镜下观察到 HBV-GN 的肾小球毛细血管袢上皮下见到成簇的、有膜性包壳的致密核心的 HBV 完整病毒颗粒（Dane 颗粒）或类似病毒的颗粒。此外，在系膜区、基底膜内和内皮细胞内，也发现了病毒样颗粒。提示 HBV 可直接侵犯肾脏，在肾脏复制，引起肾脏病变，发生肾炎。

（3）HBV 感染导致人体免疫功能失调。并不是所有 HBV 感染者都会发生肾脏病变，因此，HBV 相关性肾病的发生还与免疫功能失调有关。

三、病理

肾脏病理表现多样，最常见的病理类型为膜性肾病（HBV-MN），亦可见膜增生性肾炎（HBV-MPGN）和系膜增生性肾炎。HBV-MN 表现为不典型膜性肾病。HBV-MPGN 与原发性膜增生性肾炎相似，但伴更多的上皮下和基底膜内免疫复合物沉积。免疫荧光主要为 IgG 和 C3 颗粒样沉积，伴有 IgM、IgA 和 C1q 沉积，沉积部位为毛细血管襻和系膜区。电镜下可见大块电子致密物在上皮下、基底膜内、内皮下和系膜区呈团块状沉积。有时可见病毒颗粒（30~70nm）及管网状包涵体。HBV 特异抗原，包括 HBsAg、HBcAg 和 HBeAg 在肾组织中的定位有助于诊断，荧光物质的分布与病理类型相关，HBV-MN 主要分布在肾小球毛细血管袢，呈颗粒状荧光，主要为 HBcAg 沉积，HBV-MPGN 则为毛细血管袢和系膜区兼有，主要为 HBsAg 沉积。

四、临床表现

主要表现为蛋白尿或肾病综合征、血尿、水肿和尿量减少，40% 患者血压升高，可发生肾功能不全。几乎所有患者血清乙型肝炎病毒 HBsAg 阳性，60%~80% 的病例 HBeAg 阳性。肾脏损伤可在感染后 6 个月至几年发生。通常有乙型肝炎病毒感染史或肝脏受损表现，可伴有氨基转移酶轻度升高，部分患者可合并慢性乙型肝炎、乙型肝炎肝硬化甚至重症肝炎。

五、诊断与鉴别诊断

（一）诊断标准

关于 HBV-GN 的诊断尚存在争议，目前国际上并无统一标准，国内的诊断标准为：①血清 HBsAg 阳性或者血清中 HBV-DNA 阳性者；②患肾小球肾炎，并可排除狼疮性肾炎等其他继发性肾小球疾病；③肾组织中 HBV-Ag 存在。其中第三条是诊断 HBV-GN 的必要条件，缺此不可诊断。

（二）鉴别诊断

1. 狼疮性肾炎 患者多为育龄期青年女性，急性起病。临床表现为慢性肾炎综合征或肾病综合征。有颜面部红斑、皮疹、光过敏、脱发、口腔溃疡、关节疼痛、多浆膜腔积液等系统性红斑狼疮的临床表现。实验室检查提示自身抗体阳性、血清补体水平下降，可出现正细胞正色素性贫血。肾活检穿刺可明确诊断。

2. 急性肾小球肾炎 儿童患者要与急性肾小球肾炎相鉴别，急性肾炎患者多为青少年，急性起病，有典型上呼吸道前驱感染史。临床表现为浮肿、大量蛋白尿、肉眼血尿或镜下血尿，一过性高血压及肾功能损害。实验室检查提示补体系列一过性降低、抗"O"升高。行肾活检穿刺病理可见毛细血管内皮细胞增生性肾小球肾炎。

六、治疗

（一）治疗原则

虽然经过多年探索，但目前对于 HBV - GN 的治疗，仍无比较令人满意的方法。除常规采用的饮食调整、适当休息等支持对症治疗的综合措施外，一般认为宜慎用糖皮质激素和免疫抑制剂，大量临床研究证实抑制 HBV 复制和清除 HBeAg 有助于减少乙型肝炎病毒相关性肾炎患者蛋白尿和改善肾功能。因此，抗病毒治疗是乙型肝炎病毒相关性肾炎的主要治疗手段，病毒复制是抗病毒治疗的适应证。而对于明显蛋白尿、肝脏损害较轻或无 HBV 复制者，可尝试小剂量、短疗程应用免疫抑制剂治疗。

（二）支持治疗

有学者认为 HBV - GN 有一定的自发缓解率，尤其对儿童患者，因此以支持治疗为主。

（三）治疗药物

1. 抗病毒治疗

（1）α - 干扰素 α - 干扰素是目前治疗慢性乙型肝炎和 HBV - GN 的有效药物之一，α - 干扰素具有可靠的抗病毒和免疫调节双重作用，通过与细胞表面受体特异性结合，激活某些酶以后阻断病毒的繁殖与复制，但不能进入宿主细胞直接杀灭病毒。近年来陆续报道，重组人 α - 干扰素治疗儿童及成人 HBV - GN 有效率达 30% ~ 60%，主要适用于存在病毒复制的 HBV - GN 患者，失代偿性肝硬化和无症状 HBV 携带者不主张使用干扰素。

（2）核苷类似物 包括拉米夫定、阿德福韦酯、恩替卡韦、替比夫定等。选用抗病毒作用强和耐药发生率低的核（苷）酸类药物，尽量避免单药序贯治疗。

2. 免疫抑制剂治疗 免疫抑制剂虽然对多种类型肾小球肾炎有益，但可能延缓宿主清除乙型肝炎病毒的能力，并可能加快 HBV 复制，使肝炎病情恶化，因此一般仅用于肝脏损害较轻或无明显 HBV 复制者，目的在于阻断肾脏炎症反应，减少尿蛋白，保护肾功能。需在医生严密监视下（肝功能和 HBV 复制情况），序贯以 α - 干扰素、核苷类似物，同时联合糖皮质激素 [$0.5 \sim 0.8 \text{mg}/(\text{kg} \cdot \text{d})$] 和（或）霉酚酸酯（$1.0 \sim 1.5 \text{g/d}$）。但免疫抑制剂联合抗病毒药物治疗 HBV - GN 的疗效及安全性有待进一步临床研究。

3. 非特异性降尿蛋白治疗 血管紧张素转换酶抑制剂（ACEI）/血管紧张素 II 受体拮抗剂（ARB）等对减少蛋白尿具有一定疗效，可以与抗病毒药物和免疫抑制剂联合应用。对于少量蛋白尿的乙肝相关性肾炎患者，可以单独应用 ACEI/ARB 联合抗病毒治疗。

七、预后

儿童患者较成人预后好，随着年龄增长，儿童免疫系统功能逐渐发育完善，部分患儿可以获得自发缓解。

本章小结

　　本章主要介绍了系统性红斑狼疮、过敏性紫癜性肾炎、糖尿病肾病及乙型肝炎病毒相关性肾炎的病因、病理、临床表现、实验室检查、诊断和鉴别诊断、治疗及预防等内容。

 思考题

1. 简述狼疮性肾炎的诊断标准，需要与哪些主要疾病鉴别，鉴别的要点是什么？
2. 简述狼疮性肾炎的治疗原则。
3. 简述紫癜性肾炎的病理改变及分型。
4. 简述糖尿病肾病的病理分期。
5. 糖尿病肾病的治疗原则有哪些？
6. 简述乙型肝炎病毒相关性肾炎的诊断标准，需要与哪些主要疾病鉴别？鉴别的要点是什么？

（孙世仁）

第四章　间质性肾炎

学习要求

1. **掌握**　急、慢性间质性肾炎的常见病因、诊断要点、鉴别诊断、治疗原则。
2. **熟悉**　导致急、慢性间质性肾炎药物、临床特点。
3. **了解**　急、慢性间质性肾炎发生的简要机制和病理改变。

间质性肾炎是由多种病因引起、发病机制各异、以肾小管间质炎症损伤为主的一组疾病。肾间质炎症与肾小管的损害一同发生，受累的肾小管在结构和功能上也常有明显改变。间质性肾炎又称为肾小管间质肾炎（TIN）。病变主要侵犯肾小管和肾间质；临床上以肾小管功能障碍为其突出表现。依据发病因素、急、慢程度及肾小管间质炎症的病理特点大体分为：急性间质性肾炎（acute interstitial nephritis，AIN）和慢性间质性肾炎（chronic interstitial nephritis，CIN），AIN 以肾间质水肿、炎性细胞浸润为主；CIN 以肾间质纤维化、肾小管萎缩为主。

第一节　急性间质性肾炎

急性间质性肾炎（AIN）是以急性肾小管间质炎症为基本特征的一组肾脏疾病，肾小球、肾血管一般无受累或相对较轻，可由多种病因引起，临床通常表现为短时间内出现急性肾衰竭，既往无任何症状。

一、流行病学

由于病因、发病地区、患病人群的不同，各类肾小管间质肾炎（TIN）的发病率存在较大差异。北京大学第一医院对肾内科成人肾活检病理资料的疾病构成分析显示，在 20 世纪 90 年代初，肾小管间质肾炎（TIN）占 2.8%，而至本世纪初该比例增加到 7.9%，显示近年来此类疾病的发生呈增多趋势。据文献报告，AIN 在肾活检的占 2%～3%，并以每年 1%～4% 的速度递增，占急性肾衰的 6.5%～15%，可发生在任何年龄，但多见于老人。南京军区南京总医院解放军肾脏病研究所统计，283 例年龄≥60 岁急性肾衰竭患者中 AIN 占 39%，显示 AIN 是老年人急性肾衰竭的最主要原因。

二、病因与发病机制

（一）病因

AIN 的病因多样，大致有药物过敏、感染相关、肾移植急性排异反应、系统性疾病等；此外，特发性 AIN 病因尚不完全清楚，但目前已经明确其中部分发病与病毒感染有关。另外与毒物、应用药物有关。

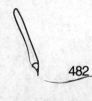

482

1. 药物过敏

（1）抗生素　以β-内酰胺类抗生素（如青霉素族、头孢菌素族等）、氨基糖苷类、两性霉素B为多见。

（2）非甾体类消炎药　包括阿司匹林、布洛芬、吲哚美辛（消炎痛）、萘普生、萘丁美酮（萘普酮）、双氯灭痛等。以及止痛剂、抗惊厥药、利尿剂、质子泵抑制剂等其他药物。

（3）重金属盐　如接触镉、锂、铝、金、铍等。

（4）化学毒物或生物毒素　如四氯化碳、四氯乙烯、甲醇、乙二醇、煤酚、亚硝基脲或蛇毒、鱼胆毒、蜂毒、蕈毒等中毒史。

2. 感染　可引起感染相关AIN的致病微生物包括细菌（军团杆菌、伤寒杆菌等）、病毒（汉坦病毒、EB病毒、巨细胞病毒）、支原体（肺炎支原体）、衣原体、立克次体、螺旋体（梅毒螺旋体、钩端螺旋体）、寄生虫等。

3. 特发性AIN　病因不清，其中约1/3的患者并发眼前色素膜炎，又被称为肾小管间质性肾炎-眼色素膜炎综合征。

4. 多种系统性疾病　系统性红斑狼疮、干燥综合征、各种免疫球蛋白病等均可伴发的AIN，恶性肿瘤可因肿瘤抗原诱发免疫反应而致AIN。

5. 肾移植急性排异　部分急性排异反应也与免疫反应致病有关。

（二）发病机制

主要为细胞介导的免疫反应，其次是抗体介导的免疫反应。感染致病原微生物或其毒素可通过直接侵袭肾脏引起肾间质的化脓性炎症，进而导致肾间质组织结构的破坏。前列腺等肾以下尿路导致梗阻性肾病。放射性辐射对肾小管及间质直接损伤并导致微循环障碍。其中免疫反应过程包括：

1. 免疫识别期　即抗原表达、加工和呈递过程。

2. 整合调节期　即免疫反应启动后，有内源性或外源性调节物质抑制或强化相应的免疫反应。

3. 效应作用期　即通过抗原特异性T细胞介导的巨噬细胞活化和NK细胞引起肾小管间质损伤。另外不同性质的毒物可通过不同的机制导致细胞损伤。

三、病理检查

肾活检病理检查是本病的确诊金标准。病理光镜检查，典型病变为肾间质水肿、弥漫性淋巴细胞及单核细胞浸润，可伴有数量不等的嗜酸性白细胞浸润，有时可见散在的上皮细胞性肉芽肿形成。肾小管上皮细胞呈退行性变，而肾小球及肾血管正常。免疫荧光检查一般均为阴性，但由甲氧苯青霉素引起者有时可见IgG及C3沿肾小球基底膜呈线样沉积。电镜检查在部分非甾类抗炎药引起者可见肾小球脏层上皮细胞足突融合表现。

 案例讨论

临床案例　患者男性，19岁，7天前因患上呼吸道感染、发热，给予喜炎平注射液0.5g静滴，多次应用退热药物尼美舒利退热（具体剂量不详），治疗5天后出现四肢皮疹、肉眼血尿，到医院就诊，查体：体温37.8℃，血压140/90mmHg，心率90次/分；辅助检查：尿蛋白（＋）、潜血（＋＋）、LEU（＋），24小时尿量1500～2000ml，尿素氮22.8mmol/L、肌酐462μmol/L。双肾彩超：未见异常。临床诊断：急性肾衰竭。肾活检：急性肾小管间质性肾炎。给予营养支持及对症治疗，维持水、电解质及酸碱平衡，以及肾上腺糖皮质激素治疗。4 周后病情痊愈。

问题 1. 该患者导致本病的病因是什么？

2. 肾上腺糖皮质激素具体用法是什么？

四、临床表现

（一）症状

药物过敏引起的 AIN，常同时具有全身过敏表现，躯干和四肢近端皮疹，以斑丘疹为主，伴发热及外周血嗜酸性白细胞计数增多，部分患者可出现血尿、关节痛、淋巴结肿大等；特发性 AIN 的特异性表现，表现为反复发作性"红眼病"，患者可伴有程度不等的发热、皮疹、肌炎或乏力、食欲减退、体重减轻等症状，部分可见骨髓、淋巴结的肉芽肿病变；感染性 AIN 常伴有其他系统感染和（或）肾内感染的原发病；自身免疫性疾病引起的 AIN 伴有前驱的自身免疫性疾病。AIN 肾损害的表现主要是迅速发生的肾小球滤过率（GFR）下降，急性肾衰竭症状。

（二）实验室及影像学检查

1. 实验室检查

（1）尿液检查 一般为少量小分子蛋白尿，尿蛋白定量多在 0.5～1.5g/24h，极少 > 2.0g/24h；可有肉眼或血尿镜下血尿、白细胞及管型尿，偶可见嗜酸性粒细胞。伴有明显肾小管功能损害，出现肾性糖尿、低渗透压尿，有时可有远端或肾小管酸中毒，偶见范可尼综合征（Fanconi 综合征）。

（2）血液检查 少数患者可见外周血嗜酸性粒细胞比例升高，血清 IgE 增高或抗 TBM 抗体阳性。特发性 AIN 患者在病变活动时可有贫血、血沉增快、C 反应蛋白阳性和蛋白电泳时 γ-球蛋白增高等异常。肾功能损伤可见血肌酐及尿素氮升高。

（三）影像学检查

彩超等检查显示双肾体积增大或正常。

五、诊断及鉴别诊断

（一）诊断

对于任何不明原因的急性肾衰竭都应考虑 AIN，典型的药物过敏性 AIN 病例可根据近期用药史、药物过敏表现、尿检异常和肾功能急剧下降（肾小管功能异常显著）作出临床诊断；感染性 AIN 有发热及机体或局部感染症状；系统性疾病引起的 AIN 可伴有系统性或自身免疫性疾病表现。病理检查对确诊有重要意义。除感染相关性 AIN 外，其他类型均应积极行肾穿刺病理检查。

（二）鉴别诊断

1. 肾小球疾病 许多肾小球疾病如急进性肾小球肾炎、肾血管炎等均可出现 GFR 迅速下降的临床表现，需依据伴随症状、病史、用药接触史等多方面分析。AIN 肾脏影像学检查超声显示肾脏增大，与肾小球疾病不同，但仅依据临床表现及化验检查很难鉴别，需行肾活检给予鉴别明确诊断。

2. 急性肾小管坏死 实验室检查尿常规急性肾小管坏死无血尿、蛋白尿表现，但临床症状难以区分，肾活检是唯一确诊手段。

六、治疗

1. 治疗原则 去除病因、停用可疑药物、促进肾功能恢复以及防治并发症。

2. 病因治疗 针对引起 AIN 的不同病因进行相应的处理。对药物过敏性 AIN 一旦临床诊断确立，应立即停用可疑致病药物。若无法确定致病药物时，应及时停用所有的可疑药物。对于其他原因引起的 AIN，可针对不同的情况进行针对性的治疗，如治疗感染和治疗原发病等。

3. 对症治疗 给予加强营养支持及对症治疗，维持水、电解质及酸碱平衡，合理给予蛋白质、热量、维生素等。存在高分解代谢状态下给予：35kcal/（kg·d）高热量补充，葡萄糖摄入为 4~5g/（kg·d）。未行血液透析治疗的给予低蛋白饮食，蛋白质摄入 0.6~1.0g/（kg·d），行血液透析治疗的高分解代谢者给予蛋白质摄入增加为 1.0~1.5g/（kg·d），均为优质蛋白（富含必需氨基酸）。

4. 激素治疗 在 AIN 早中期，可给予肾上腺糖皮质激素治疗。4~6 周的糖皮质激素治疗可使药物过敏性 AIN 患者的肾功能恢复加快，尤其是肾间质弥漫的炎症细胞浸润、肾功能急剧恶化者，或肉芽肿性间质性肾炎患者。一般可予口服泼尼松，30~40mg/d，疾病好转即逐渐减量，大多数可以应用 4~6 周后停用，通常不超过 3 月。在肾间质病变严重、伴有肉芽肿且肾功能急剧恶化的情况下，可考虑静脉给予甲基强的松龙 0.5g/d 静滴进行冲击治疗，2~4 天后改为泼尼松口服继续治疗。特发性 AIN 也是应用糖皮质激素治疗的指征，激素治疗不仅促进肾功能恢复、预防或减少肾间质纤维化，并可改善眼色素膜炎。

5. 血液净化治疗 对严重急性肾衰竭（尤其是少尿型）具有透析治疗指征时，应尽快给予血液净化治疗，一般为血液透析，个别特殊情况下可考虑连续肾替代治疗（CRRT），以帮助患者渡过危险期。

七、预后

AIN 诊断明确、及时有效积极治疗大多数患者预后良好。肾小球滤过功能常先恢复正常，在数月内肾小管功能可逐渐恢复正常。但少数重症患者肾小球滤过功能常难以完全恢复，而转变为慢性肾衰竭。

第二节　慢性间质性肾炎

慢性间质性肾炎（CIN）常为隐匿、慢性起病。是以慢性肾小管间质性损害为主的肾间质疾病，主要为纤维化组织增生，肾小管萎缩，起病初期可无肾小球和血管受累，晚期则有不同程度肾小球硬化。临床以肾小管功能障碍为主，表现为尿浓缩功能障碍、肾小管酸中毒或范可尼（Fanconi）综合征、低钾血症等，罕见水肿、大量蛋白尿和高血压，晚期表现为 GFR 下降。CIN 可由 AIN 演变而来，也可无急性炎症过程。

一、流行病学

南京军区南京总医院解放军肾脏病研究所统计结果显示 CIN 在肾活检病例占 1.0%，有研究报道 CIN 在维持性血液透析治疗患者中占 5.7%。可发生在任何年龄，且男性偏多，成人多见，儿童较少见。在一组老年肾功能不全患者的调查中，原发病为 CIN 患者占 9.5%。

二、病因与发病机制

（一）病因

1. 梗阻性肾病 半数以上间质性肾炎的原发性病因为肾乳头部位以下尿路梗阻。

2. 镇痛药物 滥用、长期应用镇痛药物、锂剂引起的肾脏损害。

3. 慢性（非梗阻性）肾盂肾炎 肾脏细菌感染引起的慢性进行性肾盂肾炎致肾间质损伤。

4. 免疫性间质性肾病 间质及其有关结构的免疫性损伤，可促发慢性肾脏间质性疾病。

5. 免疫抑制剂 如长期应用环孢素、顺铂等。

6. 中药 含有马兜铃酸中药：马兜铃、关木通、防己等，如长期应用龙胆泻肝丸、冠心苏合丸等。

7. 系统性疾病 系统性红斑狼疮、干燥综合征、IgA 肾病、淀粉样变。

8. 肾移植急性排异 部分急性排异反应也与免疫反应致病有关。

9. 重金属盐 长期接触镉、铅、铜、汞等。

10. 遗传性疾病 多囊肾、耳 - 眼 - 肾综合征（Alport 综合征）。

11. 代谢性疾病 高钙血症、高尿酸血症等。

12. 巴尔干肾病 本病是一慢性进行性间质性疾病，发病隐袭，病因不明，病例局限于多瑙河流域。

13. 特发性间质性肾炎 约10%有间质性肾炎的患者查不到致病原因。

（二）发病机制

各种原因引起肾小管间质损伤，包括微血管损伤、肾小管细胞损伤、炎症细胞相互作用、纤维母细胞表现型的变化、肾小管细胞和（或）纤维母细胞相互作用，使肾小管萎缩、间质纤维化、间质浸润等。慢性肾小管损伤，释放生长因子和细胞因子，致使细胞成分合成与降解失调，出现肾小管萎缩。生长因子和细胞因子使间质成纤维细胞增殖，细胞外基质沉积增加，形成间质纤维化。释放的生长因子和细胞因子具有化学吸引作用，使细胞浸润及浸润细胞增殖。肾小管萎缩、间质纤维化、间质浸润及管周毛细血管病变都可导致球后毛细血管腔闭塞，结果是继发性肾小球毛细血管压力升高，肾功能进行性丧失。

三、病理

肾脏外观体积变小、萎缩。由毒素、代谢性疾病和遗传性疾病导致的 CIN 为对称性双侧疾病。由其他病因引起的 CIN 肾脏瘢痕可不均等和仅累及一侧肾脏。可伴有肾乳头损害，肾盂扩张和皮质表面瘢痕。组织学上肾小球表现多样，可从正常至完全损坏。小管可能消失或萎缩，光镜下显示肾皮质明显萎缩，典型的慢性间质性肾炎病理表现以肾间质纤维化、间质单个核细胞浸润和肾小管萎缩为主要特征，即弥漫性肾小管萎缩及间质纤维化，伴有弥漫或多灶状淋巴细胞和单核细胞浸润。镇痛剂性肾病典型征象为肾髓质损伤，肾乳头坏死。

四、临床表现

（一）症状

当肾小管功能损伤，临床尿浓缩功能减低，表现为不同程度烦渴、多尿或夜尿增多，并伴有不同程度的纳差、乏力、消瘦等非特异症状。一些病例可无任何临床症状，部分患者只在体检或因其他疾病就诊时发现轻度尿改变、肾功能减退、贫血、肾性骨病，经询问病史可发现用药史或理化因素接触史而怀疑本病。慢性间质性肾炎可波及肾小球和血管，早期为内生肌酐清除率下降，逐渐出现血肌酐升高。晚期肾小球和血管受累严重致 GFR 下降出现慢性肾功能不全的症状，如恶心、呕吐、厌食和贫血，且贫血的严重程度与肾功能减退的程度不成比例。约一半患者发生高血压，但程度往往不及肾小球肾炎引起的高血压严重。一般无水肿。

（二）实验室及影像检查

1. 尿液检查

（1）尿常规　表现为轻度蛋白尿，一般为少量小分子蛋白尿，尿蛋白定量多在 $0.5 \sim 1.5g/24h$；尿沉渣检查可有镜下血尿、白细胞及管型尿，偶可见嗜酸性粒细胞。可出现低比重尿、糖尿、氨基酸尿、磷酸盐尿、碱性尿（pH > 5.5）。尿 N－乙酰－β－D 氨基葡萄糖苷酶（NAG）、尿 β_2－微球蛋白（β_2－MG）、Tamm－Horsfall 蛋白升高。

2. 血液检查　慢性间质性肾炎贫血发生率高且程度较重，常为正细胞正色素性贫血。部分患者可有低钾血症、低钠血症、低磷血症、高钾或低钾血症、高氯性代谢性酸中毒等表现。血尿酸常正常或轻度升高；特发性间质性肾炎可有贫血、嗜酸性粒细胞增多、血沉快、CRP 及球蛋白升高。晚期患者可因 GFR 下降出现尿素氮（BUN）、血肌酐（SCr）升高。

3. 影像学检查

（1）彩超、放射性核素、CT 等影像学检查　通常显示双肾缩小、肾脏轮廓不光整。影像学检查可以判断尿路梗阻、膀胱输尿管反流、肾囊肿等特殊病因。

（2）静脉尿路造影（IVU）　可显示止痛剂肾病特征性的肾乳头坏死征象，早期表现为肾盂增宽、肾盏杯口变钝或呈杵状；晚期肾乳头坏死而出现肾盂、肾盏充盈缺损，造影包围肾乳头形成环形影。由于造影剂具有肾小管毒性，因此肾小管损伤时慎用。

五、诊断及鉴别诊断

（一）诊断

本病早期无明显临床表现，须根据病史和临床病理特征进一步明确病因。症状无特异性，需进行全面肾小管功能检查才能明确肾小管间质损害。如为弥漫性肾实质损害，应通过肾活检明确诊断。具有下列临床特征者应考虑慢性间质性肾炎：

1. 病史　存在导致慢性间质性肾炎的诱因，如长期服用止痛剂、中药、慢性尿路梗阻等，或有慢性间质性肾炎家族史。

2. 临床症状　有肾小管功能障碍，如烦渴、多尿、夜尿增多、肾小管性酸中毒等，或 GFR 下降但无明显高血压、无高尿酸血症等。

3. 尿检异常　严重小管功能受损表现为少量小分子蛋白尿（$< 2.0g/24h$）、低比重尿、糖尿、氨基酸尿、磷酸盐尿、碱性尿（pH > 5.5）。尿视黄醇结合蛋白（RBP）、溶菌酶、尿 β_2－微球蛋白、N－乙酰－β－D 氨基酸糖苷酶（NAG）升高。

（二）鉴别诊断

慢性肾盂肾炎　需结合病史及伴随症状、原发病特征、病理结果综合分析。当慢性肾盂肾炎累及肾小管功能受损时临床表现与 CIN 相似，但两者肾脏病理间质浸润细胞的类型不同，前者光镜下显示成团的泡沫细胞。慢性肾盂肾炎既往有反复感染病史可作为重要判定依据。CIN 进展到后期可出现贫血，GFR 下降时仅通过临床表现难以鉴别，需肾活检病理检查才能明确诊断，但当病理诊断对治疗无指导意义时可不必行肾活检。

六、治疗

1. 治疗原则　临床缺乏良好疗法，关键在于早期确诊、去除病因、保护肾脏功能，避免应用肾损害药物，停用可疑药物。

2. 对症治疗　给予纠正水电解质紊乱、肾性贫血、酸碱及容量失衡、控制感染等对症治疗。对于肾乳头坏死组织堵塞尿路者，应给予解痉、补液及利尿，无效时，手术取出坏死组织。应用冬虫夏草制剂促进肾小管上皮细胞的生长、肾小管再生、提高细胞膜的稳定性、增强肾小管上皮细胞耐受缺氧等作用，对小管间质性肾炎有一定疗效。

3. 控制血压 高血压者应用钙通道阻滞剂（CCB）、血管紧张素转换酶抑制剂（ACEI）类药物。

4. 饮食控制 给予优质低蛋白、限制含嘌呤、含磷饮食。

5. 血液净化治疗 CIN 的自然病程进展各不相同，早期诊断、早期治疗，常可延缓疾病的进展，有时肾功能也可获得某种程度的改善，特别是尿路梗阻的解除。如不能除去病因常导致疾病进展至晚期，GFR 水平相同情况下，本病进展至终末期的速度要比慢性肾小球肾炎缓慢。通过适当地治疗低容量、酸中毒、高血钾或高血压，常可使急剧恶化的肾功能逆转。如病情进展致终末期肾衰可采用血液透析和肾移植疗法。

 本章小结

间质性肾炎是由多种病因引起、发病机制各异、以肾小管间质炎症损伤为主的一组疾病。急性间质性肾炎临床通常表现为急性肾衰竭，给予去除病因、促进肾功能恢复、防治并发症及肾上腺糖皮质激素治疗。慢性间质性肾炎临床以肾小管功能障碍为主，表现为尿浓缩功能障碍、肾小管酸中毒或范可尼综合征、低钾血症等，罕见水肿、大量蛋白尿和高血压，晚期表现为 GRF 下降。目前无有效针对性治疗，临床采取避免应用肾损害药物、保护肾功能对症治疗。病情进展致终末期肾衰可用血液透析和肾移植疗法。

 思考题

1. 间质性肾炎分为哪几种类型、各自病理表现是什么？
2. 急性间质性肾炎病因有哪些？
3. 急性间质性肾炎治疗原则是什么？
4. 慢性间质性肾炎的临床表现有哪些？

（杨柳竹）

第五章　尿路感染

学习要求

1. **掌握**　尿路感染的临床表现、诊断与鉴别诊断、治疗原则、尿路感染常用实验室检查的意义。
2. **熟悉**　急性膀胱炎、急性肾盂肾炎、慢性肾盂肾炎、无症状性菌尿的临床表现。
3. **了解**　尿路感染的病理表现、尿路感染的常见病因、发病机制及预防措施。

尿路感染（urinary tract infection，UTI），是指细菌、真菌等各种病原微生物在尿路异常繁殖所致的尿路急性或慢性炎症的感染性疾病。临床表现多样化，从无症状菌尿到典型尿路感染症状，与发病年龄、性别、基础疾病、感染部位和病原体种类有关，多见于育龄期妇女、老年人、免疫力低下及尿路畸形者。绝大多数尿路感染经抗感染治疗可痊愈，但少数有基础疾病者可反复发作，或导致肾脏瘢痕和肾功能不全。

根据感染发生部位可分为上尿路感染和下尿路感染，前者系指肾盂肾炎（pyelonephritis），后者主要指膀胱炎。肾盂肾炎、膀胱炎又有急性和慢性之分；根据有无尿路功能或结构的异常，又可分为复杂性、非复杂性尿路感染，复杂性尿路感染是指伴有尿路引流不畅、结石、畸形、膀胱输尿管反流等结构或功能的异常，或在慢性肾实质性疾病基础上发生的尿路感染。不伴有上述情况者称为非复杂性尿路感染。

一、流行病学

女性尿路感染发病率明显高于男性，比例约8∶1。其中膀胱炎占尿路感染的60%以上。未婚女性发病约为1%～3%，已婚女性发病率增高约为5%，与性生活、月经、妊娠、应用杀精子避孕药物等因素有关，约50%的妇女一生中会发生尿路感染。60岁以上女性尿感发生率高达10%～12%，多为无症状性细菌尿。急性肾盂肾炎可发生于各类人群及年龄，以育龄妇女最多见。成年男性极少发生尿路感染，除非存在易感因素。长期卧床、老年人群发病率明显上升，50岁以上男性因前列腺肥大发生率增高进而导致尿路感染发生率相应增高为7%。

二、病因和发病机制

（一）病因

1. 细菌　常见致病菌为革兰阴性杆菌，其中以大肠埃希菌最为常见，约占全部尿路感染的80%～90%，其次为变形杆菌、克雷伯杆菌。约5%～10%的尿路感染由革兰阳性细菌引起，主要是粪链球菌和凝固酶阴性的葡萄球菌（柠檬色和白色葡萄球菌）。大肠埃希菌最常见于无症状性细菌尿、非复杂性尿路感染，或首次发生的尿路感染。

2. 医源性检查及院内感染　尿路器械检查后发生的尿感多为粪链球菌、变形杆菌、克雷伯杆菌和铜绿假单胞菌所导致。

3. 尿路疾病 尿路结石、泌尿系结核均可合并尿路感染，常见于变形杆菌。另外金黄色葡萄球菌则见于机体其他部位感染后经血液运行导致肾脏的血源性感染。

4. 真菌、病毒感染 腺病毒可以在儿童和一些年轻人中引起急性出血性膀胱炎，甚至引起流行。此外衣原体、真菌等也可导致尿路感染。

（二）发病机制

1. 感染途径

（1）上行感染 病原菌经由尿道上行至膀胱，甚至输尿管、肾盂引起的感染称为上行感染，约占尿路感染的95%。正常情况下前尿道和尿道口周围定居着少量细菌，如链球菌、乳酸菌、葡萄球菌和类白喉杆菌等，但不致病。某些因素如性生活、尿路梗阻、医源性操作、生殖器感染等可导致上行感染的发生。

（2）血行感染 病原菌通过血运到达肾脏和尿路其他部位引起的感染。此种感染途径少见，不足3%。多发生于患有慢性疾病或接受免疫抑制剂治疗的患者。常见的病原菌有金黄色葡萄球菌、沙门菌属、假单胞菌属和白色念珠菌属等。

（3）直接感染 泌尿系统周围器官、组织发生感染时，病原菌偶可直接侵入到泌尿系统导致感染。

（4）淋巴道感染 盆腔和下腹部的器官感染时，病原菌可从淋巴道感染泌尿系统，但罕见。

2. 机体防御功能异常 正常情况下，进入膀胱的细菌很快被清除，是否发生尿路感染除与细菌的数量、毒力有关外，还取决于机体的防御功能。机体的防御机制包括：

（1）排尿的冲刷作用。

（2）尿道和膀胱黏膜的抗菌能力。

（3）尿液中高浓度尿素、高渗透压和低 pH 等。

（4）前列腺分泌物中含有的抗菌成分。

（5）感染出现后，白细胞很快进入膀胱上皮组织和尿液中，起清除细菌的作用。

（6）输尿管膀胱连接处的活瓣，具有防止尿液、细菌进入输尿管的功能。

3. 易感因素

（1）尿路梗阻 任何妨碍尿液自由流出的因素，如：结石、前列腺增生、狭窄、肿瘤等均可导致尿液积聚，细菌不易被冲洗清除，而在局部大量繁殖引起感染。尿路梗阻合并感染可使肾组织结构快速破坏，因此及时解除梗阻非常重要。

（2）膀胱输尿管反流 输尿管壁内段及膀胱开口处的黏膜形成阻止尿液从膀胱输尿管口反流至输尿管的屏障，当其功能或结构异常时可使尿液从膀胱逆流到输尿管，甚至肾盂，导致细菌在局部定植，发生感染。

（3）机体免疫力低下 如长期使用免疫抑制剂、糖尿病、长期卧床、严重的慢性病和艾滋病等。

（4）神经源性膀胱 支配膀胱的神经功能障碍，如脊髓损伤、糖尿病、多发性硬化等疾病，因长时间的尿液潴留和（或）应用导尿管引流尿液导致感染。

（5）妊娠 约2%~8%妊娠妇女可发生尿路感染，与孕期输尿管蠕动功能减弱、暂时性膀胱输尿管活瓣关闭不全及妊娠后期子宫增大致尿液引流不畅有关。

（6）性别和性活动 女性尿道较短（约4cm）而宽，距离肛门较近，开口于阴唇下方是女性容易发生尿路感染的重要因素。性生活时可将尿道口周围的细菌挤压入膀胱引起尿路感染。前列腺增生导致的尿路梗阻是中老年男性尿路感染的一个重要原因。包茎、包皮过长是男性尿路感染的诱发因素。

（7）医源性因素 导尿或留置导尿管、膀胱镜和输尿管镜检查、逆行性尿路造影等可致尿路黏膜损伤、将细菌带入尿路，易引发尿路感染。据文献报道，即使严格消毒、单次导尿后，尿感的发生率约为1%～2%，留置导尿管1天感染率约50%，超过3天者，感染发生率可达90%以上。

（8）泌尿系统结构异常　先天肾发育不良、肾盂及输尿管畸形、移植肾、多囊肾等，也是尿路感染的易感因素。

（9）遗传因素　越来越多的证据表明宿主的基因影响尿路感染的易感性。反复发作尿感的妇女，其尿感的家族史显著多于对照组。由于遗传而致尿路黏膜局部防御尿感的能力降低，例如尿路上皮细胞P菌毛受体的数目增多，可使尿路感染发生的危险性增加。

（10）局部感染　尿道内或尿道口周围炎症继发尿路感染。

（11）不合理用药　过度使用抗生素、滥用止痛剂和非类固醇类消炎药物产生耐药菌或致机体免疫功能下降诱发尿路感染。

4. 细菌的致病力　细菌进入膀胱后，能否引起尿感，与其致病力有很大关系。以大肠埃希菌为例，并不是它的所有菌株均能引起症状性尿感，能引起者仅为其中的少数菌株，如O、K和H血清型菌株，它们具有特殊的致病力。大肠埃希菌通过菌毛将细菌菌体附着于特殊的上皮细胞受体，然后导致黏膜上皮细胞分泌IL-6、IL-8，并诱导上皮细胞凋亡和脱落。

三、病理

1. 急性膀胱炎　病理变化主要表现为膀胱黏膜血管扩张、充血、上皮细胞肿胀、黏膜下组织充血、水肿及炎症细胞浸润，重者可有点状或片状出血，甚至黏膜溃疡。

2. 急性肾盂肾炎　可单侧或双侧肾脏受累，表现为局限或广泛的肾盂肾盏黏膜充血、水肿，表面有脓性分泌物，黏膜下可有细小脓肿，于一个或几个肾乳头可见大小不一、尖端指向肾乳头、基底伸向肾皮质的楔形炎症病灶，病灶内可见不同程度的肾小管上皮细胞肿胀、坏死、脱落，肾小管腔中有脓性分泌物。肾间质水肿，内有白细胞浸润和小脓肿形成。炎症剧烈时可有广泛性出血，较大的炎症病灶愈合后局部形成瘢痕。肾小球一般无形态学改变。

3. 慢性肾盂肾炎　双侧肾脏病变常不一致，肾脏体积缩小，表面不光滑，有肾盂肾盏粘连、变形，肾乳头瘢痕形成，肾小管萎缩及肾间质淋巴-单核细胞浸润等慢性炎症表现。

四、临床表现

（一）膀胱炎

1. 症状　主要表现为尿频、尿急、尿痛、排尿不适、下腹部疼痛等，部分患者迅速出现排尿困难。尿液常混浊，并有异味，约30%可出现血尿。一般无全身感染症状，少数患者出现腰痛。

2. 体征　发热，但体温常不超过38.0℃。如患者有突出的系统表现，体温＞38.0℃，应考虑上尿路感染。

（二）肾盂肾炎

1. 急性肾盂肾炎

（1）症状　尿频、尿急、尿痛、排尿困难等泌尿系症状，伴发热、寒战、头痛、全身酸痛、恶心、呕吐、下腹部疼痛、腰痛等，腰痛程度不一，多为钝痛或酸痛。也有部分患者下尿路症状不明显。

（2）体征　体温多在38.0℃以上，多为弛张热，也可呈稽留热或间歇热。体格检查一侧或两侧肋脊角或输尿管点压痛和（或）肾区叩击痛。

2. 慢性肾盂肾炎　多数由急性肾盂肾炎演变而来，临床表现复杂，全身及泌尿系统局部表现均可不典型，可出现程度不同的低热、间歇性尿频、排尿不适、腰部酸痛及夜尿增多、低比重尿等肾小管功能受损症状。病情持续可发展为慢性肾衰竭。急性发作时患者症状明显，类似急性肾盂肾炎。

（三）无症状细菌尿

患者有真性菌尿，但无泌尿系的症状，可由症状性尿感演变而来或无急性尿路感染病史。致病菌多为大肠埃希菌，患者可长期无症状，尿常规可无明显异常，但尿培养细菌学检查阳性。

（四）导管相关性尿路感染

是指留置导尿或先前 48 小时内留置导尿者发生的尿路感染。

五、并发症

尿路感染如能及时治疗，并发症很少；但伴有糖尿病和（或）存在复杂因素的肾盂肾炎未及时治疗或治疗不当可出现下列并发症。

1. 肾乳头坏死　肾乳头及其邻近肾髓质缺血性坏死，常发生于伴有糖尿病或尿路梗阻的肾盂肾炎。主要表现为寒战、高热、剧烈腰痛或腹痛和血尿等，可同时伴发革兰阴性杆菌败血症和（或）急性肾衰竭。当有坏死组织脱落从尿中排出，阻塞输尿管时可发生肾绞痛。静脉肾盂造影（IVP）可见肾乳头区有特征性"环形征"。宜积极治疗原发病，加强抗菌药物应用等。

2. 肾周围脓肿　为严重肾盂肾炎直接扩展而致，多有糖尿病、尿路结石等易感因素。致病菌常为革兰阴性杆菌，尤其是大肠埃希菌。除原有症状加剧外，常出现明显的单侧腰痛，且在向健侧弯腰时疼痛加剧。超声、X 线腹部平片、CT 等检查有助于诊断。治疗主要是加强抗感染治疗和（或）局部切开引流。

六、实验室及影像学检查

（一）尿液检查

1. 常规检查　白细胞尿、血尿、蛋白尿。尿沉渣镜检白细胞 >5 个/HP 称为白细胞尿，对尿路感染诊断意义较大；部分尿感患者有镜下血尿，尿沉渣镜检红细胞数多为 3 ~ 10 个/HP，呈均一性红细胞尿，极少数急性膀胱炎患者可出现肉眼血尿；蛋白尿多为阴性 ~ 微量。少数患者可出现白细胞管型。尿液常浑浊，可有异味。

2. 白细胞排泄率　准确留取 3 小时尿液，立即进行尿白细胞计数，所得白细胞数按每小时折算，正常人白细胞计数 $<2 \times 10^5$/h，白细胞计数 $>3 \times 10^5$/h 为阳性，介于 $(2 \sim 3) \times 10^5$/h 为可疑。

3. 细菌学检查

（1）涂片细菌检查　清洁中段尿沉渣涂片，计算 10 个视野细菌数，取其平均值，若每个视野下可见 1 个或更多细菌，提示尿路感染。本法设备简单、操作方便，检出率达 80% ~ 90%，可初步确定是杆菌或球菌、是革兰阴性还是革兰阳性细菌，对及时选择有效抗生素有重要参考价值。

（2）细菌培养　可采用清洁中段、导尿及膀胱穿刺尿做细菌培养，其中膀胱穿刺尿培养结果最可靠。中段尿细菌定量培养 $\geq 10^5$/ml，称为真性菌尿，可确诊尿路感染；尿细菌定量培养 $10^3 \sim 10^5$/ml，为可疑阳性，需复查；如 $<10^3$/ml，可能为标本污染。但值得注意的是球菌，特别是粪球菌及肠球菌繁殖缓慢，其尿菌落数若为 $10^3 \sim 10^4$/ml 之间，即有诊断价值。细菌数在 $10^3 \sim 10^5$/ml 者不能排除感染，应考虑是否应用抗生素。耻骨上膀胱穿刺尿细菌定性培养有细菌生长，即为真性菌尿。

尿细菌定量培养可出现假阳性或假阴性结果。假阳性主要见于：①中段尿收集不规范，标本被污染；②尿标本在室温下存放超过 1 小时才进行接种；③检验技术错误等。假阴性主要原因为：①近7天内使用过抗生素；②尿液在膀胱内停留时间不足6小时；③收集中段尿时，消毒药混入尿标本内；④饮水过多，尿液被稀释；⑤感染灶排菌呈间歇性等。

4. 尿液亚硝酸盐还原试验 革兰阴性杆菌如大肠埃希菌感染的患者70%以上此检查阳性、90%以上有特异性，但球菌感染可出现假阴性。因球菌致尿液亚硝酸盐还原能力差、试验阳性率低，可作为尿感的过筛试验。

5. 其他辅助检查 急性肾盂肾炎可有肾小管上皮细胞受累，出现尿 N - 乙酰 - β - D 氨基葡萄糖苷酶（NAG）升高。慢性肾盂肾炎可有肾小管和（或）肾小球功能异常，表现尿比重和尿渗透压下降，甚至肾性糖尿、肾小管酸中毒等。

（二）血液检查

1. 血常规 急性肾盂肾炎时血白细胞常升高，中性粒细胞增多，核左移。血沉可增快；慢性期红细胞计数和血红蛋白可轻度降低。

2. 肾功能 慢性肾盂肾炎肾功能受损时可出现肾小球滤过率下降，血肌酐升高等。

（三）影像学检查

如彩超、X线腹平片、静脉肾盂造影（intravenous pyelography，IVP）检查，慢性肾盂肾炎可显示肾脏外形凹凸不平，且双肾大小不等，IVP 显示肾盂、肾盏变形、变窄。另外尿路感染急性期不宜做静脉肾盂造影，可做彩超检查。对于反复发作的尿路感染或急性尿路感染治疗7~10天无效的女性应行 IVP。男性患者在排除前列腺炎和前列腺肥大之后，无论首发还是复发，均应行 IVP 检查以排除尿路解剖和功能上的异常。

七、诊断

无论是上尿路或下尿路感染，均存在真性菌尿，典型的尿路感染有尿路刺激征、感染中毒症状、腰部不适等，需结合尿液改变和尿液细菌学检查及临床症状及病史，进行定位、定性诊断。

（一）急性肾盂肾炎

1. 全身症状 典型的急性肾盂肾炎临床表现为发作性的高热，寒战，体温多在38~39℃，也可高达40℃，热型不一，一般呈弛张型，也可呈间歇或稽留型，伴头痛，全身酸痛等。腰痛，或伴有腹部绞痛、恶心、呕吐。

2. 泌尿系症状 患者常有尿频、尿急、尿痛等膀胱刺激症状，起病急骤，体检时在上输尿管点或肋脊点有压痛，肾区叩痛阳性。

3. 实验室检查

（1）膀胱冲洗后尿培养阳性。

（2）尿沉渣镜检有白细胞管型，并排除间质性肾炎、狼疮性肾炎等疾病。

（3）尿 NAG 升高、尿 β_2 - 微球蛋白（β_2 - MG）升高。

（4）尿渗透压降低。

（5）血常规检查白细胞计数和中性粒细胞可增高。

（二）慢性肾盂肾炎

除反复发作尿路感染病史之外，尚需结合影像学及肾脏功能检查。主要表现为：①持续性肾小管功能损害。②肾外形凹凸不平，且双肾大小不等。③静脉肾盂造影可见肾盂肾盏变形、缩窄。

具备上述第1条再加第2、3条中的任何一项可诊断慢性肾盂肾炎。

（三）急性膀胱炎

1. 尿路刺激征 有明显尿频、尿急、尿痛，膀胱、尿道痉挛，严重时类似尿失禁，排尿期尿道烧灼感，排尿终末期疼痛加剧，常见终末血尿，有时为全程血尿。会阴部、耻骨上区疼痛、膀胱区轻压痛。起病突然，但全身症状不明显。

2. 尿液检查

（1）尿液混浊，尿液中有脓细胞。

（2）尿常规可有红细胞，白细胞≥15～20 个/HP；但无管型，中段尿培养，菌落≥10^5/L。

（四）慢性膀胱炎

慢性膀胱炎的症状与急性膀胱炎相似，但无高热，症状可持续数周或间歇性发作，可出现腰腹部及膀胱会阴区隐痛，乏力，有时会出现头昏、眩晕等神经衰弱症状。

（五）无症状性细菌尿

患者无明显临床症状，主要依靠尿细菌学检查，两次细菌培养均为同一菌种的真性菌尿

八、鉴别诊断

不典型尿路感染要与下列疾病鉴别。

1. 尿道综合征 患者有尿频、尿急、尿痛及排尿不适等尿路刺激症状，但多次检查均无真性细菌尿。常见于妇女，可能由于逼尿肌与膀胱括约肌功能不协调、妇科或肛周疾病、神经焦虑等引起，也可能是衣原体等非细菌感染造成。

2. 肾结核 本病膀胱刺激症状更为明显，一般抗生素治疗无效，尿沉渣可找到抗酸杆菌，尿培养结核分枝杆菌阳性，而普通细菌培养为阴性。静脉肾盂造影可发现肾实质虫蚀样缺损等表现。部分患者伴有肾外结核，抗结核治疗有效，可资鉴别。但要注意肾结核常可能与尿路感染并存，尿路感染经抗生素治疗后，仍残留有尿路感染症状或尿沉渣异常者，应高度注意肾结核的可能性。

3. 慢性肾小球肾炎 慢性肾盂肾炎当出现肾功能减退、高血压时应与慢性肾小球肾炎相鉴别。后者多为双侧肾脏受累，且肾小球功能受损较肾小管功能受损突出，并常有较明确蛋白尿、血尿和水肿病史；而前者常有尿路刺激征，细菌学检查阳性，影像学检查可表现为双肾不对称性缩小。

九、治疗

（一）一般治疗

急性期注意休息，多饮水，勤排尿。发热者给予易消化、高热量、富含维生素饮食。膀胱刺激征和血尿明显者，可口服碳酸氢钠片 1g，每日 3 次，以碱化尿液、缓解症状、抑制细菌生长、避免形成血凝块，对应用磺胺类抗生素者避免尿路结晶形成。尿路感染反复发作者应积极寻找病因，及时去除诱发因素。

（二）抗感染治疗原则

抗感染治疗需遵循以下用药原则：①选用致病菌敏感的抗生素。无病原学结果前，一般首选对革兰阴性杆菌有效的抗生素，尤其是首发尿感。治疗 3 天症状无改善，应按药敏结果调整用药。②抗生素在尿液和肾脏内的药物浓度要高。③选用肾毒性小，副作用少的抗生素。④单一药物治疗失败、严重感染、混合感染、耐药菌株出现时应联合用药。⑤对不同类型的尿路感染给予不同治疗时间。

（三）针对性治疗

1. 急性肾盂肾炎 首次发生的急性肾盂肾炎的致病菌80%为大肠埃希菌，在留取尿细菌检查标本后应立即开始治疗，首选对革兰阴性杆菌有效的药物。72 小时显效者无需换药；否

则应按药敏结果更改抗生素。

（1）病情较轻者　可在门诊口服药物治疗，疗程 10 ~ 14 天。常用药物有喹诺酮类（如氧氟沙星 0.2g，每日 2 次；环丙沙星 0.25g，每日 2 次），半合成青霉素类（如阿莫西林 0.5g，每日 3 次）、头孢菌素类（如头孢呋辛 0.25g，每日 2 次）等。治疗 14 天后，通常 90% 可治愈。如尿菌仍阳性，应参考药敏试验选用有效抗生素继续治疗 4 ~ 6 周。

（2）严重感染者　全身中毒症状明显，需住院治疗，应静脉给药。常用药物，如氨苄西林 1.0 ~ 2.0g，每 4 小时 1 次；头孢噻肟钠 2.0g，每 8 小时一次；头孢曲松钠 1.0 ~ 2.0g，每 12 小时 1 次；左氧氟沙星 0.2g，每 12 小时 1 次。必要时联合用药。氨基糖苷类抗生素肾毒性大，应慎用。经过上述治疗若好转，可于热退后继续用药 3 天再改为口服抗生素，完成 2 周疗程。治疗 72 小时无好转，应按药敏结果更换抗生素，疗程不少于 2 周。经此治疗，仍有持续发热者，应考虑肾盂肾炎并发症，如肾盂积脓、肾周脓肿、感染中毒症等。

2. 慢性肾盂肾炎　治疗的关键是积极寻找并去除易感因素。急性发作时治疗同急性肾盂肾炎。

3. 急性膀胱炎

（1）单剂量疗法　常用磺胺甲基异噁唑 2.0g、甲氧苄啶 0.4g、碳酸氢钠 1.0g，1 次顿服（简称 STS 单剂）；氧氟沙星 0.4g，一次顿服；阿莫西林 3.0g，一次顿服。

（2）短疗程疗法　与单剂量疗法相比，短疗程疗法更有效；耐药性并无增高；可减少复发，增加治愈率。可选用磺胺类、喹诺酮类、半合成青霉素或头孢类等抗生素，任选一种药物，连用 3 天，约 90% 的患者可治愈。

（3）疗效判定　停服抗生素 7 天后，需进行尿细菌定量培养。如结果阴性表示急性细菌性膀胱炎已治愈；如仍有真性细菌尿，应继续给予 2 周抗生素治疗。

对于妊娠妇女、老年患者、糖尿病患者、机体免疫力低下及男性患者不宜使用单剂量及短程疗法，应采用较长疗程。

4. 再发性尿路感染　再发性尿路感染包括重新感染和复发：

（1）重新感染　治疗后症状消失，尿菌阴性，但在停药 6 周后再次出现真性细菌尿，菌株与上次不同，称为重新感染。多数病例有尿路感染症状，治疗方法与首次发作相同。对半年内发生 2 次以上者，可用长程低剂量抑菌治疗，即每晚临睡前排尿后服用小剂量抗生素 1 次，如复方磺胺甲噁唑 1 ~ 2 片或呋喃妥因 50mg ~ 100mg 或氧氟沙星 200mg，每 7 ~ 10 天更换药物一次，连用半年。

（2）复发　治疗后症状消失，尿菌阴转后在 6 周内再出现菌尿，菌种与上次相同（菌种相同且为同一血清型），称为复发。复发且为肾盂肾炎者，特别是复杂性肾盂肾炎，在去除诱发因素（如结石、梗阻、尿路异常等）的基础上，应按药敏选择强有力的杀菌性抗生素，疗程不少于 6 周。反复发作者，给予长程低剂量抑菌疗法。

5. 无症状性菌尿　是否治疗目前有争议，一般认为有下述情况者应予治疗：①妊娠期无症状性菌尿；②学龄前儿童；③曾出现有症状感染者；④肾移植、尿路梗阻及其他尿路有复杂情况者。根据药敏结果选择有效抗生素，主张短疗程用药，如治疗后复发，可选长程低剂量抑菌疗法。

6. 妊娠期尿路感染　宜选用毒性小的抗菌药物，如阿莫西林、呋喃妥因或头孢菌素类等。孕妇的急性膀胱炎治疗时间一般为 3 ~ 7 天。孕妇急性肾盂肾炎应静脉滴注抗生素治疗，可用半合成广谱青霉素或第三代头孢菌素，疗程为两周。反复发生尿感者，可用呋喃妥因行长程低剂量抑菌治疗。出于对婴儿安全性考虑，能够选用的抗生素受到一定限制。临产期应避免使用磺胺类药物，以免诱发胆红素脑病。

7. 导管相关性尿路感染　各类抗生素应用均对该项感染疗效甚微甚至无效，应尽量减少留置导尿管置入，一旦确定应尽早拔除导尿管。

（四）疗效评定

1. 治愈 症状消失，尿菌阴性，疗程结束后2周或6周复查尿菌仍阴性。

2. 治疗失败 治疗后尿菌仍阳性，或治疗后尿菌阴性，但2周或6周复查尿菌转为阳性，且为同一种菌株。

十、预防

坚持多饮水、勤排尿，是最有效的预防方法。注意会阴部清洁。尽量避免尿路器械的使用，必须应用时，严格无菌操作。与性生活有关的尿路感染，应于性交后立即排尿。膀胱-输尿管反流者，要"二次排尿"，即每次排尿后数分钟，再排尿一次。

 本章小结

尿路感染是指细菌、真菌等各种病原微生物在尿路异常繁殖所致的尿路感染性疾病。根据感染发生部位可分为上尿路感染和下尿路感染，前者系指肾盂肾炎，后者主要指膀胱炎；根据病情发展变化分为又有急性和慢性之分。根据有无尿路功能或结构的异常，又可分为复杂性、非复杂性尿路感染。致病因素与细菌致病力、机体防御能力、泌尿道解剖和功能异常密切相关。近年来耐药、多重耐药菌致病率日益增多。临床以尿频、尿急、尿痛、排尿不尽等尿路刺激症状为主，或伴有发热、腰痛等，化验检查可见尿微生物细菌培养阳性，慢性肾盂肾炎可有GFR下降BUN、Cr升高及影像学检查异常。治疗以抗感染为主，选用致病菌敏感的抗生素并依据病原学检查结果调整用药。经治疗2周、6周复查尿菌仍为阴性可判定治愈。平素多饮水、勤排尿，注意个人卫生，尽量减少机械性检查，必要时严格无菌操作。

 思考题

1. 引起尿路感染的致病因素有哪些？
2. 尿路感染按发病部位如何区分？具体临床诊断有哪些？
3. 急性肾盂肾炎的临床表现及治疗原则是什么？
4. 尿路感染应用抗生素的用药原则是什么？
5. 尿路感染的预防措施有哪些？

（杨柳竹）

第六章 急性肾损伤

急性肾损伤（acute kidney injury，AKI）是由各种原因引起的肾功能在短时间（48 小时）内急剧下降而出现的氮质废物滞留的综合征。肾功能下降可发生在原来无肾脏病的患者，也可发生在慢性肾脏病（chronic kidney disease，CKD）患者。

一、流行病学

住院患者 AKI 发生率可达 8%，ICU 患者发生率超过 50%，其中 4%～5% 患者需要透析治疗。脓毒症（sepsis）性 AKI 过去未引起足够重视，关于 ICU 内 AKI 流行病学的研究，各个医院 ICU 入住患者的不同而导致 AKI 的发生率和结局不同，近年研究结果显示，ICU 内 AKI 发病率为 10.8%～67.0%，远高于医院内住院患者（0.4%～20.0%）。北京大学第三医院报道近 10 年来住院患者 AKI 发生率为 1.5%，中国每年有近 400 万人患 AKI。一项涉及多个国家、多家医院的 ICU 研究资料显示 5.7% 的患者发生 AKI，其中 58.9% 为内科性疾病、41.1% 为外科性疾病，30% 入院前有肾功能损害，47.5% 伴脓毒症性休克，34% 与大手术相关，27% 伴有心源性休克，26% 与低血容量相关，19% 可能与药物相关等等。AKI 的院内死亡率为 60.3%。

二、病因与发病机制

AKI 概念上有广义和狭义之分，广义的 AKI 即各种原因引起的短时间内肾功能下降的一系列综合征，狭义的 AKI 是指急性肾小管坏死（acute tubular necrosis，ATN）。由于不同病因导致 AKI 发生的病变部位不同、发病机制也不尽相同，根据发生病变部位将 AKI 分为肾前性、肾性、肾后性三个类型。

（一）病因

1. 肾前性 AKI 由于血容量减少、有效动脉血容量减少和肾内血流动力学改变等各种循环因素引起的肾灌注减少。主要包括：

（1）血容量减少 细胞外液丢失（烧伤、腹泻、呕吐、利尿剂、消化道出血），细胞外液滞留（胰腺炎、烧伤、剧烈运动、挤压综合征、创伤、肾病综合征、营养不良、肝功能衰竭）。

（2）心输出量减少 心功能不全（心肌梗死、心律失常、缺血性心脏病、心肌病、瓣膜病、高血压、严重肺心病）。

（3）外周血管扩张 药物（降压药）、脓毒症、其他（肾上腺皮质功能不全、高镁血症、高碳酸血症、低氧血症）。

2. 肾性 AKI 常见的是肾缺血或肾毒性物质损伤肾单位和间质，使肾血管严重收缩，导致肾实质或肾血管损伤，可表现为肾小球病、血管病和肾小管间质病，不同原因导致疾病表现不同，主要包括：

（1）肾静脉血栓形成 血管炎、恶性高血压、硬皮病、弥散性血管内凝血（DIC）、肾动脉机械闭塞（手术、栓子、血栓栓塞）导致肾血管性疾病。

（2）感染及结缔组织病 系统性红斑狼疮、韦格纳综合征、肺出血肾炎综合征、过敏性紫癜导致膜增生性、急进性肾炎、肾小球肾炎。

（3）药物及毒素 抗菌素（如氨基糖苷类、青霉素、利福平）、西咪替丁、质子泵抑制剂（如奥美拉唑）、硫唑嘌呤、苯妥英、卡托普利、利尿剂（如呋塞米）、别嘌呤醇、非甾体抗炎药、5-氨基水杨酸导致间质性肾炎；造影剂、重金属、有机溶剂、肌红蛋白、血红蛋白导致急性肾小管坏死。

3. 肾后性 AKI 是各种原因引起从肾盂到尿道的任一部位的尿路梗阻使肾实质受压，导致肾脏功能急骤下降。主要包括：①肾周围组织的压迫：如腹膜后和盆腔恶性肿瘤，肝纤维化，结扎术，腹主动脉瘤。②输尿管、膀胱、尿道组织狭窄：如前列腺增生、恶性肿瘤、结石、血块。

（二）发病机制

不同病因、不同程度的 AKI 可以有不同的始动因素和持续发展因素。缺血再灌注损伤、肾小管细胞凋亡及炎症反应相互作用，肾毒性物质直接或间接损伤肾小管，最终引起肾血流动力学改变，肾小管上皮细胞损伤及上皮细胞脱落、管型形成和肾小管管腔阻塞、坏死，最终导致肾损伤及肾小球滤过率（GFR）下降。也可缺血性损害、肾毒性物质与炎症反应共同作用引起 AKI。

1. 肾前性 AKI 肾前性 AKI 是肾灌注减少导致血流动力学介导的 GFR 降低，早期并无明显的肾实质损伤。如果肾灌注量减少能在 6 小时内得到纠正，则血流动力学损害可以逆转，肾功能也可迅速恢复。但若低灌注持续，则可发生肾小管上皮细胞明显损伤，继而发展为 ATN。

2. 肾性 AKI 肾性 AKI 的发病机制仍未完全阐明，涉及肾血流动力学改变。肾毒素或肾缺血-再灌注所致肾小管上皮细胞损伤及上皮细胞脱落、管型形成和肾小管腔阻塞等。

（1）肾小管缺血/缺氧 肾脏发生缺血性损伤、肾毒性物质均可引起近端肾小管损伤，包括亚致死性可逆性功能紊乱、小管上皮细胞凋亡或坏死，并导致肾小管对钠重吸收减少，管-球反馈增强，肾小管管型形成导致肾小管梗阻、管内压增加，GFR 下降。肾小管严重受损可导致肾小球滤过液的反漏，通过受损的上皮或肾小管基底膜漏出，致肾间质水肿和肾实质进一步损伤。出现急性肾小管细胞损伤导致 ATN，肾缺血缺氧引起肾小球、肾组织内血液动力学异常、肾血流量减少、GFR 下降。

（2）肾缺血 肾脏灌注不足时，肾脏可表现为肾缺血，既可通过血管作用使入球小动脉血管收缩，细胞内 Ca^{2+} 离子增加，从而对血管收缩刺激和肾自主神经刺激敏感性增加，导致肾自主调节功能损害、血管舒缩功能紊乱和内皮细胞损伤，也可产生炎症反应。血管内皮损伤和炎症反应均可引起血管收缩因子（如内皮素、肾内肾素-血管紧张素系统、血栓素 A_2 等）产生过多，而血管舒张因子，主要为一氧化氮（NO）、前列腺素（PGI、PGE_2）合成减少。这些变化可进一步引起血流动力学异常，包括肾血浆流量下降、局部的血管平滑肌细胞和内皮细胞受到缺氧性损伤肾内血流重新分布表现为肾皮质血流量减少，肾髓质充血等，这些均可引起 GFR 下降。

（3）炎症反应 肾缺血可通过炎症反应直接使血管内皮细胞受损，炎症因子参与的缺血性 AKI 可通过小管细胞产生炎症介质如介素（IL-6、IL-8）、肿瘤坏死因子（TNFa）、转化生长因子（TGFβ）、单核细胞趋化蛋白（MCP-1）、T 细胞表达和分泌的细胞因子（RANTES）等使内皮细胞受损，并通过细胞间黏附分子（ICAM-1）增加和 P-选择素增加，介导 T 细胞的黏附，选择素及其配体相互作用通过减慢中性粒细胞的迁移使白细胞黏附及移行增加，炎症反应导致肾组织的进一步损伤，GFR 下降。

（4）药物、毒物损伤　某些药物或毒物在肾小管内浓度增高达到中毒浓度时可引起肾小管上皮细胞直接或间接损伤；某些过敏反应药物及其降解产物引起Ⅳ型变态反应，导致急性间质性肾炎；造影剂使肾小管上皮细胞（尤其是近端小管）钙离子内流增加，细胞内钙浓度增高，肾小管完整性破坏，近曲小管上皮细胞空泡变性；另外造影剂的高渗环境可使细胞内氧浓度下降，氧自由基增多最终导致细胞凋亡，引起造影剂肾病（contrast associated nephropathy，CAN）。

3. 肾后性 AKI　肾后性 AKI 由于双侧输尿管梗阻或者孤立肾患者单侧尿流出道阻塞，尿道梗阻使尿路上方压力升高，甚至出现肾盂积水；肾小管内混合性结晶如尿酸、草酸钙、阿昔洛韦、甲氨蝶呤、磺胺类药物等，也可引起肾小管内的梗阻，梗阻持续 12 到 24 小时，肾血流量、肾小球滤过率和肾小管内压力均下降，使肾皮质出现大片无灌注和灌注不足的区域，GFR 减少。

三、病理

由于病因及病变的严重程度不同，病理改变可有显著差异。人类 ATN 组织学检查显示肾小球正常，小管腔内存在一些管型，中度间质水肿。严重、持续的缺血性 AKI 光镜检查见肾小管上皮细胞片状和灶状坏死，从基底膜上脱落，肾小管管腔管型堵塞。管型由未受损或变性的上皮细胞、细胞碎片、Tamm-Horsfall 蛋白和色素组成。肾缺血严重者，肾小管基膜常遭破坏。

 案例讨论

临床案例　患者男性，29 岁，3 天前因剧烈运动后出现腰痛伴肉眼血尿，近 1 天无尿，到医院就诊，辅助检查尿常规：潜血（+++）、蛋白质（+++），LEU（+），红细胞满视野，血常规：HBG 128g/L，尿素氮 16.2mmol/L、肌酐 380μmol/L。双肾彩超：未见异常。1 月前体检化验肾功能正常。临床诊断：急性肾损伤。给予营养支持及对症治疗，维持水、电解质及酸碱平衡，休息 2 月后复查尿素氮 8.2mmol/L、肌酐 98.6μmol/L。

问题　1. 该患者的肾损伤发生哪个部位？
　　　　2. 该患者诊断考虑为急性肾损伤的哪个期？
　　　　3. 需要与什么疾病作鉴别？

四、临床表现

（一）临床症状

1. 尿量减少　出现少尿（尿量＜400ml/d）或无尿（尿量＜100ml/d）。但部分急性肾损伤患者，尿量可正常甚至偏多。

2. 氮质血症　BUN、Scr 升高，出现尿毒症表现。

3. 液体平衡紊乱　少尿患者因容量负荷过重出现全身水肿、脑水肿、肺水肿及心力衰竭、血压增高。

4. 电解质紊乱　可出现高钾血症、低钠血症、高磷血症、低钙血症、高镁血症、低镁血症。

5. 代谢性酸中毒　表现为深大呼吸（Kussmaul 呼吸），血 pH、碳酸氢根和二氧化碳结合力降低，由于硫酸根和磷酸根潴留，常伴阴离子间隙升高。

6. 全身相关系统表现

AKI 的临床表现常常在病程晚期，肾功能障碍很严重时才出现症状。AKI 患者首次确诊往往是通过实验室检查发现的。不同期、不同类型临床症状及体征不同，具体表现为：

（1）消化系统　AKI 患者的症状有食欲不振、乏力、恶心、呕吐、腹泻甚至可发生消化道出血。

（2）呼吸系统　呼吸困难、咳痰、憋气等因容量负荷过多致急性肺水肿症状。

（3）循环系统　高血压、心律失常、心力衰竭等因体液过多、电解质紊乱、酸中毒症状。

（4）神经系统　意识障碍、抽搐、痉挛、谵妄甚至昏迷等尿毒症脑病症状或表现为嗜睡，进行性反应迟钝，甚至癫痫发作的脑水肿症状。

（5）血液系统　不同程度的贫血、出血倾向。

（二）病程分期

AKI 早期症状隐匿，可被原发疾病所掩盖，即使尿量开始减少，也容易被忽视。典型AKI 一般病程经过为少尿期、多尿期和恢复期。

1. 少尿期　每日尿量少于 400ml，此期一般持续 1~2 周，少数患者仅持续数小时，延长者可达 3~4 周。少尿期长，则肾损害重，如超过 1 个月，提示有广泛的肾皮质坏死可能。

2. 多尿期　每日尿量达 2500ml（可多达 4000~6000ml/d）。此期的早期阶段尿素氮（BUN）尚可进一步上升。此后，随着尿量的继续增加，水肿消退，血压、尿素氮（BUN）和血肌酐（Scr）逐渐趋于正常，尿毒症及酸中毒症状随之消失。本期一般持续 1~3 周，可发生脱水、低血压（低血容量性）、低钠和低钾血症，应注意监测和纠正。

3. 恢复期　肾功能完全恢复需 6 个月至 1 年时间，少数患者肾功能不能完全恢复，遗留永久性肾损害。

（三）临床分型

1. 少尿型　临床主要症状表现为少尿甚至无尿，为常见 AKI 类型，病情往往经历少尿期、多尿期和恢复期演变过程。

2. 非少尿型　临床表现无少尿或无尿症状，可表现为短时间 BUN、Scr 水平迅速升高，往往是在临床检查监测中才被发现，临床合并症、病死率较少尿型低。

3. 高分解型　患者每天 BUN 上升大于 14.3mmol/L 和（或）Scr 上升大于 132.6μmol/L。常见于大面积烧伤、大手术后合并感染等，临床症状表现为严重的代谢性酸中毒、电解质紊乱、尿毒性脑病等尿毒症相关症状。

（四）体征

体格检查可见扑翼样震颤、心包摩擦音，有容量负荷过多，可见外周水肿、肺部湿啰音和颈静脉怒张。

（五）实验室及影像学检查

1. 血液检查　可有轻度贫血、血肌酐和尿素氮进行性上升，血肌酐每日平均增加 ≥26.4μmol/L，高分解代谢者上升速度更快，每日平均增加 ≥176.8mmol/L。血清钾浓度升高，常大于 5.5mmol/L。血 pH 常低于 7.35。碳酸氢根离子浓度多低于 20mmol/L。血清钠浓度正常或偏低。血钙降低，血磷升高。

2. 尿液检查 尿蛋白多为 ± ～ +，常以小分子蛋白为主。尿沉渣检查可见肾小管上皮细胞、上皮细胞管型和颗粒管型及少许红、白细胞等；尿比重降低且较固定，多在 1.015 以下，因肾小管重吸收功能损害，尿液不能浓缩所致；尿渗透浓度低于 350mmol/L，尿与血渗透浓度之比低于 1.1；尿钠含量增高，多在 20～60mmol/L，尿液指标检查须在输液、使用利尿药、高渗药物前进行，否则会影响结果。

3. 影像学检查

（1）肾脏超声检查　鉴别有无尿路梗阻、判断肾脏大小。

（2）腹部 X 线平片　显示肾、输尿管和膀胱等部位的结石，以及超声难以发现的小结石。

（3）CT 扫描　评估尿道梗阻，确定梗阻部位，明确腹膜后感染组织或腹膜后恶性肿瘤。

（4）肾血管造影　怀疑肾动脉梗阻（栓塞、血栓形成、动脉瘤）时。

（六）肾活检

在排除了肾前性及肾后性原因后，没有明确致病原因（肾缺血或肾毒素）的 AKI 都有肾活检指征，是重要的诊断手段。活检结果可确定包括急性肾小球肾炎、系统性血管炎、急进性肾炎及急性过敏性间质性肾炎等肾脏疾病。

肾组织活检的指征包括：①可能存在缺血和肾毒性因素之外的肾性 AKI。②原有肾脏疾病的患者发生 AKI。③伴有系统性受累表现的患者，如伴有贫血、长期低热、淋巴结肿大等。④临床表现不典型者，需肾活检鉴别贫血/中毒性急性肾小管坏死或急性间质性肾炎。⑤临床诊断缺血或中毒性急性肾小管坏死，4～6 周后肾功能不恢复。⑥肾移植后移植肾功能延迟恢复，已排除外科并发症者。

（七）AKI 早期的生物学标记检查

传统临床 AKI 检查项目，对早期诊断 AKI 都有严重的局限性，为了应对这些问题，新的技术如功能基因学和蛋白组学已经发现了数个能诊断更早期 AKI 的生物标志物，这些物质在肾脏损伤早期较传统肾功能检查更早地出现升高，且可用于鉴别和区分危重患者 AKI 后肾脏功能能否恢复的评估。包括：

（1）尿酶　谷胱甘肽 - S - 转移酶（GST）、γ - 谷氨酰基转移酶（γ - GT）、碱性磷酸酶（AKP）、N - 乙酰 - β - D - 氨基葡萄糖苷酶（NAG）。

（2）中性粒细胞明胶酶相关性脂质运载蛋白（NGAL）。

（3）尿碱性低分子蛋白　半胱氨酸蛋白酶抑制蛋白 C（CysC）、$α_1$ - 微球蛋白、$β_2$ - 微球蛋白、视黄醇结合蛋白（RBP）。

（4）钠氢交换子 3（Na^+ - H^+ 交换子 -3）。

（5）肾损伤分子 - 1（KIM - 1）。

（6）白细胞介素（IL）　IL - 6、IL - 8、IL - 18 等。

（7）角质细胞衍生趋化因子（KC）及其同构体 Gro - α。

（8）其他　如肝素结合蛋白（Cyr 61）、亚精胺/精胺 - N - 乙酰转移酶（SSAT）、丙二醛等。

五、诊断与鉴别诊断

（一）诊断

AKI 的诊断需要详细回顾患者的病史和入院前的病史、治疗史和用药史，合理地应用实验室及辅助检查，必要时，行肾活检明确诊断。AKI 的临床表现是不断变化发展的，程度不同诊断、治疗也不同，根据肾损伤的程度，国际 AKI 工作组建议将 AKI 分为 3 期（表 4 - 6 - 1）。

表 4 - 6 - 1　诊断 AKI 的分期

	肌酐标准	尿量标准
1 期	Scr > 0.3mg/dl 或增加到基线的 1.5 ~ 2.0 倍	< 0.5ml/（kg·h）超过 6h
2 期	Scr 增加到基线的 2.0 ~ 3.0 倍	< 0.5ml/（kg·h）超过 12h
3 期	Scr 增加到 > 基线 3.0 倍或 > 4mg/dl 且急性上升 > 0.5mg/dl	< 0.3ml/（kg·h）超过 24h 或无尿超过 12 小时

出现以下症状时应考虑 AKI：①突发性少尿或无尿；②原因不明的充血性心力衰竭、急性肺水肿；③电解质紊乱和代谢性酸中毒。

符合以下情况之一者即可诊断 AKI：①48h 内 Scr 升高 ≥ 26.5μmol/L（0.3mg/dl）；②Scr 升高超过基础值的 1.5 倍及以上，且明确或经推断上述情况发生在 7d 之内；③尿量减少 < 0.5ml/（kg·h），且时间持续 6h 以上。当患者的 Scr 和尿量符合不同分期时，采纳最高分期。

（二）鉴别诊断

在鉴别诊断方面，首先应排除 CKD 基础上的 AKI；CKD 可从存在双侧肾缩小、贫血、尿毒症面容、肾性骨病和神经病变等得到提示。其次应除外肾前性和肾后性原因。在确定为肾性 AKI 后，尚应鉴别是肾小球、肾血管还是肾间质病变引起。AKI 病因不同，其治疗方法不同。需要与以下疾病进行鉴别：

1. 慢性肾衰竭　慢性肾衰竭既往有慢性肾脏病史，影像学检查可见双肾体积缩小，伴严重贫血。AKI 通常病史有明显诱因、影像学检查显示双肾体积增大，且贫血程度较轻。

2. 急性间质性肾炎　临床表现为发热、皮疹等感染或药物过敏史，明确诊断需行肾活检。

3. 各类 AKI 间鉴别

（1）ATN 与肾前性少尿鉴别　发病前有容量不足、体液丢失等病史，体检发现皮肤和黏膜干燥、低血压、颈静脉充盈不明显者，应首先考虑肾前性少尿，可试用输液（5% 葡萄糖溶液 200 ~ 250ml）和注射袢利尿药（呋塞米 40 ~ 100mg），以观察输液后循环系统负荷情况。如果补足血容量后血压恢复正常，尿量增加，则支持肾前性少尿的诊断。低血压时间长，特别是老年人伴心功能欠佳时，补液后无尿量增多者应怀疑肾前性氮质血症已过渡为 ATN。

（2）ATN 与肾后性尿路梗阻鉴别　既往有泌尿系结石、肿瘤或前列腺肥大病史患者，突发无尿或间歇性无尿，肾绞痛，胁腹或下腹部疼痛，肾区叩击痛等均提示存在尿路梗阻的可能。影像学检查等可帮助确诊。

（3）ATN 与其他肾性 AKI 鉴别　肾性 AKI 可见于急进性肾小球肾炎、急性间质性肾炎等；系统性疾病的肾损害如狼疮肾炎、过敏性紫癜性肾炎，肾病综合征、系统性血管炎、血栓性微血管病、产后等也可引起 AKI，可根据伴随症状加以鉴别。通常根据各种疾病所具有的特殊病史、临床表现、化验异常及对药物治疗的反应可辅助诊断。临床一旦发生 AKI 均应尽早行肾活检以明确诊断。

六、治疗

根据病程不同时期给予针对性治疗，早期尽快解除病因、配合维持内环境稳定、营养支持、积极处理并发症和必要时血液净化治疗等对症治疗。

（一）内科治疗

1. 病因治疗　明确病因，早期干预，对可逆性病因给予纠正。包括各种严重外伤、心力衰竭、急性失血等尽快给予输血，等渗盐水扩容，处理血容量不足、休克和感染进行相关治疗。停用影响肾灌注或肾毒性的药物。

2. 维持体液平衡 每日补液量应为显性失液量加上非显性失液量减去内生水量。由于非显性失液量和内生水量估计常有困难，因此每日大致的进液量，可按前一日尿量加 500ml 计算。发热患者只要体重不增加即可增加进液量。应用袢利尿药清除体内过多的液体可能会增加尿量，但对 AKI 患者生存率和肾功能恢复无效。若使用后尿量并不增加时，应停止使用以防止不良反应发生。

3. 补充营养 为了有助于损伤细胞的修复和再生，提高存活率，维持机体的营养状况和正常代谢至关重要。保证患者每日所需能量供给为每公斤体重 147kJ（35kcal），主要由碳水化合物和脂肪供应；限制蛋白质的摄入量，常规为 0.8g/（kg·d）优质蛋白，对于有高分解代谢或营养不良以及接受透析的患者蛋白质摄入量可放宽。尽可能地减少钠、钾、氯的摄入量。不能口服的患者给予静脉营养补充必需氨基酸及葡萄糖。

4. 纠正电解质紊乱 血钾超过 6.5mmol/L，心电图表现为 QRS 波增宽等明显的变化时，应予以紧急处理，包括：①钙剂（10% 葡萄糖酸钙 10~20ml）稀释后静脉缓慢（5 分钟）注射；②11.2% 乳酸钠或 5% 碳酸氢钠 100~200ml 静滴，以纠正酸中毒并同时促进钾离子向细胞内流动；③50% 葡萄糖溶液 50~100ml 加普通胰岛素 6~12U 缓慢地静脉注射，可促进糖原合成，使钾离子向细胞内移动；④口服离子交换（降钾）树脂（15~30g，每日 3 次）。以上措施无效、或为高分解代谢型 ATN 的高钾血症患者，透析是最有效的治疗。

5. 维持酸碱平衡 如 HCO_3^- 低于 15mmol/L 的代谢性酸中毒应及时治疗，可选用 5% 碳酸氢钠 100~250ml 静滴。对于严重酸中毒患者，应立即开始透析。

6. 控制感染 感染是常见并发症，也是死亡主要原因之一。应尽早使用抗生素。根据细菌培养和药物敏感试验选用对肾无毒性或毒性低的药物，并按肌酐清除率调整用药剂量。

（二）替代治疗

AKI 内科治疗不能纠正情况下尽早给予替代治疗，尤其是伴有多器官功能障碍综合征（MODS）者，依据病情及患者情况选择相应血液净化治疗方式，常用的血液透析（HD）、腹膜透析（PD）、连续性血液净化（CBP）及杂合式肾脏替代治疗（HRRT）。

有下列条件之一需尽早行透析治疗：①尿素氮 >28.5mmol/L 或每天上升 9mmol/L；②肌酐 >530.4μmol/L；③血钾 >6mmol/L；④代谢性酸中毒 HCO_3^- < 10mmol/L；⑤尿毒症症状（如恶心、呕吐、烦躁）。

另外出现以下情况需紧急透析：①血钾 >7mmol/L；②尿素氮 >54mmol/L；③肌酐 >884μmol/L；④急性肺水肿。

明显的尿毒症综合征，包括心包炎和严重脑病、严重代谢性酸中毒、容量负荷过重对利尿药治疗无效者都是透析治疗指征。对非高分解型、尿量不少的患者，可试行内科综合治疗。但早期进行透析者存活率似较高，故重症患者倾向于早期进行透析，其优点是：①对容量负荷过重者可清除体内过多的水分；②清除尿毒症毒素；③纠正高钾血症和代谢性酸中毒以稳定机体的内环境；④有助于液体、热量、蛋白质及其他营养物质的摄入；⑤有利于肾损伤细胞的修复和再生。

（三）多尿期的治疗

多尿开始时，由于肾小球滤过率尚未恢复，肾小管的浓缩功能仍较差，治疗仍应维持水、电解质和酸碱平衡，饮食中蛋白质摄入量可逐渐增加，并逐渐减少透析频率直至停止透析。

（四）恢复期的治疗

一般无需特殊处理，定期随访肾功能，避免使用对肾有损害的药物。

七、预后

近年调查显示无论是需透析的或不需透析的 AKI 死亡率有下降趋势。ATN 的结局与合并症的严重程度密切相关，例如无并发症的 ATN 死亡率为 7% ~23% ，而手术后或危重病合并多器官功能衰竭的 ATN 死亡率高达 50% ~80% ，死亡率随衰竭器官数的增加而增加。AKI 如能存活出院，长期存活率较好。近年研究发现有部分 AKI、患者肾功能不能完全恢复，特别是原有 CKD 的患者，这也是导致终末期肾病（ESRD）的一个主要原因。

八、预防

AKI 预防措施主要是积极治疗原发病，及时发现导致急性肾小管坏死的危险因素并加以去除，是防止发生 AKI 的关键。应注意避免肾毒性药物、造影剂、肾血管收缩药物的应用及避免肾缺血、血容量缺失，特别是老年人、糖尿病、原有 CKD 及危重病患者。高危患者若必须造影检查应给予水化，静脉输入等渗液体补充循环血容量、维持正常肾脏灌注及平均动脉压，使用低剂量等渗非离子型造影剂。以往有观点应用利尿剂等，目前证实袢利尿剂、低剂量多巴胺等药物对预防性治疗无效。

 本章小结

急性肾损伤（AKI）由各种原因引起的肾功能在短时间（48 小时）内急剧下降而出现的氮质废物滞留的综合征。急性肾损伤是指急性肾衰竭的全过程。根据发生病变部位将 AKI 分为肾前性、肾性、肾后性三个类型。可因缺血性损害、肾毒性物质与炎症反应共同作用引起 AKI。病程经过为少尿期、多尿期和恢复期，临床类型可分为少尿型、非少尿型和高分解型。以肾功能下降和（或）伴有少尿、无尿及合并全身多系统症状为主要临床表现，诊断上依据肌酐、尿量水平分为 3 期。治疗上采取去除病因、内科对症及血液净化治疗，同时给予积极营养支持，该病早期诊断、早期治疗及预防至关重要，提供 AKI 早期诊断依据的生物学标志物的诊断效能有待认证及常规应用临床，AKI 预防措施主要积极治疗原发病，及时发现导致急性肾小管坏死的危险因素并加以去除，注意避免肾毒性药物、造影剂、肾血管收缩药物的应用，高危患者若必须造影检查应给予水化等，是防止发生 AKI 的关键。

 思考题

1. 导致急性肾损伤的原因及药物有哪些？
2. 急性肾损伤按病程进展分为哪几期、按诊断依据分为哪几期？
3. 急性肾损伤按发病部位分为哪几类型？
4. 急性肾损伤需要血液净化治疗的指征是什么？
5. 急性肾损伤的预防措施有哪些？

（杨柳竹）

第七章　慢性肾脏病

学习要求

1. **掌握**　慢性肾脏病的定义和分期、临床表现、诊断、鉴别诊断及治疗方法。
2. **熟悉**　慢性肾脏病的病因、发病机制、实验室检查。
3. **了解**　慢性肾脏病的流行病学。

慢性肾脏病（chronic kidney disease，CKD）是指各种原因引起的肾脏损伤（肾脏结构或功能异常）≥3个月，包括肾小球滤过率（glomerular filtration rate，GFR）正常和不正常的肾脏病理学、影像学检查异常，及血液或尿液成分异常；或不明原因的 GFR 下降 [<60ml/（min·1.73m^2）] 超过3个月，伴或不伴肾脏损伤的证据。CKD 进行性发展则可导致肾单位和肾功能不可逆性的损伤，最终发展为慢性肾衰竭（chronic renal failure，CRF），表现为体内代谢产物潴留、水电解质和酸碱代谢失调并伴全身各系统相关症状的一组临床综合征。根据美国肾脏基金会制定的指南，CKD 分为1~5期（表4-7-1）。

表 4-7-1　CKD 的分期及防治建议

分期	GFR [ml/（min·1.73m^2）]	特点	防治措施
1	≥90	GFR 正常或增高，已有肾损害	CKD 的诊治；病因治疗
2	60~89	GFR 轻度降低	评估、延缓 CKD 进展；降低心血管疾病风险
3	30~59	GFR 降低	
3a	45~59	GFR 轻-中度降低	延缓 CKD 进展；评价和治疗并发症
3b	30~44	GFR 中-重度降低	
4	15~29	GFR 重度降低	综合治疗；做好肾脏替代治疗准备
5	<15	肾衰竭	肾脏替代治疗

一、流行病学

近年来，CKD 的患病率有逐渐上升的趋势。不同国家、地区及人群有所不同。2015 年美国肾脏病数据系统（USRDS）年度报告显示美国 CKD 的患病率近 14%，ESRD 患病率为 1981.2/百万人口。而国内流行病学调查数据显示，我国 CKD 患病率为 10.8%。

二、病因与发病机制

（一）病因

CKD 的病因多种多样，可分为原发性、继发性及遗传性病因，如原发性肾小球肾炎、继发性肾小球肾炎、肾小管间质疾病、肾血管疾病、糖尿病肾病、高血压肾小动脉硬化、遗传性肾病等。在西方发达国家，糖尿病肾病、高血压肾小动脉硬化是主要病因；而在我国，原发性肾小球肾炎仍是导致 CKD 的首位原因。随着我国经济社会发展、人口老龄化加剧及糖尿病和高血压的高发病率，糖尿病肾病、高血压肾小球动脉硬化有可能成为未来 CKD 的主要病因。

（二）发病机制

导致 CKD 的病因多种多样，发病机制也因此有所不同。确切的机制尚未完全阐明，但目前认为其存在共同的进展机制。

1. 慢性肾脏病进展的共同机制

（1）肾小球血流动力学改变 各种病因引起的肾单位减少，使肾小球血流动力学发生改变，导致健存肾单位出现高压力、高灌注和高滤过状态，这种改变可引起内皮细胞、系膜细胞的损伤及细胞因子、生长因子、血管活性介质的产生和释放。这又进一步加重肾小球内血流动力学变化，形成恶性循环，造成肾小球硬化不断发展，健存肾单位不断丧失。

（2）肾小管间质损害 慢性肾脏病患者的肾间质损害致肾小管出现高代谢状态、间质炎症、缺血及大量蛋白尿等，可使肾小管萎缩、间质纤维化、肾小球硬化、球 - 管失衡和肾单位进行性损害并丢失。

（3）高蛋白负荷 高蛋白饮食可增加尿蛋白排泄，而加重肾小球高滤过状态，促进肾小球硬化；蛋白尿不仅可使机体营养物质损失，而且可通过引起肾小管上皮细胞损伤、促进各种细胞因子和致纤维因子释放、活化补体等途径加重肾脏损伤。

（4）肾素 - 血管紧张素 - 醛固酮系统（renin - angiotensin - aldosterone system，RAAS）失调 肾脏富含 RAAS 系统成分，血管紧张素 II 升高可上调多种细胞因子表达，促进细胞增殖、细胞外基质积聚及组织纤维化。同时可引起高血压，导致肾小球高灌注，促进肾小球硬化。醛固酮增多也参与了肾小球硬化的过程。

（5）其他 有研究提示慢性肾脏病时，肾脏固有细胞凋亡紊乱与肾小球硬化、肾小管萎缩及间质纤维化有密切关系。

2. 尿毒症症状的发生机制

（1）尿毒症毒素的毒性作用 随着肾功能的减退，功能肾单位减少，代谢废物不能充分排出体内和某些肽类激素灭活减少，导致多种物质在体内蓄积并引起多种症状和体征，这些在体内蓄积的物质称为尿毒症毒素。按照分子量的大小，尿毒症毒素可分为小分子物质（< 500Da），如尿素氮、胍类、各种胺类、酚类等；中分子物质（500 ~ 5000Da），如最常见的甲状旁腺激素（PTH）等；大分子物质（> 5000Da），如 β_2 - 微球蛋白、核糖核酸酶、维生素 A 等。尿毒症毒素可引起多种尿毒症症状如恶心、呕吐、食欲减退、皮肤瘙痒等，并与尿毒症脑病、内分泌功能紊乱、肾性骨病、软组织钙化、细胞免疫功能低下等发病相关。

（2）肾脏功能下降 肾脏排泄和代谢功能下降，导致体内水、电解质和酸碱代谢平衡失调，致使体内水钠潴留，进而引起高血压、水肿、代谢性酸中毒等。

（3）肾脏内分泌功能障碍 肾脏是重要内分泌器官，慢性肾脏病时，肾脏分泌促红细胞生成素（EPO）、合成骨化三醇 $[1,25 - (OH)_2 D_3]$ 等减少，可引起肾性贫血、钙磷代谢紊乱和肾性骨病等。

（4）营养不良 尿毒症患者因消化道症状明显引起摄入蛋白质减少，使必需氨基酸、微量元素等营养素缺乏，加上持续的炎症状态使体内蛋白分解增多，引起营养不良。营养不良可加重尿毒症症状。

（5）其他 如矫枉失衡学说等。

 案例讨论

临床案例 男性，49 岁；反复泡沫尿 8 年，双眼睑浮肿 1 个月。近 1 个月来体重增加约 2kg。既往体健。查体：体温 36.8℃，脉搏 76 次/分，呼吸 16 次/分，血压 190/100mmHg，神志清楚，贫血貌，双眼睑浮肿，心肺腹未见明显异常，双肾区无叩击痛。四肢活动可，双下肢无浮肿。外院查血肌酐 760μmol/L，血红蛋白 78g/L，血钙 1.7mmol/L，血磷 2.1mmol/L。

> **问题**　1. 该患者考虑什么诊断？
> 　　　　2. 简述为证实上述诊断需进一步完善什么检查。
> 　　　　3. 需与哪些疾病进行鉴别诊断？
> 　　　　4. 简述治疗原则。

三、临床表现

在慢性肾脏病的不同阶段，患者临床表现各异。早期（CKD1～3 期）患者可无任何临床症状，或仅有轻度腰酸乏力及血尿、蛋白尿、水肿、高血压等一般肾脏病表现以及原发疾病特有的临床表现。随着病情发展，进入 CKD4～5 期，上述症状更趋明显。肾衰竭晚期可出现严重贫血、心力衰竭、电解质代谢紊乱、消化道出血等多系统病变。

（一）消化系统

早期主要表现为食欲减退、恶心、呕吐及口腔尿味。晚期患者内镜检查多有胃肠道黏膜糜烂、溃疡，因而消化道出血发生率较正常人群高。

（二）心血管系统

心血管系统并发症是 CKD 患者最主要死亡原因。尤其是进入终末期肾病阶段（end stage renal disease，ESRD）的患者，心血管事件的发生率较普通人群升高 15～20 倍。

1. 高血压和左心室肥大　CKD 患者多存在不同程度的水钠潴留、交感神经反射增强、RAAS 系统激活而导致高血压的发生。高血压可引起动脉硬化、左心室肥大和心力衰竭。肾性贫血和动静脉内瘘会引起心输出量增加，加重左心室负担。

2. 心力衰竭　尿毒症患者心力衰竭发生率可达 65%～70%，是终末期肾脏病患者最常见的死因。多与体内水钠潴留、高血压、贫血、酸碱平衡失调及心肌病有关。临床可表现为端坐呼吸、咳粉红色泡沫样痰等心力衰竭症状。

3. 动脉粥样硬化和血管钙化　由于钙磷代谢紊乱、转移性钙化而引起血管钙化。加上高血压、血脂代谢紊乱、血液透析的进行，促进了动脉粥样硬化的发生发展。

4. 心包病变　心包炎包括尿毒症性和透析相关性，临床表现与一般心包炎类似，严重者可出现心包积液，甚至心包填塞。

5. 尿毒症性心肌病　可能与尿毒症毒素在体内的潴留、贫血等因素有关，可引起心肌缺氧、损伤、电解质代谢紊乱、心律失常等。

（三）血液系统

主要表现为贫血和出血倾向。CKD 患者多合并有不同程度的贫血，病因主要包括肾脏分泌促红细胞生成素（EPO）不足、营养不良、失血、尿毒症毒素引起造血环境改变致造血功能障碍等。尿毒症患者出血倾向常表现为胃肠道出血、鼻出血、月经量增多及皮下或黏膜出血，严重者可有脑出血等，多与血小板功能下降有关，少数患者与凝血因子Ⅷ缺乏有关。

（四）呼吸系统

CKD 患者出现体内液体潴留、心功能不全，可引起肺水肿或浆膜腔积液，临床表现为胸闷气促等。晚期 CKD 患者有时无容量负荷也可发生肺充血和肺水肿，是尿毒症毒素引起肺泡毛细血管渗透性增加所致，故称为"尿毒症肺"，临床可表现为肺弥散功能障碍和肺活量减少，X线检查可出现"蝴蝶翼"征。此外，尿毒症性胸膜炎、钙磷代谢紊乱所致肺转移性钙化，均可导致肺功能下降。

（五）皮肤表现

CKD患者可出现继发性甲状旁腺功能亢进、皮下组织钙化，这些因素均可导致皮肤瘙痒，是尿毒症常见的皮肤并发症。

（六）神经肌肉、骨骼系统

神经改变可表现为中枢神经系统功能紊乱和周围神经病变。尿毒症性脑病，可表现为失眠、记忆力减退、反应淡漠、谵妄、昏迷、精神异常等。周围神经病变可表现为肢端袜套样感觉丧失、肢体麻木、烧灼疼痛感等。同时可出现肌肉震颤、痉挛、不宁腿综合征等神经肌肉兴奋性表现。亦可出现肌无力、肌萎缩。上述症状的发生与尿毒症毒素、水电解质和酸碱代谢紊乱、药物等有关。

CKD患者存在PTH分泌异常、骨化三醇合成不足等内分泌功能紊乱及钙磷等矿物质代谢紊乱，导致矿物质异常、血管钙化、骨病等一组临床综合征，称之为慢性肾脏病-矿物质和骨异常（CKD - Mineral and Bone Disorder，CKD - MBD），亦称为肾性骨病或肾性骨营养不良。在透析前仅有少于10%的尿毒症患者出现骨痛、自发性骨折、行走不便等骨病症状，但应用X线和骨组织活检则发现分别有35%和90%的患者存在骨骼异常。肾性骨病包括以下几种：

1. 高转化型骨病 因PTH分泌过多，导致破骨细胞过度活跃而使骨盐溶解、骨质重吸收增加，临床表现为纤维囊性骨炎，可伴骨硬化和骨质疏松。

2. 低转化性骨病

（1）骨软化症低转化性骨病早期表现为骨软化症，维生素D缺乏、铝中毒等可使骨组织钙化障碍，导致未钙化骨组织堆积，成人比较突出的早期表现是脊柱和骨盆的畸形。

（2）骨再生不良血PTH和某些成骨因子不足，过度应用活性维生素D、钙剂等均可引起骨再生不良的发生。

3. 透析相关性淀粉样变骨病 仅发生在多年透析患者，可能机制是β_2微球蛋白淀粉样变沉积于骨骼所致。

（七）内分泌系统

CKD患者常合并内分泌功能紊乱，主要表现在：

1. 肾脏内分泌功能失调 如EPO分泌减少、骨化三醇合成不足和肾素-血管紧张素Ⅱ分泌过多。

2. 下丘脑-垂体系统 促黄体生成素、促卵泡激素、促肾上腺皮质激素、催乳素等分泌增多。

3. 外周内分泌腺体 继发性甲旁亢，甲状腺素水平下降，性腺功能减退，患者雌激素、雄激素水平下降。

4. 糖耐量异常和胰岛素抵抗 主要与胰高血糖素水平升高、胰岛素受体障碍等因素有关。

（八）水电解质及酸碱平衡失调

1. 代谢性酸中毒 常出现在CKD晚期肾衰竭患者，此时患者体内代谢产物如硫酸、磷酸等酸性物质因肾脏排泄功能障碍而潴留，且肾小管产氨、泌氢及HCO_3^-重吸收功能降低。上述因素可导致代谢性酸中毒的发生，大多患者可耐受轻中度的慢性酸中毒，但当动脉血气分析$HCO_3^- < 15mmol/L$时，体内多种酶活性受抑制，则可导致较明显症状，如食欲不振、恶心呕吐、虚弱无力、呼吸深长，严重者可出现心力衰竭、血压下降和昏迷。长期的代谢性酸中毒可加重CKD患者营养不良、心血管并发症。

2. 水钠平衡失调 CKD患者由于球-管平衡失调，机体内水钠常轻度增加，CKD早期通常无明显临床症状。但当摄入过量的水、钠或进展至CKD晚期时，体内水钠潴留加重，表现为不同程度的皮下水肿、高血压、体腔积液、心力衰竭等。少数患者可因大量出汗、呕吐、腹泻、长期低钠饮食等导致低钠血症、低血容量。

3. 钙磷代谢失调 主要表现为低钙高磷血症。低血钙与肾脏损害导致骨化三醇合成减少、高血磷、代谢性酸中毒及小肠钙吸收降低等有关。低血钙可引起手足抽搐等神经肌肉症状，但在 CKD 晚期患者，常因合并有代谢性酸中毒而掩盖了上述症状。随着 CKD 病情发展，健存肾单位进行性减少，血磷经肾排泄减少，血磷开始逐渐升高，可与血钙结合形成磷酸钙而沉积于组织中，导致组织异位钙化，使血钙降低。高血磷同时可抑制近曲小管合成骨化三醇，而使血钙进一步降低。低钙可刺激甲状旁腺分泌甲状旁腺激素（PTH），使血PTH 浓度升高。而 PTH 可抑制肾小管对磷的重吸收，增加尿磷排泄，降低血磷浓度。由于这种调节机制的存在，在 CKD 早期，血磷、血钙浓度可以维持在正常范围内而不引起临床症状。但当 GFR <20ml/min 时上述调节机制已不能维持正常血钙磷浓度而出现高磷血症、低钙血症。

4. 钾平衡失调 CKD 早期因肾脏排泄钾的能力无明显障碍而使血钾多能维持在正常水平。只有当出现尿毒症时才会发生高钾血症。主要见于①钾负荷增加：摄入钾增加、输入库存血、体内溶血、出血等；②肾排钾受抑制：如应用保钾利尿剂、NSAIDS、ACEI/ARB 等药物，某些类型远端肾小管性酸中毒等；③体内血钾分布异常：使用 β 受体阻断剂、代谢性酸中毒等情况下。高钾血症可表现为肌无力或肌麻痹，重者可导致严重心律失常甚至心脏骤停，血钾 >6.5mmol/L 时需及时抢救治疗。有时由于胃肠道丢失钾过多、钾摄入不足、大剂量利尿剂使用及某些特殊类型肾脏原发病（肾小管 – 间质性疾病、Bartter 综合征、Fanconi 综合征、Liddle 综合征等），可导致低钾血症发生。

5. 镁平衡失调 当 GFR <20ml/min 时，因肾脏排镁减少而常出现轻度高镁血症，但患者通常无明显症状。当镁摄入不足或应用大剂量利尿剂时，也偶可使部分患者出现低镁血症。

四、辅助检查

1. 常用的实验室检查 包括血常规、尿常规、肾功能、电解质、PTH、动脉血气分析、24 小时尿生化、尿蛋白系列、尿蛋白电泳等。检查肾小球滤过功能的主要方法有：检测肌酐清除率、放射性核素法测 GFR 等。

2. 影像学检查 常用 B 超检查以除外结石、肿瘤、结核、多囊肾疾病等。有时可能需做放射性核素肾图、静脉肾盂造影、肾脏 CT 和磁共振（MRI）检查等。

3. 明确 CKD 需进一步评估 贫血、钙磷代谢、甲状旁腺激素水平以及心血管的评估检查等。

五、诊断与鉴别诊断

（一）诊断

1. CKD 的初步临床诊断 典型的 CKD 的诊断，主要根据病史、临床表现以及相关检查。由于肾脏具有巨大的代偿能力，CKD 往往起病隐匿，患者就诊时往往已进入晚期，出现了典型的临床症状，如恶心、呕吐、消化道出血、高血压及贫血、神志异常。通过实验室检查及必要的肾脏影像学可明确诊断。2012 年肾脏病 KDIGO 的指南规定：肾脏损害≥3 个月，有或无GFR 异常；GFR <60ml/（min · 1.73m²），有或无肾损伤依据，均可诊断为 CKD（图 4 – 7 – 1）。

2. CKD 的深入病因诊断 对于临床确诊为 CKD 的患者，要进一步明确 CKD 的原发病和寻找致肾功能恶化的危险因素。

（1）基础疾病 CKD 原发病的诊断可通过病史询问、体检及实验室检查而确定，如糖尿病肾病、缺血性肾病、慢性肾炎等。

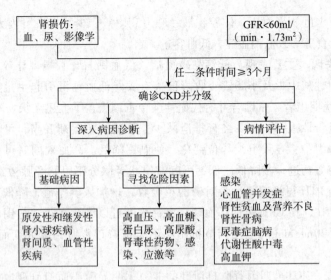

图 4 - 7 - 1　CKD 临床诊断思维

（2）积极寻找致肾功能恶化的危险因素　如感染、高血糖、高血压、心衰、有效血容量不足、泌尿道梗阻、应用肾毒性药物、应激状态等，均可诱发和加重本病。

3. CKD 并发症评估　感染、心血管并发症、CKD - MBD、营养不良、尿毒症脑病等。

（二）鉴别诊断

CKD 致慢性肾衰与急性肾损伤（AKI）、慢性肾衰急性加重的鉴别。

1. 寻找支持慢性肾衰的依据　仔细询问病史：①既往存在引起 CKD 相关的慢性病史及危险因素；②肾脏大小正常或萎缩（肾萎缩往往提示慢性肾衰）；③贫血；④低钙高磷、PTH升高等。

2. 急性肾损伤的鉴别　主要包括①存在导致急性肾损伤原因和危险因素（肾性、肾前性、肾后性），明确 AKI 的原因；②满足 AKI 标准；③肾脏大小正常或大肾（肾脏超过 12cm）；④血钙、磷往往正常，无 CKD - MBD；⑤贫血常不明显或轻微，心血管、眼底等其他并发症少；⑥治疗后肾功能可恢复或转为 CKD。

3. 慢性肾衰急性加重的鉴别　有时可出现慢性肾衰基础上的急性肾损伤，需仔细鉴别。①既往存在慢性肾衰病史，可伴贫血、钙磷代谢异常等；②存在肾功能恶化因素；③短期内血肌酐、尿素氮水平较前明显升高，但未达到 AKI 诊断标准。

六、治疗

（一）治疗目标及原则

根据 CKD 的分期选择不同的防治策略，进行个体化的综合治疗。主要包括：①积极治疗原发病、消除引起肾功能恶化的可逆因素，延缓 CKD 的进展；②预防和治疗并发症，纠正营养不良与贫血、控制继发性甲旁亢和代谢性酸中毒等；③肾替代治疗前应做准备、适时透析和保护残肾功能。

（二）营养治疗

1. 推荐优质、低蛋白饮食可以延缓肾脏病的进展　①非糖尿病肾病 CKD 1～2 级，0.8g/（kg·d）；CKD 3 级 0.6g/（kg·d）；CKD 4 期进一步减至 0.4g/（kg·d）；②糖尿病肾病：从临床肾病期起推荐 0.8g/（kg·d），GFR 下降后即给予 0.6g/（kg·d）；③低蛋白饮食，特别是对于蛋白质摄入在 0.6g/（kg·d）以下，可补充必需氨基酸或 α - 酮酸治疗。应用 α - 酮酸治疗时注意复查血钙浓度，高钙血症时慎用。

2. 热卡摄入 患者必须摄入足量热卡，一般为 30 ~ 35kcal/（kg·d）。

3. 其他营养素 限制含磷食物的摄入（一般≤800mg/d，高磷血症者＜500mg/d），注意补充维生素及矿物质等。

（三）药物治疗

治疗目标：缓解症状、减轻或消除患者痛苦和提高生活质量；延缓 CKD 病程的进展，防止其进行性加重；防治并发症，提高生存率。

1. 积极控制血压，主动保护靶器官

（1）降压目标 无蛋白尿的 CKD 患者血压持续≤140/90mmHg。蛋白尿患者血压＜130/80mmHg；维持透析患者血压一般不超过 140/90mmHg。

（2）降压药物的选择 CKD 患者往往需要多种药物联合用药才能血压达标，血管紧张素转化酶抑制剂（ACEI）、血管紧张素Ⅱ受体拮抗剂（ARB）、钙通道拮抗剂、袢利尿剂、β-阻滞剂、血管扩张剂、中枢类降压药物等均可应用。对无白蛋白尿和接受肾移植的 CKD 患者，依据患者合并症及所有其他用药情况选择合适降压药物。对有蛋白尿的患者，首选 ACEI/ARB 类药物。其保护肾脏的机制包括：降低肾小球内压，减少蛋白尿；抑制系膜细胞增殖，延缓肾小球硬化；维持肾脏调节水钠平衡的功能；增加胰岛素敏感性；改善脂代谢；改善心肌组织重塑。注意事项：初期应密切监测肾功能变化，2 个月内血肌酐上升或 eGFR 下降＜30%，可在监测下使用；＞50% 应立即停药。严重肾功能不全应慎用，双侧肾动脉狭窄患者禁用。

2. 贫血的治疗 贫血是尿毒症患者常见的临床表现之一，当血红蛋白（Hb）＜110g/L 或红细胞压积（Hct）＜33% 时，需要积极寻找贫血的原因、治疗原发病、纠正贫血状态。

（1）补铁治疗 尿毒症患者往往伴功能性缺铁，非透析患者可选择静脉或口服补铁治疗，透析患者优先选择静脉补铁。使用静脉铁的指征：血清铁蛋白（SF）＜100ng/ml、转铁蛋白饱和度（TSAT）＜20%；使用铁剂治疗以维持血透患者的 SF＞200ng/ml，TSAT＞20%；非血透患者的 SF＞100ng/ml，TSAT＞20%；当 SF＞800ng/ml，TSAT＞50%，应停用铁剂。初始治疗时需每月评估 1 次，稳定期后每 3 月评估 1 次，达到并维持铁剂治疗的目标值。

（2）刺激红细胞生成药物（ESAs）的应用 ESAs 是人促红细胞生成素的合成蛋白，可刺激骨髓中的原始细胞来产生红细胞和减少输血的需要。诊断肾性贫血和 EPO 缺乏的患者应予人类重组红细胞生成素（rHuEPO）的治疗。推荐在开始 ESA 治疗前，应先处理所有可纠正的贫血原因（包括铁缺乏、炎症状态、慢性失血、恶性肿瘤等）。ESAs 治疗原则：给予个体化和最低剂量治疗，以减少输注红细胞的需要和降低贫血带来的严重不良心血管事件的风险。CKD 患者的血红蛋白的靶目标水平尚有争议，一般是达到和维持在 10 ~ 12g/dl，可静脉或皮下使用 rHuEPO，每月检测 Hb 水平，控制 Hb 增长速度每月 10 ~ 20g/L，4 个月达标。

（3）积极纠正营养不良状态，叶酸、维生素 B_{12} 缺乏时需适当补充和定期检测。

3. 纠正 CKD-MBD、钙磷代谢紊乱 由于慢性肾脏病导致的矿物质及骨代谢异常，可出现钙、磷、PTH、维生素 D 异常；骨转化、矿化、骨量或骨强度等异常；血管或软组织钙化。推荐从 CKD 3 期开始监测血清钙、磷、全段甲状旁腺激素（iPTH）及碱性磷酸酶（ALP）活性的水平，并建议检测 25-羟维生素 D 水平（表 4-7-2）。治疗目标：降低过高血磷，维持正常血钙。治疗措施主要包括减少饮食中磷的摄入、服用磷结合剂、补钙和（或）天然维生素 D、拟钙剂以及手术治疗等。

表 4-7-2 慢性肾脏病的钙磷目标水平

	CKD 3~5 期	CKD 5D 期
磷（mmol/L）	0.87 ~ 1.45	1.13 ~ 1.78

续表

	CKD 3~5 期	CKD 5D 期
钙（mmol/L）	2.10~2.50	2.10~2.50
iPTH（pg/ml）	3 期：35~70	
	4 期：70~110	150~300
	5 期：150~300	

注：CKD 5D 期：CKD 5 期透析患者。

（1）调节钙磷水平　对 CKD 3~5 期患者建议限制磷摄入量（<600~800mg/d）和使用磷结合剂治疗高磷血症。目前磷结合剂主要包括含钙的磷结合剂（碳酸钙、醋酸钙、枸橼酸钙）和不含钙的磷结合剂（思维拉姆、碳酸镧）。血清磷的目标值：①CKD 3~5 期：建议血清磷维持在正常范围（0.87~1.45mmol/L）；②CKD 5 期透析患者（CKD 5D）：建议降低升高的血清磷水平，维持血清磷在 1.13~1.78mmol/L。血清钙的目标值 CKD 3~5D 期患者，建议血清校正钙维持在正常范围（2.10~2.50mmol/L）。在出现高磷血症的 CKD 患者中，应在以下情况中限制含钙的磷结合剂和（或）骨化三醇或维生素 D 类似物的使用，包括：出现持续存在或反复发作的高钙血症、明显高磷血症（血清磷 >7mg/dl）、血清 $Ca \cdot P$ 乘积 >55（mg^2/dl^2）、动脉钙化、无动力性骨病、血清 PTH 水平持续过低。

（2）调节血清 iPTH 水平　对于 PTH 水平升高或正在上升的 CKD 患者，为了降低 PTH 水平，建议使用骨化三醇或维生素 D 类似物、拟钙剂；对明显低钙血症患者，可口服 1,25-$(OH)_2D_3$，治疗中均需要监测血 Ca、P、PTH 浓度。透析前 CKD 患者血 iPTH 水平保持在 35~110pg/ml；透析患者建议将血清 iPTH 水平维持在正常上限的 2~9 倍，血清 $Ca \cdot P$ 乘积 <55mg^2/dl^2，血 PTH 保持在 150~300pg/ml。若 iPTH 水平低于正常值上限的 2 倍、高钙血症、高磷血症时建议减量或停用骨化三醇、维生素 D 类似物。在使用传统治疗方法（纠正低血钙、控制高血磷以及使用活性维生素 D 及其类似物治疗）无法将 iPTH 控制在目标范围时，建议 CKD 5D 期患者可选择性使用拟钙剂。CKD 3~5D 期合并药物治疗无效的严重甲状旁腺功能亢进（血清 iPTH >800pg/ml），建议行甲状旁腺切除术。

4. 纠正电解质和酸碱平衡紊乱　肾衰竭患者易发生高钾血症和代谢性酸中毒。当血钾 >5.5mmol/L 的患者，除限制含钾饮食的摄入外，还应采取以下各项措施：①积极纠正酸中毒，主要为口服碳酸氢钠，必要时可静脉输入；②使用袢利尿剂，促进尿液中排钾；③应用葡萄糖-胰岛素溶液输入；④钙剂：10% 葡萄糖酸钙 20ml 稀释后缓慢静推，可对抗钾对心肌的毒性；⑤口服聚磺苯乙烯，以减少肠道钾吸收和增加体内钾的排出；⑥对严重高钾血症（血钾 >6.5mmol/L），予血液净化治疗。

5. 控制感染　注意预防各种病原体的感染；经验性和根据药敏用药时，应选用肾毒性最小的药物并根据肾小球滤过率调整药物剂量和间隔时间。

6. 促进肠道排泄，减轻氮质血症　透析前 CKD 患者，可以通过口服包醛氧化淀粉或活性炭制剂增加毒素的肠道吸附以及大黄制剂导泻疗法，增加胃肠道途径的尿毒症毒素的排出。

7. 肾脏替代治疗　肾脏替代治疗主要包括透析治疗和肾移植。当非糖尿病肾病 CKD 5 期患者 GFR <10ml/min 并有明显尿毒症临床表现或糖尿病肾病 GFR <15ml/min 时需要开始肾脏替代治疗。根据原发病、医疗条件、患者和家属的意愿等选择合适的替代治疗的方式。

（1）透析治疗　主要是血液透析和腹膜透析，一般需要提前建立好成熟的透析血管或腹膜通路，保护好透析通路，通过血透或腹膜透析的方法对尿毒症毒素进行清除，详见肾脏替代治疗章节。

（2）肾移植　成功的肾移植可恢复正常的肾功能，肾移植后需长期使用免疫抑制剂以防治排斥反应，如糖皮质激素、环孢素、硫唑嘌呤和（或）吗替麦考酚酯（MMF）等。

本章小结

临床上对存在肾脏损伤如血液、尿液、肾脏影像学及病理学等检查异常或不明原因的 GFR 下降 [$<60\text{ml}/(\text{min}\cdot1.73\text{m}^2)$] 超过 3 个月的患者，应考虑 CKD 的诊断。CKD 发病率因地区和人群不同而有所不同，总体上有上升趋势。早期 CKD 患者临床表现常不典型，晚期可出现消化系统、心血管系统、血液系统、骨骼系统等各大系统相应的临床表现。应注意与急性肾损伤鉴别。对确诊 CKD 的患者应积极寻找高危因素、病因，并做好并发症的评估。治疗上，应控制高危因素，治疗原发疾病和并发症，进入尿毒症期的患者应考虑行肾脏替代治疗。

 思考题

1. 简述 CKD 的定义和分期。

2. 简述 CKD 的诊断，需要与哪些主要疾病鉴别、鉴别的要点是什么？

3. 简述 CKD 贫血的发生机制和治疗措施。

（彭　艾）

第八章　血液净化疗法

第一节　血液透析

血液透析（hemodialysis，HD）是将血液引出体外，经带有透析器的体外循环装置，使血液与透析液在透析器内用半透膜隔开，通过物质交换清除血液中多余水分以及代谢废物，维持电解质及酸碱平衡。

一、血液透析的原理

血液透析（hemodialysis，HD）通过弥散（diffusion）、对流（convection）及吸附（absorption）清除血液中各种内源性和外源性"毒素"；通过超滤（ultrafiltration）及渗透（osmosis）清除体内潴留的水分，同时纠正电解质及酸碱失衡，使透析患者机体内环境接近正常，从而达到治疗目的。

（一）弥散

1. 定义 弥散是 HD 时清除溶质的主要机制。溶质依靠浓度梯度从高浓度一侧向低浓度一侧转运（图 4-8-1）。溶质的弥散转运能源来自溶质分子或微粒自身的不规则运动（布朗运动）。

2. 影响弥散的因素

（1）膜通透性　是膜的固有特性，取决于膜孔大小、总面积和膜的厚度。具有很高通透性的膜称为高通量（high flux）膜，由这种膜制成的透析器，称高通量透析器。

（2）膜表面积　膜的溶质弥散率与膜表面积成正比，膜表面积越大，弥散效率越高。

（3）溶质浓度梯度　膜两侧的浓度梯度越大，溶质弥散度越高。加快透析液流速（通常 500ml/min），从而可迅速移除从血液弥散到透析液中的溶质，使血液与透析液之间保持最大溶质浓度差。

（4）溶质分子量　分子量越大，弥散速度越慢。尿素的分子量为 60，有效清除率为 70%，而肌酐分子量为 113，有效清除率为 50%。

（5）溶液的温度　温度越高，弥散速度越快。

（6）溶质的蛋白结合率　蛋白结合率越低，或者蛋白结合部分转换成游离部分的速率越大，溶质通过透析膜弥散的量就越大。

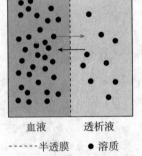

弥散（布朗运动）、渗透

血液　　透析液
------ 半透膜　● 溶质
⟶ 溶质移动（对流）　⟶ 水的移动（超滤）

图 4-8-1　血液透析的弥散原理

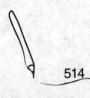

（7）血液与透析液流量　增加血液和透析液流量，降低滞留液体层厚度，减少膜阻力，可增加弥散量，有利于溶质的清除。

（二）对流

1. 定义　对流是指在外力作用下，溶质伴随溶剂一起通过半透膜的转运过程（图4-8-2）。对流不受溶质分子量、浓度梯度差的影响，转运跨膜的动力来源于膜两侧的压力差。HD时，水分从血液侧向透析液侧移动，同时携带水分中的溶质通过透析膜。

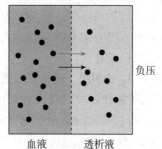

图4-8-2　血液透析的
对流、超滤原理

2. 影响对流的因素

（1）超滤率　溶质对流转运与超滤率成正比。

（2）溶质浓度　对流转运与溶质浓度成正比。

（3）筛选系数　指溶质通过对流转运时，超滤液中的溶质浓度与血液中溶质浓度的比值。筛选系数与膜孔径、溶质分子大小和构型，以及膜和溶质的电荷相关。分子量大的溶质筛选指数降低，通过对流清除的比例相对增多。对流清除可导致弥散清除降低，特别是分子量较大的溶质。

（三）吸附

吸附是指通过正负电荷相互作用、范德华力、透析膜表面的亲水性基团选择性吸附某些蛋白质、毒物及药物等。透析膜表面负电荷的量决定了吸附带有异种电荷蛋白的量。另外，膜的亲水性越低，吸附蛋白的量越大。

（四）超滤

1. 定义　越滤是指液体在静水压力梯度或渗透压梯度作用下通过半透膜的转运过程（图4-8-2）。HD时，超滤是指水分从血液侧移向透析液侧。

2. 影响超滤的因素

（1）静水压力梯度　主要来自透析液侧的负压，也可来自血液侧的正压。

（2）渗透压梯度　水分通过半透膜从低浓度侧向高浓度侧移动称为渗透（图4-8-1）。其动力为渗透压梯度。HD时透析液与血浆基本等渗，因而超滤并不依赖渗透压梯度，主要依靠静水压力梯度。

（3）跨膜压力（TMP）　指血液侧正压和透析液侧负压的绝对值之和。

（4）超滤系数（Kuf）　指每小时在每毫米汞柱的TMP下，液体通过透析膜的毫升数，单位是 ml/（mmHg·h），代表透析器的脱水效率。

二、血液透析设备

血液透析系统（图4-8-3）主要包括透析器、血液透析机及水处理三大设备。

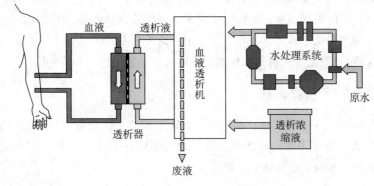

图4-8-3　血液透析系统

（一）透析器

透析器内有分隔血液和透析液的半透膜（图4-8-4）。HD过程中，血液与透析液同时引入透析器，呈反向流动。

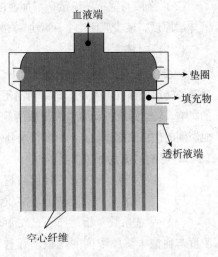

图4-8-4 空心纤维透析器
纵切面简易图

1. 透析膜 透析膜是透析器的主要构成部件。优良的透析膜应符合下列要求：①对溶质清除率高，对水有适当的超滤率；②生物相容性好；③不允许分子量＞35000Da的物质通过（血中蛋白质、红细胞，透析液中细菌和病毒等）；④无毒、无抗原性、无补体激活，无致热原；⑤无特异性吸附；⑥能蒸汽消毒或消毒剂浸泡；⑦透析器的封闭材料不含亚甲基二苯胺，不释放环氧乙烷；⑧耐压强度达66.7kPa（500mmHg）。

2. 透析器类型

（1）平板型透析器 预充血量及残血较多，操作复杂，溶质及水的清除效果差，已被淘汰。

（2）蟠管型透析器 预充血量及残血较多，破膜率高，采用正压超滤且脱水效果差，已被淘汰。

（3）吸附型透析器 利用活性炭、尿素酶、磷酸铬、水合氧化锆5层吸附筒将透析液中溶质吸附，使"废"透析液再生，临床应用少。

（4）中空纤维型透析器 由8000～15000根空心纤维构成，纤维膜由不同膜材料制成，壁厚度不同，内径约200μm（图4-8-4）。这种透析器在国内外应用最多，优点是体积小而轻，血液阻力小，预充血量与残血均少，超滤及溶质清除效果最好，外壳透明便于观察有无残血及凝血，便于冲洗及消毒复用，操作简单。缺点是空心纤维内空易凝血，空气进入纤维内不易排出。

（二）血液透析机

血液透析机由透析液供给监控装置及体外循环监控装置组成。

1. 透析液供给监控装置 ①透析液除气和流量调节；②透析液温度监控；③电导度，自动配液系统由比例混合装置和电导率监测装置组成；④可变钠透析；⑤超滤控制；⑥单纯超滤；⑦消毒；⑧漏血检测；⑨电脑技术的应用，数值计算、自动控制和监护。

2. 体外循环装置 ①血泵，体外循环的动力、调节血液速度装置；②肝素泵，用于输注透析时所需的肝素溶液；③空气探测器；④静脉压监护；⑤动脉压监护。

（三）水处理系统

透析用水必须将自来水依次经过过滤、除铁、软化、活性炭、反渗透处理，只有反渗水方可作为浓缩透析液的稀释用水。透析用水的水质好坏直接关系到透析的远期疗效，应重视其中微量元素（尤其是铝、铁、铜、铅、镉、锰、锶等）含量。美国人工脏器协会和美国医疗促进协会（AAMI）制定了透析用水标准，目前为世界各透析中心所采用。

三、血液透析的血管通路

血管通路（vascular access）是长期维持性HD患者的"生命线"。血管通路分为紧急透析（临时性）的血管通路和维持性（永久性）血管通路（表4-8-1）。常用的中心静脉置管部位包括股静脉、颈内静脉及锁骨下静脉。

表 4 - 8 - 1　透析血管通路的分类

临时性血管通路	永久性血管通路
直接穿刺动脉及静脉	自体动静脉内瘘
临时中心静脉置管	血管移植
	长期中心静脉置管

四、抗凝方法

血液透析抗凝有两个主要目标：一是维持透析器和血路的通畅，尽量减轻透析膜和透析管道对凝血系统的激活作用；二是尽量减少全身出血的发生率。目前虽有多种抗凝方法（表 4 - 8 - 2），但仍无一种达到理想。

五、适应证及禁忌证

（一）适应证

1. 终末期肾病　透析指征：非糖尿病肾病 eGFR < 10ml/（min·1.73m²）；糖尿病肾病 eGFR < 15ml/（min·1.73m²）。当有下列情况时，可酌情提前开始透析治疗：严重并发症，经药物治疗等不能有效控制者，如容量过多包括急性心力衰竭、顽固性高血压；高钾血症；代谢性酸中毒；高磷血症；贫血；体重明显下降和营养状态恶化，尤其是伴有恶心、呕吐等。

2. 急性肾损伤。

3. 药物或毒物中毒。

4. 严重水、电解质和酸碱平衡紊乱。

5. 其他　如严重高热、低体温等。

（二）禁忌证

无绝对禁忌证，但下列情况应慎用：①颅内出血或颅内压增高；②药物难以纠正的严重休克；③严重心肌病变并有难治性心力衰竭；④活动性出血；⑤精神障碍不能配合血液透析治疗。

表 4 - 8 - 2　透析与抗凝

血液透析的抗凝方法		
方法	用法用量	备注
全身肝素化法	肝素首剂 0.5 ~ 1.0mg/kg，追加剂量 5 ~ 10mg/h	使用方便，过量时可用鱼精蛋白迅速中和，但出血率高，药动学多变，易出现血小板减少等
小剂量肝素化法	肝素负荷量为 0.1 ~ 0.2mg/kg，再以 0.2mg/（kg·h）连续注入	出血危险低于全身肝素化
边缘肝素化法	首次肝素剂量 0.5 ~ 0.7mg/kg，以后用自动注射泵向动脉管道中以 5 ~ 7mg/h 持续注入	适用于有出血倾向或出血病史者
低分子肝素化法	一般首剂 3000 ~ 4000U，维持量为 75U/h，或予单次剂量 5000U 注入	新型抗凝药物，抗凝血酶活性较弱，血小板减少少见，出血危险性相对较低
体外肝素化法	近年来已被取代	操作技术复杂，鱼精蛋白与肝素中和剂量不易掌握
无肝素透析	含肝素 5000U/L 的等渗盐水预充透析器和体外循环	对高危患者及合并有凝血机制障碍的患者可应用
局部枸橼酸抗凝法	从动脉端输入枸橼酸，从静脉端用氯化钙中和	有较高尿素清除率，透析器有效使用时间长，但须监测游离血钙、血气等，易发生低钙及代谢性碱中毒
前列腺素抗凝法	临床应用少	半衰期极短，无中和制剂，剂量依赖性低血压发生率很高，剂量调节须依靠血小板聚集试验

六、并发症及处理

（一）透析膜破裂

常因静脉突然阻塞、负压过大或透析器多次复用所致。可见血液进入透析液，此时需即时更换透析器。

（二）凝血、出血及溶血

凝血见于肝素剂量不足、低血压、血流量不足、血液浓缩、血流缓慢等，严重凝血时需停止 HD；出血常见原为肝素化过程中引起各种内出血，按各部位出血处理；HD 中急性溶血是一种少见的严重并发症，可致死亡，常见病因为透析液温度过高、透析液配比失误致渗透压过低、消毒剂残留、透析膜破裂、透析用水不达标、异型输血。发生溶血时透析管道中的血不能回输体内。

（三）空气栓塞

可见于血透管道破损、透析液内气体扩散入血、肝素泵漏气、空气捕捉器倾斜、连接或溶解动静脉瘘内血栓时空气进入等。如一次入 5ml 以上时，可出现明显症状：胸痛、咳嗽、呼吸困难、烦躁、发绀、神志不清等。一次进入 100～300ml 空气可造成患者死亡。治疗极为困难，一旦发生夹闭血液管道，取左侧卧位，以头低脚高位 20 分钟以上，吸氧，右心房穿刺抽气，气体未抽出前，禁止心脏按压，高压氧舱治疗。

（四）透析器反应（首次使用综合征）

1. A 型透析器反应 主要是患者对与血液接触的体外循环管路、透析膜等物质发生快速变态反应所致，常于透析开始后 5 分钟内发生，少数迟至透析开始后 30 分钟。发病率不到 5 次/10000 透析例次。依据反应轻重可表现为皮肤瘙痒、荨麻疹、咳嗽、喷嚏、流清涕、腹痛、腹泻，甚至呼吸困难、休克、死亡等。一旦考虑 A 型透析器反应，应立即采取处理措施，并寻找原因，采取预防措施，避免以后再次发生。

2. B 型反应 常于透析开始后 20～60 分钟出现，发病率为 3～5 次/100 透析例次。其发作程度常较轻，多表现为胸痛和背痛，先应排除心脏等器质性疾病，如心绞痛、心包炎等。B 型反应多认为是补体激活所致，与应用新的透析器及生物相容性差的透析器有关。B 型透析器反应多较轻，予鼻导管吸氧及对症处理即可，常不需终止透析。

（五）失衡综合征

1. 病因 发病机制是由于血液透析快速清除溶质，导致患者血液溶质浓度快速下降，血浆渗透压下降，血液和脑组织液渗透压差增大，水向脑组织转移，从而引起颅内压增高、颅内 pH 改变。失衡综合征多见于首次透析、透前血肌酐和血尿素很高、快速清除毒素（如高效透析）等情况。

2. 治疗

（1）轻者仅需减慢血流速度，以减少溶质清除，减轻血浆渗透压和 pH 过度变化。对伴肌肉痉挛者可同时输注高张盐水或高渗葡萄糖，并予相应对症处理。如经上述处理仍无缓解，则提前终止透析。

（2）重者（出现抽搐、意识障碍和昏迷）建议立即终止透析，并作出鉴别诊断，排除脑血管意外，同时予输注甘露醇。之后根据治疗反应予其他相应处理。透析失衡综合征引起的昏迷一般于 24 小时内好转。

（六）透析中低血压

是指透析中收缩压下降 >20mmHg 或平均动脉压降低 10mmHg 以上，并有低血压症状。

透析中低血压常见原因有：

（1）容量相关性因素　包括超滤速度过快［0.35ml/（kg·min）］、设定的干体重过低、透析机超滤故障或透析液钠浓度偏低等。

（2）血管收缩功能障碍　包括透析液温度较高、透前应用降压药物、透析中进食、中重度贫血、自主神经功能障碍（如糖尿病神经病变患者）及采用醋酸盐透析者。

（3）心脏因素　如心脏舒张功能障碍、心律失常（如房颤）、心脏缺血、心包填塞、心肌梗死等。

（4）其他少见原因　如出血、溶血、空气栓塞、透析器反应、脓毒血症等。

（七）肌肉痉挛

常见原因有：透析中低血压、低血容量、超滤速度过快、应用低钠透析液治疗、血电解质紊乱和酸碱失衡也可引起肌肉痉挛，如低镁血症、低钙血症、低钾血症等。

（八）皮肤瘙痒

尿毒症患者皮肤瘙痒发病机制尚不完全清楚，与尿毒症本身、透析治疗及钙磷代谢紊乱等有关。其中透析过程中发生的皮肤瘙痒需要考虑与透析器反应等变态反应有关。一些药物或肝病也可诱发皮肤瘙痒。

第二节　腹膜透析

腹膜透析（peritoneal dialysis，PD）是利用腹膜作为生物透析膜，依赖弥散、对流和超滤作用，以清除体内潴留的代谢产物、纠正电解质和酸碱失衡，清除过多水分的肾脏替代治疗方法。腹透最早从1923年开始用于临床，1976年提出持续性非卧床腹膜透析（continuous ambulatory peritoneal dialysis，CAPD）后，腹膜透析得到了快速发展，日渐成为一种独特而有效的肾脏替代治疗方法。我国20世纪60年代开始腹膜透析疗法治疗慢性肾衰竭，70年代后期开展CAPD，80年代初具规模，90年代后，新型管路连接系统的应用使腹膜炎的发生率明显降低，腹透透析在国内得到了更广泛的发展，目前我国是全世界腹透患者人数增长最快速的国家之一。

一、适应证及禁忌证

1. 适应证　腹膜透析适用于急、慢性肾衰竭，高容量负荷，电解质或者酸碱平衡紊乱，药物或毒物中毒等疾病，以及肝衰竭的辅助治疗，并可以进行经腹给药、补充营养等。作为肾脏替代治疗的两种方式，腹膜透析和血液透析各有其优、缺点，在临床应用上互为补充，两种透析方式对患者生存期的影响并无明显区别。其中腹膜透析设备简单，操作易掌握，对中分子物质的清除更为有效，占用医疗资源少，残肾功能保护较好，对机体内环境影响小，故对心血管情况不稳定者、年老患者、小儿等更为适合。

2. 禁忌证　①腹腔感染或腹腔内肿瘤广泛腹膜转移；②腹部皮肤广泛感染；③难以纠正的腹部机械性问题；④严重的腹膜缺损；⑤精神障碍又无合适助手者；⑥肠梗阻；⑦晚期妊娠、腹内巨大肿瘤及巨大多囊肾；⑧极度肥胖或严重营养不良等。

二、透析方式

腹膜透析装置主要由腹透管、连接系统、腹透液组成。腹透管是腹透液进出腹腔的通路，需通过手术置入，导管末端最佳位置是膀胱（子宫）直肠窝，因是腹腔最低位，且大网膜较少，不易被包绕。腹透管外段通过连接系统连接腹透液。

腹膜透析液主要由三部分组成：渗透剂、缓冲液、电解质。腹膜透析液应符合以下基本条件：电解质成分与正常人血浆成分相近；缓冲液用于纠正机体的酸中毒；无菌、无毒、无致热源；生物相容性好；允许加入适当的药物以满足不同病情的需要。目前常见的透析液是葡萄糖腹膜透析液，浓度分别为 1.5%、2.5%、4.25% 三种，浓度越高超滤作用越大，相同时间内清除水分越多。新型的腹膜透析液有艾考糊精（icodextrin）腹膜透析液、氨基酸腹膜透析液和碳酸氢盐腹膜透析液。

腹膜透析方式有多种，常用的有 CAPD、间歇性腹膜透析（intermittent peritoneal dialysis，IPD）、夜间间歇性腹膜透析（nocturnal intermittent peritoneal dialysis，NIPD）、持续循环腹膜透析（continuous cycling peritoneal dialysis，CCPD）、潮式腹膜透析（tidal peritoneal dialysis，TPD）和自动化腹膜透析（automatic peritoneal dialysis，APD）。腹膜透析的模式及剂量应强调个体化。开始腹膜透析时，应根据患者的身材、残肾功能和临床情况制定个体化初始透析处方。以 CAPD 最为常用，适用于绝大多数患者。目前多数 CAPD 剂量为每天 6~10L，白天交换 3~4 次，每次留腹 4~6 小时；夜间交换 1 次，留腹 10~12 小时。

透析后进行腹膜平衡试验（peritoneal equilibration test，PET）评估腹膜转运特性，PET 结果可分为：高转运、高平均转运、均值、低平均转运、低转运。不同结果可选用不同透析方式（表 4-8-3）。同时进行透析充分性评估，目前国内外指南均将小分子溶质清除指标建议为 Kt/V≥1.7，每周肌酐清除率（Ccr）≥50L/1.73m^2，Kt/V 越高，提示尿素的清除越多，Kt/V 是确定每日透析用量和交换次数的关键。同时强调容量平衡，根据评估结果调整透析处方，直到达到治疗目标。

表 4-8-3　根据 PET 调整腹膜透析方案

转运类型	超滤率	清除率	推荐透析处方
高转运	差	充分	APD、NIPD、DAPD
高平均转运	充分	充分	CAPD、CCPD
均值	好	充分	标准 CAPD 或 CCPD
低平均转运	好	不充分	大剂量 CAPD
低转运	非常好	不充分	大剂量 CAPD 或血透

三、并发症及处理

膜透析并发症分为非感染并发症和相关感染并发症。非感染并发症包括：腹膜透析导管功能障碍（导管移位、导管堵塞）；腹腔内压力增高所导致的疝、渗漏等；糖、脂代谢异常；腹膜功能衰竭；营养不良、心血管并发症、钙磷代谢紊乱等并发症。相关感染并发症包括腹膜透析相关腹膜炎、出口处感染、隧道感染。其中腹膜透析相关性腹膜炎是透析患者最常见的急性并发症，也是造成腹透技术失败的主要原因之一。腹膜透析相关腹膜炎会导致住院率上升、治疗费用增加，患者腹膜功能损伤、转血透甚至死亡，应给与充分重视、规范诊治，以降低其发生率、改善腹透患者生存率和技术生存率。

腹膜透析相关性腹膜炎的诊断标准：具备以下 3 项中的 2 项或以上：①腹痛、腹水浑浊，伴或者不伴发热。②透出液中白细胞计数 >100×10^6/L，中性粒细胞比例 >50%。③透析液中培养有病原微生物生长。一旦诊断明确应立即开始抗感染治疗，经验性治疗选用针对革兰氏阳性菌的第一代头孢菌素或万古霉素，针对革兰阴性菌的氨基糖苷类或第三代头孢菌素类药物。获得透出液微生物培养和药敏试验结果后，应立即据此调整抗生素的使用。抗感染过程至少需 2 周，重症或特殊感染需要 3 周甚至更长时间。

腹膜透析患者的管理是腹膜透析是否成功的很重要的因素，应对腹透患者进行透前宣教和培训，定期随访，资料登记，并进行质量评估。

经过数十年的发展，腹膜透析患者的预后已有明显的改善，这种治疗方式颇适合我国的国情需要，在我国大力开展和推广规范性腹膜透析很有必要。

第三节 其他血液净化技术

一、连续性血液净化

连续性血液净化（continous blood purification，CBP）是所有连续、缓慢清除水分和溶质的治疗方式的总称。CBP具有间歇性HD不具备的一系列优越性，应用范畴已远远超出肾脏病领域。CBP不仅从体内清除致病物质，而且改善机体免疫功能和内皮细胞功能，并维持血流动力学、电解质及体液平衡。

1. CBP的机制及治疗模式 CBP清除溶质主要有3种方式：弥散、对流及吸附。不同的治疗模式，清除机制不同。血液透析以弥散清除为主，血液滤过以对流及部分吸附清除为主，而免疫吸附及血液灌流则以吸附为主要清除方式。不同物质的清除方式也不同，小分子物质弥散清除效果好，而大中分子物质则以对流及吸附清除效果好。

临床上应根据病情严重程度以及不同病因采取相应的连续性肾脏替代治疗（CRRT）模式及设定参数。常用CRRT模式包括连续性静脉-静脉血液滤过（CVVH）、连续性静脉-静脉血液透析滤过（CVVHDF）、连续性静脉-静脉血液透析（CVVHD）及缓慢连续单纯超滤（SCUF）、高通量透析（CHFD）、连续性血浆滤过吸附（CPFA）等。SCUF和CVVH用于清除过多液体为主的治疗；CVVHD用于高分解代谢需要清除大量小分子溶质的患者；CHFD适用于ARF伴高分解代谢者；CVVHDF有利于清除炎症介质，适用于脓毒症患者；CPFA主要用于去除内毒素及炎症介质。

2. CBP治疗适应证

（1）肾脏疾病 ①重症急性肾损伤（AKI）伴血流动力学不稳定和需要持续清除过多水或毒性物质，如AKI合并严重电解质紊乱、酸碱代谢失衡、心力衰竭、肺水肿、脑水肿、急性呼吸窘迫综合征（ARDS）、外科术后、严重感染等；②慢性肾衰竭（CRF）合并急性肺水肿、尿毒症脑病、心力衰竭、血流动力学不稳定等。

（2）非肾脏疾病 包括多器官功能障碍综合征（MODS）、脓毒血症或败血症性休克、急性呼吸窘迫综合征（ARDS）、挤压综合征、乳酸酸中毒、急性重症胰腺炎、心肺体外循环手术、慢性心力衰竭、肝性脑病、药物或毒物中毒、严重液体潴留、需要大量补液、电解质和酸碱代谢紊乱、肿瘤溶解综合征、过高热等。

3. 禁忌证 CBP无绝对禁忌证。相对禁忌证包括：无法建立合适的血管通路、严重的凝血功能障碍、严重的活动性出血（特别是颅内出血）。

4. CBP不良反应 ①过敏反应；②血管通路不畅及连接不良；③体外循环凝血及血栓；④出血；⑤其他（气栓、低温、滤器功能丧失、水与电解质平衡障碍、感染、营养丢失等）。

二、血液灌流

血液灌流（hemoperfusion，HP）是将患者血液引入具有吸附材料的容器（血液灌注器）中，通过接触，血液内的代谢产物、外源性药物或毒物得以清除，再将净化的血液输回体内的一种血液净化疗法。

1. 机制 HP其主要工作原理是吸附。吸附材料分活性炭及树脂两大类。前者是一种广谱吸附剂，特别是极难溶于水的化合物，对肌酐、尿酸和巴比妥类药物具有良好的吸附性能。

而后者根据树脂结构的不同，分为极性吸附树脂和非极性吸附树脂，极性吸附树脂主要吸附水溶性的物质，而非极性吸附树脂主要吸附脂溶性物质。

2. 适应证 ①药物或毒物中毒（药物类包括安眠药类、解热镇痛药、抗抑郁药类、心血管类药、抗菌药类、抗肿瘤药，而毒物类包括有机磷、有机氯、醇类及百枯草等）；②尿毒症（因其能吸附尿酸、肌酐及其他物质）；③肝昏迷；④免疫性疾病（因其能吸附血液中的免疫物质）；⑤其他可能适应证（银屑病、精神病、支气管哮喘等）。

3. 禁忌证 HP 的禁忌证同血液透析。但下列情况不宜应用 HP 治疗：①作用迅速的药物如氯化物；②药物代谢率超过血液灌流清除率；③药物产生酸中毒且能被 HD 清除；④药物无严重毒性。

4. HP 的不良反应 ①微栓塞；②血小板减少；③白细胞减少；④凝血；⑤低血压；⑥其他（热原反应、低体温等）。

三、免疫吸附

免疫吸附（immunoabsorption，IA）是将抗原、抗体等具有特定物理化学亲和力的物质作为配基与载体结合，制成吸附柱，当全血或血浆通过吸附柱时，利用这些配基的特异性吸附性能，选择性或特异性清除血液中的内源性致病因子，从而达到净化血液、缓解病情的目的。免疫吸附的治疗目的在于能够在极短的时间内使免疫性、排异性疾病渡过病情危重期和免疫风暴期，使病情缓解。在与药物联合治疗中，增强机体对药物治疗的敏感性、使药物疗效增加，副作用减少，缩短疗程，降低复发率。

1. 机制 常用免疫吸附剂包括葡萄糖球菌 A 蛋白（SPA）、抗人球免疫球蛋白抗体、补体 C1q、合成的多肽（如乙酰胆碱受体多肽）、疏水性氨基酸、硫酸葡聚糖及多聚阴离子等。吸附剂通过生物亲和（Fc 结合、抗原或抗体结合、补体结合）、物理化学亲和（通过疏水、静电结合）清除抗体、免疫复合物。

2. 适应证 ①自身免疫性疾病（系统性红斑狼疮、类风湿性关节炎、皮肌炎、结节性多动脉炎、冷球蛋白血症等）；②脂蛋白肾病；③ANCA 相关性血管炎；④原发性局灶性节段性肾小球硬化；⑤溶血性尿毒症综合征（药物、肿瘤）；⑥血液系统疾病（血友病、血栓性血小板减少性紫癜、免疫性溶血性贫血）；⑦其他（重症肌无力、ABO 血型不合的脏器移植、扩张性心肌病、伴有抗精子抗体的不孕症等）。

3. 禁忌证 ①对免疫吸附器的膜或管道有过敏史；②严重活动性出血或弥漫性血管内凝血，药物难以纠正的全身衰竭；③非稳定期的心、脑梗死，颅内出血或重度脑水肿伴有脑疝；④存在精神障碍而不能配合治疗者。

4. 不良反应 ①低血压；②过敏反应；③溶血；④出血；⑤凝血；⑥其他（头晕、恶心等）。

四、血浆置换

血浆置换（plasma exchange，PE）是将血液在体外用血浆分离器或离心方法，从全血中分离并弃除血浆，再补充等量正常新鲜血浆或白蛋白等置换液，以清除血液中的致病因子，从而达到治疗疾病的目的。

1. 机制 ①清除血浆中致病因子；②免疫调节作用；③补充血浆因子；④其他（降低血液黏度、清除细胞因子等）。

2. 适应证 ①肾脏疾病（如肺出血肾炎综合征等）；②系统性疾病（如系统性红斑狼疮等）；③血液系统疾病（如高黏稠综合征等）；④神经系统疾病（如重症肌无力等）；⑤消化系统疾病（如急性肝功能衰竭等）；⑥内分泌、代谢疾病（如甲状腺危象等）；⑦药物或毒物中毒。

3. 禁忌证 无绝对禁忌证，相对禁忌证包括：①对血浆、人血白蛋白、肝素等有严重过敏史；②药物难以纠正的全身循环衰竭；③非稳定期的心、脑梗死；④颅内出血或重度脑水肿伴有脑疝；⑤存在精神障碍而不能配合治疗者。

4. 不良反应 ①变态反应；②低血压；③感染倾向；④病毒感染；⑤出血倾向；⑥枸橼酸抗凝相关的并发症；⑦其他并发症（稀释性低钾血症、影响与血浆蛋白结合率高的血药浓度等）。

本章小结

血液透析作为肾脏替代的方法之一，经带有透析器的体外循环装置，使血液与透析液在透析器内用半透膜隔开，通过物质交换清除血液中多余水分以及代谢废物，维持电解质及酸碱平衡。血液透析治疗必须建立血管通路，包括临时及长久性血管通路。依据患者情况，血液透析时需要采用不同的抗凝方法。血液透析适用于终末期肾衰、急性肾损伤、中毒、严重水电解质及酸碱失衡患者。血液透析有着多种并发症，需积极寻找原因，积极预防及治疗。腹膜透析应用越来越广泛，应掌握腹膜透析的适应证和禁忌证。做好评估工作，根据结果调整透析方案，预防并发症，一旦发生，应积极治疗，做好患者管理工作。

思考题

1. 简述血液透析的适应证。
2. 简述失衡综合征的发病机制。
3. 什么情况下可以选择腹膜透析？
4. 腹膜透析的禁忌证有哪些？

（彭 艾）

第五篇

血液和造血系统疾病

第一章 总 论

血液学（hematology）是研究血液和造血组织的生理、病理和临床的医学科学分支学科。血液系统主要由造血组织和血液组成。

一、血液系统结构与功能特点

（一）造血组织与造血功能

造血组织是指生成血细胞的组织，包括骨髓、胸腺、淋巴结、肝脏、脾脏、胚胎及胎儿的造血组织。不同造血时期的造血部位不同：①胚胎期，胚胎第 25 天卵黄囊开始造血，随后造血干细胞经血流迁移至肝、脾造血。②胎儿期，肝、脾造血功能逐渐衰退，骨髓造血自第3.5 月时开始，胸腺及淋巴结亦开始造血。③出生后，骨髓成为主要的造血器官，青春期后胸腺逐渐萎缩，淋巴结生成淋巴细胞和浆细胞。

1. 骨髓 骨髓为人体主要的造血器官。婴幼儿全部骨髓均有造血能力。成年人仅约50%骨髓具有造血活性，但必要时可恢复造血功能。当骨髓没有造血储备力量或者额外造血的需要超出骨髓储备能力时，骨髓以外的器官如肝、脾等参与造血，形成髓外造血（extramedullary hematopoiesis），也称为髓外化生（extramedullary metaplasia）。

2. 淋巴器官 淋巴器官分为中枢性与周围性两种。中枢性淋巴器官为胸腺，周围淋巴器官包括脾脏、淋巴结、扁桃体，以及胃肠、支气管黏膜和皮肤相关淋巴组织。脾脏具有造血、滤血、免疫、储血功能。淋巴结既是产生淋巴细胞及储存淋巴细胞的场所，又是淋巴液的生物性过滤器，并对外来抗原做出反应。

（二）造血及造血调控

1. 血细胞生成 各种血细胞均起源于造血干细胞（hematopoietic stem cell, HSC）。造血细胞分化等级结构模式为：多能造血干细胞→定向多能造血干细胞→祖细胞→成熟非增殖血细胞。

2. 造血调控因子 参与调控造血干细胞增殖、分化、衰老与死亡。可分为 3 类：①刺激不同祖细胞增殖的多种正调控因子，如促血小板生成素（thrombopoietin, TPO）、促红细胞生成素（erythropoietin, EPO）、粒系集落刺激因子（granulocyte colony - stimulating factors, G - CSF）、粒 - 单系集落刺激因子（granulocyte - macrophage colony - stimulating factor, GM - CSF）。②白细胞介素（interleukins, ILs），如 IL - 2、IL - 11。③造血负调控因子，如肿瘤坏死因子 - α。各种造血调控因子相互制约，形成调控网络，维持体内造血功能的稳定。

3. 造血微环境 造血生成依赖健康的造血微环境（hematopoietic microenvironment, HM），即局限在造血器官或组织内的、具有特异性结构及生理功能的环境，由造血器官中的基质细胞、细胞外基质和造血调控因子等组成，参与 HSC 的自我更新、定向分化及归巢。

（三）血液

血液由血细胞和血浆组成。血细胞包括红细胞、白细胞和血小板。

二、血液系统疾病的分类

造血系统疾病包括原发于造血系统的疾病和主要累及造血系统的疾病。

（1）红细胞疾病　如缺铁性贫血、巨幼细胞贫血、溶血性贫血。

（2）白细胞疾病　如白细胞减少症、急性白血病、慢性白血病、多发性骨髓瘤、淋巴瘤。

（3）造血干细胞疾病　如再生障碍性贫血、骨髓增生异常综合征、骨髓增殖性肿瘤。

（4）出血及血栓性疾病　如过敏性紫癜、免疫性血小板减少症、血栓性血小板减少性紫癜、凝血功能障碍性疾病、弥漫性血管内凝血及血栓性疾病。

（5）脾功能亢进。

（6）输血与输血反应。

三、血液系统疾病的诊断

诊断血液病应考虑：①血液系统疾病可能影响各个组织器官功能，临床症状和体征多种多样，常无特异性，确诊常依赖实验室检查。②各组织器官疾病也可引起血液和造血器官功能的异常，继发性血液病多见。

（一）常见临床表现

1. 贫血　最常见的症状，临床表现为各脏器组织缺氧所导致的症状和体征，不具特异性。一般表现为皮肤黏膜苍白，面色苍白最常见，但因肤色差异等因素，观察指（趾）甲、睑结膜色泽较为可靠。

2. 出血倾向　多为全身性，出血程度和引起出血的创伤常不成比例，甚至为自发性出血。

3. 发热　正常白细胞数量减少或功能缺陷时，发热多属感染性。白血病、淋巴瘤等恶性疾病尚可诱发肿瘤性发热（可能与肿瘤细胞分泌的细胞因子或死亡细胞降解成分的吸收有关）。白血病浸润及颅内出血等如直接侵犯体温中枢，可造成中枢性发热。

4. 黄疸　溶血性疾病常有黄疸，以间接胆红素增高为主。溶血程度相当时，血管外溶血产生的血清间接胆红素水平高于血管内溶血。

5. 骨痛　白血病细胞增殖、浸润致骨髓腔内压力增加，引起骨骼疼痛及胸骨压痛。多发性骨髓瘤导致骨质破坏，可引起骨骼疼痛。

6. 脾脏、淋巴结肿大　可由白血病、淋巴瘤等恶性细胞浸润所致。脾大也可起因于髓外造血或类脂质贮积如戈谢病（Gaucher disease）、尼曼－匹克病（Niemann－Pick disease）。此外溶血性贫血也可引起脾大。

7. 皮肤异常　高铁血红蛋白血症皮肤发绀，真性红细胞增多症表现为皮肤紫红色，急性单核细胞白血病可有皮肤浸润、结节形成。霍奇金淋巴瘤可引起皮肤瘙痒。

（二）实验室检查

实验室检查是血液系统疾病诊断及鉴别诊断、分期、危险度分层、疗效评估、疾病监测的重要手段，也是血液病精确诊断和规范化治疗的基础。

1. 血常规、网织红细胞计数及外周血细胞形态学　外周血细胞的数量、形态及网织红细胞计数反映骨髓造血细胞的发育过程和功能状态。这些基础的检查可为血液病的进一步检查与诊断提供线索。

2. 骨髓细胞学及病理学检查

（1）骨髓穿刺及骨髓细胞学　采用骨髓穿刺术抽取骨髓液涂片、进行骨髓细胞学检查，对于白血病等有确诊价值；对于免疫性血小板减少症等疾病的鉴别诊断有重要价值。

（2）骨髓活检及骨髓病理学　采用骨髓活检术获取骨髓组织进行病理组织学检查，可弥补骨髓细胞学检查的某些不足，对于骨髓纤维化、再生障碍性贫血、骨髓增生异常综合征、骨髓转移癌等疾病的诊断有重要价值。

3. **血液生化检查**　检查血细胞功能相关物质的结构及代谢变化有助于某些血液病的诊断，如缺铁性贫血的铁代谢检查、溶血性贫血的胆红素和游离血红蛋白测定。

4. **溶血性疾病检查**　分为：①一般性检查，筛查是否存在溶血，如游离血红蛋白测定、尿含铁血红素试验（Rous 试验）。②特殊检查，寻找溶血的病因，如渗透脆性试验用于诊断遗传性球形红细胞增多症。

5. **出凝血疾病检查**　分为：①初筛试验，筛查为血小板异常还是凝血机制障碍，如凝血酶原时间、出血时间。②特殊检查，明确血小板存在何种功能异常、凝血机制异常的具体环节，如血小板聚集功能、凝血因子水平检测。

6. **血液免疫学检查**

（1）免疫表型检测　利用特异性单克隆抗体通过流式细胞术检测白血病细胞表面的分化抗原，对白血病进行免疫分型，并在治疗过程中用于监测微小残留病，评估疗效、判断预后。检测血细胞膜表面 CD55 和 CD59 蛋白可用于诊断阵发性睡眠性血红蛋白尿。

（2）其他免疫学检查　抗白细胞抗体、抗血小板抗体检测对免疫性血细胞减少、免疫性血小板减少症的诊断有价值。抗人球蛋白试验（检测红细胞膜表面自身抗体）可诊断自身免疫性溶血性贫血。免疫球蛋白定量与免疫固定电泳可检测血清单克隆免疫球蛋白（M 蛋白），对多发性骨髓瘤有诊断价值。

7. **分子生物学**　白血病相关致病基因、预后基因的检测，不仅有助于精确诊断、危险度分层、预后判断，也可作为疗效评估及疾病复发、进展的监测指标，如慢性髓细胞白血病的 *BCR – ABL* 融合基因定性与定量检测。此外，地中海贫血的基因突变检测可用于诊断、产前筛查，*JAK/V617F* 基因突变等检测有助于诊断骨髓增殖性肿瘤。

8. **细胞遗传学检查**　传统的 G 显带技术可检测所有染色体的数量及形态异常，但敏感性和特异性较低；荧光原位杂交（fluorescence in situ hybridization，FISH）可检测特定的染色体异常，敏感性和特异性较高；临床上两者常互为补充。细胞遗传学检查已成为白血病、骨髓增生异常综合征等血液病诊断的必要手段。

9. **组织病理学检查**　淋巴结等组织活检检查对淋巴瘤具有确诊意义；脾脏活检可用于脾脏显著增大的鉴别诊断；胸水、腹水和脑脊液细胞学检查，对血液肿瘤诊断有价值。

10. **放射性核素检查**　可测定红细胞寿命或破坏部位。

11. **影像学检查**　超声波、电子计算机体层显像（CT）、磁共振显像（MRI）、正电子发射（PET）– CT 等对淋巴瘤的诊断、分期、疗效评估、复发监测等均有重要意义。

12. **造血细胞培养与检测**　造血细胞体外培养可以检测各种造血祖细胞的数量和增殖分化潜能，可协助诊断某些血液病，如再生障碍性贫血。

四、血液系统疾病的防治

（一）去除病因

应使患者脱离致病因素的影响，如电离辐射、化学物质（如苯）、某些已知的致病药物。

（二）一般治疗

包括饮食与营养、精神与心理治疗。

（三）保持正常血液成分及其功能

1. **补充造血原料**　如缺铁性贫血时补充铁剂，巨幼细胞性贫血时补充叶酸和（或）维生素 B_{12}。

2. **刺激骨髓造血**　如非重型再生障碍性贫血可使用雄激素类药物刺激骨髓红系造血。

3. **造血生长因子**　如 EPO 治疗肾性贫血，G – CSF 或 GM – CSF 促进化疗后白细胞恢复，

TPO 治疗免疫性血小板减少症。

4. 脾切除 脾切除可减少血细胞的破坏与阻留，延长血细胞寿命。对遗传性球形细胞增多症有确切疗效，也是免疫性血小板减少症的有效治疗方法。

5. 成分输血及抗感染药物的使用 如血友病 A 有活动性出血时应补充冷沉淀或新鲜血浆。白细胞减少合并感染时应予以有效的抗感染药物治疗。

（四）去除异常的血液成分或（和）抑制其功能

1. 化疗 多种细胞毒药物联合使用能有效杀灭处于不同细胞周期的肿瘤细胞，是白血病、淋巴瘤、多发性骨髓瘤等恶性血液病的重要治疗方法。

2. 放疗 利用 γ 射线、X 射线等电离辐射杀灭肿瘤细胞，可以与化疗联用治疗恶性血液系统疾病。

3. 诱导分化治疗 由我国科学家发现的全反式维 A 酸、三氧化二砷可以诱导异常的早幼粒细胞分化成正常成熟的粒细胞，对急性早幼粒细胞白血病有极高的缓解率。

4. 血液成分单采或置换 通过血细胞分离机选择性地去除血液中某一成分（如红细胞、白细胞、血小板单采术），可用于某些骨髓增殖性肿瘤、高细胞白血病等。血浆置换术治疗血栓性血小板减少性紫癜有确切疗效。

5. 免疫抑制剂 使用糖皮质激素、环孢素等减少异常淋巴细胞的数量，抑制其功能，可用于治疗自身免疫性溶血性贫血、再生障碍性贫血及免疫性血小板减少症等。

6. 抗凝及溶栓治疗 弥散性血管内凝血时为打断疾病的病理生理学进程、防止凝血因子进一步消耗，采用肝素抗凝；血小板过多时为防止血小板异常聚集，可使用拜阿司匹林、双嘧达莫；血栓形成时，使用尿激酶等溶栓治疗。

7. 靶向治疗 酪氨酸激酶抑制剂用于治疗慢性髓细胞白血病，利妥昔单抗用于治疗 CD20 ⁺ 非霍奇金淋巴瘤，蛋白酶体抑制剂用于治疗多发性骨髓瘤。

8. 造血干细胞移植 造血干细胞移植（hematopoietic stem cell transplantation，HSCT）通过预处理最大程度地清除肿瘤细胞，然后植入正常 HSC，重建患者的造血与免疫功能。HSCT 可根治某些恶性血液病、重型再生障碍性贫血。

五、血液学的进展和展望

随着基础科学与技术的进步，近年有关血液病病因、发病机制的研究日新月异，临床诊断及治疗也有了长足的进步。血液肿瘤的诊断已由简单的形态学证据演变为形态学、免疫学、细胞遗传学和分子生物学证据的有机整合；治疗模式也从既往的化疗、放疗和骨髓移植治疗进展到诱导分化治疗、生物治疗、靶向治疗和造血干细胞移植治疗的综合模式，部分疾病预后获得显著改善甚至治愈。

未来血液病学的发展方向是：①从基因或蛋白水平揭示血液系统疾病的发病机制，如中国人群易栓症的遗传易感因素研究。②发现具有重要生物学功能的分子靶标，研发低毒、高效的小分子靶向药物或蛋白（多肽）类药物，以切实改善恶性血液病患者的临床预后。③逐步完善恶性血液病的危险分层及个体化治疗策略。④研发具有广泛生物活性和抗肿瘤作用的生物制剂或者生物活性细胞，开展生物效应调控治疗。

（方　峻）

第二章 贫 血

学习要求

1. **掌握** 贫血的病因和分类、治疗原则。
2. **熟悉** 常见贫血的临床表现、诊断方法。
3. **了解** 贫血的发病机制。

贫血（anemia）是指人体外周血红细胞容量减少，不能对组织器官充分供氧的一种病理状态。因无法直接测定红细胞容量，临床上凡是循环血液单位体积中红细胞计数（RBC）、血红蛋白浓度（Hb）、血细胞比容（HCT）低于正常值下限即可认为贫血存在。在我国海平面地区，成年男性 Hb < 120g/L，成年女性（非妊娠）Hb < 110g/L，孕妇 Hb < 100g/L 就可诊断贫血。

一、分类

贫血分类有多种方法，各有其优缺点，临床多综合应用。简述之，依据贫血进展速度分为急性、慢性贫血；依据红细胞计量学特征，包括红细胞平均体积（mean cell volume，MCV）、红细胞平均血红蛋白含量（mean cell hemoglobin，MCH）及红细胞平均血红蛋白浓度（mean cell hemoglobin concentration，MCHC），分为大细胞性贫血、正常细胞性贫血和小细胞低色素性贫血（表5-2-1）；依据血红蛋白浓度分为轻度、中度、重度和极重度贫血（表5-2-2）；按骨髓红系增生情况分为增生性贫血和增生不良性贫血（如再生障碍性贫血）。

表5-2-1 贫血的细胞学分类

类型	MCV（fl）	MCH（pg）	MCHC（%）	常见疾病
小细胞低色素性贫血	<80	<26	<32	缺铁性贫血
				铁粒幼细胞性贫血
				珠蛋白生成障碍性贫血
正常细胞性贫血	80~100	26~32	32~35	再生障碍性贫血
				纯红细胞再生障碍性贫血
				溶血性贫血
				慢性病贫血
				急性失血
大细胞性贫血	>100	>32	32~35	巨幼细胞贫血
				骨髓增生异常综合征
				伴网织红细胞大量增生的溶血性贫血
				肝疾病

表5-2-2 贫血严重程度分类

Hb浓度（g/L）	<30	30~59	60~90	>90
贫血严重程度	极重度	重度	中度	轻度

二、病因和发病机制

(一) 红细胞生成减少

红细胞生成或红系造血 (erythropoiesis) 依赖三大因素：造血干细胞 (HSC)、造血微环境 龛 (niche) 及造血原料。基于自我更新与分化潜能，造血干细胞分为多能造血干细胞、髓系干祖细胞及红系定向祖细胞 (committed progenitor)，后者进一步发育为光学显微镜下可以识别的红系前体细胞 (如骨髓中原始及早、中、晚幼红细胞) 和成熟红细胞。造血微环境龛由骨髓基质细胞与多种可溶性造血相关细胞因子组成，包括干细胞因子 (SCF)、白细胞介素 (IL)、GM-CSF、G-CSF、TPO、EPO、肿瘤坏死因子 (TNF) 及干扰素 (IFN) 等正、负调控因子。造血原料指造血细胞生长发育以及细胞构建必需的物质，如蛋白质、糖、脂、维生素 (叶酸、维生素 B_{12} 等) 及微量元素 (铁、铜、锌等) 等。干细胞、造血龛及造血材料三者间的有机协调是红系造血精细调控的生物学基础，任一环节发生异常均可干扰红细胞生成，进而引起贫血。

1. 造血干祖细胞功能异常

(1) 再生障碍性贫血 (aplastic anemia, AA) 以骨髓造血功能衰竭为主要表现的干细胞疾病。获得性 AA 详见本篇第五章。遗传性 AA 中以范可尼贫血 (Fanconi anemia) 最为常见。

(2) 纯红细胞再生障碍性贫血 (pure red cell aplasia, PRCA) 红系干祖细胞功能缺陷致单纯红细胞生成障碍。遗传性 PRCA 称 Diamond-Blackfan 综合征；获得性 PRCA 有原发性、继发性两亚型。原发性 PRCA 多由自身免疫机制所致；继发性 PRCA 多与药物、感染 (尤其是病毒)、自身免疫病及淋巴细胞增殖性疾病 (如胸腺瘤、淋巴瘤、浆细胞病及慢性淋巴细胞白血病等) 相关。临床上，该疾患可表现为急性型、慢性幼儿型 (先天性) 和慢性成人型。

(3) 先天性红细胞生成异常性贫血 (congenital dyserythropoietic anemia, CDA) CDA 是一种遗传性红系干祖细胞疾病。源自病变干祖细胞的红系造血前体细胞因内在缺陷不能有效分化为成熟红细胞而在骨髓原位破坏。这一骨髓原位溶血或称红系无效造血的病理过程为 CDA 的主要发生机制。依据遗传方式，该疾患有常染色体隐性遗传型和显性遗传型。

(4) 造血系统恶性克隆性疾病 包括骨髓增生异常综合征、急性白血病、多发性骨髓瘤等。这些恶性造血细胞不仅自身分化成熟功能异常，而且抑制骨髓中正常造血干细胞的生理性造血过程，进而引起正常红细胞生成减少及贫血。

(5) 骨髓增生受抑 肿瘤放射治疗和 (或) 化学治疗可直接损伤正常造血干祖细胞，导致生理性造血功能受抑，出现贫血或全血细胞减少。

2. 微环境和造血调节异常

(1) 骨髓基质结构损伤 骨髓转移癌、纤维化、硬化症、慢性骨髓炎等可因癌性细胞、成纤维细胞异常浸润、损伤骨髓微环境 (和造血细胞) 而影响红细胞生成。这种因非造血肿瘤或组织广泛浸润并替代大片正常骨髓而引起的贫血称为骨髓痨性贫血 (myelophthisic anemia)，外周血出现幼红、幼粒细胞和泪滴状红细胞为其实验室特征之一。

(2) 淋巴细胞功能亢进所致贫血 T 淋巴细胞功能亢可通过细胞毒 T 细胞或 (和) 活化 T 细胞产生的造血负调控因子而介导造血细胞损伤、造血功能衰竭 (再生障碍性贫血)。B 淋巴细胞功能亢进可通过产生抗骨髓造血细胞抗体而致造血功能衰竭 (免疫相关性全血细胞减少)。

(3) 造血调节因子水平异常 肾功能不全、垂体或甲状腺功能低下、肝病等均可因 EPO 产生不足而导致贫血；TNF、IFN、炎症细胞因子等造血负调控因子增多，抑制骨髓细胞正常造血引起贫血。慢性感染 (如结核)、慢性炎症 (如类风湿性关节炎)、系统性红斑狼疮或某些恶性肿瘤等可诱生多种炎性细胞因子，这些细胞因子 (尤其 IL-6) 可有效刺激肝细胞分泌铁调素 (hepcidin)，阻断单核巨噬细胞释放铁 (即诱导铁滞留)、抑制肠道铁吸收，进而导致低铁血症

(hypoferremia)、干扰红细胞对铁的生物利用,最终引起轻、中度小细胞低色素性贫血。该类贫血也称慢性病贫血(anemia of chronic disease,ACD)或炎症性贫血(anemia of inflammation)。

3. 造血原料不足或利用障碍

（1）叶酸、维生素 B_{12} 缺乏或利用障碍　各种原因致机体叶酸和维生素 B_{12} 绝对或相对缺乏或利用障碍所引起的巨幼细胞贫血为临床上常见的贫血类型之一（详见本篇第四章）。

（2）铁缺乏或利用障碍　临床上最常见的贫血。缺铁或铁利用障碍通过影响血红素合成而引起小细胞低色素性贫血。临床上铁利用障碍多见于铁粒幼细胞贫血、血红蛋白病（主要是地中海贫血）等。

（二）红细胞破坏过多

正常红细胞的寿命为100～120天。由于红细胞破坏过多、红细胞寿命缩短所致的贫血称溶血性贫血（详见本篇第六章）。

（三）失血性贫血

1. 出血性疾病所致　如免疫相关性血小板减少症（特发性血小板减少性紫癜）、血友病和严重肝病等引起慢性失血。

2. 非出血性疾病所致　如外伤、肿瘤、结核、支气管扩张、消化性溃疡、肝病、痔疮及泌尿生殖系统疾病等均可引起贫血。

三、临床表现

贫血的临床表现包括原发病的表现和贫血本身的表现。影响贫血临床表现的因素有：贫血的病因,贫血导致血液携氧能力下降的程度,贫血时血容量下降的程度,发生贫血的速度和血液、循环、呼吸等系统对贫血的代偿和耐受能力。

1. 神经系统　疲乏无力,头昏、耳鸣、头痛,失眠多梦,视物模糊,记忆力减退、注意力不集中等,与贫血导致脑组织缺氧有关。有些症状还可能与贫血的原发病、急性失血性贫血引起血容量不足有关,有些与严重溶血引起高胆红素血症或高游离血红蛋白血症有关,有些是引起贫血的原发病（如白血病中枢神经系统浸润）所致,甚至是贫血并发颅内或眼底出血所致（如AA）。肢端麻木可由贫血并发的末梢神经炎所致,多见于维生素 B_{12} 缺乏的巨幼细胞贫血。小儿患缺铁性贫血时可哭闹不安、躁动,甚至影响智力发育。

2. 皮肤黏膜　皮肤、黏膜苍白是贫血最常见的体征,这是由于贫血时机体为保障重要脏器供血,通过神经体液调节引起血容量重新分布,使皮肤、黏膜等相对次要脏器供血减少所致；另外,由于单位容积血液内红细胞和血红蛋白含量减少,也会引起皮肤、黏膜苍白。缺铁性贫血时还可出现皮肤粗糙、指（趾）甲薄脆无光泽、反甲、毛发干枯、舌炎、口角炎等,这除与贫血导致皮肤、黏膜供血减少和营养不足有关外,还可能与细胞内含铁酶减少导致上皮组织异常有关。溶血性贫血（尤其是血管外溶血）时可引起皮肤、黏膜黄染。

3. 呼吸系统　轻度贫血时无明显表现（与机体具有一定代偿和适应能力有关）。活动后呼吸加快加深并有心悸、气短,这是由于活动后机体缺氧和高二氧化碳状态加剧,刺激呼吸中枢所致。重度贫血时,即使平静状态下也可能有气短、端坐呼吸。另外,贫血的并发症和原发病也可能影响呼吸系统。

4. 消化系统　贫血时消化腺分泌减少甚至腺体萎缩,导致消化功能减低、消化不良,出现腹胀、食欲减退,大便规律和性状的改变。长期慢性溶血可合并胆道结石和脾大。长期缺铁性贫血可出现吞咽异物感或异嗜症,巨幼细胞贫血或恶性贫血可引起舌炎、舌萎缩、"牛肉舌"、"镜面舌"。

5. 循环系统　急性失血性贫血导致血容量降低,出现心悸、心率增快、体位性低血压等,非失血性贫血由于血容量不低，故循环系统的主要表现是心脏对组织缺氧的反应：轻度贫血时，安静状态下可无明显表现，仅活动后有心悸、心率加快；中、重度贫血时，安静状态下也会出现心悸和心率加快。长期的严重贫血，心脏超负荷工作且心肌供血不足，会导致贫血性心脏病，表现为心律失常、心脏扩大、心肌肥厚，甚至心功能不全。多次输血可导致血色病而引起心功能不全。

6. 泌尿系统　肾性贫血在贫血前和贫血同时有原发肾疾病的临床表现。胶原病可同时影响造血系统和肾脏。血管外溶血出现高尿胆原尿；血管内溶血出现血红蛋白尿和含铁血黄素尿，重者可引起少尿、无尿、急性肾衰竭。急性重度失血性贫血可因血容量不足导致肾血流量减少，引起少尿甚至无尿，持续时间过长可致肾功能不全。

7. 内分泌系统　长期贫血会影响甲状腺、性腺、肾上腺、胰腺的功能，会改变红细胞生成素和胃肠激素的分泌。孕妇产后大出血导致垂体缺血坏死而发生席汉综合征。某些自身免疫病不仅可影响造血系统，可同时累及一个甚至数个内分泌器官，导致激素分泌异常。

8. 生殖系统　长期贫血会使性腺激素分泌减少，出现性功能减退。男性特征减弱，女性月经周期紊乱、月经量增多、减少或闭经。

9. 免疫系统　继发于免疫系统疾病的贫血患者，均有原发免疫系统疾病的临床表现。贫血本身也可引起免疫系统的改变，如红细胞减少会降低红细胞在抵御病原微生物感染过程中的调理素作用，红细胞膜上 C3 的减少会影响机体的非特异性免疫功能。贫血患者反复输血会影响 T 细胞亚群。某些治疗贫血的药物能改变患者的免疫功能。重度贫血的患者可有低热。

10. 血液系统　外周血的改变主要表现在血细胞量、形态和生化成分上，某些情况下还可合并血浆或血清成分的异常。造血器官的改变主要在骨髓，造血系统肿瘤性疾病所致的贫血可能合并肝、脾、淋巴结肿大，溶血性贫血可能合并肝、脾大，骨髓纤维化症和脾功能亢进性贫血可能合并脾大。

四、诊断

（一）问诊

应详细询问病史和既往史、家族史、营养史、月经生育史及危险因素暴露史。要注意贫血发生的时间、速度、程度、并发症、可能的诱因及干预治疗的反应等。

（二）体检

注意发热、皮肤黏膜苍白程度、心率或心律改变、呼吸姿势或频率异常等；注意营养不良改变：皮肤、黏膜或毛发干燥、黏膜溃疡、舌乳头萎缩、匙状甲和神经系统深层感觉障碍等；皮肤黏膜有无出血点、黄染；肝、脾、淋巴结有无肿大；骨骼有无压痛；有无心界扩大及杂音等。肛门和妇科检查亦不能忽略。

（三）实验室检查

1. 血、尿、便常规　血常规检查可确定有无贫血、贫血的严重程度及红细胞形态的大小、贫血是否伴白细胞和血小板数量的变化；尿常规、便常规可提供胆红素代谢异常和潜血的信息。

2. 外周血涂片　观察红细胞、白细胞及血小板数量或形态改变，有无疟原虫和异常细胞等。

3. 网织红细胞计数　间接反映骨髓红系增生情况。

4. 骨髓穿刺或活检　多部位骨髓检查有助于判断贫血的病因及机制，如骨髓造血细胞增生程度及造血组织是否出现肿瘤性改变、坏死、纤维化等。骨髓铁染色是评价机体铁储备的可靠指标。

5. 贫血的发病机制检查　包括缺铁性贫血的铁代谢及引起缺铁的原发病检查；巨幼细胞贫血的血清叶酸和维生素 B_{12} 水平测定；失血性贫血的原发病检查；溶血性贫血的红细胞膜、

酶、珠蛋白、自身抗体等检查；造血干细胞疾病的染色体、基因等检查。

综合分析贫血患者的病史、体格检查和实验室检查结果，即可明确贫血的病因或发病机制，从而做出贫血的疾病诊断。

五、治疗

1. 对症治疗 输注红细胞，纠正体内缺氧状况。轻、中度贫血一般不输血，慢性贫血 $Hb < 60g/L$、急性失血超过总容量 30% 是输血的指征。应尽量选用去除白细胞的成分输血。

2. 对因治疗 针对贫血的发病机制进行治疗。如缺铁性贫血补铁及治疗原发病；巨幼细胞贫血补充叶酸和（或）维生素 B_{12}；溶血性贫血采用糖皮质激素或脾切除；遗传性球形红细胞增多症脾切除有肯定疗效；造血干细胞质异常性贫血采用干细胞移植；再生障碍性贫血采用抗淋巴（胸腺）细胞球蛋白、环孢素及造血正调控因子（如雄激素、G - CSF、GM - CSF 或 EPO）等；遗传性贫血可望通过基因疗法达到缓解。

 本章小结

贫血并非独立的疾病实体，而是继发于多种疾病的一种临床综合征。贫血发病机制可概括为红细胞生成减少（见于各种先天性或获得性造血干细胞缺陷或损伤、骨髓造血微环境和造血调控机制异常及造血物质缺乏）、红细胞破坏过多（如各种溶血性贫血）及失血。贫血的临床表现缺乏特异性，其病因诊断依赖血象、骨髓象、铁代谢、胆红素代谢、染色体分析、自身抗体及血液生化等实验室检查。去除病因与靶向发病机制是贫血治疗的关键环节，主要措施包括补充造血原料（如铁、叶酸及维生素 B_{12}）、抑制免疫（糖皮质激素、环孢素及抗胸腺/淋巴细胞球蛋白等）、造血生长因子、脾切除及造血干细胞移植等。

 思考题

1. 简述贫血的概念和诊断标准。
2. 简述贫血发生的主要机制。
3. 简述贫血的主要临床表现和治疗原则。

（杨 春）

第三章 缺铁性贫血

学习要求

1. **掌握** 缺铁性贫血的诊断和治疗。
2. **熟悉** 缺铁性贫血的病因和发病机制。
3. **了解** 铁代谢及本病的防治。

缺铁性贫血（iron deficient anemia，IDA）是指体内铁的需求与供给失衡，导致体内储存铁耗尽，继之红细胞内铁缺乏，最终表现为小细胞低色素性贫血。缺铁和铁利用障碍影响血红素合成，故该类贫血也称为血红素合成异常性贫血。

一、铁代谢

1. 铁的分布和储存　铁总量在正常成年男性约 50 ~ 55mg/kg，女性 35 ~ 40mg/kg。人体内的铁大致分两部分：①功能状态铁：包括血红蛋白铁（占体内铁67%）、肌红蛋白铁（占体内铁15%）、转铁蛋白铁（3 ~ 4mg）以及乳铁蛋白、酶和辅因子结合的铁。②储存铁：包括铁蛋白（ferritin）和含铁血黄素（hemosiderin），男性 1000mg，女性 300 ~ 400mg（约占体内铁25%）。铁蛋白是氢氧化铁和去铁铁蛋白（apoferritin）的水溶性复合体，几乎存在于人体所有组织细胞。血浆（血清）中也含有微量铁蛋白，其浓度水平是反映机体铁储备的敏感指标。含铁血黄素是另一种非水溶性铁储存形式，正常情况下主要存在于肝、脾、骨髓等器官的单核 - 吞噬细胞系统中，病理状态下大量含铁血黄素可沉积于机体每一种组织。在普通光学显微镜下，未染色组织切片或骨髓中的含铁血黄素呈现为金黄色的折光性颗粒或团块。

2. 铁的来源、吸收及调节　正常情况下铁消耗和补充处于动态平衡，以维持机体铁含量保持稳定。铁补充主要源于饮食。正常每日饮食含铁 10 ~ 15mg，其中 5% ~ 10% 可被吸收。饮食铁形式包括血红素铁和非血红素铁（即植物性食品中的无机铁与有机铁复合物）。铁主要在十二指肠和空肠上段吸收。动物性食品（含血红蛋白或肌红蛋白）中的血红素铁可通过内吞过程直接进入肠细胞，之后被血红素氧化酶分解为胆红素、Fe^{2+} 等。食物中 Fe^{3+} 经铁还原酶，如十二指肠细胞色素 b（duodenal cytochrome b），转变为 Fe^{2+}，再通过二价金属离子转运蛋白 - 1（divalent metal transporter - 1）进入胞内。肠细胞内 Fe^{2+} 通过基侧膜铁输出蛋白（ferroportin）及其辅助蛋白（hephaestin）的协同作用转出至血浆并氧化为 Fe^{3+}，Fe^{3+} 与血浆转铁蛋白（transferrin）结合后被输送至骨髓红系造血细胞用于血红蛋白生物合成。

铁吸收或铁生物利用度受诸多因素影响。胃液的低 pH 环境有利于血红素与其载体蛋白解离，也有利于 Fe^{3+} 转变为 Fe^{2+}，故对血红素与非血红素铁吸收均有促进作用。维生素 C（将 Fe^{3+} 还原为 Fe^{2+}）和食物中动物蛋白成分（中间消化产物与无机铁形成可溶性复合物）以及人乳可促进非血红素铁吸收。鞣酸（茶叶富含之，可与铁结合形成不可溶的鞣酸铁）和多酚（含于茶叶、咖啡和某些豆科植物）抑制铁吸收。

铁虽是机体必需的微营养素，但铁负荷过重，如血色病（hemochromatosis），可产生过量

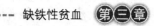

氧自由基，进而损害多种组织细胞功能。因此机体需严格的调节机制以维持其铁平衡。机体铁稳态主要依赖小肠的铁吸收调节。铁调素（hepcidin）是肝脏产生的一种含 25 个氨基酸残基的抗菌肽，能有效抑制小肠细胞的铁吸收过程，对维持人体铁稳态有重要作用。体内铁缺乏时，肝脏生成铁调素减少；反之，铁调素生成增多。

3. 铁的转运和再利用 血浆转铁蛋白（由肝细胞合成）可结合 Fe^{3+} 并通过膜特异性转铁蛋白受体将之转入幼红细胞等非肠道组织细胞。幼红细胞内的铁大部分转至线粒体，用于合成血红素，剩余部分以铁蛋白形式储存。当线粒体血红素合成受损（如铅中毒、铁粒幼细胞贫血）时，线粒体累积过量非结晶铁聚体。经亚铁氰化钾（普鲁士蓝反应）染色后，这些富含铁的线粒体被染成深蓝色大铁颗粒且环绕幼红细胞胞核分布，即环形铁粒幼细胞（ringed sideroblast）。正常幼红细胞也可见有少许深蓝色铁颗粒，为铁蛋白聚集形成的铁小体（siderosomes），常 1~3 个，随机分布于胞质。这些含铁小体的正常幼红细胞称为铁粒幼细胞（sideroblast），约占骨髓红系前体细胞的 20%~50%。幼红细胞对铁的摄取率依赖其膜转铁蛋白受体数目，细胞内缺铁时，膜转铁蛋白受体表达增加。细胞膜转铁蛋白受体可脱落入血浆，其血浆浓度与骨髓红系前体细胞膜转铁蛋白受体数正相关，浓度升高反映骨髓红系造血活性，也是红细胞内缺铁的敏感指标。血浆转铁蛋白能够结合铁的数量称为总铁结合力（total iron - binding capacity，TIBC）。正常情况下，只有 1/3 转铁蛋白铁结合位点被占据，即转铁蛋白饱和度约为 33%。

机体对铁的利用极为有效和节省。正常人每日合成血红蛋白需要 20~25mg 铁，其中大部分来自衰老红细胞释放出的铁，仅约 1.0~1.5mg 来自外源性吸收的铁。在红细胞生成过程中铁被反复利用。衰老红细胞被巨噬细胞吞噬，血红蛋白破坏后释放出铁。一部分以铁蛋白或含铁血黄素储存，大部分返回血液，与转铁蛋白结合进入再利用循环。正常情况下，铁在肝脏（胆汁）和肾脏（尿液）两大代谢排泄途径中丢失极少，主要是伴随体细胞（如肠道细胞、皮肤细胞和尿道细胞）的脱落而微量丢失。

二、病因与发病机制

（一）病因

1. 铁摄入不足 多见于婴幼儿、青少年、妊娠和哺乳期妇女。婴幼儿需铁量较大，若不补充蛋类、肉类等含铁量较高的辅食，易导致缺铁；青少年偏食易缺铁，女性月经量过多、妊娠或哺乳需铁量增加，若不补充高铁食物，易导致缺铁性贫血。

2. 铁吸收障碍 胃大部切除术后，胃酸分泌不足且食物快速进入空肠，绕过铁的主要吸收部位致铁吸收减少；长期腹泻、慢性肠炎等胃肠道功能紊乱等均可因铁吸收障碍而发生缺铁性贫血。

3. 铁丢失过多 慢性失血是缺铁性贫血最常见的病因之一，胃肠道出血是成年男性引起缺铁最常见的原因，包括痔疮、消化性溃疡、寄生虫感染、食管或胃底静脉曲张破裂或胃肠道肿瘤等；女性仅次于月经量过多，如宫内放置节育环及子宫肌瘤、月经失调等妇科疾病。肺结核、支气管扩张、肺癌等引起咯血，慢性血管内溶血、人工心脏瓣膜引起机械性溶血、慢性肾衰竭透析治疗等均可造成缺铁。

（二）发病机制

1. 缺铁对铁代谢的影响 当体内储铁减少到不足以补偿功能状态铁时，铁蛋白、含铁血黄素、血清铁和转铁蛋白饱和度降低；总铁结合力和未结合铁的转铁蛋白升高；组织缺铁、红细胞内缺铁。幼红细胞内缺铁时，其膜转铁蛋白受体表达显著增加。转铁蛋白受体可脱落进入血液。循环血转铁蛋白受体量与其细胞受体量正相关。因此血清可溶性转铁蛋白受体升高多表明幼红细胞内缺铁。

2. 缺铁对造血系统的影响 红细胞内缺铁，血红素合成障碍；大量原卟啉不能与铁结合成为血红素,以游离原卟啉（FEP）的形式积累在红细胞内或与锌原子结合成为锌原卟啉（ZPP）；血红蛋白生成减少,红细胞胞质少、体积小,发生小细胞低色素性贫血。重者粒细胞、血小板生成受影响。

3. 缺铁对组织细胞代谢的影响 组织缺铁,细胞中各种重要的含铁酶或铁依赖酶的活性降低,导致许多组织和器官发生细胞代谢及功能紊乱。如细胞内含铁酶活性降低,可致淋巴细胞免疫功能缺陷、粒细胞杀菌活力下降,以致缺铁性贫血患者易于感染；红细胞内含铁酶活性降低,影响其脂质、蛋白质及糖代谢而引起红细胞异常,易于在脾内破坏,红细胞寿命缩短。

三、临床表现

发病隐匿,呈渐进的慢性过程。

1. 贫血表现 当体内储存铁减少到不足以补偿功能状态的铁时,红细胞内缺铁,影响血红素合成,导致血红蛋白合成减少,携氧能力降低,机体出现缺氧的一般表现。如皮肤、黏膜苍白,乏力,头晕、耳鸣,眼花,纳差,活动后加重的心慌、气短等。

2. 组织缺铁表现 组织缺铁,细胞中含铁酶和铁依赖酶的活性降低,进而影响患者的精神行为、生长发育和智力等。精神行为异常,如烦躁、易怒、注意力不集中；体力、耐力下降,易感染；儿童生长发育迟缓,智力低下；口腔炎、舌炎、缺铁性吞咽困难；毛发干枯、皮肤干燥,指（趾）甲缺乏光泽、脆薄、变平甚至呈勺状；异食癖（pica）是缺铁性贫血的特殊表现；长期严重的贫血可发生贫血性心脏病。

3. 缺铁原发病表现 如消化性溃疡、肿瘤或痔疮导致的黑便、血便或腹部不适,妇女月经量过多,肿瘤性疾病的消瘦,血管内溶血的血红蛋白尿等。

四、实验室检查

（一）血象

呈小细胞低色素性贫血,MCV < 80fl,MCH < 27pg,MCHC < 32%；外周血片中可见红细胞体积小,中心淡染区扩大。网织红细胞计数正常或轻度增高。白细胞计数多在正常范围,血小板计数正常或略升高。

（二）骨髓象

红系增生活跃或明显活跃,以中、晚幼红细胞增生为主,其体积小、核染色质致密、胞质少偏蓝色,边缘不整齐,血红蛋白形成不良。骨髓涂片用亚铁氰化钾（普鲁士蓝反应）染色后,在骨髓小粒中无深蓝色含铁血黄素颗粒；在幼红细胞内铁小粒减少或消失,铁粒幼细胞 < 15%。

（三）生化检查

1. 铁代谢检查 血清铁 < 8.95μmoL/L（500μg/L）,血清铁蛋白 < 12μg/L,总铁结合力 > 64.44μmoL/L（3600μg/L）,转铁蛋白饱和度 < 15%。

2. 血清可溶性转铁蛋白受体（sTfR）测定 是反映缺铁性红细胞生成的最佳指标,一般 sTfR 浓度 > 26.5nmol/L（2.25μg/ml）可诊断缺铁。

3. 红细胞内卟啉代谢 FEP > 0.9μmoL/L（全血）,ZPP > 0.96μmoL/L（全血）,FEP/Hb > 4.5μg/gHb。

五、诊断和鉴别诊断

（一）诊断

缺铁性贫血是长期负铁平衡的最终结果,在其渐进的发病过程中,根据缺铁的程度可分

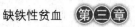

为三个阶段：

1. 铁耗减期（iron depletion，ID） ①血清铁蛋白＜12μg/L；②骨髓铁染色显示骨髓小粒可染铁消失，铁幼粒细胞少于15%。③Hb及血清铁等指标尚正常。

2. 缺铁性红细胞生成期（iron deficiency erythropoiesis，IDE） ①ID的①＋②；②转铁蛋白饱和度＜15%；③FEP/Hb＞4.5μg/gHb；④Hb尚正常。

3. 缺铁性贫血期（iron deficiency anemia，IDA） ①IDE的①＋②＋③；②小细胞低色素性贫血：男性Hb＜120g/L，女性Hb＜110g/L，孕妇Hb＜100g/L；MCV＜80fl，MCH＜27pg，MCHC＜32%。

根据病史、体检和实验室检查，缺铁性贫血诊断并不困难，需强调的是在确立诊断后，应进一步查找病因或原发病。

（二）鉴别诊断

主要与下列有小细胞低色素性贫血表现的疾病鉴别。

1. 珠蛋白异常所致贫血 包括异常血红蛋白病和地中海贫血（海洋性贫血），属遗传性疾病，常有家族史，体检可有脾大。外周血片中可见靶形红细胞，血红蛋白电泳出现异常血红蛋白带。血清铁、铁蛋白、骨髓可染铁和转铁蛋白饱和度不降低。

2. 慢性病贫血（ACD） 常见病因有慢性感染、炎症和肿瘤。贫血为小细胞性；血清铁、血清铁饱和度、总铁结合力减低；储存铁（血清铁蛋白和骨髓小粒含铁血黄素）增多；骨髓铁粒幼细胞减少，而巨噬细胞内铁增加，有助于鉴别。

3. 铁粒幼细胞贫血 系红细胞铁利用障碍所致，表现为小细胞性贫血，分为先天性和获得性两类。骨髓中铁粒幼细胞增多，并出现特征性的环形铁粒幼细胞，其计数＞15%时有诊断意义，血清铁和铁蛋白升高。

4. 转铁蛋白缺乏症 系常染色体隐性遗传所致（先天性）或继发于严重肝病、肿瘤（获得性）。表现为小细胞低色素性贫血，血清铁、总铁结合力、血清铁蛋白及骨髓含铁血黄素均明显降低。先天性者自幼发病，伴发育不良及其他器官功能受累；获得性者有原发病表现。

六、治疗

治疗原则是根除病因，补足储备铁。

（一）病因治疗

去除病因是IDA根治的关键。如婴幼儿、青少年和妊娠妇女营养不足引起的IDA，应改善饮食；消化道慢性失血应多次查大便隐血、胃肠道X线检查或内镜检查，明确有无炎症、溃疡及肿瘤，必要时手术根治；月经量过多应调理月经，寄生虫感染应驱虫治疗。

（二）铁剂治疗

首选口服铁剂，餐后服用可减少对胃肠道的刺激，忌与茶、咖啡、牛奶同时服用，维生素C有助于铁剂吸收。许多铁剂均可选用，如琥珀酸亚铁0.1g，3次/日，硫酸亚铁0.3g，3次/日，多糖铁复合物2粒/日。

口服铁剂后，先是外周血网织红细胞开始增多，高峰在服药后5~10天，2周后血红蛋白浓度开始升高，一般在2个月左右恢复正常；铁剂治疗应在血红蛋白恢复正常后至少持续4~6个月，待铁蛋白正常后停药，以补足机体铁储备，防止复发。

注射铁剂的副作用较多且严重，应严格掌握适应证：如口服铁剂后胃肠道刺激反应大不能耐受；原有消化道疾病或吸收障碍，如溃疡性结肠炎、胃十二指肠溃疡，胃十二指肠切除术后、萎缩性胃炎等。可选择右旋糖酐铁、蔗糖铁缓慢深部肌内注射，每次50mg，每日或隔日1次，直至完成总需量。注意过敏反应（首次应用必须做过敏试验）。注射用铁的总需量

（mg）=［需达到血红蛋白浓度 - 患者血红蛋白浓度（g/L）］×患者体重（kg）×0.33。

如补充铁剂后不能使贫血减轻，须考虑下列可能：患者未按医嘱服药，诊断有误，出血未控制，同时伴有感染、炎症、恶性肿瘤，骨髓造血功能受抑制，胃肠道疾病如腹泻、肠蠕动过速等。

七、预防

改进婴幼儿的喂养，提倡母乳喂养，要及早添加富含铁的食品，如动物肉类、肝脏、蛋黄，海带及黑木耳等。青少年应纠正偏食。妊娠、哺乳期妇女可适当补充铁剂，月经期妇女防治月经量过多。在钩虫流行区应定期进行大规模寄生虫防治工作。及时诊治肿瘤性疾病或慢性出血性疾病。

 本章小结

缺铁性贫血（IDA）是最常见的贫血，是体内铁缺乏症的最终阶段（体内储存铁耗尽→红细胞内铁缺乏→IDA）。缺铁和铁利用障碍影响血红素合成，致小细胞低色素性贫血。铁吸收部位在十二指肠及空肠上段，胃液的低 pH 环境促进铁吸收，茶叶等饮食中的鞣酸可抑制铁吸收。小肠细胞的铁吸收调节是机体铁平衡的主要稳定机制，肝细胞合成分泌的铁调素对调节小肠铁吸收有重要作用。诊断 IDA 的最关键要素是明确病因，病因治疗是改善贫血的根本性措施。补铁治疗一般首选口服铁剂，血清铁蛋白正常后可停药观察；若不适于口服铁剂，可选用肌肉或静脉注射铁剂，但需防治铁剂过敏。

 思考题

1. 简述缺铁性贫血的病因和铁代谢相关指标的意义。
2. 简述缺铁性贫血的血象、骨髓象特点和临床表现。
3. 简述缺铁性贫血的诊断、鉴别诊断与治疗原则。

（杨 春）

第四章　巨幼细胞贫血

学习要求

1. **掌握** 巨幼细胞贫血的临床表现、实验室检查和治疗原则。
2. **熟悉** 巨幼细胞贫血的病因、发病机制。
3. **了解** 叶酸与维生素 B_{12} 的代谢特点。

巨幼细胞贫血（megaloblastic anemia，MA）是维生素 B_{12} 或叶酸缺乏，或某些影响核糖核酸代谢的药物导致细胞脱氧核糖核酸（DNA）合成障碍所致的一种大细胞性贫血。

一、叶酸和维生素 B_{12} 代谢

1. 叶酸代谢 叶酸是一种人体不能合成的水溶性 B 族维生素，机体所需叶酸由食物提供，新鲜绿叶蔬菜中叶酸含量最多，肝、肾、酵母和蘑菇中也较多。食物中叶酸经长时间烹煮可损失 50% ~ 90%，食物叶酸主要在近端空肠吸收，每日需从食物摄取叶酸 200μg。人体内叶酸储存量 5 ~ 20mg，约 50% 在肝脏。叶酸主要经尿、粪便排出体外，每日约 2 ~ 5μg。食物叶酸以多聚谷氨酸形式存在。在肠黏膜细胞产生的解聚酶作用下，多聚谷氨酸转变为单谷氨酸或双谷氨酸型叶酸后进入小肠黏膜上皮细胞，再经叶酸还原酶催化及还原型烟酰胺腺嘌呤二核苷酸磷酸（NADPH）作用还原为二氢叶酸（FH_2）和四氢叶酸（FH_4），后者进一步转变为有生理活性的 N^5 – 甲基四氢叶酸（N^5 – FH_4），经门静脉入肝。其中一部分 N^5 – FH_4 经胆汁排泄到小肠后重新吸收，即叶酸的肠肝循环。血浆中 N^5 – FH_4 与白蛋白结合后运送到组织细胞，通过叶酸受体被摄入细胞内，在维生素 B_{12} 依赖的蛋氨酸合成酶作用下转变为 FH_4，进而为 DNA 合成提供一碳基团如甲基（–CH_3）、甲烯基（–CH_2 –）和甲酰基（–CHO）等。

2. 维生素 B_{12} 代谢 维生素 B_{12} 又叫钴胺素，因含钴而呈红色，又称红色维生素。血液中维生素 B_{12} 以甲基钴胺素形式存在。人体不能合成维生素 B_{12}，正常人每日需维生素 B_{12} 约 1μg，主要来源于含量丰富的动物性食品，如肝、肾、肉、鱼、蛋和乳类制品。食物中的蛋白结合型维生素 B_{12}，经胃酸和胃蛋白酶消化后解离，再与胃液中的 R 蛋白结合成一种稳定的复合物（R – B_{12}）进入十二指肠，经胰蛋白酶作用后，R 蛋白被降解并释放维生素 B_{12}。两分子维生素 B_{12} 又与胃黏膜壁细胞分泌的一种糖蛋白即内因子（intrinsic factor，IF）结合以抵抗蛋白消化液的降解作用。维生素 B_{12} – IF 复合物到达回肠末端与该处上皮细胞刷状缘的维生素 B_{12} – IF 受体结合并进入肠黏膜细胞，继而经门静脉入肝。人体内维生素 B_{12} 储存量约 2 ~ 5mg，约 50% ~ 90% 在肝脏（以 5 – 脱氧腺苷钴胺素形式存在）。维生素 B_{12} 主要经粪便、尿排出体外。

二、叶酸和维生素 B_{12} 缺乏的原因

（一）叶酸缺乏

1. 摄入不足 主要是烹调时间过长或温度过高破坏大量叶酸，其次是偏食，缺少富含叶

539

酸的蔬菜、肉蛋类食物。

2. 需求量增加 婴幼儿、青少年、妊娠和哺乳妇女需要量增加，甲亢、慢性感染、恶性肿瘤等消耗性疾病患者需要量也增加。

3. 吸收障碍 长期腹泻、小肠炎症、肿瘤、肠切除术后和某些药物（抗癫痫药物、异烟肼、柳氮磺吡啶、乙醇等）影响叶酸吸收。

4. 利用障碍 抗核苷酸合成药物（如甲氨蝶呤、氨苯蝶啶、氨基蝶呤和乙胺嘧啶等）可干扰叶酸的利用。

5. 叶酸排出增加 血液透析、酗酒可增加叶酸排出。

（二）维生素 B_{12} 缺乏

1. 摄入减少 严格的素食者或长期拒绝动物性食品的偏食者是维生素 B_{12} 缺乏的特殊群体。

2. 吸收障碍 这是维生素 B_{12} 缺乏最常见的原因，可见于内因子缺乏（如全胃或胃大部切除术后、萎缩性胃炎）、胃酸和胃蛋白酶缺乏、胰蛋白酶缺乏、肠道疾病、先天性内因子缺乏或维生素 B_{12} 吸收障碍、药物影响（如对氨基水杨酸、新霉素、二甲双胍、秋水仙碱和苯乙双胍等）及肠道寄生虫（如阔节裂头绦虫病）或细菌大量繁殖消耗维生素 B_{12} 等。

3. 利用障碍 先天性转钴蛋白 Ⅱ（TCⅡ）缺乏、麻醉药氧化亚氮等可影响维生素 B_{12} 转运和利用。

三、发病机制

叶酸和维生素 B_{12} 是细胞合成 DNA 过程中的重要辅酶。叶酸或维生素 B_{12} 缺乏时，脱氧尿嘧啶核苷酸（dUMP）转变为脱氧胸腺嘧啶核苷酸（dTMP）发生障碍，DNA 合成、复制速度减慢，核分裂时间延长，细胞核体积增大，而胞质内 RNA 及蛋白质合成无明显障碍，故导致细胞质发育正常而细胞核发育延迟，即所谓"核幼浆老"巨幼变。可累及红系、粒系和巨核系。巨幼变细胞因功能缺陷易在骨髓内破坏（称原位溶血），因此骨髓造血细胞呈无效性代偿增生，但外周血却表现为全血细胞减少。

维生素 B_{12} 缺乏还可引起神经精神异常。其机制与两个维生素 B_{12} 依赖酶（L-甲基丙二酰辅酶 A 变位酶和甲硫氨酸合成酶）的催化反应障碍有关。前者催化反应障碍造成髓鞘合成受阻，并有奇数碳链脂肪酸或支链脂肪酸掺入髓鞘中，后者催化反应障碍引起神经细胞甲基化反应受损。

四、临床表现

1. 血液系统表现 起病缓慢，常有面色苍白、头晕、乏力，活动后心慌、气短等，严重者可有全血细胞减少、反复感染和出血。少数患者可出现轻度黄疸、脾大。

2. 消化系统表现 胃肠道黏膜萎缩常可引起食欲不振、腹胀、便秘或腹泻，舌质红、舌乳头萎缩致表面光滑的"牛肉舌"，可伴舌痛。

3. 神经系统表现和精神症状 主要见于维生素 B_{12} 缺乏，有时神经系统表现是主要就诊原因。病变主要累及脊髓后侧束的白质和脑皮质，出现亚急性脊髓联合变性，表现为手足对称性麻木、深感觉障碍、共济失调和锥体束征阳性，特别是老年患者可表现为抑郁、嗜睡、记忆障碍，严重者偶可出现精神异常症状。

五、实验室检查

（一）血象

呈大细胞性贫血（MCV > 100fl），严重者全血细胞减少，血涂片中红细胞大小不等，出现数量不等的大椭圆形红细胞是其特征。偶见有核红细胞。中性粒细胞分叶过多（5 叶者 > 5% 或出现 6 叶者），网织红细胞正常或轻度增多。

（二）骨髓象

骨髓增生活跃，以红系增生为主，胞体增大，细胞核发育落后于细胞质。红细胞内可见 Howell – Jolly 小体和 Cabot 环。晚幼、杆状核粒细胞巨幼变发生于疾病早期。巨核细胞体积增大，分叶过多，胞质颗粒少。骨髓铁染色常增多。

（三）生化检查

1. 叶酸和维生素 B_{12} 测定　血清叶酸 < 6.8nmol/L（3ng/ml），维生素 B_{12} < 74pmol/L（100ng/ml）。

2. 其他　胃酸降低，内因子抗体和 Schilling 试验（测定放射性核素标记的维生素 B_{12} 吸收）阳性（恶性贫血），血清间接胆红素和乳酸脱氢酶可增高（骨髓原位溶血所致），维生素 B_{12} 缺乏者尿高半胱氨酸 24 小时排泄量增加。

六、诊断和鉴别诊断

（一）诊断

依据病史、贫血表现、消化道及神经系统症状，结合特征性血象、骨髓象及外周血叶酸和维生素 B_{12} 水平，一般可明确诊断。试验性治疗给予叶酸和维生素 B_{12}，如网织红细胞 1 周左右上升，应考虑叶酸或维生素 B_{12} 缺乏。

（二）鉴别诊断

1. 造血系统肿瘤性疾病　如骨髓增生异常综合征，急性红白血病、红血病等，骨髓中均可见幼红细胞巨幼样改变等病态造血现象，但叶酸、维生素 B_{12} 水平不低，且补充无效。

2. 有红细胞自身抗体的疾病　如温抗体型自身免疫性溶血性贫血、Evans 综合征、免疫相关性全血细胞减少等，不同阶段的红细胞有抗体附着，MCV 变大，又有间接胆红素增高，少数患者尚合并内因子抗体，故易与单纯叶酸、维生素 B_{12} 缺乏引起的巨幼细胞贫血混淆。其鉴别点是此类患者有自身免疫病的特征，用免疫抑制剂方能显著纠正贫血。

3. 合并高黏滞血症的贫血　如多发性骨髓瘤，因 M 蛋白成分黏附红细胞而使之呈"缗钱状"，血细胞自动计数仪测出的 MCV 偏大，但骨髓瘤有特异性表现可鉴别。

4. 全血细胞减少性疾病　巨幼细胞贫血严重时可致外周血全血细胞减少，需与再生障碍性贫血、阵发性睡眠性血红蛋白尿、骨髓纤维化、脾功能亢进等疾病相鉴别，后者骨髓无明显巨幼变，叶酸和维生素 B_{12} 也不缺乏。

七、治疗

1. 原发病的治疗　有诱因或基础疾病者，应去除病因或治疗基础疾病。

2. 补充叶酸和维生素 B_{12}　口服叶酸 5 ~ 10mg，每日 3 次，吸收障碍者可改用注射剂四氢叶酸钙，3 ~ 6mg，肌内注射，每日 1 次，直至贫血表现完全消失。若无原发疾病，不需维持治疗。如同时有维生素 B_{12} 缺乏，则需同时补充维生素 B_{12}，否则可加重神经系统损伤。

肌注维生素 B_{12}，每次 500μg，每日 1 次，2 周后可改为每周 1 次。若有出血疾病者可采用口服维生素 B_{12} 片剂；若有神经系统表现，治疗维持半年或 1 年；全胃切除或恶性贫血患者，需终身维持治疗。

叶酸和维生素 B_{12} 治疗开始后，患者网织红细胞 4 ~ 6 天内可见上升，10 天左右达高峰，骨髓细胞巨幼变也迅速改善，血红蛋白上升。多数患者血象 1 ~ 2 月内恢复正常。如血细胞恢复不满意，应注意查找原因并加以纠正（如伴有缺铁，应补充铁剂）。

八、预防

纠正偏食及不良烹饪习惯。对高危人群可予适当干预措施，如婴幼儿及时添加辅食，青少年和妊娠妇女多补充新鲜蔬菜，亦可口服小剂量叶酸或维生素 B_{12} 预防；应用干扰核苷酸合成药物治疗的患者，应同时补充叶酸和维生素 B_{12}。

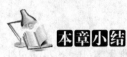

巨幼细胞贫血是由于叶酸和（或）维生素 B_{12} 缺乏导致细胞 DNA 合成障碍所致。叶酸富含于新鲜水果、蔬菜、肉食，维生素 B_{12} 主要来源于动物肝、肾、肉、鱼、蛋食品。该病多由饮食不当或抗代谢药物引起。骨髓造血前体细胞核浆发育不平衡致"核幼浆老"胞体增大的典型"巨幼变"形态特征，可累及粒细胞、红细胞及巨核细胞。发育异常的造血细胞多在骨髓内原位破坏，引起无效造血及外周血细胞减少，严重者全血细胞减少。巨幼细胞贫血可引起精神神经症状。叶酸、维生素 B_{12} 为有效治疗药物。

1. 简述巨幼细胞贫血的血象和骨髓象特点。
2. 简述维生素 B_{12} 缺乏引起的神经系精神症状。
3. 简述巨幼细胞贫血鉴别诊断及防治措施。

（杨　春）

第五章　再生障碍性贫血

再生障碍性贫血（aplastic anemia，AA）简称再障，是一种获得性骨髓衰竭综合征，以全血细胞减少及其所致的贫血、感染和出血为特征。免疫抑制治疗有效。其发病群体多见于15～25 岁的青壮年和 60 岁以上的老年人。

依据临床、实验室特征，再障分为重型（SAA）和非重型（NSAA），重型又可分出极重型（VSAA）。依据病因，再障分为先天性（遗传性）和后天性（获得性）。获得性再障可根据有无明确诱因分为继发性和原发性，原发性再障诱因不明。

一、病因与发病机制

（一）病因

约半数以上患者无明确的病因可寻，称为原发性再障。继发性再障的可能病因为：①化学因素，尤其是氯霉素、磺胺、苯、细胞毒类抗肿瘤药物等，抗肿瘤药物和苯抑制骨髓与剂量累积有关，但抗生素及除草剂等化学物质引起的再障与个人敏感体质有关；②长期接触 γ 射线和 X 射线等高能射线，可导致造血细胞 DNA 合成受抑（如核泄漏时再障发病率明显增高）；③病毒感染，尤其是肝炎病毒、EB 病毒、微小病毒 B_{19} 等。

（二）发病机制

再障的发病机制尚未完全阐明。传统学说认为，在一定遗传背景下，AA 作为一组后天暴露于某些致病因子后获得的异质性"综合征"，可能通过三种机制发病：造血干祖细胞（"种子"）缺陷、造血微环境（"土壤"）异常、免疫（"虫子"）异常。目前认为 T 淋巴细胞功能异常亢进介导的造血干细胞损伤及骨髓衰竭是获得性再障的主要发病机制。

1. 造血干细胞缺陷　包括质和量的异常。AA 患者骨髓 CD34$^+$ 细胞较正常人明显减少，减少程度与病情有关；部分 AA 伴克隆性造血（如存在克隆性染色体或基因异常）且可向具有造血干细胞质异常性的阵发性睡眠性血红蛋白尿（PNH）、骨髓增生异常综合征（MDS）甚至白血病转化；40%～60% AA 患者诊断时即伴有 PNH 克隆。AA 伴克隆性造血并可转为 PNH、MDS 的现象提示造血干细胞功能异常参与 AA 发生。

2. 造血微环境异常　造血微环境包括基质细胞及其分泌的细胞因子。骨髓活检发现再障患者造血细胞减少、脂肪化、静脉窦壁水肿、出血、毛细血管坏死。部分再障骨髓基质细胞体外培养生长情况差，基质细胞产生的集落刺激因子活性减低。

3. 免疫功能紊乱　某些自身免疫性疾病（如类风湿性关节炎、SLE 等）患者易并发 AA。

543

现认为获得性 AA 是由自身 T 细胞异常活化介导的骨髓造血干祖细胞和造血微环境的免疫损伤所致。AA 患者 T 细胞亚群失衡，Th1/Th2 平衡向 Th1 方向偏移，T 细胞分泌的造血抑制因子或负调节因子（IL-2，IFN-γ，TNF）明显增多，造血干祖细胞凋亡亢进，骨髓造血衰竭。多数再障患者对免疫抑制治疗有效。

4. 其他因素　再障发病可能与某些遗传异常有关，如范可尼贫血（Fanconi anemia）。另外，也有妊娠相关再障的报道。

二、临床表现

临床上再障主要表现为贫血、出血及感染，不出现淋巴结和肝、脾肿大。临床上根据骨髓衰竭的严重程度分为重型再障（SAA）和非重型再障（NSAA）；根据临床病程进展情况分为急性再障（AAA）和慢性再障（CAA）。

1. 非重型再障（NSAA）　起病缓慢，以贫血症状为主，感染及出血均相对较轻。NSAA 又称慢性再障（CAA）。

2. 重型再障（SAA）　发病急，进展迅速，常以出血和感染为主要表现。起初贫血常不明显，但随着病程发展进行性加重。血小板减少可引起皮肤黏膜出血，如皮肤瘀斑、鼻衄、齿龈出血、月经过多、便血、血尿、眼底出血，严重者可发生颅内出血，后者是再障的主要死亡原因之一。中性粒细胞减少时，患者易发生感染，除皮肤软组织感染外，严重者可发生呼吸系统感染、败血症。多为细菌感染，也可见真菌、病毒或原虫感染。

三、实验室检查

1. 血象　全血细胞减少，网织红细胞减少，贫血一般为正细胞正色素性，淋巴细胞比例相对升高，如无血小板减少时再障的诊断宜慎重。

2. 骨髓象　需多部位骨髓穿刺涂片。SAA 呈多部位增生减低或重度减低，粒、红及巨核细胞明显减少，形态大致正常。淋巴细胞、网状细胞及浆细胞等非造血细胞比例明显增多。骨髓小粒皆空虚。NSAA 不同部位穿刺的骨髓象增生不一致，但至少要有一个部位增生不良，如增生活跃，须有巨核细胞明显减少及淋巴细胞相对增多。

3. 骨髓活检　骨髓涂片易受周围血液稀释，有时难以反映骨髓造血功能的实际情况，而骨髓活检则可避免这一缺陷。再障时，骨髓活检显示骨髓脂肪变和有效造血面积减少（<25%），无纤维增生表现。骨髓活检是再障确诊的必备检查。

4. 发病机制检查　体外造血祖细胞培养体系中，集落明显减少或缺如；T 细胞亚群 $CD4^+/CD8^+$ 比值减低、Th1/Th2 比值增高；$CD8^+T$ 抑制细胞和 $\gamma\delta TCR^+T$ 细胞比例增高，血清 IL-2、IFN-γ、TNF 水平增高。骨髓染色体核型多正常，骨髓储存铁（含铁血黄素）增多，中性粒细胞碱性磷酸酶（NAP）染色强阳性，溶血检查均阴性。

四、诊断及鉴别诊断

（一）诊断

1. AA 诊断标准　①全血细胞减少，网织红细胞减少，淋巴细胞相对增多；②一般无肝、脾肿大；③骨髓多部位增生减低（<正常 50%），或重度减低（<正常 25%），造血细胞减少；④能除外引起全血细胞减少的其他疾病；⑤一般抗贫血治疗无效。

2. AA 分型诊断标准

（1）SAA-Ⅰ（又称 AAA）　①发病急，贫血进行性加重，严重感染和（或）出血；②血象具备下述三项中两项：网织红细胞 <1%，绝对值 $<15\times10^9/L$；中性粒细胞 $<0.5\times10^9/L$；血小板

$< 20 \times 10^9/L$。③骨髓多部位增生重度减低，三系造血细胞明显减少，非造血细胞相对增多。骨髓小粒中非造血细胞相对增多。如中性粒细胞 $< 0.2 \times 10^9/L$，则为极重型再障（VSAA）。

（2）NSAA（又称 CAA）　指达不到 SAA - Ⅰ型诊断标准的再障。如 NSAA 病情恶化，临床、实验室特征达 SAA - Ⅰ型诊断标准时，称 SAA - Ⅱ型。

（二）鉴别诊断

主要与外周血全血细胞减少的疾病鉴别。

1. 阵发性睡眠性血红蛋白尿（PNH）　与 AA 关系密切，可相互转变。典型者有血红蛋白尿（酱油色尿）发作，容易鉴别。临床表现不典型者，骨髓增生减低时易误诊为 AA，但 PNH 常有溶血现象、特征性检查阳性，网织红细胞轻度升高，NAP 积分下降，PNH 血细胞（粒细胞和红细胞）膜上 CD55、CD59 表达下降，可资鉴别。如骨髓增生低下，又发现类似 PNH 的异常细胞，应疑为疾病的转化或兼有两病，均为 AA - PNH 综合征。

2. 骨髓增生异常综合征（MDS）　其中 RA 型可有全血细胞减少，骨髓可低增生，网织红细胞有时降低，易与 AA 混淆。但 RA 有病态造血，早期髓系细胞相关抗原（CD34）表达增多，骨髓活检有不成熟前体细胞异常定位（ALIP），可有染色体核型异常。

3. 急性造血功能停滞　常在溶血性贫血或感染发热的患者中发生，全血细胞尤其是红细胞急剧减少，网织红细胞可降至零。但骨髓涂片尾部可见巨大原始红细胞，病程呈自限性，约 1 月后可自然恢复。

4. 低增生性急性白血病　可表现为全血细胞减少，早期肝、脾、淋巴结不肿大，易与 AA 混淆。但骨髓中原始细胞比例增高，达到白血病的诊断标准，可资鉴别。

五、治疗

（一）支持治疗

1. 去除病因　仔细查找病因，避免接触各类危险因素，禁用对骨髓有损伤和抑制血小板的药物。

2. 保护措施　预防感染（注意饮食及环境卫生，对 SAA 患者进行保护性隔离），防止出血（避免外伤及剧烈活动）。

3. 对症治疗

（1）纠正贫血　$Hb < 60g/L$ 且患者对贫血耐受较差时可输血。长期输血者应注意铁过载，必要时进行去铁治疗。

（2）控制出血　可用促凝血药物如酚磺乙胺（止血敏）等，也可合用抗纤溶药，如氨基己酸（泌尿生殖系统出血患者禁用）。女性月经量过多可试用诀诺酮控制。对 $PLT < 20 \times 10^9/L$ 或有明显出血倾向者应预防性输注单采血小板，以减少致命性出血的危险，当血小板输注无效时，可输 HLA 配型相合的血小板。

（3）控制感染　再障患者由于中性粒细胞减少甚至缺乏、长期应用免疫抑制剂，极易发生感染，而感染加重骨髓衰竭，因此感染的防治尤为重要。

对有发热（$> 38.5℃$）和感染征象者，及时经验性应用广谱抗生素治疗，然后再根据微生物学证据加以调整，同时应注意系统性真菌感染的预防和治疗。

（4）保护脏器功能　AA 常有肝功能损害，可适当应用护肝药物。

（二）针对发病机制的治疗

1. 免疫抑制治疗

（1）抗胸腺细胞球蛋白（ATG）/抗淋巴细胞球蛋白（ALG）　多用于 SAA。兔 ATG 3 ~ 5mg/（kg·d），连用 5 日，马 ALG 10 ~ 15mg/（kg·d），连用 5 日；ATG 或 ALG 是异种蛋白，

故用药前需做过敏试验，缓慢静脉滴注，同时短期应用糖皮质激素防治过敏反应和血清病。应用 ATG 或 ALG 期间应给予强有力的支持，包括隔离措施、积极的成分输血和及时处理感染。联合应用环孢素（CsA）可提高疗效。

（2）环孢素（CsA） 适用于全部再障。3 ~ 5mg/（kg·d），分 2 ~ 3 次口服，疗程一般长于 1 年。环孢素主要不良反应有消化道反应、牙龈及毛发增生、手震颤、肝肾功能损害等，出现毒副反应时应减量甚至停药。一些患者停药后血象稳定，而少部分患者存在依赖性，过早停药易导致疾病复发。治疗期间根据环孢素血药浓度、造血恢复情况和药物不良反应调节用药剂量和疗程。血象恢复正常后逐渐减量，小剂量巩固 1 ~ 3 年。治疗期间应定期监测环孢素的血药浓度。临床上目标血药浓度：成年人 150 ~ 250μg/L，儿童 100 ~ 150μg/L。

（3）其他 大剂量免疫球蛋白、CD3 单克隆抗体、麦考酚吗乙酯（MMF，骁悉）、环磷酰胺、甲泼尼龙等治疗 SAA。

2. 促造血治疗

（1）雄激素 治疗 NSAA 首选雄激素。司坦唑醇 2mg，口服，每日 3 次，十一酸睾酮 40mg，口服，每日 3 次。雄激素使用中应注意肝脏毒性，定期监测肝功能，保肝治疗。

（2）造血生长因子 适用于全部 AA，尤其是 SAA。G - CSF 5μg/（kg·d），皮下注射，EPO 50 ~ 100U/（kg·d），皮下注射。一般在免疫抑制剂治疗 SAA 后使用，维持 3 个月以上。

（三）造血干细胞移植

对 40 岁以下，无感染及其他并发症、有合适供体的 SAA 患者可考虑异基因造血干细胞移植。

（四）中药治疗

多用于 NSAA。

六、AA 的疗效标准

1. 基本治愈 贫血和出血症状消失，血红蛋白男性达 120g/L，女性达 110g/L，白细胞达 4×10^9/L，血小板达 100×10^9/L，随访 1 年以上未复发。

2. 缓解 贫血和出血症状消失，血红蛋白男性达 120g/L，女性达 100g/L，白细胞达 3.5×10^9/L 左右，血小板也有一定程度增加，随访 3 个月病情稳定或继续进步。

3. 明显进步 贫血和出血症状明显好转，不输血，血红蛋白较治疗前 1 个月内常见值增长 30g/L 以上，并能维持 3 个月。

判定以上三项疗效标准者，均应 3 个月内不输血。

4. 无效 经充分治疗后，症状、血象未达明显进步。

七、预后

再障的预后依其分型而不同。NSAA 病情进展缓慢，经治疗后患者多数可获不同程度改善，预后较好，仅少数进展为 SAA - Ⅱ型；SAA 发病急、病情重，预后恶劣。随着有效疗法的出现及临床应用，SAA 的预后已获得明显改善，但仍约 1/3 的患者死于颅内出血和严重感染。

 本章小结

再生障碍性贫血（AA）是一种获得性骨髓造血功能衰竭症，以骨髓造血细胞增生减低和外周血全血细胞减少为特征，以贫血、出血和感染为主要临床表现。目前认为 AA 是自身 T 淋巴细胞异常活化介导的以骨髓为靶器官的自身免疫性疾病，多数 AA 患者对免疫抑制治疗有效。根据骨髓衰竭的严重程度分为 NSAA 和 SAA。NSAA 首选雄激素及中药治疗，可联合免疫抑制剂如环孢素、造血细胞因子等，SAA 治疗包括异基因造血干细胞移植、强化免疫抑制（ATG/ALG）治疗等。

 思考题

1. 简述再生障碍性贫血的主要发病机制。
2. 试述再生障碍性贫血的临床表现、诊断及鉴别诊断。
3. 简述再生障碍性贫血的主要治疗措施。

（杨　春）

第六章　溶血性贫血

第一节　概　述

溶血性贫血（hemolytic anemia，HA），简称溶贫，是由于红细胞破坏速率增加（寿命缩短），超过骨髓造血的代偿能力而发生的贫血。骨髓有 6~8 倍的红系造血代偿能力，如红细胞破坏速率在骨髓的代偿范围内，可无贫血，称为溶血状态（hemolytic state）。

一、发病机制与临床分类

溶血性贫血的根本原因是红细胞破坏致寿命缩短。导致红细胞易于破坏的原因大致概括为红细胞自身内在缺陷和红细胞外部因素异常。

（一）依据病因和发病机制分类

1. 红细胞内在缺陷

（1）遗传性红细胞膜结构与功能缺陷　如遗传性球形（椭圆形、口形、棘形）红细胞增多症。

（2）遗传性红细胞酶缺乏　如葡萄糖-6-磷酸脱氢酶缺乏症（G6PD），丙酮酸激酶缺乏症等。

（3）遗传性血红蛋白病　如珠蛋白生成障碍性贫血，异常血红蛋白病等。

（4）获得性红细胞膜蛋白异常　如阵发性睡眠性血红蛋白尿（PNH）。

2. 红细胞外部因素异常

（1）免疫性因素　如自身免疫性溶血性贫血（温抗体型或冷抗体型）、新生儿溶血病，血型不合的输血反应，药物诱发的免疫性溶贫。免疫性溶血主要是抗原抗体或补体介导的红细胞破坏。

（2）血管性因素　微血管病性溶血性贫血（可见于弥漫性血管内凝血、血栓性血小板减少性紫癜、溶血尿毒综合征），瓣膜病（钙化性主动脉瓣狭窄及人工心脏瓣膜），行军性血红蛋白尿等。

（3）生物因素　多种感染可引起溶血，如严重的细菌、病毒感染和原虫等。

（4）理化因素　如大面积烧伤、蛇毒、苯肼、亚硝酸盐、砷、铅等。铅中毒干扰血红素合成，可发生溶血性贫血。亚硝酸盐中毒可引起获得性高铁血红蛋白血症而溶血。

（二）根据溶血部位分为血管内溶血和血管外溶血

1. 血管内溶血　红细胞在血管内破坏，血红蛋白直接释放入血浆，游离的血红蛋白与血浆中的结合珠蛋白结合，被肝细胞摄取。若溶血严重，多余的游离血红蛋白经肾脏排出，出现血红蛋白尿。若被肾小管上皮细胞摄取可转化为含铁血红素，上皮细胞脱落后随尿排出，出现含铁血黄素尿，Rous 试验检查为阳性。常见的血管内溶血有血型不合输血、阵发性睡眠性血红蛋白尿等。红细胞破坏发生在血液循环中，典型特征是血红蛋白血症和血红蛋白尿。

2. 血管外溶血　红细胞主要在脾脏的单核－巨噬细胞系统中被破坏，释放出的血红蛋白被分解为铁、珠蛋白和卟啉，卟啉则分解为脂溶性的游离胆红素（又称间接胆红素）。游离胆红素入血被肝细胞摄取，与葡萄糖醛酸结合形成水溶性的结合胆红素（直接胆红素），并随胆汁排至肠腔经细菌作用还原为粪胆原随大便排出。少量粪胆原经肠肝循环重吸收入血液，经肝细胞再随胆汁排出或经肾随尿液排出（称为尿胆原）。血中未结合的游离胆红素能与白蛋白结合，故尿中胆红素阴性。常见的血管外溶血有遗传性球形红细胞增多症和温抗体型自身免疫性溶血性贫血等。巨幼细胞贫血、骨髓增生异常综合征等因造血细胞功能缺陷，幼红细胞在成熟前已在骨髓内破坏，称为无效性红细胞生成或原位溶血，严重时可伴有黄疸，是一种特殊的血管外溶血。

值得注意的是，血管内外溶血有时不易区分，红细胞本身有缺陷被巨噬细胞吞噬，为血管外溶血，但如缺陷严重，影响膜的结构，也可在血管内被破坏。另外，巨噬细胞也可将未完全降解的血红蛋白释放入血。

二、临床表现

主要取决于溶血的部位、程度、速率、持续时间以及心肺代偿能力和基础疾病。

1. 急性溶血　多为血管内溶血，发病急骤，短期内大量溶血引起寒战、高热、头痛、呕吐、四肢腰背部疼痛及腹痛，继之出现面色苍白、血红蛋白尿及黄疸，严重者发生急性肾衰竭和休克。

2. 慢性溶血　多为血管外溶血，发病缓慢，病程较长，可表现为贫血、黄疸和脾大。由于长期的高胆红素血症，患者可并发胆石症和肝功能损害。慢性溶血病程中，感染等因素可使溶血加重，发生溶血危象及再障危象。慢性重度溶血性贫血时，长骨的部分黄髓可因代偿造血机制转变为红髓，致骨髓腔扩大、骨皮质变薄、骨骼变形。髓外造血可致肝、脾大。

三、实验室检查

实验室检查可通过贫血、红细胞破坏增多、骨髓红系代偿性增生的证据，来确定有无溶血、溶血部位，通过详细询问病史及溶血性贫血的特殊检查可确定 HA 的病因和类型。

按红细胞破坏的部位，溶血性贫血的一般实验室检查如表 5－6－1。检测骨髓红系代偿性增生的检查如表 5－6－2。确定溶血性贫血的特殊检查如表 5－6－3。红细胞寿命缩短是诊断溶血最可靠的证据。用放射线核素^{51}Cr（临床较少应用）标记红细胞，可检测出其半衰期缩短。

表 5 – 6 – 1　红细胞破坏增加的证据

血管内溶血	血管外溶血
血清游离血红蛋白增多	高胆红素血症（游离胆红素增高为主）
血清结合珠蛋白降低甚至消失	尿胆原排出增多，尿胆红素阴性
血红蛋白尿	粪胆原排出增多
含铁血黄素尿（Rous 试验阳性）	

表 5 – 6 – 2　红细胞系代偿性增生的证据

网织红细胞	增多
外周血涂片	可见有核红细胞、嗜碱性点彩红细胞、Howell – Jolly 小体或 Cabot 环，严重溶血时可见幼稚粒细胞
骨髓象	红系增生旺盛，以中幼和晚幼红细胞为主，粒/红比例下降或倒置

表 5 – 6 – 3　确定溶血性贫血的特殊检查

红细胞形态异常	大量球形、椭圆形、口形、靶形红细胞提示为遗传性溶血性贫血；畸形红细胞、红细胞碎片增多提示微血管病性溶血性贫血。
红细胞渗透脆性试验	渗透脆性增加见于遗传性球形红细胞增多症、温抗体型自身免疫性溶血性贫血；渗透脆性降低见于珠蛋白合成障碍性贫血、血红蛋白病等。
血红蛋白电泳	β 珠蛋白生成障碍性贫血
高铁血红蛋白还原试验	葡萄糖 – 6 – 磷酸脱氢酶缺乏症
抗人球蛋白直接试验（Coombs test）	自身免疫性溶血性贫血
酸溶血试验（Ham test），蔗糖溶血试验，血细胞 CD55、CD59 检测	阵发性睡眠性血红蛋白尿

四、诊断和鉴别诊断

（一）诊断

依据临床表现，同时有红细胞破坏过多和骨髓红系造血代偿性增生的证据时，即可诊断溶血性贫血，再选用各种特殊检查，确定溶血的类型和病因。

（二）鉴别诊断

溶血性贫血应与以下疾病相鉴别。

1. 贫血伴网织红细胞增多者　失血性、缺铁性贫血或巨幼细胞贫血治疗恢复的早期。

2. Gilbert 综合征（家族性非溶血性黄疸）　间接胆红素增高但无贫血及网织红细胞增高。

3. 骨髓转移癌　可出现幼红、幼粒细胞性贫血，但无溶血性黄疸，有原发病表现。

五、治疗

1. 病因治疗　针对发病机制治疗。药物诱发者立即停药；免疫因素介导者应用糖皮质激素或脾切除等治疗。

2. 对症治疗　预防心衰、休克，保护肝肾功能，纠正电解质紊乱，必要时输注洗涤红细胞、补充造血原料。

第二节　遗传性球形红细胞增多症

一、病因与发病机制

遗传性球形红细胞增多症（hereditary spherocytosis，HS）是一种红细胞膜先天性缺陷所致的溶血性贫血。本病多为常染色体显性遗传，约 3/4 的患者有阳性家族史。病理红细胞膜骨架缺陷，致细胞膜脂质丢失、细胞表面积减少而变为球形。球形红细胞变形能力差，易被脾脏扣留和吞噬，造成血管外溶血。

二、临床表现

任何年龄可发病，病情异质性很大，可有不同程度的贫血、脾大及间歇性黄疸，常伴有胆石症、胆囊炎。可出现再障危象，表现为血红蛋白急剧下降和网织红细胞减少或缺如，持续 1~2 周，病毒感染、叶酸缺乏是其常见诱因。

三、诊断与鉴别诊断

（一）诊断要点

1. 3/4 的患者有阳性家族史。

2. 自幼发生的贫血、间歇性黄疸、脾大。

3. 实验室检查 ①血涂片中可见直径小、染色深及中心淡染区消失的球形红细胞增多（>10%）；②网织红细胞增多，间接胆红素及乳酸脱氢酶增高；③红细胞渗透脆性试验：目前仍是 HS 最重要的筛查试验。红细胞于不同浓度的低渗盐水溶液中会发生膨胀、最后破裂出现溶血现象。球形红细胞因其表面积与体积的比例下降，吸水膨胀能力较小，对低渗盐水溶液的耐受能力降低，红细胞容易破裂，即其脆性显著增加。HS 患者红细胞开始溶血及完全溶血浓度较正常对照高出 0.08% 以上。红细胞渗透脆性试验阴性者不能除外 HS；④不典型病例需做红细胞膜蛋白电泳以证实膜骨架蛋白缺失。

（二）鉴别诊断

遗传性球形红细胞增多症应与化学中毒、烧伤、自身免疫性溶血性贫血等引起的继发性球形红细胞增多相鉴别。

四、治疗

脾切除对本病有显著疗效。术后球形红细胞依然存在，但红细胞寿命延长，数天后黄疸及贫血即可改善，所以诊断一旦确定，年龄在 10 岁以上，无手术禁忌证，即可考虑脾切除。溶血或贫血严重时加用叶酸，以防贫血加重或诱发再障危象。

第三节 红细胞葡萄糖-6-磷酸脱氢酶缺乏症

葡萄糖-6-磷酸脱氢酶（erythrocyte glucose-6-phosphate dehydrogenase deficiency，G6PD）缺乏是临床上最多见的红细胞内戊糖磷酸途径的遗传性缺陷。红细胞 G6PD 缺乏症是指因 G6PD 缺乏或活性降低、以溶血为主要特征的一种遗传性溶血性疾病。主要是血管外溶血，也可发生血管内溶血。国内广西某些地区、海南岛黎族和云南省傣族多见。

一、病因与发病机制

G6PD 突变基因位于 X 染色体（Xq28），呈 X 连锁不完全显性遗传，男性多于女性，基因呈复杂的多态性，可形成多种 G6PD 缺乏症的变异型。G6PD 缺乏的红细胞内还原型烟酰胺腺嘌呤二核苷酸磷酸（NADPH）和还原型谷胱甘肽（GSH）减少，致细胞抗氧化功能缺陷。接触氧化剂后，靶细胞的胞膜巯基出现氧化损伤，同时生成高铁血红素和变性珠蛋白即海因小体（Heinz body）。氧化损伤的红细胞僵硬、变形能力差，易被脾脏巨噬细胞吞噬而发生血管外溶血。严重者也可发生血管内溶血。

二、临床表现

溶血程度轻重不一，有多种诱因（如蚕豆、药物或感染等）及临床类型。

1. 先天性非球形红细胞溶血性贫血 慢性溶血过程，G6PD 活性严重缺乏，排除其他红细胞酶缺乏和（或）异常血红蛋白病。

2. 蚕豆病（favism） 进食蚕豆后引起 HA，常见于 1～5 岁男性儿童，40% 的患者有家族史，发病集中于 3 月～5 月蚕豆成熟季节，起病急，呕吐、腹痛、发热及相继出现的血红蛋白尿、贫血和黄疸，严重程度与食蚕豆的量无关。溶血自限为本病的特点。

3. 新生儿黄疸 出生后早期（多为 1 周内）发生的黄疸，主要为间接胆红素增多。

4. 药物性溶血 服用可疑药物后 2～3 天发生急性血管内溶血，溶血程度与酶缺陷程度及药物剂量有关。引起溶血的药物如抗疟药（伯氨喹、奎宁等），解热镇痛药（阿司匹林、对氨基水杨酸等），硝基呋喃类（呋喃唑酮），磺胺类，异烟肼、氯霉素等。

三、实验室检查

1. 高铁血红蛋白还原试验 可半定量 G6PD 活性，并将 G6PD 活性初分为中度（低于正常值 75%）及严重异常（低于正常值 30%）。

2. 红细胞海因小体（Heinz body）生成试验 G6PD 缺乏的红细胞内可见海因小体（变性珠蛋白包涵体），计数 >5% 有诊断意义。特异性不强。

3. G6PD 活性测定 最可靠的诊断实验。本病患者酶活性多低于正常均值的 40%，溶血高峰期及恢复期，酶活性可正常或接近正常。通常在急性溶血后 2～3 个月复查能较为准确地反映患者的 G6PD 活性。

四、诊断

对于有阳性家族史，有食蚕豆或服药等诱因者，临床有急性溶血表现者应考虑本病，进一步行 G6PD 活性缺乏的筛选实验和定量试验，并排除其他溶血性贫血后 G6PD 缺乏症诊断即可成立。

五、治疗

脱离可能诱发溶血的因素，如停止服用可疑的药物和蚕豆，不接触樟脑丸，控制感染，注意纠正水电解质酸碱失衡和肾功能不全等。

输注红细胞（避免亲属血），使用糖皮质激素改善病情，慢性者口服叶酸。脾切除效果不佳。

新生儿发生溶血伴核黄疸，可换血、光疗或苯巴比妥注射。

第四节　血红蛋白病

血红蛋白病（hemoglobinopathy）是以血红蛋白质和量异常为特征的一组遗传性溶血性贫血。包括异常血红蛋白病和珠蛋白生成障碍性贫血（地中海贫血）两大类。依据珠蛋白肽链（α、β、γ 或 δ 链）组成，正常人出生后有三种血红蛋白：①血红蛋白 A（HbA，$\alpha_2\beta_2$，占 95% 以上）；②血红蛋白 A_2（HbA_2，$\alpha_2\delta_2$，占 2%～3%）；③胎儿血红蛋白（HbF，$\alpha_2\gamma_2$，约占 1%）。

一、珠蛋白生成障碍性贫血

珠蛋白生成障碍性贫血又称地中海贫血（thalassemia）或海洋性贫血，是由于一种或几种正常珠蛋白肽链合成障碍而引起的遗传性溶血性疾病。溶血、无效造血及小细胞低色素贫血为主要特征。本病呈世界性分布，我国以西南和华南一带为高发区。因涉及珠蛋白基因突变的种类及其影响因素繁多，故本组疾病呈现高度异质性。临床上以 α 和 β 珠蛋白生成障碍性贫血最重要。

（一）α 地中海贫血

1. 病因与发病机制　由 α 珠蛋白基因缺失或缺陷致 α 珠蛋白链合成受抑所致。含 α 链的三种血红蛋白（HbA，HbA$_2$，HbF）合成减少。在胎儿和新生儿，γ 链过剩并聚合成 Hb Bart（γ$_4$），在成人 β 链过剩并聚合成 HbH（β$_4$）。异常血红蛋白氧亲和力高，在微循环中不能充分释放氧，致组织细胞缺氧。HbH 不稳定，易发生沉淀，形成包涵体（靶形红细胞），造成红细胞僵硬和膜损伤，导致红细胞在脾内被破坏，引起溶血。

2. 临床分型与表现

（1）静止型（1 个 α 基因异常）及标准型（2 个 α 基因异常）　患者多无症状和体征。红细胞呈小细胞低色素性。少数红细胞内有 HbH 包涵体。血红蛋白电泳分析无异常。

（2）HbH 病（3 个 α 基因异常）　患者生长发育稍差或正常，轻至中度贫血，伴黄疸、肝脾肿大，少数可出现重度贫血。感染或氧化性药物可加重贫血。红细胞低色素性明显，靶形红细胞可见，红细胞渗透脆性降低。形成大量 HbH 包涵体，血红蛋白电泳分析 HbH 占 5% ~ 40%。

（3）Hb Bart 胎儿水肿综合征（4 个 α 基因异常）　α 海洋性贫血中最严重的类型。α 链绝对缺乏，γ 链自相聚合成 Hb Bart（γ$_4$），其氧亲和力高，不能为组织充分供氧，造成组织严重缺氧。常于妊娠 30 ~ 40 周成为死胎，流产或早产后胎儿发育不良，明显苍白，全身水肿伴胸腹水、心包积液，肝脾显著增大，绝大部分在数小时内死亡。

（二）β 地中海贫血

1. 病因与发病机制　β 珠蛋白基因缺陷致 β 珠蛋白肽链合成受抑，称为 β 地中海贫血。该病是常染色体显性遗传。正常人自父母双方各继承一个 β 珠蛋白基因，若继承了异常的 β 基因，则 β 链合成减少或缺乏，α 链相对增多，自聚成不稳定的 α 聚合体，在幼红细胞和成熟红细胞内沉积，形成包涵体，致细胞功能异常及变形能力减低，进而引起骨髓无效造血（原位溶血）及血管外溶血。γ 和 δ 链代偿增加，致 HbA$_2$（α$_2$δ$_2$）和 HbF（α$_2$γ$_2$）增多。HbF 的氧亲和力高，加重组织缺氧。

2. 临床分型与表现

（1）轻型　多数无症状，少数有轻度贫血和轻度脾大。血红蛋白电泳 HbA$_2$ 升高至 3.5% 以上（4% ~ 8%），HbF 正常或轻度增加。

（2）重型（Cooley 贫血）　父母均有地中海贫血，患儿常在出生后 3 ~ 6 个月出现贫血症状且进行性加重，溶血严重时出现黄疸及肝、脾大。至 3 岁左右，逐渐形成"地中海贫血外貌"，表现为：头颅增大，额部、颧骨隆起，眼距增宽，鼻梁塌陷，上颌及牙齿前突。多数患儿 10 岁前夭折。如能活到 10 岁以上，常出现第二性征不发育、肾上腺功能不全等症状。患者长期依赖输血，常继发血色病。血红蛋白电泳 HbF 显著增高（30% ~ 90%），HbA 多低于40% 甚至 0%，红细胞渗透脆性明显减低。

（3）中间型　症状与体征介于轻型和重型之间，中度贫血，小细胞低色素性，可见靶形红细胞，脾轻至中度大。可有轻度骨骼改变，性发育延迟，不依赖长期输血。血红蛋白电泳HbF 可达 10%。

二、异常血红蛋白病

异常血红蛋白病是一组遗传性珠蛋白链结构异常的血红蛋白病，表现为珠蛋白链多聚体形成、氧亲和力变化、形成不稳定血红蛋白或高铁血红蛋白等，以溶血、发绀、血管阻塞为主要临床表现。绝大多数为常染色体显性遗传病。

1. 镰状细胞贫血（HbS） 又称血红蛋白 S（HbS）病，本病主要见于黑人，β 珠蛋白链第 6 位谷氨酸被缬氨酸替代。HbS 在缺氧状态下易形成溶解度很低的螺旋状多聚体，红细胞变形为镰刀状细胞（镰变），变形性降低，易发生血管内溶血和血管外溶血。僵硬的镰状细胞在微循环内淤滞，造成血管阻塞而引起脏器功能障碍。临床表现为贫血、黄疸和肝脾大。病情可急剧恶化或出现血管阻塞危象，可造成肢体或脏器的缺血性疼痛或功能障碍甚至坏死。其他急性事件有再障危象、脾滞留危象等。若病情急剧恶化，可危及生命。本病无特殊治疗，溶血发作时给予吸氧、补液、抗感染和输血等对症治疗。羟基脲能够诱导 HbF 合成，HbF 有抗镰变作用，可在一定程度上缓解病情和疼痛。杂合子一般不发生镰变和贫血。

2. 不稳定血红蛋白病（UHD） 已发现 200 多种，但发病率低。发病机制是基因突变致珠蛋白链氨基酸替换或缺失使珠蛋白不能正常折叠，或与血红素结合变弱。异常珠蛋白不稳定，易被氧化、变性和沉淀，并形成胞内包涵体，称为海因小体（Heinz body）。海因小体附着于细胞膜，造成红细胞变形性降低和膜通透性增加，易被脾扣留破坏。临床可表现为慢性溶血，感染或氧化性药物可诱发溶血危象。无需特殊治疗，应避免使用磺胺类及其他具有氧化作用的药物。患者海因小体生成试验阳性，异丙醇试验及热变形试验阳性。

3. 血红蛋白 M（HbM）病 共发现 7 种，发病率很低，患者均为杂合子型。发病机制是基因突变致珠蛋白 α、β 或 γ 链氨基酸替代（组氨酸被酪氨酸替代），血红素铁易被氧化为高铁（Fe^{3+}）状态。患者自幼出现发绀，故又称为家族性发绀症，溶血可不明显。实验室检查高铁血红蛋白增高，但一般不超过 30%。本病不需要治疗。

4. 氧亲和力增高的血红蛋白病 本病是由于珠蛋白肽链发生氨基酸替代，改变了血红蛋白的立体空间构象，造成其氧亲和力增高，氧解离曲线左移，致氧解离障碍，引起动脉血氧饱和度下降和组织缺氧，出现代偿性红细胞增多症。

5. 其他 HbE 病是由于珠蛋白 β 链第 26 位谷氨酸被赖氨酸替代，为我国最常见的异常血红蛋白病，广东省和云南省多见。杂合子不发病，纯合子可有轻度溶血性贫血，呈小细胞低色素性，靶形红细胞增多，可达 25% ～75%。

第五节 自身免疫性溶血性贫血

自身免疫性溶血性贫血（autoimmune hemolytic anemia, AIHA）系因人体免疫功能紊乱，红细胞吸附自身不完全抗体 IgG、IgA、IgM 及补体 C3，导致红细胞被肝、脾内的单核 - 巨噬细胞识别和吞噬，使红细胞破坏增速而引起的一种溶血性贫血。根据抗体作用于红细胞时所需的温度不同，AIHA 分为温抗体型（37℃）、冷抗体型（0～5℃）及温冷抗体混合型。

一、温抗体型自身免疫性溶血性贫血

（一）病因与发病机制

温抗体型 AIHA 约占 AIHA 的 80%～90%。最常见抗体是 IgG 型，其次补体 C3 型，IgA 和 IgM 型少见。自身抗体与红细胞反应最佳温度为 37℃，为不完全抗体，吸附于红细胞表面，主要在脾内单核 - 巨噬细胞系统内被破坏，发生血管外溶血。AIHA 患者病情的严重程度与红细胞上抗体类别有关，复合型较单纯型重，以 IgG + C3 型最重，C3 型最轻。临床上，约50% 温抗体型 AIHA 原因不明（即原发性）。继发性患者多合并有造血系统肿瘤、感染性疾病、系统性红斑狼疮、干燥综合征、类风湿性关节炎及溃疡性结肠炎等基础疾病。

案例讨论

　　临床案例　患者女，25岁，因皮肤、巩膜黄染，乏力3个月就诊。3个月以来，患者无诱因出现皮肤、巩膜黄染，口唇苍白，伴乏力、活动后心悸气促，尿色发黄，无发热、腹痛。Hb 67g/L，WBC及PLT正常。予叶酸、维生素B_{12}治疗2周，效果不佳。入院查体：贫血貌，巩膜黄染，皮肤黏膜无出血点，浅表淋巴结未触及，胸骨无压痛，心肺（－），腹软，脾大肋下2指，双下肢不肿，病理征（－）。辅助检查：血常规：WBC 6.2×10^9/L，Hb 54g/L，PLT 67×10^9/L，MCV、MCH、MCHC均正常，网织红细胞23%；总胆红素85.2μmoL/L，直接胆红素19μmoL/L；骨髓红系造血细胞增生。

　　问题　1. 首先考虑什么疾病？

　　　　　　2. 应与哪些疾病作鉴别？

　　　　　　3. 应进一步做哪些检查？

（二）临床表现

　　多为慢性血管外溶血，起病缓慢，女性多见。贫血与黄疸轻重不一，半数有脾大，1/3有肝大。长期高胆红素血症可并发胆石症和肝功能损害。可伴血栓栓塞性疾病，抗磷脂抗体可阳性。感染可诱发溶血加重，可发生溶血危象及再障危象。溶血急性发作可出现寒战、高热，腰背部疼痛、呕吐等，严重者或贫血加重时可出现烦躁不安、昏迷。10%～20%的患者可并发免疫性血小板减少，称为Evans综合征。

　　继发性AIHA常伴有原发疾病的临床表现。

（三）实验室检查

　　1. 血象及骨髓象　不同程度的贫血，多呈正细胞正色素性贫血，网织红细胞比例增高，白细胞及血小板多正常，急性溶血阶段白细胞可增多。外周血涂片可见数量不等的球形红细胞及幼红细胞。骨髓红系造血细胞代偿性增生，以中、晚幼红细胞为主。再障危象时全血细胞减少，网织红细胞减低甚至缺如，骨髓增生减低。

　　2. 抗人球蛋白试验　抗人球蛋白试验（antiglobulin test）又称Coombs试验（Coombs test），分为直接抗人球蛋白试验（DAT）和间接抗人球蛋白试验（IAT）。DAT检查结合于红细胞膜上的抗红细胞抗体（多为IgG）或补体（多为C3）。DAT阳性是诊断本病的最重要依据。IAT检查血清中游离的抗红细胞抗体或补体，可阳性或阴性。

　　3. 其他实验室检查　见本章第一节。

（四）诊断要点

　　1. 临床表现　慢性血管外溶血症状，可伴有基础疾病。

　　2. 实验室检查　不同程度贫血，网织红细胞增高，间接胆红素增高，DAT阳性，冷凝集素效价在正常范围，近4个月内无输血和特殊药物应用史，可诊断本病。依据能否查到基础疾病分为原发性或继发性AIHA。少数Coombs试验阴性者需与其他溶血性贫血（特别是遗传性球形红细胞增多症）鉴别。

（五）治疗原则

　　1. 病因治疗　寻找病因，积极治疗原发病。

　　2. 控制溶血发作

　　（1）糖皮质激素　首先治疗，有效率80%以上。常用醋酸泼尼松1～1.5mg/（kg·d）口服，急性溶血者可用甲泼尼龙静脉滴注。贫血纠正后，治疗剂量维持1个月后缓慢减量（5～10mg/w），小剂量泼尼松（5～10mg/d）持续至少3～6个月。足量糖皮质激素治疗3周无反应则视为激素治疗无效。

（2）脾切除　二线治疗，约60%患者有效。适用于糖皮质激素治疗无效，或所需泼尼松维持量＞10mg/d，或有激素应用禁忌证、不能耐受。术后复发病例再用糖皮质激素仍可有效。

（3）其他免疫抑制剂　用于糖皮质激素和脾切除都不缓解者，或有脾切除禁忌证及泼尼松维持量＞10mg/d。常用环磷酰胺、硫唑嘌呤或霉酚酸酯（MMF）、环孢素等，可与激素同用，总疗程需半年左右。利妥昔单抗（rituximab）375mg/（m² · w），连续4周，有效率40%～100%不等。

（4）其他　大剂量免疫球蛋白静脉注射或血浆置换术可有一定疗效，但作用不持久。

3. 输血　尽可能不输血，贫血较重者可输洗涤红细胞，且速度应缓慢。

二、冷抗体型自身免疫性溶血性贫血

相对少见，约占AIHA的10%～20%，抗体主要有冷凝集素（IgM型）和冷热溶血素（D-L抗体，IgG型）。多见于中老年患者。

1. 冷凝集素综合征（cold agglutinin syndrome, CAS）　常继发于支原体肺炎、传染性单核细胞增多症及血液系统恶性肿瘤，抗体多为冷凝集素性IgM，是完全抗体，0～5℃表现最大的反应活性。遇冷时IgM可在循环血中直接凝集红细胞并激活补体，发生血管内溶血。临床表现为寒冷环境下血红蛋白尿和手指、足趾发绀，受暖后消失。冷凝集素试验阳性。DAT阳性者多为C3型。

2. 阵发性冷性血红蛋白尿（paroxysmal cold hemoglobinuria, PCH）　多继发于病毒或梅毒感染，抗体是IgG型双相溶血素，又称D-L抗体（Donath-Landsteiner antibody），20℃以下时其吸附于红细胞膜并固定补体，当复温至37℃时补体被迅速激活导致血管内溶血。临床表现为遇冷后出现血红蛋白尿，伴发热、腰背痛、恶心呕吐等，反复发作者可有脾大、黄疸、含铁血黄素尿等。冷热溶血试验（D-L试验）阳性，发作时DAT C3型强阳性，但IgG阴性。

治疗：寻找原发病，避免寒冷刺激，保暖是冷抗体型AIHA的最重要治疗措施。输血时血制品应预热至37℃。激素疗效不佳，切脾无效，对保暖无效者可应用免疫抑制剂，如环磷酰胺、苯丁酸氮芥。利妥昔单抗有效率约为50%。

第六节　阵发性睡眠性血红蛋白尿

阵发性睡眠性血红蛋白尿（paroxysmal nocturnal hemoglobinuria, PNH）是一种获得性造血干细胞基因突变引起的红细胞膜缺陷性溶血病，是良性克隆性疾病。以与睡眠相关、间歇发作的慢性血管内溶血和血红蛋白尿为主要临床特征。可出现全血细胞减少和反复静脉血栓形成。发病峰龄为20～40岁，我国患者北方多于南方、男性多于女性。

一、病因与发病机制

由于造血干细胞基因突变，造成血细胞膜上糖化磷脂酰肌醇（glycosyl phosphatidyl inosital, GPI）锚生物合成障碍及锚连蛋白（包括补体激活抑制者）表达缺失，导致红细胞易被补体破坏而发生慢性血管内溶血。CD55和CD59是血细胞膜上最重要的GPI锚连蛋白，具有抑制补体激活的功能。CD55在补体激活的C3、C5转化酶水平起抑制作用，限制C3及C5组装成C3C5转化酶。CD59可阻止液相的补体C9转变成膜攻击复合物。当PNH患者红细胞膜上CD55和CD59表达缺失，补体系统激活发生失控性放大，可致红细胞膜遭受补体攻击而破坏，最终发生血管内溶血。因基因突变发生于造血干细胞水平，故PNH患者红细胞、粒细胞、单核细胞及淋巴细胞上GPI锚连蛋白均可表达缺失。患者体内补体敏感性PNH细胞与正常血细胞并存，前者数量与血红蛋白发作频度和血细胞减少程度有关。

二、临床表现

1. 血红蛋白尿　约为 1/4 患者的首发症状，重者尿液外观呈酱油或红葡萄酒样，伴乏力、胸骨后及腰腹疼痛、发热；轻者仅为尿隐血试验阳性。因补体作用最适宜的 PH 是 6.8～7.0，而睡眠时酸性代谢产物积聚，pH 下降，所以血红蛋白尿常与睡眠有关，早晨较重，下午较轻。此外，感染、手术、月经、情绪波动、饮酒、疲劳或服用铁剂、维生素 C、阿司匹林等可诱发血红蛋白尿发作。

2. 血细胞减少的表现　有不同程度贫血表现。血管内溶血致尿铁丢失过多，可出现小细胞低色素性贫血。中性粒细胞减少及功能缺陷可致各种感染，血小板减少可有出血倾向。部分患者可演变为 AA - PNH 综合征而致骨髓造血衰竭、贫血加重。

3. 血栓形成　患者有血栓形成的倾向，易发于肝静脉（Budd - Chiari 综合征），其次为肠系膜、脑静脉和下肢深静脉等，并引起相应临床表现。国内血栓并发症报道较少。血栓形成可能与血小板活化及红细胞破坏释放的促凝物质有关。

三、实验室检查

（一）血象及骨髓象

贫血程度轻重不一，可为正细胞、大细胞或小细胞低色素性，约半数患者全血细胞减少。网织红细胞增多。血涂片可见有核红细胞和红细胞碎片。骨髓增生活跃或明显活跃，以红系增生为主，少数患者可有增生减低。若溶血频繁发作，尿铁丢失过多，铁染色示骨髓内、外铁减少。

（二）血管内溶血相关检查

见本章第一节。

（三）诊断性试验

1. 特异性血清学检查　酸溶血试验（Ham 试验）阳性是本病经典的确诊试验，特异性较高，敏感性差；此外还有蛇毒因子溶血试验、蔗糖溶血试验（糖水试验）及热溶血试验等。

2. 流式细胞术检测 CD55 和 CD59　可发现粒细胞、单核细胞、红细胞及淋巴细胞膜上的 CD55 和 CD59 表达下降。

3. 流式细胞术检测 FLAER　FLAER（fluorescent serolysin）是荧光标记的嗜水气单胞菌溶血素，能与 GPI 锚链蛋白特异结合。该检测技术更敏感、特异，且不受输血和溶血的影响，对检测微小 PNH 克隆敏感性较高，已逐渐应用于临床。

四、诊断与鉴别诊断

1. 诊断　根据临床表现、实验室检查可确立诊断，流式细胞术发现粒细胞和红细胞的 CD55 或 CD59 表达下降 >10% 即可诊断。

2. 鉴别诊断　本病需与自身免疫性溶血性贫血（尤其是阵发性冷性血红蛋白尿或冷凝集素综合征）、骨髓增生异常综合征及再生障碍性贫血等疾病鉴别。

五、治疗

（一）避免诱因

尽量避免感染等诱发因素。

（二）贫血的治疗

本病贫血的原因包括溶血、造血障碍和铁丢失。若有缺铁证据，可予补铁治疗，但铁剂可诱发溶血，起始量宜小（常规剂量的 1/3 ~ 1/10），用糖皮质激素可减少溶血发作，PNH 患者不宜补充足够的铁剂，若有溶血应停用。雄激素可刺激骨髓造血，如达那唑、十一酸睾酮、司坦唑醇等。严重贫血者可输注去白细胞的洗涤红细胞，输血指征应从严掌握。

（三）控制溶血发作

1. 糖皮质激素 对部分患者有效，可给予醋酸泼尼松 0.25 ~ 1mg/（kg·d），发作停止后减半，一周后改为隔日一次，维持 2 ~ 3 个月，如应用 1 ~ 2 个月无效，应停药。

2. 碳酸氢钠 口服或静脉滴注，碱化尿液。

3. 抗氧化药物 对细胞膜有保护作用，如大剂量维生素 E，效果不肯定。

4. 抗补体单克隆抗体 Eculizumab 是抗补体 C5 的单克隆抗体，阻止膜攻击复合物形成。国外已用于治疗 PNH，并取得良好效果。

（四）血栓形成的防治

对发生血栓者应给予抗凝治疗，开始用肝素类制剂，后改为香豆素口服抗凝剂维持。

（五）异基因造血干细胞移植

本病是一种获得性造血干细胞疾病，异基因造血干细胞移植是目前唯一的根治措施。但因本病并非恶性克隆性疾病且移植并发症严重，故应权衡利弊，慎重选择。

六、预后

PNH 是一种慢性病，中位生存期 10 ~ 15 年，部分病程较长的患者病情逐渐减轻，可出现不同程度的自发缓解。除再生障碍性贫血外，少数患者还可转化为急性白血病或骨髓增生异常综合征，预后不良。主要死亡原因是感染、血栓形成和出血。

本章小结

溶血性贫血（HA）是红细胞破坏、寿命缩短，致骨髓红系造血失代偿所致。依据临床实验室特征，HA 分为血管外溶血（贫血、黄疸及脾大）与血管内溶血（贫血、黄疸及血红蛋白血症或血红蛋白尿）。诊断 HA 后依据特异性实验进一步明确具体病种。HA 治疗主要包括去除诱因、支持对症、干扰发病机制等措施。

思考题

1. 简述血管内溶血与血管外溶血的发生机制与临床、实验室特征。
2. 简述遗传性球形红细胞增多症的发病机制与主要临床、实验室特征。
3. 简述地中海贫血的临床表现与诊断分型。
4. 简述温抗体型自身免疫性溶血性贫血的临床实验室特征、诊断依据及治疗原则。
5. 简述阵发性睡眠性血红蛋白尿的临床表现和诊断原理。
6. 阵发性睡眠性血红蛋白尿与再生障碍性贫血如何鉴别？

（杨 春）

第七章 白细胞减少和粒细胞缺乏症

白细胞减少（leukopenia）指成人外周血白细胞数低于 $4 \times 10^9/L$、儿童 $\geqslant 10 \sim 12$ 岁低于 $4.5 \times 10^9/L$ 或 < 10 岁低于 $5.0 \times 10^9/L$。中性粒细胞减少（neutropenia）指外周血中性粒细胞绝对数在成人低于 $2.0 \times 10^9/L$，在儿童 $\geqslant 10$ 岁低于 $1.8 \times 10^9/L$ 或 < 10 岁低于 $1.5 \times 10^9/L$。

严重者低于 $0.5 \times 10^9/L$ 时，称为粒细胞缺乏症（agranulocytosis）。

一、病因与发病机制

本组疾病按病因可分为先天性和获得性，获得性患者常见。引起中性粒细胞减少的原因和致病机制主要包括以下三方面因素。

（一）中性粒细胞生成缺陷

1. 生成减少 可见于：①电离辐射、化学毒物、细胞毒类药物：可损伤正常造血干细胞、抑制生理性造血，是引起中性粒细胞减少最常见的原因；②再生障碍性贫血；③家族性中性粒细胞减少症；④骨髓造血组织被白血病、骨髓瘤及转移瘤等恶性细胞浸润，致正常造血过程受抑；⑤某些病毒或细菌感染。

2. 成熟障碍 维生素 B_{12}、叶酸缺乏或代谢障碍和骨髓增生异常综合征等可引起造血细胞分化成熟障碍，粒细胞在骨髓原位或释放入血后不久被破坏，出现无效造血。

（二）破坏或消耗过多

1. 免疫性因素 药物诱发的免疫性中性粒细胞减少往往在停药后可逐渐恢复；自身免疫性疾病，如系统性红斑狼疮、类风湿性关节炎等可引起粒细胞减少。

2. 非免疫性因素 病毒感染或败血症时，中性粒细胞在血液或炎症部位消耗增多；脾大导致脾功能亢进，中性粒细胞在脾内滞留、破坏增多。

（三）分布异常

中性粒细胞由骨髓释放并进入外周血后，约一半分布在血液循环中，称为循环池；另一半附于小血管壁，称为边缘池。如附于边缘池的粒细胞增多，循环池的粒细胞则相对减少，称为假性粒细胞减少症。见于异体蛋白反应、内毒素血症，情绪变动、体温变化等。另外，中性粒细胞也可以滞留于循环池其他部位，如脾脏（脾大）、肺血管（血液透析后）等。

二、临床表现

1. 中性粒细胞减少 根据中性粒细胞减少的程度分为轻度 $\geqslant 1.0 \times 10^9/L$ 和中度（0.5 ~

1.0）×10^9/L。轻度减少者症状缺乏特异性，多表现为原发病症状，中度和重度减少者易并发感染和出现疲乏、无力、头晕、食欲减退等非特异性症状。

2. 粒细胞缺乏 临床上多表现为突发寒战、高热、头痛、全身肌肉或关节疼痛、虚弱、衰竭。最常见感染部位是呼吸道。粒细胞严重缺乏时，难以形成有效炎症反应，感染病灶不易局限，迅速恶化及蔓延，可出现败血症、脓毒血症或感染性休克。X线检查可无炎症浸润阴影，脓肿穿刺可无脓液。

三、实验室检查

1. 血象及骨髓象 血常规检查发现白细胞减少，中性粒细胞减少，红细胞和血小板一般正常。因粒细胞减少原因不同，骨髓象各异。

2. 特殊检查 中性粒细胞特异性抗体测定：包括白细胞聚集反应、免疫荧光粒细胞抗体测定法，用以判断是否存在抗粒细胞自身抗体。肾上腺素试验：肾上腺素促使边缘池中性粒细胞进入循环池，从而鉴别假性粒细胞减少。

四、诊断与鉴别诊断

根据多次血常规检查的结果即可作出诊断。在诊断过程中注意询问有无药物、毒物或放射线的接触史，放化疗史，家族史；查体有无肝、脾、淋巴结肿大，胸骨压痛等，积极寻找原发病。如存在中性粒细胞特异性抗体，应考虑自身免疫性疾病。肾上腺素试验阳性者提示假性粒细胞减少的可能。

五、治疗

1. 病因治疗 对可疑的药物或其他致病因素，应立即停止接触；继发性减少者应积极治疗原发病，病情缓解或控制后，粒细胞可恢复正常。

2. 防治感染 轻度减少者一般不需要特殊的预防措施。中度减少者应减少公共场所出入，保持个人卫生，去除慢性感染灶。粒细胞缺乏者应采取无菌隔离措施，同时经验性应用广谱抗生素，之后据病原学检查及药敏试验调整用药。若3~5天无效，应警惕是否存在真菌感染。病毒感染者加用抗病毒药物。静脉注射免疫球蛋白有助于重症感染的治疗。

3. 促进粒细胞生成 可应用维生素B$_4$、维生素B$_6$，鲨肝醇，利血生、中药等，疗效不确切。粒细胞集落刺激因子（G-CSF）和粒细胞-巨噬细胞集落刺激因子（GM-CSF）疗效明确，可缩短粒细胞缺乏的病程，促进中性粒细胞增生和释放，并增强其吞噬杀菌及趋化功能。常用剂量为2~10μg/（kg·d），皮下注射，常见的副作用有发热、肌肉骨骼酸痛、皮疹等。

4. 免疫抑制剂 自身免疫性粒细胞减少和免疫机制所致的粒细胞缺乏可用糖皮质激素治疗。

六、预后

预后与粒细胞减少的病因、程度、持续时间、进展情况、能否及时去除以及控制感染、恢复中性粒细胞数量的治疗措施有关。轻、中度者，若不进展则预后较好。重度粒细胞缺乏症病死率较高。

本章小结

白细胞减少常继发于多种全身性疾病，临床表现多以原发病为主。对于粒细胞减少应尽可能寻找病因，升高粒细胞、预防严重感染。轻、中度粒细胞减少者多呈良性过程，预后较好。急性粒细胞缺乏伴重度感染（包括细菌、病毒或真菌）的患者要积极抗感染治疗，同时进行隔离保护并加强皮肤、口腔护理，以防交叉感染。

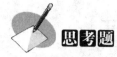 思考题

1. 简述粒细胞缺乏并发感染的特点和治疗原则。
2. 简述白细胞减少的病因。

（杨 春）

第八章 骨髓增生异常综合征

骨髓增生异常综合征（myelodysplastic syndromes，MDS）是一组异质性克隆性造血干细胞疾病，主要特征为骨髓一系或多系病态造血并难治性血细胞减少，部分病例可向急性髓细胞白血病转化。任何年龄男、女均可发病，约80%的患者大于60岁。

一、病因与发病机制

1. 病因 原发性 MDS 的病因尚不明确，继发性 MDS 多与烷化剂、放射线、有机毒物等密切接触有关。

2. 发病机制 MDS 异常克隆细胞在骨髓中分化、成熟异常，出现病态造血，在骨髓原位或释放入血后不久被破坏，导致无效造血。约50%的 MDS 患者染色体核型异常（如 +8、−7 等），患者可有原癌基因（如 N－ras）和抑癌基因（如 p53 基因）突变、染色体异常（如 +8、−7 等）和（或）凋亡相关基因异常表达，这些遗传学异常可能参与 MDS 的发生和发展。DNA 甲基化及组蛋白去乙酰化等表观遗传学改变也与 MDS 发病有关。

二、分型

FAB 协作组依据患者外周血及骨髓中原始细胞比例、形态学特征及单核细胞数量将 MDS 分为5个类型（表5-8-1），即难治性贫血（refractory anemia，RA）、难治性贫血伴环形铁粒幼细胞（RA with ringed sideroblasts，RAS）、难治性贫血伴原始细胞增多（RA with excess blasts，RAEB）、难治性贫血伴原始细胞增多转变型（RAEB in transformation，RAEB－t）、慢性粒－单核细胞性白血病（chronic myelomonocytic leukemia，CMML）。

世界卫生组织（WHO）提出了新的 MDS 分型标准（表5-8-2），认为骨髓原始细胞达20% 即为急性白血病，故将 RAEB－t 归为急性髓细胞白血病（AML）；另将 CMML 归为 MDS/MPN（骨髓增生异常综合征/骨髓增殖性肿瘤）。WHO 分型标准保留了 FAB 的 RA、RAS/RARS、RAEB 亚型，增加了难治性血细胞减少伴单系病态造血（refractory cytopenia with unilineage dysplasia，RCUD）；并将 RA、RARS 中伴两系或三系增生异常者视为一种独立的疾病实体，即难治性血细胞减少伴多系病态造血（refractory cytopenia with multilineage dysplasia，RCMD），将仅有5 号染色体长臂缺失的 RA 独立为5q⁻综合征。WHO 分型还增加了 MDS 未分类亚型（MDS－U）。

表 5 - 8 - 1　MDS 的 FAB 分型

FAB 类型	外周血	骨髓
RA	原始细胞 <1%	原始细胞 <5%
RAS	原始细胞 <1%	原始细胞 <5%，环形铁粒幼细胞 > 有核红细胞 15%
RAEB	原始细胞 <5%	原始细胞 5%～20%
RAEB - t	原始细胞 ≥5%	原始细胞 >20%，而 <30%；或幼粒细胞出现 Auer 小体
CMML	原始细胞 <5%，单核细胞绝对值 >1×10^9/L	原始细胞 5%～20%

表 5 - 8 - 2　MDS 的 WHO 修订分型 (2008 年)

分型	外周血	骨髓
难治性血细胞减少伴单系病态造血（RCUD） 难治性贫血（RA） 难治性中性粒细胞减少（RN） 难治性血小板减少（RT）	一系或两系血细胞减少[1] 原始细胞无或少见（<1%）[2]	一系病态造血：病态造血细胞占该系细胞 10% 或以上 原始细胞 <5% 环形铁粒幼细胞 <15%
难治性贫血伴环形铁粒幼细胞（RARS）	贫血 无原始细胞	环形铁粒幼细胞 ≥15% 仅红系病态造血 原始细胞 <5%
难治性血细胞减少伴多系病态造血（RCMD）	血细胞减少 原始细胞无或少见（<1%）[2] 无 Auer 小体 单核细胞 <1×10^9/L	≥两系病态造血的细胞 ≥10% 原始细胞 <5% 无 Auer 小体 ±环形铁粒幼细胞 ≥15%
难治性贫血伴原始细胞增多 -1（RAEB -1）	血细胞减少 原始细胞 <5%[2] 无 Auer 小体 单核细胞 <1×10^9/L	一系或多系病态造血 原始细胞 5%～9%[2] 无 Auer 小体
难治性贫血伴原始细胞增多 -2（RAEB -2）	血细胞减少 原始细胞 5%～19% 有或无 Auer 小体[3] 单核细胞 <1×10^9/L	一系或多系病态造血 原始细胞 10%～19% 有或无 Auer 小体[3]
MDS - 未分类（MDS - U）	血细胞减少 原始细胞 ≤1%[2]	一系或多系病态造血 <10% 同时伴细胞遗传学异常 原始细胞 <5%
MDS 伴单纯 5q⁻	贫血 血小板正常或升高 原始细胞无或少见（<1%）	分叶减少的巨核细胞正常或增多 原始细胞 <5% 细胞遗传学异常仅见 5q⁻ 无 Auer 小体

注：[1] 两系血细胞减少偶见，全血细胞减少应诊断为 MDS - U
[2] 如果骨髓中原始细胞 <5%，外周血中 2%～4%，则诊断为 RAEB - 1。如 RCUD 和 RCMD 患者外周血原始细胞为 1%，应诊断为 MDS - U
[3] 伴有 Auer 小体，原始细胞在外周血中 <5%，骨髓中 <10%，应诊断为 RAEB - 2

三、临床表现

几乎所有 MDS 患者都有贫血症状，如头晕、乏力、疲倦。约 60% 的 MDS 患者伴有中性粒细胞减少，同时存在功能缺陷，使得 MDS 患者容易并发感染，约有 20% 的 MDS 患者死于感染。约 50% 的 MDS 患者有血小板减少及出血症状。

RA 和 RARS 患者多以贫血为主，临床进展缓慢，中位生存期 3～6 年，白血病转化率约 5%～15%。RAEB 和 RAEB - t 多以全血细胞减少为主，贫血、出血及感染易见，可伴有脾大，病情进展快，中位生存期分别为 12 个月和 5 个月，RAEB 的白血病转化率高达 40% 以上。CMML 以贫血为主，可有感染和（或）出血，脾大常见，中位生存期约 20 个月，约 30% 转变为 AML。

四、实验室检查

1. 血象与骨髓象 患者常有全血细胞减少，也可为一系或两系血细胞减少。骨髓多增生活跃，少数患者增生低下。有病态造血细胞形态特征（表 5 - 8 - 3）。

2. 细胞遗传学改变 40% ~ 70% 的 MDS 患者有克隆性染色体异常，多为缺失性改变，以 +8、-5/5q⁻、-7/7q⁻、20q⁻ 最为常见。

3. 骨髓病理 正常人骨髓原粒和早幼粒细胞沿骨小梁内膜分布，而 MDS 患者在骨小梁旁区和间区出现 3 ~ 5 个或更多呈簇状分布的原粒和早幼粒细胞，称为不成熟前体细胞异常定位（abnormal localization of immature precursor，ALIP）。

4. 造血祖细胞体外集落培养 造血祖细胞在体外集落培养中形成的集落少或不能形成集落。

表 5 - 8 - 3　MDS 的常见病态造血

红系	粒系	巨核系
细胞核		
核出芽	核分叶减少	小巨核细胞
核间桥	（假 Pelger - Huët；Pelgeriod）	核少分叶
核碎裂	不规则核分叶增多	多核（正常巨核细胞为单核分叶）
多核		
核多分叶		
巨幼样变		
细胞质		
环形铁粒幼细胞	胞体小或异常增大	
空泡	颗粒减少或无颗粒	
PAS 染色阳性	假 Chediak - Higashi 颗粒	
	Auer 小体	

五、诊断与鉴别诊断

根据患者血细胞减少和相应的症状及病态造血、细胞遗传学异常、病理学改变，MDS 的诊断不难确立。MDS 有病态造血，但病态造血并非 MDS 特有。迄今，MDS 的诊断尚无"金标准"，仍是一个排除性诊断，常需与以下疾病鉴别：

1. 非重型再生障碍性贫血（NSAA） 低增生性 MDS（尤其是 RCMD）需与 NSAA 相鉴别。MDS 网织红细胞可正常或升高，骨髓病态造血明显、早期细胞比例不低或增加，可有染色体异常，外周血可见幼红细胞，而 NSAA 无上述异常。

2. 巨幼细胞贫血 巨幼细胞贫血严重者有三系细胞减少，骨髓中细胞可出现巨幼变，易与 MDS 混淆。但血清叶酸、维生素 B_{12} 水平下降，且无染色体异常。

3. 阵发性睡眠性血红蛋白尿（PNH） PNH 患者可有全血细胞减少，红系病态造血，故需与 MDS 鉴别，但 PNH 是一种血管内溶血性疾病，其血浆游离血红蛋白增高，Ham 试验、糖水试验阳性，细胞表面 CD55 和 CD59 缺失等可资鉴别。

4. 慢性粒细胞白血病（CML） CML 患者 Ph 染色体和（或）*BCR/ABL* 融合基因阳性，可与 CMML 鉴别。

六、治疗

MDS 患者预后分层依据修订的国际预后积分系统（IPSS - R）。IPSS - R 是综合患者血细胞减少程度、骨髓中原始细胞比例及染色体核型对 MDS 患者进行预后积分与危险度分组（表 5 - 8 - 4），以指导治疗。IPSS - R 危险度分组及相应分值为：极低危 ≤1.5 分，低危 >

1.5~3分，中危>3~4.5分，高危>4.5~6分，极高危>6分。

表5-8-4 MDS的IPSS修订版（IPSS-R）

	0	0.5	1	1.5	2	3	4
染色体	极好		好		中等	差	极差
骨髓原始细胞（%）	≤2		>2~<5		5~10	>10	
血红蛋白（g/L）	≥100		80~<100	<80			
血小板计数（×10⁹/L）	≥100	50~<100	<50				
中性粒细胞绝对值（×10⁹/L）	≥0.8	<0.8					

注：核型分析结果是IPSS-R分类最重要的参数，共分为5个预后级别：

极好：11q⁻，-Y；好：正常核型，20q⁻，5q⁻，12p⁻，5q⁻附加另一种异常；中等：+8，7q⁻，i（17q），+19，其他1个或2个独立克隆的染色体异常；差：-7，inv（3）/t（3q）/del（3q），-7/7q⁻附加另一种异常，复杂异常（3个）；极差：复杂异常（>3个）。

MDS患者的自然病程及预后差异性很大，需个体化治疗。对于低危MDS治疗主要是支持治疗、促造血、去甲基化药物和生物反应调节剂等治疗，以改善生活质量为目的；而中高危MDS主要是采用去甲基化药物、化疗和造血干细胞移植，以改善自然病程为目的。

1. 支持治疗 IPSS低危和老年患者（>65岁）或有合并症者应避免过度治疗，而以支持治疗为主，目的是控制MDS症状，预防感染、出血和提高生活质量为主。一般在Hb<60g/L或伴有明显贫血症状时可输注红细胞。患者为老年、机体代偿能力受限、需氧量增加时，可放宽输血指征。对于心功能差的老年患者，在输血过程中有发生心力衰竭的风险，要适当控制输注速度，必要时给予利尿剂。PLT<10×10⁹/L或有活动性出血时，应给予血小板输注。长期输血可致体内铁超负荷，严重者引起血色病。血清铁蛋白>1000μg/L时应给予去铁胺、地拉罗司等药物行去铁治疗。粒细胞减少和缺乏的患者应注意防治感染。

2. 促造血治疗 司坦唑醇、十一酸睾酮、达那唑等雄激素对少数MDS患者有效。粒细胞集落刺激因子（G-CSF）可用于粒细胞减少患者，以增强抗感染能力；促红细胞生成素（EPO）可改善部分患者的造血功能，血清EPO水平<500U/L的患者使用EPO疗效较佳。

3. 诱导分化治疗 全反式维A酸（20~60mg/d）或1,25-（OH)$_2$D$_3$可改善部分患者血象、减少骨髓原始细胞，但疗效不确切。

4. 免疫抑制及免疫调节治疗 环孢素（CsA）对部分伴免疫功能紊乱的低危MDS有一定疗效；沙利度胺（thalidomide）及其衍生物来那度胺（lenalidomide）作为免疫调节药物，可抑制肿瘤坏死因子（TNF-α）等炎症因子产生及血管新生，从而改善骨髓微环境，可用于输血依赖性低危MDS及伴5q⁻的MDS患者。来那度胺10mg/d×21d，28d为一个疗程。

5. 去甲基化药物 5-氮杂胞苷（azacytidine，AZA）和5-氮杂-2-脱氧胞苷（decitabine，地西他滨）可抑制DNA甲基转移酶、逆转抑癌基因启动子区DNA的过度甲基化，从而促使细胞分化凋亡，延迟向AML转化。主要应用于中、高危MDS患者。AZA 75mg/（m²·d），连续7d，28d为一个疗程，6个疗程后评价，有效可持续使用。地西他滨20mg/（m²·d），连续5d，28d为一个疗程，4~6个疗程后评价，有效可持续使用。

6. 联合化疗 高危MDS尤其是原始细胞比例增高的患者可考虑预激方案化疗。小剂量Ara-c 10mg/m²，q12h×14d，加用G-CSF，并联合阿克拉霉素（ACR）或高三尖杉酯碱（HHT）或去甲氧柔红霉素（IDA）。

7. 异基因造血干细胞移植（allo-HSCT） 是目前唯一可能治愈MDS的手段。IPSS评分为中、高危MDS患者首先考虑是否适合移植，尤其是年轻、原始细胞增多和伴有预后不良染色体核型者。低危MDS伴严重输血依赖的患者也可考虑移植。

本章小结

　　骨髓增生异常综合征（MDS）是起源于造血干细胞的一组高度异质性髓系克隆性疾病，以一系或多系血细胞病态造血为特征，表现为无效造血、难治性血细胞减少，高风险向急性髓细胞白血病转化。MDS 的诊断尚无"金标准"，寻找克隆性造血的证据是诊断 MDS 的关键。MDS 治疗宜个体化。依据 IPSS - R 进行预后分组，并结合患者年龄、体能状况等，确定治疗策略。低危 MDS 治疗主要以促进造血、去甲基化和生物反应调节等为主，以改善生活质量为目的；中高危 MDS 主要是采用去甲基化、化疗和造血干细胞移植等治疗，以改善自然病程为目的。

思考题

1. 简述骨髓增生异常综合征各亚型（FAB、WHO 分型）主要实验室检查特点。
2. 简述低危组和高危组骨髓增生异常综合征的治疗原则。

（杨　春）

第九章 白血病

第一节 概　述

白血病（leukemia）是起源于造血干/祖细胞的恶性克隆性疾病，白血病细胞因增殖、分化、凋亡调控紊乱失衡而停滞于不同发育阶段，进而大量蓄积于骨髓并抑制正常造血功能，同时浸润淋巴结、肝、脾等组织器官。

根据细胞分化程度，白血病分为急性和慢性两大类。急性白血病细胞的发育停滞在较早阶段，多为原始细胞及早期幼稚细胞，病情发展迅速，自然病程仅数月；慢性白血病细胞的发育停滞在较晚阶段，以较成熟幼稚细胞及成熟细胞为主，病情相对缓慢，自然病程可达数年。

根据受累细胞谱系，急性白血病分为急性髓细胞白血病（acute myelogenous leukemia，AML）和急性淋巴细胞白血病（acute lymphocytic leukemia，ALL）；而慢性白血病则主要分为慢性髓细胞白血病（chronic myelogenous leukemia，CML）和慢性淋巴细胞白血病（chronic lymphocytic leukemia，CLL）。

一、发病情况

我国白血病发病率 3～4/10 万，男性 > 女性（1.81∶1），AML > ALL > CML > CLL。成人急性白血病以 AML 多见，儿童以 ALL 多见。白血病所致的死亡率在恶性肿瘤中居第 6 位（男）和第 8 位（女），在儿童及 35 岁以下成人中居第 1 位。

二、病因和发病机制

病因尚不完全清楚。可能的诱因有：①物理因素：X 射线、γ 射线等电离辐射可造成 DNA 突变、断裂、重组，诱发白血病；②化学因素：苯及含有苯的有机溶剂、烷化剂、拓扑异构酶Ⅱ抑制剂、苯丙胺氮芥（美法仑）、亚硝基脲、乙双吗啉等与白血病发病相关；③生物因素：人类 T 淋巴细胞病毒 I 型与成人 T 细胞白血病/淋巴瘤有关，某些自身免疫性疾病患者发生白血病的危险性增高；④遗传因素：家族性白血病约占白血病的 0.7%；同卵双胎中一方发生白血病，另一方发病率比双卵孪生者高 12 倍。唐氏综合征（Down syndrome）、范可尼贫血（Fanconi anemia）等遗传性疾病患者的白血病发病率增高；⑤某些血液病可进展成白血病，如骨髓增生异常综合征、淋巴瘤、多发性骨髓瘤、阵发性睡眠性血红蛋白尿等。

白血病的发病机制也未完全阐明。白血病恶性克隆的产生可能是多步骤的，与某些原癌基因激活及染色体易位、断裂等异常相关。"二次打击"学说认为至少有两类分子事件共同参与发病，首先是各种原因促使造血细胞内原癌基因发生突变，激活相关信号通路，导致克隆性异常造血细胞生成，使得细胞凋亡受阻、获得增殖和（或）生存优势；其后发生的进一步遗传学改变（如染色体易位、形成某种融合基因），可能累及某些转录因子，导致细胞分化阻滞或分化紊乱，从而引起白血病。近年来研究发现 AML、ALL、CML 的白血病细胞中存在白血病干细胞，与白血病发生及维持相关。

第二节　急性白血病

急性白血病临床表现为正常造血受抑引起的贫血、出血、感染，以及白血病细胞浸润所导致的肝脾肿大、淋巴结肿大等征象。病情发展迅速，如不及时治疗，通常在数月内死亡。

一、分类

（一）急性白血病 FAB 分型

1976 年法美英三国协作组（FAB 协作组）制定的急性白血病 FAB 分型诊断标准，仅以形态学和细胞化学染色信息为依据（表 5 - 9 - 1 和表 5 - 9 - 2），现已逐渐为世界卫生组织（WHO）分型标准所替代。

表 5 - 9 - 1　AML 的 FAB 分型

M_0（急性髓系白血病微分化型，minimally differentiated AML）	骨髓原始细胞 >30%，无嗜天青颗粒及 Auer 小体，核仁明显，光镜下髓过氧化物酶（MPO）及苏丹黑 B 阳性细胞 <3%。
M_1（急性粒细胞白血病未分化型，AML without maturation）	原粒细胞占骨髓非红系有核细胞（NEC，指不包括浆细胞、淋巴细胞、组织嗜碱性细胞、巨噬细胞及所有红系有核细胞的骨髓有核细胞计数）≥90%，其中至少 3% 以上细胞为 MPO 阳性。
M_2（急性粒细胞白血病部分分化型，AML with maturation）	原粒细胞占骨髓 NEC 的 30% ~ 89%，其他粒细胞≥10%，单核细胞 <20%。
M_3（急性早幼粒细胞白血病，acute promyelocytic leukemia，APL）	骨髓中以颗粒增多的早幼粒细胞为主，此类细胞在 NEC 中 >30%。
M_4（急性粒单核细胞白血病，acute myelomonocytic leukemia，AMML）	骨髓中原始细胞占 NEC 的 30% 以上，各阶段粒细胞≥20%，各阶段单核细胞≥20%。
M_4Eo（AML with eosinophilia）	除上述 M_4 型的特点外，嗜酸性粒细胞在 NEC 中≥5%。
M_5（急性单核细胞白血病，acute monocytic leukemia，AMoL）	骨髓 NEC 中原单核、幼单核细胞≥80%，且原单核、幼单核及单核细胞≥80%。原单核细胞≥80% 为 M_{5a}，<80% 为 M_{5b}。
M_6（红白血病，erythroleukemia，EL）	骨髓中幼红细胞≥50%，NEC 中原始细胞（I 型 + II 型）≥30%。
M_7（急性巨核细胞白血病，acute megakaryoblastic leukemia，AMeL）	骨髓中原始巨核细胞≥30%。血小板抗原阳性，血小板过氧化物酶阳性。

表 5 - 9 - 2　ALL 的 FAB 分型

L1	原幼淋巴细胞以小细胞（直径≤12μm）为主，胞质少，核型规则，核仁小而不清楚。
L2	原幼淋巴细胞以大细胞（直径 >12μm）为主，胞质较多，核型不规则，常见凹陷或折叠，核仁明显。
L3（Burkitt 型）	原幼淋巴细胞以大细胞为主，大小一致，胞质多，内有明显空泡，胞质嗜碱性，染色深，核型规则，核仁清楚。

（二）急性白血病 WHO 分型

WHO 分型是基于形态学（morphology）、免疫学（immunology）、细胞遗传学（cytogenetics）和分子遗传学（molecular genetics）信息的整合而制定的分型（即 MICM 分型），是目前国际通用的白血病分型方法。WHO 分型将急性白血病分为 AML、ALL、系列不明急性白血病三大类（表 5 - 9 - 3 和表 5 - 9 - 4）。

1. AML 的 WHO 分型（2008）

表 5 - 9 - 3 AML 的 WHO 分型

伴重现性遗传学异常的 AML
AML 伴 t（8；21）（q22；q22）；*RUNX*1 - *RUNX*1*T*1
AML 伴 inv（16）（p13.1；q22）或 t（16；16）（p13；q22）；*CBFβ - MYH*11
APL 伴 t（15；17）（q22；q12）；*PML - RARα*
AML 伴 t（9；11）（p22；q23）；*MLLT*3 - *MLL*
AML 伴 t（6；9）（p23；q34）；*DEK - NUP*214
AML 伴 inv（3）（q21；q26.2）或 t（3；3）（q21；q26.2）；*RPN*1 - *EVI*1
AML（原始巨核细胞性）伴 t（1；22）（p13；q13）；*RBM*15 - *MKL*1
AML 伴 *NPM*1 突变（暂命名）
AML 伴 *CEBPA* 突变（暂命名）
AML 伴 MDS 相关改变
治疗相关性 AML
非特指型 AML（AML，NOS）
AML，微分化型
AML，非成熟型
AML，成熟型
急性粒单核细胞白血病
急性原始单核细胞白血病和急性单核细胞白血病
急性红白血病
急性巨核细胞白血病
急性嗜碱性粒细胞白血病
急性全髓增殖伴骨髓纤维化

2. ALL 的 WHO 分型（2008）

表 5 - 9 - 4 ALL 的 WHO 分型

前体 B 细胞 ALL（B - ALL）
非特指型 B - ALL（B - ALL，NOS）
伴重现性遗传学异常的 B - ALL
B - ALL 伴 t（9；22）（q34；q11.2）；*BCR/ABL*
B - ALL 伴 t（v；11q23）；*MLL* 重排
B - ALL 伴 t（12；21）（p13；q22）；*TEL - AML*1（*ETV*6 - *RUNX*1）
B - ALL 伴超二倍体
B - ALL 伴亚二倍体
B - ALL 伴 t（5；14）（q31；q32）；*IL*3 - *IGH*
B - ALL 伴 t（1；19）（q23；p13.3）；*E*2*A - PBX*1（*TCF*3 - *PBX*1）
前体 T 细胞 ALL（T - ALL）

3. 系列不明急性白血病　混合表型急性白血病（mixed phenotype acute leukemia，MPAL）分为双系列型急性白血病（bilineage acute leukemia）和双表型急性白血病（biophenotypic acute leukemia），前者指同时存在两种或两种以上白血病细胞亚群，分别表达髓系和淋系抗原，后者

指同一白血病细胞同时表达髓系和淋系抗原。

二、临床表现

起病急缓不一。急性起病多以高热或严重出血为突发表现，缓慢起病者常表现为苍白、皮肤出血点或紫癜、牙龈出血等。临床表现多无特异性。

（一）白血病细胞抑制正常造血（血细胞减少）的表现

1. 发热 半数以上患者以发热为早期表现。发热多因粒细胞缺乏所致的感染，多为高热；白血病本身所致发热较少见，多为中低度发热。常见感染部位有上呼吸道、肺部、口腔、肛周及全身（败血症）等。局部炎症症状可不典型。最常见的致病菌为革兰阴性杆菌，其次为革兰阳性球菌。患者常伴有免疫功能缺陷，可发生病毒感染，如单纯疱疹病毒、带状疱疹病毒、巨细胞病毒等感染。长期使用抗生素或者粒细胞缺乏者，还可能合并真菌（含卡氏肺孢子菌）感染。感染是急性白血病患者最常见的死亡原因之一。

2. 出血 约40~70%患者起病时伴出血倾向。白血病可导致血小板减少和凝血、纤溶功能异常，继发弥散性血管内凝血（disseminated intravascular coagulation，DIC），白血病细胞也可浸润、损伤血管壁，导致出血。多数表现为皮肤出血点、紫癜和瘀斑，牙龈出血，鼻衄，月经过多等。眼底出血者可致视力障碍。部分患者可发生内脏出血，如血尿、呕血、颅内出血。颅内出血时可出现头痛、呕吐、双侧瞳孔大小不对称，甚至发生脑疝而昏迷、死亡。APL常伴有DIC及原发性纤溶亢进，出血表现尤其突出。出血也是急性白血病患者死亡的重要原因，未并发DIC患者死于出血者约为10%~15%，并发DIC患者死于出血者约为20%~25%。

3. 贫血 约2/3患者起病时有中度贫血；部分患者病程短，可无贫血；继发于骨髓增生综合征（myelodysplastic syndrome，MDS）的患者可有长达数月甚至数年的难治性贫血病史。贫血多呈进行性加重，表现为面色苍白、乏力、头昏、劳力性呼吸困难等，年老体弱或重度贫血可诱发心血管症状。

（二）白血病细胞增殖浸润的表现

1. 淋巴结和肝脾肿大 ALL患者淋巴结肿大较多见。纵隔淋巴结肿大多见于T-ALL。肝脾肿大多为轻至中度，CML急变患者可能出现巨脾。

2. 骨骼和关节 胸骨下端局部压痛为典型体征。白血病细胞浸润至骨膜、骨和关节可引起骨骼和关节疼痛。发生骨髓坏死者可出现剧烈骨骼疼痛。

3. 粒细胞肉瘤 2%~14%AML患者出现粒细胞肉瘤（granulocytic sarcoma），又称绿色瘤（chloroma）。常累及骨膜，尤其是眼眶部，引起眼球突出、复视或失明。

4. 口腔和皮肤 牙龈浸润时可出现牙龈增生和肿胀；皮肤浸润时呈蓝灰色斑丘疹或紫蓝色结节，多见于M_4和M_5。部分患者出现急性发热性嗜中性皮病，也称为Sweet综合征，表现为发热、肢端皮肤红色斑丘疹或结节，皮肤组织病理检查见皮层大量成熟中性粒细胞浸润。

5. 中枢神经系统 多数细胞毒药物难以通过血液－脑脊液屏障，不能有效杀灭隐藏在中枢神经系统的白血病细胞，进而引起中枢神经系统白血病（central nervous system leukemia，CNSL）。CNSL可发生于疾病各期，尤其在化疗后缓解期，以ALL最常见，儿童尤甚，其次为单核细胞相关的急性白血病，如M_4、M_5。轻者可无症状，也可出现头痛、头晕，重者有恶心、呕吐、颈项强直，甚至抽搐、昏迷。脊髓浸润可导致截瘫，神经根浸润可产生各种麻痹症状。中枢神经系统是急性白血病最常见的髓外浸润部位。

6. 睾丸 常为单侧、无痛性肿大，对侧睾丸虽无肿大，活检也常发现白血病细胞浸润。睾丸是中枢神经系统之外重要的髓外复发部位。睾丸复发也多见于治疗后缓解期。

7. 其他 胸膜、肺、心、消化道、泌尿系统等均可受累，可无临床表现。儿童患者的扁桃体、阑尾或肠系膜淋巴结被浸润时，常误诊为外科疾病。

三、实验室检查

1. 血象 大部分患者白细胞（WBC）数增高。超过 $100 \times 10^9/L$ 时称为高白细胞性急性白血病（hyperleukocytic acute leukemia）。WBC 数也可正常或减少，甚至 $<1 \times 10^9/L$，称为白细胞不增多性白血病。约50%患者血小板（PLT）数 $<60 \times 10^9/L$。可有不同程度贫血。外周血涂片可见数量不等的原始细胞和幼稚细胞，但白细胞不增多性白血病患者可能很难找到原始细胞。

2. 骨髓象 骨髓增生多明显活跃或极度活跃，但约10% AML 骨髓增生低下，称为低增生性急性白血病（hypoplastic acute leukemia）。多数患者骨髓象中白血病性原始、幼稚细胞显著增多，而较成熟的中间阶段细胞缺如，并残留少量成熟粒细胞，形成"裂孔"现象。正常的巨核细胞和幼红细胞减少。Auer 小体常见于 AML，不见于 ALL。

3. 细胞化学染色 用于鉴别各类急性白血病。常见白血病细胞化学反应见表5－9－5。

表5－9－5 急性白血病的细胞化学染色鉴别

	急淋	急粒	急单
过氧化物酶（POX）	（－）	分化差的原始细胞（－）~（＋） 分化好的原始细胞（＋）~（＋＋＋）	（－）~（＋）
糖原反应（PAS）	（＋）成块或颗粒状	弥漫性淡红色（－）／（＋）	弥漫性淡红色或细颗粒状（－）／（＋）
非特异性酯酶（NSE）	（－）	氟化钠抑制不敏感（－）~（＋）	能被氟化钠抑制（＋）
碱性磷酸酶（AKP/NAP）	增加	减少或（－）	正常或增加

4. 免疫学 根据白血病细胞表达的系列相关抗原确定其系列来源，如淋巴系 T/B 和髓系，将急性白血病分为 AML、T－ALL、B－ALL。MPO（髓系）、血型糖蛋白 A（红系）、CD41/CD42b/CD61（巨核系）、(cy) CD22（B 系）、（Cy）CD3（T 系）为系列特异性抗原；CD34、HLA－DR、TdT 为早期阶段抗原；CD45 为白细胞抗原。诊断 MPAL，需根据白血病免疫分型欧洲组（EGIL）提出的免疫学积分系统（表5－9－6），对白血病细胞表达的系列抗原进行积分，髓系和 B 或 T 淋巴系积分均 >2。如 T 或 B 淋巴系积分 >2、髓系抗原积分≤2，称为伴髓系抗原表达的 ALL（My＋ALL）。如髓系积分 >2、淋巴系抗原积分≤2，称为伴淋巴系抗原表达的 AML（Ly＋AML）。极少数髓系和淋巴系抗原积分均≤2，称为急性未分化型白血病（acute undifferentiated leukemia，AUL）。

表5－9－6 欧洲白血病免疫学积分系统（EGIL，1998）

分值	B 系	T 系	髓系
2	CyCD79a	CD3	MPO
	＊CyCD22	TCR－α/β	
	＊CyIgM	TCR－γ/δ	
1	CD19	CD2	CD117
	CD20	CD5	CD13
	CD10	CD8	CD33
		CD10	CD65
0.5	TdT	TdT	CD14
	CD24	CD7	CD15
		CD1a	CD64

注：＊，Cy，胞质内；TCR，T 细胞受体。

5. 染色体和基因改变 急性白血病常伴有染色体和基因异常。某些异常改变具有预后意义，可指导急性白血病的危险度分层和治疗策略的选定（表 5-9-7 和表 5-9-8）。

表 5-9-7 AML 的预后分层

预后	染色体改变	基因改变
良好	t（8；21）（q22；q22） t（15；17）（q22；q21） inv16（p13；q22）或 t（16；16）（p13；q22）	正常核型伴有孤立的 *NPM*1 突变或 *CEBPA* 突变，不伴 *FLT3 - ITD*
中等	正常核型 孤立的 +8 孤立的 t（9；11）（p22；q23） 其他异常	t（8；21）或 inv16 伴有 *C - KIT* 突变
不良	复杂的细胞遗传学异常（≥3 种异常） -5；5q⁻；-7；7q⁻ 11q23，除外 t（9；11）； t（6；9）（p23；q34） t（9；22）	正常核型伴 *FLT3 - ITD*

注：参考美国国立综合癌症网络（National Comprehensive Cancer Network，NCCN）指南。

表 5-9-8 ALL 的预后分层

预后	染色体改变	基因改变
良好	超二倍体［染色体数目 51~65 和（或）DNA 指数 >1.16，4、10、17 号染色体三体预后最佳］ t（12；21）（p13；q22）	*TEL - AML*1
不良	复杂的细胞遗传学异常（≥5 种异常） 亚二倍体［染色体数目 <44 和（或）DNA 指数 <0.81］ t（v；11q23） t（9；22）（q34；q11）	*BCR - ABL* *MLL* 重排

注：参考美国国立综合癌症网络（National Comprehensive Cancer Network，NCCN）指南

6. 血液生化及脑脊液改变 常见血清尿酸及乳酸脱氢酶增高。凝血和纤溶指标异常多见于 APL 或继发于 DIC。CNSL 患者脑脊液压力增高、白细胞数增多（$>0.005 \times 10^9$/L）、蛋白质含量增高（>450mg/L）、糖定量降低，可查见白血病细胞。

四、诊断和鉴别诊断

（一）诊断

1. WHO 分型诊断标准 根据临床表现、血象和骨髓象特点，结合免疫分型诊断急性白血病。骨髓原始细胞占全部骨髓有核细胞（ANC）≥20%，或者原始细胞 <20% 但伴有 t（15；17）、t（8；21）或 inv（16）/t（16；16）重现性染色体异常者，诊断为 AML。具有典型的 APL 细胞形态学表现、细胞遗传学检查 t（15；17）阳性、或分子生物学检查 PML - RARα 融合基因阳性者，诊断为 APL。骨髓原始/幼稚淋巴细胞占全部骨髓有核细胞（ANC）≥20%，诊断为 ALL。

2. 危险度/预后分层

（1）AML（非 APL） 常根据染色体和基因异常进行分层（表 5-9-7）。

（2）APL 按照诱导治疗前的 WBC、PLT 数进行分层：①低危组：WBC≤10×10^9/L，PLT >40×10^9/L；②中危组：WBC≤10×10^9/L，PLT≤40×10^9/L；③高危组：WBC >10×10^9/L。

（3）ALL 成人 ALL 预后因素较 AML 复杂，其中重要的因素为年龄、起病时白细胞数、特定免疫表型和染色体异常、初次诱导化疗反应等。基于染色体和基因改变的 ALL 预后分层

见表 5 - 9 - 8。

（二）鉴别诊断

1. 类白血病反应 外周血白细胞数明显增多。一般无贫血和血小板减少。涂片可见中、晚幼粒细胞；骨髓粒系左移，有时原始细胞增多但极少超过 2%，无 Auer 小体。中性粒细胞碱性磷酸酶（NAP）积分显著增高。类白血病反应有原发病（如严重感染等），原发病好转后白细胞数可恢复正常。

2. 骨髓增生异常综合征 MDS 的 RAEB 亚型外周血和骨髓中均可出现原始和（或）幼稚粒细胞，常伴有全血细胞减少、病态造血和染色体异常，易与 AML 相混淆。但骨髓中原始细胞 <20%。

3. 单核白细胞增多综合征 发热伴反应性细胞毒 T 淋巴细胞增多为特征性临床表现。多由 EB 病毒、巨细胞病毒等感染诱发。单核白细胞增多综合征（mononucleosis syndrome）的概念涵盖了经典定义的传染性单核细胞增多症（infectious mononucleosis）和传染性淋巴细胞增多症（infectious lymphocytosis），为自限性疾病。外周血淋巴细胞比例增高，异形淋巴细胞多 >10%，但形态不同于原始细胞；常无贫血及血小板减少；EB 病毒感染者血清中嗜异性抗体效价逐步上升，可检测出 EB 病毒标志物。

4. 巨幼细胞贫血 有时可能与红白血病（M$_6$）混淆，但前者骨髓中原始及幼稚细胞不增多，幼红细胞 PAS 反应为阴性，叶酸、维生素 B$_{12}$ 治疗有效。

5. 急性粒细胞缺乏症恢复期 某些药物或者感染引起的粒细胞缺乏症恢复期骨髓增生旺盛，可出现原始、幼稚粒细胞增多，但此症多有明确病因，原始、幼稚粒细胞中无 Auer 小体，免疫学检测无异常白血病克隆，PLT 数多正常。病因去除后，原始、幼稚粒细胞比例常在 1～3 月内降至正常。

五、治疗

依据 WHO 分型诊断、预后危险度评估，并结合患者体能状态、意愿和经济能力等，制定个体化治疗策略。适合异基因造血干细胞移植（allogeneic HSCT, Allo - HSCT）者行 HLA 配型。

（一）一般治疗

1. 高白细胞血症紧急处理 循环血液中 WBC 数 >200×10^9/L 时可产生白细胞淤滞症（leukostasis），导致血栓栓塞或出血，临床表现为呼吸困难、低氧血症、言语不清、颅内出血、阴茎异常勃起等。当血 WBC 数 >100×10^9/L 时可使用血细胞分离机快速清除过高的 WBC（APL 除外），同时给以小剂量化疗药物预处理，水化、碱化尿液，预防白血病细胞溶解诱发的高尿酸血症、酸中毒、电解质紊乱、凝血异常等并发症，减少肿瘤溶解综合征的发生风险。短期预处理方案如下：①AML 可用羟基脲 1.5～2.5g/6h，约 36 小时；②ALL 用地塞米松 10mg/（m^2·d），静脉注射，连续 3～5 天，可联用环磷酰胺（CTX）200mg/（m^2·d）。一般在血 WBC 数降至 50×10^9/L 以下时开始联合化疗。

2. 防治感染 急性白血病患者常伴有粒细胞减少或缺乏，化疗后正常造血受抑可使粒细胞减少进一步加重并持续较长时间，另外化疗常致黏膜屏障破坏。因此易发生严重感染，病原体多为革兰阴性杆菌，也可为革兰阳性菌、真菌或病毒。感染是急性白血病患者死亡的重要原因。应加强感染防治，患者宜住消毒隔离病房或层流病房，患者、家属、医护人员应佩戴清洁口罩、勤洗手、消毒。化疗后可使用 G - CSF 或 GM - CSF 缩短粒细胞缺乏期。一旦发热，应立即经验性应用广谱、足量的抗生素治疗（详见本篇第七章）。

3. 成分输血 Hb≤80g/L 时应输注浓缩红细胞。白细胞淤滞时不宜马上输注，以免增加血黏度。PLT 数过低时需输注单采血小板，维持 PLT 数≥20×10^9/L，合并发热、感染、DIC 者可适当放宽输注指征。含有细胞成分的血液制品需经辐照处理灭活淋巴细胞后输注，或经白细胞过滤器输注，以预防输血反应及输血后移植物抗宿主病。

4. 造血支持 化疗后可给予刺激正常造血的细胞因子，缩短骨髓抑制期，促进正常造血恢复。常用 EPO 刺激红系造血，G–CSF 或 GM–CSF 促进粒单核细胞造血，TPO 或 IL–11 刺激巨核细胞系造血。

5. 代谢并发症处理及营养支持 白血病细胞负荷较高者，尤其是在化疗期间，容易产生高尿酸血症、高磷血症和低钙血症等代谢紊乱，严重者可合并高钾血症和急性肾功能损害（高尿酸血症肾病）。应充分水化（补液量 >3L/d），使每小时尿量 >150ml/m² 并碱化尿液；同时予别嘌醇（每次 100mg，每日 3 次）降低尿酸。注意补充营养，存在消化道黏膜损伤或功能障碍时应予静脉营养支持，并维持水、电解质平衡。

（二）抗白血病治疗

分为诱导缓解治疗和缓解后治疗。多药联合的间歇性化疗为主要治疗手段。诱导治疗目标：使患者在 1~2 个化疗周期内获得完全缓解（complete remission，CR）。CR 判断标准以临床表现和形态学作为依据，即白血病症状及体征消失；外周血中性粒细胞 ≥1.5×10⁹/L，PLT ≥100×10⁹/L，白细胞分类未见白血病细胞；骨髓形态学正常，原始细胞（原始粒细胞，或原单+幼单，或原淋+幼淋）≤5%（M₃型原粒+早幼粒细胞≤5%），无 Auer 小体；无髓外白血病存在。

CR 患者体内的白血病细胞数量由发病时的 10¹⁰~10¹² 降至 10⁸~10⁹，这些残留的白血病细胞称为微小残留病灶（minimal residue disease，MRD），是白血病复发的根源。缓解后治疗目标为进一步降低 MRD，以防止复发，争取长期无病生存（disease free survival，DFS），甚至治愈。缓解后治疗主要包括多药联合的巩固、强化治疗和造血干细胞移植。

 知识链接

微小残留病监测

MRD 是指在白血病经诱导化疗获 CR 后或 HSCT 后，体内仍残留有少量白血病细胞的状态。此时用细胞形态学检测很难检出白血病细胞，但可通过流式细胞术检测到具有异常表面抗原的白血病细胞，也可采用 FISH 或反转录–聚合酶链式反应（RT–PCR）检测确诊时发现的染色体或基因异常，部分基因异常尚可采用实时定量 PCR（RQ–PCR）进行定量分析。MRD 是白血病复发的根源。动态监测 MRD 有助于评估疗效、早期警示复发、指导治疗、预测预后。

1. AML（非 APL）治疗

（1）诱导治疗 常用化疗方案分为两类：①蒽环类药物联合标准剂量[100~200mg/（m²·d）]阿糖胞苷（Ara–C）组成方案：蒽环类药物可选柔红霉素（DNR）或去甲氧柔红霉素（IDA），与标准剂量 Ara–C 组成的 DA 或 IA 方案最为常用，60 岁以下患者 CR 率可达 50%~80%。我国学者率先以高三尖杉酯碱（HHT）替代 IDA 或 DNR 组成 HA 方案，CR 率为 60%~65%。HA 与 DNR 或阿克拉霉素（Acla）组成的 HAD、HAA 方案，CR 率增加但治疗相关毒性也相应增加。②中、大剂量 Ara–C 组成方案：Ara–C 用量为每 12 小时 1.0~2.0g/m²，使用 3~5 天（第 1、3、5 天或第 1~5 天）。此类方案不能增加 CR 率，但可提高年轻患者的 DFS。诱导化疗结果直接影响患者长期生存。1 疗程获 CR 的患者 DFS 较长；2 疗程未获 CR，提示白血病细胞原发耐药，需更换化疗方案或进行 Allo–HSCT。急性白血病常用化疗方案见表 5–9–9。

（2）缓解后治疗 根据年龄、危险度及预后分组进行分层治疗：①小于 60 岁 AML（非 APL）：预后良好者，首选大剂量 Ara–C（HDAC）或 HDAC 为基础的方案（Ara–C 用量为每 12 小时 3g/m²，至少 6 个剂量）进行强化治疗，以进一步清除 MRD，3~4 疗程后进入随访阶段，复发后再行 HSCT；预后中等者，HDAC 或 HDAC 为基础的方案强化治疗后进行自体造血干细胞移植（autologous HSCT，Auto - HSCT）或配型相合的 Allo - HSCT；预后不良者，经 HDAC 或 HDAC 为基础的方案强化治疗后，首选 Allo - HSCT。约 30% ~60% 患者可长期生存。②年龄大于 60 岁或伴有严重并发症的 AML（非 APL）患者：因耐受性较差、难以接受高强度治疗、伴预后不良染色体异常发生率高，故预后显著较年轻患者差，仅 10% ~15% 长期生存。可采用常规剂量/小剂量化疗药物组成的方案轮换巩固、维持治疗。有 HLA 相合的同胞供者可行降低预处理强度的 HSCT（reduecd intensity conditioning HSCT，RIC - HSCT）。也可采用支持、姑息治疗。缓解后治疗阶段需监测 MRD。

（3）复发、难治性 AML 的治疗　经两个疗程标准方案不能获 CR 者，称为难治性急性白血病，在 AML 中约占 20% ~30%。获 CR 的急性白血病仍存在复发风险。急性白血病复发指 CR 后外周血重新出现白血病细胞、或骨髓原始细胞 >5%，或出现髓外白血病浸润，复发多在 CR 后 2 年内。一旦复发，需积极进行复发后治疗，也称为挽救治疗。主要方法为联合化疗和 HSCT。早期复发者（复发时间≤CR 后 12 月）可采用原诱导方案进行再诱导。晚期复发者（复发时间 >CR 后 12 月）应采用含有 HDAC、或与原诱导方案无交叉耐药的新药组成方案。再诱导治疗获 CR 多为短暂，应尽快行 Allo - HSCT。

表 5 -9 -9　急性白血病常用联合化疗方案

方案	药物	剂量和方法
DA	柔红霉素	45 ~90mg/（m² · d），静注，第 1 ~3 天
	阿糖胞苷	100 ~200mg/（m² · d），静滴，第 1 ~7 天
MA	米托蒽醌	8 ~12mg/（m² · d），静注，第 1 ~3 天
	阿糖胞苷	100 ~200mg/（m² · d），静滴，第 1 ~7 天
IA	去甲氧柔红霉素	8 ~12mg/（m² · d），静注，第 1 ~3 天
	阿糖胞苷	100 ~200mg/（m² · d），静滴，第 1 ~7 天
HA	高三尖杉酯碱	2 ~2.5mg/（m² · d），静注，第 1 ~7 天
	阿糖胞苷	100 ~200mg/（m² · d），静滴，第 1 ~7 天
VP	长春新碱	2mg，每周静注 1 次
	泼尼松	1mg/（kg · d），分次口服，连用 2 ~3 周
VDCLP	柔红霉素	40 ~45mg/（m² · d），静注，每 2 周第 1 ~3 天，共 4 周
	长春新碱	2mg，每周第 1 天静注，共 4 周
	左旋门冬酰胺酶	10000U/d，静滴，第 19 天开始，连用 10 天
	环磷酰胺	600mg/（m² · d），静滴，第 1 天，第 15 天
	泼尼松	1mg/（kg · d），分次口服，连用 4 周
hyper - CVAD		
A 方案	环磷酰胺	300mg/（m² · 12h），静注 3 小时，第 1 ~3 天
	长春新碱	2mg/d，静注，第 4 天、11 天
	阿霉素	50mg/（m² · d），静注，第 4 天
	地塞米松	40mg，口服或静滴，第 1 ~4 天、第 11 ~14 天
B 方案	甲氨蝶呤	1g/m²，静滴，第 1 天
	阿糖胞苷	3g/m²，每 12 小时 1 次，共 4 次，第 2 ~3 天

2. APL 治疗　APL 发病机制为 15 号染色体上的早幼粒细胞白血病（promyelocytic Leukemia，PML）基因与 17 号染色体上的维甲酸受体基因（retinoic acid receptor alpha，RARα）易位形成 PML/RARα 融合基因，产生 PML/RARα 融合蛋白，阻断细胞分化和凋亡，导致异常早幼粒细胞集聚，发生 APL。APL 诱导治疗主要是通过全反式维甲酸（ATRA）、三氧化二砷（ATO）等药物靶向作用于 PML/RARα 融合基因及蛋白，诱导异常的早幼粒细胞分化成熟，因此称为诱导分化治疗。ATRA 诱导 APL 细胞分化成熟；ATO 在小剂量时诱导 APL 细胞分化成熟、大剂量时诱导其凋亡。ATRA 和 ATO 用于 APL 诱导分化和靶向治疗，是我国科学家对急性白血病治疗做出

的突出贡献。ATRA 和（或）ATO 联用蒽环类抗生素可进一步提高疗效。

诱导分化治疗需防治维甲酸综合征（retinoic acid syndrome，RAS）。RAS 多见于单用 ATRA 诱导治疗 APL，发生率 3% ~30%，可能与细胞因子大量释放和白血病细胞膜表面黏附分子表达增加有关。临床表现为发热、体重增加、肌肉骨骼疼痛、呼吸窘迫、肺间质浸润、胸腔积液、心包积液、水肿、低血压、急性肾衰竭等。初诊时 WBC 数较高或治疗后迅速上升者易发生 RAS。治疗包括暂停 ATRA、吸氧、利尿、高剂量地塞米松（10mg，静脉注射，q12h，≥2 周），直至低氧血症解除。ATRA 联合化疗可降低 RAS 的发生率和死亡率。APL 易合并凝血、纤溶功能障碍，导致出血，应按需输注新鲜血浆和血小板、补充纤维蛋白原。

缓解后治疗可采用化疗、ATRA 及砷剂等药物进行巩固、维持治疗。APL 复发时一般采用 ATRA ± ATO 进行再次诱导分化治疗。

3. Ph 染色体阴性 ALL（Ph⁻ – ALL）的治疗 ALL 治疗方案选择需综合年龄、ALL 亚型、MRD、是否有 HSCT 供者、靶向治疗药物等因素进行选择。青少年 ALL 宜采用儿童 ALL 样治疗方案。

（1）诱导治疗 首选以长春新碱（VCR）、蒽环类药物、糖皮质激素为基础的 VDP 方案，推荐采用 VDP 联合环磷酰胺（CTX）和门冬酰胺酶（L – ASP）组成的 VDCLP 方案（表 5 – 9 – 9）。VCR 等主要副作用为末梢神经炎和便秘。蒽环类药物存在心脏毒性，毒性随药物剂量累积而增加。L – ASP 主要副作用为肝功能损害、胰腺炎、凝血因子及白蛋白合成减少、过敏反应。

（2）缓解后治疗 ①治疗分层：达到 CR 后应尽快采用联合化疗或 HSCT 进行巩固强化治疗。适于 Allo – SCT 为第一缓解期（CR₁ 期）伴 MRD 持续阳性等高危因素、第二缓解期（CR₂）或复发难治的患者。无合适供体的标危、高危患者（尤其是 MRD 持续阴性者）可于巩固强化治疗后进行 Auto – HSCT，之后继续维持治疗。②巩固强化治疗：目的在于进一步提高疗效反应深度，以强化疾病控制。治疗原则为重复原诱导方案（巩固治疗），以及给予其他大剂量化疗方案（强化治疗），如含大剂量甲氨蝶呤（MTX）、Ara – C 及 L – ASP 等药物的方案。大剂量 MTX 的主要副作用为黏膜炎、肝肾功能损害，需及时给予四氢叶酸钙解救。③维持治疗：长期维持治疗（毒副作用轻微）提高延长疗效反应的持续时间与无进展生存期，最终可改善患者总生存。ALL 强调维持治疗，可在巩固强化治疗后单独应用，也可与巩固强化治疗交替序贯进行。常使用 6 – 巯基嘌呤（6 – MP）和 MTX。

（3）复发 ALL 治疗 骨髓复发最常见，多采用多药化疗联合 Allo – HSCT。复发 ALL，CR₂ 期短暂，应尽早考虑 Allo – HSCT。髓外复发多见于中枢神经系统和睾丸。髓外复发者多能同时检出骨髓 MRD，随之出现血液学复发，因此除局部治疗外，常需进行全身化疗。

4. Ph 染色体阳性 ALL 的治疗（Ph⁺ – ALL）

（1）诱导治疗 化疗方案选择同 Ph⁻ – ALL，联合使用酪氨酸激酶抑制剂（如伊马替尼，每日 600mg）。

（2）缓解后治疗 若有合适供者，巩固、强化治疗后尽早行 Allo – HSCT。酪氨酸激酶抑制剂尽量持续应用至维持治疗结束。定期监测 BCR/ABL 融合基因。

5. CNSL 防治 中枢神经系统是最常见的白血病髓外浸润和复发部位。确诊 CNSL 的标准为：脑脊液白细胞计数 ≥0.005 × 10⁹/L，离心标本证实为原始细胞。CNSL 防治措施有鞘内注射化疗药物、大剂量 Ara – C 或 MTX 全身化疗，头颅加全脊髓放疗。预防一般采用前两种方法。诊断时不建议行腰椎穿刺筛查。预防性鞘内注射通常在急性白血病获得 CR 后开始，使用地塞米松（5mg）加上 MTX（10 ~15mg）或（和）Ara – C（30 ~50mg）的两联或三联方案。确诊 CNSL 患者可予以鞘内注射，每周两次，脑脊液检查正常后改为每周一次，共 4 ~6 周。对未曾接受过照射的 CNSL，可采用大剂量 Ara – C 或 MTX 化疗联合中枢神经系统照射（12 ~18Gy）。

CNSL 预防因疾病分类而异：①ALL 的 CNSL 发生率远高于 AML，预防性鞘内注射至少 6 次，高危患者可达 12 次。②AML（非 APL）达到 CR 的患者，尤其是对于初诊时 WBC 数 $\geq 100 \times 10^9 / L$，伴髓外病变，M_4 / M_5，伴 t（8；21）/AML – ETO 融合基因，伴 inv（16）的患者，可行至少一次腰椎穿刺及预防性鞘内注射。③APL 定期行预防性鞘内注射，低/中危组至少 3 次，高危组至少 6 次。

6. 睾丸白血病治疗 药物疗效不佳，必须进行放射治疗，即使仅有单侧睾丸肿大也要进行双侧照射和全身化疗。

六、预后

未治疗的急性白血病平均生存期仅 3 个月，重症、进展迅速时可在诊断后数天内死亡。规范、现代化治疗可使部分急性白血病患者长期存活甚至治愈。目前儿童 ALL 长期 DFS 已达 80%，随着支持治疗加强、化疗方案改进及 HSCT 的应用，成人 ALL 预后亦有明显改善，Ph^- – ALL 长期 DFS 约 28%~60%。APL 若能避免早期死亡则多可治愈、预后良好。具有良好预后因素的 AML（非 APL）长期 DFS 可达 50%~65%。

第三节　慢性髓细胞白血病

慢性髓细胞白血病（chronic myelogenous leukemia，CML）是骨髓造血干细胞克隆性增殖形成的恶性肿瘤，起病缓慢，表现为外周血粒细胞显著增多伴成熟障碍，嗜碱性粒细胞增多，脾肿大明显，甚至为巨脾。自然病程分为慢性期（chronic phase，CP）、加速期（accelerated phase，AP）和急变期（blastic phase or blast crisis，BP/BC）。CML 急变多数转为 AML（急粒变），较少转变为 ALL（急淋变）。Ph 染色体（Philadelphia，Ph）和 BCR/ABL 融合基因为其标记性改变。

一、发病机制

Ph 染色体是 9 号染色体上 C – ABL 原癌基因易位至 22 号染色体，与 22 号染色体断端的断裂点集中区（breakpoint cluster region，BCR）连接，即 t（9；22）（q34；q11），形成 *BCR/ABL* 融合基因。可编码产生三种融合蛋白：p210*BCR/ABL* 蛋白、p190*BCR/ABL* 蛋白、p230*BCR/ABL* 蛋白，以 p210*BCR/ABL* 蛋白多见。这些融合蛋白具有极强的酪氨酸激酶活性，可使某些信号蛋白持续性磷酸化，影响细胞的增殖分化、凋亡及黏附，导致 CML。粒系、红系、巨核系及 B 淋巴细胞系均可发现 Ph 染色体。

二、临床表现

我国年发病率为 0.36~0.55/10 万人，高于西方国家。各年龄组均可发病，我国中位发病年龄 45~50 岁，较西方国家年轻。起病缓慢，早期常无自觉症状，常在偶然情况下或健康检查时发现外周血 WBC 数升高或脾肿大，而进一步检查确诊。

1. 一般症状 CML 症状缺乏特异性，常见有乏力、易疲劳、低热等与肿瘤相关的高代谢综合征，以及脾大导致的腹部饱胀不适等。

2. 肝脾肿大 90% 的 CML 患者有脾大，部分患者可发展至巨脾。脾大程度与病情、病程、特别是 WBC 数密切相关。发生脾梗死时脾区压痛明显，并有摩擦音。40%~50% 患者有肝脏肿大。

3. 加速期/急变期表现 CP 可持续 1~4 年，多为一般症状，体征以脾肿大最为显著。当出现不明原因的发热、虚弱、骨痛、脾脏进行性肿大、其他髓外器官浸润表现、贫血加重或出血，以及对原来有效的药物失效时，提示疾病进展。

三、实验室检查

1. 血象 CP 时 WBC 数明显增高，多 $> 50 \times 10^9/L$，可见各阶段粒细胞，以中性晚幼和杆状核粒细胞居多，原始细胞 $< 2\%$，嗜酸、嗜碱性粒细胞增多。PLT 数多在正常水平，部分患者增多，晚期 PLT 数减少，并出现贫血。AP 和 BP 时，外周血原始细胞进一步增高。

2. 中性粒细胞碱性磷酸酶 90% 以上患者 NAP 活性减低或者缺失；治疗有效时 NAP 活性可恢复；疾病复发时下降；合并感染时可升高至接近正常。

3. 骨髓 增生明显活跃或极度活跃，以髓系细胞为主。CP 时原始粒细胞 $< 10\%$；嗜酸、嗜碱性粒细胞增多。AP 时原始细胞 $10\% \sim 19\%$。BP 时原始细胞、或原始淋巴 + 幼稚淋巴细胞、或原始单核 + 幼稚单核细胞 $\geq 20\%$。骨髓活检可见不同程度的纤维化。红系增生受抑。巨核细胞正常或增多，晚期减少。

4. 细胞遗传学及分子生物学改变 Ph 染色体及 BCR/ABL 融合基因是 CML 的特殊性标志。95% 以上患者细胞中出现 Ph 染色体及 BCR/ABL 融合基因。5% 患者 BCR/ABL 融合基因阳性而 Ph 染色体阴性。CML 进展期可出现额外染色体异常，例如 +8、双 Ph 染色体、i (17q)、+21 等。

四、诊断和鉴别诊断

（一）诊断

对于不明原因的白细胞数持续增高患者，根据脾大，特征性血象、骨髓象改变，NAP 积分降低，Ph 染色体和（或）BCR/ABL 融合基因阳性可诊断 CML，确诊后需进行临床分期（表 5 - 9 - 10）。

表 5 - 9 - 10　CML 各临床分期诊断标准（WHO）

慢性期（CP）	
	无临床症状或有低热、乏力、多汗、体重减轻和脾大等；
	外周血 WBC 增多，以中性粒细胞为主，可见各阶段粒细胞，以晚幼和杆状粒细胞为主，原始细胞 $< 2\%$，嗜酸和嗜碱性粒细胞增多，可有少量幼红细胞；
	骨髓增生活跃，以粒系为主，中晚幼和杆状核增多，原始细胞 $< 10\%$；Ph 染色体和（或）BCR/ABL 融合基因阳性。
加速期（AP） 具有下列之一或以上者：	外周血 WBC 和（或）骨髓中原始细胞占有核细胞 $10\% \sim 19\%$；
	外周血嗜碱性粒细胞 $\geq 20\%$；
	与治疗无关的持续性 PLT 数减少（$< 100 \times 10^9/L$）或治疗无效的持续性 PLT 数增高（$> 1000 \times 10^9/L$）；
	治疗无效的进行性 WBC 数增加和脾大；
	细胞遗传学示克隆性演变。
急变期（BP/BC） 具有下列之一或以上者：	外周血 WBC 数或骨髓中原始细胞占有核细胞 $\geq 20\%$；
	有髓外浸润；
	骨髓活检示原始细胞大量聚集或成簇。

（二）鉴别诊断

CML 需与类白血病反应、原发性骨髓纤维化、原发性血小板增多症等骨髓增殖性肿瘤、慢性粒单核细胞白血病及其他原因引起的脾大等疾病鉴别。上述疾病各有特点，而不具备 CML 的特征性血象和骨髓象，Ph 染色体和（或）*BCR/ABL* 融合基因阳性。

1. 类白血病反应 常继发于严重感染、肿瘤等基础疾病，伴有原发疾病的相应临床表现；粒细胞细胞质中常有空泡和中毒颗粒，嗜酸性粒细胞和嗜碱性粒细胞不增多；NAP 反应呈强阳性；血小板和血红蛋白水平大多正常；控制原发病后，白细胞数恢复正常；Ph 染色体和 *BCR/ABL* 融合基因阴性。

2. 骨髓增殖性肿瘤 原发性骨髓纤维化以外周血中出现泪滴样红细胞、幼红细胞，骨髓活检网状纤维染色阳性为特征，骨髓穿刺容易干抽。原发性血小板增多症以血小板增多为显著表现，中性粒细胞仅轻中度增高。真性红细胞增多症表现为红系显著增生。这些骨髓增殖性肿瘤 Ph 染色体及 *BCR/ABL* 融合基因阴性，部分患者存在 JAK2/V617 基因突变等特征性改变。

3. 其他 某些急性白血病也可出现 Ph 染色体阳性和 *BCR/ABL* 融合基因，如 2% 的 AML、5% 儿童 ALL 及 20% 成人 ALL，但无慢性病程，Ph$^+$ - ALL 多表达 p190$^{BCR/ABL}$ 蛋白。

五、治疗

治疗着重于 CP。初始治疗目标为控制异常增高的 WBC，缓解相关症状和体征。最终治疗目标是力争达到细胞遗传学甚至分子学反应、预防疾病进展、延长生存期甚至治愈。一旦疾病进展进入 AP 或 BP，则预后不良。

（一）一般治疗

CP 时白细胞淤滞症并不多见，一般无需快速降低 WBC 数。初始治疗时对 WBC 数 > 1000 × 10^9/L 者应以血细胞分离机进行白细胞单采，也可加用羟基脲和（或）伊马替尼，同时服用别嘌醇降低尿酸，水化、碱化尿液。巨脾有明显压迫症状时可行局部放射治疗。

（二）分子靶向治疗

1. 甲磺酸伊马替尼 CML 治疗首选甲磺酸伊马替尼（imatinib mesylate, IM）。IM 是第一代酪氨酸激酶抑制剂（tyrosine kinase inhibitor, TKI），能够选择性抑制 *BCR/ABL* 蛋白的酪氨酸激酶活性，抑制 CML 细胞增殖并诱导其凋亡。CML 治疗反应定义及疗效标准见表 5 - 9 - 11 和表 5 - 9 - 12。治疗目标为 18 个月内获得完全遗传学反应（complete cytogenetic remission, CCyR）。IM 治疗需持续终生。CP、AP、BP 的治疗剂量分别为 400mg/d、600mg/d、600 ~ 800mg/d。主要不良反应分为血液学不良反应（如 WBC 和 PLT 数减少、贫血）以及非血液学不良反应（如水肿、皮疹及肌痉挛、腹痛、腹泻、恶心、关节痛、头痛、肌肉骨骼疼痛等）。使用 IM 患者约 10% ~ 15% 出现疾病进展。IM 耐药主要与 *BCR/ABL* 基因点突变、*BCR/ABL* 基因扩增有关。随意减停 IM 容易诱导 *BCR/ABL* 激酶区突变，导致继发性耐药。IM 治疗失败时可增加 IM 剂量、换用第二代 TKI，或者进行 Allo - HSCT。此类患者应进行 *BCR/ABL* 基因突变检测，具有 T315I 突变的患者现有 TKI 均无效，应尽快行 Allo - HSCT。

表 5 - 9 - 11 CML 的治疗反应定义

血液学缓解 （hematological remission, HR）	细胞遗传学缓解 （cytogenetic remission, CyR）	分子生物学缓解 （molecular remission, MR）
完全缓解（CHR）：WBC < 10 × 10^9/L；PLT < 450 × 10^9/L；外周血无髓性不成熟细胞；无症状及阳性体征，脾不可触及	完全缓解（CCyR）：分裂相中 Ph 染色体阳性细胞 = 0%	完全缓解（CMR）：测不到 *BCR/ABL* 转录本
部分缓解（PHR）：基本同 CHR，但外周血仍存在少数不成熟细胞；PLT 较治疗前下降 50% 以上，但仍 > 450 × 10^9/L；脾脏持续肿大，但较治疗前缩小 50% 以上	部分缓解（PCyR）：分裂相中 Ph 染色体阳性细胞 1% ~ 35%	主要缓解（MMR）：*BCR/ABL* 的 mRNA 转录本为 0.1% 或较治疗前下降 ≥3 个对数级或以上
	主要缓解（MCyR）：分裂相中 Ph 染色体阳性细胞 0% ~ 35%（CCyR + PCyR）	早期分子生物学反应（EMR）：治疗 3 个月和 6 个月时 *BCR/ABL* 的 mRNA 转录本 ≤10%
	微缓解（minor CyR）：分裂相中 Ph 染色体阳性细胞 > 35%	

注：参考美国国立综合癌症网络（National Comprehensive Cancer Network, NCCN）指南

表 5 - 9 - 12　我国伊马替尼治疗的疗效标准

	满 3 个月	满 6 个月	满 12 个月	满 18 个月	任意时间
治疗失败	< CHR	无 CyR	< PCyR	< CCyR	丧失 HR；丧失 CyR；出现高水平的伊马替尼耐药突变；Ph⁺ 克隆演变
治疗有效	CHR	MCyR	PCyR	CCyR	

2. 第二代 TKI　主要用于 IM 耐药或 IM 不能耐受的 CML，包括尼洛替尼（nilotinib）、达沙替尼（dasatinib）和博舒替尼（bosutinib）等。第二代 TKI 抑制细胞增殖、酪氨酸激酶活性的作用强于 IM；对野生型和大部分突变型 *BCR/ABL* 细胞株均有作用，但对 T315I 突变均无效。

（三）干扰素

干扰素 α（interferon - α，IFN - α）适合不能应用 TKI 和 Allo - HSCT 的患者。常用剂量为 300 万 ~ 500 万单位/（$m^2 \cdot d$）± 阿糖胞苷 15 ~ 20mg/（$m^2 \cdot d$），每周 3 ~ 7 次。CP 患者约 70% 获得 HR，1/3 患者 Ph 阳性细胞减少，约 13% 获得 CCyR。主要副作用有乏力、头痛、发热、纳差、肌肉骨骼酸痛等流感样症状，预防性使用对乙酰氨基酚能减轻症状。其他不良反应有体重下降、肝功能异常、轻到中度血细胞减少等。

（四）化学治疗

1. 羟基脲　为周期特异性抑制 DNA 合成的药物，起效快，持续时间短。常用剂量 3g/d，分 2 次口服，待 WBC 减至 $20 \times 10^9/L$ 时剂量减半，降至 $10 \times 10^9/L$ 时改为 0.5 ~ lg/d 维持治疗。治疗期间监测血象以调节剂量。多用于高白细胞淤滞时降低白细胞，以及不能耐受 IM、干扰素的患者，但不改变细胞遗传学异常及预后。

2. 其他　阿糖胞苷、高三尖杉酯碱、靛玉红、砷剂、白消安等也可用于控制 WBC 数。

（五）异基因造血干细胞移植

Allo - HSCT 可根治 CML，现已逐渐被 IM 替代。但中国 CML 患者发病年龄显著低于西方国家，年轻患者对 Allo - HSCT 仍有需求，因此应结合疾病状态、移植风险、患者意愿等因素进行 Allo - HSCT 适应证评估。

（六）疾病进展期治疗

AP 和 BP 时 TKI 可使患者重新回到 CP，但缓解期短，故应立即行 Allo - HSCT。Allo - HSCT 不局限于 HLA 全相合供者，可考虑进行单倍体 HSCT。

六、预后

TKI 出现前，CML 自然病程一般为 3 ~ 5 年，经历较平稳的 CP 后进展至 AP 和 BP。治疗后中位数生存 39 ~ 47 个月，个别可达 10 ~ 20 年，5 年总生存率（overall survival，OS）25% ~ 50%。TKI 及 Allo - HSCT 极大地改善了 CML 预后。IM 治疗的 7 年无事件生存率（event free survival，EFS）为 81%，OS 为 86%，而 MCyR 和 CCyR 分别为 89% 和 82%。CP 患者全相合 Allo - HSCT 术后 5 年 OS 可达 80%。

第四节　慢性淋巴细胞白血病

慢性淋巴细胞白血病（chronic lymphocytic leukemia，CLL）是以成熟样 B 淋巴细胞在外周血、骨髓、淋巴结和脾脏大量蓄积为特征的低度恶性肿瘤，进展缓慢。CLL 一般为 B 细胞性，既往所谓 T 细胞 CLL（T - CLL）现称为 T 幼稚淋巴细胞白血病（T prolymphocytic leukemia，T - PLL）。

一、临床表现

患者多超过 50 岁，男女比例 2∶1。CLL 在欧美是最常见的成人白血病，而在我国、日本、东南亚国家相对少见。起病缓慢，早期多无自觉症状，往往因血象检查异常或体检发现淋巴结、脾肿大而就诊。

1. 一般表现 早期症状常为疲倦、乏力，随病情进展而出现食欲减退、消瘦、发热、盗汗等症状。晚期可出现贫血和出血。易并发感染。

2. 淋巴结和肝脾肿大 60%~80% 患者淋巴结肿大，颈部、锁骨上部位常见。肿大淋巴结一般为无痛性，质地较硬，无粘连，可移动，疾病进展时可融合、固定。可出现肺门、纵隔、腹膜后、肠系膜等部位深部淋巴结肿大。50%~70% 患者有轻至中度脾大，轻度肝大。脾梗死少见。胸骨压痛少见。

3. 自身免疫表现 部分晚期或化疗后患者可并发自身免疫性溶血性贫血（autoimmune hemolytic anemia，AIHA）、免疫性血小板减少症（immune thrombocytopenia，ITP）、纯红细胞再生障碍性贫血（pure red cell aplastic anemia，PRCA）。

4. 其他 部分患者可转化成其他类型的淋巴系统肿瘤如弥漫大 B 细胞淋巴瘤，称为 Richter 转化。治疗后可继发第二肿瘤。

二、实验室和辅助检查

1. 血象 以淋巴细胞持续增多为主要特征。白血病细胞形态类似成熟的小淋巴细胞，偶见原始淋巴细胞。中性粒细胞比值降低，随病情进展可出现 PLT 减少和（或）贫血。

2. 骨髓和淋巴结检查 骨髓象有核细胞增生明显或极度活跃，淋巴细胞≥40%，以成熟淋巴细胞为主；红系、粒系及巨核系细胞减少；溶血时幼红细胞可代偿性增生。骨髓和淋巴结活检可见 CLL 细胞浸润。

3. 免疫表型 肿瘤性 B 淋巴细胞呈单克隆性，只表达 κ 或 λ 轻链中的一种，典型免疫表型为 CD5、CD19、CD23 阳性；SmIg、CD20、CD79b 弱阳性；FMC7、CCDN、CD10 阴性，CD43 +／－。但 CLL 缺乏特异性免疫标记，可使用免疫表型积分系统帮助鉴别。60% 患者有低 γ 球蛋白血症，20% 患者抗人球蛋白阳性。

4. 细胞遗传学 常规核型分析仅 40%~50% 的 CLL 患者可检出染色体异常，采用 FISH 技术可将检出率提高至 80%。13q⁻ 最常见，单纯 13q⁻ 预后较好；其次为 11q⁻、+12、17p⁻；17p⁻ 和（或）p53 基因突变、11q⁻ 和（或）ATM 基因缺失、复杂染色体异常为预后不良标志。病情进展时可出现新的染色体异常。

5. 分子生物学 50%~60% 患者存在免疫球蛋白重链可变区基因（IgV_H）体细胞突变，预后较好、生存期较长；不伴 IgV_H 突变的 CLL 患者生存期短、预后差。IgV_H 突变状态与 ZAP－70 及 CD38 表达水平呈负相关。10%~15% CLL 患者伴 ATM 基因缺失和（或）p53 基因突变，对治疗更为抵抗，预后差。

三、诊断与鉴别诊断

（一）诊断

CLL／小细胞淋巴瘤（small cell lymphoma，SLL）的诊断标准如下：①外周血 B 淋巴细胞（CD19⁺细胞）计数≥5×10⁹/L，具有 CLL 免疫表型特征；B 淋巴细胞＜5×10⁹/L，如存在 CLL 细胞骨髓浸润所致的血细胞减少，也可诊断 CLL；②外周血涂片中特征性表现为小的、形态成熟的淋巴细胞显著增多，外周血淋巴细胞中不典型淋巴细胞及幼稚淋巴细胞≤55%；③典型的免疫表型特征：CD5、CD19、CD23 阳性，CD10、FMC7、CCDN 阴性，SmIg、CD20、

CD79b 弱表达，CD43 + / - 。SLL 与 CLL 是同一种疾病的不同表现，SLL 主要累及淋巴结和骨髓，CLL 主要累及外周血和骨髓。

（二）鉴别诊断

1. 反应性淋巴细胞增多　由病毒或细菌感染引起，为一过性，感染控制后淋巴细胞数即恢复正常。

2. 其他小 B 淋巴细胞淋巴瘤侵犯骨髓　套细胞淋巴瘤、滤泡性淋巴瘤、脾边缘区淋巴瘤累及骨髓时，需与 CLL 鉴别。根据淋巴结和骨髓病理活检、肿瘤细胞免疫表型特征进行鉴别。

3. 幼淋巴细胞白血病（prolymphocytic leukemia，PLL）　多见于老年患者，与 CLL 比较，WBC 数更高，脾大更明显，病程较急，侵袭性强，且外周血幼稚淋巴细胞 >55%。PLL 细胞免疫表型与 CLL 有区别，SmIg、FMC7、CD79b 阳性，CD5 阴性。外周血幼稚淋巴细胞 10% ~55% 的 CLL 称为 CLL 伴幼淋细胞增多（CLL/PLL）。

4. 毛细胞白血病　临床表现为全血细胞减少和脾大，淋巴结肿大少见，白血病细胞有毛发状胞质突起，抗酒石酸的酸性磷酸酶染色反应阳性。毛细胞白血病细胞的典型免疫表型为CD5 阴性，CD11c、CD25、CD103 及 FMC7 阳性。

四、临床分期

CLL 常用临床分期标准包括 Rai 分期及 Binet 分期（表 5 - 9 - 13、表 5 - 9 - 14）。

表 5 - 9 - 13　CLL 的 Rai 分期及预后

分期	标准	中位数存活期（年）
0	淋巴细胞增多 *	>10
Ⅰ	淋巴细胞增多 + 淋巴结肿大	7 ~9
Ⅱ	淋巴细胞增多 + 脾脏/肝脏肿大 ± 淋巴结肿大	7 ~9
Ⅲ	淋巴细胞增多 + 贫血 ± 淋巴结肿大或脾脏/肝脏肿大	1.5 ~5
Ⅳ	淋巴细胞增多 + 血小板减少 ± 贫血 ± 淋巴结肿大 ± 脾脏/肝脏肿大	1.5 ~5

注：*外周血中淋巴细胞计数 >5×10⁹/L，持续 4 周以上；贫血：血红蛋白（Hb）<110g/L；血小板减少：PLT <100×10⁹/L。

表 5 - 9 - 14　CLL 的 Binet 分期及预后

分期	标准	中数存活期（年）
A	血和骨髓中淋巴细胞增多，<3 个区域的淋巴组织肿大 *	>10
B	血和骨髓中淋巴细胞增多，≥3 个区域的淋巴组织肿大	7
C	与 B 相同外，尚有贫血（Hb：男性 <110g/L，女性 <100g/L），或血小板减少（<100×10⁹/L）	2 ~5

注：*5 个区域包括头颈部、腋下、腹股沟、脾、肝；肝脾大指体检阳性。

五、治疗

CLL 呈慢性、惰性过程，早期患者可定期复查，不需治疗。CLL 治疗指征如下：①至少具有一种下列疾病相关症状：6 个月内体重下降 >10%，极度疲劳，发热（T >38℃）>2 周且无明显感染证据，盗汗 >1 月且无感染证据；②进行性贫血和（或）血小板减少；③进行性或者有症状的脾脏肿大，或巨脾（如超过左肋缘下 6cm）；④进行性淋巴细胞增多（ >200×10⁹/L，或淋巴细胞计数达到 30×10⁹/L 以上，2 个月内绝对值增加 >50% 或倍增时间 <6 个月）；⑤巨块型淋巴结肿大（如最长直径 >10cm），进行性或有症状的淋巴结肿大；⑥合并 AIHA 或 ITP 对皮质类固醇或其他标准治疗反应不佳。具备上述治疗指征的患者应开始治疗，不具备治疗指征的患者每 2 ~6 个月随访观察。

需要治疗的 CLL 患者根据 FISH 结果［del（17p）和 del（11q）］、年龄和身体状态进行分层治疗。体能状态好的患者建议选用一线标准治疗，其他患者可采用减低剂量化疗或者支持治疗。

（一）化学治疗

1. 烷化剂

（1）苯丁酸氮芥　可连续给药，剂量 0.1mg/（kg·d），每周监测血象以调整剂量；或者间断给药，剂量 0.4mg/kg，每 2 周 1 次，每次加量 0.1mg/kg 直至最大耐受量 0.4～1.8mg/kg。总反应率 40%～50%，但 CR 率仅 4%～10%。多用于年老、不能耐受其他药物化疗或有并发症的患者，以及维持治疗。

（2）苯达莫司汀（Bendamustine）　新型烷化剂，兼有抗代谢功能和烷化剂作用。单药 100mg/m²，第 1 天，第 2 天，每 4 周 1 疗程，共 6 疗程。也可与利妥昔单抗联用（BR 方案）。CR 率 20%～40%。可作为初治患者的一线治疗、难治复发患者的挽救性治疗。苯达莫司汀不足以克服 17p⁻ 异常患者的不良预后。

（3）环磷酰胺（cyclophosphamide，CTX）　疗效与苯丁酸氮芥相当，联合糖皮质激素可提高疗效。

2. 核苷酸类似物　氟达拉滨（fludarabine，Flu），常用剂量为每日 25～30mg/m²，连用 3 天或 5 天，静脉滴注，每 4 周重复 1 次。未经治疗的患者反应率约 70%，CR 率 20%～40%。Flu 联用 CTX（FC 方案）优于单用 Flu，可作为初治患者的一线治疗、难治复发患者的挽救性治疗。其他核苷酸类似物包括克拉屈滨（cladribine，2－CdA）、喷司他丁等。

3. 联合化疗　代表方案有 COP、CAP 及 CHOP 等，疗效并不优于烷化剂单药治疗。烷化剂、糖皮质激素、蒽环类等药物与核苷酸类似物联用，如 FC 方案，可提高疗效。

4. 糖皮质激素　一般不单独应用，主要用于 CLL 合并 AIHA 和（或）ITP。对难治性 CLL 尤其是 17p⁻ 患者，大剂量甲泼尼龙有较高的治疗反应率。

（二）免疫治疗

利妥昔单抗（rituximab）为人鼠嵌合性抗 CD20 单克隆抗体，通过靶向 CD20 抗原，介导细胞杀伤作用，适用于老年衰弱、存在并发症的年轻患者不能耐受强烈治疗者。人源化 CD20 单克隆抗体奥法木单抗（ofatumumab）和 Obinutuzumab 的免疫抑制作用强于利妥昔单抗。阿伦单抗（人源化的鼠抗人 CD52 单抗）可以部分克服 17p⁻ 的不良预后。

（三）化学免疫治疗

化疗联合免疫治疗可提高疗效而不加重骨髓抑制。FCR（Flu＋CTX＋rituximab）方案在初治 CLL 患者 CR 率可达 70%，总反应率＞90%，是目前初治 CLL 获得的最佳治疗反应。

（四）免疫调节治疗

来那度胺通过抑制肿瘤坏死因子 α 等细胞因子及刺激活化 T 细胞、NK 细胞而治疗 CLL。适用于难治/复发 CLL，可单用或与利妥昔单抗联用。

（五）异基因造血干细胞移植

CLL 为惰性疾病，传统化疗不能治愈，Allo－HSCT 可使部分患者长期存活甚至治愈，但相关并发症多，CLL 患者年龄偏大，多数难以耐受清髓性 Allo－HSCT，减低强度预处理/非清髓性 Allo－HSCT 有助于降低移植相关死亡率。高危组（如存在 17p⁻、TP53 突变等）、一般状态良好的年轻患者（＜65 岁）可考虑 Allo－HSCT。

（六）放射治疗

淋巴结肿大发生明显压迫症状、痛性骨病、不能行脾切除的痛性脾肿大患者可行局部放疗。

（七）并发症治疗

CLL 患者极易感染，应积极防治感染。反复感染者可输注免疫球蛋白。痛性脾肿大，合并 AIHA 或 ITP 而激素治疗无效的脾肿大患者，可考虑脾切除。

（八）新药治疗

新型的酪氨酸激酶抑制剂 Ibrutinib、磷酯酰肌醇 3 激酶（PI3K）抑制剂 Idelalisib 等针对 B 细胞受体信号通路的靶向药物正在临床试验中，有望克服 17p⁻ 与 TP53 突变对预后的不良影响。

六、预后

病程长短不一，半年至十余年不等。多数 CLL 患者死于骨髓衰竭导致的严重贫血、出血或感染。CLL 尚可发生转化，转化为 DLBCL、PLL，极少数转为 ALL；发生转化者预后更为不良。

 本章小结

白血病是造血干/祖细胞的恶性克隆性疾病，白血病细胞大量增殖并抑制正常造血，临床表现为贫血、出血、感染及肝脾、淋巴结肿大。急性白血病骨髓及外周血中原始细胞/幼稚细胞增多，免疫学检测可见异常免疫表型，常伴有特异的染色体和基因异常。急性白血病按照 FAB 及 WHO 分型进行分类，应结合形态学、免疫学、细胞遗传学、分子生物学检查做出 MICM 诊断，并进行危险度分层，据以进行分层治疗。抗白血病治疗分为诱导治疗及缓解后治疗两个阶段。诱导治疗阶段采用联合化疗，可联用分子靶向药物。缓解后治疗阶段的主要方法为联合化疗、造血干细胞移植、分子靶向药物。慢性髓细胞白血病外周血粒细胞显著增多伴成熟障碍，脾肿大，以 Ph 染色体和 BCR/ABL 融合基因为特异性标记。临床分为慢性期、加速期、急变期。慢性期治疗首选酪氨酸激酶抑制剂，年轻且有合适供者的患者可行造血干细胞移植。慢性淋巴细胞白血病是以成熟样 B 淋巴细胞在外周血、骨髓、淋巴结和脾脏大量蓄积为特征的低度恶性肿瘤，进展缓慢。早期患者可不治疗、定期复查。具有治疗指征的患者可以进行化学免疫治疗、免疫治疗、化疗、造血干细胞移植。

 思考题

1. 简述白血病的概念及分类。
2. 简述急性白血病的诊断及鉴别诊断。
3. 简述急性白血病的治疗原则。

（方　峻）

第十章 淋巴瘤

淋巴瘤（lymphoma）是一组原发于淋巴组织的免疫系统恶性肿瘤，其发生大多与免疫应答过程中淋巴细胞增殖分化产生的某种免疫细胞恶变有关，以无痛性进行性的淋巴结肿大和局部肿块为其特征性的临床表现，同时可有相应器官的压迫症状。

临床表现具有多样性，如病变侵犯结外的淋巴组织，例如扁桃体、鼻咽部、胃肠道、骨骼或皮肤等，则以相应组织器官受损的症状为主；当淋巴瘤浸润血液和骨髓时可形成淋巴瘤细胞白血病。患者常有发热、盗汗、消瘦等全身症状，最后出现恶病质。

根据组织病理学，淋巴瘤可分成霍奇金淋巴瘤（Hodgkin's lymphoma，HL）和非霍奇金淋巴瘤（non Hodgkin's lymphoma，NHL）两大类。

HL流行特点：①发达地区较落后地区多见；②年轻人多见；③白人多于黑人；④男性多于女性。NHL中滤泡型所占比例较低，弥漫型占大多数。我国NHL发生远较HL常见，从儿童到老年均可见，发生率显示与年龄相关地升高。某些类型的NHL发生于特定年龄，如Burkitt淋巴瘤、淋巴母细胞型和弥漫大B细胞型在儿童常见。

第一节 霍奇金淋巴瘤

一、病因与发病机制

尚不完全清楚。

1. 感染因素 尤其是病毒感染。

（1）EB病毒 用EB病毒的DNA探针和PCR技术检测HL患者，50%患者R-S细胞内有EB病毒感染。用免疫组化技术在48%R-S细胞的胞质和胞膜上发现有EB病毒基因编码的产物。既往有传染性单核细胞增多症的患者，HL发病率增高。

（2）人类免疫缺陷病毒（human immunodeficiency virus，HIV） 感染人类免疫缺陷病毒可增加HL的发生风险。

2. 遗传因素 HL可在家庭成员中群集发生；有HL家族史者患HL危险较其他人高。

二、病理和分型

HL病理上具有独特的细胞学构成，在炎性细胞背景下，含有少量典型的肿瘤细胞（R-S细胞及其变异型）。R-S（Reed-Sternberg）细胞是诊断性肿瘤细胞。R-S细胞多数较大，形态极不规则，胞质嗜双色性。核外形不规则，可呈"镜影状"，也可多叶或多核，偶有单核。核染质粗细不等，核仁大而明显。可伴各种细胞成分和毛细血管增生以及不同程度纤维化。结节硬化型 HL 中 RS 细胞由于变形，浆浓缩，两细胞核间似有空隙，称为腔隙型 R-S 细胞。

WHO 分类将 HL 分为结节性淋巴细胞为主型霍奇金淋巴瘤（nodular lymphocytic predominance Hodgkin's lymphoma，NLPHL）和经典型霍奇金淋巴瘤（classical Hodgkin's lymphoma，CHL）两大类，后者又根据 RS 细胞数量、外观、免疫染色特征及背景环境分为 4 个亚型：结节硬化型（nodular sclerosis，NSHL）、混合细胞型（mixed cellularity，MCHL）、富于淋巴细胞型（lymphocyte-rich，LRCHL）及淋巴细胞减消型（lymphocytic depletion，LDHL）。除结节硬化型较为固定外，各型并非固定不变，部分患者可发生类型转化。

三、临床表现

HL 多见于青年。

1. 全身症状　发热、盗汗和体重减轻较多见，此外可有局部及全身皮肤瘙痒。特殊症状为饮酒痛，即酒后数分钟至几小时肿瘤部位疼痛。

2. 淋巴结肿大　浅表淋巴结肿大最为常见，无痛性的颈部或锁骨上淋巴结进行性肿大占 60%~80%，其次为腋下淋巴结肿大。少数患者仅有深部淋巴结肿大。HL 常影响前纵隔，而且这可能是唯一受累部位。早期患者无自觉症状，肿块增大可致咳嗽、哮鸣、胸部不适，与 NHL 相比，很少引起上腔静脉阻塞。腹膜后淋巴结肿大可压迫输尿管，引起肾盂积水。

3. 淋巴结外受累　比 NHL 少，且有器官偏向性，常累及脾，侵犯肺、胸膜较 NHL 多见，但累及胃肠道者很少见。独立的结外表现（如皮下结节）而无淋巴结受累的情况是没有的，后者常提示 NHL。

四、实验室和辅助检查

1. 实验室检查　常见轻度至中度贫血，中度至明显的类白血病反应，血小板增多。轻度嗜酸性粒细胞升高，特别是伴有瘙痒者。患有晚期疾病或与 HIV 相关的 HL 患者可出现淋巴细胞减少，提示预后不良。疾病活动期血沉加快。肝功能检查异常应采用影像学进一步评估。当血清碱性磷酸酶活力或血钙增加，提示骨骼累及。血清乳酸脱氢酶增高提示预后不良。

2. 骨髓检查　HL 骨髓侵犯常为局灶性且常伴有纤维化，应做骨髓活检。临床 ⅠA 至 ⅡA 的患者骨髓很少受累，可不做此检查。

3. 影像学检查　①B 超：可更好地显示肿大的浅表淋巴结，还可用于腹腔病变的检查、随访、深部肿瘤穿刺等。②胸部 X 线：提供胸部疾病的基本信息，为患者治疗后监测提供一种简单的检查。③CT 检查：胸部 CT 可确定纵隔与肺门淋巴结肿大，还可体现肺间质累及、胸腔积液、心包积液、胸壁肿块等。腹部、盆腔 CT 检查可显示腹主动脉旁淋巴结，还能显示淋巴结造影所不能检查到的脾门、肝门和肠系膜淋巴结等受累情况，同时显示肝、脾、肾受累的情况。④正电子发射计算机断层显像（PET）：可以显示淋巴瘤或淋巴瘤残留病灶，并作为诊断、疗效评估和随访的重要手段。⑤放射性核素骨扫描：可用于骨痛或血清碱性磷酸酶升高的患者。⑥MRI：可检查骨和骨髓受累。

4. 病理学检查　病理诊断是确诊 HL 及病理类型的主要依据。取材时选取较大的淋巴结，完整取出，切开后在玻片上作淋巴结印片，然后置固定液中。淋巴结印片 Wright's 染色后作细胞病理形态学检查，固定的淋巴结经切片和 HE 染色后作组织病理学检查。深部淋巴结可依靠 B 超或 CT 引导下细针穿刺涂片作细胞病理形态学检查。

5. 剖腹探查　现已不用。

五、诊断与鉴别诊断

1. 诊断 确诊主要依赖病变淋巴结或肿块的病理活检检查。明确淋巴瘤的诊断和分类分型诊断后，还需根据淋巴瘤分布范围，按照下列 Ann Arbor 会议（1966）提出的 HL 临床分期方案（NHL 也参照使用）进行临床分期和分组。

Ⅰ期：病变仅限于一个淋巴结区（Ⅰ）或单个结外器官局部受累（ⅠE）。

Ⅱ期：病变累及膈同侧 2 个或更多的淋巴结区（Ⅱ），或病变局限侵犯淋巴结以外器官及同侧一个以上淋巴区（ⅡE）。

Ⅲ期：膈上下均有淋巴结病变（Ⅲ），可伴脾累及（ⅢS），结外器官局限受累（ⅢE），或脾与局限性结外器官受累（ⅢSE）。

Ⅳ期：一个或多个结外器官受到广泛性或播散性侵犯，伴或不伴淋巴结肿大。肝或骨髓只要受到累及均属Ⅳ期。

分期记录符号：E：结外；X：直径 10cm 以上的巨块；M：骨髓；S：脾脏；H：肝脏；O：骨骼；D：皮肤；P：胸膜；L：肺。

全身症状包括三个方面：①发热 38℃ 以上，连续 3 天以上，且无感染原因；②6 个月内体重减轻 10% 以上；③盗汗：即入睡后出汗。各期按全身症状有无分为 A、B 二组。无症状者为 A，有症状为 B。

2. 鉴别诊断 淋巴结肿大应与感染、免疫、肿瘤性疾病继发的淋巴结病变相鉴别。病理方面，免疫组化的结果非常关键。另外，RS 细胞可见于传染性单核性细胞增多症、结缔组织病及其他恶性肿瘤，在缺乏 HL 其他组织学改变时，单独见到 RS 细胞不能确诊 HL。

六、治疗

放疗的进展及有效联合化疗的建立使超过 75% 的新诊断为 HL 的患者得到治愈。疾病的分期对于治疗的选择和结局非常重要（表 5 - 10 - 1）。

表 5 - 10 - 1 霍奇金淋巴瘤治疗方法的选择

临床分期	主要疗法
ⅠA，ⅡA	扩大照射，膈上用斗篷式，膈下用倒 Y 字式
ⅠB，ⅡB，ⅢA，ⅢB，Ⅳ	联合化疗 + 局部照射

Ⅰ~Ⅱ期的 HL，目前认为最佳的治疗方案是 4~6 个周期的 ABVD 方案联合 20~30Gy 的受累野的照射治疗。ABVD 方案对生育功能影响小，较少引起继发性肿瘤，常见毒性有轻度脱发、疲劳和骨髓抑制。Ⅲ~Ⅳ期 HL 患者亦以化疗为主，ABVD 方案仍然是标准方案。ABVD 方案 6~8 个周期，其中在 4~6 个周期后复查，若达到完全缓解（complete remission，CR）/未确定的 CR（unconfirmed CR，CRu），则继续化疗 2 个周期，伴有巨大肿块的患者需行巩固性放疗。近年来国际多个霍奇金淋巴瘤研究组推出多个方案（表 5 - 10 - 2），获得了一定疗效。

表 5 - 10 - 2 霍奇金淋巴瘤的主要化疗方案

方案	药物	剂量和用法
ABVD	阿霉素	25mg/m², 静注，第 1 天、15 天
	博来霉素	10mg/m², 静注，第 1 天、15 天
	长春花碱	6mg/m², 静注，第 1 天、15 天
	达卡巴嗪	375mg/m², 静注，第 1 天、15 天

方案	药物	剂量和用法
ICE	异环磷酰胺	1.5mg/m²，静注，第1~3天
	卡铂	300mg，静注，第2天
	依托泊苷	100mg/m²，静注，第1~3天
DHAP	地塞米松	40mg，静注，第1~4天
	顺铂	100mg/m²，静注，第1天
	阿糖胞苷	2g/m²，静滴3小时，每12h一次，第2天
ESHAP	依托泊苷	40mg/m²，静脉滴注2小时，第1~4天
	甲泼尼龙	500mg/m²，静脉滴注，第1~4天
	阿糖胞苷	2g/m²，静脉滴注3小时，第5天
	顺铂	25mg/m²，静脉滴注，第1~4天（每3周为一周期）

干细胞移植适用于复发或难治HL患者中年龄<55岁，未获CR、CR维持时间<1年，两种以上化疗方案失败者。

七、预后

HL是化疗可治愈的肿瘤之一，预后与组织类型及临床分期紧密相关。淋巴细胞为主型预后最好，淋巴细胞消减型最差。HL临床分期为Ⅰ期与Ⅱ期5年生存率在90%以上，Ⅳ期为31.9%。有全身症状较无全身症状为差；女性预后较男性为好；儿童及老年人预后一般比中青年为差。

第二节　非霍奇金淋巴瘤

一、病因与发病机制

尚未完全阐明，可能涉及遗传、感染、环境等因素。

1. 免疫系统异常　某些遗传病可使NHL发生风险增加，如X连锁淋巴细胞增生症。获得性免疫缺陷状态也与NHL发生有关。如接受实体脏器移植的患者、AIDS、类风湿性关节炎、Hashimoto甲状腺炎患者，NHL发生率增加。

2. 感染

（1）EB病毒　大多数移植后淋巴细胞增生症和很多AIDS相关淋巴瘤，均与EB病毒相关。95%以上地方性Burkitt淋巴瘤和约40%散发性Burkitt淋巴瘤及AIDS相关性淋巴瘤都能检出病毒基因组。

（2）反转录病毒　人类T细胞白血病/淋巴瘤病毒（HTLV）被证明是成人T细胞白血病/淋巴瘤的病因。近来HTLVⅡ被认为与T细胞皮肤淋巴瘤（蕈样肉芽肿）的发病有关。

（3）人疱疹病毒B（Kaposi肉瘤相关疱疹病毒）　与原发性渗漏性淋巴瘤有关。

（4）幽门螺杆菌　与胃的结外边缘区/黏膜相关淋巴组织（MALT）的淋巴瘤有关。

（5）丙型肝炎病毒　与淋巴浆细胞性淋巴瘤和脾边缘区淋巴瘤有关。

3. 环境及职业因素　农药、电离辐射、有机溶剂、染发剂等都与NHL有关。

淋巴瘤细胞基因组是以少数或单一的非随机染色体异常为特征，常表现为染色体易位。基因异常包括因染色体易位而激活的癌基因和因染色体缺失或畸变而失活的抑癌基因。

二、病理和分型

NHL病变淋巴结切面外观呈鱼肉样。镜下正常淋巴结构破坏，淋巴瘤细胞成分单一排列紧密。NHL常原发累及结外淋巴组织，往往越过邻近淋巴结向远处淋巴结转移，呈跳跃性播散。大部分NHL为侵袭性，发展迅速，易发生早期远处扩散。有多中心起源倾向，有的病例在临床确诊时已播散至全身。

WHO 分类根据起源细胞为 B 细胞还是 T/NK 细胞，以及淋巴瘤来自原始前体细胞还是比较成熟的外周细胞进行分类。其中较常见的 NHL 亚型包括以下几种：

1. 边缘带淋巴瘤（marginal zone lymphoma，MZL） 发生在边缘带，即淋巴滤泡套区之外的淋巴瘤。系 B 细胞来源，CD5$^+$，表达 BCL - 2，属惰性淋巴瘤。

（1）淋巴结边缘区 B 细胞淋巴瘤（MZL） 发生在淋巴结边缘带，其细胞形态类似单核细胞，亦称单核细胞样 B 细胞淋巴瘤。

（2）脾边缘区细胞淋巴瘤（SMZL） 在外周血中，恶性细胞表面有小的绒毛状突起和丰富的胞质。

（3）结外黏膜相关性边缘区 B 细胞淋巴瘤（Mucosa associated lymphoid tissue，MALT） 发生在结外淋巴组织边缘带，可有 t（11；18），包括甲状腺的桥本甲状腺炎、涎腺的干燥综合征以及幽门螺杆菌相关的胃淋巴瘤。

2. 滤泡性淋巴瘤（follicular lymphoma，FL） 指发生在生发中心的淋巴瘤，为 B 细胞来源，sIg$^+$，BCL - 2$^+$，伴 t（14；18）。为惰性淋巴瘤，临床过程隐袭，现有治疗通常不能治愈，病程长，反复复发或转成侵袭性。

3. 套细胞淋巴瘤（mantle cell lymphoma，MCL） 来源于滤泡外套的 B 细胞，CD5$^+$，BCL - 2$^+$，常有 t（11；14）。多见于老年男性。患者诊断时病变往往已有广泛累及，临床过程为中度侵袭性，中位存活期 3 ~ 4 年。属 NHL 常见类型中预后较差的一种。

4. 弥漫性大 B 细胞淋巴瘤（diffuse large B cell lymphoma，DLBCL） 是最常见的侵袭性 NHL，常有 t（3；14），与 BCL - 2 表达有关。平均年龄 60 岁，儿童也可发生。临床表现为淋巴结或结外部位单个或多发、迅速增大、有症状的肿块。

5. 伯基特淋巴瘤（Burkitt lymphoma，BL） 由细胞形态单一的小无裂细胞组成。细胞中等大小，核圆，胞质嗜碱性。CD20$^+$、CD22$^+$、CD5$^-$，伴 t（8；14），与 MYC 基因表达有关，增生极快，是严重的侵袭性 NHL。临床有 3 种亚型：地区性 Burkitt 淋巴瘤；散发性 Burkitt 淋巴瘤；免疫缺陷相关 Burkitt 淋巴瘤。流行区儿童多见，常累及颌骨。非流行区，病变主要累及回肠末端和腹部脏器。AIDS 相关的病例，常表现为 ALL - L3。

6. 间变性大细胞淋巴瘤（anaplastic large cell lymphoma，ALCL） 细胞有时与 RS 细胞相似，需与 HL 鉴别。细胞呈 CD30$^+$，伴 t（2；5）（p23；q35）。位于 5q35 的核磷蛋白（NPM）基因融合到位于 2p23 的编码酪氨酸激酶受体的 ALK 基因，形成 NPM - ALK 融合蛋白。免疫表型可为 T 细胞型或 NK 细胞型。分为 2 个临床亚型：系统性 ALCL（原发于淋巴结）；原发性皮肤 ALCL（仅有皮肤病变而没有系统受累的证据）。临床发展迅速，ALK 阳性者预后较好。

7. 周围 T 细胞淋巴瘤（peripheral T - cell lymphoma，PTCL） 所谓"周围性"，指 T 细胞已向辅助 T 或抑制 T 分化，可表现为 CD4$^+$ 或 CD8$^+$，而未分化的胸腺 T 细胞 CD4、CD8 均呈阳性。属侵袭性淋巴瘤，化疗效果可能比大 B 细胞淋巴瘤差。通常表现为大、小混合的不典型淋巴细胞。本型日本多见，我国也较多见。

8. 血管免疫母细胞性 T 细胞淋巴瘤（angio - immunoblastic T cell lymphoma，AITCL） 属侵袭性周围 T 细胞淋巴瘤的一种，发热、皮疹、全身淋巴结肿大、高 γ 球蛋白血症为本病四大特点。CD4 阳性细胞多于 CD8。

9. 成人 T 细胞白血病/淋巴瘤 指 HTLV - 1 病毒感染引起的 T 细胞肿瘤。常表达 CD2、CD3、CD4、CD25。TCR 基因重排。多数病例是侵袭性病变，以全身淋巴结肿大、肝脾肿大、皮肤浸润、血钙升高出现。最常见于日本南部和加勒比地区。

10. 蕈样肉芽肿（mycosis fungoides，MF） 皮肤 T 细胞淋巴瘤，发展缓慢，属惰性淋巴瘤。增生的瘤细胞为成熟的辅助性 T 细胞，呈 CD3$^+$、CD4$^+$、CD8$^-$。临床分三期：红斑期、斑块期、肿瘤期。侵及末梢血液为赛塞里综合征。赛塞里综合征罕见，见于成人，是 MF 的白血病期，可有全身红皮病、瘙痒、外周血有大量白血病细胞。晚期可侵犯淋巴结及内脏。

案例讨论

临床案例 患者，女性，33 岁，因"发热、颈部、腹股沟淋巴结进行性肿大 2 月余"入院。患者 2 月余前发现颈部及腹股沟两侧有数个花生米大小的淋巴结，逐渐增大，压之无痛，伴发热，最高 39℃。未诊治。查体：右颈后触及 2 个肿大淋巴结，鸽蛋大小，质韧，无压痛，表面光滑。左颈前触及数个肿大淋巴结，蚕豆大小，性质同上。双侧腹股沟触及数个肿大淋巴结，性质同上。余无阳性体征。

问题 1. 该患者需作哪些实验室检查？

2. 该患者诊断首先考虑什么疾病？需要与什么疾病作鉴别？

3. 如何对该患者进行治疗？

三、临床表现

NHL 有远处扩散和结外侵犯倾向，对各器官的侵犯较 HL 多见。除惰性淋巴瘤外，一般发展迅速。两者的临床表现比较见表 5 - 10 - 3。

表 5 - 10 - 3 非霍奇金淋巴瘤与霍奇金淋巴瘤临床表现比较

临床表现	非霍奇金淋巴瘤	霍奇金淋巴瘤
发生部位	结外淋巴组织发生常见	通常发生于淋巴结
发展规律	血源性扩散，非邻近淋巴结发展常见	向邻近淋巴结延续性扩散
病变范围	局部淋巴结病变少见	局部淋巴结病变常见
骨髓侵犯	常见	少见
肝侵犯	常见	少见
脾侵犯	不常见	常见
纵隔侵犯	除淋巴母细胞型等外，不常见	常见，尤其结节硬化型 HL
肠系膜病变	常见	少见
咽环	可见	罕见
滑车上淋巴结	偶见	罕见
消化道侵犯	常见	罕见
中枢神经侵犯	偶见	罕见
腹块	常见	少见
皮肤侵犯	偶见，T 细胞型较多见	罕见

1. 全身症状 发热、盗汗、原因不明性消瘦。

2. 淋巴结肿大 为最常见的首发表现，无痛性颈和锁骨上淋巴结进行性肿大，其次为腋窝、腹股沟淋巴结。以高热或各系统症状发病者也很多见。肿大的淋巴结一般不沿相邻区域发展，且较易累及滑车上淋巴结、口咽环病变、腹腔和腹膜后淋巴结，但纵隔病变较 HL 少见。淋巴结肿大亦可压迫邻近器官，引起相应症状。

3. 淋巴结外受累 NHL 多见累及结外器官。如原发性脑淋巴瘤时的神经症状，肺 MALT 淋巴瘤的气短，胃 MALT 或弥漫性大 B 细胞淋巴瘤时的上腹痛和呕吐，小肠淋巴瘤时的肠梗阻，睾丸弥漫性大 B 细胞淋巴瘤时的睾丸肿物，皮肤淋巴瘤的皮肤损害等。侵入骨髓可引起广泛性骨髓抑制和骨髓衰竭。

4. 免疫异常 如自身免疫性溶血性贫血和 ITP。

四、实验室和辅助检查

1. 实验室检查 NHL 白细胞数多正常，伴有淋巴细胞绝对和相对增多。血清乳酸脱氢酶常见升高并提示预后不良。当血清碱性磷酸酶活力或血钙增加，提示骨骼累及。B 细胞 NHL 可并发溶血性贫血。累及中枢神经系统时，脑脊液可有改变。

2. 骨髓检查 晚期并发急性淋巴细胞白血病时可呈现白血病样血象和骨髓象。

3. 影像学检查 见本章第一节"霍奇金淋巴瘤"。

4. 病理学检查 ①淋巴结活检、印片：见本章第一节。②淋巴细胞分化抗原检测：区分 B 细胞或 T 细胞免疫表型，还可了解淋巴瘤细胞的成熟程度。③染色体易位检查：有助 NHL 分型诊断。t（8；14）是 Burkitt 淋巴瘤的标记，t（14；18）是滤泡细胞淋巴瘤的标记，t（11；14）是套细胞淋巴瘤的标记，t（11；18）是边缘区淋巴瘤的标记，3q27 异常是弥漫性大细胞淋巴瘤的染色体标志。④基因重排：确诊淋巴瘤有疑难者可应用聚合酶链式反应（PCR）技术检测 T 细胞受体（TCR）基因重排和 B 细胞 H 链的基因重排。还可应用 PCR 技术检测 BCL－2 基因等为分型提供依据。

5. 剖腹探查 现已不用。

五、诊断与鉴别诊断

1. 诊断 凡无明显感染灶的淋巴结肿大，应考虑到本病，如肿大的淋巴结饱满、质韧，更应考虑到本病，应做淋巴结印片及病理切片或淋巴结穿刺物涂片检查。怀疑皮肤淋巴瘤时可作皮肤活检及印片。根据组织病理学检查结果作出淋巴瘤的诊断和分类分型诊断。应尽量采用免疫组化、细胞遗传学和分子生物学检查，按 WHO（2008）的造血和淋巴组织肿瘤分型标准作出诊断。同 HL 一样，诊断后按 Ann Arbor 方案进行临床分期和分组。

2. 鉴别诊断 淋巴瘤须与其他淋巴结肿大疾病相区别，以发热为主要表现的淋巴瘤须和结核病、败血症、结缔组织病、坏死性淋巴结炎和恶性组织细胞病等鉴别。结外淋巴瘤须和相应器官的其他恶性肿瘤相鉴别。

六、治疗

NHL 的治疗应根据淋巴瘤的病理分型、疾病分期及患者的预后和生理状态决定。

（一）化学治疗

1. 惰性淋巴瘤 B 细胞惰性淋巴瘤包括小淋巴细胞淋巴瘤，边缘带淋巴瘤和滤泡细胞淋巴瘤等。T 细胞惰性淋巴瘤指蕈样肉芽肿/赛塞里综合征。惰性淋巴瘤的治疗包括单纯观察、单纯放疗、单药化疗、中剂量联合化疗、新的试验性药物及抗生素。该组 Ⅰ～Ⅱ 期放疗或化疗后存活可达 10 年，部分患者有自发性肿瘤消退。Ⅲ～Ⅳ 期患者化疗后，虽会多次复发，但中数生存时间也可达 10 年。故主张姑息性治疗原则，尽可能推迟化疗，如病情有所发展，可单独给以苯丁酸氮芥 4～12mg，每天 1 次，口服或环磷酰胺 100mg，每天 1 次口服。联合化疗可用 COP 方案。临床试验表明强烈化疗效果差，不能改善生存。

嘌呤类似物是一种新的化疗药物，如氟达拉滨、克拉屈滨，对惰性淋巴瘤治疗效果较好。

2. 侵袭性淋巴瘤 B 细胞侵袭性淋巴瘤主要包括套细胞淋巴瘤、弥漫大 B 细胞淋巴瘤和伯基特淋巴瘤等，T 细胞侵袭性淋巴瘤包括血管免疫母细胞性 T 细胞淋巴瘤、间变性大细胞淋巴瘤和周围 T 细胞淋巴瘤等。侵袭性 NHL 几乎均需联合化疗，也可化疗联合放疗。

CHOP 方案（表 5－10－4）的疗效与其他治疗 NHL 的化疗方案类似而毒性较低。因此，该方案为侵袭性 NHL 的标准治疗方案。使用粒细胞集落刺激因子 5μg/kg，5～8 天，可减少白细胞下降。CHOP 方案每 3 周一疗程，4 个疗程不能缓解，应该改变化疗方案。完全缓解后巩固2个疗程，可结束治疗，但化疗不应 <6 个疗程。长期维持治疗并无好处。本方案5年无病生存率达41% ~80%。

表5－10－4　非霍奇金淋巴瘤常用联合化疗方案

方案	药物	剂量和用法
COP	环磷酰胺	$400mg/m^2$，每日口服，第1~5天
	长春新碱	$1.4mg/m^2$，静注，第1天
	泼尼松	$100mg/m^2$，每日口服，第1~5天（每3周为一周期）
CHOP	环磷酰胺	$750mg/m^2$，静注，第1天
	阿霉素	$50mg/m^2$，静注，第1天
	长春新碱	$1.4mg/m^2$，静注，第1天
	泼尼松	$100mg/m^2$，每日口服，第1~5天（每3周为一周期）
m－BACOB	博来霉素	$4mg/m^2$，静注，第1天
	阿霉素	$45mg/m^2$，静注，第1天
	环磷酰胺	$600mg/m^2$，静注，第1天
	长春新碱	$1mg/m^2$，静注，第1天
	地塞米松	$6mg/m^2$，每日口服，第1~5天
	甲氨蝶呤	$200mg/m^2$，静注，第8天及第15天
	四氢叶酸	$10mg/m^2$，口服，q6h，×6，第9天及第16天开始（每3周为一周期）
Hyper CVAD A 方案	环磷酰胺	$300mg/m^2$，静注，q12h，第1~3天
	美斯纳	$600mg/m^2$，静注，第1~3天
	长春新碱	2mg，静注，第4天、第11天
	阿霉素	$50mg/m^2$，静注，第4天
	地塞米松	40mg，静注/口服，第1~4天，11~14天
B 方案	甲氨蝶呤	$1g/m^2$，静注，第1天
	四氢叶酸	解救首次50mg静注，后15mg静注q6h共6次；MTX输注结束后12小时始，至MTX血药浓度 $<0.1\mu mol/L$
	阿糖胞苷	$3g/m^2$，静注，q12h，第2~3天

注：上述方案中药物剂量摘自原文献，仅供参考，实际应用剂量按具体情况酌情增减

血管免疫母细胞性T细胞淋巴瘤及Burkitt淋巴瘤进展较快，数周或数月内可死亡，应采用强烈的化疗方案治疗。大剂量环磷酰胺组成的化疗方案对伯基特淋巴瘤有治愈作用，应考虑使用。全身广泛播散的淋巴瘤或有向白血病发展倾向者或已转化成白血病的患者，可试用治疗淋巴细胞白血病的化疗方案，如VDLP方案。ESHAP方案对复发淋巴瘤有一定的完全缓解率。

（二）生物治疗

1. 单克隆抗体　对B细胞来源、CD20阳性淋巴瘤可应用抗CD20单抗（利妥昔单抗，$375mg/m^2$）治疗。是一种针对CD20抗原的人鼠嵌合型单抗，通过介导抗体依赖的细胞毒性（ADCC）和补体依赖的细胞毒性（CDC）作用杀死淋巴瘤细胞，并诱导淋巴瘤细胞凋亡。单独应用治疗滤泡型淋巴瘤、低度恶性淋巴瘤有效率50%左右。抗CD20单抗与CHOP等联合化疗方案合用治疗惰性或侵袭性淋巴瘤可显著提高CR率和延长无病生存时间。

2. 干扰素　有生长调节和抑制肿瘤细胞增殖作用，对蕈样肉芽肿和滤泡性淋巴瘤有部分缓解作用。

胃黏膜相关淋巴样组织淋巴瘤可使用抗幽门螺杆菌的药物，经抗菌治疗后部分患者症状改善甚至临床治愈。

（三）造血干细胞移植（HSCT）

大剂量化疗联合自体造血干细胞移植（auto－HSCT）已经成为治疗失败患者的标准治疗。也可作为预后差的高危淋巴瘤的初次CR期巩固强化的治疗选择，亦是复发性NHL的标准治疗。异基因造血干细胞移植（allo－HSCT）较少用于恶性淋巴瘤。但如属缓解期短、难

治易复发的侵袭性淋巴瘤，或伴骨髓累及，55 岁以下，重要脏器功能正常，可考虑行异基因造血干细胞移植，以期取得较长期缓解和无病存活。

（四）手术治疗

一般仅限于活体组织检查。但对于原发于消化道和胸内的淋巴瘤、结外淋巴瘤如扁桃体、脾、肾等部位的 NHL，在必要和可能时可手术治疗。术后再行放疗或化疗。合并脾功能亢进者如有切脾指征，可行脾切除术以提高血象，为以后化疗创造有利条件。

七、预后

临床上最常用而且已被证明有预后价值的风险评估系统是国际预后指数（international prognostic index，IPI）评分。该系统基于年龄（≤60 岁/>60 岁）、Ann Arbor 分期（Ⅰ~Ⅱ期/Ⅲ~Ⅳ期）、血清乳酸脱氢酶水平（小于正常/大于等于正常）、体力状态（PS 评分<2 分/≥2 分）和结外累及部位的数量（≤1 个/>1 个）五个因素，根据具有的预后因子数量将患者分为低危、低中危、高中危及高危四类（表 5 - 10 - 5）。

表 5 - 10 - 5　NHL 的预后

预后	IPI 数	CR 率	2 年生存率	5 年生存率
低危	0 ~ 1	87%	84%	73%
低中危	2	67%	66%	50%
高中危	3	55%	54%	43%
高危	4 ~ 5	44%	34%	26%

本章小结

淋巴瘤是一组原发于淋巴组织的免疫系统恶性肿瘤，其发生大多与免疫应答过程中淋巴细胞增殖分化产生的某种免疫细胞恶变有关，以无痛性进行性的淋巴结肿大和局部肿块为其特征性的临床表现，同时可有相应器官的压迫症状。根据组织病理学，淋巴瘤可分成霍奇金淋巴瘤和非霍奇金淋巴瘤两大类。

思考题

1. 简述淋巴瘤的组织学分类、典型的临床表现。
2. 简述淋巴瘤的诊断依据。
3. 简述 HL 及 NHL 的治疗原则。

（彭　军）

第十一章　浆细胞疾病

浆细胞疾病（plasma cell dyscrasia）系指浆细胞或产生免疫球蛋白的 B 淋巴细胞过度增殖引起的一组疾病。该组疾病的主要共同特征是：①单克隆浆细胞异常增生；②异常增生的单克隆浆细胞合成、分泌大量结构完全均一的免疫球蛋白或其多肽链亚单位（轻链与重链）；③正常多克隆浆细胞受到抑制，正常多克隆免疫球蛋白合成及分泌减少。

浆细胞疾病的主要类型：①意义未明的单克隆免疫球蛋白血症（monoclonal gammopathy of undetermined significance，MGUS）；②浆细胞瘤（孤立性浆细胞瘤、髓外浆细胞瘤）；③多发性骨髓瘤（multiple myeloma，MM）；④Waldenström 巨球蛋白血症（Waldenström macroglobulinemia）；⑤重链病（heavy chain disease）；⑥原发性淀粉样变性（primary amyloidosis）；⑦单克隆轻链和重链沉积病（monoclonal light and heavy chain deposition disease）。

第一节　意义未明的单克隆免疫球蛋白血症

意义未明的单克隆免疫球蛋白血症（MGUS）作为一种单克隆免疫球蛋白病，具有非 IgM 型（IgG 或 IgA）、IgM 型及轻链型。约 1/3 患者可进展为 MM、Waldenström 巨球蛋白血症等，所以部分 MGUS 实际上也是一种恶性浆细胞病的瘤前病变。

一、流行病学

欧美等国家通过调查，发现本病在成人中的发生率为 0.1~1.0%。50 岁以上老年人多见，其发生率随年龄增长而增长；男女无明显差别；种族方面，黑人发病率明显高于白人和黄种人。

二、病因及发病机制

病因尚不明了，以前的研究认为遗传及环境均起作用。有研究报道，拥有 MGUS 或 MM 家族史的患者发生 MGUS 的风险分别增加 3.3、2 倍，表明环境和（或）遗传因素均起作用。年轻时放射性暴露明显增加了 MGUS 发生，但并不增加其恶性进展。使用某些杀虫剂、非洲族裔、肥胖、老龄均促进 MGUS 发生。

三、临床表现

本病特点是血中出现与多发性骨髓瘤相似的单克隆免疫球蛋白（M蛋白），但没有其他骨髓瘤相关表现。通常患者无明显临床症状，偶见周围神经损伤导致的麻木感或针刺样感觉。患者多因体检或患无关疾病检查时发现单克隆免疫球蛋白增多，有些患者因血沉增快而做进一步检查发现本症。

四、实验室检查

血清免疫球蛋白（IgG、IgA、IgM或游离轻链）水平轻度增高，骨髓可见浆细胞增多，一般<10%，其余检查均无显示有类似于其他恶性浆细胞病（如MM）的终末器官或者其他多系统受累。

五、诊断和鉴别诊断

（一）诊断标准

（1）无骨髓瘤相关症状或器官损害（详见下节内容）。

（2）血清中M蛋白<30g/L。

（3）骨髓中浆细胞<10%且形态正常。

（4）无其他B细胞增殖性疾病存在。

诊断需要同时符合上述4条标准。

（二）鉴别诊断

本病需与继发性或反应性单克隆免疫球蛋白血症、恶性浆细胞病鉴别。

与继发性或反应性单克隆免疫球蛋白血症的鉴别要点在于是否存在原发病，若是单克隆免疫球蛋白增多伴发于某些非浆细胞性疾病（如自身免疫病、肿瘤、感染、代谢病等），即为继发性或反应性单克隆免疫球蛋白血症，否则为MGUS。

与恶性浆细胞病鉴别的要点即在于是否有终末器官损害。

六、治疗

本病一般无需治疗，但需对患者长期跟踪随访，观察临床症状及血清球蛋白水平。如果病情出现变化，需及时进行相关检查，以防病情继续恶化。但临床如何尽早发现及干预本病的进展一直是困扰广大临床医生的难题，所以我们必须重视该病，加强临床研究，让更多患者免除疾病恶变的威胁，延长生存期。

第二节　多发性骨髓瘤

多发性骨髓瘤是浆细胞恶性增殖性疾病。骨髓中克隆性浆细胞异常增生，分泌单克隆免疫球蛋白或其片段（M蛋白），并导致相关器官或组织损伤。常见临床表现为骨痛、贫血、肾功能不全、感染和高钙血症等。

一、流行病学

MM发病率约占造血系统肿瘤的10%，我国MM发病率约为1/10万，低于西方工业发达国家（约4/10万）。MM多发于中、老年人，发病年龄大多在50~60岁之间，男女之比约为3:2。人种发病率方面，黑人的发病率明显高于白种人和黄种人。

二、病因和发病机制

病因尚不明确。遗传、环境因素、化学物质、病毒感染、慢性炎症及抗原刺激等都可能与骨髓瘤的发病有关。目前认为 MM 的发生和进展是一个多因素、多基因、多步骤的过程。MM 的发生可能与多种染色体畸变及癌基因激活有关。也有学者认为人类 8 型疱疹病毒（human herpes virus – 8，HHV – 8）参与了 MM 的发生。细胞因子白介素 – 6（IL – 6）是促进 B 细胞分化成浆细胞的调节因子。进展性 MM 患者骨髓中 IL – 6 异常升高，提示以 IL – 6 为中心的细胞因子网络失调导致骨髓瘤细胞增生。

三、临床表现

大部分患者慢性起病，早期可无症状，随着疾病进展，骨髓瘤负荷或（和）M 蛋白水平逐渐增加，出现各种症状和体征。MM 常见临床症状包括 "CRAB" 特征，即：血钙增高（hypercalcemia）、肾功能损害（renal insufficiency）、贫血（anemia）、骨病（bone lesions），以及淀粉样变性等靶器官损害相关表现。

1. 骨骼损害 骨髓瘤细胞在骨髓中增生，分泌一些破骨活性因子，激活破骨细胞，导致骨质疏松及溶骨性破坏。骨痛为常见且最主要的症状，以腰骶部最多见，其次以胸背部、肋骨和下肢骨骼，少数患者有肩关节或四肢关节痛。活动或扭伤后剧痛者有病理性骨折的可能。除骨痛、病理性骨折这些症状外，还可出现骨骼肿物，瘤细胞自骨髓向外浸润，侵及骨质、骨膜及邻近组织，形成肿块。肿块多为多发性，常见部位是胸肋骨、锁骨、头颅骨、鼻骨、下颌骨及其他部位。单个骨骼损害为孤立性浆细胞瘤（solitary plasmacytoma）。

2. 感染 正常多克隆免疫球蛋白及中性粒细胞减少，免疫力下降，容易发生各种感染，如细菌性肺炎和尿路感染，甚至败血症。病毒感染以带状疱疹、周身水痘多见。

3. 贫血 90% 以上患者出现程度不一的贫血，多为轻、中度贫血，部分患者以贫血为首发症状。贫血的发生与骨髓瘤细胞浸润抑制造血、肾功能损害致 EPO 分泌不足、反复感染等有关。

4. 高钙血症 可引起头痛、呕吐、乏力、意识模糊、多尿或便秘，重者可致心律失常、昏迷甚至死亡。发生机制主要包括破骨细胞引起的骨再吸收和肾小球滤过率下降致钙的清除能力下降。

5. 肾功能损害 蛋白尿、管型尿和急、慢性肾衰竭。急性肾衰竭多因脱水、感染、静脉肾盂造影等引起。慢性肾衰竭的发病机制：①游离轻链（本周蛋白）被近曲小管吸收后沉积在上皮细胞胞质内，使肾小管细胞变性，功能受损，如出现蛋白管型梗阻（管型肾病），则导致肾小管扩张；②高血钙引起多尿以及少尿；③尿酸过多，沉积在肾小管，导致尿酸性肾病。肾衰竭是 MM 的致死原因之一。

6. 高黏滞综合征 表现为头昏、眩晕、视力模糊、复视、耳鸣、手指麻木、冠状动脉供血不足、慢性心力衰竭、意识障碍甚至昏迷。血清中 M 蛋白增多，可使血液黏滞性过高，引起血流缓慢、组织淤血和缺氧。在视网膜、中枢神经和心血管系统尤为显著。多见于 IgA、IgM 型和 M 蛋白浓度很高的 IgG 型 MM。

7. 出血倾向 鼻出血、牙龈出血和皮肤紫癜多见。出血的机制为：①血小板减少，且 M 蛋白包在血小板表面，影响血小板的功能；②凝血障碍：M 蛋白与纤维蛋白单体结合，影响纤维蛋白多聚化，M 蛋白尚可直接影响因子Ⅷ的活性；③血管壁因素：高免疫球蛋白血症和淀粉样变性损伤血管壁。

8. 淀粉样变性和雷诺现象 少数患者，尤其是 IgD 型，可发生淀粉样变性，常见舌、腮腺肿大、心脏扩大、腹泻或便秘、皮肤苔藓样变、外周神经病变以及肝、肾功能损害等。如

M 蛋白为冷球蛋白，则引起雷诺现象。

9. 髓外浸润　①器官肿大：如淋巴结、肾、肝和脾肿大；②神经损害：胸、腰椎破坏压迫脊髓所致截瘫较为常见，其次为神经根受累，脑神经瘫痪较少见；若出现多发性神经病变，则表现为双侧对称性远端感觉和运动障碍。如同时有多发性神经病变、器官肿大、内分泌病、单株免疫球蛋白血症和皮肤改变者，称为 POEMS 综合征；③髓外浆细胞瘤：孤立性病变位于口腔及呼吸道软组织中；④浆细胞白血病：系骨髓瘤细胞浸润外周血所致，浆细胞超过 $2.0 \times 10^9/L$ 时即可诊断，大多数属 IgA 型，其症状和治疗同其他急性白血病。

四、实验室检查

（一）血象

多为正细胞正色素性贫血。血片中红细胞呈缗线状（成串状）排列。白细胞总数正常或减少。晚期可见大量浆细胞。血小板计数多正常，有时可减少。

（二）骨髓

骨髓中浆细胞异常增生，并伴有质的改变。骨髓瘤细胞大小形态不一，成堆出现，典型的瘤细胞为未成熟、分化差的浆细胞，其形态为多核，核圆形或不规则，核膜内陷，核内可见空泡，染色质稍疏松，不呈车轮状排列，核仁大而明显。

（三）组织病理学

在骨髓或髓外组织中浆细胞瘤可以呈散在、成片、结节或肉瘤样增生。与骨髓涂片比较，骨髓活检更能反映骨髓中浆细胞浸润程度。

（四）免疫表型

肿瘤性浆细胞的免疫表型特征如下：①细胞质中限制性表达单一类型轻链 κ 或者 λ；②正常浆细胞的特征性标记 CD38 和 CD138 常呈较低水平表达；③常 CD19 和 CD20 双阴性；④多数 CD56 阳性而 CD45 阴性或弱表达。可采用免疫荧光标记和流式细胞术（flow cytometer，FCM）进行检测。

（五）细胞遗传学

荧光原位杂交（fluorescence in situ hybridization，FISH）可发现 90% 以上 MM 患者存在细胞遗传学异常。染色体异常通常为免疫球蛋白重链区基因的重排。采用 FISH 检测时，检测位点建议包括：IgH 重排、$17p^-$（p53 缺失）、13q14 缺失、1q21 扩增；若 FISH 检测 IgH 重排阳性，则进一步检查 t（4；14）、t（11；14）、t（14；16）、t（14；20）等。

（六）血生化检查

1. 单克隆免疫球蛋白血症的检查

（1）蛋白电泳　血清或尿液在蛋白电泳时可见一浓而密集的染色带，扫描呈现基底较窄单峰突起的 M 蛋白。

（2）免疫固定电泳（immunofixation electrophoresis，IFE）　可确定 M 蛋白的种类并对骨髓瘤进行分型：①IgG 型骨髓瘤约占 52%，IgA 型约占 21%，轻链型约占 15%，IgD 型少见，IgE 型及 IgM 型极罕见；②伴随单克隆免疫球蛋白轻链，即 κ 链或 λ 链；③约 1% 的患者血清或尿中无 M 蛋白，称为不分泌型骨髓瘤。少数患者血中存在冷球蛋白。

（3）血清免疫球蛋白定量检测　显示 M 蛋白增多，正常免疫球蛋白减少。

（4）血清游离轻链检测（serum free light chains，SFLC）　结合血清、尿蛋白电泳和 IEF 能提高多发性骨髓瘤（尤其是轻链型 MM）和其他相关浆细胞疾病检测的敏感性。

2. 血钙、磷测定　因骨质破坏，出现高钙血症，血磷基本正常。本病的溶骨不伴成骨过程，通常血清碱性磷酸酶正常。

3. 血清 β₂ 微球蛋白和血清白蛋白 β₂ 微球蛋白由浆细胞分泌，与全身骨髓瘤细胞总数有显著相关性。血清白蛋白量与骨髓瘤生长因子的活性呈负相关。均可用于评估肿瘤负荷及预后。

4. C - 反应蛋白（CRP）和乳酸脱氢酶（LDH） CRP 是肝细胞对 IL - 6 反应后产生的急性时相反应蛋白，与 IL - 6 水平具有较好的关联性。CRP 测定方便，临床上常常用之替代 IL - 6，作为预后指标之一。LDH 与肿瘤细胞活动有关，反映肿瘤负荷，具有一定的预后价值。

5. 尿和肾功能 90% 患者有蛋白尿，血清尿素氮和肌酐可增高。约半数患者尿中出现本周蛋白（Bence Jones protein）。本周蛋白的特点：①由游离轻链 κ 或 λ 构成，分子量小，可在尿中大量排出；②当尿液逐渐加温至 $45 \sim 60\,°C$ 时，本周蛋白开始凝固，继续加热至沸点时重新溶解，再冷至 $60\,°C$ 以下，又出现沉淀；③尿蛋白电泳时可出现浓集区带。

（七）影像学检查

骨病变 X 线表现：①溶骨性损害，可呈粟粒状、颗粒状或虫蚀状，典型者为多个大小不等的圆形、边缘清楚的凿孔状病灶，常位于颅骨、盆骨、脊柱、股骨、肱骨等处；②病理性骨折；③骨质疏松，多在脊柱、肋骨和盆骨。为避免急性肾衰竭，应禁止对骨髓瘤患者进行 X 线静脉肾盂造影检查。CT、MRI 或 PET - CT 对骨髓瘤骨病的诊断也有一定价值。

五、诊断标准、分型、分期、危险分层与鉴别诊断

（一）诊断标准

综合参考 WHO、美国国立综合癌症网络（NCCN）及国际骨髓瘤工作组（IMWG）的指南，诊断有症状骨髓瘤和无症状骨髓瘤的标准见表 5 - 11 - 1 及表 5 - 11 - 2。

表 5 - 11 - 1 有症状多发性骨髓瘤诊断标准
（需满足第 1 条及第 2 条，加上第三条中任何 1 项）

1. 骨髓单克隆浆细胞比例 ≥10% 和（或）组织活检证明有浆细胞瘤
2. 血清和（或）尿出现单克隆 M 蛋白
3. 骨髓瘤引起的相关表现：
（1）靶器官损害表现（CRAB）
　　【C】校正血清钙 >2.75mmol/L
　　【R】肾功能损害（肌酐清除率 <40ml/min 或肌酐 >177μmol/L）
　　【A】贫血（血红蛋白低于正常下限 20g/L 或 <100g/L）
　　【B】溶骨性破坏，通过影像学检查显示 1 处或多处溶骨性病变
（2）无靶器官损害表现，但出现以下 1 项或多项指标异常（SLiM）
　　【S】骨髓单克隆浆细胞比例 ≥60%
　　【Li】受累/非受累血清游离轻链比 ≥100
　　【M】MRI 检查出现 >1 处 5mm 以上局灶性骨质破坏

表 5 - 11 - 2 无症状多发性骨髓瘤诊断标准
［需满足第 3 条，加上第 1 条和（或）第 2 条］

1. 血清单克隆 M 蛋白 ≥30g/L 或 24h 尿轻链 ≥1g
2. 骨髓单克隆浆细胞比例 10% ~60%
3. 无相关器官及组织的损害（无 SLiM、CRAB 等终末器官损害表现，包括溶骨改变）

（二）分型

根据血清 M 成分的特点可把本病分为 IgG、IgA、IgD、IgM、IgE 型、轻链型、双克隆型以及不分泌型。每种又可以根据轻链类型分为 κ 型和 λ 型。其中 IgG 型最常见，其次为 IgA 型。

（三）分期

按照传统的 Durie – Salmon 分期体系（表5 – 11 – 3）和国际分期体系（表5 – 11 – 4）进行分期。

表5 – 11 – 3 Durie – Salmon 分期系统

分期	分期标准
Ⅰ期	满足以下所有条件：
	1. 血红蛋白 >100g/L；
	2. 血清钙 ≤2.65mmol/L（11.5mg/dl）；
	3. 骨骼 X 线片：骨骼结构正常或骨型孤立性浆细胞瘤；
	4. 血清骨髓瘤蛋白产生率低：（1）IgG <50g/L；（2）IgA <30g/L；（3）本周蛋白 <4g/24h
Ⅱ期	不符合Ⅰ和Ⅲ期的所有患者
Ⅲ期	满足以下1个或多个条件：
	1. 血红蛋白 <85g/L；
	2. 血清钙 >2.65mmol/L（11.5mg/dl）；
	3. 骨骼检查中溶骨病变大于3处；
	4. 血清或尿骨髓瘤蛋白产生率高：（1）IgG >70g/L；（2）IgA >50g/L；（3）本周蛋白 >12g/24h
亚型	
A 亚型	肾功能正常：肌酐清除率 >40ml/min 或血清肌酐水平 <177μmol/L（2.0mg/dl）
B 亚型	肾功能不全：肌酐清除率 ≤40ml/min 或血清肌酐水平 ≥177μmol/L（2.0mg/dl）

表5 – 11 – 4 国际分期系统（international staging system，ISS）

分期	分期的依据	中位生存时间
Ⅰ	血清 β_2 微球蛋白 <3.5mg/L，白蛋白 ≥35g/L	62 个月
Ⅱ	介于Ⅰ期和Ⅱ期之间	44 个月
Ⅲ	血清 β_2 微球蛋白 ≥5.5mg/L	29 个月

Durie – Salmon（DS）分期系统是 MM 标准的临床分期系统，它根据贫血的严重程度、高钙血症、血或（和）尿 M 蛋白水平以及骨骼损害的程度将 MM 分为Ⅰ、Ⅱ和Ⅲ期。然后根据血清肌酐浓度将各期再分为 A 组和 B 组。其缺陷是对骨骼损害严重程度的判断存在主观性。近年来提出的国际分期系统（international staging system，ISS）根据血清 β_2 微球蛋白和白蛋白水平进行分期，比 Durie – Salmon 分期系统更为客观简单，并且能提示预后。

（四）危险分层

联合应用 ISS 和荧光原位杂交（FISH）结果对患者进行危险分层（表5 – 11 – 5）。

表5 – 11 – 5 国际骨髓瘤工作组（IMWG）的多发性骨髓瘤危险分层

危险分层	分层标准	患者比例（%）	中位总生存期（年）
低危	ISS Ⅰ/Ⅱ 期，无 t（4；14）、17p13 缺失和1q21 扩增，年龄 <55 岁	20	>10
中危	所有不符合低危和高危者	60	7
高危	ISS Ⅱ/Ⅲ 期和 t（4；14）/17p13 缺失	20	2

（五）鉴别诊断

MM 需与下列疾病鉴别。

1. 具有单克隆免疫球蛋白血症的相关疾病

（1）Waldenström 巨球蛋白血症 因骨髓中浆细胞样淋巴细胞克隆性增生所致，M 蛋白为 IgM，无骨质破坏。

（2）MGUS 单克隆免疫球蛋白一般少于 10g/L，且历经数年无变化，即无骨骼病变，骨髓中浆细胞不增多。血清 β_2 微球蛋白正常。少数患者多年后可转化为骨髓瘤或巨球蛋白血症。

（3）继发性或反应性单克隆免疫球蛋白血症 偶见于慢性肝炎、自身免疫病、实体瘤。

（4）某些 B 细胞淋巴瘤和慢性淋巴细胞白血病 这些肿瘤细胞可出现浆细胞样分化，M 蛋白水平多为轻、中度增高。

（5）重链病 免疫电泳发现 α、γ 或 μ 重链。

（6）原发性淀粉样变性 病理组织检查时刚果红染色阳性。

2. 反应性浆细胞增多症 可由慢性炎症、伤寒、系统性红斑狼疮、肝硬化、转移癌等引起。反应性浆细胞为多克隆性，一般不超过 15% 且无形态异常，不伴有 M 蛋白，克隆性 IgH 基因重排阴性。

3. 引起骨痛和骨质破坏的疾病 如骨转移癌、老年性骨质疏松症、肾小管性酸中毒及甲状旁腺功能亢进等，因成骨过程活跃，常伴血清碱性磷酸酶升高。如查到原发病变或骨髓涂片找到成堆的癌细胞将有助于鉴别。

六、治疗

（一）治疗原则

（1）对有症状的 MM 患者应采用整体治疗，包括诱导、巩固治疗（含造血干细胞移植）及维持治疗。无症状的 MM 患者暂不推荐治疗，以临床观察为主，每 2~3 个月复查一次。

（2）对于适合自体造血干细胞移植的患者，应尽量采用含新药的诱导治疗方案。

（3）所有适合临床试验的患者，可考虑进入临床试验。

（二）有症状 MM 患者的治疗

1. 化学治疗 有症状 MM 的初治为诱导化疗，常用的化疗药物及方案如下：

（1）Rd 来那度胺/地塞米松。

（2）VD 硼替佐米/地塞米松。

（3）VTD 硼替佐米/沙利度胺/地塞米松。

（4）VCD 硼替佐米/环磷酰胺/地塞米松。

（5）PAD 硼替佐米/阿霉素/地塞米松。

（6）TAD 沙利度胺/阿霉素/地塞米松。

（7）TCD 沙利度胺/环磷酰胺/地塞米松。

（8）DTPACE 地塞米松/沙利度胺/顺铂/阿霉素/环磷酰胺/依托泊苷。

（9）MPT 马法兰/泼尼松/沙利度胺。

2. 造血干细胞移植 自体干细胞移植（auto - hematopoietic stem cell transplantation，auto - HSCT）可提高缓解率，改善患者总生存期和无事件生存率，是适合移植患者的标准治疗。一般认为年龄≤65 岁的患者接受 auto - HSCT 治疗是安全可行的。

清髓性异基因干细胞移植（allo - hematopoietic stem cell transplantation，allo - HSCT）可在年轻患者中进行，常用于难治复发患者。

3. 骨病的治疗 二磷酸盐有抑制破骨细胞的作用，如唑来磷酸钠每月 4mg 静脉滴注，可减少疼痛，部分患者出现骨质修复。无症状性骨髓瘤患者不建议使用二磷酸盐。有长骨病理性骨折、脊柱骨折压迫脊髓或脊柱不稳定者可行外科手术治疗；低剂量放疗（10~30Gy）可作为姑息治疗，用于不能控制的疼痛、即将发生的病理性骨折或即将发生的脊髓压迫；在干细胞采集前，避免全身放疗。

4. 高钙血症

（1）水化、碱化、利尿 如患者尿量正常，则日补液 2000~3000ml，保持尿量 >1500ml/d。

（2）使用二磷酸盐。

（3）糖皮质激素和（或）降钙素。

5. 贫血 可考虑促红细胞生成素治疗。

6. 肾功能不全

（1）水化、利尿、以避免肾功能不全。

（2）减少尿酸形成和促进尿酸排泄。

（3）有肾衰竭者，应积极透析。

（4）避免使用非甾体类抗炎镇痛药。

（5）避免使用静脉造影剂。

（6）避免使用双磷酸盐（长期接受双磷酸盐治疗的患者需监测肾功能）。

7. 高黏滞血症 血浆置换可用于有症状的高黏滞综合征患者的辅助治疗。

8. 感染 若出现感染症状应用抗生素治疗；若反复发生感染或出现威胁生命的感染，可考虑静脉加用免疫球蛋白；若使用大剂量地塞米松方案，应考虑预防卡氏肺孢子菌肺炎和真菌感染；如果有条件，可以接种肺炎和流感疫苗；使用硼替佐米的患者应预防性使用抗病毒药物；HBV 携带者应预防性使用抑制病毒复制的药物，并注意监测病毒载量。

9. 凝血/血栓 对接受以沙利度胺或来那度胺为基础方案的患者，因其有增加血栓形成的风险，所以建议预防性抗凝治疗。

七、预后

MM 自然病程具有高度异质性，中位生存期约 3 ~ 4 年，有些患者可存活 10 年以上。影响预后的因素有年龄、CRP 水平、血清 LDH 水平、骨髓浆细胞浸润程度、肾衰竭、ISS 分期及细胞遗传学异常等。

本章小结

浆细胞疾病是一组克隆性浆细胞或浆细胞样淋巴细胞增生性疾病，血清或（和）尿中出现过量的单克隆免疫球蛋白（M蛋白）或其轻链或重链片段为其特征。意义未明的单克隆免疫球蛋白血症是一种良性的单克隆免疫球蛋白病，其亦是一种浆细胞疾病的瘤前病变，通常患者无明显临床症状，一般无骨质破坏，但需对患者进行长期随访监测。多发性骨髓瘤是浆细胞疾病中的恶性肿瘤，骨髓瘤细胞在骨髓内克隆性增殖，引起溶骨性骨骼破坏。骨髓瘤细胞分泌单株免疫球蛋白，正常的多克隆免疫球蛋白合成受抑，本周蛋白随尿液排出。常伴有贫血，肾衰竭和骨髓瘤细胞髓外浸润所致的多器官多系统损害。治疗方式可选用联合化疗或骨髓移植，需根据患者的具体情况个性化选择。

思考题

1. 简述浆细胞疾病的分类。

2. 简述多发性骨髓瘤的临床表现。

3. 简述多发性骨髓瘤的诊断，需要与哪些主要疾病鉴别、鉴别的要点是什么？

4. 多发性骨髓瘤的治疗原则是什么？

（彭　军）

第十二章　骨髓增殖性肿瘤

骨髓增殖性肿瘤（myeloproliferative neoplasms，MPNs），既往称为骨髓增殖性疾病（myeloproliferative disease，MPD），是一组克隆性造血干细胞疾病，临床病理特征为骨髓中一系或多系分化相对成熟的造血细胞恶性增殖，致使外周血一种或多种血细胞数增多并功能异常，伴肝、脾或淋巴结肿大。MPNs 的 WHO 分型主要包括真性红细胞增多症（polycythemia vera，PV）、原发性血小板增多症（essential thrombocythaemia，ET）、原发性骨髓纤维化（primary myelofibrosis，PMF）和慢性髓细胞白血病（CML）。本章重点介绍 PV、ET 及 PMF，它们也称 Ph 染色体阴性的 MPNs，多数患者有 Janus 型酪氨酸激酶 2（*JAK2*）基因点突变。

MPNs 发病机制尚未完全阐明，可能与 *JAK2* 基因突变引起酪氨酸激酶信号途径（JAK–STAT）过度活化密切相关，*JAK2 V617F* 突变最常见。促血小板生成素受体 *MPL* 基因 *W515L/K* 突变、钙网蛋白 *CALR*（calrcticulin）基因突变也与 MPNs 相关。PMF 存在无效巨核细胞生成，巨核细胞破坏后释放大量血小板衍生生长因子（PDGF）、转化生长因子–β（TGF–β）等细胞因子，可与异常激活的 JAK–STAT 信号途径协同刺激成纤维细胞增殖并分泌胶原，抑制胶原分解，导致骨髓纤维化。

本组疾病的共同特征为：①病变发生在多能造血干细胞；②骨髓中多以一系细胞恶性增殖为主，可同时累及其他系造血细胞；③各亚型可共存或相互转化，最终多进展为骨髓衰竭或转化为急性白血病；④细胞异常增殖可发生于脾、肝、淋巴结等髓外组织，即髓外造血或髓外化生（extramedullery metaplasia）；⑤多见于中老年患者，起病隐匿，进展缓慢，病程长。

第一节　真性红细胞增多症

真性红细胞增多症（PV），简称真红，是一种以红系造血细胞克隆性增殖为主的 MPN。患者外周血红细胞异常增多，血液黏滞度增高，常伴白细胞和血小板增多、脾大，可出现血栓和出血等并发症。

一、临床表现

1. 神经系统表现　与血容量增多、血液黏滞度增高导致血流缓慢和组织缺氧有关。头痛最常见，可伴眩晕、疲乏、耳鸣、眼花，以及肢端麻木与刺痛、多汗、视力障碍。少数以脑血管意外为首发表现。

2. 多血质表现　皮肤和黏膜红紫，以面颊、唇、舌、耳、鼻尖和四肢末端（指、趾及大小鱼际）为著，眼结膜显著充血。部分患者伴高血压或皮肤瘙痒，后者多与嗜碱性粒细胞增高、释放组织胺有关。

3. 血栓栓塞和出血　25%患者以血栓栓塞为首发表现，与高血容量、高黏滞血症有关，常见部位有脑、周围血管、冠状动脉、门静脉、肠系膜、下腔静脉、脾、肺静脉等。少数患者有出血表现，出血原因与血管内膜损伤、组织缺氧、血小板功能异常有关。

4. 肝脾肿大　半数以上患者有肝脾肿大，是本病重要体征。脾肿大多为中至重度。脾梗死时可出现左上腹脾区疼痛、压痛及摩擦音。

5. 其他　细胞过度增殖、核酸代谢亢进，导致血、尿中尿酸水平增高。少数患者继发痛风或在尿路、胆道形成尿酸性结石。组织胺分泌增高可刺激胃酸分泌，故10%～16%患者合并消化性溃疡。

按病程进展分为三期：①红细胞及血红蛋白增多期，持续数年；②骨髓纤维化期，血象处于正常代偿阶段，通常在诊断后5～13年发生；③贫血期，为骨髓衰竭期，有巨脾、髓外化生和全血细胞减少，大多在2～3年内死亡，个别病例可演变为急性白血病。

二、实验室和特殊检查

1. 血液检查　红细胞数多增高至（6～10）×10^{12}/L，血红蛋白增高至（170～240）g/L，可呈小细胞低色素性（缺铁所致），血细胞比容增高至0.60～0.80。网织红细胞数正常。当脾脏肿大伴髓外造血时，外周血出现有核红细胞，红细胞大小、形态不等，可见卵圆、椭圆和泪滴样细胞。约2/3患者白细胞数增高，多在（10～30）×10^9/L，可见核左移。中性粒细胞碱性磷酸酶积分大多增高。血小板数大多高于正常，多在（300～1000）×10^9/L。可见体积增大、畸形血小板和巨核细胞碎片。血小板寿命轻度缩短，黏附、聚集及释放功能均减低。血液黏滞度增高，可达正常人的5～8倍。血液及尿中EPO水平多低于继发性真性红细胞增多症。少数患者血尿酸增加，约2/3患者有高组胺血症和高组胺尿症。血清维生素B_{12}及维生素B_{12}结合力增加。血清铁降低。

2. 骨髓检查　各系造血细胞显著增生，红系增生较明显，粒细胞与幼红细胞比例常下降，贮存铁减少。

3. 染色体与基因改变　90%～95%患者有*JAK2 V617F*基因突变，部分患者可检测到*JAK2*基因的第12外显子突变。可出现非整倍体核型，尤其三倍体型较多见，但一般无特异性。

三、诊断和鉴别诊断

（一）诊断

诊断需符合两条主要标准和任一条次要标准、或符合第一条主要标准和任两条次要标准。

1. 主要诊断标准　①血红蛋白男性>185g/L，女性>165g/L，或其他红细胞容量增加证据；②存在*JAK2 V617F*基因突变、或其他功能类似的突变如*JAK2*基因第12外显子突变。

2. 次要诊断标准　①骨髓活检示三系增生活跃，以红系增生明显；②血清EPO水平下降；③体外培养有内源性红系集落形成。

（二）鉴别诊断

1. 相对性红细胞增多症 严重脱水、大面积烧伤、慢性肾上腺皮质功能减退等因血浆容量减少致血液浓缩，红细胞数量并不增多。

2. 继发性红细胞增多症 见于：①慢性缺氧状态，例如高山居住、肺气肿和慢性肺部疾患、发绀性先天性心脏病等；②大量吸烟使碳氧血红蛋白增高，异常血红蛋白病引起组织缺氧；③EPO 分泌增多，可因肾囊肿、肾盂积水、肾动脉狭窄、皮质醇增多症或各种肿瘤引起。

3. 应激性红细胞增多症 由于精神紧张或用肾上腺素后脾收缩所致，常为一过性，伴有高血压而红细胞容量正常。

四、治疗

（一）静脉放血及红细胞单采术

1. 静脉放血 每隔 2~3 天放血 200~400ml，直至红细胞数 $< 6.0 \times 10^{12}/L$，血细胞比容 < 0.50。放血后可维持疗效 1 个月以上。本法简便，较年轻患者如无血栓并发症可单独采用。缺点为：①可引起红细胞及血小板反跳性增高；②反复放血可加重缺铁；③对老年及有心血管疾病患者可能诱发血栓形成。

2. 红细胞单采术 可迅速降低血细胞比容和血液黏度，改善临床症状，适用于伴白细胞或血小板减少患者及妊娠患者。

（二）非特异性骨髓抑制药物

1. 羟基脲 每日剂量为 10~20mg/kg。根据血细胞数调整剂量，维持白细胞在 $(3.5~5) \times 10^9/L$，可长期间歇应用。缺点是停药后缓解时间短，治疗过程中需频繁监测血象。

2. 高三尖杉酯碱 常用剂量 2~4mg/d，7~14 天为一疗程，通常一疗程疗效可维持 3~6 个月。

（三）干扰素 - α

可抑制 PV 克隆的增殖，常用剂量为 300 万 U/m^2，每周 3 次，皮下注射。治疗 3 个月，缓解率可达 80%。

（四）对症治疗

皮肤瘙痒顽固者可使用抗组胺类药物。高尿酸血症者可用别嘌呤醇。小剂量阿司匹林（100mg/d）可以减少血栓并发症。

第二节 原发性血小板增多症

原发性血小板增多症（ET），也称为出血性血小板增多症、特发性血小板增多症，是以巨核细胞增生为主的造血干细胞克隆性疾病。临床表现为血小板持续性增多，脾大，出血或血栓形成。

一、临床表现

1. 一般症状 起病隐匿，可有疲劳、乏力，偶尔发现血小板增多或脾大而被确诊。

2. 出血 血小板功能不正常，常有出血表现，多为自发性、反复发作，以胃肠道出血常见，也可表现为鼻衄、牙龈出血、血尿、皮肤黏膜瘀斑等。

3. 血栓和栓塞 血小板数极度增多或伴血小板黏附性增高，可致动、静脉血栓形成。糖尿病、高血压、高胆固醇血症、吸烟等多为高危因素。

4. 脾大 脾大见于 50%~80% 患者，多为中度，巨脾少见。约半数患者肝轻度肿大。

二、实验室检查

1. 血液检查 ①血小板数多增高至（1000 ~ 3000）× 10^9/L，涂片可见血小板聚集成堆、大小不一，可见巨型血小板，偶见巨核细胞碎片；②白细胞常在（10 ~ 30）× 10^9/L 之间，分类以中性分叶核粒细胞为主，中性粒细胞碱性磷酸酶活性增高；③少数患者红细胞可增多。

2. 骨髓检查 各系细胞增生均明显活跃，以巨核细胞增生最为突出，可见大量血小板聚集。

3. 血小板及凝血功能 血小板功能多有异常，血小板对胶原、ADP 及花生四烯酸诱导的聚集反应下降，对肾上腺素的反应消失。出血时间正常或轻度延长、血块退缩不良。

4. 基因改变 ①50% ~ 70% 患者可检出 *JAK2 V617F* 突变，少数患者有 *JAK2* 第 12 外显子突变；②10% 患者检出 *MPL W515L/K* 突变；③*JAK2* 突变阴性患者中约 70% ~ 80% 可检出 *CALR* 基因突变。

三、诊断和鉴别诊断

（一）诊断

诊断需符合以下 4 条标准：①外周血持续性血小板计数 ≥450 × 10^9/L；②骨髓活组检查提示巨核细胞增生，以成熟的大巨核细胞数量增多为主，无中性粒细胞核左移或红系增多的表现；③不符合 CML、PV、PMF、MDS 或其他 MPN 的 WHO 诊断标准。④有 *JAK2 V617F* 基因突变或其他克隆标记（如 *CALR* 或 *MPL W515L/K* 基因突变），如果不存在上述突变，应排除继发性血小板增多的病因。

（二）鉴别诊断

1. 继发性血小板增多症 也称反应性血小板增多症，继发于感染、药物、妊娠、恶性肿瘤、应激状态等，有相应原发病的临床表现，原发病控制后血小板计数恢复正常，血小板计数很少超过 600 × 10^9/L，极少超过 1000 × 10^9/L，Ph 染色体、*BCR/ABL* 融合基因和 *JAK2 V617F* 基因突变均为阴性。

2. 与血小板增高有关的 MPNs ①CML：部分 CML 血小板计数可显著增高达 1000 × 10^9/L，可通过血象、骨髓象加以鉴别，CML 具有特征性的 Ph 染色体和 *BCR/ABL* 融合基因。②其他 MPNs：PV 以红细胞增多为突出表现。PMF 患者外周血有幼红细胞、幼粒细胞、泪滴样红细胞，骨髓大多干抽，骨髓活检有纤维组织增生。

四、治疗

尚无特异性治疗方法，治疗目的为减少血小板数量，预防血栓和出血。根据 ET 患者发生血栓并发症的危险度分级而制订治疗方案（表 5 - 12 - 1）。

表 5 - 12 - 1 ET 患者危险度分层

危险度分级	危险因素	治疗方案
低	年龄 <40 岁，无心血管疾病危险因素。	无需治疗或小剂量阿司匹林治疗
中	40 ~ 60 岁，无心血管疾病危险因素。	小剂量阿司匹林治疗
高	年龄 >60 岁，有血栓症既往史，血小板 >1500 × 10^9/L 和（或）有心血管疾病危险因素。	抑制细胞治疗和小剂量阿司匹林治疗

注：心血管疾病危险因素包括：高血压、糖尿病、吸烟、高胆固醇血症和肥胖等。

1. 抗血小板治疗 小剂量阿司匹林（100mg/d），若患者不能耐受或有使用禁忌证，可使用氯吡格雷。

2. 骨髓抑制药物 ①羟基脲：常用剂量 1 ~ 2g/d，分 2 ~ 3 次口服。②阿那格雷

（anagrel）：一种金鸡纳衍生物，通过抑制巨核细胞分化成熟而减少血小板生成。治疗 ET 有效率达 94%。推荐初始剂量 1mg/d，分 2 次给药，使用 1 周开始加量，每周加量不超过 0.5mg/d，直到血小板计数降至正常，常规维持剂量：1～3mg/d。③干扰素 α：剂量 300 万 U/d，每周 3 次，皮下注射。

3. 治疗性血小板单采 在紧急情况下（手术前、伴急性胃肠道出血的老年患者、分娩前及骨髓抑制药不能奏效时）采用，可迅速减少血小板数量。

第三节 原发性骨髓纤维化

原发性骨髓纤维化（PMF），简称骨纤，为不明原因的骨髓弥漫性纤维增生症，表现为不同程度的血细胞减少和（或）增多，外周血出现幼红细胞、幼粒细胞、泪滴型红细胞，髓外化生常导致肝脾肿大，甚至巨脾。

一、临床表现

巨脾为本病特征，约半数患者就诊时脾脏已达盆腔。常见症状为贫血和脾大压迫引起的头晕、乏力、腹胀、左上腹疼痛等，少数患者有骨骼疼痛和出血。代谢可致低热、盗汗及体重下降等。严重贫血和出血为晚期表现。常合并感染，少数患者可因高尿酸血症并发痛风、肾结石。并发肝硬化及肝静脉、门静脉血栓形成可致门脉高压症。

二、实验室和特殊检查

1. 血液检查 ①外周血可见少量幼红、幼粒细胞，发现泪滴状红细胞有辅助诊断价值；②白细胞计数增多或正常，NAP 活性增高；③血小板数高低不一，功能多有缺陷；④晚期表现为全血减少，与重度骨髓纤维化有关。

2. 骨髓检查 骨髓穿刺常呈"干抽"现象，为骨髓纤维化的特征。早期可呈细胞增生性骨髓象，但后期增生低下。骨髓中大量网状纤维组织增生为本病诊断依据。

按骨髓纤维化的程度分为三期：①全血细胞增生期：骨髓细胞呈程度不一的增生，以巨核细胞最明显。网状纤维增多但尚不影响骨髓的正常结构。造血细胞占 70% 以上。②骨髓萎缩与纤维化期：纤维组织增生突出，占骨髓的 40%～60%，造血细胞占 30%。③骨髓纤维化和骨质硬化期：为终末期，以骨质和骨小梁增生为主，占骨髓的 30%。除巨核细胞仍可见外，其他系造血细胞显著减少。

3. 染色体及基因改变 ①约 50% 患者有 *JAK2 V617F* 突变；②*JAK2* 基因突变阴性患者中约 10% 可检出 *MPL W515L/K* 突变；③少数患者可检出 *CALR* 基因突变。约 40%～60% 患者可检出非特异性染色体异常。

4. 其他 X 线或者 MRI 检查可见骨质硬化征象。血清尿酸、乳酸脱氢酶等常升高。

三、诊断和鉴别诊断

（一）诊断

诊断需符合全部主要标准，或符合第一条、第二条主要标准和全部次要标准。

1. 主要诊断标准 ①有巨核细胞增生和异型巨核细胞，常伴有网状纤维或者胶原纤维，或无显著的网状纤维增多，巨核细胞改变必须有以粒细胞增生且常有红系造血减低为特征的骨髓增生程度增高；②不符合 PV、ET、CML、MDS 或其他髓系肿瘤的 WHO 诊断标准；③存在 *JAK2 V617F*、*CALR* 或 *MPL* 基因突变。

2. 次要诊断标准 ①有一个克隆性标志或无继发性骨髓纤维化证据；②贫血或可触及的

脾脏肿大；③外周血出现幼红细胞、幼粒细胞或血清乳酸脱氢酶水平增高。

（二）鉴别诊断

1. 继发性骨髓纤维化 多见于感染、毛细胞白血病或其他淋系肿瘤、MDS、转移性肿瘤、暴露于某些理化因素（苯、放射线等）、自身免疫性疾病或慢性炎症性疾病（甲状腺功能亢进或减退等）。

2. 与 CML、PV 等其他 MPN 的鉴别。

四、治疗

目前尚无特异性疗法，治疗措施仅为减轻临床症状，改善患者的生存质量。

1. 抑制骨髓纤维化、纠正贫血 除成分输血外，可使用雄激素（司坦唑醇）、EPO、沙利度胺、来那度胺、活性维生素 D_3（骨化三醇）、糖皮质激素（强的松）、干扰素及羟基脲等。

2. 脾切除 适应证：①门脉高压并发食道静脉曲张出血；②脾大致压迫和（或）脾梗死疼痛难忍；③难治性溶血或血小板减少。切脾后可使肝迅速增大或血小板明显增多，应慎重考虑。

3. 异基因造血干细胞移植 Allo - HSCT 是唯一有可能治愈 PMF 的手段，但移植相关死亡率高。

本章小结

骨髓增殖性肿瘤是分化相对成熟的一系或多系骨髓细胞克隆性增殖所致的一组造血系统肿瘤性疾病。包括真性红细胞增多症、原发性血小板增多症、原发性骨髓纤维化和慢性髓细胞白血病。多见于中老年患者，起病隐匿，进展缓慢。常有 *JAK2 V617F* 突变，部分患者有 *MPL W515L/K* 突变和（或）*CALR* 基因突变。尚无特异治疗，对症支持为主要治疗措施。

真性红细胞增多症以克隆性红系造血细胞增殖为主，外周血红细胞异常增多，血液黏滞度增高，常伴白细胞和血小板增多、脾大，可并发血栓和出血。可采用静脉放血或红细胞单采术、骨髓抑制药物等治疗。原发性血小板增多症以巨核细胞增生为主，血小板持续增多，脾大，常有出血或血栓形成。根据血栓危险度分级而选择观察、小剂量阿司匹林和（或）骨髓抑制药物，紧急情况下可行血小板单采术。原发性骨髓纤维化患者骨髓纤维组织增生并髓外化生，外周血出现幼红细胞、幼粒细胞、泪滴型红细胞，肝脾肿大甚至巨脾，疾病晚期外周血细胞减少。抑制骨髓纤维化、纠正贫血、脾切除或异基因造血干细胞移植为主要治疗手段。

思考题

1. 简述骨髓增殖性肿瘤的概念及共同特征。

2. 简述真性红细胞增多症的诊断及鉴别诊断。

3. 简述原发性血小板增多症的诊断及鉴别诊断。

4. 简述原发性血小板增多症的治疗原则。

5. 简述原发性骨髓纤维化的临床表现。

6. 简述原发性骨髓纤维化的诊断及鉴别诊断。

7. 简述原发性骨髓纤维化的治疗原则。

（方 峻）

第十三章　脾功能亢进

脾功能亢进（hypersplenism），简称脾亢，是一种以脾大、一种或多种血细胞减少而骨髓相应造血细胞代偿增生的临床综合征。脾切除后血象可基本恢复，症状可缓解。根据病因明确与否，脾亢分为原发性和继发性。

一、病因

原发性脾亢较少见，继发性脾亢常见病因有如下几类。

1. 感染性疾病　如结核病、传染性单核细胞增多症、亚急性感染性心内膜炎、布鲁菌病、血吸虫病及疟疾等。

2. 免疫性疾病　有系统性红斑狼疮、Felty 综合征等。

3. 淤血性疾病　有充血性心力衰竭、缩窄性心包炎、Budd‑Chiari 综合征、肝硬化、门静脉或脾静脉血栓形成等。

4. 血液系统疾病　①血管外溶血：如遗传性球形细胞增多症、自身免疫性溶血性贫血、地中海贫血及镰刀细胞贫血等；②脾异常细胞浸润：如白血病、淋巴瘤、骨髓增殖性肿瘤等。

5. 脂质贮积病　如尼曼‑皮克病、戈谢病等。

6. 脾脏疾病　如脾囊肿及脾海绵状血管瘤等。

二、发病机制

脾脏主要由白髓淋巴组织和红髓微血管网组成，合成、分泌抗原特异性抗体和滞留吞噬衰老或损伤血细胞、病原微生物等是脾脏的主要功能。脾是单核‑巨噬细胞系统的组成部分，红髓中有较多巨噬细胞，脾血流缓慢流经红髓时，细菌、异物或表面覆盖抗体及补体的血细胞，可与巨噬细胞充分接触并被吞噬。脾血流从小动脉经微血管进入静脉窦，血液需通过由窦内皮细胞形成的径长 $1\sim3\,\mu m$ 的裂孔回流到小静脉。正常红细胞与白细胞的直径虽为 $7\sim12\,\mu m$，但可通过其固有的变形能力而移出裂孔。衰老、受损、有先天或继发缺陷的血细胞变形能力差，不能通过裂孔而被滞留吞噬。脾大时血细胞通过红髓时间延长，脾滤血滞留功能亢进，巨噬细胞数量也可能增加，这些因素也不同程度强化了脾对正常或异常血细胞的破坏作用。循环中一种或多种血细胞破坏性减少时，骨髓相应谱系的造血功能则出现代偿性增生。

脾尚有储血功能。循环中大部分中性粒细胞及 1/3 左右的血小板储存在脾中，脾大时多达 90% 的血小板可被阻留。另外，脾大常伴随全身血浆容量增加，造成血液稀释而表现为血细胞减少。脾功能亢进时，脾脏也可能分泌某些体液因子，干扰骨髓造血细胞的成熟过程。

三、临床表现

血细胞减少可出现不同程度贫血症状，严重者可有感染和出血倾向。脾脏多为轻至中度肿大，少数为巨脾，可达盆腔，明显增大时可产生左上腹沉重或牵拉感，及因胃肠受压而出现上腹饱胀感等消化系统症状。若左季肋部出现与呼吸相关的疼痛及摩擦音，常提示脾梗死。

脾功能亢进引起血细胞减少的程度与病因有一定相关性，通常淤血性脾大时血细胞减少较为明显，肿瘤细胞浸润所致的脾大时，脾亢常不明显，临床上脾大与脾亢的程度也不一定平行。

四、实验室检查

1. 血象　血细胞可一系、两系乃至三系同时减少，但细胞形态正常。早期以白细胞或（和）血小板减少为主，晚期常发生全血细胞减少。白细胞减少则以中性粒细胞减少为主，淋巴细胞相对增多。

2. 骨髓象　增生活跃或明显活跃，外周血中减少的血细胞系列在骨髓中常呈显著的代偿性增生。部分患者可出现血细胞成熟障碍的特征，这与外周血细胞大量破坏，促使细胞过度释放有关。

五、诊断

①脾大，对于肋缘下未能触及的轻度脾大者，应以超声显像等手段检查；②红细胞、白细胞或血小板可单一或同时减少；③骨髓造血细胞代偿性增生，可伴轻度成熟障碍；④脾切除后血细胞数接近或恢复正常。诊断以前 3 条依据最重要。

六、治疗

应治疗原发病，若无效且原发病允许，可以考虑脾部分栓塞术或脾切除，以后者最常用。脾切除指征：①脾大造成明显压迫症状；②严重溶血性贫血；③显著血小板减少引起出血；④粒细胞极度减少并有反复感染史。

脾切除后继发性血小板增多症对于卧床或老年患者有引起血栓并发症的危险，去除了保护性滤血器官，幼年患者易发生血源性感染，所以对幼年、老年及长期卧床的患者切脾要慎重。

 本章小结

脾亢根据病因明确与否，分为原发性和继发性。临床主要表现为脾大，血细胞可一系、两系乃至三系同时减少而骨髓相应造血细胞代偿性增生；脾切除后血象可基本恢复，症状缓解。

 思考题

1. 简述脾功能亢进的病因和发生机制。
2. 简述脾功能亢进的诊断要点。

（李秀军）

第十四章　出血性疾病概述

血管破裂时，血液外流或渗出，此时机体启动一系列复杂的生理性防御反应，使出血停止，此即止血（hemostasis）。正常止血依赖凝血与抗凝、纤维蛋白形成与溶解间的平衡调控，以实现凝血过程的可控性（即将凝血反应限制于损伤局部）。任何遗传或获得性因素诱发的止血过程异常，均可引起自发性出血或轻度创伤后出血不止，此类疾病称为出血性疾病。

一、正常止血机制

生理性止血机制主要包括血管收缩，血小板血栓形成及纤维蛋白凝块形成与维持三个时相。机体对局部损伤的即刻反应是局部血管收缩，动脉收缩比静脉收缩对止血机制更有意义。血管收缩的发生与神经反射和多种化学介质有关，如受损区域血小板释放的 5 - 羟色胺（5 - HT）与血栓烷（TXA_2）、血管内皮细胞释放的内皮素（ET）等。TXA_2 和 ET 均可引起血管收缩。在此基础上，血小板黏附和聚集在血管破损处，形成血小板聚集体，实现初步止血；几乎在同时，凝血系统被激活，纤维蛋白网形成，从而加固血小板血栓，实现次级止血。以下简述血管、血小板和凝血因子在正常止血中的作用。

（一）血管因素

生理状态下，血管是一种无渗漏的密闭环路。血管内膜的主要构成成分是血管内皮细胞单层。正常完整的血管内皮细胞（endothelial cells，ECs）具有抗凝和促凝的双重活性。当 ECs 受到损伤或激活，血管内膜促凝/抗凝的功能平衡快速向促凝方向"偏移"，此时内皮细胞表达、释放一系列黏附分子配体如血管性血友病因子（von Willebrand factor，vWF）等，以促进血小板黏附。ECs 损伤后，内膜下基质不仅结合 vWF，也暴露出自身相关的一些促凝分子，包括凝血酶敏感蛋白（thrombospondin，TSP），纤粘蛋白（fibronectin，FN）、外连素（vitronectin）和胶原等。这类黏附分子配基既可"俘获"血小板，又可激活血小板的黏附性。内膜下胶原既可使血小板致密颗粒释放生物活性物质，还可使血小板膜糖蛋白Ⅱb/Ⅲa（GPⅡb/Ⅲa）发生变构性活化；内膜下平滑肌细胞和成纤维细胞还可以分泌可溶性凝血系统的主要激活物，即组织因子（tissue factor，TF）。

损伤 ECs 和内膜下基质的上述促凝特性使血管破裂处快速形成血栓，以达止血目的。同时周边正常 ECs 发挥有效的抗凝作用，以免受损区域血凝块向周边延伸和广泛血栓形成（thrombosis）。正常 ECs 的抗凝或抗血栓活性涉及下述机制：①蛋白 C/蛋白 S/凝血酶调节蛋白（thrombomodulin，TM）系统活化：ECs 损伤处生成的凝血酶弥散至邻近完整 ECs 时，与

ECs 表面的凝血酶受体 TM 结合（结合凝血酶失去活化血小板和裂解纤维蛋白原等促凝活性），将蛋白 C 酶分解为活化蛋白 C（APC），在辅因子蛋白 S 作用下抑制活化因子 V（FVa）和活化因子Ⅷ（FⅧa）；②ECs 合成、分泌组织因子凝血途径抑制物（tissue factor pathway inhibitor，TFPI），干扰 TF - Ⅶa 形成并抑制活化因子 X（FXa）活性；③ECs 分泌组织型纤溶酶原激活物（tissue - type plasminogen activator，t - PA），降解纤维蛋白凝块；④ECs 分泌 ADP 酶、前列环素（PGI₂）、一氧化氮（NO）等生物活性物质，以抑制血小板激活和聚集。

（二）血小板因素

血管损伤时，血小板通过黏附、聚集及释放反应参与止血过程。相关机制为：①血小板膜糖蛋白（GP）Ⅰb/Ⅸ 复合体具有 vWF 受体活性，通过 GPⅠb/Ⅸ - vWF - 胶原的桥接作用，血小板可有效黏附至损伤的血管内膜，形成血小板血栓，"封闭"损伤的血管壁；②血小板膜 GPⅡb/Ⅲa 复合物通过纤维蛋白原的桥梁作用，导致血小板聚集；③聚集后的血小板活化并分泌或释放多种生物活性物质，如 ADP、5 - HT、TXA₂等，进一步诱导、强化血小板聚集反应，从而形成更有效的血小板血栓。血小板也可释放黏附蛋白分子如纤维蛋白原、FN、vWF、TSP、外连素等，进一步提供血小板黏附必需的"配基"，强化止血作用。血小板黏附、聚集及释放反应等，对于血小板的止血功能十分重要。由于遗传性血小板膜 GPⅠb 缺陷引起的巨血小板综合征（Bernard - Soulier syndrome）或 GPⅡb/Ⅲa 缺陷导致的血小板无力症（Glanzmann thrombasthenia），以及获得性原因引起的血小板黏附、聚集功能异常，均可产生出血倾向。

（三）凝血因素

1. 凝血因子 目前已知直接参与人体凝血过程的凝血因子有 14 个，其命名、合成部位、主要生物学特征及正常血浆浓度等见表 5 - 14 - 1。

表 5 - 14 - 1 血浆凝血因子名称及特性

凝血因子	同义名	合成部位	与维生素 K 的关系	血浆中浓度（mg/L）	被硫酸钡吸附	储存稳定性	半衰期（h）
Ⅰ	纤维蛋白原	肝、巨核细胞	-	2000~4000	-	稳定	72~120
Ⅱ	凝血酶原	肝	+	100~150	+	稳定	60~70
Ⅲ	组织因子、组织凝血活酶	组织、内皮细胞、单核细胞		0			
Ⅳ	钙离子			90~110		稳定	30~50
Ⅴ	易变因子（前加速素）	肝	-	5~10	-	不稳定	12
Ⅶ	稳定因子（前转变素）	肝	+	0.5	+	不稳定	3~6
Ⅷ	抗血友病球蛋白（AHG）	肝、脾、巨核细胞	-	0.1~0.2	-	不稳定（冷冻稳定）	8~12
Ⅸ	血浆凝血活酶成分（PTC），christmas 因子	肝	+	4~5	+	稳定	18~24
Ⅹ	Stuart - Prower 因子	肝	+	8~10	+	尚稳定	30~40
Ⅺ	血浆凝血活酶前质（PTA）	肝	-	5	+	稳定	52
Ⅻ	接触因子，Hageman 因子	肝	-	30	-	稳定	60
ⅩⅢ	纤维蛋白稳定因子	肝、巨核细胞	-	10~22	-	稳定	240
PK	激肽释放酶原（前激肽释放酶）	肝	-	50	-	稳定	35
HMWK	高分子量激肽原	肝	-	70	-	稳定	150

2. 凝血通路 血管损伤后，机体凝血机制被激活，维蛋白原转变为网状结构的纤维蛋白（凝血反应终产物）。以加固不稳定的血小板血栓并使之成为牢固的凝血块。经典"瀑布"模型认为（图 5 - 14 - 1），血液凝固是无活性凝血因子被有序、逐级放大激活，转变为有蛋白降解活性凝血因子的系列性酶促反应。依据启动环节不同，凝血通路分为内源性（以 FⅫ 激

活为起点）和外源性（以血液接触 TF 为起点）两种途径，在 F Ⅹ a 之后至纤维蛋白形成是共同通路。凝血反应依次生成凝血活酶复合物（FXa/FVa/磷脂）、凝血酶及纤维蛋白。后者在活化因子ⅩⅢ（F ⅩⅢ a）作用下形成稳定性交联纤维蛋白。在凝血机制的实验室评价中，活化部分凝血活酶时间（APTT）和凝血酶原时间（PT）分别反映内源性、外源性凝血通路正常与否。

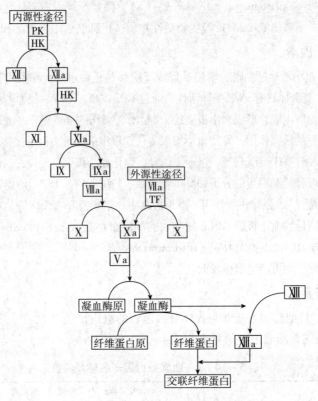

图 5 – 14 – 1 "瀑布"凝血模型图

注：PK：前激肽释放酶　HK：高分子激肽原

　　"瀑布"凝血模型有助于理解体外条件下的血液凝固机制，尤其对于凝血障碍性疾病的诊断和抗凝治疗的体外检测有重要价值。然而值得注意的是，体内生理性血液凝固过程显然不同于"瀑布"机制。生理性血液凝固过程须考虑以下几个凝血因子的功能特点：①F Ⅻ、前激肽释放酶及高分子量激肽原缺乏可引起 APTT 明显延长，但临床无出血表现，提示这类蛋白并非体内生理性止血所必须；②TF/F Ⅶ a 可有效启动体内血液凝固，TF/F Ⅶ a 既可激活因子 X，又可激活因子Ⅸ；③因子Ⅺ（F Ⅺ）缺乏并不一定都有出血表现（即使有出血，其严重程度也远低于因子Ⅷ或Ⅸ缺陷者）。基于此，现认为体内生理性止血的主要始动环节是血管损伤局部 TF/F Ⅶ a 复合物的形成，并相信因子Ⅷ和因子Ⅸ缺陷症（称血友病 A、血友病 B）引起的出血表现实际上反映了 TF/F Ⅶ a 通路异常（尽管因子Ⅷ、Ⅸ被视为内源性凝血通路成员）。考虑到生理性凝血反应被限制在血管损伤处细胞表面，有学者提出了理解生理性凝血过程的"细胞关联模型（cell – based model）"（图 5 – 14 – 2）。该学说认为凝血过程分两个阶段：①始动阶段：TF/Ⅶ a/Xa 在 TF 表达细胞表面激活因子Ⅱ以生成少量凝血酶；②放大阶段：少量凝血酶激活血小板（膜磷脂酰丝氨酸外化发挥磷酯作用），并在活化血小板表面激活 F Ⅴ、F Ⅷ及 F Ⅺ，从而生成足量凝血酶以完成正常的止血过程。

（四）抗凝与纤维蛋白溶解系统

　　除凝血系统外，人体还存在完善的纤溶系统，体内凝血与抗凝、纤维蛋白形成与纤溶维持着动态平衡，以保持血流的通畅。

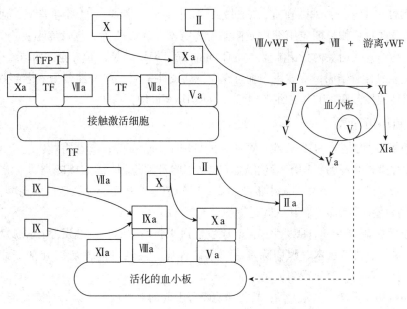

图 5 - 14 - 2　细胞关联模型图

注：TFPI：组织因子途径抑制物

1. 抗凝系统组成与作用

（1）抗凝血酶（antithrombin，AT）　AT 是最重要的生理性血浆凝血因子蛋白酶抑制剂，由肝及血管内皮细胞合成，主要功能是靶向灭活凝血酶、FXa 及 FⅨa；对 FⅪa、FⅦa/TF 等也有一定灭活作用。AT 的抗凝活性依赖肝素。

（2）内皮细胞与蛋白 C 系统　抗凝作用主要通过 PC/PS/TM 和 TFPI 实现的（详见前述）。

（3）肝素　为硫酸黏多糖类物质，主要由肺和肠黏膜肥大细胞合成，能显著抑制 FXa、凝血酶等活性。肝素的抗凝作用依赖 AT。低分子肝素与 AT 结合后，致 AT 构型改变，活性中心凸显、延伸至靶蛋白酶（凝血酶等）的相关部位而发挥抑制效应；普通肝素（未分级肝素）分子量大，能同时结合 AT 和靶蛋白酶，促进其分子之间相互作用，最终增加 AT 的抗凝活性。近年证实，低分子肝素的抗 FXa 活性明显强于普通肝素。另外，肝素尚有促进内皮细胞释放 t - PA 并促进纤溶活性等抗凝作用。

2. 纤溶系统组成与作用　该系统由无活性的纤溶酶原及其激活剂、激活剂抑制剂等组成。

（1）纤溶酶原（plasminogen，PLG）　一种单链糖蛋白，主要在肝脏合成。

（2）激活剂　主要有内皮细胞合成的 t - PA 和尿激酶型纤溶酶原激活物（u - PA）。u - PA 最先由尿中分离，也称尿激酶（UK）。

（3）纤溶相关抑制物　包括 α_2 - 纤溶酶抑制剂、α_1 - 抗胰蛋白酶以及纤溶酶原激活物抑制物（PAI - 1，PAI - 2）等。纤溶酶原激活后，转变为纤溶酶，后者促使纤维蛋白原裂解为多种碎片，这些碎片称为纤维蛋白原降解产物（FDP），具有一定的抗凝血和抗血小板作用。

（4）激活机制　纤溶系统的激活途径主要包括：①内源性途径：内源性凝血过程中生成的 FⅫa 激活前激肽释放酶形成激肽释放酶，后者可激活纤溶酶原成纤溶酶。②外源性途径：血管内皮细胞在多种损失因素作用下释放 t - PA 从而激活纤溶酶原，此过程受 PAI - 1 等调节。纤溶系统的过度激活可引起出血。

二、出血性疾病分类

根据止血机制障碍的发生环节，出血性疾病可分为血管异常、血小板异常和血浆凝血因子异常。

（一）血管异常

1. 先天性　①遗传性出血性毛细血管扩张症；②家族性单纯性紫癜。

2. 获得性 ①感染：如败血症；②过敏：如小血管血管炎（过敏性紫癜、血清病等）；③化学物质及药物：如长期应用糖皮质激素、青霉素、磺胺药等；④营养不良：如维生素C及烟酸缺乏症；⑤代谢及内分泌障碍：如 Cushing 病、糖尿病等；⑥其他：如结缔组织、副蛋白血症（多发性骨髓瘤、冷球蛋白血症等）、机械性紫癜、体位性紫癜、老年性紫癜、单纯性紫癜及精神性紫癜（自体红细胞过敏、自体 DNA 过敏）等。

（二）血小板异常

1. 血小板数量减少 ①先天性：Wiskott – Aldrich 综合征等；②获得性：见于再生障碍性贫血、恶性肿瘤骨髓浸润、MDS、药物性（包括细胞毒类药、肝素、噻唑类、乙醇、雌激素、磺胺类、甲基多巴等）、免疫性血小板减少症、巨幼细胞性贫血、弥散性血管内凝血（DIC）、血栓性血小板减少性紫癜及脾功能亢进等。

2. 血小板数量增多 ①原发性：见于原发性血小板增多症；②继发性：见于急性大量出血、缺铁、结核、外科手术、脾切除术后、恶性肿瘤、慢性炎症性疾病（如炎症性肠病）、类风湿关节炎、药物（肾上腺素）等。

3. 血小板功能异常 ①先天性：聚集功能障碍引起的血小板无力症；黏附功能障碍引起的巨大血小板综合征；血小板分泌功能障碍引起的贮存池病；其他如 Wiskott – Aldrich 综合征等。②获得性：由抗血小板药物、感染、尿毒症、异常球蛋白血症、原发性血小板增多症等引起。

（三）凝血因子异常

1. 先天性 如血友病 A、血友病 B；凝血因子 Ⅰ、Ⅱ、Ⅴ、Ⅶ、Ⅺ、Ⅻ 缺乏；血管性血友病等。

2. 获得性 维生素 K 缺乏症、肝病、淀粉样变性、肾病综合征、异常球蛋白血症、抗磷脂抗体综合征、DIC 等。

三、诊断

出血性疾病的诊断与鉴别诊断应包括完整的病史、详细的体格检查和实验室检查（表 5 – 14 – 2）。病史收集应注重出血史、家族史，第一次发生出血的年龄，出血的部位、范围、出血持续时间，药物史、外伤史等。

表 5 – 14 – 2　常见出血性疾病临床鉴别要点

鉴别要点	凝血因子缺乏症	血管/血小板性出血性疾病
瘀点	少见	常见，特征性
深部血肿	特征性	少见
浅表瘀斑	常见，范围较大，单发	特征性，范围小，多发
关节血肿	特征性	少见
迟发性出血	常见	少见
浅表切口出血	较少	持续，量多
患者性别	80% ~90% 为遗传性，多为男性	女性相对多见
阳性家族史	常见	少见（vWD 除外）

（一）出血史

应该详细询问有无以下出血表现，包括：鼻出血、牙龈出血、皮肤出血（瘀点、瘀斑、紫癜）、拔牙后出血持续时间、皮肤小切口出血或大的创伤性出血及持续时间；咯血、血尿、便血、黑便；穿刺或注射部位出血、眼出血、月经量及持续时间；出生时出血情况、是否有关节出血、是否有外科手术史及当时止血情况、伤口愈合情况；是否有阿司匹林或其他抗血小板药物应用史；一般认为，皮肤、黏膜出血点、紫癜等多为血管、血小板异常所致，而深部血肿、关节出血等则提示可能与凝血障碍有关。

（二）家族史

应追溯父系、母系及近亲家族有否类似疾病或出血病史。血友病 A 和血友病 B，通常呈性联隐性遗传特征，应重点查询母系亲属中有无男性出血性疾病患者，另需注意大约 1/3 血友病患者缺乏阳性家族史。血管性血友病多以常染色体显性遗传为特征。

（三）体格检查

1. 出血体征 出血范围、部位，有无血肿等深部出血，伤口渗血，分布是否对称等。

2. 相关疾病体征 贫血，肝、脾、淋巴结肿大，黄疸，蜘蛛痣，腹水，水肿等；关节畸形，皮肤异常扩张的毛细血管团等。

3. 一般体征 如心率、呼吸、血压、末梢循环状况等。

（四）实验室检查

1. 初筛试验 简单易行，可大体估计止血障碍的部位和机制。

（1）血管或血小板异常 出血时间（BT）、血小板计数（PLT）等。

（2）凝血异常 APTT、PT 及凝血酶时间（TT）等。

2. 确诊试验 出血过筛试验的敏感性与特异性较差，严重的肝功能损伤、尿毒症、口服抗凝药时，也可发生出血过筛试验异常，某些出血性疾病如 F Ⅻ 缺乏、纤溶抑制物缺乏和某些血管性出血疾病也可能出现过筛试验正常，故临床疑有出血性疾病时，应进一步选择更精确的检查项目以确定诊断。

（1）血管异常相关检查 血 vWF 抗原定量及活性、内皮素 - 1（ET - 1）定量等。

（2）血小板异常相关检查 血小板数量、形态，血小板黏附、聚集功能，血小板表面 P - 选择素（CD62），血小板膜表面黏附蛋白 GP Ⅱ b/ Ⅲ a 或 Ⅰ b/ Ⅸ 定量及活性等。

（3）凝血异常相关检查 凝血因子及 TF 等抗原定量及活性、凝血酶原抗原定量及活性、纤维蛋白原（FIB）、异常纤维蛋白原、纤维蛋白单体、F Ⅻ 抗原定量及活性等。

（4）纤溶异常相关检查 鱼精蛋白副凝（3P）试验、纤维蛋白（原）降解产物（FDP）定量、D - 二聚体测定、纤溶酶原、纤溶酶原激活物抑制物（PAI）及纤溶酶 - 抗纤溶酶复合物（PIC）测定等。

常用的出、凝血试验在出血性疾病诊断中的意义见表 5 - 14 - 3。

表 5 - 14 - 3 常用出、凝血试验及其诊断意义

项目	血管性疾病	血小板疾病	凝血异常性疾病		
			凝固异常	纤溶亢进	抗凝物增多
BT	±	±	±	±	-
PLT 数	-	±	-	-	-
PT	-	-	±	±	±
APTT	-	-	+	+	+
TT	-	-	-	+	+
FIB	-	-	±	+	-
FDP	-	-	-	+	-

四、防治

（一）病因防治

遗传性出血性疾病目前尚无根治办法。对于单基因遗传性出血性疾病，预防措施在于进行必要的婚前咨询，禁止近亲结婚，对可能的女性疾病携带者孕妇进行产前诊断；获得性出血性疾病主要针对病因进行预防干预；对凝血障碍所致出血如血友病等患者，应避免应用香豆素（华法林）、肝素等抗凝药物；对血管性血友病、血小板功能缺陷的患者，应禁用阿司匹林、吲哚美辛（消炎痛）、双嘧达莫、保泰松、噻氯匹定等抗血小板药物；对凝血因子缺乏引起的出血，应避免肌注途径给药，有出血倾向的患者应尽量避免外伤，剧烈运动和外科手术，如必须进行手术者，应与血液专科医师配合，补充所缺乏的凝血因子或血小板，使止血机制达到足以耐受手术的程度与范围，而不导致过度出血，直到伤口愈合为止。

（二）止血治疗

出血性疾病的止血措施应根据患者出血的基础病因而定，主要包括以下方面。

1. 补充凝血因子或血小板 紧急情况下，输入新鲜血浆或新鲜冷冻血浆是一种可靠的补充或替代疗法，因其含有除 TF、Ca^{2+} 以外的全部凝血因子。可依据病情特点，选择性补充血小板悬液、冷沉淀物、凝血酶原复合物、重组因子Ⅷ、重组活化因子Ⅶ（rFⅦa）等。

2. 应用止血药物 ①收缩血管、增加毛细血管致密度、改善其通透性的药物：如卡巴克络、曲克芦丁、垂体后叶素、维生素 C 及糖皮质激素；②促进凝血因子合成的药物：如维生素 K；③抗纤溶药物：如氨基己酸（EACA）、氨甲苯酸（PAMBA）等；④促进止血因子释放的药物：如去氨加压素（1-脱氨-8-右旋精氨酸加压素，DDAVP）可促进血管内皮细胞释放 vWF；⑤局部止血药物：如凝血酶、巴曲酶及吸收性明胶海绵等。

3. 局部处理 局部机械加压或包扎处理。

（三）其他治疗

1. 免疫治疗 糖皮质激素、免疫抑制剂、大剂量免疫球蛋白对免疫性血小板减少症有效。

2. 血浆置换 血浆置换技术可快速清除血浆中的病理性成分，如免疫复合物、异常蛋白等，适用于某些抗体或异常血浆成分介导的出血性疾病（如血栓性血小板减少性紫癜等）。

3. 手术治疗 重要脏器的出血或血肿危及生命时，需进行外科手术治疗，脾切除对脾功能亢进及 ITP 效果较好。

4. 中医中药 中医多将出血性疾病归属为"血证"范畴，使用中医中药治疗慢性紫癜性疾病有一定疗效。

本章小结

出血性疾病是血管、血小板、凝血、抗凝及纤维蛋白溶解等止血机制的遗传性或获得性缺陷所致。主要临床特征是自发性或轻度损伤后过度出血。出血性疾病依据血管、血小板及凝血机制正常与否进行疾病分类与诊断及鉴别诊断，其中以过敏性紫癜、ITP、血友病及血管性血友病最为常见。血小板计数及形态、PT、APTT、BT 等过筛检查可为出血性疾病的诊断提供初步线索，但确诊依赖特异的实验室检查。出血性疾病主要治疗手段包括替代治疗、免疫抑制、血浆置换及止血对症治疗等。

思考题

1. 简述正常止血机制。
2. 简述出血性疾病的诊断思路。
3. 简述生理性抗凝机制。

（李秀军）

第十五章 过敏性紫癜

学习要求

1. **掌握** 过敏性紫癜的概念、分型及临床表现。
2. **熟悉** 过敏性紫癜的病因及发病机制、诊断及鉴别。
3. **了解** 过敏性紫癜治疗原则。

过敏性紫癜（allergic purpura）又称 Schonlein - Henoch 综合征，是一种常见的变应性血管炎性疾病，以非血小板减少性皮肤紫癜、腹痛、关节炎、肾炎为临床特征。本病主要见于儿童，发病的峰值年龄 4～11 岁，也有成人患病的报道，发病以冬春季为多，男性发病略多于女性，男女之比约 1.4∶1。

一、病因及发病机制

病因尚不完全肯定。与本病发生密切相关的致敏因素有：感染（细菌、病毒、寄生虫等），多数患者在上呼吸道感染后发病，食物（牛奶、鸡蛋、鱼虾等）、药物（抗生素类、磺胺类、解热镇痛药等）、花粉、虫咬及预防接种等均可作为致敏因素，使敏感体质者机体产生变态反应，进而引起血管壁炎症反应，然而，除少数患者发病与上述因素有直接联系外，大多数病例查不出所接触的具体抗原。

发病机制主要为蛋白质等大分子致敏原（抗原）或化学药物等小分子致敏原（半抗原，可与人体内某些蛋白结合构成抗原）刺激人体产生抗体（主要为 IgG），后者与抗原结合成抗原抗体复合物，沉积于血管内膜下，引起中性粒细胞浸润、解体并释放蛋白水解酶使血管内膜层损伤并断裂，表现出明显的无菌性血管炎性病理特征。炎性病变除累及皮肤、黏膜小动脉及毛细血管外，也常见于肠道、肾及关节腔等部位小血管。

二、临床表现及分型

多数患者发病前 1～3 周有低热、不适等上呼吸道感染症状，随之出现以下典型临床表现：

1. 皮肤紫癜 皮肤紫癜是本病主要表现。皮损早期可表现为荨麻疹样斑丘疹，后演进为瘀点、瘀斑和紫癜，紫癜通常高出皮肤，可触性（palpable），大小不等，呈深红色，压之不褪色，可融合成片，最后呈棕色，一般 1～2 周内消退，紫癜累及的部位以四肢远端和臀部多见，躯干部少见，在膝、踝和肘关节周围皮肤紫癜最为密集，紫癜性皮损常呈对称性分布，分批出现，仅以皮肤紫癜为表现者为"单纯型紫癜"。

2. 消化道症状 并发消化道症状见于约 1/3 的患者。可在特征性紫癜出现前发生，更多是在皮疹出现一周以内，最常见的症状为腹痛，可能因肠系膜血管炎引起。表现为阵发性脐周绞痛；腹痛部位可波及腹部任何部位，伴压痛，偶有反跳痛，易误诊为外科急腹症，可伴有呕吐，约半数患者大便潜血阳性，甚或出现血便或呕血。伴有此类表现者称为"腹型或 Henoch 型紫癜"。

3. 肾脏表现　紫癜性肾炎可在皮肤紫癜出现之前后发生，为肾小球毛细血管炎性损伤所致，称"肾型紫癜"。表现为蛋白尿、血尿及管型尿。在儿童，肾损害基本上为一过性，而10%～20%的青少年和成人，可出现进行性的肾功能损害，少数病例可反复发作而演变为肾病综合征或慢性肾炎。

4. 关节症状　约40%患者伴关节及关节周围肿胀、疼痛和触痛，称为"关节型或Schonlein型紫癜"。膝、踝关节为最常受累部位，腕、肘关节亦可累及，关节炎症状多为一过性，多在数日内消失而不遗留关节畸形。

皮肤紫癜合并上述两种以上临床表现者为混合型过敏性紫癜。少数患者可累及眼部、脑及脑膜血管而出现视神经萎缩、虹膜炎、视网膜出血及中枢神经系统相关症状。

三、实验室检查

本病血小板计数、凝血机制均正常；抗核抗体、抗中性粒细胞胞质抗体（antineutrophil cytoplasmic antibodies，ANCAs）阴性；部分病例束臂试验阳性；约70%病例血沉增快；肾脏受累，可出现血尿、蛋白尿或管型尿；有消化道症状者，大便潜血试验可阳性；变异原检测可一定范围排查致敏物质，避免再次接触。

四、诊断及鉴别诊断

1. 诊断要点　①发病前1～3周多有低热、咽痛或上呼吸道感染史；②四肢皮肤紫癜，可伴腹痛、关节痛或血尿；③血小板计数、功能及凝血相关检查正常；④排除其他原因引起的血管炎或紫癜。

2. 鉴别诊断　本病需与遗传性出血性毛细血管扩张症、血小板减少性紫癜、单纯性紫癜、风湿性关节炎、系统性红斑狼疮、肾小球肾炎及外科急腹症等鉴别。

五、治疗

1. 去除致病因素　包括防治上呼吸道感染，清除局部病灶（咽、扁桃腺炎症），驱除肠道寄生虫，避免接触可能致敏的物质。

2. 一般治疗　对于轻症患者，支持治疗即可，包括卧床休息，注意水、电解质平衡及营养；大便隐血试验阳性患者，予流质饮食。

3. 药物治疗　①对症治疗：荨麻疹或血管神经性水肿者，可静脉注射葡萄糖酸钙并应用抗组胺药物，如盐酸异丙嗪、氯苯那敏（扑尔敏）、阿司咪唑（息斯敏）及西咪替丁等；可合用改善血管通透性药物如维生素C、曲克芦丁等；腹痛者可用阿托品或山莨菪碱（654-2）解痉止痛；消化道出血者可用西咪替丁制酸止血。②糖皮质激素：有抑制抗原抗体反应、减轻炎症渗出、改善血管通透性等作用，对胃肠道、关节血管炎和重型过敏性紫癜有一定效果，可口服泼尼松0.5～1mg/（kg·d）；重症者可用氢化可的松100～200mg/d，或地塞米松5～15mg/d，静脉滴注，症状缓解后改口服制剂；激素对于肾脏病变者，疗效不明显。③免疫抑制剂：适用于肾型患者，如硫唑嘌呤、环孢素、环磷酰胺等，用药期间应密切注意血象变化及其他副作用。④抗凝药物：适用于肾型患者，可选肝素钠、低分子肝素或华法林等。⑤以凉血解毒、活血化瘀为主的中医中药可适用于慢性反复发作患者。

六、预后

大部分儿童病例通常在2周内恢复，部分患者可复发，复发间隔时间数周至数月不等。约有2%的患者发展为终末期肾炎，预后较差。

本章小结

　　过敏性紫癜是某些致敏物质诱发的变应性血管炎性疾病，儿童多见。该疾患主要由免疫复合物沉积引起中性粒细胞浸润并释放蛋白水解酶致小血管和毛细血管损伤所致。最常见临床表现为皮肤紫癜，可伴血管神经性水肿、荨麻疹等过敏征；紫癜或出血性病变可同时累及胃肠道、关节或肾脏等，进而引起腹型、关节型、肾型或混合型过敏性紫癜。治疗方法有消除诱因、以抗组胺药及改善毛细血管透性药物对症治疗，严重者予糖皮质激素治疗；其他免疫抑制剂（硫唑嘌呤、环磷酰胺等）和抗凝药物（肝素钠、低分子肝素或华法林等）对部分肾型患者有效。

 思考题

1. 简述过敏性紫癜的临床分型及各型临床表现。
2. 简述过敏性紫癜的治疗原则。

（李秀军）

第十六章 原发免疫性血小板减少症

学习要求

1. **掌握** 原发免疫性血小板减少症的临床与实验室特征、诊断与鉴别诊断要点。
2. **熟悉** 原发免疫性血小板减少症的分型标准。
3. **了解** 原发免疫性血小板减少症的发病机制。

原发性免疫性血小板减少症（immune thrombocytopenia，ITP），曾称特发性血小板减少性紫癜（idiopathic thrombocytopenic purpura，ITP），是一种获得性自身免疫性疾病。该疾患发生是由于患者对自身血小板抗原的免疫失耐受，从而产生体液免疫和细胞免疫介导的血小板过度破坏和巨核细胞生成血小板受抑。临床表现为血小板减少，伴或不伴皮肤黏膜出血。ITP有成人型和儿童型之分，本节主要讲述成人ITP。

ITP发病率约为$5 \sim 10/10$万人口。60岁以上人群的发病率为60岁以下人群的2倍。育龄期女性发病率高于同年龄段男性，其余年龄段男女发病率相近。

一、病因与发病机制

ITP的病因迄今未明。发病可能涉及下述机制。

1. 体液免疫和细胞免疫介导的血小板过度破坏 60年前，Harrinton等将ITP患者血浆输给健康受试者（包括Harrinton本人），之后导致受试者发生一过性重度血小板减少。研究证实$50\% \sim 60\%$ ITP患者血浆和血小板表面可检测到血小板膜糖蛋白特异性自身抗体，多识别血小板表面糖蛋白GPⅡb/Ⅲa（约80%）、GPⅠb/Ⅸ（约20%）等，结合自身抗体的血小板与单核–巨噬细胞表面的Fc受体结合而被吞噬破坏。

2. 体液免疫和细胞免疫介导的巨核细胞数量和质量异常 自身抗体与巨核细胞结合并干扰巨核细胞成熟，影响血小板产生及释放；另外，$CD8^+$细胞毒T细胞可通过抑制巨核细胞凋亡使血小板生成障碍；血小板生成不足是ITP发病的另一重要机制。

此外，育龄期女性慢性ITP发病高于男性，妊娠期容易复发，提示雌激素可能参与ITP的发病；儿童ITP的发病可能与病毒感染密切相关，通常在病毒感染后$2 \sim 21$天发病。

案例讨论

临床案例 患者女性，24岁，因"牙龈出血、月经量增多2个月，加重5天"就诊。患者2个月前牙龈出血，月经量增多、经期延长，1周前出现发热、咽痛，服"感冒冲剂"后好转，5天前牙龈出血量及月经量明显增多，伴鼻出血及双下肢散在出血点。病后无皮疹及关节痛，大、小便正常。既往体健，月经规律。T 36.5℃，P 80次/分，R 20次/分，BP 120/70mmHg；无贫血貌、黄疸，口腔黏膜可见血泡，双下肢可见针尖大小出血点，浅表淋巴结、甲状腺不大，肝脾肋下未触及，双下肢不肿。血常规：WBC $4.8 \times 10^9/L$，N 75%，Hb 125g/L，PLT $14 \times 10^9/L$。

问题 1. 简述初步诊断及诊断依据？

2. 若要确诊尚需进行哪些检查？

二、临床表现

1. 起病情况 成人 ITP 一般起病较隐匿。

2. 出血症状 ITP 患者的出血常常是紫癜性。皮肤紫癜、瘀斑、瘀点多见；静脉穿刺点周围可见瘀斑，一般无皮下或关节血肿。可有鼻、牙龈及口腔黏膜出血，口腔血疱见于严重血小板减少。女性月经过多有时是唯一症状，泌尿道及胃肠道出血分别表现为血尿及黑便，呕血少见。严重血小板减少可发生颅内出血，但发生率小于 1%。患者病情可因感染骤然加重，出现广泛、严重的皮肤黏膜及内脏出血。部分患者通过偶然的血常规检查发现血小板减少，无出血症状。

3. 其他表现 部分患者伴有明显乏力；女性患者长期月经过多可出现贫血。ITP 患者一般无脾大，少数患者可有轻度脾大，明显脾大常提示另一类疾病或继发性免疫性血小板减少症。

三、实验室检查

1. 血象 外周血血小板计数减少，血小板平均体积偏大，出血时间延长，血小板的功能一般正常，出血量大的患者可出现正细胞性贫血，白细胞计数通常正常。

2. 骨髓象 ①巨核细胞数可正常或增多；②巨核细胞发育成熟障碍，表现为细胞体积变小、胞质内颗粒减少、幼稚巨核细胞增多；③产血小板的巨核细胞数明显减少（＜30%）；④红系及粒单系正常。

3. 其他 可有不同程度的正常细胞或小细胞低色素性贫血；少数患者可伴有 Coombs 试验阳性的自身免疫性溶血性贫血（即 Evans 综合征）；血浆 EPO 水平与正常个体无差异。

四、诊断与鉴别诊断

（一）诊断要点

①多次化验血小板计数减少，无异常血细胞形态；②骨髓检查巨核细胞数正常或增多，有成熟障碍；③脾脏不大或轻度增大；④排除其他继发性血小板减少症。

（二）鉴别诊断

本病的确诊需排除继发性血小板减少症，如药物性免疫性血小板减少症、脾功能亢进、骨髓增生异常综合征、再生障碍性贫血、白血病、系统性红斑狼疮等。

（三）分型与分期

1. 新诊断的 ITP 指确诊后 3 个月以内的 ITP 患者。

2. 持续性 ITP 指确诊后 3 ~ 12 个月血小板持续减少的 ITP 患者。

3. 慢性 ITP 指血小板减少持续超过 12 个月的 ITP 患者。

4. 重症 ITP 指血小板 $< 10 \times 10^9/L$，且就诊时存在需要治疗的出血症状或常规治疗中发生了新的出血症状，需要用其他升高血小板药物治疗或增加现有治疗药物的剂量。

5. 难治性 ITP 指满足以下所有三个条件的患者：脾切除后无效或者复发；仍需要治疗以降低出血的危险；除外了其他引起血小板减少症的原因，确诊为 ITP。

五、治疗

ITP 治疗应个体化。血小板计数 $> 30 \times 10^9/L$、无出血倾向者可予观察并定期检查；血小板计数介于 $(20 \sim 30) \times 10^9/L$ 之间，视患者临床表现、出血程度及风险而定；血小板 $< 20 \times 10^9/L$ 者通常应予治疗。治疗目的是控制出血症状，减少血小板破坏，但不强调将血小板计数提高至正常，以确保患者不因出血发生危险，又不因过度治疗而引起严重不良反应。

（一）一线治疗

1. 糖皮质激素 血小板低于 $20 \times 10^9/L$ 者，严格卧床，避免外伤，以糖皮质激素为首选治疗，近期有效率约为 80%。作用机制可能与抑制抗血小板抗体生成、减少抗体包被的血小板在脾脏和骨髓中的破坏、降低毛细血管通透性以及刺激骨髓血小板释放等有关。剂量与用法：口服泼尼松 1mg/（kg·d），待血小板升至正常或接近正常后，1 个月内逐渐减至最小维持 $5 \sim 10$mg/d；无效者 4 周后停药。也可口服大剂量地塞米松 40mg/d，连续 4 天，无效患者可在半月后重复一次。应用糖皮质激素时，应注意防治其副作用，如监测血压、血糖，防治骨质疏松，预防感染，保护胃黏膜。

2. 静脉输注丙种球蛋白（IVIg） 常用剂量 400mg/（kg·d）×5 天。作用机制与封闭单核巨噬细胞 Fc 受体、抗体中和及免疫调节等有关。24 小时内即可见效，一周后血小板达到最高水平，有效率约 75%，但疗效短暂，血小板计数在一个月内便降至原水平。

3. 止血治疗 详见本篇第十四章。

（二）急症治疗

对于血小板低于 $20 \times 10^9/L$ 且出血严重、广泛者，疑有或已发生颅内出血以及近期将实施手术或分娩者，需要立即采用以下治疗升高血小板。

1. 血小板输注 成人每次输注 $10 \sim 20$ 单位（从 200ml 循环血中单采所得的血小板为 1 单位血小板）。因患者血中存在抗血小板抗体，故输入的血小板可很快被破坏，血小板输注不能有效提高血小板计数，但部分患者可因毛细血管脆性迅速降低而减轻出血倾向。

2. 静脉输注丙种球蛋白（IVIg） 剂量及用法同上。

3. 大剂量甲泼尼龙 通常 1g/d，静脉注射，$3 \sim 5$ 次为一疗程，可通过抑制单核 - 巨噬细胞系统而发挥治疗作用。

（三）二线治疗

1. 脾切除 适用于正规糖皮质激素治疗无效（病程迁延 6 个月以上）、糖皮质激素维持量需大于 30mg/d 或有糖皮质激素使用禁忌证的患者。切脾有效者术后出血迅速停止，术后 $24 \sim 48$ 小时内血小板上升，10 天左右达高峰，近期有效率 70% $\sim$ 90%，长期有效率 40% $\sim$ 50%。无效者对糖皮质激素的需要量也减少。脾切除相对禁忌证为：①ITP 首次发作；②患有心脏病等严重疾病，不能耐受手术；③妊娠妇女；④儿童患者，尤其是 5 岁以下患儿切脾后可发生难以控制的感染。

2. 药物治疗

（1）抗 CD20 单克隆抗体 抗 CD20 人鼠嵌合抗体，375mg/m² 静滴，每周一次，连用 4 周，可有效清除体内 B 淋巴细胞，减少自身抗体生成。

（2）血小板生成药物 一般用于糖皮质激素治疗无效或难治性 ITP 患者。主要包括：重组人血小板生成素（rhTPO），TPO 拟肽罗米司亭（romiplostim）以及非肽类 TPO 类似物艾曲波帕（eltrombopag），此类药物作为 TPO 受体激动剂，可促进巨核细胞发育成熟并刺激血小板生成。此类药物耐受性良好，副作用较轻，骨髓纤维化、中和性抗体产生及血栓形成风险等尚待进一步观察。

（3）长春新碱　每次1mg，每周一次，静脉注射，4～6周为一疗程。

（4）环孢素A（CsA）　主要用于难治性ITP的治疗。250～500mg/d，口服，维持量50～100mg/d，可持续半年以上，血药浓度控制在100～200ng/ml，用药期间监测肝肾功能。

（5）其他　如硫唑嘌呤、环磷酰胺（CTX）、霉酚酸酯等免疫抑制剂，以及达那唑等药物。

本章小结

成人ITP主要发病机制是抗血小板自身抗体导致外周血血小板破坏增加及骨髓巨核细胞血小板生成障碍。临床特点包括血小板数量减少及出血，骨髓巨核细胞数增多或正常，有成熟障碍。诊断需排除继发性引起血小板减少。糖皮质激素是首选药物，大剂量免疫球蛋白静注、脾切除、血小板生成素（TPO）为主要治疗药物；抗CD20单克隆抗体、长春新碱、环孢素A等免疫抑制剂对难治性患者可能有效。

思考题

1. 简述ITP的临床表现。

2. ITP的诊断要点有哪些？

（李秀军）

第十七章 血栓性血小板减少性紫癜

学习要求

1. **掌握** 血栓性血小板减少性紫癜的临床、实验室特征及诊断要点。
2. **熟悉** 血栓性血小板减少性紫癜的鉴别诊断及治疗原则。
3. **了解** 血栓性血小板减少性紫癜的病因及发病机制。

血栓性血小板减少性紫癜（thrombotic thrombocytopenic purpura，TTP）是以微血管内广泛血小板血栓形成为特征的血栓性微血管病。临床以血小板减少、微血管病性溶血性贫血、神经精神系统症状、发热和肾损害为主要特征，称为 TTP 五联征。

一、病因与发病机制

多数获得性 TTP 病因不明，少数继发于妊娠、药物、自身免疫性疾病、严重感染、肿瘤、造血干细胞移植等，发病机制与下列因素相关。

1. vWF 裂解蛋白酶缺陷 vWF 在血浆中以分子量 50 万～2000 万 Da 的多聚体形式存在。生理条件下，其降解依赖金属蛋白酶家族的一种 vWF 裂解蛋白酶（vWF - cleaving protease，vWF - CP）。在先天性 TTP 患者体内 vWF - CP 缺乏或活性降低；在获得性 TTP，通常存在靶向 vWF - CP 的多克隆自身抗体 IgG，以抑制 vWF - CP 功能活性。vWF - CP 功能缺陷致使 vWF 清除降低，超大分子量 vWF 多聚体（ULvWF）生成。该物质具有高度的黏附能力，从而促使血小板在微循环内黏附、聚集并形成血小板血栓，血小板消耗性减少，继发出血，微血管管腔狭窄，红细胞破坏，受累组织器官损伤及功能障碍。

2. 血管内皮细胞损伤 由于氧化应激，或免疫介导性刺激或感染、药物等因素使血管内皮细胞受损，血管内膜前列环素（PGI 2）生成降低，血管内膜的纤溶活性减弱，抗内皮细胞自体抗体中和血管内膜及血小板膜上的 GPⅣ（CD36）等因素，促进了血小板的激活和血栓形成。

二、临床表现

临床上 TTP 可发生于任何年龄，以 20～60 岁女性多见。起病急骤，进展迅速。出血和神经精神症状为该病最常见的表现。以皮肤黏膜和视网膜出血为主，严重者可发生内脏及颅内出血；神经精神症状可表现为头痛、意识模糊、淡漠、失语、谵妄、惊厥、视力障碍、轻瘫、昏迷及抽搐等，变化多端；微血管病性溶血表现为皮肤、巩膜黄染，尿色加深；肾功能损害表现为蛋白尿、血尿；发热见于半数患者；并非所有患者均具有五联征表现，部分患者仅有血小板减少、贫血、神经精神系统症状（三联征）。

TTP 可根据有无明确的病因分为原发性 TTP 和继发性 TTP；根据有无遗传背景分为遗传性 TTP 和获得性 TTP；也可根据起病急缓和病程分为急性和慢性。

三、实验室检查

1. 血象及骨髓象 血小板明显减少，中至重度贫血，网织红细胞升高，涂片中可见破碎红细胞及有核红细胞，50% 的患者白细胞升高。骨髓中红系及巨核系代偿性增生，巨核细胞可伴成熟障碍。

2. 溶血检查 Coombs 试验阴性，可见结合珠蛋白降低，血清胆红素升高，乳酸脱氢酶（LDH）升高，血红蛋白尿等血管内溶血表现。

3. 出凝血检查 出血时间延长，一般无典型 DIC 实验室改变，vWF 多聚体分析可见 ULvWF。

4. vWF 裂解酶活性分析 遗传性 TTP 患者 vWF – CP 活性 < 5%，部分获得性 TTP 患者也可显著降低，同时血浆中可测得该酶的抑制物。

四、诊断与鉴别诊断

1. 诊断要点 TTP 的诊断仍为临床诊断，五联征、三联征是主要诊断依据。血小板减少伴神经精神症状时应高度怀疑本病。血涂片镜检发现破碎红细胞、vWF 多聚体分析发现 UL – vWF，vWF – cp 活性降低均有助于诊断。

2. 鉴别诊断 鉴别诊断包括：①溶血尿毒综合征（hemolytic uremic syndrome，HUS）是一种主要累及肾脏的微血管病，儿童发生率高，常有前驱感染病史，多有少尿、高血压及严重肾损害，精神神经症状少见；②DIC；③Evans 综合征；④SLE；⑤PNH；⑥妊娠高血压综合征等。

五、治疗

1. 血浆置换和输注新鲜冷冻血浆 血浆置换为首选治疗，置换液应选用新鲜血浆或冷冻血浆（FFP），由于 TTP 病情凶险，诊断明确或高度怀疑本病时，应即刻开始治疗，遗传性 TTP 患者可输注 FFP。

2. 其他疗法 包括糖皮质激素、大剂量静脉输注丙种球蛋白、长春新碱（VCR）、环孢素 A（CsA）、环磷酰胺（CTX）、抗 CD20 单抗等对获得性 TTP 可能有效。

六、病程及预后

80% 以上的患者通过血浆置换治疗可以长期存活。

 本章小结

TTP 是一种以微血管内广泛血小板血栓形成为特征的血栓性微血管病，系临床危重急症。发病机制与血浆 vWF 裂解蛋白酶活性缺乏、vWF 降解不全、微血管内血小板血栓形成，引起组织器官血栓栓塞有关。Coombs 阴性的微血管病性溶血性贫血、血小板减少、多变的神经症状及体征（三联征）构成了 TTP 的典型临床特点。血浆置换疗法是 TTP 的治疗首选；及时、足量、足疗程的血浆置换可使大部分患者完全缓解。

 思考题

1. 简述 TTP 的临床五联征。
2. 简述 TTP 的诊断要点。

（李秀军）

第十八章　凝血功能障碍性疾病

学习要求

1. **掌握**　血友病 A、血友病 B 的诊断要点及临床表现；血管性血友病的实验室检查。
2. **熟悉**　血友病 A、血友病 B 及血管性血友病的病因及遗传规律。
3. **了解**　凝血功能障碍性疾病的治疗原则。

凝血功能障碍性疾病是凝血因子遗传性或获得性缺陷引起的一组出血性疾病。遗传性凝血因子缺陷中血友病（血友病 A、B）和血管性血友病最为常见。获得性凝血因子缺陷主要包括维生素 K 依赖性凝血因子（凝血因子Ⅱ、Ⅶ、Ⅸ、Ⅹ）缺陷、肝病引起的凝血因子合成障碍、DIC 引起的消耗性凝血因子缺乏以及病理性凝血因子抑制物（如抗磷脂抗体综合征等）导致的凝血因子功能异常。

第一节　血友病

血友病（hemophilia）是一组遗传性凝血因子缺乏或功能异常引起的性联隐性出血性疾病，包括血友病 A 和血友病 B，其中血友病 A 较为常见。血友病以阳性家族史、幼年发病、自发或轻度外伤后出血不止、血肿形成及关节出血为特征。血友病的社会人群发病率为（5～10）/10 万人，血友病 A 的发病率约 6 倍于血友病 B。

一、病因与遗传学特点

1. 病因　血友病 A，或称为 FⅧ缺乏症，是临床上最常见的遗传性出血性疾病。FⅧ由 FⅧ凝血活性部分（FⅧ：C）和 vWD 因子（vWF）组成，前者被激活后参与 FⅩ的内源性激活；后者作为一种黏附分子参与血小板与受损血管内皮的黏附，并有稳定及保护 FⅧ的作用。血友病 B 又称遗传性 FⅨ缺乏症，是一种单链糖蛋白，被 FⅪa 激活后参与 FⅩ的内源性激活。

FⅧ基因及 FⅨ基因分别位于 X 染色体长臂末端的 Xq28、Xq26－q 区带，其表达或功能缺陷多由遗传或突变因素所致。当人体不能合成足量的 FⅧ或 FⅨ时，可导致凝血功能障碍及出血的发生。

2. 遗传学特点　血友病 A、B 均属 X 连锁隐性遗传性疾病，其遗传规律见图 5－18－1。

二、临床表现

血友病主要表现为异常出血及出血所致的压迫症状或并发症。肌肉关节腔或深部组织出血、创伤后过量出血是本病的特征性表现。肌肉出血多见于负重的肌肉群，如腰大肌、腿部、臀部等，可形成血肿，局部疼痛，活动受限。关节出血多累及负重或活动较多的大关节，如膝关节，其次为踝、髋、肘、腕及肩等关节。多数患者因反复关节腔出血致使血液不能完全

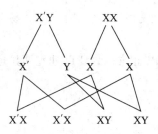

血友病 A/B 患者与正常女性结婚

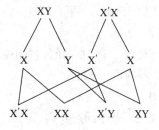

正常男子与血友病 A/B 携带者结婚

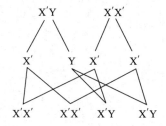

血友病 A/B 男性患者与女性患者结婚

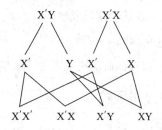

血友病 A/B 男性患者与女性携带者结婚

图 5 - 18 - 1　血友病 A、B 遗传规律

吸收，形成慢性炎症，滑膜增厚、纤维化，软骨变性及坏死，最终关节僵硬、畸形变，周围肌肉萎缩，导致正常活动受限（形成血友病关节）。深部组织内血肿可压迫附近血管引起组织坏死，压迫神经可产生疼痛、麻痹等症状，腹膜后出血可引起麻痹性肠梗阻。创伤后异常出血也是血友病的主要表现，如拔牙、肌内注射等可导致持久的出血或渗血，可历时数天甚至数周，颅内出血及硬脊膜下血肿不常见，多发生于外伤后，病死率高。

出血轻重与血友病类型及相关凝血因子缺乏程度有关。血友病 A 出血较重，血友病 B 出血则较轻。根据血浆 FⅧ：C 我国血友病 A 可分为 4 型：①亚临床型：FⅧ活性 25% ~ 40%，通常只在大手术后才发生异常出血；②轻型：FⅧ：C 5% ~ 25%，出血多发生在青年期，由于运动、拔牙或外科手术后出血不止而被发现，出血轻微，可以正常生活；③中间型：FⅧ：C 2% ~ 5%，以皮下及肌肉出血居多，亦有关节腔出血，但反复次数较少；④重型：FⅧ：C < 2%，常在 2 岁以前就有严重出血。

血友病 B 的临床分型标准：重型 FⅨ：C < 2%，中间型 2% ~ 5%，轻型 5% ~ 40%，临床表现与同型血友病 A 相仿。

三、实验室检查

1. 筛选试验　出血时间、凝血酶原时间、血小板计数、血小板聚集功能正常，APTT 延长，但 APTT 不能鉴别血友病的类型。

2. 临床确诊试验　FⅧ活性测定辅以 FⅧ：Ag 测定和 FⅨ活性测定辅以 FⅨ：Ag 测定可以确诊血友病 A 和血友病 B，并对血友病进行临床分型；同时应行 vWF：Ag 测定（血友病患者正常），可与血管性血友病鉴别。

3. 基因诊断试验　主要用于携带者检测和产前诊断，目前用于基因分析的方法主要有 DNA 印迹法、限制性内切酶片段长度多态性等。产前诊断可在妊娠第 10 周左右进行绒毛膜活检确定胎儿的性别及通过胎儿的 DNA 检测致病基因，在妊娠的第 16 周左右行羊水穿刺。

四、诊断与鉴别诊断

（一）诊断参考标准

1. 血友病 A

（1）临床表现　①男性患者，有或无家族史，有家族史者符合 X 连锁隐性遗传规律；②关节、肌肉、深部组织出血，可呈自发性，或发生于轻度损伤、小型手术后，易引起血肿及关节畸形。

（2）实验室检查　①出血时间、血小板计数及 PT 正常；②APTT 重型明显延长；③FⅧ：C 水平明显低下；④vWF：Ag 正常。

2. 血友病 B

（1）临床表现　基本同血友病 A，但程度较轻。

（2）实验室检查　①出血时间、血小板计数及 PT 正常；②APTT 重型延长，轻型可正常；③FⅨ抗原及活性减低或缺乏。

（二）鉴别诊断

主要应与血管性血友病鉴别，详见本章第二节。

五、治疗与预防

（一）预防

①加强宣教，将疾病的性质、防治知识及注意事项向患者、家属、学校及单位宣教，使他们能正确认识和对待疾病并和医务人员密切合作，避免创伤及剧烈活动，鼓励适当体力活动。②避免使用抗血小板药物，禁服阿司匹林、吲哚美辛、双嘧达莫等抑制血小板功能的药物及使血管扩张的药物。③避免肌内或皮下注射，静脉穿刺后至少压迫 5 分钟以预防出血，禁止骨髓穿刺。④尽量避免手术，如必须施行手术，应在术前补充所缺乏的凝血因子。⑤有条件者应定期预防性补充相应凝血因子。⑥对血友病患者家人特别是女性患者，应做基因检测，应进行妊娠后的产前诊断，进行优生优育。

（二）替代疗法

目前血友病的治疗仍以替代疗法为主，即补充缺失的凝血因子，它是防治血友病出血最重要的措施。主要制剂有基因重组 FⅧ（rFⅧ）、FⅧ浓缩制剂、新鲜冰冻血浆、冷沉淀物，以及凝血酶原复合物等。

1. FⅧ或 FⅨ浓缩剂　FⅧ及 FⅨ的半衰期分别为 8～12 小时及 18～24 小时，故补充 FⅧ需连续静脉滴注或每日 2 次；FⅨ每日 1 次即可。

FⅧ及 FⅨ剂量：每千克体重输注 1U FⅧ能使体内 FⅧ：C 水平提高 2%；每千克体重输注 1U FⅨ能使体内 FⅨ：C 水平提高 1%。最低止血要求：FⅧ：C 或 FⅨ：C 水平达 20% 以上，出血严重或欲行中型以上手术者，应使 FⅧ或 FⅨ活性水平达 40% 以上。

凝血因子的补充一般可采取下列公式计算：

FⅧ剂量（IU）＝体重（kg）×所需提高的活性水平（%）÷2。

FⅨ剂量（IU）＝体重（kg）×所需提高的活性水平（%）。

血友病患者反复输注血液制品后会产生 FⅧ或 FⅨ抑制物，其发生率大约为 10%。通过检测患者血浆 FⅧ或 FⅨ抑制物滴度可确定，主要通过免疫抑制治疗（包括糖皮质激素、静脉注射人免疫球蛋白等）及旁路治疗来改善出血，后者包括使用凝血酶原复合物及重组人活化因子Ⅶ（rFⅦa）。rFⅦa 具有很好的安全性，常用剂量是 90μg/kg，每 2～3 小时静脉注射，直至出血停止。

2. 新鲜血浆和新鲜冰冻血浆　含所有的凝血因子，每 1ml 新鲜血浆内含 1U FⅧ：C 和 1U FⅨ：C；由于容量因素限制，单纯输注新鲜血浆和新鲜冰冻血浆难以使 FⅧ：C 或 FⅨ：C 达到有效止血所需的功能活性。

3. 冷沉淀制剂　每袋 20ml 冷沉淀制剂取自 200ml 新鲜血浆，约含有 80～100U FⅧ，FⅧ浓度较血浆高 5～10 倍，具有效力大而容量小的优点，适用于轻型和中型血友病 A 患者。

4. 凝血酶原复合物浓缩剂 每瓶 200U，相当于 200ml 血浆中所含有的因子Ⅸ，适用于血友病 B。

（三）其他药物治疗

1. 去氨加压素（desmopressin，DDAVP） 是一种半合成的抗利尿激素，可促进内皮细胞释放储存的 vWF 和 FⅧ，常用剂量为 0.3μg/kg，置于 30～50ml 生理盐水内快速滴入，每 12 小时 1 次。不良反应主要为头痛、恶心、胃痛、过敏反应、水潴留及低钠血症，高剂量时可见疲劳、短暂的血压降低，反射性心跳加快及面红、眩晕等，用药期间需要监测患者的尿量、渗透压和体重，对有些病例还需测试血浆渗透压，注射给药时，可致注射部位疼痛、肿胀，极少数患者可引起血小板减少。

2. 抗纤溶药物 通过保护已形成的纤维蛋白凝块不被溶解而发挥止血作用。常用的有氨基己酸和氨甲环酸等。但有泌尿系出血和休克、肾功能不全时慎用或禁用纤溶抑制品。

3. 使用止血药物 参见本章节概论。

（四）外科治疗

有关节出血者应在替代治疗的同时，进行固定及理疗等处理；对反复关节出血而致关节强直及畸形的患者，可在补充足量 FⅧ或 FⅨ的前提下，行关节成型或人工关节置换术。

第二节 血管性血友病

血管性血友病（von Willebrand disease，vWD）或称 vW 病，是最多见的遗传性出血性疾病，其发病率约 1～10/1000 人，仅 0.1% vWF 异常者有临床症状。vWF 具有稳定 FⅧ：C 活性与介导血小板与内皮间黏附的双重作用。vWF 异常导致的止血功能缺陷临床上主要表现为皮肤、黏膜出血、出血时间延长。本病为常染色体遗传性疾病，多数患者为显性遗传，少数为隐性遗传。

一、病因与发病机制

vWF 基因位于 12 号染色体短臂末端，其蛋白合成主要由血管内皮细胞和巨核细胞完成。正常人血浆中的 vWF 是一种大分子多价黏附蛋白（蛋白多聚体）。其主要生理功能是：①与 FⅧ：C 以非共价键结合成 vWF-FⅧ：C 复合体，vWF 稳定 FⅧ：C 活性、防止其降解，并将其定位至血管内膜损伤部位；②vWF 在血小板与损伤血管壁的结合中起桥梁作用，血小板活化时，vWF 一端与血小板表面 GPⅠb 结合，另一端则与损伤血管壁的内皮下胶原结合，使血小板牢固黏附于血管损伤处。

依据 vWD 发生机制，vWD 分为三种亚型：1 型和 3 型 vWD 为 vWF 量的缺陷，2 型 vWD 为 vWF 质的缺陷。2 型 vWD 又分 2A、2B、2M 和 2N 四种亚型。

获得性 vWD 涉及多种发病机制，最常见的是产生具有抗 vWF 活性的抑制物，主要为 IgG；其次为肿瘤细胞吸附 vWF，使血浆 vWF 减少；另外，抑制物可与 vWF 的非活性部位结合形成复合物，加速其在单核-巨噬细胞系统的破坏。

二、临床表现

出血倾向是本病的突出表现。出血多见于皮肤和黏膜，鼻腔和齿龈出血、月经过多是最多见的表现，拔牙及创伤后过度出血也常见，亦可有消化道出血、血尿等，但自发性关节、肌肉出血相对少见；男女均可发病，女性青春期患者可有月经过多及分娩后大出血；出血可随年龄增长而减轻。

三、实验室检查

1. 出血筛选检查 包括 APTT/PT、血浆纤维蛋白原测定及血细胞计数。筛选检查结果多正常或仅有 APTT 延长且可被正常血浆纠正。

2. 诊断实验 包括血浆 vWF 抗原测定（vWF：Ag），血浆 vWF 瑞斯托霉素辅因子活性（vWF：RCo）以及血浆 FⅧ凝血活性（FⅧ：C）测定。有一项或一项以上诊断实验结果异常者，需进行以下分型诊断实验。

3. vWD 分型诊断实验 包括：①血浆 vWF 多聚体分析；②瑞斯托霉素诱导的血小板聚集（RIPA）；③血浆 vWF 胶原结合试验（vWF：CB）；④血浆 vWF 因子Ⅷ结合活性（vWF：FⅧB）。

对有明确出血史或出血性疾病家族史患者，建议分步进行上述实验室检查，以明确 vWD 诊断并排除其他出血相关疾病。

 知识链接

瑞斯托霉素辅因子活性

血管性血友病因子（vWF）是一种大分子量的具有黏附功能的多聚体糖蛋白。Ristocetin 能同时结合 vWF 与血小板膜 GPIb，增强 vWF/GPIb 相互作用，诱导血小板聚集。Ristocetin 结合活性是 vWF 多聚体特有的生物功能。vWF 瑞斯托霉素辅因子活性（vWF：RCof）可理解为 vWF 多聚体特异性结合 ristocetin 的能力。vWF：RCof 活性测定对血管性血友病诊断、分型有重要价值。

四、诊断与分型

1. 诊断要点 自幼有皮肤、黏膜出血史，症状随年龄增长而减轻；约半数病例有家族史；出血时间延长；血小板黏附率降低及对瑞斯托霉素聚集反应减弱或不聚集；FⅧ：C 正常或降低；vWF 抗原减少或多聚体分布或功能异常；排除获得性 vWD、血小板型 vWD 及遗传性血小板病。

2. 鉴别诊断 本病根据 vWF：Ag 测定即可与血友病 A、B 鉴别；依据血小板形态易与巨血小板综合征鉴别。

3. 分型 vWD 分型诊断见表 5-18-1。

表 5-18-1 vWD 的常见分型

类型	特点
1 型	vWF 量的部分缺乏
2 型	vWF 质的异常
2A 型	缺乏高-中分子量 vWF 多聚体，导致血小板依赖性的功能减弱
2B 型	对血小板模 GPIB 亲和性增加，使高分子量 vWF 多聚体缺乏
2M 型	vWF 依赖性血小板黏附能力降低。vWF 多聚体分析正常
2N 型	vWF 对因子Ⅷ亲和力明显降低
3 型	vWF 量的完全缺失

五、治疗

轻型患者可不需特殊治疗，但禁服阿司匹林、双嘧达莫、吲哚美辛、前列腺素 E 等影响血小板功能的药物。尽量避免手术，必须手术时应作好充分准备。口服避孕药如复方炔诺酮等，可使月经过多及持续时间延长的症状改善。

（一）替代治疗

适用于出血发作或围术期的各型患者。可选用血源性含 vWF 浓缩制剂或重组 vWF 制剂，使用剂量以 vWD 类型和出血发作特征而定，如条件限制可使用冷沉淀物或新鲜血浆，但存在输血相关疾病传播风险。

（二）其他治疗

1. 去氨加压素（DDAVP） DDAVP 对 1 型和 2A、2M、2N 型患者有效，2B 型不宜使用 DDAVP 治疗。常用剂量为 0.3μg/kg，置于 30~50ml 生理盐水内快速滴入，每 12 小时 1 次。

2. 抗纤溶药物 可用氨基乙酸，首剂 4~5g，静脉滴注，后每小时 1g 至出血控制，24 小时总量不超过 24g；氨甲环酸 10mg/kg 静脉滴注，每 8 小时一次。抗纤溶药物偶有血栓形成危险，肾实质出血或上尿路出血者禁用，牙龈出血时可局部使用。此外，局部使用凝血酶或纤维蛋白凝胶对皮肤、黏膜出血治疗有辅助作用。

 本章小结

血友病是由于凝血因子Ⅷ（血友病 A）或凝血因子Ⅸ（血友病 B）生成缺陷引起的遗传性出血性疾病。其性染色体隐性遗传方式决定了患者几乎均为男性。血友病 A 和 B 临床表现无差异，出血多累及关节、肌肉及深部组织，出血症状为终生性。血友病的治疗仍以相应的凝血因子补充/替代疗法为主，综合性常规治疗及终生支持十分重要。

血管性血友病（vWD）是常染色体遗传性出血性疾病，男女患病几率均等。出血以皮肤、黏膜为主，2N 型 vWD 由于存在 FⅧ活性降低，出血可累及关节、肌肉，易误诊为血友病 A，鉴别诊断时需注意。

 思考题

1. 简述血友病 A/B 的诊断标准。
2. 简述血管性血友病的诊断要点。

（李秀军）

第十九章 弥散性血管内凝血

是一种在严重原发病基础之上，以机体广泛的微血栓形成、凝血因子和血小板大量消耗并继发纤溶亢进和微循环衰竭的全身性血栓－出血综合征。

一、病因

1. 严重感染 诱发 DIC 的主要原因之一。包括细菌感染（大肠杆菌、铜绿假单胞菌、金黄色葡萄球菌等）、病毒感染（重症肝炎等）、立克次体感染以及钩端螺旋体病、组织胞质菌病等。

2. 恶性肿瘤 常见于前列腺癌、胰腺癌、淋巴瘤、急性早幼粒白血病等。

3. 病理产科 见于重度妊娠高血压综合征、感染性流产、羊水栓塞、死胎滞留、胎盘早剥、前置胎盘、子宫破裂等。

4. 创伤及手术 严重挤压伤、大面积烧伤、骨折等易致 DIC。富含组织因子的器官如脑、前列腺、胰腺、子宫及胎盘等可因手术及创伤等释放组织因子（TF），诱发 DIC。

5. 严重中毒或免疫反应 溶血性输血反应、移植排斥、毒蛇咬伤等也易致 DIC。

6. 其他 如恶性高血压、重症肝病及急性胰腺炎、急性肾小管坏死及肾病综合征、溶血性贫血、糖尿病酮症酸中毒和系统性红斑狼疮、动脉瘤和巨大海绵状血管瘤、血管炎等。

二、发病机制

DIC 的发病机制始终是以凝血酶生成为中心关键环节，而在体内凝血反应启动中，组织因子（TF）起到关键作用。感染、恶性肿瘤溶解、外科大型手术、严重广泛创伤等可导致损伤细胞释放 TF 入血；细菌感染、内毒素血症、抗原抗体复合物、炎症因子等也可激活单核－巨噬细胞和血管内皮细胞并使其表达释放 TF；内皮细胞损伤后，内皮下胶原等促血小板黏附配基暴露、内皮细胞抗凝抗血栓机制（包括 PC/PS/TM 系统及 TFPI 等）缺陷。上述因素均可导致机体凝血与抗凝功能失衡，凝血酶过量产生，微血管内广泛血栓形成。与此同时，凝血过程消耗大量的凝血因子和血小板，并激活纤维蛋白溶解系统，从而发生消耗性低凝和继发性纤溶亢进以引起广泛出血、休克和微循环障碍等一系列临床表现。

三、病理生理

1. 微血栓形成 是 DIC 最本质的病理变化。微血栓的发生部位广泛，以肺、心、脑、肾最为多见，并引起相应的功能改变。血栓成分主要为纤维蛋白血栓及纤维蛋白－血小板血栓。

2. 凝血功能异常 DIC 的凝血机制变化可分为三个阶段：①高凝期：为 DIC 早期改变，以血小板活化、黏附聚集并释放大量血小板因子、凝血酶及纤维蛋白形成为特征；②消耗性低凝期：广泛微血栓形成而致血小板、纤维蛋白原、凝血酶原等凝血因子大量消耗，出血倾向明显，PT 显著延长。临床上此期持续时间长，可呈现出 DIC 主要临床、实验室特征；③继发性纤溶亢进期：表现为广泛出血倾向，多出现在 DIC 后期，也可与凝血酶活化同时出现，甚至为某些患者的主要病理过程。

3. 微循环障碍 毛细血管微血栓形成、血容量减少、血管舒缩功能失调、心功能受损等因素造成微循环障碍。

四、临床表现

DIC 的临床表现包括原发病本身的临床表现与 DIC 本身两部分。DIC 原发病视其性质、强度、持续时限及病因而定。DIC 本身的四大临床特点为出血、休克、栓塞和溶血。

1. 出血 出血是 DIC 最引人注意的表现，发生率达 80% ~ 90%。DIC 出血常有以下特点：①早期表现穿刺部位瘀斑或出血不止或试管血不凝固；②最常见的为皮肤自发性出血，表现为瘀点瘀斑，甚至大片广泛紫癜伴中心皮肤黏膜栓塞性坏死；③不能用原发病解释的多部位（一般至少 2 个部位）、多脏器的自发性出血；④严重者可致颅内出血且常为 DIC 致死病因；⑤单纯补充凝血因子不仅不能纠正出血，反而加重病情，适当采用抗凝剂并辅以补充凝血因子和血小板治疗，方可取得较好疗效。

2. 休克 休克与低血压是 DIC 又一主要表现，也是 DIC 诊断依据之一，常发生于革兰阴性菌败血症患者。DIC 时休克本身无特殊性，但由于继发于严重基础疾病之上，易被基础疾病的临床征象所掩盖而不易识别。DIC 休克一般有以下特点：①起病突然，早期找不到明确病因；②常伴有全身多发性出血倾向，但与出血症状不相称；③早期出现重要脏器的功能障碍；④休克多甚顽固，常规抗休克治疗效果不佳。

3. 微血栓形成 多发性微血栓形成必然是 DIC 最早期的表现之一，但可能较隐匿，不易识别。皮肤黏膜微血栓表现为血栓性坏死，主要特点为全身出血性皮肤瘀斑进展为界限清晰的紫黑色皮肤坏死；肺微血栓常导致急性呼吸窘迫综合征，表现为不明原因的呼吸快、低氧血症；肾微血栓引起急性肾衰竭，表现为少尿、无尿；心脏微血栓轻者表现为不明原因的心跳加快，重者导致心功能不全及急性心肌梗死；脑组织受累可表现为神志模糊、嗜睡与昏迷等。广泛的微血栓形成也是引起多脏器功能衰竭（multiple organ function failure，MOFF）的重要因素。

4. 微血管病性溶血 患者可出现不明原因的与出血程度不成比例的贫血症状，可并发寒战、高热、黄疸、血红蛋白尿等，外周血出现红细胞碎片或（和）畸形红细胞。微血管病性溶血性贫血的征象并非一定与 DIC 共存，也可在急性肾衰竭、血栓性血小板减少性紫癜、肿瘤广泛性转移、恶性高血压等疾病中出现，所以在考虑溶血与 DIC 的关系时，应加以鉴别。

五、诊断与鉴别诊断

（一）诊断标准

1. 临床表现

（1）存在易引起 DIC 的基础疾病。

（2）有下列两项以上临床表现：①多发性出血倾向；②不易用原发病解释的微循环衰竭或休克；③多发性微血管栓塞的症状、体征，如皮肤、皮下、黏膜栓塞性坏死及早期出现的肺、肾、脑等脏器衰竭；④抗凝治疗有效。

2. 实验检查指标同时有下列三项以上异常 ①血小板 $< 100 \times 10^9 / L$ 或进行性下降，肝病、

白血病患者血小板 $<50 \times 10^9/L$；②血浆纤维蛋白原含量 $<1.5g/L$ 或进行性下降，或 $>4g/L$，白血病及其他恶性肿瘤 $<1.8g/L$，肝病 $<1.0g/L$；③3P 试验阳性或血浆 FDP $>20mg/L$，肝病、白血病 FDP $>60mg/L$，或 D – 二聚体水平升高或阳性；④PT 缩短或延长 3 秒以上，肝病、白血病延长 5 秒以上，或 APTT 缩短或延长 10 秒以上。

（二）鉴别诊断

1. 严重肝硬化　肝病时尽管大多数凝血因子合成减少，活性下降，但是缘于库普弗细胞（Kupffer cell）功能亢进，因子Ⅷ活性增强；肝病合并 DIC 时，由于凝血因子的消耗，因子Ⅷ和 vWF 水平下降。所以，因子Ⅷ活性高低是单纯肝病性出血和肝病合并 DIC 鉴别诊断的要点之一。Ⅷ：C $<50\%$ 以上或动态下降是肝病合并 DIC 诊断必不可缺少的条件。

2. TTP　本病休克和呼吸衰竭少见，微血管病性溶血重，无凝血及纤溶系统的激活，血浆置换可奏效，检测血浆 vWF 裂解酶活性及其抑制物有助于鉴别诊断。

3. 原发性纤溶亢进症　原发性纤溶亢进症是由于纤溶系统活性异常增强，导致纤维蛋白过早、过度破坏和（或）纤维蛋白原等凝血因子大量降解并引起出血，是纤维蛋白溶解亢进（纤溶亢进）的一个类型。一般来说，原发性纤溶时由于没有病理性凝血酶的生成，抗凝血酶水平正常，鱼精蛋白副凝试验阴性、D – 二聚体不应增多。

六、治疗

（一）去除诱因

如控制感染，治疗肿瘤，产科及外伤；纠正缺氧、缺血及酸中毒等。是终止 DIC 病理过程的最为关键和根本的治疗措施。

（二）抗凝治疗

抗凝治疗是终止 DIC 病理过程、减轻器官损伤、重建凝血 – 抗凝平衡的重要措施，DIC 的抗凝治疗应在处理基础疾病的前提下，与凝血因子补充同步进行。临床上常用的抗凝药物为低分子肝素，本品较少引起血小板减少，出血并发症较少，半衰期较长，生物利用度较高，常规剂量下无需严格血液学监测。常用剂量为 $75 \sim 150$ IUAXa（抗活化因子X国际单位）/(kg·d)，一次或分两次皮下注射，连用 $3 \sim 5$ 天。适用于：①DIC 早期（高凝期）；②血小板及凝血因子呈进行性下降，微血管栓塞表现（如器官衰竭）明显的患者；③消耗性低凝期但病因短期内不能去除者，在补充凝血因子情况下使用。该药禁用于：①手术后或损伤创面未经良好止血者；②近期有大咯血或有大量出血的活动性消化性溃疡；③蛇毒所致 DIC；④DIC 晚期，患者有多种凝血因子缺乏及明显纤溶亢进。

（三）替代治疗

适用于有明显血小板或凝血因子减少者，已进行病因及抗凝治疗，DIC 未能得到良好控制，有明显出血表现者，可予以下药物或血制品进行替代治疗。

1. 新鲜冷冻血浆等血液制品　每次 $10 \sim 15ml/kg$。

2. 血小板悬液　血小板计数低于 $20 \times 10^9/L$，或者存在活动性出血且血小板计数低于 $50 \times 10^9/L$ 的 DIC 患者，需紧急输入血小板悬液，机采血小板含量高，理论上 1 个单位治疗量（2.5×10^{11}）可提高血小板 $(20 \sim 60) \times 10^9/L$。

3. 纤维蛋白原　首次剂量 $2 \sim 4g$，静脉滴注。24 小时内给予 $8 \sim 12g$，可使血浆纤维蛋白原升至 $1g/L$，每 3 天用药一次。

（四）纤溶抑制药物

临床上一般不使用，仅适于 DIC 的基础疾病及诱发因素已去除或控制，并有明显纤溶亢进的临床实验室证据，且继发性纤溶亢进为迟发型出血主要或唯一原因的患者，可选用氨基乙酸或氨甲苯酸。

（五）其他治疗

糖皮质激素不常规应用。但出现下列情况时可以考虑：①基础疾病需要糖皮质激素治疗者；②感染性休克并 DIC 已行有效抗感染者；③并发肾上腺皮质功能不全者。

 本章小结

DIC 是由不同病因引起，以出血、休克、血栓栓塞、微血管病性溶血、单个或多个器官功能损害为特征的临床综合征。DIC 病理生理机制的关键是各种病因"驱动"下的循环中过量凝血酶生成和纤溶酶激活。DIC 的实验室诊断主要包括 PT，APTT，TT，FDP，D–二聚体、血小板计数等。DIC 治疗原则是积极去除及控制诱因，早期抗凝，补充血小板及凝血因子等。

 思考题

1. 简述 DIC 的诊断标准。
2. DIC 的治疗有哪些？

（李秀军）

第二十章 血栓性疾病

血栓性疾病指由于先天遗传性或后天获得性原因，导致患者止血和抗血栓机制失衡，引起血凝块阻塞血管的疾病。血栓性疾病包括血栓形成（thrombosis）和血栓栓塞（thromboembolism），前者指血液有形成分在血管内形成凝血块（栓子），造成血管部分或完全阻塞的病理过程，后者则指脱离形成部位的栓子在随血流流动过程中部分或全部阻塞某些血管，并导致相应组织器官缺血、缺氧，甚至坏死（动脉血栓）或淤血、水肿（静脉血栓）。

一、病因与发病机制

血栓性疾病的病因及发病机制十分复杂，主要与下列三个要素密切相关。

（一）血管壁损伤

引起血管损伤的原因包括机械因素（血流切变应力、血管内压力及机械性损伤），化学物质和代谢产物，感染因素（细菌、病毒及内毒素血症的作用）及免疫因素。血管内皮细胞能生成和释放一些生物活性物质，分别具有抗血栓形成和促血栓形成作用。当上述因素引起血管内皮损伤时，其抗栓和促栓机制失衡，导致血栓形成。

（二）血液成分异常

1. 血小板活化 是引起血栓形成的常见原因。血管内皮损伤、血流切变应力改变，多种药物和疾病，如系统性红斑狼疮（SLE）、TTP、DIC、冠心病等，都可导致血小板活化而形成血栓。另外 MPNs 所致血小板数量增多，特别是超过 $800 \times 10^9/L$ 时有明显的血栓形成倾向。

2. 凝血因子异常 纤维蛋白原增加（见于肥胖、糖尿病、高脂血症等）、因子Ⅶ活性增高（吸烟、口服避孕药、饮酒）是动脉粥样硬化血栓形成的两大独立危险因素，凝血因子Ⅷ、Ⅸ、Ⅹ升高（手术、创伤）也是促使血栓形成的危险因素。

3. 抗凝系统减弱 先天性或获得性抗凝血酶（AT）缺乏或减少、蛋白 C（PC）及蛋白 S（PS）缺乏症均有利于血栓形成。

4. 纤溶活性降低 先天性或获得性因素致纤溶系统相关蛋白缺陷均导致人体对纤维蛋白的清除能力下降，有利于血栓形成及增大，包括：①纤溶酶原结构和功能异常，如异常纤溶酶原血症；②纤溶酶原激活剂表达释放障碍；③纤溶酶或纤溶酶原激活剂抑制物（如 α_2 - 抗胰蛋白酶）增多。

（三）血液流变学异常

各种原因引起的血液黏滞度增高、红细胞变形能力下降等，均可导致全身或局部血流淤滞、缓慢，为血栓形成创造条件，如高纤维蛋白原血症、高脂血症、脱水、红细胞增多症等。

此外，临床中使用的多种药物亦与血栓形成有密切关系，如普通肝素、避孕药、抗纤溶药物、天冬酰胺酶等。

二、临床表现

（一）易栓症（thrombophilia）

是指易发血栓形成的一种先天遗传或后天获得的缺陷。

1. 先天遗传性易栓症 先天性易栓症的临床特点是血栓家族史阳性，无明显诱因的多发性、反复的血栓形成，发病年龄 < 45 岁，对常规抗血栓治疗效果不佳，遗传性蛋白 C 缺乏症为常见原因。

2. 获得性易栓症 常见于①抗磷脂综合征（APS）：APS 是获得性易栓症和习惯性流产的常见原因。抗磷脂抗体可能通过激活血小板、干扰血管内皮细胞的抗凝和纤溶活性而诱发血栓形成；②恶性肿瘤：肿瘤相关的血栓形成和血栓性静脉炎称为 Trousseau 综合征，相关机制包括肿瘤细胞释放促凝物质、阻塞静脉等；③手术和创伤：多与组织因子释放、血管内皮损伤及术后制动等有关；④肝病；⑤肾病综合征；⑥系统性红斑狼疮。

（二）不同类型血栓的临床特点

1. 深静脉血栓形成（deep venous thrombosis，DVT） 最常见于腘静脉、股静脉等下肢部位。下肢不对称肿胀、疼痛和浅静脉曲张是下肢 DVT 的三大症状。肠系膜静脉血栓可有类似急腹症的表现。血栓脱落后栓塞血管可引起血管器官功能障碍，如肺栓塞等。

2. 动脉血栓 多见于冠状动脉、脑动脉、肠系膜动脉及肢体动脉等。发病多较突然，可有局部剧烈疼痛，如心绞痛、腹痛、肢体剧烈疼痛等；伴有相应供血部位组织缺血、缺氧症状，如心肌梗死、心力衰竭、心源性休克、心律失常、意识障碍及偏瘫等；血栓脱落后栓塞血管可引起脑、肺、脾等脏器梗塞并功能障碍，受累缺血性坏死可引起发热。

3. 微血管血栓 多见于 DIC、TTP 等。主要表现为皮肤黏膜栓塞性坏死、微循环衰竭及器官功能障碍。

三、诊断

1. 存在血栓形成的高危因素 动脉粥样硬化、糖尿病、肾病、恶性肿瘤、妊娠、肥胖、近期手术及创伤、长期使用避孕药等是临床常见的血栓形成的高危因素。

2. 症状及特征 具有各种血栓形成及栓塞的症状、体征。

3. 器械检查 临床上以彩色超声多普勒检查血流成像最为常用，可测定血流的方向、流速、血管管径及有无血流存在，是安全、无创、可重复的血栓筛查手段；血管造影术虽可确诊血栓形成，但由于创伤受到一定限制；CT 血管成像（CTA）及 MR 血管成像（MRA）也能直接显示全身大部分血管的栓子，一定程度上可取代血管造影术，尤其对于病情严重、老年患者和有动、静脉插管禁忌证者更为合适；此外，放射性核素显像也是检测血栓的方法之一。

4. 血液学检查 可根据上述血栓形成机制的三大要素，结合患者病情择项进行检查，如凝血功能检测、血液流变学等。

四、治疗

（一）去除血栓形成诱因，治疗基础疾病

如控制糖尿病、感染，防治动脉粥样硬化，治疗肿瘤等。

（二）溶栓治疗和介入溶栓

主要适用于新近的血栓形成或血栓栓塞。应选择性应用于有肢体坏疽风险的 DVT 患者、血流动力学不稳定的肺栓塞等。动脉血栓最好在发病 3 小时之内进行，最晚不超过 6 小时；静脉血栓应在发病 72 小时内实施，最晚不超过 6 日。通常静脉注射溶栓药物或应用介入疗法将溶栓药物注入局部，以溶解血栓，恢复正常供血。常用溶栓药物有尿激酶（UK）、链激酶（SK）、组织型纤溶酶原激活剂（t−PA）等。

溶栓治疗的监测指标有二：①血纤维蛋白原，维持在 1.2~1.5g/L 水平以上；②血 FDP 检测，其在 400~600mg/L 为宜。

（三）抗血栓治疗

临床上，根据血栓形成发生的部位和时程，采取不同的治疗措施。

1. 静脉血栓治疗原则 以普通肝素（unfractionated heparin）或低分子肝素治疗为首选，对肝素过敏或肝素诱导血小板减少症（heparin−induced thrombocytopenia，HIT）患者，考虑选用其他抗凝药物如阿加曲班（凝血酶抑制剂）或利伐沙班（凝血因子 Xa 抑制剂）等，总疗程一般不宜超过 10 日；长期抗凝以华法林治疗为主。

2. 动脉血栓治疗原则 需持续抗血小板治疗。临床上，阿司匹林、氯吡格雷和血小板膜糖蛋白 IIb/IIIa（GPIIb/IIIa）拮抗剂是当前抗血栓的主要药物，GPIIb/IIIa 拮抗剂静脉注射适用于疾病急性期。

3. 易栓症治疗原则 急性期治疗与一般血栓形成相似；急性期后应连续抗凝 6 个月后酌情考虑停药；易栓症妇女妊娠期及易栓症患者的亲属应考虑预防性抗凝治疗。

（三）对症和一般治疗

包括止痛、纠正器官衰竭、扩张血管、改善循环等，肢体静脉血栓形成者应抬高患肢。可应用降黏药物、钙通道阻滞剂、血管扩张剂及活血化瘀的中草药制剂等。

 本章小结

血栓形成和血栓栓塞两种病理过程所引起的疾病，临床上称为血栓性疾病。血管壁异常、血液成分改变、血流异常是血栓形成的"三要素"。易栓症是指对血栓形成的易感性增加，本身并非一种独立性疾病，易栓症分遗传性和获得性。血栓主要类型为深静脉血栓形成、动脉血栓和微血管血栓。治疗应积极控制血栓性疾病的易感因素，适时启动抗凝药物预防血栓形成。对于深静脉血栓首选普通肝素或低分子肝素治疗，长期抗凝以华法林治疗为主；动脉血栓可予阿司匹林、氯吡格雷等抗血小板治疗；介入溶栓主要选择性应用于有肢体坏疽风险的 DVT 患者以及血流动力学不稳定的肺栓塞等。

 思考题

1. 简述血栓性疾病的病因及发病机制。

2. 概述血栓性疾病的治疗原则。

（李秀军）

第二十一章　输血医学

输血（blood transfusion）指给患者输注供血者的血液成分或全血，以挽救患者生命，并为其他治疗方法提供支持保证的一种重要的临床治疗手段。

一、血型与输血

红细胞的表面抗原即通常所说"血型"，分为 ABO 血型和 Rh 系统。红细胞表达 A 抗原的为 A 型，血浆中含有抗 B；表达 B 抗原的为 B 型，血浆中含有抗 A；同时表达 A 和 B 抗原的为 AB 型，血浆中无抗 A 和抗 B；不表达 A 抗原和 B 抗原的为 O 型，血浆中有抗 A 和抗 B。抗 A 和抗 B 是 IgM 抗体。各人种中 O 型均多见，约 40%~56%。Rh 血型系统的抗原至今已发现了 49 个抗原，具有临床意义的主要是五个抗原，即 D、C、E、c、e 抗原，含 D 抗原的血型称为 Rh 阳性血型，缺乏 D 抗原的血型为 Rh 阴性。我国汉族 Rh 阴性者仅 0.3%。西方人约为 15%。Rh 系统血型抗原在临床输血及新生儿溶血病中具有十分重要的意义。Rh 系统中，接受过 Rh 阳性血免疫的 Rh 阴性个人，当再次输注 Rh 阳性血可致严重溶血或死亡，再次怀 Rh 阳性胎儿可致严重的新生儿溶血，因此，血型鉴定是临床输血前最重要的环节之一。

人类白细胞抗原（human leukocyte antigen，HLA）是白细胞膜上的最重要的抗原，HLA 及其抗体与输血引起的不良反应密切相关。血小板上也有较多特异性抗原，血小板特异性抗体与免疫性新生儿血小板减少性紫癜（neonatal alloimmune thrombocytopenia，NAT）、输血后紫癜（post-transfusion purpura，PTP）以及血小板输注无效等疾病密切相关。

二、输血种类

传统的全血输注因存在严重弊端已被淘汰，成分输血的有效成分含量高、治疗针对性强、效率高、节约血源，是目前主要输血形式。分离或单采合适供体的某种（或某些）血液成分并将其安全地输给患者，称为成分血输注。成分血制品包括：红细胞（浓缩红细胞、洗涤红细胞、冰冻保存的红细胞、红细胞悬液）、血小板、浓缩粒细胞悬液、血浆、血浆冷沉淀物及各类血浆成分（白蛋白、球蛋白、纤维蛋白原、因子Ⅷ、凝血酶原复合物）等。

三、输血程序

完成一次输血治疗，程序上至少包含申请输血、供血、核血、输血、输血后评价。

四、成分输血适应证

基于不同的治疗目的，输血可作为不同的治疗手段，也就是有不同的适应证。

1. 替代治疗 这是输血在临床上最早、最主要的用途。其适应证为原发性、继发性血液成分（包括各种血细胞成分和血浆成分）减少性或缺失性疾病，如各类贫血、血小板减少、各类血友病、低白蛋白血症、低转铁蛋白血症、低丙种球蛋白血症等。临床上血红蛋白 < 60g/L 或血细胞比容 < 0.2 时可考虑输注红细胞。输血应个体化，慢性贫血患者，血红蛋白虽只有 60g/L，由于生理性代偿机制，患者常可适应，症状并不明显，不输血仍可维持一般的生活状态。但老年人及伴有心肺功能异常者，虽仅轻度贫血，亦不能耐受。因此，红细胞的输注指征除了血红蛋白水平，还需要结合患者的临床情况。

2. 免疫治疗 自身抗体介导的组织损伤性疾病（如 ITP、自身免疫性溶血性贫血、免疫相关性全血细胞减少等）可用静脉输注丙种球蛋白治疗。

此外，白血病患者经同种异基因骨髓移植后，定期输注一定量的供者外周血淋巴细胞（DLI），可发挥供者淋巴细胞抗宿主残留白血病细胞的作用。

3. 其他 当血液中某些成分（如 M 蛋白、胆红素、尿素氮等）过多或出现异常成分（如病理性 vWF、溶血素、毒物等），而致内环境紊乱时，可采用置换输血治疗。造血干细胞移植受者在完成预处理（放/化疗）后可以接受的造血干细胞移植，也是一种特定条件下的"成分输血"。

五、输血反应

输血反应（transfusion reaction）是指在输血过程或之后，受血者发生与输血相关的新的异常表现或疾病，包括：①即刻型输血反应，如急性溶血性输血反应（acute hemolytic transfusion reaction，AHTR）、发热性非溶血性输血反应（febrile nonhemolytic transfusion reactions，FNHTR）、过敏性输血反应（allergic transfusion reaction，ATR）、输血相关性急性肺损伤（transfusion - related acute lung injury，TRALI）、输血相关性循环超负荷、输血相关性败血症、大量输血相关性反应等；②迟缓型输血反应：如迟缓性溶血性输血反应（delayed hemolytic transfusion reaction，DHTR）、输血后紫癜（post - transfusion purpura，PTP）、铁超载、输血相关性移植物抗宿主病（transfusion - associated GVHD，TA - GVHD）、输血相关性血栓形成。

1. 急性溶血性输血反应 AHTR 指输血过程中或输血结束后 24 小时内发生的溶血反应，多为严重血管内溶血，但抗体效价较高时也可合并血管外溶血。临床上 AHTR 发生率不高，但主要由 ABO 血型不合所致。相关抗体多为 IgM。AHTR 是临床上最危险的输血反应，大多于输血后立即发生。轻者仅有一过性发热、血红蛋白尿、轻度黄疸或输血疗效不佳。重者输血后数分钟至数小时出现烦躁、发热、呼吸困难以至血压降低等休克表现和急性肾衰竭。严重溶血反应时，因大量红细胞破坏激活凝血系统，导致 DIC，甚至死亡。全麻状态下出现不能解释的手术区严重出血及低血压，可为溶血反应的唯一表现。一旦疑有 AHTR，应立即停止输血并更换输液器，严密观察生命体征和水电解质、肝肾功能和 DIC 检查结果，积极防治休克及急性肾衰竭；同时重新核对患者及供血者的各种记录、重复 ABO 及 Rh 血型鉴定和交叉配型试验。若受血者红细胞直接抗人球蛋白试验阳性、血浆游离血红蛋白和血清胆红素升高、结合珠蛋白降低，并出现血红蛋白尿，则有助于 AHTR 诊断。

2. 发热性非溶血性输血反应 FNHTR 是最常见的输血反应，几乎占输血不良反应的一半，原因不明（排除溶血、细菌污染等），多发生于输血后 15 ~ 20 分钟，或发生在输血后 1 ~ 2 小时。起始寒战，之后发热，体温可高达 38 ~ 41°C，伴头痛、出汗、恶心、呕吐、心跳、呼吸加快，持续 1 ~ 2 小时体温开始下降，数小时后恢复正常。FNHTR 发生率与输注血制品的种类有关，且多见于反复输血的患者。输注红细胞时 FNHTR 发生率约为 0.5% ~ 6%，而在输注血小板时高达 30%，HLA 抗体或其他同种抗体诱导白细胞活化并产生 IL - 1、IL - 6、IL - 8 及 TNF - α 等细胞因子（致热源），可能与 FNHTR 发生有关，终止输血、应用解热镇痛

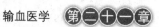

药或糖皮质激素等处理有效，最佳预防措施是输血前过滤去除血液中的白细胞及其碎片。

3. 过敏性输血反应 ATR 也是输血反应中最常见的一种，其始动机制可能与受体抗体（如抗 IgA 等）与供体血浆蛋白（如 IgA 等）相互作用有关，肥大细胞活化并释放组织胺、趋化因子、白三烯及前列腺素等炎性因子可能涉及 ATR 发生。临床上轻者表现为皮肤瘙痒、荨麻疹、红斑、血管神经性水肿，重者出现支气管痉挛、喉头水肿、呼吸困难、发绀、过敏性休克。如出现反应，应停止输血，轻度反应者给予抗组织胺药，重者立即皮下注射肾上腺素（1∶1000）0.5~1ml、静脉注射糖皮质激素，必要时行气管切开、抗休克治疗。有过敏反应史者，应在输血前预防性使用抗组胺药，选用洗涤红细胞输注。多次输血会使 IgA 缺乏患者产生抗 IgA 抗体，当再次输入，血液中的 IgA 可与抗体结合而过敏。为预防严重的过敏反应，有抗 IgA 患者宜用无 IgA 的血浆或洗涤红细胞。

4. 细菌污染输血反应 在采血、贮血、输血过程中，任何一个环节未执行严格的无菌操作，均可导致细菌污染血液，临床患者的反应程度取决于细菌种类、毒力和输入数量。轻者以发热为主，重者于输入少量血后立即发生寒战、高热、烦躁、呼吸困难、恶心、呕吐、大汗、发绀。革兰阴性杆菌（如产气大肠杆菌或铜绿假单胞菌）内毒素所致的休克尤为严重，往往难以纠正。此时应立即停止输血，将剩血离心沉淀涂片染色检查细菌，同时做细菌培养，在菌种不明前予广谱抗生素抗感染治疗并积极纠正休克。

5. 迟发性溶血性输血反应 DHTR 一般发生于输血后 24 小时~1 周，以血管外溶血为主，多由 Rh、Kidd、Duffy、Kill、Lutheran、Diego 等血型抗体引起，抗体多为 IgG，无补体结合活性。Rh 阴性人通过输血或妊娠产生抗 D，抗体往往持续多年，甚至终生。DHTR 是回忆性抗体反应。机体第一次接触红细胞抗原时，初次抗体形成较迟，此时大多数输入的红细胞已不存在，一般不会发生溶血，再次输血后，机体对先前致敏的抗原产生回忆反应，在几天内产生大量抗体，使供者红细胞溶解。最常见的临床表现为输血后血红蛋白下降，并由此而诊断，其他临床表现有发热、黄疸，比 AHTR 轻。DHTRs 大多无须治疗。值得注意的是，由于 DHTRs 表现不典型，医生想不到该诊断而再次输入不相合的血液，则能引起急性溶血反应。为预防 DHTRs，不能使用配血时有弱凝或有冷凝集发生的血制品，DHTRs 患者如需输血要用抗原阴性的红细胞或输血前用血浆置换去除同种抗体。

6. 输血后紫癜 PTP 指输全血或输血小板后 1 周出现的全身皮肤紫癜和严重血小板减少，女性多见。发生机制是受者产生针对血小板特异性抗原的同种抗体，多为抗 HPA-1a 抗体。泼尼松疗效较差，血浆置换或大剂量丙种球蛋白疗效好。发生 PTP 者应尽量避免再次输血，如确实需要，应给予 HPA-1a 阴性的血小板。

7. 输血相关性移植物抗宿主病 TA-GVHD 是由输入的供者淋巴细胞在受者体内植活并扩增引起，需要三个条件：①供者与宿主 HLA 不相容；②供者血液中存在免疫活性细胞；③宿主免疫功能低下，不能排斥供者细胞。易发人群包括免疫缺陷的患者，接受放化疗和移植后的患者等。临床表现为发热、皮疹、黄疸、腹泻、肝功能异常及全血细胞减少，出现于输血后 3~30 天，死亡率高达 90% 以上。受者淋巴细胞的 HLA 表型或基因型为供者型，皮疹活检可以确诊。TA-GVHD 无特效治疗，可选用肾上腺皮质激素、抗淋巴细胞球蛋白（ALG）或其他免疫抑制剂，经 γ 射线辐照（25~30Gy）的成分血可以预防 TA-GVHD 发生。

8. 输血传播疾病 是指受血者由于输入含有病原微生物的血液或血制品而引起的传染病。经输血传播的病原体，包括乙型和丙型肝炎病毒、艾滋病毒、巨细胞病毒等。输血是 HIV 传播的主要途径，由于窗口期无法检出 HIV，须严格对血源检查和控制，杜绝有偿献血，注重采血后 HIV 复查。血浆最好保存 60 天，窗口期后复查供血者，确定无 HIV 感染后再使用。提倡成分输血、自身输血，使用一次性注射器、输血器等，以防止疾病的传播。严格筛选献血者，严格进行血液病毒标志物的检测，用适当的方法对血液制品进行病毒灭活，避免不必要的输血以及提倡自身输血，可以预防和控制输血传播的疾病。

9. 大量输枸橼酸钠反应 输血时为防止血凝，每100毫升全血中加入2.5%枸橼酸钠溶液10毫升，可使血液不再凝固。在正常输血速度下，本品不会出现不良反应，当输血速度太快或输血量太大（1000ml）以上时，因枸橼酸盐不能及时被氧化，可致低钙血症，引起抽搐等。为预防枸橼酸盐中毒反应，大量输血时可静脉注射适量葡萄糖酸钙或氯化钙。一般每输注1000毫升含枸橼酸钠血可静脉注射10%葡萄糖酸钙10毫升或5%氯化钙10毫升，以中和输入的大量枸橼酸钠，防止低钙血症发生。钙剂应单独注射，不能加入血液中，以免发生凝血。

10. 输血性铁超负荷 每单位血含铁200~250mg，通常开始输血10~20次后，就可导致体内铁负荷增加。人类缺乏排出体内过多铁的生理机制，因此在铁负荷超过一定上限时，则出现输血性铁过剩，过量的铁沉积于体内可导致肝纤维化或肝硬化，还可引起糖尿病及甲状腺功能低下等内分泌疾病，过量的铁还可致心功能受损。一般血清铁蛋白 >1000μg/L 时需要治疗，可予去铁胺 40mg/kg，每周 2 次。

本章小结

输血是临床各科室对急危重症的特殊的重要治疗方法，对改善病情、提高疗效、减少死亡率意义重大。血液成分种类很多，在临床工作中应严格掌握成分输血的适应证，防治严重的输血并发症，最大限度的保障输血治疗的安全性。发热反应和过敏反应是临床上最常见的输血反应，AHTR 虽然发生率较低，但却是危险性最大的输血反应，医务人员具备高度的责任心，严格输血程序及执行配血操作规程，严格核对，抗红细胞抗体效价低、配血时出现弱凝者应慎输或不输冷凝集血。

思考题

1. 简述输血的种类。
2. 简述输血的适应证及不良反应。

（李秀军）

第二十二章 造血干细胞移植

学习要求

1. 掌握 造血干细胞移植的概念、分类和适应证。

2. 熟悉 造血干细胞移植并发症的防治。

3. 了解 造血干细胞采集目标。造血干细胞移植植活证据。造血干细胞移植的供者选择原则。造血干细胞移植后复发的防治。

造血干细胞移植（HSCT）是指对患者进行全身照射（total body irradiation，TBI）、化疗及免疫抑制预处理，清除异常造血与免疫细胞后，将自体或异体造血干细胞（HSC）输入患者体内，并重建正常造血及免疫功能。最为重要的是，发育成熟于异体 HSC 的免疫活性细胞能通过移植物抗白血病/肿瘤效应（graft versus leukemia/tumor，GVL/GVT），有效杀灭恶性造血细胞。因此预处理、造血免疫重建、GVL/GVT 效应是 HSCT 治疗恶性与非恶性相关疾病的主要原理。

一、分类

HSCT 按照供者类型分为自体造血干细胞移植（autologous HSCT，auto – HSCT）和异体 HSCT，后者又分为同卵双生的同基因造血干细胞移植（syngeneic HSCT）和同种异基因造血干细胞移植（allogeneic HSCT，allo – HSCT）。Allo – HSCT 按供受者间有无血缘关系，分为血缘供者和非血缘供者 HSCT。根据 HSC 来源分为脐血移植（cord blood transplantation，CBT）、骨髓移植（bone marrow transplantation，BMT）和外周血干细胞移植（peripheral blood stem cell transplantation，PBSCT）。根据移植前预处理强度还可分为清髓性（myeloablative）HSCT、非清髓性（nonmyeloablative）HSCT（NST）或减低剂量预处理（reduced – intensity conditioning，RIC）HSCT。按照供受者人类白细胞抗原（HLA）匹配的程度又可分为 HLA 全相合、部分相合、单倍型相合（haploidentical）HSCT。

二、HLA 抗原与供者选择

移植前供受者间需行 HLA 配型。HLA 属于主要组织相容性复合物。HLA – I类抗原 A、B、C 和 HLA –II类抗原 DR、DQ、DP 与 HSCT 密切相关。HLA 单倍型作为一个遗传单位直接传给子代，因此同胞间 HLA 相合概率为 25%，半相合为 50%。Allo – HSCT 供者首选 HLA 相合同胞（identical siblings），次选 HLA 相合无血缘供者（matched unrelated donor，MUD）、HLA 部分相合亲缘供者、单倍型供者。MUD 是 HSC 的重要来源。中国造血干细胞捐献者资料库发展迅猛，截至 2015 年 11 月 30 日，库容量已达 216 万人份，累计捐献 5311 例。但目前能找到 MUD 的患者仍不到 50%。单倍型供者近年来成为 HSCT 供者的重要来源，几乎所有患者至少有一个 HLA 半相合的家庭成员，包括父母、兄弟姐妹、两代以内旁系亲属等。如存在多个 HLA 合适供者，则应优先选择健康、年轻、男性、巨细胞病毒（cytomegalovirus，CMV）阴性者，红细胞血型不合并不限制供者的选择。脐血中的 HSC 免疫性相对不成熟，即便 HLA 配型中有 1~2 个位点不合也可用于移植。但脐血 HSC 数量较少，仅适于体重低于 40 公斤的受者。

三、移植适应证

1. allo - HSCT 适于：①恶性血液系统疾病，如白血病、骨髓增生异常综合征；②非恶性血液病，如重型再生障碍性贫血、阵发性睡眠性血红蛋白尿、重型珠蛋白生成障碍性贫血；③部分免疫缺陷病/自身免疫性疾病、遗传性疾病/代谢性疾病，如重型联合免疫缺陷病、戈谢病等；④急性放射病。

2. auto - HSCT auto - HSCT 实质是患者自身造血干细胞支持下的大剂量化（放）疗，主要适于：①淋巴瘤和多发性骨髓瘤；②对达到 CR1、经巩固化疗后 MRD 持续低水平或阴性的低危 AML 患者，可作为强化治疗；③对化（放）疗敏感的实体肿瘤。

四、移植前准备

首先确定受者有移植适应证，年龄一般不 >65 岁，无重要脏器功能不全或精神病，无活动性感染；患者和家属充分了解移植的风险和受益、签署知情同意书。患者在术前接受中心静脉（颈内静脉或锁骨下静脉）置管，经全身消毒药浴和胃肠道除菌后，进入无菌层流病房接受移植。

五、造血干细胞的采集

1. 骨髓 采集骨髓多在手术室内进行，多采用连续硬膜外麻醉或全身麻醉。以双侧髂后或髂前上棘区域为抽吸点。采集目标值一般为 $(2 \sim 4) \times 10^8/kg$（受者体重）单个核细胞（mononuclear cell，MNC）。一般在抽髓前 2 周内预先储备供者自体血，术中回输。供受者红细胞血型不合时，需去除骨髓血中的红细胞和（或）血浆。

2. 外周血 健康供者一般在干细胞采集前 4 ~ 5 天开始使用 G - CSF 进行动员，促使外周血中 $CD34^+$ 细胞数升高，再用血细胞分离机采集供者外周血 MNC。采集目标值为 $CD34^+$ 细胞至少 $2 \times 10^6/kg$（受者体重）。auto - PBSCT 常用化疗联合 G - CSF 对患者进行干细胞动员，既可增加动员效率，又可减少肿瘤细胞污染及单采次数。常用的化疗动员剂包括环磷酰胺（CTX）、依托泊苷（VP16）、阿糖胞苷（Ara - C）等。外周血干细胞采集物中红细胞量少，无需去除红细胞，可直接回输，或深低温保存、需要时再复苏回输。

3. 脐血 脐血应由国家卫生行政部门认可的脐血库负责采集、检测和保存。于无菌条件下直接从脐静脉采集。采集后进行 MNC 分离、程控降温、液氮保存。CBT 需要脐血 MNC 至少 $2 \sim 4 \times 10^7/kg$（受者体重），$CD34^+$ 细胞数至少 $1.5 \times 10^5/kg$（受者体重）。

六、预处理方案

预处理目的是尽可能地清除基础疾病，并抑制受者免疫功能以免移植物被排斥。预处理方案一般包括 TBI、细胞毒药物及免疫抑制剂。细胞毒药物有环磷酰胺（CY）、白消安（BU）、苯丙氨酸氮芥（Mel）、VP - 16、Ara - C、卡莫司汀（BCNU）等。免疫抑制剂有氟达拉滨、环孢素 A（CsA）、抗胸腺细胞球蛋白（ATG）等。清髓性预处理方案有：①TBI - CY方案，多用于白血病（尤其是 ALL）；②BUCY 方案，多用于白血病（尤其是 AML）及 MDS；③BEAM 方案（BCNU + VP - 16 + Ara - C + Mel），适用于淋巴瘤；④CBV 方案（BCNU + VP - 16 + CY），适于淋巴瘤；⑤大剂量苯丙氨酸氮芥（又称马法兰），适于多发性骨髓瘤；⑥CY - ATG方案，适于重型再生障碍性贫血。高危恶性血液病患者可加强预处理强度。非清髓性预处理方案强度相应减低，多含有氟达拉滨加强免疫抑制，适用于疾病进展缓慢、肿瘤负荷相对小、年龄较大或有严重合并症、不适合清髓性移植的患者。

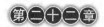

七、异基因移植物植活的证据

白细胞恢复的证据为中性粒细胞计数 $>0.5 \times 10^9/L$ 至少 3 天，血小板恢复的证据为血小板计数 $>20 \times 10^9/L$，持续一周未输注血小板。造血重建时间以 PBSCT 最快，BMT 次之，CBT 最慢。

移植物植活证据：①出现供者性染色体，受者的单核苷酸序列多态性（single nucleotide polymorphism，SNP）、短串联重复序列（short tandem repeat，STR）与供者一致；②出现供者 HLA 抗原或供者血型；前两者为直接证据；③出现移植物抗宿主病，为间接证据。

八、移植并发症及处理原则

HSCT 并发症与大剂量放化疗的毒副作用及移植后受者免疫功能抑制、紊乱有关。移植治疗相关死亡率是影响预后的重要因素。

（一）预处理相关毒性

口腔黏膜炎常出现在移植后 5~7 天，重者多需镇痛。恶心、呕吐和腹泻等胃肠道反应可持续至移植后 1~3 周，糖皮质激素可减轻反应。氯硝西泮或者苯妥英钠可预防 BU 引起的药物性惊厥。大剂量 CTX 等可致出血性膀胱炎（hemorrhagic cystitis，HC），美司钠、充分水化、碱化尿液、膀胱冲洗等有助于防治。

（二）移植物抗宿主病

移植物抗宿主病（graft versus host diease，GVHD）是源于供者的淋巴细胞攻击受者脏器产生的临床病理综合征，是 allo - HSCT 特有的并发症，也是移植相关死亡的主要原因之一。产生 GVHD 需要三个因素：①移植物中含有免疫活性细胞；②受者表达供者没有的组织抗原；③受者处于免疫抑制状态，不能将移植物排斥掉。供受者 HLA 配型全相合时仍存在次要组织相容性抗原不相合的可能，严重 GVHD 发生率约 30%。影响 GVHD 发生的危险因素包括 HLA 位点不合程度、性别差异、预处理方案强度、GVHD 预防方案、供受者有无血缘关系、移植物特性、基础疾病状态、感染等。依据临床表现，可分为急性 GVHD 和慢性 GVHD。

1. 急性 GVHD

（1）概念和临床分级　受损靶器官主要为皮肤、消化道和肝脏，可表现为皮肤红斑和斑丘疹、恶心、呕吐、厌食、腹泻、肠梗阻及黄疸、肝功能异常。根据累及的器官和严重程度分为 I ~ IV 度（表 5 - 22 - 1，表 5 - 22 - 2）。III ~ IV 度为重度 GVHD。

表 5 - 22 - 1　急性移植物抗宿主病组织器官受累程度

器官受损程度	皮肤/皮疹	肝脏/胆红素	胃肠道/腹泻
+	斑丘疹 <25% 体表面积	34 ~ 50μmol/L	500 ~ 1000ml/d
+ +	斑丘疹 25% ~ 50% 体表面积	51 ~ 102μmol/L	1000 ~ 1500ml/d
+ + +	全身红皮病	103 ~ 256μmol/L	>1500ml/d
+ + + +	全身皮疹伴水疱、皮肤剥脱	>257μmol/L	严重腹痛和（或）肠梗阻

注：皮疹面积计算按烧伤面积表计算

表 5 - 22 - 2　急性移植物抗宿主病分级诊断标准

临床分级	皮肤	肝脏	胃肠道	ECOG 评分
I	+ ~ + +	0	0	0
II	+ ~ + + +	+	+	1
III	+ + ~ + + +	+ + ~ + + +	+ + ~ + + +	2 ~ 3
IV	+ + ~ + + + +	+ + ~ + + + +	+ + ~ + + + +	2 ~ 4

（2）预防和治疗 治疗效果不理想，重在预防。主要预防方法为免疫抑制剂和 T 细胞去除。常用方案为 CsA 联合短程甲氨蝶呤（MTX）。CsA 一般应用至少 6 个月，需监测血药浓度，维持谷浓度为 150～250ng/ml。CsA 的不良反应包括肾功能损害、胆红素升高、高血压、高血糖、头痛、多毛、牙龈增生等。也可使用糖皮质激素、霉酚酸酯、他克莫司、抗 CD25 单抗、ATG。GVHD 风险较高时，常在 CsA 联合短程 MTX 的基础方案上选择上述药物加强免疫抑制强度。移植物中去除 T 细胞也可预防急性 GVHD，但容易导致移植物被排斥、原发病复发率增加、免疫重建延迟。

早期识别和正确诊断急性 GVHD 是治疗成功的关键。Ⅰ度急性 GVHD 不需全身治疗，Ⅱ～Ⅳ度需要迅速积极治疗。一线治疗为甲泼尼龙 1～2mg/（kg·d），静脉滴注，同时监测并调整 CsA 在有效治疗浓度范围。二线药物有抗 Tac 单克隆抗体、抗 CD25 单抗、霉酚酸酯、西罗莫司、间充质干细胞等。

2. 慢性 GVHD

（1）概念和分型 慢性 GVHD 可以是急性 GVHD 的延续，也可开始就呈慢性发作。临床表现类似系统性硬化、系统性红斑狼疮和干燥综合征等自身免疫病。局限型慢性 GVHD 表现为肝功能损害或局限性皮肤损害等单个器官受累。广泛型慢性 GVHD 除局限型临床表现外，还累及其他多个器官，如眼、口腔、肺、广泛性皮肤损害等。移植后生存超过 6 个月的患者约 20%～50% 合并慢性 GVHD。急性 GVHD 是其发生的高危因素。

（2）防治 慢性 GVHD 无标准预防方案，预防急性 GVHD 有助于减少慢性 GVHD 发生。治疗药物有泼尼松和 CsA（单用或联合）。沙利度胺、霉酚酸酯、硫唑嘌呤、西罗莫司联合紫外线照射、浅表淋巴结区照射、间充质干细胞等也有一定效果。广泛性慢性 GVHD 易合并感染，应注意防治感染。

（三）感染

移植后由于中性粒细胞缺乏、黏膜屏障受损、免疫功能低下、留置导管等因素，细菌、病毒或真菌感染相当常见，也是移植相关死亡的重要原因。常用预防措施为：①保护性隔离，造血恢复前必须住层流病房；②无菌饮食；③胃肠道除菌；④免疫球蛋白输注支持；⑤患者、家属及医护人员注意勤洗手、戴口罩等个人卫生。

1. 细菌感染 移植早期易出现细菌感染。发热可能是感染的唯一表现，进展迅速，如不能及时控制可短期内危及生命。一旦出现发热，即应尽早给予广谱、足量的抗生素治疗，及时实施血培养或疑似感染部位的病原学检查，之后根据病原学检查结果等进行调整。

2. 病毒感染

（1）单纯疱疹病毒和水痘 - 带状疱疹 可用阿昔洛韦预防，直至无活动性 GVHD 且已停用基础免疫抑制剂之后。

（2）CMV CMV 感染多发生于移植后中晚期，起因于患者体内 CMV 的再激活、或输入 CMV 阳性血制品，是 allo - HSCT 重要的病毒性感染。移植后应监测 CMV 抗原或 CMV - DNA 水平，一旦出现阳性即应进行抢先治疗。CMV 病可表现为间质性肺炎（interstitial pneumonia，IP）、肠炎、肝炎和视网膜炎。IP 起病急、进展快，表现为发热及快速进展的低氧症状，胸部影像学呈弥漫性间质改变。必须迅速高流量面罩或正压给氧、呼吸支持，同时进行抗病毒治疗。抗 CMV 药物首选更昔洛韦，如无效或造血重建不良可考虑应用膦甲酸钠或西多福韦。可联用静脉注射免疫球蛋白。CMV 特异性杀伤淋巴细胞对难治性 CMV 血症有较好疗效。

（3）EB 病毒 EB 病毒潜伏感染激活可表现为肺炎、肝炎、脑/脊髓炎等炎症性疾病，多数表现为发热、淋巴结肿大，若累及组织器官可出现腹泻、黄疸、呼吸困难、神经精神症状等，部分患者仅有 EBV 血症。也可引起 EB 病毒相关性移植后淋巴细胞增殖性疾病，起病急骤，临床表现多样，进展迅速，死亡率高。

3. 真菌感染　口服氟康唑可预防白色念珠菌感染，侵袭性真菌病高危人群可用泊沙康唑、伊曲康唑或伏立康唑、米卡芬净或卡泊芬净等进行预防。治疗药物可以选择两性霉素 B 或脂质体两性霉素 B、伊曲康唑、伏立康唑、卡泊芬净、米卡芬净等。复方磺胺甲噁唑可防治卡氏肺孢子菌感染。

（四）窦阻塞综合征

窦阻塞综合征（sinusoidal obstruction syndrome，SOS）原称肝小静脉闭塞病（hepatic veno - occlusive disease，HVOD），是以肝小叶中央静脉、小叶下静脉及窦状隙纤维性闭塞为主要病理改变的临床综合征，高峰发病时间为移植后 16 天，一般在 1 个月内发病。诊断主要依据临床表现，确诊需肝活检。临床特征为不明原因的体重增加、黄疸、右上腹痛、肝肿大、腹水。危险因素有：①活动性肝炎或肝功能异常；②高强度预处理；③供者 HBV 或 HCV 阳性。重在预防，可使用低分子量肝素、前列腺素 E、熊去氧胆酸。治疗以支持对症为主，轻、中型可自行缓解，重型预后恶劣，多因急性进行性肝功能衰竭、肝肾综合征和多器官衰竭而死亡。去纤苷治疗重症患者有效。

（五）出血性膀胱炎

临床表现为尿频、尿急、尿痛、无菌性血尿、排尿困难、尿潴留等。早期 HC 多发生在预处理 2 周内，与使用 CTX、TBI、BU 有关，重在预防。晚期 HC 与病毒感染、GVHD 有关，多在移植 30 天后出现。

九、移植后复发

疾病进展期、未缓解或复发状态接受移植者复发危险大。临床治疗措施有减停免疫抑制剂、供者淋巴细胞输注（donor lymphocyte infusion，DLI）、再次化疗及二次移植等，但疗效均有限。移植后定期监测 MRD 有助于识别复发高危患者，对此类患者及早减停免疫抑制剂、联合改良 DLI 可以降低复发率。特殊类型白血病可使用靶向药物（如甲磺酸伊马替尼）减少移植后复发。

本章小结

造血干细胞移植通过预处理清除异常造血与免疫系统，以健康的造血干细胞重建造血和免疫系统，是可能治愈恶性血液病、再生障碍性贫血等疾病的重要手段。可按照供者类型、HSC 来源、预处理强度、HLA 相合程度等进行分类。常从供者外周血或骨髓中动员和采集造血干细胞用于移植，采集物必须达到足够的单个核细胞及 CD34$^+$ 细胞数量。预处理方案包括全身照射、化疗和免疫抑制剂。植活证据包括造血重建（中性粒细胞和血小板恢复）、直接证据和移植物抗宿主病。造血干细胞移植并发症包括预处理相关毒性、移植物抗宿主病、感染、窦阻塞综合征、出血性膀胱炎等，严重者导致移植相关死亡，影响预后，应积极防治。移植后复发预后差，移植术后应监测微小残留病，及早识别高危患者。

思考题

1. 简述造血干细胞移植的定义及分类。

2. 简述异基因造血干细胞移植、自体造血干细胞移植的适应证。

3. 造血干细胞移植后有哪些常见并发症？简述其防治原则。

（方　峻）

第六篇

风湿免疫疾病

第一章 总 论

风湿性疾病（rheumatic diseases，简称风湿病）是泛指影响骨、关节及其周围软组织（如肌肉、肌腱、滑囊、筋膜、神经等）的一组疾病。可以是周身性或系统性，也可以是局限性，可以是器质性，也可以是精神性或功能性。此类疾病多属于自身免疫病，多数病因不明，其病因可能与遗传、感染、免疫、代谢、内分泌、退行性变化、地理环境、肿瘤等相关。随着社会环境、生活方式的改变及人均寿命的延长，风湿病的疾病谱也在发生变化，如链球菌感染相关的风湿热的发病率明显减少，而系统性红斑狼疮（systemic lupus erythematosus，SLE）、骨关节炎（osteoarthritis，OA）、痛风（gout）等的发病率则呈上升趋势。风湿病发病率高，常累及多器官、多脏器，早期诊断困难，无根治措施，易反复发作，有一定致残率，故在危害人类健康的同时，也给社会和家庭带来了沉重的负担。因此，早期诊断、早期治疗已成为改善风湿病预后的关键。

弥漫性结缔组织病（简称结缔组织病，connective tissue disease，CTD，曾称胶原病）是风湿病中的一大类，也是其重要的组成部分。它除有风湿病的慢性病程、关节肌肉病变常见的特征外，尚有以下特点：①多属自身免疫病；自身免疫病分器官特异性自身免疫病（如慢性甲状腺炎、1 型糖尿病等）和非器官特异性自身免疫病两大类。CTD 属非器官特异性自身免疫病；②以血管和结缔组织慢性炎症的病理改变为基础；③病变常累及多个系统，包括肌肉、骨骼系统等；④异质性强，即同一疾病在不同患者的临床表现和预后差异甚大；⑤对糖皮质激素的治疗有一定反应；⑥疾病多为慢性病程，并可逐渐累及多个器官和系统，只有早期诊断，合理治疗才能使患者得到良好的预后。

一、风湿病的范畴和分类

风湿病的病因和发病机制复杂多样，多数疾病的确切病因及发病机制尚未明确，故至今尚无完善的分类。目前，临床上较为常用的分类方法仍为 1983 年美国风湿病协会（American rheumatology association，ACR）所制定的分类方法，该分类方法根据其发病机制、病理和临床特点将风湿病分为 10 大类（表 6 - 1 - 1）。

表 6 - 1 - 1 风湿病范畴和分类

1. 弥漫性结缔组织病	类风湿关节炎、红斑狼疮、硬皮病、弥漫性筋膜炎、多发性肌炎及皮肌炎、血管炎、干燥综合征、重叠综合征等
2. 脊柱关节病	强直性脊柱炎、反应性关节炎、炎性肠病关节炎、银屑病关节炎、未分化脊柱关节炎等

续表

3. 退行性变	骨关节炎（原发性、继发性）等
4. 感染相关的风湿病	感染性关节炎、反应性关节炎、莱姆病，赖特综合征、风湿热等
5. 代谢与内分泌相关的风湿病	痛风、假性痛风、Graves 病、桥本甲状腺炎、Addison 病、1 型糖尿病、免疫缺陷病及其他遗传性疾病等
6. 肿瘤相关的风湿病	原发性：滑膜瘤、滑膜肉瘤等 继发性：癌性多关节炎、白血病、多发性骨髓瘤、转移瘤等
7. 神经血管疾病	神经性关节病、压迫性神经病变、反射性交感神经营养不良、雷诺病等
8. 骨与软骨病变	骨质疏松、骨软化、肥大性骨关节病、弥漫性原发性骨肥厚、骨炎（Paget 病、致密性骨炎）、骨坏死、骨软骨炎等
9. 非关节性风湿病	肌筋膜痛综合征、腰痛及椎间盘病变、腱鞘囊肿、筋膜炎及其他疼痛综合征等
10. 其他疾病	周期性风湿病、间歇性关节积液、药物相关风湿综合征、结节性红斑、血友病、脂膜炎、Sweet 综合征、慢性活动性肝炎等

风湿病虽是一个古老的疾病，但随着近年来对此类疾病研究的快速发展，其分类和诊断标准仍在逐步更新和完善。如：2010 年，国际脊柱关节炎评估协会（The Assessment of Spondylo Arthritis international Society，ASAS）将脊柱关节病命名为脊柱关节炎（seronegative spondyloarthropathies，SpAs），并分为中轴型 SpA 及外周型 SpA，而中轴型又分为 X 线有骶髂关节炎的放射学阳性中轴型 SpA（即强直性脊柱炎）及 X 线无骶髂关节炎的放射学阴性中轴型 SpA。IgG4 相关疾病（IgG4 – related disease，IgG4 – RD）是近年来新命名的一组疾病，其临床特点表现为血清 IgG4 水平升高，影像学上可见一个或多个器官局限或弥漫性肿大、结节、肿块、壁增厚等，病理显示受累组织中淋巴细胞和 IgG4$^+$ 浆细胞浸润、伴随纤维化、硬化改变等。其疾病谱包括：IgG4 相关涎腺炎（又称米库利兹病，Mikulicz disease，MD）、自身免疫性胰腺炎、炎性假瘤、腹膜后纤维化、自身免疫性肝炎、硬化性胆管炎等。2010 年上述疾病被统一归类并命名为 IgG4 – RD。2012 年，Chapel Hill 会议对 1994 年 Chapel Hill 血管炎分类标准进行了改进，在原有大血管炎、中血管炎、小血管炎分类外，增加了变异性血管炎、单器官血管炎、与系统性疾病相关血管炎及与可能病因相关血管炎四大类。同时，将原有分类中某些以人名命名的疾病更名为基于疾病特点或病因的命名，如韦格纳肉芽肿病更名为肉芽肿性多血管炎（granulomatosis with polyangiitis，GPA），将 Churg-Stauss 综合征更名为嗜酸性肉芽肿多血管炎（eosinophilic granulomatosis with polyangiitis，EGPA）。2013 年，ACR/欧洲抗风湿病联盟（The Europena League Against Rheumatism，EULAR）更新了系统性硬化病（systemic sclerosis，SSc）分类标准，增加了甲襞微血管异常和抗拓扑异构酶 I、抗 RNA 聚合酶 Ⅲ 自身抗体等新内容。2015 年，ACR/EULAR 更新了痛风分类标准。该标准突破了原有标准的局限性，综合考虑了临床表现、实验室及影像学检查，平衡了敏感性和特异性，并纳入了最新研究结果，为痛风诊疗提供了参考依据。

二、病理特点

风湿病的病理改变有炎症性及非炎症性两种。不同的病理反应可导致不同的临床表现，而不同的疾病具有其特征性不同的病理特点及不同的主要受累靶组织（受损最突出的部位），因而形成不同的临床特征（表 6 – 1 – 2），并由此构成其特异性的临床症状。风湿病的炎症性反应除痛风性关节炎是因尿酸盐结晶析出导致外，其余大部分皆因免疫反应引起，后者常表现为局部炎症组织中大量淋巴细胞、巨噬细胞、浆细胞聚集和浸润等。血管病变是风湿病另一常见的病理改变，其以血管壁的炎症为主，可导致血管壁增厚、管腔狭窄，进而使局部组织、器官缺血。CTD 的广泛损害和临床表现多与此有关。

三、诊断

风湿病通常起病隐袭，表现复杂多样，常多系统、多脏器受累，正确诊断有赖于详尽的病史采集、仔细的体格检查以及合理的辅助检查等。

表 6－1－2　风湿病病理特点

病名	靶器官病变	
	炎症性	非炎症性
骨关节炎		关节软骨变性
系统性硬化症	血管炎	皮下纤维组织增生
类风湿关节炎	滑膜炎为主，部分有血管炎	
强直性脊柱炎	附着点炎 外周关节受累，滑膜炎	
干燥综合征	唾液腺炎、泪腺炎 （自身免疫性上皮细胞炎）	
多发性肌炎/皮肌炎	肌炎	
系统性红斑狼疮	血管炎	
血管炎	不同大小动、静脉炎	
痛风	晶体相关性关节炎	

（一）病史采集

正确的病史采集应包括发病年龄、性别、临床特征、家族史等。

1. 年龄　年龄对风湿病的诊断及鉴别诊断非常重要。如类风湿关节炎（rheumatoid arthritis，RA）和干燥综合征（primary Sjögren's syndrome，pSS）以中、老年女性好发，SLE 多见于育龄期女性，强直性脊柱炎（ankylosing spondylitis，AS）青、壮年男性多见，OA 患者以老年为主，多发性肌炎（polymyositis，PM）很少见于儿童，风湿性多肌痛（polymyalgia rheumatica，PMR）常发生于 50 岁以上人群，纤维肌痛综合征（fibromyalgia，FM）的发病率则随年龄增大而显著增加，且 60 岁以上更多见。

2. 性别　风湿病的发生有性别差异，故其对诊断有辅助价值。如 RA、SLE、pSS 等女性多见，而以 AS 为代表的 HLA － B27 相关脊柱关节炎男性患者居多，痛风也很少见于青年女性。

3. 职业及娱乐　职业及娱乐活动对疾病发生也很重要。其可能与躯体及心理应激相关，而不同的躯体及心理应激与不同疾病相关。如体力劳动者及参与剧烈体育活动的人易发生创伤，使 OA 及 AS 发病率增加。

4. 家族史　许多风湿病发病与遗传相关，并具有较强的家族聚集倾向，如 AS、SLE、RA、pSS、痛风等均具有一定的家族聚集性。仔细询问病史，获得上述信息，无疑对疾病诊断有重要意义。

5. 发作特点及病情演变　不同的疾病首发症状及病情演变特点不同，发现和识别这些特点对诊断有重要意义。如关节、骨和肌肉疼痛是风湿病常见症状。其中，单关节、急性剧烈红肿热痛、数小时内达高峰、一周左右消退通常是痛风性关节炎的特点；AS 等脊柱关节炎通常是以不知不觉的腰背部疼痛起病，疼痛和缓解自然交替；化脓性关节炎通常也是急性起病；而 RA 常为慢性起病，逐渐发展。此外，不同关节炎受累关节亦不相同。如 OA 易累及膝关节等大关节，RA 以腕关节、掌指关节、近端指间关节等对称性、多关节、小关节受累为特征，而足第一跖趾关节常为痛风性关节炎的首发部位，下肢、大关节、非对称性受累则为脊柱关节炎的突出特点。当然，病史采集过程中，除询问关节、肌肉症状外，还应询问有无脱发、光过敏、雷诺现象、口腔及外阴溃疡、口眼干燥及内脏系统（心脏、消化、呼吸、血液、神经、内分泌等）的受累症状等。

（二）体格检查

风湿病表现复杂，常有多系统受累，但不同疾病仍会有各自不同的特征性表现。通过仔细认真的体格检查，发现各种症状及体征，对诊断疾病至关重要。

体格检查时，除常规内科体格检查外，还应进行皮肤、黏膜、肌肉、关节、脊柱的检查，包括肌力，关节肿痛及压痛部位、程度、关节畸形，关节及脊柱功能等。

风湿病患者常有典型的皮肤、黏膜改变。如 SLE 患者常有蝶形红斑、口腔溃疡、多形性皮疹等，皮肌炎患者的皮损多为眶周水肿、披肩征、向阳性皮疹、技工手和 Gottron 征等，贝赫切特病（Behcet's disease，BD，也称白塞病）可有口、眼、生殖器复发性溃疡及痤疮样皮疹，SS 患者则有"牛肉舌"和"猖獗龋"等表现。因此，伴皮损、黏膜溃疡者，应注意其分布特征，该特征可能对疾病诊断有一定提示。而肌肉检查的要点在于有无肌肉萎缩、肌肉压痛及肌力检查。关节检查则应集中在受累关节部位特征及局部有无发红、肿胀、压痛、畸形和关节、脊柱活动度的检查。除此之外，CTD 通常还可累及外分泌腺、消化、呼吸、泌尿、神经、血液等系统，并出现相应临床症状，故仔细、全面的体格检查常有助于初步判定风湿病种类和严重程度。

总之，全面病史采集和体格检查将有助于临床医师对风湿病患者做出初步诊断，并指导进一步辅助检查的方向。现将常见关节炎的关节特点和常见 CTD 的特异性临床表现分别列表如下（表 6-1-3，表 6-1-4）。

表 6-1-3　常见关节炎的特点

关节	RA	SLE	AS	OA	痛风
外周关节炎	有	有	有	有	有
中轴关节炎	偶有	无	必有	有	偶有
起病	缓	不定	缓	缓	急
首发	腕、PIP、MCP	手关节或其他部位	骶髂、膝、髋、踝	膝、髋、DIP	第一跖趾关节
疼痛性质	持续疼痛，休息后缓解	不定	静息痛，活动后缓解	活动后加重	夜间痛
肿胀性质	软组织	少见	软组织为主	骨性肥大	红、肿、热
畸形	常见	少见	部分	部分	少见
脊柱改变	偶有	无	融合、强直	增生、唇样变	无

注：PIP：近端指间关节；MCP：掌指关节；DIP：远端指间关节

表 6-1-4　常见 CTD 特异性临床表现

病名	特异性表现
SLE	蝶形红斑，盘状红斑，口腔溃疡，脱发，蛋白尿，溶血性贫血，血小板减少，多浆膜腔积液等
pSS	口、眼干燥，腮腺肿大，猖獗龋，肾小管酸中毒，高球蛋白血症，紫癜样皮疹等
DM	眶周水肿，向阳性皮疹，Gottron 征，技工手，近端肢带肌无力等
SSc	雷诺现象，指端缺血性溃疡，指腹消失，皮肤肿硬、失去弹性等
RP	外耳廓红肿，听力下降，鞍鼻，喘憋，声音嘶哑等
GPA	鼻窦炎，鞍鼻，肺迁移性浸润影或空洞，血尿，蛋白尿等
EGPA	变应性鼻炎，哮喘，肺迁移性浸润影，神经病变等
MPA	阶段性坏死性肾小球肾炎，肺泡出血，神经病变等
TA	脉搏减弱或无脉，颈部、腹部血管杂音等
BD	口腔溃疡，外阴部溃疡，葡萄膜炎，结节性红斑，针刺反应等

注：pSS：干燥综合征；DM：皮肌炎；SSc：系统性硬化症；RP：复发性多软骨炎；GPA：肉芽肿性多血管炎；EGPA：嗜酸性肉芽肿性多血管炎；MPA：显微镜下多血管炎；TA：大动脉炎；BD：白塞综合征

四、实验室检查

（一）常规检查

血、尿、便三大常规及肝、肾功能检查有助于明确诊断和判断病情。如白细胞数量的变化、溶血性贫血、血小板减少、蛋白尿等均可能与 CTD 有关。血沉（erythrocyte sedimentation rate，ESR）、C 反应蛋白（C - reactive protein，CRP）、血清淀粉样蛋白 A（serum amyloid protein A，SAA）、超敏 CRP（hypersensitive CRP，hs - CRP）、补体、免疫球蛋白等则对于诊断及判定病情活动程度很有帮助。如 RA、AS、血管炎病情活动常伴随炎性指标（如 ESR、CRP 等）升高，SLE 病情活动时多有白细胞、血小板下降及补体降低、蛋白尿阳性等。此外，血常规及肝、肾功能检查又可监测治疗过程中可能出现的药物损害。同时，应用免疫抑制剂患者还应检测淋巴细胞比例和绝对值，结合免疫球蛋白水平，以判断免疫抑制程度，并及时调整治疗药物及强度，防止继发性感染。

（二）特异性检查

1. 自身抗体　血清中出现自身抗体和多脏器受累是 CTD 的两大特征。自身抗体即机体免疫系统针对自身组织、器官、细胞及细胞成分产生的抗体。自身抗体与对应的自身靶抗原结合形成免疫复合物，并沉积于相应器官或组织是 CTD 发病的重要病理基础。因此，自身抗体的检测对风湿病的诊断（尤其早期诊断）和鉴别诊断至关重要。近年来，随着对风湿病发病机制的研究及免疫学进展，新的检测方法和自身抗体检查越来越多的应用于临床。但是，任何自身抗体检测的敏感性、特异性均有一定的范围和局限性，并且不可避免地存在一定的假阳性和假阴性。因此，CTD 的诊断不能单纯依据自身抗体检测结果，而应以临床特征为基础，结合自身抗体的检测结果，综合判断及确定诊断。目前，应用于风湿病临床诊断的主要自身抗体有以下 5 类。

（1）抗核抗体（antinuclear antibodies，ANAs）　其靶抗原是核酸、组蛋白、非组蛋白、磷脂及各种蛋白酶等多种物质。这些物质主要存在于细胞核内，但也部分存在于细胞质及细胞器中。ANAs 分为抗 DNA 抗体、抗组蛋白抗体、抗非组蛋白抗体、抗核仁抗体及抗其他细胞成分抗体五大类。ANA 是 CTD 的筛查抗体，SLE、pSS、SSc、RA、PM/皮肌炎（dermatomyositis，DM）等均可阳性。但正常老年人或其他非 CTD（如肿瘤、慢性感染等）患者血清中也可能存在低滴度的 ANAs。因此，检测时不能只关注 ANA 是否阳性，而应对阳性标本进行稀释度测定，高滴度 ANA 对 CTD 诊断的提示作用较大。此外，还应分清是哪一类 ANAs，因为针对不同成分的 ANAs 有不同的临床意义及不同的诊断特异性。

抗 DNA 抗体中的抗双链 DNA（ds - DNA）抗体对 SLE 诊断高度特异，与病情活动相关。抗非组蛋白抗体则是一组抗除组蛋白外可被盐水提取的可溶性核抗原（extractable nuclear antigens，ENA）抗体，通常称为抗 ENA 抗体。该组抗体中，部分是某些风湿病的标志性抗体，对诊断尤为重要，如抗 Sm 抗体、抗核小体抗体、抗核糖体 P 蛋白抗体、抗可增殖性核抗原（proliferating cell nuclear antigen，PCNA）抗体等对 SLE，抗合成酶（Jo - 1）抗体、抗信号识别颗粒（signal recognition particle，SRP）抗体对 PM/DM，抗拓扑异构酶 1（ScL - 70）抗体、抗着丝点抗体（anticentromere antibody，ACA）对 SSc，高滴度抗 U1 核糖核蛋白（U1 ribonucleoprotein，U1 - RNP）抗体对混合性结缔组织病（mixed connective tissue disease，MCTD）等，但这些抗体与疾病严重程度和活动度无关。

（2）类风湿因子（rheumatoid factor，RF）　其靶抗原为变性 IgG 的 Fc 片段。变性的 IgG 可在炎症等病理条件下产生，也可以在 IgG 参与免疫应答与相应抗原结合发生变性时产生。RA 患者 RF 阳性率约 70%。RF 阳性还可见于 pSS、SLE、SSc、冷球蛋白血症等多种 CTD，感染性疾病（如单核细胞增多症、肝炎、结核、亚急性细菌性心内膜炎、流行性感冒及寄生虫感染等）、某些肿瘤以及约 5% 的正常人群（尤其老年人）亦可有低滴度 RF 阳性。因此，RF 的特异性较差，对 RA 诊断有局限性。但在诊断明确的 RA 中，RF 滴度可判断其活动性和预后，也可用于评估部分治疗的疗效。RF 可分为 IgM 型、IgG 型、IgA 型，目前临床常用的检测方法是乳胶凝胶法。

（3）抗中性粒细胞胞质抗体（antineutrophil cytoplasmic antibodies，ANCA）　其靶抗原是中性粒细胞胞质的多种成分。目前，已经有十余种中性粒细胞胞质成分被证实为 ANCA 的靶抗原，如蛋白酶 3（proteinase 3，PR3）、髓过氧化物酶（myeloperoxidase，MPO）、人白细胞弹性蛋白酶（human leukocyte elastase，HLE）、乳铁蛋白（lactoferrin，LF）、组织蛋白酶 G（cathepsin G，CathG）、杀菌/通透性增强蛋白（bacterial/permeability - increasing protein，BPI）、人溶酶体相关膜蛋白 2（human lysosomal - associated membrane protein 2，H - LAMP2）、溶菌素（lysinodenesis，LYS）、天青杀素、防御素、烯醇化酶、葡萄糖醛酸酶等。其中，PR3 和 MPO 与血管炎关系密切，该抗体对血管炎的诊断及活动性判定有帮助。ANCA 依其在荧光显微镜下的特点可分为胞质型 ANCA（cytoplasmic ANCA，cANCA）及核周型 ANCA（perinuclear ANCA，pANCA），cANCA 针对的靶抗原主要是 PR3，常见于 GPA，而 pANCA 针对的靶抗原主要是 MPO，常见于显微镜下多血管炎（microscopic polyangiitis，MPA）。

（4）抗磷脂抗体（antiphospholipid antibodies，APL）　其靶抗原为各种带负电荷的磷脂，包括心磷脂、磷脂酰乙醇胺、磷脂酰丝氨酸、磷脂酰甘油和磷脂酸等。目前，临床检测的 APL 包括抗心磷脂抗体（anti - cardiolipin antibody，ACL）、狼疮抗凝物（lupus anticoagulant，LA）、抗 β_2 - 糖蛋白 1（β_2 glycoprotein - 1，β_2 - GP1）抗体等。此类抗体与血栓形成、血小板减少、习惯性自然流产或宫内死胎等关系密切，常见于抗磷脂综合征（antiphospholipid syndrome，APS）、SLE 等 CTD 或病毒、支原体感染等非 CTD 疾病。某些药物（如氯丙嗪、吩噻嗪等）也可导致短暂 APL 阳性，临床上需注意甄别。

（5）抗角蛋白抗体谱　其靶抗原为细胞骨架基质中的聚角蛋白微丝蛋白（filaggrin），其中环瓜氨酸肽为该抗原的主要成分。抗角蛋白抗体谱包括抗核周因子抗体（anti - perinuclear factor，APF）、抗角蛋白抗体（anti - keratin antibody，AKA）、抗聚纤蛋白抗体（antifilaggrin antibody，AFA）及抗环瓜氨酸多肽（cyclic citrullinated peptide，CCP）抗体等。其中，尤其以人工合成 CCP 所测到的抗 CCP 抗体在 RA 诊断中有较高的敏感性和特异性。

总之，自身抗体对 CTD 的早期诊断极具价值，但其敏感性、特异性有一定范围，而且检测技术也可引起假阳性或假阴性结果，因此根据临床症状的初步判断仍是诊断的基础。不同的 CTD 常见相对特异性自身抗体见表 6 - 1 - 5。

表 6 - 1 - 5　CTD 常见相对特异自身抗体

病名	自身抗体
SLE	抗 Sm 抗体，抗 ds - DNA 抗体，抗核小体抗体，抗核糖体 P 蛋白抗体，APL，抗 C1q 抗体，抗 PCNA 抗体等
pSS	抗 SSA 抗体，抗 SSB 抗体，抗 α - 胞衬蛋白抗体等
MCTD	抗 U1 - RNP 抗体（高滴度）等
DM/PM	抗 Jo - 1 抗体，抗 SRP 抗体，抗 Mi2 抗体等
SSc	抗 ScL - 70 抗体，ACA，抗核仁抗原抗体等
RA	RF，抗 CCP 抗体，APF，AKA，抗 GPI 抗体，ACAST，抗 BiP 抗体，抗 Sa 抗体等
GPA	c - ANCA（PR3）等
MPA	p - ANCA（MPO）等
EGPA	p - ANCA（MPO）等

注：GPI：葡萄糖 - 6 - 磷酸异构酶（glucose - 6 - phosphate isomerase）；ACAST：抗钙蛋白酶抑素抗体（antibodies to calpastatin）；BiP：免疫球蛋白结合蛋白（immunoglobulin binding protein）

2. 补体测定　血清总补体（CH50）的降低常提示免疫反应引起或遗传性补体成分缺乏或低下。在 SLE 时，CH50 的降低常伴补体 C3 或 C4 的低下。C3 和 C4 的变化有助于对 SLE 和血管炎的诊断、活动性和治疗后疗效反应的判定等。除 SLE 外，其他 CTD 出现补体水平降低者较少见。

3. 人类白细胞抗原（human leukocyte antigen，HLA）检测　现已发现，HLA-B27 与有中轴关节受累的 SpA 密切相关。如 AS 患者中 HLA-B27 阳性率为 90% 以上，同属 SpA 的反应性关节炎（reactive arthritis，ReA）、银屑病关节炎（psoriatic arthropathy，PsA）等疾病患者 HLA-B27 阳性率亦较高，而普通人群中 HLA-B27 阳性率仅为 5%～10%。然而，需特别注意的是 HLA-B27 阳性人群中仅 10% 将罹患 AS。因此，绝对不能仅依靠 HLA-B27 阳性诊断 AS。此外，HLA-B5 与 BD，HLA-DR4 与 RA，HLA-DR2、DR3 与 SLE，HLA-DR3、B8 与 pSS 等疾病的发病均有一定相关性。

4. 关节镜和关节液的检查　关节镜检查可通过直视观察关节腔表层结构的变化，目前多应用于膝关节、肘关节、腕关节等。本检查对关节病的诊治和研究均有一定帮助。在某些情况下，直视可以鉴别关节病的性质、部位，而活检的组织标本病理检查对疾病的诊断也有重要价值。此外，关节镜还具有一定的治疗作用，如关节液引流（针对化脓性关节炎等）、关节腔灌洗清除破坏的软骨碎片及残留物（针对 OA 等）、滑膜剔除（针对 RA 等）等。抽取关节液检查主要用于鉴别炎症性或非炎症性关节病变以及寻找导致炎症性反应的可能原因。如观察关节液中是否有尿酸盐结晶、焦磷酸盐结晶和细菌的存在等。因此，所有抽得的关节液均应进行白细胞分类与计数检查。通常，非炎症性关节液的白细胞总数 $< 2000 \times 10^6/L$，中性粒细胞比例不高；炎症性关节液的白细胞总数则可高达 $20000 \times 10^6/L$ 以上，中性粒细胞达 70% 以上；化脓性关节液不仅外观呈脓性，且其白细胞总数及中性粒细胞比例可更高。同时，关节液培养也常成为诊断细菌感染或非特异感染（如结核、布氏杆菌等）的重要依据。而光学显微镜和偏振光显微镜检查各种结晶是目前诊断痛风和焦磷酸盐沉积症的金标准。

5. 病理　活组织检查所见病理改变对风湿病诊断有决定性意义，并有指导治疗的作用。如肾脏活检显示的狼疮性肾炎（lupus nephritis，LN）病理分型对指导 SLE 治疗和判断预后具有重要参考价值，滑膜活检则对 RA 诊断和判定病情活动意义重大。此外，在临床上，唇腺活检对于 SS、皮肤活检对于硬皮病、肌肉活检对于 PM/DM 等疾病的诊断均具有重要的参考价值。

五、影像学

影像学是风湿病诊断的重要辅助手段，其一方面有助于评估各种关节、脊柱、肌肉、肌腱及附着点炎症及损害程度，另一方面又可用于评估脏器受累程度和范围，从而有助于风湿病的诊断、鉴别诊断、疾病判断、疗效判定及随访监测等。

（一）X 线平片

X 线平片是骨和关节检查最常用的影像学技术，可发现软组织肿胀和钙化、骨质疏松、软骨下囊性变、关节间隙狭窄以及关节侵蚀、脱位等改变。其缺点是：①不易发现较小的关节破坏病灶；②除肿胀和钙化点外，很难发现关节周围软组织的其他病变。因此，X 线平片检查对早期关节炎不敏感。但其最大的优势是快速、简便、经济、普及率高，故有助于风湿病诊断、鉴别诊断和随访等。

（二）电子计算机体层显像

电子计算机体层显像（computerized tomography，CT）常用于检测有多层组织重叠的病变部位，如骶髂关节、股骨头、胸锁关节、椎间盘等，其敏感度较 X 线平片高。CT 检查可显示关节结构改变和骨质破坏，其在观察关节面完整性和关节间隙改变方面具有一定优势，但对早期炎症改变不敏感。此外，脑 CT 亦可用于 SLE 中枢神经系统病变的诊断，肺部高分辨率 CT（high resolution CT，HRCT）则可用于发现 CTD 合并的肺间质病变及肺间质纤维化。近年来发现，增强 CT 扫描结合三维重建方法可清晰显示动脉管腔的改变（包括狭窄、闭塞、扩张及瘤样改变等），因而广泛应用于大动脉炎（takayasu arteritis, TA）的诊断和监测。而双能 CT 成像技术可区分并鉴定钙盐与尿酸盐，且具有无创、直观及良好敏感性和特异性的优势，逐渐成为一种诊断痛风性关节炎的重要方法。

（三）磁共振显像

磁共振显像（magnetic resonance imaging, MRI）对骨、软骨及其周围组织（如肌肉、肌腱、韧带、滑膜等）有其特殊的成像，可辨别有无滑膜强化或增厚、骨侵蚀、骨髓水肿、肌腱炎及关节积液等征象，因此，对软组织和关节软骨损伤、骨髓炎、缺血性骨坏死及早期微小骨破坏等是灵敏可靠的检查手段，已成为目前发现滑膜炎及骶髂关节炎最敏感的方法之一，且可作为监测病情和判断疗效的重要工具。此外，MRI 对脑病、脊髓炎、骨坏死、软组织脓肿、肌肉外伤、肌炎急性期的诊断均有帮助。

（四）超声检查

二维条件下超声检查可以实时动态观察关节积液、滑膜、肌腱、关节周围软组织、软骨及骨侵蚀等，而且高频超声观察滑膜炎的敏感性、特异性和准确性均明显高于 X 线检查和临床体检。在能量多普勒（power doppler ultra sound, PDUS）条件下，多普勒血流信号与疾病的活动性相关，并且比临床指标更为敏感。PDUS 可很好区别疾病的活动性与非活动性，并预测疾病复发。而超声发现软骨表面一层尿酸盐结晶形成典型的"双轨"征是痛风性关节炎的特征性表现，对痛风诊断有较高特异性。由于关节超声简便、便宜，可动态监测治疗前后的变化，目前已经广泛应用于炎性关节病的诊断和疾病判断及疗效监测等。此外，超声还可通过观察腮腺结构变化，发现"低回声"（与 pSS 的腺体淋巴细胞浸润相关），日渐成为 SS 的辅助诊断手段。

（五）血管造影

血管造影对疑有血管炎患者的诊断有帮助，同时在结节性多动脉炎（polyarteritis nodosa, PAN）、大动脉炎时血管造影可以明确诊断。但血管造影属侵入性检查，临床应用有一定限制性。

六、治疗

风湿病病因不清，表现复杂，多为慢性疾病，迁延难愈，故一旦明确诊断，应尽早开始治疗。此类疾病的治疗目的是控制病情，缓解症状，改善预后，保护关节及脏器功能，提高生活质量，使患者重新回归社会。其治疗措施包括一般治疗（患者教育、改变生活方式、物理治疗、矫形、锻炼等）、药物治疗、手术治疗（矫形、滑膜切除、关节置换等）等。抗风湿病药物主要包括非甾体抗炎药、糖皮质激素、改变病情的抗风湿药及生物制剂、中医中药及其他新型药物。现将抗风湿药物种类和应用原则加以叙述，具体将在各病中再予以详述。

（一）非甾体抗炎药

非甾体抗炎药（non-steroidal anti-inflammatory drugs, NSAIDs）的作用机制是通过抑制环氧化酶（cyclooxygenase, COX），进而抑制花生四烯酸转化为前列腺素，起到抗炎、解热、镇痛的效果。NSAIDs 应用广泛，起效快，镇痛效果良好，但不能控制 RA 等 CTD 的炎症及病情进展，属症状控制药。但在 AS 治疗中，因其具有良好的控制症状及潜在的抑制骨桥形成的作用，而成为 AS 治疗的一线用药。依据作用机制，NSAIDs 可分为非选择性 COX 抑制剂及选择性 COX-2 抑制剂两种。前者对 COX-1、COX-2 均有抑制作用，后者则主要抑制 COX-2。选择性 COX-2 抑制剂主要有塞来昔布及依托考昔，其对胃肠道刺激较小。NSAIDs 对消化道、肾脏以及心血管系统均有一定的毒副作用，临床应用时需要定期随访。有消化道潜在风险的患者慎用非选择性 COX 抑制剂，有心血管潜在风险的患者慎用选择性 COX-2 抑制剂。如患者既有胃肠道风险又有心血管风险，则不宜选用 NSAIDs，而建议改用其他类型镇痛药物。

（二）糖皮质激素

糖皮质激素（glucocorticoid，GC）因具有强大的抗炎作用和免疫抑制作用而被广泛应用于治疗风湿病，是治疗多种风湿病的一线药物。根据半衰期，GC 分为短效（可的松、氢化可的松等）、中效（泼尼松、泼尼松龙、甲泼尼龙、曲安西龙等）及长效（地塞米松、倍他米松等）。其中，氢化可的松、泼尼松龙、甲泼尼龙均为 11 位羟基化合物，不需要经过肝脏转化即可直接发挥生理作用，因此，肝脏功能不全患者优先选择此类药物。GC 的不良反应较多，但多与使用剂量及持续时间相关。其不良反应主要有有感染、高血压、高血糖、骨质疏松、撤药反跳、股骨头无菌性坏死、肥胖、精神兴奋、消化性溃疡、白内障、青光眼等。临床应用时应严格掌握适应证和药物剂量，同时监测其不良反应。

（三）改善病情抗风湿药

改善病情抗风湿药（disease modifying antirheumatic drug，DMARDs）的共同特点是具有改善病情和延缓病情进展的作用，可以防止和延缓关节结构的破坏、保护脏器功能、阻止或抑制 CTD 相关并发症的发生等。其特点是起效慢，通常治疗2~4个月后才开始有效，故曾被称为慢作用抗风湿药。此类药物在病情缓解后宜长时间维持。DMARDs 作用机制详见表6-1-6。

表6-1-6 DMARDs 的主要作用机制

药名	作用机制
柳氮磺吡啶	在肠道分解为5-氨基水杨酸和磺胺吡啶，前者可抑制前列腺素及炎性介质的合成，后者则具有抗菌消炎和免疫抑制作用
抗疟药	阻断抗原递呈，抑制促炎细胞因子合成，抗感染，抑制 Toll 样受体（Toll - like receptor，TLR）介导的免疫活化，抑制血管生成，抗炎，降糖，降脂等
硫唑嘌呤	通过代谢产物6-巯基嘌呤竞争性抑制参与细胞 DNA、RNA 合成的次黄嘌呤，抑制 T、B 细胞表面受体的表达，阻断丝裂原诱导的反应以及抗体反应等
甲氨蝶呤	通过抑制二氢叶酸还原酶抑制细胞 DNA 的合成，从而抑制细胞的生长与繁殖
来氟米特	抑制二氢乳清酸脱氢酶的活性，抑制核因子κB（nuclear factor κB，NF-κB）活性，抑制蛋白酪氨酸激酶活性，从而抑制活化淋巴细胞的嘧啶合成
吗替麦考酚酯	特异性抑制次黄嘌呤核苷酸脱氢酶（inosine monophosphate dehydrogenase，IMPDH）的活性，从而抑制淋巴细胞嘌呤从头合成途径，抑制淋巴细胞增殖
环孢素	抑制钙调磷酸酶的活性，抑制 T 淋巴细胞产生细胞因子，从而抑制 T 细胞和胸腺依赖的体液免疫功能
他克莫司	抑制钙调磷酸酶的活性，影响白细胞介素-2（interleukin-2，IL-2）和其他细胞因子的表达
雷公藤总苷	抑制抗原特异性淋巴细胞增殖，具有抗炎及抑制细胞免疫和体液免疫作用

（四）生物制剂

通过基因工程制造的单克隆抗体或受体融合蛋白等称之为生物制剂。近十年来，多种生物制剂应用于临床，显著改善了风湿病患者的预后，成为风湿免疫领域最大的进展之一。如今，此类药物已经广泛应用于 RA、SpA、SLE 的治疗，并逐渐应用于血管炎、BD 等疾病的治疗，并取得了良好效果。

在目前问世的生物制剂中，肿瘤坏死因子-α（tumour necrosis factor-α，TNF-α）拮抗剂（单克隆抗体及可溶性受体融合蛋白）率先用于治疗 RA 和 SpA，并获得成功。这类生物制剂可迅速控制症状，改善病情，阻止关节破坏，改善关节功能，进而减少残疾的发生。此后，IL-6 受体拮抗剂、共刺激分子细胞毒 T 细胞相关抗原-4（cytotoxic T lymphocyte antigen-4，CTLA-4）拮抗剂以及小分子药物 Janus 蛋白酪氨酸激酶3（Janus tyrosine kinase 3，JAk3）抑制剂等也成功用于 RA 治疗。抗 CD20 单克隆抗体在国外亦已被批准作为难治性 RA 的备选

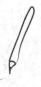

治疗方案，并尝试应用于难治性 SLE、溶血性贫血、免疫相关的血小板减少及难治性血管炎等疾病的治疗。抗 B 细胞活化刺激因子（B‑cell activation factor，BAFF）单抗则用于治疗轻、中度 SLE。近年来，IL‑12/IL‑23 抑制剂、IL‑17 抑制剂、磷酸二酯酶 4（phosphodiesterase 4，PDE4）抑制剂等也相继被批准用于治疗 PsA。

目前，生物制剂发展迅速，并已经成为抗风湿治疗药物的重要组成部分。但此类药物最主要的不良反应是感染、超敏反应等，部分药物还可出现肝脏功能受损。因此，用药前应特别关注感染、肝炎、结核等的筛查，以避免或减少严重不良反应的发生。

（五）中医中药

中医中药对风湿病有一定辅助治疗作用（如雷公藤、青风藤、白芍等对 RA 有一定治疗作用），但不宜过分夸大疗效，并应密切监测其毒副作用。

（六）外科治疗

对于炎性关节病中难治且反复发作的单关节滑膜炎可以辅助关节镜清除滑膜。而 RA 及 AS 的晚期关节畸形可以进行矫形术，以改善功能。某些失能的大关节可以行关节置换术。

（七）辅助性治疗

静脉输注免疫球蛋白、血浆置换、血浆免疫吸附等对风湿病的治疗均有一定作用，可用于有一定指征的风湿病患者。

（吴振彪）

第二章　系统性红斑狼疮

学习要求

1. **掌握**　系统性红斑狼疮的主要表现、诊断和治疗原则。
2. **熟悉**　系统性红斑狼疮的流行病学特征、实验室检查及鉴别诊断。
3. **了解**　系统性红斑狼疮的病因和发病机制及病理特点。

系统性红斑狼疮（systemic lupus erythematosus，SLE）是一种原因不明、青年女性多发、因免疫调节功能紊乱而出现多种自身抗体，以多系统受累为特征的自身免疫病。其临床表现多种多样，病情迁延难愈。感染、肾脏受累、动脉粥样硬化及心血管损害、神经系统损伤等是 SLE 死亡的主要原因。

SLE 好发于育龄女性，多见于 20～40 岁。育龄期男女患病比为 1：8～9。初步调查显示，我国 SLE 发病率平均为 70/10 万人，女性中为 115/10 万人。儿童 SLE（≤16 岁）常更易出现重要脏器（包括肾脏、神经精神系统等）受累。老年发病的 SLE（≥50 岁）多隐袭起病，重要脏器受累少，疾病活动度低。男性 SLE 患者较女性更易累及肾脏。

一、病因

本病病因不明，以各种免疫异常为特征。遗传、感染、环境（物理）、药物、内分泌（性别）等因素均与发病密切相关。

1. 遗传　SLE 在某些种族中发病率明显高于其他种族，且不同种族患者的临床表现差异较大。东方人较白种人发病率高。发病有家族聚集倾向，一级亲属发病一致率约 10%，单卵双生子发病一致率为 24%～57%，而双卵双生子为 3%～9%。上述现象提示，遗传对发病具有重要影响。

基因易感性是罹患 SLE 的重要危险因素。SLE 的发生有极强的基因基础，为多基因遗传病，主要组织相容性复合体（major histocompatibility complex，MHC）基因及许多非 MHC 基因参与了发病，如 HLA - DR2、DR3、DQ 基因以及 C3，C4 基因等。I 型干扰素基因异常在 SLE 发病机制中也扮演重要角色。

2. 环境因素　遗传背景相同者发病率不同，提示环境因素也与参与了 SLE 的发病。紫外线、药物、食物、感染及化学物质、精神压力等因素可能均与 SLE 发病密切相关。

（1）紫外线　紫外线可诱发或加重 SLE 皮损。可能机制为：紫外线可使 DNA 二聚化，形成胸腺嘧啶二聚体。变性后的 DNA 成为自身抗原，诱生相应的自身抗体，形成免疫复合物，激活补体。同时，紫外线还可诱导角质细胞产生 IL - 2、IL - 3、IL - 6 及粒细胞 - 巨噬细胞集落刺激因子（granulocyte - macrophage colony - stimulating factor，GM - CSF）等细胞因子，影响抑制性 T 细胞功能，并提高抗 Ro、抗 La 和抗 RNP 抗体与活化角质细胞的结合能力。此外，紫外线尚可改变细胞膜磷脂代谢机制。

（2）药物　某些药物（如青霉素、保泰松、金制剂等）进入体内后可引起超敏反应，然后激发狼疮，或使潜在 SLE 患者发生特发性 SLE，或使 SLE 患者病情加重，停药不能阻止病情进展。另一类药物（如肼苯达嗪、普鲁卡因胺、氯丙嗪、异烟肼及包括抗 TNF－α 抑制剂在内的生物制剂等）则可在长时间、大剂量使用后，使患者出现 SLE 样临床症状和实验室改变（称为"狼疮样综合征"）。药物停止使用后，其诱发的药物性狼疮样综合征症状可自行消退。

（3）感染 慢病毒、细菌、寄生虫感染等与本病发病有关。感染可能通过改变自身抗原、分子模拟、多克隆激活和旁路激活及某些感染因子成分作为超抗原等引起自身免疫反应而诱发本病。

（4）食物 含补骨脂素的食物（如芹菜、无花果、欧芹等）具有增强 SLE 患者光敏感的潜在作用。蘑菇、烟熏食物等则含有联胺基团，可诱发和（或）加重 SLE。含 L－刀豆素的食物（如苜蓿类的种子、新芽及其他豆荚类食物等）也与 SLE 发病有一定相关性。

（5）其他 严重的生理及心理压力、含芳香族胺的染发剂等化学制剂、寒冷刺激等可能也与 SLE 发病相关。

3. 性激素 SLE 患者女性多于男性。生育期发病率高，而绝经后男、女发病率相仿。妊娠可加重 SLE。口服避孕药可诱发及加重狼疮样综合征。无论男性或女性 SLE 患者，其雄激素水平均下降，而雌二醇水平升高。以上结果均提示，雌激素与 SLE 发病相关。现已证实，雌激素对体液免疫有刺激作用，可促进 B 细胞分化，使 B 细胞产生免疫球蛋白及抗 DNA 抗体能力增加。同时，雌激素对 T 细胞具有抑制作用。此外，雌激素还可使细胞因子的产生失调。

二、发病机制

在易感基因与环境因素的相互作用下，机体出现以 T 细胞、B 细胞和单核细胞等共同参与的一系列免疫异常，致正常免疫耐受机制破坏，B 细胞多克隆激活，增殖、分化活跃，导致抗体产生细胞数目增加，大量自身抗体产生和免疫复合物形成，造成免疫病理损伤，最终导致 SLE 的发生。

1. B 细胞异常 B 细胞在 SLE 发病中发挥重要作用。SLE 患者 B 细胞数量和活性均明显增加，可产生大量免疫球蛋白和针对核抗原及细胞表面抗原的自身抗体，经形成免疫复合物、补体介导的溶解和调理吞噬作用、抗体依赖细胞介导的细胞毒作用及抗受体作用等致免疫损伤。B 细胞异常激活后可产生不同的自身抗体，这些抗体的致病机制各异。其中，部分自身抗体可形成免疫复合物，引发免疫复合物性肾小球肾炎、关节炎、皮疹、血管炎、浆膜炎等；部分抗休则作用于细胞表面决定簇，导致溶血性贫血、血小板减少性紫癜、中枢神经系统损害等。同时，异常活化的 B 细胞除产生自身抗体外，尚存在分泌细胞因子异常及抗原递呈的异常。

2. T 细胞异常 T 细胞在 SLE 的免疫病理机制中起中心作用。SLE 患者 T 细胞即可通过 T 细胞－肽－MHC 的直接作用、又可通过 T 细胞多肽性选择的间接作用参与 SLE 的免疫病理过程。此外，致病性 IgG 型自身抗体的产生也需要 CD4$^+$T 细胞（Th 细胞）的参与。近年来发现，SLE 患者同时还存在 Th17 细胞及 IL－17 的异常。

3. 其他 单核－巨噬细胞及自然杀伤（natural killer cell，NK）细胞异常、细胞因子及其受体网络失衡、自身免疫耐受性破坏、抗独特型抗体网络、细胞凋亡异常等可能均参与了 SLE 的发病。

三、病理

SLE 的病理改变包括炎症反应及血管异常。其基本病理变化是结缔组织黏液样水肿、纤维蛋白样变性和坏死性血管炎。黏液样水肿常见于疾病早期，多发生在基质。纤维蛋白样变性是自身免疫球蛋白、补体、DNA 等抗原及纤维蛋白混合物构成的酸性无结构物质沉积于结缔组织所致，类似结缔组织变性。内脏器官中可见苏木素小体，其为中性粒细胞、淋巴细胞和组织细胞的细胞核受相应自身抗体作用后变性而形成的嗜酸性均匀团块。

SLE 的病理改变可出现于皮肤、肾脏、肌肉、心脏、肺等组织中。心内膜的结缔组织亦可发生局灶性纤维蛋白样变性，继之出现淋巴细胞和成纤维细胞增生和纤维形成，形成特征性的疣状赘生物。肾小球受累主要表现为肾小球毛细血管壁的纤维蛋白样变性和局灶性坏死，可有透明血栓及苏木素小体形成，可见核碎裂、纤维素样坏死、银耳环及透明血栓，或基底膜灶性/弥漫性增厚，有 DNA、抗 DNA 抗体、补体和纤维蛋白等沉积。免疫荧光检查显示，各种免疫球蛋白及补体均为阳性，出现所谓"满堂亮（full house）"现象。肾小球系膜细胞呈灶性增生，肾小球囊壁上皮细胞增生可形成新月体。晚期病例则见肾小球纤维组织增多，血管闭塞，肾小球与囊壁粘连、纤维化，电镜下大量微管样结构、指纹样结构及电子致密物沉积。

 案例讨论

> **临床案例** 患者，20 岁，女性，3 月前出现低热、乏力、关节肿痛，双颊部出现红斑，日晒后加重。查体：体温 37.6℃，双颊部红斑，多关节压痛，无肿胀。实验室检查：血常规 WBC 3.0×10^9/L；尿常规尿蛋白 1 +，尿蛋白定量 0.8g/24h；ESR 45mm/h。
>
> **问题** 1. 为明确诊断，该患者需要做哪些实验室检查？
>
> 2. 该患者诊断首先考虑什么疾病？需要与哪些疾病鉴别？
>
> 3. 如何对该患者进行治疗？

四、临床表现

多数患者缓慢起病，隐袭发展。临床表现复杂，早期诊断困难。

1. 全身症状 约 40% 患者的首发症状是发热，且病程中 70% 以上患者可出现发热。热型多种多样，可为长期低热，亦可为高热。年龄愈轻，热度愈高，发热频率也愈高。糖皮质激素常能迅速退热，但需与感染相鉴别。约 80% 患者有乏力，可能是 SLE 病情活动的先兆，其乏力程度常与病情相关。

2. 皮肤、黏膜损害 皮肤损害是 25% SLE 患者的首发表现，病程中 70%~80% 患者亦可发生。其特征性皮疹包括颜面蝶形红斑、盘状红斑、甲周红斑、指（趾）甲远端红斑、躯干红斑等，约见于 40% 患者。

SLE 皮疹分为狼疮特异性皮疹及非特异性皮疹。特异性皮疹又分为急性皮肤狼疮（actue cutaneous lupus erythematosus，ACLE）、亚急性皮肤狼疮（subactue cutaneous lupus erythematosus，SCLE）、慢性皮肤狼疮（chronic cutaneous lupus erythematosus，CCLE）、间歇性皮肤狼疮（intermittent cutaneous lupus erythematosus，ICLE）等。非特异性皮疹则主要为光过敏、血管炎性皮疹、雷诺现象、网状青斑、口腔溃疡、脱发等。

（1）ACLE 其最典型、常见的皮疹是颊部红斑（malar rash）又称"蝶形红斑"，该皮疹是 SLE 最特征的表现，见于约 40% 患者。其特征为双颊部红斑，经鼻梁融合呈蝶形，多为水肿性红斑，色鲜红或紫红，边缘清楚或模糊，表面光滑，有时可见鳞屑。严重时，可有水疱、破溃、糜烂。消退后可留色素沉着。该皮疹亦可累及前额、耳垂等部位。

（2）SCLE 通常为红斑、脱屑性丘疹或斑疹，广泛、对称性分布，不固定，无瘙痒，愈后不留瘢痕，有光过敏现象，常见于日光暴露部位（如肩部、上臂伸侧、颈部、上胸部及背部等），面部中央常不累及。

（3）CCLE 包括盘状红斑（discoid rash，DLE）、深部狼疮/狼疮性脂膜炎、肥厚性狼疮、肿胀性狼疮等。DLE 可以是独立的、无系统损害而仅有皮疹的皮肤型狼疮，也可以是

SLE 的一个表现。其在 SLE 发生率为 20% ~ 30%，多位于暴露区域，如面、颈、耳、手臂、前胸部及颈部的 V 型区等，以独立的斑疹或丘疹、钱币状或盘状、伴鳞屑、红斑周边有炎症、可延伸至毛囊、中心萎缩性瘢痕为特征，上皮细胞变薄及萎缩，毛囊性栓塞及损伤，可有不可逆的毛囊损伤，愈后可留有瘢痕及色素脱失。DLE 多与 SLE 的病情相关，如伴 DLE 的 SLE 患者病情常较轻，肾脏受累少见。

（4）手部红斑　SLE 手部皮疹有甲周红斑及毛细血管扩张、手掌及手指红斑等。其中，甲周红斑及毛细血管扩张、手掌及手指红斑有一定特征性，常累及手掌、手指，尤其手指关节间皮肤。

（5）血管炎性皮肤病变　20% SLE 患者有血管炎性皮肤病变，表现为网状青斑及毛细血管扩张、出血点、紫癜或荨麻疹、斑丘疹等。有时可见多形性红斑、结节性红斑、杵状指和雷诺现象等。严重者可有肢端坏死。SLE 患者出现雷诺现象的概率为 10% ~ 45%。

（6）光过敏　光过敏（photosensitivity）是 SLE 病情活动的指标之一，即患者受日光或紫外线照射后，暴露部位出现红色斑丘疹，伴灼热、痒痛，或原有皮疹加重。发生率约 50% ~ 60%。

（7）黏膜损害　以口腔溃疡最为常见，多为无痛性，常累及唇、颊、硬腭、齿龈、舌和鼻腔等部位。最初颊黏膜、上腭或牙龈出现出血点，继而发展成浅的疼痛性溃疡，底部不光滑，呈浅灰色，周围伴有红晕。有时溃疡部位疼痛显著，可使患者感到吞咽困难，可有反复发作的咽喉疼痛。

（8）脱发　脱发是 SLE 常见的临床表现，发生率达 50% ~ 70%，呈局限性斑片状或弥漫性脱发，发稀疏，前额边缘头发尖直，发短，可有斑秃性脱发。

3. 关节、肌肉损害　SLE 患者常出现对称性关节肿胀、疼痛，通常不引起骨质破坏。大、小关节均可受累，但以小关节为主。半数患者有晨僵。95% 患者仅有关节疼痛而无关节炎。少数患者可有指间关节"鹅颈样"畸形，为肌腱受累和肌肉痉挛所致，无骨质破坏。上述特点可与 RA 相鉴别。近 1/3 SLE 患者有肌肉疼痛，可有肌酶升高及肌电图异常。肌活检病理学检查可见间质炎症反应、肌纤维空泡样变、纤维坏死、退行性变等。糖皮质激素治疗后的患者出现关节、肌肉疼痛时，应警惕缺血性股骨头坏死及糖皮质激素性肌病。其中，无血管性骨坏死（avascular necrosis of bone）又称无菌性骨坏死（aseptic necrosis of bone）或缺血性骨坏死（ischeme necrosis of bone）是 SLE 患者的常见并发症之一，发生率 5% ~ 10%，其发生既与 SLE 血管病变导致局部缺血相关，又与糖皮质激素的毒副作用相关。

4. 肾脏损害　SLE 患者的肾脏损害又称为狼疮性肾炎（lupus nephritis，LN），是 SLE 最常见的内脏损害之一。50% ~ 70% SLE 患者病程中可出现肾脏受累，而肾脏活组织检查显示有肾脏损害者约 80% ~ 90%，尸检则显示 100% SLE 患者均有或轻或重的肾脏损害。LN 主要表现为肾炎或肾病综合征，尿中可出现红细胞、白细胞、各种管型和蛋白质等。肾病综合征患者则可有全身水肿，伴不同程度的腹腔、胸腔及心包积液及大量蛋白尿、低白蛋白血症、白/球比值倒置、胆固醇增高等。LN 晚期可致肾脏功能重度受损，出现氮质血症，甚至肾脏功能衰竭，是 SLE 死亡的主要原因之一。

2003 年，世界卫生组织（World Health Organization，WHO）/国际肾脏病学会（International Society of Nephrology，ISN）/肾脏病理学会（Renal Pathology Society，RPS）将 LN 的病理改变分为 I ~ VI 型（表 6-2-1），其中 IV 型 LN 临床症状最为严重，I 型、II 型预后相对较好，但各病理类型在病程中可互相转化。LN 病理分型对于评估 SLE 预后与指导治疗有重要意义。此外，肾脏病理还可提供 LN 活动性指标，如肾小球增殖性改变、纤维素样坏死、核碎裂、细胞性新月体、透明栓子、金属环、炎细胞浸润、肾小管间质的炎症等均提示 LN 病情活动，而肾小球硬化、纤维性新月体、肾小管萎缩和间质纤维化等则是 LN 慢性指标。活动性损害表明病变处于可逆阶段，积极治疗常可获较好疗效。慢性损害为主时，则病变多不可逆，疗效及预后差。

表 6 - 2 - 1　LN 病理分型（WHO/ISN/RPS, 2003 年）

病理型别	病理学特征
Ⅰ 型	轻微病变性 LN, LM 下肾小球正常, IF 可见系膜区免疫复合物沉积
Ⅱ 型	系膜增殖性 LN, LM 下不同程度系膜细胞及基质增殖, 伴系膜区沉积物, LM 下无上皮侧及内皮下沉积物, IF 及 EM 下可见少量孤立性上皮侧或内皮下沉积物
Ⅲ 型	局灶性 LN, 累及 <50% 肾小球, 病变呈局灶、节段性或球性分布, 可表现为活动性或非活动性, 毛细血管内或毛细血管外增殖性病变均可出现, 伴节段内皮下沉积物, 伴或不伴系膜增殖性病变
Ⅲ（A）	局灶增殖性 LN
Ⅲ（A/C）	局灶增殖和硬化性 LN
Ⅲ（C）	局灶硬化性 LN
Ⅳ 型	弥漫性 LN, 累及 ≥50% 肾小球, 毛细血管内或毛细血管外增殖性病变均可出现, 伴弥漫内皮下沉积物, 伴或不伴系膜增殖性病变。该型包括弥漫"白金耳样"内皮下沉积, 而少或无肾小球增殖性病变。根据病变程度和性质（活动、硬化）又分为多个亚型
Ⅳ - S（A）	弥漫节段增殖性 LN
Ⅳ - G（A）	弥漫球性增殖性 LN
Ⅳ - S（A/C）	弥漫节段增殖和硬化性 LN
Ⅳ - G（A/C）	弥漫球性增殖和硬化性 LN
Ⅳ - S（C）	弥漫节段硬化性 LN
Ⅳ - G（C）	弥漫球性硬化性 LN
Ⅴ 型	LM、IF 和 EM 下可见球性或节段上皮侧免疫复合物沉积, 伴或不伴系膜病变。根据是否合并 Ⅲ 型或 Ⅳ 型病变, 可再分为 Ⅴ 型合并 Ⅲ 型或 Ⅴ 型合并 Ⅳ 型, Ⅴ 型伴终末硬化性病变
Ⅵ 型	终末硬化性 LN, 球性硬化 ≥90%

注：LM（light icroscope）：光镜；IF（immunofluorescence）：免疫荧光；EM（electron microscopy）：电镜

5. 心血管系统损害　SLE 患者 50% ~ 80% 有心脏症状。SLE 可侵犯心肌、心包、心内膜等, 表现为心包炎、心肌炎、心内膜炎等。其中, 心包积液最常见, 心包填塞少见。心包可粘连, 形成缩窄性心包炎。听诊可闻心音遥远、心包摩擦音等。心肌损害多不严重, 但重症 SLE 可有严重心肌受累, 甚至心脏功能不全, 为预后不良指征。心电图可见 ST 改变, T 波低平、倒置, P - R 间期延长等。SLE 的特征性心脏表现为疣状心内膜炎（Libman - Sacks 心内膜炎）, 表现为瓣膜疣状赘生物, 直径 1cm ~ 4cm, 为黄褐色或粉红色的颗粒状致密团块, 多位于瓣膜的边缘, 通常不引起临床症状, 但可脱落形成栓塞。SLE 还可有冠状动脉受累, 表现为心绞痛和心电图 ST - T 改变, 甚至出现急性心肌梗死。其冠状动脉受累原因可能为 SLE 炎症因子可损伤冠状动脉、长期使用糖皮质激素可加速动脉粥样硬化、抗磷脂抗体（APL）则可致动脉血栓形成等。SLE 并发冠状动脉损害多见于年轻患者, 而 35 ~ 44 岁女性患者较同龄健康女性患心肌梗死的危险增高 50 倍。

6. 呼吸系统损害　SLE 患者可出现胸膜炎、肺实质浸润性病变（狼疮性肺炎、感染等）、肺间质纤维化、肺动脉高压、肺出血等。胸膜炎是 SLE 最常见的肺部病变, 发生率 40% ~ 50%。胸腔积液多为少量至中量, 好发于 30 岁以下患者, 多于疾病活动期发生, 表现为胸痛、呼吸困难等, 听诊呼吸音低, 可闻及胸膜摩擦音。SLE 肺间质病变发生率约 5%, 可表现为慢性进行性呼吸困难, 易合并反复呼吸道感染, 听诊可闻及 Velcro 啰音。胸部 X 线见弥漫肺间质浸润, 以双侧下肺为主, 可有毛玻璃样改变和慢性肺间质纤维化。胸部 HRCT 对其诊断有重要意义。狼疮性肺炎的患病率约 1% ~ 10%, 其特征为发热、干咳、气急, 偶有咯血、呼吸困难、胸痛、低氧血症等, 肺底可闻及湿性啰音。胸部 X 线显示双侧性弥漫性斑片状浸润（肺泡型浸润）, 约 50% 患者有胸腔积液。所有患者均可发生低氧血症, 血常规中白细胞计数通常正常, 抗 ds - DNA 抗体阳性。狼疮性肺炎可并发肺出血, 痰液细菌培养阴性, 抗生素治疗无效, 大剂量糖皮质激素治疗有效。急性狼疮性肺炎的短期死亡率为 50%。同时, SLE 还可合并弥漫性出血性肺泡炎, 其病情凶险, 死亡率高。此外, SLE 伴发肺动脉高压概率较高，是 SLE 患者的重要死因之一。

7. 精神、神经系统损害 SLE 患者的精神、神经系统损害又称精神、神经狼疮（neuropsychiatric lupus erythematosus，NPLE），即狼疮脑病。NPLE 轻者可仅有偏头痛、性格改变、记忆力减退或轻度认知障碍等，重者则可表现为脑血管意外、昏迷、癫痫持续状态等。NPLE 的发生与患者存在抗神经元抗体、抗核糖体蛋白抗体、抗磷脂抗体（APL）及血管炎等相关。NPLE 也是 SLE 的重要死因之一（ACR 列出的 19 种 NPLE 表现见表 6 - 2 - 2）。

NPLE 可为 SLE 本身的表现（原发性 NPLE），亦可是疾病并发症或继发于治疗的毒副作用。NPLE 的发生机制包括：免疫介导的神经元兴奋/损伤/死亡或脱髓鞘，和（或）由于微血管病变致血栓或栓塞造成灌注受损而产生的局部缺血，常与抗磷脂抗体（APL）相关。

表 6 - 2 - 2 SLE 的 19 种神经、精神表现

	临床表现
中枢神经系统	无菌性脑膜炎，脑血管病，脱髓鞘综合征，脊髓病，癫痫发作，头痛，运动障碍，精神异常表现（急性精神错乱、焦虑、认知障碍、情绪失调、精神障碍等）
周围神经系统	格林 - 巴利综合征，重症肌无力，自主神经系统功能紊乱，单神经病变，颅神经病变，神经丛病变，多发性神经病变等

8. 消化系统损害 SLE 患者消化系统受累可表现为恶心、呕吐、腹痛、腹泻或便秘等，其中以腹泻较常见，可伴蛋白丢失性肠炎，并引起低蛋白血症。活动期 SLE 可出现肠系膜血管炎，表现类似急腹症，可因被误诊为胃穿孔、肠梗阻而手术探查。部分患者可出现假性肠梗阻，表现为恶心、呕吐、腹痛，肠鸣音消失等，腹部 X 线可见液平面，肠管 CT 可见特征性的"靶征"及"梳征"，常伴发输尿管扩张及肾积水。肝酶升高常见，但仅少数患者出现严重肝脏损害和黄疸。部分患者可合并自身免疫性肝炎。SLE 还可并发急性胰腺炎。部分 SLE 患者可以消化道症状为首发表现，需注意鉴别诊断。

9. 血液系统损害 SLE 患者贫血、白细胞减少、血小板减少等常见。我国 SLE 患者首发表现中以血液系统损害最多见。贫血可能为慢性病贫血或肾性贫血，多为正细胞正色素性贫血。短期内出现重度贫血需考虑自身免疫性溶血所致，多有网织红细胞升高，Coomb's 试验阳性。SLE 还可出现白细胞减少，但治疗 SLE 的细胞毒药物也常引起白细胞减少，故需要鉴别。此外，SLE 患者亦可发生免疫性血小板减少性紫癜（immune throm - bocytopenic purpura，ITP）及血栓性血小板减少性紫癜（thrombotic thrombocytopenic purpura，TTP）等。其血小板减少与血清中存在抗血小板抗体、抗磷脂抗体（APL）以及骨髓巨核细胞成熟障碍等因素有关。部分患者在起病初期或疾病活动期伴有淋巴结肿大和（或）脾脏肿大。

10. 眼部损害 约 20% ~ 25% SLE 患者有眼底改变，表现为眼底出血、乳头水肿、视网膜渗出等，还可有玻璃体积血、巩膜炎等。

总之，SLE 临床表现复杂多样，可累及多系统、多脏器。多数患者呈隐匿起病，开始可仅累及 1 ~ 2 个系统，表现为轻度关节炎、皮疹、隐匿性肾炎、血小板减少性紫癜等。其中，部分患者长期稳定在亚临床状态或轻型狼疮，另有部分患者可由轻型突然变为重症狼疮，而更多患者则由轻型逐渐出现多系统损害，亦有部分患者起病时即累及多个系统，甚至表现为狼疮危象。SLE 的自然病程多表现为病情的加重与缓解交替。此外，SLE 还可与其他 CTD（如皮肌炎、硬皮病、RA、SS、白塞病等）重叠出现。

五、实验室及辅助检查

1. 常规检查 常见贫血、血沉增快。CRP 通常不升高，此与 RA 显著不同。SLE 患者若 CRP 升高，多提示伴发感染。但当患者有大量浆膜腔积液、严重关节损害时，其 CRP 也可升高。免疫球蛋白升高，补体 C3、C4 降低，循环免疫复合物升高。20% ~40% 患者 RF 阳性。细胞免疫功能测定显示，其淋巴细胞转化率下降，淋巴细胞亚群 CD3$^+$、CD8$^+$T 细胞下降，CD4$^+$/CD8$^+$T 细胞比值增高，Th1/Th2 失衡。

2. 自身抗体

（1）ANA　SLE 患者 ANA 阳性率可达 80% ~98%。ANA 对 SLE 诊断敏感性高，但特异性差，常作为筛选试验，当其效价≥1∶80 意义更大。SLE 的 ANA 荧光核型可见周边型、均质型、斑点型、核仁型、着丝点型等，其中周边型和均质型常与抗 DNA 抗体有关，对 SLE 特异性更强。但 ANA 并非 SLE 的特异性标志，其假阳性率约为 5% ~15%，而 SLE 患者中约 10% 呈假阴性。ANA 中对 SLE 诊断意义较大的有抗 ds–DNA 抗体及抗 ENA 抗体谱中的部分自身抗体。其中，抗 ds–DNA 抗体对 SLE 诊断敏感性 70%，特异性 95%，是 SLE 的特异性抗体，且与病情活动（尤其肾脏损害）相关。而抗 ENA 抗体谱中，抗 Sm 抗体是 SLE 的标记性抗体，其特异性高达 99%，但敏感性仅为 20% ~30%，该抗体的存在与疾病活动性无明显相关；抗核糖体 P 蛋白（ribosome RNP，rRNP）抗体对 SLE 有较高特异性，但阳性率约 20% ~30%，与 SLE 的精神症状相关；抗核小体抗体也是 SLE 的特异性抗体之一，其与肾脏及神经系统受累相关；抗 PCNA 抗体对 SLE 亦高度特异，可作为 SLE 的标记性抗体，但阳性率仅为 5%。同时，SLE 患者抗 SSA 抗体（30% ~40%）、抗 SSB 抗体（15% ~20%）及抗 RNP 抗体（30% ~40%）均可阳性。抗 SSA（Ro）、抗 SSB（La）抗体在原发性 SS、SLE 合并 SS 患者中呈高阳性率，且有重要参考价值，且抗 SSA（Ro）抗体是新生儿 SLE 的重要血清学标志，与光敏感及新生儿心脏传导阻滞相关。此外，抗 U1RNP 抗体在 SLE 患者中阳性率约 25% ~50%，此抗体可在多种 CTD 患者中出现，常与双手指肿胀、雷诺现象、肌炎、指端硬化等相关。

（2）抗磷脂抗体（APL）　APL 包括抗心磷脂抗体（ACL）、狼疮抗凝物（LA）、抗 β$_2$–糖蛋白 1（β$_2$GP1）抗体等。其中，IgG 型 ACL 阳性率为 64%，IgM 型 ACL 阳性率为 56%。该组抗体与血栓形成、习惯性流产和（或）死胎、皮肤血管炎、血小板减少、心肌梗死、中枢神经病变等关系密切。此外，梅毒血清学试验假阳性反应亦见于 2% ~15% SLE 患者。该组抗体阳性伴有血栓形成、血小板减少及反复流产、死胎者称为抗磷脂综合征（APS）。

（3）抗组蛋白抗体　抗组蛋白抗体是药物性狼疮的特异性抗体（阳性率约 95% 以上），但 SLE 患者阳性率也可达 55% ~64%，活动期患者阳性率甚至可高达 80%。

（4）狼疮带试验（lupus band test，LBT）　用直接免疫荧光技术检测皮肤组织真皮与表皮交界处局限性免疫球蛋白、补体成分的沉积即为 LBT。50% ~70% SLE 患者非暴露部位皮肤 LBT 阳性，而皮损部位的阳性率达 90% 以上。

（5）其他自身抗体　SLE 患者体内还可有与溶血性贫血相关的抗红细胞抗体、与血小板减少相关的抗血小板抗体等。抗 C1q 抗体是近年来发现的对 SLE 诊断及病情判断有重要意义的抗体，其阳性常提示患者易出现肾脏损害。

六、诊断及鉴别诊断

（一）诊断

目前，国际上通用的 SLE 诊断标准是 1997 年 ACR 修订的 SLE 分类诊断标准（表 6–2–3）。

表 6–2–3　SLE 分类诊断标准（ACR，1997 年）*

标准	定义
1. 颧部红斑	遍及颧部的扁平或高出皮肤的固定性红斑，不累及鼻唇沟
2. 盘状红斑	隆起的红斑上附有角质性鳞屑和毛囊栓塞，旧病灶可有角质皮肤萎缩性瘢痕

续表

标准	定义
3. 光过敏	通过病史或查体，发现日光照射引起的皮肤红斑
4. 口腔溃疡	口腔或鼻咽部黏膜无痛性溃疡
5. 关节炎	非侵蚀性关节炎，可累及 2 个或 2 个以上周围关节，以关节肿胀、疼痛或渗液为特征
6. 浆膜炎	(1) 胸膜炎　胸痛，胸膜摩擦音或胸腔积液
	(2) 心包炎　心电图（electrocardiogram，ECG）异常，心包摩擦音或心包渗液
7. 肾脏病变	(1) 尿蛋白　24h 尿蛋白定量 >0.5g 或定性 > + + +
	(2) 管型　红细胞管型、血红蛋白管型、颗粒管型或混合管型等
8. 精神、神经系统异常	(1) 抽搐　非药物或代谢紊乱（如尿毒症、酮症酸中毒或电解质紊乱等）所致
	(2) 精神病　非药物或代谢紊乱所致
9. 血液学异常	(1) 溶血性贫血，伴网织红细胞增多
	(2) 白细胞减少，少于 4×10^9/L，至少 2 次
	(3) 血小板减少，低于 100×10^9/L，除外药物影响
	(4) 淋巴细胞减少，少于 1.5×10^9/L
10. 免疫学异常	(1) 抗 ds – DNA 抗体阳性
	(2) 抗 Sm 抗体阳性
	(3) APL 阳性，即 ACL（IgG 或 IgM 型）阳性，或 LA（标准方法测定）阳性，或至少持续 6 个月的梅毒血清学试验假阳性，3 者中具备 1 项
11. ANA	免疫荧光法 ANA 滴度异常，或相当于该法的其他试验滴度异常，排除药物诱导的狼疮样综合征

注：* 上述 11 项标准中，4 项或 4 项以上符合者可诊断为 SLE，但应排除其他疾病，如 RA、SSc、pSS、感染、结核病、淋巴瘤等

由于 1997 年 ACR 修订的 SLE 分类诊断标准有一定局限性，不利于早期诊断，且不能完全等同于诊断标准，因此，国际狼疮临床协作组织（Systemic Lupus International Collaborating Clinics，SLICC）于 2012 年提出了新的 SLE 分类标准（表 6 – 2 – 4）。

表 6 – 2 – 4　SLE 分类标准（SLICC，2012 年）*

	标准
临床指标 （clinical criteria）	1. 急性或亚急性皮肤狼疮
	2. 慢性皮肤狼疮
	3. 口腔或鼻咽部溃疡
	4. 非瘢痕形成引起的脱发
	5. 炎性滑膜炎，有 2 个或 2 个以上肿胀关节或伴晨僵的压痛关节
	6. 浆膜炎
	7. 肾脏损害，尿蛋白/肌酐异常（或尿蛋白 >500mg/24h）或红细胞管型
	8. 神经、精神症状，表现为癫痫、精神异常、多发性单神经炎、多发性脊髓炎、外周或中枢神经病变及脑炎
	9. 溶血性贫血
	10. 白细胞减少（$<4 \times 10^9$/L，至少 1 次），或淋巴细胞减少（$<1 \times 10^9$/L，至少 1 次）
	11. 血小板减少（$<100 \times 10^9$/L，至少 1 次）
免疫学指标 （immunological criteria）	1. ANA 阳性，高于实验室正常参考范围
	2. 抗 ds – DNA 抗体高于实验室正常参考值范围（ELISA 方法应 2 次均高于实验室正常参考值范围）
	3. 抗 Sm 阳性
	4. APL 阳性，其中 ACL 至少 2 次异常，或中、高滴度抗 β_2 – GP1 阳性，LA 阳性，梅毒血清学试验假阳性
	5. 低补体，C3/C4/CH50 水平降低
	6. 直接 Coombs 试验阳性（非溶血性贫血状态）
诊断 SLE（classification SLE）	1. 肾活检证实为 LN，且 ANA 阳性或抗 ds – DNA 抗体阳性
	2. 满足上述 4 条标准，包括至少 1 条临床标准和至少 1 条免疫学标准

注：* 新 SLE 分类标准与 ACR1997 年 11 条标准相比，前者敏感性和特异性分别为 94% 和 92%，而后者则为 86% 和 93%

需注意，患者就诊时不可能完全符合上述分类标准中的 4 项以上标准，因此临床诊断不应拘泥于该分类标准。诊断时，医生应对临床资料作全面综合分析判断。如患者有典型的皮肤、黏膜损害及多系统损害的证据，且多种自身抗体阳性，其 SLE 的可能性较大。

（二）鉴别诊断

本病应与风湿热、PM/DM、SS、RA、MCTD、淋巴瘤、成人 Still 病、感染、败血症等相鉴别。

（三）SLE 病情活动性和病情轻、重程度的评估

1. 活动性表现 各种 SLE 的临床症状（尤其新近出现的症状）均可能提示疾病的活动，与 SLE 相关的多数实验室指标也与疾病的活动性有关。其中，提示 SLE 活动的主要表现有：中枢神经系统受累（可表现为癫痫、精神病、器质性脑病、视觉异常、颅神经病变、狼疮性头痛、脑血管意外等，但需排除中枢神经系统感染），肾脏受累（包括管型尿、血尿、蛋白尿、白细胞尿等），血管炎，关节炎，肌炎，发热，皮肤、黏膜表现（如新发红斑、脱发、黏膜溃疡等），胸膜炎，心包炎，低补体血症，抗 ds‐DNA 抗体滴度增高，血常规中白细胞和（或）红细胞（血红蛋白）和（或）血小板减少（需除外药物所致骨髓抑制等），ESR 增快等。国际上常用的 SLE 活动性判断标准有英国狼疮评估小组（British Isles Lupus Assessment Group index，BILAG）指数、SLE 疾病活动指数（SLE disease activity index，SLEDAI）、SLE 活动程度检测（SLE activity measure，SLAM）等，其中以 BILAG 和 SLEDAI 最为常用。

2. 病情轻、重程度的评估 轻型 SLE 为诊断明确，但临床病情稳定且无重要脏器损害者，所有系统 BILAG 评分为 C 或 D 类，SLEDAI 积分 < 10 分。中度活动型 SLE 为有明显重要脏器损害及需要治疗者，BILAG 评分 B 类（≤2 系统），或 SLEDAI 积分在 10 ~ 14 分。重型 SLE 为 SLE 累及重要脏器、任何系统 BILAG 评分至少 1 个系统为 A 类和（或）>2 系统达到 B 类者，或 SLEDAI≥15 分，包括：①心脏：冠状动脉血管受累、Libman‐Sacks 心内膜炎、心肌炎、心包填塞、恶性高血压等；②肺脏：肺动脉高压、肺出血、肺炎、肺梗死、肺萎缩、肺间质纤维化等；③消化系统：肠系膜血管炎、急性胰腺炎等；④血液系统：溶血性贫血，粒细胞减少（白细胞 $< 1 \times 10^9/L$），血小板减少（$< 50 \times 10^9/L$），血栓性血小板减少性紫癜，动、静脉血栓形成等；⑤肾脏：肾小球肾炎持续不缓解、急进性肾小球肾炎、肾病综合征等；⑥神经系统：抽搐、急性意识障碍、昏迷、脑卒中、横贯性脊髓炎、单神经炎/多神经炎、精神性发作、脱髓鞘综合征等；⑦其他：皮肤血管炎、弥漫性严重的皮损、溃疡、大疱，肌炎，非感染性高热有衰竭表现等。狼疮危象则是急性、危及生命的重症 SLE，如急进性 LN，严重的中枢神经系统损害，严重的溶血性贫血、血小板减少性紫癜、粒细胞缺乏症，严重的心脏损害，严重的肺炎或肺出血，严重的狼疮性肝炎以及严重的血管炎等。

七、治疗

本病治疗的目的为控制病情活动，维持临床缓解，改善生活质量，延长生命。目前，本病尚无根治方法，但恰当的治疗可使大多数患者达到病情缓解。SLE 是一种高度异质性的疾病，临床医生应根据病情的轻、重程度，掌握好治疗的风险与效益比。

（一）治疗原则

SLE 的治疗原则为：①早期诊断，早期治疗，快速、持久地控制疾病活动；②根据病情轻、重及活动度选择合适的治疗方案；③减少药物毒副反应的发生率，掌握好风险/疗效比；④控制共存的危险因素；⑤治疗方案及用药剂量应高度个体化；⑥改善患者的生活质量及延长生命，控制疾病及药物的并发症；⑦加强患者教育，正确认识疾病，避免恐惧心理，树立战胜疾病的信心，劳逸结合，预防感染；⑧明确长期治疗、随访的重要性；⑨避免日光暴晒

和紫外线照射（尤其伴光过敏者），祛除各种诱因，不使用可能诱发 SLE 的药物、食物、染发剂等，戒烟，节育，活动期应注意避孕，避免反复流产。

（二）SLE 治疗药物

1. 糖皮质激素（GC） GC 具有抗炎及免疫抑制作用，是 SLE 的一线用药，应根据患者病情轻、重选择不同药物及剂量。通常，重型 SLE 的 GC 标准使用剂量是泼尼松 1mg/（kg·d），病情稳定后 2 周或疗程 8 周开始以每 1～2 周减 10% 速度缓慢减量，减至泼尼松 0.5mg/（kg·d）时，减药速度按病情适当调慢。如果病情允许，泼尼松维持治疗剂量应尽量 <10mg/d。在减药过程中，如病情不稳定，可暂时维持原剂量不变，或酌情增加剂量，或加用免疫抑制剂联合治疗。由于 SLE 患者使用 GC 治疗疗程较漫长，为保护其下丘脑 - 垂体 - 肾上腺（hypothalamic - pituitary - adrenal，HPA）轴，应尽量避免使用对该轴影响较大的地塞米松等长效和超长效 GC。此外，还需警惕 GC 不良反应的发生。其不良反应主要有感染、高血压、高血糖、高血脂、低钾血症、骨质疏松、无菌性骨坏死、白内障、体重增加、水钠潴留等。因此，GC 治疗开始时即应记录血压、血糖、血钾、血脂、骨密度、胸部 X 线片等作为评估基线，并定期随访。

2. 抗疟药 抗疟药是治疗 SLE 的基础药物，可用于皮疹、光敏感等。常用药物有氯喹 0.25g/d，或硫酸羟氯喹（hydroxychloroquine sulfate，HCQ）0.2～0.4g/d。其主要不良反应是眼底病变。用药 >5 年者，应每半年检查眼底一次。对该药过敏或严重心动过缓、严重传导阻滞者禁用。

3. 免疫抑制剂 主要有以下几种。

（1）甲氨蝶呤（methotrexate，MTX） 为二氢叶酸还原酶拮抗剂，可通过抑制核酸的合成发挥细胞毒作用。其常用剂量为 7.5～15mg，1 次/周。该药主要用于以关节炎、肌炎、浆膜炎和皮肤损害为主的 SLE。其不良反应主要有胃肠道反应、口腔黏膜糜烂、肝脏功能损害、骨髓抑制等，偶见 MTX 导致的肺炎和肺纤维化。

（2）硫唑嘌呤（azathioprine，AZA） 为嘌呤类似物，可通过抑制 DNA 合成发挥淋巴细胞的细胞毒作用。其用法为 1～2.5mg/（kg·d），常用剂量 50～100mg/d。不良反应主要有骨髓抑制、胃肠道反应、肝脏功能损害等。需注意，少数患者因机体某些酶类基因缺陷，对 AZA 可极为敏感，用药短期即可出现严重脱发和造血危象，引起严重粒细胞和血小板缺乏症。轻者停药后血常规多于 2～3 周内恢复正常，而重者则需按粒细胞缺乏或急性再生障碍性贫血处理，且以后不宜再用。因此，使用该药 1 周后即应查血细胞计数，并应定期随访，密切监测。

（3）环磷酰胺（cyclophosphamide，CTX） 是治疗重症 SLE 的有效药物之一，尤其在伴 LN 和血管炎的 SLE 患者中，CTX 与糖皮质激素联合治疗能有效诱导疾病缓解，阻止和逆转病变的发展，从而改善远期预后。目前，普遍采用的标准 CTX 冲击疗法是：CTX 0.5～1.0g/m² 体表面积，加入 250ml 生理盐水中，静脉滴注，1 次/3～4 周。多数患者 6～12 个月后病情可缓解。巩固治疗阶段亦常需继续 CTX 冲击治疗，可延长用药间歇期至约 1 次/3 个月维持 1～2 年。由于对 CTX 敏感性存在个体差异，年龄、病情、病程和体质等亦使患者对该药物的耐受性有所区别，故治疗时应根据患者的具体情况选择使用剂量、冲击间隔期和疗程，以期既达到治疗目的，又避免不良反应的发生。血常规中的白细胞计数对指导 CTX 治疗有重要意义。治疗中应注意避免白细胞过低，通常要求白细胞计数 ≥3.0×10⁹/L。除白细胞减少和诱发感染外，CTX 冲击治疗的不良反应还包括性腺抑制（尤其女性卵巢功能衰竭等）、胃肠道反应、脱发、肝脏功能损害等，少见远期致癌作用（主要为淋巴瘤等血液系统肿瘤）及出血性膀胱炎、膀胱纤维化和长期口服导致的膀胱癌等。

（4）吗替麦考酚酯（mycophenolate Mofetil，MMF） 又称为霉酚酸酯，为次黄嘌呤单核苷脱氢酶抑制剂，可抑制嘌呤从头合成途径，从而抑制淋巴细胞活化。该药可有效控制活动性 LN 的病情，且其不良反应总体低于 CTX，但尚不能替代 CTX。其常用剂量为 1～2g/d，分 2 次口服。值得注意的是，随着 MMF 剂量的增加，其感染风险亦随之增加。

（5）环孢素（ciclosporin A，CsA）　可特异性抑制 T 细胞产生 IL－2，发挥选择性细胞免疫抑制作用，是一种非细胞毒免疫抑制剂，对 LN（尤其 V 型 LN）有效。CsA 剂量为 3～5mg/（kg·d），分 2 次口服。用药期间应注意肝脏、肾脏功能及高血压、高尿酸血症、高血钾等。有条件者应监测血药浓度，并根据其调整剂量。血肌酐较用药前升高 30% 时，应减量或停用。CsA 对 LN 的总体疗效不如 CTX 冲击疗法，但因其对血液系统影响较小，故对血液系统累及者有其治疗优势。

（6）其他　来氟米特（leflunomide，LEF）、他克莫司等近年来也愈来愈多地被用于 SLE 及 LN 的治疗。沙利度胺（thalidomide，反应停）可作为抗疟药不敏感的顽固性 SLE 皮损的选择用药，其常用剂量为 50～100mg/d。因该药有较强致畸性，故 1 年内有生育意向者禁用。

4. 其他药物及治疗方法　①大剂量静脉输注免疫球蛋白（intravenous immunoglobulin，IVIG）主要用于严重血小板减少、严重感染、难治性 LN、狼疮危象、SLE 伴妊娠等。通常，其使用剂量为 150～400mg/（kg·d），静脉滴注，连续 3～5 日为 1 疗程。②血浆置换、自体干细胞移植等治疗目前尚未列入 SLE 诊疗常规，应视患者具体情况选择应用。③靶向治疗是使用主要针对 B 细胞的生物制剂的治疗方法，如抗 CD20 单抗（rituximab，利妥昔单抗）、Belimumab（抑制 BlyS/BAFF 的人源化单抗）、抗 CD22 单抗（epratuzumab，依帕珠单抗）及 TACI－Ig［atacicept，阿塞西普（TACI－Ig 融合蛋白）］等。上述生物制剂均已进行临床前及临床治疗 SLE 的研究，可能具有良好前景。2013 年，美国食品药品管理局（Food and Drug Admistraton，FDA）已批准 Belimumab 用于治疗轻、中度活动性 SLE，该药也成为 FDA 批准的第一个治疗 SLE 的生物制剂。

（三）SLE 治疗方案的选择

1. 轻型 SLE 的治疗　可以用以下措施：①NSAIDs 可控制关节炎等；②抗疟药（如氯喹 0.25g/d 或 HCQ 0.2～0.4g/d）可控制皮疹、减轻光敏感等；③沙利度胺（50～100mg/d）可用于对抗疟药不敏感的顽固性皮损；④局部短期应用外用 GC 制剂治疗皮疹，但脸部应尽量避免使用强效此类外用药，且一旦使用，不应超过 1 周；⑤小剂量 GC（如泼尼松≤10mg/d）口服有助于控制病情；⑥必要时可用 AZA、MTX 等免疫抑制剂。在治疗过程中，应特别注意，轻型 SLE 患者的病情可因超敏反应、感染、妊娠及生育、环境变化等因素而加重，甚至发生狼疮危象。

2. 中度活动型 SLE 的治疗　个体化 GC 治疗是必要的，通常为泼尼松 0.5～1mg/（kg·d），联合 HCQ，常需联用其他免疫抑制剂，如：CTX、MMF、CsA、LEF 等。

3. 重型 SLE 的治疗　重型 SLE 的治疗应分为 2 个阶段，即诱导缓解和维持治疗。

（1）诱导缓解　其目的在于迅速控制病情，阻止或逆转内脏损害，力求疾病完全缓解。但要注意 GC 及免疫抑制剂的毒副作用，尤其感染及性腺抑制等。其治疗应为：在 HCQ 的基础上，常用 GC 标准剂量是泼尼松 1mg/（kg·d），必要时甲泼尼龙 500～1000mg/d，连用 3 日，病情稳定后酌情减量，并在此基础上联合免疫抑制剂，如 CTX、MMF 等。通常，诱导缓解应在 6～12 个月内实现，之后则进入长期（3～5 年）的维持治疗阶段。

（2）维持治疗　重症 SLE 在诱导缓解实现后，需长期维持治疗，以减少病情复发，改善长期愈后。维持治疗应高度个体化，既要控制病情，又要防止长期大剂量使用 GC 及免疫抑制剂带来的毒副作用。维持治疗通常为 HCQ 联合小剂量 GC（泼尼松＜10mg/d），根据病情合理使用免疫抑制（如 MMF、AZA、LEF、CsA 等）。

4. 特殊情况下的治疗

（1）SLE 合并血小板减少性紫癜的治疗　血小板减少是 SLE 一个常见、危重、难治的并发症，<50×10⁹/L 通常是判定病情轻重的临界线，而 >50×10⁹/L 也成为可接受的治疗目标，且临床不宜过分追求血小板的完全正常化。患者血小板 $<20 \times 10^9/L$ 时，可有自发出血倾向，需要积极治疗。常用方案为：GC 剂量 1 ~ 2mg/（kg·d），甚至甲泼尼龙 500 ~ 1000mg/d 联用 3 日。IVIG 治疗对重症血小板减少性紫癜有效，可按 400mg/（kg·d）静脉滴注，连续 3 ~ 5 日为 1 个疗程。值得一提的是，IVIG 一方面对 SLE 本身具有免疫治疗作用，另一方面其还具有非特异性抗感染作用，可以对大剂量免疫抑制所致的免疫力挫伤起到一定的保护作用，因而成为重症 SLE 治疗的重要组成部分。此外，还可静脉滴注长春新碱（vincristine，VCR）1 ~ 2mg/周，总量常不宜超过 6mg。CsA 由于无明显骨髓抑制作用，是常用的联合治疗药物。无骨髓增生低下者，还可试用 CTX、AZA 等其他免疫抑制剂。内科保守治疗无效者，可考虑脾脏切除。

（2）SLE 合并肺动脉高压（pulmonary hypertension，PAH） PAH 在 SLE 人群中的发生率约为 3% ~ 14%，是 SLE 严重的并发症之一。疑为 PAH 患者应进行心脏彩色多普勒超声和（或）右心导管肺动脉测压筛查、确诊，并结合心功能分级（参照纽约心脏协会心功能评定标准）和 6 分钟步行距离进行病情的评估。PAH 的定义为平均肺动脉压静息状态 >25mmHg（1mmHg = 0.133kPa）或运动状态 >30mmHg，重度 PAH 压力 >70mmHg。任何疾病患者伴发 PAH 时，均应根据其心脏功能状态给予相应处理（如改善左心功能、瓣膜手术、氧疗、抗凝、抗感染等）。对 SLE 引起的 PAH 患者，除加强 GC、CTX 等基础疾病的治疗外，还可选择使用钙通道阻滞剂、前列环素类似物、内皮素受体阻滞剂、5 - 磷酸二酯酶抑制剂等治疗。

（3）狼疮危象的治疗 其治疗目的在于挽救生命、保护受累脏器、防止后遗症。通常需要大剂量甲泼尼龙冲击治疗、针对受累脏器的对症治疗和支持治疗，以帮助患者度过危象。后继治疗可按照重型 SLE 的治疗原则，继续诱导缓解和维持巩固治疗。甲泼尼龙冲击治疗对狼疮危象患者常具有立竿见影的效果，疗程多少和间隔期长短可视患者具体病情而定。然而，甲泼尼龙冲击疗法只能解决急性期的症状，疗效常不能持久，故必须与其他免疫抑制剂（如 CTX 冲击疗法等）配合使用，否则病情容易反复。需强调的是，在大剂量 GC 冲击治疗前、中、后均应密切观察有无感染发生。

5. 辅助治疗 防晒剂、小剂量阿司匹林、钙剂及维生素 D、二磷酸盐、他汀类药物及血管紧张素转化酶抑制剂等均可用于特定情况的 SLE 患者。

八、SLE 与妊娠

SLE 好发于育龄期女性，故妊娠与生育成为 SLE 患者面临的一个重要问题。目前认为，SLE 与妊娠可相互影响。妊娠可增加 SLE 病情活动，导致轻至中度病情复发，多为皮疹、关节症状及血液系统表现等。LN 及 APL 阳性是 SLE 女性妊娠高血压及先兆子痫的危险因子。部分 SLE 患者妊娠过程中可出现肾脏病变或使原有肾脏病变加重，甚至引起尿毒症，导致孕妇死亡。SLE 伴妊娠者胎死宫内、自然流产及胎儿宫内发育迟缓等发生率高于正常人群，活动性 LN 患者异常妊娠的发生率亦明显增高。心脏传导阻滞是 SLE 患者孕育的胎儿可能发生的并发症，与母亲体内抗 SSA/Ro 抗体及抗 SSB/La 抗体有关。

SLE 患者应避免多次妊娠和流产，避免口服避孕药，以免加重病情。其妊娠时机最好选在病情缓解并稳定 1 年后，即：服用小剂量泼尼松（≤10 ~ 15mg/d）或不服用 GC，无病情活动≥12 个月，停免疫抑制剂≥6 个月。泼尼松及其他不含氟 GC、HCQ 等药物对 SLE 妊娠女性有效且安全，而 MMF、CTX、MTX 等免疫抑制剂均不可用于此类患者。

九、预后

20 世纪 50 年代，SLE 曾被认为是不治之症，其 5 年存活率仅为 50%。随着早期诊断率的提高及治疗手段的进步，SLE 的预后与过去相比已有显著提高。目前，SLE 患者 1 年存活率

96%，5 年存活率 90%，10 年存活率也已超过 80%。如今，SLE 急性期患者死亡的主要原因是 SLE 的多脏器严重损害和感染，尤其伴严重神经、精神狼疮和急进性 LN 者。而慢性肾脏功能不全和药物（尤其长期使用大剂量 GC）不良反应及心血管事件（如冠心病等）等则是 SLE 远期死亡的主要原因。

本章小结

　　SLE 是青年女性多发的系统性自身免疫病，临床表现复杂。本病通常有多种多样的皮肤、黏膜损害（面部蝶形红斑最具特征性）及关节、肌肉、肾脏、血液、呼吸、神经、消化、心脏等多系统受累。多种自身抗体阳性，其中 ANA 是其筛选抗体，抗 ds-DNA 抗体、抗 Sm 抗体、APL、抗核小体抗体、抗核糖体 P 蛋白抗体等对其诊断具有一定特异性。诊断主要依据特征性的皮肤、黏膜表现和多系统损害及多种自身抗体阳性确立。确诊后，应根据病情轻重个体化治疗。SLE 的治疗通常分为诱导缓解和维持巩固治疗两个阶段。GC、HCQ 及免疫抑制剂是主要治疗药物，而合理选择、避免药物毒副作用是缓解病情、改善预后的重要措施。

思考题

1. SLE 的皮肤、黏膜表现有哪些？
2. 简述自身抗体在 SLE 诊断、治疗中的意义。
3. 如何诊断 SLE？
4. SLE 的治疗药物有哪些？

（吴振彪）

第三章　类风湿关节炎

类风湿关节炎（rheumatoid arthritis，RA）是一种以关节滑膜炎为特征的慢性全身性自身免疫病，其基本病理改变为滑膜炎，可导致关节内软骨和软骨下骨组织破坏，关节功能障碍，并可累及关节外多种脏器。RA 是最常见的风湿病之一，全球患病率 0.2% ~ 5.3%，我国为 0.26% ~ 0.5%。RA 可发生于任何年龄，发病高峰为 40 ~ 60 岁，男女患病比约为 1∶3。RA 致残率高，未经治疗患者的 2 年致残率为 50%，3 年致残率为 70%，是造成人类丧失劳动能力及残疾的主要原因之一。

一、病因及发病机制

（一）病因

本病病因不清。目前认为，遗传、感染、内分泌及环境因素等是 RA 可能的发病因素。

1. 遗传因素 研究提示，参与机体特异性识别和免疫应答的 HLA – Ⅱ类基因与 RA 发病相关，其他遗传因素（如 T 细胞受体基因、免疫球蛋白基因、多肽转运蛋白基因等）亦可能与 RA 发病相关。

2. 感染因素 某些感染因素历来被认为与 RA 发病有关，但至今尚未找到直接证据。

3. 内分泌因素 性激素在发病中的作用尚不清楚。通常认为，雌激素、孕激素、雄激素或其代谢产物可通过各自的结合蛋白、受体或介导蛋白对 RA 的发生和演变产生影响。

4. 其他因素 精神因素（如应激反应）、机体状态（如营养不良、疲劳、创伤）、环境因素（如寒冷、潮湿）、吸烟等均可能与 RA 发病有关。

（二）发病机制

RA 的发病机制至今尚不完全清楚。目前认为，其发生可能是具有遗传倾向的个体在众多外因作用下，引发体内的免疫学异常，进而诱导 RA 受累关节滑膜过度增生，新血管形成，炎细胞大量浸润，最终导致关节软骨、骨、韧带等关节结构的破坏。

1. HLA RA 患者体内多携带被称为 RA 共同表位（shared epitope，SE）、共同序列为 HLA – DRβ1 抗原结合槽的主要构成序列，RA 抗原或自身抗原可通过分子模拟（molecular mimicry）或模糊识别（promiscous recognition）与抗原结合槽结合，激活 T 细胞，引发自身免疫反应。

2. T 细胞 近年的研究提示，RA 可能是一种主要由 T 细胞介导的疾病。现已知，RA 自身免疫反应的激发和延续是 CD4$^+$T 细胞对抗原提呈细胞（antigen – presenting cell，APC）提呈的抗原多肽发生自身免疫反应所致。另一方面,失控的 CD4$^+$T 细胞又可激活多克隆 B 细胞,产生大量的免疫球蛋白(如 RF、抗 CCP 抗体等),形成免疫复合物,进而激活补体,进一步加重关节损害,并形成关节外表现。此外,RA 的发病还与体内一群 CD4$^+$CD25$^+$T 细胞功能的异常有关。这群表达核转录因子 FOXP3 的细胞主要为调节性 T 细胞,在抑制自身免疫反应的发生发展中起重要作用。其功能缺陷可导致 RA 患者体内自身免疫反应的发生及调控异常。

3. B 细胞　如今,B 细胞在 RA 发病中的作用日益受到重视。研究发现,RA 患者体内存在大量自身抗体,如 RF、抗 CCP 抗体、AKA、抗 APF 抗体、抗热休克蛋白(heat shock protein,HSP)抗体、抗软骨抗体、抗 II 型胶原(collagen II,C II)抗体等。这些自身抗体与抗原结合后形成的免疫复合物可激活补体,在关节滑膜炎症及关节外表现中起重要作用。

4. 细胞因子　在 RA 发病的各个病理过程中均有细胞因子参与,且这些细胞因子之间关系密切。众多细胞因子组成一个旁分泌和自分泌网络,使 RA 滑膜炎性反应和关节软骨及软骨下骨的损伤进行性发展,其中尤其以 TNF-α、IL-6、IL-17 等细胞因子与 RA 发病关系密切。

5. 其他　在某种/某些感染因素的直接刺激下,机体固有免疫机制亦参与了 RA 的发病过程。此外,RA 软骨破坏的另一重要机制是 IL-1、TNF-α 等细胞因子可刺激滑膜细胞释放各种能降解软骨间质的酶类(如基质金属蛋白酶、组织蛋白酶等)等。

二、病理

RA 主要的病理特点是关节滑膜炎及血管炎。

RA 的关节滑膜病变主要表现为受累关节部位以血管为中心的灶性淋巴细胞(以 T 细胞为主)和巨噬细胞等炎性细胞的浸润以及滑膜细胞的增生、血管翳形成等。血管翳是由增生的滑膜细胞和成纤维细胞、大量新生血管及炎性细胞构成的一种肉芽组织。大量增生活化的滑膜细胞和其他单个核细胞持续分泌蛋白酶、细胞因子(如 IL-1、IL-6、TNF-α 等)等多种炎性介质,诱导基质金属蛋白酶(matrix metallo proteinases,MMPs)产生,并激活破骨细胞,最终造成关节软骨及骨的损伤(图 6-3-1)。

血管炎是 RA 关节外表现的主要病理基础。RA 血管炎多累及中、小动脉,亦可侵犯微静脉,可有血管壁全层的单核细胞浸润、血管内膜增生、闭塞,致相应部位的组织缺血、坏死。类风湿结节(rheumatoid nodule)是 RA 最具特征的关节外病理损害。

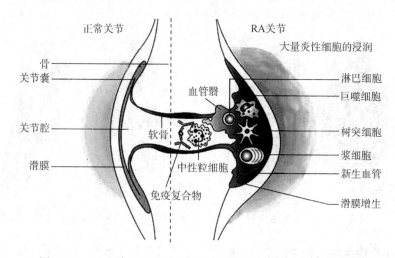

图 6-3-1　正常及 RA 手关节的滑膜增生及炎性细胞浸润比较

案例讨论

　　临床案例　患者，50岁，女性，乏力、四肢多关节肿痛、晨僵2年，加重6个月。查体：双腕关节及双手第2、3掌指关节肿胀、压痛，左膝关节、右踝关节肿胀、压痛，左肘关节伸侧一核桃大小结节，轻压痛。实验室检查：ESR 60mm/h，ANA 1∶160。

　　问题　1. 需要做哪些实验室检查才能明确诊断？

　　　　　　2. 该患者诊断首先考虑什么疾病？需要与哪些疾病作鉴别？

　　　　　　3. 如何对该患者进行治疗？

三、临床表现

　　RA是一种以滑膜炎所致关节症状为主要临床表现的自身免疫病，可兼有全身多脏器受累表现，起病类型和病程多样。

　　1. 关节表现　RA以对称性多关节炎为主要临床表现，其受累关节主要为有滑膜衬里的周围大、小可动关节，以手近端指间关节、掌指关节、腕关节、足小关节最易受累，中轴关节（如胸、腰及骶髂关节等）较少累及，但部分患者可因齿状突周围的滑膜及相关韧带病变造成颈椎（尤其寰椎和枢椎）受累症状，甚至导致寰枢关节半脱位（以前脱位较多见）。关节受累后可出现以下表现。

　　（1）晨僵　清晨出现的关节部位的活动障碍及僵硬感。RA的晨僵表现突出，常持续1小时以上。晨僵程度和持续时间常与RA病情活动程度相一致，故其常作为RA病情的评估指标之一。

　　（2）关节疼痛及压痛　常呈对称性，且持续不缓解，可为RA发病的最早表现。

　　（3）关节肿胀　多为对称性，以近端指间关节、掌指关节及腕关节最多见。一般认为，近端指间关节梭形肿胀（图6-3-2）及腕背部肿胀可能是RA较早期易出现的症状和体征之一，而尺骨茎突周围炎引起的局部软组织肿胀和压痛则可能是诊断RA较有意义的体征之一。

　　（4）关节畸形　常为RA中、晚期的表现。手和腕关节是RA晚期最易出现特征性畸形的部位，如受累关节纤维性和（或）骨性强直、掌指关节半脱位、手指尺侧偏斜（图6-3-3）、"天鹅颈"样畸形（swan-neck deformity，又称"鸭嘴兽"畸形，duckbill deformity）（图6-3-4）、"钮孔花"样畸形（boutonnière deformity）等（图6-3-5）。

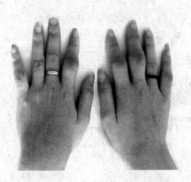
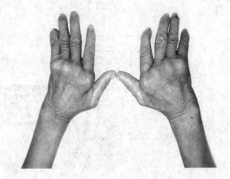

图6-3-2　关节梭形肿胀　　　　图6-3-3　关节半脱位及手指尺侧偏斜

　　（5）关节功能障碍　持续的关节炎症常导致其关节局部的侵蚀/修复持续进行，造成受累关节强直，功能丧失。

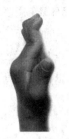 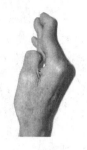 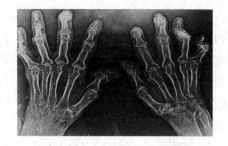

图 6 - 3 - 4 "天鹅颈"样畸形　　　　图 6 - 3 - 5 "钮孔花"样畸形

根据轻重程度，关节功能障碍可分为 4 级：Ⅰ级：能正常进行各种工作和日常生活活动；Ⅱ级：能正常进行各种日常生活活动和某些特定工作，其他工作受限；Ⅲ级：能正常进行各种日常生活活动，不能胜任工作；Ⅳ级：各种日常生活和工作活动均受限。

2. 关节外表现　关节外表现是 RA 全身表现的一部分，其中某些表现（如发热、乏力、消瘦、贫血等）可发生于疾病的早期，另一些表现（如类风湿结节、血管炎等）则常发生于血清 RF 阳性患者。某些 RA 关节外表现或并发症严重时可危及患者的生命。

（1）类风湿结节　见于 20% ~ 30% RA 患者，为 RA 特征性的表现，具有诊断价值。类风湿结节为圆形或椭圆形、质地较硬的无痛性肿块，不易活动，直径可自数毫米至数厘米不等，数量可为 1 至数个。该结节多见于反复摩擦、受压的肢体伸侧和关节隆突部的皮下（如前臂尺侧、肘部的关节鹰嘴突及骶部或跟腱等，称为浅表结节），亦可发生于内脏及其他组织中（如眼、胸膜、心包膜及肺、心脏等，称为深部结节）。类风湿结节的出现多反映病情活动，并常伴高滴度血清 RF 阳性。

（2）血管炎　发生率约 25%，是重症 RA 的表现之一，可广泛累及全身各个系统及部位。RA 血管炎可影响各类血管，但以中、小动脉受累更为常见（如阻塞性终末动脉炎最多见），可表现为内脏血管炎、浆膜炎、周围神经病变（单发或多发性神经炎等）、指（趾）端坏死、皮肤溃疡、雷诺现象、血栓形成或出血倾向、巩膜炎、角膜炎、视网膜血管炎等。多部位血管炎常提示病变广泛，预后不佳。

（3）呼吸系统表现　常见的肺及胸膜损害主要有胸膜炎及胸腔积液（约 20%）、肺间质纤维化（约 30%）、肺类风湿结节、肺血管炎、PAH 等。RA 与尘肺同在时，肺内可出现多发或散在分布于肺边缘部位、直径 >10mm 的结节（病理显示为成纤维细胞反应增强及肺内结节纤维化），称为 Caplan 综合征。

（4）循环系统表现　50% 患者可发生心包积液或其他心包异常，尤以疾病活动期多见，常无临床症状（有症状者约 10%），多数 GC 治疗有效，偶见缩窄性心包炎和心包填塞。此外，RA 患者亦可出现心内膜炎、心肌炎及瓣膜损害等。

（5）血液系统表现　活动性 RA 常有正细胞或小细胞性贫血及血小板增多。重症且 RF 阳性者还可出现高嗜酸性粒细胞血症（发生率约 40%）。淋巴结肿大常见于病情活动、RF 阳性、ESR 增快的 RA 患者。此外，部分患者还可出现脾大及白细胞减少，两者伴发时称为 Felty 综合征。

（6）其他　RA 患者肾脏受累发生率较低，少数患者可有肾小球肾炎、肾小管间质性肾炎及肾脏淀粉样变等。当患者关节肿胀致局部神经受压时可出现神经系统症状，如正中神经在腕部受压可出现腕管综合征、脊髓受压则表现为双手感觉异常及无力等。同时，血管炎还可导致外周单神经炎。约 30% RA 患者可有继发性 SS，另有部分患者可因耳骨关节受累或药物毒副作用致听力下降。此外，还可有巩膜炎、肌炎和（或）肌无力、氨基转移酶升高、食管炎等。

四、实验室及影像学检查

1. 常规检查　病情活动时，可有轻、中度贫血及嗜酸性粒细胞和血小板增多。ESR 增快与否是 RA 实验室指标中最常用于监测炎症或病情活动的指标（但约 5% RA 患者病情活动时 ESR 不增快），CRP 则是目前评价 RA 活动性更有效的实验室指标之一，而 SAA 也是与 RA 病情活动密切相关的急性时相反应蛋白。RA 患者的总补体、C3、C4 多正常或轻度增高，但重症及关节外表现较多的活动性 RA 患者可有补体水平下降。此外，RA 患者还可有 IgG、IgA 及 γ－球蛋白水平的增高。

2. 自身抗体检测

（1）RF　常见 RF 有 IgG、IgA、IgM、IgE 共 4 种形式，常规乳胶凝集法主要测定的是 IgM－RF，RA 患者中此型 RF 检测阳性率为 60%～78%。通常，持续高滴度的 RF 阳性提示 RA 疾病活动，骨侵蚀发生率高。一般认为，经治疗后 RF 滴度仍持续不降者，提示预后不佳。但 RF 特异性较差，许多其他 CTD（如 SLE、pSS、SSc、MCD 等）甚至某些非 CTD 的慢性疾病（如结核、乙型病毒性肝炎、淋巴瘤等）亦可能阳性。此外，约 5% 正常人群也可出现 RF 低滴度阳性，且随年龄增高，阳性率有增高趋势。

（2）AKA 和 APF　AKA 对 RA 有较高特异性，其在 RA 患者中的阳性率约 36%～59%。APF 在 RA 患者中的阳性率约 49%～91%。上述两者均可出现在 RA 早期，且同属环胍氨酸多肽家族，目前已渐被抗 CCP 抗体替代。

（3）抗 CCP 抗体　以环化胍氨酸多肽作为抗原基质检测抗 CCP 抗体现已成为 RA 检测中高度特异的一个指标。研究证实，抗 CCP 抗体主要为 IgG 类抗体，其对 RA 有极高的敏感性（60%～70%）和特异性（90% 以上），且该抗体可出现在 RA 早期，并与病情的严重程度及骨侵蚀密切相关。

（4）其他自身抗体　RA 患者体内还可有许多其他的自身抗体，其中部分自身抗体具有一定的特异性，但敏感性较低，如抗 Sa 抗体、抗 RA33 抗体等，而另一些则缺乏特异性，如 ANA、抗 SSA 抗体、抗 SSB 抗体、抗 ANCA 等。

3. 滑液检查　RA 患者的滑液呈非特异性炎性改变，白细胞计数可达 $10 \times 10^9/L$ 以上。滑液易发生自发凝集。滑液内可测出 RF、抗 C II 抗体及免疫复合物等。补体 C3 多降低。

4. 关节镜与滑膜活检　通过关节镜（arthroscope）可直接观察病变关节腔内的变化，并可取滑膜组织进行病理活检，以明确诊断。然而，滑膜活检的最大价值则在于评估诊断不明的慢性炎性单关节炎，对临床与辅助检查均不能确定诊断者意义更大。

5. 影像学检查　影像学检查是 RA 诊断的重要手段和依据，也是判断预后和观察疗效的重要指标。

（1）X 线检查　X 线片可见受累关节软组织肿胀、软骨及软骨下骨质破坏、骨质疏松、关节融合或畸形等，其典型表现是近端指间关节梭形肿胀、关节面模糊或毛糙及囊性变，晚期则有关节间隙变窄甚至消失。然而，RA 不可逆的关节改变（软骨变薄或骨侵蚀）至少需 3 个月至半年方可出现，故早期 RAX 线征象除关节周围软组织肿胀外，可无其他明显异常。

（2）CT　CT 不但能提高早期微小骨关节侵蚀的分辨率，还可清楚显示病变关节周围的软组织，因而使 RA 的早期诊断水平大大提高，故对疑诊 RA 患者可选用此项检查。

（3）MRI　MRI 对显示关节渗出的敏感性及以此判断早期炎症和治疗后评估疗效方面优于其他影像学方法，是判断早期滑膜炎的敏感措施。此外，MRI 还可显示微小骨侵蚀及关节内透明软骨、肌腱、韧带、滑液囊肿和脊髓受累等病变。

（4）关节超声　关节超声（ultrasonography）是近 10 年发展起来的对 RA 检测敏感、特异、方便的手段，可早期发现滑膜炎症、骨侵蚀破坏、腱鞘炎、关节积液等变化，并可半定量。其在 RA 诊断、鉴别诊断、病情评估监测、指导治疗、判断预后方面均具有重要价值。

五、诊断与鉴别诊断

(一) 诊断

RA 的诊断主要依据病史及临床表现和影像学检查，并结合实验室检查结果综合分析。目前，国际上应用较广泛的临床诊断标准仍为 1987 年 ACR 修订的 RA 分类标准（表 6 – 3 – 1）和 2010 年 ACR/EULAR 共同推出的 RA 分类评分标准（表 6 – 3 – 2）。其中，1987 年标准敏感性较差，不适合早期诊断，而 2010 年标准敏感性提高，但特异性降低。

表 6 – 3 – 1　RA 分类标准及注释（ACR，1987 年）

1. 晨僵	关节内及周围的僵硬感在获得最大改善前至少持续 1 小时
2. 3 个/3 个以上关节部位的关节炎	关节肿痛涉及双侧近端指间关节、掌指关节、腕关节、肘关节、膝关节、踝关节和跖趾关节共 14 个关节区中至少 3 个关节区域，而非骨质增生
3. 手关节炎	关节肿痛累及近端指间关节、掌指关节及腕关节中至少 1 个关节区域
4. 对称性关节炎	同时累及左右两侧相同的关节区域（如双侧近端指间关节、掌指关节或跖趾关节受累），但不要求绝对对称
5. 类风湿结节	医生观察到在骨突部位、伸肌表面或近关节区域的皮下结节
6. 血清 RF 阳性	任何方法证明血清中 RF 含量异常，而同样方法在正常对照人群中阳性率 <5%
7. 放射学改变	在手和腕后前位的关节相上有典型的 RA 放射学改变，如骨质侵蚀或关节局部及其邻近部位明确的骨质疏松等

上述标准中，1~4 项至少持续 6 周；7 项中符合 4 项或 4 项以上标准，即可诊断为 RA

表 6 – 3 – 2　RA 分类标准评分表（ACR/EULAR，2010 年）

临床表现	评分标准	
1. 关节受累情况（0~5 分*）	1 个中大关节	0 分
	2~10 个中大关节	1 分
	1~3 个小关节	2 分
	4~10 个小关节	3 分
	>10 个小关节	5 分
2. 血清学（0~3 分）	RF 和抗 CCP 抗体均为阴性	0 分
	RF 和（或）抗 CCP 抗体低滴度阳性（滴度超过正常，但 <3 倍正常上限）	2 分
	RF 和抗 CCP 抗体高低度阳性（滴度≥正常上限 3 倍）	3 分
3. 滑膜炎的病程（0~1 分）	<6 周	0 分
	≥6 周	1 分
4. 急性反应时相（0~1 分）	CRP 和 ESR 均正常	0 分
	CRP 或 ESR 异常	1 分

评分≥6 分即可诊断为 RA（每项评估中，取患者符合的最高分值。如患者有 5 个小关节和 4 个大关节受累，评分为 3 分）

*注：关节受累是指关节肿胀和压痛。为与 OA 鉴别，上述关节中不包括远端指间关节（distal interphalangeal joint，DIP）、第一腕掌关节（carpometacarpal joint，CMC）和第一跖趾关节（metatarsophalangeal joint，MTP）

(二) 鉴别诊断

1. SpA　SpA 中，AS 是以侵犯骶髂及脊柱关节为特点的全身性关节疾病，其特征为：①青壮年男性较多见，起病缓慢；②多为中轴关节（如骶髂关节及脊柱）受累，或伴不对称下肢大关节肿痛；③常有肌腱及韧带附着点疼痛等肌腱端病表现；④有家族发病倾向，90% 以上患者 HLA – B27 阳性；⑤血清 RF 阴性；④骶髂关节炎及脊柱的典型 X 线改变。而 PsA 的表现则形式多样，其中的多关节炎型与 RA 相似。但是，该病手指远端指间关节受累常见，累及关节通常较少，易出现关节畸形，RF 阴性，多伴有银屑病的皮肤和（或）指甲表现。

2. OA　该病为退行性骨关节病，其特点为：①多见于中、老年人，起病缓慢；②以累及负重关节（如膝、髋、脊柱等）为主，手部可见 Heberden 结节和 Bouchard 结节；③X 线可见受累关节间隙狭窄、关节边缘唇样增生或骨疣形成；⑤ESR、RF 等多正常。

3. 风湿性关节炎　该病是风湿热的临床表现之一，其特点是：①多发生于青少年，且起病常急骤；②可有咽痛、发热和白细胞增高，2～3 周前常有链球菌感染病史；③临床表现为游走性大关节肿痛，关节症状消失后少有畸形；④常伴发心脏炎、皮下结节及环形红斑等；⑤血清抗链球菌溶血素 O（antistreptolysin O，ASO）可增高，RF 阴性。

4. 其他 CTD　如 SS、SLE、DM 等均可伴有关节症状，或以关节表现为首发症状，并可有 RF 阳性，但这些疾病均有其相应的特征性临床及实验室表现。

六、治疗

RA 尚无根治措施，其主要治疗目的在于减轻关节的炎症反应，抑制病变的发展及骨质破坏，最大限度地改善患者的生活质量。主要治疗目标是实现病情缓解（其定义为无炎症活动的症状及体征）或低疾病活动度。而治疗原则是早期治疗，达标治疗（treat to target），个体化治疗，严密控制（tight control）。

RA 的治疗措施包括一般治疗、药物治疗、外科手术治疗等。

1. 一般治疗　病情活动期，适当休息。急性炎症期，可局部理疗和（或）按摩，以增加并改善局部的血液循环，缓解肌肉痉挛。关节肿痛缓解后，应注意关节的功能锻炼。

2. 药物治疗　RA 的治疗药物主要包括 NSAIDs、DMARDs、免疫抑制剂、生物制剂及植物药等。

（1）非甾体类抗炎药（NSAIDs）　NSAIDs 具有抗炎、镇痛作用，对缓解关节肿痛症状有较好效果，但无阻止 RA 病变进展的作用，因此，应同时加用 DMARDs，以控制病变进展。通常不主张两种以上 NSAIDs 药物联合应用。使用过程中，应注意监测 NSAIDs 最常见的毒副作用，如胃肠道反应、心血管意外等。

（2）缓解病情抗风湿药（DMARDs）　DMARDs 通常起效缓慢，一般需 1～6 个月方可发挥最大疗效，对疼痛缓解作用较差，但可以控制 RA 病情发展，减慢关节的侵蚀、破坏等。其使用原则为：任何确诊为 RA 的患者均应尽早使用此类药物，且病情缓解后，还应长期维持治疗。部分患者需使用两种以上 DMARDs 联合治疗。

DMARDs 种类繁多，主要有 MTX、LEF、抗疟药（如氯喹、HCQ）、柳氮磺吡啶（sulfasalazine，SSZ）、艾拉莫得、CTX、AZA、CsA 等，其中 MTX 是 RA 治疗首选的 DMARDs。如果 MTX 不能耐受或无效时，可以选用其他 DMARDs。使用 DMARDs 时，需密切监测药物的毒副作用。

（3）糖皮质激素（GC）　此类药物具有强大的抗炎作用，对缓解关节肿痛及全身炎症作用迅速，而且有一定减缓关节侵蚀性改变的作用。在本病的治疗中，宜小剂量（如泼尼松≤10mg/d）、短疗程用于病情活动期。同时，GC 应与 DMARDs 联合使用。当炎症缓解时，应逐渐减少 GC 的用量，甚至停用。通常不主张单独大剂量长期使用 GC，且不宜作为首选，因为长期大剂量应用 GC 可出现严重的毒副作用以及药物的依赖性。对于单个关节炎症较重者可关节腔内注射得保松，该措施对缓解局部症状、控制炎症有效，但应注意避免感染，通常每年注射不超过 3 次。对于有心脏、肺脏、肾脏、神经系统、眼部受累及血管炎的患者，可以使用中等剂量以上 GC，但控制病情后应快速减量。

（4）免疫及生物学治疗　免疫及生物学治疗是针对 RA 的发病和使病变进展的主要环节进行的干预性治疗措施。此类治疗是近年来 RA 治疗的最大进展。免疫及生物治疗主要包括：①针对细胞表面分子（如 T 细胞及 B 细胞表面分子、HLA 分子、黏附分子等）及细胞因子等靶分子的免疫治疗，如抗 TNF-α 拮抗剂及抗 IL-6、IL-1、IL-17 等细胞因子的抑制剂，抗 CD20 单克隆抗体，抗 CTLA-4 抗体等；②以去除血浆中异常免疫球蛋白及免疫复合物为主要目的的免疫净化治疗，如血浆置换、免疫吸附、去淋巴细胞治疗等；③以免疫重建为主的外周造血干细胞移植以及基因治疗等。由于生物制剂具有药理作用环节选择性高、毒副作用较小的优点，现已被认为是新一代 DMARDs，称生物 DMARDs（bDMARDs）。目前，临床使用最广泛的是抗 TNF-α 拮抗剂及抗 IL-6 拮抗剂。上述药物作用强，起效快，是治疗 RA 的最有效药物之一，常用于传统 DMARDs 治疗效果不佳（不能达标）或有预后不良因素的 RA 患者，通常联合 MTX 等传统 DMARDs。然而，此类药物在使用前需严格筛查乙型病毒性肝炎、丙型病毒性肝炎、人类免疫缺陷病毒（human immunodeficiency virus，HIV）感染、结核及肿瘤等。

（5）植物药　目前已知有多种植物药可用于 RA 的治疗，如雷公藤、青藤碱等。其中，部分药物对缓解关节肿痛、晨僵等具有一定作用，但远期疗效及不良反应尚待观察。

3. 外科治疗　RA 患者经药物积极治疗后，关节炎症无明显改善，滑膜仍持续增厚时，可采用滑膜切除手术将病灶去除，以缓解病情。但是，手术后仍需药物治疗。晚期病变静止、关节明显畸形的患者，可行截骨矫正术。关节强直或破坏者，可行关节成形术、人工关节置换术等，负重关节可作关节融合术。

七、预后

多数 RA 患者呈现进行性骨侵蚀破坏的过程。如未早期诊断、早期治疗，其残疾率高。部分 RA 患者可自发缓解或缓解与加重交替。近年来随着诊治水平的提高，尤其生物制剂的使用，RA 的预后有了显著的改善。

总体来看，本病除全身性血管炎和寰枢关节半脱位可致死外，一般不直接引起死亡。心血管事件是影响患者预后的重要因素，也是长病程患者死亡的主要原因之一。晚期、重症或长期卧床患者还可因合并感染、消化道出血、心肺疾患或肾脏淀粉样变等引起死亡。免疫抑制剂、GC 或 NSAID 长期应用（尤其不当使用）亦可能增加患者发生意外事件的可能性。

本章小结

RA 是一种以关节滑膜炎症为主要特征、可伴多种关节外损害的系统性自身免疫病，对称性、多关节、小关节受累是其特征。其最易受累的关节是腕关节、掌指关节、近端指间关节、足趾关节等，表现为晨僵、肿胀、疼痛、骨侵蚀破坏导致畸形及功能障碍等。血管炎是 RA 关节外损害的病理基础，可出现类风湿结节、眼葡萄膜炎等，其他大、小血管亦可受累，还可累及肺、心脏等脏器。ESR、CRP 水平与病情活动度相关，RF、抗 CCP 抗体、AKA 等对 RA 诊断有特异性。B 超、MRI 可敏感发现早期滑膜炎、骨破坏等，可被用于监测病情、判断疗效。诊断主要依据特征性的临床表现、RF 和抗 CCP 抗体等自身抗体检测及影像学发现滑膜炎、骨侵蚀破坏等而确立，但尚需除外其他疾病。RA 治疗原则是达标治疗，严密控制，尽早治疗，实现缓解或低疾病活动度，长期维持缓解。RA 主要治疗药物是 DMARDs，此类药物可以控制病情进展。此外，GC 及生物制剂也是重要的治疗药物。

思考题

1. RA 关节受累有哪些特点及表现？

2. RA 有哪些关节外表现？

3. 怀疑 RA 者应检测哪些自身抗体？其意义如何？

4. RA 的治疗原则及主要治疗药物有哪些？

（吴振彪）

第四章　脊柱关节炎

脊柱关节炎（spondyloarthritis，SpA），既往又称血清阴性脊柱关节病，或脊柱关节病，是一组以脊柱/外周关节及关节周围结构（包括韧带及肌腱）受累为主要表现的慢性炎症性疾病，可伴发各种特征性关节外表现（如肌腱端炎、指趾炎、急性前葡萄膜炎、银屑病、胃肠道或泌尿生殖系统炎症等），血清 RF 常为阴性，HLA－B27 常为阳性。常见疾病包括：强直性脊柱炎（ankylosing spondylitis，AS）、反应性关节炎（reactive arthritis，ReA）、银屑病关节炎（psoriatic arthritis，PsA）、炎性肠病性关节炎（inflammatory bowel disease arthritis，IBDA）、未分化脊柱关节炎（undifferentiated spondyloarthritis，USpA）和幼年脊柱关节炎（juvenile－onset spondyloarthritis）。

第一节　概　　述

SpA 是具有许多相同的临床、影像学和血清学的特征，还有家族聚集性和遗传性的疾病。SpA 与人类白细胞抗原 *HLA－B27* 基因有很强的相关性。因此 HLA－B27 的阳性率影响了不同人群的发病。流行病学研究显示，中国人陆 SpA 的患病率为 0.93%。

SpA 具有一些共同特征，包括：①炎性腰背痛；②关节炎；③附着端炎；④前葡萄膜炎；⑤指（趾）炎；⑥银屑病；⑦克罗恩病或溃疡性结肠炎；⑧对非甾体抗炎药（non－steroidal anti－inflammatory drugs，NSAIDs）反应良好；⑨脊柱关节炎家族史；⑩HLA－B27 阳性；⑪C 反应蛋白（C－reactive protein，CRP）升高。

炎性腰背痛指以下 5 条中至少符合 4 条：①40 岁以前发病；②隐匿性发作；③活动后缓解；④休息后不减轻；⑤夜间痛（起床后好转）。

一、病因和发病机制

各种 SpA 的病因和发病机制均未完全明了，目前认为遗传和环境因素的相互作用是本病发病机制的核心。遗传因素是各种 SpA 发病的重要基础，HLA－B27 抗原均显著增高，尤其是 AS 和 ReA。HLA－B27 通过多种途径参与 SpA 发病，如 HLA－B27 是经典的 HLA－I 类分子，通过将致关节炎多肽提呈至 CD8$^+$T 细胞的 TCR 上而诱导关节炎；HLA－B27 也可能通过其轻链中的游离重链二聚体提呈抗原肽；HLA－B27 可通过调节介导关节炎细胞的信号反应诱发关节炎，该调节反应是因 HLA－B27 在内质网的折叠速率减慢，造成未折叠蛋白在内质网中过量积累，引发未折叠蛋白反应所致；HLA－B27 可调控宿主细胞内引发关节炎的细菌的侵袭性和生存时间。

SpA 的发病中，环境因素也起了重要作用。HLA－B27 阳性的单合子双胞胎中发病不同，且 10% 强直性脊柱炎患者不带有 HLA－B27。在环境因素中，感染及创伤是重要原因。许多研究表明 SpA 与感染相关，肠道感染、泌尿生殖道感染及上呼吸道感染均可诱发 SpA 的异常炎症反应。此外，一些炎症因子在发病过程中起重要作用，如肿瘤坏死因子－α（TNF－α），是一种通过两种肿瘤坏死因子受体（TNFR1 及 TNFR2）作用的重要的促炎细胞因子，与 SpA 的发病机制相关。免疫组化分析发现 TNF－α 是 SpA 患者骶髂关节中介导炎症的重要因子，这也是 TNF 抑制剂治疗 SpA 的基础。

二、诊断

目前认为，对 SpAs 具有较高敏感性和特异性的分类标准是欧洲脊柱关节病研究组（European Seronegative Spondyloarthropathy Group，ESSG）的分类诊断标准（1991 年）（表 6－4－1）和 Bernard Amor 标准（1990 年）（表 6－4－2）。

表 6－4－1　ESSG 分类诊断标准（1991 年）

主要标准：炎症性脊柱痛或以下肢为主的非对称性滑膜炎
次要标准：①阳性家族史（AS、银屑病、ReA、炎性肠病）；②银屑病；③炎性肠病；④关节炎前 1 月内有尿道炎、宫颈炎或急性腹泻史；⑤双臀部交替性疼痛；⑥肌腱端病；⑦骶髂关节炎

注：主要标准＋任意 1 项次要标准可诊断，其敏感性为 78.4%，特异性为 86.7%；如有 X 线证实的骶髂关节炎，则其敏感性为 87.0%，特异性为 86.7%

表 6－4－2　Amor 标准（1990 年）

1. 腰或背夜间痛或晨僵（1 分）	7. 关节炎伴发或 1 月前有非淋球菌性尿道炎或宫颈炎（1 分）
2. 非对称性少关节炎（2 分）	8. 关节炎伴发或 1 月前有急性腹泻（1 分）
3. 臀部疼痛（单侧 1 分，双侧 2 分）	9. 银屑病/龟头炎/炎性肠病（2 分）
4. 腊肠样指（趾）（2 分）	10. 放射学证据：骶髂关节炎双侧＞Ⅱ级，单侧＞Ⅲ级（3 分）
5. 足跟痛或肯定的肌腱端炎（2 分）	11. 遗传背景：HLA－B27 阳性或 AS、RS、虹膜炎、银屑病家族史（2 分）
6. 虹膜炎（2 分）	12. 服 NSAIDs 后 48h 内症状明显消除或改善，停药后 48h 复发（2 分）

注：上述 12 项积分≥6 分者可诊断为 SpA，该标准可用于不具有 ESSG 两条中任一标准的患者

三、分类

SpA 的分类近年来有了一些演变，2010 年国际脊柱关节炎协会（The Assessment in SpondyloArthritis International Society，ASAS）将 SpA 分为中轴型 SpA（axial SpA）及外周型 SpA（peripheral SpA），中轴型根据有无 X 线骶髂关节炎又分为放射学阳性及放射学阴性 SpA。

中轴型 SpA：起病年龄＜45 岁和腰背痛≥3 个月的患者，加上符合下述中 1 种标准：①影像学提示骶髂关节炎加上≥1 个 SpA 特征；②HLA－B27 阳性加上≥2 个其他 SpA 特征。

骶髂关节炎的影像学改变指：①MRI 提示骶髂关节活动性（急性）炎症，即明确的骨髓水肿及骨炎；②X 线明确的骶髂关节炎（根据 1984 年修订的纽约标准双侧 2~4 级，单侧 3~4 级改变）。

外周型 SpA 分类标准：对于仅有外周表现的患者，包括无影像学表现和有影像学表现的两种临床亚型。有关节炎、附着端炎或指（趾）炎中任一项，加上以下其中一种情况可作出分类。

（1）加上下列至少一项 SpA 特征：①葡萄膜炎；②银屑病；③克罗恩病/溃疡性结肠炎；④前驱感染；⑤HLA－B27（＋）；⑥骶髂关节影像学改变。

（2）加上下列至少两项（其他的）SpA 特征：①关节炎；②附着端炎；③指（趾）炎；④既往炎性腰背痛病史；⑤脊柱关节炎家族史。

本病应与机械性腰痛、感染性关节炎、AIDS 相关的脊柱关节病、淋病性关节炎、代谢性疾病相关关节炎等相鉴别。

四、治疗

SpA 的治疗包括非药物治疗及药物治疗。非药物治疗包括患者教育及功能锻炼，是影响预后的重要因素。2015 年美国风湿病学会（ACR）、美国脊柱炎协会（SAA）、脊柱关节炎研究治疗机构（SPARTAN）发布了 AS 和放射学阴性的中轴型 SpA 最新治疗建议。对于其治疗提出了活动期和稳定期的概念。对于活动期患者建议物理治疗基础上持续性使用 NSAIDs，若仍持续活动，建议使用肿瘤坏死因子（tumor necrosis factor，TNF）－α 抑制剂治疗，而对存在复发性虹膜炎和炎症性肠病患者建议选择单抗类 TNF－α 抑制剂。若存在 TNF－α 抑制剂的禁忌证，可选择柳氮磺吡啶或帕米膦酸盐等改善病情的抗风湿药物（disease modifying antirheumatic drug，DMARD）。对于存在外周关节炎、附着点炎的患者可局部使用糖皮质激素治疗，而强烈反对全身用糖皮质激素。对于稳定期患者在物理治疗的基础上，建议按需服用 NSAIDs，必要时可使用 TNF－α 抑制剂单药治疗，但需要定期监测疾病活动度指标并进行自我管理教育。若患者存在晚期髋关节炎或脊柱后凸，建议外科手术治疗。

对外周型 SpA 患者，根据患者病情选择 DMARDs 单药或联合治疗，病情控制不佳时可使用 TNF－α 抑制剂治疗。并检测病情变化。若患者有关节畸形、强直影响生活质量，必要时可以手术治疗。

第二节　强直性脊柱炎

AS 是 SpA 的原型，是一种与 HLA－B27 相关的、以中轴关节受累为主，也可出现外周关节病变，且可以伴发关节外表现的慢性炎症性疾病，严重者可以发生脊柱畸形和关节强直。

一、病因和病理

本病病因尚不明确。遗传及环境因素是公认的致病相关因素。AS 与 HLA－B27 高度相关，高加索人常见 *B2705* 及 *B2702*，中国人和日本人常见 *B2704*。除 B27 外，还有其他 HLA 基因与 AS 相关。此外，一些病原体感染可能激发机体的炎症反应和免疫应答，而引起疾病。

在韧带、肌腱及关节囊附着部位发生无菌性炎症即附着点炎是 AS 特征性的病理改变。主要发生在骶髂关节、椎体边缘、跟腱附着端和耻骨联合等部位。炎症早期局部以淋巴细胞、浆细胞浸润为主，炎症可破坏松质骨。在骨组织修复过程中，受炎症的刺激，骨质生成过多，新生的骨组织不仅填补了骨质缺损处，而且向附近的韧带、肌腱延伸，形成骨赘。这些病变使韧带钙化，形成骨桥或骨板，由脊柱下端逐步向上发展，最终形成典型的竹节样变。

滑膜炎是 AS 受累关节最早出现的病理改变，可以释放炎性介质，造成关节肿胀疼痛；可以释放多种酶类，破坏关节软骨和骨组织，最终造成关节破坏。

本病除上述骨关节的病理改变外，可有内脏和其他关节外器官受累。患者可发生主动脉根部局灶性中层坏死，造成主动脉扩胀，主动脉瓣增厚，因纤维化而缩短，引起主动脉瓣关闭不全。病变累及二尖瓣前叶，可引起二尖瓣关闭不全。肺部病变特征是肺组织呈斑片状炎症，伴纤维细胞浸润，进而发展至肺泡间纤维化伴玻璃变性。

二、临床表现

多为隐匿起病，男性多见，且一般较女性病情严重。高发年龄为 20~30 岁。

（一）症状

1. 关节表现 通常首发症状是腰背疼痛或不适感，伴有晨僵，也可出现单侧或双侧臀部、腹股沟酸痛，可向下肢放射，夜间休息或久坐后加重，活动后缓解。症状一般持续多于3个月。最初症状可以自发缓解，常被忽略。腰背疼痛对非甾体抗炎药治疗反应良好。随病情进展，晚期可以出现脊柱和胸廓活动受限。其他部位附着点炎多见足跟部，也可见于膝关节、胸锁关节、胸肋连接、脊椎骨突、坐骨结节等部位。约半数患者首发表现为下肢大关节，如髋、膝或踝关节疼痛，常为非对称性，反复发作，较少表现为持续性和骨破坏。

2. 关节外表现 复发性葡萄膜炎或虹膜炎是 AS 最常见的关节外表现，见于30%左右的患者，可单侧或双侧，HLA‑B27 阳性者易发。少数患者可出现升主动脉和主动脉瓣病变及心脏传导系统异常、肾功能异常、间质性肺炎、四肢感觉异常及淀粉样变。骨质疏松常见，尤其是长病程的患者，易发生骨折。

（二）体征

常见体征为骶髂关节压痛、4 字试验阳性，脊柱前、后及侧屈活动受限，Schober 试验阳性，胸廓活动受限，枕墙距 >0 等。

1. 骶髂关节炎的检查

（1）直接按压 直接按压骶髂关节可引起疼痛。此体征早期可能阴性，后期炎症被纤维化或骨性强直取代，因此也可能阴性。

（2）骨盆按压 患者侧卧，从另一侧直接按压患者骨盆，有骶髂关节病变可引起疼痛。

（3）Gaenslen 试验 也称为分腿试验、床边试验，患者仰卧于检查台上，一侧髋膝屈曲，另一腿下垂于台沿，此时检查者将下垂腿往下牵拉使髋部过伸，有腰骶病变患者的患侧会出现疼痛。

（4）"4"字试验 阳性提示存在骶髂关节病变。有膝或髋关节病变者也不能完成"4"字试验。

2. 脊柱和胸廓

（1）Schober 试验 患者直立，在背部正中线髂嵴水平作标记为零，向下 5cm 作标记，向上 10cm 再作标记，令患者双膝直立弯腰，测量上下两个标记间的距离，正常移动增加距离在 5cm 以上，若增加小于 4cm，提示腰椎活动度减低。

（2）指地距 患者立位，双膝关节伸直位，双足并拢，身体尽量做屈曲（弯腰）的动作，测量指尖到地面的距离。

（3）枕墙距 患者靠墙直立，双足跟、臀部、背部贴墙，收颏、眼平视前方，测量枕骨结节与墙的水平距离。大于 0 为阳性。

（4）胸廓活动度 用软皮尺放于第四肋间隙水平（男性大概在正对乳头下，女性在乳房下缘），测深呼气和深吸气间的胸围差，5cm 以下提示 AS 可能。

3. 附着点炎的检查

按压患者韧带、肌腱的附着点，如足跟、坐骨结节、股骨大转子、胸肋软骨等部位，可有压痛。

三、实验室和影像学检查

（一）实验室检查

约 90% 患者 HLA‑B27 阳性，类风湿因子（rheumatoid factor, RF）阴性。活动期患者可有血沉、C 反应蛋白、IgA 增高，有肾脏受累时尿液可见红细胞和（或）蛋白。

（二）影像学检查

1. X 线 是必要和基本的检查方法。骨盆平片表现为骶髂关节间隙改变，关节面模糊，最终强直，骶髂关节 X 线表现分级：0 级正常；1 级为可疑异常；2 级为轻度异常，可见局限性骨侵蚀和硬化，但关节间隙正常；3 级为明显异常，可见以下 1 项或 1 项以上改变：侵蚀、硬化、关节间隙增宽、狭窄或部分强直；4 级，严重异常，关节完全强直。

腰椎正侧位片：可见骨质疏松、椎小关节模糊、椎体方形变、晚期可见脊柱竹节样变。

2. CT　分辨率高，可较好地显示骶髂关节间隙狭窄、关节软骨下囊变和骨硬化，较 MRI 更易发现骨侵蚀。

3. MRI　可以发现 X 线及 CT 不能发现的早期病变，可见早期骨髓水肿的炎症病变及晚期的脂肪变、骨侵蚀等病变。

4. 超声　目前多用于附着点炎及关节炎的诊断和疗效评估。

四、诊断及鉴别诊断

（一）诊断

目前应用较为广泛的是 1984 年修订的纽约标准，如下。

（1）临床标准　①下腰痛 3 月以上，休息不减轻，活动后改善；②腰椎在前后和侧屈方向活动受限；③胸廓扩张度小于同龄和性别的正常值。

（2）放射学标准　单侧 3~4 级，或双侧大于等于 2 级的骶髂关节炎。

肯定的 AS：符合放射学标准和 1 项及以上的临床标准。可能的 AS：符合 3 项临床标准，或符合放射学标准而无任何临床标准者。

（二）鉴别诊断

1. 类风湿关节炎　AS 在年轻男性多发，而类风湿关节炎（Rheumatoid Arthritis，RA）女性居多。AS 必须有骶髂关节受累，RA 则很少有骶髂关节病变；AS 可累及全脊柱，RA 只侵犯颈椎。外周关节炎在 AS 为少数关节、非对称性，且以下肢关节为主，在 RA 则为多关节、对称性和四肢大小关节均可发病。AS 无 RA 可见的类风湿结节。AS 为 RF 阴性，以 HLA - B27 阳性居多，而 RA 多为 RF 阳性，与 HLA - DR4 相关。

2. 反应性关节炎　ReA 是一种继发于身体其他部位感染情况下的急性非化脓性关节炎。多数患者在前驱感染后的 2 周内发病。大多数为非对称性多关节炎或少关节炎，下肢关节多见。肌腱端炎是本病的常见表现之一，跟腱、足底筋膜、髌腱附着点、脊柱旁最易受累。眼部常见结膜炎、虹膜炎和角膜溃疡，单侧多见。实验室检查可见血沉和 CRP 增高；70% 患者 HLA - B27 阳性，抗核抗体、RF 等阴性。血清免疫球蛋白可增高。

3. 银屑病关节炎　PsA 是发生在银屑病患者的一种血清阴性脊柱关节炎。患者表现为银屑病皮疹并出现关节和周围软组织肿痛、压痛、僵硬和运动障碍，部分患者可有骶髂关节炎和（或）脊柱炎，病程呈慢性迁延、易复发，病程晚期可出现关节强直，导致残疾。关节炎常累及一个或多个关节，以指关节、跖趾关节等手足小关节为主，远端指间关节最易受累，常呈不对称性，脊柱受累者以男性居多，脊柱和骶髂关节病变常不对称，可为"跳跃"式病变。大约 75% 的患者皮疹出现在关节症状之前，约 15% 患者皮疹与关节炎同时出现，皮疹后出现关节炎的患者约 10%。皮肤银屑病是 PsA 的重要诊断依据，皮损出现在关节炎后者诊断困难，细致的病史、银屑病家族史可提供重要线索。本病无特异性实验室检查，病情活动时血沉及 CRP 增高，RF 阴性，约半数患者 HLA - B27 阳性，且与骶髂关节和脊柱受累显著相关。

4. 炎性肠病性关节炎　IBDA 是指溃疡性结肠炎（ulcerative colitis，UC）和克罗恩病（Crohn disease，CD）引起的关节炎的统称，主要表现为外周关节炎和中轴关节病变，不明原因的肠道的非感染性炎症，同时可伴全身症状，如皮肤黏膜病变及炎症性眼病等。主要病理表现为滑膜炎、附着点炎。实验室检查可见便常规中出现红、白细胞，潜血阳性，血沉及

CRP 增高。血浆球蛋白升高，类风湿因子阴性，抗核抗体阴性。半数以上患者出现抗中性粒细胞胞质抗体，肠镜检查有助于 UC 和 CD 的诊断。当 UC 和 CD 诊断明确，并出现外周关节炎和中轴关节病变，排除其他疾病即可诊断。

5. 椎间盘突出 椎间盘突出是引起腰背痛的常见原因之一。该病限于脊柱，无疲劳感、消瘦、发热等全身表现，所有实验室检查包括血沉均正常。它可通过 CT、MRI 或椎管造影检查得到确诊从而与 AS 相鉴别。

6. 结核及其他感染性关节炎 对于单侧骶髂关节病变要注意同结核或其他感染性关节炎相鉴别。

7. 弥漫性特发性骨肥厚综合征 弥漫性特发性骨肥厚综合征（diffuse idiopathic skeletal hyperostosis, DISH）发病者多为老年男性，患者也有脊椎痛、僵硬感以及逐渐加重的脊柱运动受限。其 X 线可见类似竹节样变。但该病无炎性腰背痛，骶髂关节和脊椎骨突关节无侵蚀，血沉正常及 HLA - B27 阴性。

8. 髂骨致密性骨炎 本病多见于青年女性，其主要表现为慢性腰骶部疼痛和发僵。查体除腰部肌肉紧张外无其他异常。诊断主要依靠 X 线前后位平片，其典型表现为在髂骨沿骶髂关节之中下 2/3 部位有明显的骨硬化区，呈三角形者尖端向上，密度均匀，不侵犯骶髂关节面，无关节狭窄或破坏。

9. 其他 AS 是血清阴性脊柱关节病的典型代表，在诊断时需与骶髂关节炎相关的其他脊柱关节病相鉴别。另外 AS 还要与腰骶关节劳损相鉴别。

五、治疗

AS 的主要治疗目标是控制症状和炎症来提高患者生活质量，避免关节畸形，防止并发症。

（一）非药物治疗

包括患者教育、规律的锻炼和物理疗法。建议游泳和散步等有氧运动，避免过度负重和剧烈运动，患者也要注意立、坐、卧位的姿势，睡硬板床、低枕。

（二）药物治疗

1. 非甾体抗炎药（NSAIDs） 为活动期患者一线用药，建议较长时间在一定剂量下持续应用。

2. 改善病情抗风湿药（DMARDs） 目前尚无证据证实 DMARDs 包括柳氮磺吡啶（SSZ）对 AS 的中轴病变有效，但对于有外周关节病变者推荐应用 SSZ。

3. 生物制剂 目前用于治疗 AS 的生物制剂主要是抗 TNF - α 抑制剂。可明显改善中轴关节的疼痛与功能，对外周关节、附着点炎及关节外表现如葡萄膜炎、炎性肠病等都有显著效果。

4. 糖皮质激素 不主张全身应用糖皮质激素。对于全身用药效果差的顽固性外周关节炎可行关节腔穿刺局部注射。眼急性葡萄膜炎可考虑激素局部注射或滴眼。

5. 其他 部分难治性病例有报道使用沙利度胺和帕米膦酸钠等药物治疗有效。

（三）外科治疗

对于髋关节病变造成难治性髋关节疼痛、强直、畸形，可考虑全髋关节置换术。导致明显功能障碍的脊柱畸形可行脊柱矫形手术。对于椎体骨折患者，尤其是不稳定骨折，应考虑进行脊柱手术。

六、预后

AS 病程有自行缓解和加重的特点，不同患者预后差别很大，大多数患者预后较好。本病可呈较温和或有一定自限性，但病情也可持续活动多年，影响患者正常生活和工作，甚至残疾。预后不良的相关因素有髋关节受累、持续血沉和 CRP 升高、幼年发病以及 HLA - B27 阳性、吸烟等。患者死亡原因主要是一些并发症，如脊柱骨折、淀粉样变，以及肾脏、心血管疾病等情况。

第三节　银屑病关节炎

银屑病关节炎（psoriatic arthritis，PsA）是一种与银屑病相关的炎性关节病，患者可出现银屑病皮疹并伴有关节和周围软组织疼痛、肿胀、压痛、僵硬和运动障碍。部分患者可有骶髂关节炎和（或）脊柱炎，病程迁延，易复发。病情晚期可发生关节强直。PsA 患者中约75% 皮疹出现在关节炎之前，同时出现者约15%，在发生关节炎后出现皮疹的患者约10%。该病可发生于任何年龄，高峰年龄为 30～50 岁，无男女性别差异，但脊柱受累以男性较多。

流行病学研究显示我国的银屑病患病率为 1.23%，但仅有 0.69% 的银屑病患者发生关节炎。本病常有家庭聚集倾向，一级家属患病率高达 30%，单卵双生子患病危险性为 72%。研究显示，国内有家族史者为 10%～23.8%，国外为 10%～80%。此外，感染和免疫的因素在发病中也起到重要作用。

一、临床表现

多数缓慢起病，少数患者可以起病较急，伴发热等全身症状。起病前通常无明显诱因，少数可以先有关节外伤史，然后出现银屑病关节炎。

（一）关节病变

依据临床特点，关节炎分为五种类型，60% 类型间可相互转化，合并存在。

1. 单关节炎或少关节炎型　占70%，以手、足远端或近端指（趾）间关节为主，其他的常见受累关节为膝、踝、髋、腕关节等。多为不对称分布，伴发远端和近端指（趾）间关节滑膜炎和腱鞘炎者，可表现为典型的腊肠指（趾），常伴有指（趾）甲病变。约 1/3 甚至 1/2 此型病患者可演变为多关节炎类型。

2. 对称性多关节炎型　占15%，病变以近端指（趾）间关节为主，可累及远端指（趾）间关节及大关节，如腕、肘、膝和踝关节等。

3. 远端指间关节炎型　约占 5%～10%，病变累及远端指间关节，为典型的 PsA，通常与银屑病指甲病变相关。

4. 残毁性关节炎型　约占5%，是银屑病关节炎的较严重的类型。好发于 20～30 岁，受累指、掌、跖骨可有骨溶解，指节常有"套叠"现象，呈望远镜征。关节可出现强直、畸形，常伴发热和骶髂关节病变。此型的皮肤银屑病常广泛而严重，为脓疱型或红皮病型。

5. 脊柱关节炎型　约5% 为年龄较大的男性，以脊柱和骶髂关节病变为主（常为单侧或节段性），下背痛或胸壁痛等症状可不明显。脊柱炎通常表现为韧带骨赘形成，严重时可引起脊柱融合，骶髂关节模糊，关节间隙狭窄甚至融合，可累及颈椎导致寰椎不全脱位。

（二）皮肤表现

皮肤银屑病是诊断 PsA 的重要依据。病变好发于头皮及四肢伸侧，尤其肘、膝部位，呈散在或泛发分布。应注意隐藏部位的皮损，如头发、会阴、臀、脐等。典型银屑病皮肤表现为形状多样，表面有丰富的银白色鳞屑，去除鳞屑后为发亮的薄膜，薄膜下可见点状出血。存在银屑病是与其他炎性关节病的重要区别。

（三）指（趾）甲表现

约 80% 银屑病关节炎患者可发生指（趾）甲病变，而无关节炎的银屑病患者指甲病变仅占20%。最常见的指甲病变是顶针样改变——1cm² 的指甲上有 >20 个的凹陷，其他表现有指甲脱离，甲下角化过度、增厚、甲裂、横峭及甲面发白等。

（四）其他表现

少数可出现发热、体重减轻和贫血等全身症状。7%～33%患者有眼部病变，如结膜炎、葡萄膜炎、虹膜炎和干燥性角膜炎等；少数患者可出现主动脉瓣关闭不全，常见于疾病晚期。另有心脏肥大和传导阻滞等；胃肠道可有炎性肠病。患者可出现足跟痛，是肌腱端炎的表现，也可出现其他跟腱和跖腱膜附着部位的肌腱端病。

二、实验室和影像学检查

1. 实验室检查 病情活动时可见 ESR 加快，CRP 增加，IgA、IgE 增高，补体水平增高等。关节滑液呈无菌性炎症反应。类风湿因子阴性，少数患者出现低滴度的类风湿因子。2%～16%患者抗核抗体低滴度阳性。约半数患者 HLA－B27 阳性，且与骶髂关节和脊柱受累显著相关。

2. 影像学检查 X 线检查可见骨质有破坏和增生表现。手和足的小关节骨性强直，指间关节破坏伴关节间隙增宽，末节指骨骨性增生及末节指骨吸收，近端指骨破坏变尖和远端指骨骨性增生的同时发生，造成"铅笔帽"样畸形。长骨骨干绒毛状骨膜炎。骶髂关节多表现为单侧关节炎，可出现关节间隙模糊、变窄、融合。脊柱椎间隙变窄，不对称性韧带骨赘形成，椎旁骨化，相邻椎体的中部之间的韧带骨化，形成骨桥，造成脊柱强直，呈不对称分布。

三、诊断

银屑病患者有上述炎性关节炎表现即可诊断。部分患者皮肤银屑病改变发生在关节炎出现后，此类患者的诊断较困难，应注意临床和放射学检查，如银屑病家族史，寻找隐蔽部位的银屑病变，注意受累关节部位，有无脊柱关节炎等。但诊断需谨慎，应排除其他疾病。

目前尚无统一的 PsA 的诊断标准，较简单而实用的标准有 Moll 和 Wright 的 PsA 分类标准：①至少有 1 个持续 3 个月以上的关节炎；②有银屑病皮损和（或）1 个指（趾）甲上有 20 个以上顶针样凹陷或甲剥离；③血清 IgM 型 RF 阴性（滴度＜1∶80）。

四、治疗

本病治疗目的在于缓解疼痛，改善症状，防止关节破坏，控制皮肤损害。

1. 一般治疗 适当休息，避免过度疲劳和关节损伤，注意关节功能锻炼。戒烟，避免刺激性食物。

2. 药物治疗 药物选择除抗疟药尚有争议外，其他与类风湿关节炎治疗相似。应用 NSAIDs 药物缓解关节炎的症状，但对皮损和关节破坏无效。改善病情抗风湿药物（DMARDs）起重要的治疗作用，防止病情恶化及延缓关节组织的破坏。单用一种 DMARDs 无效时也可联合用药。常用的药物包括甲氨蝶呤、来氟米特等。糖皮质激素一般不主张应用，突然停用可诱发严重的银屑病和疾病复发，仅用于病情严重，一般治疗不能控制病情的患者。目前新的治疗药物有生物制剂，其治疗 PsA 已有大量报道，取得了很好的疗效。目前临床上应用的主要是 TNF－α 拮抗剂。

3. 外科治疗 外科手术治疗，如关节置换术等用于已出现关节畸形伴功能障碍的患者。

第四节　反应性关节炎

反应性关节炎（reactive arthritis, ReA）是一种发生于某些特定部位感染后（如肠道和泌尿生殖道）而出现的关节炎。因为与 HLA－B27 的相关性、关节受累以非对称性、下肢关节为主的特点，以及可能累及脊柱，因此被归于脊柱关节病的范畴。曾被称为 Reiter 综合征——具有典型尿道炎、结膜炎和关节炎三联征。

一、病因和病理

反应性关节炎的发病与感染、遗传标记（HLA－B27）和免疫失调有关。患者具有家族聚集倾向，患者亲属中骶髂关节炎、强直性脊柱炎和银屑病发病数均高于正常人群。感染因素中，常见病原微生物包括肠道、泌尿生殖道、咽部及呼吸道感染菌群，甚至病毒、衣原体及原虫等。滑膜的病理改变为非特异性炎症，可呈急性、亚急性或慢性改变。肌腱、韧带附着点的炎性病变，引起局部骨膜炎、骨破坏和骨刺形成。

二、临床表现

多为急性起病，常伴发热，为中度至高度发热，体重下降。通常持续 10～40 天，自行缓解。部分可转为慢性。

1. 关节症状　关节炎以急性关节炎多见，多为单一或少关节炎，非对称性分布，可伴腊肠样指（趾），以大关节受累为主。典型的关节炎出现在尿道或肠道感染后 1～6 周。关节症状一般持续 1～3 月，个别病例可长达半年以上。患者可伴有附着点炎，表现为足跟痛、足底痛及腰骶部疼痛等。

2. 泌尿生殖道炎症　典型患者是在性接触或痢疾后 1～2 周发生无菌性尿道炎。症状表现为尿频和尿道烧灼感。尿道口可见红肿、浅表溃疡，可见清亮的黏液样分泌物。可累及全龟头。也可出现自发缓解的出血性膀胱炎或前列腺炎。女性患者可表现为无症状或症状轻微的膀胱炎和宫颈炎。

3. 皮肤黏膜病变　较常见，超过 50% 的患者可出现皮肤黏膜症状。溢脓性皮肤角化症为病变皮肤的过度角化，通常出现于足底和手掌。少数患者可出现无痛性浅表口腔溃疡，多位于硬腭和软腭、牙龈、舌和颊黏膜。结节红斑常见于女性、HLA－B27 阴性及缺乏胃肠道症状的患者，是耶尔森菌感染的临床表现。

4. 眼炎　约有 20% 的患者出现眼部病变。结膜炎较常见，通常症状较轻，常伴发在关节炎发作时，单、双侧均可受累，伴有无菌性分泌物。多在 1～4 周内自行缓解，易复发。5% 的患者出现虹膜炎，表现为眼睛疼痛、发红和畏光，预后一般较好。角膜炎、角膜溃疡、表面巩膜炎、视神经和球后神经炎、前房积血也可发生。

5. 其他　可出现心脏受累，表现为主动脉病变和传导异常。多见于主动脉环和升主动脉，少数患者由于主动脉中层病变和主动脉根部扩张，最终发生主动脉瓣关闭不全。少数患者可累及心脏传导系统，造成心律失常。肾脏、神经系统也可累及，引起肾小球肾炎、外周神经病变及横断性脊髓炎等。

三、实验室和影像学检查

病原体培养阳性有助于诊断。急性期可见 ESR 增快、CRP 升高，白细胞增多，75% 的患者 HLA－B27 阳性。慢性患者可存在轻度贫血。补体水平可以升高。

放射学改变对于评估患者病情非常重要。疾病早期影像可完全正常，当关节炎反复发作，部分患者可以出现放射学异常。炎症部位非对称性骨化是具有诊断价值的放射学改变。肌腱附着点尤其是在跟腱、足底肌腱和筋膜处可见骨膜反应和骨侵蚀。10% 的患者在疾病早期即出现骶髂关节炎，累及脊柱可形成韧带骨赘。

四、诊断

诊断时需注意寻找前驱感染的证据，同时具备脊柱关节炎常见的临床表现。如典型的外周关节炎为下肢为主的非对称性寡关节炎，常有肌腱端炎、眼炎、炎性腰背痛、家族史以及 HLA-B27 阳性等。

五、治疗

治疗目的在于控制和缓解疼痛，防止关节破坏，保护关节功能。急性关节炎可卧床休息，当急性炎症症状缓解后，应尽早开始关节功能锻炼。抗生素的应用存在争议，理论上给予抗生素治疗可预防再感染减少复发，但大多数反应性关节炎为自限性。标准的治疗有非甾体抗炎药、局部糖皮质激素注射和理疗。

 本章小结

脊柱关节炎，既往又称血清阴性脊柱关节病，或脊柱关节病，包括：强直性脊柱炎，反应性关节炎，银屑病关节炎，炎性肠病性关节炎，未分化脊柱关节炎和幼年脊柱关节炎。其中 AS 是最典型的脊柱关节炎。炎性腰背痛伴或不伴外周关节炎，加之一定特征的关节外表现是这类疾病特有的症状和体征。脊柱关节炎与人类白细胞抗原（HLA）-B27 基因有很强的相关性。新的脊柱关节炎分类标准，将 SpA 分为中轴型和外周型两大类。治疗包括非药物治疗，药物治疗及手术等。治疗药物主要有非甾体抗炎药、DMARDs 及生物制剂等。

 思考题

1. SpA 特征包括哪些？
2. SpA 有哪些分类？
3. 炎性腰背痛有何特点？
4. 强直性脊柱炎骶髂关节 X 线表现如何分级？
5. 强直性脊柱炎的药物治疗有哪些？

（李　洋）

第五章　雷诺症及硬皮病

雷诺现象（Raynaud phenomenon）是一种好发于肢端的阵发性、可逆性的血管收缩现象，常由寒冷或精神紧张等因素诱发，典型的发作为肢端相继出现苍白-发绀-变红，分别提示血管收缩-缺血-再灌注各阶段。可为原发或继发，原发性雷诺现象即为雷诺症（Raynaud disease）。继发性雷诺现象常见于系统性硬化症等结缔组织疾病。

硬皮病，也叫系统性硬化症（Systemic sclerosis，SSc），是一种弥漫性结缔组织病，可累及全身多脏器，主要表现为皮肤和内脏系统的变硬、纤维化和萎缩，常根据临床特点，分为局限性和弥漫性皮肤型 SSc、无皮肤硬化的 SSc、重叠综合征四种亚型。

一、流行病学

普通人群中可有 3%～5% 存在雷诺症，常发生于青年女性，常呈家族聚集性。

SSc 好发于 30～50 岁，女性多于男性，但男性患病有其特点，如弥漫性皮肤型 SSc、手指溃疡、肺动脉高压发病率更高，预后更差。不同种族患病率不同，黑人的发病率更高，预后更差。

二、病因与发病机制

（一）病因

雷诺症目前病因尚不明确。它是一种个体对寒冷的过度的生理性反应。可能与交感神经活性增高、血管壁和微循环改变有关。

SSc 目前病因尚不明确，可能与遗传因素及环境因素相关。

1. 遗传因素 SSc 疾病易感性与年龄、性别和种族均相关，好发于育龄期女性，黑人的发病率高于白人，发病更早，预后更差。同卵双胞胎患 SSc 的概率为 4.7%，一级亲属患 SSc 的概率为 1.6%，均较普通人群显著升高，这些现象均提示其发病与遗传密切相关。已有研究明确多个位点上的单核苷酸多态性（SNP）与 SSc 易感性及特定的临床表现及疾病亚型相关，目前对组织相容性复合体 I（MHC I）的研究提示疾病与多基因多态性相关性更强，主要组织相容性复合体（MHC）及淋巴细胞的激活和信号转导相关的多种基因参与发病。目前发现了一些和特定的 SSc 表现或亚型相关的遗传基因位点，如结缔组织生长因子（CTGF）和肺间质病变（ILD）相关，HLA-DRB1 和硬皮病肾危象相关。许多 SSc 相关的基因多态性也在其他结缔组织疾病中出现，提示这些疾病可能存在共同通路。

2. 环境因素 环境因素如感染、肠道菌群、职业、饮食和药物史，均可能与 SSc 的发病相关。可能的病原体有 EB 病毒（EBV）和巨细胞病毒（CMV），可能的职业暴露包括硅尘、聚氯乙烯和芳香族化合物，可能相关的药物包括博来霉素，喷他佐辛，可卡因等。

（二）发病机制

SSc 的病理生理基础主要包括弥漫性微血管病变、自身免疫炎症反应和多脏器纤维化。

血管损伤及微血管病：血管损伤是 SSc 病程中最早发生也是最主要的病变，其可导致毛细血管减少、血管平滑肌增殖、血管壁增厚、管腔狭窄、组织缺氧及氧化应激。激活的内皮细胞可以分泌炎症因子，导致炎细胞聚集。疾病早期表现为炎症和免疫反应，激活成纤维细胞，导致病理性的纤维增生和组织损伤。血管损伤引起组织缺血，进一步促进组织纤维化和萎缩。

自身免疫炎症反应：疾病早期表现为炎症和免疫反应，在靶器官及组织存在大量炎细胞及炎症特征，免疫细胞的数量及功能发生改变，多种自身抗体产生。

纤维化：SSc 的特征之一是纤维基质，包括胶原蛋白、弹性蛋白和纤连蛋白等在组织内聚集，导致组织瘢痕化，正常组织结构被致密的纤维结缔组织代替，功能发生异常。

三、病理

SSc 的主要病理学特点是毛细血管缺失、阻塞性微血管病变和多脏器纤维化。疾病早期主要表现为血管周围炎性细胞的浸润，主要为 T 淋巴细胞、单核/巨噬细胞和浆细胞等。疾病晚期多脏器出现阻塞性微血管病变及广泛的组织纤维化。皮肤早期出现胶原纤维积聚，晚期纤维化进程侵袭导致表皮萎缩，脂肪层减少。肺脏早期出现肺泡壁的炎性细胞浸润，晚期表现为肺间质纤维化和血管病变。SSc 的肺间质病变中最常见的病理学类型是非特异性间质性肺炎（NSIP），肺血管内膜增厚可导致肺动脉高压。肾脏血管损伤主要累及小叶间和弓状动脉，慢性肾脏缺血与肾小球萎缩相关，硬皮病肾危象与血栓性微血管病变相关。

案例讨论

> **临床案例** 患者，女性，50 岁，6 年前出现双手指端遇冷变色，双上肢逐渐出现皮肤肿胀、硬化，双手末节指骨逐渐变短。2 月前患者出现左手第二指端疼痛、发黑。既往史无特殊。查体：口周轮辐样改变，双手肿胀、硬化，左手第二指末端指节坏疽，心肺腹查体无特殊。
>
> **问题** 1. 该患者需要做哪些实验室检查？
>
> 2. 该患者诊断考虑什么疾病？需要与什么疾病作鉴别？
>
> 3. 如何对该患者进行治疗？

四、临床表现

（一）症状及体征

雷诺症患者常有家族史，一般仅表现为反复出现的雷诺现象，不出现指端坏死、溃疡和坏疽，ANA 等抗体均阴性。

典型的雷诺现象常见于手指和脚趾，偶尔也可累及鼻尖和耳垂，常由寒冷及情绪波动诱发。典型的发作初始为肢端的苍白，然后出现发绀，随后出现充血变红，可伴疼痛或麻木，这三种颜色分别提示血管收缩或痉挛、缺血缺氧和再灌注阶段。

SSc 患者根据皮肤受累情况和临床特点，一般分为局限性和弥漫性皮肤型 SSc、无皮肤硬化的 SSc、重叠综合征四种亚型。①局限性皮肤型 SSc（limited cutaneous SSc，lcSSc）：患者的皮肤硬化限于肢体的远端,但可累及面部、颈部。CREST 综合征(CREST syndrome)是 lcSSc 的一个亚型,表现为钙质沉着(calcinosis,C)、雷诺现象(R)、食管功能障碍(esophageal dysmotility,E)、指端硬化(sclerodactyly,S)和毛细血管扩张(telangiectasia,T)。②弥漫性皮肤型 SSc(diffuse cutaneous SSc,dcSSc):患者除面部、肢体远端外,皮肤硬化还可累及肢体近端和躯干。③无皮肤硬化的 SSc(SSc sine scleroderma):患者表现为雷诺现象、SSc 特征性的内脏病变和血清学抗体,但无皮肤硬化表现。④重叠综合征(overlap syndrome):患者同时患有其他弥漫性结缔组织病,如系统性红斑狼疮、多发性肌炎、皮肌炎或类风湿关节炎。

SSc 起病隐匿,早期常表现为雷诺现象及皮肤硬化,晚期常累及多脏器。

1. 雷诺现象 雷诺现象和其他疾病表现的间隔时间可以很短(数周到数月),也可长达数年。SSc 患者的雷诺现象,较雷诺症患者的临床症状更严重,发作更频繁,发作时间更长,可为痛性,可伴缺血性指端溃疡和坏死。雷诺样的血管痉挛也可出现在 SSc 的肺脏和肾脏等内脏血管。

2. 皮肤表现 皮肤硬化为本病的标志性改变,早期常累及肢端和面部,晚期可累及躯干。典型病变分为三个阶段:①肿胀期:皮肤出现非凹陷性肿胀和严重瘙痒,可呈现为腊肠指样改变,也可出现压迫症状如腕管综合征;②硬化期:皮肤呈现蜡样光泽,紧贴于皮下组织,不易捏起,关节可因皮肤变硬出现僵硬感,手指可弯曲挛缩。面部可出现表情减少,口周出现放射性沟纹,口唇变薄,张口度减小,鼻端变尖,呈现为面具样面容,为本病特征性的"面具脸";③萎缩期:一般 5~10 年后出现皮肤萎缩变薄,表皮松弛,可出现皮下组织钙化及皮肤溃疡。

3. 关节肌肉表现 疾病早期可出现关节、肌肉疼痛和腕管综合征,晚期可因关节周围广泛的软组织纤维化出现关节挛缩,可出现"皮革样"摩擦感。仅少数患者出现侵蚀性关节炎。肌无力常因营养不良和失用性萎缩导致。疾病晚期常出现肢端的骨质吸收,导致肢端残障。

4. 消化系统 大部分 SSc 患者均可出现消化系统受累,主要为平滑肌、胃肠道黏膜萎缩及阻塞性血管病变导致。患者可出现张口度减小,舌系带缩短。胃食管反流症常见,可出现食管狭窄和 Barrett 食管,后者为癌前病变。消化道的毛细血管扩张可导致慢性消化道出血,胃部的血管扩张病变内镜下可表现为"西瓜胃"。消化道的受累还可导致肠道运动功能受损,可表现为胃轻瘫、假性肠梗阻,可导致吸收障碍、营养不良,也可导致肠道菌群紊乱和慢性腹泻。

5. 肺脏病变 SSc 患者肺部病变常见,为本病首要的死因,主要为肺间质病变(ILD)和肺动脉高压(PAH)。也可出现胃食管反流症引起的吸入性肺炎、支气管内毛细血管扩张导致的肺脏出血等。ILD 常见于 dcSSc,早期症状为劳力性呼吸困难和慢性干咳,听诊可闻及肺底的"Velcro"啰音,胸片对早期 ILD 的检测不敏感,高分辨 CT(HRCT)可显示肺下叶的胸膜下网格影、磨玻璃样改变、牵拉性肺不张和蜂窝肺,肺功能检查提示限制性呼吸困难。PAH 可和 ILD 同时出现,也可单独出现,早期症状亦为劳力性呼吸困难,随后可出现心绞痛、劳力性晕厥和其他右心衰的症状和体征。SSc 相关的 PAH 预后极差。

6. 心脏病变 SSc 患者的心脏病变可能为本病表现,也可继发于 PAH、ILD 和肾脏病变,可表现为心内膜、心肌、心包和传导系统病变,如心包炎、传导阻滞等,常见于 dcSSc。临床上有症状的心脏病变和预后不良相关。反复的血管痉挛和缺血再灌注损伤可导致心肌和传导系统纤维化,最终可进展至心衰。超声心动图、心脏核磁和核素显像可能有助于 SSc 患者心脏病变的检测。

7. 肾脏病变 肾脏病变中最严重的为硬皮病肾危象,可出现于 10%~15% 的患者中,常出现于疾病早期。病理表现为阻塞性微血管病变和肾脏弓形及小叶间动脉的管腔狭窄,进而导致肾素分泌增加,血管紧张素系统活化,最终形成恶性循环。常见于广泛进展性皮肤受累、抗 RNA 聚合酶Ⅲ抗体阳性的 dcSSc 患者,而 lcSSc 患者或抗着丝点抗体阳性的患者则较少出现。特征性表现为恶性高血压和急骤进展性肾功能不全,可能出现头痛、视物模糊和充血性心衰等症状,可伴发红细胞破碎和血小板减少的微血管病性溶血。

8. 其他 许多患者可出现口干和眼干症状,唾液腺病理常提示纤维化。甲状腺功能减退常见，病理亦常提示为纤维化。神经系统症状少见，可出现三叉神经痛。SSc 的孕妇可能出现不良妊娠。男性患者可能出现勃起功能障碍。SSc 患者肿瘤风险增加。

（二）实验室和辅助检查

SSc 患者可见轻度的正细胞性或小细胞性贫血，血小板和白细胞减少常提示药物毒性。血沉可正常或升高，免疫球蛋白可升高。几乎所有患者均为抗核抗体阳性。抗拓扑异构酶 I（Scl-70）和抗着丝点抗体均较为特异，但一般不同时出现。前者常见于 dcSSc，和 ILD 及预后不良相关；后者常见于 lcSSc，尤其是 CREST 综合征，偶尔也可出现于干燥综合征。PM-Scl 抗体常见于 SSc 重叠多发性肌炎的患者。常见抗体及其特点见表 6-5-1。甲襞毛细血管镜检查提示 SSc 患者的甲襞毛细血管扭曲，间隔增宽且不规则，管腔扩张，血管区缺失。消化道钡餐可见患者消化道蠕动减弱，可有消化道部分狭窄或扩张。胸片对肺间质病变敏感性较低，HRCT 可早期提示肺间质病变，常见肺下叶的胸膜下网格影、磨玻璃样改变，晚期可出现牵拉性肺不张和蜂窝肺。肺功能检查提示限制性呼吸困难。超声心动图可无创性提示肺动脉高压，右心导管检查是肺动脉高压诊断的金标准。

表 6-5-1　SSc 相关自身抗体及其特点

靶抗原	SSc 亚型	特征性临床表现
拓扑异构酶 I（Scl-70）	弥漫性	早期 ILD，心脏受累，硬皮病肾危象
着丝点蛋白	局限性	PAH，CREST 综合征，重叠综合征；肾危象少见
RNA 聚合酶 Ⅲ	弥漫性	快速进展的皮肤受累，关节挛缩，肾危象，伴发肿瘤
PM-Scl	重叠综合征	ILD，重叠肌炎

注：ILD，肺间质病变；PAH，肺动脉高压

五、诊断与鉴别诊断

（一）诊断标准

雷诺症主要根据家族史、典型的临床表现做出诊断，需除外可能导致雷诺现象的继发原因。症状不典型者也可进行冷水激发试验，甲襞毛细血管镜可见正常毛细血管，肢端血管造影可提示血管病变。

SSc 常用的诊断标准是 1980 年美国风湿病学会（ACR）提出的 SSc 分类标准，该标准包括：①主要条件：近端皮肤硬化，即手指及掌指或跖趾关节近端皮肤增厚、紧绷、肿胀，可累及整个肢体、面部、颈部和胸腹部躯干；②次要条件：指端硬化（仅限于手指）；指尖凹陷性瘢痕或指垫消失；双肺底纤维化。具备主要条件或 2 条及 2 条以上次要条件者即可诊为 SSc。雷诺现象、多发性关节炎或关节痛、食管蠕动异常、皮肤活检示胶原纤维肿胀和纤维化、血清有抗核抗体、抗 Scl-70 抗体和抗着丝点抗体阳性均有助于诊断。

2013 年美国风湿病学会（ACR）联合欧洲抗风湿病联盟（EULAR）公布了最新的诊断和分类标准（表 6-5-2）。新的诊断标准有较高的敏感性和特异性。

表 6-5-2　2013 年系统性硬化症分类的 ACR-EULAR 标准

条目	分数
近端皮肤硬化	9
手指皮肤硬化	
手指肿胀	2
指端硬化	4
指尖病灶	
指尖溃疡	2
指尖凹陷性瘢痕	3

续表

条目	分数
毛细血管扩张	2
甲襞毛细血管异常	2
肺部受累（ILD/PAH）	2
雷诺现象	3
相关自身抗体（抗着丝点抗体，抗拓扑异构酶 I（Scl-70）抗体或抗 RNA 合成酶Ⅲ抗体）	3

注：总分≥9 分即可诊断为 SSc，同一条目内得分不累加

（二）鉴别诊断

本病应与局部硬皮病、嗜酸性筋膜炎、硬化性黏液水肿、肾源性系统性纤维化及副肿瘤综合征等疾病相鉴别。

六、治疗

雷诺症的治疗主要依靠戒烟、保暖、防止冻伤及情绪激动，避免使用 β-受体拮抗剂等可能诱发本病的药物。可使用钙离子拮抗剂，严重时可使用影响交感神经功能的药物。

SSc 系统性硬化症的治疗，目前尚无根治措施。无特效或靶向药物。但积极的药物治疗可以有效地缓解症状、减缓疾病进展、改善生活质量。治疗原则包括：早期诊断；疾病的临床表现、脏器受累具有高度异质性，建议根据患者需要进行个体化治疗，治疗原则包括迅速而准确的诊断；基于临床和实验室检查评估疾病分类和危险分层；早期识别器官受累，评估其范围及严重程度；规律监测疾病的进展、活动度、新的并发症和治疗反应；根据病情变化积极调整治疗；持续患者教育。

1. 一般治疗　戒烟，加强保暖，防止冻伤及情绪波动，避免使用加重本病的药物。

2. 糖皮质激素及免疫抑制剂　疾病早期使用糖皮质激素可能改善患者症状，但不能减缓疾病进展，还可能增加硬皮病肾危象风险，故糖皮质激素仅在必要时小剂量使用。出现关节肌肉症状时可使用非甾类抗炎药和甲氨蝶呤。甲氨蝶呤和和吗替麦考酚酯可能改善皮肤硬化。环磷酰胺能减缓疾病进展，改善呼吸道症状和皮肤硬化。

3. 抗纤维化治疗　青霉胺被广泛用于本病的抗纤维化治疗，可能具有改善皮肤硬化，预防新发内脏病变的作用，但其疗效尚不确定。

4. 雷诺现象的治疗　二氢吡啶类钙离子拮抗剂，如硝苯地平、氨氯地平或者地尔硫䓬可以改善雷诺现象。治疗反应不佳时，也可使用 5-磷酸二酯酶抑制剂如西地那非及前列腺素类药物。伴缺血性指尖溃疡的患者，内皮素-1 受体拮抗剂可改善症状，减少新发溃疡的风险。

5. 硬皮病肾危象的治疗　硬皮病肾危象是医学急症，迅速及早期识别非常重要，应积极治疗。应避免使用潜在的肾脏毒性药物，激素仅在必要时小剂量使用。硬皮病肾危象患者应立即使用血管紧张素转换酶抑制剂（ACEI）治疗，使血压迅速降至正常，即使进行透析治疗，也应坚持使用。内皮素-1 受体拮抗剂和前列环素治疗可能有效。患者肾功能不全时需要透析治疗，晚期可行肾移植。

6. 肺动脉高压的治疗　PAH 预后极差。SSc 患者应在初诊时即评估是否存在 PAH，并每年复查。常用药包括内皮素-1 受体拮抗剂如波生坦、5-磷酸二酯酶抑制剂如西地那非、前列环素类似物如依前列环素等，必要时上述药物可联合治疗。出现心功能不全时，患者需使用氧疗、利尿剂和强心治疗。药物治疗无效时可行肺移植。

7. 胃肠道症状的治疗　胃食管反流症患者可予质子泵抑制剂减少胃酸反流。胃排空延迟患者可予促胃动力药。肠道细菌过度繁殖可应用抗生素。营养不良时可予肠外营养。

七、预后

雷诺症预后良好，患者一般不出现肢端坏死、溃疡和坏疽。

SSc 主要的死因为 PAH、ILD、胃肠道病变、心脏病及硬皮病肾危象。预后不良因素包括男性、非洲裔美国人、老年发病、广泛皮肤硬化伴躯干受累及显著进展性内脏受累。dcSSc 患者较 lcSSc 的患者预后差。

本章小结

雷诺现象常由寒冷或精神紧张等因素诱发，典型的发作为肢端相继出现苍白－发绀－变红，可以出现在正常人群中。硬皮病，也叫系统性硬化症（SSc），主要表现为皮肤和内脏系统的变硬、纤维化和萎缩，分为局限性和弥漫性皮肤型 SSc、无皮肤硬化的 SSc、重叠综合征四种亚型。病程中常出现肺间质纤维化、肺动脉高压及硬皮病肾危象等严重并发症。诊断主要依靠雷诺现象、皮肤变硬、各脏器受累症状及特异性抗体检测。治疗目标为缓解症状、减缓疾病进展、改善生活质量。治疗方案主要为免疫抑制剂，并根据各系统受累表现对症处理。

思考题

1. 简述雷诺现象及硬皮病的定义、典型的临床表现。
2. 简述硬皮病的诊断要点。
3. 简述雷诺现象及硬皮病的治疗原则。

（徐　健）

第六章　干燥综合征

　　干燥综合征（Sjögren syndrome，SS）是一种以侵犯涎腺、泪腺等外分泌腺为主的慢性自身免疫病。由于其自身免疫炎症反应主要表现在外分泌腺上皮细胞，故又称为自身免疫性外分泌腺上皮细胞炎或自身免疫性外分泌腺病。本病以淋巴细胞浸润腺体为主要病理特征，临床上常见表现有口干、眼干、皮肤干燥、大便干燥等。SS还可累及其他系统（如呼吸、消化、泌尿、血液、神经及肌肉、关节等），造成多系统、多器官受损。

　　SS分为原发性和继发性两种。其中，原发性干燥综合征（primary Sjögren syndrom，pSS）通常指不具有另一诊断明确的结缔组织病（CTD）的单纯性SS，而继发性SS则是指合并有另一诊断明确（如RA、SLE、SSc、DM、MCTD等）的SS。本章主要介绍pSS。

一、流行病学

　　pSS女性多发，男女患病比1:9~1:10，成年女性患病率为0.5%~5%。多数患者中年起病，好发年龄30~60岁（约90%），但也可见于儿童及青少年。在美国，pSS是仅次于RA的第二位常见的自身免疫病。1993年，张乃峥教授等的调查研究显示，我国pSS的总体患病率为0.29%~0.77%，老年人中的患病率为2%~4.8%。需注意，pSS临床表现可因年龄、性别及地理环境的不同而有所不同。

二、病因及发病机制

　　本病病因及发病机制尚不十分清楚，可能与遗传、病毒感染、性激素、免疫学异常等因素有关。

（一）遗传因素

　　1. 组织相容性抗原（MHC）　近年来，通过免疫遗传研究测定，某些MHC基因（如 *HLA-DR3*、*HLA-B8*）的频率在pSS患者中增高，但这种相关性可因种族的不同而不同。据报道，西欧白人pSS与 *HLA-B8*、*DR3*、*DRW52* 相关，希腊人与 *HLA-DR5* 相关，日本人与 *HLA-DR53* 相关，而我国则与 *HLA-DR8* 相关。另有研究提示，HLA基因与pSS自身抗体的产生和临床表现也有相关性，如携带 *HLA-DR3*、*DQ1/DQ2* 的pSS患者均具有高滴度的抗SSA、抗SSB抗体，临床症状较重，且均有血管炎的表现。上述结果表明，某些HLA-Ⅱ类基因可能为pSS易感性遗传标记，其在pSS的发病、临床表现与疾病持续中具有重要作用。

　　2. 家族史　pSS患者中可见姐妹、母女同时患病者，提示遗传因素在发病中发挥重要作用。

（二）病毒

外分泌腺细胞一过性或持久的潜在病毒感染可能是触发 pSS 自身免疫反应的一个重要因素。病毒感染可引起辅助 T 细胞、T 记忆细胞和 B 细胞在腺体局部聚集，在抗原的选择性刺激和 T 细胞的辅助下，B 细胞克隆增殖，进而导致组织的损伤。目前认为，有多种病毒与 pSS 发病及病情持续可能有关，如 EB 病毒、疱疹病毒 6 型、巨细胞病毒、逆转录病毒等。

（三）性激素

pSS 患者体内雌激素水平升高，且本病患者大多数为女性，提示雌激素水平可能与 SS 的发生和病情进展相关。

（四）免疫学异常

1. 细胞免疫 ①淋巴细胞：pSS 患者外周血中 T、B 细胞存在明显的分化、成熟及功能异常，而在唇小涎腺组织间质内可见大量淋巴细胞聚集成灶，其中以 T 细胞为主，T 细胞中又以具有活化标记的 $CD4^+/CD45RO^+$ 的 T 辅助细胞占优势，且 pSS 患者眼结膜的小泪腺组织中也有类似的变化。②自然杀伤细胞（natural killer cell，NK）：pSS 患者外周血中 NK 细胞数目正常，但功能下降，而在其外分泌腺体的单核细胞浸润病灶中缺乏此类细胞。

2. 体液免疫 pSS 患者最突出的临床表现是高球蛋白血症和多种自身抗体阳性，这反映了其 B 细胞功能高度亢进和 T 细胞抑制功能的低下。

（1）高球蛋白血症 95% 患者 γ 球蛋白可有不同程度的增高，大部分呈多克隆状。免疫球蛋白 IgG、IgM、IgA 均可增高，其中以 IgG 增高最多见，但也可呈单克隆性增高。少数患者尿中可以出现 κ 或 λ 链片段。pSS 患者高球蛋白血症通常较其他 CTD（如 SLE、RA 等）更为突出。同时，其唇腺局部组织中灶性浸润的 B 细胞也具有合成大量免疫球蛋白的功能。

（2）自身抗体 由于 B 细胞克隆增殖，可产生大量自身抗体，如抗 SSA（Ro）抗体、抗 SSB（La）抗体、RF、APL、抗腮腺导管抗体、抗甲状腺抗体、抗胃体细胞抗体、抗线粒体 M2 抗体（anti - mitochondrial antibody M2，AMA - M2）等，这些抗体可与体内相应的自身抗原结合，形成免疫复合物，导致局部组织、器官的免疫损伤。

（3）免疫复合物 约 80% pSS 患者有循环免疫复合物（circulation immuno complex，CIC）的增高，其原因是大量自身抗体和抗原结合形成 CIC，而网状内皮系统清除功能障碍。

（4）细胞因子 利用免疫组化和原位杂交技术发现，唇腺上皮细胞及单个核细胞内存在促炎因子 IL - 1β、IL - 6、TNF - α 和干扰素 γ（interferonγ，IFN - γ）等，提示细胞因子参与了 SS 局部唇腺炎的发病过程。

（五）其他机制

近来，有人对水分子通道蛋白（aquaporins，AQPs）及毒蕈碱胆碱受体 3（M3R）在 pSS 患者发病中的作用进行了研究。但到目前为止，对 AQPs 在人唾液腺中的作用了解很少，相关知识主要来源于动物试验。研究提示，在小鼠泪腺中明确定位的有 AQP1、AQP3、AQP4 和 AQP5 共 4 种 AQP，并认为 pSS 的异常免疫反应可能改变亚细胞水平上 AQPs 分子的分布，引起口、眼干燥等症状。

现已知，唾液腺的分泌受交感和副交感神经调控，乙酰胆碱的释放以及神经递质与 M3R 的结合触发二级信号传导级联反应，引起 Ca^{2+} 浓度增加、Cl^- 通道激活和水分、电解质分泌等。研究发现，pSS 患者体内存在抗 M3R 抗体，该抗体可能导致上述过程缺陷。皮下注射乙酰胆碱能受体激动剂（如匹罗卡品，salagen）后可使患者泪液产生增加亦提示，在 pSS 的发病机制中，抗 M3R 抗体可能具有重要作用。

三、病理

本病的唾液腺、泪腺以及体内任何器官均可受累，其主要病理改变有两种。

1. 外分泌腺炎 主要累及由柱状上皮细胞构成的外分泌腺体，表现为腺体间有大量淋巴细胞（包括浆细胞及单核细胞等）的浸润，并形成淋巴滤泡样结构。这种聚集的淋巴细胞浸润性病变是本病的特征性病理改变，它可出现在唾液腺（包括唇、腭部的小涎腺等）、泪腺（包括眼结膜的小泪腺等）、肾间质、肺间质、消化道黏膜、肝脏汇管区、胆小管及淋巴结等部位，最终导致局部导管和腺体的上皮细胞增生、肥大，腺体导管扩张和（或）狭窄，继之退化、萎缩、破坏，并以纤维组织代之，因而丧失其应有的功能。有人将唾液腺、泪腺以外组织中出现大量的淋巴细胞浸润称之为假性淋巴瘤。

2. 血管炎 血管受损是本病的一个基本病变，由冷球蛋白血症、高球蛋白血症或免疫复合物沉积所致。此类血管炎多为白细胞型或淋巴细胞型血管炎，常表现为急性坏死性血管炎或闭塞性血管炎等，是本病并发肾小球肾炎、肾间质病变、肺间质纤维化、周围和中枢神经系统病变、皮疹、雷诺现象等的病理基础。

 案例讨论

临床案例 女性，58岁，口、眼干燥5年，乏力、关节疼痛2年，咳嗽、气短3月。5年前出现口干，进干性食物需饮水，眼有磨砂感。查体：舌红，干裂，多发龋齿，关节无肿胀、压痛，双肺听诊可闻及 velcro 啰音。实验室检查：ESR 40mm/h，RF 阳性。

问题 1. 该患者需进行哪些进一步的检查？

2. 该患者最可能的诊断是什么？

3. 需要和哪些疾病鉴别？

4. 如何治疗？

四、临床表现

本病起病隐袭，缓慢进展，可累及全身各系统，临床表现多样，症状轻重不一，以外分泌腺受累和腺体外受累表现为主。系统性腺体外表现主要有全身症状（乏力、关节痛、肌肉痛和低热等）、关节炎、皮疹、白细胞破碎性血管炎、雷诺现象、淋巴结病、血液系统异常、中枢及外周神经系统病变、肾脏受累、肺部病变、肝脏受累及淋巴瘤等。

1. 口腔 轻者仅为唾液黏稠感，易被忽视。较重时则唾液少，自觉口干，"饼干"试验阳性（即当吃一片饼干时，若不同时喝水便觉咀嚼和咽下困难），舌系带底部无唾液积聚。此外，重症患者还可有舌红、唇裂，口角干燥皲裂，口腔疼痛，可影响味觉和嗅觉。由于缺乏唾液的冲洗，牙龈炎和龋齿的发生率显著增高，牙齿逐渐变黑，继而呈粉末状或小片破碎脱落，最终只留残根，称为"猖獗龋"。此类患者常并发口腔念珠菌感染，且半数患者可反复发生两侧腮腺肿、痛，重症时形成"松鼠样"脸型。对部分腮腺持续性肿大者，应警惕恶性淋巴瘤的可能。

2. 眼 患者常诉眼干，表现为干涩、痒痛、灼热或异物（砂粒）摩擦感等，傍晚为著。患者可因泪液分泌减少致视物模糊、畏光、眼红、结膜充血、角膜浑浊、糜烂或溃疡等（称干燥性角结膜炎），并易伴发细菌和真菌感染。

3. 皮肤、黏膜 皮肤干燥者占50%，其中约25%可有脱屑，呈"鱼鳞病"样表现。女性阴道黏膜、肛门和直肠黏膜干燥和萎缩可导致局部瘙痒性炎症和功能障碍。其发生炎性血管病变时可出现的皮肤表现则有可触及性紫癜、环状红斑、结节红斑、光敏性皮炎、雷诺现象和皮肤溃疡等，其中紫癜的发生率约占30%，以高球蛋白血症性紫癜最多见。

4. 血液系统 约25% pSS 患者有贫血，多为轻度的正细胞正色素性贫血；30%患者血常规中白细胞计数低于正常值，25%嗜酸性粒细胞或淋巴细胞增多；6%~33%患者血小板降低，而血小板低下严重者可出现出血现象。pSS 血液系统损害多为 1 系细胞损害，2 系同时受累者少见。

5. 血管炎 约 15% pSS 患者可合并血管炎，从超敏性血管炎至类似结节性多动脉炎的坏死性血管炎均可发生，程度不等，主要表现为局部血管炎，以过敏性紫癜样皮疹最为常见，此与高 γ 球蛋白血症导致血管脆性增加、进而发生血管壁出血有关。雷诺现象约见于 13%～66% 的患者，可于口干症状之前出现。此外，还可出现结节红斑、荨麻疹、皮肤溃疡等，并可反复发作。口腔、外阴部黏膜可出现疼痛性溃疡，阴道黏膜干燥、萎缩等。

6. 关节、肌肉 pSS 患者中 80% 有轻度关节症状，并可伴滑膜炎，症状多不严重，且呈一过性。若有对称性多关节炎伴畸形以及 X 线片证实的骨侵蚀改变则提示为 RA 伴发继发性 SS。轻度肌痛、肌无力见于部分患者，5% 可出现肌炎。肌肉活检为伴有淋巴细胞浸润的间质性肌炎改变。需注意，本病也可伴发 PM/DM。

7. 呼吸系统 呼吸道黏膜受累可引起鼻腔干燥及结痂、鼻出血、鼻中隔炎、萎缩性鼻炎、咽喉干燥、声音嘶哑、干咳、痰液黏稠等，当其并发支气管炎、气管炎时可出现呼吸困难。胸部 X 线片异常见于 20%～30% 患者，可见肺间质纤维化或肺部浸润阴影。HRCT 可发现更多肺间质受累患者。本病偶见胸膜炎。其肺功能检测可有弥散功能障碍、限制性或阻塞性通气功能障碍等。另有少数患者可发生 PAH，重度 PAH 者提示预后不佳。

8. 肾脏 约 30%～50% 患者有肾脏病变，主要累及远端肾小管，病理改变常为慢性间质性肾炎，其临床表现多为 Ⅰ 型肾小管酸中毒（可引起低血钾性肌肉麻痹，严重者出现肾钙化、肾结石及骨软化症等）和肾性尿崩症（多饮、多尿等，此现象亦常出现于肾小管酸中毒患者）。近端肾小管损害少见，且大多预后较好。肾小球损害者亦较少见。

9. 消化系统 本病患者可因消化道黏膜层的外分泌腺受累而出现萎缩性胃炎、胃酸减少、消化不良等非特异性症状，亦可发生吞咽困难、食管功能障碍和胃、食管反流等。约 20% 患者可伴肝脏损害。当其合并自身免疫性肝病中的原发性胆汁性肝硬化（primary biliary cirrhosis，PBC）时，实验室检查可有碱性磷酸酶（alkaline phosphatase，ALP）升高、谷氨酰转肽酶升高、AMA-M2 阳性等。肝、脾肿大约见于 1/5 病例，偶见慢性胰腺炎。

10. 神经系统 神经系统损害发生率约 10%，可累及中枢神经系统和周围神经系统，常见为脱髓鞘病变、或由神经组织的炎症性血管病变而导致的缺血或出血改变、或因淋巴细胞浸润所致直接损害等。其临床表现多样，可为局灶性或弥漫性损害，包括认知障碍、偏盲、失语、偏头痛、抽搐、偏瘫、截瘫、共济失调、视神经脊髓炎、进行性痴呆等。

11. 甲状腺 1/3 患者可合并自身免疫性甲状腺炎，其表现为甲状腺呈轻度或中度弥漫性肿大，或可出现结节。活检显示，甲状腺内有不同程度的淋巴细胞浸润，类似于桥本甲状腺炎。可致甲状腺功能低下。

12. 淋巴结 本病可有局部或全身淋巴结肿大，通常质地正常，可反复发作，呈良性淋巴病变表现。当淋巴结中等度肿大，质地变硬，尤其呈非对称性肿大，但仍不具备恶性肿瘤的组织学特征时，称为假性淋巴瘤。若淋巴结高度肿大，质地中坚，表面不规则结节状，提示恶性淋巴瘤的可能。5% pSS 患者可发生淋巴瘤（较正常人群高 44 倍），以非霍奇金淋巴瘤（non-Hodgkin's lymphoma，NHL）最多见，且 NHL 中多为 B 细胞来源的淋巴瘤。

应该警惕 pSS 患者可能发生淋巴瘤的征象为：①出现单克隆冷球蛋白血症，尤其具有巨球蛋白血症和单克隆高 γ 球蛋白血症的 SS 患者 γ 球蛋白水平下降至正常或偏低，自身抗体消失（如 RA、ANA、抗 SSA 抗体、抗 SSB 抗体转阴），常是发生恶性淋巴瘤的先兆；②长期出现腮腺、脾脏、淋巴结的持续肿大，唾液腺体积显著增大（尤其伴硬结时）；③出现可触及性紫癜；④补体 C4 降低。

五、实验室与辅助检查

1. 常规检查 血常规中，常见正细胞正色素性贫血（程度较轻，有时亦可为低色素性贫血），白细胞计数可减少，6%～33%患者有血小板减少。ESR增快。白蛋白减少，巨球蛋白和冷球蛋白可阳性。

2. 免疫学检查 患者常有多种自身抗体阳性。其中，75%以上RF阳性，50%～80% ANA阳性，抗SSA抗体和抗SSB抗体阳性分别见于约70%和40%患者（二者对pSS诊断有重要意义，前者敏感性高，后者特异性强）。此外，pSS还可出现抗RNP抗体、ACA、ACL、抗甲状腺球蛋白抗体（约30%）、抗胃壁细胞抗体（约30%）等自身抗体的阳性，但通常不出现抗Sm抗体。

pSS其他免疫异常还包括IgG和IgM升高、抗人球蛋白试验（Coombs试验）阳性（10%）等，多数患者血清CIC增高，5%～10% pSS患者补体C3、C4降低（尤其伴血管炎时）。

3. 泪腺功能检测 主要方法有以下几种。

（1）Schirmer试验 即用滤纸测定泪液流量。方法：以5mm×35mm滤纸在5mm处折弯成直角，高温消毒后放入患者结膜囊内观察泪液湿润滤纸长度。≤5mm/5min为阳性。

（2）泪膜破碎时间（BUT试验） <10秒为不正常。

（3）角膜染色指数 用丽丝胺绿和2%荧光素作角膜活体染色，在裂隙灯下观察角膜及结膜的完整性。丽丝胺绿可使缺乏黏蛋白无泪膜形成的上皮细胞着色，荧光素则可使角膜细胞损坏部位着色。在裂隙灯下检查染色斑点的强度及形态，若≥4（Van Bijsterveld计分法）为阳性。由于孟加拉红有角膜毒性，现已不再使用。

4. 涎腺功能检测 主要方法有以下几种。

（1）唾液流率测定 用中空导管相连的小吸盘以负压吸附于单侧腮腺导管开口处，收集唾液分泌量。正常人>0.5ml/min，≤1.5ml/15min为阳性。

（2）腮腺造影 可见腮腺管不规则、僵硬，有不同程度的狭窄和（或）扩张，碘淤积在腺体末端，如雪花状或葡萄状。

（3）涎腺同位素扫描 观察[99]Tc锝化合物的摄取、浓缩和排泄能力。

5. 下唇黏膜活检 下唇黏膜活检是诊断pSS敏感且特异的方法。活检目的是明确淋巴细胞浸润的数量和组织破坏的程度，并对腺泡组织中聚集的淋巴细胞进行计分，以≥50个细胞聚集在一起称为一个病灶，计数4mm²组织中的病灶数，若≥1为阳性。

六、诊断与鉴别诊断

pSS诊断的主要依据有口、眼干燥的症状和干燥性角、结膜炎的客观体征以及抗SSA抗体和（或）抗SSB抗体阳性、唇腺活检示灶性淋巴细胞浸润等，其中后两项特异性较强。

（一）诊断标准

本病诊断现多采用2002年pSS国际分类（诊断）标准（表6-6-1），该标准敏感性>88%，特异性>95%。然而，上述标准因含有主观症状且较为复杂，故2012年ACR又提出新的pSS分类标准，用客观检查更为严格地限定了pSS的分类（表6-6-2）。

表6-6-1 pSS国际分类（诊断）标准（2002年）

Ⅰ口腔症状	3项中有1项或1项以上：①每日感口干持续3个月以上；②成年后腮腺反复或持续肿大；③吞咽干性食物时需用水帮助
Ⅱ眼部症状	3项中有1项或1项以上：①每日感不能忍受的眼干持续3个月以上；②感到反复砂子进眼或砂磨感；③每日需用人工泪液3次或3次以上

Ⅲ眼部体征	下述检查中任 1 项或 1 项以上阳性：①Schirmer Ⅰ 试验（＋）（≤10mm/5min）；②角膜染色（＋）（≥4Van Bijsterveld 计分法）
Ⅳ组织学检查	下唇腺病理示淋巴细胞灶≥1（4mm² 组织内至少有 50 个淋巴细胞聚集于唇腺间质者为一灶）
Ⅴ唾液腺受损	下述检查任 1 项或 1 项以上阳性：①唾液流率（＋）（≤1.5ml/15min）；②腮腺造影（＋）；③腮腺同位素检查（＋）
Ⅵ自身抗体	抗 SSA 抗体和（或）抗 SSB 抗体（＋）（双扩散法）

1. pSS 无任何潜在疾病情况下，符合下述任 1 条可诊断：①符合 4 条或 4 条以上，但必须含有条目Ⅳ（组织学检查）和（或）条目Ⅵ（自身抗体）；②条目Ⅲ、Ⅳ、Ⅴ、Ⅵ 4 条中任 3 条阳性。

2. 继发性 SS 患者有潜在疾病（如任一 CTD），且符合条目 Ⅰ 和 Ⅱ 中任 1 条，同时符合条目Ⅲ、Ⅳ、Ⅴ 中任 2 条。

3. 必须除外 颈、头面部放疗史以及丙型肝炎病毒（hepatitis C virus，HCV）感染、艾滋病（acquired immunodeficiency syndrome，AIDS）、淋巴瘤、结节病、移植物抗宿主病（graft versus host disease，GVHD）、使用抗乙酰胆碱药物（如阿托品、莨菪碱、溴丙胺太林、颠茄等）等。

表 6－6－2 SS 分类标准（ACR－SICCA，2012 年）

Ⅰ血清抗 SSA/Ro 抗体和/或抗 SSB/La 抗体阳性，或 RF 阳性和 ANA 阳性（滴度 >1:320）
Ⅱ下唇腺活检示：局灶性淋巴细胞性涎腺炎，淋巴细胞灶积分 =1（4mm² 组织内至少有 50 个淋巴细胞聚集于唇腺间质者为一个淋巴细胞灶）
Ⅲ有干燥性角、结膜炎，角膜染色积分 =3（目前未每日使用治疗青光眼的滴眼液、过去 5 年未进行过角膜手术或眼睑的美容手术）

注：疑似患者如满足以上 3 个条件中的两项可诊断为 SS。必须除外颈、头面部放疗史以及 HCV 感染、AIDS、淋巴瘤、结节病、GVHD、使用抗乙酰胆碱药物（如阿托品、莨菪碱、溴丙胺太林、颠茄等）等。* SICCA：SS 国际合作联盟（Sjogren International Collaborative Clinical Alliance）

（二）鉴别诊断

本病易被误诊或漏诊，其主要原因为口干和眼干症状常未被重视，且少数患者并无明显自觉的口干、眼干症状，或因未作相关检查而诊断为其他疾病。临床上常需与其他自身免疫病和 CTD 相鉴别。

1. SLE pSS 多见于中、老年女性，发热少见，无面部蝶形红斑，口、眼干燥明显，肾脏损害以肾小管酸中毒多见，高球蛋白血症明显，少见低补体血症，预后良好。

2. RA pSS 的关节症状通常较轻且不明显，罕见关节破坏、畸形和功能受损。而 RA 则常表现为手指小关节、腕关节等多关节炎症，呈慢性侵蚀性破坏，常有 RF 升高，抗 SSA 抗体可阳性，但抗 SSB 抗体阳性少见。

3. HCV 感染 HCV 感染可模拟 pSS 的主要临床、组织学和免疫学特征，但其干燥主要表现为持续性口干，常见肝脏损害，多伴冷球蛋白血症，但缺乏 SS 的特异性抗 SSA/抗 SSB 抗体及其他肺脏、肾脏等内脏受累。

4. 其他 如老年性腺体功能减退、糖尿病或药物等原因引起的口干则有赖于病史资料加以鉴别。

七、治疗

本病目前尚无根治方法，可针对不同受累特点采取不同治疗手段。对于只有外分泌腺受累的患者主要是替代及对症治疗，而有腺体外系统受累的患者则需要系统治疗。其治疗目的是改善症状，控制病情进展，避免或减少多系统损害。

（一）一般治疗

主要有：适当休息，保证充足的睡眠，避免过劳，戒烟、酒，室内保持一定湿度，预防上呼吸道感染等。

（二）干燥症状的治疗

1. 干燥性角膜炎的治疗 用0.5%甲基纤维素的人工泪液滴眼可以使50%患者症状缓解，并可防止眼部并发症。他克莫司点眼液、玻璃酸钠点眼液亦可选用。对尚保存部分泪腺功能的患者，用电凝固法闭塞鼻泪管可使有限泪液聚积，缓解干燥症状。可的松眼膏有促使角膜溃疡穿孔的可能，应避免应用。乙酰胆碱能受体激动剂（如匹罗卡品片）及选择性胆碱能受体激动剂 evoxac（化学名 cevimeline）可以刺激泪液分泌，有一定治疗作用。

2. 口腔干燥的治疗 应禁烟、酒及避免服用引起口干的药物（如阿托品等）。可用液体湿润口腔，缓解症状。口腔唾液减少易发生感染，尤其常见念珠菌感染，可局部用制霉菌素预防和治疗。平时注意口腔卫生，定期作牙科检查，有助于防止或延缓龋齿发生。枸橼酸漱口、咀嚼无糖口香糖等可刺激唾液腺的分泌。此外，2%甲基纤维素餐前涂抹口腔可改善口干症状，溴己新（16mg，每日3次）亦可改善口、眼干燥症状。乙酰胆碱能受体激动剂（如匹罗卡品片）及选择性胆碱能受体激动剂 evoxac 可刺激唾液腺分泌。口服糖皮质激素（GC）能否增加唾液流率目前尚无有说服力的证据。MTX 和 CsA 可以改善主观症状，但并不能改善腺体的外分泌功能。

3. 其他干燥症状的治疗 鼻腔干燥可用生理盐水滴鼻，但不建议用含油剂润滑剂，以免吸入引起类脂性肺炎。皮肤干燥一般无需治疗，但出汗减少者，天热时应防止高热中暑。

（三）全身系统治疗

如患者出现关节痛、关节炎、皮疹、疲劳乏力、肌肉疼痛以及淋巴结病等症状，并同时伴有 ESR 增快、γ 球蛋白升高时，可选用 NSAIDs 及 HCQ。临床研究发现，HCQ 并不能改善干燥症状，但其可使 pSS 患者的急性期蛋白减少。由于本病关节破坏少见，因此很少应用DMARDs。对有严重关节疼痛及活动障碍的患者，偶尔需短时间使用低剂量 GC（泼尼松 5 ～ 10mg/d），而对于难治性关节炎可以考虑使用 MTX、LEF 等。

如患者伴有系统损害（如神经系统损害、间质性肺炎、肌炎、血液系统损害及肝脏、肾脏损害等）时，应据受损器官及严重程度进行相应治疗。对于病情进展迅速者，可给予 GC 联合免疫抑制剂（如 CTX、AZA 等）治疗。当出现重要脏器受累时（如肺间质性病变、神经系统病变、血管炎、溶血性贫血、血小板减少、肝脏损害、肾小球肾炎、肌炎等），则需使用中、大剂量 GC 和 CTX、MTX、AZA、CsA 等免疫抑制剂治疗。有严重脏器活动性受累者，甚至可予甲泼尼龙冲击治疗。

八、预后

本病病程常呈慢性，口、眼干燥症状多为非进展性，预后较好。若无内脏受累，其生存时间接近普通人群。伴内脏损害者，经恰当治疗，大多可以控制病情，达到缓解，但停止治疗又可复发。在有内脏损害的 pSS 患者中，出现进行性肺纤维化、中枢神经病变、肾小球受损伴肾脏功能不全、恶性淋巴瘤等病变者预后较差。SS 患者的死亡原因主要为肺间质纤维化、PAH、肾脏功能衰竭、恶性淋巴瘤、中枢神经系统病变等。

 本章小结

pSS 是一种以自身免疫性外分泌腺炎为主要特征的自身免疫病。其外分泌腺受累可导致口、眼干燥及其他部位干燥，疲乏无力、关节疼痛是其常见的全身症状。同时，本病还可出现肺间质纤维化、血液系统受累、肾小管酸中毒、神经系统损害、消化道受累及继发淋巴瘤等系统受累的表现。免疫球蛋白升高以及 RF、ANA、抗 SSA 抗体、抗 SSB 抗体阳性等免疫学异常对诊断有较大辅助价值。唇腺活检是诊断意义较大的客观检查。本病的诊断主要依据口、眼干燥症状和体征及免疫学异常、唇腺活检等确定，但尚需除外其他疾病。本病的治疗主要是对症治疗，有系统受累时酌情选用 GC 及免疫抑制剂。

 思考题

1. pSS 常见哪些外分泌腺受累的表现？
2. pSS 腺体外系统及脏器受累有哪些表现？
3. pSS 的免疫学异常有哪些？
4. 如何诊断 pSS？pSS 需与哪些疾病相鉴别？
5. pSS 的治疗原则是什么？

（吴振彪）

第七章 特发性炎性肌病

特发性炎性肌病（idiopathic inflammatory myopath，IIM）是一组病因未明的异质性系统性自身免疫性风湿病，以慢性四肢近端肌肉无力、肌肉疲劳以及骨骼肌单个细胞浸润为主的非化脓性炎症性疾病。包括多发性肌炎（polymyositis，PM）、皮肌炎（dermatomyositis，DM）、儿童皮肌炎（juvenile dermatomyositis）、非特异性肌炎、免疫介导的坏死性肌病、恶性肿瘤相关性 PM 或 DM、其他结缔组织病伴发 PM 或 DM、包涵体肌炎（inclusion body myositis，IBM）、无肌病性皮肌炎（amyopathic dermatomyositis）等亚型。

一、流行病学

IIM 的实际发病率随种族、年龄及性别不同而有所不同。IIM 可以在任何年龄发病，不同亚型的发病年龄不同，PM 平均发病年龄为 50～60 岁，而 DM 有两个发病高峰，分别为 5～15 岁和 45～65 岁，而 IBM 多于 50 岁以上发病。PM 和 DM 中男女比例为 1∶2，而 IBM 为 2∶1。IIM 合并其他结缔组织病患者占所有肌炎患者的 11%～40%。肌炎合并不同恶性肿瘤的发生率差异很大，但是总体而言 DM 合并恶性肿瘤的发生率最高。肌炎患者发生某种恶性肿瘤的相对危险度目前还很难确定。

二、病因及发病机制

1. 病因 IIM 的病因不明，与遗传因素、环境因素等有关。目前已知 *HLA - DR3* 为 IIM 的高风险基因。部分 IIM 患者发病与环境因素有关，包括感染因素如细菌和病毒感染与非感染因素如药物和食物因素。肠道病毒如流感病毒、柯萨奇病毒和反转录病毒如人 T 淋巴细胞病毒可以引起肌肉炎症。动物模型中肠道病毒可诱导出肌炎以及患者血清和组织中存在高滴度的抗病毒抗体和病毒颗粒，提示病毒感染可能是 IIM 的致病因素之一。许多药物可以引起类似肌炎的病变，如青霉胺、他汀类降脂药等可引起与肌炎非常相似的症状与病理表现。DM 在越接近赤道发病率高，而 PM 在北方国家发病率高，这种纬度倾向差异性可能直接与紫外线辐射有关。恶性肿瘤也是肌炎发生的危险因素之一。肌炎患者发生肿瘤可能和慢性炎症以及长期使用免疫抑制剂有关。

2. 发病机制 PM 和 DM 的确切发病机制目前还不明确。因为患者常合并其他自身免疫病，且许多患者体内可检测出自身抗体，因此认为 IIM 属于自身免疫病的范围。细胞免疫和体液免疫均参与其中。肌炎患者出现的抗体可分为肌炎特异性自身抗体（myositis specific autoantibody，MSA）和肌炎相关性自身抗体（myositis associated autoantibody，MAA）。MAA 包括多种抗细胞核核细胞质的自身抗体，以抗核抗体 ANA 最常见，与肌炎的特定亚型无关。而 MSA 直接针对蛋白质合成途径的相关成分和某些核成分，与肌炎的临床表现及亚型相关，如抗组氨酰 tRNA 合成酶抗体（Jo－1）见于 16% ～20% 的肌炎患者，抗核旋酶 Mi－2 抗体与 DM 具有很强的相关性，特别是与 Gottron 丘疹、向阳疹、"V" 形征和披肩征等有关。PM/IBM 发病以细胞免疫为主，DM 发病以体液免为主。淋巴细胞亚群在不同类型 IIM 患者肌肉组织中的分布、定位明显不同，一种是 CD4$^+$T 细胞、巨噬细胞和树突细胞分布于血管周围特别是肌束膜区域，多见于伴有皮疹的 DM 患者；另一种是 CD8$^+$T 细胞和巨噬细胞围绕在肌内膜区域或侵入非坏死肌纤维，常见于 PM 和 IBM。CD8$^+$细胞毒性 T 细胞（CTL）识别肌细胞表面的 MHC－Ⅰ类分子并介导肌细胞损伤。局部浸润的 CTL 通过穿孔素靶向地损伤肌纤维。补体激活及膜攻击复合物在内皮细胞沉积，导致毛细血管损伤，引起缺血性改变。DM 患者的血管受累并可以表现在皮肤黏膜组织。另外，在肌炎患者肌肉组织中一些促炎细胞因子如 IL－1、TNF－a 等表达增加。

三、病理

IIM 的病理改变包括一般特征和某种亚型的特殊表现。一般特征如肌纤维肿胀、坏死，横纹肌消失，肌浆透明化和肌纤维膜细胞核增多，肌肉组织内炎症细胞浸润等。PM 病理特点是单个核细胞侵入非坏死肌纤维的肌内膜，CD8$^+$T 细胞浸润为主，形成 MHC－Ⅰ 与 CD8$^+$T 细胞形成免疫复合物。DM 病理特殊表现包括毛细血管床减少、毛细血管坏死伴补体复合物沉积、肌肉梗死、束周萎缩、血管周围炎症细胞浸润，以 CD4$^+$T 细胞和巨噬细胞为主。

四、临床表现

（一）PM 和 DM

PM 和 DM 的主要临床表现是对称性四肢近端肌无力和肌肉耐力下降。多隐袭起病，于数周、数月及数年发展至高峰。可出现乏力、发热、关节疼痛、厌食及体重减轻等全身症状。

1. 肌肉骨骼 近端肌肉无力为主要临床表现，特别是颈部、骨盆、大腿和肩部肌肉，呈对称性分布。患者常诉上楼、上坡、举上臂、蹲起等动作困难，可伴有肌肉疼痛，病情严重者无法行走。少数患者可以出现吞咽困难、呼吸困难。四肢远端肌肉受累少见，眼肌几乎不受累。

2. 皮肤 DM 患者常伴有特征性皮疹。典型的皮肤表现为向阳疹，以眼睑为中心眶周紫红色水肿斑；Gottron 丘疹，略隆起的紫色、粉色或暗红色丘疹，位于肘、膝关节伸侧面和内踝附近、掌指关节、指间关节伸侧面，伴有毛细血管扩张、色素减退，上覆盖有细小鳞屑。其他常见皮疹还包括 "V" 形征，患者颈前及上胸部 "V" 字形红色皮疹；披肩征，颈部后皮疹；技工手，部分患者双手外侧掌面皮肤出现过度角化、脱屑、裂纹；钙质沉着，主要见于青少年 DM，多在摩擦或创伤部位，主要位于皮下组织，短期内大量沉积可导致局部溃疡形成。此外，DM 的皮肤损害还包括甲周红斑、甲襞毛细血管扩张和皮肤过度角化。皮疹可以先于肌肉症状数月甚至数年出现，通常不伴有皮肤瘙痒及疼痛，缓解期可消失或遗留色素沉着或者脱失、皮肤萎缩等。

3. 其他脏器

（1）肺部受累 常见于 PM 和 DM，是影响肌炎死亡率的主要因素之一。患者可表现为咳嗽和呼吸困难。呼吸肌无力可导致限制性肺部疾病，咽部肌肉受累增加吸入性肺炎的风险，小气道炎症导致肺部间质性病变。患者间质性肺疾病的临床和病理表现与特发性肺间质疾病相似。大部分患者肺部表现轻微且进展缓慢，部分患者可快速进展出现肺纤维化。高分辨率 CT 检查及肺部组织活检可以帮助发现肺部病变及病理分型，对指导治疗和判定预后有帮助。

（2）心脏受累 较为罕见，但它是患者死亡危险因素之一。患者可无明显症状，心电图检查提示有传导异常和心律不齐，可能是由心肌炎、冠状动脉病变以及心肌小血管受累导致。由于 CK 及 CK-MB 升高对评价心肌损伤并不特异，可以选用更加特异的血清肌钙蛋白-I 或者 CK-MB/CK 比值增加大于等于 3%，作为心肌受损的指标。

（3）肾脏受累 少见，患者可出现蛋白尿、血尿、肾衰竭等。

（4）关节受累 关节炎及关节痛在 PM 和 DM 患者中均可出现，以手足小关节对称性非侵蚀性关节炎为主，多见于抗合成酶抗体阳性患者以及合并其他风湿性疾病的重叠综合征患者。关节周围皮肤和腱鞘纤维化，可导致关节发生挛缩僵直。

（5）胃肠道受累 患者可因现舌肌、咽肌和食管下端肌肉受累，出现吞咽困难、吸入性肺炎、胃食管反流等症状。极少患者因胃肠道血管炎导致肠出血。

（6）PM 和 DM 可以伴发恶性肿瘤，尤其是 DM，发病年龄越高伴有肿瘤的机会越大。常见的肿瘤有血液系统肿瘤如淋巴瘤和实体瘤如肺癌、卵巢癌、乳腺癌、胃肠道肿瘤和淋巴瘤。肌炎可以在恶性肿瘤前 1~2 年出现，也可以与恶性肿瘤同时或者更晚出现。对于 40 岁以上的患者在 DM 诊断和复发，尤其是糖皮质激素和免疫抑制剂联合治疗效果欠佳时，需要筛查恶性肿瘤。

（7）PM 和 DM 可以和其他结缔组织病，如系统性红斑狼疮、系统性硬化症、干燥综合征、混合性结缔组织病、类风湿关节炎等同时存在。患者有肌无力的表现，容易发生雷诺现象、肌痛、关节炎、高滴度的 ANA 和抗 U1RNP 抗体。典型的 PM 和 DM 合并系统性红斑狼疮、系统性硬化症或类风湿关节炎诊断"重叠综合征"，提示病情重，预后差。

（二）包涵体肌炎（IBM）

在临床表现及组织病理学上均与 PM 和 DM 不同。IBM 多见于老年人，隐袭起病的肌无力，进展缓慢，可累及四肢近端及远端肌肉，患者可出现抬腿困难，频繁跌倒，伴有腱反射减弱或者消失，病情进展可出现肌肉萎缩，特别是大腿和前臂肌肉萎缩。吞咽困难可以是早期症状之一。累及心血管以高血压最常见。肌电图检查表现为神经或者神经肌肉混合改变。病理的特征性改变为肌细胞胞质和核内出现嗜碱性包涵体及镶边空泡纤维，电镜下显示肌纤维内有管状细丝或淀粉样细丝包涵体，疾病早期可能病理改变不明显，需要重复肌活检。激素和免疫抑制剂治疗效果欠佳。

（三）无肌病性皮肌炎

无肌病性皮肌炎是 DM 的一种亚型，患者可以有 DM 的典型皮疹，六个月或者更长时间内无肌肉受累临床和实验室表现，皮肤活检表现与 DM 相同。部分患者可有肌炎的亚临床表现，有部分患者以后会发展为典型 DM。患者可以出现肌肉外组织器官受累如间质性肺炎，也可能伴发恶性肿瘤。

五、实验室与辅助检查

1. 一般检查 常规检查可见白细胞增高，血沉增快，血肌酐下降，血清肌红蛋白增高。

2. 血清肌酶谱 肌酶谱检查是一项评价肌炎病情的重要血清生化检查。可见肌酸激酶（creatine kinase，CK）、醛缩酶、天冬氨酸氨基转移酶、丙氨酸氨基转移酶、乳酸脱氢酶增高，以 CK 升高最敏感。这些酶在心脏、肝脏、肾脏等器官也广泛存在，因此，对肌炎诊断的特异性不强。CK 的改变与肌力强度和功能无关，但是可以用来评价疾病的进展情况及治疗效果。

3. 自身抗体谱 抗核抗体阳性见于大部分肌炎患者。除此之外，还有肌炎特异性抗体，如抗组氨酰 tRNA 合成酶抗体（抗 Jo-1、EJ、PL-12、PL-7 和 OJ 抗体等），其中 Jo-1 抗体检出率较高，此类抗体阳性患者易出现肺间质病变、关节炎、"技工手"和雷诺现象等，称之为"抗合成酶综合征"；抗 SRP 抗体，此抗体阳性患者常表现为急性发作的严重肌炎，并伴有心脏受累，可以无皮肤及肺部症状，极少出现关节炎及雷诺现象，对激素治疗反应差，对 PM 特异性更强，但是敏感性差；抗核旋酶 Mi-2 抗体，对 DM 的特异性强，该抗体阳性患者多伴有皮疹，但是肺间质病变少见，预后良好。

4. 肌电图 肌电图异常无特异性，但可以提示肌源性损害。包括低波幅、短程多相波、异常电激惹如正锐波、自发性纤颤波，自发性、杂乱、高频放电等。肌电图检查不仅可以发现早起肌源性病变，还可以鉴别肌源性和神经源性损害。

5. 肌肉活检 肌肉活检在肌源性病变的诊断和鉴别诊断中发挥重要作用。最好选择中度无力的肌肉进行活检。

6. 影像学检查 超声检查可以探测异常血管生成，彩色多普勒检查可以检测血流量。CT 主要用于明确软组织钙化，断层 CT 图像可以对深部肌肉萎缩和脂肪替代进行测量。MRI 已经成为肌肉和软组织首选的检测手段，可以发现肌肉炎性病变、脂肪浸润、钙化、肌肉重建等，能够指导肌肉活检，还能用于长期治疗的疗效评估，但对病变的敏感性尚不确定。肌炎患者容易合并肺间质病变，因此，需要早期行肺部高分辨率 CT 检查。

7. 肺功能检查 肌炎患者合并肺部病变，表现为限制性通气障碍。肺功能检查可以发现肺总量、功能残气量、第一秒用力呼气量（FEV_1）以及用力肺活量（FVC）减少，但是 FEV_1/FVC 比值正常或者升高，一氧化碳弥散量下降。

六、诊断与鉴别诊断

（一）诊断

目前 IIM 的诊断和分类尚无确切的标准。目前多数仍采用 1975 年 Bohan 和 Peter 的诊断标准：①对称性四肢近端肌无力；②肌酶谱升高；③肌电图显示肌源性损害；④肌肉活检异常；⑤皮肤特征性改变。具备前 4 条诊断为 PM，前 4 条具备 3 条加第 5 条诊断 DM；前 4 条具备 3 条，诊断为"很可能的 PM"，前 4 条具备 2 条加第 5 条诊断为"很可能的 DM"；前 4 条具备 2 条，诊断为"可能的 PM"，前 4 条具备 1 条加第 5 条诊断为"可能的 DM"。

（二）鉴别诊断

炎症性肌病需要与其他疾病鉴别诊断，包括以下几种。

1. 肌营养不良 基因缺陷病，患者可出现进行性面肌、肩胛肌群、肢带肌和心肌受累，CK 增高，染色体和基因检测有异常。

2. 代谢性肌病 包括酸性麦芽糖酶缺乏症和肌肉磷酸化酶缺乏症。前者是酸性 α-葡萄糖苷酶基因突变，患者可出现近端肌无力和呼吸肌受累，CK 增高，肌电图呈异常激惹，肌活检可见空泡性肌病，空泡内含有大量糖原，酸性磷酸酶染色强阳性；后者是肌磷酸化酶基因突变，患者表现为运动不耐受和近端肌无力，CK 增高，肌肉活检可见肌纤维边缘的肌膜下糖原沉积。

3. 内分泌性肌病

（1）Cushing 综合征 内源性糖皮质激素过剩导致肌无力和消瘦。长期类固醇激素治疗患者也可以出现肌力下降。主要累及近端肌肉，下肢严重，CK 多正常，肌肉活检见 2 型肌纤维内空泡形成和糖原聚积。

（2）甲状腺功能亢进及功能减退肌病 主要是近端肌无力和肌萎缩，运动不耐受、乏力、呼吸急促、站立或抬举上臂困难。甲状腺功能亢进时肌酶水平正常或减低，而甲状腺功能减退时肌酶多升高。肌肉活检可见肌纤维萎缩、神经末梢损伤、脂肪浸润、孤立的肌纤维坏死、淋巴细胞和巨噬细胞浸润。

4. 神经肌肉疾病

（1）运动神经元病 脊髓、脑干及大脑运动皮质的进行性、退行性运动神经元病变，主要表现肌萎缩和反射亢进。患者有选择性上或下运动神经元功能缺失，CK 可轻度升高，肌电图显示四肢或延髓肌肉纤颤及束状点位。肌肉活检在长期缺少神经支配部位肌肉失神经萎缩和继发的肌病表现。

（2）重症肌无力　改变为全身性疾病，累及眼外肌。患者反复或持续用力导致肌无力，抗胆碱能药物试验阳性。

5. 感染性肌病　包括 HIV、人类 T 淋巴细胞病毒 – 1（HTLV – 1）感染以及寄生虫等感染出现的神经肌肉表现。病原学检测可以帮助鉴别诊断。

6. 药物诱导性肌病　核苷类似物如齐多夫定，他汀类降脂药如洛伐他汀、辛伐他汀，D – 青霉胺，两性药物如氯喹、羟氯喹和胺碘酮，秋水仙碱和长春新碱等药物可以通过直接作用于肌纤维或者间接影响肌细胞存活和生长所需的各种因子导致肌肉损伤坏死，肌酶升高。

七、治疗

PM 和 DM 主要推荐的治疗方案包括药物治疗和运动锻炼。药物治疗需要对患者进行全面评估，遵循个体化原则。治疗首选糖皮质激素，最初为每天泼尼松（龙）1～2mg/kg，一般 1～4 周可出现病情改善，4～12 周缓慢减量，持续治疗 1 年以上 90% 的患者病情明显改善，部分患者可完全缓解，但是容易复发。对重症以及对糖皮质激素反应不佳者，可以联合免疫抑制剂，最常用的是甲氨蝶呤每周 5～25mg 口服或肌内注射；或者加用硫唑嘌呤每日 2～3mg/kg。有报道霉酚酸酯、环孢素 A 或他克莫司也可能有效，合并肺间质病变者可用环磷酰胺，但是效果不肯定。对难治性或危重患者可以使用大剂量甲泼尼龙冲击治疗或者联合大剂量丙种球蛋白静脉冲击治疗。长期使用糖皮质激素需要注意类固醇疾病、低血钾症等。皮肤损害者可以加用羟氯喹。

本章小结

特发性炎性肌病（idiopathic inflammatory myopathy，IIM）属于系统性自身免疫性风湿病，以慢性四肢近端肌肉无力、肌肉疲劳以及骨骼肌单个细胞浸润为主的非化脓性炎症性疾病，包括多种亚型。患者可出现骨骼肌肉、皮肤以及其他脏器受累的症状及体征，肌酶谱检查可出现以 CK 为代表的各种酶升高，自身抗体检查可以有抗核抗体、抗 Jo – 1 抗体、抗 SRP 抗体以及抗核旋酶 Mi – 2 抗体等阳性，肌肉活检可见肌纤维肿胀、坏死，横纹肌消失，肌浆透明化和肌纤维膜细胞核增多，肌肉组织内炎症细胞浸润等，进一步免疫病理显示 PM 肌内膜以 CD8$^+$T 细胞为主的炎细胞浸润，DM 是束周及血管周围以 CD4$^+$T 细胞和巨噬细胞为主的炎细胞浸润。目前 IIM 的诊断和分类多数仍采用 1975 年 Bohan 和 Peter 的诊断标准，需要和多种疾病鉴别诊断。治疗需要药物治疗结合运动锻炼。药物治疗首选糖皮质激素，个体化用药，依据病情变化调整剂量。重症以及对糖皮质激素反应不佳者，可以联合免疫抑制剂治疗。

思考题

1. 多肌炎和皮肌炎有哪些临床表现？
2. 多肌炎和皮肌炎的患者可以进行哪些检查？
3. 多肌炎和皮肌炎的诊断标准是什么？
4. 多肌炎和皮肌炎患者如何治疗？

（李　洋）

第八章　晶体性关节炎

第一节　痛　风

　　痛风（gout）是一种单钠尿酸盐（monosodium urate，MSU）沉积引起的晶体性关节炎，与嘌呤代谢紊乱和（或）尿酸排泄减少导致的高尿酸血症相关的一组异质性、代谢相关性风湿病。MSU 可沉积于关节及其周围组织、肾脏组织，可引起急慢性炎症及组织损伤，临床可表现为痛风性关节炎、痛风石及肾脏损害。

　　痛风分为原发性和继发性两种。前者为代谢相关性风湿病，病因未明，具有一定家族易感性，患者常伴发肥胖、高血压、高脂血症、糖尿病等代谢综合征；后者则常继发于肾脏疾病导致尿酸排泄减少，血液系统疾病及肿瘤放化疗导致的尿酸增高，一些药物抑制尿酸排泄导致尿酸增高。法国的 Richette 教授等为了研究痛风及其并发症之间的关系对痛风作了聚类分析，结果呈现出 5 种聚类特征：单纯性痛风；痛风并发肥胖；痛风并发糖尿病；痛风并发代谢综合征；痛风并发心血管疾病和肾病，且这类患者正接受利尿剂治疗。

一、流行病学

　　痛风见于世界各地区及民族，好发于中老年男性及绝经后女性。我国患病率约为 0.34% ~ 2.84%。近年由于生活方式及饮食习惯的改变，发病率显著增加，患者有逐渐年轻化的趋势，一些地区痛风患病率高达 10%，推测我国至少有 1.2 亿痛风患者。

二、病因与发病机制

（一）病因

　　病因尚不明确，可能与遗传及环境因素相关。高尿酸血症形成的原因见第七篇第十四章。

　　1. 遗传因素　本病具有一定家族易感性。患者存在嘌呤代谢紊乱导致的尿酸生成增加和（或）尿酸排泄减少，前者常为嘌呤代谢途径酶缺陷，后者常为肾脏功能异常如肾小管分泌减少导致，上述因素导致患者存在高尿酸血症，MSU 结晶进一步沉积于组织致病。

　　2. 环境因素　高嘌呤、高糖、高脂饮食如海鲜、啤酒等常为本病的诱因，寒冷、负重、创伤等因素也可诱发关节炎发作。

（二）发病机制

　　痛风是一种在遗传及环境因素作用下的自身炎症性疾病。5% ~15% 高尿酸血症会发展为痛风。血尿酸增高可导致 MSU 结晶析出，沉积于组织，MSU 可趋化白细胞，白细胞吞噬尿酸盐而后释放白三烯 B_4（LTB_4）和糖蛋白等；单核细胞受尿酸盐刺激后可释放白细胞介素 - 1（IL - 1）。炎症细胞及因子在关节局部形成炎症小体，炎症小体中最重要的是 NALP3，活化 caspase - 1，调控 IL - 1β 成熟和分泌，最终释放炎症因子导致反应。IL - 1 在痛风的炎症反应中居中心地位，拮抗 IL - 1 的药物是痛风治疗的有效药物。长期 MSU 结晶沉积可导致炎症细胞、上皮细胞浸润，形成痛风石结节。MSU 结晶沉积于肾脏间质，炎症细胞浸润导致肾脏病变，也可析出导致肾脏结石。

三、病理

本病特征性病理表现为组织出现 MSU 结晶，在偏振光显微镜下可见双折光的针状或杆状的晶体，周围组织出现炎症细胞浸润。

1. 急性关节炎 是由于尿酸盐结晶沉积引起的炎症反应。关节组织血液供应少，温度低，pH 低，且关节周围含较多酸性黏多糖，尿酸盐易沉积。关节滑囊内尿酸盐沉积，白细胞吞噬尿酸盐，释放白三烯 B_4（ILB_4）、补体 C_5a 及糖蛋白等化学趋化因子；巨噬细胞、单核细胞受尿酸盐刺激后可释放前列腺素 E_2（PGE_2）及白介素 1（IL - 1）。

2. 痛风石 高血尿酸可使尿酸盐以结晶形式沉积在关节、骨组织及皮下，引起慢性炎症反应，致单核细胞、上皮细胞和巨噬细胞浸润，形成异物结节即痛风石。

3. 痛风性肾病 是痛风特征性的病理变化之一，尿酸盐沉积在肾髓质和锥体，周围有白细胞和巨噬细胞浸润，导致慢性间质性肾炎。

4. 痛风性骨病 痛风石与成骨细胞互相粘附，改变骨的正常功能。体外实验中成骨细胞可吞噬尿酸结晶，产生 PGE_2，与 IL - 1 共同激活 COX - 2，使骨细胞表达的 IL - 6 和 IL - 8 增多，碱性磷酸酶和骨钙素表达下降，导致骨破坏。

 案例讨论

临床案例 患者，男性，29 岁，4 年内反复出现饮啤酒、进食海鲜后右侧第一跖趾关节肿痛发作，一周左右可自行缓解，因再次发作伴右踝、右膝肿痛 1 天就诊。既往查血尿酸示高尿酸血症。查体：右膝、右踝、右侧第一跖趾关节肿胀、压痛，皮温升高，活动受限。

问题 1. 该患者需要作哪些实验室检查？
2. 该患者诊断首先考虑什么疾病？需要与什么疾病作鉴别？
3. 如何对该患者进行治疗？

四、临床表现

（一）症状及体征

痛风的自然病程分为无症状期、急性关节炎期、间歇期、慢性关节炎及痛风石形成期、肾脏病变期。

1. 无症状期 患者可仅有高尿酸血症，而无关节症状、肾脏病变及痛风石形成，称为无症状性高尿酸血症。

2. 急性关节炎期 患者发作前常有暴饮暴食、进食海鲜、啤酒等诱因，典型发作为夜间剧烈关节痛，初期常累及第一跖趾关节，其后可累及踝关节等其他关节，受累关节红肿、触痛明显，皮温升高，可伴功能受限，疼痛程度剧烈，难以忍受。部分患者可有发热等全身症状。患者可于服用止痛药后缓解或自行缓解。

3. 间歇期　早期急性关节炎期缓解后，常无遗留症状，可数月甚至数年后再发。未行降尿酸治疗的患者常反复发作，发作间期逐渐缩短，发作时间逐渐延长，受累关节逐渐增多，症状逐渐加重。

4. 慢性关节炎及痛风石形成期　长期高尿酸血症可导致大量 MSU 结晶沉积于全身多关节、关节周围软组织及皮下组织，导致关节骨质破坏、关节周围软组织纤维化及痛风石形成。关节症状常为持续性关节肿痛，严重时可出现关节畸形及功能障碍，也可在慢性基础上反复急性发作。痛风石的典型部位为耳廓及反复发作的关节周围，为皮下隆起的大小不一的黄白色赘生物，表面菲薄，破溃后可排出黄白色粉状或糊状物，难以愈合。

5. 肾脏病变　常见的肾脏病变主要为痛风性肾病及尿酸性肾结石，少部分患者可出现急性肾功能不全。

（1）痛风性肾病为 MSU 结晶沉积于肾间质，引起慢性肾小管 - 间质性病变，严重者可出现肾小管萎缩、肾间质纤维化及肾小球缺血硬化。常见临床表现为夜尿增多，小分子蛋白尿、血尿、脓尿及管型尿，浓缩功能下降可导致低比重尿，晚期可出现肾功能不全。

（2）尿酸性肾结石为 MSU 结晶沉积形成结石，可导致肾绞痛、排尿困难、血尿、肾积水及泌尿系感染等。

（3）急性肾功能不全常见于继发性痛风患者，尤其是恶性肿瘤及其放化疗治疗后，即肿瘤溶解综合征患者。患者因血和尿中尿酸水平突然急剧升高，大量 MSU 晶体沉积于肾小管，肾小管阻塞，造成少尿、无尿、急性肾功能不全，尿中可见大量 MSU 晶体。

（二）实验室检查及影像学

人体中血尿酸绝大部分以钠盐形式存在，血清中 MSU 的最大饱和度约为 70mg/L。血尿酸值男性约为 35 ~ 70mg/L，女性约为 25 ~ 60mg/L。尿尿酸的测定有助于判断患者是否存在尿酸排泄减少的情况。偏振光显微镜下发现关节液中双折光的针状或杆状 MSU 晶体是诊断痛风的"金标准"。

急性发作期的关节 X 线片可见关节周围软组织肿胀，慢性关节炎伴痛风石形成期可见痛风石呈偏心性圆形囊性变，呈虫噬样、穿凿样缺损，边界较清，可出现关节间隙狭窄，关节半脱位或脱位等关节改变。关节超声检查可见特征性"双轨征"，为 MSU 结晶沉积于软骨表面，也可见关节内滑膜增生、关节积液、关节软骨及骨质破坏和痛风石形成。双能 CT 可以直观、无创地显示关节局部尿酸盐晶体沉积。尿酸性肾结石 X 线片下不显影。肾脏超声可发现肾髓质强回声光点，提示肾间质 MSU 沉积，也可发现尿酸性肾结石。

五、诊断与鉴别诊断

1. 诊断标准　血尿酸值男性 >70mg/L，女性 >60mg/L 时即可诊断为高尿酸血症。但是大部分高尿酸血症患者并不进展为痛风，少部分痛风患者急性发作的时候，血尿酸也不一定升高。痛风的诊断是根据特征性的诱因、临床表现、血尿酸检测、关节影像学尤其是关节超声及双能 CT 检查综合判断，若能在偏振光显微镜下观察到双折光的 MSU 结晶，也可以明确诊断。1977 年美国风湿病学会（ACR）提出了急性痛风性关节炎分类标准，见表 6 - 8 - 1。2015 年美国风湿病学会（ACR）和欧洲抗风湿病联盟（EULAR）共同提出了新的分类标准，见表 6 - 8 - 2。

表 6 – 8 – 1 1977 年 ACR 急性痛风性关节炎分类标准

1. 关节液中有特异性尿酸盐结晶，或
2. 用化学方法或偏振光显微镜证实痛风石中含尿酸盐结晶，或
3. 具备以下 12 项（临床、实验室、X 线表现）中的 6 项
    （1）急性关节炎发作 >1 次
    （2）炎症反应在 1 天内达高峰
    （3）单关节炎发作
    （4）可见关节发红
    （5）第一跖趾关节疼痛或肿胀
    （6）单侧第一跖趾关节受累
    （7）单侧跗骨关节受累
    （8）可疑痛风石
    （9）高尿酸血症
    （10）不对称关节内肿胀（X 线证实）
    （11）无骨侵蚀的骨皮质下囊肿（X 线证实）
    （12）关节炎发作时关节液微生物培养阴性

表 6 – 8 – 2 2015 年 ACR – EULAR 痛风分类标准

	分类	得分
第 1 步：进入标准（满足方可进行以下评分）	至少 1 次外周关节的肿胀、疼痛或压痛发作	
第 2 步：充分条件（满足即可诊断痛风）	在有症状的关节滑液中发现 MSU 晶体或有痛风石存在	
第 3 步：评分标准		
临床		
（1）关节肿痛发作部位	踝或足中部	1
	第一跖趾关节	2
（2）关节痛发作特点		
①关节发红	1 个特点	1
②触痛或压痛	2 个特点	2
③行走或活动受限	3 个特点	3
（3）发作时间（满足 2 条以上即为典型发作）		
①1 天内疼痛达峰值	1 次典型发作	1
②疾病 2 周内缓解	反复典型发作	2
③发作间期完全缓解		
（4）痛风石临床证据	存在	4
（5）实验室		
①血尿酸	<40mg/L	−4
	60 ~ 80mg/L	2
	80 - 100mg/L	3
	≥100mg/L	4
②滑液检查 MSU 晶体	阴性	−2
（6）影像学		
超声提示双轨征或双能 CT 提示尿酸盐沉积	存在	4
常规影像学检查提示手或脚关节骨质侵蚀	存在	4

注：评分≥8 分即可诊断痛风

2. 鉴别诊断 诊断痛风需除外其他关节炎，如类风湿关节炎、骨关节炎、感染性关节炎、反应性关节炎、假性痛风等，急性发作还应除外丹毒、蜂窝织炎等。

（1）风湿性关节炎是风湿热的一种表现。起病急，青少年多见，关节红、肿、热、痛明显，不能活动，发病部位常见于膝、髋、踝等下肢大关节，其次是肩、肘、腕关节，手足小关节少见；亦可侵犯心脏，引起风湿性心脏病，并有发热、皮下结节和皮疹等表现。辅助检查示血沉加快，血尿酸不高。治愈后很少复发，关节不留畸形，有些病人可遗留心脏病变。

（2）类风湿性关节炎是一种以关节滑膜炎为特征的慢性全身性自身免疫性疾病，该病好发于手、腕、足等小关节，反复发作，呈对称分布，常伴有晨僵。类风湿因子多为阳性，血尿酸不高。

（3）继发性痛风能引起继发性高尿酸血症的疾病主要包括核酸代谢亢进和肾脏排泄尿酸盐降低两类，多具有原发疾病的临床特征。实验室检查血清尿酸含量明显升高，痛风症状不典型，多有肾脏受累。

（4）假性痛风关节滑囊液检查可发现有焦磷酸钙结晶或磷灰石，X线可见软骨呈线状钙化或关节旁钙化；发作时血沉增快，白细胞增高，血尿酸正常；膝关节多受累。

六、治疗

痛风的治疗主要为缓解症状的急性期治疗和预防复发的降尿酸治疗，同时还有针对并发症的治疗。

1. 一般治疗 患者教育、调整生活方式和饮食习惯非常重要，是痛风治疗的基础。应教育患者低嘌呤饮食，避免进食海鲜、啤酒、动物内脏、浓肉汤等高嘌呤饮食及高糖高脂饮食，可多吃水果蔬菜，多喝水，每日饮水量2000ml以上。多摄入低脂食品、咖啡、维生素C可以降低尿酸。肥胖者减重，严格控制体重达标。

2. 急性期治疗 急性发作期不开始降尿酸治疗，以避免加重症状；已开始降尿酸治疗的患者不需要停药，以免引起尿酸波动。

常用一线治疗药物包括非甾体类抗炎药（NSAIDs）、秋水仙碱和糖皮质激素，应早期、足量使用，逐渐减停。各种NSAIDs药物均可有效缓解症状，应注意其可导致消化道溃疡及出血，选择性环氧化酶（COX）-2抑制剂胃肠道不良反应较少。秋水仙碱作为传统药物，目前主张小剂量使用，如每次0.5mg、每日2次。常见的不良反应为胃肠道反应如呕吐、腹泻等，肾功能不全患者应减量使用，可与NSAIDs或小剂量糖皮质激素联合使用。短期口服小剂量糖皮质激素常用于不能耐受上述两种药物或肾功能不全患者。少关节累及时，可予患者关节腔注射长效糖皮质激素。严重及难治者可用IL-1拮抗剂，如重组IL-1受体拮抗剂、可溶性IL-1受体融合蛋白、人源化IL-1β单抗。

3. 降尿酸治疗 降尿酸治疗的指征为：反复急性发作，多关节受累，痛风石形成及肾脏病变等。一般在急性发作缓解后2周后开始，药物需由小剂量开始，逐渐加量，根据尿酸水平调整至最小有效剂量并长期维持以控制尿酸水平达标。开始降尿酸治疗前，可予秋水仙碱或NSAIDs药物预防复发。降尿酸治疗强调达标治疗，不同情况降尿酸的目标不同，一般痛风治疗尿酸达标值为60mg/L，有痛风石痛风降尿酸治疗达标值为50mg/L。

常用药物主要为抑制尿酸生成的别嘌醇和非布司他，促进尿酸排泄的苯溴马隆和丙磺舒、碱化尿液的碳酸氢钠和枸橼酸钾等，可联用不同作用机理的药物。别嘌醇为黄嘌呤氧化酶抑制剂，少量患者可出现严重的过敏反应、剥脱性皮炎等，甚至致死。非布司他为非嘌呤类选择性黄嘌呤氧化酶抑制剂，过敏反应较别嘌醇明显减少。苯溴马隆主要促进尿酸排泄，可用于轻、中度肾功能不全患者，肾脏结石患者慎用。碱化尿液可促进尿酸溶解排泄，需定期监测尿pH，长期使用可导致酸碱平衡紊乱。

4. 肾脏病变的治疗 痛风性肾脏病变为降尿酸治疗指征。肾功能不全患者急性期应慎用NSAIDs及秋水仙碱，降尿酸治疗建议使用别嘌醇及非布司他，并联合碳酸氢钠碱化尿液，轻、中度肾功能不全时可使用苯溴马隆。患者应避免使用影响尿酸排泄的呋塞米及噻嗪类利尿剂。重度肾功能不全患者可行透析治疗或肾移植。肾脏结石患者应避免使用苯溴马隆，降尿酸治疗达标后，一般结石可自行溶解或排出，若未缩小或排出，且有临床症状者，可行体外碎石、内镜或手术取石治疗。

5. 代谢综合征的治疗 痛风患者伴发代谢综合征时应积极治疗相关并发症。部分治疗药物同时具有弱的降尿酸治疗作用，可选择使用，但不能单用于降尿酸治疗。相关药物包括降压药如氯沙坦、氨氯地平，降脂药如阿托伐他汀、非诺贝特等。

七、预后

痛风为代谢相关疾病，积极治疗预后良好，关节症状及肾脏病变可好转，痛风石可缩小或消失。若未经正规降尿酸治疗，滥用 NSAIDs 或糖皮质激素止痛，可导致医源性消化道出血、感染等后果，预后较差。

第二节　假性痛风

关节软骨、半月板等组织易发生钙化，含钙晶体常以双水焦磷酸钙（CPPD）的形式存在于软骨细胞外基质，即为焦磷酸钙沉积病或软骨钙质沉积病，伴急性关节炎发作时，常称为假性痛风。一般可分为家族性、散发性、继发性和创伤性，常继发于甲状旁腺功能亢进、血色病、镁缺乏等疾病。

一、流行病学

本病 50 岁以前发病者少见，随年龄增长患病率升高，骨关节炎患者及关节或半月板损伤患者易出现。

二、病因与发病机制

无机焦磷酸盐的代谢紊乱导致关节液中其含量增加，促进 CPPD 晶体沉积于关节软骨，进一步诱导炎症反应，导致关节退行性改变。

三、临床表现

焦磷酸钙沉积病临床表现多样，可无症状，或表现为类似急性痛风发作的急性炎症性单关节炎，也可表现为慢性退行性关节炎或对称性多关节炎，关节创伤后患者可出现关节腔积血。

假性痛风常表现为单关节起病的急性关节炎，常突然起病，剧烈疼痛，关节发红肿胀，皮温升高，不同于痛风的是，本病常见于膝关节、腕关节及踝关节，第一跖趾关节很少受累。本病引起的慢性退行性关节炎常累及骨关节炎（OA）不常累及的腕关节、掌指关节、肘关节及肩关节等。常见的诱因为创伤、全身性疾病及关节腔内注射透明质酸等。患者可伴发热、寒战，白细胞升高，红细胞沉降率增快，尿酸不高，关节液中白细胞增多，偏振光显微镜可观察到关节液中存在 CPPD 结晶，关节 X 线片可见典型的双侧对称的纤维软骨、关节软骨及关节囊上大量点状线性钙化，关节超声可见关节软骨内的线状强回声影。

四、诊断与鉴别诊断

患者表现为典型的急性单关节炎发作，尿酸不高，影像学可见典型的钙化表现均有助于本病的诊断，明确诊断需通过偏振光显微镜证实关节液中存在 CPPD 晶体。

本病需与痛风鉴别，表现为慢性退行性关节炎时需与骨关节炎鉴别，表现为对称性多关节炎时需与类风湿关节炎鉴别。

五、治疗

急性期应注意休息，非甾体类抗炎药（NSAIDs）可缓解症状，秋水仙碱可能有效，关节腔穿刺引流及注射长效糖皮质激素均有效。关节破坏严重患者可考虑手术治疗，如滑膜切除、人工关节置换等。

本章小结

　　晶体性关节炎是一类特殊晶体沉积于关节及周围组织导致的关节炎，单钠尿酸盐（MSU）沉积引起的即为痛风，与高尿酸血症相关；双水焦磷酸钙（CPPD）沉积引起的即为假性痛风。痛风常由高嘌呤、高糖、高脂饮食诱发，自然病程分为无症状期、急性关节炎期、间歇期、慢性关节炎及痛风石形成期、肾脏病变期。高尿酸血症即血尿酸值男性 >70mg/L，女性 >60mg/L。痛风的治疗主要为缓解症状的急性期治疗和预防复发的降尿酸治疗，及针对并发症的治疗。降尿酸治疗的常用药物中，抑制尿酸生成的为别嘌醇和非布司他，促进尿酸排泄的为苯溴马隆和丙磺舒，碱化尿液的为碳酸氢钠和枸橼酸钾等。患者教育和改变生活方式对于痛风的预防和治疗非常重要。

思考题

1. 简述痛风的定义、典型的临床表现。
2. 简述痛风的诊断要点，需要与哪些疾病鉴别、鉴别的要点是什么？
3. 痛风的治疗原则是什么？降尿酸药物根据药理作用机制如何分类？请简述之。

（徐　健）

第九章 风湿热

风湿热（rheumatic fever，RF）是一种与 A 组乙型溶血性链球菌咽喉部感染有关的全身性结缔组织的炎症性疾病，曾经是危害学龄儿童及青少年生命和健康的主要疾病之一，可累及心脏、关节、中枢神经系统和皮下组织等，临床表现以心脏和关节的炎症最为明显，可伴有发热、环形红斑、舞蹈症和皮下结节等。病变可呈急性或慢性反复发作，可遗留心脏瓣膜病变，形成慢性风湿性心瓣膜病或风湿性心脏病。

一、流行病学

RF 任何年龄均可发病，但主要为 5~15 岁的儿童和青少年，少见于 3 岁以下幼儿和成年人，男女发病率大致相等。发病率的高低与生活水平有关，营养低下和医疗水平不足使 RF 的发生率在发展中国家明显高于发达国家。世界的平均发生率为 19/10 万。

二、发病机制

A 组乙型溶血性链球菌咽部感染与 RF 密切相关。感染后具有遗传易感性的个体发生了异常免疫反应。具体机制尚不完全明确，目前认为由人体产生针对链球菌的交叉抗体攻击心肌、滑膜组织及基底神经节等导致。分子模拟导致这种炎症过程。在心脏炎中，激活的自身抗体导致 T 细胞在瓣膜内皮浸润。

三、临床表现

在症状出现前 1~6 周，常有咽喉炎或扁桃体炎等上呼吸道感染前驱感染表现，如发热、咽痛、颌下淋巴结炎等。热型不规则，轻中度发热较常见，也可见高热。

（一）典型表现

1. 关节炎 是最常见的临床表现，表现为游走性、非对称性的大关节炎，导致关节的红、肿、热、疼痛、触痛及活动受限。关节疼痛很少持续 1 个月以上，通常在 2 周内消退，无变形遗留，但常反复发作。关节炎对于非甾体类抗炎药（Non - steroidal anti - inflammatory drugs，NSAIDs）反应良好。放射学检查可见受累关节少量渗出，关节液化验显示为无菌性炎症。

2. 心脏炎 是风湿热最严重的临床表现，病情轻重不一，严重可导致心力衰竭，甚至死亡。本病可以导致全心炎，累及心包、心外膜、心肌及心内膜。患者可出现运动后心悸、气短、心前区不适。二尖瓣炎时可有心尖区高调、收缩期吹风样杂音或短促低调舒张中期杂音。主动脉瓣炎时在心底部可听到舒张中期柔和吹风样杂音。心肌炎可导致充血性心力衰竭，这种充血性心力衰竭是由严重的二尖瓣或主动脉瓣反流导致的左心扩大引起。患者可以出现多种心律失常，包括出现与体温不相称的窦性心动过速。超声心动图对于评估患者心脏受累的情况非常重要。

3. 环形红斑 是风湿热的少见表现，发生率<5%。为淡红色、环状红斑，界限清楚，中央苍白。骤起，可能由发热引起，数小时或1~2d消退，不痒不痛。分布在四肢近端和躯干，面部很少出现。

4. 皮下结节 少见，发生率<5%。为稍硬、无痛性结节，直径<2cm，多位于关节伸侧的皮下组织，尤其肘、膝、腕、枕或胸腰椎棘突处，与皮肤无粘连，表面无红肿。多见于有心脏炎的患者。

5. 舞蹈病 多见于女性和青少年。为神经系统的后遗表现，可在风湿热急性发作的几月甚至几年后出现。为无目的、不自主的躯干或肢体动作，可出现情绪异常及肌无力。风湿热导致的舞蹈病具有自限性。

（二）其他表现

可累及肺、胸膜、腹膜、肾脏等，导致相应的临床表现。

四、实验室及辅助检查

包括链球菌前驱感染的检测、急性期反应物以及心电图及影像学检查等方面的改变。

1. 链球菌感染检测 咽部A组乙型溶血性链球菌培养阳性，是链球菌性咽炎的金标准。但只有25%的RF患者细菌培养阳性。链球菌培养至少需要48小时，而快速链球菌抗原检测可以在数分钟内得到结果，但是存在假阴性结果。咽部培养及抗原检测在存在慢性定植菌时对于RF的诊断是不准确的。血清学链球菌感的证据有链球菌抗体检测。常用的是检测抗链球菌溶血素O（anti-streptolysin O，ASO）及抗链球菌脱氧核糖核酸酶B（anti-DNase B）滴度。ASO抗体滴度是最常用的检查，阳性率约75%。但这两项检测只能证实患者在近期内有A组乙型溶血性链球菌感染，不能提示体内是否存在链球菌诱发的自身免疫反应。

2. 急性炎症反应指标与免疫学检查 在急性期，可以检测到红细胞沉降率（erythromycin sedimentation rate，ESR）和C反应蛋白（C-reactive protein，CRP）升高，尤其是在患者有多关节炎或急性心脏炎时升高更加明显。因此，ESR和CRP可以帮助监控患者病情。非特异性免疫指标如免疫球蛋白（IgM，IgG）、循环免疫复合物和补体C3增高约占50%~60%。另外，肿瘤坏死因子（TNF）-α、血清白细胞介素（sIL）-2受体在急性风湿热活动期显著增高。

3. 心电图及影像学检查 对于心脏炎患者非常有价值。心电图可以发现P-R间期延长、窦性心动过速和其他的心律失常。胸部X线可以发现心脏增大。超声心动图可以发现早期、轻症心脏炎以及亚临床型心脏炎及轻度心包积液。

五、诊断

RF临床表现多种多样，迄今尚无特异性的诊断方法。临床上应用较多的诊断标准有美国心脏协会1992年修订的Jones诊断标准（见表6-9-1），主要依靠临床表现，辅以实验室检查。该标准只能指导诊断，并不是"金标准"。

世界卫生组织（WHO）2002—2003年修订标准（表6-9-2），在1965年和1984年诊断标准的基础上进行了修订，对风湿热分类地提出了诊断标准。对于不典型或轻症风湿热，临床上往往达不到上述标准，需要排除其他许多疾病，如类风湿关节炎、反应性关节炎等。

六、鉴别诊断

许多疾病的早期与风湿热引起的关节炎或心脏炎常易混淆，容易造成误诊，排除性诊断是确诊风湿热的必需的诊断步骤。类风湿关节炎：与本病的区别是小关节累及多见，关节炎呈持续性，伴晨僵，类风湿因子滴度升高，可导致关节损毁；反应性关节炎：有肠道或泌尿道感染史，以下肢关节炎为主，可伴肌腱端炎、腰痛，属于脊柱关节炎，可有人类白细胞抗原（HLA）－B27 阳性；亚急性感染性心内膜炎：有进行性贫血、脾肿大、栓塞、瘀斑、血培养阳性；病毒性心脏炎：有鼻塞、流涕等病毒感染前驱症状，病毒核酸检测阳性，抗体效价明显增高。有明显及顽固的心律失常；排除先天性心脏病。

表 6 – 9 – 1　1992 年修订的 Jones 诊断标准

主要表现	次要表现	链球菌感染证据
心脏炎	临床表现	咽部链球菌培养阳性
（1）杂音	（1）既往风湿热病史	快速抗原检测阳性
（2）心脏增大	（2）关节痛	ASO 等链球菌抗体滴度升高
（3）心包炎	（3）发热	
（4）充血性心力衰竭	实验室检查	
多发性关节炎	（1）ESR 增快，CRP 升高	
舞蹈病	（2）P – R 间期延长	
环形红斑		
皮下结节		

注：如有前驱的链球菌感染证据，并有 2 项主要表现或 1 项主要表现加 2 项次要表现，高度提示可能为急性风湿热。但对以下 3 种情况，可不必严格遵循上述诊断标准，即：以舞蹈病为唯一临床表现者；隐匿发病或缓慢出现的心脏炎；有风湿热病史或现患风湿性心脏病，当再感染 A 组乙型溶血性链球菌时。有风湿热复发高度危险者

表 6 – 9 – 2　WHO 2002 ~ 2003 年修订标准

初发风湿热	2 项主要表现或 1 项主要及 2 项次要表现加上前驱链球菌感染证据
复发性风湿热不患有风湿性心脏病	2 项主要表现或 1 项主要及 2 项次要表现加上前驱链球菌感染证据
复发性风湿热患有风湿性心脏病	2 项次要表现加上前驱链球菌感染证据
舞蹈病隐匿发病的风湿性心脏炎	风湿热主要表现或 A 组链球菌感染证据可不需要
慢性风湿性心瓣膜病	风湿性心脏病不需要风湿热任何标准即可诊断
主要表现	心脏炎、多关节炎、舞蹈病、环形红斑、皮下结节
次要表现	临床表现：发热，多关节痛
	实验室：急性期反应物升高（ESR 或白细胞数）
	心电图：P – R 间期延长
近 45 天内有支持前驱感染的证据	ASO 等链球菌抗体升高。咽培养阳性或抗原快速试验阳性或新近患猩红热

七、治疗

治疗原则是清除链球菌感染的诱因，控制临床症状。

1. 一般治疗　注意保暖。有心脏炎者应卧床休息，待心动过速控制、心电图改善后，继续卧床休息 3 ~ 4 周后恢复活动。急性关节炎亦应注意休息，至 ESR、体温等正常后开始活动。

2. 抗链球菌感染　抗生素是 RF 治疗的重要措施，旨在消除潜伏的链球菌感染灶。目前公认苄星青霉素是首选药物，推荐应用青霉素一次肌内注射，或口服青霉素 10 天。对于青霉素过敏者，可用红霉素作为替代。对于耐药者，可用阿奇霉素、克拉霉素、克林霉素等替代。

3. 抗风湿治疗　首选非甾体类抗炎药，常用阿司匹林，儿童每日 80 ~ 100mg/kg，成人 4 ~ 8g/d，分 3 ~ 4 次口服，单纯关节受累者疗程 6 ~ 8 周，心脏炎患者大于 12 周。也可应用其他非甾体类抗炎药。对于存在严重心脏炎者伴有充血性心力衰竭者，应采用糖皮质激素治疗，常用泼尼松，分 3 ~ 4 次口服，成人 30 ~ 40mg/d，小儿 1.0 ~ 1.5mg/（kg·d），病情缓解后逐渐减量。

4. 其他　对有舞蹈病的患者应尽量避免强光及噪声刺激。亚临床心脏炎若既往无心脏炎

病史，近期有过 RF，只需定期追踪及坚持长效青霉素预防，无须特殊处理。如心脏瓣口反流严重，药物治疗达不到治疗目的需行换瓣手术。

5. 预防 RF 的预防分为一级预防和二级预防，能够减少发病率，以及患病的严重程度。一级预防：阻断 A 组乙型溶血性链球菌感染的传播，阻止 RF 的发生。加强儿童、青少年的保健和卫生宣教工作，改善居住情况及卫生条件。RF 具有家族多发性，有家族史的患者应重点预防。推荐在确诊有 A 组溶血性链球菌咽炎的患者，或者 5 岁以上的青少年在拟诊上呼吸道链球菌感染时，即应给予治疗，可用单剂长效青霉素肌内注射，分 2～4 次，连续用药 10 天。二级预防：针对有高度易感因素、RF 多次复发、有过心脏炎和有瓣膜病后遗症者。目的是预防和减轻心脏损害。以长效青霉素，每 3～4 周肌内注射 1 次，用药至少 10 年，或直至 40 岁，甚至终生预防。

八、预后

主要取决于是否发生心脏炎及其轻重。急性期 65% 左右的患者心脏受累，如不及时合理治疗，70% 可发生心脏瓣膜病。大约 70% 的急性风湿热患者可在 2～3 个月内恢复。舞蹈病及多关节炎预后较好，仅少数患者遗留神经精神症状。

 本章小结

风湿热是一种与 A 组乙型溶血性链球菌咽喉部感染有关的全身性结缔组织的炎症性疾病，发病人群主要为 5～15 岁的儿童和青少年。可累及心脏、关节、中枢神经系统和皮下组织等，临床表现以心脏和关节的炎症最为明显，可伴有发热、环形红斑、舞蹈症和皮下结节等。病变可呈急性或慢性反复发作，可遗留心脏瓣膜病变形成慢性风湿性心瓣膜病或风湿性心脏病。治疗原则是清除链球菌感染的诱因，控制临床症状。采取恰当的预防措施能够减少患病率，以及患病的严重程度。

 思考题

1. 风湿热的临床表现有哪些？
2. 风湿热的诊断标准是什么？
3. 简述风湿热的治疗及预防。

（李 洋）

第十章 混合性结缔组织病

学习要求

1. 熟悉 混合性结缔组织病的定义、临床表现、诊断要点及治疗原则。

2. 了解 混合性结缔组织病的病因和发病机制。

混合性结缔组织病（mixed connective tissue disease，MCTD）是一种具有多种结缔组织疾病特点如雷诺现象、关节炎、肌炎等临床表现，血清学特征为高滴度抗核抗体（ANA）和抗U1RNP抗体的临床综合征。本病虽具有多种弥漫性结缔组织病的特点，如系统性红斑狼疮（SLE）、系统性硬化症（SSc）、类风湿关节炎（RA）、多发性肌炎/皮肌炎（PM/DM）和干燥综合征（SS），但不能满足上述疾病的诊断标准，且具有特征性自身抗体抗U1RNP抗体，是一种独立的疾病。部分患者可能随疾病进展逐渐转化为上述某种弥漫性结缔组织病。

一、流行病学

本病好发于青年女性。关于本病的发病率报道很少，我国的发病率尚不明确。

二、病因与发病机制

本病病因及发病机制尚不明确。有报道认为 B 细胞的高反应性和 T 细胞的活化均参与本病的发病。

三、病理

本病的特征性病理表现为中小血管内膜轻度增生和中膜肥厚，血管闭塞常见，发生于肺脏及肾脏可引起肺动脉高压（PAH）和肾血管危象。

四、临床表现

患者可表现为多种弥漫性结缔组织病的特点，如 SLE、SSc、RA、PM/DM 等，上述临床表现可同时或相继出现，临床表现具有异质性。

1. 早期症状 疾病早期常表现为发热、易疲劳、雷诺现象、双手肿胀、关节痛、肌痛等非特异症状。

2. 皮肤黏膜表现 雷诺现象是患者最常见的早期病变，常伴双手肿胀。患者可出现狼疮样皮疹如颊部红斑、黏膜溃疡和血管炎表现。

3. 关节表现 关节痛和晨僵常见，患者可出现类风湿因子（RF）阳性，部分患者可出现骨质侵蚀、关节畸形和关节破坏，可进展至 RA。

4. 肌肉病变 肌痛症状常见，但肌无力、肌酶升高及肌电图异常少见。本病相关的肌炎具有特发性炎性肌病（IIM）及 PM/DM 的部分特点，常在疾病活动时发作，对糖皮质激素治疗反应较好。

5. 消化系统　大部分患者可出现消化道受累，常表现为消化道动力减弱，亦可出现肠系膜血管炎、原发性胆汁性肝硬化、自身免疫性肝炎、蛋白丢失性肠病、吸收不良综合征等表现。

6. 肺脏病变　大部分患者可出现肺脏病变，常见肺间质病变（ILD）和肺动脉高压（PAH）。30% ~ 50% 患者可出现 ILD，早期症状为干咳和劳力性呼吸困难，高分辨 CT（HRCT）有助于早期识别 ILD，可出现双下肺小叶间隔增厚及磨玻璃样改变，晚期可出现蜂窝肺。PAH 常继发于肺间质纤维化，可导致右心功能不全，预后差，右心导管检测为诊断 PAH 的金标准。

7. 心脏病变　心脏病变可表现为心肌肥厚、心包炎、传导系统功能异常和心功能不全等。右心功能不全可继发于 PAH，超声心动图可无创性检测肺动脉压及心脏病变。

8. 肾脏病变　肾脏病变可表现为肾小球肾炎和肾病综合征，高滴度的抗 U1RNP 抗体可能对弥漫性肾小球肾炎的进展有保护作用。

9. 血液系统　患者可出现贫血、白细胞减少，血小板减少相对少见。亦可出现全身淋巴结及肝脾肿大。

10. 其他　神经系统病变可出现头痛及三叉神经痛，少部分患者可出现无菌性脑膜炎、脑血管病变等。患者可出现口干、眼干症状，可出现甲状腺功能减低。

五、诊断与鉴别诊断

1. 诊断标准　具有多种结缔组织疾病特点且抗 UIRNP 抗体阳性的患者，若不满足其他弥漫性结缔组织病的诊断标准，可诊断为 MCTD；若能满足其他弥漫性结缔组织病的诊断标准，应首先考虑其他诊断，如 SLE、SSc、RA 等。目前常用的诊断标准为 Alarcon - Segovia（1986年）和 Kahn（1991年）提出的 2 个诊断标准，见表 6 - 10 - 1。

表 6 - 10 - 1　MCTD 常用的诊断标准

项目	Alrcron - Segovia 标准	Kahn 标准
血清学标准	抗 U1RNP 抗体滴度≥1∶1600	高滴度抗 U1RNP 抗体 + 斑点型 ANA 滴度≥1∶1200
临床标准	1. 手指肿胀	1. 手指肿胀
	2. 滑膜炎	2. 滑膜炎
	3. 肌炎	3. 肌炎
	4. 雷诺现象	4. 雷诺现象
	5. 肢端硬化	
确诊标准	血清学标准 + 3 条以上的临床标准，必须包括肌炎或滑膜炎	

2. 鉴别诊断　诊断 MCTD 之前，应首先判断患者是否满足弥漫性结缔组织病的诊断标准，如 SLE、SSc、PM、DM、RA、SS。MCTD 疾病具有异质性，患者可能在不同疾病阶段表现出不同的疾病特点，也可能转化为某一种弥漫性结缔组织病。因此对于确诊患者，也应根据病情变化重新评估诊断。

MCTD 还应与重叠综合征及未分化结缔组织病（UCTD）鉴别。重叠综合征一般指患者同时患两种及以上明确诊断的结缔组织病，如 SSc 重叠其他结缔组织病，或肌炎重叠其他结缔组织病。UCTD 则是指疾病早期，患者仅出现 1 ~ 2 个非特异的临床表现，如雷诺现象、关节痛、ANA 阳性等，但不能诊断为弥漫性结缔组织病和 MCTD 的情况。UCTD 可进展至弥漫性结缔组织病或 MCTD。

六、治疗

本病的治疗原则与其他弥漫性结缔组织病的治疗原则相似，主要针对相应的疾病特点治疗。

1. 一般治疗　患者应注意休息，注意保暖，戒烟，避免情绪波动，避免使用加重本病的药物。

2. 雷诺现象的治疗　二氢吡啶类钙离子拮抗剂，如硝苯地平可以改善雷诺现象。症状严重时，如指端坏疽时，可予 5 - 磷酸二酯酶抑制剂如西地那非，内皮素 - 1 受体拮抗剂如波生坦及前列腺素类药物，局部交感神经阻断也有一定疗效。

3. 关节症状的治疗　关节痛患者可予非甾体类抗炎药（NSAIDs）改善症状，治疗反应不佳时可加用小剂量糖皮质激素（<10mg/天）。关节炎患者，尤其是出现活动性滑膜炎症、骨质侵蚀及关节破坏的患者，应加用甲氨蝶呤（MTX）、羟氯喹（HCQ），必要时可使用生物制剂。

4. 肌炎的治疗　肌炎患者可予糖皮质激素每天 1 ~ 1.5mg/kg，难治者可予 MTX 及免疫球蛋白治疗。

5. 肺动脉高压的治疗　PAH 是 MCTD 患者死亡的主要原因。MCTD 患者应在初诊时即评估是否存在 PAH，并每年复查。早期无症状的 PAH 可尝试使用糖皮质激素、环磷酰胺（CTX）、小剂量阿司匹林及血管紧张素转换酶抑制剂（ACEI）。治疗伴有临床症状的 PAH 的常用药包括内皮素 - 1 受体拮抗剂如波生坦、5 - 磷酸二酯酶抑制剂如西地那非、前列环素类似物如依前列环素等。

6. 肾脏病变的治疗　蛋白尿患者可予 ACEI 降尿蛋白，小剂量阿司匹林或双嘧达莫抗血小板，症状严重时可予糖皮质激素每天 0.5 ~ 1mg/kg，联合 CTX 治疗。

7. 胃肠道症状的治疗　胃食管反流症患者可予质子泵抑制剂，胃肠动力减退患者使用促胃动力药，肠道细菌过度繁殖可应用抗生素。

8. 心肌炎的治疗　心肌炎患者可尝试使用糖皮质激素和 CTX，避免应用地高辛。传导阻滞的患者应避免使用 HCQ。

七、预后

MCTD 患者预后相对良好，重要脏器受累者预后差。进展性 PAH 和心脏并发症是 MCTD 患者死亡的主要原因。早诊断、早治疗可改善预后。

本章小结

混合性结缔组织病（MCTD）具有多种结缔组织疾病特点，如雷诺现象、关节炎、肌炎等，抗核抗体（ANA）阳性，但不能满足各疾病的诊断标准，具有特征性抗 U1RNP 抗体，是一种独立的疾病。部分患者可能随疾病进展逐渐转化为某种弥漫性结缔组织病。若能满足其他弥漫性结缔组织病的诊断标准，应首先考虑其他诊断。本病的治疗原则与其他结缔组织病的治疗原则相似，主要针对相应的疾病特点治疗。

思考题

1. 简述混合性结缔组织病的定义、典型的临床表现。

2. 简述混合性结缔组织病的诊断要点，需要与哪些主要疾病鉴别、鉴别的要点是什么？

（徐　健）

第十一章　系统性血管炎

第一节　概　述

血管炎（vasculitis）是一组异质性自身免疫疾病，血管壁炎症和坏死为基本病理改变，可导致多系统损害。目前已经认识的系统性血管炎至少有 20 多种，包括原发性和继发性血管炎。原发性血管炎是指不合并有另一种已明确疾病的系统性血管炎；继发性血管炎是指继发于另一确诊疾病的血管炎，如继发于其他结缔组织病、感染、肿瘤等。

一、分类

目前血管炎的病因不明，临床症状重叠，缺乏统一的病理改变，因此根据受累的血管大小进行分类的方法最可靠。2012 年 Chapel Hill 会议主要根据受累血管的大小对血管炎进行了命名和分类，见表 6 – 11 – 1。

表 6 – 11 – 1　2012 年 Chapel Hill 会议的血管炎分类

大血管炎	大动脉炎
	巨细胞动脉炎
中血管炎	结节性多动脉炎
	川崎病
小血管炎	
ANCA 相关性血管炎	显微镜下多血管炎
	肉芽肿性多血管炎
	嗜酸性肉芽肿性多血管炎
免疫复合物性小血管炎	抗肾小球基底膜病
	冷球蛋白性血管炎
	IgA 性血管炎
	低补体血症性荨麻疹性血管炎
变异性血管炎	贝赫切特病
	科根综合征
单器官血管炎	皮肤白细胞破碎性血管炎
	皮肤动脉炎
	原发性中枢神经系统血管炎
	孤立性主动脉炎
与系统性疾病相关的血管炎	狼疮性血管炎
	类风湿性血管炎
	结节病性血管炎

续表

与可能的病因相关的血管炎	丙肝病毒相关性冷球蛋白血症性血管炎
	乙肝病毒相关性血管炎
	梅毒相关性主动脉炎
	血清病相关性免疫复合物性血管炎
	药物相关性免疫复合物性血管炎
	药物相关性 ANCA 相关性血管炎
	肿瘤相关性血管炎

二、流行病学

不同血管炎在不同国家、地区发病率不同。如贝切赫特病常见于丝绸之路国家，较欧美国家发病率高数百倍；大动脉炎在美国少见，但在亚洲国家多见。不同年龄血管炎患病率不同，如川崎病一般见于 5 岁以下儿童；巨细胞多动脉炎平均发病年龄 72 岁，极少见于 50 岁以下人群。血管炎的患病有性别差异，如大动脉炎女性多见，男女性别比 1∶9；ANCA 相关血管炎男女患病率相当，血栓闭塞性脉管炎吸烟男性多见。

三、病因及发病机制

（一）病因

本病病因不完全清楚。环境中的微生物、毒素等暴露可以促发有遗传基础与潜在免疫异常的易感者发生血管炎。不同种族患病率不同，提示基因遗传在发病种发挥作用。基因与血管炎相关性最强的基因是 *HLA – B51*，与贝切赫特病相关，80% 亚裔患者存在该基因。微生物感染与一些血管炎发病相关，如乙肝病毒感染与结节性多动脉炎（polyarteritis nodosa，PAN），丙肝病毒感染与混合型冷球蛋白血症，金黄色葡萄球菌感染与川崎病及肉芽肿性多血管炎（granulomatosis with polyangiitis，GPA）等。

（二）发病机制

本病发病机制涉及人体的天然免疫系统和特异免疫系统以及细胞免疫和体液免疫。中性粒细胞、巨噬细胞、内皮细胞、淋巴细胞以及它们各自分泌的细胞因子都参与了血管炎的发病过程。

1. 感染导致血管损伤　其机制为：①病原微生物直接侵袭、损伤血管；②病原微生物在内皮细胞附近产生毒素及其他代谢产物，损伤血管；③病原微生物与内皮细胞表达共同抗原，引发免疫反应，导致血管损伤。

2. 抗中性粒细胞胞质抗体　抗中性粒细胞胞质抗体（anti – neutrophil cytoplasmic antibodies，ANCA）是第一个被证实与血管炎相关的自身抗体，不仅可以作为血管炎的诊断标记，还参与其发病。中性粒细胞和单核细胞中的初级颗粒如丝氨酸蛋白酶 3（PR3）、髓过氧化物酶（MPO）等是 ANCA 的靶抗原。当机体受到外来或者自身抗原攻击后，巨噬细胞释放的细胞因子如肿瘤坏死因子（TNF）、白介素 1（IL – 1）等可将 PR3、MPO 等转移到细胞膜表面，或释放到细胞外，通过黏附分子附着于血管内皮细胞的表面，与 ANCA 结合，导致中性粒细胞脱颗粒、释放蛋白溶解酶等，局部血管受到损害。

3. 抗内皮细胞抗体　抗内皮细胞抗体（anti – endothelial cell antibodies，AECA）通过抗体介导的细胞毒反应以及补体途径，导致内皮细胞损伤。

4. 免疫复合物　是导致组织损伤的始动因素。冷球蛋白血症、过敏性紫癜等均是由相关的免疫复合物在血管壁沉积引起的炎症反应。

四、病理

血管炎无统一的病理改变。其基本的病理改变包括：炎症细胞浸润，血管壁可见中性粒细胞、淋巴细胞、巨噬细胞等浸润，嗜酸性肉芽肿性血管炎还可见嗜酸性粒细胞浸润；动脉瘤和血管扩张，见于带肌层动脉的血管炎，因管壁的弹力层和平滑肌层受损形成的；血管管腔狭窄，由于管壁各层纤维素样增生和内皮细胞增生造成的。并非所有血管均出现上诉病理改变，不同血管炎的病理改变也能重叠，这些都影响了病理活检的准确性。免疫荧光检查可为诊断提供一定的帮助。

五、诊断

血管炎的诊断需要结合患者临床表现、实验室及辅助检查（包括病理及影像学检查）综合判断，确定血管炎的类型和病变范围。

（一）临床表现

血管炎临床表现复杂多样且无特异性，与受累血管的大小、部位及严重程度有关。不同的血管炎可以累及同一器官，但是其他系统表现又有差异。有些疾病临床表现与血管炎类似，如感染性心内膜炎、动脉粥样硬化以及抗磷脂综合征、弥散性血管内凝血等，需要鉴别。

（二）特殊检查

1. ANCA 用间接免疫荧光法（IIF）检测时，弥漫型或胞质型抗中性粒细胞胞质抗体阳性（多余）（c-ANCA）阳性者，用酶联免疫吸附试验（ELISA）检测时 PR3 抗体（PR3-ANCA）阳性，与肉芽肿性多血管炎（GPA）相关；IIF 法检测核周型抗中性粒细胞胞质抗体阳性（多余）（p-ANCA）阳性者，ELISA 检测时往往呈 MPO 抗体阳性（多余）（MPO-ANCA）阳性，与显微镜下多血管炎（microscopic polyangiitis，MPA）和嗜酸性肉芽肿性多血管炎（eosinophilic granulomatosis with polyangiitis，EGPA）相关。在中大血管炎中极少有 ANCA 阳性。因此，GPA、MPA、EGPA 被学者统称为 ANCA 相关性血管炎。

2. AECA 目前临床多采用 ELISA 方法检测 AECA 的 IgM 抗体。AECA 参与多种疾病的发病。

3. 病理 受累组织的活检是诊断血管炎的金标准。但是由于取材偏差和病变不连续性，未见阳性发现的组织活检不能排除血管炎的可能性。

4. 影像学检查 血管造影：对大、中血管炎诊断有极大的帮助，也是了解病变范围和程度的确切可靠的方法。血管彩色多普勒：非创伤性检查，操作方便，可以在病程中进行随诊、比较。缺点是其准确性不如血管造影，且与检查者的经验有关。CT、MRI：随着影像技术的进展，CT、MRI 血管重建可以了解大、中病变血管的部位、范围和程度。

六、治疗原则

早期诊断、早期治疗是血管炎的诊治原则。糖皮质激素是血管炎的基础治疗，需要个体化应用。伴重要脏器受累时还需及早联合免疫抑制剂治疗。免疫抑制剂首选环磷酰胺，其他常用的还有甲氨蝶呤、环孢素、硫唑嘌呤、酶酚酸酯等。急性期和危重患者可以用静脉注射大剂量免疫球蛋白、血浆置换、免疫吸附。生物制剂可以作为血管炎的治疗选择之一，利妥昔单抗（rituximab）对 ANCA 相关血管炎的诱导缓解和维持治疗均有效果；TNF-α 拮抗剂英夫利西单抗治疗系统性血管炎也有报道，其疗效还需要进一步研究证实。

重要器官的小动脉或者微动脉受累者预后差。早期诊断、合理治疗是改善预后的关键。

第二节 大动脉炎

大动脉炎（Takayasu arteritis，TA），是一种慢性非特异性炎症性血管炎，主要累及主动脉及其主要分支，导致动脉狭窄或者闭塞，相应部位出现缺血表现。少数也可以引起动脉扩张或者动脉瘤。本病曾有不同的名称，如高安病、无脉症、主动脉弓综合征。

本病欧美国家少见，多见于亚洲及中东地区国家，年轻女性多发，90%患者30岁前发病，但5~45岁均可发病。

一、病因及发病机制

本病病因未明确，多认为与遗传、内分泌异常、感染（结核分枝杆菌、链球菌、病毒等）后机体发生免疫功能紊乱及细胞因子的炎症反应有关。

二、病理

本病主要病理改变为急性渗出、慢性非特异性炎症及肉芽肿。受累血管呈现从动脉中层及外膜开始波及内膜的动脉壁全层病变，节段性、不规则的增生及纤维化，导致管腔狭窄或闭塞；部分动脉壁弹力纤维及平滑肌断裂，动脉壁变薄，使动脉局部扩张形成动脉瘤。

三、临床表现

大动脉炎的表现千变万化，但是多数患者表现为由狭窄、闭塞或者血管瘤所致的血管功能不良和（或）系统性炎症。起病时可有全身不适、发热、盗汗、疲劳、食欲不振、体重下降等全身症状。根据受累血管不同，临床常见下面几种类型。

1. 头臂动脉型（主动脉弓综合征） 颈动脉和椎动脉受累，管腔狭窄引起头部缺血，轻者表现为头痛、眩晕、视物不清、咀嚼无力等，重者发生晕厥、抽搐、失语、偏瘫等。上肢血管受累，表现为单侧或双侧上肢无力、肌肉酸痛麻木。听诊颈部、锁骨上、下窝可闻及血管杂音，触诊颈动脉、肱动脉、桡动脉搏动减弱或消失。

2. 胸腹动脉型 下肢血管受累，出现双下肢无力、肌肉酸痛、易疲劳和间歇性跛行。肾动脉受累，开口处狭窄缺血导致高血压、头痛、头晕。听诊背部、腹部可闻及血管杂音，下肢血压低于上肢血压。

3. 广泛型 具有上述两种类型的表现与相应体征。

4. 肺动脉型 肺动脉多于其他类型血管受累同时出现。临床可见胸闷、气短、心悸、咯血等症状，肺动脉瓣区听诊可闻及杂音和第二心音亢进，晚期可出现肺动脉高压。

5. 其他 主动脉根部受累，可出现主动脉瓣反流，进展导致左心室扩张和继发性二尖瓣反流和充血性心力衰竭。冠状动脉开口处受累，可出现心绞痛、心肌梗死。肠系膜动脉受累可有腹痛、肠梗阻、肠坏死等。

四、实验室及辅助检查

1. 实验室检查 活动期患者血沉增快、C反应蛋白升高。白细胞升高、轻度贫血和高球蛋白血症常见，但无特异性。血清肌酐和尿常规通常正常，肾功能异常通常是继发于高血压。AECA及抗主动脉抗体阳性对诊断有一定帮助。

2. 眼底检查 血管狭窄头部血供减少，可出现各种眼底改变，如视网膜脉络膜炎，视网膜、玻璃体积血，甚至可见典型高安病眼底改变，表现为视盘周围动静脉花冠状吻合。

3. 影像学检查 大动脉炎的血管病变可用数字减影血管造影（DSA）、磁共振血管成像（MRA）、CT血管造影（CTA）或者血管彩色多普勒超声检查，可见血管壁增厚、管腔狭窄、闭塞或血管瘤形成。最常见的血管损害部位是主动脉和左锁骨下动脉。颈动脉、肾动脉和椎动脉也常受累。

五、诊断

美国风湿病学会（ACR）1990年关于大动脉炎的分类标准见表6-11-2所示。符合6条中 3 条者可以诊断本病，同时需要除外先天性主动脉狭窄、肾动脉纤维肌性结构不良、动脉粥样硬化、血栓闭塞性脉管炎、贝赫切特病、结节性多动脉炎及胸廓出口综合征。

表 6 – 11 – 2　1990 年 ACR 大动脉炎分类标准

40 岁以前发病
肢体间歇性跛行
一侧或者双侧肱动脉搏动减弱
双上臂血压不等，收缩压差 > 10mmHg
一侧或双侧锁骨下动脉或腹主动脉区闻及血管杂音
血管造影发现主动脉或其主要分支，或肢体大动脉狭窄或闭塞的证据

六、治疗

糖皮质激素是活动期大动脉炎患者的基础治疗药物，可以用泼尼松（龙）1mg/（kg·d），疾病好转后递减，至病情稳定，5~10mg/d 维持。对单用糖皮质激素效果欠佳或者反复发作者，可联合免疫抑制剂，常用甲氨蝶呤，其次可选用环磷酰胺、硫唑嘌呤、酶酚酸酯等。抗 TNF – α 拮抗剂如依那西普和英夫利西单抗治疗大动脉炎，可改善症状和炎症指标。对静止期的患者对症治疗，如扩张周围血管、改善微循环、抗血小板、降压等。如有重要血管狭窄闭塞，影响脏器供血，可行手术治疗，包括介入治疗术、人工血管重建、内膜血栓清除术、肾切除术、血管搭桥术等。有感染者抗感染治疗。

本病起病缓慢，多数患者预后良好。20% 为自限性疾病，其余患者表现为复发 – 缓解或者进展的病程，需要长期的糖皮质激素治疗。脑出血、充血性心力衰竭和肾功能不全、肺动脉高压是常见的死亡原因。

第三节　风湿性多肌痛及巨细胞动脉炎

巨细胞动脉炎（giant cell arteritis，GCA）又称颞动脉炎，是一种累及中动脉和大动脉的血管炎，颞动脉受累最常见，典型表现为颞侧头痛、间歇性下颌运动障碍和视力障碍。多合并风湿性多肌痛（polymyalgia rheumatica，PMR）。PMR 也易发展成 GCA。GCA 是西方老年人中多见的血管炎，50 岁以上人群多见，女性多于男性。

一、病因及发病机制

GCA 和 PMR 的病因并不清楚。

二、病理

GCA 主要累及颈动脉颅外分支，颞浅动脉最常受累，其次是椎动脉、眼动脉和后睫状动脉。炎症可以造成较长的一段动脉或者"跳跃性"病变。病理改变为肉芽肿性动脉炎，可见炎症细胞浸润、血管内膜增厚、弹力纤维断裂和崩解、血栓形成。PMR 患者动脉通常正常，肌肉活检标本正常或者显示非特异性 II 型肌肉萎缩。

三、临床表现

GCA 和 PMR 的平均发病年龄大约为 70 岁，但 50~90 岁均可发病。多缓慢起病。一般症状有发热、乏力、关节肌肉疼痛、体重减轻等。头痛是最常见的症状之一，主要集中在颞区，程度轻重不一，最常为中等程度的钻顶痛。半数患者伴有颞动脉扩张、结节性肿胀、触痛、搏动消失。部分患者因头颈部动脉缺血表现为复视、眼肌麻痹、视力下降、失明、听力下降、眩晕等症状。四肢和咀嚼肌间歇性运动障碍，甚至缺血坏死和坏疽。伴有 PMR 患者出现颈部、肩胛带、骨盆肌肉酸痛和晨僵，肌肉压痛和肌力减弱不明显。

四、实验室及辅助检查

PMR 和 GCA 患者均可见血沉和 C 反应蛋白显著升高，可有贫血、碱性磷酸酶、血清 IgG 和补体水平升高。PMR 患者肌肉活检、肌酶谱和肌电图检查均正常。GCA 患者受累部位动脉病理活检异常。

五、诊断

50 岁以上的老年人有视力丧失、复视、新发的头痛、颌跛行、PMR、不明原因发热（FUO）、不能解释的全身症状、贫血和血沉升高的患者都应考虑 GCA 的诊断。尤其是颞浅动脉搏动减弱或消失，动脉增粗、变硬，活检为肉芽肿性动脉炎应考虑 GCA。临床常用美国风湿病学会（ACR）1990 年 GCA 的分类标准（表 6-11-3），血管炎患者诊断巨细胞动脉炎需具备 5 项标准中的至少 3 条。

表 6-11-3 ACR1990 年 GCA 的分类标准

判断标准	定　义
发病年龄≥50 岁	发生症状或体征时年龄为 50 或 50 岁以上
新发生的头痛	新发生的或新类型的局限性头痛
颞动脉异常	颞动脉触痛或者脉搏减弱，与颈动脉硬化无关
血沉升高	Westergren 法检测 ESR≥50mm/h
动脉活检异常	动脉活检显示以单核细胞为主的浸润或肉芽肿性血管炎症为特征的血管炎，伴有多核巨细胞浸润

六、治疗

本病对糖皮质激素反应良好，大部分患者可以完全缓解。泼尼松（龙）40~60mg/d，1 周内症状可消失，1 个月后逐渐减量到 7.5~10mg/d，维持 1~2 年，大多数患者可以完全缓解。糖皮质激素减量过快容易复发，对糖皮质激素有抵抗的患者可以合并使用免疫抑制剂，如环磷酰胺、硫唑嘌呤、甲氨蝶呤等。近期失明的患者可以用甲泼尼龙大剂量（1000mg/d）连续静点 3 天的冲击疗法，但是绝大多数患者的视觉丧失是永久性的。急性溶栓治疗对失明无作用。

第四节　结节性多动脉炎

结节性多动脉炎（polyarteritis nodosa，PAN）是一种以中小动脉的节段性炎症与坏死为特征的非肉芽肿性血管炎，尤其好发于血管的分叉处，导致微动脉瘤形成、血栓形成、动脉瘤破裂出血以及器官的梗死。PAN 的免疫复合物沉积很少或缺如，ANCA 检查多为阴性。

一、病因及发病机制

PAN 病因尚不清楚。可能与感染、药物等有一定关系。尤其是表面抗原阳性的 HBV 感染，免疫病理机制在疾病中起重要作用。其他和 PAN 相关的病毒还包括人类免疫缺陷病毒（HIV）、巨细胞病毒（CMV）、细小病毒 B19、人类 T 细胞嗜淋巴病毒 I 型以及丙型肝炎病毒（HCV）。上述病毒感染可以出现各种各样的血管炎病变。PAN 也见于毛细胞白血病，但这些患者常同时感染有 HBV。经典的 PAN 发病与 ANCA 无关。部分继发的 PAN 常与各种免疫性疾病有关，如类风湿关节炎、干燥综合征等。

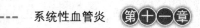

二、临床表现

结节性动脉炎的临床表现多种多样。PAN 可累及全身小到中等血管，但主要累及四肢、胃肠道、肝、肾脏的中等动脉以及神经滋养血管，肺及肾小球多不受累。动脉炎的结局源于供血区的脏器缺血，表现为痛性皮肤溃疡、肢端坏疽、肠梗死、肝梗死和肝内出血、肾性高血压以及肾梗死和多发性单神经根炎。

（一）全身症状

有发热，可以高热，也可以低热，常伴有疲劳不适，食欲不振，体重下降等。

（二）系统症状

1. 皮肤表现　约见于 25%～60% 的患者，可以有血管性紫癜（表现丘疹样瘀斑）、结节红斑样皮肤结节、网状青斑、远端指（趾）缺血或坏死及雷诺现象等。

2. 关节肌肉表现　46%～63% 的患者可以有关节炎或者关节痛，常为早期表现，且多为一过性和非对称性关节炎。部分患者可有多发性肌痛，少数有间歇性跛行，与骨骼肌动脉受累有关。

3. 神经系统表现　36%～72% 的患者可有神经系统受累，以外周神经受累为主，可以为首发症状，表现为多发性单神经炎和多神经炎。偶有脑组织血管炎，可以出现精神异常，主要表现为严重的抑郁。

4. 泌尿生殖系统表现　肾脏是结节性多动脉炎最常侵犯的脏器。临床上有 45%～83% 的患者出现不同程度的肾损害，常表现肾病综合征和（或）急进性肾炎综合征，一般无肾小球肾炎的表现，患者可以出现蛋白尿、血尿、细胞管型尿和高血压，肾衰竭。肾血管的病变可导致肾的多发性梗死。男性患者附睾和睾丸受累，可出现睾丸疼痛和硬结肿胀。

5. 消化系统表现　累及消化道时，常提示病情危重，患者出现腹痛，常为持续性钝痛。部分患者可有肠系膜血管炎、胰腺血管炎以及肝脏受累的症状，如腹痛、腹泻、恶心、呕吐、肠梗死和穿孔、胃肠道出血、肝功能异常等。

6. 心血管系统表现　心脏受累表现为冠状动脉炎、心脏扩大、心绞痛、心律失常等，甚至可以发生心肌梗死、心力衰竭。

7. 呼吸系统表现　肺部受累罕见，少数患者出现胸膜炎、肺浸润性病变。

8. 眼睛表现　PAN 的眼部表现主要包括视网膜血管炎、视网膜脱离以及结膜出血等。

三、实验室和辅助检查

（一）实验室检查

血沉增快（常大于 60mm/h）、C 反应蛋白增高，轻度贫血及白细胞升高，肾脏损害时尿液检查可见蛋白尿、血尿、管型尿，还可以白蛋白下降、球蛋白增高，核周型中性粒细胞胞质抗体（p-ANCA）的阳性率仅为 10.7%～27.3%。部分患者 HBsAg 阳性。

（二）影像学检查

1. 彩色多普勒超声、CTA、MRA 检查可发现较大血管受累，可以探及受累血管的狭窄、闭塞或者动脉瘤的形成；小血管受累很难探及。

2. 数字减影血管造影（DSA）检查可发现肾、肝、肠系膜及其他内脏器官的中、小动脉有微小瘤形成和节段性狭窄。动脉瘤最常见于肾、肝以及肠系膜动脉，它们的出现提示病情较严重而广泛。发现动脉瘤的患者其动脉瘤数量常在 10 个以上，对疾病具有诊断价值。

3. 静脉肾盂造影可见肾脏梗死区有斑点状充盈影像。

（三）病理

对于有症状的组织可先行组织活检。临床常进行组织活检的部位包括皮肤、腓肠神经、睾丸以及骨骼肌。组织学发现为灶性的坏死性血管炎，血管壁常伴有细胞浸润。

四、诊断

PAN初始临床表现各不相同，无特异的血清反应，又缺少特征性表现，早期不易确诊。因此，只能根据典型的坏死性动脉炎的病理改变，或者对中等血管造影时显示的典型动脉瘤做出诊断，发现可疑病例应尽早做病理活检和血管造影。1990年ACR分类标准见表6-11-4。在10项中有3项阳性者即可诊断为PAN。但是在诊断时应除外其他结缔组织病并发的血管炎。

表6-11-4 美国风湿病学会1990年PAN分类标准

体重下降≥4kg	自发病起，体重下降≥4kg，除外饮食及其他因素
网状青斑	四肢或者躯干的网状青斑
睾丸疼痛或者触痛	睾丸疼痛或者压痛，除外感染、创伤或其他原因
肌痛、无力或者下肢疼痛	弥漫性肌痛（不包括肩胛带及骨盆带肌）或者肌无力及下肢肌肉疼痛
单神经病或多神经病	出现单神经病、多发性单神经根炎或者多神经病
舒张压>90mmHg	出现高血压，舒张压>90mmHg
BUN或Cr水平升高	尿素氮>14.28mmol/L或肌酐>133μmol/L，除外脱水或者尿路梗阻等肾外因素
乙型病毒性肝炎	血清HBsAg或HBsAb阳性
动脉造影异常	有内脏动脉瘤形成或者血管阻塞，除外动脉粥样硬化或纤维肌性发育不良或其他非炎性因素
小到中等动脉活检见多形核细胞	血管壁组织学检查见粒细胞和（或）单核细胞浸润

五、治疗

由于糖皮质激素和免疫抑制剂的联合治疗，大部分患者获得长期缓解。起初治疗的6个月至关重要，需要严密观察病情变化及药物副作用。

1. 糖皮质激素 糖皮质激素是治疗PAN的首选药物。一般口服泼尼松1mg/（kg·d），3~4周后逐渐减量。病情严重时如伴有肾损害较重者，可采用甲基泼尼松龙15mg/（kg·d），或1g/d，连续使用不超过3天。随后改为泼尼松口服治疗。

2. 免疫抑制剂 通常首选环磷酰胺（CTX），常和激素联合治疗。CTX剂量为2~3mg/（kg·d）口服，也可隔日200mg静脉滴注或者按0.5~1.0g/m²体表面积静脉冲击治疗，每3~4周一次，连用6~8个月，根据病情，以后每2~3个月一次至病情稳定后1~2年停药。CTX效果不佳或不能耐受可选用霉酚酸酯、硫唑嘌呤、甲氨蝶呤等。CTX不适宜HBV感染患者。硫唑嘌呤用于巩固维持治疗。

3. 免疫球蛋白和血浆置换 重症PAN患者可以使用大剂量免疫球蛋白冲击治疗。对于难治性的PAN、透析替代治疗的患者以及HBV相关的PAN患者，可考虑使用血浆置换。

4. 生物制剂治疗 近年来已经有多个关于肿瘤坏死因子（TNF）抑制剂治疗PAN的个案报道，但是仍然不能取代糖皮质激素和环磷酰胺的治疗地位。

5. 手术治疗 部分患者因血管炎导致器官缺血、脏器梗死时需要手术治疗，如肢端坏疽、肠坏死以及动脉瘤破裂和脏器内出血等。

第五节 贝赫切特病

贝赫切特病（Behcet disease，BD）也称白塞病，是一种慢性复发性，以口腔和外阴溃疡、眼炎及皮肤损害为临床特征的血管炎，部分患者可因眼炎导致永久失明，除少累及内脏导致死亡外，多数预后良好。根据累及的脏器不同，分为血管型、神经型、胃肠型等亚型。

血管型指有大、中动脉或静脉受累着；神经型指有中枢或外周神经受累者；胃肠型指只有胃肠道溃疡、出血、穿孔者。本病多见于地中海沿线国家、中国、日本、朝鲜。我国女性略多于男性，但男性患者葡萄膜炎及内脏受累较女性高。

一、病因及发病机制

本病病因及发病机制仍不十分清楚，可能与遗传、免疫因素、感染和炎症介质等有关。HLA – B51 与发病相关。

二、病理

在皮肤黏膜、视网膜、脑、肺等受累部位可见血管炎改变。血管周围有炎细胞浸润，伴或不伴纤维素样坏死，可有免疫复合物沉积。大、中、小及微血管（动、静脉）均可受累，出现管腔狭窄和动脉瘤样改变。

三、临床表现

（一）基本症状

1. 口腔溃疡 阿弗他溃疡性口炎常为首发症状，见于98%以上患者。在颊黏膜、舌缘、唇、软腭等处出现红色痛性结节，继之形成溃疡。溃疡每年发作至少 3 次，单独或者成批出现，直径约 2～3mm。位于颊黏膜、舌缘、唇、软腭等处（重复）。溃疡一般为痛性，较浅表，1～3 周后痊愈，不留瘢痕。

2. 外阴溃疡 性状同口腔溃疡。好发于男性的阴囊、阴茎和女性的阴唇、阴道黏膜处，也可以出现在肛门周围。

3. 皮肤改变 结节红斑、皮肤小血管炎、脓皮病及 Sweet 综合征样皮肤病变、脓疱性血管炎病变和创伤诱导的病变即"针刺反应"。其中结节红斑最常见且最有特异性。带或不带脓头的毛囊炎也是本病常见的特异性皮疹，要与青年人的正常痤疮及使用糖皮质激素后痤疮鉴别。

4. 眼炎 男性尤其是年轻男性合并眼炎的概率更高，出现在起病后 2 年内。包括前后葡萄膜炎、视网膜血管炎、前房积脓、粘连形成、继发性青光眼、白内障，导致视力减退，甚至失明。葡萄膜炎最常见。眼部病变是患者严重致残的主要原因，需要仔细的眼部评价和严密随访。

（二）系统性症状

除上述基本症状外，部分患者因局部血管炎可引起内脏系统病变，系统症状大多出现在基本症状之后。

1. 消化系统 胃肠道病变与口腔、外阴溃疡类似，可见于自食管至降结肠的任一部位，常见于回盲部、升结肠、横结肠或食管。临床首发表现包括腹痛、腹泻和黑便。重者合并溃疡出血、穿孔、肠麻痹、腹膜炎、瘘管形成、食管狭窄等并发症，甚至死亡。

2. 神经系统 多在基本症状出现后的数月到数年内出现。脑和脊髓的任何部位都可受损，最常表现为脑干或者皮质脊髓束综合征、静脉窦血栓形成、无菌性脑膜炎、颅内高压、临床孤立综合征和单纯性头痛。偶见动脉瘤破裂、周围神经病变、视神经炎和前庭受累。脑CT 对诊断有一定帮助，MRI 检查对小病灶更为敏感。腰椎穿刺，可见脑脊液压力升高，轻度白细胞和蛋白升高，葡萄糖多在正常范围。病程呈进展性，脑实质或者脑干受累，以及脑脊液异常者预后不良。

3. 心血管系统 可累及心脏的大、中、小血管及滋养血管，管壁炎症及血栓形成导致管腔狭窄。包括心肌梗死、心包炎、动静脉血栓形成以及动脉瘤的形成。静脉系统血栓形成可导致上下腔静脉阻塞，梗阻远端组织出现水肿，并有相应的表现。

4. 关节 表现为非侵蚀性、对称或非对称性、炎症性寡关节炎，常累积膝、腕、踝和肘关节，可反复发作并自限。X线上偶见关节面穿凿样破坏，很少有关节畸形。

5. 呼吸系统 肺部受累较少见。以肺动脉瘤最常见，继发于肺小血管炎。其他包括血栓形成、出血和梗死。也可以出现肺间质病变。

6. 泌尿生殖系统 表现为血尿、蛋白尿，均不严重。肾脏从微小病变到增殖性肾小球肾炎和急进性新月体肾炎均可出现。膀胱镜检查可见膀胱黏膜多发性溃疡。可以累积单侧或双侧附睾，表现为附睾肿大、疼痛和压痛。

四、实验室及辅助检查

1. 血清学检查 该病无特异血清学检查。其抗核抗体谱、ANCA、抗磷脂抗体均无异常；补体水平及循环免疫复合物亦正常；血沉轻至中度增快；40%患者PPD试验强阳性。

2. 针刺反应 这是本病目前唯一的特异性较强的试验。具体操作：消毒皮肤后用无菌针头在前臂屈面的中部刺入皮内然后退出，48小时后观察针头刺入处的皮肤反应，局部若有红丘疹或红丘疹伴有白疱疹则视为阳性。同时进行多部位的针刺试验，有的出现阳性结果，但有的却为阴性。患者在接受静脉穿刺检查或者肌内注射治疗时也出现针刺反应阳性。静脉穿刺出现阳性率高于皮内穿刺。

3. 其他 眼部受累应行眼底检查，尤其眼底血管造影有益于发现是否有活动性病变；消化内镜及钡餐透视有益于发现有无胃肠道受累；血管彩色多普勒超声、血管CT成像、MRI、血管造影有助于发现血管病变尤其是动脉瘤、血栓等。

五、诊断

本病没有特异性实验室指标，必须依靠临床标准进行诊断。1990年国际研究小组制定了一套诊断标准，根据该诊断标准满足复发性口腔溃疡加上复发性生殖器溃疡、皮肤病变、眼部受累和针刺反应阳性中2项就可以诊断。诊断本病前需要除外炎性肠病、系统性红斑狼疮、赖特综合征和疱疹病毒感染等与白塞病有类似症状的疾病。即使是单纯口腔溃疡有时也与本病早期很难鉴别，因此详细了解病史和分析是至关重要的。2013年贝切赫特病国际分类诊断标准，根据症状和体征评分，总分≥4分可以确诊：敏感性93.9%，特异性92.1%。其中眼部病变、生殖器溃疡、口腔溃疡各积2分，皮肤损害、神经系统损害、血管表现、针刺反应各积1分。

六、治疗

本病的治疗可以分为对症治疗、眼炎治疗、血管炎治疗几个方面，根据系统受累程度选择治疗方案（表6-11-5）。然而任何一种治疗都不能取得根治的效果。

表6-11-5 治疗贝赫切特病的药物用法和指征

药 物	剂 量	指 征
局部糖皮质激素	适量	仅有轻度皮肤黏膜病变
秋水仙碱	0.5mg，3次/日口服	溃疡、关节炎、结节红斑
沙利度胺	25～100mg/d 口服	黏膜溃疡
非甾体抗炎药		关节炎
泼尼松	30～40mg/d 口服	眼炎、血管炎、大量口腔溃疡、外阴溃疡伴发热、消化道溃疡
甲泼尼龙	1000mg/d连续3天静脉滴注	严重眼炎、中枢神经系统病变、严重血管炎
硫唑嘌呤	2～2.5mg/（kg·d）口服	眼炎、血管炎、胃肠道受累、中枢神经系统病变
甲氨蝶呤	7.5～15mg/w 口服	眼炎、血管炎、严重皮肤黏膜病变
环磷酰胺	1～2mg/（kg·d）或每月1g静脉滴注	严重眼炎、中枢神经系统病变、严重血管炎

续表

药　物	剂　量	指　征
环孢素	3～5mg/（kg·d）	顽固性眼炎、深静脉血栓
酶酚酸酯	1～1.5mg，2次/日口服	血管炎
雷公藤总苷	20mg，3次/日口服	眼炎、黏膜溃疡
静脉滴注免疫球蛋白	0.4g/（kg·d），连续3～5天静脉滴注	严重眼炎、中枢神经系统病变、严重血管炎
抗TNF-α制剂（阿达木单抗、依那西普、英夫利西单抗）		新发或顽固后葡萄膜炎、中枢神经系统受累、肠白塞病、难治性白塞病

1. 对症治疗　有口腔和生殖器溃疡的患者可以局部外用皮质类固醇，也可联合他克莫司局部使用。秋水仙碱可以缩小溃疡面积，减少发作次数，对关节病变和结节红斑也有效。沙利度胺对黏膜溃疡，特别是口腔溃疡有较好的疗效，但是该药有公认的严重致畸作用，必须按时随访。还需对患者进行神经系统评估，必要时进行神经传导速度检查以便监测周围神经病变的发生。严重皮肤黏膜病变者可以口服甲氨蝶呤和低剂量泼尼松，要注意甲氨蝶呤的肝毒性和粒细胞减少的出现，全身性应用泼尼松减量和停药后容易复发。非甾体抗炎药对关节炎有效。

2. 内脏血管炎和眼炎的治疗　伴有系统受累的患者存在致残和致死的风险，需要加用糖皮质激素和免疫抑制剂治疗。治疗药物的种类、剂量和给药途径根据患者的病变部位和病情进行调整，严密监测不良反应，出现异常者及时减量、停药或者改用其他药物。抗TNF-α制剂对新发及顽固的后葡萄膜炎、中枢神经系统受累、胃肠型以及经常规治疗无效的难治性病例有效。但是针对重要血管受累，生物制剂尚无足够循证医学证据。

3. 手术治疗　有动脉瘤者应结合临床给予切除。

大多数患者病程多变，复发和缓解交替出现，预后良好。贝赫切特病死亡率低，一般与肺或中枢神经系统受累或肠穿孔有关。眼部受累是常见的致残原因，后葡萄膜炎和视神经炎可导致失明。

第六节　肉芽肿性多血管炎

肉芽肿性多血管炎（granulomatosis with polyangiitis，GPA）是一种原因未明的坏死性肉芽肿性血管炎，可累及全身小动脉、静脉和毛细血管，主要累及上下呼吸道，绝大多数病例出现肾受累。30～50岁多见，男女比例1.6∶1。

一、病因和发病机制

GPA病因不明。具有遗传倾向，与感染关系不明确。ANCA，特别是PR3-ANCA参与了GPA的发病。

二、临床表现

（一）一般表现

为非特异性症状，如发热、乏力、疲劳、体重下降、关节肌肉疼痛等。

（二）特异性表现

1. 上呼吸道　上呼吸道疾病是GPA最常见最先出现的临床表现，早期为慢性鼻炎、鼻窦炎，出现鼻塞、鼻窦部疼痛、脓性或血性鼻腔分泌物。病情进展出现鼻溃疡、鼻中隔和软腭穿孔、"鞍鼻"畸形、气管狭窄等。

2. 肺 肺部受累是 GPA 的主要特征之一。常见症状有咳嗽、咯血、胸痛和呼吸困难。X 线检查最常见表现是中下肺部浸润和结节，可形成空洞、胸腔积液、纵隔肺门淋巴结肿大及弥漫性肺出血，后者死亡率极高。患者可有阻塞性或限制性通气功能障碍，肺间质病变甚至纤维化。有肺部症状的患者需要及时排除感染，监测肺功能。

3. 肾脏 肾脏受累患者出现不同程度的肾小球肾炎，表现为血尿、蛋白尿、细胞管型尿，急性、慢性或者急进性肾功能不全。

4. 其他

（1）眼部病变 患者可出现结膜炎、巩膜炎、葡萄膜炎、眼窝后假瘤伴眼球前突、视网膜血管阻塞和视神经病变、视力丧失。

（2）耳部病变 最常见浆液性中耳炎，也可为化脓性感染。传导性或感觉神经性听力丧失，偶见眩晕。

（3）皮肤病变 表现为溃疡、可触性紫癜、皮下结节、丘疹及小水疱等。

（4）神经系统 外周神经受累表现为周围神经病、多发性单神经炎、远端对称性多神经病变等，中枢神经受累表现多样，包括慢性硬脊膜炎、脑血管炎、卒中、弥漫性脑膜和脑室周围白质病变等。

（5）心脏 心包炎最常见，还可见心肌炎和冠状动脉炎。

三、实验室及辅助检查

1. 实验室检查 血沉增快、C - 反应蛋白升高，轻度的白细胞升高、贫血、免疫球蛋白升高、RF 升高。典型活动期患者 c - ANCA、PR3 - ANCA 阳性率约 90%，缺乏肾脏病变者阳性率为 70%，缓解期 c - ANCA 滴度降低或者转阴。用 PR3 - ANCA 诊断 GPA 的特异性超过 95%。

2. 组织病理检查 典型的 GPA 炎性病变包括坏死、肉芽肿改变和血管炎。血管炎类型多种多样，常呈节段性坏死性血管性，累及小动脉、小静脉、毛细血管及其周围组织。肾脏病理可见局灶节段性肾小球肾炎改变。

四、诊断

有上、下呼吸道病变、肾小球肾炎及 c - ANCA、PR3 - ANCA 阳性，组织病理学检查为坏死性肉芽肿炎者可确诊。若只有局部受累症状，组织病理不特异时，很难诊断。ACR1990 年制定的 GPA 分类标准（表 6 - 11 - 6）要求 4 条满足其中 2 条即可诊断。

表 6 - 11 - 6   ACR1990 年 GPA 的分类标准

判断标准	定义
鼻或口腔炎症	痛或无痛性口腔溃疡、脓性或血性分泌物
胸部 X 线异常	胸片显示结节、固定浸润灶或者空洞
尿沉渣异常	镜下血尿（>5 个红细胞/HP）或红细胞管型
病理	动脉壁、动脉周围或血管外部区域有肉芽肿炎症

五、治疗

GPA 的治疗原则是早期诊断，尽早治疗，根据疾病多样性和严重性分层治疗，密切监测疾病活动防止复发，预测与疾病及治疗相关的并发症改善预后。对轻型或者局限型早期病例可单用糖皮质激素治疗，或者联合 MTX，若效果不佳及早使用 CTX。对下呼吸道和（或）肾脏受累者，首选糖皮质激素和 CTX 联合治疗。泼尼松（龙）1~2mg/（kg·d），至少 4 周，症状缓解后逐渐减量。对危重者可以大剂量甲泼尼龙冲击治疗。CTX 口服或者静脉注射 2mg/（kg·d）。对上述治疗效果不佳者可应用利妥昔单抗、血浆置换、静脉用免疫球蛋白（IVIG）等。病情缓解后使用 MTX 或者 AZA 联合小剂量糖皮质激素治疗。

未经治疗的 GPA 预后差，平均生存时间仅 5 个月。激素和免疫抑制剂联合治疗显著改善了患者预后，多数患者得到缓解，5 年生存率超过 80%，但是副作用及疾病复发率较高。

第七节　显微镜下多血管炎

显微镜下多血管炎（microscopic polyangiitis，MPA）是一种主要累及小血管（小动脉、微小动脉、微小静脉和毛细血管）的系统性坏死性血管炎，伴有少量或无免疫复合物沉积于血管壁，常见的受累器官是肾脏和肺。

一、病因及病理

MPA 病因未明，在组织病理学上表现为受累血管（主要是小动脉、微小动脉、微小静脉和毛细血管，也可以是中、小动脉）局灶性坏死性的全层血管炎，病变部位可见纤维素样坏死和多种炎性细胞浸润。在肾的病变除了肾小血管的炎症改变外，主要表现为坏死性新月体肾小球肾炎，无免疫复合物沉积。肺部可见肺毛细血管炎。

二、临床表现

本病的平均发病年龄为 50 岁，男女之比为 1.8∶1。全身症状有发热、关节肌肉疼痛、皮疹、乏力、厌食和体重下降。肾受累出现镜下血尿和红细胞管型尿、蛋白尿，部分患者快速进展出现肾功能不全。肺受累出现咳嗽、咯血、胸疼、呼吸困难等，影像学检查可见肺部浸润、结节、弥漫性肺泡出血，上呼吸道症状少见。外周神经病变会出现受累神经分布区麻木疼痛及运动障碍，最常累及腓神经、桡神经、尺神经等。

三、实验室及辅助检查

血沉增快、C - 反应蛋白升高，贫血、血小板升高、白细胞正常或升高，镜下血尿、各种管型和蛋白尿，肾功异常。补体正常。多数患者 ANCA 阳性，尤其是 p - ANCA/MPO - ANCA 阳性。

四、诊断

MPA 疾病表现多样，病情轻重不一，尚无统一诊断标准。对不明原因发热、肺及肾脏受累的中老年患者应考虑 MPA 的诊断，进行 ANCA 检查及肾组织活检，利于早期诊断。需要和结节性多动脉炎、系统性红斑狼疮引起的肺肾综合征以及其他 ANCA 相关性血管炎等鉴别诊断。

五、治疗

MPA 的治疗原则与 GPA 相同。一般应首先糖皮质激素和 CTX 的联合治疗，其他治疗包括大剂量静脉注射免疫球蛋白治疗、免疫吸附等。本病的预后取决于肾衰竭的程度。引起死亡的主要原因包括感染、肾衰竭和肺出血。

第八节　嗜酸性肉芽肿性多血管炎

嗜酸性肉芽肿性多血管炎（eosinophilic granulomatosis with polyangiitis，EGPA）原来称为

变应性肉芽肿性血管炎、Churg – Strauss 综合征，是以嗜酸性粒细胞浸润和结缔组织肉芽肿形成为特征的坏死性血管炎，临床表现为过敏性哮喘、嗜酸性粒细胞增多、发热和肉芽肿性血管炎。本病较少见，确切发病率不清。

一、病因及发病机制

EGPA 的病因及发病机制不明确，可能属于一种过敏和变应性疾病。

二、临床表现

疾病可分为 3 个阶段。前驱期过敏性症状尤为突出。从过敏性鼻炎和哮喘发作到系统性血管炎期一般经过 3 ~ 7 年。嗜酸性粒细胞浸润组织也可以发生在前驱期，表现为嗜酸细胞性肺炎和胃肠炎等。随后为血管炎期，临床表现依赖于靶器官的分布，如皮肤瘀斑、紫癜或溃疡，周围神经病变包括单神经或多神经病变，腹部器官缺血梗死导致腹痛、腹泻和腹部包块，心脏受累出现心包积液、心肌病和心肌梗死，肾脏损害轻。最终，血管炎期消退，过敏性症状主导临床表现。临床上并非所有患者都显示疾病的三个阶段。

三、实验室及辅助检查

大部分患者嗜酸性粒细胞增多，IgE 升高，蛋白尿和红细胞管型尿。约 2/3 的患者 ANCA 阳性，且多为 p – ANCA/MPO – ANCA 阳性。X 线检查可见肺部结节样或者片状浸润或弥漫性间质性肺炎。受累部位活检可见坏死性肉芽肿及嗜酸性粒细胞浸润。

四、诊断

成人发病的哮喘或过敏性鼻炎患者发生坏死性血管炎伴嗜酸性粒细胞增多症，可考虑诊断 EGPA。1990 年 ACR 关于 EGPA 的分类标准为：①哮喘；②外周血嗜酸性粒细胞 > 10%；③单发神经（包括多发性单神经病）或多发神经病变；④非固定性肺浸润；⑤鼻窦病变；⑥血管外嗜酸性粒细胞浸润。凡具备上述 4 条或者 4 条以上者可以诊断。应注意与其他类型血管炎及慢性嗜酸性粒细胞肺炎等鉴别。

五、治疗及预后

首选糖皮质激素治疗。糖皮质激素 1 ~ 2mg/（kg·d），依据病情减量维持。病情较重或者合并主要器官功能受损者联合免疫抑制剂治疗。EGPA 的预后不良因素包括：氮质血症（肌酐水平 > 140μmol/L）、蛋白尿（ > 1g/d）、消化道受累、心肌病和 CNS 受累。当这些危险因素存在时，死亡风险增高。

 本章小结

血管炎是以血管壁炎症和坏死改变为基础的一组异质性疾病，包括原发性和继发性血管炎。根据受累血管的部位和大小分为大、中、小血管炎。由于受累部位及炎症反应程度的不同，患者可以有不同的临床症状和体征。贝赫切特病可累积大、中、小血管，以口腔和外阴溃疡、眼炎及皮肤损害为临床特征；大动脉炎主要累及主动脉及其主要分支，出现脉搏减弱、跛行、血管杂音及双侧血压差增大等临床症状及体征；结节性多动脉炎累及全身小到中等血管，可见中小动脉的节段性炎症与坏死，临床表现复杂多样且无特异性，诊断比较困难；巨细胞动脉炎常累及一个或多个颈动脉分支，尤其是颞动脉，出现颞侧头痛、间歇性下颌运动障碍和视力障碍，多合并风湿性多肌痛。肉芽肿性多血管炎、嗜酸性肉芽肿性多血管炎以及显微镜下多血管炎属于 ANCA 相关的小血管炎，主要累及肺肾等重要脏器。血管炎种类繁多，缺乏特异标志物，诊断困难。治疗以糖皮质激素为基础，可联合免疫抑制剂，甚至生物制剂。对危重患者可行免疫吸附、血浆置换、静脉滴注免疫球蛋白等。

思考题

1. 2012 年 Chapel Hill 会议的血管炎如何分类？

2. 贝赫切特病的诊断标准是什么？

3. 大动脉炎的临床分型有哪些？

4. 1990 年 ACR 大动脉炎分类标准是什么？

5. 巨细胞动脉炎的分类标准是什么？

6. 肉芽肿性多血管炎的特异性表现有哪些？

7. ACR1990 年肉芽肿性多血管炎的分类标准是什么？

8. 肉芽肿性多血管炎的治疗原则是什么？

（李　洋）

第十二章　骨关节炎

1. **掌握**　骨关节炎的定义、临床表现、治疗原则。
2. **熟悉**　骨关节炎的诊断和鉴别诊断。
3. **了解**　骨关节炎的病因和发病机制。

骨关节炎（osteoarthritis，OA）是一种关节退行性改变，主要表现为关节软骨变性、破坏和骨质增生，临床表现为关节肿胀、疼痛，可导致关节畸形和活动受限。可分为原发性和继发性OA，前者原因不明，多见于中老年人；后者常继发于外伤、关节炎等。根据是否出现临床症状还可分为症状性和放射学OA，前者伴有明显的临床症状，后者则仅有放射学表现。

一、流行病学

本病好发于中老年人，女性OA多于男性，与肥胖、创伤、炎症、关节过度使用、遗传等多种因素相关。本病在60岁以上人群患病率为50%，随年龄增长发病率逐渐升高。

二、病因与发病机制

OA的危险因素包括年龄、性别、肥胖、遗传易感性、创伤及关节形态异常等。

OA是易感个体在多种因素的共同作用下，机械应力和炎性因子引起软骨细胞的代谢改变和结构损害，进一步扩大炎症反应，最终造成软骨破坏、骨质增生和骨赘形成，导致关节结构改变。

三、病理

OA以关节软骨损害为主，关节内其他结构均可受累。关节软骨早期为结构紊乱和变性，逐渐出现软骨细胞凋亡、降解及基质减少，最终软骨全层消失。软骨下骨质增生、硬化，骨赘形成。软骨碎片进入关节腔可导致滑膜炎症及滑膜增生。

 案例讨论

　　临床案例　患者，男性，50岁，1年内反复出现全身多关节肿痛，累及双肩、双膝等关节。关节肿痛运动后加重，休息后可缓解，无晨僵。既往史无特殊。查体：双手可见赫伯登结节，双肩、双膝关节压痛，双膝关节肿胀，皮温升高。双膝可及骨擦感。

　　问题　1. 该患者需要做哪些实验室检查？

　　　　　2. 该患者诊断首先考虑什么疾病？需要与什么疾病作鉴别？

　　　　　3. 如何对该患者进行治疗？

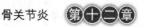

四、临床表现

（一）常见症状

1. 关节肿痛　本病最常见的表现为关节痛，早期为轻中度疼痛，肿胀不明显，休息时好转，活动后加重，病情进展可出现疼痛加重，伴关节弥漫性肿胀，可伴关节积液及活动受限。天气改变时关节症状也可能加重。

2. 晨僵　患者晨起可出现关节僵硬感，活动后可缓解，一般不超过半小时。

（二）常见体征

患者常见体征为关节压痛、肿胀，伴膝关节积液时浮髌征阳性，膝关节常可触及骨擦感，症状严重时可出现关节活动受限。

（三）常见部位

1. 手　远端指间关节是最常受累的手关节。远端指间关节两伸侧出现骨性膨大时称为赫伯登（Heberden）结节。近端指间关节两伸侧出现时则称布夏尔（Bouchard）结节。第一腕掌关节基底部骨质增生时称为方形手。远端及近端指间关节骨质增生及侧向半脱位时称为蛇样畸形。

2. 髋　髋关节受累常见于男性，多为单侧受累。早期可仅表现为疼痛，逐渐引起活动受限、步态异常等。

3. 膝　膝关节是最常受累的关节。膝关节为重要的负重关节，膝 OA 与肥胖、创伤等相关。膝关节痛在下楼梯时更明显。膝关节常有明显的骨擦音和骨擦感。严重时可出现关节腔积液，查体浮髌征阳性。

4. 足　跖趾关节常受累，可出现骨性肥大和蹈外翻畸形。足底也可出现骨质增生和骨赘，行走时疼痛明显。

5. 脊柱　颈椎和腰椎均常受累。椎体可出现骨质增生和骨赘，可引起局部疼痛、僵硬感，压迫局部血管和神经时可出现相应症状。颈椎受累压迫椎 - 基底动脉时可出现头晕、晕厥等脑供血不足症状，压迫神经时可出上肢麻木、肌无力、肌肉萎缩等。腰椎受累时压迫神经根时可出现坐骨神经痛、下肢麻木、肌无力、肌肉萎缩等，导致椎管狭窄时可引起间歇性跛行。

（四）特殊类型 OA

1. 全身性 OA　女性常见，有家族聚集倾向。常累及手关节，其他关节也可受累，症状反复发作，炎性指标可升高。

2. 侵蚀性炎症性 OA　女性常见，有家族聚集倾向。主要累及手关节，可导致关节畸形。滑膜炎症明显，放射学检查可见骨质侵蚀。

3. 弥漫性特发性骨肥厚（diffuse idiopathic skeletal hyperostosis，DISH）　男性常见，主要累及脊柱关节，脊椎边缘弥漫性骨质增生，韧带广泛增生骨化，常表现为背痛，可导致椎管狭窄。X 线片可见 ≥4 个椎体节段前纵韧带及后纵韧带骨化，伴广泛骨质增生。

（五）实验室及影像学检查

血沉（ESR）及 C 反应蛋白（CRP）正常或轻度升高，类风湿因子（RF）阴性。关节液黄色清亮，凝固试验阳性，有助于排除其他关节炎。

X 线片可见受累关节软骨下骨质硬化、囊性变、骨赘形成、关节间隙狭窄，严重时可出现关节半脱位、脱位及畸形。磁共振显像（MRI）及关节超声可早期显示软骨病变及滑膜炎症等病变，有助于早期诊断。

五、诊断与鉴别诊断

（一）诊断标准

OA 的诊断主要依靠症状、体征及影像学检查，并除外其他关节炎。常采用美国风湿病学会（ACR）1995 年提出的诊断标准，见表 6 - 12 - 1，表 6 - 12 - 2，表 6 - 12 - 3。

表 6 - 12 - 1　手 OA 分类标准

临床标准
1. 近 1 个月大多数时间有手关节疼痛、僵硬感
2. 10 个指间关节中，有骨性膨大的关节≥2 个
3. 掌指关节肿胀≤2 个
4. 远端指间关节骨性膨大 >2 个
5. 10 个指间关节中，畸形关节≥1 个
满足 1、2、3、4 条或 1、2、3、5 条可诊断手 OA

注：10 个指间关节为双侧第 2～3 远端及近端指间关节、双侧第一腕掌关节

表 6 - 12 - 2　膝 OA 分类标准

临床标准
1. 近 1 个月大多数时间有膝关节疼痛
2. 有骨擦音
3. 晨僵时间≤30 分钟
4. 年龄≥38 岁
5. 有骨性膨大
满足 1、2、3、4 条，或 1、2、5 条或 1、4、5 条者可诊断膝 OA
临床、影像学及实验室标准
1. 近 1 个月大多数时间有膝关节疼痛
2. X 线示骨赘形成
3. 关节液检查符合 OA
4. 年龄≥40 岁
5. 晨僵≤30 分钟
6. 有骨擦音
满足 1、2 条或 1、3、5、6 条或 1、4、5、6 条者可诊断膝 OA

表 6 - 12 - 3　髋 OA 分类标准

临床标准
1. 近 1 个月大多数时间有髋痛
2. 内旋 <15°
3. ESR <45mm/h
4. 屈曲 <115°
5. 内旋 >15°
6. 晨僵时间 <60 分钟
7. 年龄 >50 岁
8. 内旋时疼痛
满足 1、2、3 条或 1、2、4 条或 1、5、6、7、8 条者可诊断髋 OA
临床、影像学及实验室标准
1. 近 1 个月大多数时间有髋痛
2. ESR≤20mm/h
3. X 线示骨赘形成
4. X 线髋关节间隙狭窄
5. 晨僵≤30 分钟
满足 1、2、3 条或 1、2、4 条或 1、3、4 条者可诊断髋 OA

（二）鉴别诊断

本病须与类风湿关节炎、强直性脊柱炎、痛风等关节炎鉴别。髋 OA 还应与股骨头坏死、

结核等鉴别。

六、治疗

治疗目的为缓解疼痛、阻止和延缓疾病进展、保护关节功能及改善生活质量。

1. 一般治疗　患者教育非常重要，主要包括合理的生活方式，如减轻体重、保护关节、避免关节过度使用、合理的锻炼方式等。

2. 止痛治疗　常使用非甾体抗炎药（NSAIDs）止痛、改善症状，应注意其胃肠道及心血管系统不良反应。不能耐受时可使用弱的阿片类药物，如曲马多等。单关节炎症状严重时可予关节腔注射长效糖皮质激素，注意注射间隔不应少于 3 个月。局部外用 NSAIDs 药物可改善症状，不良反应小。

3. 改善病情药物（DMOAD）及软骨保护剂　本类药物有保护关节软骨，延缓疾病进展的作用，但起效较慢，需长期使用。但目前尚无公认有效的药物，常用药物有氨基葡萄糖、硫酸软骨素、双醋瑞因、透明质酸等，可能有一定作用。氨基葡萄糖为关节软骨基质中合成蛋白聚糖的成分，可促进软骨合成，硫酸软骨素可减少软骨的破坏和降解，二者具有协同作用。双醋瑞因是白细胞介素（IL）−1 抑制剂，可促进软骨合成、抑制软骨降解及滑膜炎症。关节腔注射透明质酸类药物，可以保护软骨，每周 1 次，4~6 周为 1 个疗程。其他药物如多西环素、双膦酸盐、雷尼酸锶、维生素类药物等也可能有效。

4. 手术治疗　内科治疗效果不佳、病变严重的患者可考虑手术治疗，如关节镜下灌洗、游离体清除，关节置换术等。

七、预后

本病患病率高，有一定的致残率。积极治疗可以延缓疾病进展，关节置换术可明显改善患者生活质量。

 本章小结

骨关节炎（OA）是一种关节退行性改变，存在关节软骨变性、破坏和骨质增生，临床表现为关节肿痛，可致关节畸形和活动受限。膝关节最常受累，手部远端指间关节最常受累，可出现为赫伯登（Heberden）结节、布夏尔（Bouchard）结节、方形手及蛇样畸形。OA 的诊断主要依靠症状、体征及影像学检查。治疗目的为缓解疼痛、阻止和延缓疾病进展、保护关节功能及改善生活质量。改善病情药物称为 DMOAD，常用药物有氨基葡萄糖、硫酸软骨素、双醋瑞因。关节置换术可明显改善患者生活质量。

 思考题

1. 简述骨关节炎的定义、典型的临床表现。
2. 简述骨关节炎的诊断要点，需要与哪些主要疾病鉴别、鉴别的要点是什么？
3. 骨关节炎的治疗目标是什么？什么是 DMOAD？

（徐　健）

第十三章 纤维肌痛综合征

纤维肌痛综合征（fibromyalgia syndrome，FMS）是一种表现为全身弥漫性疼痛及不适感的临床综合征，常伴有疲劳、睡眠障碍及情绪异常等症状。可分为原发性及继发性，前者原因不明，后者常继发于骨关节炎、类风湿关节炎、系统性红斑狼疮等风湿病。

一、流行病学

本病好发于女性。患病率随年龄增长而增加。

二、病因与发病机制

本病的病因与发病机制不清。目前认为可能与免疫紊乱、内分泌系统紊乱、睡眠障碍及神经精神系统异常有关。

三、临床表现

1. 症状及体征 全身弥漫性慢性疼痛为本病的主要症状，常隐匿起病，难以准确定位。颈肩背部及腰背部疼痛常见，休息缓解不明显，劳累、应激及天气变化等可加重。本病特征性体征为全身多发的对称分布的压痛点，按压后患者可出现压痛或拒按等反应。18 个压痛点的解剖位置如下（图 6 - 13 - 1）：枕骨下肌肉附着点两侧、第 5 ~ 7 颈椎横突间隙前面的两侧、两侧斜方肌上缘中点、两侧肩胛棘上方近内侧缘的起始部、两侧第 2 肋骨与软骨交界处的外上缘、两侧肱骨外上髁远端 2cm 处、两侧臀部外上象限的臀肌前皱襞处、两侧大转子的后方、两侧膝脂肪垫关节褶皱线内侧。

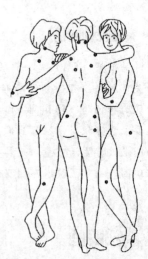

图 6 - 13 - 1 FMS 压痛点示意图

患者诉易疲劳，睡眠障碍常表现为失眠、多梦、易醒等。患者常伴情绪异常，如焦虑、抑郁状态等。患者常诉头痛，包括偏头痛及头部钝痛感，也会出现眩晕、肢体麻木感等不适。患者常诉关节痛，可伴晨僵，但常无明显关节肿胀。患者亦可出现肠应激综合征、膀胱刺激症状等。

2. 实验室检查及影像学 常规检查如血沉（ESR）、C 反应蛋白（CRP）常无明显异常，自身抗体常阴性，偶有低滴度抗核抗体（ANA）阳性。功能性磁共振成像（fMRI）可能出现额叶皮质、杏仁核、海马和扣带回等部位激活反应及纤维传导异常。精神症状量表可能出现焦虑、抑郁等状态。

四、诊断与鉴别诊断

本病的诊断主要根据症状和特征性的压痛点，需除外其他器质性疾病。目前常使用美国风湿病学会 1990 年提出的分类标准：①持续 3 个月以上的全身性疼痛；②18 个已确定的解剖位点中至少 11 个部位存在压痛。同时符合上述 2 个条件者，诊断即可成立。

本病需鉴别风湿性多肌痛、慢性疲劳综合征、神经精神系统疾病及多种风湿免疫疾病等。

五、治疗

本病主要为综合治疗，包括患者教育、止痛、改善情绪等方面，可由风湿科、神经科、精神科、疼痛科等多学科医师共同指导治疗。

1. 一般治疗 患者教育为综合治疗的基础，应指导患者正确认识本病，积极寻求治疗，避免劳累、应激等因素，适当锻炼，可采用功能训练及物理治疗等方法改善症状。情绪障碍患者可在药物治疗外辅以心理治疗。

2. 药物治疗 止痛治疗常选用弱阿片类药物曲马多或非甾体类抗炎药（NSAIDs）药物。抗抑郁药为本病的基础治疗药物，包括三环类、5 羟色胺（5 - HT）再摄取抑制剂（SSRJs）、5 - HT 和去甲肾上腺素（NE）再摄取抑制剂（SSNRI）。第 2 代抗惊厥药普瑞巴林是首个被美国食品药品监督管理局（FDA）批准用于本病治疗的药物。镇静催眠类药物如酒石酸唑吡坦、佐匹克隆等药物可改善睡眠状态。

六、预后

本病无明显内脏损害，预后良好，积极的综合治疗有助于改善患者症状及生活质量。

 本章小结

纤维肌痛综合征（FMS）是一种表现为全身弥漫性疼痛及不适感的临床综合征，常伴有疲劳、睡眠障碍及情绪异常等症状，好发于女性。特征性体征为全身多发的对称分布的压痛点。本病的诊断主要根据症状和特征性的压痛点，无明显内脏损害，预后良好。治疗包括患者教育和积极的多学科综合治疗，如止痛、改善睡眠等，抗抑郁药为本病的基础治疗药物，普瑞巴林是首个被 FDA 批准用于本病治疗的药物。

 思考题

1. 简述纤维肌痛综合征的定义、典型的临床表现。
2. 简述纤维肌痛综合征的诊断要点及治疗原则。

（徐　健）

第七篇

内分泌代谢性疾病

第一章　总　论

内分泌系统是指人体内的内分泌器官、某些脏器中的内分泌组织或内分泌细胞所组成的复杂的体液调节系统；而代谢是指生物体产生用于维持生命的能量或必需物质的一系列生物化学过程。虽然内分泌系统和代谢分属体液调节和物质与能量交换两个不同的范畴，但两者密不可分。生理情况下代谢是内分泌系统调节的重要靶点之一，而代谢物质或代谢中间产物对内分泌系统的作用具有重要的调节作用；病理情况下内分泌系统的疾病必然导致机体某方面或多方面代谢紊乱，而代谢性疾病又会不同程度导致某种或多种内分泌激素的分泌、循环中的浓度、作用、受体表达或受体后过程等发生变化。当然，内分泌系统和机体的代谢过程也可不同程度受到其他系统功能状态的影响和调节。

第一节　内分泌代谢的概述

一、内分泌激素的分类、作用及调节机制

1. 激素的分类　激素是体内内分泌相关的组织（腺体或非腺体细胞）产生的，通过体液或细胞外液运送到特定作用部位，对某些靶细胞具有特殊刺激作用，从而发挥代谢或生理功能调节作用的微量物质。这些微量物质中有些因其结构、功能或作用机制尚不完全明确也被称为因子。如果将机体内的神经系统比喻为"有线通讯"，则内分泌可理解为机体的"无线通信系统"。现已知有 200 多种激素和因子参与机体的代谢、生长、发育、生殖等功能的调节，随着研究的不断深入，还将有更多的激素或因子被发现。

这些激素或因子有多种分类方法。依据化学结构可被分为肽类激素、蛋白质激素、胺类激素、氨基酸类激素和类固醇类激素。这些激素分别从不同的底物或激素原经衍生或剪切而来，其理化性质存在明显不同；依据水溶性不同，所有的激素可被分为亲水性和亲脂性两大类。

按分泌方式：分为内分泌激素、旁分泌激素、自分泌激素、胞内分泌激素、神经分泌激素、并邻分泌激素、腔分泌激素以及双重分泌激素。内分泌激素为传统的激素，经全身或局部门脉系统作用于靶细胞；下丘脑分泌的激素经垂体门脉系统作用于垂体前叶是局部门脉系统的典型代表。神经分泌激素通过神经轴突的轴浆流运送至所支配的组织或储存于释放这些激素的组织，后者的代表是神经垂体释放的抗利尿激素。其他形式分泌的物质均为细胞外液或细胞间甚至细胞内起作用的分子，这些分子的释放机制及具体作用等尚在深入研究中。

按分泌部位：几乎所有的内分泌器官或组织都分泌一种以上激素，但也有例外者，例如甲状旁腺。这些激素按特有的分泌细胞直接命名，例如甲状腺中包括甲状腺腺泡细胞和甲状腺腺泡旁 C 细胞，其分别合成和分泌甲状腺素和降钙素。在此基础上，有些内分泌器官或组织释放的激素则按一组来命名，例如垂体激素、肠道激素、胰岛激素等，垂体激素包括了垂体前叶分泌的多种激素，而肠道激素包括的种类更多，胰岛激素至少包括胰岛素、胰高糖素和生长抑素等。

按生理和代谢作用分类：每种激素对不同的生理功能和代谢，从不同角度和层面发挥不

同程度的调节作用，而同一生理功能或代谢过程可有多种激素参与调节。这些在某一生理功能或代谢过程中具有相同或类似作用的激素往往被称为一类激素，这些激素也可被称为协同激素。激素间的作用相反则被称为拮抗激素。例如胰高糖素、生长激素、肾上腺素等多种激素在血糖降低或低血糖的不同阶段开始分泌，使血糖上升，故这些激素虽然具有自己独特的作用，但在血糖调节方面它们共同被称为升糖激素；它们在糖调节中的作用与胰岛素相反，因此也被称为胰岛素的拮抗激素。

按激素的受体类型分类：根据激素所结合受体的类型主要分为核受体激素和膜受体激素。核受体激素包括类固醇激素和维生素 D，甲状腺激素也具有类似的机制。这些激素通过细胞膜上的结合位点（也可称为膜受体）或直接结合位于细胞核、细胞质的激素受体，形成激素受体复合物，进而与 DNA 结合位点结合，通过调节基因的转录过程发挥作用。膜受体激素主要为肽类和蛋白质激素、胺类激素和部分类固醇激素，这些激素基本上与其靶细胞细胞膜上专一的受体结合后才能发挥作用。根据膜受体的结构，这些膜受体又被分为 G‑蛋白耦联受体、含激酶活性受体、激酶交联受体和配体控闸离子通道受体；与不同亚型膜受体结合的激素也进行相应的命名。

总体来说，激素的每种分类方式从各个不同的角度既涵盖了激素的主要特点，又不能穷尽全部；这是由于生物体的复杂性、生物进化的阶段性以及认识内分泌系统的阶段性所决定的。

2. 激素的作用机制　各种激素通过与其特异的受体结合，启动受体后通路发挥生理和代谢调节作用。然而激素的不同分泌方式、其受体的种类不同以及受体后的通路不同，其作用机制亦不同。旁分泌激素一般不进入血循环，仅在局部作用到相邻的细胞；然而也有的激素以旁分泌和内分泌的形式同时发挥作用，例如胰岛激素在胰岛内的局部相互调节（也有人认为此为胰岛门脉系统），同时这些胰岛激素还通过门静脉进入肝脏和体循环进一步发挥其相应的作用。自分泌激素分泌后作用于自身细胞，而胞内分泌激素在胞质合成后作用到细胞核。

激素受体类型以及受体后过程决定着激素的作用机制。激素的膜受体和核受体的主要区别在于受体存在于靶细胞的部位、与激素结合的方式以及受体后过程等方面明显不同。核受体超家族包括类固醇激素受体家族和非类固醇激素受体家族，前者包括糖皮质激素受体、盐皮质激素受体、雌激素受体、雄激素受体和孕激素受体，后者进一步分为甲状腺激素受体、维生素 A 和 D 衍生物受体、参与细胞内代谢和解毒功能的核受体以及孤儿核受体。这些与核受体结合的激素或称为配体，一般是亲脂性化合物，与靶细胞胞质或胞核中的受体（也存在膜受体激素如生长激素以此种方式）结合，形成配体受体复合物，通过蛋白质‑DNA 相互作用直接调节基因表达，或通过蛋白质‑蛋白质间的相互作用间接调节基因表达，或以核受体非配体依赖性的激活方式调节基因表达。这些激素的共同特点在于它们具有调节基因表达的基因组作用；除此之外，研究显示核受体还有细胞核外的作用，即核受体的非基因组作用。

穿膜域的多少是膜受体的分类依据之一。与内分泌密切相关的膜受体主要为单穿膜片段受体和七穿膜片段受体。七穿膜片段受体又称 G‑蛋白耦联受体，这类受体与其特异的激素结合被活化，被活化的受体激活 G 蛋白，后者再激活效应器产生第二信使，启动第二信使的级联反应，最终达到激素的调节作用。G 蛋白是一组具有 GTP 结合能力的蛋白的总称，其耦联的下游效应器复杂，主要包括腺苷酸环化酶、磷酸二酯酶、磷脂酶 A2、磷脂酶 C、Ca^{2+} 通道、Na^+ 通道、K^+ 通道等。G 蛋白被激活后生成刺激性 G 蛋白，完成效应器激活并启动第二信使后，G 蛋白成为抑制性 G 蛋白，抑制性 G 蛋白可被再激活，此过程被称为 G 蛋白循环。

单穿膜片段受体主要包括含酶活性受体和激酶交联受体。这些单穿膜片段受体分子仅穿过细胞膜一次，受体分子的 N 末端位于细胞外，C 末端位于细胞内。受体分子内本身可锚定有酶的活性或受体细胞膜内的区域与各种激酶交联。鸟苷酸环化酶型受体内锚定有鸟苷酸环化酶，与其配体结合后受体内的鸟苷酸环化酶变构自身激活，使 GTP 环化为 cGMP，后者激活蛋白激酶 G，进而使靶蛋白磷酸化发挥调节作用。激酶交联受体在与其特异的激素结合后，单体的受体形成二聚体，这一过程被称为受体二聚化。二聚化使两个受体单体的激酶区域靠近并激活，使受体自身发生磷酸化，或使与受体相连的信号分子磷酸化，进而发挥生理作用。这些被磷酸化的氨基酸残基通常为酪氨酸、丝氨酸或苏氨酸。

与靶细胞膜受体结合的激素主要为肽类激素和部分类固醇类激素，这些激素具备以下主要特点：①其受体具有高度的特异性；②其与受体的结合迅速且可逆；③这些激素的受体表达和分布存在组织差异，在靶细胞膜上的数量最多，非靶细胞上也可存在少量受体。此种受体分布特点与特定的激素对不同细胞间存在作用强度差异有关，也可能与同一种激素的作用多样性有关；例如胰岛素促进所有细胞的葡萄糖利用，但肝、肌肉和脂肪等胰岛素的靶细胞上受体更多，胰岛素的作用更强；促甲状腺素受体在其靶细胞分布很多，作用是促进甲状腺激素的合成，但在循环系统也有少量分布，作用与脂代谢调节有关；④这些激素与受体的亲和力、其受体的数量、激素信号的穿膜传导能力、受体后的信号传导均存在精细调节。例如部分激素对自身受体存在降调节或正反馈性调节；又如协同激素间对相互的受体功能存在不同层面上调作用，拮抗激素间则相反；⑤存在血浆激素成分的不均一性；在血浆中可检测到激素原、活性激素单体、激素变异体、活性或无活性的激素二聚体及多聚体、激素的片段。这些不均一性与激素的功能调节以及某些病理生理机制有关。

3. 激素分泌的节律与脉冲 激素的分泌不是简单地持续分泌过程，而是为了适应环境，机体进化中形成了节律性和脉冲性分泌的模式。依据激素的功能作用不同，这些脉冲节律性的周期长短不一，一般来讲激素的半衰期越短，脉冲变化越明显。激素分泌周期长者以年计，甚至体现于整个生命周期；与生长发育以及性发育成熟相关的激素在生长发育和性成熟的不同阶段呈现明显的变化，从人群的角度来看，这也是激素分泌节律的体现。

激素分泌节律还与季节、排卵周期、昼夜、睡眠、进食、应激以及分泌的调节方式有关，时间从数月到数分钟不等。维生素 D 的合成与阳光有关，低温刺激甲状腺激素的分泌，因此一年的不同季节中这些激素的合成或需求量是不同的。女性性成熟后开始 28 天左右的月经周期，卵泡成熟和排卵受控于多种性激素以及促性腺激素的节律性变化，同时卵泡成熟和排卵状态又反馈调节激素的分泌；因此，进行性激素的评估时应注意月经周期不同时间激素分泌的特点。激素分泌的昼夜节律源于下丘脑视上核的视网膜下丘脑纤维束，受下丘脑的支配，基本上所有的垂体激素均呈昼夜节律分泌。例如黎明前促肾上腺素和皮质醇的分泌最高，而在傍晚到午夜分泌最低。掌握此种激素的节律分泌特征对下丘脑－垂体－肾上腺轴疾病的诊断和治疗至关重要；皮质醇增多症的诊断中皮质醇节律的异常提示疾病的存在；而在糖皮质激素替代治疗时，宜上午服药，或上午相对较大剂量，下午小剂量；在先天性肾上腺皮质增生进行促肾上腺皮质激素抑制治疗时宜夜间服药。部分与能量吸收和调节的激素例如瘦素，在随着进餐节律变化的同时，也呈昼夜节律分泌。进餐后胰岛素分泌迅速增加，呈现大幅升高的餐后节律；同时在空腹状态胰岛素也有小剂量的基础分泌，这种小剂量的基础胰岛素分泌虽然是持续的，但也是以脉冲形式进行的。很多肽类激素以不连续的脉冲形式分泌，例如青春期的启动是以睡眠期下丘脑脉冲释放促性腺激素释放激素（GnRH）为标志，周期约 60~90min，随着年龄增长释放的时间逐渐增加，直至昼夜均有规律的脉冲峰出现；GnRH 这种脉冲分泌对下位激素起到刺激促分泌的作用。然而，青春期启动异常疾病的研究显示，GnRH 脉冲分泌异常是导致青春期不能启动重要原因之一；治疗方面，使用长效 GnRH 受体激动剂对促性腺激素及其以下的性激素均起到抑制作用，这是长效 GnRH 受体激动剂使患者自身 GnRH 分泌节律丧失的结果，也是其被用来治疗真性性早熟的机制。

因此，在内分泌疾病的学习中应掌握各种激素分泌脉冲节律的特点，对于这种整个生命周期中不同时期、不同季节、不同生理状态等情况下激素变化规律和特点的掌握，对于正确判断内分泌疾病实验室检查结果非常重要，进而对内分泌疾病诊断和治疗都非常重要。

4. 激素的转运　作为机体信号传递的信使，激素需要进入血液或细胞外液，在特定作用部位与特异受体结合才能发挥作用。由于激素本身的结构、理化特性等不同，其在血液或细胞外液中的转运方式亦不相同。水溶性的蛋白质激素和一些小分子激素（如儿茶酚胺）可以在血液循环中直接转运，但非水溶性的激素以及部分水溶性激素（如胰岛素、生长激素）则需要通过特异性的激素结合蛋白或非特异性蛋白（如白蛋白）进行转运。除对激素起到转运作用之外，结合蛋白的作用还包括：①保证非水溶性激素在循环中均匀分布的状态；②缓冲脉冲式分泌激素的波动，保持其浓度稳定；③对激素起到储存作用；④部分激素的结合蛋白具有调节激素与其受体结合亲和力的作用；⑤延缓激素的降解或排泄。

血液中激素水平的检测是内分泌疾病诊断最重要且最常用的方法。血循环中激素水平的高低取决于其分泌速率和被清除速率的平衡；如果是有结合蛋白的激素，还取决于其结合蛋白水平的高低。尽管与结合蛋白结合的激素占到血液中所检测到激素的绝大部分，但血液中仍存在极微量的游离激素；例如，血液中的总甲状腺激素浓度是游离甲状腺激素的数百至数千倍。非结合状态的游离激素与其特异性受体结合后才发挥生理作用，故游离激素的测定更能反映激素状态的变化，但其测定要求更高。激素结合蛋白的异常可显著改变总激素的测定结果，只要游离激素水平正常，这种异常极少导致明显的临床后果；然而作为激素储存和缓冲波动的方式之一，结合蛋白的异常对激素的储备、波动以及调节的敏感性存在一定的影响。

激素在血液的转运中存在显著的不均一性。此种不均一性表现为：对血循环同一种激素水平检测时，血液中可检测到此种激素的激素原、活性激素单体、活性激素变异体、激素二聚体或多聚体、激素的分解片段等。出现这种现象的原因复杂，与激素的合成、分泌、生理调节、病理变化以及测定方法等有关。

5. 调节途径　作为机体的信号调节系统本身，内分泌系统也受到复杂的调节，具体的调节体现在以下几个方面。

（1）下丘脑－垂体－靶腺轴的调节　下丘脑既有神经的特征，又有内分泌功能，是机体的内分泌中枢。下丘脑除了直接合成抗利尿激素，并将其运送到垂体后叶分泌释放外，还合成分泌多种调节垂体的激素或因子。这些激素或因子作用到垂体前叶特异的细胞，刺激或抑制这些特异性内分泌细胞合成及分泌垂体前叶激素；垂体前叶分泌的激素进一步刺激特异的内分泌靶器官或组织，对这些靶器官或组织的功能进行调节。另一方面，靶器官或组织分泌的激素对其上位的垂体激素以及下丘脑激素具有反馈作用。靶激素对垂体的促激素及下丘脑的促激素释放激素起到抑制作用时称为负反馈；相反，起兴奋作用则称为正反馈。下丘脑－垂体－靶腺轴的这种调节关系，自上而下放大了激素信号，自下而上的负反馈作用使放大的信号稳定在正常范围；而下丘脑－垂体－性腺轴的正反馈则在月经周期的精细调节中发挥重要作用。

（2）激素之间的调节　除同一个下丘脑－垂体－靶腺轴的激素间相互调节外，不同轴激素之间也存在协同、拮抗或调控关系，此参与维系机体内分泌系统的稳定。例如甲状腺功能亢进时，肾上腺皮质激素分泌减少；同时，较大剂量的糖皮质激素对甲状腺激素的合成和分泌也有明显的抑制。又如，胰岛的三种主要激素间存在精细的相互调节，胰岛素抑制胰高血糖素的分泌，胰高血糖素刺激胰岛素的分泌，而生长抑素则对胰岛素和胰高血糖素均起抑制作用。

（3）内分泌系统的神经调节　中枢神经系统通过下丘脑对内分泌系统具有明显的影响。这种影响属于无主观意识的调节，较长时间处于高度紧张的女性可以出现月经紊乱就是这种调节的例证。除此之外，自主神经系统对部分激素也有调节作用，如交感神经兴奋时胰岛素

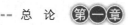

分泌减少，而迷走神经兴奋则刺激胰岛素的分泌。

（4）神经－内分泌－免疫网络 除了上述神经系统对内分泌系统的调节作用外，神经系统、内分泌系统和免疫系统之间还存在更广泛更密切的联系。例如，中枢神经系统存在胰岛素和瘦素的受体，二者对饮食行为具有重要的调节作用；再如，生长激素和泌乳素作为传统的内分泌激素，其受体也存在于免疫细胞，同时免疫细胞也可以合成分泌这两种激素，说明这两种激素对免疫细胞功能具有调节作用。这三个系统从宏观来看，三者共同应对机体内外环境的变化，具有三者整体调节的必要性；从微观来看，三个系统之间可共享信息分子及其受体，系统间的信息交流密切，具有相互调节的物质基础。此网络对机体的各个方面均至关重要，虽然目前对其研究已取得许多突破性进展，然而仍有许多未破解之谜。

（5）神经－内分泌－营养调节网络 与上述调节网络一样，神经系统和内分泌系统与营养代谢之间也存在密切的网络调节关系。这一网络主要涉及食欲调控、血糖及其他营养素稳定、能量消耗调控、体脂信号和肠道激素调节等，其相关的组织和系统包括中枢神经、自主神经、内分泌激素、消化系统以及脂肪组织；新近研究显示肌肉也可能参与此调节网络。此网络的重要作用在于维持机体营养代谢平衡；如发生紊乱，则出现厌食症、贪食症、肥胖、胰岛素抵抗等疾病或病理状况。

二、营养物质与新陈代谢

1. 营养物质 人体为维持生命所摄入的所有物质总称为营养物质。这些物质主要包括糖类、脂肪、蛋白质、维生素、水以及矿物质（包括微量元素）。尽管这些物质均为生命所需，但其每日需求量以及所起到的作用是不同的。水的作用和用量不言而喻；糖类、脂肪和蛋白质是机体的三大主要营养物，其主要功能是提供能量，故此三类营养物被称为能量营养物质；同时，脂肪代谢产生的少部分脂肪酸以及蛋白质代谢产生的部分必需氨基酸也参与机体组织结构的构建或生理功能调节。维生素和矿物质不提供能量，其功能为参与组织结构的构建、内环境稳定以及生理功能调节，也被称为非能量营养物质。根据机体需求量的不同，矿物质被分为宏量元素（如钠、钾、氯、钙、磷等）和微量元素（如铁、铜、锰、锌、硒、铬、碘、氟等）。机体对微量元素和维生素的需求量极少，然而这些微量营养素的作用却非常重要，其摄入不足或过量必然导致多种疾病的发生。既往认为膳食纤维不在营养物质之列，现发现膳食纤维在多种营养物质的消化吸收、肠道内环境稳定以及胃肠功能调节等方面发挥重要作用。在学习、研究和临床工作中，营养物质被分为若干种类，然而非干预条件下机体摄取的营养物质不是单一的，往往以多种物质复合的形式存在，对此方面的研究属于营养学的范畴。

2. 新陈代谢与代谢平衡 保持人体新陈代谢的正常是维系健康生命的基础。新陈代谢是机体不断地进行营养物质吸收和利用，并完成自我更新和建设的过程；其目的是保持正常的生长发育、保证各种生理功能和社会职能的完成、满足机体受到损伤时修复的需要，以及保持一定的能量储存。根据营养物质在体内的转化过程，新陈代谢被分为合成代谢和分解代谢两部分。营养物质经消化吸收、转运、转化利用、参与组织结构的构建或能量储存的过程被称为合成代谢；相反，组织结构分解以及储存能量被消耗，产生"废物"被重新利用或被排出体外的过程被称为分解代谢。

正常情况下，机体的合成代谢和分解代谢处于动态平衡状态。在特定的生长发育阶段或生理状况下，无论是能量营养物质的消化吸收与能量消耗之间，或非能量营养物质的吸收利用与分解或排泄之间均保持平衡；然而在不同的生长发育阶段或生理状况下，这种平衡可以表现为平衡点上调或下调。总体来看，从婴儿到青少年的生长发育期，合成代谢大于分解代谢，代谢平衡点逐渐上调，以满足生长发育的需要，而老年期由于衰老的原因，分解代谢则逐渐大于合成代谢。因此，临床上进行代谢平衡试验或某种物质的代谢试验，观察每日或某段时间内机体对能量或某种具体营养素的吸收、利用与消耗、排泄之间的关系，对诊断某些代谢疾病的诊断和治疗非常重要；然而，在这些试验结果的分析判断中，综合考虑年龄、性别以及不同的生理状态，正确认识代谢的动态平衡也非常重要。

机体代谢的调节精密而复杂，其受到遗传、生长发育、周围环境和气候、身心状态、脏器功能状态等多方面的影响，而在具体的调节机制中，神经、激素或因子、酶、运动、脏器功能等均发挥重要作用。

第二节 内分泌代谢系统疾病的分类及诊断原则

一、内分泌疾病的分类与命名

内分泌系统涉及多个脏器器官和系统，激素分类本身复杂，疾病时功能状态的不同，加之对内分泌系统疾病认识的阶段性，因此，内分泌疾病的分类及命名方法多样，甚至有的分类同时包含疾病的分型和分期。主要的分类和命名方法如下。

1. 按内分泌器官或其主要的功能作用分类 此分类方法基本与器官解剖有关，属大体分类，既是某一具体内分泌器官疾病的特称，又囊括此器官按其他方法所分类的所有疾病。例如，甲状腺疾病、垂体疾病、肾上腺疾病等。

2. 按内分泌器官功能的变化分类 内分泌器官的功能亢进或减退是发生典型内分泌疾病的常见原因，临床上常以此进行分类，命名为功能亢进症或减退症，例如甲状腺功能亢进症和甲状腺功能减退症；然而也有功能正常的内分泌疾病，例如结节性甲状腺肿、无功能肾上腺瘤等；这些疾病诊断时相关腺体的功能正常，其分泌激素的测定结果仍在正常范围内。此外，内分泌器官的功能与内分泌功能是不同的概念，后者的正常与否同时取决于调节激素或因子、内分泌器官本身的功能、激素受体及受体后信号传导；激素受体及受体后信号传导异常可导致激素不敏感综合征或激素过敏感综合征的发生。

3. 按内分泌器官或激素受体的病理改变分类 与其他的组织器官一样，内分泌器官或组织亦可发生炎症、自身免疫、肿瘤等病理改变，例如，结节性甲状腺肿、垂体瘤等。

4. 按内分泌器官功能发生改变的主导因素分类 内分泌腺体自身原因导致的功能变化被称为原发性病变，而继发于上位调节激素或其他调节因素而发生的改变被称为继发性病变。例如，垂体促甲状腺素分泌过多导致的甲状腺功能亢进被称为垂体甲状腺功能亢进，或继发性甲状腺功能亢进，而发生于甲状腺本身的则被称为原发性甲状腺功能亢进；又如，甲状旁腺瘤导致的甲状旁腺功能亢进属于原发性甲状旁腺功能亢进，而继发于慢性肝或肾功能不全所发生的甲状旁腺激素升高则是继发性甲状旁腺功能亢进。再者，有的非内分泌系统肿瘤可产生激素或激素样物质，导致异位内分泌综合征的发生。

5. 按急慢程度或功能变化程度分类 内分泌腺体在感染或发生自身免疫时可表现为急性、亚急性或慢性炎性病变，尤以甲状腺炎时这种分类常用。从功能变化的角度来看，大多内分泌疾病起病隐匿，即使有些急性因素导致的内分泌功能改变也可呈现慢性过程，例如外伤导致的垂体柄中断。然而，某种或几种激素增多或缺乏严重时，则发生或进展到急性危重状态，此被称为"危象"，例如，垂体危象、甲亢危象、肾上腺危象等。另一方面，随着激素测定技术的提高和对疾病研究认识的深入，一些"亚临床功能减退症"和"亚临床功能亢进症"逐渐得到认识，这实际是相应内分泌疾病极早期或非常轻度的表现。

临床实践中，内分泌疾病的命名不是按照单一分类进行的，也不是一个疾病的命名必须涵盖以上的所有分类，而是遵循明确且简单的原则，结合解剖部位、病理以及功能等方面所

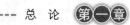

出现的问题做出命名；除此之外，有些疾病可同时使用传统的疾病名称，这些疾病大多按疾病第一描述者的姓名进行命名，例如产后大出血导致的腺垂体功能低下又被称为席汉综合征。

二、营养与代谢系统疾病的分类与命名

1. 依据代谢物质的种类分类　营养与代谢系统疾病被分为营养性疾病（又称营养失调）和代谢性疾病两大类，并依据发生问题的具体的营养代谢物质名称进一步命名，例如所有血糖升高达到糖尿病诊断标准者均为糖尿病，只是存在原发或继发以及不同分型而已。又如，糖原累积病、脂代谢异常等均属一类疾病的命名，只是它们均存在不同的分型。

2. 依据导致代谢物质异常的原因分类　可分为原发性、获得性和继发性。原发性代谢疾病中部分为先天性代谢缺陷所致，属遗传性代谢疾病；由环境因素引起或在遗传因素的基础上环境因素可导致获得性代谢疾病，高脂血症和 2 型糖尿病是此类疾病的代表；其他系统和器官疾病，特别是胃肠道疾病，治疗不当时可引发营养代谢问题，也称为继发性营养代谢疾病。

3. 依据代谢异常导致的病理损害分类　例如肾小管酸中毒是肾小管功能障碍导致机体酸碱平衡失衡以及电解质紊乱，而代谢性骨病则是钙磷代谢异常导致的一类骨骼疾病的总称。

4. 依据体内代谢物质异常的趋向和程度分类　营养物质不足或过多可导致相应疾病的发生。碳水化合物、蛋白质和脂肪三大营养素可以相互转换，且一般的食物均为复合型营养物，特别是碳水化合物和脂肪，摄入过多可导致肥胖及其相关性疾病；另一方面，它们的不足可导致营养不良。由于必需氨基酸之故，蛋白质摄入不足尚可单独导致蛋白质缺乏症。微量元素或维生素过多带来危害时，可命名为中毒性疾病，而机体此类物质的不足可命名为缺乏性疾病。

5. 依据营养代谢疾病的分型和分度分类　物质代谢不同环节或途径障碍是营养代谢疾病分型的主要依据。例如，依据糖原合成与分解通路中不同酶的缺陷将糖原累积病分为若干亚型。依据营养物质不足或过多的程度或代谢异常的程度，有些疾病被分为轻中重度异常。

三、内分泌代谢疾病的诊断内容和方法

内分泌代谢疾病的诊断应包括功能、病因、定位和分型分期四个层面，而诊断过程中详细的病史收集、症状体征的发现和正确认识、实验室和辅助检查的准确解释是获得正确诊断结果的必要方法。通过这些诊断方法在上述四个层面获得一致性诊断结果往往说明诊断正确，而不同诊断方法或不同诊断层面间出现不一致甚至矛盾结果时，则需要对诊断过程进行重新梳理。

1. 诊断内容

（1）功能诊断　内分泌器官或组织功能状态的确定，或者某种营养物质的代谢正常与否是内分泌代谢疾病诊断中首先需要判断的问题；就内分泌系统疾病而言，其功能诊断更为重要。与上述功能分类一致，功能诊断可分为功能亢进、功能正常或功能减退。从人群的角度来看，大部分激素的改变从最高的功能亢进到最低的功能减退呈连续的正态分布；然而从具体一位患者的某种激素变化过程来看，则是从正常到亢进或到减退的逐渐演变过程。内分泌疾病的功能诊断复杂，除了依据患者的临床表现外，还需要依据实验室检查和一些辅助检查的结果进行进一步的功能判断；然而，有的内分泌系统疾病凭借典型症状即可对其功能进行判断，例如肢端肥大症。

（2）病因诊断　通过下列的诊断方法和手段明确内分泌代谢疾病的病因非常重要。内分泌系统疾病常见的病因包括各种感染、自身免疫、肿瘤、先天性疾病、器官损伤或切除等；代谢系统疾病则主要包括各种营养素的过剩或不足、营养素代谢调节激素或调节酶异常。此

外，病因诊断还包括对继发性内分泌代谢疾病进行鉴别诊断的内容。

（3）定位诊断 内分泌代谢疾病的定位诊断包括明确发生疾病的内分泌调节轴、物质代谢的途径以及发生疾病的器官；而随着研究的深入，部分疾病的定位诊断可以精准到明确异常的调节酶（如先天性肾上腺皮质增生）或突变的基因（如多发性内分泌腺瘤）。有些内分泌器官可异位存在（例如异位甲状腺），并且有的内分泌疾病是由于其他器官或系统所导致，例如异位促肾上腺皮质激素分泌，这些问题的明确也属于定位诊断的范畴。

（4）内分泌代谢病的分型分期 分型分期是疾病诊断的重要组成部分。激素的变化往往呈现连续的过程，但疾病分期则是对疾病发展和转归过程的描述，也是对激素变化趋势进行描述；疾病时激素自身变化曲线的拐点或其功能变化的状态往往是疾病分期的依据，例如亚急性甲状腺炎时依据甲状腺激素的变化，此病可被分为甲亢期、甲功正常期、甲减期和恢复期；在不同分期中治疗策略必须进行调整。疾病的分型则是对复杂发病过程的进一步梳理，代谢性疾病往往需要分型，这是由于代谢过程本身以及其调节机制复杂所决定的；不同分型的疾病之间，其治疗策略有相同的部分，也可有明显的不同，例如所有糖尿病患者均需要进行运动和饮食控制，而 1 型糖尿病需要胰岛素补充治疗，2 型糖尿病则以口服降糖药治疗为主。

（5）鉴别诊断 对内分泌代谢疾病的临床症状进行分析是鉴别诊断的过程之一，同时对实验室检查和辅助检查结果也需要进行充分的鉴别分析；这是因为内分泌代谢的调节复杂，受到的影响因素很多，实验室检查或辅助检查观察到的某种激素或代谢物质的变化可能是疾病的本质，也可能只是伴随表现，甚至可能是继发于一些非内分泌代谢疾病的改变。

2. 内分泌代谢疾病诊断的方法

（1）临床表现 病史和症状体征是诊断内分泌代谢疾病的第一环节和重要手段。由于内分泌代谢系统的特殊作用，此系统的某些疾病具有一些特殊的疾病过程、症状或体征，甚至根据典型的临床特征即可初步判断部分疾病；例如，身材过高或矮小往往提示生长激素轴原发或继发改变；又如，皮肤紫纹则是皮质醇增多症的特征之一；而有的临床症状分析即可获得初步病因判断，例如颈前甲状腺区疼痛常提示急性或亚急性甲状腺炎的发生。因此，熟悉和掌握内分泌代谢系统疾病的常见症状和体征非常重要。

（2）实验室检查 ①某些内分泌代谢疾病具有特征性的血、尿生化改变，例如，大细胞性贫血是诊断叶酸和（或）维生素 B_{12} 缺乏的重要依据和线索，同样血钙、血磷测定则是诊断骨代谢疾病以及甲状旁腺疾病时不可替代的指标；因此血、尿生化检查在诊断中的作用不容忽视。②血循环、尿液或唾液中激素及其代谢产物的测定往往是内分泌代谢疾病诊断的重要依据；有些疾病仅根据实验室检查的一个指标就能做出初步诊断或明确诊断方向，例如血糖升高达到诊断标准即可诊断为糖尿病。③激素及代谢物质在体液中的测定值是连续变量，需要慎重对待临界状态的检验结果。④内分泌器官的功能以及机体内的营养物质有一定的储备能力，某些疾病状态时其测定结果可在正常值范围，仅在应激等状态下才表现出异常，或者自身相比已有明显异常但测定结果仍在正常值范围，再者有些异常的结果并非原发疾病所致，因此，需要采用激发试验、阻断试验或抑制试验等手段确定是否正常。⑤由于激素分泌存在脉冲或昼夜节律以及双侧分泌等特性，因此需要动态测定、定位取血等测定手段。⑥腺体相关自身抗体测定是自身免疫性内分泌疾病病因诊断的重要依据。⑦循环中激素水平升高并非都是腺体功能亢进的结果。

（3）辅助检查 超声、CT、MRI、核素显像等形态学检查方法是内分泌系统疾病定位诊断和病因诊断的重要手段。超声检查和核素显像在分辨率方面不及 CT 或 MRI，然而超声检查在评估可探及内分泌器官的血流、组织弹性等方面优于后者；同样，核素显像的分辨率也不及 CT 或 MRI，但其往往具有功能诊断的作用。染色体检查、基因分析等是某些遗传相关内分泌代谢疾病病因诊断的重要手段，而心电图在协助诊断电解质紊乱等方面的作用不容忽视。

（4）病理检查　是进行内分泌代谢疾病病因诊断最主要的方法；内分泌腺体手术标本的病理报告是最常见的病理检查，其次是内分泌器官穿刺的病理报告。甲状腺的细针穿刺和粗针穿刺分属细胞学检查和组织活检两个范畴，两者的应用范围、判断标准、临床价值等存在差异，但由于细针穿刺简单易行，且创伤小，是目前临床常用的检查方法。其他内分泌器官的穿刺检查困难或易导致器官伤害，临床不常规进行。所有病理标本在进行常规病理检查的同时，进一步进行免疫组织化学甚至分子生物学检查，可以提高诊断价值。

第三节　内分泌代谢系统疾病防治原则

一、内分泌疾病的防治原则

1. 预防与一般治疗　内分泌疾病的预防效果不及营养代谢性疾病，但某些内分泌疾病的发生与环境因素有关，例如碘相关疾病可表现为甲状腺功能异常或组织学异常；同时，缓解患者的紧张情绪有利于任何疾病的治疗，因此，内分泌疾病的治疗中应注重患者心理疏导和饮食管理等一般治疗措施。

2. 病因治疗　任何病因明确且病程可逆的疾病进行有效的病因治疗后均可获得治愈，例如手术治疗内分泌腺体良性肿瘤；再者，由于内分泌腺体存在一定程度的代偿能力，在炎症、血色病以及自身免疫等损伤时，及时有效的病因治疗可使部分患者的内分泌腺体功能保持在正常范围。然而大多内分泌疾病病因复杂且隐匿，诊断时器官功能已明显异常，需要除病因治疗之外的其他治疗措施。

3. 纠正内分泌腺体功能异常　大部分内分泌系统疾病表现为功能亢进或减退，纠正这些功能异常是内分泌系统疾病治疗最主要的目的和措施。由于发病机制、功能异常的程度、腺体的解剖，以及治疗措施本身等不同，熟悉和掌握各疾病治疗措施的适应证和禁忌证非常重要。

（1）功能减退的治疗　功能减退治疗的原则是通过合理的治疗手段使降低的腺体功能尽可能地回升到正常水平，从而恢复正常的生理或代谢状态。其治疗方法包括以下几方面。

1）激素补充替代治疗：是功能减退治疗最常用的方法，常使用外源激素或激素类似物通过口服、注射或鼻吸等方式进行补充替代治疗；没有可供临床使用的外源性激素时可直接补充相应激素的效应物质。进行激素替代治疗时，首先，需要保证补充激素后机体的激素水平在生理浓度范围内；其次，补充激素的剂量须根据机体内外环境变化及时调整，例如孕妇的甲状腺激素替代剂量较妊娠前有所增加；再者，婴幼儿、孕妇、青少年、老年人等特殊人群进行激素替代治疗的目的、目标值、监测频率等与一般患者不同；此外，某些内分泌疾病需要在激素替代治疗的基础上增加激素剂量，通过负反馈机制抑制上位激素的分泌，从而达到抑制治疗的目的，例如先天性肾上腺皮质增生和甲状腺癌术后的激素替代抑制治疗。

2）药物治疗：大多功能减退的内分泌疾病通过替代治疗可获得良好的治疗效果；少部分因外源性激素或激素类似物获得困难而不能进行补充替代治疗时，可使用增强激素作用或刺激激素分泌的药物进行药物治疗。随着外源性激素研发的深入，此种治疗方法已逐渐减少，例如尿崩症和甲状旁腺功能减退，前者使用口服抗利尿激素类似物已逐渐广泛应用，后者使用重组甲状旁腺激素治疗已进入临床研究。激素受体以及受体后障碍导致的功能减退综合征通常需要药物治疗或对症治疗，有的治疗方法处于研究中。

3）移植：器官、组织和细胞移植在内分泌功能减退疾病的治疗中已获得良好疗效，研究中的干细胞移植也具有较好的前景。然而，移植治疗尚涉及风险效益比的评估、伦理、生物安全等方面问题，目前临床开展不广泛。

4）其他治疗：基因突变或缺失等基因异常可导致内分泌功能减退，目前已有基因治疗的研究，但尚未进入临床。

（2）功能亢进的治疗 功能亢进症治疗的目的是使异常升高的激素水平恢复正常。治疗中需避免或减少功能低下，以及其他不良反应的发生。

1）手术：最佳适应证是内分泌腺体肿瘤导致的功能亢进。内分泌腺体的组织增生或自身免疫导致的功能亢进也可以进行手术治疗，但并非首选。

2）药物：使用抑制激素合成和释放的药物，或阻断激素受体或受体后通路的药物进行治疗。这些药物治疗适应证的选择性很强；除甲状腺功能亢进和高泌乳素血症外，其他内分泌功能亢进的药物治疗大多属缓解措施。激素过敏感综合征时激素的血循环水平虽然不高，但其作用效应明显升高，通常需要药物治疗。

3）核素：通过腺体自身摄入、靶向导入或手术植入等方法使核素进入病变的内分泌腺体，破坏导致功能亢进的组织达到治疗目的。

4）放射：用于垂体或其他内分泌腺体的肿瘤不能手术切除或手术后肿瘤残留。

5）其他：已有甲状腺、肾上腺、胰腺等内分泌症介入栓塞治疗取得良好疗效的报道，目前临床开展不广泛，有关适应证和疗效风险比的循证医学证据尚少。

4. 对症治疗 合并疼痛、心悸等症状时进行对症治疗有利于疾病的缓解。

5. 内分泌功能危象 内分泌功能危象危及生命，应及早诊断，并迅速予以治疗。功能减退时迅速补充激素往往获得较好疗效，而功能亢进者需在激素的合成、释放、受体结合、激素效应、拮抗药物或激素等多层面予以阻断，透析可迅速降低循环中激素水平。各种"危象"发生时，血循环系统以及各重要脏器功能均发生不同程度损害，须同时进行积极有效的治疗。

二、营养与代谢疾病的防治原则

1. 预防 营养性疾病、获得性代谢疾病和继发性营养代谢疾病的预防效果显著。合理膳食和良好的生活方式既是营养性疾病和获得性代谢疾病的预防措施，也是其病因治疗中最基本的手段，需要长期坚持。

2. 病因治疗 营养素缺乏和微量营养素过量的病因治疗相对简单且效果显著。在没有导致组织器官损害之前，单一营养素不耐受性疾病须避免不耐受物质的摄入，或者避免加重酶功能缺陷的物质；针对缺陷酶或基因的病因治疗已有广泛研究，但未进入临床。获得性代谢疾病诊断时常有不同程度的病理损害，其病因治疗往往成为综合治疗中的基础治疗措施。

3. 调节代谢过程 针对异常代谢物质的吸收、合成、分解、排泄等环节进行调节。例如高血脂和高尿酸血症的治疗。

（姬秋和 张南雁）

第二章 腺垂体疾病

第一节 腺垂体功能减退症

腺垂体功能减退症（hypopituitarism）是指由于各种原因造成下丘脑、下丘脑－垂体通路或垂体损伤导致腺垂体功能全部或部分受损，引起单种或多种垂体激素分泌不足所致的临床综合征。该疾病所涉及靶腺主要为性腺、甲状腺及肾上腺皮质，其临床表现多种多样，主要为激素缺乏相关症状和（或）鞍区占位压迫等原发病相关症状。发生于儿童期间可因生长发育障碍导致垂体性矮小症；成人的腺垂体功能减退症又称作西蒙病（Simmond disease）；若妇女因产后垂体严重缺血坏死所致者则称为席汉综合征（Sheehan syndrome）。

一、病因和发病机制

1. 原发性 垂体本身病变所致腺垂体激素分泌不足。

2. 继发性 下丘脑及中枢神经疾患引起腺垂体激素释放激素分泌减少；垂体门脉系统（下丘脑与垂体的联系）受损，使得下丘脑分泌的促激素不能兴奋腺垂体致其功能减退（表7－2－1）。

表7－2－1 腺垂体功能减退症的病因

原发性
垂体及附近肿瘤
鞍内、鞍旁肿瘤
转移性肿瘤
垂体血管病变
垂体缺血性坏死、萎缩
糖尿病性血管退行性变
其他（海绵窦血栓形成、动脉粥样硬化、颞动脉炎、颈动脉瘤等）
鞍区手术、创伤、放射性损伤
垂体感染或炎症

脑炎、脑膜炎、严重全身性感染等
　　　淋巴细胞性垂体炎
　　垂体卒中（垂体瘤内出血、梗死等）
　　垂体浸润（组织细胞增生症、血色病、肉芽肿等）
　　遗传性（垂体发育障碍、Kallmann 综合征、Prader – Willi 综合征等）
　　其他（空泡蝶鞍、自身免疫性疾病等）
继发性
　　下丘脑及中枢神经疾患
　　　肿瘤（原发性或颅内转移性病变）
　　　炎症
　　　浸润性病变（肉芽肿、脂质累积病）
　　　严重营养不良（神经性厌食、胃切除等）
　　　药物抑制（多巴胺、糖皮质激素等）
　　　其他不明原因
　　垂体柄受损（肿瘤、创伤、手术及血管瘤等）

二、病理

病因不同病理表现亦不同。产后大出血、休克引起者，腺垂体呈大片缺血性梗死，垂体动脉可有形成血栓，后期可出现垂体萎缩，大部分为纤维组织，仅存在少许嗜碱性粒细胞和嗜酸性粒细胞。肾上腺、甲状腺、性腺等靶腺呈不同程度的萎缩。

 案例讨论

　　临床案例　患者，刘某，男性，52 岁，畏寒、乏力 10 年，加重伴恶心、呕吐、头晕 20 天；10 余年前曾行"垂体瘤切除术"，术后未常规随访。查体：血压 90/60mmHg，心率 62 次/分，贫血貌，皮肤干燥粗糙，表情淡漠、反应迟钝，阴毛、腋毛稀疏。

　　问题　1. 该患者下一步需完善的辅助检查？
　　　　　　2. 该患者的主要诊断是什么疾病？
　　　　　　3. 如何对患者进行治疗？用药时有何注意事项？

三、临床表现

本症起病较隐匿，无特异性，其临床表现常取决于腺垂体受损程度及病变累及范围，但因腺垂体具有较强储备能力，损毁组织达 50% 才会出现靶腺功能减退症状，约 75% 以上时症状明显，达到 95% 以上时比较严重，所以常被肿瘤、感染、外伤等原发病掩盖其临床表现，若未能及时诊断和治疗，可因急性应激出现垂体危象（pituitary crisis）。

垂体受累激素可为一种或多种，席汉综合征患者因产后大出血、休克常累及全腺垂体，Gn、GH、PRL 缺乏为最早表现，其次为 TSH，最后可伴有 ACTH 缺乏。

1. Gn 和 PRL 分泌不足　女性可有产后大出血、休克病史，患者产后极度虚弱，乳腺萎缩，无乳汁分泌，月经不再来潮，逐渐出现阴道分泌物减少、生殖器萎缩、性交困难，毛发常脱落，以腋毛、阴毛较明显。男性则可出现阳痿、早泄、胡须脱落、性欲减退等。儿童可出现青春期发育延迟、第二性征发育不全。

2. TSH 分泌不足　即继发性甲状腺功能减退症，症状同原发性甲状腺功能减退症（详见本篇八章第三节），但较其更轻，一般不伴甲状腺肿。

3. ACTH 分泌不足　患者虚弱、疲乏，可伴恶心、呕吐、乏力、食欲不振、体重减轻，心率减慢、低血压，严重者可出现低血糖。糖皮质激素受影响严重，醛固酮受影响较小，故在钠摄入减少时，可以通过刺激醛固酮保钠，但皮质醇的缺乏使排水能力降低，易发生稀释性低钠血症，特别是在病情加重、水分摄入或输入过多以后。

ACTH 具有促使皮肤色素沉着的作用，所以患者肤色变浅、苍白，与原发性肾上腺皮质功能减退症（Addison disease）相反。

4. GH 分泌不足　成年人可表现为空腹低血糖，儿童则会出现生长发育障碍。

5. 垂体及附近肿瘤压迫症状　头痛、视野缺损、视力下降是最常见的症状，肿瘤巨大时可引起颅内高压的表现。压迫垂体门脉系统时，因多巴胺抑制 PRL 作用减弱，PRL 分泌增加，女性可出现溢乳、闭经、不孕，男性表现为阳痿。

四、并发症

1. 感染　患者抵抗力降低，易并发感染，常见于肺部、泌尿系统和生殖系统，多为细菌感染，亦可为真菌及其他特殊微生物感染。

2. 垂体危象及昏迷　在腺垂体功能减退较严重的基础上，感染、腹泻、呕吐、劳累、受凉、手术、外伤等急性应激或降糖、镇静等药物作用下可诱发垂体危象，分为：①高热型（体温 > 40℃）；②低体温型（体温 < 30℃）；③低血糖型；④循环衰竭型；⑤水中毒型；⑥混合型。突出表现为中枢神经系统、消化系统及循环系统的症状，如高热、头痛、谵妄、抽搐、昏迷、恶心、呕吐、休克等。

五、实验室检查

怀疑本病时可直接检测垂体及靶腺激素，功能试验可协助判断垂体与靶腺激素的储备及反应性，明确病变部位（下丘脑或垂体）。对于原发病变在下丘脑或垂体者，MRI、CT 检查比鞍区 X 线更精确，可了解病变部位、大小、性质、对毗邻组织侵犯程度。非颅脑病变可通过胸腹部 X 线、CT 来排查原发病灶，非实体病变可通过骨髓穿刺、组织活检等明确病情。

1. 下丘脑 - 垂体 - 性腺轴　血 FSH、LH 通常低于正常，女性血雌二醇减低，不能监测到排卵及基础体温的改变，阴道涂片类似于绝经后女性表现，失去了雌激素作用下的周期性改变。男性血睾酮降低或正常低限，精子数量、质量降低，形态改变，活动度差。GnRH 兴奋试验可协助判断病变部位，如注射 GnRH 后 FSH、LH 升高，但较正常人反应弱或延迟，提示病变位于下丘脑；若无反应，提示病变位于垂体。

2. 下丘脑 - 垂体 - 甲状腺轴　血 TT_3、TT_4、FT_4、FT_3 低于正常，TSH 降低或正常，甲状腺摄碘率降低，少数患者可有甲状腺萎缩。可行 TRH 兴奋试验明确病变位置。

3. 下丘脑 - 垂体 - 肾上腺皮质轴　血浆 ACTH、皮质醇降低，但皮质醇节律正常，其代谢产物尿 17 - 羟皮质类固醇、17 - 酮类固醇、游离皮质醇也低于正常，CRH 兴奋试验有助于判断病变部位。

4. GH　GH 呈脉冲式分泌，有昼夜节律，且受年龄、运动、精神状态等因素影响，故一次检测血 GH 水平不能完全反映其储备情况，可行 12 ~ 24 小时血、尿 GH 测定，但费时且费用高，临床上以生理性或药物性 GH 激发试验替代，通过刺激后得出 GH 峰值评估病情。

六、诊断与鉴别诊断

有产后大出血、休克、鞍区或头颅肿瘤等病史，出现闭经、性欲减退、肤色变淡、虚弱、乏力等临床表现则需考虑本病，结合影像学及实验室检查，排除其他影响因素和疾病后可确立诊断。常需与以下疾病相鉴别。

1. 神经性厌食　多为年轻女性，常伴精神刺激史，由于严重营养不良和神经功能紊乱影响垂体功能，出现消瘦、闭经等类似腺垂体功能减退症的表现，但其消瘦程度重，无腋毛、阴毛脱落，除性腺外其余靶腺功能检测正常。

2. 内分泌腺功能减退症　如 Schmidt 综合征，指任何 2 个或 2 个以上的内分泌腺体因为免疫功能缺陷而发生多个内分泌腺体原发的功能减退或亢进，并与其他非内分泌自身免疫功能缺陷的疾病相联系，伴有皮肤色素沉着，而腺垂体功能减退症为皮肤肤色变浅。

七、治疗

（一）病因治疗

由垂体瘤或鞍区占位病变引起者，可采用手术、化疗、放疗解除压迫及侵袭作用，减轻颅内高压症状。泌乳素瘤使用多巴胺类药物治疗后有望一定程度恢复垂体功能；产后大出血、休克所致者重在预防，加强产妇围生期监护，及时纠正产科病理状态。

（二）激素替代治疗

1. 肾上腺皮质激素　糖皮质激素的替代最为重要，应先于甲状腺激素的替代，以免发生肾上腺危象。首选氢化可的松，也可使用醋酸可的松、泼尼松替代治疗，口服给药，参考生理剂量为氢化可的松 20～30mg/d、泼尼松 5～7.5mg/d，以生理分泌方式服用为宜，即晨起服用总剂量 2/3，午后服用 1/3，治疗剂量因人而异，直至症状缓解。若遇感染、手术、创伤等应激，需加大剂量。

2. 甲状腺激素　应从小剂量开始替代，缓慢增加，特别年老者、合并心脏疾患者起始剂量更应谨慎，以免发生心绞痛。首选左甲状腺素片，一般 25～50μg/d 起始，1～1.5 月监测甲状腺功能，调整剂量在数周内将甲状腺功能维持在正常水平；在不能获得左甲状腺素片情况下，可选甲状腺片，20～30mg/d 起始，逐渐加量至甲状腺功能正常。若存在肾上腺皮质功能减退，应提前或同时补充糖皮质激素。

3. 性激素　育龄期妇女病情较轻者可作人工周期治疗，即月经周期 1～25 天连续服用雌激素（己烯雌酚 0.5～1mg/d 或炔雌醇 25～50μg/d），第 21～25 天加服孕激素（甲羟孕酮 4～8mg/d），停药约 3～5 天出现子宫内膜撤退性出血。男性患者可肌注十一酸睾酮注射液 250mg，每 2～3 周 1 次，或十一酸睾酮胶丸，随含脂餐服用，80～160mg/d，以改善性功能、增强体力及营养状况。有生育要求者可加用人绝经期促性腺激素（HMG）或绒毛膜促性腺激素（HCG）刺激卵泡生长、诱导排卵或促进精子形成。

（三）垂体危象治疗

根据病史、查体及实验室检查，考虑垂体危象昏迷时应立即进行抢救：低血糖者快速静脉注射 50% 葡萄糖溶液 40～60ml，随后 5%～10% 葡萄糖生理盐水溶液静脉滴注维持。肾上腺皮质功能减退危象者每 500ml 溶液中加入 100mg 氢化可的松静滴，第一个 24 小时用量 200～400mg，有严重感染时激素剂量可适当增加，低温型昏迷者氢化可的松用量则不宜过大，否则可能抑制甲状腺功能，加重昏迷。此外积极给予患者抗休克、抗感染、利尿、保暖等对症支持治疗。低温型可予以左甲状腺素片，每 6 小时 25～50μg，如不能口服则鼻饲。在用甲状腺激素治疗的同时，宜用适量的糖皮质激素。垂体危象时禁用或慎用降糖药、镇静剂、麻醉剂、安眠药等。

八、预后

腺垂体功能减退症为终身性疾病，其预后视病因而不同。席汉综合征患者预后较好，如能及时给予适当的激素替代，患者生活和工作有望接近正常，但常呈虚弱状态。垂体瘤引起者预后较差，患者可伴颅内高压表现及严重视力障碍，若不及时诊治，可因多种原因诱发垂体危象。

第二节 生长激素缺乏性侏儒症

生长激素缺乏性侏儒症（growth hormone deficiency dwarfism，GHD）也称为垂体性侏儒症或垂体性矮小症（pituitary dwarfism），是由于青春期前生长激素（GH）分泌减少或 GH 作用障碍所致，多于出生后或儿童期起病，主要表现为生长缓慢、身材矮小，但体态尚匀称，成年后身高一般不超过 130cm。GHD 多见于男性，男女比例大约 3~4∶1。

一、病因和发病机制

GHD 按病因可分为先天性、继发性和特发性；按病变部位可分为垂体性、下丘脑性；按受累激素可分为单一性 GHD 和多种垂体激素缺乏性 GHD。

1. 先天性 GHD 患者常合并脑结构异常、颜面中线发育异常或基因缺陷。多数家族性 GHD 为常染色体隐性遗传，少数为伴性或常染色体显性遗传，表现为 GH 分泌缺乏或 GH 作用障碍，部分患者可合并多种垂体激素缺乏。Laron 矮小症为常染色体隐性遗传，因 GH 受体基因突变导致靶细胞对 GH 反应不敏感，血液中 GH 正常或升高，胰岛素样生长因子 - 1（IGF - 1）减少，该类患者对外源性 GH 治疗无效。

2. 继发性 GHD 本病可由下丘脑 - 垂体及附近肿瘤压迫引起，常见有颅咽管瘤、垂体瘤、神经胶质瘤等。此外，头颅外伤、下丘脑 - 垂体附近放疗、颅内感染（脑炎、脑膜炎、结核、梅毒等）、浸润性病变（白血病、含铁血黄素沉着症等）、精神创伤等也可引起继发性 GHD。

3. 特发性 GHD 发病原因不明，可能与围生期病变（早产、难产、宫内严重窒息等）造成下丘脑或垂体功能异常有关，可用生长激素释放激素（GHRH）兴奋试验鉴别颅内损伤部位，约 2/3 病变位于垂体水平之上。

案例讨论

临床案例 患者，张某，男性，15 岁，发现身材矮小 10 年；患者因脐带绕颈致宫内窒迫于孕 30 周剖腹产出，体重 2. 5kg，身长 45cm，5 岁时家属发现患者生长缓慢，身高低于同龄儿，年平均身高增长低于 4cm，患者智力正常。查体：身高 125cm，可见男性第二性征。

问题 1. 该患者主要考虑什么疾病？
2. 下一步需完善什么实验室检查？
3. 该患者的治疗原则有哪些？

二、临床表现

1. 躯体生长迟缓，骨骼发育不全 因胎儿在宫内生长不依赖 GH，故出生时身长、体重正常。先天性 GHD 出生后即可伴有生长缺陷、低血糖症、高胆红素血症、抽搐等；特发性 GHD 多于 2~4 岁后出现明显的生长迟缓；如于儿童中后期出现症状，则考虑继发性 GHD 可能。患者生长并非完全停止，只是增长速度极其缓慢，身材比例停留于儿童期，但一般体态尚匀称，面部圆形，皮肤细腻而干燥，有皱纹，皮下脂肪较丰满，心率、血压偏低。患者身高多低于 130cm，骨化中心生长发育迟缓，骨骺不闭合，骨龄延迟。

2. 性器官不发育及第二性征缺如 继发性 GHD 多见，患者进入青春期后性器官仍不发育，保持幼稚状态，第二性征缺失。女性表现为原发性闭经，乳房、臀部不发育，无性毛。

男性外生殖器小，无精子，无性欲，无胡须、阴毛、腋毛等。单一 GH 不足者性器官发育延迟或正常，可出现第二性征。

3. 智力与年龄相符 智力发育常正常，学习成绩与同龄者无明显差别，但成年后可因身材矮小产生自卑感，精神抑郁、情绪低落、悲观。

继发性 GHD 患者常有病因相关临床表现，如鞍区肿瘤所致者可出现头痛、视野缺损、视力下降、颅内高压等颅内占位症状。

三、实验室检查

1. GH 激发试验 因 GH 呈脉冲式分泌，谷值和峰值相差较大，所以仅靠基础 GH 测定不能诊断本病，可每隔 20 分钟，连续监测 12 ~ 24 小时判断 GH 自主分泌功能，但费时且费用高，临床上常以 GH 激发试验替代：通过生理性（运动、饥饿、睡眠）或药物性（胰岛素、左旋多巴、精氨酸等）刺激后多次采血得出 GH 峰值，一般 > 10μg/L 视为正常，< 5μg/L 为完全性 GHD，介于 5 ~ 10μg/L 可能为部分性 GHD。因激发试验一致性较差，一般选择两种或以上药物激发试验联合诊断 GHD。

2. 血 IGF–1、胰岛素样生长因子结合蛋白–3（IGFBP–3） 两者为 GH 促进生长的重要介质，昼夜波动较 GH 小，可反映 GH 的分泌情况。一般低于同年龄、同性别正常群体 2 个标准差（2s）可考虑为 GHD。

3. 影像学检查 对生长发育明显迟缓的儿童可进行 X 线骨龄测定，一般选择非优势手掌和手腕；考虑颅内病变所致继发性 GHD 者，需行垂体 MRI 或 CT 检查。

4. 其他垂体功能检测 如考虑为垂体多种激素受累，可检测 TSH、T_3、T_4、ACTH、皮质醇、FSH、LH、睾酮、雌二醇、PRL 等明确病情。

四、诊断和鉴别诊断

（一）诊断标准

①身高低于同性别、同年龄正常人群 2s 或第 3 百分位数。②生长速率低（3 岁以下幼童每年 < 7cm；3 岁 ~ 青春期前每年 < 5cm）。③面容幼稚、匀称性矮小。④智力发育正常。⑤骨龄落后于同年龄同性别正常均值 2 年以上。⑥两种 GH 药物激发试验峰值均 < 10μg/L。⑦IGF–1 低于同年龄、同性别正常群体 2s。⑧排除其他引起生长迟缓的疾病。

（二）鉴别诊断

1. 家族性或体质性矮小 患者身高低于同年龄、同性别正常人 2s，生长缓慢，常有家族史，但性器官发育正常，骨龄与实际年龄相符，GH 激发试验 ≥ 10μg/L，不需特殊治疗。

2. 全身性疾病所致矮小 儿童时期心脏、肾脏、肝脏、胃肠等慢性器质性疾病或结核、钩虫病、血吸虫病等慢性感染性疾病均可导致生长发育障碍。根据相关原发病史可鉴别。

3. 呆小病 胎儿或新生儿期因甲状腺功能减退可致生长发育障碍，但伴明显智力低下及甲减相关临床症状。完善甲状腺功能检测可鉴别。

4. Turner 综合征 即先天性性腺发育不全综合征，为性染色体异常所致疾病，核型常为 45, XO，表型为女性，除身材矮小外，合并性器官发育不全、原发性闭经等，可见颈蹼、肘外翻等畸形，GH 分泌正常。

五、治疗

（一）病因治疗

考虑为肿瘤、外伤、感染、放疗等引起的继发性 GHD，需尽早进行病因治疗。

（二）替代治疗

1. 重组人 GH（rhGH）　适用于骨骺未闭合、对 GH 有反应者，早期应用有望使生长发育恢复正常。治疗剂量应根据年龄、药物反应等个体化制定，一般每周 0.5 ~ 0.7U/kg，分 6 ~ 7 次，或 0.1U/kg，每天一次，睡前皮下注射，目的是模拟正常青春期 GH 分泌方式。身高和生长速度是评估疗效的主要观察指标，第一年生长速度可达 8 ~ 15cm，随后逐年递减，若第一个半年生长速度低于 5cm，可增加剂量。rhGH 不良反应较少，但有糖代谢紊乱、甲状腺功能减低、股骨头滑脱、产生 GH 抗体、肿瘤复发的潜在危险。

2. GHRH　仅适用于 GH 缺乏较轻的下丘脑性 GHD，全天总量 16 ~ 25μg/kg，分 2 次注射，约半数治疗有效，长期使用疗效尚待进一步研究。

3. IGF - 1　对 GH 不敏感综合征治疗有效，也可应用于存在 GH 抗体者。IGF - 1 有致低血糖可能，用药期间需严密监测血糖。

4. 雄性激素　除非同时合并男性性腺功能低下，一般不宜过早使用，以免骨骺闭合致生长停止。临床上可选用人工合成的蛋白质同化激素（如苯丙酸诺龙），其雄性作用比较弱，不良反应较少，一般从 12 岁开始使用，每周剂量 12.5mg，疗程约 1 年，体重过轻和女性酌情减量。

5. 绒毛膜促性腺激素　有助于性腺发育，提高性激素水平，利于骨骼生长，一般使用于接近青春期发育年龄者，男性效果较好。

6. 其他　若合并甲状腺、性腺、肾上腺皮质功能减退，予以相应靶腺激素替代治疗。

第三节　巨人症与肢端肥大症

巨人症（gigantism）与肢端肥大症（acromegaly）是由垂体生长激素（GH）瘤、GH 细胞增生等病因引起 GH 持续过度分泌所致。发生于青春期前骨骺未闭合时表现为巨人症，较少见；发生于青春期后骨骺已闭合时表现为肢端肥大症，较多见。本病起病隐匿、进展缓慢，有明显临床表现者病程可能已达数年。若青春期前骨骺未闭合时起病，病情一直发展至成年，兼有巨人症和肢端肥大症的特点者称为肢端肥大性巨人症（acromegalic gigantism）。肢端肥大症也可以是多发性内分泌腺瘤病 1 型（MEN - 1）或 McCune - Albright 综合征的表现之一，或伴发其他散发性内分泌肿瘤。

一、病因和发病机制

GH 和 IGF - 1 持续分泌增多的原因主要为 GH 异常分泌或 GH 细胞增生，可分为以下三类。

1. 垂体源性　主要为垂体 GH 瘤或能分泌 GH 的混合瘤；其次为 GH 细胞增生；GH 细胞癌少见。

2. 非垂体源性　各种异位 GH 瘤、异位 GHRH 瘤或某些下丘脑或颅内疾病使生长激素释放抑制激素（简称生长抑素，SS）分泌减少者。多见于下丘脑神经元错构瘤、支气管类癌、小细胞型肺癌、胰岛细胞癌、肾上腺腺瘤等。

3. 其他疾病　体质性巨人症、性早熟、性腺功能减退、肾上腺皮质增生症、McCune - Albright 综合征等。

其发病机制尚未完全阐明，目前认为相关基因杂合性缺失为家族性 GH 瘤的重要遗传因素，而在散发性中不常见。基因突变使 GH 细胞单克隆增生，在下丘脑激素调节紊乱等因素作用下，GH 细胞受到持久的刺激，最终形成肿瘤。

案例讨论

临床案例 患者，李某，女性，22 岁，手足肥大、面容增宽 3 年，视力下降 1 年，闭经半年，乏力、食欲差、恶心、呕吐 3 月。查体：血压 100/60mmHg，精神差，皮肤干燥，口唇偏厚，手足偏大。

问题 1. 该患者主要考虑什么疾病？

2. 下一步需完善什么实验室检查？

3. 该患者的治疗原则有哪些？

二、临床表现

（一）巨人症

多于青少年期起病，也可早至幼年，分为早期（形成期）和晚期（衰退期），特征表现为身高明显高于同龄儿童，在过多 GH 的刺激下可持续长高至青春期骨骺闭合，最终身高可达 2 米或以上。此外患者的躯干、内脏也生长迅速，可合并糖耐量减低甚至糖尿病。晚期患者进展为功能衰竭，表现为精神不振、四肢乏力、脊柱压缩性骨折、体温下降、血糖降低等。易因抵抗力低下继发感染。

（二）肢端肥大症

临床表现因性别、年龄、肿瘤大小、病程长短、激素分泌情况等不同而异。既有 GH 分泌过多所致症状，又可因肿瘤压迫出现腺垂体功能减退等表现。

1. GH 过度分泌表现 ①骨骼：外貌变化明显，颧骨、前额骨、下颌骨、眼眶上嵴增大前突，眉弓外突，下颌骨的突出使牙齿咬合错位，牙齿变稀疏。四肢长骨因骨骺闭合不能增长，但手指、足趾增粗变短。骨关节症状常见。②皮肤及软组织：最开始面部、手足等部位软组织增厚，后逐渐累及全身皮肤及软组织。皮肤病变以头面部最明显，皮肤增厚增粗，额部皱褶较深，耳鼻及口唇增大，与骨骼变化一起形成肢端肥大症的典型面容。可伴皮肤色素沉着、多皮脂、多汗、多毛等。③糖代谢：为肢端肥大症的常见并发症，轻者为糖耐量降低，重者可进展为继发性糖尿病或并发 2 型糖尿病，与高 GH、高 IGF - 1 血症及伴随的胰岛素抵抗有关。④心血管系统：为患者主要死因之一。特点为高动力型肥厚型心肌病，表现为高血压、心脏肥大、心律失常、冠状动脉粥样硬化性心脏病、心力衰竭等。⑤呼吸系统：呼吸道黏膜增生变厚，舌大、声带肥大等致上呼吸道阻塞，可引起声音嘶哑、打鼾、憋气、活动后呼吸困难、呼吸道感染、阻塞性睡眠呼吸暂停。⑥神经肌肉系统：情绪不稳定、易怒、精神紧张、肌力下降、多发性神经炎、腕管综合征等。⑦生殖系统：早期外生殖器肥大、性欲增强，随后性功能逐渐衰退，性欲减退、不孕、阳痿等。⑧肿瘤并发症：长期 GH 刺激增加肿瘤的发生风险，胃肠肿瘤、腺癌及结肠息肉与肢端肥大症关系最密切。⑨垂体卒中：GH 瘤多为大腺瘤，若肿瘤生长迅速，可发生出血、梗死及坏死，导致严重压迫症状如剧烈头痛、呕吐、视野缺损等，甚至引起昏迷。

2. 肿瘤压迫表现 大 GH 瘤压迫毗邻正常组织，引起头痛、视野缺损、视力下降、下丘脑功能障碍、眼外肌麻痹、脑脊液鼻漏等；压迫垂体本身，可导致腺垂体功能减退症。

三、诊断

肢端肥大症起病隐匿、进展缓慢，无典型临床症状时诊断较困难。超过常人的身高、典型的外貌、内分泌系统紊乱、影像学检查异常为主要诊断依据。极少数患者为 MEN - 1、

McCune - Albright 综合征等单基因缺陷疾病的表现之一，还需进一步对常见伴发疾病进行筛查。活动期肢端肥大症患者血清 GH 持续升高且不能被高糖抑制，所以诊断本病不能仅根据空腹或随机 GH 水平，还需通过能否被葡萄糖负荷抑制至正常综合判断。血清 GH 水平 <2.5μg/L 视为 GH 分泌正常，GH≥2.5μg/L 时行口服葡萄糖耐量试验（OGTT），若 GH 谷值水平不能被抑制至 <1μg/L 则支持本病；GH 是通过生长介质 IGF-1 介导发挥作用的，IGF-1 浓度与 24 小时 GH 分泌情况及病情活动度有关，所以血 IGF-1 是筛查、评估病情的重要指标；GHRH、TRH、GnRH 兴奋试验或多巴胺抑制试验等动态试验可协助诊断；垂体 MRI 为首选影像学检查，垂体 CT、骨骼 X 线摄片对诊断也有一定帮助；若怀疑肿瘤压迫正常垂体，需对垂体及靶腺功能进行评估。

四、治疗

治疗目标有：①控制生化指标：随机血清 GH <2.5μg/L，OGTT 后 GH 谷值 <1μg/L；血清 IGF-1 下降至年龄、性别匹配的正常范围内；②缩小或去除肿瘤并预防其复发；③减轻或消除临床症状及并发症；④尽可能保留垂体功能，已有功能减退者予以相应靶腺激素替代治疗。主要措施有手术、放射、药物治疗。

1. 手术治疗　为垂体 GH 瘤的首选治疗方法，术后生化指标达到治疗目标者视为临床治愈。微腺瘤可选择经蝶窦垂体瘤切除术，治愈率可达 80～90%。大腺瘤不宜采用上述术式时可采用经颅垂体瘤摘除术，但手术风险较大，治愈率低于 50%。术后并发症有腺垂体功能减退症、尿崩症、脑脊液鼻漏等。

2. 放射治疗　适用于不宜手术或手术未能完全切除肿瘤者。包括高能离子照射、直线加速器治疗、质子刀、γ 刀等。放射治疗起效慢，不能迅速抑制 GH 分泌及缩小肿瘤减轻压迫症状，一般需 2～10 年起效，后期发生腺垂体功能减退症概率较大，尤其是已行垂体手术者。放疗时配合药物治疗可提高疗效。

3. 药物治疗　①生长抑素类似物（SSA）：为首选药物，但单用失败率较高，联合手术治疗为本病标准疗法。常见有奥曲肽、兰瑞肽、帕瑞肽等药物及其长效制剂。奥曲肽常用剂量 50～100μg，皮下注射，每日 2～3 次，根据血 GH 水平调整剂量，其长效制剂作用时间约 4 周，每间隔 28 天肌内注射 20mg。SSA 可以使约 55% 的患者生化指标正常，能一定程度缩小肿瘤体积、改善临床症状及控制并发症。主要不良反应为胃肠道症状和注射部位反应，但通常是一过性的。②GH 受体拮抗剂：培维索孟通过抑制 GH 受体，减少肝脏 IGF-1 的生成，缓解临床症状及体征，但对 GH 水平、肿瘤体积无效。该药为 SSA 抵抗或不耐受患者的替代疗法。③多巴胺受体激动剂：溴隐亭、卡麦角林等药物可以通过刺激下丘脑的多巴胺受体抑制 GH 的分泌，尤其适用于伴有泌乳素分泌的垂体瘤患者。药物剂量较大，不良反应有恶心、呕吐、直立性低血压、头痛、便秘等。如与 SSA 联合应用，治疗效果更佳。

 本章小结

腺垂体功能减退症是指由于各种原因造成腺垂体功能大部分或全部受损，引起单种或多种垂体激素分泌不足的临床综合征。垂体瘤是成人最常见的原因，产后腺垂体缺血性坏死（席汉综合征）为女性最常见病因。主要表现为激素缺乏相关症状和（或）鞍区占位压迫等原发病相关症状，可通过检测垂体、靶腺激素及功能试验明确病情。治疗以病因治疗和激素替代为主，补充糖皮质激素最为重要，需先于甲状腺素。若诊治不及时，遇急性应激时可发生垂体危象，抢救以葡萄糖盐水和氢化可的松为主，辅以抗休克、抗感染、保暖等对症支持治疗。

GHD 是由于青春期前 GH 分泌减少或 GH 作用障碍所致。GHD 按病因可分为先天性、继发性和特发性。主要表现为躯体生长迟缓，骨骼发育不全，可合并性器官不发育及第二性征缺如，但患者智力正常。单次 GH 测定无意义，需行两项或以上 GH 药物激发试验方可有助于诊断。血 IGF-1、IGFBP-3 也可反映 GH 的分泌情况。结合病史、体征及辅助检查，排除其他引起生长迟缓的疾病可确立 GHD 诊断。继发性 GHD 需尽早进行病因治疗。rhGH 是骨骺未闭合、对 GH 有反应者的最佳治疗方案。GHRH、IGF-1、雄性激素等也可用于治疗 GHD。

巨人症与肢端肥大症是由于垂体 GH 瘤、GH 细胞增生等病因引起 GH 持续过度分泌所致，发生于青春期前骨骺未闭合时表现为巨人症，发生于青春期后骨骺已闭合时表现为肢端肥大症。其病因主要为垂体 GH 瘤或能分泌 GH 的混合瘤。巨人症特征表现为身高明显高于同龄儿童，后期进展为功能衰竭。肢端肥大症的表现多种多样，既有 GH 分泌过多所致症状，又可因肿瘤压迫垂体及邻近组织出现腺垂体功能减退等表现。典型外貌、生化指标及影像学检查为主要诊断依据。手术治疗为首选方案，微腺瘤可采用经蝶窦垂体瘤切除术。不宜手术者可选用放射或药物治疗，生长抑素类似物为首选药物，单用药物失败率较高，联合手术治疗为本病标准疗法。

 思考题

1. 简述腺垂体功能减退症的临床表现、诊断及治疗要点。
2. 简述垂体危象的分型及治疗原则。
3. 简述生长激素缺乏性侏儒症的诊断标准及鉴别诊断。
4. 简述肢端肥大症的临床表现。
5. 简述巨人症与肢端肥大症的治疗目标。

（廖　涌）

第三章　神经垂体疾病

第一节　尿崩症

尿崩症（diabetes insipidus，DI）是指下丘脑－神经垂体疾病引起抗利尿激素（antidiuretic hormone，ADH）又称精氨酸加压素（arginine vasopressin，AVP）严重或部分分泌不足（中枢性尿崩症），或肾脏病变使其对 ADH 不敏感，影响肾小管对水分的重吸收（肾性尿崩症）而引起的一组临床综合征。本病以多尿、烦渴、多饮、低渗尿为主要特征，中枢性以青壮年多见，遗传性肾性尿崩症则多见于儿童。本章节着重介绍中枢性尿崩症。

一、病因和发病机制

任何影响 ADH 合成、转运、储存、分泌的因素都可以引起中枢性尿崩症，可分为以下三类。

1. 原发性（特发性）　约占30%，发病原因不明。部分患者尸检时可见下丘脑视上核、室旁核内神经元数目明显减少，神经垂体体积缩小。

2. 继发性　包括各种引起下丘脑－神经垂体功能异常的原因，常见于：①下丘脑－神经垂体及附近组织肿瘤：约占50%，如颅咽管瘤、胶质瘤，或乳腺癌、肺癌、直肠癌等恶性肿瘤的颅内转移病灶；②颅脑创伤：包括严重脑外伤及脑垂体手术，约占10%。垂体手术后常伴有一过性中枢性尿崩症，若手术损伤垂体柄，可造成永久性尿崩症；③感染性疾病：如脑膜炎、脑炎、结核、梅毒等；④浸润性疾病：Wegener 肉芽肿、结节病、组织细胞增生症等；⑤脑血管病变：颅内血管瘤、血管畸形、脑室出血、席汉综合征等；⑥自身免疫性疾病：血液中可检测出抗 ADH 细胞抗体；⑦其他：神经性厌食症等。

3. 遗传性　遗传方式可为 X－连锁隐性、常染色体隐性或常染色体显性遗传。X－连锁隐性遗传方式者多由女性遗传，男性发病，杂合子女性有一定尿液浓缩能力，多饮、多尿程度较轻甚至不明显。Wolfram 综合征亦称作 DIDMOAD 综合征，是一种常染色体隐性遗传疾病，呈家族性，患者自幼起病，表现为尿崩症、视神经萎缩、耳聋及糖尿病，可能与渗透压感受器缺陷有关。常染色体显性遗传的家族性中枢性尿崩症是由于编码 ADH 前体或 ADH 转运蛋白的基因突变引起。

案例讨论

> **临床案例** 患者，王某，女性，28岁，多尿、烦渴、多饮4个月，每日饮水量可达7~8L，喜冷饮，尿量与饮水量相当，夜尿增加明显，伴有月经周期紊乱及月经量减少；查体皮肤干燥，口唇略干。
>
> **问题** 1. 该患者主要考虑什么疾病？
>
> 2. 下一步需完善什么实验室检查？
>
> 3. 该患者的治疗原则有哪些？

二、临床表现

根据 ADH 缺乏程度可分为完全性中枢性尿崩症和部分性中枢性尿崩症。一般起病较急，发病日期明确，以低渗性多尿为主要临床特征，患者可突发多尿（>2.5L/d），夜尿显著增多，尿色淡，24小时尿量一般在5~10L/d，有报道称可达40L/d，伴烦渴、多饮，完全性中枢性尿崩症患者的尿比重多在1.001~1.005，尿渗透压（50~200mOsm/kgH$_2$O）明显低于血浆渗透压（290~310mOsm/kgH$_2$O）。上述症状在劳累、感染、月经期和妊娠期加重。若严重脱水或限制水分摄入时，尿比重升高至1.010~1.016，尿渗透压可超过血浆渗透压，提示机体具有一定尿液浓缩能力，称为部分性尿崩症。

低渗性多尿导致血浆渗透压轻度升高，若渴觉中枢反应正常，患者会出现明显烦渴、喜冷饮，通过大量饮水维持体内水分平衡，除饮水过多、多尿影响患者生活质量外，其智力、发育基本正常，可正常学习、工作、生活。若病变累及渴觉中枢，渴觉丧失，或手术、外伤、麻醉等原因导致患者意识不清，不能保证足量水分摄入，则会出现脱水症状，如皮肤干燥、心悸、乏力、汗液及唾液减少等；严重者可有高钠血症、极度软弱、虚脱、精神症状等，甚至危及生命，多见于继发性中枢性尿崩症及遗传性中枢性尿崩症。中枢性尿崩症可伴有下丘脑功能异常或腺垂体功能减退症，合并肾上腺或甲状腺功能减退时，尿崩症症状可减轻，轻者仅表现为夜尿增多，但糖皮质激素等替代治疗后症状反而加重。继发性中枢性尿崩症除以上症状外，可有原发病的临床表现。

三、辅助检查及动态试验

1. 尿量及尿比重 尿量超过2.5L/d称为多尿。尿崩症患者全天尿量可达4~20L，比重常在1.005以下，若严重脱水或限制水分时，部分性中枢性尿崩症患者尿比重可达1.010以上。

2. 血浆、尿渗透压 血浆渗透压正常或轻度升高，尿渗透压明显降低（多低于300mOsm/kgH$_2$O），严重者低于60mOsm/kgH$_2$O，尿渗透压＜血浆渗透压。

3. 禁水-加压素试验 ①试验原理：正常人禁水后血浆渗透压逐渐上升，循环血量减少，刺激 ADH 分泌，尿量减少，尿比重及尿渗透压升高，血浆渗透压变化不大。尿崩症患者禁水后尿量仍多，尿比重及尿渗透压仍低。当尿渗透压不再上升时注射 ADH，根据血浆、尿渗透压的变化确诊尿崩症及分型。②方法：禁水时间视病情而定，一般禁水6~16小时不等，儿童禁水时间需缩短。禁水前测体重、血压、尿比重、血浆及尿渗透压，禁水期间每1~2小时测尿量及上述指标。当连续两次测得尿渗透压变化不大（差值＜30mOsm/kgH$_2$O）或体重减轻3%、血压下降时，检测血浆渗透压，并皮下注射 ADH 5U，监测1、2小时后尿量、尿渗透压。如患者尿量>4.5L/d，可不进行禁水试验，直接进行小剂量加压素试验；③结果判读：正常人禁水后尿量减少，体重、血压、血浆渗透压无明显变化，尿渗透压超过800mOsm/

kgH₂O，注射 ADH 后尿渗透压不升高或升高不超过 9%。精神性烦渴的试验结果与正常人类似。尿崩症患者禁水后尿渗透压升高不明显，注射外源 ADH 后尿渗透压迅速上升，ADH 缺乏越严重尿渗透压上升约明显，完全性中心性尿崩症增加 50% 以上，部分性中心性尿崩症增加 9%~50% 之间，尿渗透压 > 血渗透压。肾性尿崩症禁水后尿液不能浓缩，注射 ADH 后仍无反应。

4. 血浆 ADH 测定　正常值为 2.3~7.4pmol/L，禁水后明显升高。尿崩症患者 ADH 低于正常甚至检测不到，禁水后不能升高或升高不明显。

5. 病因检查　继发性中枢性尿崩症需进行鞍区 MRI 或 CT、视野和视力测定等明确是否存在下丘脑－垂体及附近病变。

四、诊断与鉴别诊断

（一）诊断

对任何具有明显多尿、烦渴、多饮、持续低渗尿的患者均应考虑本病可能，必要时行禁水－加压素试验及血浆、尿渗透压测定明确诊断。

（二）鉴别诊断

1. 精神性烦渴　表现为多饮、多尿、低比重尿，与尿崩症临床表现相似，但常与精神因素有关，随着情绪而波动，可伴有癔症、神经衰弱等症状，血浆 ADH 检测基本正常，禁水－加压素试验正常。

2. 糖尿病　患者可有多饮、多尿，伴多食、消瘦，但尿糖阳性、尿比重正常，血糖升高，易鉴别。需警惕某些疾病同时包含尿崩症和糖尿病。

3. 其他　慢性肾脏疾病、高钙血症、干燥综合征等疾病损伤肾实质，尤其是影响肾小管功能，导致肾脏浓缩功能下降，出现多尿、口渴、多饮等症状，但有原发病相关临床表现，且多尿程度明显轻于尿崩症。

五、治疗

（一）激素替代治疗

1. 去氨加压素（1－脱氧－8－右旋精氨酸加压素，DDAVP）　为人工合成的 ADH 类似物，已广泛应用于临床，为本病的首选用药。因结构的改变使其半衰期延长、抗利尿作用增强、血管加压作用减弱，不良反应明显减少。可经鼻黏膜吸入，每次 10~20μg，每日 2 次（儿童每次 5μg，每日 1 次）。口服剂型（去氨加压素）安全性较好，每次 0.1~0.4mg，每 8 小时一次，可睡前服用一次，减少夜尿及饮水次数，保证睡眠和休息质量。肌内注射每次 1~4μg，每日 1~2 次。DDAVP 用量需个体化，避免用量过大，引起水中毒。

2. 鞣酸加压素　又称加压素，每毫升含 ADH5U，肌内注射 0.1ml 起始，注射前充分摇匀，根据尿量情况逐渐加量至 0.2~0.5ml，疗效可维持 3~4 天。过量使用会引起水中毒。

3. 赖氨酸加压素粉剂　又称尿崩灵，为人工合成鼻腔喷雾剂，每日吸入 2~3 次，长期应用可引起萎缩性鼻炎影响药物吸收。

4. 垂体后叶素水剂　适用于一般尿崩症治疗，皮下注射每次 5~10U，每日 2~3 次。作用时间短，会引起头痛、恶心、呕吐等不良反应，临床应用少。

（二）其他抗利尿药物

1. 氢氯噻嗪　抗利尿机制不明，可能为药物排钠强于排水，血容量减少，刺激肾近曲小管对水分重吸收，尿量减少。适用于轻型或部分性尿崩症、肾性尿崩症。每次 25~50mg，每日 3 次。长期服用可引起低钾血症、高尿酸血症等。

2. 氯磺丙脲 可以刺激下丘脑合成及神经垂体释放 ADH,并增强 ADH 对肾远曲小管的作用。每次 0.125~0.25g,每日 1~2 次。服药期间需按时进餐,避免发生低血糖。

3. 卡马西平 抗利尿机制与氯磺丙脲相似,每次 0.1g,每日 3 次。作用迅速,不良反应有头痛、眩晕、肝损害、白细胞减少等。

(三)病因治疗

继发性中枢性尿崩症应积极予以病因治疗,若不能根治则选择上述药物治疗。

第二节 抗利尿激素分泌不适当综合征

抗利尿激素分泌不适当综合征(syndrome of inappropriate antidiuretic hormone secretion,SIADH)是指体内抗利尿激素(ADH)分泌异常增多或 ADH 受体基因突变使其活性增强,且不受血浆渗透压调节,导致水潴留、稀释性低钠血症、尿钠和尿渗透压升高的一组临床综合征。

一、病因与发病机制

1. 恶性肿瘤 多种恶性肿瘤可以异位自主合成、分泌 ADH,引起 SIADH,最常见为小细胞肺癌(又称肺燕麦细胞癌),其他肿瘤如原发性脑肿瘤、淋巴肉瘤、胸腺癌、十二指肠癌、霍奇金淋巴瘤、乳腺癌、前列腺癌、胰腺癌等也可引起 SIADH。某些肿瘤累及下丘脑 - 神经垂体,可引起 ADH 漏出或刺激 ADH 分泌亢进,较少见。

2. 中枢神经系统疾病 脑外伤、颅内感染、急性感染性多发神经炎、蛛网膜下腔出血等疾病可直接兴奋下丘脑 - 神经垂体轴,刺激 ADH 过度分泌,或引起渗透压调节机制紊乱,不能通过渗透压感受器抑制 ADH 分泌,从而引起 SIADH。

3. 肺部疾病 如肺部感染、慢性呼吸衰竭、哮喘持续状态、气胸、先天性支气管肺发育不全等疾病也可导致 SIADH,其机制可能为胸膜腔内压增加、低氧血症、高碳酸血症使肺静脉回心血量减少,神经中枢误认为血容量减少而释放 ADH;低氧血症、高碳酸血症刺激外周化学感受器和压力感受器使 ADH 分泌;某些感染肺组织可异位合成、释放 ADH。

4. 其他因素 氯磺丙脲、氯贝丁酯、氢氯噻嗪、卡马西平、长春新碱、全身麻醉药、巴比妥类等药物可刺激 ADH 分泌或加强其作用;少数患者与 ADH 受体活化性突变有关。

 案例讨论

> **临床案例** 患者,胡某,男,52 岁,阵发性头晕、恶心、呕吐伴食欲缺乏、乏力 22 天;既往多年吸烟史;查体未见明显阳性体征;入院后辅助检查示:血钠 108mmol/L、血氯 93mmol/L、血浆渗透压 280mOsm/kgH$_2$O、尿渗透压 640mOsm/kgH$_2$O、胸部 X 片示双肺纹理增多,右下肺似见小片影,建议 CT 扫描。
>
> **问题** 1. 该患者主要考虑什么疾病?
> 2. 下一步需继续完善什么实验室检查?
> 3. 该患者的治疗原则?

二、临床表现

1. 血液稀释表现 SIADH 起病隐匿,多继发于其他疾病,临床表现无特异性,其轻重与低血浆渗透压和低钠血症的严重程度及其发展速度有关。血钠高于 120mmol/L、低血钠和水潴留进展缓慢时可无明显临床症状，仅出现少尿、体重增加；当血钠低于120mmol/L或快速下降时可引起急性脑水肿，出现食欲不振、恶心、呕吐、易激惹、嗜睡、软弱无力，甚至出现意识改变；当血钠低于110mmol/L时可有肌无力、腱反射减弱或消失、延髓麻痹、抽搐、惊厥、昏迷，若不及时治疗可能危及生命。此外，除了低钠血症外，还会出现低肌酐、低血尿酸、低尿素氮、低氯血症等血液稀释表现。值得一提的是SIADH患者存在水潴留但不伴有水肿，血压一般正常，其原因可能是细胞外液容量扩张到一定程度后刺激心房利钠肽释放增加，抑制近曲小管对钠的重吸收，尿钠排泄增多，水分不至于潴留过多。虽不会出现水肿，但会加重低渗状态和低钠血症。

2. 原发病临床表现 可有原发肿瘤、感染等疾病的症状、体征或药物、手术、外伤史等。

三、实验室检查

常有血钠 <130mmol/L；血浆渗透压随血钠降低而下降（<270mOsm/kgH$_2$O）；尿渗透压升高，可高于血浆渗透压；尿钠 >30mmol/L；血尿素氮、肌酐、尿酸、白蛋白、氯化物常降低；血、尿ADH升高；心脏、甲状腺、肾上腺皮质、肝脏、肾脏功能正常。

水负荷试验有助于该症诊断，正常人大量饮水后ADH释放减少，大量排低渗尿，约占摄入量80%。而SIADH患者尿量低于摄入量的40%，且不为低渗尿。但需注意本试验有诱发水中毒危险。

四、诊断与鉴别诊断

（一）诊断依据

有以下6项：①有相关原发病史、药物或外伤史；②低钠血症（血钠 <130mmol/L）；③血浆渗透压降低（<270mOsm/kgH$_2$O）；④尿钠增高（>30mmol/L），尿渗透压升高，大于血浆渗透压；⑤无组织间隙水肿；⑥排除心脏、肾脏、甲状腺、肾上腺皮质等功能异常。

（二）鉴别诊断

主要与其他引起低钠血症的疾病相鉴别。

1. 假性低钠血症 见于严重高脂血症、高血浆蛋白血症，血浆中水分所占比例相对减少，因血钠仅存在于含水部分，故测得血钠减少，但血浆渗透压正常。

2. 胃肠道消化液丢失 为低钠血症最常见的原因。腹泻、呕吐、胃肠减压及胃肠、胆道、胰腺造瘘等均可造成大量消化液丢失导致低钠血症，可有相关原发病病史及症状。

3. 慢性充血性心力衰竭、肝硬化腹水、肾病综合征 多有明显浮肿、多浆膜腔积液，伴稀释性低钠血症，但尿钠减少，伴血浆肾素、醛固酮升高，且有明显原发病特征。

4. 肾上腺皮质功能减退症 表现为精神萎靡、乏力、虚弱，伴低血钠、低血浆渗透压及高尿钠，但患者血压及有效循环血容量也低，进一步完善血浆皮质醇测定可鉴别。

5. 甲状腺功能减退症 出现低钠血症可能与ADH分泌过多或肾脏不能排出稀释尿有关，但伴有怕冷、嗜睡、心率缓慢、体重增加、黏液性水肿等低代谢症状，血T$_4$、T$_3$降低，TSH升高。

6. 脑盐耗综合征（cerebral salt wasting syndrome，CSWS） 多见于中枢神经系统疾病或手术后，钠、水从肾脏大量丢失，表现为尿钠增多、低钠血症、低血容量及全身脱水症状，血浆ADH正常，而SIADH血容量正常或轻度升高，不伴脱水症状。

五、治疗

1. 病因治疗 对于恶性肿瘤需尽早诊断、尽早治疗；感染或肺部疾病引起者应积极抗感染、改善通气、纠正低氧血症和酸中毒；怀疑药物引起者需立即停用一切可疑药物。解除病因后，SIADH 可逐渐缓解。但如病情反复，SIADH 也可能复发。

2. 对症治疗 主要是纠正水潴留和低钠血症。①限制水分摄入：对控制症状十分重要。轻者通过限制饮水量（全天 800～1000ml），避免加重因素，临床症状可缓解，约一周后血浆渗透压及血钠可恢复正常。水分摄入量多少可通过体重变化评估，以体重减轻 1～1.5kg 为宜。②药物治疗：有严重水中毒时可使用利尿剂快速排水，如呋塞米、螺内酯等，因氢氯噻嗪同时存在抗利尿作用，故治疗 SIADH 无效，甚至会加重病情；出现意识模糊、抽搐、昏迷者，或血钠 <120mmol/L 时，可在限水的前提下静脉滴注 3%～5% 氯化钠，逐渐提高血钠水平至 120～130mmol/L 即可，切勿迅速将血钠和血浆渗透压升至正常。补钠速度 24 小时不超过 12mmol/L，否则有引起中枢脑桥脱髓鞘综合征甚至死亡的风险；盐皮质激素治疗低钠血症时药量较大，并需酌情补钾。

3. 抑制 ADH 分泌或拮抗 ADH 受体作用 地美环素可拮抗肾脏 ADH 受体活性，抑制水分重吸收，用量为 600～1200mg/d，分 3 次口服，可引起等渗或低渗性利尿，但因其起效较慢，不适宜低钠血症的紧急治疗，该药有肾毒性，应定期复查肾功能。苯妥英钠可抑制神经垂体释放 ADH，但作用短暂。锂盐、考尼伐坦也可拮抗 ADH 对肾小管的作用。以上药物用药期间可不限制饮水量，需监测电解质变化。

六、预后

SIADH 的预后与病因有关：由恶性肿瘤（小细胞肺癌、十二指肠癌等）引起者预后较差；由肺部疾病、感染、药物等原因所致者，及时纠正病因后可痊愈，预后良好。

第三节 垂体瘤

垂体瘤（pituitary tumors）是神经系统肿瘤的常见类型，约占 10%～15% 左右，近年来有逐渐增加的趋势，在尸检中无症状微腺瘤发现率可高达 25%。垂体瘤绝大多数起源于腺垂体，极少数来源于神经垂体和颅咽管上皮细胞。有症状者可表现为一种或多种垂体激素分泌异常，瘤体较大者可伴颅脑占位症状。无症状者多为无功能垂体瘤，虽不分泌具有生物活性的激素，但血中仍测到大量能合成和分泌糖蛋白激素的 α 亚单位，可作为肿瘤的标志物。

一、病因和发病机制

垂体瘤的病因及发病机制尚未完全明确，既往曾提出垂体细胞自身缺陷为本病起始因素，下丘脑调控失常则为促进因素。在某些遗传因素、环境因素共同作用下，某一垂体细胞自身发生异常突变，不断单克隆增殖后逐渐发展为垂体瘤。

二、分类及病理

垂体瘤的分类依据：①根据分泌激素的细胞来源：PRL 瘤、GH 瘤、ACTH 瘤、TSH 瘤、Gn 瘤、混合瘤、α 亚单位瘤（无功能垂体瘤）；②根据肿瘤大小：微腺瘤（直径 ≤10mm）、大腺瘤（直径 >10mm）和巨腺瘤（直径 >30mm）；③根据病变部位：鞍内、鞍外及异位垂体瘤（罕见）；④根据肿瘤扩展情况：浸润性、非浸润性；⑤根据有无合成和分泌活性激素：功能性和无功能性垂体瘤。功能性垂体瘤临床上 PRL 瘤最常见，其次为 GH 瘤、GH-PRL 瘤、ACTH 瘤；无功能性垂体腺瘤约占 25%。垂体瘤多为良性腺瘤，少数为增生，极少数为腺癌。小肿瘤多在鞍内生长，呈球形或卵圆形，较大者可向鞍外扩展，呈不规则结节状，均有光滑包膜包裹，可压迫和侵袭视交叉、下丘脑、第三脑室及附近的脑组织。

案例讨论

临床案例 患者，李某，女性，77岁，间断头痛、恶心、呕吐1年，加重伴食欲缺乏3个月；查体：血压100/60mmHg，心率54次/分，皮肤苍白干燥，腋毛、阴毛脱落，眼球活动自如，视野缩小，双侧乳房少量溢乳。

问题 1. 该患者需考虑什么疾病？

2. 下一步需完善什么辅助检查？

3. 该患者的治疗方案？

三、临床表现

垂体瘤起病较隐匿，早期症状较少，甚至终身无任何临床表现。随着病情逐渐进展及瘤体不断增大，可出现以下两大临床症候群。

（一）肿瘤压迫症状

1. 对垂体自身组织压迫 主要是影响腺垂体功能。瘤体增大后压迫正常垂体，引起垂体分泌激素异常（促靶腺激素减少，PRL分泌增加），伴随靶腺萎缩。Gn受累最早也最常见，其次为TSH，ACTH较少受累，表现为继发性性腺、甲状腺、肾上腺皮质功能低下。临床上常为多靶腺受累的复合症状。肿瘤压迫神经垂体或垂体柄会产生尿崩症。

2. 对垂体周围组织压迫 肿瘤直径≥1cm时可牵拉、压迫鞍膈及周围硬脑膜引起头痛；肿瘤若向蝶鞍前上方扩展，压迫视交叉引起视野缺损，最常见为双颞侧偏盲，压迫视神经引起视力下降，严重者可导致失明；向上生长侵犯下丘脑，引起下丘脑综合征，表现为尿崩症、睡眠异常、体温调节障碍紊乱、食欲亢进或减退等；肿瘤压迫侧方海绵窦导致眼球运动障碍和突眼，第Ⅲ、Ⅳ、Ⅵ对颅神经受压会出现眼睑下垂、眼外肌麻痹、复视，第Ⅴ对颅神经受压引起面部麻木及继发性三叉神经痛等；少数肿瘤因向下发展破坏鞍底、蝶窦出现脑脊液鼻漏。垂体瘤内出血可引起剧烈头痛、颅内高压、视力急剧减退、眼外肌麻痹、昏迷等急症，称作垂体卒中。

（二）激素异常分泌症状

PRL瘤引起女性溢乳-闭经综合征，导致不孕，男性则出现性功能减退、阳痿等；GH瘤分泌过多GH，引起巨人症或肢端肥大症；垂体ACTH瘤引起继发性库欣综合征，即Cushing病。Gn瘤虽然使FSH分泌增高，但不具生物活性，而LH高于正常者少见，故引起患者性腺功能减退；TSH瘤罕见，导致继发性甲状腺功能亢进症。

四、诊断和鉴别诊断

结合病史、体格检查及临床表现考虑垂体瘤者，需与颅咽管瘤、脑膜瘤、颈内动脉瘤、垂体炎症等疾病相鉴别，可完善以下检查：①眼底检查、视力、视野、神经系统检查等为诊断提供重要线索；②下丘脑-垂体-靶腺功能检测，有功能垂体瘤伴有相应激素的水平异常，无功能垂体瘤可检测血液中α亚单位滴度，作为动态评估病情的指标；③影像学检查：首选垂体MRI，对垂体组织分辨力最高，可发现3mm的微腺瘤，能提供肿瘤的形状、大小、生长方式及对周围组织侵袭情况。CT示垂体瘤密度略高于脑组织，增强后肿瘤明显强化，可提高检出率；④病理学检查为最终诊断方法。

五、治疗

垂体瘤的治疗需综合肿瘤类型、大小、对周围组织压迫情况以及既往治疗方案等因素。

目前治疗方法主要有三类。

1. 手术治疗 除 PRL 瘤外，有症状的垂体瘤均需尽早手术切除。经蝶窦显微外科手术是目前治疗肿瘤局限于鞍内及不能耐受经颅手术者的首选方案，术后视野及视力恢复或改善占 70% 左右，有功能垂体瘤术后激素分泌异常症状可明显好转甚至消失，术后并发症较少，死亡率较低。大腺瘤明显向鞍上及鞍外生长者需行经颅手术，但治愈率较低，术后并发症（尿崩症、局部血肿及远期的腺垂体功能减退症等）较多，死亡率相对较高，术后需辅以放疗、药物治疗。

2. 放射治疗 对于无手术指征、手术后复发或手术不能彻底切除的肿瘤可予以放射治疗，目前采用高能离子照射、直线加速器治疗、γ－刀或通过外科手术将放射性物质植入蝶鞍中进行放疗。主要远期并发症为腺垂体功能减退症，多发于放疗 10 年后。

3. 药物治疗 ①激素分泌增多者：溴隐亭为多巴胺受体激动剂，能直接作用于腺垂体，抑制 PRL 的合成和分泌，为 PRL 瘤的首选治疗方案，经治疗后瘤体可逐渐缩小，闭经、不孕等症状好转，但需长期服用。溴隐亭对 TSH 瘤、GH 瘤也有一定疗效，但药量较大；赛庚啶为血清素受体抑制剂，可抑制 CRH 释放，对部分 Cushing 病、Nelson 综合征有效；生长抑素类似物如奥曲肽、帕瑞肽可以控制 GH 和 IGF－1 的过度分泌，作为 GH 瘤药物治疗的首选，此类药物对 Cushing 病、TSH 瘤也有一定疗效。培维索孟（GH 受体拮抗剂）则用于治疗生长抑素类似物抵抗患者。②激素分泌减少者：根据靶腺情况选择相应激素替代治疗。

【附】泌乳素瘤

泌乳素瘤（prolactinoma，PRL 瘤）是高 PRL 血症最常见的病因，也是最常见的功能性垂体瘤，约占 40%~45%。20~50 岁为 PRL 瘤的好发年龄，女性显著多于男性，以微腺瘤为主，绝经后则以大腺瘤为主，男性主要为大腺瘤。绝大多数 PRL 瘤是良性，极少数为恶性。

一、病因与发病机制

PRL 瘤病因及发病机制尚未完全阐明。目前认为与 PRL 瘤有关的基因突变使垂体细胞呈单克隆增殖，下丘脑调节紊乱对最终肿瘤的形成起允许、促进作用。既往曾认为长期服用雌激素可能是 PRL 瘤的病因，但大规模循证医学研究证实：口服避孕药和 PRL 瘤无直接关系。

二、临床表现

1. 高 PRL 血症相关症状 闭经、溢乳、不孕为女性患者典型表现。青春期前起病会导致患者发育异常，女性为原发性闭经，男性则睾丸容积小。青春期后起病表现为性腺功能减退，女性如月经稀发甚至继发性闭经、阴毛脱落、外阴萎缩，男性为性欲减退、阳痿。自发性或触发性溢乳在早期可出现，男性可有乳腺发育，但后因性腺功能减退致雌激素偏低，溢乳发生率降低。骨质疏松的发生也与雌激素降低有关。

2. 肿瘤占位症状 多见于 PRL 大腺瘤。压迫毗邻组织最常见的症状为头痛、视野缺损，还可出现尿崩症、睡眠异常、体温调节障碍紊乱、眼球运动障碍等；压迫腺垂体本身可引起甲状腺、肾上腺皮质等功能减退。

此外，若为混合腺瘤，则可合并肢端肥大、甲状腺功能亢进症、Cushing 综合征等；若作为 MEN－1 型表现之一，需注意有无胰腺神经内分泌肿瘤、甲状旁腺功能亢进等内分泌腺体功能异常表现。大腺瘤还可能发生垂体卒中，表现为剧烈头痛、恶性、呕吐等，甚至昏迷。

三、诊断与鉴别诊断

（一）诊断

疑似 PRL 瘤患者测得血清 PRL > 100~200μg/L，排除药物、下丘脑病变、垂体柄离断、肾衰竭、原发性甲状腺功能减退症等原因，结合鞍区 MRI 等影像学检查，可确立诊断。PRL > 500μg/L 提示巨大 PRL 瘤。如血清 PRL < 100μg/L，需结合病情谨慎诊断。

（二）鉴别诊断

1. 病理性高 PRL 血症 其他下丘脑-垂体肿瘤、炎症性疾病、外伤、放射性损伤等均可影响下丘脑合成多巴胺或阻断垂体门脉血流使泌乳素释放抑制因子不能作用于腺垂体，导致 PRL 升高。原发性甲状腺功能减退症、慢性肾衰竭、肝硬化、急性应激也可引起 PRL 升高。

2. 生理性高 PRL 血症 可见于妊娠、乳头刺激时。

3. 药物性高 PRL 血症 多巴胺受体拮抗剂（如氯丙嗪、甲氧氯普胺）、含雌激素制剂（如口服避孕药）、某些抗高血压药物（如拉贝洛尔、维拉帕米）、阿片制剂（如吗啡、海洛因）、H_2 阻滞剂（如西咪替丁、雷尼替丁）、抗抑郁抗精神类（异丙嗪、奋乃静、三环抗抑郁剂）等药物。

四、治疗

PRL 瘤首选多巴胺受体激动剂治疗，主要有溴隐亭、卡麦角林，培高利特、喹高利特临床应用较少。药物能使绝大多数 PRL 水平恢复正常、肿瘤体积明显缩小。溴隐亭为首选药物，初始剂量为 0.625~1.25mg/d，每周间隔增加 1.25mg/d 直到病情控制，常见有效剂量为 7.5mg/d。若血清 PRL 和肿瘤体积控制不理想，可继续加量至 15mg/d，加大剂量后仍不能控制病情，则改为卡麦角林，以免增加药物副反应。溴隐亭常见的不良反应有头痛、恶心、呕吐、便秘、体位性低血压，严重者可出现休克，停药 72 小时后症状可缓解。

为了更大程度缩小肿瘤体积甚至消失，应尽可能降低血清 PRL 值。当 PRL 水平保持正常至少两年，肿瘤缩小超过 50%，才考虑药物逐渐减量。但停药后有可能再次出现高 PRL 血症及肿瘤增大，故减量、停药时需密切随访。药物治疗无效或不能耐受、大腺瘤、合并严重并发症、患者要求等可予以手术治疗，不宜手术者可选择放射治疗。

因只有 5%~10% 微腺瘤会进展为大腺瘤，故 PRL 瘤首要治疗目的为改善性腺及生育功能，减小肿瘤体积为次要目的。若经药物治疗 PRL 已正常仍不孕者，可加用氯米芬或外源性人促性腺激素促进排卵，无生育要求者可以暂不接受药物治疗，定期随访血清 PRL 及鞍区增强 MRI。

 本章小结

尿崩症是指 ADH/AVP 严重或部分分泌不足（中枢性尿崩症）或肾脏对 ADH 不敏感（肾性尿崩症）引起的一组临床综合征。中枢性尿崩症根据病因分为原发性（特发性）、继发性及遗传性。本病以明显多尿、烦渴、多饮、低渗尿为特征。根据尿量、尿比重、血浆及尿渗透压、禁水-加压素试验、血浆 ADH 测定可确立诊断。治疗首选去氨加压素等激素替代治疗，或氢氯噻嗪、氯磺丙脲等抗利尿药物治疗，药物剂量需个体化，避免过量发生水中毒。

SIADH 是指体内 ADH 不受血浆渗透压调节而分泌异常增多或 ADH 受体基因突变使其活性增强，导致水潴留、稀释性低钠血症、尿钠和尿渗透压升高的一组临床综合征。最常见病因为小细胞肺癌，其他恶性肿瘤、中枢神经系统疾病、肺部疾病、药物等也可引起本病。其临床症状主要为血液稀释及原发病表现，其轻重与低血浆渗透压和低钠血症的严重程度及其发展速度有关。诊断主要依据病史、血钠、血浆渗透压、尿钠并排除其他器质性病变。病因治疗可有效缓解 SIADH，纠正水潴留和低钠血症是控制症状的主要手段。此外，抑制 ADH 分泌或拮抗 ADH 受体作用类药物对本病也有效。

垂体瘤是神经系统肿瘤的常见类型，在尸检中无症状微腺瘤发现率可高达 25%。可以根据分泌激素的细胞来源、肿瘤大小、病变部位等将垂体瘤分类，PRL 瘤最常见，其次为 GH 瘤、ACTH 瘤，绝大多数为微腺瘤，呈无功能性。有症状者常表现为一种或多种垂体激素分泌异常及肿瘤压迫症状。垂体 MRI 为诊断垂体瘤首选检查手段，下丘脑－垂体－靶腺功能检测有助于评估病情及指导治疗。垂体瘤除 PRL 瘤外首选手术治疗，不宜或不能耐受手术者可用选择放射及药物治疗。PRL 瘤临床表现与高 PRL 血症及肿瘤占位有关，首选药物治疗（溴隐亭），有压迫症状、药物无效、大腺瘤可选择手术治疗。

 思考题

1. 简述中枢性尿崩症的诊断及禁水－加压素试验的意义。
2. 简述中枢性尿崩症的鉴别诊断。
3. 简述 SIADH 的病因及临床表现。
4. 简述常见低钠血症的原因及治疗原则。
5. 简述垂体瘤的临床症状。
6. 简述泌乳素瘤的诊断及治疗原则。
7. 简述生长激素瘤的治疗原则。

（廖　涌）

第四章 甲状旁腺疾病和骨质疏松

学习要求

1. **掌握** 原发性甲状旁腺功能亢进症和甲状旁腺功能减退症的临床表现、主要的实验室检查结果、诊断要点，以及治疗方法。

2. **熟悉** 原发性甲状旁腺功能亢进症和甲状旁腺功能减退症的鉴别诊断；高钙危象的治疗；骨质疏松症的诊断和鉴别诊断，以及治疗与预防原则。

3. **了解** 参与钙磷代谢的主要激素的生理作用；原发性甲状旁腺功能亢进症、原发性甲状旁腺功能减退症和原发性骨质疏松的发病机制；原发性骨质疏松症的临床表现。

第一节 钙磷代谢的内分泌调节

体内钙与磷的代谢密切相关。钙和磷分别作为信号分子、酶调节分子、生物大分子的组成部分等在组织细胞的生理与代谢调节中起着重要作用，同时二者也是人体骨骼的主要成分。血钙和血磷都被严格控制在一个狭窄且稳定的生理范围，而肠道、肾脏及骨组织分别发挥吸收、排泄和储存释放的作用从而保持血钙和血磷稳定。在机体钙磷代谢的稳态调节中甲状旁腺激素（parathyroid hormone，PTH）、1,25 - 二羟维生素 $D_3[1,25-(OH)_2D_3]$ 和降钙素等多种激素共同发挥着调节作用，其中所列的这三种激素为参与调节的基础激素，被称为钙调节激素。

一、PTH

甲状旁腺分泌的 PTH 是 84 个氨基酸构成的直链多肽，分子量 9.5kD，半衰期 2~4 分钟；主要由肝脏水解灭活，经肾脏排出。此外，某些导致高钙血症的恶性肿瘤组织可释放甲状旁腺激素相关肽。

1. 甲状旁腺激素主要的生理作用 甲状旁腺激素主要的靶器官包括骨组织、肾脏和肠道，同时对参与钙磷代谢的其他激素也有调节作用。

骨组织是 PTH 最重要的靶器官。PTH 对骨组织的作用具有双相作用。一方面，持续高浓度的 PTH 与 2 型 PTH 受体结合，此受体的激活，刺激破骨细胞的前体细胞分化融合，形成成熟破骨细胞，从而加速骨基质的溶解，使钙、磷释放入血，从而维持血钙血磷稳定。骨溶解过程可以刺激成骨细胞活动增强，但在高浓度 PTH 的持续作用下，破骨细胞的溶骨作用大于成骨细胞的骨合成作用，导致骨质破坏。另一方面，间歇性低浓度的 PTH 通过 1 型 PTH 受体的激活，具有成骨作用，这是近年来重组 PTH 用于治疗绝经后骨质疏松的重要机制。肾脏方面，PTH 促进远曲小管和集合管对钙的重吸收，尿钙排泄减少，使血钙升高；同时 PTH 还抑制近曲小管和远曲小管对磷的重吸收，促进磷排出，降低血磷。此外，PTH 还激活肾内 1α 羟化酶，使 $25-(OH)D_3$ 转变为 $1,25-(OH)_2D_3$，后者促进肠道对钙和磷的吸收，这是 PTH 影响肠道钙磷吸收的主要途径。另一方面，肠道存在 PTH 的受体，此途径也对肠道钙磷的吸收具有调节作用。

2. PTH 分泌的调节 作为 PTH 最主要的调节因素，血钙通过甲状旁腺主细胞膜上的钙敏感受体调节 PTH 分泌。甲状旁腺主细胞对血钙的变化非常敏感，轻度的血钙水平下降，即可刺激 PTH 释放，继而促进其合成，并抑制其降解；血钙水平升高则作用相反，从而维持血钙水平稳定。长时间低血钙可使甲状旁腺增生，部分增生的甲状旁腺可出现自主分泌，发生继发性甲旁亢和三发性甲旁亢。

除血钙以外，PTH 还受到 $1,25-(OH)_2D_3$、磷、儿茶酚胺、组胺、生长抑素、性激素以及蛋白激酶 A 和 C 的调节。在血钙调节方面，$1,25-(OH)_2D_3$ 与 PTH 具有协同作用；然而，在 PTH 激活肾内 1α 羟化酶，刺激 $1,25-(OH)_2D_3$ 生成的同时，高浓度 $1,25-(OH)_2D_3$ 可反馈抑制 PTH 的分泌和基因表达，并抑制甲状旁腺细胞的增殖。因此，透析的肾性骨病患者可用 $1,25-(OH)_2D_3$ 治疗继发性甲旁亢，同时研发的维生素 D 类似物 $22-oxa-1,25-(OH)_2D_3$ 具有降低 PTH，又不升高血钙，有望用于甲旁亢的药物治疗。另外，高镁血症抑制 PTH 的释放以及 PTH 介导的肾小管钙重吸收，而低镁血症则刺激 PTH 分泌。此外，性激素对 PTH 的调节则与骨质疏松的发病机制有关。

二、降钙素

降钙素（calcitonin, CT）是甲状腺滤泡旁 C 细胞分泌的含有 32 个氨基酸的多肽类激素，分子量为 3.4kD。此外，人体中存在的降钙素基因相关肽（calcitonin gene related peptide, CGRP）与 CT 来源于同一基因，主要分布在神经和心血管系统，参与心血管系统的调节。

1. CT 的主要生理作用 CT 通过作用于骨和肾脏，主要发挥降低血钙和血磷的作用。生理情况下 CT 对钙的调节作用比较弱；而在高血钙和骨转换增高时，其分泌明显增加，表现为抑制溶骨和骨吸收，并可能对骨形成具有间接抑制作用，从而降低血钙、磷水平。肾脏中，CT 抑制近端肾小管对钙、磷的重吸收，使尿钙磷排泄增加，从肾脏途径降低血钙和血磷。同时 CT 对肾脏镁、钠和氯等离子的重吸收也有抑制作用，从而增加这些离子在尿中的排出量。此外，中枢神经系统亦有 CT 及其受体的表达，可能参与食欲、胃肠运动等方面的调节。

2. CT 分泌的调节 与 PTH 一样，血钙水平也是通过钙敏感受体调节 CT 分泌。血钙浓度高于正常时，CT 分泌增多，相反 CT 分泌则减少。研究显示，一些胃肠激素，如胃泌素、缩胆囊素、胰高血糖素等可促进 CT 分泌；雌激素在保持 CT 的分泌能力中起到一定的作用。

三、$1,25-(OH)_2D_3$

$1,25-(OH)_2D_3$ 的实质是一种类固醇激素，其前体维生素 D 来源于皮肤合成或食物供给。维生素 D 进入血液后即与维生素 D_3 结合蛋白结合，被转运到肝脏，在肝脏 25 - 羟化酶的作用下生成 25 - 羟维生素 D_3，后者入血后被维生素 D_3 结合蛋白转运到肾脏，经 1α 羟化酶作用生成具有活性的 $1,25-(OH)_2D_3$。

1. $1,25-(OH)_2D_3$ 的生理作用 $1,25-(OH)_2D_3$ 虽然没有典型内分泌激素一样的合成、储存和释放场所，也没有单一的反馈调节机制，但其具有典型的核受体激素的作用机制，因此被公认为是一种类固醇激素。$1,25-(OH)_2D_3$ 与靶细胞内的核受体结合后，通过调节相应的基因表达来发挥作用。

$1,25-(OH)_2D_3$ 通过促进小肠黏膜细胞生成钙结合蛋白等与肠道钙吸收有关的酶或蛋白，直接参与小肠黏膜上皮细胞的钙吸收；同时，对小肠黏膜细胞的磷吸收也有促进作用。骨代谢中 $1,25-(OH)_2D_3$ 的作用更为广泛，其通过增加破骨细胞的数量和成熟过程，增强骨溶解，促使骨钙和磷释放入血，从而参与血钙和血磷的调节；同时，$1,25-(OH)_2D_3$ 又刺激成骨细胞，促进骨的钙磷沉积，并调节 I 型胶原和骨钙素等物质合成，参与骨形成的调节。

生理浓度的 $1,25-(OH)_2D_3$ 对肾脏的钙磷调节作用影响较小,但维生素 D_3 缺乏进行补充后,患者的肾小管钙磷重吸收增加;另一方面,$1,25-(OH)_2D_3$ 浓度过高时,其对 1α 羟化酶具有抑制作用,起到自我抑制作用。

作为钙调节激素主要成员之一,$1,25-(OH)_2D_3$ 除了直接作用于甲状旁腺细胞,抑制 PTH 的合成与释放外,还可增强 PTH 的溶骨作用,$1,25-(OH)_2D_3$ 缺乏时 PTH 对骨的作用明显减弱。此外,研究显示,$1,25-(OH)_2D_3$ 除了参与钙磷代谢外,还参与免疫、胰岛素分泌、细胞增殖与分化等重要生理功能的调节。

2. $1,25-(OH)_2D_3$ 的调节 $1,25-(OH)_2D_3$ 的生成受 PTH、自身、血钙、血磷等多因素调节。降低的血钙通过 PTH 提高肾脏 1α-羟化酶活性,使其生成增加,血钙升高则通过此途径减少其生成;同时高血钙还直接抑制 1α 羟化酶降低其生成。血磷高低状态对 $1,25-(OH)_2D_3$ 生成的影响与血钙一致,但其作用不通过 PTH 介导。生长激素、雌激素、泌乳素、降钙素等提高 1α-羟化酶活性,促使 $1,25-(OH)_2D_3$ 生成增多;而糖皮质激素和 $1,25-(OH)_2D_3$ 本身则抑制 1α-羟化酶活性,使其生成减少。

第二节 原发性甲状旁腺功能亢进症

甲状旁腺功能亢进症(hyperparathyroidism, HPT)简称甲旁亢,可分为原发性、继发性、三发性和假性 4 种类型。原发性甲旁亢(primary hyperparathyroidism, PHPT)是由甲状旁腺组织原发病变所致 PTH 分泌过多,导致以高钙血症、低血磷、高尿钙和尿磷排泄,后期导致肾钙质沉着症和骨吸收增加为主要临床特征的一组临床症候群。继发性甲旁亢(secondary hyperparathyroidism, SHPT)为始动于低钙血症刺激所致的甲状旁腺增生肥大、分泌 PTH 过多。三发性甲旁亢(tertiary hyperparathyroidism)是在继发性甲旁亢的基础上,持久受到刺激的甲状旁腺组织发展为高功能腺瘤,自主分泌过多 PTH 所致。假性甲旁亢是某些恶性肿瘤组织释放 PTH 或甲状旁腺激素相关肽以及其他升高血钙的物质所导致的高钙血症。

PHPT 在欧美是内分泌代谢领域相对常见的疾病。我国相对少见,目前缺乏确切的流行病学资料。该病多见于成年女性,男女比约为 1:2~1:4,大多数为绝经后妇女;儿童发病很少,如发病应考虑遗传因素。

一、病因及发病机制

1. 病因 PHPT 可呈散发性或家族性起病,病理改变可为甲状旁腺的腺瘤、组织增生或腺癌。80%~85% 的病例可见孤立的甲状旁腺腺瘤,1%~2% 患者可发现 2 个或 2 个以上的腺瘤,15%~20% 可见所有甲状旁腺腺体增生,而甲状旁腺癌占 PHPT 的 1% 以下。甲状旁腺组织发生以上病理改变的原因尚不完全明确,发病与某些抑癌基因或原癌基因及其调节基因的突变或重排有关。比较明确的是细胞周期蛋白 D1 基因在相当部分甲状旁腺腺瘤中过度表达或重排,而 MEN-1 基因和 RET 基因异常则为多发性内分泌腺瘤时 PHPT 以及部分甲状旁腺肿瘤患者的病因。此外,可能发生异常的还有钙敏感受体基因突变。环境因素方面,少数患者可有颈部外照射史,锂剂或利尿剂长期使用史。

2. 发病机制 甲状旁腺分泌过多 PTH,后者增加骨溶解和骨吸收,使钙释放入血,升高血钙;同时,PTH 还增加肾小管对钙的重吸收,并通过 1α 羟化酶促进 $1,25-(OH)_2D_3$ 的合成,后者作用于小肠,增加肠道的钙吸收,在此基础上,PTH 也可直接促进肠道的钙吸收,最终导致血钙升高。当血钙上升明显时,肾小球的钙滤过增多,使尿钙排量增加。与此同时,PTH 抑制肾小管对磷的重吸收,使尿磷排出增多,血磷水平下降。故临床上典型的 PHPT 表现为高钙血症、低磷血症和高尿钙、尿磷排泄。

过多 PTH 加速骨吸收和破坏的同时，成骨细胞活性也增加，使血碱性磷酸酶水平升高，骨破坏明显可逐渐进展为骨质疏松，加上部分成骨作用，可发展为纤维囊性骨炎。在钙摄入不足和维生素 D 缺乏时，也可伴随出现佝偻病和骨软化。另一方面，血钙过高可致迁移性钙化，钙在软组织沉积可引起软组织钙化以及关节痛等症状。部分患者还可伴有高氯性酸中毒，此可增加骨矿盐溶解，加重骨吸收。

泌尿系中，由于尿钙和尿磷排出增多，骨质溶解，黏蛋白、羟脯氨酸等排出也增多，加之 PTH 抑制肾小管碳酸氢盐的重吸收，使尿液碱化，这些均易导致钙盐沉积，形成泌尿系结石和肾实质钙化，同时易有尿路感染和肾功能下降。当肾功能受损明时排磷障碍，可导致血磷水平升高。此外，高浓度钙离子可刺激胃泌素分泌增加，导致高胃酸性多发性消化道溃疡的发生；高钙还可激活胰腺管内胰蛋白酶原，导致急性胰腺炎。

二、临床表现

PHPT 的临床表现轻重不一，取决于病程、血钙升高的程度和速度，以及患者的忍耐性。随着血钙筛查的广泛应用，有报道示近半数 PHPT 诊断时无临床症状。再者，随着血 PTH 测定的开展，发现临床存在血钙正常的 PHPT，有人将其称为亚临床甲旁亢。典型的临床表现中，骨骼组织、泌尿系统的症状以及高钙低磷血症所致的症状发生率高。按系统划分如下。

1. 非特异性症状 口渴、疲劳乏力、食欲不振、体重下降等。

2. 骨骼肌肉系统 骨骼早期表现为弥漫性、渐进性骨关节疼痛，承重部位痛感突出。随着骨质疏松的出现，可有驼背，身高变矮，易发生骨折，牙齿松动易脱落。病程较长者可出现包括胸廓塌陷、脊柱侧弯、骨盆变形、四肢弯曲等多种骨骼畸形，并出现纤维囊性骨炎。纤维囊性骨炎易发于颌骨、肋骨、锁骨及四肢长骨。四肢较大纤维囊性骨炎的部位可能被触及并有压痛。病程中患者的活动能力逐渐下降，直至活动受限。患者的肌肉表现为四肢肌无力，特别是近端肌群肌力下降，还可表现为肌痛、肌肉萎缩、腱反射减弱。

3. 泌尿系统 多饮多尿，反复出现泌尿系感染和泌尿系结石。病程长或病情重者可以引发肾功能不全。

4. 消化系统 一般表现为食欲下降或缺乏、恶心、呕吐、消化不良及便秘等症状。部分患者可反复出现消化道溃疡和（或）急、慢性胰腺炎的症状。少数患者以消化道溃疡或急性胰腺炎起病。

5. 心血管系统 高钙血症引起的高血压是常见的心血管系统表现。心电图表现为心动过速或过缓、Q-T 间期缩短，严重高钙血症时可心律失常。

6. 神经精神系统 部分患者出现嗜睡、情绪抑郁、记忆力下降、反应迟钝、烦躁、神志淡漠，甚至认知障碍；严重者出现偏执、躁狂、幻觉、昏迷等。

7. 其他异常 部分患者合并贫血、糖代谢异常等。

三、实验室及辅助检查

1. 血清总钙和血清游离钙 除了血钙正常的 PHPT 外，血钙水平升高具有重要的诊断价值，特别是血清游离钙不受白蛋白水平的影响，较血清总钙测定更为敏感和准确。部分患者的血钙升高可处于边缘状态，故必要时需要反复测定。血清总钙多次大于 2.75mmol/L 或游离钙大于 1.28mmol/L 应疑似本病，须针对高钙血症进行进一步诊断。

2. 血清磷和血氯 低磷血症是本病的生化特征之一，同时血氯升高，血氯/磷比值升高。考虑本病又伴高磷血症或血磷正常时，提示存在肾功能不全或高磷摄入的可能。

3. 血甲状旁腺素（PTH） 对甲状旁腺功能亢进症的诊断至关重要。完整 PTH（1-84）测定直接反映甲状旁腺功能状态。同时存在高钙血症和血 PTH 水平高于正常时可诊断大部分

PHPT。血 PTH 升高的程度与高血钙的程度以及肿瘤大小相平行，血钙和 PTH 同时测定很重要。

4. 血清碱性磷酸酶和骨转换指标　血碱性磷酸酶、骨钙素、Ⅰ型胶原羧基末端肽或抗酒石酸酸性磷酸酶水平升高反映骨病变的存在，且水平愈高，提示骨病变愈严重。

5. 尿钙、尿磷和尿骨转换指标　多数 PHPT 的患者 24 小时尿钙排泄增加，然而尿钙排泄的影响因素多，一般情况下诊断价值有限。在低钙饮食条件下，24 小时尿钙排泄量仍增加有利于 PHPT 的确诊。PHPT 合并骨软化症和（或）维生素 D 缺乏时尿钙排泄可不增加。PHPT 患者的 24 小时尿磷排泄增加，但受食物影响大。尿Ⅰ型胶原羧基末端肽、羟脯氨酸等骨转换指标测定的意义上同血液测定。

6. 其他实验室检查　血维生素 D、血 Cr 和 BUN、肝功能、胰酶等检查，有助于合并症、并发症的诊断，以及原发性与继发性和三发性甲旁亢的鉴别。

7. X 线检查、骨密度和骨显像　长骨 X 线检查显示骨质疏松、骨软化、骨膜下吸收及纤维囊性骨炎等；关节 X 线显示关节面骨质侵蚀样改变，指（趾）骨膜下吸收；颅骨 X 线显示毛玻璃样或颗粒状改变。腹部平片可发现泌尿系结石。骨显像可见到代谢性骨病的显像特征，骨密度检查用于确定骨质疏松程度。

8. 甲状旁腺的形态学及定位检查　超声检查是甲状旁腺功能亢进症诊断和术前定位的有效手段，必要时可进行超声引导甲状旁腺可疑病灶穿刺。甲状旁腺动态显像用于 PHPT 定位和功能诊断。颈部 CT 及 MRI，主要用于判断病变的具体位置、病变与周围结构之间的关系以及病变本身的形态特征，多在术前实施。个别患者需要进行选择性甲状腺静脉取血测定 PTH、术中 PTH 监测。

四、诊断及鉴别诊断

（一）诊断

包括功能诊断和定位诊断两部分。依据病史、高血钙的临床表现、骨骼和泌尿系统症状做出是否疑及本病的判断，进一步根据同时存在高钙血症和高 PTH 血症可做出 PHPT 的初步功能诊断。在初步功能诊断的基础上，血碱性磷酸酶水平升高、低磷血症、尿钙和尿磷排出增多、X 线影像的特异性改变等均支持 PHPT 诊断。血钙正常的 PHPT 的诊断需要排除其他 PTH 升高的疾病，例如继发性甲旁亢。

PHPT 功能诊断明确的同时或之后，通过超声、放射性核素扫描等进行甲状旁腺的定位和形态学检查，了解其病变的部位、大小、边界等形态学特点，完成定位诊断和病理改变的推测判断。拟进行手术治疗的患者，颈部 CT 和 MRI 的形态学检查有利于手术进行。选择性甲状腺静脉取血测定 PTH、术中 PTH 监测等用于术前诊断困难者。

对有家族史的患者进行多发性内分泌腺瘤的筛查非常重要，有条件者可进行相关的基因筛查和诊断。

（二）鉴别诊断

包括不同类型甲旁亢的鉴别以及相同或相似临床表现疾病的鉴别。

1. 不同类型甲旁亢的鉴别

（1）继发性甲旁亢　具有升高的血 PTH，但血钙不高，需要与血钙正常的 PHPT 相鉴别。常见的原因为慢性肾功能不全、维生素 D 缺乏、妊娠和哺乳等状态，具有原发病的临床症状、体征和实验室异常。

（2）三发性甲旁亢　血钙水平和血 PTH 均超出正常，甲状旁腺存在功能自主的增生或腺瘤，具有引起继发性甲旁亢的原发病的临床表现。常需要手术治疗。

（3）假性甲旁亢 血钙升高，血 PTH 可正常或升高，甲状旁腺的形态学检查以及核素扫描正常。非甲状旁腺肿瘤异位分泌 PTH 或 PTHrP 时，免疫法测定的 PTH 或 PTHrP 升高；此类肿瘤分泌前列腺素 E_2 等因子导致高钙血症时，PTH 或 PTHrP 测定正常。一般具有原发肿瘤的临床表现，常有肺癌、胰腺癌、卵巢癌、肝癌、甲状腺癌等。原发肿瘤隐匿时诊断困难。

2. 临床表现的鉴别

（1）高钙血症的鉴别诊断 在高钙血症确定诊断的基础上，依据同步测定的血 PTH 水平初步判断是否 PTH 依赖性高钙血症。PTH 降低或正常，考虑恶性肿瘤、结节病、甲状腺功能亢进症和维生素 D 中毒等疾病所导致的非 PTH 依赖性高钙血症；若 PTH 升高，大部分为PHPT，在排除三发性甲旁亢的基础上，还需要排除假性甲旁亢中 PTH 异位分泌，或长期锂盐治疗，或家族性低尿钙性高钙血症。大剂量皮质醇激素可抑制非 PTH 依赖性高钙血症，现临床诊断中已少用。

（2）骨组织病变的鉴别诊断 有骨痛、骨折、骨质疏松或骨畸形表现者，需与原发性骨质疏松、佝偻病或骨软化症、肾性骨营养不良、骨纤维异常增殖症等鉴别。根据病史、体征、X 线表现，结合血钙、血磷和血 PTH 测定予以鉴别。

（3）泌尿系结石的鉴别诊断 反复发作单侧或双侧泌尿系结石者，应疑及本病。

五、治疗

（一）一般治疗

避免高钙饮食，但低钙饮食也刺激 PTH 分泌。适当多饮水，注意补充钠、钾和镁盐。避免使用锂剂、噻嗪类利尿剂和碱性药物。

（二）手术治疗

PHPT 的首选治疗为手术。成功切除病变的甲状旁腺组织后，短期内血钙及 PTH 降至正常，甚至出现低钙血症。术后 3~6 个月复查一次，病情稳定者可逐渐延长随访时间，随访内容包括症状、体征、血钙、血磷、血 PTH、肌酐、尿钙和骨密度等，以判断是否成功切除病变，或是否有新的甲状旁腺组织病变出现。血钙正常的 PHPT 是否需要手术治疗存在争议。

PHPT 手术治疗后可出现低钙血症。其原因包括：①非病变甲状旁腺组织受到短暂或持久抑制，发生术后一过性或持久性甲状旁腺功能减退；②骨饥饿和骨修复使血钙降低；③存在低镁血症；④合并维生素 D 缺乏等。

（三）药物治疗

术前准备中合理的药物治疗可以降低高钙血症，降低手术风险。对不能手术或不接受手术的 PHPT 患者，治疗目的在于控制高钙血症、减少甲旁亢相关并发症。

1. 降钙素 人工合成鲑鱼降钙素肌注，每日或隔日 1 次，每次 50~100U；或人工合成鳗鱼降钙素每周肌注 1 次，每支 20U。降钙素抑制骨吸收，与二膦酸盐合用降低血钙效果明显，但存在"脱逸现象"，使用 2~3 天后降低血钙作用逐渐下降，不适于长期用药。短效制剂主要用于 PHPT 术前准备。

2. 西咪替丁 可抑制 PTH 的合成和（或）释放，降低血钙。每日 800~900mg，分 3~4次口服。服用此药后血肌酐升高，禁用于肾功能不全者。

3. 二膦酸盐 此类药物虽不能直接抑制 PTH，但抑制骨吸收，降低血钙，增加骨密度。高钙血症一经确诊早期使用，2~4 天起效，4~7 天达到最大效果，效果持续 1~3 周。帕米膦酸钠静脉滴注，每次 30~60mg。阿仑膦酸钠片，10mg，1 次/日。

4. 钙类似物 模拟钙离子激活甲状旁腺上的钙敏感受体，抑制 PTH 分泌，降低血钙。

5. 普卡霉素 阻断破骨细胞 RNA 合成，同时减少肾小管尿钙的重吸收。

（四）高钙危象的治疗

PHPT 患者出现严重高钙血症（血清钙＞3.75mmol/L），可造成各系统功能紊乱及器官衰竭，严重时危及生命导致死亡，需及时处理。

1. 扩容、促进尿钙排泄 大量生理盐水输注，纠正脱水，同时通过尿钠的排泄促使尿钙排泄。老年患者及心肾功能不全患者慎用。

2. 利尿 细胞外液容量补充的情况下，呋塞米每次 20～40mg 静脉注射，1 次/2～6h。呋塞米抑制肾脏钠和钙重吸收，促进尿钙排出，同时防止补液过多。应用中需警惕电解质紊乱。禁用噻嗪类利尿药。

3. 抑制骨吸收或抑制 PTH 的药物 及时使用二膦酸盐、降钙素、西咪替丁、钙类似物以及普卡霉素等。

4. 低钙或无钙透析液进行腹膜透析或血液透析。

5. 糖皮质激素静滴或静注 具有多种途径降低血钙的作用。

六、预后

手术切除病变者预后良好，术后高钙血症、高 PTH 血症以及骨吸收指标迅速下降，骨骼系统损害数月或更长时间内恢复。伴肾功能已损害者可有部分恢复，或进展显著减缓。不能手术者预后不良。病情稳定且未行手术治疗的血钙正常的 PHPT 患者发生心血管疾病的风险升高。

第三节　甲状旁腺功能减退症

甲状旁腺功能减退症（hypoparathyroidism，简称甲旁减）是因甲状旁腺素（PTH）产生减少或效应不足而引起的，以低血钙高血磷和神经肌肉兴奋性升高为典型特征的一种钙磷代谢异常疾病。

一、病因及发病机制

从 PTH 的合成释放，到与其受体结合产生生理作用的任何环节发生障碍均导致本病。原发性或继发性甲旁减时 PTH 产生减少，而 PTH 受体或受体后障碍时血 PTH 水平升高，但效应下降。

1. PTH 生成不足或缺乏 先天性甲状旁腺发育不全、甲状旁腺手术切除、甲状腺[131]碘治疗或颈部照射、甲状旁腺自身免疫损伤、甲状旁腺浸润性疾病、基因异常导致甲状旁腺素合成缺陷等均可导致 PTH 生成不足或缺乏。

2. PTH 分泌障碍 镁缺乏可使 PTH 的分泌及作用发生障碍，长期低磷血症抑制 PTH 的分泌，产妇高钙血症可抑制新生儿甲状旁腺发育或 PTH 分泌，以及基因异常导致甲状旁腺素分泌缺陷。

3. 体内存在 PTH 的拮抗物质 循环中过高的降钙素或存在 PTH 抗体可拮抗 PTH 的作用。

4. PTH 受体或受体后缺陷 导致靶组织对 PTH 作用抵抗，使循环中 PTH 水平升高，但作用不足，发生假性甲旁减。

二、临床表现

1. 神经肌肉兴奋性增加 初期主要表现为手足麻木、刺痛和走蚁感，也可伴有自主神经功能紊乱，如出汗等。严重者（血清钙＜2.0mmol/L）出现手足搐搦，进而声门痉挛、气管呼吸肌痉挛、全身肌肉收缩甚至惊厥发作。体格检查可见面神经叩击征（Chvostek 征）阳性和束臂加压试验（Trousseau 征）阳性。

2. 神经系统 可出现焦虑、恐惧、烦躁和谵妄等不同程度的精神障碍，同时记忆力和智力减退，伴有肌张力增高、手颤抖等。部分患者可有不同类型癫痫发作，重者呈癫痫持续状态。转移性钙化可导致颅内钙化，基底节钙化常见。

3. 外胚层组织营养变性 出现低钙性白内障、牙齿发育不全、皮肤角化过度、指（趾）甲变脆粗糙及头发脱落等。

4. 心血管异常 低血钙可导致心率增速或心律不齐，重者发生甲旁减性心肌病，导致心力衰竭、心肌痉挛而突然死亡。

5. 其他系统 骨骼疼痛，以腰背和髋部多见。出现巨幼红细胞性贫血。恶心、呕吐、腹痛和便秘等。

三、实验室和辅助检查

（一）实验室检查

（1）血清蛋白浓度正常时，多次血清钙≤2.2mmol/L，则诊断低钙血症。血清总钙≤1.88mmol/L或血游离钙≤0.95mmol/L时患者出现低钙症状。

（2）血 PTH 值多数低于正常，也可以在正常范围。因低血钙对甲状旁腺刺激强烈，所以低钙血症时，如果血 PTH 水平仍在正常范围，说明分泌不足。因此测血 PTH 时，应同时测血钙，两者一并分析。

（3）血磷升高，少数患者血磷正常。

（4）尿钙和尿磷排量减少，肾小管磷回吸收增加，部分患者正常。血清碱性磷酸酶正常。

（二）辅助检查

1. 心电图 示 Q-T 间期延长。

2. X 线检查 长骨骨皮质增厚及颅骨内外板增宽，肌腱、脊柱旁韧带、其他软组织发生钙化。脑 CT 可见脑基底节（苍白球、壳核和尾状核）钙化，以及小脑、额叶和顶叶等脑实质散在钙化。骨密度检查提示骨量增加。

3. 脑电图 一般节律慢波、爆发性慢波，可有尖波、棘波、癫痫样放电改变。

四、诊断与鉴别诊断

（一）诊断

在排除慢性肾功能不全的基础上，依据患者手足搐搦等典型的临床表现，和低钙、高磷血症，尿钙和磷排出减少等可做出初步诊断。结合血 PTH 水平下降或没有伴随低钙血症的升高即可诊断原发性或继发性甲旁减。相反，在低钙、高磷血症的基础上，血 PTH 异常升高，一般可诊断假性甲旁减。如果滴注外源性 PTH 尿磷和尿 cAMP 增加，则进一步明确原发性或继发性甲旁减的诊断；而尿 cAMP 和尿磷对外源 PTH 的不反应则是假性甲旁减分型的依据。

（二）鉴别诊断

1. 低钙血症的鉴别 钙摄入过少、维生素 D 缺乏、多种药物或疾病可导致低钙血症，依据病史、血磷不高和血 PTH 水平升高进行鉴别。肾性骨病可有低血钙和血磷升高，但慢性肾功能不全指标可作鉴别。

2. 正常血钙性手足搐搦 低钾碱中毒、过度通气碱中毒、失钾性肾小管病时可有手足搐搦。

3. 低镁血症 严重低镁血症可抑制 PTH 分泌，并降低 PTH 的作用，同时甲旁减时尿镁排泄增多。故低镁血症时患者可出现手足搐搦、低血钙以及 PTH 降低。低镁血症纠正后血钙和 PTH 随之恢复。

4. 癫痫、白内障和颅内基底节钙化的患者需除外甲状旁腺功能减退症。

五、治疗

治疗目标是纠正低血钙，缓解症状，预防长期低血钙的慢性并发症。治疗中定期监测血清钙和尿钙，血清钙维持在 2.0 ~ 2.2mmol/L，尿钙浓度低于 30mg/dl，避免发生高钙血症和尿路结石。

1. 钙剂 每日补充元素钙 1 ~ 2g 或更多，长期口服；寒冷季节适当增加剂量。少数患者单纯服钙剂即可。严重低钙血症引起手足搐搦、喉痉挛或惊厥时，应立即静脉推注 10% 葡萄糖酸钙 10 ~ 20ml，缓慢注射，必要时重复给药。

2. 维生素 D 及其衍生物 大部分患者在补充钙剂的基础上需要维生素 D 制剂的治疗。维生素 D_2 或 D_3 每日 2 万 ~ 30 万 IU 不等，由于缺乏 PTH，起效时间 1 ~ 2 周。骨化三醇起效快，初始剂量 0.25μg/d，治疗剂量为 1 ~ 3μg/d。

3. 减低血磷 既往使用氢氧化铝胶口服降低血磷，因其也降低肠道钙吸收现已少用。

4. 减少尿钙排出 双氢克尿噻有减少尿钙排出的作用，可以提升血钙。剂量 25mg 每日 3次。此药可引起低血钾，应用中注意补钾；长期使用时糖代谢异常风险增加，需要定期监测血糖。

5. 重组人 PTH 已有临床应用获得很好疗效的报道，近期有望进入临床。甲状旁腺细胞移植目前尚在研究中，未应用于临床治疗。

第四节 骨质疏松症

骨质疏松症（osteoporosis，OP）是一种以骨量减少和骨微结构受损，导致骨强度下降，骨折风险增加的一种全身性骨代谢疾病。依据病因和疾病特点，分为原发性和继发性两大类。原发性骨质疏松症又可分为绝经后骨质疏松症（Ⅰ型）和老年骨质疏松症（Ⅱ型）。此病发病率高，是影响老年人身体健康的重要疾病。继发性骨质疏松症常继发于内分泌代谢性疾病如甲状旁腺功能亢进、库欣综合征及结缔组织相关性疾病等。药物相关 OP 常见于长期服用糖皮质激素的患者，称为糖皮质激素诱发的骨质疏松症（GIOP）。

一、病因和发病机制

人体骨骼由骨皮质及骨松质构成，骨小梁是骨松质的重要结构。正常的骨代谢处于不断的骨重建过程。机体的多种激素及细胞因子对骨重建过程进行精密的调节，且受遗传和环境因素的影响。只要任何导致骨形成减少及骨溶解增多的原因均可导致骨量减少以及骨质量下降，使骨折风险增加。

1. 峰值骨量低 人体的骨量在 30 岁左右上升达到高峰，此时的骨量称之为峰骨量。随后骨量逐渐下降，女性更年期后下降加速。峰骨量高低和成年后骨量丢失的速度是骨质疏松症发生的两个重要环节。峰骨量的高低主要取决于遗传因素，但也明显受营养、运动、光照、生活方式等因素的影响。骨量上升期间，酗酒、吸烟、运动量不足等不良生活方式对峰骨量有负面影响。

2. 骨重建处于负平衡

（1）随着年龄的增加，维生素 D 及其活性代谢产物、性激素、降钙素、维生素 K_2 等促进骨合成抑制骨吸收的物质减少。

（2）PTH、皮质类固醇等促进骨吸收抑制骨合成的物质增多。

（3）进入老年期，蛋白质合成能力下降，骨基质减少。同时肌肉减少，肌力下降，对骨的张力减弱。

（4）成年后酗酒、吸烟、运动量不足、户外活动少等不良生活方式加速骨量丢失。

3. 骨转换增快 PTH、性激素缺乏等显著增加骨转换，此在骨重建处于负平衡的基础上加速骨量丢失。

4. 骨质量下降 骨重建处于负平衡时，骨小梁更容易受到影响，逐渐失去"十字支撑"作用；同时成骨能力下降，导致亚临床微骨折修复不全，进而导致骨折风险增加。

二、临床表现

1. 全身疼痛和肌无力 早期无症状，体检筛查或因其他疾病拍摄 X 线片时被发现。弥漫性周身疼痛是常见且主要的症状，其中以腰背痛最为多见，活动或劳累后加重。疼痛导致运动减少，随后出现周身乏力和肌无力。

2. 身长缩短、驼背 身高渐缩短或渐出现驼背是重要的临床体征，脊柱单发或多发压缩性骨折是主要原因。

3. 骨折 特点为脆性骨折，即无外伤或受轻微外伤就发生骨折。好发部位为胸腰椎、股骨近端、桡骨远端、踝关节等。发生骨折后，疼痛加重且部位固定。体征检查可局部有压痛、畸形或骨折体征阳性。无明显骨折体征但疼痛明显者，应考虑微骨折的发生。

4. 并发症 脊柱压缩性骨折常导致脊柱后凸或侧弯，造成胸廓畸形，胸腔容量减少，进而使肺活量和心排血量下降，同时容易发生呼吸道感染。除此之外，骨折不易愈合，极易造成生活能力下降或丧失。

三、骨质疏松症诊断和鉴别诊断

1. 详细了解骨质疏松症的危险因素 详细询问病史、家族史、用药史、既往疾病史、进食及运动状况等，判断是否具有骨质疏松症的危险因素。骨质疏松症的危险因素包括：雌激素不足或缺乏的妇女，老年人特别是女性 65 岁，男性 70 岁经常伴有骨痛，有影响骨骼健康不良生活方式，有轻微外伤而引起骨折或有此类情况家族史，身材矮小、低体重，患有或服用影响骨代谢的疾病或药物等。也可使用"亚洲人骨质疏松自我筛查工具"，通过年龄和体重这两个简易指标进行筛查。计算方法是：（体重－年龄）×0.2；风险级别是：低风险 > －1，中风险 －1 ～ －4，高风险 < －4。

2. 诊断标准 凡是已发生轻微外伤而引起骨折，即脆性骨折者，不经骨密度测定，就可以诊断为骨质疏松。没有骨折者，临床采用以骨密度为基础的诊断方法，可使用多种骨密度测定方法测定骨密度，其中双能 X 线骨密度测定被认为是最佳方法。诊断标准目前按 1994 年世界卫生组织 864 号技术文件公布的标准。此标准是：任一骨骼部位所测得的骨量与青年峰骨量相比较（T 值）。

正常：骨密度值与青年峰骨量相差少于 －1 个标准差（T 值 < －1）；

低骨量：骨密度值介于青年峰骨量 －1 ～ －2.5 个标准差（T 值 －1 ～ －2.5）；

骨质疏松：骨密度值低于青年峰骨量 －2.5 个标准差（T 值 ≥ －2.5）；

重度骨质疏松：骨密度值低于青年峰骨量 －2.5 个标准差（T 值 ≥ －2.5）并伴有一处以上骨折。

3. 病因诊断和鉴别诊断 确诊骨质疏松者结合实验室以及 X 线等辅助检查找病因，进行鉴别诊断（表 7 - 4 - 1）。

表 7 - 4 - 1　原发性骨质疏松与相对多见的继发性骨质疏松的鉴别

鉴别点	原发性骨质疏松症	原发性甲旁亢	原发性甲旁减	继发性甲旁亢	类固醇性骨质疏松	维生素 D 缺乏
常见病因	多因素	PTH 瘤或甲状旁腺增生	PTH 缺乏	肾衰竭，肾小管性酸中毒	类固醇过多导致骨吸收↑，肠钙吸收↓	维生素 D 缺乏或作用不足
除 BMD 下降和骨折外，其他典型骨损害	易发生脆性骨折	纤维囊性骨炎	BMD↑（或偶有↓），软组织钙化	三发性甲旁亢可有纤维囊性骨炎	无菌性骨坏死	骨质软化佝偻病
血 PTH	→（↑）	↑↑	↓↓	↑↑	↓	↑↑
血钙	→	↑	↓	↓（→）	→	↓（→）
血磷	→	↓	↑	↑	→	↓（→）
血骨钙素	↑（→）	↑	→	↑	→（↑）	→
血 1α, 25 - $(OH)_2D_3$	→（↓）	↑	↓	↑	↓	↓↓
尿吡啶啉/Cr	↑	↑	↓	↑	↑	→（↑）
尿钙/Cr	↑（→）	↑	↓	↑（→）	↑	↓
尿磷/Cr	→	↑↑	↓	↑	→	↑（↑）
尿羟脯氨酸/Cr	↑（→）	↑（→）	↓	↑	↑	→
肠钙吸收	↓	↑↑	↓	→（↑）	↓	↓

4. 实验室检查 骨质疏松症的实验室检查对其病因和鉴别诊断有重要价值。

（1）应包括钙磷代谢调节以及有关矿物质含量的指标，以评价骨代谢状况。临床常用指标有血和尿钙、磷、镁，甲状旁腺激素、降钙素、尿羟脯氨酸、尿吡啶啉、维生素 D 等。

（2）骨质疏松鉴别诊断、个体化治疗及疗效观察需要进行骨转换标志物的检测。

（3）疑似继发性骨质疏松或其他骨骼疾病应进行相应的检查。

四、治疗与预防的原则

强调早治疗、综合治疗和治疗个体化。治疗方案和疗程应根据骨折危险程度、疗效、花费以及药物的不良反应等因素来确定。

（一）预防

青少年时期合理饮食，加强锻炼以期获得较高的个人峰骨量；老年人群特别是绝经后妇女，提高防范意识，加强危险因素的筛查，做到早发现早治疗，预防跌到，防止骨折的发生。各年龄人群均应该保持良好的生活习惯，保证充足的阳光照射以及钙和维生素 D 摄入。

（二）一般治疗

适量补充钙剂、活性维生素 D 以及维生素 K_2 等，使每日元素钙的摄入量达到 800 ~ 1200mg；同时补充骨化三醇或阿法骨化醇 0.25μg/d。避免使用导致骨质疏松的药物；如果必须使用，则加强监测，并进行预防性治疗。补充钙剂和活性维生素 D 是治疗骨质疏松的基础治疗，在各治疗方案中均应保持。

（三）治疗药物

1. 雌激素 可作为一线预防用药和二线的治疗用药。在确认患者缺乏雌激素的基础上，优先选用天然雌激素制剂，并选择合理的剂量，可以达到治疗目的，同时有利于降低其带来的肿瘤和心血管安全风险。常用制剂有：①炔雌醇 10 ~ 20μg/d；②戊酸雌二醇 1 ~ 2mg/d；

③尼尔雌醇 1~2mg/w；④替勃龙 1.25~2.5mg/d；⑤微粒化 17β-雌二醇 1~2mg/d。使用小剂量雌激素替代时间一般不应超过 5 年，并定期进行妇科和乳腺检查，雌孕激素合用可增加雌激素的作用，减少其用量，并减少子宫内膜的增生。

2. 选择性雌激素受体调节剂 伴有低骨量绝经后妇女的一线预防用药和绝经后骨质疏松一线治疗药物。此类药物有效减低椎体骨折风险，且不增加子宫内膜增生或子宫内膜癌的风险。雷洛昔芬首先被批准使用。有增加静脉血栓的风险。

3. 二膦酸盐 用于治疗原发性骨质疏松、糖皮质激素诱发的骨质疏松和男性骨质疏松。明显增加骨密度，降低骨折风险。常用药物有：①依替膦酸二钠，400mg/d，清晨空腹口服；②阿仑膦酸钠；10mg/d，或 70mg/w，晨起空腹口服；③帕米膦酸钠缓慢静脉注射，每月一次；④唑来膦酸输注液，5mg，静脉滴注，每年一次。

4. 降钙素 具有抑制骨吸收的作用，用于高转换型骨质疏松。

5. 重组人甲状旁腺激素 小剂量用于多种骨质疏松均有治疗作用。注射 400~800U/d。

6. 对症处理 根据临床症状和体征进行相应治疗。如骨吸收及微骨折所致疼痛可用非甾体抗炎药。此外，采用物理、外科等不同的治疗、预防、康复等措施。

本章小结

原发性甲旁亢是由甲状旁腺组织原发病变所致 PTH 分泌过多，导致以高钙血症、低血磷、高尿钙和尿磷排泄，后期导致肾钙质沉着症和骨吸收增加为主要临床特征的一组临床症候群。血钙特别是游离钙水平和血 PTH 升高具有重要的诊断价值。原发性甲旁亢首选手术治疗。高钙危象危及生命导致死亡，需及时处理。

甲旁减是因 PTH 产生减少或效应不足而引起的，以低血钙高血磷和神经肌肉兴奋性升高为典型特征的一种钙磷代谢异常疾病。依据患者手足搐搦等典型的临床表现和低钙高磷血症，结合血 PTH 变化可作出初步诊断。治疗包括钙剂、维生素 D 及其衍生物、减低血磷等，目标是纠正低血钙，缓解症状，预防长期低血钙的慢性并发症。

骨质疏松症（OP）是一种以骨量减少和骨微结构受损，导致骨强度下降，骨折风险增加的全身性骨代谢疾病。原发性 OP 包括绝经后 OP 和老年性 OP，继发性 OP 可继发于其他疾病及药物治疗，如糖皮质激素诱发的骨质疏松症（GIOP）。临床表现为全身疼痛、肌无力、身长缩短、驼背、骨折等。诊断标准目前按 1994 年世界卫生组织 864 号技术文件公布的标准。治疗和预防中强调早治疗、综合治疗和治疗个体化。一般治疗包括适量补充钙剂、活性维生素 D 以及维生素 K_2 等；治疗药物包括雌激素、选择性雌激素受体调节剂、二膦酸盐、降钙素和重组人甲状旁腺激素等。

思考题

1. 原发性甲状旁腺功能亢进症的临床表现有哪些？
2. 列出原发性甲状旁腺功能亢进症的诊断要点和鉴别诊断。
3. 列出高钙危象的治疗原则。
4. 典型甲状旁腺功能减退的临床表现是什么？
5. 列出甲状旁腺功能减退症诊断和鉴别诊断要点。
6. 列出骨质疏松的诊断标准。

（廖　涌）

第五章　肾上腺疾病

1. **掌握** 原发性慢性肾上腺皮质功能减退症的病因、临床表现、诊断与治疗；库欣综合征的病因、分类、临床表现、诊断与治疗；原发性醛固酮增多症的病因、临床表现、诊断与治疗；PPGL 的概念、临床表现、诊断及治疗。
2. **熟悉** 慢性肾上腺皮质功能减退症的鉴别诊断；肾上腺危象的临床表现、诊断与治疗；库欣综合征的病理生理改变及鉴别诊断；原发性醛固酮增多症的病理生理改变；PPGL 的病因、发病机制及病理生理。
3. **了解** 慢性肾上腺皮质功能减退症的发病机制；库欣综合征的发病机制；原发性醛固酮增多症的发病机制；PPGL 与其他血压增高疾病的鉴别。

第一节　皮质醇缺乏

肾上腺皮质功能减退症（adrenocortical insufficiency，ACI）是多种病因导致的肾上腺皮质激素不足或缺乏的一组疾病。常见的 ACI 病因与分类见表 7 - 5 - 1。本节重点介绍原发性 ACI，又称 Addison 病。

表 7 - 5 - 1　肾上腺皮质功能减退症的病因与分类

原发性 ACI
急性原发性 ACI（肾上腺皮质危象）
创伤、出血、坏死、血管栓塞
急性感染
抗凝治疗
慢性 ACI 应激时
Water house – Friderichsen 综合征
慢性原发性 ACI
特发性（自身免疫性）
结核性
其他病因
血管病变（梗死、出血、动脉炎、创伤、妊娠）
霉菌感染（组织胞质菌病、新型隐球菌病、球孢子菌病、芽生菌病）
AIDS（坏死性肾上腺炎）
浸润性病变（转移癌、淋巴瘤、淀粉样变性、结节病）
放疗
手术（双侧肾上腺切除）
酶抑制剂（利福平、酮康唑、美替拉酮、氨鲁米特、细胞毒药物、米托坦）

　　先天性肾上腺皮质增生症

　　家族性糖皮质激素缺乏症

　　肾上腺脑白质营养不良症

　　X – 性连锁先天性肾上腺皮质发育不良症

继发性 ACI

　　垂体性肾上腺皮质功能减退症

　　　　全垂体功能减退症

　　　　垂体危象（Sheehan 病、垂体瘤卒中）

　　　　单一性 ACTH 缺乏症

　　下丘脑性 ACI

　　　　肿瘤

　　　　头部放疗或手术后

　　　　结节病

长期应用糖皮质激素停药后 48 小时内

一、慢性原发性肾上腺皮质功能减退症（Addison 病）

（一）流行病学

　　肾上腺皮质功能减退症是一个少见病，世界范围内 ACI 的发病率约为 0.8/10 万。本病在未经治疗的情况下病死率很高，因此早期识别并治疗尤为重要。

（二）病因及发病机制

　　肾上腺皮质激素分泌不足和 ACTH 分泌增多是原发性 ACI 发病的两个重要病理生理改变。在典型的 Addison 病中，肾上腺破坏可累及束状带、网状带和球状带，程度常达 90% 以上，伴随糖皮质激素（GC）和盐皮质激素（MC）缺乏。

　　1. 自身免疫性肾上腺炎（特发性肾上腺皮质功能减退症）　又称特发性肾上腺皮质萎缩（idiopathic adrenal atrophy），约占原发性 ACI 的 80%，病因尚未完全清楚。

　　（1）免疫功能异常　自身免疫性 Addison 病多见于女性，一半以上患者伴随其他自身免疫性疾病，单一自身免疫性病变者多见于男性。肾上腺皮质特异性抗体及细胞介导的免疫反应可能参与发病。在疾病进程中球状带最先受累，血浆肾素活性增高。数月至数年后，束状带功能开始减退，ACTH 刺激血清皮质醇分泌的反应水平下降，其后血浆 ACTH 基础值水平升高，最后血浆皮质醇基础值水平下降，并出现临床症状。

　　（2）自身免疫性多内分泌腺病　50% 免疫因素导致的 ACI 患者伴随有器官特异性自身免疫病，又称自身免疫性多内分泌腺体综合征（autoimmune polyendocrine syndrome，APS），分为 APS – I 型和 APS – II 型（详见第七篇第七章）。

　　2. 感染

　　（1）结核　结核感染为常见病因，约占原发性 ACI 的 15% ~ 20%。肾上腺结核多为胸腔、腹腔、盆腔以及泌尿系结核直接播散或血行播散所致。肾上腺皮质被肉芽组织及干酪样坏死替代，继而出现纤维化改变，皮质和髓质均受到影响，部分病例伴有肾上腺钙化。

　　（2）深部真菌感染　较少见，可见于组织胞质菌病、球孢子菌病、芽生菌病、隐球菌病及酵母菌病等感染患者，病理过程类似于结核感染。

　　（3）获得性免疫缺陷综合征　在获得性免疫缺陷综合征（acquired immunodeficiency syndrome，AIDS）患者中，巨细胞病毒、分枝杆菌、隐球菌等感染导致的坏死性肾上腺炎以及 Kaposi 肉瘤的肾上腺替代可能与发病有关。肾上腺功能减退常在疾病后期出现，严重者可发生肾上腺衰竭。

（4）其他感染　较少见，严重的脑膜球菌感染、败血症也可引起肾上腺皮质功能减退，在儿童更易出现。

3. 其他病因　其他引起原发性 ACI 的原因较少见，恶性肿瘤转移，肾上腺梗死、出血、创伤等造成的肾上腺皮质受损以及类固醇 21 - 羟化酶缺陷症、先天性肾上腺皮质功能发育不良等均可能导致 ACI。此外，某些抗感染药物如酮康唑等也可导致 ACI。

案例讨论

　　临床案例　男性患者，38 岁，因进行性消瘦伴体位性头晕，饭前经常心悸、手抖、冷汗就诊，既往结核病史（－），查体消瘦，皮肤色素沉着，BP：90/50mmHg，血糖 3.0mmol/L，抗肾上腺抗体（－），皮质醇 72mmol/L（正常值 165～441mmol/L）。

　　问题　1. 该患者初步考虑什么诊断？

　　　　　　2. 进一步完善哪些检查明确诊断？

　　　　　　3. 治疗原则是什么？

（三）临床表现

慢性 ACI 发病隐匿，病情逐渐加重，临床表现多数既有 GC 分泌不足的表现，也有 MC 分泌不足的症状，少数仅表现为皮质醇或醛固酮分泌不足。因患者起病隐匿，表现为一些非特异性症状，常常延误诊治，部分患者在出现肾上腺危象时才被发现。

1. 症状

（1）皮肤黏膜色素沉着　是最具特征的症状，多呈弥漫性，全身皮肤以暴露处、经常摩擦部位、腋下、掌纹、瘢痕、乳晕乳头、外生殖器、肛周以及牙龈、口腔黏膜等处明显。

（2）胃肠道症状　食欲缺乏、嗜咸食、消化不良、体重下降；出现恶心、呕吐、腹泻的病例，往往提示病情加重。

（3）心血管症状　血压下降、心音改变，低血压可致头昏、眼花、直立性晕厥等。

（4）肌肉症状　四肢乏力或麻痹。

（5）神经精神症状　疲乏、倦怠、抑郁、淡漠，重者嗜睡、意识模糊。

（6）生殖系统症状　性欲减退、体毛稀少或脱落；女性月经失调或闭经，轻者仍有生育功能；男性勃起功能障碍。

（7）其他症状　原发疾病的相关表现，如结核相关的低热、盗汗症状。以及其他自身免疫性疾病相应的疾病表现。

2. 体征　慢性原发性 ACI 的体征较少，常见体征为体重减轻、皮肤黏膜色素沉着、低血压（收缩压 <110mmHg），伴有自身免疫性疾病者可有相应疾病的体征。

（四）辅助检查

1. 初步实验室检查　血常规可见正常红细胞性贫血、嗜酸性粒细胞增多、中性粒细胞减少，少数患者有恶性贫血；血生化检查可见低血钠、高血钾，但一般不重。脱水时可出现氮质血症。因糖皮质激素有促进肾、肠排钙的作用，少数患者可出现血钙升高（轻、中度）；合并甲状旁腺功能减退时可出现低钙。此外，还可有空腹血糖水平降低、糖耐量实验呈低平曲线等。

2. 肾上腺皮质功能检查

（1）血/尿皮质醇测定　血清皮质醇明显降低，昼夜节律消失。游离皮质醇（UFC）、17 羟皮质类固醇（17 - OHCS）和（或）17 酮皮质类固醇（17 - KS）等 24 小时排出量明显降低。

（2）血浆基础 ACTH 测定　原发性 ACI 时 ACTH 基础值明显升高，多 >55pmol/L。继发性 ACI 血 ACTH 不升高。

（3）血/尿醛固酮测定　原发性 ACI 患者血浆肾素活性增高，醛固酮水平正常或偏低。肾上腺皮质球状带严重破坏时，醛固酮水平降低可较明显。继发性 ACI 肾素 – 血管紧张素 – 醛固酮系统较少受到影响。

（4）ACTH 兴奋性试验　原发性 ACI 患者内源 ACTH 已经最大程度刺激肾上腺分泌激素，外源性 ACTH 不能再进一步刺激分泌，能反映皮质的储备功能。①快速兴奋实验：适用于初筛或病情危急需立即确诊并补充激素的患者。原发性 ACI 患者皮质醇不升高或轻微升高。②连续兴奋实验：适用于鉴别原发性或继发性 ACI。原发性 ACI 无反应或轻微反应，继发性 ACI 延迟反应。病情严重者应该在实验前 3 天开始使用地塞米松，直至实验结束。③小剂量 ACTH 兴奋实验：适用于鉴别轻度继发性 ACI。继发性 ACI 患者的皮质醇可升高。

3. 影像学辅助检查

（1）心电图　低电压、T 波低平或倒置、Q – T 间期延长等。

（2）X 光片　结核病患者可见肾上腺增大及钙化。

（3）CT/MRI　肾上腺、蝶鞍区检查，可发现肾上腺钙化或增大，垂体改变等。

4. 其他检查　对于自身免疫性的 Addison 病，有条件的地方可进行自身抗体及抗原检测。此外，还应积极寻找其他自身免疫性疾病证据。对于怀疑遗传相关的 ACI 需完善相应基因学检查。怀疑结核的病例可积极寻找结核分枝杆菌、进行结核菌素实验等检查。

（五）诊断与鉴别诊断

诊断 ACI 需首先明确皮质醇分泌水平降低的存在，然后鉴别原发性还是继发性，最后确定疾病性质，寻找病因。对于存在或怀疑肾上腺危象的患者需先给予积极治疗，病情稳定后再行功能检查。自身免疫性 ACI 的诊断还需要有肾上腺皮质自身抗体、影像学和（或）其他自身免疫性疾病的指标等证据的支持，同时排除其他原因导致的 ACI 后才能诊断。在鉴别诊断方面，ACI 需与引起乏力的一些全身性疾病、慢性消耗性疾病以及色素沉着性疾病相鉴别。

（六）治疗

1. 一般治疗及教育　教育患者建立终身服药替代治疗的意识，注意补充营养所需，充分摄盐。注意避免过度劳累，预防感染及各种应激情况。

2. 替代治疗　应遵循以下原则：①长期坚持；②个体化替代用量；③必要时补充盐皮质激素；④应激时增加替代剂量。生理剂量替代治疗时，补充 GC 应模拟其昼夜分泌的生理规律，早晨服全日量的 2/3，下午服 1/3。

（1）糖皮质激素　氢化可的松为生理激素，对维持糖代谢和防治危象有重要作用，常用量氢化可的松每日 20～30mg。日常生理替代用泼尼松为 5～7.5mg/d，模拟分泌周期给药，即上午 8 时前 5mg，下午 3 时前 2.5mg。

（2）盐皮质激素　经过适量的 GC 替代和充分摄食治疗后，患者仍然有头晕、乏力、血压偏低等症状者，则需加用盐皮质激素。盐皮质激素过量，可导致水肿、高血压，甚至发生充血性心力衰竭，需严格掌握治疗适应证。9α – 氟氢可的松：每天上午 8 时 1 次口服 0.05～0.15mg。若出现水肿、高血压、低血钾则减少用量，头晕、乏力、低血压则适当增加剂量。

（3）雄激素　促进蛋白质同化，对于倦怠、纳差和体重减轻等症状有改善作用。

（4）ACI 外科手术时的激素替代治疗　首先纠正脱水、电解质紊乱和低血压。其次，术前给予肌内注射氢化可的松 100mg。麻醉恢复后立即再给予肌内注射或静脉点滴氢化可的松 50mg，此后每 6 小时注射 1 次，共 24 小时。病情控制满意的情况下，可将氢化可的松减量为每次 25mg，每 6 小时注射 1 次，然后以此剂量维持 3～5 天。当恢复口服用药后应注意补充盐皮质激素。如果有发热、低血压或其他并发症出现，应增加氢化可的松剂量至 200～300mg/24h。

（5）孕妇的激素替代治疗　　GC 替代治疗情况下，孕妇可顺利的妊娠和分娩。GC 和 MC 替代治疗剂量同于平常治疗。某些患者在妊娠晚期需适当增大激素剂量。分娩期间应维持水电解质平衡，可予氢化可的松 25mg/6h 静滴。若出现分娩时间延长，则应给予氢化可的松 100mg/6h 持续静滴。分娩后三天激素可逐渐减至维持量。在妊娠早期有严重恶心和呕吐的患者，可能需要肌注地塞米松约 1mg/d。若患者不能口服，应予醋酸去氧皮质酮油剂（2mg/d）肌注。

3. 抗结核治疗　　对于结核所致的 Addison 病，GC 治疗后可能使陈旧结核病灶活动或使活动结核扩散，初诊时应常规抗结核治疗半年左右。

4. 治疗疗效评价　　定期监测血压及电解质，维持血压稳定、水电解质平衡。可以根据患者的症状和体征判断 GC 替代治疗的量是否适当。体重明显增加提示替代过量，乏力、皮肤色素沉着提示 GC 替代不足。高血压、低钾提示 MC 替代过量，倦怠、乏力、低血压、低钠、高钾等提示 MC 替代不足。

二、急性肾上腺皮质功能减退症（肾上腺危象）

肾上腺皮质危象是指急性肾上腺皮质破坏（创伤、出血、坏死和血栓形成等）或原有慢性 ACI 加重导致的肾上腺皮质功能急性衰竭。

（一）病因及发病机制

对于慢性 ACI 的患者，虽然皮质醇分泌减少，但一般可维持机体的基本需要。当遇到感染、创伤、手术、分娩、过度劳累、大量出汗、呕吐、腹泻、失水或突然中断治疗等应激情况时，由于肾上腺皮质激素储备功能下降，不能有效应对应激刺激，导致病情恶化，严重时危及生命。抗凝治疗、凝血功能障碍引起肾上腺急性出血、坏死，可很快发生肾上腺皮质衰竭。长期大量服用 GC 可导致肾上腺萎缩，快速停药也可导致急性 ACI 的发生。

（二）临床表现

1. 原发性 ACI　　原发性 ACI 出现危象时，病情危重。大多患者有发热，体温可达 40℃ 以上；出现对儿茶酚胺无反应的低血压或休克，心动过速、四肢厥冷、发绀虚脱；不明原因的低血糖，虚弱无力、淡漠、嗜睡甚至昏迷；部分患者表现为烦躁、谵妄、惊厥；可有恶心、呕吐和腹泻。伴腹痛时可被误诊为急腹症，尽管可有肌紧张和深部压痛，但多缺乏特异性定位体征。

2. 继发性 ACI　　发生急性 ACI 的情况少见，更易出现低血糖昏迷症状，低钠，但严重高钾少见。垂体肿瘤致垂体卒中，患者有剧烈的头痛，伴急剧的视力下降和视野缺损。

（三）诊断与鉴别诊断

对于已确诊的慢性 ACI 出现肾上腺危象的典型临床表现，对儿茶酚胺无反应的严重低血压或休克，不明原因低血糖或昏迷，需高度怀疑肾上腺危象可能。注意排除其他导致昏迷的疾病。

（四）治疗

1. 补充皮质激素　　一旦怀疑急性肾上腺危象，应立即抽血送检 ACTH 和皮质醇，即刻开始治疗。严密监测生命体征，静脉给予大剂量 GC。当出现意识障碍、休克时，立即静脉注射氢化可的松 100 ~ 200mg，然后每 6 小时静脉点滴 1 次，最初 24 小时总量约 400mg。肾功能正常者，多数于 24 小时内获得控制。之后可逐渐减量至 300mg，分次静滴，维持 2 ~ 3 天。如病情好转，3 ~ 7 天内将剂量减至平时替代量。当 GC 用量 < 50 ~ 60mg/d 时，可加用 MC，口服 9α－氟氢可的松 0.05 ~ 0.2mg/24h。患者进食后改为口服给药。

2. 纠正脱水和电解质紊乱　　使用升压药物尽快纠正低血压，酌情输入血浆、人血白蛋白等。及时补液补充血容量，纠正电解质紊乱。肾上腺危象时总脱水量约占细胞外液的 1/5，补液量开始 24 小时内可静脉补葡萄糖生理盐水 2000 ~ 3000ml。根据患者失水程度、年龄、心功能情况酌情考虑继续补液量。预防和纠正低血糖。监测电解质和血气指标的变化，必要时补充钾盐和碳酸氢钠。

3. 病因、诱因的治疗和支持疗法 积极控制感染，去除诱因，纠正应激状态。诱因未消除或伴有严重的脏器功能障碍时，肾上腺皮质危象不易纠正。同时需进行全身支持治疗，给予胃黏膜保护剂及质子泵抑制剂预防应激性溃疡发生。

第二节 皮质醇增多症

库欣综合征（Cushing syndrome，CS）是由多种病因引起的循环血中皮质激素（主要是皮质醇）异常增多为特征的临床综合征。包括外源性皮质醇增多和内源性皮质醇增多。大多数CS是由于长期应用糖皮质激素等造成外源性皮质醇增多引起，又称为医源性CS。内源性皮质醇增多引起的CS相对少见，系肾上腺皮质、垂体等病变所致。其中由垂体促肾上腺皮质激素（ACTH）异常增多导致的CS称为库欣病（Cushing disease，Cushing病）。本节重点介绍内源性皮质醇增多引起的CS。

一、流行病学

欧洲的流行病学显示，内源性CS中库欣病的年发病率为2~3/百万人。因肾上腺、垂体肿瘤所致的CS患者男女比例约1:3，多见于成人，异位ACTH多见于男性。CS发病率不高，但在血糖控制不佳、难治性高血压、骨质疏松等特殊人群中并不是罕见疾病，其发病率可高达10%以上。CS在任何年龄均可发病，20~45岁为发病高峰。

二、病因与分类

内源性CS可简单分为ACTH依赖性和ACTH非依赖性两大类。CS常见病因及发病率见表7-5-2。

表7-5-2 库欣综合征的分类及患病率

病因分类	患病率
一、内源性CS	
1. ACTH依赖性CS	
Cushing病（垂体性）	60%~70%
异位ACTH综合征	15%~20%
异位CRH综合征	罕见
2. ACTH非依赖性CS	
肾上腺皮质腺瘤	10%~20%
肾上腺皮质腺癌	2%~3%
ACTH非依赖性大结节增生（AIMAH）	2%~3%
原发性色素结节性肾上腺病（PPNAD）	罕见
二、外源性CS	
1. 假库欣综合征	
2. 药源性库欣综合征	

三、各型发病机制及特点

（一）ACTH依赖性CS

1. 库欣病 指垂体或下丘脑病变导致垂体分泌过量ACTH而引起的CS，目前病因尚未完全清楚，垂体肿瘤性疾病可能是发病的重要原因。

（1）垂体ACTH腺瘤 见于80%的Cushing病患者，直径≤10mm的微腺瘤占80%以上，垂体ACTH大腺瘤仅占10%~20%。垂体ACTH瘤有局部浸润倾向，可向邻近的海绵窦、蝶窦及鞍上池浸润，表现出肿瘤占位症状和体征。

（2）垂体 ACTH 细胞癌　少数垂体 ACTH 瘤为恶性腺癌，可向颅内其他部位及远处（如肝、肺等）转移，恶性程度高，预后差。

（3）垂体 ACTH 细胞增生　少见，呈弥散性、局灶性或多个结节样增生。可能的原因为下丘脑 CRH 分泌过多，或者下丘脑以外的肿瘤异源分泌过量的 CRH 或 CRH 类似物，刺激垂体 ACTH 细胞增生。

2. 异位 ACTH 综合征　指垂体以外的肿瘤或组织分泌大量 ACTH 或 ACTH 类似物刺激肾上腺皮质增生，异常分泌皮质激素引起的 CS。常见原因及发病机制详见第七篇第七章。

（二）ACTH 非依赖性 CS

1. 肾上腺肿瘤

（1）肾上腺皮质腺瘤　成人多见，男多于女。腺瘤有完整包膜，直径 3～4cm。因腺瘤自主分泌过量皮质醇，反馈抑制下丘脑 - 垂体分泌 ACTH，故腺瘤以外同侧的肾上腺、对侧肾上腺皮质萎缩。腺瘤分泌皮质醇不受外源性 GC 抑制，对 CRH、ACTH 刺激不反应。本病起病缓慢，病情程度中等。

（2）肾上腺皮质癌　病情重，进展迅速，CS 的表现可不典型，瘤体积大，直径 5～6cm，有浸润倾向，包膜常不完整，晚期向淋巴结、肝、肺等多处转移。因癌分泌大量的雄激素，女性患者男性化明显，多毛、痤疮、阴蒂肥大，高血压、低血钾性碱中毒常见。部分患者有腹痛、背痛，体检可扪及肿块，转移者伴肝大。

2. 肾上腺增生

（1）不依赖 ACTH 的肾上腺小结节性增生　又称为原发性色素性结节性肾上腺皮质病或增生不良症（primary pigmented nodular adrenocortical disease/dysplasia, PPNAD），是皮质醇增多症的罕见类型之一。起病隐匿，进展缓慢，病情轻。好发于青少年（10～20 岁）；通常为小结节性增生；血 ACTH 低或检测不到；大剂量地塞米松抑制试验不能抑制；一部分病例表现为普通 CS，另一部分病例发病与 Carney 综合征有关，为家族性显性遗传，可伴有肿瘤（卵巢囊肿、睾丸肿瘤、心房黏液瘤、皮肤黏液瘤）、皮肤色素沉着和外周神经损害等。双侧肾上腺可轻度增大，表面呈弥漫结节状改变，结节间界限清楚，结节间组织大多呈萎缩状态；标本外观呈深褐色或有黑色素沉着，无包膜。发病机制可能与蛋白激酶 A 的调节亚基 1α（PRKAR1A）发生突变有关。

（2）不依赖 ACTH 的肾上腺大结节性增生　又称 ACTH 非依赖性大结节增生（ACTH - independent macronodular andrenal hyperplasia, AIMAH），结节多 >5mm，为非色素性，病情进展缓慢。结节间的肾上腺组织增生明显；病因可能与非 ACTH 受体介导的肾上腺皮质分泌有关，肾上腺皮质细胞异位表达 ACTH 以外的激素（胃肽、黄体生成素/促性腺激素、加压素）及神经递质（儿茶酚胺）受体，受相应配体激活后过量分泌皮质醇。

 案例讨论

临床案例　患者，女性，42 岁，因"半年体重增加 23kg，伴头痛、月经紊乱、痤疮、多毛"就诊，皮质醇节律消失，小剂量地塞米松抑制率 20%，大剂量地塞米松抑制率 60%。

问题　1. 该患者初步考虑什么诊断？

　　　　2. 进一步可完善哪些检查进行诊断与鉴别？

　　　　3. 如何进行治疗？

四、临床表现

CS 的临床表现谱非常广，主要分为 5 种类型：①典型病例：为缓进型，具有典型的向心性肥胖、满月脸、多血质、紫纹等皮质醇增多表现；②重型：病情重，进展迅速，多为恶性肿瘤引起，表现为体重减轻、高血压、水肿、低钾碱中毒等；③早期病例：起病隐匿，进展缓慢，以高血压为主，皮质醇增多表现不典型；④以并发症为主而就诊的病例：多见于老年，出现心脑血管意外、病理性骨折、感染及精神症状等并发症，皮质醇增多表现不明显；⑤周期性：如胃泌素受体介导的 CS 与进食关系密切。典型病例容易确诊，轻型及其他类型病例诊断有一定困难。各种主要临床表现的出现频率见表 7 – 5 – 3。

表 7 – 5 – 3　库欣综合征的症状和体征

症状或体征	频率（%）	症状或体征	频率（%）
向心性肥胖	79 ~ 97	紫纹	51 ~ 71
多血质	50 ~ 94	水肿	28 ~ 60
糖耐量受损	39 ~ 90	背痛、病理性骨折	40 ~ 50
乏力及近端肌病	29 ~ 90	多饮、多尿	25 ~ 44
高血压	74 ~ 87	肾结石	15 ~ 19
心理异常	31 ~ 86	色素沉着	4 ~ 16
皮肤瘀斑	23 ~ 84	头痛	0 ~ 47
女子多毛	64 ~ 81	突眼	0 ~ 33
月经稀少或闭经	55 ~ 80	皮肤真菌感染	0 ~ 30
阳痿	55 ~ 80	腹痛	0 ~ 21
痤疮、皮肤油腻	26 ~ 80		

CS 的共同表现如下。

1. 皮质醇增多的相关表现

（1）向心性肥胖与皮肤改变　典型的向心性肥胖表现为面部和躯干部脂肪沉积增多，颈部显得粗短，四肢及臀部正常或消瘦。多数为轻到中度肥胖，重度肥胖少见。满月脸、面色红润而有光泽，水牛背、悬垂腹和锁骨上窝脂肪垫是 CS 的特征性临床表现。皮肤变薄，皮下毛细血管清晰可见，皮肤弹力纤维断裂，形成宽大紫纹。皮肤毛细血管脆性增加，皮下出现青紫瘀斑，伤口不易愈合。肾上腺分泌的去氢异雄酮及雄烯二酮在外周组织可转化为睾酮，导致痤疮、多毛，甚至女性男性化，脱发，油脂溢。异源性 ACTH 综合征，因肿瘤产生大量 ACTH 等，皮肤色素明显加深。

（2）代谢紊乱　高皮质醇血症对抗胰岛素降糖作用，糖异生增强，易发展成类固醇性糖尿病。高皮质醇还可导致胰腺脂肪变等，影响胰腺的内分泌功能，加重糖脂代谢紊乱，对心血管系统产生不利影响。蛋白质分解加速，合成减少，机体长期处于负氮平衡状态，导致肌肉萎缩无力，以近端肌受累更为明显。

（3）高血压、低血钾与碱中毒　血皮质醇及弱盐皮质激素（去氧皮质酮、皮质酮）具有潴钠排钾作用，机体总钠量增加，血容量扩张，血压上升。尿排钾增加，导致低血钾，氢离子的排泄增多出现代谢性碱中毒。异位 ACTH 综合征、肾上腺皮质癌患者低血钾性碱中毒较严重。高血压长期控制不佳，导致动脉硬化和肾小动脉硬化，增加左心室肥厚、心力衰竭和脑血管意外等并发症的发生风险。

（4）生长发育障碍　抑制生长激素、促性腺激素等的分泌，严重影响儿童生长发育，身材肥胖矮小。

（5）骨质疏松　降低骨胶原转换，导致继发性骨质疏松，易发生病理性骨折，好发于肋骨和胸腰椎，可以引起腰背痛、脊柱后凸畸形和身材变矮。

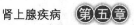

（6）性腺功能紊乱　抑制下丘脑-垂体的促性腺轴功能，女性出现月经紊乱、继发闭经、稀发排卵，不易受孕。男性睾酮减少，表现为性功能减退、阳痿、阴茎萎缩、睾丸变软缩小等。

（7）造血与血液系统改变　皮质醇刺激骨髓造血，红细胞计数和血红蛋白含量升高，呈多血质外貌。白细胞总数及中性粒细胞增多，淋巴细胞凋亡增加。血液高凝状态易形成血栓。

（8）感染　机体的免疫功能受抑制，容易合并各种感染，且不易局限甚至出现重症感染，机会性感染增加。

（9）精神障碍　约50%CS患者伴有精神症状，轻者表现为欣快感、失眠、注意力不集中、情绪不稳定，重者可出现抑郁、躁狂或精神分裂症样表现。

（10）高尿钙与肾结石　高皮质醇促进骨钙动员，血钙大量从尿中排出，易并发肾结石。

2. 其他表现　患者常有结膜水肿，约6%的CS患者有轻度突眼，可能由于眶后脂肪沉积引起。早期症状不明显，可仅表现为眼部病变；高皮质醇血症可加速青光眼、白内障的发展。

五、辅助检查

1. 初步实验室检查　血红蛋白升高，红细胞比容增加；尿钾排出增多；血糖升高、糖调节受损；脂代谢紊乱、低血钾、代谢性碱中毒。

2. 筛查实验

（1）24小时尿皮质醇测定　收集24小时尿标本检测游离皮质醇（UFC）和（或）17-羟类固醇（17-OHCS），UFC>300nmol/24h，17-OHCS>50nmol/24h支持CS诊断。注意饮水过多可导致假阳性，肾小球滤过滤（GFR）<60ml/（min·1.72m²）可出现假阴性。

（2）夜间唾液皮质醇测定　在≥2个非连续的夜晚23~24点收集唾液样本，检测至少2次。≥2次皮质醇测定值均>4nmol/L可确定诊断。测定当天避免吸烟，以免出现假阳性。

（3）小剂量地塞米松抑制试验　CS患者长期处于高皮质醇水平，下丘脑-垂体对血中激素的负反馈抑制阈值提高，小剂量地塞米松不能负反馈抑制垂体ACTH分泌，肾上腺皮质激素分泌不减少。可用于鉴别CS与下丘脑-垂体-肾上腺轴正常的其他疾病，如单纯性肥胖。

实验前留24小时尿或抽取静脉血作对照样本，当日晨（8点）给予小剂量地塞米松（0.5mg，每6小时1次，连续2天）或午夜24点口服1mg地塞米松，用药后次日留取24小时尿测定UFC、17-OHCS或血皮质醇，正常人口服地塞米松第2天，24小时UFC<27nmol/24h或尿17-OHCS<6.9μmol/24h；血清皮质醇<50nmol/L。血皮质醇作为检测指标，诊断敏感性高于尿皮质醇。

3. 确诊检查

（1）血皮质醇昼夜节律测定　测定早晨8点、下午4点和午夜24点（患者应处于睡眠状态，叫醒后1~3分钟采血）的血皮质醇。午夜皮质醇>50nmol/L，或清醒状态下皮质醇>207nmol/L支持CS诊断。

（2）ACTH测定　用于鉴别ACTH依赖性和非ACTH依赖性CS。ACTH非依赖性CS早晨8~9点的ACTH<2pmol/L。ACTH依赖性CS血ACTH>4pmol/L。血ACTH在2~4pmol/L之间者，宜进行CRH兴奋试验测定ACTH。

（3）大剂量地塞米松试验（HDDST）　用于小剂量地塞米松抑制试验不受抑制者，有助于鉴别库欣病、肾上腺肿瘤、异位ACTH综合征。库欣病的垂体腺瘤分泌ACTH，对大剂糖皮质激素的抑制作用有一定保留，少数不被抑制；异位ACTH肿瘤细胞、肾上腺肿瘤不受此负反馈调节。用药（口服地塞米松2mg，每6小时1次，共2天；或午夜顿服地塞米松8mg）前后检测血皮质醇或24小时尿UFC、17-OHCS，测定值低于对照值的50%以下时为被抑制，提示库欣病。反之提示异位ACTH综合征或肾上腺肿瘤。

（4）促肾上腺皮质激素释放激素（CRH）兴奋试验　静脉注射（CRH 1μg/kg）前及后15、30、45、60、90 及 120 分钟取血测定 ACTH 和皮质醇水平。如 ACTH 在 15~30 分钟比基线升高 35~50%，皮质醇在 15~45 分钟时升高 14%~20% 为阳性，提示库欣病。肾上腺性 CS 对 CRH 无反应，ACTH 和皮质醇均不升高。

（5）去氨加压素兴奋试验（DDAVP）　因 DDAVP 容易获得且价格便宜，无显著不良反应，可作为 CRH 兴奋试验的替代试验，但诊断敏感性和特异性低于 CRH 兴奋试验。检测方法同 CRH 兴奋试验，给药（去氨加压素 10μg）后皮质醇升高 ≥20% 或血 ACTH ≥35% 为阳性。

4. 影像学辅助检查

（1）超声　可用于肾上腺肿瘤的初筛，能检测出 >1.5cm 的肾上腺腺瘤和肾上腺癌，操作简单、廉价、对患者无损害，但敏感性低。心脏彩超可以确定长期高血压引起的心脏结构改变。

（2）胸部 X 光片和 CT　用于异位 ACTH 综合征病灶的定位，了解有无长期高血压引起的心脏病。

（3）肾上腺 CT 薄层扫描或 MRI　首选双侧肾上腺 CT 平扫 + 增强扫描，有条件的可行三维重建，可发现绝大多数的肾上腺肿瘤。单侧肾上腺腺瘤或腺癌可见同侧和对侧肾上腺萎缩或变小。

（4）鞍区 MRI 或 CT　用于诊断 ACTH 依赖性 CS，该检查可显示大约 60% 库欣病患者的垂体瘤，垂体病灶（直径 >6mm）具有较大诊断价值。垂体平扫 + 增强 MRI 优于 CT，为首选检查项目，对垂体微小肿瘤的检出，对鞍区病变性质的定位、定性诊断都有较高价值。高分辨率薄层、增强扫描及动态增强 MRI 扫描等技术可提高微腺瘤的检出率。

（5）生长抑素受体显像（SRS）　用于异位 ACTH 综合征的定位诊断。异位 ACTH 综合征肿瘤有表达丰富的生长抑素受体，[111]In – 奥曲肽生长抑素受体显像对肿瘤的定位敏感性达 30%~80%。

5. 其他检查　双侧岩下窦（BIPSS）插管取血测定 ACTH 是诊断库欣病的最佳指标，当库欣病和异位 ACTH 综合征难以鉴别时，建议行 BIPSS 以鉴别 ACTH 的来源。但为创伤性介入检查，不应作为常规检查。经股静脉、下腔静脉插管至双侧岩下窦后，注射 CRH（1μg/kg）前和后 3、5 分钟在双侧岩下窦、外周静脉同时取血。岩下窦与外周血浆 ACTH 比值在基线状态 ≥2 和 CRH 刺激后 ≥3 则提示库欣病，反之则为 ACTH 综合征。诊断库欣病的敏感性、特异性均较高。

六、诊断及诊断流程

CS 的诊断原则包括功能诊断与病因诊断，最后对病变部位进行定位。根据血/唾液皮质醇水平及其昼夜节律变化、24 小时 UFC 或 17 – OHCS 对高皮质醇血症进行定性诊断，利用小剂量地塞米松抑制试验除外假性库欣综合征。对定性诊断成立的病例，进一步完善 ACTH 检查确定高血皮质醇血症对 ACTH 是否具有依赖性，再予大剂量地塞米松抑制试验、CRH 兴奋试验、以及相应影像学检查明确 CS 的病灶定位诊断。

提示存在 CS 的诊断线索：①典型向心性肥胖、多血质、痤疮、紫纹等皮质醇增多表现；②顽固性高血压伴低血钾；③合并 IGT 或糖尿病；④不明原因的精神异常；⑤近端肌无力，与年龄不相符的骨质疏松；⑥血红蛋白升高，红细胞比容增加者；⑦高皮质醇血症者。

七、鉴别诊断

1. 假性 Cushing 状态　假性 Cushing 状态具有 CS 的部分或全部临床特征，同时伴有高皮质醇血症，去除原发病症状可消失。常见于抑郁症和长期酗酒者。

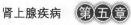

（1）抑郁症　典型表现为厌食、体重减轻。血皮质醇升高，尿 17 - OHCS、UFC 排泄量增加；皮质醇昼夜节律消失；LDDST 可无抑制反应。经抗抑郁药治疗后 Cushing 样表现可以完全恢复。

（2）乙醇相关性 CS　少见，患者可有皮质醇增多的特征性改变。血皮质醇浓度升高、24 小时尿 17 - OHCS、UFC 排泄增多，失去正常昼夜节律，且 LDDST 不受抑制。戒酒后血皮质醇浓度降至正常或测不到，可排除 CS。

2. 遗传性全身性 GC 不敏感综合征　是由于 GC 的配体结合区突变，靶细胞对 GC 不敏感，GC 的反馈作用消失，垂体分泌 ACTH 增多，刺激肾上腺皮质合成分泌皮质激素增多。患者因盐皮质激素过多，可有高血压和低钾血症表现。高雄激素的女性患者可出现痤疮、多毛、月经稀少和闭经等表现。因靶细胞对 GC 不敏感，大多数患者没有典型库欣综合征症状，且皮质醇分泌的正常昼夜节律存在，有助于鉴别诊断。

3. 肥胖症　肥胖者可有高血压、糖耐量减低、月经稀少或闭经、痤疮、多毛等类似 CS 的表现，多数肥胖患者 24 小时尿 17 - OHCS 排泄增加。但肥胖患者午夜血/唾液皮质醇不升高，血皮质醇仍保持正常的昼夜节律，对小剂量地塞米松抑制试验有反应，可予以鉴别。

此外，还需要与 2 型糖尿病、神经性厌食、多囊卵巢综合征及肾上腺意外瘤等疾病进行鉴别。

八、治疗

CS 的治疗原则是去除病因，使血皮质醇水平或作用正常化，治疗相关共患病，纠正各种代谢紊乱，避免长期用药或激素替代治疗，改善患者症状体征及生活质量，防止复发，提高治愈率。引起 CS 的病因很多，需按病因进行具体治疗。

1. Cushing 病

（1）治疗原则　首选手术或放疗去除垂体瘤，其次可进行药物治疗；仍不能控制者，可行双肾上腺切除术，术后终身 GC 替代治疗。

（2）垂体瘤摘除术　①垂体微腺瘤：经蝶窦垂体微腺瘤切除术为治疗首选，可最大限度地保留垂体的分泌功能，手术创伤小，并发症少。术后宜对甲状腺功能、泌乳素等进行监测，以了解有无垂体功能减退的发生。②垂体大腺瘤：垂体大腺瘤具有浸润性倾向，体积大，宜选开颅手术，尽量切除肿瘤组织。因难以完全清除病灶，术后宜配合放疗或化疗。③垂体腺癌：极少见，一般恶性程度高，进展迅速，预后差。条件允许时应尽量开颅手术，防止肿瘤进一步扩大和转移。

（3）垂体放射治疗　辅助治疗方法，常用于无法定位的垂体微腺瘤、因各种原因不能施行垂体手术的大腺瘤或腺癌术后患者，但缺乏远期疗效资料。放射治疗有组织放射性水肿等副作用，不宜作为大腺瘤、已有或可能有视交叉压迫患者的首选治疗方法。

（4）肾上腺切除术　包括肾上腺次全切、全切术和肾上腺切除后自体移植术等。肾上腺全切可明显缓解高皮质醇血症，但术后可出现肾上腺皮质功能低下，需终身服 GC 替代治疗。部分不适宜行垂体手术的库欣病患者行肾上腺全切术后可能出现以垂体分泌 ACTH 肿瘤或原有的微腺瘤快速增生成大腺瘤，血 ACTH 水平高，皮肤色素沉着加深为特征的 Nelson 综合征。肾上腺次全切除术（一侧全切除，另一侧大部分切除）能避免终身替代服药及发生 Nelson 综合征等不良结果，但切除的尺度难以掌握，部分术后复发。将增生的肾上腺进行自体移植，可减少术后肾上腺皮质功能低下的风险，但治疗效果还有待进一步确定。

（5）药物治疗　主要包括三大类：①下丘脑 - 垂体的神经递质，如赛庚啶、溴隐亭、奥曲肽等；②作用于肾上腺，阻断皮质醇生物合成的限速酶，如米托坦、美替拉酮、酮康唑等，减少皮质醇合成，用于术前准备或联合治疗；③拮抗肾上腺糖皮质激素作用及抑制 21 - 羟化酶活性，如米非司酮，适用于无法手术的患者缓解精神神经症状。

2. ACTH 非依赖性 CS 的治疗

（1）肾上腺腺瘤　摘除腺瘤，保留已萎缩的腺瘤外肾上腺组织。与经腰部切口入路的手术方法比，腹腔镜方法手术创伤小、快速、安全、有效，术后恢复快，并发症少，已得到很大应用。

（2）肾上腺皮质癌　应尽早切除，术后肾上腺皮质功能低下需终身激素替代治疗。

（3）不依赖 ACTH 的双侧肾上腺增生　采用双侧肾上腺全切术治疗，防止残余肾上腺组织再次增生导致复发，术后 GC 终身替代治疗。

（4）异位 ACTH 综合征　明确异位 ACTH 原发病灶，以治疗原发病灶为主，根据病情可选择手术、放疗、化疗或联合治疗等。

3. 注意事项

（1）围手术期的处理　肾上腺切除术术后有出现急性肾上腺皮质功能不全的风险。术前应纠正水、电解质、酸碱平衡及血糖水平，控制感染。术前需开始滴注氢化可的松 100mg ~ 200mg 治疗，术后静滴氢化可的松 200 ~ 300mg，并根据病情逐渐减量，一般静滴用药 3 ~ 5 天，此后 GC 改为口服维持量，泼尼松 5mg 每天 3 次，并逐渐减至维持量。如出现血压下降、休克等，立即按肾上腺危象抢救，酌情增加氢化可的松用量。

（2）糖皮质激素替代　对于肾上腺皮质增生次全切除患者，以后 GC 可缓慢减量，最后可停用。当减至维持量后，如尿 17 - OHCS 或 UFC 仍明显升高，表示癌未彻底切除，宜加用化疗；

九、预后

经有效治疗，CS 的症状和体征在 2 ~ 12 个月后可缓解或消失，高血压、糖尿病也会随之改善。骨量减少引起的骨质疏松在治疗后的 2 年里也可得到较好改善，但已经存在的骨折或者骨坏死是不可逆损害。腺垂体功能完好的情况下，生殖和性功能可在 6 个月内恢复。中心性肥胖也可得到可逆性改善。癌的预后取决于发现的早晚以及手术切除病灶是否完全，腺瘤的预后一般较好。

第三节　原发性醛固酮增多症

醛固酮增多症（hyperaldosteronism）分为原发性和继发性。原发性醛固酮增多症（primary aldosteronism，PA），简称原醛症，由肾上腺皮质本身病变导致醛固酮（aldosterone，ALD）过量分泌引起；继发性醛固酮增多症是指肾上腺皮质以外的因素导致的肾上腺皮质增生、ALD 分泌增多。本节主要介绍原醛症，高血压、低血钾、肌无力、血浆肾素活性受抑及 ALD 水平升高为其主要特征，又称为 Conn 综合征。

一、流行病学

以往认为原醛症为一罕见疾病，但随着对原醛症认识水平的提高以及筛查手段的改进，目前已明确原醛症是继发性高血压的最常见病因，尤其在难治性高血压患者中患病率更高。醛固酮增多引起的继发性高血压对心脏、肾脏等靶器官的损害比原发性高血压更早更严重，早期诊断与治疗显得尤为重要。

二、病因及分类

1. 特发性醛固酮增多症（idiopathic hyperaldosteronism，IHA）　简称特醛症，约占 PA 的 60%，双侧肾上腺球状带增生伴或不伴结节，病因不明确。ALD 合成酶基因正常，但表达增多且酶活性增加。使用血管紧张素转换酶抑制剂（ACEI）类药物可使 ALD 分泌减少。

2. 肾上腺醛固酮瘤（aldosterone – producing adenoma，APA） 约占 PA 的 35%，单侧肾上腺腺瘤最多见，直径约 1~2cm。双侧或多发性腺瘤较少。肾上腺组织可以正常、增生、结节形成或萎缩。患者血 ALD 水平与血 ACTH 水平的昼夜节律相一致，对血浆肾素无反应。个别变异型 APA 对肾素（站立位肾素水平升高）有反应，称为肾素反应性腺瘤。

3. 原发性肾上腺皮质增生（primary adrenal hyperplasia，PAH） 约占 PA 的 2%，为双侧或单侧肾上腺增生，对肾素–血管紧张素系统兴奋性试验无反应，行肾上腺单侧或次全切除可纠正生化紊乱。

4. 家族性醛固酮增多症（familial hyperaldosteronism，FH） FH 分为 FH – I 型、FH – Ⅱ型和 FH – Ⅲ型。FH – I 为 GC 可抑制性 ALD 增多症（glucocorticoid – remediable aldosteronism，GRA），占 PA 患者的 0.66%~1%，为常染色体显性遗传病，多见于青少年，肾上腺呈结节样增生。ALD 的分泌依赖于 ACTH 的变化，GC 可抑制 ALD 的过量分泌。目前认为 GRA 发病与 *CYP11B1/CYP11B2* 嵌合基因缺陷有关，ALD 合成酶在束状带异位表达，并受 ACTH 调节，束状带增生明显。GRA 患者同时伴有 18 – 羟皮质醇和 18 – 氧皮质醇分泌增多，浓度甚至超过 ALD 浓度数倍。FH – Ⅱ型为常染色体显性遗传，占成人 PA 的 2.8%~6.0%，病因不清楚，ALD 的分泌不能被地塞米松抑制。FH – Ⅲ型为 *KCNJ5* 基因突变，醛固酮腺瘤患者中该基因突变发病率较高。

5. 分泌醛固酮的肾上腺皮质癌 少见，癌肿还可同时分泌 GC、类固醇性性激素，肿瘤体积较大，多数 >5cm，CT 或超声检查常见钙化。

6. 异位醛固酮分泌腺瘤和癌 极少见，发生于肾脏内肾上腺残余组织或卵巢。

 案例讨论

　　临床案例 患者，女性，30 岁，血压升高 1 年余，血压波动在（180~220）/（100~120）mmHg 之间，有时感手足乏力麻木，夜尿增多。实验室检查：血钾 3.5mmol/L，血浆立位醛固酮 400ng/dl。

　　问题 1. 该患者初步考虑什么诊断？

　　　　　　2. 进一步完善哪些检查明确诊断？

　　　　　　3. 治疗原则是什么？

三、临床表现及病理生理

（一）高血压

高血压是最早且最常见的表现，由过量 ALD 潴钠、排钾，细胞外液扩张，血容量增多，血循环总钠量增加，血管对去甲肾上腺素的反应增强等原因导致。随病程持续进展血压呈波动性上升趋势，部分患者伴有头昏、头痛。长期高血压可致靶器官（心、脑、肾）损害。一般降压药治疗疗效差。

（二）低血钾

细胞外液扩张，引起体内排钠系统反应，心房利钠肽（ANP）分泌增多，肾近曲小管重吸收钠减少，钠代谢维持平衡状态，称为盐皮质激素的"脱逸"现象。钾排泄无"脱逸"，大量 ALD 促进肾远曲小管 $Na^+ - K^+$ 交换增强，尿钾排泄增多，导致低钾血症。

1. 肌无力及周期性瘫痪 劳累、寒冷、进食高糖食物、排钾利尿剂常为诱发因素。通常双下肢先受累，严重者波及四肢及呼吸肌，危及生命。发病原因为低血钾使神经肌肉兴奋性降低引起，血钾降低程度与瘫痪的发生有关，但细胞内、外的钾离子浓度差对症状的发生起更重要作用。

2. 肢端麻木、手足搐搦 低钾引起代谢性碱中毒使血中游离钙减少，ALD 促进钙、镁排泄，造成了游离钙降低及低镁血症，均可导致肢端麻木、手足搐搦及肌痉挛。

(三) 肾脏表现

长期慢性大量失钾，肾小管上皮空泡变性，影响肾脏浓缩功能，出现多尿、夜尿，烦渴、多饮等。ALD 促进尿钙及尿酸排泄增多，易并发肾结石及尿路感染。未控制的高血压可致肾动脉硬化引起蛋白尿和肾功能异常。

(四) 心血管系统表现

PA 患者更易出现左心室肥厚。低血钾引起不同程度心律失常，期前收缩、阵发性室上速较常见，严重者可诱发室颤。ALD 促进心肌纤维化，心肌灌注不足，血容量增加等还可导致充血性心力衰竭。

(五) 内分泌系统表现

缺钾可引起胰岛素释放减少，增高的 ALD 使胰岛素的敏感性降低，出现糖耐量减低；尿钙排泄增多，PTH 继发性分泌增多；儿童患者还会影响生长发育。

四、辅助检查

筛查及确诊原醛症的较多实验室检查可受到药物和激素的干扰，检查前须停服醛固酮受体拮抗剂（螺内酯）及雌激素至少 4~6 周，停用利尿剂、ACEI、ARB、β 受体阻滞剂至少 2 周。

(一) 初步实验室检查

血钾 <3.5mmol/L 呈持续性或间歇性，多在 2~3mmol/L 之间。半数以上患者可血钾正常。血钠、血钙、血镁多数正常。肾上腺皮质肿瘤患者高尿钾（常 >24mmol/24h）、低钾性碱中毒较明显，原发性肾上腺皮质增生居中，特醛症患者次之。GRA 可无自发性低钾血症。

(二) 初筛实验

1. 血/尿醛固酮 晨起卧位取血，立位 2 小时后再次取血。检测血浆醛固酮（ALD）水平。卧位血 ALD 水平 >10ng/dl 和（或）立位血 ALD 水平 >15ng/dl，尿醛固酮排泄量 ≥12μg/24h，提示有醛固酮增多症可能。

2. 血浆醛固酮/肾素比值（ARR） 对高度怀疑原醛症的患者应该运用 ARR 进行筛查。ARR 诊断截点值目前尚有争议，一般认为 ARR <25 患原醛症的可能性较小，但 ARR >25 诊断原醛症的特异性并不高，需结合其他确诊实验进行诊断。

3. 肾素 – 血管紧张素 Ⅱ 试验 确定肾素 – 血管紧张素 Ⅱ 系统是否受损，鉴别原发性与继发性醛固酮增多症。患者清晨先卧床 2 小时，抽血测定肾素活性、血管紧张素 Ⅱ 作为基础值。肌内注射呋塞米 40mg 并站立或行走 2 小时，再次抽血测定上述指标为激发值。原醛症患者基础值降低，激发值无明显升高。继发性醛固酮增多症基础值及激发值均升高。

(三) 确诊试验

1. 静脉滴注生理盐水负荷试验 静脉滴注生理盐水 500ml/h，4 小时后测卧位血 ALD 水平。若血 ALD 水平 ≥6ng/dl，则可诊断为原醛症，诊断灵敏性及特异性均较高。但因血容量急剧增加，有诱发高血压危象及心衰的风险，难治性高血压、心功能不全及低钠血症患者不宜行此检查。

2. 口服高钠负荷试验 摄入高盐饮食，使尿钠排出量 >200~250mmol/24h，3 天后进行血/尿醛固酮、ARR 及尿醛固酮排泄量检查，若 24 小时尿醛固酮排出量 >14μg，或血 ALD 水平 >15ng/dl，ARR >20~50，则提示原醛症。

3. 卡托普利激发试验 卡托普利能抑制血管紧张素转换酶，减少血管紧张素Ⅱ生成，即使肾素水平很高，也可抑制醛固酮分泌。但不能抑制自主分泌醛固酮的原醛症。

实验前和口服卡托普利（25~50mg）2 小时后，分别采取静脉血测定血 ALD 水平和肾素活性（PRA）。正常人血 ALD 水平应能被抑制到 <15ng/dl，ARR 应 <50。诊断敏感性和特异性均较高，且具有良好耐受性，可用于禁用生理盐水负荷实验者。

4. 氟氢可的松抑制试验 氟氢可的松潴钠作用强，钠盐摄入充足时，对肾素 - 血管紧张素系统的抑制作用明显。每 6 小时口服氟氢可的松 0.1mg，连续 4 天，然后测定血 ALD 水平。若血 ALD 水平测定值 >6ng/dl，则提示为原醛症。注意实验期间需保证钠盐摄入充足，并纠正可能发生的低钾血症。

（四）分型诊断实验室检查

1. 立卧位血浆醛固酮试验 正常人 8Am 卧床至中午 12Am，血 ALD 水平下降，与 ACTH 按昼夜节律相关，如取立位，则血 ALD 水平上升。ALD 瘤患者基础血 ALD 水平明显升高，肾素 - 血管紧张素系统被强烈受抑，改变体位后血 ALD 水平不升高。特醛症患者基础血 ALD 水平轻度升高，立位后明显升高（超过基础值的 33%）。原发性肾上腺皮质增生症和 GRA 患者血 ALD 水平不受体位影响，少数对肾素有反应的 ALD 瘤与特醛症者血 ALD 水平变化相同。

2. 醛固酮前体测定 醛固酮分泌腺瘤、原发性肾上腺增生患者上午 8 点醛固酮前体（18 - 羟、18 - 氧皮质酮）浓度增加，醛固酮水平较前体浓度更高；特醛症患者正常或轻度升高；GRA 患者显著升高，醛固酮前体较醛固酮升高更明显。

3. 地塞米松 - 醛固酮抑制实验 肾上腺影像学检查未见占位者，上午直立位测血醛固酮下降者需行此试验，用于鉴别 GRA 和其他类型原醛。

4. 基因检查 年轻（<20 岁）原醛症患者、有原醛症家族史者、早发高血压卒中（<40岁）者可进行相关基因检查。如对 GRA 或 *KCNJ5* 基因突变的检测，能快速、有效地进行病因筛查与诊断。

（五）影像学检查

1. 肾上腺 B 型超声波检查 为初筛无创性检查项目，可检出直径 >1.5cm 的肾上腺肿瘤或增生，但对较小肿瘤和增生诊断敏感性较低。

2. CT 肾上腺 CT 为首选无创定位诊断检查。能检测出直径 >1cm 大小的肾上腺肿块。等密度或低密度肿物影对诊断 ALD 瘤意义较大，肿块直径 >3cm 时需警惕肾上腺皮质癌。特醛症者肾上腺正常或弥漫性增大。高分辨薄层 CT 及增强扫描并行三维重建显像，能提高肾上腺腺瘤的诊断阳性率。

3. 核磁共振成像（MRI） MRI 对肾上腺肿瘤的分辨并不优于 CT，且检查费用较高，为备选检查。

4. 心电图及心脏彩超 心电图可显示低钾图形；心脏彩超可发现长期高血压引起的心脏结构改变。

（六）肾上腺静脉采血（AVS）

对于原醛症诊断明确但影像学检查阴性或直径 <1cm 肾上腺占位，肾上腺双侧增生、单侧肾上腺结节等可行 AVS 检查确定原醛症病因。若一侧肾上腺静脉 PAC 较对侧高 10 倍以上，高的一侧为腺瘤。若两侧血 ALD 水平升高相差 <50% 可诊断特醛症。由于是有创性检查，且有引起肾上腺出血的风险，技术难度大，不作为常规检查。

五、诊断及诊断流程

对于高危人群应进行原醛症筛查：①高血压2级、3级患者；②需要使用3种降压药物血压仍控制不佳或使用4种降压药物才能控制的难治性高血压患者；③高血压伴有自发性低血钾或利尿药易诱发的低血钾者；④有早发（＜40岁）心脑血管意外家族史的高血压患者；⑤一级亲属中有原醛症患者的高血压患者；⑥肾上腺意外瘤伴高血压者；⑦高血压伴阻塞性睡眠呼吸暂停综合征者。诊断分为三个步骤：首先对疑诊原醛症的患者进行初筛，再进行确诊检查，最后对亚型病因进行鉴别。

六、鉴别诊断

对于高血压、低钾血症的鉴别至关重要，误诊将导致错误的治疗，后果严重。

（一）非醛固酮所致的盐皮质激素过多分泌综合征

患者有高血压、低钾性碱中毒，肾素-血管紧张素系统受抑制，但血尿醛固酮水平降低。

1. 真性盐皮质激素过多综合征 因合成肾上腺皮质激素的酶系统缺陷，合成了大量具有盐皮质激素活性的类固醇。双侧肾上腺增大，需与增生型醛固酮增多症鉴别。该综合征分为两型。①17-羟化酶缺陷：性激素合成障碍，女孩出现性幼稚症，男孩出现假两性畸形；糖皮质激素合成障碍，血/尿皮质醇降低，血ACTH升高；盐皮质激素合成亢进，皮质酮、脱氧皮质酮、孕酮升高，引起类似醛固酮升高的表现（潴钠排钾、高血压、肾素-血管紧张素系统受抑），醛固酮合成受抑，分泌减少；②11β-羟化酶缺陷：血/尿皮质醇降低，ACTH升高；雄激素合成增多，男性出现不完全性性早熟，女性呈现男性化，出现假两性畸形；脱氧皮质酮分泌增多，导致盐皮质激素过多的临床表现。本综合征用糖皮质激素治疗有效。

2. 表象性盐皮质激素过多综合征 又称功能性盐皮质激素过多综合征，为11β-羟类固醇脱氢酶（11beta-hydroxysteriod dehydrogenase，11β-HSD）缺陷所致。当11β-HSD缺乏时，皮质醇不能转变成皮质素，GC与盐皮质激素受体结合，发挥盐皮质激素作用。患者尿17-羟皮质醇排出量减少，血浆皮质醇正常。表现为严重高血压、低血钾性碱中毒，儿童、青少年多见。本综合征螺内酯治疗有效，地塞米松治疗部分患者有效。

（二）继发性醛固酮增多症

1. 肾性高血压 高血压恶性型及肾动脉狭窄可导致肾缺血，肾素-血管紧张素系统活动增强，继发性ALD分泌增多，出现高血压、低血钾等临床表现。但患者血压呈进行性升高，短期内出现视网膜、肾脏损害，伴有氮质血症和酸中毒表现。

2. 失盐性肾病 慢性肾炎、肾盂肾炎等损害肾髓质高渗状态，肾潴钠障碍，尿钠排泄增高，出现低血钠和低血容量，引起继发性ALD增多。但本病肾功能损害重，常伴脱水、酸中毒，肾素-血管紧张素系统活性增强。

3. 肾素分泌瘤 肿瘤起源于肾小球旁细胞，分泌大量肾素引起醛固酮继发性增多，导致高血压、低血钾。该病发病年龄轻，严重高血压，血浆肾素活性高，影像学检查可发现肿瘤，手术切除肿瘤可治愈。

4. 其他继发性ALD增多症 充血性心力衰竭、肝硬化失代偿期、肾病综合征等疾病有效血容量不足，肾素-血管紧张素-醛固酮系统活性增强和（或）醛固酮代谢减慢，产生继发性ALD增多。

（三）Liddle综合征

是假性ALD增多症，为常染色体显性遗传病，远端肾小管上皮细胞钠通道活性增高，钠重吸收增强，Na^+-K^+、Na^+-H^+交换增强，引起高血压、低血钾和碱中毒。可用肾小管钠重吸收抑制剂氨苯蝶啶治疗。

（四）其他肾上腺疾病

皮质醇增多症（肾上腺皮质癌、异位 ACTH 综合征）易发生明显的高血压、低血钾和碱血症，但患者有皮质醇增多症的表现，血、尿皮质醇增多，无 ALD 增高，可予以鉴别。

七、治疗

（一）治疗原则

原醛症的治疗分为手术治疗和药物治疗，腺瘤、癌肿、原发性肾上腺皮质增生首选手术治疗，特醛症和 GC 可抑制性 ALD 增多症（GRA）首选药物治疗。如临床难以判定病因类型则可先用药物治疗并随访病情发展根据最终诊断决定治疗方案。

（二）手术治疗

手术切除肾上腺醛固酮腺瘤疗效好。术前应进行充分准备，纠正电解质、酸碱平衡紊乱，控制血压。部分原发性肾上腺增生患者行肾上腺次全切除术可治愈。经腹腔镜的肾上腺手术创伤较小，术后恢复快，痛苦少，已得到推广。

（三）药物治疗

特醛症、GRA 及手术治疗疗效不佳的患者宜采用药物治疗，不愿手术或不耐受手术者也进行药物治疗减轻症状。

1. 醛固酮合成拮抗剂 螺内酯作为非选择性醛固酮受体拮抗剂，是治疗原醛症的一线用药。初始剂量一般为 200~400mg/d，分 3~4 次口服，血压通常在 4~8 周恢复。血钾正常，血压下降后，剂量逐渐减少至维持量。螺内酯可出现男子乳腺发育、阳痿，女性月经不调等副反应。对螺内酯不耐受的患者，可用选择性醛固酮受体拮抗剂依普利酮，减少不良反应。

2. 醛固酮合成阻滞剂 包括氨鲁米特、格鲁米特及酮康唑等，可抑制皮质醇、醛固酮生成。用于肾上腺癌或无手术机会的患者，需注意监测肾上腺皮质功能。

3. 钙通道阻断剂 抑制醛固酮分泌，抑制血管平滑肌收缩，可使部分原醛症患者血压降低、血钾恢复正常。

4. 氯化钾 根据血钾水平适量补充氯化钾，纠正低钾血症。

5. 地塞米松 仅对 GRA 患者治疗效果好，给予保持血压、血钾正常的最小剂量长期维持治疗。

6. 抗高血压药物 ACEI 和 ARB 可使醛固酮分泌减少，纠正低钾血症，降低血压。特发性醛固酮增多症患者效果好。

八、预后

醛固酮腺瘤手术效果好，术后大部分患者高血压、低钾血症可得到纠正。特醛症患者手术治疗效果差，但经过药物治疗后临床症状仍可满意控制。早期识别诊断并有效治疗对患者的预后及心脑血管事件的减少大有裨益。

第四节 嗜铬细胞瘤和副神经节瘤

嗜铬细胞瘤（pheochromocytoma，PCC）是指起源于肾上腺髓质嗜铬细胞的肿瘤；副神经节瘤（paraganglioma，PGL）是指起源于肾上腺外交感神经节、副交感神经节或其他部位的嗜铬细胞肿瘤；二者总称 PPGL。瘤细胞持续或间断地释放大量儿茶酚胺即肾上腺素、去甲肾上腺素和多巴胺，引起机体持续性或阵发性高血压和多个器官功能及代谢紊乱。常见的临床症状包括持续或阵发性高血压、头痛、心悸、多汗及代谢紊乱。

一、流行病学

PPGL 是继发性高血压的少见类型，约占门诊高血压患者的 0.2%～0.6%，在儿童高血压中约占 1.7%。PPGL 中 80%～85% 为嗜铬细胞瘤；15%～20% 为副神经节瘤。各年龄段均可发病，发病高峰年龄为 30～50 岁，男女比例基本相等。散发性的嗜铬细胞瘤常表现为单侧、单个病灶；家族性嗜铬细胞瘤常表现为双侧、多病灶的特点。副神经节瘤多位于胸、腹、盆腔的交感神经节或颈部及颅底舌咽神经、迷走神经的副交感神经节等部位。PPGL 中 80%～90% 为良性，恶性占 10%～16%。至少 1/3 的 PPGL 患者存在胚系细胞基因突变，发病呈家族聚集性。

二、发病机制及病理生理

人体交感嗜铬系统主要合成和分泌儿茶酚胺，包括多巴胺、去甲肾上腺素和肾上腺素。儿茶酚胺在体内通过与肾上腺素能受体结合发挥对心血管系统、平滑肌、神经内分泌系统的调节作用。肾上腺素能受体分为 α 及 β 两大类。肾上腺素对 β 受体（尤其是 β_2 受体）的兴奋作用大于 α 受体，可增加心肌收缩力、心率和脉压，降低外周血管阻力，升高血糖及游离脂肪酸，舒张支气管等。去甲肾上腺素主要兴奋 α 受体，对 β_2 受体兴奋作用与肾上腺素基本相等，可使全身血管收缩，外周阻力增加，心肌收缩力增强，收缩压及舒张压均升高。

正常情况下，肾上腺嗜铬细胞分泌的儿茶酚胺以肾上腺素为主，肾上腺外嗜铬组织中仅主动脉旁嗜铬体可合成肾上腺素，余只能分泌去甲肾上腺素。这主要是因为合成肾上腺素的去甲肾上腺素 N–甲基转移酶的激活需依赖高浓度的糖（盐）皮质激素。而嗜铬细胞瘤主要分泌去甲肾上腺素，仅少数以肾上腺素为主。此外，PPGL 还可分泌多种肽类激素引起一些非典型的临床表现，如低血压或休克（舒血管活性肠肽、肾上腺髓质素）、面部潮红（舒血管活性肠肽、P 物质）、便秘（鸦片肽、生长抑素）、腹泻（舒血管活性肠肽、胃动素、血清素），血管收缩（神经肽 Y）等。

案例讨论

临床案例 患者，男性，33 岁，因"阵发性剧烈头痛、心悸 5 个月"入院。发作时测血压升高，最高达 230/120mmHg；发作间期血压正常。无高血压家族史。查体无特殊。

问题 1. 该患者首先应考虑什么疾病？

2. 需进一步完善哪些检查协助诊断？

3. 需要与哪些疾病相鉴别？

4. 应如何治疗？

三、临床表现

PPGL 临床表现多样化，较典型的症状包括阵发性或持续性高血压、头痛、心悸、多汗、气促、恶心、面色苍白等，少数可表现为低血压及休克、腹痛、面色潮红等。

（一）循环系统表现

1. 高血压症群 为本病最常见的临床表现，根据高血压的发作方式可分为阵发性高血压、持续性高血压或持续性高血压阵发加重。少数患者也可表现为血压正常。

阵发性高血压是嗜铬细胞瘤的显著特点，患者可在精神刺激、剧烈运动、体位变化、肿瘤受挤压、排尿、排便、灌肠、麻醉诱导或药物（如阿片制剂、组胺、ACTH、胰高血糖素、甲氧氯普胺、拟交感神经药、三环类抗抑郁药等）等因素诱导下发作，血压骤然升高，收缩压最高可达 300mmHg，舒张压最高可达 180mmHg，血压一般在 200～250mmHg/100～150mmHg 之间。发作时患者常有典型三联征表现：剧烈的头痛、心悸、大汗，同时可伴恶心、呕吐、焦虑、皮肤苍白、气促、胸闷、腹痛、发热等。严重者可并发心力衰竭、肺水肿、脑出血甚至死亡。发作终止后可出现迷走神经兴奋症状，如面部及全身皮肤潮红、发热、流涎、瞳孔缩小等，并可有尿量增多。间歇期血压可恢复正常。发作持续数分钟到数小时，长者可达数天。发作频率可为一日数次或数月一次，发作频次和持续时间可随病程进展而逐渐增加，部分患者可发展为持续性高血压。

持续性高血压表现为收缩压及舒张压均显著升高，血压波动性小，与原发性高血压表现相似。不同之处在于：患者同时合并儿茶酚胺分泌过多的相关表现，如头痛、多汗、心悸、心律失常、肌肉震颤、疲乏、精神紧张等；常规降压药物效果不佳，但 α 受体拮抗剂及钙通道阻滞剂有效。儿童及青少年患者病情进展迅速，可呈现急进性高血压病程，短期内可出现眼底、肾脏、心脏等靶器官损害。

2. 正常或低血压与休克 约 15% PPGL 患者可表现为血压正常，其原因可能是肿瘤既分泌升压的去甲肾上腺素又分泌降压的多巴、多巴胺和血管活性肠肽（VIP）等，两者作用相抵。部分患者还可出现低血压甚至休克；或高血压 - 低血压交替表现。发生低血压和休克原因可能与肿瘤坏死、心力衰竭或心律失常、血浆外渗、药物（如 α 受体阻滞剂）、肿瘤分泌肾素为主或其他舒血管物质有关。高血压 - 低血压交替可能是由于大量儿茶酚胺致血压骤增导致有效血容量不足，血压下降，继而又反射性地引起儿茶酚胺分泌，使血压迅速回升，造成高血压 - 低血压交替发作。

3. 心脏表现 大量儿茶酚胺可引起儿茶酚胺性心肌病，导致心律失常，如期前收缩、阵发性心动过速、甚至心室颤动。部分患者还可发生心肌退行性变、坏死、炎性改变，并可因心肌损害发生心力衰竭，或因持续血压过高而发生心肌肥厚、心脏扩大、非心源性肺水肿。

（二）代谢紊乱

1. 高代谢综合征 高水平儿茶酚胺作用于中枢神经及交感神经系统，使机体耗氧量增加，基础代谢率上升可达 30%～100%、机体发热（发作时体温可上升 1～2℃）、体重下降。

2. 糖脂代谢紊乱 儿茶酚胺可抑制胰岛素释放，增加肝糖异生和糖原分解，周围组织糖利用减少，导致血糖升高。个别患者可发生低血糖，可能是和儿茶酚胺刺激血糖升高后引起胰岛素过度分泌或肿瘤释放大量胰岛素类似物有关。儿茶酚胺加速脂肪分解，血游离脂肪酸升高。糖脂代谢紊乱易诱发动脉粥样硬化。

3. 电解质紊乱 由于儿茶酚胺促进钾向细胞内转移及肾素、醛固酮分泌，少数患者可出现低钾血症。也可因肿瘤分泌甲状旁腺相关肽而致高钙血症。

（三）其他特殊临床表现

1. 消化系统 儿茶酚胺因抑制内脏平滑肌使肠蠕动及张力减弱，引起便秘、腹胀、腹痛，甚至肠扩张；并可导致胃肠壁血管增殖性及闭塞性动脉内膜炎，引起肠梗死、胃肠出血、穿孔、剧烈腹痛、休克等急腹症表现。同时胆囊收缩力减弱，胆道口括约肌张力增加，导致胆汁潴留及胆石症。肿瘤分泌过多 VIP 可致严重腹泻及水、电解质失衡。

2. 泌尿系统 长病程的持续性高血压患者可出现蛋白尿、肾功能减退甚至尿毒症。肿瘤位于膀胱内者可因排尿诱发高血压发作，并可伴无痛肉眼血尿。

3. 血液系统 大量肾素作用下血细胞重新分布，外周血白细胞增多，红细胞也可增多。

4. 中枢神经系统 在大量儿茶酚胺作用下脑血管强烈痉挛、血流减少、组织缺血、渗透性增加,可继发脑水肿、颅内高压甚至脑出血及蛛网膜下腔出血。

5. 伴发其他疾病 本病可为多发性内分泌腺肿瘤综合征 Ⅱ 型、Von Hippel – Lindau 综合征、Ⅰ 型多发性神经纤维瘤病等疾病的表现之一。

四、诊断及鉴别诊断

本病早期诊断和治疗对患者预后具有重要意义。PPGL 的诊断主要包括定性诊断、定位诊断及病因诊断(见图 7 – 5 – 1)。

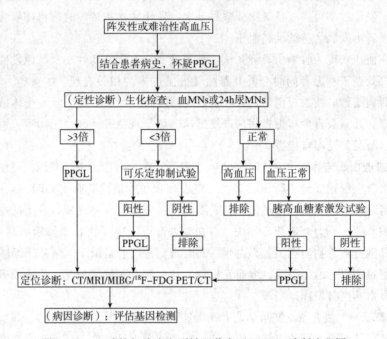

图 7 – 5 – 1 嗜铬细胞瘤和副神经节瘤(PPGL)诊断流程图

(一) 定性诊断

1. 实验室检查 血浆或尿游离型甲氧基肾上腺素类物质(Metanephrines,MNs),即甲氧基肾上腺素(metanephrine,MN)和甲氧基去甲肾上腺素(normetanephrine,NMN),为 PPGL 首选筛查指标。二者分别为肾上腺素及去甲肾上腺素在肿瘤细胞内的中间代谢产物,诊断特异性及敏感性优于儿茶酚胺、尿 VMA 等指标。检测方法为液相色谱法或电化学法。若血浆或尿游离型 MNs 超过正常值 3 倍以上需考虑 PPGL。注意患者应仰卧位静息 30 分钟后采血。应注意部分食物(如咖啡、可乐等)、药物(包括对乙酰氨基酚、普萘洛尔、拉贝洛尔、甲基多巴、三环类抗抑郁药、氟西汀、酚苄明、单胺氧化酶抑制剂、拟交感神经药物、可卡因、柳氮磺胺吡啶、左旋多巴等)及机体应激情况可引起血和(或)尿 MNs 升高。

2. 药理试验 对于持续性高血压患者,血或尿 MNs 明显升高者不必做药理试验。阵发性高血压的 PPGL 疑似患者,发作间期血生化不能提供诊断依据时,可考虑行激发试验。对于血或尿 MNs 检测值轻度升高处于临界值的患者,可行可乐定抑制试验排除假阳性可能。

胰高血糖素激发试验:该试验是基于胰高血糖素仅刺激嗜铬细胞肿瘤分泌儿茶酚胺,对正常肾上腺髓质无刺激作用的原理。注射药物后 2 ~ 3 分钟内,血浆儿茶酚胺增加 3 倍以上,血压较冷加压最高值增加 20/15mmHg,则为阳性反应;不增高者可排除。对于血压高于 170/100mmHg、有心脏器质性疾病、高龄或耐受能力差的患者不宜行此试验。试验前 60 ~ 90 分钟患者可口服哌唑嗪或硝苯地平预防严重高血压。

可乐定抑制试验:试验原理是基于可乐定为中枢性 α_2 肾上腺素能受体激动剂,可减少神经元儿茶酚胺的释放，但并不抑制嗜铬细胞肿瘤儿茶酚胺的释放。基础血压小于 110/60mmHg 不宜行该试验，试验前停服交感神经阻滞药 48 小时。方法：患者安静平卧 20 分钟后采血作基值对照，然后口服可乐定 300μg/70kg，服药 3 小时后第二次采血并立即置于冰上送检行 MNs 检测。试验期间需规律监测血压和心率。PPGL 患者服药后血浆 MNs 较基值下降小于 40%。

（二）定位诊断

生化检查明确提示 PPGL 时，应立即影像学检查定位肿瘤。

1. CT 扫描 CT 应作为首选影像学检查，尤其是对胸部、腹部及盆腔的肿瘤。CT 可发现 5mm 以上肿瘤，诊断敏感性约 87% ~ 100%，特异性约 70%。如需注射造影剂行增强扫描，应先使用 α 受体阻滞剂避免诱发高血压危象。

2. MRI 对于颅底及颈部的副神经节瘤、PPGLs 转移瘤、CT 造影剂过敏者及需要避免或限制辐射量的人群（如儿童、孕妇等）可选择 MRI。对于颅底及颈部的 PPGL，MRI 的敏感性约为 90% ~ 95%。

3. ^{123}I - 间碘苄胍闪烁扫描（^{123}I - MIBG） MIBG 因结构与 NE 类似，核素标记的 MIBG 可被肾上腺素能囊泡吸收和浓集，可显示分泌儿茶酚胺的肿瘤。但其也可以显示其他神经内分泌瘤。建议用 ^{123}I - MIBG 定位肾上腺外或多病灶的 PPGLs（颅底及颈部的肿瘤除外）、转移瘤、复发肿瘤，并可对转移瘤行 ^{123}I - MIBG 治疗。^{123}I - MIBG 扫描对于副神经结瘤的敏感性约为 56% ~ 75%，特异性约 84% ~ 100%。检查前 48 ~ 72 小时应停用干扰 ^{123}I - MIBG 摄取的药物，包括抗精神病药（如氯丙嗪）、可卡因、β 受体阻滞剂、三环类抗抑郁药、多巴胺、钙通道阻滞剂等。

4. ^{18}F - FDG PET/CT 主要用于对转移性 PPGLs 定位诊断。其对于转移性 PPGLs 的敏感性优于 ^{123}I - MIBG。

（三）基因检测

具有以下特征的患者高度提示家族遗传性可能，包括发病年龄小、阳性家族史、有症候群表现、多发 PPGLs 或双边肾上腺肿瘤、转移瘤，建议行基因突变检测。

（四）鉴别诊断

PPGL 首先应与原发性高血压相鉴别，其次应与其他继发性高血压疾病相鉴别，如肾性、肾血管性、Cushing 综合征、原醛症、肾素瘤、Liddle 综合征、17α - HSD 缺陷症、11 - βHSD 缺陷症、神经系统肿瘤等。这些疾病一般不伴血或尿 MNs 升高或仅轻度升高，必要时行可乐定抑制试验鉴别。PPGL 患者伴高代谢症候群、高血糖症时，应与甲亢、糖尿病相鉴别。在冠心病发作、急性脑血管事件、更年期综合征、精神疾病、酒精中毒戒断反应及其他应激反应等情况下，可出现阵发性儿茶酚胺释放及类似 PPGL 高血压发作表现。必要时可行药理试验鉴别。最后嗜铬细胞瘤需与肾上腺皮质瘤、皮质癌或转移性肿瘤相鉴别。

五、治疗

PPGL 患者应争取早期手术治疗。为避免在麻醉诱导期、手术剥离、结扎血管和切除肿瘤时引起血压波动诱发高血压危象，应在术前 10 ~ 14 天做好充分准备。术前准备主要包括控制血压、心率，补充血容量，保护心肌，减轻临床症状等。术后应注意防治低血压、低血糖等。

（一）控制血压

1. α 受体阻滞剂 PPGL 患者血压控制应首选 α 肾上腺能受体阻滞剂。①非选择性的 α 受体阻滞剂。酚苄明：作用时间长，血压控制平稳，常用于术前准备。用法：起始剂量 10mg，每日 2 次，每 2 天增加 10mg，最大剂量每天 1mg/kg，直至血压控制。主要副作用包括直立性低血压、心动过速、鼻黏膜充血、鼻塞等。酚妥拉明：作用迅速，常用于高血压危象发作时及术中血压控制，不适用于长期治疗。②选择性 α_1 受体阻滞剂如哌唑嗪、多沙唑嗪，可避免因全部 α 受体阻滞导致的心动过速、直立性低血压等。哌唑嗪：起始剂量 1mg/d，按需可增量到 2~5mg/d，分 2~3 次服用。多沙唑嗪：起始剂量 2mg/d，每天 1 次，最大剂量 32mg/d。建议睡前服用，尽量卧床，避免突然站立，严防直立性低血压。

2. 钙通道阻滞剂　可通过阻断钙离子内流抑制肿瘤细胞儿茶酚胺的释放；扩张小动脉，减低外周阻力，降低血压，增加冠脉血流量；适用于 PPGL 伴冠心病或儿茶酚胺性心肌病的患者。可与 α 受体阻滞剂联用，但不推荐单独使用。

3. 其他药物　儿茶酚胺合成抑制剂（甲基酪氨酸）可与 α 受体阻滞剂联用短期控制血压。硝普钠可用于 PPGL 高血压危象发作或术中持续高血压的抢救。

4. 高血压危象处理　应立即抬高床头，给氧，心电监护；静脉注射酚妥拉明 1~5mg（5% 葡萄糖溶液稀释），当血压降至 160/100mmHg 左右即停止推注，继之以酚妥拉明 10~15mg 溶于 5% 葡萄糖生理盐水 500ml 缓慢静脉滴注。用药过程中密切监测血压、心率、心律。

（二）控制心率

β 受体阻滞剂主要用于使用 α 受体阻滞剂后 β 肾上腺能活性增强所致的心动过速或室上性心律失常、心肌收缩力增强、心肌耗氧量增加。切记须用在 α 受体阻滞剂之后，否则可因阻断 β 受体所介导的骨骼肌血管舒张作用，诱发高血压危象。常用的药物包括普萘洛尔、阿替洛尔、美托洛尔等。

（三）补充血容量和心肌保护治疗

待血压基本控制后，手术前、后均应注意血容量的补充。患者术前 5 天即开始高钠饮食，必要时术前静脉输注血浆或胶体溶液，恢复血容量，以减轻或避免术后因肿瘤切除儿茶酚胺分泌骤减所致的严重低血压。同时术前心肌保护治疗对增加心脏功能储备及手术承受能力有较大帮助。

（四）手术治疗

手术应选用适当的麻醉剂，麻醉前避免使用可能抑制迷走神经的药物，如阿托品、吗啡、筒箭毒等。术中应注意控制血压、心率及血容量的补充。肿瘤切除后，患者体内的儿茶酚胺浓度急剧下降，血管床扩张，血容量不足，胰岛素分泌增加，常可导致低血压、低血糖。因此术后应密切监测血压、心率、血糖水平 24~48 小时，并及时做好预防性处理。术中和术后 1 周，因交感神经末梢尚有储存的儿茶酚胺或手术应激，部分患者术后可能出现血压偏高。行双侧肾上腺切除者应警惕肾上腺皮质功能不足。血、尿 MNs 水平在术后 2~4 周恢复正常；若仍高于正常，需考虑肿瘤多发或转移的可能。术后应每年复查血或尿 MNs 的水平。

恶性 PPGL 治疗困难，平均 5 年生存率仅约 50%，早期手术切除仍为其主要根治方法。如无法手术者可采用药物（甲基对位酪氨酸抑制儿茶酚胺合成）、放射性核素治疗、化疗、介入治疗等。

　本章小结

Addison 病是由自身免疫紊乱、结核感染、以及其他少见病因导致的双侧肾上腺皮质破坏，肾上腺皮质激素分泌不足或缺乏而引起的一类疾病。典型全身皮肤黏膜色素沉着、血/尿皮质醇浓度降低为提示本病的线索，需进一步行 ACTH 兴奋试验进行确诊或排除。治疗上需强调终身激素替代治疗，注意个体化用量，监测替代治疗效果。肾上腺危象为 ACI 的危急状态，一旦怀疑需立即大剂量氢化可的松静脉滴注抢救。同时，抗感染、纠正低血糖、脱水和电解质紊乱等。

库欣综合征（CS）是多种病因导致循环血中皮质激素异常增多而引起的一组临床症候群。CS 典型表现为向心性肥胖、满月脸、水牛背、皮肤紫纹，但本征临床表现谱广，且复杂多样，诊断较困难。诊断可分定性诊断与定位诊断两步进行，利用功能试验与影像学检查对病灶进行准确定位。CS 的治疗原则是去除病因，使血皮质醇水平或作用正常化，治疗相关共患病，纠正各种代谢紊乱，改善患者症状体征及生活质量，防止复发，提高治愈率。

原发性醛固酮增多症（原醛症）是继发性高血压的最常见病因。临床表现有高血压伴（或不伴）低血钾。确诊试验可选用高钠负荷试验、氟氢化可的松、卡托普利抑制试验等，能检测醛固酮分泌的高自主性。手术为醛固酮腺瘤的首选治疗，效果较好，大部分患者高血压、低钾血症能得到纠正。

PPGL 是指起源于肾上腺髓质或肾上腺外嗜铬组织的肿瘤，以儿茶酚胺释放增多为主要特征，主要表现为持续或阵发性高血压、头痛、心悸、多汗及代谢紊乱等。实验室检查血或尿 MNs 升高 3 倍以上提示 PPGL，并需进一步行 CT/MRI/^{123}I - MIBG/^{18}F - FDG PET/CT 定位诊断，怀疑家族遗传性者应行基因检测。PPGL 以早期手术切除为主要治疗手段，恶性 PPGL 者可行姑息疗法。

思考题

1. 慢性肾上腺功能减退症的治疗及调整药物剂量的原则是什么？
2. 肾上腺危象的临床表现和处理原则是什么？
3. 库欣综合征的典型临床表现有哪些？
4. 试述原发性醛固酮增多症如何诊断？
5. PPGL 患者可出现哪些临床表现？疾病诊断的实验室检查包括什么？

（廖　涌）

第六章　多发性内分泌腺瘤病

多发性内分泌腺瘤病（multiple endocrine neoplasia，MEN）是指患者同时或先后发生两种或两种以上的内分泌腺和（或）神经内分泌肿瘤或增生。该病为常染色体显性遗传病，外显率较高，有明显家族发病倾向，少数为散发性。根据发病机制及临床表现不同，MEN 可分为 MEN1 型、MEN2 型和混合型 MEN（罕见）。

第一节　多发性内分泌腺瘤病 1 型

一、概述

多发性内分泌腺瘤病 1 型（MEN1），即 Wermer 综合征，临床表现以甲状旁腺瘤、胃肠胰腺内分泌细胞肿瘤、垂体瘤为主要特征，其他肿瘤类型还包括肾上腺皮质肿瘤、脂肪瘤等。该患者群中的患病率约为 2～20/10 万，无明显年龄及性别差异，80% 患者在 50 岁前发病。

二、发病机制

MEN1 基因是位于染色体 11q13 的肿瘤抑制基因，编码由 610 个氨基酸组成的 menin 蛋白，后者在调节细胞基因转录、细胞分化与增殖，维持基因组稳定性中发挥重要作用。MEN1 的发病机制可以用"二次打击学说"解释：首先生殖细胞系或体细胞系 *MEN1* 基因发生杂合突变（两个等位基因中，一个正常，一个发生突变）即"第一次打击"；当体细胞中该正常等位基因再次发生突变时即"二次打击"，即可导致 menin 蛋白表达缺乏或失活，丧失了对细胞的生长抑制作用，引起肿瘤发生。

三、临床表现、诊断与治疗

1. 原发性甲旁亢　原发性甲旁亢在 MEN1 中的患病率约 90%，病变可为增生、结节或腺瘤，其临床表现与散发性甲旁亢基本相同。该病特点如下：发病年龄更小（平均 20～25 岁），无明显性别差异；常累及多个甲状旁腺腺体；常合并消化道溃疡（胃泌素瘤导致）；肿瘤多为良性，罕见癌变，但术后易复发。

本病手术治疗为主，保守治疗为辅。但最佳手术时机和手术方式仍存在争议。较公认的手术指征为：血钙 >3mmol/L；有骨骼病变或肾结石者；伴有胃泌素瘤者。由于患者几乎所有甲状旁腺均受累，术中需行双侧颈部探查，故术前影像学检查意义不大。手术方式可选择行甲状旁腺次全切除（至少 3.5 个腺体）或全切除联合自体甲状旁腺移植至非优势手前臂，建议同时行经颈胸腺切除术；不推荐微创甲状旁腺切除术。术后低钙血症患者，可行钙及维生素 D 补充治疗。因肿瘤术后易复发，患者需每年随访血钙及甲状旁腺激素（PTH）水平。

2. 胃肠胰腺内分泌细胞肿瘤 胃肠胰腺内分泌细胞肿瘤在 MEN1 中的患病率约 30% ~ 70%，包括无功能性瘤和胰多肽肿瘤（20% ~ 55%）、胃泌素瘤（40%）、胰岛素瘤（10%）、胰高血糖素瘤（<1%）、血管活性肠肽瘤（<1%）。其中胃泌素瘤最为常见，发病年龄多大于 30 岁，临床表现为 Zollinger – Ellison 综合征，且均伴有甲旁亢，是 MEN1 患者的主要死亡原因。胃泌素瘤呈多发性，常为位于十二指肠黏膜下层的小结节病灶（<5mm），肿瘤生长缓慢，但易转移至胰周淋巴结，少见肝转移。空腹血清胃泌素水平 >171pmol/L（300pg/ml），伴胃酸分泌增加（基础胃酸分泌量 BAO 和最大胃酸分泌量 MAO 均明显增加，且 BAO/MAO > 60%），即可诊断。必要时行钙或胰酶激发试验除外其他原因的高胃泌素血症。胰岛素瘤占 MEN1 患者胃肠胰腺肿瘤的 10% ~ 30%，发病年龄多小于 40 岁，多数 20 岁前可发病。临床表现及诊断同散发性。其他如血管活性肠肽瘤、胰高糖素瘤虽罕见，但多为恶性。

内镜超声、CT、MRI、选择性腹部血管造影、经皮肝门静脉插管取血测定激素、生长抑素受体闪烁成像等可辅助肿瘤定位，但因肿瘤多发且体积小，定位相对困难。胃泌素瘤的药物治疗包括使用质子泵抑制剂、H₂受体拮抗剂、生长抑素类似物以减少胃酸分泌；其手术治疗方式仍存在争议。无功能性的胰腺肿瘤的手术治疗作用仍存在争议，建议当肿瘤大于 1cm 和（或）在 6 ~ 12 个月内肿瘤体积明显增大时可考虑手术。无法手术的肿瘤治疗包括生长抑素类似物、生物治疗、靶向放射治疗和化疗等。

3. 垂体腺瘤 垂体腺瘤在 MEN1 中的患病率约 30% ~ 40%，其中泌乳素瘤最多见，其余包括生长激素瘤、ACTH 瘤及无功能腺瘤。肿瘤多为良性，呈多中心、术后易复发的特点。临床表现与肿瘤分泌的激素种类及肿瘤大小相关。治疗与非 MEN1 相关垂体瘤相同。

4. 其他肿瘤 肾上腺皮质腺瘤或增生在 MEN1 中患病率约 40%，常为非功能性。其余肿瘤类型包括类癌（>3%，如胸腺、支气管等）、面部血管纤维瘤（85%）和胶原瘤（70%）、脂肪瘤（30%）、甲状腺肿瘤（>25%）、脑膜瘤（8%）等。

四、基因检测

建议以下人群进行 *MEN1* 基因突变检测：符合 MEN1 临床诊断者；可疑 MEN1 患者，如多发甲状旁腺腺瘤发病年龄小于 40 岁者、复发性甲旁亢、任何年龄段的胃泌素瘤及胰腺肿瘤患者，或不典型的 MEN1（如发生两个非典型的 MEN1 相关肿瘤）；已明确 *MEN1* 基因突变患者的一级亲属。

第二节　多发性内分泌腺瘤病 2 型

一、概述

多发性内分泌腺瘤病 2 型（MEN2）主要包括甲状腺髓样癌、嗜铬细胞瘤、甲状旁腺增生或腺瘤等。根据临床表型不同又可分为 MEN2A（Sipple 综合征）、MEN2B 及家族性甲状腺髓样癌（FMTC）三种亚型。其中 MEN2A 在 MEN2 中约占 55%，MEN2B 和 FMTC 分别占 5% 和 35 ~ 60%。

二、发病机制

MEN2 发病是因位于常染色体 10q11.2 的 *ret* 原癌基因（RET）发生单碱基突变所致。*ret* 原癌基因主要在胚胎神经脊的神经内分泌细胞（如肾上腺、甲状腺、肠内部神经系等）中表达，可调节神经细胞的增殖、分化及肾脏的生成等。MEN2A 多为 RET 编码胞外区半胱氨酸残基的第 10 或 11 外显子发生错义突变，导致半胱氨酸被其他氨基酸所取代所致。MEN2B 与 RET 编码细胞内酪氨酸激酶区域发生错义突变有关。FMTC 则与外显子 10、13、14 突变有关。

三、临床表现和诊断

根据患者的临床表型 MEN2 分为 MEN2A、MEN2B 和家族性甲状腺髓样癌（FMTC）（详见表 7-6-1）。

表 7-6-1   MEN2 临床表型

临床类型	临床特征
MEN2A	甲状腺髓样癌（100%）/嗜铬细胞瘤（50%）/甲状旁腺增生或腺瘤（10%~35%） （变异类型可合并先天性巨结肠症或皮肤苔藓样淀粉沉着症）
MEN2B	甲状腺髓样癌（100%）/嗜铬细胞瘤（50%）/Marfan 体型（>95%）/多发性黏膜神经瘤（>98%）
FMTC	仅有家族性甲状腺髓样癌

（一）多发性内分泌腺瘤病 2A 型（MEN-2A）

1. 甲状腺髓样癌（MTC） 几乎所有 MEN2 患者均患 MTC。MEN2A 中 MTC 发病年龄约为 20~30 岁；而 MEN2B 中 MTC 幼年时期即可发病，且恶性程度更高。MEN2 中 MTC 呈现如下特点：常累及双侧甲状腺，呈多灶性；病变可由 C 细胞增生逐渐发展为弥漫性或结节性增生、腺癌；易早期经淋巴结或血转移至颈部、纵隔淋巴结、气管、肝、肺、食管、胃、肾上腺、骨骼等，尤其是 MEN2B 型。MTC 除分泌降钙素外，尚可分泌 VIP、前列腺素、ACTH、癌胚抗原（CEA）等物质，并引起腹痛、腹泻、颜面潮红等症状。血清降钙素和 CEA 可用于 MTC 的诊断及监测。家族史阳性或不明原因甲状腺结节的患者早期行降钙素测定（>1000ng/L）对 MTC 的早期诊断有重要意义。必要时可做五肽胃泌素试验或钙兴奋试验协助诊断。

2. 嗜铬细胞瘤 MEN2A 患者中约 50% 合并有嗜铬细胞瘤，常在 MTC 之后起病。MEN2 中嗜铬细胞瘤最终多累及双侧肾上腺（60%~70%），较少累及肾上腺外组织；多为良性，很少引起死亡。临床症状同散发性，其中分泌肾上腺素为主者，临床表现可较隐匿，除阵发性高血压外，可无典型症候群表现，甚至可能出现低血压表现。早期生化检查血或尿 MNs 可正常，随疾病进展逐渐升高。疾病诊断同散发性。

3. 甲状旁腺增生或腺瘤 MEN2A 患者中 10%~35% 合并有甲状旁腺功能亢进，MEN2B 患者无甲状旁腺疾病。病变可由增生逐渐发展为腺瘤，临床症状同散发性。

4. 其他病变 MEN2A 合并苔藓样皮肤淀粉沉着症或先天性巨结肠是 MEN-2A 变异型表现。苔藓样皮肤淀粉沉着症多发生于背部皮肤，临床表现为皮肤瘙痒、皮疹，逐渐出现皮肤苔藓状病变。病理检查示表皮苔藓淀粉样变性。先天性巨结肠的发生和 ret 原癌基因突变使肠道失去神经支配有关，患者乙状结肠远端狭窄，近端扩张，表现为出生后反复出现便秘、腹泻、呕吐等症状。

（二）多发性内分泌腺瘤病 2B 型（MEN2B）

MEN2B 患者除可发生 MTC（100%）、嗜铬细胞瘤（50%）外，其他病变还可包括多发黏膜神经瘤（>98%）及 Marfan 综合征体型（>95%）。

多发黏膜神经瘤可为 MEN2B 的首发症状，肿瘤好发于舌面、唇部、口腔黏膜、眼睑及肠道黏膜，临床可表现为唇舌增厚，表面凹凸不平，眼睑外翻等。Marfan 体型患者可表现为体型、四肢瘦长，指（趾）细长，漏斗胸，股骨髋滑脱等。

（三）家族性甲状腺髓样癌（FMTC）

家族性甲状腺髓样癌占遗传性甲状腺髓样癌的 10%~15%。FTMC 患者无 MEN2 其他疾病表现，易与散发性 MTC 相混淆。阳性家族史及 ret 原癌基因突变检测有助鉴别。

四、治疗及预后

ret 原癌基因突变检测为诊断 MEN2 的金标准，对于先证者及其血亲均应尽早检测明确。MEN2 患者及突变基因携带者均应尽早行甲状腺全切除术，并根据病情确定 MEN2 患者淋巴结清扫范围；MEN2A 患者手术应在 5 岁前，MEN2B 可在 1 岁时。术后行甲状腺激素替代治疗，5~10 年内每年 2 次监测降钙素及 CEA。嗜铬细胞瘤药物及手术治疗见相关章节。应注意甲状腺手术应在切除嗜铬细胞瘤后，以避免诱发高血压危象。MEN2 预后同 MTC 进展程度相关，MEN2B 因恶性程度高而预后差。

本章小结

多发性内分泌腺瘤病（MEN）是一种以多内分泌腺肿瘤为特点的常染色体显性遗传病。MEN1 和 MEN2 的发病分别与 *MEN1* 抑癌基因发生杂合性缺失和 *ret* 原癌基因突变有关。MEN1 临床表现以甲状旁腺瘤、胃肠胰腺内分泌细胞肿瘤、垂体瘤为主要特征；MEN2 根据临床表型又分为 MEN1、MEN2 和 FTMC 三个亚型，各有特点，但所有患者均患有甲状腺髓样癌。基因突变检测是疾病诊断的金标准，患者及其血亲应早查早防治。MEN 诊断明确者均应早期手术切除肿瘤以改善预后。

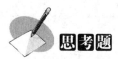

多发性内分泌腺瘤病 1 型和 2 型的临床表现各自有什么特点？

（廖　涌）

第七章 自身免疫性多内分泌腺病综合征

自身免疫性多内分泌腺病综合征（autoimmune polyendocrinopathy syndrome，APS）是指个体同时或先后发生多个内分泌器官和非内分泌器官自身免疫性疾病的综合征。受累内分泌腺绝大部分表现为腺体功能减退或衰竭，是一种家族遗传性疾病。现将APS根据病因及临床表型分为Ⅰ型APS（APS－Ⅰ）和Ⅱ型APS（APS－Ⅱ）。

第一节 自身免疫性多内分泌腺病综合征Ⅰ型

自身免疫性多内分泌腺病综合征Ⅰ型（APS－Ⅰ）又称为自身免疫多内分泌腺病－念珠菌病－外胚层发育不良症（autoimmune polyendocrinopathy – candidiasis – ectodermal dystrophy，APECED），临床表现以慢性皮肤黏膜念珠菌病、自身免疫性甲状旁腺功能减退症和Addison病三联征为主要特征，常伴其他多种自身免疫性疾病。该病罕见，为常染色体隐性遗传病，发病率及性别比例有明显的种族和地区差异，在伊朗犹太人（1/9000）、芬兰人（1/25000）中发病率稍高。

一、病因及发病机制

APS－Ⅰ是因21号染色体上的自身免疫调节基因（AIRE）突变，导致自身免疫耐受缺失所致。与其他自身免疫性疾病不同，该病与人类白细胞抗原（HLA）基因无关。目前已报道的ARIE基因突变已超过60种，遍布整个编码区。由于免疫耐受缺失，个体在发病前体内常已存在多种器官特异性自身抗体，如甲旁减相关的钙敏感受体抗体、Addison病相关的21－羟化酶自身抗体和类固醇激素合酶抗体、胰岛自身抗体（抗GAD/抗IA－2/抗CPH/抗ICA/抗IAA）、甲状腺自身抗体、卵巢抗体等，继而导致组织器官的免疫炎症损害及功能减退。

二、临床表现

（一）慢性皮肤黏膜念珠菌病

慢性或反复发作的念珠菌感染通常为APS－Ⅰ患者（75%～93%）最早出现的疾病表现，多在2岁以内发病，最早可发生于1月内的婴儿，常表现为反复发生的口腔黏膜白斑，其下可见黏膜糜烂，不同个体病情轻重不一，长期慢性感染可导致口腔黏膜癌变。其他尚可累及的部位包括指（趾）甲、消化道（食管、胃肠、肛门）、肺部等。患者可出现指（趾）甲增厚变色，胸骨后疼痛（吞咽时加重）；少数患者甚至可出现食管狭窄、腹痛、腹泻、肺部脓肿等。APS－Ⅰ患者应常规行念珠菌检查，一般病变部位取标本涂片行显微镜检查和培养，或组织活检行病理学检查。

（二）自身免疫性多内分泌腺功能减退

该病中多内分泌腺功能减退均与器官特异性自身抗体所导致的组织免疫性炎症破坏相关。甲状旁腺功能减退和 Addison 病常依次发生在念珠菌感染之后，发病高峰年龄在 4～5 岁，约 2/3 的患者三种疾病可全部发生。甲状旁腺功能减退临床可表现为低钙性抽搐、癫痫、大脑基底节钙化等。Addison 病患者主要以糖皮质激素缺乏为主。此外，APS－Ⅰ相关的其他自身免疫性内分泌腺病还包括性腺功能减退、1 型糖尿病、自身免疫性甲状腺病（甲减或 Graves 病）、垂体功能减退症。若性腺功能减退发生于青春期之前，则可导致第二性征及外生殖器发育不全；成年之后发生可导致闭经、不育、性欲减退等。个体一生中可仅出现其中一种或几种疾病，且各组分疾病起病可间隔数年至数十年，终身随诊有助于疾病的早期诊断。

（三）非内分泌腺自身免疫性疾病

1. 外胚层营养不良 主要表现为自身免疫性皮肤病，如斑秃和白癜风，此外还可出现牙釉质发育不良、结膜－角膜病、斑点甲、鼓膜和血管内钙化等。

2. 其他 自身免疫相关的非内分泌腺疾病可包括：小肠吸收不良综合征、慢性萎缩性胃炎、恶性贫血、慢性活动性肝炎、无脾症、胆结石、脂肪泻、慢性间质性肾炎、皮肤血管炎、硬皮病等。

三、诊断

根据 1981 年 Neufeld 等制定的 APECED 诊断标准，即个体同时患有皮肤黏膜念珠菌病、自身免疫性甲旁减和 Addison 病中的 2 种及以上即可诊断。器官特异性自身抗体检测和 AIRE 基因突变分析可为疾病的诊断提供重要依据。其中 IFN－ω 抗体和 IFN－α 抗体对于 APS－Ⅰ诊断有较高的特异性及敏感性，95%～100% 的患者可呈阳性反应。同时应与其他自身免疫相关或非相关的多内分泌腺体疾病相鉴别，如 POMES 综合征、Kearns－Sayre 综合征、胸腺肿瘤、唐氏综合征、wolfram 综合征等。

四、治疗

该病无法根治，治疗主要包括激素替代、抗真菌感染及对症治疗。甲旁减的治疗见相关章节，但治疗期间应注意监测血钙、血磷，谨防高钙血症所导致的肾脏不可逆性损伤。激素替代治疗应注意：如肾上腺皮质功能不全和甲减并存时，应注意先补充糖皮质激素，后补充甲状腺激素，以避免诱发肾上腺危象；同时垂体功能和肾上腺皮质功能不全未完全纠正时，胰岛素及甲状腺激素应小量使用，谨慎加量。儿童患者应注意药物不良反应，并监测身高及骨龄情况。同时患儿因免疫力低下，应避免接种活疫苗。

第二节 自身免疫性多内分泌腺病综合征Ⅱ型

自身免疫性多内分泌腺病综合征Ⅱ型（APS－Ⅱ），主要累及甲状腺和肾上腺，其主要组分疾病包括：自身免疫性甲状腺病、Addison 病、1 型糖尿病，其他可伴发垂体炎、性腺功能减退及其他多种非内分泌自身免疫性疾病。该病较 APS－Ⅰ多见，可多代遗传，女性多发（女性与男性比例约为3：1），多于成年后起病。

一、病因及发病机制

APS－Ⅱ为多基因遗传病，发病机制复杂，发病系遗传及环境因素共同作用所致。HLA

基因位于 6 号染色体短臂，是 APS－Ⅱ 的遗传标志，但只决定个体的疾病易感性。APS－Ⅱ 的遗传性状主要与人类白细胞相关抗原（HLA）型别相关。其次，与免疫相关的 HLA 易感和保护基因连锁不平衡导致免疫功能紊乱，T 淋巴细胞亚群比例失调，导致体内自身抗体的产生及组织免疫性炎症破坏，腺体或细胞功能减退。此外，其他非 HLA 区基因也可能对个体自身免疫性疾病的遗传易感性产生影响。

二、临床表现

APS－Ⅱ 中患病率最高的疾病为自身免疫性甲状腺病（80%～90%），其次为 1 型糖尿病（50%）和 Addison 病（40%～50%），其他性腺功能减退、淋巴细胞性垂体炎均属少见，各组分疾病起病可间隔较长时间。APS－Ⅱ 与 ASP－Ⅰ 疾病表现有较多相似之处，但主要疾病构成不同，甲状旁腺功能减退在 APS－Ⅱ 中罕见。自身免疫性甲状腺疾病多发于女性，包括 Graves 病、慢性淋巴细胞性甲状腺炎、产后甲状腺炎，其中慢性淋巴细胞性甲状腺炎多发。而 Graves 病是 APS－Ⅱ 中唯一表现为功能亢进的疾病，且常伴眼肌型重症肌无力。Addison 病患者以糖皮质激素缺乏为主，少数伴醛固酮缺乏。APS－Ⅱ 患者可因自身免疫性垂体炎致腺垂体功能不全，最常为促性腺激素缺乏，其次为 GH、ACTH 和 TSH 缺乏。APS－Ⅱ 还可伴发其他多种非内分泌的自身免疫性疾病（表 7－7－1）。

表 7－7－1　APS－Ⅰ 与 APS－Ⅱ 组分疾病比较

APS－Ⅰ	发病率（%）	APS－Ⅱ	发病率（%）
念珠菌感染	75～100	自身免疫性甲状腺疾病	80～90
甲状旁腺功能减退	76～93	1 型糖尿病	50
Addison 病	73～100	Addison 病	40～50
性腺功能减退	17～69	性腺功能减退	3.5～10
自身免疫性甲状腺病	4～31	淋巴性垂体炎	－
1 型糖尿病	14	麦胶性肠病	－
自身免疫性慢性活动	5～31	白癜风	5
指（趾）营养不良	10～52	疱疹性皮炎	－
无脾症	15～40	重症肌无力	<1%
小肠吸收不良综合征	10～22	僵人综合征	<1%
结膜－角膜炎	2～35	帕金森病	<1%
胆石症	44	浆膜炎	<1%
牙釉质增生低下	40～77	恶性贫血	<1%
血管和鼓膜钙化	33	特发性心脏传导阻滞	
恶性贫血	13～31	IgA 缺乏病	
干燥综合征/血管炎	－	肺出血－肾小球肾炎	
IgG4 相关性系统性疾病	－	斑秃	<1%

三、诊断

患者发病初期可因临床表现不充分而延误诊治。APS－Ⅱ 疑似和确诊者及其家属均应定期评估内分泌腺体功能。同 APS－Ⅰ，器官特异性自身抗体的存在常先于疾病发生，自身抗体检测可为疾病预测和诊断提供依据，并可进一步行 HLA 定型检查。APS－Ⅱ 诊断依据包括：①自身免疫性甲状腺病、特发性肾上腺皮质功能减退症和低促性腺激素性性腺功能减低症而又能排除腺垂体功能减退的其他原因；②有一个内分泌疾病主要组分或两个以上的次要组分，而相应自身抗体阳性者；③长期随访确诊可疑患者。

四、治疗

对于功能减低的内分泌腺体可行相应激素替代治疗，用药原则同 APS－Ⅰ。因补充外源糖皮质激素并不能提升血皮质醇水平，糖皮质激素替代治疗的疗效应以症状消失为依据。Graves病给予抗甲状腺药物或^{131}I治疗。对于性腺功能减低的青春期及育龄期女性应补充性腺激素以维持正常发育及生理机能。

第三节　伴瘤内分泌综合征

伴瘤内分泌综合征（endocrine paraneoplastic syndromes，EPS）又称为异位激素综合征，是指恶性肿瘤产生一种或多种激素和（或）激素类似物引起内分泌功能紊乱，导致与肿瘤原发灶或转移灶无直接关系的多种临床症状或内分泌症候群。包括非内分泌性肿瘤产生了某些激素，或内分泌腺的肿瘤产生了除正常分泌的激素外的其他激素。此综合征多见于老年恶性肿瘤患者，可发生于肿瘤的任何时期，甚至可早于肿瘤症状出现之前，可作为肿瘤的早期表现。

一、发病机制

APUD细胞是起源于外胚层神经嵴的神经内分泌细胞，其广泛参与体内多个内分腺（如甲状腺、甲状旁腺、腺垂体、胰岛等）和其他组织器官（包括消化道黏膜、支气管、肝脏、胰腺、胆道系统、肾脏等）的形成。正常情况下，非内分泌组织中的APUD细胞随着正常分化，失去激素分泌功能；但当细胞癌变时，癌细胞中抑癌基因失活，编码激素的基因抑制作用被解除，细胞恢复其原始的自分泌特性。此外，干细胞基因组突变并克隆增殖产生激素，后者又可通过自分泌或旁分泌等方式促进干细胞分化不良及癌细胞生长。

二、诊断

随着各种相应激素的测定和影像学进步，现已可对临床上大多EPS病例做出诊断。诊断依据包括：①肿瘤患者发生激素分泌亢进综合征，或血浆和（或）尿液中激素检测值升高，并排除分泌相应激素的内分泌腺功能亢进；②异常激素的分泌具有自主性（既不受体内各种因素的调节，也不能被超生理量的外源性激素所抑制）；③肿瘤经治疗后，内分泌综合征症状得到缓解、激素检测值下降，随着肿瘤复发或转移，有关的内分泌综合征与激素异常可复发；④取肿瘤的供血动脉和引流静脉中的血测定激素，静脉血中的激素测定值远高于动脉血；⑤肿瘤组织激素免疫组化检查呈阳性。根据肿瘤部位及特点行相关影像学检查有助于定位诊断。

 案例讨论

　　临床案例　患者，男性，55岁，因"反复低血钾4月"入院。查体：血压160/98mmHg，满月脸，向心性肥胖，皮肤色素沉着。入院查血钾2.5mmol/L，血气分析pH 7.5，血浆游离皮质醇增多，节律消失，ACTH增加，大剂量地塞米松试验不能抑制，血浆醛固酮及醛固酮/肾素比值正常。垂体MRI及肾上腺CT未见明显异常，肺部CT提示肺部占位性病变。

　　问题　现该患者最可能的诊断是什么？

三、临床常见的伴瘤内分泌综合征

临床上各种EPS中，异位CRH/ACTH分泌综合征、异位抗利尿激素分泌不当综合征、伴瘤高钙血症和伴瘤低血糖最为常见。

1. 异位CRH/ACTH分泌综合征　异位ACTH分泌综合征是最常见的一种EPS，约占

Cushing 综合征的 10%～20%；异位 CRH 分泌综合征少见。异位 CRH/ACTH 分泌综合征相关的肿瘤主要起源于 APUD 细胞，其中以小细胞肺癌最多见，其临床症状和肿瘤恶性程度相关：①若肿瘤恶性程度高（如小细胞肺癌），患者因病情进展迅速而短期死亡，此类患者常无明显库欣体征，但可因体内过量的皮质醇而出现明显的低血钾、碱中毒、高血压、高血糖和肌无力等症状；②若肿瘤恶性程度较低（如支气管类癌、胸腺瘤、胰岛细胞癌、嗜铬细胞瘤、甲状腺髓样癌等），进展缓慢，患者则可出现典型库欣综合征的临床表现和体征。通常情况下，肿瘤患者伴血和尿皮质醇、血 ACTH 升高，且不能被地塞米松试验（8mg/d）抑制，需考虑异位 CRH/ACTH 分泌综合征可能性。但少数支气管类癌和胸腺类癌患者也可被抑制，患者常因肿瘤小而不宜检出，易被误诊为垂体源性，需长期随访。同时垂体瘤合并库欣综合征时，需排除异位 CRH 分泌综合征可能性。常规影像学检查有助肿瘤定位。[111]In - 奥曲肽扫描有助于发现隐匿的异位 CRH/ACTH 瘤。治疗主要包括原发肿瘤治疗以及 Cushing 综合征的治疗。

2. 异位抗利尿激素分泌不当综合征 肿瘤是抗利尿激素分泌不当综合征的常见原因，其中肺癌多见，其他肿瘤包括胸腺癌、胰腺癌、淋巴肉瘤、类癌等。临床上主要表现为因稀释性低钠血症引起的进行性肢体无力，腱反射消失，神志模糊（血钠＜125mmol/L），严重者（血钠＜110mmol/L）甚至出现抽搐，昏迷及死亡。诊断详见相关章节。治疗包括原发肿瘤的治疗、纠正低钠血症和水负荷过多。

3. 伴瘤高钙血症 伴瘤高钙血症常见于晚期肿瘤患者（约10%）。无骨转移的伴瘤高钙血症中约 1/2 以上见于肺癌、乳腺癌和多发性骨髓瘤患者，但罕见于小细胞肺癌；其他肿瘤包括鳞状细胞癌、肾细胞癌、多发性骨髓瘤、淋巴瘤和白血病等。伴瘤高钙血症的原因主要有：①肿瘤产生的骨吸收刺激因子（如异源性甲状旁腺激素相关蛋白、PTH 或其他骨吸收因子），引起过度骨吸收，导致血钙升高；②肾脏排钙减少；③肿瘤骨转移引起的骨破坏；④肾脏外 $1,25 - (OH)_2D_3$ 产生增多。该综合征临床表现主要有消化道症状（如厌食、恶性、呕吐、便秘及腹胀等），心律失常，严重者可出现精神症状、嗜睡昏迷甚至死亡。高钙血症是预后不良的征兆，患者多已为肿瘤晚期。治疗主要包括低钙饮食、补液、利尿（禁用噻嗪类利尿剂，因其可促进远曲肾小管钙重吸收）、肾上腺皮质激素及骨吸收抑制剂等，严重者可行血液透析治疗。

4. 伴瘤低血糖 伴瘤低血糖约一半见于胸腹腔及腹膜后位的间质细胞肿瘤如横纹肌肉瘤、纤维肉瘤、间皮瘤、血管外皮细胞瘤等，此外可见于肝细胞癌、胆管癌、胃肠道肿瘤、肾上腺癌、神经纤维瘤、平滑肌肉瘤等。其发生机制主要有：①肿瘤组织产生胰岛素样生长因子，促使肿瘤耗糖增加；②升血糖激素分泌不足；③肿瘤致全身性消耗引起肝糖异生底物减少。该病主要特点是：多于饥饿时发作或为自发性，程度较重，多次进食不能预防；发作时不伴胰岛素活性增加，可与胰岛素瘤相鉴别。治疗主要为根治原发肿瘤及对症输注葡萄糖纠正低血糖。

5. 异源性 GHRH/GH 分泌综合征 该综合征偶见于支气管类癌、乳腺癌、肺癌、子宫内膜癌等肿瘤。异源性 GHRH 综合征患者一般伴有垂体增生，且临床表现与垂体 GH 瘤相同，因此两种较难分辨。治疗以切除原发肿瘤为主。

6. 异源性促性腺激素分泌综合征 异源性促性腺激素分泌综合征相关肿瘤起源于垂体及绒毛膜以外的组织。该综合征多见于男性，主要表现为性早熟、第二性征提前发育、睾丸间质细胞及前列腺增生、骨骼成熟过早等。男童血睾酮测定可达成人水平，成年男性则正常；血和尿促性腺激素升高（以 LH 和 hCG 升高为主、FSH 常降低）；尿中雌激素轻度增加，尿 17 - OHCS 和 17 - KS 多正常。治疗主要为切除原发肿瘤。

7. 其他伴瘤内分泌综合征 异源性 TSH 分泌综合征患者血中 TSH 或 TSH 类似物增多，患者无明显高代谢症候群表现，临床常表现为乏力及无力性甲亢，无甲状腺肿大、突眼和眼征。其他 EPS 还可包括异源性 PRL 分泌综合征导致的溢乳及高 PRL 血症；异源性肾素瘤导致的高血压和低钾血症等。

 本章小结

自身免疫性多内分泌腺病综合征（APS）是一种常染色隐性遗传病，根据病因及临床特点分为 APS - Ⅰ 和 APS - Ⅱ 两型。APS - Ⅰ 主要与自身免疫调节因子 *AIRE* 基因突变相关；APS - Ⅱ 则为多基因遗传病，主要与 *HLA* 基因相关，发病是遗传与环境因素共同作用的结果。APS - Ⅰ 多发于婴幼儿，主要疾病组分为念珠菌感染、多内分泌腺功能减退、外胚层发育不良；APS - Ⅱ 多发于成人，主要疾病组分为自身免疫性甲状腺疾病、Addison 病和 1 型糖尿病。二者之间临床表现有较多相似，但主要组分疾病构成不同。自身抗体检测和基因检测对于疾病诊断有重要意义。该病治疗原则主要为激素替代和对症治疗。

伴瘤内分泌综合征是指恶性肿瘤能够产生激素和（或）激素样多肽引起内分泌症候群，临床因肿瘤类型及所分泌的激素不同而表现多样。临床诊断主要依据为原发肿瘤的基础上伴相应的内分泌症候群及相应激素水平升高，并能排除相关内分泌腺的原发疾病。伴瘤内分泌综合征以原发肿瘤的治疗为主，同时采取相应的对症治疗。

 思考题

1. 简述 APS - Ⅰ 和 APS - Ⅱ 的疾病特点、临床表现？二者有何区别？
2. 什么是伴瘤内分泌综合征？常见的伴瘤内分泌综合征有哪些？

（廖　涌）

第八章　甲状腺病

第一节　单纯性甲状腺肿

单纯性甲状腺肿（simple goiter），也称之为非毒性甲状腺肿（nontoxic goiter），系由于多种原因引起的非炎症性或非肿瘤性甲状腺代偿性肿大，通常无甲状腺功能减退或亢进表现。

一、流行病学

单纯性甲状腺肿患者约占人群的 5%，女性发病率是男性的 3~5 倍。本病可呈地方性分布，常由缺碘所致，称为地方性甲状腺肿（endemic goiter），亦可散发。前者流行于离海较远、海拔较高的山区，是一种见于世界各地的地方性多发病，我国西南、西北和华北等地区均有分布。近年来由于全民食用加碘盐的普及，缺碘性甲状腺肿已经明显减少；个别地区（如河北、山东等沿海地区）可能与经常性饮用高碘水有关。散发者见于全国各地，因甲状腺激素（TH）合成障碍或致甲状腺肿物质等引起，称为散发性甲状腺肿，多发于青春期、妊娠期、哺乳期和绝经期。

二、病因和发病机制

（一）病因

1. 碘缺乏　目前其病因未完全明了，但缺碘是引起甲状腺肿的重要因素，我国主要见于

820

西南、西北、华北等地，其土壤、水和食物中的碘含量与发病呈反比，碘化食盐可减少该病的发生，证实疾病的发生与缺碘是密切相关的。人体每天最低碘需求量约为75μg，WHO推荐的成人每日碘的摄入量为150μg。监测碘营养水平的公认指标是尿碘，尿碘中位数（MUI）100~200μg/L是最适当的碘营养状态，常用学龄儿童的尿碘值反映地区的碘营养状态，MUI<100μg/L定义为碘缺乏。

在儿童生长期、青春期、妇女妊娠、哺乳期或感染、创伤、寒冷等状况下，人体对甲状腺素和碘的需要量增加，造成碘的相对不足，可诱发和加重本病。

2. 致甲状腺肿物质 含硫有机物（二硫化物、异硫氰化物）、药物（保泰松、对氨基水杨酸、秋水仙碱）等可抑制碘离子的有机化或浓聚；含硫脲类食物或含有某些阻抑TH合成物质（卷心菜、黄豆、坚果及牛奶、含氟较多的饮水）可引起甲状腺肿；碳酸锂也有致甲状腺肿作用；大量碘化物可抑制TH的合成和释放，可引起甲状腺肿。

知识链接

孕期准妈妈应做尿碘检测

碘是合成甲状腺激素不可缺少的重要原料，如果孕妇体内缺碘则可导致胎儿和婴幼儿的脑损伤，造成不可逆转的智力低下和神经运动功能障碍，表现为呆、傻、聋哑、瘫和抽象思维能力差。胎儿的碘供应来自母亲，故而孕妇的需碘量远远高于其他妇女。因此，为保护儿童智力发育不受缺碘的危害，孕妇和哺乳期妇女要明白自己体内是否缺碘，应于孕早期0~3个月、孕中期4~6个月和孕晚期7~9个月，进行尿碘水平检测。一旦发现尿碘含量偏低，说明孕妇体内碘营养不足，应及时补碘。

3. 高碘 为少见原因，可表现为地方性或散发性。在我国河北、山东部分沿海地区发生甲状腺肿，分析原因为饮用水含碘较高，影响酪氨酸碘化，碘的有机化过程受影响，表现为甲状腺代偿性肿大。妊娠期应用碘剂可致胎儿先天性甲状腺肿，使用含碘药物亦可以引起甲状腺肿。

4. 先天性甲状腺激素合成障碍 表现为家族性甲状腺肿，是一种少见原因。由于酶的缺陷而影响TH合成障碍，碘的有机化、碘化酪氨酸耦联、甲状腺球蛋白分离和释放入血发生困难，致甲状腺肿。

（二）发病机制

单纯性甲状腺肿发病机制不明，传统观点认为可能与以下机制有关：各种病因损害甲状腺的合成和分泌功能，使垂体TSH分泌增加，致使甲状腺组织增生，腺体肿大。近年有观点认为患者体中含有甲状腺生长刺激免疫球蛋白（TGI）促进甲状腺细胞肿大而不促进TH的合成和释放；还有观点认为甲状腺肿大为甲状腺对机体缺碘的代偿性适应过程。

三、病理

甲状腺肿大可表现为弥漫性或结节性，病理改变是动态过程。早期甲状腺呈弥漫性轻度或中度肿大，甲状腺腺细胞常呈增生、肥大，血管增多，并向滤泡腔内突出，腔内胶质减少。随着病程的延长，甲状腺组织不规则增生或再生，出现大小不一结节。后期由于滤泡内积聚大量胶质，形成巨大滤泡，上皮细胞受压成扁平。部分滤泡可发生坏死、出血、纤维化或钙化。

案例讨论

　　临床案例　患者，男性，21 岁，1 年前被家人发现颈部增粗，无少言、水肿、食欲不振，不伴怕热、心悸、多汗、多食、体重减轻症状，亦无咽痛、颈部疼痛。查体：体温 36.9℃，脉搏 72 次/分，意识清楚，言语流畅，皮肤不粗糙、无脱屑，颜面无水肿，眼球无突出，甲状腺Ⅱ度肿大，质软，无压痛，未触及结节，未闻及血管杂音。心率 72 次/分，律齐，各瓣膜听诊区未闻及杂音，双下肢无水肿。甲状腺彩超：甲状腺弥漫性肿大，未见明显结节。

　　问题　1. 患者应进一步完善哪些检查？
　　　　　　2. 患者的初步诊断是什么？
　　　　　　3. 需要与什么疾病作鉴别？

四、临床表现

　　大多患者只有甲状腺肿大，无其他自觉症状，患者多不知发病时间，常当甲状腺增大到正常 4～5 倍时才被触及肿大。表现为轻度或中度弥漫性肿大，质地较软，无压痛，无血管杂音。如甲状腺质地坚韧，多不对称，有大小不等结节，多提示缺碘较重或时间较长。重度肿大者对邻近组织器官可产生压迫症状，如压迫气管可引起憋气、呼吸不畅、胸闷，刺激性干咳，甚至呼吸困难；压迫食管可将食管推向一侧，重度可有吞咽困难；压迫喉返神经可引起声音嘶哑；压迫交感神经可表现同侧瞳孔扩大，严重者出现 Horner 综合征。腺体内有时可发生出血、坏死，致急骤增大，疼痛剧烈，触之有波动感，可加重压迫症状。异位甲状腺重度肿大可压迫颈内静脉或上腔静脉，造成肺不张。

五、实验室和其他检查

　　1. 甲状腺功能检查　血清 TT_3、TT_4 基本为正常，TT_3/TT_4 比值常增高。TSH 常正常。放射性碘摄取率一般正常，部分增高，但高峰不提前，多在 24 小时达最高峰。

　　2. 尿碘　地方性甲状腺肿因碘摄入不足，尿碘排出减少，多低于 $100\mu g/L$。

　　3. 血 Tg　缺碘时因甲状腺功能、组织发生改变致细胞转化率增高，使血清甲状腺球蛋白（Tg）入血，Tg 增高的程度与甲状腺肿的体积呈正相关。

　　4. 甲状腺 B 超　是确定甲状腺肿的主要检查方法，可探出触诊不到的细小结节，并可显示形态、大小及结构，鉴别病灶良恶性。

　　5. 其他检查　核素扫描可评估甲状腺功能状态，弥漫性甲状腺肿常呈均匀性分布，甲状腺癌多呈热结节，结节性甲状腺肿可呈温结节或凉结节。CT 或 MRI 多用于胸骨后或胸腔内甲状腺肿以明确颈部甲状腺延续情况及其邻近组织关系。

六、诊断和鉴别诊断

　　典型病例常可根据甲状腺肿大而其功能基本正常以诊断。地方性甲状腺肿的地区流行病史有助于本病诊断。

　　甲状腺肿大应与早期的桥本甲状腺炎作鉴别，后者主要表现为甲状腺肿，质地较硬，更不规则，甲状腺自身抗体阳性。单纯性甲状腺肿如进展出现结节，需与甲状腺癌相鉴别，必要时作甲状腺细针穿刺活检。

七、防治

　　地方性甲状腺肿的预防需在普查的基础上作集体性预防处理，最佳方法是补充碘剂，对孕妇、新生儿和婴儿尤其重要，最为可行方法为普及碘化食盐，2011年国家标准规定的食盐加碘浓度是20～30mg/kg。每天摄碘200μg，加日常生活中所获取部分碘，已足够预防所需。

治疗主要取决于病因和发展阶段。青春期、妊娠或哺乳期可发生甲状腺生理性肿大，多数肿大并不显著，一般无须特殊治疗，大多可自行逐渐消失。如肿大显著或有结节形成者可适当治疗。由于摄入含有致甲状腺肿物质引起者，大多于停止摄入这些物质后，甲状腺肿可自行消失。对先天性甲状腺激素合成障碍的患者，主要是及早给予左甲状腺素（L - T₄）治疗，补充其生理不足，给予剂量以不发生甲状腺毒症与血TSH不减低，减小甲状腺体积为宜，停药后复发可重复治疗。单纯性甲状腺肿，无论是散发还是地方性，一般不采取手术治疗，但当发生压迫症状，或结节性甲状腺肿怀疑有甲状腺癌者，或胸骨后甲状腺肿可行甲状腺次全切除术。术后常需长期服用甲状腺制剂。

第二节　甲状腺功能亢进症

甲状腺毒症（thyrotoxicosis）是指机体内因多种病因致血循环中甲状腺激素过多，引起代谢亢进和神经、循环、消化等系统兴奋性增高为主要表现的一组疾病的总称，是一种临床综合征。根据甲状腺的功能状态，甲状腺毒症可分类为甲状腺功能亢进类型和非甲状腺功能亢进类型（表7 - 8 - 1）。甲状腺功能亢进症（hyperthyroidism）简称甲亢，是指甲状腺本身产生过多的甲状腺激素而引起的甲状腺毒症。非甲状腺功能亢进类型包括破坏性甲状腺毒症和服用外源性甲状腺激素。甲亢的患病率为1%，其中弥漫性毒性甲状腺肿（Graves disease）最常见，占80%以上。本节重点讲述该病。

表7 - 8 - 1　甲状腺毒症的病因分类

甲状腺功能亢进症	非甲状腺功能亢进症
弥漫性毒性甲状腺肿	亚急性甲状腺炎
多结节性毒性甲状腺肿	无症状性甲状腺炎
甲状腺自主高功能腺瘤	桥本甲状腺炎
碘甲亢	产后甲状腺炎
桥本甲亢	外源甲状腺激素替代
新生儿甲状腺功能亢进症	异位甲状腺激素产生
垂体TSH腺瘤	

一、病因和发病机制

1. 免疫功能异常　Graves病（简称GD）与自身免疫反应有关，属器官特异性自身免疫疾病。患者血清中存在TSH受体抗体（TSH receptor antibodies，TRAb），其是淋巴细胞分泌的一组多克隆抗体，能与甲状腺细胞TSH受体不同位点结合。TRAb可分为两类：即甲状腺刺激性抗体（thyroid stimulating antibodies，TSAb），为自身抗体主要成分；和甲状腺刺激阻断性抗体（TSH blocking antibody，TSBAb）。TSAb与TSH受体结合后产生与TSH一样的生物学效应，促进甲状腺激素合成和分泌增加，甲状腺细胞受刺激而增生，因此认为TSAb是GD的致病性抗体。母体的TSAb可以通过胎盘，女性患者怀孕后如病情未得到有效控制，则可导致胎儿或新生儿发生甲亢。TSBAb与TSH受体结合后阻滞了TSH与TSH受体结合，故产生抑制效应，其结果是甲状腺细胞萎缩和甲状腺素合成减少。一般认为TSBAb若占优势，GD可发展成为甲减。还有其他证据亦支持其为自身免疫性疾病：①Graves病时，甲状腺球蛋白抗体（TGAb）和甲状腺过氧化物酶抗体（TPOAb）增高；②在Graves病前后可发生桥本病、特发性黏液性水肿、浸润性突眼等其他自身免疫性甲状腺疾病；③还可合并重症肌无力、1型糖尿病、恶性贫血、萎缩性胃炎等其他自身免疫性疾病。

2. 遗传因素 GD 患者还有显著的遗传倾向，单卵双胞胎甲亢共显率 30% ~ 60%，异卵双胞胎甲亢发生率 3% ~ 9%，目前发现它与 HLA、CTLA4、PTPN22、CD40、IL - 2R、Gm 等基因相关。Graves 病患者亲属中患另一种自身免疫性甲状腺病的比率和 TSAb 的阳性率均高于一般人群。

3. 环境因素 环境因素（精神刺激、感染、应激等）可能参与了 GD 的发生，环境因素降低去甲肾上腺素水平，增加促肾上腺皮质激素释放激素（CRH）、促肾上腺皮质激素（ACTH）及皮质醇分泌，使免疫功能降低，B 淋巴细胞增生，分泌 TSAb 增多，最终引起 Graves 病。

二、病理

Graves 病的病理改变主要表现为以下三方面。

1. 甲状腺 甲状腺呈不同程度的弥漫性对称性肿大，腺体内血管增生、充血；滤泡上皮细胞增生肥大呈立方形或高柱状，并可形成乳头状增生，突入滤泡腔内；腔内胶质减少甚而消失；间质中有弥漫性淋巴细胞浸润，甚至可有生发中心。

2. 眼 相较于单纯性突眼，浸润性突眼的形成是由于患者球后组织中常有脂肪、淋巴细胞及浆细胞浸润，纤维组织、脂肪组织增生，黏多糖和糖胺聚糖沉积，透明质酸增多。眼外肌肿胀，肌纤维损伤、断裂。

3. 胫前黏液性水肿 病变皮肤组织肿胀，光镜下可见透明质酸沉积，伴肥大细胞、吞噬细胞和成纤维细胞浸润；电镜下可见到与重度甲减皮下组织相似表现，可见大量微纤维伴糖蛋白及酸性糖胺聚糖沉积。

 案例讨论

临床案例 患者，女性，42 岁，主因"多汗、心悸、乏力、消瘦 4 个月"就诊。起病缓，患者 4 个月来，无明显诱因出现多汗、全身乏力，体重下降约 6kg，伴有心悸、手抖、睡眠差，心悸呈持续性，无胸闷、气促、夜间阵发性呼吸困难等。发病以来，大便稀频，每日 3 ~ 5 次，不伴恶心、腹痛，精神尚可，易激动，夜间睡眠差，食欲好，小便正常。体格检查：T 37.1℃，P 96 次/分，R 20 次/分，BP 115/80mmHg，发育正常，消瘦体型，神志清楚，查体合作，皮肤湿润细腻，双眼球略突出，瞬目减少，甲状腺Ⅱ度肿大，对称质软，未触及结节及触痛，两侧上极可闻及血管杂音，双肺呼吸音清，心率 96 次/分，律齐无杂音，腹平坦，双下肢无浮肿，无病理征。

问题 1. 患者目前诊断考虑是什么？
2. 应进一步完善哪些检查？

三、临床表现

（一）症状

本病女性多发，男女之比为 1 : 4 ~ 1 : 6，终身均可发病，以 20 ~ 40 岁多见。一般起病缓慢，临床表现与发病时患者年龄、病程及激素水平有关。典型病例常有以下表现。

1. 高代谢综合征 常有多食易饥、消瘦、疲乏无力、怕热多汗、皮肤潮湿，平时可有低热。

2. 精神、神经系统 易于激动、多语多动、烦躁失眠，有时出现幻觉，舌、手有细震颤，腱反射活跃。有的患者表现为抑郁寡言、神志淡漠，多见于老年。

3. 心血管系统 轻者有心悸、气促；重者可出现心律失常，心脏扩大，心功能不全等。

4. 消化系统 患者食欲亢进，大便稀频，体重可短期明显减少。肝脏可发生肿大，少数可出现氨基转移酶升高或黄疸。

5. 血液系统 由于消耗增加，营养不良和铁的利用障碍及大量甲状腺素影响骨髓造血功能，可引起增生性贫血，周围血中白细胞总数偏低，淋巴细胞和单核细胞可相对或绝对增高，血小板生成减少、寿命较短，有时可出现紫癜症。

6. 运动系统 大多数患者有肌肉软弱无力，可出现骨密度降低，重者可表现为特殊的甲亢性肌病，包括：①急性甲亢性肌病：数周内即可出现说话、吞咽困难；②慢性甲亢性肌病：表现为进行性肌无力、肌萎缩，可影响全身肌肉，最早、最多累及近端肌群；③眼肌麻痹性突眼症：表现有眼外肌无力和突眼；④甲亢性周期性瘫痪：亚洲年轻男性患者多见，常在一定诱因下发作；⑤甲亢性重症肌无力：亦为自身免疫疾病，主要累及眼部肌群。

7. 生殖系统 女性早期经量减少，周期延长，继之闭经；男性可有阳痿，个别有乳房增大。

（二）体征

1. 甲状腺肿 甲状腺两叶呈弥漫性、对称性肿大（也可不对称或有结节），峡部也肿大呈蝶形。吞咽时上下移动，质软，无压痛。因甲状腺血流增多、流速快，可于腺体上下极外侧闻及血管杂音或扪及震颤，为 Graves 病较特异性体征。

2. 突眼征 可分为非浸润性突眼和浸润性突眼两种类型。

（1）非浸润性突眼 又称良性突眼，由于交感神经兴奋，眼外肌群和上睑肌张力增高所致，占本病的大多数，一般双侧对称。临床上表现为眼球轻度突出、眼裂增宽、少瞬眼和凝视。

（2）浸润性突眼 也称为 Graves 眼病（简称 GO）。突眼征较重，超出眼球突度参考值上限的 3mm 以上，而且多伴有畏光、流泪、眼部胀痛、刺痛、异物感，甚而有复视、视野缩小、视力减退。由于眼球突出明显，眼睑不能完全闭合，结膜和角膜受外界刺激而发生充血、水肿、角膜炎、角膜溃疡等，严重时可致失明（表 7 - 8 - 2）。

表 7 - 8 - 2　Graves 眼病病情评估

分　级	眼睑挛缩	软组织受累	突眼 *	复视	角膜暴露	视神经
轻度	<2mm	轻度	<3mm	无或一过性	无	正常
中度	≥2mm	中度	≥3mm	非持续性	轻度	正常
重度	≥2mm	重度	≥3mm	持续性	轻度	正常
威胁视力	—	—	—	持续性	严重	压迫

注：* 指超过参考值的突度。中国人群眼球突出度参考上限值：女性 16mm，男性 18.6mm

Graves 眼病活动性的标准是：①自发性球后疼痛；②眼球运动时疼痛；③结膜充血；④结膜水肿；⑤肉阜肿胀；⑥眼睑水肿；⑦眼睑红斑；⑧突眼度增加 2mm；⑨任一方向眼球运动减少 5°以上；⑩视力下降≥1 行，其中⑧⑨⑩是与上次就诊比较。以上每点各为 1 分，共 10 分，分值越大表示活动度越高，当分值≥3 时，提示为活动性突眼。大部分病例病情活动持续 6~12 个月，然后炎症症状逐渐缓解，进入稳定期，部分病例可以复发。

3. 胫前黏液性水肿 约 5% 的 GD 患者伴发本病，与突眼、杵状指被认为是 GD 的甲状腺外表现。多出现于小腿胫前下段，也可累及至足背、踝关节及膝部，偶见于面部、上肢、甚至头部。皮损早期皮肤色呈暗紫红，粗厚而韧，随病程发展可叠起呈结节状；后期皮肤呈橘皮状或树皮状，皮损常融合致下肢粗大如"象皮腿"，多为对称性出现。

4. 心血管系统 表现有心动过速、以期前收缩为常见的心律失常、心脏增大、收缩压增高，舒张压正常或稍低，脉压增大。

（三）特殊临床表现

1. 甲状腺危象（thyroid crisis） 又称甲亢危象，系本病恶化状态，多因应激（手术、心衰、精神刺激等）、感染、手术前准备不充分、^{131}I治疗等引起。甲亢危象的发病机制与血循环中甲状腺激素水平升高，交感神经兴奋性增强，垂体-肾上腺轴应激反应减弱有关。临床表现有高热，体温在39℃以上，心率在140次/分以上，烦躁、大汗、谵妄、昏迷、呕吐、腹泻等。危象发生后，常因高热、虚脱、心力衰竭、肺水肿、水电解质紊乱而危及生命，死亡率在20%以上。少数患者表现为嗜睡、低热、表情淡漠及恶病质，最后昏迷、死亡，称为"淡漠型"甲亢危象。

2. 甲状腺毒症性心脏病（thyrotoxic heart disease） 如甲亢未得到适当治疗，随年龄增长，可出现心律失常（主要是心房颤动）、心脏增大、心力衰竭、二尖瓣脱垂、心绞痛或显著心电图改变，即甲状腺毒症性心脏病，但应排除其他原因的心脏病变。心衰分为两种类型：①高排出量型：是由于心动过速和心脏排出量增加导致，主要发生于年轻甲亢患者，甲亢控制后，心脏病变有明显好转或消失；②低排出量型：多发生于老年患者，在原有的或潜在的缺血性心脏病基础上诱发或加重而发生，是心脏泵衰竭，预后差。

3. T_3型甲亢（T_3 toxicosis）及T_4型甲亢（T_4 toxicosis） 前者老年人多见，病情较轻。见于弥漫性毒性甲状腺肿、毒性结节性甲状腺肿患者早期、治疗过程中或治疗后复发早期发生，血清中只TT_3与FT_3增高，而TT_4与FT_4浓度不高。后者有两种情况：一种是碘甲亢，T_3正常者约有1/3；另一种是合并其他严重性疾病，因外周组织5'脱碘酶活性减弱，T_4转换为T_3减少，故表现为T_4升高。

4. 淡漠型甲亢（apathetic thyrotoxicosis） 多见于老年，高代谢综合征、眼征和甲状腺肿均不明显。主要表现为明显消瘦、乏力、厌食、神志淡漠等。可能由于甲亢长期未得到诊治，机体严重消耗所致；亦有人认为与交感神经对甲状腺素不敏感以及儿茶酚胺耗竭有关。

5. 妊娠期甲亢 妊娠期甲亢有以下三种情况：①妊娠合并甲亢：是引起孕妇及胎儿病死率升高的主要原因之一，亦可引起胎儿或新生儿甲亢，未治疗的甲亢孕妇其早产、流产、致畸及新生儿低体质量和新生儿病死率均显著增加。妊娠期间孕妇TBG增多，相应血清TT_4和TT_3水平增加，但血清FT_3和FT_4水平无明显改变，当孕妇出现甲亢相关的临床表现，血清FT_4和（或）FT_3水平高于正常范围，血清TSH<0.05mU/L即可确诊；②妊娠一过性甲状腺毒症（GTT）：妊娠时hCG水平显著增高，刺激甲状腺激素合成，同时抑制垂体TSH的分泌。病情程度与hCG增高程度呈正相关。发生率约2%~3%，在妊娠三个月达到高峰；③妊娠期甲亢：Graves病是导致妊娠期间甲亢的最主要原因。妊娠和甲亢互相影响，因此，甲亢未控制的患者不建议怀孕。

四、实验室和其他检查

1. 促甲状腺激素（TSH） TSH的变化在甲状腺功能改变时较T_3、T_4更迅速而显著，是反映下丘脑-垂体-甲状腺轴功能的敏感指标。现在实验室对TSH的检测已进入第三代和第四代测定方法，称为敏感性TSH（sTSH，检测限达到0.005mU/L），是国际公认诊断甲亢首选指标，可作为单一指标筛查甲亢。

2. 总三碘甲腺原氨酸（TT_3）、血清总甲状腺素（TT_4） TT_3为早期GD、治疗中疗效观察及停药后复发的敏感指标，也是 T_3 型甲亢的特异指标，T_3 约 99.5% 与 TBG 结合，故易受 TBG 影响。TT_4 是判定甲状腺功能最基本筛选指标，约 80%～90% 与 TBG 结合。所以血清中 TBG 量和蛋白与激素结合力的变化均会影响测定的结果。引起甲状腺激素结合蛋白改变的情况（表7-8-3）。

表 7-8-3　引起甲状腺激素结合蛋白（TBG）改变的情况

结合增多	结合减少
妊娠、女性激素及口服避孕药	雄激素或同化性类固醇
新生儿	糖皮质激素
传染性或慢性活动性肝炎	低蛋白血症（慢性肝病、肾病综合征）
胆汁性肝硬化	肢端肥大症活动期
急性间歇性卟啉病	严重全身疾病
遗传	遗传

3. 血清游离甲状腺素（FT_4）和游离三碘甲腺原氨酸（FT_3）　FT_4、FT_3 是实现该激素生物效应的主要部分，其亦不受 TBG 影响，特异性及敏感性均高，是诊断临床甲亢的主要指标。

4. 血清反 T_3（rT_3）的测定　rT_3 是 T_4 在外周组织的降解产物，无生物学活性，其比例与 T_4 变化一致，是了解甲状腺功能的指标。rT_3 某些全身疾病或重症营养不良时明显增高。

5. ^{131}I 摄取率　^{131}I 摄取率是诊断甲亢的传统方法，不能反映病情严重程度及治疗时病情变化。甲亢患者表现为 ^{131}I 总摄取率增加，而且摄取高峰提前。因其受多种食物、药物及疾病影响，已逐渐被 sTSH 测定技术所取代，目前用于甲状腺毒症病因鉴别及治疗甲亢计算 ^{131}I 剂量时使用。

6. TSH 受体抗体（TRAb）与 TSH 受体刺激抗体（TSAb）　TRAb 中包括刺激性（TSAb）和抑制性（TSBAb）两种抗体，TSAb 不但能与 TSH 受体结合，而且能产生对甲状腺细胞的刺激功能，新诊断的 GD 患者 85%～100% TSAb 阳性，是诊断 GD 的重要指标之一，亦可判断病情活动程度及是否复发。

7. 其他检查　血白细胞正常或稍低，淋巴细胞相对增高。24 小时尿肌酐排出量增多。血清胆固醇可低于正常。甲状腺放射性核素扫描用于异位甲状腺、甲状腺结节功能状态的判断。甲状腺 B 超、核素扫描、CT、MRI 可根据需要选用。

五、诊断和鉴别诊断

（一）诊断

诊断的程序是：①甲状腺毒症的诊断：存在心悸、怕热多汗、手抖、紧张焦虑、失眠、食欲亢进或和消瘦、乏力、腹泻等高代谢证候群，结合血清甲状腺激素与 TSH 水平；②明确甲状腺毒症是否源于甲状腺的功能亢进；③明确甲亢的病因。

1. 甲亢的诊断　①甲状腺毒症。②甲状腺肿大。③TSH 减低与血清甲状腺激素水平增高。典型患者多具备以上三项，易诊断。应注意避免漏诊、误诊、小儿、老年或伴有其他疾患的轻症甲亢。

2. GD 的诊断　①可诊断甲状腺功能亢进症。②甲状腺弥漫性肿大［经触诊和（或）B 超证实］，少数患者可无甲状腺肿大。③突眼（单纯性或浸润性）。④胫前黏液性水肿。⑤TRAb、TSAb 阳性。诊断时①②项为诊断必备条件，③④⑤为诊断备选条件。

（二）鉴别诊断

1. 单纯性甲状腺肿　没有甲亢的症状和体征，只有甲状腺肿大，血清 TT_4、TT_3、TSH 水平一般正常。

2. 多结节性毒性甲状腺肿和甲状腺自主高功能腺瘤 临床均具有甲状腺毒症性表现，主要是利用甲状腺 B 超和甲状腺放射性核素扫描检查与 GD 鉴别。可见下表（表 7 - 8 - 4）。

表 7 - 8 - 4　GD 与多结节性毒性甲状腺肿和甲状腺自主高功能腺瘤鉴别

	GD	毒结节	腺瘤
发生率	80%	10%	5%
SPECT	均匀性增强	灶状分布	仅肿瘤部位增强
超声	弥漫性肿大	多个结节	单个肿瘤，有包膜
GD 的其他表现	有	无	无

3. 神经官能症 有心悸、多汗、失眠等症状，亦可有心率增快、手颤抖等体征。心率在静息状态下正常，实验室检查甲功正常可排除。

4. 单侧突眼与炎性假瘤、眶内肿瘤等鉴别 眼部 CT 或眶内超声可明确诊断。

5. 其他 本病低热、多汗、心动过速、乏力、消瘦，应与结核病鉴别；以大便稀频为主的患者易误诊为慢性结肠炎；老年性甲亢常有淡漠、厌食、消瘦突出，应与癌症相区别；甲亢伴肌病者需与家族性周期性瘫痪和重症肌无力鉴别。

六、治疗

本病病因未完全阐明，目前尚不能进行病因治疗。临床上主要使用抗甲状腺药物（antithyroid drugs，ATD）、^{131}I 放射治疗和手术治疗三种方法，分别达到抑制甲状腺激素的合成、破坏甲状腺组织、减少甲状腺组织的目的而治疗甲亢。

（一）一般治疗

首先应教育患者使其能正确认识疾病，减轻精神、心理负担，避免劳累、充分休息，同时又要补充足够的碳水化合物、蛋白质和维生素，以保持高代谢的需要。如精神紧张、容易激动或伴失眠时，可酌情适量给予镇静药物。β - 受体阻滞剂可阻断儿茶酚胺作用，减轻甲状腺毒症，亦可抑制外周组织 T_4 转换为 T_3，并可抑制甲状腺素对心肌的直接作用，故常联合应用。

（二）抗甲状腺药物治疗

抗甲状腺药物（ATD）可作为单独治疗、亦可用于手术治疗前准备、辅助 ^{131}I 治疗及甲亢危象治疗等。

1. 常用的药物种类 常用的 ATD 分为硫脲类和咪唑类两类，其作用机制均是抑制甲状腺内过氧化物酶的活性，从而抑制甲状腺激素的合成。对已合成的甲状腺激素并无作用，故临床用药见效需经 4 周左右。硫脲类目前常用丙硫氧嘧啶（propylthiouracil，PTU），咪唑类包括常用甲巯咪唑（methimazole，MMI）。前者血浆半衰期为 60 分钟，作用迅速，控制甲亢速度快，并能抑制 T_4 转变为 T_3，在妊娠 T1 或甲亢危象的治疗中首选，每 6 ~ 8 小时须给药一次。后者血浆半衰期为 4 ~ 6 小时，可每天给药一次，其肝毒性小于 PTU，应优先选择。

2. 剂量和疗程 分三个阶段：①初治阶段：PTU 的治疗量一般为每日 300 ~ 400mg，分 3 次口服；MMI 剂量为每日 30 ~ 40mg 口服，可分 3 次，或分早晚服药，一般经 6 ~ 8 周可控制病情；②减量阶段：随着症状好转，相应 TT_3、TT_4、TSH 亦接近正常，则进入减量阶段。如 MMI 每次减少剂量 5 ~ 10mg，每 2 ~ 4 周递减一次，一般需要 3 ~ 4 个月过渡到维持量；③维持阶段：维持量有个体差异，如 MMI 每日 5 ~ 15mg。维持时间 1 年 ~ 1.5 年，有的达 2 年或更长。经规范治疗轻 - 中度患者治愈率约为 60%，但目前 ATD 复发率达 50% ~ 60%，如复发可以选择 ^{131}I 或手术治疗。

3. 适应证 包括以下情况：①病情为轻、中度；甲状腺轻、中度肿大；②孕妇、年迈体弱或合并严重心、肝、肾等疾病而不宜手术者；③甲状腺次全切除后复发而不宜用^{131}I治疗者、手术前准备。

4. 禁忌证 有以下情况应禁用：①对药物有严重过敏反应或毒性反应者；②连续应用ATD治疗两个疗程仍复发者；③周围血白细胞数持续低于$3 \times 10^9/L$或中性粒细胞低于$1.5 \times 10^9/L$者。

5. 不良反应 ①最常见为皮疹，如应用抗组胺药无效，而且皮疹严重，应及时停药。②最为严重的不良反应为白细胞减少或粒细胞缺乏症，常于用药后一周即需复查血常规，如外周血白细胞低于$3 \times 10^9/L$或者中性粒细胞低于$1.5 \times 10^9/L$应当停药。应在应用ATD前常规查白细胞数作为对照，以鉴别是甲亢所致。③还可发生中毒性肝病、肝内淤胆综合征，前者为PTU多发；后者为MMI多发。④血管炎、关节痛、狼疮样综合征、凝血酶原缺乏、再生障碍性贫血等，较少见，但亦需警惕。

6. 停药指征 当患者症状消失，甲状腺肿缩小，血管杂音消失；突眼征好转或消失；只需小剂量药物可维持甲功正常；血TSAb滴定度明显下降则可停药。ATD治疗的复发率大约在50%，复发后可以选择^{131}I或者手术治疗。

(三) ^{131}I治疗

利用甲状腺有高度浓集碘及^{131}I在组织内释放β射线的能力，结合^{131}I释放β射线在组织内射程仅为2mm，仅使甲状腺滤泡受射线破坏而萎缩而不累及邻近组织，致甲状腺素合成和分泌减少，另外还可减少甲状腺内淋巴细胞以减少抗体产生，从而取得治疗甲亢作用。

1. 适应证 ①成人GD伴甲状腺肿大Ⅱ度以上。②ATD过敏、治疗无效、复发。③甲亢性心脏病或伴其他病因的心脏病。④自主功能性甲状腺结节合并甲亢。⑤毒性多结节性甲状腺肿。⑥甲亢合并全血细胞减少、白细胞减少或血小板减少。⑦甲亢手术后复发。⑧老年患者。⑨甲亢合并糖尿病。

2. 相对适应证 ①青少年和儿童甲亢，用ATD治疗失败，拒绝手术或有手术禁忌证。②甲亢合并肝、肾功能损害。③浸润性突眼：对轻度和稳定期的中重度GO可单用^{131}I治疗，对进展期患者，可以在^{131}I治疗前后加用糖皮质激素。

3. 禁忌证 妊娠和哺乳期妇女。

4. 剂量与疗法 ^{131}I剂量主要根据临床及实验室估计的甲状腺重量（此点为既往^{131}I治疗难点及无法广泛开展的重要原因），同时结合最高摄^{131}I率计算剂量，一般每克甲状腺组织可给2.6～3.7MBq。对重度甲亢患者应待临床症状好转后再予以治疗，服用抗甲状腺药物治疗4～8周甲状腺功能多可明显好转。经^{131}I治疗2～3周后，大多症状逐渐减轻，甲状腺缩小，约60%患者3个月后得到完全缓解。半年后如仍未缓解者，可予以第二次^{131}I治疗，治疗前仍先予以ATD控制症状。

5. 并发症 ^{131}I治疗后随时间延长主要发生甲减，且发生率逐年增加，10年达到40%～70%，亦可加重突眼等。但近期内即可发生以下情况：①放射性甲状腺炎，个别病例可诱发危象；多在1～2周内可出现；②一过性甲减，较少见，多在1月内发生；③一过性甲亢或甲亢复发。故应于^{131}I治疗后严密观察病情变化。

6. 疗效 总体认为此法简便，相对安全，费用低廉，总有效率达95%，临床治愈率在85%以上，复发率低于1%。但治疗后可发生多种急性、慢性并发症，因此，在治疗前必须给患者详细讲明治疗风险，并征得患者同意与签字。

(四) 手术治疗

甲状腺次全切除较内科药物及^{131}I治疗起效快，治愈率高，可达95%左右，且后续甲亢、甲减发生率也较低，但手术亦可能发生一些并发症，甚至是不可逆的，故必须掌握手术指征。

1. 适应证 ①巨大甲状腺压迫邻近器官有明显症状者，或胸骨后甲状腺肿伴甲亢者。②中、重度甲亢患者，长期用药无效，或不能耐受长期服药，或停药后复发者。③结节性甲状腺肿伴甲亢者。④怀疑存在恶变可能者。⑤ATD治疗过敏的妊娠患者，手术应于妊娠T2期（4~6个月）施行。

2. 禁忌证 ①甲亢未明显控制者。②有较重心、肝、肾、肺等疾病或全身情况差不能耐受手术者。③妊娠早期（第三个月前）及晚期（第六个月后）。④较重或发展较快的浸润性突眼。

3. 术前准备 术前均需应用抗甲状腺药物，致高代谢症状明显控制，心率80次/分左右，血TT_3、TT_4基本正常。为减少术中出血和术后危象，于术前2周开始加用复方碘溶液，每次3~5滴口服，一日2~3次。为缩短术前准备时间，近年有使用普萘洛尔或普萘洛尔与碘化物联合作术前准备，2~3日后心率即下降至正常，1周后即可施行手术。

4. 并发症 暂时性或永久性甲状腺功能减退、甲状旁腺功能低下，伤口出血、感染、甲亢危象、喉上或喉返神经损伤及突眼症加重等。

（五）甲亢危象的治疗

本症一旦发生，应予以积极、及时、全面、综合抢救。

1. 抑制甲状腺素产生 大剂量抗甲状腺药物可抑制甲状腺素产生，首选PTU，首剂600mg口服或经胃管灌入，以后每次200mg，每6小时一次。待症状缓解后减量治疗。

2. 抑制甲状腺素释放 为抑制T_4、T_3释放入血，可于抗甲状腺药物后1~2小时加用复方碘溶液5~10滴口服，每6~8小时1次。或用碘化钠0.5~1.0g溶于10%葡萄糖溶液500ml中静脉滴注，每12~24小时1次。待症状缓解后，逐渐减量。一般在2周内停用碘剂。氢化可的松100mg稀释后静脉滴注，每6~8小时1次，也可用相当剂量的地塞米松静脉滴注。可提高机体的应激能力，减少甲状腺素的释放和抑制T_4转变为T_3。

3. 降低甲状腺素浓度 在上述治疗效果不满意时，可选用血液透析或血浆置换、腹膜透析等措施迅速降低血浆甲状腺激素浓度。

4. β受体阻滞剂 普萘洛尔可降低周围组织对甲状腺激素反应，通常剂量为20~40mg，每6~8小时口服1次；或1mg静脉注射，可视病情需要间歇使用，注意心功能。

5. 对症治疗 如镇静、降温（避免使用含水杨酸类药物）、输氧、补液、纠正血压和水电解质、酸碱平衡，注意心、肾功能，防治感染等诱因或伴发病。

（六）浸润性突眼的治疗

多数患者呈自限性，可在3~36月中自发缓解，发展到严重危害视力仅5%左右。应据患者具体情况综合治疗，改善甲状腺功能，尽量避免发生药物性甲减；保护视力、减轻疼痛、防止其并发症。

1. 局部治疗 平素外出时戴茶色眼镜避免刺激，睡眠时取高枕卧位，带抗生素眼膏或眼罩，以防止角膜暴露部受刺激而发生炎症；为减轻眼部刺激可采用0.5%甲基纤维素眼药水或者可的松眼药水。吸烟可以加重本病，应当戒烟。

2. 活动性GO 泼尼松具有抗炎、免疫抑制作用，每日40~80mg，分1~2次服用，持续2~4周，症状好转后逐渐减量。每1~2周减2.5~5mg，需要持续治疗3~12月。严重病例用甲泼尼龙0.5~1.0g加生理盐水静脉滴注，隔日一次，连用3次后，继以大剂量泼尼松口服4周左右，待病情缓解后减至维持量。

3. 其他治疗 可选择眶部放射治疗，与糖皮质激素联合使用可以增加疗效。经上述治疗仍无效或效果不佳时，有视神经压迫可能导致失明时需要行眶内减压术。

（七）妊娠期甲亢的治疗

甲亢合并妊娠时治疗目的是使母体达到轻微甲亢或甲状腺功能正常上限，进而预防胎儿甲亢或甲减，首选 ATD 治疗。

1. 抗甲状腺药物 PTU 与血浆蛋白结合比例高，较 MMI 胎盘通过率低，且 MMI 有较高致皮肤发育不全概率，故 T1 期首选 PTU，T2、T3、哺乳期首选 MMI。使用时用最小有效剂量（如 PTU 50～100mg 口服，一日 2～3 次），甲亢症状控制后，尽快减至维持量，血 FT_3、FT_4 在稍高于正常水平，治疗初期每 2～4 周监测一次，之后可延长至 4～6 周，避免药物过量引起母体和胎儿甲减或胎儿甲状腺肿。

2. 抗甲状腺药物 可从乳汁分泌，如产后仍需继续服药，建议非母乳喂养婴儿。如必须哺乳，应选用 MMI，监测方法同妊娠期。

3. ^{131}I 治疗于妊娠期为禁忌 妊娠期一般不宜行甲状腺次全切除术，如需手术治疗，亦应于妊娠第 4～6 个月施行，否则易引起流产、早产。

（八）胫骨前黏液性水肿的治疗

轻度局限性黏液水肿一般无须特殊治疗。但病程较长者，治疗效果较差，故应争取早日治疗。可用倍他米松软膏局部应用加塑胶包扎每晚 1 次；局部注射透明质酸酶或泼尼松龙混悬液；口服泼尼松或环磷酰胺等。如药物无效可手术切除，继以植皮治疗。

第三节 甲状腺功能减退症

甲状腺功能减退症（hypothyroidism）简称甲减，可由各种原因导致的低甲状腺激素血症或甲状腺激素抵抗而引起的全身性低代谢综合征。

该病起病时年龄不同，功能减退程度不同，对患者病理生理的影响亦不同，所产生的症状各异，临床上可分为三型：①呆小病（又称克汀病）：功能减退始于胎儿期或出生不久的新生儿；②幼年型甲减：功能减退始于发育前儿童期；③成年型甲减：功能减退始于成人期，严重时称为黏液性水肿。本章重点讲述成年型甲减，女性较男性多见，随年龄增加，患病率升高。

一、分类和病因

（一）根据病变发生的部位分类

1. 原发性甲减（primary hypothyroidism） 又称甲状腺性甲减，是由于甲状腺腺体本身病变引起的甲减，占全部甲减的 95% 以上。其中 90% 以上原发性甲减是由自身免疫[该患者血清中常有高滴度抗甲状腺球蛋白抗体（TGAb）和抗甲状腺过氧化酶抗体（TPOAb）]、甲亢 ^{131}I 治疗和甲状腺手术所致。

2. 中枢性甲减（central hypothyroidism） ①垂体性甲减：由垂体病变引起促甲状腺激素（TSH）产生和分泌减少所致的甲减，常见于垂体大腺瘤、颅咽管瘤、垂体手术、垂体炎、垂体外照射及产后大出血垂体坏死；②下丘脑性甲减亦称三发性甲减（tertiary hypothyroidism）：由于下丘脑病变引起促甲状腺激素释放激素（TRH）分泌不足相继引起 TSH、TH 减少所致，常见于下丘脑肿瘤、慢性疾病或放疗。

3. 甲状腺激素抵抗综合征 由于机体 TH 受体基因突变，TH 受体减少或受体后缺陷所致，表现为家族发病，临床差异较大，甲状腺功能大多正常，可有程度不同甲减，亦可表现为甲亢。

（二）根据病变的原因分类

可分为药物性甲减、手术后甲减、^{131}I 治疗后甲减、特发性甲减、垂体或下丘脑肿瘤手术后甲减等。

（三）根据甲状腺功能减低的程度分类

可分为临床甲减（overt hypothyroidism）和亚临床甲减（subclinical hypothyroidism）。

 案例讨论

> **临床案例** 患者，女性，44 岁。因"颜面部水肿、嗜睡、乏力 2 年"就诊。患者于 2 年前无明显诱因出现颜面部水肿、嗜睡、全身乏力，伴有怕冷、脱发、食欲缺乏、腹胀、便秘，而体重增加约 5kg。查体：T 36.2℃，P 67 次/分，R 19 次/分，Bp 115/80mmHg，发育正常，体型偏胖，神清语利，皮肤苍黄干燥，颜面部水肿，眉毛、头发稀疏，双侧甲状腺Ⅱ度肿大，质韧，未触及结节，无触痛，未闻及血管杂音，双肺呼吸音清，心率 67 次/分，律齐，无杂音，心音较低钝，腹平坦，双下肢轻度非可凹性水肿。
>
> **问题** 1. 患者应完善哪些检查可明确诊断？
>
> 　　　2. 患者可能的诊断是什么？

二、临床表现

起病缓慢隐匿，病程较长。初起病时症状不一，缺乏特异性症状和体征。典型患者有以下表现。

1. 精神神经系统 反应迟钝、嗜睡、理解力及记忆力均减退。视力、听觉、触觉、嗅觉均迟钝，耳鸣、眩晕。重者可出现痴呆、幻想、木僵、昏睡甚至惊厥。

2. 黏液性水肿面容 表情淡漠、呆板，面色苍白，面颊及眼睑虚肿，鼻唇增厚，声音嘶哑，头发稀疏、脆弱而无光泽，睫毛及眉毛脱落（尤其眉梢为甚）。舌大而发音不清，言语缓慢。

3. 皮肤与指甲 皮肤苍白或蜡黄，粗糙无光、冷、干而厚、多脱屑，呈非凹陷性黏液性水肿，至疾病后期出现凹陷性水肿。指甲生长缓慢，厚脆，表面常有裂纹。腋毛及阴毛脱落。

4. 消化系统 腹胀、便秘，甚至发生黏液水肿性巨结肠症及麻痹性肠梗阻。胃酸缺乏或维生素 B_{12} 吸收不良。血清总胆固醇、心肌酶谱可升高。

5. 血液系统 机体甲状腺素不足，影响血红蛋白合成，骨髓造血功能减低，可致轻、中度正常细胞性正色素性贫血；胃酸减少，缺乏维生素 B_{12} 或叶酸可致缺铁性贫血或恶性贫血；肠道吸收铁减少可引起小细胞低色素性贫血。自身免疫性甲状腺炎可伴发恶性贫血。

6. 心血管系统 脉搏缓慢，心动过缓，心音低弱。心脏常扩大，常伴有心包积液，较少发生心力衰竭，治疗后多恢复正常。久病者易并发动脉粥样硬化，发生心绞痛和心律失常。

7. 肌肉与关节 肌肉松弛无力，重者进行性肌萎缩，主要累及咀嚼肌、肩、背部和上、下肢肌肉，重症肌无力少见。黏液性水肿患者可伴关节病变，偶有关节腔积液。

8. 内分泌系统 肾上腺皮质功能一般比正常低，血、尿皮质醇降低，ACTH 分泌正常或降低，ACTH 兴奋反应延迟，但无肾上腺皮质功能减退的临床表现。患者性欲减退，男性阳痿，女性月经失调，月经过多，甚而不育。

9. 黏液性水肿昏迷 多见于老年长期未接受治疗者，一旦发生病情危重。大多在冬季寒冷时发病，严重躯体疾患、受寒及感染是最常见的诱因，其他如停用 TH、创伤、手术、麻醉、使用镇静剂等均可诱发。昏迷时四肢松弛、反射消失，体温很低（可在 35℃ 以下），呼吸浅慢，心动徐缓，血压降低，休克，并可伴发心、肾衰竭，常威胁生命。

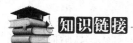

知识链接

妊娠与甲减

妊娠期发生甲减可引起自发性流产、胎盘早剥、胎儿窘迫、早产及妊娠高血压，亦可导致后代智力发育障碍。妊娠期甲减的诊断指标是血清 TSH 和 TT_4/FT_4。目前主张对妊娠妇女常规检测 TSH，亦应检测甲状腺过氧化物酶抗体（TPOAb）。现国际上推荐妊娠早期 TSH 正常范围的上限为 2.5mIU/L，若超出上限，且 TPOAb 阳性者，推荐给予 $L-T_4$ 治疗；TPOAb 阴性者，不反对也不支持给予 $L-T_4$ 治疗，但需定期检测甲状腺功能，以及时发现甲状腺功能的恶化。妊娠期甲减的治疗首选左甲状腺素（$L-T_4$），每 2~4 周检测甲状腺功能，最好在妊娠 8 周之内达标，达标后每 6~8 周检测甲状腺功能。

三、实验室检查

1. 血清 T_3、T_4 多降低，亚临床甲减者血清 T_4、T_3 正常，由于总 T_3、T_4 可受 TBG 的影响，故游离 T_3、T_4（FT_3、FT_4）敏感性高于总 T_3、T_4，直接反映甲状腺功能。

2. 血清 TSH 测定 为最主要的检测项目，TSH 于甲状腺功能变化时相应变化速度较 T_3、T_4、FT_3、FT_4 迅速而显著，对诊断甲减极为重要。原发性甲减者增高，可比正常高数十倍，而继发于下丘脑、垂体病变者始终降低，由此可予鉴别甲减病因。

3. 抗体测定 怀疑甲减由自身免疫性甲状腺炎所致者，应测定抗甲状腺球蛋白抗体（TGAb）和抗甲状腺过氧化酶抗体（TPOAb）。

4. 其他检查 实验室检查可发现轻中度贫血，血清总胆固醇、甘油三酯、LDL-C 增高，基础代谢率低，糖耐量实验呈低平曲线，心电图可呈现窦性心动过缓、低电压、T 波低平甚至倒置表现，部分病例 X 线检查见心脏向两侧增大，或伴心包积液和胸腔积液。

四、诊断与鉴别诊断

临床上明显甲减的症状和体征，血清中 TSH 水平升高，甲状腺素水平减低，原发性甲减即可以成立；若甲状腺素水平减低，血清中 TSH 水平减低或正常，则考虑中枢性甲减。

甲减应与以下疾病鉴别：①贫血者：被误诊为缺铁性贫血及恶性贫血，检测 TSH 及 T_4 可鉴别；②慢性肾炎：发展至肾病综合征可表现全身水肿，与黏液水肿易混淆，FT_3、TT_3 水平可降低，但 FT_4、TT_4、TSH 正常；③特发性水肿：有水肿而无甲减的其他表现，甲功正常。

以下情况均应考虑排除不典型甲减：存在无法解释的体重增加；没有明显盆腔疾患的月经紊乱；对洋地黄或利尿剂治疗无效、原因未明的心力衰竭；"特发性"高脂血症和原因未明的腹水等。

五、治疗

（一）L-甲状腺素钠（LT_4）替代治疗

LT_4 目前为最常用药物，药效稳定，半衰期 7 天，起效慢而持久，每日清晨服药一次。服药 1 月疗效明显，成人治疗量约为 50~200μg/d，剂量取决于患者的年龄、病情、体重和个体差异；目标是将血清 TSH 和甲状腺激素水平恢复到正常范围内，通常需要终身用药。服药方法：一般从 25~50μg/d 开始，每 1~2 周增加 25μg/d，直到达到治疗目标。患有缺血性心脏病的患者起始剂量宜小，调整剂量宜慢，防止诱发和加重心脏病。为达到治疗目标，每 4~6 周测定激素指标以调整 LT_4 剂量；目标达到后，需 6~12 月复查一次激素水平。

（二）亚临床甲减治疗

目前认为其处理应据病因及患者年龄而异，如实验室检查 TSH > 10mU/L、高脂血症、妊娠期妇女、医源性亚临床甲减亦应治疗。

（三）黏液性水肿昏迷的治疗

1. 甲状腺制剂 黏液性水肿昏迷是死亡率很高的内科急症，必须积极抢救。首先应去除或治疗诱因，积极予以补充甲状腺素，因 LT₃ 作用迅速，故开始阶段，首次 40 ~ 120μg 静脉注射，以后每 6 小时 5 ~ 15μg，直至患者清醒改为口服。如无上述制剂可用 LT₄ 50 ~ 100μg 经胃管给药，每 4 ~ 6 小时 1 次。有心脏病者，起始量宜较小，为一般剂量的 1/5 ~ 1/4。

2. 肾上腺皮质激素 氢化可的松 50 ~ 100mg 静脉滴注，每 6 ~ 8 小时 1 次，清醒后递减或撤除。

3. 吸氧 保持气道通畅，保证足够的肺部通气。

4. 保暖 宜用增加被褥和提高室温等办法保暖，促使患者体温缓慢地上升。

5. 补液 适当补液及供给维生素 B，注意勿补液量过多，以免诱发心衰，应监测心肺功能、电解质。

6. 升压药 经上处理如血压仍不上升者，酌情应用少量升压药，但应注意升压药与甲状腺激素同时应用易发生心律失常。

六、预防

成人的甲减不少是医源性甲减，见于手术切除或放射性¹³¹I 治疗甲亢后，掌握¹³¹I 剂量及甲状腺的手术切除量以防切除过多或剂量过大，可有效预防甲减。

第四节 甲状腺炎

甲状腺炎是因甲状腺组织变性、渗出、坏死、增生等炎症病变致甲状腺滤泡破坏引起的一系列临床病症，临床上可分为急性、亚急性和慢性三类，甲状腺功能可正常、亢进、减退，常见的有亚急性甲状腺炎与自身免疫性甲状腺炎，急性化脓性较少见。本章重点介绍亚急性甲状腺炎与自身免疫性甲状腺炎。

一、亚急性甲状腺炎

亚急性甲状腺炎（subacute thyroiditis）又称肉芽肿性甲状腺炎、巨细胞性甲状腺炎，是由病毒感染引起的自限性甲状腺炎，甲状腺疼痛性疾病中最为常见，其发病率约占甲状腺疾病的 5%，男女发病比例为 1 : 3 ~ 1 : 6，30 ~ 50 岁女性多发，一般不遗留甲状腺功能减退症。

（一）病因

一般认为与病毒感染有关，患者发病前 1 ~ 3 周常曾发生上呼吸道感染、腮腺炎或麻疹等病史，发病时患者血清中发现流感病毒、柯萨奇病毒、腺病毒、腮腺炎病毒等病毒抗体滴度增高，在患者甲状腺组织中亦可发现这些病毒。有与 HLA - B35 相关报道提示遗传因素亦可能参与发病。

（二）病理

甲状腺肿大可表现为甲状腺的一部分、一侧甲状腺或双侧甲状腺，常不对称。早期受累滤泡有淋巴细胞与多形核白细胞浸润，致滤泡细胞破坏；进一步发展，滤泡内胶质减少或消失，滤泡内上皮细胞与多核巨细胞形成结核样肉芽肿组织，此为其特征性改变；之后炎症消退，出现纤维化，滤泡细胞开始再生，均能恢复至正常甲状腺结构。

（三）临床表现

该病具有季节趋势，夏秋季节多发。起病急，起病时常伴有畏寒、发热、咽痛、肌肉疼痛、乏力等上呼吸道感染症状、体征。特征性表现为甲状腺部位疼痛和压痛，可突然发生，也可逐渐出现，伴有放射痛，可累及同侧耳、咽、喉、下颌角等。初期可出现心悸、体重减轻、神经过敏等甲状腺毒症症状。体格检查可发现甲状腺轻度肿大，常可触及质地较硬结节，压痛明显，可先位于一侧，一段时间后可消失，之后另一侧又出现。整个病程多持续 6～12 月，少数患者可反复迁延不愈，超过 2 年者少见。大多可完全恢复，极少复发。

 案例讨论

　　临床案例　患者，女性，40 岁，因"颈部疼痛伴发热 2 周"而就诊。2 周前出现颈部疼痛、发热，体温波动在 37.6℃～38.5℃，近一周有心悸、多汗、体重减轻症状。查体：T 38.3℃，P 105 次/分，神清语利，查体合作，颜面潮红，眼球不突出，咽部充血，扁桃体无肿大，表面无脓性分泌物。甲状腺左叶Ⅱ度肿大，质硬，触痛明显，未闻及血管杂音，双肺呼吸音清晰。心率 105 次/分，律齐，各瓣膜听诊区未闻及杂音。双下肢无水肿，双手指无明显细颤。

　　问题　1. 患者应进一步完善哪些检查？

　　　　　　2. 目前初步诊断是什么？

　　　　　　3. 如何处理？

（四）实验室和其他检查

白细胞计数轻度至中度增高，血沉明显增快，多≥40mm/h，甚而可达 100mm/h。急性期由于甲状腺滤泡大量破坏，TT_3、TT_4 释放入血而升高，致 TSH 受抑制降低，而甲状腺摄取 ^{131}I 率明显降低，呈现"分离现象"，是本病的特征。本病初期血清 TT_3、TT_4 升高；之后出现一过性甲状腺功能减退期，血清 TT_3、TT_4 降至正常水平以下，TSH 回升至高于正常，^{131}I 摄取率开始恢复；继而进入甲状腺功能恢复期，血清 TT_3、TT_4、TSH 与 ^{131}I 摄取率均恢复正常。甲状腺彩色多普勒超声无血流增加，可呈弥漫性或局灶性低回声。

（五）诊断和鉴别诊断

1. 诊断　有典型症状，发病前有上呼吸道感染病史，结合甲状腺疼痛、肿大，实验室检查等一般较容易诊断。

2. 鉴别诊断　应注意与以下情况鉴别诊断：①化脓性甲状腺炎早期的主要症状有时为咽部疼痛，可误诊为上呼吸道感染或咽炎等，当出现甲状腺局部症状时才得以诊断，实验室检查白细胞明显增高，甲状腺功能、^{131}I 摄取率正常；②结节性甲状腺肿、甲状腺瘤内出血，也可出现甲状腺部位疼痛，无全身症状，甲状腺摄 ^{131}I 率不降低，血沉不增快；③少数自身免疫性甲状腺炎可有局部疼痛与压痛，与本病易混淆，但甲状腺常呈弥漫性肿大，TGAb 和 TPOAb 常明显增高，血沉升高不明显；④甲状腺癌有时可有局部疼痛与压痛，甲状腺穿刺活组织检查有助于诊断；⑤极少数患者可合并 Graves 病，测定 TRAb 水平增高，甲状腺穿刺活组织检查同时存在多核巨细胞肉芽肿、甲状腺滤泡增生及放射状黏液丝，^{131}I 摄取率检查增强及高峰前移有助于诊断。

（六）治疗

该病常为自限性，轻症病例不需特殊治疗，予以非甾体类消炎、止痛，吲哚美辛（消炎痛）每次 25mg 口服，3～4 次/天，症状 2 周后多明显减轻。症状较重者，持续发热、甲状腺肿大、疼痛明显，每日口服泼尼松 20～40mg，可迅速控制症状，体温下降，疼痛消失，甲状腺肿大亦缩小或消失。2~3周后可逐渐减量，疗程2~3个月，停药后可复发，再次治疗仍有效。有甲状腺毒症者可服用普萘洛尔以控制症状。少数患者可出现一过性甲状腺功能减退，如症状明显，可适当补充左甲状腺素。极少数患者发生永久性甲减，应予以TH替代治疗。

二、自身免疫性甲状腺炎

自身免疫性甲状腺炎（autoimmune thyroiditis，AIT）可分为五种类型：①桥本甲状腺炎（Hashimoto thyroiditis，HT）：以往称慢性淋巴细胞性甲状腺炎，是AIT的经典类型，甲状腺显著肿大，50%伴临床甲减；②萎缩性甲状腺炎（atrophic thyroiditis，AT）：以往称为特发性甲状腺功能减低症、原发性黏液水肿，甲状腺萎缩，多数伴临床甲减；③甲状腺功能正常的甲状腺炎（euthyroid thyroid，ET）：甲状腺功能正常，仅表现为甲状腺淋巴细胞浸润，甲状腺自身抗体TPOAb或（和）TgAb阳性；④无痛性甲状腺炎（silent thyroiditis）：又称亚急性淋巴细胞甲状腺炎、寂静型甲状腺炎，甲状腺多呈轻度弥漫性肿大，有不同程度的淋巴细胞浸润，甲状腺功能变化类似亚急性甲状腺炎，即甲亢、甲减、恢复期，部分患者发展为永久性甲减。产后甲状腺炎（postpartum thyroiditis，PPT）是无痛性甲状腺炎的一个亚型，发生在妇女产后，可出现甲状腺功能一过性或永久性异常；⑤桥本甲亢（hashitoxicosis）：少数Graves病可以和桥本甲状腺炎并存，称为桥本甲亢，有典型甲亢的临床表现和实验室检查，血清TgAb和TPOAb滴度高，甲状腺穿刺活检同时存在两种病变。本节重点阐述桥本甲状腺炎。

（一）病因和发病机制

1. 本病有家族聚集现象 有研究显示本病遗传易感性与HLA-DR3、HDL-DR5有关。流行病学研究结果显示本病发生的一个重要环境因素是饮食中的碘化物，在碘摄入量高的区域AIT的发病率显著增加，隐性患者可因碘摄入量增加发展为临床甲减。

2. 本病发生公认的病因是自身免疫 从患者血清中可检出效价很高的抗甲状腺各种成分的自身抗体：抗甲状腺球蛋白抗体（TGAb）、TSH受体刺激阻断性抗体（TSBAb）、抗甲状腺过氧化物酶抗体（TPOAb）等。自身免疫主要为抑制性T淋巴细胞遗传性缺陷，其对B淋巴细胞功能缺少正常的抑制作用，导致甲状腺自身抗体的产生，TPOAb和TGAb有固定补体和细胞毒性，参与甲状腺细胞的损伤。研究表明，桥本甲状腺炎与细胞凋亡有关。在HT患者，T淋巴细胞在甲状腺自身抗原的刺激下释放细胞因子（TNF-α、IFN-γ、IL-2等），致炎细胞因子可调节促凋亡蛋白Fas的表达增加，导致甲状腺细胞凋亡。

（二）病理

甲状腺呈弥漫性增大，可出现结节，质地坚韧。显微镜下有不同程度的淋巴细胞和浆细胞浸润以及纤维化，多数病例有淋巴滤泡形成，伴有生发中心，上皮细胞随病程有不同形态学变化，早期滤泡增生，后变小、萎缩，呈Askanazy细胞，进而滤泡上皮细胞被破坏。

 案例讨论

临床案例 患者，女性，50岁，因20天前体检时发现颈部肿大就诊。患者平素无嗜睡、怕冷、食欲下降、体重增加、乏力等症状，亦无心慌、怕热、多汗、烦躁、易怒、多食、易饥；查体：T36.3℃，P78次/分，浅表淋巴结未触及肿大，眼球无突出，双侧甲状腺Ⅱ度肿大，质地韧，表面不光滑，无触痛，与周围组织无粘连，未闻及血管杂音。实验室检查FT₃、FT₄、TSH均正常。

问题 1. 患者目前初步诊断是什么？
2. 应完善哪些检查？
3. 如何处理？

（三）临床表现

本病起病隐匿，多见于女性，可达90%，各年龄均可发病，以30~50岁多见。临床发病缓慢，多数患者以甲状腺肿大或甲减症状就诊。甲状腺肿大常为中度肿大，两侧可不对称，可呈结节状，质地坚硬。萎缩性甲状腺炎则表现为甲状腺萎缩。HT初期时甲状腺功能可正常，也可表现为甲亢，继而功能减退发展至甲减。少数病例发病过程类似于亚急性甲状腺炎，但疼痛、发热等不明显，故称之为无痛性甲状腺炎。分娩后发生者则称为产后甲状腺炎。

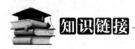 **知识链接**

产后甲状腺炎

产后甲状腺炎（PPT）是AIT一个类型，表现为产后1年内出现一过性或永久性甲状腺功能异常。其原因为分娩后免疫机制解除，潜在AIT转变为临床形式。目前公认TPOAb是预测妊娠妇女发生PPT的重要指标，TPOAb阳性者发病风险增加20倍。该病多数患者没有症状而不易被诊断。据甲状腺功能将该病分为以下类型：甲亢甲减双向型（该型为典型临床过程）、甲亢单相型和甲减单向型。甲亢期发生于产后1~6个月，因甲状腺破坏后甲状腺激素释放入血而发生甲状腺毒血症；甲减期发生于产后3~8个月，此时甲状腺滤泡上皮因炎症损伤而致甲状腺素合成减少；恢复期发生于产后6~12个月，但约有20%遗留为永久性甲减。甲状腺多为轻、中度肿大，质地中等，无触痛。

（四）实验室和其他检查

（1）血清TPOAb滴度明显增高为本病特征之一，TGAb也常明显升高。

（2）甲状腺激素和TSH随甲状腺破坏程度相应变化，早期血清TT_3与TT_4在正常范围内，甲状腺^{131}I摄取率正常或增高，但可被T_3所抑制；后TSH逐渐升高形成亚临床甲减；最后甲状腺^{131}I摄取率下降，此时出现明显甲状腺功能减退的症状。

（3）甲状腺超声显示甲状腺肿，回声不均；甲状腺核素扫描呈均匀弥漫性摄碘功能减低；细针穿刺活检常用于与结节性甲状腺肿鉴别，可见典型的大量淋巴细胞浸润和（或）纤维增生。

（五）诊断和鉴别诊断

凡是患者有弥漫性甲状腺肿大，质地较韧，特别是伴峡部锥体叶肿大，尤其中年妇女，无论其甲状腺功能是否改变，均应疑为本病；如TGAb、TPOAb测定呈显著增高，即可诊断。伴临床甲减或亚临床甲减支持该诊断，甲状腺细针穿刺可帮助诊断和鉴别诊断。

本病甲状腺可有多个结节，质地较硬，应和甲状腺腺癌相鉴别，分化型甲状腺癌以结节为首发症状，甲状腺无明显肿大，抗体阴性，必要时行甲状腺活检确诊。少数病例发病较急，可出现局部疼痛和结节，需与亚急性甲状腺炎相鉴别；后者经询问病史，并结合其具有自限性、泼尼松治疗效果显著等特点鉴别不难。

（六）治疗

目前不能针对病因治疗，现提倡低碘饮食。早期甲状腺肿大或症状常不明显，可不给药物治疗，密切随访观察。如有血清TSH增高（亚临床甲减）而症状不明显者可予以$L-T_4$治疗；如甲状腺肿大明显且有压迫症状而甲状腺功能正常者，亦应予以$L-T_4$治疗，必要时需行手术治疗。对有甲减表现者，则必须进行替代治疗。如甲状腺迅速肿大或伴疼痛、压迫症状者，可短期应用糖皮质激素，以较快缓解症状，症状缓解后逐渐递减，病情稳定后停药。

第五节 甲状腺结节

甲状腺结节（thyroid nodule）是指甲状腺细胞在局部异常生长所出现的一个或者多个组织结构异常的团块。甲状腺结节是内分泌系统的多发病和常见病。触诊获得的甲状腺结节患病率为3%~7%，高分辨率B超检查获得的甲状腺结节的患病率为20%~76%。甲状腺结节多为良性结节，甲状腺结节中的甲状腺癌的患病率为5%~15%。甲状腺结节诊治的关键是鉴别良、恶性。

一、分类及病因

甲状腺结节病因有多种，可分为良性和恶性两大类。

1. 增生性结节性甲状腺肿 各种原因，包括碘过量或过低、食用致甲状腺肿的物质、服用致甲状腺肿药物或甲状腺激素合成酶缺陷等，导致甲状腺滤泡上皮细胞增生，形成结节。

2. 肿瘤性结节 甲状腺良性腺瘤、甲状腺乳头状癌、滤泡细胞癌、Hürthle细胞癌、甲状腺髓样癌、未分化癌、淋巴瘤等甲状腺滤泡细胞和非滤泡细胞恶性肿瘤以及转移癌。

3. 囊肿 结节性甲状腺肿、腺瘤退行性变和陈旧性出血导致囊肿形成。部分甲状腺癌，特别是乳头状癌也可发生囊性变。少数囊肿为先天的甲状舌骨囊肿和第四鳃裂残余所致。

4. 炎症性结节 急性化脓性甲状腺炎、亚急性甲状腺炎、慢性淋巴细胞性甲状腺炎均可以结节形式出现。极少数情况下甲状腺结节为结核或梅毒所致。

 案例讨论

> **临床案例** 刘某，女性，62岁，主因发现"颈部肿大2月"而就诊。患者平素无多汗、乏力、心悸、手抖，亦无胸闷、气促等。精神尚可，夜间睡眠差，食欲好，大、小便正常。体格检查：T 37.1℃，P 70次/分，R 20次/分，BP 115/80mmHg，发育正常，神志清楚，查体合作，双眼球无突出，甲状腺左侧肿大，可触及一2cm×2cm结节，质地中等，无压痛，随吞咽上下活动。双肺呼吸音清，心率70次/分，律齐无杂音，腹平坦，双下肢无浮肿，无病理征。
>
> **问题** 1. 患者应进一步完善哪些检查？
> 　　　　2. 目前诊断是什么？

二、临床表现

大多数甲状腺结节患者没有临床症状。合并甲状腺功能异常时，可出现相应的临床表现。部分患者由于结节压迫周围组织，出现声音嘶哑、呼吸、吞咽困难等压迫症状。

下述病史和体格检查结果是甲状腺癌的危险因素：①童年期头颈部放射线照射史或放射性尘埃接触史；②全身放射治疗史；③有甲状腺癌的既往史或家族史；④男性；⑤结节生长迅速；⑥伴持续性声音嘶哑、发音困难，并可排除声带病变（炎症、息肉等）；⑦伴吞咽困难或呼吸困难；⑧结节形状不规则、与周围组织粘连固定；⑨伴颈部淋巴结病理性肿大。

三、实验室及辅助检查

1. 甲状腺功能检查 所有甲状腺结节患者均应检测血清促甲状腺激素（TSH）和甲状腺激素水平。研究显示，绝大多数甲状腺恶性肿瘤患者甲状腺功能处于正常状态。甲状腺结节患者如伴有 TSH 水平低于正常值，其结节为恶性的比例低于伴有 TSH 水平正常或升高者。

2. 甲状腺自身免疫性抗体检查 血清 TPOAb 和 TGAb 水平检测对诊断桥本甲状腺炎很有帮助，尤其是对血清 TSH 水平增高者。85% 以上桥本甲状腺炎患者，血清抗甲状腺抗体水平增高。但少数桥本甲状腺炎可合并甲状腺乳头状癌或甲状腺淋巴瘤。

3. 甲状腺球蛋白（Tg）水平测定 是甲状腺产生的特异性蛋白，由甲状腺滤泡上皮细胞分泌。多种甲状腺疾病均可引起血清 Tg 水平升高，包括 DTC、甲状腺肿、甲状腺组织炎症或损伤、甲状腺功能亢进症等，因此血清 Tg 不能鉴别甲状腺结节的良恶性。

4. 降钙素（CT）水平测定 CT 由甲状腺滤泡旁细胞（C 细胞）分泌血清 CT > 100pg/ml 提示甲状腺髓样癌（MTC）。

5. 甲状腺超声检查 高分辨率超声检查是评估甲状腺结节的首选方法。甲状腺超声不仅可以用于结节性质的判定，也可以用于超声引导下甲状腺穿刺定位、治疗和随诊。所有怀疑有甲状腺结节或已有甲状腺结节患者都应进行甲状腺超声检查。检查报告应包括结节的位置、形态、大小、数目、结节边缘状态、内部结构、回声形式、血流状况和颈部淋巴结情况。

知识链接

甲状腺超声检查提示结节恶性变的特征

高清晰甲状腺超声检查提示结节恶性变的特征：微小钙化；结节边缘不规则；结节内血流信号紊乱。三个特征特异性高，均达到 >80%，但敏感性较低，为 29%～77.5%。单独一项特征不足以诊断恶性病变，但如果同时存在 2 种以上特征或低回声结节中出现其中一个特征时，诊断恶性病的敏感性可提高到 87%～93%。除此之外，以下也提示恶性变可能：低回声结节侵犯到甲状腺包膜外或甲状腺周围的肌肉中；低回声结节伴颈部淋巴结肿大，同时超声检查显示淋巴结结构消失、或呈囊性变、或淋巴结内出现微小钙化，或血流信号紊乱。

6. 甲状腺核素显像 甲状腺核素显像是目前唯一能够评价甲状腺结节功能状态的影像学检查方法。依结节对放射性核素摄取能力可将结节分为"热结节"、"温结节"和"冷结节"，其中"热结节"占 10%，"冷结节"占 80%。"热结节"中 99% 为良性，恶性极为罕见；"冷结节"中恶性率 5%～8%。因此，用"冷结节"来判断甲状腺结节的良、恶性帮助不大。本法适用于甲状腺结节合并甲亢或亚临床甲亢者，以明确结节是否为"热结节"。

7. 磁共振成像（MRI）和计算机断层扫描（CT）检查 在甲状腺结节发现和结节性质的判断方面，MRI 或 CT 不如甲状腺超声敏感，而且价格昂贵，故不推荐常规使用。但在评估甲状腺结节与周围组织的关系，特别是用于发现胸骨后甲状腺肿上有特殊诊断价值。

8. 甲状腺细针吸取细胞学活检（FNAC） 是鉴别结节良、恶性最可靠、最有价值的诊断方法，文献报道敏感性 83%，特异性 92%，准确性 95%，怀疑恶性变者均应进行 FNAC。FNAC 可用于术前明确癌肿的细胞学类型，有助于确定手术方案，值得注意是 FNAC 不能区分滤泡状癌和滤泡细胞腺瘤。凡直径 >1cm 的甲状腺结节，均可考虑 FNAC 检查。但在下述情况下，FNAC 不作为常规：①经甲状腺核素显像证实为有自主摄取功能的"热结节"；②超声提示为纯囊性的结节；③根据超声影像已高度怀疑为恶性的结节。直径 <1cm 的甲状腺结节，不推荐常规行 FNAC。与触诊下 FNAC 相比，超声引导下 FNAC 的取材成功率和诊断准确率更高。为提高 FNAC 的准确性，可采取下列方法：在同一结节的多个部位重复穿刺取材；在超声提示可疑征象的部位取材；在囊实性结节的实性部位取材，同时进行囊液细胞学检查。此外，经验丰富的操作者和细胞病理诊断医师也是保证 FNAC 成功率和诊断准

确性的重要环节。

四、诊断

甲状腺结节诊断的核心是鉴别结节的良、恶性。结节的病因诊断过程，无论是症状、体征，还是实验室和辅助检查都将围绕良、恶性鉴别核心进行。

五、治疗

1. 甲状腺恶性结节的处理 绝大多数甲状腺恶性肿瘤需首选手术治疗。甲状腺未分化癌由于恶性度极高，诊断时几乎都有远处转移，单纯手术难于达到治疗目的，故应选用综合治疗的方法。甲状腺淋巴瘤对化疗和放疗敏感，一旦确诊，应采用化疗或放疗。

2. 甲状腺良性结节的处理 绝大多数甲状腺良性结节患者，不需要特殊治疗，需要随诊，每6月~12月随诊一次，行甲状腺超声检查，必要时重复FNAC。L-T$_4$抑制治疗适用于以下情况：生活在缺碘地区；结节体积小，且患者年纪轻；结节功能非自主。手术治疗适用于结节出现压迫症状、位于胸骨后或纵隔内。放射性^{131}碘治疗适用于自主功能的"热结节"。

3. 可疑恶性和诊断不明甲状腺结节的处理 囊性或实性结节，经FNAC检查不能明确诊断者，应重复FNAC检查。重复FNAC检查仍不能确诊，尤其是结节较大、固定者，需手术治疗。

4. 妊娠期间甲状腺结节的处理 妊娠期间发现的甲状腺结节与非妊娠期间甲状腺结节的处理相同。妊娠期间禁止进行甲状腺核素显像检查和放射性^{131}碘治疗。FNAC可在妊娠期间进行，也可推迟在产后进行。恶性结节手术时间：在妊娠的3~6个月做手术较为安全，否则，手术则应在选择在产后进行。如不怀疑恶性或无明显压迫表现时，如需要手术，应尽量安排在产后进行。

第六节 甲状腺癌

甲状腺癌（thyroid carcinoma）是一种较常见的恶性肿瘤，约占甲状腺原发性上皮性肿瘤的1/3，男女之比约2∶3，任何年龄均可发生，但以40岁~50岁多见。甲状腺癌中以分化型乳头状癌和滤泡癌最常见，两者合计占甲状腺癌的90%以上。

一、发病机制

分化型甲状腺癌（differentiated thyroid carcinoma，DTC）包括乳头状癌和滤泡癌。分化型甲状腺癌发病机制虽未完全阐明，目前研究显示涉及染色体异常、多个基因的异常。研究发现乳头状癌中50%的患者癌组织中存在染色体异常，主要涉及10号染色体长臂。*ret* 原癌基因就位于10q11.2。滤泡癌中发现40%的患者存在 *ras* 点突变，但 *ret* 没有异常。同时发现部分滤泡癌中存在3号染色体的缺失、部分缺失和缺失重排等。除基因因素外，其他众多与甲状腺癌发生有关的因素中，射线暴露是唯一证实的致病因素。其他可能因素包括甲状腺良性疾病、女性、生殖因素、碘和饮食、体重、职业和药物、吸烟等。

二、病理改变

1. 乳头状癌 是甲状腺癌中最常见的类型。肿瘤生长慢，恶性程度较低，预后较好，10年存活率达80%以上。肉眼观：肿瘤一般呈圆形，直径约2~3cm，无包膜，质地较硬，切面灰白，部分病例有囊形成，常伴有出血、坏死、纤维化和钙化。光镜下：乳头分支多，乳头中心有纤维血管间质，间质内常见呈同心圆状的钙化小体，即砂粒体（psammoma body），有助于诊断。乳头上皮可呈单层或多层，癌细胞可分化程度不一，核染色质少，常呈透明或毛玻璃状，无核仁。

2. 滤泡癌 一般比乳头状癌恶性程度高、预后差，仅次于甲状腺乳头状癌而居第二位。多发于 40 岁以上女性，早期易血行转移，癌组织侵犯周围组织或器官时可引起相应的症状。肉眼观：结节状，包膜不完整，境界较清楚，切面灰白、质软。光镜下：可见不同分化程度的滤泡，有时分化好的滤泡癌很难与腺瘤区别，需多处取材、切片，注意是否有包膜和血管侵犯加以鉴别；分化差的呈实性巢片状，肿瘤细胞异型性明显，滤泡少而不完整。

3. 髓样癌 甲状腺髓样癌是源于 C 细胞肿瘤。肿瘤多位于双侧甲状腺的上 1/3，常有局部或对侧淋巴结转移。

4. 未分化癌 未分化癌少见，恶性程度极高，早期即可发生远处转移，死亡率极高，没有包膜，浸润范围广，使甲状腺形态发生改变。有些地方像石头一样硬，而有些地方则比较柔软或是较脆。邻近结构的浸润如皮肤、肌肉、血管、咽部和食管很常见，迅速发生周围组织和全身转移。病理学大体上呈棕白色，肉质感、个大，有明显的出血和坏死区。镜下：病变部分由不典型细胞组成，细胞内可见许多有丝分裂，形成众多。常以纺锤形细胞和多个核巨型细胞为主，其次为鳞状细胞。

三、临床表现

颈前有肿大结节是本病最基本的临床特征，也是诊断本病的主要依据。若触及表面不光滑，边缘不清楚，并且固定不动的无痛肿块，则绝大可能为恶性肿瘤。大多数患者甲状腺功能在正常范畴，临床无甲状腺功能紊乱的表现。在肿瘤增大时，部分患者可有局部压迫症状，压迫气管可引起胸闷、气憋、咳嗽；压迫声带麻痹可致声音嘶哑；压迫颈交感神经，可出现呼吸困难、吞咽困难等。

四、诊断

甲状腺针刺活检在术前诊断的意义最大，局部触诊及超声波、^{131}I 甲状腺扫描对甲状腺癌有一定的判断价值。CT、MRI 可以估计甲状腺外组织被累及的情况。

五、治疗

（一）外科治疗

明确诊断或者高度怀疑甲状腺癌的患者，应及早手术。

对已确诊为甲状腺癌者应采用何种处理规则，要取决于患者的体质情况、癌肿的病理类型和临床分期。①乳头状癌：临床上具有恶性程度低、颈淋巴结转移率高、好发于中青年妇女等特点，手术治疗必须考虑以上这些因素。如果癌肿局限在一侧的腺体内，可将患侧腺体连同峡部全部切除，同时行对侧腺体大部切除。但如果癌肿已侵及左右两叶，则需将两侧腺体连同峡部全部切除。手术后 5 年治愈率可达 80% 以上。临床实践证明，对没有颈淋巴结转移的乳头状腺癌不需同时清除患侧颈部淋巴结，预防性颈淋巴结清除不能提高治愈率。但应强调术后随访有重要性，然而对边远山区或农村的患者缺乏随访条件应区别对待。对颈部有淋巴结肿大的患者，进行包括颈淋巴结清扫术在内的甲状腺癌联合根治术。②滤泡状腺癌：虽是低度恶性甲状腺癌，但它的转移方式主要是血行转移，淋巴结转移约占 20%，临床上无颈部淋巴结肿大者，一般不作预防性颈清扫术。有颈淋巴结转移者不一定同时有血行转移，所以治疗性颈清扫术还是必要的。③髓样癌：恶性程度中等，常沿淋巴道及血行转移，一旦颈部淋巴结转移，即可较快浸润到包膜外，累及周围组织，所以确诊后不管临床能否扪及肿大淋巴结，一律做选择性颈淋巴结清扫术。伴有嗜铬细胞瘤者，在甲状腺手术以前首先要处理嗜铬细胞瘤，否则术中会激发高血压，影响手术顺利进行。④未分化癌：由于本病病程短，进展快，首诊时大多数已失去根治机会，预后恶劣，不宜手术治疗或仅能做活检以明确诊断。但偶尔有病灶较小，适宜手术的还应积极争取作根治性手术。

（二）术后 RAI 治疗

^{131}I 是甲状腺癌术后治疗的重要手段之一。^{131}I 治疗包含两个层次：一是采用 ^{131}I 清除 DTC 术后残留的甲状腺组织，简称 ^{131}I 清甲；二是采用 ^{131}I 清除手术不能切除的 DTC 转移灶，简称 ^{131}I 清灶。

甲状腺癌术后 ^{131}I 清甲的意义包括：①利于通过血清 Tg 和 ^{131}I 全身显像（whole body scan，WBS）监测疾病进展；②^{131}I 清灶治疗的基础；③清甲后的 WBS、单光子发射计算机断层成像（SPECT）利于对 DTC 进行再分期；④可能治疗潜在的 DTC 病灶。目前对术后 ^{131}I 清甲治疗的适应证尚存争议，总体来说，除所有癌灶均 <1cm 且无腺外浸润、无淋巴结和远处转移的 DTC 外，均可考虑 ^{131}I 清甲治疗。妊娠期、哺乳期、计划短期（6 个月）内妊娠者和无法依从辐射防护指导者，禁忌进行 ^{131}I 清甲治疗。

（三）甲状腺素抑制治疗

甲状腺癌术后 TSH 抑制治疗是指手术后应用甲状腺激素将 TSH 抑制在正常低限或低限以下、甚至检测不到的程度，一方面补充甲状腺癌患者所缺乏的甲状腺激素，另一方面抑制 DTC 细胞生长。TSH 抑制治疗用药首选 L－T$_4$ 口服制剂。TSH 抑制水平与甲状腺癌的复发、转移和癌症相关死亡的关系密切，特别对高危患者，这种关联性更加明确。TSH >2mU/L 时癌症相关死亡和复发增加。高危患者术后 TSH 抑制至 <0.1mU/L 时，肿瘤复发、转移显著降低。低危患者术后 1 年 TSH 抑制正常参考值下限，之后 5～10 年维持在 2.0mU/L 以下。长期使用超生理剂量甲状腺激素，会造成亚临床甲亢。因此，甲状腺素抑制治疗应评估 DTC 复发或致死的风险和 L－T$_4$ 治疗的副作用风险，权衡利弊，个体化达标。

（四）化学治疗

分化型甲状腺癌对化疗反应差，仅和其他治疗方法联用于一些晚期局部无法切除或远处转移的患者。以阿霉素最有效，反应率可达 30%～45%，可延长生命，甚至在癌灶无缩小时长期生存。相比而言，未分化癌对化疗则较敏感，多采用联合化疗，常用药物有阿霉素（ADM）、环磷酰胺（CTX）、丝裂霉素（MMC）、长春新碱（VCR）。

六、转移和复发的监测与治疗

随访期间发现的复发或转移，可能是原先治疗后仍然残留的病灶，也可能是曾治愈的癌细胞再次出现了病情的进展。约 30% 的 DTC 患者会出现复发或转移，其中 2/3 发生于手术后的 10 年内，有术后复发并有远处转移者预后较差。因此，需要对 DTC 患者进行长期随访，监测肿瘤的复发和转移。局部复发或转移可发生于甲状腺残留组织、颈部软组织和淋巴结，远处转移可发生于肺、骨、脑和骨髓等。

对于经手术和 ^{131}I 治疗后的 DTC 患者，血清 Tg 对于监测 DTC 的复发和转移具有高敏感性和特异性。随访中的血清 Tg 测定包括基础 Tg 测定（TSH 抑制状态下）和 TSH 刺激后（TSH >30mU/L）的 Tg 测定。考虑存在肿瘤转移和复发的 Tg 切点值是基础 Tg 1ng/ml；TSH 刺激下的 Tg 2ng/ml。对血清 Tg 的长期随访宜从 ^{131}I 治疗后 6 个月起始，此时应监测基础 Tg 或 TSH 刺激后的 Tg。监测 Tg 时需同时测定 TgAb，TgAb 可以假性降低 Tg 测定值，影响通过 Tg 监测病情的准确性。颈部超声检查也是随访中监测肿瘤局部复发和颈部淋巴结转移的重要手段。当怀疑 DTC 复发、局部或远处转移时，可考虑施行 CT、MRI 或 PET 检查。

针对复发或转移病灶，可选择的治疗方案依次为：手术切除（可能通过手术治愈者）、^{131}I治疗（病灶可以摄碘者）、放射治疗、TSH 抑制治疗情况下观察（肿瘤无进展或进展较慢，并且无症状、无重要区域如中枢神经系统等受累者）、化学治疗和新型靶向药物治疗（疾病迅速进展的难治性患者）。特殊情况下，新型靶向药物治疗可在外放射治疗之前。最终采取的治疗方案必须考虑患者的一般状态、合并疾病和既往对治疗的反应。部分甲状腺已完全清除的肿瘤患者，在随访中血清 Tg 水平持续增高（>10ng/ml），但影像学检查未发现病灶，对于这类患者，可经验性给予 3.7~7.4GBq（100~200mCi）^{131}I 治疗；如治疗后 Rx - WBS 发现 DTC 病灶或血清 Tg 水平减低，可重复^{131}I 治疗，否则应停止^{131}I 治疗，以 TSH 抑制治疗为主；出现远处转移的 DTC 患者，其总体生存率降低，但个体的预后依赖于原发灶的组织学特征、转移灶的数目、大小和分布（如脑部、骨髓、肺）、诊断转移时的年龄、转移灶对 18F - FDG 和^{131}I 的亲和力，以及对治疗的反应等多重因素。即使无法提高生存率，某些疗法仍可能明显缓解症状或延缓病情进展。

本章小结

本章主要介绍了单纯性甲状腺肿、Graves 病、甲状腺功能减退症、亚急性甲状腺炎、桥本甲状腺炎、甲状腺结节及甲状腺癌的病因、病理、临床表现、实验室检查、诊断和鉴别诊断、治疗及预防等内容。

思考题

1. 简述单纯性甲状腺肿的诊断标准，常需与哪些疾病鉴别？
2. 如何诊断 Graves 病，应与那些疾病相鉴别？
3. 成人甲状腺功能减退症如何诊断？应与那些疾病相鉴别？
4. 简述亚急性甲状腺炎的临床表现、实验室检查及治疗。
5. 自身免疫性甲状腺炎包括哪些？简述桥本甲状腺炎的诊断？

（牛晓红）

第九章　糖尿病

第一节　糖尿病

糖尿病（diabetes mellitus，DM）是一种由复合病因引起的以慢性血葡萄糖（简称血糖）水平增高为主要特征的临床综合征，由胰岛素分泌和（或）作用缺陷所致。本病可引起糖、脂肪和蛋白质的代谢紊乱，导致肾、眼、心脏、血管、神经等全身多组织器官慢性进行性病变、功能减退和衰竭，严重者可出现水、电解质代谢和酸碱平衡失常，引发糖尿病酮症酸中毒、高血糖高渗综合征等危及生命。

在我国，糖尿病最早追溯至《黄帝内经》。现在，糖尿病已经成为常见病和多发病，可致患者生活质量下降、寿命缩短、病死率增高，是目前危害全人类健康的最重要的慢性非传染性疾病之一。与现代生活方式、人口老龄化、超重和肥胖等关系密切，全球糖尿病的患病率迅速增加。资料显示，2015 年全球成人糖尿病患者人数达到 4.15 亿，预计到 2040 年将增至目前的 1.5 倍。按照我国现行诊断标准，2007 年~2008 年调查显示，我国成人糖尿病患病率为 9.7%，糖尿病前期的比例为 15.5%。据此估算，我国糖尿病患者人数已居世界首位。调查还显示，我国糖尿病患者仅有 40% 获得诊断，低于全球平均水平。我国政府非常重视糖尿病的防控工作，2009 年将其作为首批病种纳入《国家基本公共卫生服务规范》。

一、糖尿病分型

目前，国际上通用的是 1999 年 WHO 糖尿病专家委员会定义的病因学分类。

（一）1 型糖尿病（type 1 diabetes mellitus，T1DM）

β 细胞破坏导致胰岛素绝对缺乏。分为免疫介导性和特发性两种。

（二）2 型糖尿病（type 2 diabetes mellitus，T2DM）

以胰岛素抵抗为主伴胰岛素相对不足，或以胰岛素分泌缺陷为主伴胰岛素抵抗。

（三）其他特殊类型糖尿病

病因相对明确，患者人数不多但种类多。

1. β 细胞功能遗传缺陷　单基因突变导致 β 细胞功能缺陷。

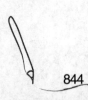

（1）青少年的成人起病型糖尿病（maturity–onset diabetes of the young，MODY）：目前已发现 13 种亚型。常见的亚型与其突变基因有 MODY1/*HNF–4α*（肝细胞核因子）基因、MODY2/*GCK*（葡萄糖激酶）基因、MODY3/*HNF–1α* 基因、MODY4/*IPF–1*（胰岛素增强子因子1）基因、MODY5/*HNF–1β* 基因、MODY6/*NeuroD1*（神经源性分化因子1）基因。除MODY2 与"葡萄糖感受器"GCK 基因突变有关外，上述突变基因多为调节胰岛素基因表达的转录因子。

（2）线粒体基因突变糖尿病。

（3）其他。

2. 胰岛素作用遗传缺陷　A 型胰岛素抵抗综合征、矮妖精貌综合征、Rabson–Mendenhall 综合征、脂肪萎缩性糖尿病等。

3. 胰腺外分泌疾病　胰腺炎、创伤或胰腺切除术后、胰腺肿瘤、胰腺囊性纤维化、血色病、纤维钙化性胰腺病等。

4. 内分泌疾病　库欣综合征、甲状腺功能亢进症、胰高血糖素瘤、醛固酮瘤、嗜铬细胞瘤、肢端肥大症、生长抑素瘤等。

5. 药物或化学品所致的糖尿病　Vacor（N–3 吡啶甲基 N–P 硝基苯尿素，一种杀鼠剂）、喷他脒、烟酸、甲状腺激素、糖皮质激素、β–肾上腺素受体激动剂、噻嗪类利尿剂、苯妥英钠、二氮嗪、α–干扰素等。

6. 感染　先天性风疹、巨细胞病毒感染等。

7. 不常见的免疫介导性糖尿病　僵人（stiff–man）综合征、抗胰岛素受体抗体病（又称 B 型胰岛素抵抗综合征）、胰岛素自身免疫综合征等。

8. 其他与糖尿病相关的遗传综合征　Down 综合征、Klinefelter 综合征、Wolfram 综合征、Turner 综合征、Friedreich 共济失调、Huntington 舞蹈病、强直性肌营养不良、Laurence–Moon–Biedel 综合征、Prader–Willi 综合征等。

（四）妊娠期糖尿病（gestational diabetes mellitus，GDM）

妊娠期间首次发生或发现的糖耐量减低或糖尿病，不包括糖尿病合并妊娠。2013年，WHO 将妊娠期间首次发生和发现的高血糖分别定义为妊娠期糖尿病和妊娠期间的糖尿病。

在我国，T1DM 和 T2DM 的患者人数分别约占患者总人数的 5% 和 90% 以上。

二、病因、发病机制和自然史

遗传因素和环境因素共同参与其发病，但病因和发病机制极为复杂，目前尚未完全阐明。

（一）T1DM

绝大多数是免疫介导性，其发生发展分为六个阶段。

1. 遗传易感性　遗传易感性涉及人类白细胞抗原（HLA）基因和非 HLA 基因，尚未被完全识别。位于染色体 6P21 的 HLA 基因是主效基因，其主要成分是 HLA–Ⅱ类分子的 DQ 和 DR 编码基因，其他为次效基因。HLA–Ⅰ、Ⅱ类分子均为抗原递呈分子，可选择性结合抗原肽段并转移到细胞表面被 T 淋巴细胞受体识别，启动免疫应答反应。约90% 具有 HLA–DR3，DQ2 或 DR4，DQ8 组成的单倍体型者会发展为 T1DM。需要指出，遗传易感基因只能赋予个体对该病的易感性，其发病依赖多个易感基因的参与和环境因素的影响。

2. 环境因素　在遗传易感基因存在下，环境因素可启动自身免疫反应。

（1）病毒感染：是主要的环境因素，如风疹病毒、腮腺炎病毒、柯萨奇 B4 病毒、巨细胞病毒、脑心肌炎病毒等。病毒可直接损伤 β 细胞，并可同时暴露其抗原成分，进一步启动自身免疫反应致选择性 β 细胞损伤。后者是病毒感染导致 β 细胞损伤的主要机制。

（2）化学毒物和饮食因素：如 Vacor、四氧嘧啶、链脲佐菌素、喷他脒等对 β 细胞有毒性的化学物质或药物可直接损伤 β 细胞，并暴露其抗原成分，启动自身免疫反应。婴儿期过早接触牛奶或谷物与麸质食物也可增加发病风险，可能与其肠道功能不完善致免疫失衡有关，亦或与通过分子模拟机制启动自身免疫反应有关。

3. 自身免疫激活 约 90% 新发病患者的血循环中存在多种胰岛细胞自身抗体，如谷氨酸脱羧酶自身抗体（GADA）、胰岛细胞自身抗体（ICA）、胰岛素自身抗体（IAA）、酪氨酸磷酸酶自身抗体（IA－2A）等。这些抗体均是胰岛细胞自身免疫损伤的标志物。在糖尿病发病前，某些抗体已经存在于血清中，其出现对 T1DM 的预测、分型和指导治疗有一定的意义。

与体液免疫相比，细胞免疫更为重要。目前认为，T1DM 是一种由 T 淋巴细胞介导的、以免疫性胰岛炎和选择性 β 细胞损伤为特征的自身免疫性疾病。

4. β 细胞数量进行性下降 β 细胞数量逐渐减少，血糖尚能维持正常或轻度增高。此阶段有急有缓，与自身免疫反应的强弱程度有关。

5. 临床糖尿病 出现明显的高血糖，以及糖尿病的部分或典型症状，甚或以糖尿病酮症酸中毒为首发症状。此期 β 细胞数量残存约 10% 左右。

6. 胰岛素依赖 发病数年后，多数患者 β 细胞几乎完全消失，失去对刺激物的反应，需要依赖外源胰岛素维持生命。

（二）T2DM

是一组高度异质性的复杂病。在多基因多环境因素的作用下胰岛素抵抗发生、β 细胞功能失代偿，血糖渐进性增高，直至发展为糖尿病前期状态和糖尿病。

1. 遗传易感性和环境因素 遗传易感性是参与发病的多基因异常形成的总效应。每个基因参与发病的程度虽然不同，但只赋予个体一定的遗传易感性，每个基因均不足以致病，也不一定是致病所必需的。

环境因素包括中心性肥胖（又称内脏型肥胖）、年龄增长、高热量高脂肪饮食、体力活动不足、都市化程度、子宫内环境、应激和化学毒物等，而中心性肥胖与 T2DM 关系最密切。"节约基因"学说认为，食物长期匮乏形成的"节约基因"在食物充足时可致过多能量堆积引发肥胖。宫内环境营养不良可致新生儿出生时低体重，也与成年后易发生肥胖有关。高热量高脂肪饮食不仅可致能量过剩，还可导致肠道菌群结构紊乱引发肥胖。

2. 胰岛素抵抗和 β 细胞功能缺陷 是 T2DM 的主要发病机制。

（1）胰岛素抵抗（insulin resistance，IR） 指靶器官对胰岛素的敏感性降低，即一定剂量的胰岛素产生低于正常生物学效应的一种状态。胰岛素作用的靶器官主要包括外周组织（包括骨骼肌和脂肪组织等）与肝脏。胰岛素抵抗可致外周组织摄取和利用葡萄糖的能力降低、肝脏葡萄糖输出增加。近年发现，下丘脑（与摄食行为有关）和 β 细胞也是其靶器官。

机体长期能量摄入超负荷，在胰岛素的介导下，多余能量在脂肪组织、肝脏和骨骼肌等胰岛素敏感组织处以甘油三酯的形式被贮存，继而引发慢性低度炎症反应和胰岛素抵抗。早期胰岛素抵抗的出现是为了避免肥胖的自我保护与适应，若给予生活方式干预（即减少能量摄入、增加体力活动）尚可逆转。胰岛素抵抗与 T2DM 常合并的代谢障碍（如肥胖或超重、血脂异常、高血压和高凝倾向）及其常伴发的缺血性心血管病等高度相关。

胰岛素抵抗的发生机制复杂，目前有炎症论和脂质超载论。两者相互交叉，互有补充。

（2）β 细胞功能缺陷 在持续外周组织胰岛素抵抗及其发生的内环境的作用下，β 细胞功能可由最初的代偿阶段发展到失代偿的功能缺陷阶段。β 细胞功能缺陷主要表现为：①胰岛素分泌量的缺陷：空腹胰岛素水平正常或升高，疾病早期葡萄糖刺激后胰岛素分泌代偿性增多，之后胰岛素最大分泌量会逐渐降低；②胰岛素分泌模式异常：静脉注射葡萄糖后（静脉葡萄糖耐量试验或高糖钳夹试验时），胰岛素分泌的第一时相减弱或消失；口服葡萄糖耐量试验时胰岛素分泌的早时相减弱或消失，晚时相则呈代偿性升高和高峰后移；胰岛素脉冲式分泌缺陷；③胰岛素分泌质的缺陷：胰岛素原与胰岛素的比值增加。

影响 β 细胞功能的生物学过程主要包括胰岛素的合成和分泌过程，以及 β 细胞增殖、更新和死亡的过程。目前对引起 β 细胞功能缺陷的易感因素、启动和加重的机制尚未明了。低体重儿、胎儿期或出生早期营养不良可损伤 β 细胞发育。糖脂毒性、氧化应激、内质网应激、类淀粉样物质沉积、肠促胰素的分泌或作用降低、胰升血糖素的分泌增多、β 细胞低分化与过度凋亡等都可引起 β 细胞数量的减少和分泌胰岛素的功能缺陷。

3. 糖尿病前期 即糖调节受损（impaired glucose regulation，IGR），包括糖耐量减低（impaired glucose tolerance，IGT）和（或）空腹血糖调节受损（impaired fasting glucose，IFG）。此阶段胰岛素抵抗持续存在，β 细胞功能进行性下降，血糖逐渐高于正常，但尚未达到糖尿病的高血糖状态。IGR 是糖尿病发生的高度危险状态，这一阶段强化生活方式干预，可减少或延缓 T2DM 的发生。

4. 临床糖尿病 糖尿病发生，此期 β 细胞数量减少 50% 左右，而其功能损伤可达 90%。早期合理治疗有利于 β 细胞功能的逆转，延缓病情进展。

三、病理生理

胰岛素能够促进葡萄糖的摄取和利用及脂肪和蛋白质的合成，并抑制其分解。胰岛素分泌和（或）作用缺陷可使各组织脏器摄取和利用葡萄糖的能力降低，糖酵解、三羧酸循环与磷酸戊糖旁路减弱，糖原合成减少，分解增多，能量供给不足；胰岛素对脂肪组织的抗脂解效应和促合成代谢的作用下降，血游离脂肪酸和甘油三酯浓度增高，导致肝脏糖异生增加、胰岛素抵抗和极低密度脂蛋白合成增加；蛋白质合成减少，分解增多，出现负氮平衡，导致乏力、体重下降或消瘦、组织修复和抵抗力降低，儿童生长发育障碍。

胰岛素极度缺乏时，血糖显著增高致渗透性利尿，出现多尿、继而多饮，严重时可致水和电解质代谢紊乱。同时，脂肪分解增加，脂肪酸在肝脏经 β - 氧化产生大量的乙酰辅酶 A，由于糖代谢紊乱，草酰乙酸不足，乙酰辅酶 A 不能进入三羧酸循环而缩合成酮体。酮体包括乙酰乙酸、β - 羟丁酸和丙酮。前两者均为强有机酸，大量酮体堆积可导致糖尿病酮症酸中毒（diabetic ketoacidosis，DKA）。

 案例讨论

　　临床案例 患者，男性，72 岁。12 年前体检发现空腹血糖 11.6mmol/L，伴有"三多一少"症状，自行节食后症状改善。2 年前因视力下降查眼底示视网膜内新生血管，同期于我科门诊给予胰岛素注射治疗，日总量 52U。后坚持治疗，未控制饮食，偶测空腹血糖 5 ~ 7mmol/L，餐后血糖 11 ~ 13mmol/L。一月前于劳累后出现胸骨后压榨样疼痛，持续 2 分钟左右，可自行缓解。近十天感冒后出现乏力、烦渴、夜尿增多，自测空腹血糖 14.8mmol/L，餐后血糖 17.2mmol/L。近 2 年体重下降 3kg，无明显手足麻木或疼痛，无间歇性跛行。体格检查：BMI 29.8kg/m²，BP 135/90mmHg，倦容，皮肤弹性差，心肺腹无明显阳性体征，双下肢轻度水肿，双足背动脉搏动减弱。辅助检查：随机血糖 15.7mmol/L，血酮 2.3mmol/L。

　　问题 该患者的初步诊断？进一步的诊疗计划？

四、临床表现

(一) 基本临床表现

1. 代谢紊乱症状群 典型症状为"三多一少",即多尿、多饮、多食和体重下降。在血糖轻度或中度升高时个体差异明显。多数患者无任何症状,仅于健康体检或在其他疾病就诊时发现。有些患者出现皮肤瘙痒,尤其是外阴瘙痒,或因血糖升高较快导致眼房水、晶状体的渗透压改变引起屈光改变,出现视物模糊。

2. 并发症和 (或) 伴发病 见下文。

(二) 常见类型糖尿病的临床特点

1. T1DM

(1) 免疫介导性 分为急性型和缓发型,后者称为成人晚发性自身免疫性糖尿病 (latent autoimmune diabetes in adults,LADA)。多数患者青少年期发病,起病较急,"三多一少"症状明显,有自发酮症倾向。通常起病初期即需要胰岛素治疗,使代谢恢复正常。随后可能会因β细胞功能得到部分恢复,出现持续数周至数月时间不等的"蜜月期",此期可停用胰岛素或所需胰岛素剂量很小。蜜月期后则需要依赖胰岛素控制血糖或维持生命。LADA 患者,发病年龄通常大于 18 岁,起病缓慢,早期临床表现不明显,诊断后至少半年不需要胰岛素治疗,但最终会很快进展到依赖胰岛素控制血糖或维持生命。免疫介导性 T1DM 的患者很少肥胖,但不排除肥胖的可能性;其空腹胰岛素水平低于正常,糖负荷后胰岛素分泌曲线平坦;胰岛自身抗体多为阳性,还常与其他自身免疫性疾病相伴随。

(2) 特发性 临床特征仍不十分清楚,无自身免疫参与证据,常见于美国黑人及南亚印度人。1999 年 WHO 的定义中有两种形式:一种为酮症倾向,需要长期依赖胰岛素治疗;另一种只在特定阶段发生 DKA,之后可长期不依赖胰岛素治疗。近年提出的暴发性 T1DM 被认为是其第三种形式。

2. T2DM 发生于任何年龄,40 岁后居多。多数患者起病隐匿,"三多一少"症状不明显。病程中很少发生 DKA,但高糖饮食、应激、严重感染等情况可以诱发。多有糖尿病家族史,常与肥胖、血脂异常、脂肪肝、高血压、缺血性心血管病等同时或先后发生。胰岛自身抗体多为阴性。由于诊断时患者所处病程不同,其 β 细胞功能差异较大。与胰岛素抵抗有关,糖负荷后胰岛素分泌的高峰后移,因此有些患者可因餐后 3 ~ 5 小时的胰岛素水平不适当地升高,出现"反应性低血糖"。在疾病相对早期的阶段,部分患者可以通过生活方式干预使血糖得到控制,但多数患者需要在此基础上使用口服降糖药物以控制血糖达标,通常这一阶段可以维持相当长的时间,期间应病情需要会短期使用胰岛素强化治疗。若病程较长或病情恶化,则需要胰岛素控制血糖或维持生命。

3. 其他特殊类型糖尿病

(1) MODY 受突变基因的影响,其临床表现不尽相同。主要临床特点:①有三代及以上家族史,呈常染色体显性遗传;②一般发病年龄小于 25 岁;③无酮症倾向,通常病程五年内不需要胰岛素治疗。

(2) 线粒体基因突变糖尿病 主要临床特点:①母系遗传;②发病年龄早;③常伴不同程度的听力下降;④易损害能量需求量大的组织,导致神经、肌肉、视网膜、造血系统的功能障碍;⑤常伴高乳酸血症。

(3) 类固醇性糖尿病 糖皮质激素的使用可诱发或加重糖尿病,与其使用的剂量和时间相关。多数患者停药后血糖代谢可恢复正常。不管既往是否有糖尿病,使用糖皮质激素时应监测血糖,必要时采用胰岛素降糖,并依据血糖的变化及时调整降糖方案。

4. GDM 与妊娠期间的糖尿病不同，通常出现在妊娠 24～28 周以后，表现为轻度无症状的高血糖。分娩后血糖多可恢复正常，但未来发生 T2DM 的风险增加。

五、并发症

(一) 急性严重代谢紊乱

主要指糖尿病酮症酸中毒和高血糖高渗综合征，见本章第二节和第三节。

(二) 感染性并发症

容易并发各种感染，血糖控制差是其易患因素。疖、痈等皮肤化脓性感染可反复发生，有时可引起败血症或脓毒血症。膀胱炎和肾盂肾炎容易反复发作，多见于女性患者，严重者可发生肾及肾周脓肿、肾乳头坏死。还可见化脓性汗腺炎和急性气肿性胆囊炎。此外，皮肤真菌感染、龟头包皮炎、真菌性阴道炎和巴氏腺炎也常见，多为白色念珠菌感染。毛霉菌病是糖尿病合并真菌感染的最严重类型，常累及鼻、脑、肺、皮肤和肠胃，或以弥散性毛霉菌病形式出现。糖尿病合并肺结核的发病率较非糖尿病患者显著增高，病灶多呈渗出性或干酪样坏死，易形成空洞，病变的扩展与播散较快。

(三) 慢性并发症

可累及全身各重要器官，这些并发症可单独出现或以不同组合同时或先后出现。与非糖尿病者相比，糖尿病患者所有原因死亡、心血管病死亡、失明、终末期肾脏病、下肢坏疽与截肢风险均明显增高。目前认为，慢性并发症的发生与遗传易感性、胰岛素抵抗、高血糖、慢性炎症、内皮细胞功能紊乱、血凝异常等多种因素有关。高血糖导致血管损伤的机制与多元醇通路活性增高、晚期糖基化终末产物形成增加、蛋白激酶 C 激活及己糖胺通路活性增高等有关。

1. 大血管病变 其特征为大、中动脉粥样硬化和中、小动脉硬化，病变主要侵犯主动脉、冠状动脉、脑动脉、肾动脉和外周动脉等。动脉粥样硬化的某些危险因素如肥胖、高血压和血脂异常等常与糖尿病相伴随。与非糖尿病者相比，糖尿病者动脉粥样硬化的患病率增高，其冠心病、卒中和外周动脉疾病发生风险增加 2～4 倍，且发病年龄较早、病情进展也较快。外周动脉疾病常表现为下肢动脉粥样硬化病变 (lower extremity atherosclerotic disease, LEAD)，出现下肢发凉、疼痛、感觉异常和间歇性跛行，严重者可导致肢体坏疽。

2. 微血管病变 微血管是指微小动脉和微小静脉之间，管腔直径在 $100\mu m$ 以下的毛细血管和微血管网。微血管病变是糖尿病的特异性并发症，典型改变是微循环障碍和微血管基底膜增厚。病变可累及全身，主要表现在肾脏、视网膜和心肌等组织。

(1) 糖尿病肾病 (diabetic nephropathy, DN) 是常见的微血管并发症，是引发终末期肾病和死亡的主要原因。糖尿病导致的肾损害几乎可累及肾脏的所有结构。主要病理改变为结节性或弥漫性肾小球硬化，结节性病变有高度特异性，肾小球系膜区的嗜伊红结节 (即 K－W结节) 是诊断的可靠指标；而弥漫性病变最常见，对肾脏功能影响最大，但特异性较低。

目前采用 Mogensen 分期，将糖尿病肾损害过程分为五期。Ⅰ期：肾病初期，肾体积增大，肾小球内压增加，肾小球滤过率 (glomerular filtration rate, GFR) 明显升高。Ⅱ期：肾小球毛细血管基底膜增厚，尿白蛋白排泄率 (urinary albumin excretion rate, UAER) 多数正常，可间歇性增高 (如运动后、应激状态)，GFR 轻度增高。Ⅲ期：早期肾病，出现微量白蛋白尿，UAER 持续在 20～199$\mu g/min$ (正常 $<10\mu g/min$)，GFR 仍高于正常或正常。Ⅳ期：临床肾病，尿蛋白逐渐增多，UAER $\geqslant 200\mu g/min$，或尿白蛋白排出量 $>300mg/24h$，相当于尿蛋白总量 $>0.5g/24h$，GFR 下降，可伴有水肿和高血压，肾功能逐渐减退。Ⅴ期：尿毒症，多数肾单位闭锁，UAER 降低，血肌酐升高，血压升高。美国糖尿病学会 (2012) 推荐尿微量白蛋白量的评估还可采用即刻尿标本的白蛋白与肌酐的比值，<30mg/g、30～299mg/g 和≥300mg/g 分别为正常、微量白蛋白尿和大量白蛋白尿。鉴于尿蛋白诊断的局限性，需要定期评估患者 eGFR 水平。

当尿蛋白明显增高但同时存在下述情况时要与其他肾脏疾病相鉴别，包括：糖尿病病程较短者、单纯肾源性血尿或蛋白尿伴血尿者、短期内肾功能迅速恶化者、不伴视网膜病变者、突然出现水肿和大量蛋白尿而肾功能正常、显著肾小管功能减退者、合并明显异常管型者。难于鉴别时应肾脏穿刺进行病理检查。

（2）糖尿病视网膜病变（diabetic retinopathy，DR） 是常见的微血管并发症，是致盲的主要原因。我国专家将其分为六期，Ⅰ～Ⅲ期为非增生性视网膜病变，Ⅳ～Ⅵ期为增生性视网膜病变（proliferative diabetic retinopathy，PDR）。Ⅰ期：仅有微血管瘤。Ⅱ期：介于Ⅰ期到Ⅲ期间，可合并视网膜出血、硬性渗出和（或）棉絮斑。Ⅲ期：每个象限有≥20 个视网膜出血点，或者至少 2 个象限已有明确的静脉串珠样改变，或者至少 1 个象限视网膜内微血管异常，无明显特征的 PDR。Ⅳ期：出现视网膜新生血管或视乳头新生血管等。Ⅴ期：纤维增生，可伴视网膜前出血或玻璃体积血。Ⅵ期：牵拉性视网膜脱离等。新生血管形成是 PDR 出现的标志，是视力严重丧失的主要危险因素。

糖尿病眼病包括几乎所有的眼病，如眼底出血、青光眼、白内障、视神经萎缩、黄斑水肿或变性、失明等，其患病率明显高于非糖尿病者。而 DR 是糖尿病最严重的眼部并发症。

（3）其他 心脏微血管病变和心肌细胞代谢紊乱可引起心肌广泛灶性坏死，发生糖尿病心肌病，并可诱发心力衰竭、心律失常、心源性休克和猝死。与其他心脏病共存时，预后更差。

3. 糖尿病神经病变 是常见的糖尿病并发症，可累及中枢神经和周围神经。发生机制涉及大血管和微血管病变、代谢因素、自身免疫机制以及生长因子不足等。

（1）中枢神经病变 可累及大脑、小脑、脑干、脊髓的神经元和神经纤维等，如脑白质脱髓鞘、脑萎缩、脑软化、卒中、认知功能障碍、低血糖性脑病等。

（2）周围神经病变（diabetic peripheral neuropathy，DPN） 常见类型有：①远端对称性多发性神经病变：是最常见的类型，通常表现为双侧对称且远端重于近端，典型者呈手套或袜套式分布。多先出现肢端感觉异常，可伴痛觉过敏、疼痛；后期感觉丧失，伴有运动神经受累，手足小肌群萎缩，以及感觉性共济失调和神经性关节病（Charcot 关节）；②自主神经病变：也较常见，并可较早出现，累及心血管、消化、呼吸、泌尿生殖等系统，还可出现体温调节、排汗异常和神经内分泌障碍等；③局灶性单神经病变：可累及任何颅神经或脊神经，但以动眼、正中及腘神经最常见，呈自限性；④非对称性的多发局灶性神经病变：指同时累及多个单神经的神经病变；⑤多发神经根病变（糖尿病性肌萎缩）：最常见为腰段多发神经根病变，典型表现为初起股、髋和臀部疼痛，之后骨盆近端肌群软弱、萎缩。

DPN 诊断时需要排除其他病因引起的神经病变。

4. 糖尿病足 与下肢远端神经异常和不同程度周围血管病变相关的足部溃疡、感染和（或）深层组织破坏，是截肢的主要原因。轻者表现为足部畸形、皮肤干燥和发凉、胼胝（高危足），重者可出现足部溃疡、坏疽。

5. 其他 牙周病、皮肤病变、脂肪肝，以及焦虑、抑郁、某些肿瘤（如胰腺癌、膀胱癌）等患病率均有不同程度的增高。

六、实验室检查

（一）糖代谢相关检查

1. 尿糖 是诊断的重要线索，尿糖阳性提示血糖值超过肾糖阈值。

2. 血糖 是诊断的依据，也是判断病情和控制情况的主要指标。血糖值反映的是瞬间血糖状态。检测时采用静脉血浆葡萄糖氧化酶法（目前临床上也广泛采用静脉血清己糖激酶终点法）。当血细胞比容正常时，静脉血浆的血糖比全血血糖高15%。

3. 口服葡萄糖耐量试验（oral glucose tolerance test，OGTT） 在无任何热量摄入8小时后，于清晨空腹进行，成人口服75g无水葡萄糖或82.5g含一分子水的葡萄糖，溶于250～300ml水中，5分钟内慢饮，检测空腹和糖负荷后2小时静脉血糖的浓度。试验期间避免急性疾病、应激或可能影响的药物，试验前3天内摄入的碳水化合物不少于150g。

4. 糖化血红蛋白（glycosylated hemoglobin A1，HbA1） HbA1是葡萄糖与血红蛋白非酶促反应生成的一种不可逆的蛋白糖化产物。HbA1有a、b、c三种，以HbA1c为主，其含量与血糖浓度正相关。正常人HbA1c占血红蛋白总量的3%～6%。受红细胞在血循环中寿命的影响，HbA1c反映患者近8～12周的平均血糖水平，是评价血糖控制的金指标。但其不能反映瞬时血糖水平和血糖波动情况，也不能确定是否发生过低血糖。检测受测定方法、是否贫血或是否存在血红蛋白异常的疾病、红细胞转换速度和年龄等多因素影响。

5. 糖化血浆白蛋白 即果糖胺，是血浆蛋白（主要为白蛋白）与葡萄糖发生非酶促糖化反应形成的一种不可逆的蛋白糖化产物。白蛋白在血循环中半衰期为19天，因此果糖胺反映患者近2～3周内的平均血糖水平。当血白蛋白水平降低时，该指标不可靠。

（二）β细胞功能检查

1. 胰岛素释放试验 正常人群空腹血胰岛素浓度为5～20mU/L，75g无水葡萄糖（或100g标准面粉做的馒头餐）负荷后，血胰岛素浓度在30～60分钟上升至高峰，峰值为空腹值的5～10倍，2小时后下降至峰值的1/2，3～4小时恢复到空腹水平。血循环中胰岛素抗体和外源胰岛素可干扰检测值。

2. C肽释放试验 不受外源胰岛素等干扰，反映内源性胰岛素水平。试验方法同上。正常人群空腹C肽浓度不小于400pmol/L，峰值为空腹值的5～8倍。

（三）并发症检查

根据病情需要检查心血管、眼和神经系统，以及肝肾功能、血脂、尿蛋白等，急性严重代谢紊乱时需检测血或尿酮体、血电解质、血气等。

（四）有关病因和发病机制的检查

GADA、ICA、IAA及IA－2A等检测，基因分析等。

七、诊断与鉴别诊断

（一）诊断线索

①三多一少症状。②以糖尿病的各种急、慢性并发症或伴发病首诊的患者。③糖尿病的高危人群：年龄超过40岁、IGR、肥胖或超重、静坐生活方式、巨大儿生产史、GDM、糖尿病和（或）肥胖家族史、高血压和（或）血脂异常、动脉粥样硬化性心脑血管疾病、一过性类固醇糖尿病病史、多囊卵巢综合征、长期接受抗精神病药物和（或）抗抑郁药物治疗者。此外，30岁以上健康体检或因各种疾病、手术住院时均应筛查糖尿病。

（二）诊断标准

目前国际上通用的是1999年WHO糖尿病专家委员会定义的诊断标准，要点如下。

1. 糖尿病诊断标准 基于空腹血糖（fasting plasma glucose，FPG），任意时间血糖（也称随机血糖），以及OGTT中2小时血糖（2hPG）和糖尿病症状。空腹指8～10小时内无任何热量摄入。任意时间指一日内任何时间，与上一次进餐的时间及食物的摄入量无关。糖尿病症状指多尿、多饮、多食和难以解释的体重减轻。诊断标准见表7-9-1。

表 7 – 9 – 1 糖尿病诊断标准
（WHO 糖尿病专家委员会报告，1999 年）

诊断标准	静脉血糖（mmol/L）
（1）糖尿病症状加随机血糖	≥11.1
或	
（2）空腹血糖（FPG）	≥7.0
或	
（3）OGTT 2 小时血糖（2hPG）	≥11.1

注：需再测一次予以证实，诊断才能成立

2. 血糖值 诊断采用静脉血血糖，如使用全血或毛细血管血，则诊断的血糖切点有变动。对于无糖尿病症状，仅一次血糖值达到诊断标准者，须在另一天复查核实后才能确诊。目前我国暂不推荐 HbA1c 作糖尿病的诊断指标。血糖单位的换算：1mmol/L = 18mg/dl。

3. 其他类型高血糖的诊断标准 IGT 或 IFG 的诊断应根据三个月内的两次 OGTT 结果，取平均值来判断（表 7 – 9 – 2）。

表 7 – 9 – 2 其他类型高血糖的诊断标准
（WHO 糖尿病专家委员会报告，1999 年）

IGT	静脉血糖（mmol/L）	IFG	静脉血糖（mmol/L）
FPG	<7.0	FPG	≥6.1 且 <7.0
2hPG	≥7.8 且 <11.1	2hPG	<7.8

4. GDM 诊断 与 WHO 的诊断标准不同，《中国妊娠合并糖尿病诊治指南（2014）》定义的诊断标准是：妊娠 24～28 周时行 OGTT 试验，达到或超过下述至少一项指标，包括：FPG ≥5.1mmol/L，1hPG ≥10.0mmol/L，2hPG ≥8.5mmol/L。若妊娠期间首次发现且血糖达到 1999 年 WHO 定义的非妊娠者糖尿病诊断标准时，诊断是孕前糖尿病而非 GDM。GDM 高危因素包括 T2DM 家族史、高龄、孕前超重或肥胖、伴多囊卵巢综合征、巨大儿分娩史、既往 GDM 史、无明显原因的多次自然流产史、胎儿畸形或死胎史、足月新生儿呼吸窘迫综合征分娩史，以及本次妊娠孕期体重增长过快或胎儿生长大于孕周、妊娠早期多次空腹尿糖阳性等。

（三）鉴别诊断

注意与其他原因引起的尿糖阳性和一过性的血糖增高相鉴别。胃空肠吻合术后、甲状腺功能亢进症者，因碳水化合物在肠道吸收快，可引起进食后 30～60 分钟血糖过高，出现糖尿，但血糖正常。严重肝病者肝糖原储存减少、合成受阻，进食后 30～60 分钟血糖过高，出现糖尿，但空腹血糖偏低，餐后血糖正常或低于正常。在急性感染、创伤或各种应激情况下可出现血糖暂时升高，应追踪随访。

（四）分型

确诊糖尿病后，要进行分型。重点鉴别 T1DM 和 T2DM，主要根据患者临床特点、疾病发展过程，从家族史、肥胖程度、发病年龄、起病急缓、症状轻重、DKA 倾向、是否依赖胰岛素治疗等，结合胰岛自身抗体及功能检查结果综合分析。对暂时不能明确分型者，应追踪观察。

其他特殊类型糖尿病容易漏诊，分型时要重视。MODY 和线粒体基因突变糖尿病的确诊有赖于基因诊断。

（五）并发症和伴发病的诊断

对糖尿病相关并发症及其常伴随出现的肥胖、高血压、血脂异常和缺血性心血管病等要进行筛查，以便综合管理。

八、治疗

目前尚缺乏糖尿病的病因治疗。糖尿病治疗的近期目标是消除症状，防止出现急性的严重代谢紊乱；远期目标是预防和（或）延缓慢性并发症的发生发展，维持良好学习、劳动能力，保障生长发育，提高患者生活质量，降低病死率，延长寿命。治疗原则包括早期和长期、积极和理性、综合治疗与全面达标，以及治疗措施个体化等。管理措施包括糖尿病健康教育、医学营养治疗、运动治疗、病情监测和药物治疗。糖尿病综合控制目标见表7-9-3。

糖尿病的有效防控依赖于以患者为中心的团队式管理，以及定期随访和评估系统的建立。医务人员和患者的密切配合可显著提高糖尿病综合控制目标的达标率。

（一）糖尿病健康教育

是重要的基础治疗措施之一，也是管理成败的关键。健康教育的对象包括：参与糖尿病防治的专业人员，糖尿病患者及其家属和广大群众。对患者及其家属进行的针对性健康教育能够提高患者的主观能动性，收到理想的疗效。健康教育时，要强调糖尿病综合控制目标达标，以及体重管理和戒烟的重要性。

表7-9-3 糖尿病综合控制目标
（《中国2型糖尿病防治指南》，2013年）

检测指标	目标值
1. 空腹血糖（FPG）*	4.4~7.0mmol/L
2. 非空腹血糖*	<10.0mmol/L
3. 糖化血红蛋白（HbA1c）	<7.0%
4. 血压	<140/80mmHg
5. 总胆固醇（TC）	<4.5mmol/L
6. 高密度脂蛋白胆固醇（HDL-C）	>1.0mmol/L －男性
	或 >1.3mmol/L －女性
7. 甘油三酯（TG）	<1.7mmol/L
8. 低密度脂蛋白胆固醇（LDL-C）	未合并冠心病 <2.6mmol/L
	合并冠心病 <1.8mmol/L
9. 体重指数（BMI）	<24kg/m²
10. 尿白蛋白/肌酐	<2.5mg/mmol（22mg/g） －男性
	<3.5mg/mmol（31mg/g） －女性
11. 尿蛋白排泄率	<20μg/min（30mg/d）
12. 主动有氧运动	≥150min/w

注：＊毛细血管血糖

（二）医学营养治疗

是另一项重要的基础治疗措施，应长期执行。医学营养治疗的目标：维持理想体重，提供均衡营养，减轻胰岛素抵抗和降低β细胞负荷，以利于血糖、血脂和血压的管理。对于T1DM患者合理配餐还有利于避免过高血糖及避免低血糖。医学营养治疗方案如下。

1. 制定每日总热量 首先计算标准体重［标准体重（kg）=身高（cm）-105］，确定体型。实际体重在标准体重±10%的范围内是理想体重，大于标准体重10%为超重，大于标准体重20%为肥胖，小于标准体重10%为消瘦。然后根据日常劳动强度，查表即可计算每日所需的总热量（表7-9-4）。控制每日总热量有利于逐渐控制体重达到标准体重±5%的范围。

表 7 - 9 - 4　每日所需总热量（kcal/kg 标准体重）

劳动强度	消瘦	理想	超重或肥胖
重体力劳动	45 ~ 50	40	35
中体力劳动	40	35	30
轻体力劳动	35	30	20 ~ 25
休息状态	25 ~ 30	20 ~ 25	15 ~ 20

2. 营养素的热量分配　碳水化合物的摄入量通常占总热量的 50% ~ 60%。提倡食用粗制米、面和一定量杂粮，少食蔗糖、葡萄糖、蜜糖及其制品。脂肪的摄入量要严格限制在总热量的 30% 以内，其中饱和脂肪酸 <7%，单饱和脂肪酸 10% ~ 20%。胆固醇摄入量 <300mg/d。蛋白质摄入量占总热量的 10% ~ 15%（即每千克标准体重每日 1.0 ~ 1.2g），其中动物蛋白占 1/3。有显性蛋白尿者应减少蛋白质的摄入量至（每千克标准体重每日 0.6 ~ 0.8g）。妊娠或哺乳、营养不良及伴有消耗疾病等特殊人群的蛋白质摄入量可适当增加。

此外，膳食纤维的摄入量 14g/（1000kcal·d）。食盐的摄入量不超过 6g/d，伴肾病或高血压者应 <3g/d。可适量饮酒，一般不超过 1 ~ 2 份标准量/天（1 份标准量约含乙醇 10g），忌大量饮酒，可诱发 DKA 和低血糖。

3. 制定食谱　根据生活习惯、病情和药物治疗的需要，可按每日三餐分配为 1/5、2/5、2/5 或 1/3、1/3、1/3；也可按四餐分配为 1/7、2/7、2/7、2/7。

4. 随访　以上仅是原则估算，在治疗过程中随访调整十分重要。

（三）运动治疗

长期、规律、合理的运动非常重要，应在医务人员指导下进行。对于肥胖的 T2DM 患者，运动不仅能改善胰岛素的敏感性，降低体重，改善血糖、血压和血脂，而且能够增强体质，改善心肺功能和心理健康，提高生存质量，延长寿命。运动要在医生指导下进行，固定在某一餐为宜，可于餐后 1 小时开始，一般采用中等强度的有氧运动，运动时间 30min/d 左右，每周可辅助适量的抗阻运动。要关注运动中的低血糖问题，尤其是 T1DM 患者。

以下人员不宜运动：自身胰岛素严重分泌不足者，收缩压大于 180mmHg 者，血糖大于 14mmol/L 者，严重心脏病、脑供血不足等并发症者，严重糖尿病慢性并发症者（包括肾脏、视网膜、神经和足病变等），以及合并急性感染者等。

（四）病情监测

血糖监测包括空腹血糖、餐后血糖和 HbA1c。建议患者应用便携式血糖仪进行日常自我血糖监测（SMBG），以利于治疗方案的调整和优化。HbA1c 用于评价长期血糖控制情况。持续血糖监测（CGM）可作为无症状低血糖和（或）频发低血糖患者 SMBG 的补充。此外，还要重视糖尿病综合控制目标中其他项目以及并发症的监测。

（五）药物治疗

口服药物有胰岛素促泌剂、双胍类、α - 葡萄糖苷酶抑制剂、噻唑烷二酮类、二肽基肽酶 - Ⅳ 抑制剂和钠 - 葡萄糖协同转运蛋白 - 2 抑制剂。注射药物有胰升血糖素样肽 - 1 受体激动剂、胰岛素及其类似物。

1. 传统口服药物

（1）**胰岛素促泌剂**　包括磺脲类、格列奈类。①磺脲类（sulfonylureas，SUs），可作用于 β 细胞膜上 ATP 敏感的钾离子通道促进胰岛素释放，使 HbA1c 降低 1% ~ 1.5%。SUs 发挥作用需要机体有功能的 β 细胞至少在 30% 以上，适用于经生活方式干预不能使血糖控制达标，或应用双胍类药物治疗后血糖控制不满意或药物不耐受的 T2DM 患者。主要禁忌证：T1DM、β 细胞功能较差的 T2DM、合并严重感染或急性并发症者、合并严重慢性并发症或伴发病者，以及妊娠和哺乳期妇女。常见不良反应是低血糖反应，其次是体重增加。偶见皮肤过敏反应及消化和血液系统症状。目前常用的磺脲类药物见表7-9-5，此类药物于餐前半小时口服。②格列奈类，为非磺脲类胰岛素促泌剂。作用机制与SUs相同，但因结合位点不同，具有刺激胰岛素早时相分泌、吸收快、起效快和作用时间短的特点，主要用于控制餐后高血糖，使HbA1c降低0.5%~1.5%。适应证、禁忌证和不良反应均与SUs相似，但低血糖的风险和程度较SUs轻。主要药物有：瑞格列奈（repaglinide），为苯甲酸衍生物，可用于肾功能不全者，每次0.5~4mg，每天3次；那格列奈（nateglinide），为D-苯丙氨酸衍生物，每次60~120mg，每天3次；米格列奈（mitiglinide calcium），每次10~20mg，每天3次。此类药物临餐口服。

表7-9-5　目前常用磺脲类药物的主要特点及应用

名称	片剂量（mg）	剂量范围（mg/d）	服药次数（次/日）	持续时间（h）
格列本脲（glibenclamide）	2.5	2.5~15	1~2	16~24
格列吡嗪（glipizide）	5	2.5~30	1~2	8~12
格列齐特（gliclazide）	80	80~320	1~2	10~20
格列喹酮（gliquidone）	30	30~180	1~2	8
格列美脲（glimepiride）	1，2	1~8	1	24

（2）双胍类（biguanides）　可抑制肝脏葡萄糖输出，促进肌肉组织摄取葡萄糖和促进葡萄糖的无氧酵解，使HbA1c降低1%~1.5%。此外，还有减轻体重、改善血脂、增加纤溶系统活性、降低血小板聚集性、抑制动脉壁平滑肌细胞和成纤维细胞生长等作用，有助于延缓或改善糖尿病大血管并发症。主要药物是二甲双胍，日剂量500~2000mg，分2~3次口服，是T2DM患者药物治疗的首选。主要禁忌证：肾功能不全（血肌酐水平男性>132.6μmol/L，女性>123.8μmol/L，或eGFR<45ml/min）、肝功能不全、严重感染、缺氧、高热、接受大手术、酗酒、慢性胃肠病和慢性营养不良者。此外，静脉注射碘化造影剂造影检查时需暂停本药；年老患者使用时药量可酌减并监测肾功能。常见不良反应：①消化道反应：较常见，进餐时服用及小剂量开始服用可减少发生；②乳酸性酸中毒：罕见。

（3）α-糖苷酶抑制剂（α-glucosidase inhibitor，AGI）　可抑制小肠黏膜刷状缘的α-糖苷酶，延迟食物中淀粉、糊精和双糖的吸收，亦可减轻体重，使HbA1c降低0.5%。主要药物：①阿卡波糖（acarbose），每次50~100mg，每日3次；②伏格列波糖（voglibose），每次0.2mg，每日3次。③米格列醇（miglitol），每次50~100mg，每日3次。此类药物进餐时口服。适用于餐后高血糖的T2DM患者。主要禁忌证：肝肾功能不全者、胃肠功能紊乱者。常见不良反应是消化道反应。与其他类药物联用发生低血糖时，需直接给予葡萄糖口服或静脉注射。

（4）噻唑烷二酮类（thiazolidinediones，TZDs）　可激活过氧化物酶体增殖物激活受体γ，减轻靶组织的胰岛素抵抗，亦可促进内脏脂肪向皮下转移，使HbA1c降低1%~1.5%。主要药物：①罗格列酮（rosiglitazone），4~8mg/d，每日1~2次；②吡格列酮（pioglitazone）：15~30mg/d，每日1次。适用于明显胰岛素抵抗的T2DM患者。主要禁忌证：心力衰竭（NYHA心功能分级Ⅱ级以上）、活动性肝病或氨基转移酶升高超过正常上限2.5倍以及严重骨质疏松和骨折病史、伴黄斑水肿的患者。常见不良反应：体重增加和水肿，骨折和心力衰竭风险增加。

2. 胰升血糖素样肽-1　（GLP-1）受体激动剂和二肽基肽酶-Ⅳ（DPP-Ⅳ）抑制剂GLP-1由肠道L细胞分泌，有葡萄糖依赖的促胰岛素分泌、抑制胰升血糖素分泌、延缓胃内容物排空、抑制食欲等作用，在体内可迅速被DPP-Ⅳ降解而失活，半衰期不足2分钟。

（1）GLP-1受体激动剂　可激动GLP-1受体促进胰岛素分泌，使HbA1c降低0.8%~1.5%，还可降低体重、甘油三酯和降压。目前国内上市有艾塞那肽、利拉鲁肽，每天1~2

次皮下注射，注射时间与进餐无关。适用于 T2DM，尤其是肥胖和胰岛素抵抗明显者。主要禁忌证：T1DM、有胰腺炎病史者。肝肾功能不全者慎用。利拉鲁肽不宜用于既往有甲状腺髓样癌史或家族史的患者。常见不良反应：消化道症状，主要见于起始治疗时。长期安全性未知。

（2）DPP-Ⅳ抑制剂　可抑制 DPP-IV 活性提高内源性 GLP-1 水平，使 HbA1c 降低 0.5%~1%。目前国内上市有西格列汀、沙格列汀、维格列汀、利格列汀和阿格列汀。适用于 T2DM。主要禁忌证：T1DM。利格列汀可用于肝肾功能不全者。常见不良反应：头痛、超敏反应、肝酶升高、上呼吸道感染、胰腺炎等。长期安全性未知。

3. 钠-葡萄糖协同转运蛋白-2 抑制剂（SGLT-2 抑制剂）　是新型的口服降糖药物，可选择性抑制肾脏近端小管钠-葡萄糖协同转运蛋白-2 的活性，从而抑制葡萄糖的重吸收。代表药物有达格列净、伊格列净、卡格列净、恩格列净等。

4. 胰岛素及其类似物　胰岛素及其类似物治疗是控制高血糖的重要手段。治疗期间患者需要坚持生活方式干预和自我血糖监测，掌握低血糖的危险因素、症状和自救措施。

（1）适应证　①T1DM。②T2DM 合并急性并发症、严重感染、接受大/中型手术的围手术期、妊娠和哺乳期。③合并严重慢性并发症或伴发疾病。④新诊断 T2DM 伴酮症或 DKA，或伴高血糖（FPG>11.1mmol/L，或 HbA1c>9.0%），或与 T1DM 鉴别困难者。⑤T2DM 经饮食治疗和三种口服降糖药物较大剂量联用时血糖控制不能达标。⑥无明显诱因的体重显著下降。⑦部分其他特殊类型糖尿病、GDM、应激性高血糖和胰腺切除者。

（2）制剂类型　①胰岛素：按来源分为人胰岛素和动物胰岛素；按作用时间分为短效、中效和长（慢）效，详见表 7-9-6。短效胰岛素起效相对快，持续时间相对短，于餐前 15~30 分钟皮下注射后，可控制该餐后的血糖；也是唯一可静脉使用的胰岛素，用于抢救 DKA 等急性代谢紊乱状态。中效胰岛素餐前皮下注射后可控制两餐后的血糖，以第二餐为主；其常用于睡前注射，以提高夜间的基础胰岛素水平。长效胰岛素无明显作用高峰，主要提供基础胰岛素，因易蓄积发生低血糖，临床已很少使用。预混胰岛素是一类预先将一定量的短效胰岛素和中效胰岛素按比例混合好的制剂，如预混胰岛素 30R 注射液（即 30% 短效胰岛素+70% 中效胰岛素）。胰岛素有笔芯和瓶装两种剂型，浓度分别为 100U/ml 和 40U/ml。②胰岛素类似物：按作用时间分为速效和长效。速效胰岛素类似物有赖脯胰岛素（将胰岛素 B 链 28 位的脯氨酸与 29 位赖氨酸的位置进行了调换）、门冬胰岛素（将门冬氨酸取代胰岛素 B 链 28 位的脯氨酸）。经过修饰后的胰岛素分子自我聚合能力减弱，易快速吸收，通常 15 分钟起效，30~60 分钟达峰，持续 2~5 个小时，可临餐皮下注射。长效胰岛素类似物有甘精胰岛素（将胰岛素 A 链 21 位的门冬氨酸换成甘氨酸且在 B 链 C 末端加了两分子精氨酸）和地特胰岛素（将胰岛素 B 链 29 位赖氨酸上接了游离脂肪酸侧链且切去第 30 位苏氨酸），经过修饰后的胰岛素吸收速度明显延长。适用于提供基础胰岛素不足者，低血糖风险小。每天注射 1 次，与进餐无关。胰岛素及其类似物需皮下注射给药。

表 7-9-6　按作用时间分类的胰岛素制剂

作用类别	胰岛素制剂	起效时间（h）	峰值时间（h）	作用持续时间（h）
短效	普通胰岛素（Regular Insulin，RI） 人胰岛素 R	0.5	2~4	6~8
中效	低精蛋白胰岛素（NPH） 人胰岛素 N	1~3	6~12	18~26
长效	精蛋白锌胰岛素（PZI）	3~8	12~24	28~36
预混	人预混胰岛素 30R	0.5	2~12	14~24
	人预混胰岛素 50R	0.5	2~3	10~24

注：胰岛素作用时间受剂量、吸收和降解等多因素影响，个体差异相对大

（3）治疗方法　理想的胰岛素治疗应接近生理性胰岛素分泌模式。生理性胰岛素分泌有两种模式：一是持续性基础分泌，保持空腹状态下葡萄糖的产生和利用相平衡；二是进餐刺激增高分泌，餐后迅速增加的胰岛素将血糖维持在生理范围内。

治疗方法：①基础胰岛素（中效胰岛素或长效胰岛素类似物）单独或联合口服降糖药物；②预混胰岛素或预混胰岛素类似物，1~2次/日。如果1次/日，用于晚餐前；如果2次/日，用于早、晚餐前，此时需停用长效胰岛素促泌剂，或可仅于午餐前使用短效胰岛素促泌剂；③强化胰岛素治疗，包括多次胰岛素注射（基础胰岛素联合三餐前短效胰岛素或速效胰岛素类似物）、预混胰岛素类似物每日3次餐前注射、持续皮下输注胰岛素（continuous subcutaneous infusion，CSII）。强化治疗时不联用胰岛素促泌剂。

使用原则：①在饮食和运动管理的基础上，合理选择胰岛素治疗方法；②胰岛素剂量取决于患者血糖水平、β细胞功能、胰岛素抵抗程度、肝肾功能、饮食和运动量等。一般从小剂量开始，每日1次胰岛素治疗时，初始剂量按0.2U/（kg·d）计算；每日2次及以上胰岛素治疗时，初始剂量为0.4~0.5U/（kg·d），其中的40%~50%用于提供基础胰岛素，剩余剂量平均分配到三餐前；预混胰岛素每日2次治疗时，全天剂量平均分配到早、晚餐前；③重视胰岛素治疗期间低血糖和体重增加的问题。对低血糖的高危患者，如糖尿病长病程、有无感知性低血糖病史、伴肝肾功能不全等严重疾病、全天血糖波动大并反复出现低血糖症状者需谨慎。危重症患者血糖维持在7.8~10.0mmol/L为宜，避免低血糖。

CSII通过胰岛素泵实现，泵内只能使用短效胰岛素或速效胰岛素类似物。以下情况不适合胰岛素泵治疗：①DKA急性期、高渗性昏迷急性期；②伴严重循环障碍的高血糖患者；③对皮下输液管或胶布过敏者；④无监护人的年幼或年长患者；⑤生活无法自理或精神异常者。

胰岛素治疗后空腹血糖仍未达标，常见于：①夜间基础胰岛素剂量不足；②黎明现象：即夜间血糖控制良好且无低血糖发生，仅于黎明短时间内出现高血糖，可能由于清晨拮抗胰岛素的激素如皮质醇、生长激素等分泌增多所致；③Somogyi效应：即夜间出现睡眠中未被察觉的低血糖，导致体内拮抗胰岛素的激素分泌增加，继而发生低血糖后的反跳性高血糖。夜间多点血糖的测定，有助于鉴别空腹高血糖的原因。

（4）抗药性和不良反应　胰岛素及其类似物制剂均有抗原性。与动物胰岛素相比，人胰岛素的抗原性相对较弱。胰岛素类似物与人胰岛素的抗原性相似。胰岛素抗药性通常指原因不明的连续三天胰岛素需要量超过200U/d，可能与免疫机制障碍有关。处理原则包括更换胰岛素制剂种类、增加胰岛素剂量、联合应用糖皮质激素及口服降糖药物治疗等。因不除外存在胰岛素抗体的可能，要严密监测血糖，避免发生低血糖。胰岛素的抗药性经适当治疗后可消失。

常见不良反应：首先是低血糖，与胰岛素剂量过大和（或）饮食失调、运动不当，以及β细胞严重受损有关，多见于接受强化胰岛素治疗者。低血糖的危害较大，严重者可致中枢神经系统受损或诱发心肌梗死，甚至危及生命。其次是体重增加，要通过运动和适度节食予以控制。胰岛素治疗初期还可因钠潴留发生轻度水肿，但能自行缓解，严重者可短期使用利尿剂。部分患者可出现视物模糊，系晶状体屈光改变所致，常于数周内自然恢复。胰岛素的过敏反应通常表现为注射部位瘙痒、荨麻疹样皮疹、胃肠道症状等，全身性荨麻疹少见，严重过敏反应罕见。处理措施包括更换胰岛素的制剂类型，使用抗组胺药物和糖皮质激素以及脱敏疗法等。严重者需停止或暂时中断胰岛素治疗。胰岛素注射部位可以发生皮下脂肪的萎缩或增生，通过经常更换注射部位可以预防。

（六）T2DM高血糖治疗路径

T2DM是一种进展性疾病，疾病控制越差进展速度越快。对于高血糖的管理，生活方式干预（即饮食和运动治疗）贯穿于治疗全程。疾病早期，生活方式干预后HbA1c≥7.0%，应及早给予药物降糖，可首选二甲双胍。如果没有禁忌证，二甲双胍应一直保留在治疗方案中。如果二甲双胍单药大剂量治疗 3 个月 HbA1c≥7.0%，可联用其他类型口服降糖药物。两种口服降糖药物较大剂量治疗 3 个月 HbA1c 仍≥7.0%，可三种口服降糖药物治疗或联合胰岛素治疗，如治疗 3 个月后 HbA1c 持续≥7.0%，应启动强化胰岛素治疗。

（七）其他治疗方法

1. 手术治疗 减重手术可明显改善肥胖 T2DM 患者的血糖，术后 2~5 年的血糖缓解率为 60%~80%。

2. 胰腺移植和胰岛细胞移植 单独胰腺移植或胰肾联合移植主要用于 T1DM 患者，安全性和有效性较好。但因同种异体胰岛移植的供体来源短缺限制了临床推广。移植后患者内源性胰岛素分泌重建，但无法长期维持功能性胰岛细胞的存活，可使不足 10% 的患者血糖水平维持正常 5 年。

3. 干细胞治疗 近年发现采用造血干细胞或间充质干细胞等治疗糖尿病及其并发症具有潜在的应用价值，此治疗方法目前还处于临床前研究阶段。

（八）慢性并发症的防治原则

糖尿病慢性并发症是患者致残、致死的主要原因。T1DM 病程超过 5 年，以及所有 T2DM 患者确诊后应至少每年进行慢性并发症和心血管危险因素的评估。循证医学证据证实，糖尿病早期综合管理能够有效延缓并发症的发生和发展，但对预期寿命有限、低血糖高危患者等须采用宽松的血糖控制目标。

所有糖尿病患者，尤其是 T2DM，要进行心血管风险评估，适时启动阿司匹林等抗血小板治疗药物；合并高血压者可单药或联合多种降压药物控制血压达标，首选血管紧张素转换酶抑制剂或血管紧张素 II 受体拮抗剂；合并血脂代谢紊乱或动脉粥样硬化者，首选他汀类药物并控制 LDL－C 达标，当甘油三酯≥5.7mmol/L 时可在饮食干预的基础上使用贝特类药物，以降低发生急性胰腺炎的风险。

（九）糖尿病合并妊娠和 GDM 的管理

糖尿病合并妊娠和妊娠期间诊断的孕前糖尿病容易出现胎儿先天畸形、自然流产，以及糖尿病肾病和视网膜病变的恶化。GDM 出现巨大儿、剖宫产术和子痫前期的概率亦明显增加。因此，糖尿病计划妊娠需要胰岛素控制血糖达标并全面评估适合妊娠后方可受孕，而无糖尿病史的孕妇应在妊娠 24~28 周时规范进行 GDM 筛查。治疗上，均需要以医学营养治疗为基础，适时启动胰岛素治疗，控制 FPG 在 3.3~5.3mmol/L，餐后 1 小时≤7.8mmol/L，餐后 2 小时≤6.7mmol/L，HbA1c<6.0%，且避免低血糖。妊娠期间密切监测胎儿情况和孕妇的血糖、血酮体或尿酮体、血压、肾功能、尿蛋白和眼底等。合理选择分娩的时间和方式，产后及时筛查有无新生儿低血糖。GDM 产后 6~12 周行 OGTT 试验，重新确认其归属，并长期追踪观察。

（十）糖尿病围手术期管理

择期手术者，术前控制 FPG<7.8mmol/L，餐后 2h<10mmol/L。接受大、中型手术者，术前 3 日开始胰岛素治疗，并对可能影响手术预后的糖尿病并发症进行评估。需急诊手术且合并水、电解质和酸碱代谢失常者要及时纠正相关代谢紊乱，术中、术后密切监测血糖，期间血糖控制在 8.0~10.0mmol/L 为宜。

九、预防

糖尿病已经成为世界性公共卫生问题之一。各级政府、卫生部门和社会各界应共同参与糖尿病的三级预防。一级预防目标是预防糖尿病的发生，通过健康教育，改变人群中与糖尿病发病有关的不良环境因素，如能量摄入过多、超重或肥胖、缺乏体力活动及久坐的生活方式等，同时加强糖尿病高危人群的筛查。二级预防目标是预防糖尿病并发症的发生。三级预防目标是延缓糖尿病并发症的进展，降低致残率和致死率，提高患者生存质量。

第二节　糖尿病酮症酸中毒

糖尿病酮症酸中毒（diabetic ketoacidosis，DKA）是最常见的糖尿病急性并发症之一，以高血糖、高酮症和代谢性酸中毒为主要临床表现，是胰岛素不足和升糖激素不适当升高引起的糖、脂肪和蛋白质代谢严重紊乱的综合征。T1DM 有自发 DKA 倾向，T2DM 在某些诱因下也可发生 DKA。常见诱因：急性感染、胰岛素治疗中断或不适当减量、饮食不当、胃肠疾病、酗酒、使用某些药物（如糖皮质激素），以及心肌梗死、卒中、创伤、手术、精神刺激、妊娠和分娩等应激状态。

一、病理生理

（一）酸中毒

血 β - 羟丁酸、乙酰乙酸及蛋白质分解产生的有机酸不断蓄积最终可导致失代偿性酸中毒。酸中毒时胰岛素敏感性降低、组织分解增加、能量代谢受抑制。严重酸中毒可使微循环恶化、心肌收缩力降低，出现低血压和低体温。动脉血 pH < 7.2 时，可刺激呼吸中枢使呼吸代偿性加深加快。若酸中毒纠正过快，失去此代偿作用，则组织缺氧加重，当脑缺氧加重时可致脑水肿。动脉血 pH < 7.0 时，呼吸中枢被抑制并可诱发心律失常等。

（二）严重失水、周围循环衰竭和肾功能障碍

严重高血糖、高血酮和各种酸性代谢产物引起渗透性利尿，丙酮可经肺排出继而带走大量水分，厌食、呕吐使水分摄入减少，血浆渗透压不断增加，导致细胞内外都严重失水。严重者可出现低血容量性休克；肾灌注量减少引起少尿或无尿，以及急性肾衰竭。

（三）电解质平衡紊乱

渗透性利尿、呕吐及摄入减少等导致血钠、钾等电解质缺乏，组织分解增加，磷的丢失也增加。但因失水后血液浓缩，就诊时不易发现。由于胰岛素作用不足，且酸中毒可促使钾离子从细胞内逸出，加重血钾流失。治疗时，血容量的补充一方面有稀释作用，另一方面增加了尿钾的排出，而酸中毒的纠正与胰岛素的应用可促使钾离子转入细胞内，因而可出现严重的低血钾，并诱发心律失常，甚至心脏骤停。

（四）组织缺氧

DKA 时糖化血红蛋白含量增多，增强氧与血红蛋白的亲和力；缺磷可致红细胞 2,3 - 二磷酸甘油减少，影响氧自血红蛋白解离，两者均导致组织缺氧。但由于 Bohr 效应，即酸中毒时，动脉血 pH 下降，氧和血红蛋白亲和力下降，在某种程度上可改善组织缺氧。

（五）中枢神经功能障碍

严重酸中毒、失水、缺氧、循环衰竭可导致脑细胞失水或脑水肿、中枢神经功能障碍。治疗时，过快过多补充碳酸氢钠可致反常性脑脊液酸中毒加重，而血糖下降过快或输液过多过快、渗透压不平衡可引起继发性脑水肿并加重中枢神经功能障碍。

二、临床表现

多尿、烦渴多饮和乏力症状加重。酸中毒失代偿后出现食欲减退、恶心、呕吐，常伴头痛、烦躁、嗜睡等症状，呼吸深快，呼气中有烂苹果味（丙酮气味），继而出现严重失水，尿量减少、皮肤黏膜干燥、眼球下陷，脉快而弱，血压下降、四肢厥冷，各种反射迟钝甚至消失，直至昏迷。有患者以腹痛为首发症状来诊，机制尚未明了。合并感染时可因外周血管

扩张，体温不升高甚至偏低，容易掩盖病情。

三、实验室检查

尿糖、尿酮体阳性或强阳性。血糖多在 13.9 ~ 33.3mmol/L，血酮体增高（血 β - 羟丁酸 ≥1.0mmol/L 为高血酮，≥3.0mmol/L 提示酸中毒）。血 β - 羟丁酸在酮体的三种成分中含量最多，对于酮症的诊断价值高。尿酮体主要检测的是乙酰乙酸，相对于血酮体诊断滞后，且受肾糖阈的影响较大。血钾在治疗前高低不定，阴离子间隙增加。血尿素氮和肌酐轻中度升高，一般为肾前性。部分患者无胰腺炎但出现血淀粉酶和脂肪酶的升高，DKA 纠正后可恢复正常。即使无感染也可出现白细胞数及中性粒细胞比例的升高。

四、诊断和鉴别诊断

对昏迷、酸中毒、失水、休克的患者，要想到 DKA 的可能性。DKA 的诊断标准如下。①糖尿病酮症：血酮体 ≥3.0mmol/L 或尿酮体阳性伴血糖 >13.9mmol/L 或已知为糖尿病患者，动脉血 pH >7.3 或血清 HCO_3^- >18mmol/L。②DKA：血酮体 ≥3.0mmol/L 或尿酮体强阳性伴血糖 >13.9mmol/L 或已知为糖尿病患者，同时存在明显失代偿的酸中毒。根据酸中毒程度和意识状态又分为：轻度，即动脉血 pH ≤7.3 或血清 HCO_3^- ≤18mmol/L，阴离子间隙 >10mmol/L；中度，即动脉血 pH <7.25 或血清 HCO_3^- <15mmol/L，阴离子间隙 >12mmol/L；重度，即动脉血 pH <7.0 或血清 HCO_3^- <10mmol/L，阴离子间隙 >12mmol/L，或出现意识障碍（DKA 伴昏迷）。

当血糖高于 33.3mmol/L 时，多伴有高血糖高渗综合征或肾功能障碍。鉴别时还需注意：①糖尿病相关的其他昏迷，如高血糖高渗综合征、糖尿病乳酸性酸中毒以及低血糖昏迷等；②其他疾病所致的昏迷，如尿毒症、脑血管意外等。

五、治疗

诊断明确后应立即给予治疗，治疗的前 6 ~ 12 小时对疾病的转归至关重要。治疗目的：①促进胰岛素敏感组织的葡萄糖利用。②逆转酮症和酸中毒。③纠正水、血电解质代谢紊乱。对于轻度 DKA，神志清楚并能进食者，可经消化道补充液体，以及皮下胰岛素治疗。重症者，特别是休克及意识障碍者要积极抢救。治疗原则：尽快补液以改善组织灌注，胰岛素降糖，纠正电解质代谢紊乱及酸中度，去除诱因，防治并发症，降低病死率。

1. 补液 是治疗的关键环节。组织灌注有效改善才能充分发挥胰岛素的生物效应。基本原则为"先快后慢，先盐后糖"。可按体重的 10% 估计失水量，在第 1 ~ 2 小时静脉滴注 0.9% 氯化钠液1 ~ 2L，前 4 小时补充失水量的 1/3 ~ 1/2，前 12 小时补充失水量的 2/3，一般前 24 小时的补液总量为 4 ~ 6L，严重者 6 ~ 8L。监测患者血压、心率、每小时尿量及周围循环状况，控制好输液量和输液速度。如治疗前已有低血压或休克，经快速输液仍不能有效提高血压，可给予胶体溶液并采用其他抗休克措施。老年人及有心、肾疾病的患者可根据中心静脉压指导治疗，避免补液过度，同时密切观察病情。当血糖下降至 11.1mmol/L 时，视血钠浓度决定改为 5% 葡萄糖溶液或葡萄糖生理盐水（每4g 葡萄糖须加入 1U 短效胰岛素）。鼓励清醒患者喝温开水（或淡盐水），也可经胃管灌注温开水或 0.9% 氯化钠液，要分次缓慢灌注，避免呕吐造成误吸，有呕吐、胃肠胀气或上消化道出血者禁用。

2. 胰岛素 采用小剂量短效胰岛素持续静脉滴注，能有效降低血糖、充分抑制脂肪分解和酮体生成，且促进钾离子向胞内转运的作用较弱。起始剂量按照每小时每公斤体重给予 0.1U，若第 1 个小时血糖下降不足 10%，或血酮体下降速度 <0.5mmol/L，则胰岛素用量增加 1U/h。之后每 1 ~ 2h 测定血糖、血酮体，根据血糖和血酮体下降速度调整胰岛素用量，控制血糖下降速度 2.8 ~ 4.2mmol/（L·h），或血酮体下降速度 ≥0.5mmol/（L·h）为宜。当

血糖下降至 11.1mmol/L 时，减少胰岛素用量至 0.02 ~ 0.05U/（kg·h），维持血糖在 8.3 ~ 11.1mmol/L 水平，直至血酮体 <0.3mmol/L 后转为皮下胰岛素治疗。停用静脉胰岛素前应提前 1 ~ 2h 皮下注射基础胰岛素。DKA 的缓解标准包括血糖 <11.1mmol/L，血酮体 <0.3mmol/L，血清 HCO_3^- ≥15mmol/L，阴离子间隙 ≤12mmol/L。DKA 缓解后仍需监测血酮体 2 天。

3. 补钾 低钾血症常见，严重时可致心脏骤停和呼吸肌麻痹而危及生命。出现严重低钾血症时应即刻静脉补钾，直至血钾上升到 3.5mmol/L 时，方可开始胰岛素治疗。当血钾 <5.2mmol/L，且尿量 ≥40ml/h 时应开始补钾；血钾正常、尿量 <30ml/h，暂缓补钾，待尿量增加后再行补钾；血钾高于正常，暂缓补钾。治疗期间须根据血钾和尿量的变化，调整补钾的量和速度。静脉补钾常用 10% 氯化钾溶液，每小时输入量不超过 1.5g（相当 20mmol/L）。意识清醒者可同时口服补钾。

4. 酸中毒 主要由血酮体引起，经补液和胰岛素治疗后，可自行纠正，一般不必补碱。但严重酸中毒可影响心血管、呼吸和神经系统功能，应给予相应治疗，但补碱不宜过多、过快。基于目前的研究证据，我国相关指南均建议动脉血 pH <6.9 时适量补碱，直至上升到 7.0 以上。通常给予碳酸氢钠 8.4g 及氯化钾 0.8g 配于 400ml 无菌用水（等渗等张液）中，以 200ml/h 的速度静脉滴注至少 2 小时。

5. 去除诱因和治疗并发症 早期要防治各种并发症，包括休克、感染、心力衰竭和心律失常、脑水肿、肾衰竭、血栓和血电解质失衡等。其中，肾衰竭和脑水肿的病死率较高，要密切观察尿量变化和意识状态。治疗期间如果出现血糖有所下降，酸中毒亦改善，但昏迷加重，或虽然一度清醒又再次昏迷，或出现烦躁、心率慢而血压偏高、肌张力增高等现象时应警惕脑水肿的可能。脑水肿常与脑缺氧、补碱或补液不当、血糖下降速度过快等相关，可给予地塞米松、呋塞米，或给予白蛋白治疗。慎用甘露醇。

6. 护理 有效的护理措施非常重要，包括监测生命体征、意识状态、出入量、吸氧、保持口腔卫生、预防误吸、压疮和继发感染等。因酸中毒引起呕吐或伴有急性胃扩张者，可用 1.25% 碳酸氢钠溶液洗胃，清除残留食物，预防吸入性肺炎。

六、预防

早期及时抢救可使 DKA 的死亡率降至 5% 以下，但老年人和已经患有严重慢性并发症者死亡率仍然较高。保持良好的血糖控制，避免和及时治疗感染等诱发因素，加强糖尿病健康教育，提高患者和家属对 DKA 的认识等都有利于疾病的预防。

第三节 高血糖高渗综合征

高血糖高渗综合征（hyperosmolar hyperglycemic syndrome，HHS）是常见的糖尿病急性并发症之一，以严重高血糖而无明显酮症酸中毒、血浆渗透压显著升高、失水和意识障碍为特征。多见于老年 2 型糖尿病患者，超过 2/3 的患者无糖尿病病史或仅有轻度高血糖。

HHS 起病常比较隐匿。常见诱因有引起血糖增高和脱水的因素，包括急性感染，外伤、手术、脑血管意外等应激事件，使用糖皮质激素、免疫抑制剂、利尿剂、甘露醇等药物，水摄入不足或失水，透析治疗，静脉高营养治疗等。过多摄入含糖饮料或静滴葡萄糖溶液也可诱发本病或使病情恶化。主要临床表现有严重失水和神经系统的症状体征。

实验室诊断的参考标准：①血糖 >33.3mmol/L；②有效血浆渗透压 >320mOsm/L。有效血浆渗透压（mOsm/L）= 2（$Na^+ + K^+$）+ 血糖（均以 mmol/L 计算）；③动脉血 pH >7.3 或血清 HCO_3^- >18mmol/L；④尿糖强阳性，而尿酮阴性或弱阳性。临床上凡遇到原因不明的脱水、休克、意识障碍以及昏迷者均应考虑本症的可能，尤其是低血压而尿量多者，不论有无糖尿病史，均应进行有关检查以肯定或排除本病。对于无糖尿病病史首次因意识障碍就诊的老年患者容易误诊为脑血管意外而延误治疗，应提高警惕。

治疗原则与 DKA 基本相同，包括积极合理的补液、小剂量胰岛素静滴、纠正水和电解质代谢紊乱、去除诱因与治疗并发症等。需要注意：①本病失水可达体重的 10% ~ 15%，补液要更加积极谨慎，24 小时补液量 6 ~ 10L，主张补液时先用等渗溶液如 0.9% 氯化钠液，因大量输入等渗液时不会引起溶血，有利于恢复血容量和肾脏调节功能。休克者应另予血浆或全血。如无休克或休克已纠正，在给予 0.9% 氯化钠液后血浆渗透压高于 350mOsm/L，血钠高于 155mmol/L，可考虑适量给予低渗溶液如 0.45% 氯化钠液，血浆渗透压基本正常后改等渗液，视病情决定是否给予胃肠道补液；②胰岛素起始剂量按体重给予 0.05 ~ 0.1U/（kg·h），根据血糖下降速度调整胰岛素用量，控制血糖下降速度 2.8 ~ 4.2mmol/（L·h）为宜。当血糖下降至 16.7mmol/L 时，须补充 5% 葡萄糖液（每 4g 葡萄糖加入 1U 短效胰岛素），同时减少胰岛素用量至 0.02 ~ 0.05U/（kg·h），维持血糖在 13.9 ~ 16.7mmol/L 水平，直至高渗状态和神经症状得到改善，患者临床状态稳定为止。应当注意高血糖是维护患者血容量的重要因素，如血糖迅速降低而补液不足，将导致血容量和血压进一步下降，或引发脑水肿等。

HHS 预后不良，病死率为 DKA 的 10 倍以上，早期诊治极为重要。抢救失败的主要原因是高龄、严重感染、肾衰竭、重度心力衰竭、急性心肌梗死和脑梗死等。

本章小结

糖尿病是一种由复合病因所致的以慢性血糖增高为主要特征的临床综合征，由胰岛素分泌和（或）作用缺陷所引起。糖尿病分为 T1DM、T2DM、其他特殊类型糖尿病和妊娠期糖尿病，前二者是其主要类型。T1DM 多与自身免疫紊乱有关，表现为胰岛素绝对缺乏，"三多一少"症状显著，易发生 DKA，最终需要依赖胰岛素维持生命。T2DM 以胰岛素抵抗和 β 细胞功能缺陷为主要发病机制，与肥胖、增龄和现代生活方式关系密切。其起病隐匿，"三多一少"症状不显著，易发生动脉粥样硬化，累及心脑血管和外周血管等。心血管疾病是 T2DM 的主要死因。微血管病变是糖尿病特异性并发症，与血糖关系密切，主要累及肾脏、视网膜、心肌、神经等组织。DR 是致盲的主要原因，DN 是终末期肾病的主要原因。糖尿病的诊断仍采用 1999 年 WHO 定义的标准，明确诊断后要进行分型和慢性并发症及心血管危险因素的筛查。糖尿病目前缺乏病因治疗，但有效防治能够显著减少或延缓慢性并发症的发生和发展，提高患者生活质量。治疗原则包括早期和长期、积极和理性、综合治疗与全面达标，以及治疗措施个体化等。治疗措施有健康教育、医学营养治疗、运动治疗、病情监测和药物治疗。

思考题

1. 糖尿病的诊断标准有哪些？
2. 胰岛素治疗的适应证有哪些？
3. 简述传统口服降糖药物的分类和作用机制。
4. 1 型糖尿病和 2 型糖尿病如何鉴别？
5. 简述糖尿病酮症酸中毒的治疗原则。

（王 彦 杨 静）

第十章 低血糖症

低血糖症（hypoglycemia）是一组由多种病因引起的以血葡萄糖（血糖）浓度过低，脑细胞缺糖为主要特点的临床综合征。其发病机制复杂，危害较大。

一、临床分类和病因

低血糖症按照发生时间与进食的关系，分为空腹低血糖症和餐后低血糖症。空腹低血糖症又称吸收后低血糖症，反复发生常提示器质性疾病。餐后低血糖症又称反应性低血糖症，多见于功能性疾病。某些器质性疾病如胰岛素瘤，以空腹低血糖为主，也可发生于餐后。低血糖症的临床分类见表7-10-1。

表7-10-1 低血糖症的临床分类

空腹（吸收后）低血糖症	餐后（反应性）低血糖症
1. 内源性胰岛素分泌过多 胰岛疾病：胰岛素瘤、胰岛细胞增生等 自身免疫性低血糖：胰岛素抗体、胰岛素受体抗体等 异位胰岛素分泌 2. 升糖激素缺乏或不足：腺垂体功能减退症、胰高血糖素缺乏、生长激素缺乏、Addison病等 3. 某些重症疾病：肝衰竭、肾衰竭、心力衰竭、严重营养不良、脓毒血症等 4. 其他肝源性因素：糖原贮积症、糖异生所需酶先天性缺乏等 5. 药物性：胰岛素、磺脲类药物、奎宁、β受体阻滞剂、水杨酸盐、饮酒等 6. 胰外肿瘤	1. 先天性糖代谢酶缺陷症： 半乳糖血症、遗传性果糖不耐受症 2. 特发性 3. 滋养性（包括倾倒综合征） 4. 肠外营养治疗（静脉高营养） 5. 2型糖尿病早期

1. 空腹（吸收后）低血糖症 发生于食物吸收后或空腹（餐后5小时以上）。常见病因是内源性胰岛素分泌增高，如胰岛素瘤、自身免疫性低血糖等。此外，拮抗胰岛素作用的激素缺乏、肝糖消耗过度、影响糖代谢的疾病，以及抑制糖异生的乙醇、增加体内胰岛素浓度或作用强度的药物等均可引发低血糖。一些胰外肿瘤可以产生胰岛素样生长因子 II 致低血糖。

2. 餐后（反应性）低血糖症 发生于餐后早期（2~3小时）和后期（3~5小时）。常见病因是食物负荷后胰岛素反应性释放过多，以及罕见的先天性糖代谢酶缺陷症（该病与某些糖类物质在肝内堆积抑制糖异生有关）。餐后低血糖症以特发性低血糖症最为常见，可能与精神性因素有关，病情有明显的自限性。滋养性低血糖症常发生于胃大部切除和胃空肠吻合术等术后患者，食物于餐后迅速进入肠道，一方面血糖迅速增高，另一方面刺激胰高糖素样肽-1（GLP-1）分泌增多，两者均刺激胰岛素分泌增加。肠外高营养的患者如果全胃肠外营养终止过快并开始进食。亦可能诱发胰岛素不适当分泌发生低血糖症。2 型糖尿病前期或疾病早期餐后胰岛素释放高峰显著增高并延迟可诱发下一餐餐前低血糖。

二、病理生理

脑细胞所需能量约占体内葡萄糖消耗总量的 60% ，几乎完全来自葡萄糖。血糖下降至 2.8～3.0mmol/L 时胰岛素分泌受抑制，升糖激素（胰高血糖素、肾上腺素、糖皮质激素和生长激素等）分泌增加，使交感神经兴奋。血糖继续下降至 2.5～2.8mmol/L 时，可出现神经功能紊乱，大脑皮质受抑制，并波及皮质下中枢包括基底节、下丘脑和自主神经中枢，最后累及延髓。低血糖迅速纠正后，按上述顺序能逆向恢复。反复发作或持续较长时间的低血糖可导致中枢神经功能损害，甚至导致永久性脑损伤或死亡。

 案例讨论

> **临床案例** 患者，女性，48 岁。既往体健，无糖尿病病史，无特殊用药史。2 天前不洁饮食后有呕吐伴腹痛、腹泻，自行对症治疗。今晨家人呼之不应。急诊当地医院测末梢血随机血糖提示：< 1.1mmol/L。遂予以 50% 葡萄糖注射液 60ml 静脉推注并维持 10% 葡萄糖液静脉滴注 8 小时，静脉血糖率 4.8mmol/L，意识仍未恢复。查体：生命体征平稳，浅昏迷。家属发现患者床头摆放的药品除消化系统药物外，还有其丈夫使用的某种磺脲类降糖药，不除外误服的可能。
>
> **问题** 该患者进一步的诊疗计划？

三、临床表现

受年龄、既往低血糖发作史、血糖下降的速度、程度和持续时间等影响，低血糖症的临床表现有较大的个体差异。主要表现为交感神经兴奋症状和缺糖性脑功能紊乱症状。

1. 交感神经兴奋症状 低血糖发作时，交感神经和肾上腺髓质释放肾上腺素、去甲肾上腺素等，可致患者出现饥饿、出汗、焦虑、躁动、手足颤抖、流涎、软弱无力、面色苍白、心悸、收缩压增高等。

2. 缺糖性脑功能紊乱症状 初期为头晕、精神不集中，嗜睡、视物不清、步态不稳，可有幻觉、行为怪异等精神症状，继而神志改变、抽搐或昏迷、各种反射消失。如果严重低血糖持续 6 小时以上，常不易逆转甚至死亡。

3. 其他不典型症状 老年人、慢性空腹低血糖者、反复低血糖发作的糖尿病患者对低血糖反应较差，虽已达到低血糖的值但可无明显症状，直至昏迷，称为"未察觉的低血糖症"。部分老年人还可表现为性格改变、失眠、多梦、噩梦或窦性心动过缓。有些慢性空腹低血糖症的唯一表现是性格改变或"癫痫样发作"。糖尿病患者血糖快速下降时，虽未达到低血糖值却可以出现明显的交感神经兴奋症状，称为"低血糖反应"。低血糖发作还易诱发心绞痛、心肌梗死、一过性脑缺血发作和脑梗死。

四、实验室检查

1. 血胰岛素 低血糖发作时应同时测定血糖、胰岛素和 C 肽水平，以区分有无胰岛素和 C 肽不适当分泌过多。血糖 < 2.8mmol/L 时相应胰岛素浓度 ≥6mU/L（≥36pmol/L，放射免疫法，灵敏度为 5mU/L）或胰岛素浓度 ≥3mU/L（≥18pmol/L，免疫化学发光法，灵敏度 ≤ 1mU/L），提示低血糖为胰岛素分泌过多所致。

2. 胰岛素释放指数 为血胰岛素（mU/L）与同标本血糖（mg/dl）的比值。正常人胰岛

素释放指数 < 0.3，多数胰岛素瘤患者 > 0.4，甚至大于 1.0。该指数仅在低血糖时有临床意义。

3. 血胰岛素原和 C 肽 参考 Maks 和 Teale 诊断标准：血糖 < 3.0mmol/L 时，C 肽 > 300pmol/L、胰岛素原 > 20pmol/L，应考虑胰岛素瘤。

4. 72 小时饥饿试验 在严密观察下进行。试验期间鼓励患者活动，开始前及开始后每 6 小时取血标本一次，测血糖、胰岛素、C 肽。若血糖 ≤ 3.3mmol/L 时，改为每 1~2 小时测一次。血糖 < 2.8mmol/L 时即可结束，同时留取血标本测定血糖、胰岛素、C 肽和 β-羟丁酸浓度。必要时可以静脉推注胰高血糖素 1mg，间隔 10 分钟测 1 次血糖，共 3 次。C 肽 > 200pmol/L 或胰岛素原 > 5pmol/L（免疫化学发光法）可认为胰岛素分泌过多。如胰岛素水平高，而 C 肽水平低，可能为外源性胰岛素干扰所致。若 β-羟丁酸浓度水平 < 2.7mmol/L，或注射胰高血糖素后血糖升高幅度 < 1.4mmol/L，则为胰岛素介导的低血糖症。

5. 延长（5 小时）口服葡萄糖耐量试验 主要用于鉴别 2 型糖尿病前期或疾病早期的患者出现的餐后晚发性低血糖症。给予口服含 75g 无水葡萄糖的液体 250~300mL，测定服糖前、服糖后 30、60、120、180、240、300 分钟的血糖、胰岛素和 C 肽。该试验可判断有无内源性胰岛素分泌过多，有助于鉴别诊断。

6. 相关抗体检测 自身免疫性低血糖症的诊断依赖胰岛素自身抗体、胰岛素受体抗体等检测。

7. 基因检测 遗传性果糖不耐受症、半乳糖血症等诊断依赖相关基因的检测。

五、诊断和鉴别诊断

诊断依据是 Whipple 三联征：①低血糖症状；②发作时血糖低于 2.8mmol/L；③供糖后低血糖症状迅速缓解。糖尿病患者血糖 ≤ 3.9mmol/L 为低血糖。

低血糖症确诊后需要结合患者病史、体征及实验室检查等进一步寻找病因。餐后低血糖症相对容易明确病因。少数患者空腹血糖降低不明显或处于非发作期时，应多次检测有无空腹或吸收后低血糖，必要时采用 72 小时饥饿试验。低血糖症以交感神经兴奋表现为主者易识别，以脑功能紊乱表现为主者时易误诊为精神病、神经疾患（癫痫、短暂脑缺血发作）或脑血管意外等，需注意鉴别。空腹低血糖症诊断思路见图 7-10-1。

六、治疗和预防

治疗目标包括解除脑缺糖的症状、寻找和纠正低血糖的病因。临床常见的是药物性低血糖症，须注意"防重于治"。对于糖尿病患者要强调平素生活规律，饮食定时定量，合理运动和使用降糖药物，以及自我血糖监测能够有效预防低血糖的发生。对于有器质性病变的慢性低血糖症的患者要积极明确病因，针对病因治疗。

治疗原则：患者低血糖症状较轻或意识清楚时，可口服含糖饮料，或进食糖果、饼干、面包、馒头等糖类食物 15~20g。考虑药物性低血糖者要同时停用降糖药物。症状较重或疑似有意识障碍者，切忌喂食以避免引发呼吸道窒息，可给予 50% 葡萄糖液 20~40ml 静脉推注，必要时给予胰高血糖素 1mg 肌内注射（此法不宜用于肝源性或酒精性患者），继而以 5%~10% 的葡萄糖液维持静脉滴注，直至患者可进食淀粉类食物。期间根据病情需要监测血糖，直至低血糖纠正。药物性低血糖者低血糖纠正后需要继续观察 3 天，器质性病变所致低血糖者在原发病根治前会反复发作，需持续监测血糖。糖皮质激素适用于原发性或继发性肾上腺皮质功能减退、顽固性低血糖、自身免疫性低血糖症的治疗。对于血糖恢复正常而意识尚未恢复者要按急性脑病进行抢救。

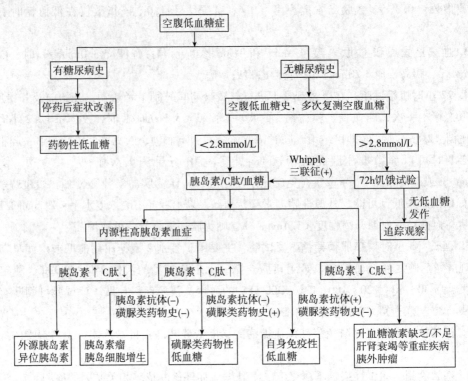

图 7 - 10 - 1　空腹低血糖症诊断思路图

【附】常见的低血糖症

一、胰岛素瘤

　　胰岛素瘤是内源性高胰岛素低血糖症中最常见的原因,其中 β 细胞的腺瘤约占 84%(约90% 的腺瘤是单个的),其次是腺癌,再次是弥漫性 β 细胞增生。肿瘤多位于胰腺内,胰头、体、尾各部位发生的概率相同。异位者好发于胃壁、十二指肠或空肠上段。腺瘤一般较小,直径在 1～2cm,少数可达 15cm,血管丰富,包膜完整。本病多见于 40～50 岁的成人,性别差异不明显。少数胰岛素瘤可与甲状旁腺、垂体和肾上腺组合成多发性内分泌腺瘤综合征 I 型(MEN-I 型)。CT、MRI、选择性胰血管造影、超声内镜有助于肿瘤定位。手术切除肿瘤是本病的根治手段。患者适合少食多餐,术前可用二氮嗪(diazoxide)300～400mg/d,分次口服,以抑制胰岛素分泌。无法手术切除的 β 细胞癌或癌术后的辅助治疗,可应用链脲佐菌素(streptozotocin)或其类似物吡葡亚硝脲(chlorozotocin)。

二、药物性低血糖症

　　是低血糖症中最常见的病因。主要发生于糖尿病患者接受降糖治疗的过程中,由于血糖控制越严格低血糖发生风险越高,因此制定血糖控制目标时要注意个体化。本病常见于应用胰岛素和磺脲类及非磺脲类胰岛素促泌剂时。常见诱因为药物剂量过大、用法不当、摄食不足和不适当的运动等。老年和(或)合并肾功能不全的糖尿病患者,应用格列本脲时,极易发生顽固、严重且持久的低血糖;合并自主神经病变的糖尿病患者,易发生未察觉的低血糖症。因此降糖药物宜从小剂量起步,监测血糖变化,防止因低/高血糖症诱发心脑血管意外。糖尿病患者应用胰岛素和胰岛素促分泌剂治疗时,要注意药物间的相互作用,许多药物如水杨酸类、对乙酰氨基酚、喷他脒、磺胺甲恶唑、三环类抗抑郁药、血管紧张素转换酶抑制剂等均可使降糖作用增强，有诱发低血糖的危险。

三、特发性低血糖症

是餐后（反应性）低血糖症的常见类型。主要见于情绪不稳定和神经质的女性，患者无糖尿病家族史、无胃肠道手术史，发作多与精神因素有关，临床表现以疲乏、焦虑、紧张、易激动、软弱、易饥饿、颤抖等交感神经兴奋的症候群为主。低血糖多发生于早餐后早期，每次发作 15～20 分钟，能自行缓解。发作时血糖偶低于 2.5mmol/L，但血胰岛素浓度和胰岛素释放指数均正常。本病能耐受 72 小时饥饿试验，病情有明显的自限性。心理治疗和体育锻炼有助于情绪的稳定，饮食上可采用混合餐或少食多餐。

四、胰岛素自身免疫综合征

患者血中有胰岛素自身抗体，可出现反常性低血糖症，且无胰岛素用药史。低血糖多发生在餐后 3～4 小时，与胰岛素抗体免疫复合体解离的胰岛素大量释放有关。由于游离胰岛素大量释放可抑制内源性胰岛素的合成和分泌，因此 C 肽测定可正常/轻度增高，而其增高幅度远远低于胰岛素的增高幅度。本病可见于应用含巯基药物如甲巯咪唑、卡托普利、青霉胺等，以及合并其他自身免疫病，如系统性红斑狼疮、类风湿关节炎、多发性肌炎等情况。应用糖皮质激素治疗有效。胰岛素受体抗体引起的低血糖症常表现严重的缺糖性脑功能紊乱症状，女性常见。

 本章小结

低血糖症对脑功能的危害较大，严重者可引起永久性脑损伤甚或死亡。Whipple 三联征是低血糖症确立的依据。低血糖发生时血糖、胰岛素、C 肽的测定，及既往是否存在糖尿病和应用降糖药物史、胃肠疾病史、5 小时 OGTT 试验、72 小时饥饿试验等都是鉴别病因的重要依据。低血糖发作时要尽快纠正。治疗原则包括及时解除脑缺糖症状和纠正导致低血糖症的潜在病因。临床常见的低血糖症有胰岛素瘤、药物性低血糖等。

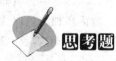 **思考题**

1. 低血糖症的治疗原则？对疑似有意识障碍者如何救治？
2. 空腹低血糖症常见的病因有哪些？至少列举三种。

（王 彦）

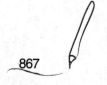

第十一章　血脂异常和脂蛋白异常血症

血脂是血浆中性脂肪和类脂的总称。脂质不溶或微溶于水，在血浆中与蛋白质结合以脂蛋白的形式存在。血脂异常（dyslipidemia）是指血浆中脂质成分质或量的异常，包括总胆固醇、甘油三酯（TG）、低密度脂蛋白胆固醇的升高，以及高密度脂蛋白胆固醇的降低等。血脂异常表现为脂蛋白异常血症（dyslipoproteinemia），其对健康的损害主要在心血管系统，导致冠心病和其他动脉粥样硬化性血管疾病，因此防治血脂异常有重要意义。

一、血脂和脂蛋白

血浆中性脂肪包括 TG 和胆固醇，类脂包括磷脂、糖脂、固醇和类固醇。血浆脂蛋白是由载脂蛋白（apoprotein，Apo）与 TG、胆固醇、磷脂等组成的球形大分子复合物。超速离心法可将血浆脂蛋白分为五大类：乳糜微粒（CM）、极低密度脂蛋白（VLDL）、中间密度脂蛋白（IDL）、低密度脂蛋白（LDL）和高密度脂蛋白（HDL）。这五类脂蛋白的密度依次增加，颗粒依次变小。此外，还有脂蛋白（a）[Lp（a）]等。

载脂蛋白是血浆脂蛋白中的蛋白质，可与脂质结合形成水溶性物质，成为转运脂质的载体，还可以参与许多重要的生理功能，如作为配基与脂蛋白受体结合、激活多种脂蛋白代谢酶等。现已认识到载脂蛋白不仅对血浆脂蛋白的代谢起着决定性的作用，而且对动脉粥样硬化的发生和发展也有很大的影响。已发现的有 20 多种 Apo，按组成分为 Apo A、Apo B、Apo C、Apo D 和 Apo E。由于氨基酸组成的差异，每一型又有若干亚型。例如，Apo A 分为 AI、AII、AIV；Apo B 分为 B_{48}、B_{100}；Apo C 分为 CI、CII、CIII等；Apo E 分为 EI、EIII等。各类脂蛋白的主要特性见表 7 – 11 – 1。

表 7 – 11 – 1　脂蛋白的主要特性

脂蛋白	大小（nm）	主要脂质	主要载脂蛋白	主要来源	主要功能
CM	80～500	TG（食物）	Apo B_{48}、Apo A I、Apo A II	小肠合成	运送外源性 TG 到外周组织
VLDL	30～80	TG（肝脏）	Apo B_{100}、Apo C、Apo E	肝脏合成	转运内源性 TG 至外周组织
IDL	27～30	TG、胆固醇	Apo B_{100}、Apo E	VLDL 中 TG 经脂酶水解后形成	是 LDL 前体，部分经肝脏摄取
LDL	20～27	胆固醇	Apo B_{100}	VLDL 和 IDL 中 TG 经脂酶水解后形成	转运内源性胆固醇到外周组织，与冠心病正相关

续表

脂蛋白	大小（nm）	主要脂质	主要载脂蛋白	主要来源	主要功能
HDL	5~17	胆固醇、磷脂	Apo AI、Apo AII、Apo C	肝脏和小肠合成，CM 和 VLDL 脂解后表面物衍生	逆向转运胆固醇，与冠心病负相关
Lp（a）	26	胆固醇	Apo B_{100}、Lp（a）	肝脏合成后与 LDL 形成复合物	可能与冠心病正相关

二、血脂异常分类

1. 病因分类　分为继发性血脂异常和原发性血脂异常两大类，两者可单独或同时存在。继发性血脂异常可由全身系统性疾病引起，常见疾病有糖尿病、肾衰竭、糖原贮积症、脂肪萎缩性疾病、甲状腺功能减退症、阻塞性黄疸、多发性骨髓瘤、神经性厌食、生长激素缺乏、急性卟啉病、肾病综合征等，也可因某些药物如利尿剂、β 受体阻滞剂、糖皮质激素等所致。排除继发性血脂异常后，即可诊断为原发性血脂异常。已知有部分原发性高脂血症是由于先天性基因缺陷所致，包括 LDL 受体突变、Apo B_{100} 缺陷、Apo E 突变等。但大多数原发性血脂异常的原因不明。

2. 表型分类　目前采用 1970 年 WHO 的分类法，根据血浆中各种脂蛋白升高的程度不同而进行分型。包括：①Ⅰ型：主要为 TG 升高，总胆固醇（TC）可正常或轻度升高；②Ⅱa型：单纯性 LDL 升高，血脂测定 TC 升高而 TG 正常；③Ⅱb型：VLDL 和 LDL 均升高，血脂测定 TC 和 TG 均升高；④Ⅲ型：乳糜微粒残粒和 VLDL 残粒增加，血脂测定 TC 和 TG 均升高且两者升高的程度基本平行；⑤Ⅳ型：VLDL 增加，血脂测定 TG 明显升高，TC 可正常或轻度升高；⑥Ⅴ型：乳糜微粒和 VLDL 均升高，血脂测定 TC 和 TG 均升高，但以 TG 升高为主。该分型方法有助于高脂血症的诊断和治疗，但较为繁琐。目前临床上常用的一种简易分类法将血脂异常分为：高胆固醇血症（相当于Ⅱa型）、高甘油三酯血症（相当于Ⅳ型、Ⅰ型）、混合型高脂血症（相当于Ⅱb型、Ⅲ型、Ⅴ型）和低高密度脂蛋白胆固醇血症。

3. 基因分类　由基因缺陷所致的血脂异常多具有家族聚集性，有着明显的遗传倾向，称为家族性脂蛋白异常血症。包括：家族性高胆固醇血症、家族性载脂蛋白 B 缺陷症、家族性高甘油三酯血症、家族性混合型高脂血症等。原因不明的称为散发性或多基因型脂蛋白异常血症。

三、临床表现

主要表现在两个方面：①脂质在真皮内沉积所致的黄色瘤；②脂质在血管内皮沉积所致的动脉粥样硬化，可引起早发性或进展迅速的心脑血管和周围血管病变。此外，严重高 TG 血症者可出现特征性眼底改变，TG 超过 10mmol/L 时有引起急性胰腺炎的风险。家族性高胆固醇血症者多见早发性角膜环。

四、实验室检查

测定空腹（禁食 12~14 小时）血浆或血清的血脂谱，包括 TC、TG、低密度脂蛋白胆固醇（LDL-C）和高密度脂蛋白胆固醇（HDL-C）等。抽血前最后一餐忌食高脂食物和禁酒。诊断需要时还应行基因检测和相关代谢酶活性分析等特殊检查。

五、诊断

根据病史、体征和血脂测定可确立诊断。血脂水平的分层标准依据为 2007 年《中国成人血脂异常防治指南》（表 7-11-2）。原发性血脂异常应进一步行病因诊断，即行相关基因检测、LDL 受体分析、酶活性或其他特殊检查，继发性血脂异常的诱发疾病或药物因素容易获得，诊断一般无困难。

表 7 - 11 - 2　血脂水平分层标准
（《中国成人血脂异常防治指南》，2007 年）

	TC	LDL - C	HDL - C	TG
合适范围	<5.18mmol/L	<3.37mmol/L	≥1.04mmol/L	<1.70mmol/L
边缘升高	5.18~6.19mmol/L	3.37~4.12mmol/L		1.70~2.25mmol/L
升高	≥6.22mmol/L	≥4.14mmol/L	≥1.55mmol/L	≥2.26mmol/L
降低			<1.04mmol/L	

六、治疗

根据是否已有冠心病或冠心病的等危症、有无心血管危险因素，结合血脂水平全面评价后决定治疗措施与血脂治疗目标。治疗目的是纠正血脂异常，降低心血管病的患病率和死亡率。血脂谱中，TC、LDL - C、TG 增高是冠心病的危险因素，尤其以 LDL - C 最为重要。根据 2007 年《中国成人血脂异常防治指南》血脂异常的危险分层和治疗标准建议可以确定个体化方案（表 7 - 11 - 3，表 7 - 11 - 4）。一般血脂异常的危险分层越高大，LDL - C 的治疗要求目标值就越严格。治疗措施包括治疗性生活方式改变和药物治疗。继发性血脂异常还要积极治疗原发病。

表 7 - 11 - 3　血脂异常的危险分层
（《中国成人血脂异常防治指南》，2007 年）

危险分层	TC 5.18~6.19mmol/L 或 LDL - C 3.37~4.12mmol/L	TC≥6.22mmol/L 或 LDL - C≥4.14mmol/L
无高血压且其他危险因素数<3	低危	低危
高血压或其他危险因素数≥3	低危	中危
高血压且其他危险因素数≥1	中危	高危
冠心病等危症	高危	高危

注：1. 其他危险因素包括年龄（男≥45 岁，女≥55 岁）、吸烟、低 HDL - C、肥胖（BMI≥28kg/m²）和早发缺血性心血管病家族史。2. 冠心病等危症包括：①有临床表现的冠状动脉以外的动脉粥样硬化，包括缺血性卒中、周围动脉疾病、腹主动脉瘤和症状性颈动脉病。②糖尿病。③有多种危险因素其发生主要冠状动脉事件的危险相当于已确立的冠心病，心肌梗死或冠心病死亡的 10 年危险大于 20%

表 7 - 11 - 4　血脂异常患者开始调脂治疗的 TC 和 LDL - C 值及其目标值（mmol/L）
（《中国成人血脂异常防治指南》，2007 年）

	治疗性生活方式改变开始	药物治疗开始	治疗目标值
低危：10 年危险<5%	TC≥6.22 LDL - C≥4.14	TC≥6.99 LDL - C≥4.92	TC<6.21 LDL - C<4.14
中危：10 年危险 5%~10%	TC≥5.18 LDL - C≥3.37	TC≥6.22 LDL - C≥4.14	TC<5.18 LDL - C<3.37
高危：冠心病或冠心病等危险，或 10 年危险 10%~15%	TC≥4.14 LDL - C≥2.59	TC≥4.14 LDL - C≥2.59	TC<4.14 LDL - C<2.59
极高危：急性冠状动脉综合征，或缺血性心血管病合并糖尿病	TC≥3.11 LDL - C≥2.07	TC≥4.14 LDL - C≥2.07	TC<3.11 LDL - C<2.07

（一）治疗性生活方式改变

主要包括纠正不良生活方式、控制体重、饮食治疗、合理运动和戒烟等。饮食治疗可使胆固醇水平降低 5%~10%，同时有助于减重，利于调脂药物发挥最佳效果。饮食治疗方案可参阅第九章相关内容。

（二）药物治疗

在饮食治疗基础上进行，主要药物是他汀类和贝特类。循证医学证据显示，他汀类药物在防治心血管疾病中获益最大。

1. 他汀类 即羟甲基戊二酰辅酶 A（HMG – CoA）还原酶抑制剂。大部分脂蛋白中的胆固醇是体内合成的，HMG – CoA 还原酶是其合成的重要限速酶。HMG – CoA 还原酶抑制剂可竞争性阻断胆固醇生成、加速 LDL 的分解代谢，从而降低 TC 和 LDL – C。此外，他汀类药物还具有抗炎、免疫调节和保护血管内皮细胞功能的作用。适应证：高胆固醇血症和以胆固醇升高为主的混合性高脂血症。主要药物和用法：瑞舒伐他汀 5 ~ 20mg/d，阿托伐他汀 10 ~ 80mg/d，辛伐他汀 10 ~ 40mg/d，洛伐他汀 10 ~ 80mg/d，普伐他汀 10 ~ 40mg/d，氟伐他汀 10 ~ 40mg/d，均每天 1 次，口服。除阿托伐他汀和瑞舒伐他汀可在任意时间服用外，其他药物均应睡前服用。禁忌证：孕妇、哺乳期妇女及备孕妇女。主要不良反应：偶发有横纹肌溶解和肝肾功能障碍，也可有增加引起新发糖尿病的风险。需要注意，与贝特类调脂药合用时可能增加不良反应发生的风险；不宜与环孢素、雷公藤等药物合用。

2. 贝特类（苯氧芳酸类） 通过增强脂蛋白脂酶的脂解活性，激活过氧化物酶体增殖物激活受体 α，从转录水平诱导脂蛋白脂酶表达，促进 VLDL、CM、IDL 等富含 TG 的脂蛋白颗粒中 TG 的分解及胆固醇的逆向转运，可降低 TG、VLDL – C，也可在一定程度上降低 TC 和 LDL – C，升高 HDL – C。适应证：高 TG 血症和以 TG 升高为主的混合性高脂血症。主要药物和用法：①非诺贝特，每次 0.1g，每天 3 次或微粒化胶囊每次 0.2g，每天 1 次，口服。②苯扎贝特每次 0.2g，每天 3 次或缓释型每次 0.4g，每天 1 次，口服。主要不良反应：胃肠道反应，少数可见一过性肝氨基转移酶和肌酸激酶升高，偶可见皮疹、血白细胞减少。禁忌证：肝肾功能不良者及孕妇和哺乳期妇女。需要注意，与抗凝药物合用时要调整后者的使用剂量。

3. 肠道胆固醇吸收抑制剂 依折麦布可作用于小肠细胞刷状缘，抑制胆固醇和植物固醇吸收，并促进肝脏 LDL 受体合成，加速血浆 LDL 的清除。适应证：高胆固醇血症和以胆固醇升高为主的混合性高脂血症，可单药或与他汀类联合治疗。用法为每次 10mg，每次 1 次，口服。主要不良反应：胃肠道反应、头痛和肌肉疼痛、肝氨基转移酶升高。

4. 其他类降脂药 包括烟酸类、胆酸螯合剂、鱼油制剂、普罗布考、泛硫乙胺等。血脂异常需要长期坚持治疗，每隔 1 ~ 3 个月应复查血脂，同时定期检查肝肾功能、肌酸磷酸激酶、血糖和心电图等，必要时调整药物种类和剂量。

（三）其他疗法

手术治疗和血浆净化治疗适用于经上述治疗无效或有严重不良反应者。

七、预防

积极普及健康教育，提倡健康生活方式，预防超重和肥胖有利于降低血脂异常的患病率。对血脂异常的重点人群应早期筛查、早期治疗。建议 20 岁以上人群至少每 5 年做一次血脂检测，40 岁以上男性和绝经期后女性应每年检测血脂。对于患有缺血性心血管病或其高危人群，应每 3 ~ 6 个月检测血脂。

血脂异常的重点人群包括：①已有冠心病、脑血管疾病或周围动脉粥样硬化病者；②有高血压、糖尿病、肥胖、吸烟；③有皮肤黄色瘤者；④有家族性高脂血症者；⑤有冠心病或动脉粥样硬化家族史者，尤其是直系亲属中有早发冠心病或其他动脉粥样硬化疾病者。

本章小结

　　血脂异常可引起冠心病及其他动脉粥样硬化血管疾病，导致使患者生活质量下降、病死率增加高、预期寿命缩短，而其早期防治效果好。血脂异常通过病史、体征和实验室检查可确诊后还需要进一步分类，原发性血脂异常行病因诊断，继发性血脂异常要积极寻找原发病。对于冠心病及其高危人群，以降低 LDL - C 为重点，采取生活方式治疗与药物治疗并重的策略。主要药物有他汀类和贝特类。循证医学证据显示，他汀类药物在防治心脑血管病中获益最大。

思考题

　　1. 血脂异常的概念和治疗原则是什么？
　　2. 简述临床常用的调脂药物及作用机制，列举至少两种。

（王　彦）

第十二章　肥胖症

　　肥胖症（obesity）是一种由遗传和环境共同作用导致的以体内脂肪堆积过多和（或）分布异常及体重增加为主要特点的慢性代谢性疾病。本病易伴发 2 型糖尿病、高血压、缺血性心脏病、睡眠呼吸问题、某些癌症（如肝癌、肾癌、乳腺癌）等，最终使患者预期寿命缩短、死亡率增加。肥胖症已经成为世界性公共卫生问题之一。在西方国家约有半数成人超重和肥胖。我国《2014 年国民体质监测公报》显示，成人超重率为 32.7%，肥胖率为 10.5%，其中老年人超重率为 41.6%，肥胖率为 13.9%。按病因分类，肥胖症可分为单纯性肥胖和继发性肥胖。继发性肥胖是某些疾病的临床表现之一，约占肥胖症的 1%。本章介绍单纯性肥胖。

一、病因和发病机制

　　肥胖症的病因和发病机制尚未明了。脂肪的积聚是由于摄入的能量大于消耗的能量，即多食或消耗减少，或两者兼有。遗传因素和环境因素共同参与其发病。

　　1. 遗传因素　肥胖父母所生子女的肥胖患病率较正常体重父母的子女高 5~8 倍。某些肥胖症主要由遗传因素所致，如 Laurence - Moon - Biedl 综合征、Prader - Willi 综合征等。近年发现，瘦素基因（OB）、瘦素受体基因、神经肽 - γ 基因、阿片 - 促黑素细胞皮质素原（POMC）基因、β_3 - 肾上腺素能受体基因、解偶联蛋白基因、激素原转换酶 - 1（PC - 1）基因、黑皮素受体4（MC4R）基因和过氧化物酶体增殖物激活受体 γ（PPAR - γ）等基因突变均可引起肥胖症。由单基因突变所致肥胖的特点是发生年龄早、进展快、并发症多，但较罕见。对于绝大多数肥胖症患者，肥胖是多基因与环境因素综合作用的结果，遗传因素更多的是赋予个体肥胖的易感性。

　　2. 环境因素　环境因素是近年来肥胖患病率增加的主要原因，主要包括饮食和体力活动。膳食结构的西式化与肥胖发生有直接关系。一般认为，过多高脂肪、高热量饮食，以及过少食用蔬菜、大麦、粗粮等高膳食纤维饮食者易发生肥胖。与膳食中糖类相比，脂肪的摄入更易引起肥胖。高热量高脂肪饮食不仅可因能量过剩，还可因其导致肠道菌群结构紊乱引发肥胖。体力活动缺乏时不仅使能量消耗减少，还可增加肌肉组织的胰岛素抵抗程度并致高胰岛素血症。而胰岛素有显著的促进脂肪合成代谢的作用易引发肥胖。此外，宫内环境营养不良、新生儿低体重、携带"节约基因"者等都易在后天环境中食物充足时发生肥胖。文化因素、神经精神因素、褐色脂肪组织异常、肠道激素分泌异常等对肥胖症也都有一定的影响。

二、病理生理

脂肪细胞不仅能够贮存和释放能量，还能分泌数十种脂肪细胞因子、激素或其他调节物，包括血浆纤维蛋白溶酶原激活物抑制因子－1、肿瘤坏死因子－α、游离脂肪酸、脂联素、瘦素、抵抗素和血管紧张素原等，在机体代谢和内环境稳态中发挥重要作用。肥胖者可表现脂肪细胞数量的增多（增生型），或脂肪细胞体积的增大（肥大型）或二者并存（增生肥大型），且常伴随脂肪因子分泌增多、慢性炎症反应和胰岛素抵抗。有观点认为，体重调定点可因长期高热量、高脂肪饮食致体重增加后出现不可逆的升高，即"调定点"上调。脂肪分布受性别影响。男性型脂肪主要分布在上腹部皮下和内脏，称为"中心性"或"腹型"肥胖。女性型脂肪主要分布于下腹部、臀部和股部皮下，称为"外周性"肥胖。

三、临床表现

可发生于任何年龄。轻中度肥胖无自觉症状。有些患者主要表现其伴发疾病的特征，包括糖耐量异常或2型糖尿病、高血压、血脂异常、动脉粥样硬化、冠心病、脑血管病、高尿酸血症与痛风、脂肪异位储积与非酒精性脂肪肝、睡眠呼吸暂停综合征、特发性颅内高压、白内障、胆石症、胰腺炎、骨关节病、性腺功能减退症等。短时间体重明显增加者在其下腹部两侧、双大腿根部、上臂内侧上部和臀部外侧可见白纹。重度肥胖者可出现不耐热、活动能力减低、活动性气促、打鼾等表现。严重肥胖者的颈后、臀部、腋下和大腿内侧皮肤粗厚且多皱褶，形如黑棘皮。

四、诊断和鉴别诊断

（一）检测指标和测量

1. 体重指数（BMI） BMI（kg/m^2）＝体重（kg）/［身长（m）］^{2}，BMI是诊断肥胖症的常用指标，但也有不足。BMI对于肌肉发达的运动员或有水肿的患者可能会过高估计其肥胖程度，对于老年人可能会过低估计其肥胖程度。一般BMI相等的女性体脂百分含量大于男性。

2. 标准体重 标准体重（kg）＝身高（cm）－105或标准体重（kg）＝［身高（cm）－100］×0.9（男性）或0.85（女性）。

3. 腰围或腰/臀比（WHR） 腰围是诊断腹部脂肪积聚最重要的临床指标。腰臀围测定时，要求受试者站立位，双足分开30~40cm，用一根没有弹性、最小刻度为1mm的软尺放在右侧腋中线胯骨上缘与第十二肋骨下缘连线的中点（通常是腰部的天然最窄部位），沿水平方向围绕腹部一周，紧贴而不压迫皮肤，在正常呼气末测量腰围的长度，读数准确至0.1cm。臀围测量环绕臀部的骨盆最突出点的周径。

4. CT或MRI 是评估体内脂肪分布最准确的方法，可用于计算皮下脂肪和内脏脂肪的面积，但不作为常规检查。一般取第4~5腰椎椎间的水平计算腹内脂肪面积。

5. 其他 生物电阻抗测定法、身体密度测量法、双能X线吸收法等可测定体脂总量。

（二）诊断标准

2003年《中国成人超重和肥胖症预防控制指南（试用）》定义：BMI≥24kg/m^2为超重，≥28kg/m^2为肥胖。男性腰围≥85cm和女性腰围≥80cm为腹型肥胖。超重和肥胖常合并或并发的相关疾病有缺血性心血管疾病、糖耐量异常或2型糖尿病、高血压、血脂异常、高尿酸血症和痛风、脂肪肝、胆囊疾病、多囊卵巢综合征、负重关节疼痛、某些癌症，以及肥胖引起呼吸困难或睡眠中阻塞性呼吸暂停综合征等。中国成人超重和肥胖患者的体重指数和腰围界限值与相关疾病危险的关系见表7－12－1。

表 7 – 12 – 1　　中国成人超重和肥胖患者的体重指数和腰围界限值与相关疾病危险的关系

[《中国成人超重和肥胖症预防控制指南（试用）》，2003 年]

分类	体重指数（kg/m²）	腰围（cm）		
		男：<85 女：<80	男：85～95 女：80～90	男：≥95 女：≥90
体重过低	<18.5	－	－	－
体重正常	18.5～23.9		＋	＋＋
超重	24.0～27.9	＋	＋＋	＋＋＋
肥胖	≥28	＋＋	＋＋＋	＋＋＋

注：①相关疾病指高血压、糖尿病、血脂异常和危险因素聚集；②体重过低可能预示有其他健康问题；③"－"表示相关疾病危险不增高；"＋"表示相关疾病危险增高；"＋＋"表示相关疾病危险高；"＋＋＋"表示相关疾病危险极高

（三）鉴别诊断

排除继发性肥胖后，单纯性肥胖的诊断才能成立。诊断后还需要对肥胖相关疾病进行筛查。继发性肥胖，如库欣综合征、甲状腺功能减退症等常表现出原发病的临床特征，一般不难鉴别。抗精神病药、糖皮质激素等药物亦可引起肥胖。

五、预防和治疗

肥胖能够引发一系列健康、社会和心理问题。控制体重是防治目的，也是防治措施。一般认为，肥胖或超重者6个月内体重减轻5%～10%能够明显改善血压、血脂，并能减少临床心血管事件发生风险。防治基本原则：①防重于治；②肥胖或超重并伴有其相关疾病者均应减重，要合理制定减重目标和计划，肥胖者以每周体重减轻0.5～1kg为宜；③采取综合措施，包括控制摄入热量、合理膳食结构、增加体育锻炼等，必要时辅助药物或手术治疗；④积极防治肥胖相关疾病。老年人仅当BMI>30kg/m²并伴肥胖相关疾病时才必须减重，同时需要预防骨折的风险。具体治疗措施如下。

（一）行为治疗

是治疗肥胖的基础措施。通过抗肥胖教育使患者和家属认识到肥胖的危害，自觉纠正不良的饮食和运动行为。要关注治疗过程中患者的心理问题。

（二）饮食治疗

减重饮食构成的基本原则是低能量、低脂肪、适量优质蛋白质、含复杂碳水化合物（如谷类）、适当增加新鲜蔬菜和水果在膳食中的比重。饮食治疗使体重减轻后要长期坚持，否则容易恢复到治疗前的水平。减重饮食主要包括以下两种。

1. 低热量饮食（low calorie diets，LCD）　每日供应总热量女性1000～1200kcal，男性1200～1600kcal，或比原来习惯摄入的能量低300～500kcal。此方法容易被接受且容易保持减重效果。需要注意每日摄取热量低于1200kCal的饮食可能导致微量营养素的缺乏。

2. 极低热量饮食（very low calorie diets，VLCD）　每日供应总热量不足800kcal。该饮食可完全流食，其中含有供人体需要的最低能量。虽然体重减轻较快、较明显，但患者顺应性差，难于坚持且易反弹。一般仅限于少数患者的短时间治疗，治疗期间需要密切的医疗监护。该饮食不适用于儿童、青少年、老年人、妊娠或哺乳期妇女，以及有严重器质性疾病的患者。必要时可采用极低热量饮食与低热量饮食交替的方法。

（三）运动治疗

运动治疗应与饮食治疗相结合，要因人而异，采取循序渐进的方式。运动方式以简单易行为主，充分评估患者健康水平，结合个人爱好。宜选择中等强度的运动，贵在坚持。

（四）药物治疗

必须与饮食和运动治疗相结合。《中国成人超重和肥胖症预防控制指南（试行）》建议药物治疗的适应证是：①食欲旺盛，餐前饥饿难忍，每餐进食量较多；②合并高血糖、高血压、血脂异常和脂肪肝；③合并负重关节疼痛；④肥胖引起呼吸困难或有睡眠中阻塞性呼吸暂停综合征；⑤BMI≥24kg/m²有上述并发症情况，或BMI≥28kg/m²不论是否有并发症，经过3～6个月单纯控制饮食和增加活动量处理仍不能减重5%，甚至体重仍有上升趋势者，可考虑用药物辅助治疗。

1. 非中枢作用减重药　奥利司他，每次120mg、3次/日，随餐服用。本药通过抑制胃、胰脂肪酶，使肠脂肪水解与吸收减少约30%。常见不良反应是脂肪吸收不良性腹泻和脂溶性维生素吸收障碍，长期服用应注意脂溶性维生素的补充。长期安全性还需要追踪评估。

2. 中枢作用减重药　用药需谨慎，限于短期治疗（3个月）。包括：①拟儿茶酚胺类制剂：可以刺激交感神经释放去甲肾上腺素（涉及食欲控制的神经递质之一）和多巴胺，并能抑制这两种神经递质的再摄取，从而抑制食欲和诱导饱腹感。国内上市的主要药物有芬特明（phentermine）和安非拉酮（amfepramone）。芬特明，用法为15mg/d、30mg/d或37.5mg/d，分1～2次服用。安非拉酮，用法为速释片每次25mg，3次/日，餐前0.5～1小时口服；缓释片每次75mg，每天1次，于上午10时左右服用。常见不良反应是过敏、口干、便秘、失眠和头痛等，需要注意此类制剂可能引发心血管事件如高血压、心悸、心动过速、原发性肺动脉高压和心脏瓣膜病等，使用期间应监测血压。不适用于有心血管疾病或显著高血压的肥胖患者。之前国内使用较多的西布曲明（sibutramine）因可增加心血管疾病风险已停止销售。近年芬特明－托吡酯的复合制剂因减重效果好等原因受到关注，托吡酯是一种抗癫痫药，其作用原理尚不十分明确；②5－羟色胺（5－hydroxytryptamine，5－HT）受体激动药：可通过选择性刺激5－HT2C受体抑制食欲和诱导饱腹感。代表药物是氯卡色林（lorcaserin），适用于BMI≥30kg/m²或BMI≥27kg/m²且伴有肥胖相关疾病的成年人，用法为每次10mg，每天2次。常见不良反应是头痛、头晕和恶心。

3. 兼具减重作用的降糖药　合并超重或肥胖的2型糖尿病患者，推荐使用包括二甲双胍（metformin）、胰高血糖素样肽－1（GLP－1）受体激动剂、钠－葡萄糖协同转运蛋白－2抑制剂（SGLT－2抑制剂）等兼具减重作用的降糖药。

使用减重药物治疗的前3个月应至少每月评估药效及安全性，以后每3个月评估一次。如果服药3个月非糖尿病者体重减少大于5%、糖尿病患者体重减少大于3%则视为有效，可继续使用，否则建议停药。

（五）手术治疗

手术治疗效果肯定，但术后可能发生吻合口瘘和营养不良等并发症，应注意预防。主要适用的患者特征是年龄在16～65岁、BMI≥32kg/m²且无特殊原因连续5年以上稳定或稳定增加的体重，或合并肥胖相关的代谢紊乱综合征（如2型糖尿病、心血管疾病、脂肪肝、脂代谢紊乱、睡眠呼吸暂停综合征等）并预测减重治疗有效。

【附】代谢综合征

代谢综合征（metabolic syndrome，MS）是一组以肥胖、高血糖（糖尿病/糖调节受损）、血脂异常［高三酰甘油血症和（或）低高密度脂蛋白胆固醇血症］和高血压等聚集发病，严重影响机体健康的临床症候群。MS的中心环节是肥胖和胰岛素抵抗，兼具心血管疾病和糖尿病的危险因素。与非MS者比较，MS患者心血管事件的患病率和死亡风险增加2～3倍，而发生 2 型糖尿病的风险增加了 5 倍。

中华医学会糖尿病学分会（CDS）于 2013 年修订了 MS 诊断标准：具备以下 4 项组成成分中的 3 项及以上者即可诊断。①腹型肥胖：腰围男性≥90cm，女性≥85cm。②高血糖：空腹血糖≥6.1mmol/L，或糖负荷后 2 小时血糖≥7.8mmol/L，或已确诊为糖尿病并接受治疗者。③高血压：血压≥130/85mmHg，或已确诊为高血压并接受治疗者。④空腹三酰甘油（TG）≥1.7mmol/L。⑤空腹高密度脂蛋白胆固醇（HDL－C）<1.04mmol/L。

MS 的临床表现为其包含的疾病与其并发症或伴发病的临床表现，这些疾病可同时或先后存在于同一患者。防治的主要目标是预防心血管疾病及 2 型糖尿病的发生，对已有心血管疾病者则要预防心血管事件。治疗原则：先启动生活方式治疗，然后针对各种危险因素进行药物治疗，强调个体化和综合管理。治疗措施：①生活方式干预：保持理想体重、合理运动、改变饮食结构以减少热量摄入，戒烟和不过量饮酒等。②控制血压：降压药物首选血管紧张素转换酶抑制剂和血管紧张素Ⅱ受体拮抗剂。③改善胰岛素抵抗：在减重和运动的基础上，常用二甲双胍、噻唑烷二酮类药物增加胰岛素的敏感性。④调节血脂异常：常用药物有他汀类和贝特类。

 本章小结

肥胖症是以体内脂肪堆积过多和（或）分布异常、体重增加为主要特点，由遗传因素、环境因素共同作用导致的慢性代谢性疾病。本病可引发 2 型糖尿病、高血压、血脂异常、冠心病、卒中及某些癌症等，严重影响健康。其防重于治。首先要纠正不良的生活方式，包括减少热量摄入、增加运动锻炼等，在生活方式干预基础上效果差者可辅以药物或手术治疗。代谢综合征是一组心血管危险因素高度聚集的临床症候群。其中心环节是肥胖和胰岛素抵抗，兼具心血管疾病和糖尿病的危险因素。防治的主要目标是预防心血管疾病及 2 型糖尿病的发生，对已有心血管疾病者则要预防心血管事件。

 思考题

1. 肥胖症的诊断标准和防治原则？
2. 代谢综合征的诊断标准及危害？

（王　彦）

第十三章　水、电解质代谢和酸碱平衡失常

人体的体液由水和溶解在其中的电解质、低分子有机化合物、蛋白质等组成。正常成人的体液总量约占体重的60%，包括细胞外液和细胞内液。其中，细胞外液约占体重的20%。细胞外液又称机体的内环境，是细胞进行生命活动必须依赖的外部环境。

水摄入与排出的动态平衡对于维持机体内环境的稳定至关重要。水的摄入主要依靠神经调节。当体液高渗或有效循环血量减少时，位于下丘脑外侧区的渴觉中枢兴奋，促发摄水行为，反之则被抑制。正常成人每日需水量为1500～2500ml，由机体物质和能量代谢产生的内生水约300ml，其余供给主要依赖于饮食。水的排泄主要依靠抗利尿激素、醛固酮、肾脏和心钠素的调节。正常成人每日经肾脏排出的尿液约为500～1500ml，粪便含水量约为50～200ml，经肺呼出和皮肤蒸发的不显性失水量分别约为350ml和500ml。

体液中电解质的含量决定了细胞内外液的渗透压。细胞外液的电解质主要有 Na^+、Cl^-、HCO_3^-，细胞内液的电解质主要有 K^+、HPO_4^{2-}。正常情况下，细胞内外液的渗透压基本相等，因此体液中水的分布保持相对平衡。血浆和组织液是细胞外液的重要组成部分，二者的电解质组成和含量非常接近，仅大分子蛋白质的含量有较大差别。血浆渗透压（mOsm/L）= 2(Na^+ + K^+) + 尿素氮 + 葡萄糖（各溶质单位 mmol/L），其正常范围在280～310mOsm/L，低于280mOsm/L 为低渗，高于310mOsm/L 为高渗。血浆中 Na^+ 是主要的阳离子，是维持血浆渗透压的主要因素。当体液的容量、组成成分的数量或比例失常时可致机体内环境紊乱引发细胞功能障碍，甚至危及生命。

第一节　水钠代谢失常

体液中水和钠总是同时存在，因此水钠代谢失常总是伴随发生，主要表现为体液容量、血浆渗透压和血清钠浓度的改变，包括失水（water loss）、水过多（water excess）、低钠血症（hyponatremia）和高钠血症（hypernatremia）。

一、失水

失水是由水摄入不足和（或）丢失过多引起的体液容量不足。根据血浆渗透压的不同，又分为高渗性失水、等渗性失水和低渗性失水。

（一）病因

1. 高渗性失水　以失水多于失钠，细胞内液减少为主，血浆渗透压高于310mOsm/L、血

清钠高于145mmol/L为主要特点。包括：①水摄入不足，常见于昏迷、拒食、吞咽困难、饮用水缺乏等，或脑外伤、卒中、严重疾病或年老体弱渴感中枢敏感性下降者；②水丢失过多，常见于中枢性或肾性尿崩症，或者糖尿病酮症酸中毒、高血糖高渗综合征、高钙血症、长期鼻饲高蛋白流食、使用甘露醇或高渗葡萄糖溶液等致溶质性利尿经肾丢失，以及大量出汗、过度换气、气管切开等经肾外组织丢失。

2. 等渗性失水 以钠水呈比例丢失，血浆渗透压和血清钠在正常范围为主要特点。包括任何等渗性液体的大量丢失，常见于呕吐、腹泻、胃肠引流等经消化道丢失，大面积烧伤、剥脱性皮炎等经皮肤丢失，以及大量抽放胸水、腹水等。等渗性失水如果处理不当容易转变为高渗性失水或低渗性失水。

3. 低渗性失水 以失钠多于失水，细胞外液减少为主，血浆渗透压低于280mOsm/L、血清钠低于135mmol/L为主要特点。包括：①等渗性失水后补充了过多的水分；②经肾钠丢失过多，常见于过量使用呋塞米、噻嗪类、依他尼酸等排钠性利尿药，以及原发性肾上腺皮质功能减退症、慢性间质性肾疾患等肾实质性疾病、肾小管性酸中毒、脑失盐综合征等经肾失钠的疾病。

（二）临床表现

1. 高渗性失水 失水早期细胞外液减少，血浆渗透压轻度升高。当失水量达体重的2%～3%时，渴感中枢兴奋，抗利尿激素分泌增多，水重吸收增加，尿量减少，尿钠和尿比重增高（尿崩症患者除外）。如果能够多饮水，很少发生失水。中度失水患者失水量达体重的4%～6%，因血容量下降促使醛固酮分泌增加，血浆渗透压进一步升高，促使细胞内的水向细胞外液转移。表现为口渴严重、皮肤弹性下降、血压偏低、脉搏细速、尿量减少、尿钠减少和低比重尿，进而因细胞内失水出现乏力、烦躁、头晕。重度失水患者失水量达体重的7%～14%，血压明显下降、尿量明显减少，且因脑细胞失水严重可出现神经精神症状，如躁狂、幻觉、谵妄和脱水热。严重失水患者失水量可超过体重的15%，出现低血容量性休克、昏迷和急性肾衰竭等危及生命。

2. 等渗性失水 单纯性等渗性失水临床上少见。因有效循环血量和肾血流量减少，表现为口渴、尿量减少，重症者可出现血压下降。

3. 低渗性失水 因血浆渗透压降低，失水早期多无渴感，不思饮水，且渗透压感受器被抑制致抗利尿激素分泌减少，可出现尿量增多和低比重尿。由于细胞外液低渗，水向细胞内转移致使有效循环血量进一步减少，易发生低血容量性休克、尿量减少及脑细胞水肿。

轻度失水者血清钠在130mmol/L左右，可没有明显的症状，或出现疲乏、无力、头晕等症状。血清钠低于125mmol/L时，可出现表情淡漠、疲倦、恶心、食欲减退等。中度失水者血清钠在120mmol/L左右，可出现低血容量引起的直立性眩晕、血压下降，以及头痛、嗜睡、谵妄、神志错乱等神经精神症状。重度失水者血清钠在110mmol/L左右，可出现低血容量性休克、抽搐，甚至昏迷，危及生命。

（三）诊断和补液原则

结合病史、体征，以及体液容量状态、血浆渗透压、血清钠和尿钠浓度等可判断失水的类型与程度。治疗的主要原则是补充有效循环血量，尽可能恢复水钠平衡；同时积极明确病因，治疗原发病。治疗时需要依据失水类型和程度决定补液方案，并监测24小时出入量、体重、脉搏、血压、血电解质和酸碱度等。

1. 补液总量 包括已丢失的体液量和继续丢失的体液量。

（1）已丢失体液量，有三种计算方法 ①按失水程度估算：轻度失水者尿量和血压多正常，丢失体液量（L）约占原体重（kg）的2%～3%；中度失水者出现尿量减少、血压偏低或皮肤弹性明显下降,失液量约占原体重的4%~6%;重度失水者尿量明显减少、血压明显下降,失液量约占原体重的7%以上。②按血清钠浓度计算:适用于高渗性失水。丢失体液量(ml) = 现体重(kg) ×K× (实测血清钠 – 正常血清钠)(系数K男性为4,女性为3),公式中钠的单位是mmol/L,正常血清钠为142mmol/L。③按血细胞比容计算:适用于低渗性失水。丢失体液量(ml) = [(实测血细胞比容 – 正常血细胞比容)/正常血细胞比容] ×体重(kg) ×200,正常血细胞比容男性为0.48,女性为0.42。

(2)继续丢失体液量 包括生理需要量(约1500ml/d)以及就诊后继续发生的病理丢失量。

计算的补液量需要结合患者的实际情况适当增减。

2. 补液种类 根据不同的失水类型按比例补充钠和水。

(1)高渗性失水 以补水为主,补钠为辅,含钠液体约占补充液体量的1/3。能进食或鼻饲者可以直接经胃肠道补充水分,经静脉补液者可以补充5%葡萄糖溶液、0.9%氯化钠液或5%葡萄糖氯化钠液。并注意适当补钾和碱性液。

(2)等渗性失水 以等渗溶液为主,首选0.9%氯化钠液,但是长时间使用可引起高氯性酸中毒。可优选0.9%氯化钠液1000ml + 5%葡萄糖液500ml + 5%碳酸氢钠液100ml的配方,该配方液接近正常细胞外液钠氯比值7:5,更符合生理需要。

(3)低渗性失水 以补充高渗液为主,含钠液体约占补充液体量的2/3。将上述(2)中配方的5%葡萄糖液500ml换为10%葡萄糖液250ml,必要时可补充适量的3%~5%氯化钠液。按氯化钠1g含Na^+17mmol折算。补钠量的计算公式:补钠量 = (正常血清钠 – 实测血清钠)×体重(kg)×0.2,公式中钠的单位是mmol/L,正常血清钠为142mmol/L。一般先补充计算钠量的1/3~1/2,复查血清钠后再确定后续的治疗方案。

对于严重低血容量患者,必要时需要补充白蛋白或血浆以迅速提高血浆胶体渗透压。

3. 补液方法

(1)补液途径 轻度失水首选口服或鼻饲补液,不足部分或中重度失水时应通过静脉补充。如果需要大量或快速补液可采用静脉联合鼻饲法治疗。

(2)补液速度 首要目的是恢复有效循环血量,宜先快后慢。重症者在前4~8小时内补充液体总量的1/3~1/2,剩余液体在24~48小时内补完。要根据患者的年龄、心肾功能和病情等调整补液速度,必要时监测中心静脉压(<120mmH₂O为宜)。对于低渗性失水,强调补钠速度不要过快,以血清钠每小时升高0.5mmol/L为宜,避免引发脑桥脱髓鞘病变;对于高渗性失水,强调血钠下降速度不能过快,以血清钠每小时下降0.5mmol/L为宜,避免引发脑水肿。

(3)血钾与酸碱代谢 监测血钾,尿量>30ml/h后根据血钾情况,适时补钾。同时监测酸碱度,及时纠正酸碱代谢失常。

二、水过多

水过多是由于水的入量超出排泄能力引起水潴留的临床综合征。水过多时虽然体内总钠含量增多,但表现为稀释性低钠血症。当过多的水进入细胞内致使细胞内水过多时又称水中毒。

(一)病因

1. 抗利尿激素代偿性分泌增多 其特征是全身或局部的毛细血管静水压升高,和(或)胶体渗透压下降,体液总量增多,但有效循环血量减少,体液在组织间隙积聚。常见于右心衰竭、缩窄性心包炎等全身静脉压升高,肺静脉压增高、下腔静脉阻塞、门静脉阻塞等引起的局部静脉压升高,肝硬化、肾病综合征等各种原因引起的低蛋白血症,以及淋巴回流受阻等。

2. 肾排水障碍且未限制水入量 常见于急性肾衰竭少尿期、急性肾小球肾炎、抗利尿激素不适当分泌综合征、中枢性尿崩症抗利尿激素使用过量、机体渗透压阈值下降等情况下又未限制饮水或不恰当补液而引起。

（二）临床表现

急性水过多起病急，病情严重程度与血清钠下降的速度和程度有关。血清钠 48 小时内迅速下降，或血清钠浓度低于 120mmol/L 时病情较严重，甚至可危及生命。因低血浆渗透压致脑细胞水肿可出现头痛、呕吐、血压升高、呼吸抑制、心率缓慢等颅内高压症状，以及精神失常、共济失调、定向力障碍、癫痫样发作、昏迷等神经精神症状。慢性水过多的临床表现与血清钠下降程度有关，可参阅本节"低渗性失水"的临床表现部分。与缺钠性低钠血症不同，水过多时尿钠多增高且大于 20mmol/L。

（三）诊断和治疗

根据病史、体征，以及体液容量状态、血浆渗透压、血清钠和尿钠浓度等可诊断，并需判断病因。治疗的主要原则是限制水钠摄入，促进水钠排泄；同时积极明确病因，治疗原发病。

1. 限制水钠摄入 一般水摄入量较前日减少 500ml 左右，钠摄入量控制在 5 ~ 6g/d。如果存在严重低钠血症，尤其是出现神经精神症状者，可给予 3% ~ 5% 的氯化钠液，通常剂量为 5 ~ 10ml/kg，控制血清钠升高速度 0.5mmol/（L·h）为宜。病情严重者，补钠治疗的前 3 ~ 4 小时内，血清钠升高速度可达 0.5 ~ 1mmol/（L·h），病情非常严重者血清钠升高速度最多不超过 2mmol/（L·h），且前 4 小时内升高不超过 6mmol/L，24 小时内升高不超过 12mmol/L，48 小时内升高不超过 18mmol/L，直至血清钠达到 120 ~ 125mmol/L，或低钠血症的症状改善。治疗中必须避免血清钠上升速度过快，并及时纠正血钾和酸碱代谢失常。

2. 促进水钠排泄 首选呋塞米或依他尼酸等袢利尿剂，如呋塞米口服 20 ~ 60mg/次，每日 3 ~ 4 次，严重者可静脉注射 20 ~ 80mg/次，每 6 小时重复 1 次；或依他尼酸 25 ~ 50mg，经 25% 葡萄糖液 40 ~ 50ml 稀释后缓慢静脉注射，必要时可在 2 ~ 4 小时后重复静脉注射。对利尿剂反应差或病情持续加重者可采取血液超滤治疗。

3. 其他 每 1 ~ 2 小时监测血电解质水平和神经系统体征。根据病情可予以抗痉挛药物治疗抽搐，硝普钠、硝酸甘油等减轻心脏负荷。

三、低钠血症

指血清钠浓度低于 135mmol/L。根据血浆渗透压的不同，又分为高渗性低钠血症、等渗性低钠血症和低渗性低钠血症。

（一）分类

1. 高渗性低钠血症 血浆渗透压高于 310mOsm/L。常见于糖尿病高血糖状态、静脉输注甘露醇等具有渗透活性的非离子性溶质增多致水从细胞内向细胞外液转移使血清钠被稀释。

2. 等渗性低钠血症 也称"假性低钠血症"，血浆渗透压在 280 ~ 310mOsm/L。常见于严重高脂血症或少见的异常高蛋白血症。

3. 低渗性低钠血症 血浆渗透压低于 280mOsm/L。临床上常见，按容量状态又分为以下三类。

（1）高容量性低钠血症 常见于充血性心力衰竭、肝硬化腹水、肾病综合征、肾衰竭等机体水过多但分布于第三间隙使有效循环血量减少并导致抗利尿激素分泌增多的稀释性低钠血症。

（2）等容量性低钠血症 常见于抗利尿激素不适当分泌综合征、精神性烦渴、继发性肾上腺皮质功能不全和甲状腺功能减退症等。等容量性低钠血症仅相对于高容量性低钠血症显著增高的容量特征而言，二者可以合称为"不低容量性低钠血症"。

（3）低容量性低钠血症 即本节前述的"低渗性失水"。

此外，临床上还可见特发性低钠血症，多见于消耗性疾病晚期和（或）严重营养不良者。

（二）诊断和治疗

根据血清钠的水平即可诊断，但其病因复杂。诊断后需结合病史、体征、体液容量状态、血浆渗透压、血清钠和尿钠浓度、尿渗透压等明确病因。治疗可参阅本节"低渗性失水"和"水过多"的相关部分。

四、高钠血症

指血清钠浓度高于145mmol/L。

（一）分类

1. 浓缩性高钠血症 即本节前述的"高渗性失水"，临床常见。体内总钠含量减少，但血清钠和细胞内钠的浓度均增高。常见于单纯性失水或失水大于失钠时。

2. 潴钠性高钠血症 临床较少见。主要因肾排出钠减少和（或）钠的摄入量过多所致，可见于右心衰竭、肝硬化腹水、肾病综合征等肾前性少尿，急性或慢性肾衰竭等肾性少尿，以及原发性醛固酮增多症、库欣综合征等排钠减少，或代谢性酸中毒、心肺复苏等补碱过多。血清钠轻度增高时可无明显症状，但随着血浆渗透压的增高可引发脑细胞失水。病情轻重与血钠升高的速度和程度有关，严重者可危及生命。

3. 特发性高钠血症 临床较少见。下丘脑和（或）垂体区域受损等导致机体渗透压阈值增高，体液只有达到明显的高渗状态时才能释放抗利尿激素，由此可引发高钠血症。临床症状相对较轻。

（二）诊断和治疗

根据血清钠的水平即可诊断。诊断后需结合病史、体征和体液容量状态等明确病因。治疗上积极针对病因治疗。浓缩性高钠血症的治疗可参阅本节"高渗性失水"的相关部分。潴钠性高钠血症除了限制钠的摄入外，可以用5%葡萄糖液稀释疗法或鼓励患者多饮水，但同时须使用排钠性利尿药，并严密监护心肺功能，避免诱发肺水肿。监测血电解质，控制血清钠下降速度，避免因渗透压下降过快引发脑水肿、神经损害，甚至死亡。特发性高钠血症可予以口服氢氯噻嗪、氯磺丙脲或抗利尿激素对症治疗。

第二节 钾代谢失常

钾是细胞内的主要阳离子，在维持细胞静息电位、神经和肌肉细胞的正常生理功能方面发挥重要作用。正常成人体内总钾含量为50mmol/kg，其中98%分布于细胞内，约为150mmol/L，血钾仅占总量的0.3%，浓度为3.5~5.5mmol/L。

成人每日钾的摄入量约0.4mmol/kg，即钾3~4g（75~100mmol）。钾的排出主要依靠肾脏，肾功能正常时钾的排出量约占总排钾量的90%，其余经粪和汗液排出。肾脏排钾的特点是多摄入多排出、少摄入少排出、不摄入也排出。肾脏调节钾的排出量主要依靠远端肾小管和集合管的重吸收和分泌。钾的摄入过多、远端肾小管钠浓度增高、血浆醛固酮或皮质醇浓度增高均可以促进肾脏排钾。

细胞内外钾浓度差异的维持与细胞膜上 $Na^+ - K^+ - ATP$ 酶（亦称钠泵）的正常运转有关。"钠泵"有保钾排钠的作用，维持了细胞内钾浓度的稳定。细胞内钠的浓度、胰岛素、β_2肾上腺能受体激动剂儿茶酚胺，以及酸碱平衡状况等决定了钾在细胞内外的转移。

一、低钾血症

指血钾浓度低于 3.5mmol/L。

（一）病因

1. 缺钾性低钾血症　体内总钾量、细胞内钾和血钾浓度均降低。

（1）钾摄入不足　单纯饮食摄入钾不足很少引起低钾血症，常见于长期不能进食（如消化道梗阻、昏迷及手术后长期禁食）的患者。

（2）钾丢失过多　包括①胃肠道失钾：常见于频繁呕吐、腹泻、大量胃肠引流或造瘘等；②肾脏失钾：是低钾血症最常见的原因，尿钾大于 20mmol/d 且无腹泻即可诊断。常见于原发性醛固酮增多症、由肾素瘤或肾动脉狭窄引起的继发性醛固酮增多症、假性醛固酮增多症（包括长期过量食用甘草、表象性盐皮质激素过多综合征、糖皮质激素可治性高血压、Liddle 综合征、库欣综合征等）、Bartter 综合征、Gitelman 综合征、肾小管酸中毒、糖尿病酮症酸中毒、急性肾衰竭多尿期、失钾性肾病、尿路梗阻解除后利尿、排钾性利尿药（袢利尿剂、噻嗪类利尿剂、乙酰唑胺），以及渗透性利尿剂（甘露醇、高渗糖液）和青霉素的大量应用等。③肾外失钾：常见于大面积烧伤、出汗过多、腹腔引流等。

2. 转移性低钾血症　由于细胞外钾向细胞内转移，体内总钾量正常、细胞内钾增多、血钾浓度降低。常见于急性碱中毒或酸中毒的恢复期、使用大量葡萄糖液（尤其含胰岛素时）、毒性弥漫性甲状腺肿（即 Graves 病）、低血钾性周期性麻痹（一种常染色体显性遗传病，高糖饮食、高钠饮食和运动等可诱发）、急性应激状态导致儿茶酚胺分泌增多、棉籽油或钡中毒、反复输入冷存的洗涤红细胞、低温疗法等。

3. 稀释性低钾血症　血钾浓度相对降低，体内总钾量和细胞内钾正常。常见于水过多，或过多过快补液而未及时补钾时。

（二）临床表现

取决于低钾发生的程度和速度。血钾在 3.0 ~ 3.5mmol/L 时为轻度低钾血症，多无症状；当血钾小于 2.5mmol/L 时为重度低钾血症，可出现严重症状，甚至危及生命。

1. 对心脏的影响　主要表现为心律失常。轻度低钾时心肌应激性增强，可出现窦性心动过速、房性或室性期前收缩，以及对洋地黄的耐受性下降。重度低钾时可导致室上性或室性心动过速，以及心室颤动、心脏骤停而猝死。低钾血症的心电图较特异，早期表现为 ST 段压低、T 波降低、平坦或倒置，并出现 U 波、Q-T 间期延长。

2. 对肌肉的影响　主要累及骨骼肌，表现为四肢软弱无力，一般从下肢开始，逐渐累及到上肢。重度低钾时可出现四肢软瘫、麻木、疼痛，腱反射减弱或消失，甚至可影响呼吸肌。钾对骨骼肌的供血有调节作用，长时间低钾血症可出现肌肉痉挛、缺血性坏死和横纹肌溶解。低钾可引起胃肠道平滑肌运动减弱，出现食欲减退、恶心、呕吐、腹胀和消化不良等。严重低钾可发生麻痹性肠梗阻。低钾可引起泌尿道平滑肌功能紊乱导致尿潴留。长期或严重低钾可导致肾小管上皮细胞变性坏死，引起尿浓缩功能下降出现多尿和低比重尿，进而出现失钾性肾病、蛋白尿和管型尿等。

3. 对中枢神经系统的影响　轻度低钾时出现精神萎靡、神情淡漠和倦怠。重度低钾时出现反应迟钝、定向力障碍、嗜睡或昏迷。

4. 对机体酸碱度的影响　缺钾性低钾血症可导致代谢性碱中毒和反常性酸性尿。

(三) 诊断

根据血清钾的水平即可诊断,低钾血症时特异性的心电图对诊断有帮助。缺钾性低钾血症诊断后要首先要区分肾性失钾(尿钾多大于 20mmol/L),亦或肾外失钾(尿钾多小于 15mmol/L),并结合病史、体征,以及是否合并高血压、有无酸碱代谢失常或利尿剂等相关药物的应用,和必要时血浆肾素活性、醛固酮水平的测定等积极明确病因。转移性低钾血症的特点是反复发作的周期性瘫痪。

(四) 治疗

治疗的主要原则是积极纠正严重低钾血症,防治心律失常、横纹肌溶解等严重并发症。当血钾小于 3.0mmol/L 或有以下危险因素者需要紧急处理,包括:①伴有心脏疾病,如急性心肌梗死、室性心律失常、应用洋地黄类药物;②糖尿病酮症酸中毒;③呼吸肌麻痹;④肝性脑病;⑤使用胰岛素或 β_2 肾上腺素能受体激动剂;⑥严重低镁血症。对于存在这些危险因素者,血钾应及时纠正至 4.0mmol/L 以上。

1. 治疗原发病 以去除诱因,并积极防治并发症。

2. 根据血钾浓度估计补钾量 当血钾在 3.0 ~ 3.5mmol/L 之间时,可补充钾 100mmol(相当于氯化钾 8.0g);当血钾在 2.5 ~ 3.0mmol/L 之间时,可补充钾 300mmol;当血钾在 2.0 ~ 2.5mmol/L 之间时,可补充钾 500mmol。每日补钾量以不超过 200mmol(相当于氯化钾 15g)为宜。

3. 补钾种类 补钾药物:①氯化钾:最常用且最有效,不适用于合并高氯血症者(如肾小管性酸中毒);②枸橼酸钾:适用于合并高氯血症者,但不适用于合并肝衰竭者;③谷氨酸钾:适用于合并肝衰竭者;④门冬氨酸钾镁:适用于合并低镁血症者。

4. 补钾方法

(1) 途径 轻症者鼓励进食富含钾的食物。药物口服补钾首选氯化钾,通常口服钾盐40 ~ 60mmol 可升高血钾 1.0 ~ 1.5mmol/L。不能口服,或重度低钾,或出现严重并发症者,应及时静脉补钾。

(2) 速度 严格控制速度,不可静脉推注。一般静脉补钾速度以 10 ~ 20mmol/h 为宜,不超过 20 ~ 40mmol/h。

(3) 浓度 静脉滴注法补钾的液体中钾浓度为 20 ~ 40mmol/L 或氯化钾 1.5 ~ 3.0g/L 为宜。对于限制液体入量或严重低钾者可行深静脉穿刺或插管后由静脉微量注射泵给予高浓度的钾溶液(需控制速度)。

(4) 注意事项 ①见尿补钾:尿量 >40ml/h,才可静脉补钾。②严密监测心电图、尿量、血钾和肾脏功能,避免高钾血症。③低钾血症常伴随体液其他成分的丢失,要密切关注。④难治性低钾血症可能同时存在低镁血症或碱中毒。⑤合并低钙血症者可在补钾后发生手足搐搦,应及时补充钙剂。

二、高钾血症

指血钾浓度 >5.5mmol/L。

(一) 病因

1. 钾过多性高钾血症 体内总钾量增多致血钾浓度过高。

(1) 肾排钾减少 最常见。包括:①肾小球滤过率减少,常见于少尿型急性肾衰竭、慢性肾衰竭等;②肾小管排钾减少,常见于醛固酮减少症(如肾上腺皮质功能减退症、低肾素性低醛固酮症、双侧肾上腺切除)、肾小管对醛固酮敏感性降低(如长期应用潴钾类利尿剂),以及某些药物的应用(如血管紧张素转换酶抑制剂、β 受体阻滞剂、非甾体类抗炎药等）。

（2）钾摄入过多　一般尿量 >500ml/d，不易发生高钾血症。在少尿的基础上，因进食富含钾的饮食或药物，或静脉补钾过快过多，或输入大量的库存血可引发。

2. 转移性高钾血症　体内总钾量可增多、正常或减少。

（1）急性酸中毒　常见于乳酸酸中毒、糖尿病酮症酸中毒。酸中毒时，细胞外液的 H^+ 进入细胞内，细胞内的 K^+ 则转移到细胞外液。

（2）组织破坏　细胞内钾含量是细胞外液的 30～50 倍，各种病因致组织破坏时，可导致细胞内的钾释放到细胞外液。

（3）缺氧　常见于严重失水、休克、剧烈运动、癫痫持续状态等。缺氧时细胞内 ATP 生成减少，"钠泵"主动转运障碍，以及因缺氧引起的酸中毒和组织破坏，均导致细胞内的钾进入到细胞外液。

（4）高血钾性周期性麻痹　发作时细胞内的钾转移到细胞外液，血钾多在 5～6mmol/L。

3. 浓缩性高钾血症　重度失水、失液、休克引起有效循环血容量减少促使血液浓缩所致。

（二）临床表现

主要影响心血管系统和骨骼肌。对于心脏，心肌细胞的兴奋性随着血钾的升高表现为先升高后降低，心肌细胞的收缩性和传导性均下降，表现为心肌收缩功能降低、心音低钝、窦性心动过缓、房室传导阻滞、室性期前收缩、心室颤动甚至心脏停搏。心电图早期特异性表现为 T 波基底窄而高尖、P 波压低、增宽或消失，Q－T 间期缩短，QRS－T 呈正弦波。对于血管，血压表现为早期升高、晚期降低，可出现血管收缩等类缺血症状，如皮肤苍白、湿冷、麻木、酸痛等。对于骨骼肌，由于其复极过程受累，表现为疲乏无力、腱反射消失、四肢软瘫等。对于中枢神经系统可出现嗜睡、反应迟钝等。

（三）诊断

根据血清钾的水平即可诊断，高钾血症时特异性的心电图对诊断有帮助。高钾血症确定后，需除外由试管内溶血、血小板增多、白血病等引起的假性高钾血症，并结合病史、体征等积极寻找原发疾病。

（四）治疗

治疗的主要原则是迅速降低血钾水平，保护心脏。对于血钾 >6.0mmol/L，或心电图已有典型高钾表现，或出现高钾所致的典型神经肌肉症状时，需要紧急救治。

1. 葡萄糖酸钙　作用迅速但维持时间较短，可直接对抗高钾血症对细胞膜的影响，稳定心肌细胞的兴奋性。常用 10% 葡萄糖酸钙溶液 10～20ml 稀释后静脉推注，10～20 分钟后可重复使用，应注意此法对使用洋地黄类药物者应慎用；或者 10% 葡萄糖酸钙溶液 10～20ml 加入 5% 葡萄糖液 100～200ml 静脉滴注。

2. 碳酸氢钠　作用缓慢但可维持数小时，除对抗高钾血症对细胞膜的影响，还能促使钾进入细胞内。可用 5% 碳酸氢钠 100～200ml 静脉滴注，滴注中注意防止诱发肺水肿。注意碳酸氢钠不能与葡萄糖酸钙混用，以免出现碳酸钙沉淀。

3. 葡萄糖和胰岛素的混合液　促进钾转入细胞内，可维持数小时。给予 10% 葡萄糖液 500ml 加入 12U 普通胰岛素持续静滴 1 小时，同时监测血糖。

4. 呋塞米　促进肾排钾，一般可静注 40～80mg，肾功能差者效果不佳。

5. 离子交换树脂　促进肠道排钾，给予聚磺苯乙烯每次 15g，每日 2～3 次口服；不能口服者可予以灌肠，每次 50g，每 6～8 小时重复一次。灌肠时可与泻药山梨醇液一起使用。

6. 血液透析　肾衰竭伴急重症高钾血症者此法最佳。

7. 减少钾的来源　控制钾的摄入量，积极治疗原发疾病，去除血钾升高的诱因。

第三节 酸碱平衡失常

人体主要依靠体液缓冲系统、肺调节和肾调节来维持酸碱平衡。体液缓冲系统包括碳酸氢盐系统、磷酸盐系统、血红蛋白系统及血浆蛋白系统等。其中，碳酸氢盐系统缓冲能力最强。正常时，碳酸氢盐 $[HCO_3^-]$ /碳酸 $[H_2CO_3]$ 为20∶1。体内产生或摄入的酸性或碱性物质超过机体缓冲、中和与排泄的速度和能力后，可在体内蓄积引发酸碱平衡失常。早期因 HCO_3^-/H_2CO_3 的缓冲，尚能使其比值保持在20∶1，血 pH 和 H^+ 浓度可维持在正常范围，称为代偿性酸（碱）中毒，当病情加重时，HCO_3^-/H_2CO_3 比值不能保持在20∶1，则血 pH 和 H^+ 浓度超过正常范围，发生失代偿性酸（碱）中毒。

肺通过改变 CO_2 的排出量调节血浆 H_2CO_3 的浓度以维持酸碱平衡。肾通过排泄固定酸和维持血浆 $NaHCO_3$ 的浓度调节酸碱平衡。如果始发因素是细胞外液 H^+ 或 HCO_3^- 浓度的变化为代谢性酸（碱）中毒；如果始发因素是溶解于动脉血中 CO_2 量的改变则为呼吸性酸（碱）中毒。

一、酸碱平衡指标

（一）动脉血气

1. pH 体液酸碱度取决于所含的 H^+ 浓度。由于血液 H^+ 浓度很低，故采用 H^+ 浓度的负对数 pH 表示。正常动脉血 pH 为 7.35～7.45，平均值为 7.4，受呼吸和代谢双重因素影响。pH 的变化反映了酸碱平衡失常的性质和程度。pH >7.45 提示失代偿性碱中毒，pH <7.35 提示失代偿性酸中毒，pH 在 7.35～7.45 之间有三种可能，分别为：酸碱平衡正常，或处于代偿期的酸碱平衡失常，或混合型酸碱平衡失常。

2. 二氧化碳分压（$PaCO_2$） 指物理溶解于动脉血中的 CO_2 所产生的张力。正常动脉血 $PaCO_2$ 为 35～45mmHg，平均值为 40mmHg，受呼吸因素影响。$PaCO_2$ 增高提示有 CO_2 潴留，见于呼吸性酸中毒或代偿后的代谢性碱中毒；$PaCO_2$ 降低提示肺通气过度，见于呼吸性碱中毒或代偿后的代谢性酸中毒。

3. 标准碳酸氢盐（SB）和实际碳酸氢盐（AB） SB 指血液在标准条件下（即温度在 37℃，$PaCO_2$ 为 40mmHg，血氧饱和度为 100% 时）测得的血浆中 HCO_3^- 的含量，不受呼吸因素影响。AB 反映的是血浆中实际 HCO_3^- 的含量，受呼吸因素影响。正常人 AB = SB，为 22～26mmol/L，平均值为 24mmol/L。代谢性酸中毒时两者都降低，代谢性碱中毒时两者都增高。AB 与 SB 的差值反映呼吸因素对 HCO_3^- 影响的强度：AB > SB 提示有 CO_2 潴留，见于呼吸性酸中毒或代偿后的代谢性碱中毒；AB < SB 表示肺通气过度，见于呼吸性碱中毒或代偿后的代谢性酸中毒。

4. 缓冲碱（BB） 指血液中一切能起缓冲作用的阴离子总量。正常值为 45～55mmol/L，平均值为 50mmol/L，不受呼吸因素影响。BB 增加提示代谢性碱中毒，减少提示代谢性酸中毒。

5. 碱剩余（BE） 指在标准条件下将 1L 全血或血浆滴定至血 pH 为 7.4 所需的酸或碱的量。正常值为 -3～+3，平均值为 0。BE >3，见于代谢性碱中毒；BE < -3，见于代谢性酸中毒。

（二）二氧化碳结合力（CO_2CP）

将静脉血在室温与含 5.5% CO_2 的空气（或正常人肺泡气）平衡后测定血浆 CO_2 含量，再减去物理溶解的 CO_2 后得出。CO_2CP 增多提示代谢性碱中毒或代偿后的呼吸性酸中毒，

CO_2CP 减少提示代谢性酸中毒或代偿后的呼吸性碱中毒。

（三）阴离子间隙（AG）

指静脉血浆中未测定阴离子量（UA）与未测定阳离子量（UC）的差值。AG（mmol/L）= $UA - UC = Na^+ - (HCO_3^- + Cl^-)$。正常值为 8~16mmol/L，平均值为 12mmol/L。AG 是反映血浆中固定酸含量的指标。AG > 16mmol/L 提示有机酸增多的代谢性酸中毒，AG < 8mmol/L 可能是低蛋白血症所致，AG 在 8~16mmol/L 提示酸碱平衡正常或高氯性代谢性酸中毒。

二、代谢性酸中毒

以血浆中 HCO_3^- 浓度原发性减少为特点的酸碱平衡失常的类型。

（一）病因

1. 高 AG 正常氯型代谢性酸中毒　是因除外含氯的任何固定酸增多所引起的以 HCO_3^- 用于缓冲 H^+、血氯正常、AG 增高为特征的代谢性酸中毒。常见于：①大量服用水杨酸类制剂，甲醇或乙二醇中毒等致不含氯的外源性固定酸摄入过多；②乳酸酸中毒、酮症酸中毒等内源性固定酸生成过多；③肾衰竭等致肾排出固定酸减少。

2. 正常 AG 高氯型代谢性酸中毒　是因肾功能相对正常时肾或肾外丢失 HCO_3^-，或肾小管泌 H^+ 减少引起的以血氯代偿性升高、AG 正常为特征的代谢性酸中毒。常见于：①肾外性因素，包括严重腹泻等致 HCO_3^- 直接丢失、近端肾小管性酸中毒及碳酸酐酶抑制剂的使用等致肾脏 HCO_3^- 重吸收和生成减少、氯化铵或盐酸精氨酸等含氯的外源性固定酸摄入过多、大量输入无 HCO_3^- 的液体致血 HCO_3^- 被稀释等；②肾脏因素，主要是肾小管酸中毒。

（二）临床表现

轻者可被原发病掩盖。急性或严重者常主要表现为心律失常、心肌收缩力下降，甚至心力衰竭等心血管系统症状；乏力、精神萎靡、嗜睡，甚至昏迷等中枢神经系统症状；呼吸深快，呈 Kussmaul 呼吸；腹痛、腹泻、恶心、呕吐等胃肠症状。慢性酸中毒还可导致骨质脱钙和营养不良等。

（三）诊断

根据血 HCO_3^- 浓度降低、$PaCO_2$ 正常或降低等动脉血气指标即可诊断，还需要结合病史、体征，及 AG 值、血氯浓度等明确病因。

（四）治疗

1. 病因治疗。

2. 使用碱性药物　首选碳酸氢钠。补碱的剂量和方法应根据酸中毒的严重程度具体考虑。一般宜先将血 pH 纠正至 7.20 以恢复心脏功能。血 pH > 7.20 时，可口服碳酸氢钠片对症；血 pH < 7.20 时，首选碳酸氢钠静脉滴注。对于终末期肾衰竭的患者，需用加有碳酸氢钠的透析液长期透析治疗。需要强调的是，糖尿病酮症酸中毒时应慎重补碱。

3. 防治低血钾和低血钙　纠正酸中毒的过程中还应严密监测血钾、血钙的浓度，以免发生低血钾和低血钙。

三、代谢性碱中毒

以血浆 HCO_3^- 原发性过高，$PaCO_2$ 继发性增高为特点的酸碱平衡失常的类型。临床上常伴有低血钾，部分伴有高血压。

（一）病因

根据代谢性碱中毒能否被补充的氯纠正，分为对氯反应型代谢性碱中毒和对氯抵抗型代谢性碱中毒。

1. 对氯反应型代谢性碱中毒 指碱中毒经补氯后可以被纠正者，通常以尿氯很低（大多 <20mmol/L）、细胞外液减少为特点。

（1）胃内容物丢失 常见于幽门梗阻或胃引流等，因 Cl^-、H^+ 大量丢失，HCO_3^- 形成增加，使血中 HCO_3^- 浓度增加。合并有细胞外液减少、失钾时还可使肾脏重吸收 HCO_3^- 过多。

（2）利尿剂 常见于噻嗪类和袢利尿剂。应用利尿剂后细胞外液减少可使近端肾小管 HCO_3^- 重吸收增加。同时利尿剂可导致钾丢失，可通过刺激氨的生成使 HCO_3^- 合成增加。

（3）不吸收性阴离子入量过多 常见于羧苄西林钠盐等药物。血容量不足时，其进入肾小管后，钠被大量吸收，剩余不可吸收性阴离子，可促进 H^+ 排泄。

（4）高碳酸血症型碱中毒 慢性呼吸性酸中毒纠正过快，而肾脏不能及时停止排 H^+，而致碱中毒。

2. 对氯抵抗型代谢性碱中毒 指代谢性碱中毒经补氯不能纠正者，常伴有高血压、盐皮质激素作用过强。常见于原发性醛固酮增多症、库欣综合征、肾动脉狭窄及镁缺乏等。

（二）临床表现

轻者通常无症状或被原发病掩盖。急性或严重者常表现烦躁不安、精神错乱、谵妄、意识障碍；面部和肢体肌肉抽动、手足搐搦、惊厥；各种心律失常、血压下降、传导阻滞，甚至心搏骤停，以及呼吸浅慢等。

（三）诊断

主要根据血气分析及血、尿电解质进行诊断。代谢性碱中毒时血 pH 升高，$PaCO_2$ 增加，血清 K^+、Mg^{2+}、Ca^{2+} 浓度常下降。在确定代碱的基础上，可依据尿氯区分对氯反应型代谢性碱中毒和对氯抵抗型代谢性碱中毒。前者尿氯明显下降，常低于 20mmol/L（除外利尿剂的使用）；后者尿氯多高于 40mmol/L。

（四）防治

治疗的主要原则是纠正碱中毒并积极防治原发病。

1. 对氯反应型代谢性碱中毒 大多数患者补充盐水后很快纠正，同时应注意心功能。如合并严重低钾血症时，应给予补充氯化钾。

2. 对氯抵抗型代谢性碱中毒 针对病因治疗。部分补充氯化钾、应用保钾利尿药有一定作用。如有典型 Bartter 综合征时，可给予环加氧酶抑制剂；有 Gitelman 综合征时，除补钾外，还应补充氯化镁；合并严重肾衰竭时，采用血液透析治疗。

3. 补酸 严重代碱时，即血 pH >7.6，伴显著的低通气（$PaCO_2$ >60mmHg）、对氯化钠和补钾治疗反应不佳时，应考虑补酸。①氯化铵：每次 1~2g，一日 3 次口服。必要时采用静脉滴注，用 5% 葡萄糖溶液稀释成 0.9% 的等渗溶液，分 2~3 次静脉滴注，禁用于心力衰竭、肝功能障碍和伴呼吸性酸中毒的患者。补充量可按照每提高细胞外液 Cl^- 1mmol，补给氯化铵 0.2mmol，或者每降低 CO_2CP 0.45mmol/L，补给 2% 氯化铵 1ml/kg 计算。②盐酸精氨酸：将 20g 精氨酸加入 500~1000ml 配液中缓慢静滴（持续 4 小时以上）。1g 精氨酸可补充 H^+ 和 Cl^- 各 4.8ml，适用于合并有肝功能不全者。③乙酰唑胺：对体液容量增加或者水负荷增加的患者，乙酰唑胺可使肾排出 HCO_3^- 增加。主要适用于肝硬化、心力衰竭等容量负荷增加性疾病以及噻嗪类利尿剂所致代谢性碱中毒的治疗，也适合呼吸性酸中毒合并代谢性碱中毒者。不适用于代谢性酸中毒伴低钾血症、肝性脑病、肾上腺皮质功能减退、肾功能不全和肾结石患者。

四、呼吸性酸中毒

以血浆 H_2CO_3 或 $PaCO_2$ 原发性增加为特点的酸碱平衡失常的类型。

（一）病因

1. 呼吸中枢抑制 常见于颅脑损伤、脑炎、呼吸中枢抑制剂（吗啡、巴比妥类）的使用等造成的呼吸中枢节律性调节障碍，及慢性呼吸性碱中毒过度纠正造成的呼吸中枢感受刺激的敏感性减退。

2. 呼吸肌麻痹 常见于重症肌无力、重度低血钾、家族性周期性麻痹、脊髓灰质炎、多发性硬化症等疾病导致呼吸运动失去动力，CO_2 排出障碍。

3. 胸廓病变 常见于胸部创伤、胸廓畸形等呼吸运动受限。

4. 呼吸道阻塞 常见于急性气管异物、喉头水肿、溺水等。

5. 肺部疾病 常见于重度肺气肿、急性呼吸窘迫综合征、急性心源性肺水肿、慢性阻塞性肺疾病、肺部广泛性炎症及肺组织广泛纤维化。

（二）临床表现

轻症者表现头痛、焦虑不安、心排量增加、血压正常或升高。急重症者表现震颤、谵妄、嗜睡，甚至昏迷，以及心律失常、心肌收缩力减弱、血钾升高等。

（三）诊断

确诊有赖于实验室检查：①$PaCO_2$ 升高，$AB > SB$；②失代偿期血 pH 下降。肺功能测定、用药史、上呼吸道和胸廓的检查等有助于明确病因。

（四）防治

急症者以呼吸支持和治疗原发病为主。原发于气道阻塞或呼吸停止的患者，迅速予以气管插管和人工呼吸机支持；因吗啡引起者给予纳洛酮静脉推注。慢性患者通过控制肺部感染、祛痰等措施以改善肺功能。当血 pH 过低或出现严重并发症时，可在充足通气时谨慎补碱。

五、呼吸性碱中毒

以血浆 H_2CO_3 或 $PaCO_2$ 原发性减少为特点的酸碱平衡失常的类型。

（一）病因

1. 中枢性病因

（1）非低氧因素所致 包括癔症或小儿持续哭闹等过度换气、脑部的外伤或疾病、体温过高或环境高温、水杨酸盐等药物中毒、肝性脑病等内源性毒性代谢产物增多。

（2）低氧因素所致 包括高原或潜水等缺氧环境、阻塞性肺疾病、心力衰竭或严重贫血等供血不足、因缺氧刺激呼吸中枢致过度换气。

2. 外周性病因 包括呼吸机管理不当、胸腹部外伤或手术后、呼吸道阻塞突然解除、妊娠或使用黄体酮等药物也可导致过度换气。

（二）临床表现

主要表现为换气过度和呼吸加快。轻者有口唇、四肢发麻、刺痛，肌肉颤动；重者有眩晕、昏厥、视力模糊、抽搐；可伴胸闷、胸痛、口干、腹胀等神经肌肉应激性增高的症状。可有脑电图和肝功异常。

（三）诊断

各种原因所致呼吸性碱中毒的共同特点是换气过度。确诊有赖于实验室检查：①$PaCO_2$ 降低，CO_2CP（除外代谢因素影响）降低，$AB < SB$；②失代偿期血 pH 升高；③严重者血浆磷酸盐浓度显著降低。

（四）防治

主要是去除诱因。轻症者通常采用纸袋罩于口鼻外的方法，使患者回吸自身呼出的 CO_2。

对于持续时间较长的患者，可用 β 肾上腺素能受体拮抗剂减慢呼吸。急危重患者应在心电监护下，采用镇静药物阻断自主呼吸，行气管插管进行辅助呼吸，以减慢呼吸速率和减少潮气量，同时密切监测血 pH 和 $PaCO_2$。

六、混合型酸碱平衡失常

两种或三种单纯性酸碱平衡失常同时出现时称为混合型酸碱平衡失常。常见于以下几种情况：相加性酸碱平衡失常、相消性酸碱平衡失常和三元性酸碱平衡失常。

1. 相加性酸碱平衡失常 指两种单纯性酸中毒（或碱中毒）同时出现，导致更严重的混合型酸中毒（或碱中毒）。

（1）代谢性酸中毒合并呼吸性酸中毒 表现为 HCO_3^- 减少，而 $PaCO_2$ 增高，导致血 pH 明显下降而出现严重酸中毒。见于心搏骤停、急性肺水肿等。

（2）代谢性碱中毒合并呼吸性碱中毒 表现为 HCO_3^- 增多，而 $PaCO_2$ 减少，导致血 pH 明显升高而出现严重碱中毒。见于大量输血、慢性肝病等。

2. 相消性酸碱平衡失常

（1）代谢性酸中毒合并呼吸性碱中毒 表现为 HCO_3^-、$PaCO_2$ 均减少，血 pH 可正常、升高或降低。见于肝（或肾）衰竭合并感染、水杨酸中毒等。

（2）代谢性碱中毒合并呼吸性酸中毒 表现为 HCO_3^-、$PaCO_2$ 均增加，血 pH 可正常、升高或降低。见于慢阻肺合并呕吐等。

（3）代谢性酸中毒合并代谢性碱中毒 见于剧烈呕吐合并严重腹泻等。

3. 三元性酸碱平衡失常 指三种单纯性酸碱平衡失常同时出现的病理状态。由于呼吸性酸中毒和呼吸性碱中毒不会同时出现，所以三元性酸碱平衡失常分为两种类型：①呼吸性酸中毒合并代谢性酸中毒和代谢性碱中毒；②呼吸性碱中毒合并代谢性酸中毒和代谢性碱中毒。三元性酸碱平衡紊乱比较复杂，必须充分认识原发疾病，结合实验室检查进行综合分析才能判断其类型。

 本章小结

保持水、电解质和酸碱代谢平衡对机体生命活动有重要意义。钠是细胞外的主要阳离子，水钠代谢失常是相伴发生的，主要表现为体液容量、血浆渗透压和血清钠浓度的改变，包括失水、水过多、低钠血症和高钠血症。钾是细胞内的主要阳离子，在维持细胞静息电位、神经和肌肉细胞的正常生理功能方面发挥重要作用。低血钾症或高血钾症可引发神经和肌肉兴奋性异常，严重时可引发恶性心律失常危及生命。人体酸碱平衡主要通过体液缓冲系统、肺调节和肾调节来维持。其中体液缓冲系统最为敏感，它包括碳酸氢盐、磷酸盐、血红蛋白及血浆蛋白系统，尤以碳酸氢盐系统最重要。水、电解质和酸碱平衡失常应及时纠正，并尽快去除诱因。

 思考题

1. 低渗性低钠血症常见的病因和治疗是什么？
2. 低钾血症的主要危害和诊治原则是什么？

（王 彦）

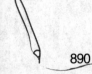

第十四章　高尿酸血症

学习要求

1. **掌握** 高尿酸血症的临床表现及诊断依据。
2. **熟悉** 高尿酸血症的治疗和预防。
3. **了解** 高尿酸血症的常见病因及发病机制。

嘌呤代谢障碍和（或）尿酸排泄障碍所引起尿酸增高的一组代谢性疾病称之为高尿酸血症。只有当其患者同时合并特征性急性关节炎、痛风石形成、慢性关节炎、关节畸形、慢性间质性肾炎和尿酸性尿路结石等临床表现时，才称之为痛风。关于痛风内容详见第六篇第八章相关内容。

一、病因和发病机制

高尿酸血症临床上分为原发性和继发性两大类，前者多由先天性嘌呤代谢异常所致，常与肥胖、糖脂代谢紊乱、高血压、动脉硬化和心血管疾病等聚集发生，后者则由某些系统性疾病或者药物引起。本节只阐述原发性高尿酸血症的发病机制。

尿酸是嘌呤代谢的终产物，来源包括内源性和外源性两条途径。其中内源性占80%，大部分由细胞代谢分解的核酸和其他嘌呤类化合物产生；外源性占20%，源于富含嘌呤或核酸蛋白食物。内源性嘌呤代谢紊乱在高尿酸血症的发生中占主要地位。嘌呤的合成代谢及调节机制见图7-14-1。高尿酸血症的发生主要包括两方面因素。

1. 尿酸排泄减少 尿酸可以自由通过肾小球，但滤过的尿酸在肾小管全部被重吸收，然后由肾小管排出尿酸盐，部分再被肾小管重吸收。因此尿酸在肾小球滤过减少、肾小管重吸收增多或肾小管分泌减少以及尿酸盐结晶沉积，均可出现尿酸排泄障碍。80%~90%的高尿酸血症具有不同程度的尿酸排泄障碍，但以肾小管分泌减少最为重要。

2. 尿酸生成增多 尿酸生成的各环节均有酶的参与，酶的缺陷是导致高尿酸血症的原因。酶缺陷的部位有：①磷酸核糖焦磷酸（PRPP）合成酶活性增高，致PRPP的量增多；②磷酸核糖焦磷酸酰基转移酶（PRPPAT）的浓度或活性增高，对PRPP的亲和力增强，降低对嘌呤核苷酸负反馈作用的敏感性；③次黄嘌呤-鸟嘌呤磷酸核糖转移酶（HGPRT）部分缺乏，使鸟嘌呤转变为鸟嘌呤核苷酸及次黄嘌呤转变为次黄嘌呤核苷酸减少，以致对嘌呤代谢的负反馈作用减弱；④黄嘌呤氧化酶（XO）活性增加，加速次黄嘌呤转变为黄嘌呤，黄嘌呤转变为尿酸。已证实前3种酶缺陷可引起尿酸升高，且为X伴性连锁遗传。

二、临床表现

本病可见于各个年龄段，临床以40岁以上的男性多见，女性多在绝经后发病。常有家族遗传史。肥胖及体力活动减少者易患该病。血尿酸水平增高，无任何临床症状，从血尿酸增高至症状出现的时间不等，可长达数年至数十年，甚至终身不出现症状。但长期高尿酸状态

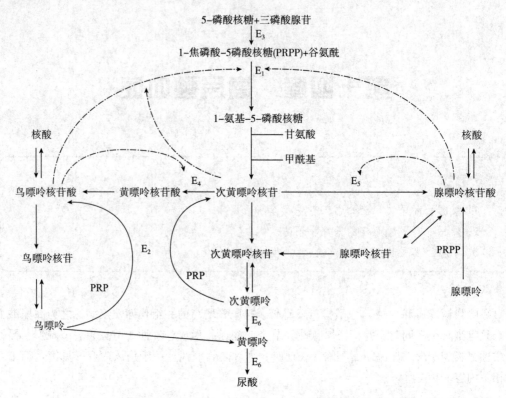

图 7 – 14 – 1　嘌呤合成和代谢途径及其反馈调节机制

E_1：磷酸核糖焦磷酸酰基转移酶；E_2：次黄嘌呤 – 鸟嘌呤磷酸核糖转移酶；E_3：PRPP'合成酶；

E_4：次黄嘌呤核苷 – 5' – 磷酸脱氢酶；E_5：腺苷酸代琥珀酸合成酶；E_6：黄嘌呤氧化酶；

-·-→表示负反馈控制——表示促进

会导致机体合并出现一系列相关脏器的受累，同时有相应的临床表现。

1. 高尿酸血症与痛风　高尿酸血症是痛风的发病基础，只有尿酸盐在机体组织中沉积下来造成损害才出现痛风。

2. 高尿酸血症与高血压　研究发现，原发性高血压患者90%合并高尿酸血症，而继发性高血压患者只有30%合并高尿酸血症，血尿酸是高血压发病的独立危险因素。

3. 高尿酸血症与糖尿病　高尿酸血症与糖尿病、糖耐量异常密切相关，血尿酸增高是中国老年人群罹患糖尿病的独立风险因素。

4. 高尿酸血症与高甘油三酯血症　血尿酸和甘油三酯之间有相关性，基础甘油三酯是未来高尿酸血症的独立预测因素。

5. 高尿酸血症与代谢综合征　代谢综合征时胰岛素抵抗使糖酵解过程及游离脂肪酸代谢过程中血尿酸生成增加，同时通过增加肾脏对尿酸的重吸收直接导致高尿酸血症。代谢综合征患者中70%同时合并高尿酸血症。

6. 高尿酸血症与心脑血管疾病　有研究显示，无论性别，血尿酸 > 357μmol/L 是冠心病的独立危险因素；血尿酸 > 416.5μmol/L 是脑卒中的独立危险因素。

7. 高尿酸血症与肾脏损害　除尿酸结晶沉积导致肾小动脉和慢性间质炎症使肾损害加重以外，尿酸可直接使肾小球入球小动脉发生微血管病变，导致慢性肾脏疾病。当发展至痛风时患者的肾脏表现往往更加突出，出现蛋白尿，肾功能不全，合并全身水肿和高血压，少数患者会出现少尿或无尿等急性肾衰竭的征象。当尿酸结石形成时患者还会有尿路梗阻的肾绞痛、血尿的现象，当结石较大时会有急性梗阻性肾病导致肾积水、肾盂肾炎、肾积脓甚至出现肾实质性的损害。

三、实验室及其他检查

1. 血尿酸测定 血尿酸增高是诊断的重要指标。测定方法采用血清尿酸酶法，正常男性为 150～380μmol/L（2.5～6.4mg/dl），女性为 100～300μmol/L（1.6～5.0mg/dl），绝经后尿酸水平接近男性。由于血尿酸存在较大波动，应反复多次测定。

2. 尿尿酸测定 限制嘌呤饮食 5 天后，每日尿酸排出量超过 3.57mmol（600mg），可认为尿酸生成增多。

四、诊断及分型

1. 高尿酸血症的诊断标准 正常嘌呤饮食状态下，非同日两次空腹血尿酸水平男性和绝经后女性血尿酸 >420μmol/L（7.0mg/dl）、绝经前女性 >350μmol/L（5.8mg/dl）可诊断为高尿酸血症。

2. 高尿酸血症的分型诊断 分型诊断有助于发现高尿酸血症的病因，给予针对性治疗。高尿酸血症患者低嘌呤饮食 5 天后，留取 24 小时尿检测尿尿酸水平。

（1）尿酸排泄不良型 尿酸排泄 <2.86μmol/（kg·h），尿酸清除率 <6.2ml/min。

（2）尿酸生成过多型 尿酸排泄 >3μmol/（kg·h），尿酸清除率 ≥6.2ml/min。

（3）混合型 尿酸排泄 >3μmol/（kg·h），尿酸清除率 <6.2ml/min。

考虑到肾功能对尿酸排泄的影响，以肌酐清除率校正，根据尿酸清除率/肌酐清除率比值对高尿酸血症分型如下：>10% 为尿酸生成过多型；<5% 为尿酸排泄不良型；5%～10% 为混合型。

五、预防和治疗

高尿酸血症的高危人群包括：高龄、男性、肥胖、一级亲属中有痛风史、静坐的生活方式等。对于高危人群，建议定期进行筛查，通过检测血尿酸，及早发现。原发性高尿酸血症的防治目的：控制高尿酸血症，预防尿酸盐沉积，同时控制体重及血脂等代谢指标；预防尿酸结石形成，防止肾损害，提高生活质量。同时避免下列危险因素。①饮食因素：高嘌呤食物如肉类、海鲜、动物内脏、浓的肉汤、饮酒（尤其是啤酒）等均可使血尿酸水平升高。②疾病因素：高尿酸血症多与心血管和代谢性疾病伴发，相互作用，相互影响。因此应注意对这些患者进行血尿酸检测，及早发现。③避免长期使用可能造成尿酸升高的治疗伴发病的药物：建议经过权衡利弊后去除可能造成尿酸升高的药物，如噻嗪类及袢利尿剂、烟酸、小剂量阿司匹林等。对于需服用利尿剂且合并高尿酸血症的患者，避免应用噻嗪类利尿剂。而小剂量阿司匹林（<325mg/d）尽管升高血尿酸，但作为心血管疾病的防治手段不建议停用。

控制目标：血尿酸 <360μmol/L（对于有痛风发作的患者，血尿酸宜 <300μmol/L）。

（一）一般治疗

控制饮食总热量；限制蛋白摄入；少食富含嘌呤食物（动物内脏及海产品、酵母等）；戒酒；鼓励患者多饮水，每天饮水 2000ml 以上以增加尿酸的排泄；慎用抑制尿酸排泄的药物如噻嗪类利尿药等；避免诱发因素和积极治疗相关疾病等。

（二）适当碱化尿液

当尿 pH6.0 以下时，需碱化尿液。尿 pH6.2～6.9 有利于尿酸盐结晶溶解和从尿液排出，但尿 pH >7.0 易形成草酸钙及其他类结石。因此碱化尿液过程中要检测尿 pH。常用药物：碳酸氢钠或枸橼酸氢钾钠。口服碳酸氢钠（小苏打）：每次 1g，每日 3 次。长期大量服用可引起碱血症，并因钠负荷增加诱发充血性心力衰竭和水肿。枸橼酸钾钠合剂 Shohl 溶液（枸橼酸钾 140g，枸橼酸钠 98g，加蒸馏水至 1000ml）：每次 10～30ml，每日 3 次。使用时应监测血钾浓度，避免发生高钾血症。

（三）降尿酸治疗

既往认为无症状性高尿酸血症无需治疗，一般建议患者使用非药物治疗改善尿酸代谢水平。但近年认为无症状高尿酸血症也应根据不同情况给予合理干预。当患者出现痛风表现时参照痛风的相关治疗，关于高尿酸血症的治疗途径参考图 7－14－2。以下情况建议开始降尿酸治疗：血尿酸＞540μmol/L；血尿酸 420μmol/L（男性）或 360μmol/L（女性）～540μmol/L，无心血管疾病或心血管危险因素，饮食控制 3～6 个月无效；血尿酸＞420μmol/L（男性）或 360μmol/L（女性），伴心血管疾病或心血管危险因素。

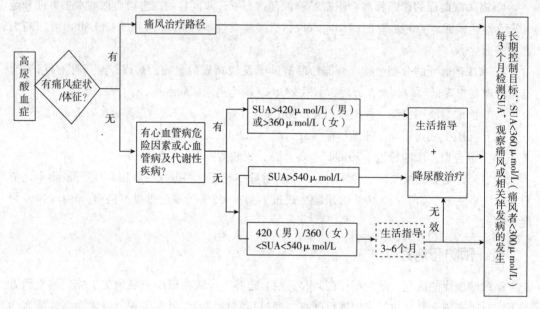

图 7－14－2　HUA 治疗路径
注：SUA——血尿酸

可以根据患者的病情及分型，药物的适应证、禁忌证及其注意事项等进行药物的选择和应用。目前临床常见药物包含抑制尿酸合成的药物和增加尿酸排泄的药物，其代表药物分别为别嘌呤醇和苯溴马隆。

1. 抑制尿酸合成的药物　黄嘌呤氧化酶抑制剂（xanthine oxidase inhibitors，XOI）抑制尿酸合成，包括别嘌呤醇及非布索坦。别嘌呤醇及其代谢产物氧嘌呤醇通过抑制黄嘌呤氧化酶的活性（后者能使次黄嘌呤转为黄嘌呤，再使黄嘌呤转变成尿酸），使尿酸生成减少。

（1）别嘌呤醇　适应证：①慢性原发性或继发性痛风的治疗，控制急性痛风发作时，须同时应用秋水仙碱或其他消炎药，尤其是在治疗开始的几个月内；②用于治疗伴或不伴有痛风症状的尿酸性肾病；③用于反复发作性尿酸结石患者；④用于预防白血病、淋巴瘤或其他肿瘤在化疗或放疗后继发的组织内尿酸盐沉积、肾结石等。用法及用量：①小剂量起始，逐渐加量。初始剂量每次 50mg，每日 2～3 次。2～3 周后增至每日 200～400mg，分 2～3 次服用；严重痛风者每日可用至 600mg。维持量成人每次 100～200mg，每日 2～3 次。②肾功能下降时，如 Ccr＜60ml/min，别嘌呤醇应减量，推荐剂量为 50～100mg/d，Ccr＜15ml/min 禁用。儿童治疗继发性 HUA 常用量：6 岁以内每次 50mg，每日 1～3 次；6～10 岁，每次 100mg，每日 1～3 次，剂量可酌情调整。不良反应：包括胃肠道症状、皮疹、肝功能损害、骨髓抑制等，应予监测。

（2）非布司他　此药为非嘌呤类黄嘌呤氧化酶选择性抑制剂，常规治疗浓度下不会抑制其他参与嘌呤和嘧啶合成与代谢的酶，通过抑制尿酸合成降低血清尿酸浓度。适应证：适用于痛风患者高尿酸血症的长期治疗。不推荐用于无临床症状的高尿酸血症。用法及用量：①非布司他片的口服推荐剂量为40mg或80mg，每日1次。推荐非布司他片的起始剂量为40mg，每日1次。如果2周后，血尿酸水平仍不低于360μmol/L，建议剂量增至80mg，每日1次。②给药时，无需考虑食物和抗酸剂的影响。③轻、中度肾功能不全（Ccr30～89ml/min）的患者无需调整剂量。在非布司他治疗期间，如果痛风发作，无需中止非布司他治疗。不良反应：常见药物不良反应主要有肝功能异常、恶心、关节痛、皮疹。

2. 增加尿酸排泄的药物 抑制尿酸盐在肾小管的主动再吸收，增加尿酸盐的排泄，从而降低血中尿酸盐的浓度。可缓解或防止尿酸盐结晶的生成，减少关节的损伤，亦可促进已形成的尿酸盐结晶的溶解。由于90%以上的高尿酸血症为肾脏尿酸排泄减少所致，促尿酸排泄药适用人群更为广泛。代表药物为苯溴马隆和丙磺舒。在使用这类药物时要注意多饮水和使用碱化尿液的药物。

（1）苯溴马隆 适应证：原发性和继发性高尿酸血症，痛风性关节炎间歇期及痛风结节肿等。长期治疗1年以上（平均13.5个月）可以有效溶解痛风石。用法及用量：成人开始剂量为每次口服50mg，每日1次，早餐后服用。用药1～3周检查血尿酸浓度，在后续治疗中，成人及14岁以上患者每日50～100mg。不良反应：可能出现胃肠不适、腹泻、皮疹等，但较为少见。

（2）丙磺舒 用法及用量：成人1次0.25g，每日2次，1周后可增至1次0.5g，每日2次。根据临床表现及血和尿尿酸水平调整药物用量，原则上以最小有效量维持。不宜与水杨酸类药、阿司匹林、依他尼酸、氢氯噻嗪、保泰松、吲哚美辛及口服降糖药同服。服用本品时应保持摄入足量水分（每天2500ml左右），防止形成肾结石，必要时同时服用碱化尿液的药物。定期检测血和尿pH、肝肾功能及血尿酸和尿尿酸等。

3. 联合治疗 积极治疗与血尿酸升高相关的代谢性及心血管危险因素。二甲双胍、阿托伐他汀、非诺贝特、氯沙坦、氨氯地平在降糖、调脂、降压的同时，均有不同程度的降尿酸作用，建议可按患者病情适当选用。如果单药治疗不能使血尿酸控制达标，则可以考虑联合治疗。

4. 降尿酸药应持续使用 研究证实持续降尿酸治疗比间断服用者更能有效控制血尿酸水平。建议在血尿酸达标后应持续使用，定期监测。

 本章小结

高尿酸血症是指嘌呤代谢障碍和（或）尿酸排泄障碍所引起尿酸增高的一组代谢性疾病。长期高尿酸状态会导致机体合并出现一系列相关脏器的受累，同时有相应的临床表现，如合并痛风、高血压、糖尿病等。血尿酸增高是诊断的重要指标。防治上要加强预防、适当碱化尿液、给予降尿酸治疗，并积极治疗与血尿酸升高相关的代谢性及心血管危险因素。

 思考题

1. 简述高尿酸血症的临床表现。
2. 简述高尿酸血症的诊断要点。

（牟晓红）

参考文献

［1］Shlomo Melmed. 威廉姆斯内分泌学. 11 版. 向红丁，译. 北京：人民军医出版社，2011.

［2］曹林生，廖玉华. 心脏病学. 3 版. 北京：人民卫生出版社，2014.

［3］陈灏珠，林果为，王吉耀. 实用内科学. 14 版. 北京：人民卫生出版社，2013.

［4］葛均波，徐永健. 内科学. 8 版. 北京：人民卫生出版社，2013.

［5］陈家伦. 临床内分泌学. 上海：上海科学技术出版社，2011.

［6］陈香美. 血液净化标准操作规程（2010 版）. 北京：人民军医出版社，2010.

［7］邓家栋，杨崇礼. 邓家栋临床血液学. 上海：上海科学技术出版社，2001.

［8］丁文龙，王海杰. 系统解剖学. 3 版. 北京：人民卫生出版社，2015.

［9］黄峻. 现代循证心脏病学. 南京：江苏科学技术出版社，2002.

［10］霍勇，葛均波，方唯一. 现代心脏病学进展. 北京：人民军医出版社，2015.

［11］黎磊石，刘志红. 中国肾脏病学. 北京：人民军医出版社，2008.

［12］廖二元. 内分泌代谢病学. 北京：人民卫生出版社，2012.

［13］王辰，王建安. 内科学. 3 版. 北京：人民卫生出版社，2015.

［14］王海燕. 肾脏病学. 3 版. 北京：人民卫生出版社，2008.

［15］王庭槐. 生理学. 3 版. 北京：人民卫生出版社，2015.

［16］张之南，郝玉书. 血液病学. 2 版. 北京：人民卫生出版社，2014.

［17］张之南，沈悌. 血液病诊断及疗效标准. 3 版. 北京：科学出版社，2007.

［18］邹和群. 小管间质肾病. 西安：第四军医大学出版社，2006.

［19］邹万忠. 肾活检病理学. 北京：北京大学医学出版社，2009.